黄帝内经素问名家评注选刊

类经

黄帝内经分类解析

（上）

[明]　张介宾　著
孙国中　方向红　点校

學苑出版社

图书在版编目（CIP）数据

类经：黄帝内经分类解析／〔明〕张介宾著；孙国中，方向红点校. —北京：学苑出版社，2005.9(2014.3 重印)
（黄帝内经素问名家评注选刊）
ISBN 978-7-5077-0447-1

Ⅰ.①类… Ⅱ.①张…②孙…③方… Ⅲ.①内经-研究
Ⅳ.①R221.3

中国版本图书馆 CIP 数据核字(2005)第 105487 号

责任编辑：陈　辉
责任校对：国　中
出版发行：学苑出版社
社　　址：北京市丰台区南方庄 2 号院 1 号楼
邮政编码：100079
网　　址：www. book001. com
电子信箱：xueyuan@ public. bta. net. cn
销售电话：010-67675512、67678944、67601101（邮购）
经　　销：新华书店
印 刷 厂：北京市广内印刷厂
开本尺寸：890×1240　1/32
印　　张：68. 625
字　　数：1535. 8 千字
印　　数：6001—8000 册
版　　次：2005 年 9 月第 1 版
印　　次：2014 年 3 月第 4 次印刷
定　　价：128. 00 元（上、中、下）

致读者

《类经》一书，学者推崇，医家习之为指南，道家习之为养生，儒家习之为明哲，世人视之为宝鉴。究其所以，不外乎三。

一、语言通俗易懂，立论精当不虚。虽为古人之书，语无曲折，言不冷僻，疏讲经义，钩深索隐。融百家之言于一炉，汇古今之论成一理，俗语中显深邃，平淡中见神奇，一气读来，绝无晦涩之感，仔细品味，令人终身受益。

二、经文分类而集，同项合并，脉络清晰。分诸门，天人一贯，阴阳五行，条条摆明大道理；别诸类，区分病症，各有所属，一一道出真病机。自是而条理分，纲目举，晦者明，隐者现，巨细通融，前后相续。合《灵》、《素》于一体，辨证论治，得两纲六要之真传，不外乎阴阳、寒热、虚实、表里；撮要旨于《易经》，整体宏观，握生死诊治之枢机，不外乎真假、逆顺、先后、缓急。用八法，汗吐下和，温清消补；宗四诊，望闻问切，脉症标本得依据。字字留心，开重门而释难疑；篇篇参透，登大堂可作明医。休言医门难入，本书在手，犹如渡河有船，登山有梯。

三、图文并茂，显幽指迷。五运六气，理奥难知，绘图以示其简，图说以顺条理。针灸百穴，分寸精密，名称位置有定，得图取穴更易。诗诀短而义精，词赋长有真谛，化繁难为易晓，阐精微于《图翼》，一部《类经》百万言，提高理法方药之运用，增加临症发挥之技艺。何不潜心专注，阅读仔细，赢得个国医妙手，弘扬我中华绝技。

乙酉年索隐斋主人悟真子孙国中识

前言

成书于秦汉时期的《黄帝内经》，是中国传统医学的渊源，几千年来它在防病治病、保健养生方面，为中华民族的繁衍昌盛，做出了卓越的贡献。它那博大精深的内涵，丰富辩证的哲理，培育出一代代著名的医学大师。历代学者对它的研究著作可谓汗牛充栋，其研究领域涉及广泛，并不断地开拓创新，形成多种学科研究并进的可喜局面。

国内研究《黄帝内经》的专家，北京中医药大学教授王洪图先生在其《黄帝内经研究大成》一书中指出："《内经》之所以被历代医家奉为经典，是因为它不仅包含有丰富而科学的医学理论、防治疾病的重要原则与技术，同时还从宏观的角度论证了天、地、人之间的相互联系，并且运用古代多学科的理论与方法讨论和分析了医学科学最基本的课题——生命规律，从而建立起中医学的理论体系。两千年来，历代医学家正是在《内经》所创建的理论、确立的原则、应用的技术及其所采取的方法论的基础上，通过不断探索、实践与创新，使中医学术得到持续发展的。一部雄伟壮阔的中国医学史，无处不体现着《内经》的指导作用；光彩纷呈的众多医学流派，无不以《内经》的理论为其渊源。古今无数的中医学大家，或者理论上独树一帜，或者防治疾病效验如神，然而究其成功之路，均未离开研习《内经》以为立说之根本。即以专门研究《内经》而垂示后世者亦不乏其人，如唐代杨上善、王冰，明代马玄台；在全面研究《内经》基础上攻克某类疾病而著书者尤多，如汉代张机撰《伤寒杂病论》，清代叶桂留给后人《临证指南医案》；参透《内经》某方面的要旨，明清间喻昌则以《秋燥论》、《大气论》而名著医林；现代中医教育家任应秋，一生著作30余部，多以《内经》为基础，专门以《内经》为研究对象者即有《病机临证分析》、《黄帝内经研究论丛》、《内经章句索引》等。正是由于《内经》科学地确立了中医学的理论体系，因而，迄今为止的历代有成就的中医学家，尚无一人不是精研《内经》者，这一事实即足以证明《内经》在中医学中的至尊地位。”特别应该指出：《黄帝内经》不仅仅是一部医书，而且是一部内容非常丰富，规模十分宏伟的中国古代的科学文献。它汲取了古代科学家们对天文、历算、气象、生物、地理，以及人类、心理、逻辑、哲学、养生等多个领域的研究成果，从而展示了古代丰富的科学成就，具有极高的文献价值。因此，我们可以毫不夸张地说：《黄帝内经》是全世界第一部人体科技专著，它是我们中华民族的骄傲！

据《汉书·艺文志》记载：“《黄帝内经》十八卷”，其中包括《素问》九卷，《灵枢》九卷，可惜此书早在唐代已无完本，今日所见是唐代中期医学家王冰整理补充而成。从唐代宝应元年（公元762年）始，至今已有1242年，在经历唐、五代、宋、元、明、清、民国至今一千多年里，有数百家为《黄帝内经》发微掘隐者，无论在医学、自然科学、还是社会科学方面，都给后人留下了丰富珍贵的文化遗产。

《黄帝内经》原文是深奥的，今人的白话译本，很难将其中的微言大义全部译出，只有认真研读古人对经文的注释，才能体悟其中的玄旨，从而把握中医的整体观和辨证论治。换言之，揭示《黄帝内经》深奥的内部机理，将其中言而未发，发而未尽之义和盘托出，古人比今人讲的更多，说的更准，今人之著作于此则多有所失，古代诸家之注释，正可以弥补这一不足，从而指导我们对其进行认真的、细致的、深入的、系统的、全面的研究。

《素问》与《灵枢》构成《黄帝内经》的整体，但就其二者之间的关系来说，似可称之为《素问》为体，而《灵枢》为用，皆因古人先作《灵枢》，而《素问》实补《灵枢》之所未备，述其源而阐其本者也。故后世学医者，均先攻《素问》，而后《灵枢》易明。西汉淳于意以诊籍名标史传，皇甫谧称其学皆出于《素问》；东汉张仲景著《伤寒杂病论》，垂万世辨证论治典范，首称撰用《素问》，可见《素问》一书的重要性。故本套选刊从历代《素问》注释家中，挑选出最有影响、最有代表、最有权威的专著，给今天的研究者导航引路，指迷破疑，从而帮助读者掌握《黄帝内经》的精华，成就自己的悬壶济世之功。由于我们的学识有限，在整理点校等方面，一定存有不少的错误缺点，在此诚望海内外学者批评指正，以期使我们的工作做的更好。

甲申年孙国中谨记

叶氏序

合天地人，性命为重。命从谁生，生命者，曰父曰母；命从谁司，司命者曰君、曰相、曰师；命者谁为之总，总君父师相之权者曰医。

上古时神农、黄帝君而医，岐伯诸公师而医，而医实首于伏羲。羲惧天下后世离天地人而二之也，首立一画以为天地人之总，仲尼名之为太极。太极者，天地人之心也，即所谓性命也。由一心而生八卦，复生六十四卦，列为三百八十四画，而世人之病，病在于三百八十四画中求活计，而不知一画为总，此羲之所以医千万世之病源也。

自是神农有《本草经》，轩岐有《灵》、《素》经，两大经出而言医者咸宗之。顾《易》卦有文王、周公、孔子三大圣人为之羽翼，然后《易》义昭明于天地，而《灵》、《素》之后，无能羽翼之者。自秦越人以下，世称神医，而实非文王、周公、孔子之偶，况如王太仆之俦乎？

今略举其大者，如三焦胞络本有形也，而《二十五难》以为无形；两肾皆藏精也，而《三十六难》以右肾为藏精系胞之命门；头为诸经之会也，而《四十七难》以为诸阳之会，此秦越人之与《内经》左也。君火以明，相火以位，而王注改明为名，是君火第有空名而都无真明也，此王太仆之与《内经》左也。夫曰《难》曰

《注》而失有如是，轩岐再起，其谓之何？此吾友张景岳所以慨然而叹，毅然而起，直以发明《内经》为己任也。

景岳名介宾，字会卿，为会稽之杰士，幼禀明慧，自六经以及诸子百家无不考竟，而从其尊人寿峰公之教，得观《内经》，遂确然深信，以为天地人之理尽备于此，此即所为伏羲之《易》也。于是出而治世之病，一以《内经》为主，小试则小效，大试则大效，无所不试则无所不效，而医林之诸子百家咸听吾所用，而不为诸子百家用。

如关格之脉，本以人迎、气口辨阴阳之否绝，而仲景祖《难经》之说，云在尺为关，在寸为格，关则不得小便，格则吐逆，遂致后世误传，此则用仲景而不为仲景用也；上以候上，下以候下，此脏气脉候之正理，而《脉经》以小肠大肠附配两寸，脏象岂容颠倒乎？人迎系阳明之腑脉，气口系太阴之脏脉，而《脉经》以左为人迎，右为气口，以左候表，以右候里，表里岂容混乱乎？此则用叔和而不为叔和用也；病机十九条，此明五脏六气病化所属之本，非皆言其太过也，而《原病式》尽以有余为训，则不足之候，何以能堪？此则用河间而不为河间用也；至阴虚天气绝，至阳盛地气不足，此明阴阳不交之败乱也，而丹溪引之，以证阳道实、阴道虚，而谓阳常有余，阴常不足，斫伐生机，莫此为甚，此则用丹溪而不为丹溪用也。脉有更代，是名代脉，自仲景以中止为代，而后世述之，是代脉之不明也，至今日而明矣；伤寒本传十二经，自刘草窗有传足不传手之说，而诸家宗之，是传经之不明也，至今日而明矣。

凡皆景岳之主持《内经》，运用诸子，轩岐之后，文不在兹乎！犹恐《内经》资其自用，而不能与天下共用，遂乃著而为《类经》，一曰摄生，二曰阴阳，三曰脏象，四曰脉色，五曰经络，六曰标本，七曰气味，八曰论治，九曰疾病，十曰针刺，十一曰运气，十二曰会通，共三十二卷，犁为三百九十条，更益以《图翼》十一卷，《附翼》四卷。观其运气诸图注，则天道可悉诸掌；观其经络诸布置，则脏象可洞其垣；观其治法之玄机，则见之诸条详按。凡其辨疑发隐，补缺正讹，别精气，析神明，分真假，知先后，察气数初中之妙，审阴阳合辟之机，原始要终，因常知变，靡不殚精极微，秋毫无漏。此书一出，当使《灵》、《素》与羲《易》并行，其有功于轩岐大矣。

要之，此书不但有功于轩岐，而并有功于羲《易》。景岳于《内经》外，更作医《易》等篇，余尝观邵子之圆图方图，多所未白，得景岳之图解而了然无疑也，孰知此《类经》者，合羲《易》与《内经》而两相发明哉？

余初与景岳交，自癸卯岁始。余以苦心诵著，耗脾家之思虑，兼耗肾家之伎巧，于是病泄泻者二十年，医家咸以为火盛，而景岳独以为火衰，遂用参术桂附之剂，培命门之火，而吠者竞起，余独坚信不回，服之五年而不辍，竟使前病全瘥而脾肾还元。余之敢于多服者，胆力之决断也；景岳之敢于多用者，识力之明透也。非景岳不能有此识，非余不能有此胆，余两人之相与亦奇矣。余既受景岳之赐，因问景岳何以及此，则归功于《内经》。因是每持《内经》相与谈论，余才得其皮毛，而景岳已得其精髓。景岳谓余，将注《内经》，为世人式。余喜之甚，怂恿[①]成之。及余官汴梁，又迎景岳治余母太安人，延寿者八载，时《类经》尚未竣也。余自江右参藩归家十余年，而景岳亦自长安归家，特从会稽过榖水，见余于峥嵘山下，曰："《类经》成矣。"余得而读之，一读一踊跃，再读再踊跃，即请付之梓，而景岳犹虑识者寡也。余曰："太阳未出，烛火生明；太阳一出，孤灯失照。向日之《内经》不明，而诸家横出，灯之光也，今《类经》一出，太阳中天，而灯失色矣。人情不甚相远，既能见灯，岂不见日？景岳又何虑焉？"于是意决，将付之梓，而请余为序。

夫景岳之妙旨，载在《类经》，不待余序，余所序者，谓其注《内经》而并著医《易》。世之能注《易》者，不出于程、朱；能注《内经》者，不出于秦越人、王太仆。景岳一人，却并程、朱、秦、王之四人合为一人，而直接羲黄之脉于千古之上，恐非程、朱、秦、王所能驾也。今程氏《易传》、朱氏《本义》业遍天下，家传户诵，而张氏之《类经》，非特医家所当传习，儒者尤当服膺，自今以后，家传户诵，景岳之造福于天下者不小，而造福于千万世者胡可量哉？余获此编，大喜大快，冀速其传，

① 国中按："怂恿"，原文作"从臾"，"从臾"乃古形、古义，今已不用，现作"怂恿"，故改之。又按："从臾"、"从容"，均属叠韵联绵字，其发音词义均与今之"怂恿"同。

遂为序之而赞其刻之。

时皇明天启四载，岁在甲子，阳月上浣，赐进士第，湖广按察司副使，分守荆西道，前奉敕提督河南学政，江西布政使司右参政，分巡南瑞道，通家友弟叶秉敬顿首拜撰。

自　序

《内经》者，三坟之一。盖自轩辕帝同岐伯、鬼臾区等六臣，互相讨论，发明至理，以遗教后世，其文义高古渊微，上极天文，下穷地纪，中悉人事，大而阴阳变化，小而草木昆虫，音律象数之肇端，脏腑经络之曲折，靡不缕指而胪[①]列焉。大哉！至哉！垂不朽之仁慈，开生民之寿域，其为德也，与天地同，与日月并，岂直规规治疾方术已哉！

按：晋皇甫士安《甲乙经·叙》曰："《黄帝内经》十八卷，今《针经》九卷，《素问》九卷，即《内经》也。"而或者谓《素问》、《针经》、《明堂》三书，非黄帝书，似出于战国。夫战国之文能是乎？宋臣高保衡等叙，业已辟之，此其臆度无稽，固不足深辨。而又有目医为小道，并是书且弁髦置之者，是岂巨慧明眼人欤？观《坡仙楞伽经·跋》云："经之有《难经》，句句皆理，字字皆法。"亦岂知《难经》出自《内经》，而仅得其十一，《难经》而然，《内经》可知矣。

夫《内经》之生全民命，岂杀[②]于十三经之启植民心？

---

① 国中按："胪"，古文有"陈列、罗列"之义，今已不用，此文中胪即罗之义也。

② 又按："杀"，古义有"小、差"之别。《吕氏春秋·审时》云："大本而茎杀"，高诱注云："杀，或作小。"《文选·陆倕》云："洪杀殊等"，刘良注云："杀，小也。"《荀子·大略》云："仁之杀也"，注云："杀，差等也。"《礼记·文王世子》云："亲亲之杀也"，郑玄注云："杀，差也。"又按：《说文通训定声》认为"杀、差"可为假借。此文中作"小"为是。

故玄晏先生曰："人受先人之体，有八尺之躯，而不知医事，此所谓游魂耳。虽有患孝之心，慈惠之性，君父危困，赤子涂地，无以济之，此圣贤所以精思极论，尽其理也。"由此言之，儒其可不尽心是书乎？奈何今之业医者，亦置《灵》、《素》于罔闻，昧性命之玄要，盛盛虚虚而遗人夭殃，致邪失正而绝人长命，所谓业擅专门者如是哉！此其故，正以经文奥衍，研阅诚难，其于至道未明，而期冀夫通神运微，印大圣上智于千古之邈，断乎不能矣。自唐以来，虽赖有启玄子之注，其发明玄秘尽多，而遗漏亦复不少，盖有遇难而默者，有于义未始合者，有互见深藏而不便检阅者。凡其阐扬未尽，《灵枢》未注，皆不能无遗憾焉。及乎近代诸家，尤不过顺文敷演，而难者仍未能明，精处仍不能发，其何裨之与有？

初余究心是书，常为摘要，将以自资，继而绎之，久久则言言金石，字字珠玑，竟不知孰可摘而孰可遗。因奋然鼓念，冀有以发隐就明，转难为易，尽启其秘而公之于人，务俾后学了然，见便得趣，由堂入室，具悉本原，斯不致误己误人，咸臻至善。于是乎详求其法，则唯有尽易旧制，颠倒一番，从类分门，然后附意阐发，庶晰其韫，然惧擅动圣经，犹未敢也。粤稽往古，则周有扁鹊之摘难，晋有玄晏先生之类分，唐有王太仆之补削，元有滑撄宁之撮抄，鉴此四君子而后意决。且此非十三经之比，盖彼无须类，而此欲醒聩指迷，则不容不类以求便也。由是遍索两经，先求难易，反复更秋，稍得其绪，然后合两为一，命曰《类经》。

类之者，以《灵枢》启《素问》之微，《素问》发

《灵枢》之秘，相为表里，通其义也。两经既合，乃分为十二类。夫人之大事，莫若死生，能葆其真，合乎天矣，故首曰摄生类；生成之道，两仪主之，阴阳既立，三才位矣，故二曰阴阳类；人之有生，脏气为本，五内洞然，三垣治矣，故三曰脏象类；欲知其内，须察其外，脉色通神，吉凶判矣，故四曰脉色类；脏腑治内，经络治外，能明终始，四大安矣，故五曰经络类；万事万殊，必有本末，知所先后，握其要矣，故六曰标本类；人之所赖，药食为天，气味得宜，五宫强矣，故七曰气味类；驹隙百年，谁保无恙，治之弗失，危者安矣，故八曰论治类；疾之中人，变态莫测，明能烛幽，二竖遁矣，故九曰疾病类；药饵不及，古有针砭，九法搜玄，道超凡矣，故十曰针刺类；至若天道茫茫，运行今古，苞无穷，协惟一，推之以理，指诸掌矣，故十一曰运气类；又若经文连属，难以强分，或附见于别门，欲求之而不得，分条索隐，血脉贯矣，故十二曰会通类。汇分三十二类，此外复附著《图翼》十五卷。盖以义有深邃而言不能赅者，不拾以图，其精莫聚；图象虽显而意有未达者，不翼以说，其奥难窥。自是而条理分，纲目举，晦者明，隐者现，巨细通融，岐贰毕彻，一展卷而重门洞开，秋毫在目，不惟广裨乎来学，即凡志切尊生者，欲求兹妙，无不信手可拈矣。

是役[①]也，余诚以前代诸贤，注有未备，间多舛错，

① 国中按："役"字，古文有"事"之义。《左传·成公二年》云："以役王命"；《襄公十七年》云："何以为役"；《昭公十三年》云："为此役也。"杜预作注均云："役，事也。"

掩质埋光，俾至道不尽明于世者，迨四千余祀[1]矣。因敢忘陋效颦[2]，勉图蚊负，固非敢弄斧班门，然不屑沿街持钵，故凡遇驳正之处，每多不讳，诚知非雅，第以人心积习既久，讹以传讹，即决长波，犹虞难涤，使辨之不力，将终无救正日矣，此余之所以载思而不敢避也。吁！余何人斯，敢妄正先贤之训，言之未竟，知必有阚余之谬而随议其后者，其是其非，此不在余而在乎后之明哲矣。虽然，他山之石，可以攻玉，断流之水，可以鉴形，即壁影萤光，能资志士，竹头木屑，曾利兵家，是编者倘亦有千虑之一得，将见择于圣人矣，何幸如之！独以应策多门，操觚只手，一言一字，偷隙毫端，凡历岁者三旬，易稿者数四，方就其业。所谓河海一流，泰山一壤，盖亦欲共掖其高深也。后世有子云，其悯余劳而赐之斧正焉，岂非幸中又幸？而相成之德，谓孰非后进之吾师云。

时大明天启四年，岁次甲子，黄钟之吉，景岳子自序于通一斋。

---

① 国中按："祀"，原文作"禩"，是祀的古字，今已不用。又按："祀"字，古文有"年、代、世、载"之义。《左传·宣公三年》云："载祀六百"，杜预注云："载、祀皆年。"《汉书·五行志上》云："惟十有三祀"，颜师古注云："祀，年也。"唐柳宗元《与友人论为文书》云："固有文不传于后祀，声遂绝于天下者矣。"注云："祀，世也。"

② 国中按："颦"，原文作"矉"，乃假借字，故改之。

目　录

类　经(上册)

一卷

二卷

三卷

四卷

五卷

六卷

七卷

八卷

九卷

十卷

十一卷

十二卷

十三卷

十四卷

十五卷

类 经(中册)

十六卷

十七卷

十八卷

十九卷

二十卷

二十一卷

二十二卷

二十三卷

二十四卷

二十五卷

二十六卷

二十七卷

二十八卷

二十九卷

三十卷

三十一卷

三十二卷

类经图翼(下册)

二卷

运气下

三卷

经络一

四卷

经络二

五卷

经络三

六卷

经络四

七卷

经络五

十卷

经络八

十一卷

针灸要览

类经附翼

一卷

医《易》

二卷

律原

三卷

求正录

四卷

附针灸诸赋

告知读者

本书中所用黑色体文字,为准圆体,准圆体中之“日”、“曰”,不易区分,“日”字作“日”,“曰”字作“曰”,读者辨之可识,因准圆体是国家统一规定的字体,故不宜改动,特此告之。

类经一卷

类经名义：类经者，合两经而汇其类也。两经者，曰《灵枢》，曰《素问》，总曰《内经》。内者，性命之道；经者，载道之书。平素所讲问，是谓《素问》。神灵之枢要，是谓《灵枢》。

摄生类

一、上古之人春秋百岁，今时之人半百而衰。

（《素问·上古天真论》）

昔在黄帝，生而神灵，弱而能言，幼而徇齐，长而敦敏，成而登天①。

按《史记》：黄帝姓公孙，名轩辕，有熊国君少典之子，继神农氏而有天下，都轩辕之丘，以土德旺，故号黄帝。“神灵”，聪明之至也，以质言。“徇”，顺也。“齐”，中正也。“敦”，厚大也。“敏”，感而遂通，不疾而速也。

① 国中按：“登天”一词，自王冰以后，学者均释为“升天成仙”之义，加之古代“登、升”二字通假，故均不得真解，惟晚清学者俞樾得此一真。其云：“‘成而登天’，谓登天位也。《易·明夷·传》云：‘初登于天，照四国也’，可证此经‘登天’之义。故下文即云：‘乃问于天师’，‘乃’字者，承上之词，见黄帝既登为帝，乃发此问也。”此说甚是，可谓破千古之暗。又按：“登天”，乃登天子之位，即登帝位，必有帝师，故后呼天师云云。语义一脉，前后相承，俞氏之解，又得一证也。又按：偶阅《周氏医学丛书》，周学海《内经评文》也发此义。景岳依前人之见，以至失察，故其解亦误。

此节乃群臣纪圣德禀赋之异，发言之早。方其幼也，能顺而正；及其长也，既敦且敏。故其垂拱致治，教化大行。其于广制度以利天下，垂法象以教后世，自古帝王，无出其右者。“成而登天”，谓治功成，天年尽，在位百年，寿百十一岁而升遐也。凡人之死，魂归于天，今人云死为升天者，盖本诸此。世传黄帝后铸鼎于鼎湖之山，鼎成而白日升天者，似涉于诞。“徇”，徐俊切。“长”，上声。

乃问于天师曰：“余闻上古之人，春秋皆度百岁，而动作不衰；今时之人，年半百而动作皆衰者，时世异也？人将失之也？”

《内经》一书，乃黄帝与岐伯、鬼臾区、伯高、少师、少俞、雷公等六臣，平素讲求而成。六臣之中，惟岐伯之功独多，而爵位隆重，故尊称之为天师。

岐伯对曰：“上古之人，其知道者，法于阴阳，和于术数，

“上古”，太古也。“道”，造化之名也，老子曰：“有物混成，先天地生，寂兮寥兮，独立而不改，周行而不殆，可以为天下母，吾不知其名，字之曰道”者是也。“法”，取法也。“和”，调也。“术数”，修身养性之法也，天以阴阳而化生万物，人以阴阳而营养一身，阴阳之道，顺之则生，逆之则死，故知道者，必法则于天地，和调于术数也。

食饮有节，起居有常，不妄作劳，故能形与神俱，而尽终其天年，度百岁乃去。

节饮食以养内，慎起居以养外，不妄作劳以保其天真，则形神俱全，故得尽其天年。“天年”者，天畀之全。“百岁”者，天年之概。“去”者，五脏俱虚，神气皆去，形骸独居而终矣。

今时之人不然也，

不同于古也。

以酒为浆，

甘于酒也。

以妄为常，

肆乎行也。

醉以入房，

酒色并行也。

以欲竭其精，以耗[①]散其真，

欲不可纵，纵则精竭。精不可竭，竭则真散。盖精能生气，气能生神，营卫一身，莫大乎此。故善养生者，必宝其精，精盈则气盛，气盛则神全，神全则身健，身健则病少，神气坚强，老而益壮，皆本乎精也。广成子曰："必静必清，无劳汝形，无摇汝精，乃可以长生。"正此之谓。

不知持满，不时[②]御神，

"持"，执持也。"御"，统御也。不知持满，满必倾覆。不时御神，神必外驰。

务快其心，逆于生乐，起居无节，故半百而衰也。

快心事过，终必为殃，是逆于生乐也。起居无节，半

---

① 国中按：句中"耗"字，《甲乙经》作"好"，清俞樾云："作'好'者是也。'好'与'欲'义相近，《孟子·离娄篇》：'所欲有甚于生者'，《申论·夭寿篇》作'所好'。《荀子·不苟篇》：'欲利而不为所非'，《韩诗外传》作'好利'，是'好'即'欲'也。'以欲竭其精，以好散其真'两句，文异义同，今作'以耗散其真'，则语意不伦矣。"笔者认为，此说可从。

② 又按：《素问校义》云："时，善也。'不时御神'谓'不善御神'也。《小雅·頍弁篇》：'尔殽既时'，《毛传》曰：'时，善也。'《广雅》同。"此说可取。又按：此说虽然可取，似觉有些曲折。"时"，天时也，作不奉天时解，似更直接。存此以备一说，供读者参考。

百而衰，皆以斫丧精神，事事违道，故不能如上古之尽其天年也。老子曰："生之徒，十有三；死之徒，十有三；民之生，动之死地，亦十有三。"其今人之谓欤！"乐"，音洛。

二、上古圣人之教下

（《素问·上古天真论》）

夫上古圣人之教下也，皆谓之虚邪贼风，避之有时，

此上古圣人之教民远害也。"虚邪"，谓风从冲后来者，主杀主害。故圣人之畏虚邪，如避矢石然，此治外之道也。虚邪义详运气类三十五、六及疾病类四。"夫"，音扶。

恬淡虚无，真气顺[①]之，精神内守，病安从来？

"恬"，安静也。"淡"，朴素也。"虚"，湛然无物也。"无"，窅然莫测也。恬淡者，泊然不愿乎其外；虚无者，漠然无所动于中也。所以真气无不顺，精神无不守，又何病之足虑哉？此治内之道也。又，无为恬淡详义见阴阳类二。"恬"，音甜。"窅"，音杳。

是以志闲而少欲，心安而不惧，形劳而不倦，

志闲而无贪，何欲之有？心安而无虑，何惧之有？形劳而神逸，何倦之有？

气从以顺，各从其欲，皆得所愿。

气得所养，则必从顺。惟其少欲，乃能从欲，故无所往而不遂。

---

① 国中按："顺"，原文作"从"，乃避讳字，今改之，详见附录《内经避讳字初探》，后凡此义者，均改之。

故美其食，

精粗皆甘也。

任其服，

美恶随便也。

乐其俗，

与天和者，乐天之时；与人和者，乐人之俗也。

高下不相慕，其民故曰朴。

高忘其贵，下安其分，两无相慕，皆归于朴，知止所以不殆也。

是以嗜欲不能劳其目，淫邪不能惑其心，

“嗜欲”，人欲也。目者，精神之所注也。心神既朴，则嗜欲不能劳其目；目视不妄，则淫邪焉能惑其心？

愚智贤不肖，不惧于物，故合于道。

无论愚智贤不肖，但有养于中，则无惧于物，故皆合养生之道矣。

所以能年皆度百岁而动作不衰者，以其德全不危也。

执道者德全，德全者形全，形全者圣人之道也，又何危焉？

三、古有真人、至人、圣人、贤人。

（《素问·上古天真论》）

黄帝曰：“余闻上古有真人者，提挈天地，把握阴阳，

“真”，天真也。不假修为，故曰真人。心同太极，德契两仪，故能斡旋造化，燮理阴阳，是即提挈把握之谓。

呼吸精气，独立守神，肌肉若一[①]，

呼接于天，故通乎气；吸接于地，故通乎精。有道独存，故能独立；神不外驰，故曰守神。神守于中，形全于外，身心皆合于道，故云肌肉若一。即首篇形与神俱之义。按：此节所重者，在“精、气、神”三字，惟道家言之独详，今并先贤得理诸论，采附于下，以助参悟。

白乐天曰：“王乔赤松，吸阴阳之气，食天地之精，呼而出故，吸而入新。”方扬曰：“凡亡于中者，未有不取足于外者也。故善养物者守根，善养生者守息。”此言养气当从呼吸也。

曹真人曰：“神是性兮炁是命，神不外驰炁自定。”张虚静曰：“神若出，便收来，神返身中炁自回。”此言守神以养气也。

《淮南子》曰：“事其神者神去之，休其神者神居之。”此言静可养神也。

《金丹大要》曰：“炁聚则精盈，精盈则炁盛。”此言精炁之互根也。

《契秘图》曰：“《坎》为水为月，在人为肾，肾藏精，精中有正阳之气，炎升于上；《离》为火为日，在人为心，心藏血，血中有真一之液，流降于下。”此言《坎》、《离》之交媾也。

吕纯阳曰：“精养灵根炁养神，此真之外更无真。”此

---

① 国中按：“提挈天地，把握阴阳，呼吸精气，独立守神，肌肉若一”，此五句实乃道家修炼养生之功，类似今日之站桩功法。古人多不知此，故其解玄之又玄，神乎其神，唯景岳此解，得其旨趣。又按：“肌肉若一”，应作“身肌宗一”，杨上善注云：“真人身之肌体，与太极同质，故云‘宗一’。”此解深得经义三昧，乃天人合一最高境界，修炼养生者不可不知也。

言修真之道，在于精炁神也。

《胎息经》曰："胎从伏气中结，气从有胎中息，气入身来为之生，神去离形为之死，知神气可以长生，固守虚无以养神气，神行即气行，神住即气住，若欲长生，神气须注，心不动念，无来无去，不出不入，自然常住，勤而行之，是真道路。"胎息铭曰："三十六咽，一咽为先。吐唯细细，纳唯绵绵。坐卧亦尔，行立坦然。戒于喧杂，忌以腥膻。假名胎息，实曰内丹。非只治病，决定延年。久久行之，名列上仙。"此言养生之道，在乎存神养气也。

张紫阳曰："心能役神，神亦役心，眼者神游之宅，神游于眼而役于心，心欲求静，必先制眼，抑之于眼，使归于心，则心静而神亦静矣。"此言存神在心，而静心在目也。又曰："神有元神，气有元气，精得无元精乎？盖精依气生，精实而气融，元精失则元气不生，元阳不见，元神见则元气生，元气生则元精产。"此言元精元气元神者，求精气神于化生之初也。

李东垣《省言箴》曰："气乃神之祖，精乃气之子，气者精神之根蒂也。大矣哉！积气以成精，积精以全神，必清必静，御之以道，可以为天人矣，有道者能之。余何人哉，切宜省言而已。"此言养身之道，以养气为本也。

愚按：诸论无非精气神之理。夫生化之道，以气为本，天地万物莫不由之。故气在天地之外，则包罗天地，气在天地之内，则运行天地，日月星辰得以明，雷雨风云得以施，四时万物得以生长收藏，何非气之所为？人之有生，全赖此气。故《天元纪大论》曰："在天为气，在地为形，形气相感而化生万物矣。"惟是气义有二：曰先天气，后天气。先天者，真一之气，气化于虚，因气化形，此气自虚无中来；后天者，血气之气，气化于谷，因形化气，此气自调摄中来。此一“形”字，即“精”字也。盖精为天一所生，有形之祖。《龙虎经》曰：“水能生万物，圣人独知之。”《经脉篇》曰：“人始生，先成精，精成而脑髓生。”《阴阳应象大论》曰：“精化为气。”故先天之气，气化为精，后天之气，精化为气，精之与气，本自互生，精气既足，神自旺矣。虽神由精气而生，然所以统驭精气而为运用之主者，则又在吾心之神，三者合一，可言道矣。

今之人，但知禁欲即为养生，殊不知心有妄动，气随心散，气散不聚，精逐气亡。释氏有戒欲者曰：“断阴不如断心，心为功曹，若止功曹，从者都息，邪心不止，断阴何益?”此言深得制欲之要，亦足为入门之一助也。又，“呼吸精气、存三守一”详按，见运气类四十一。又，“气纳为宝”义，见论治类十八。“膻”，世连切。

故能寿敝天地，无有终时，此其道生。

“敝”，尽也。真人体合于道，故后天地而生，原天地之始，先天地而化，要天地之终，形去而心在，气散而神存，故能寿敝天地，而与道俱生也。

中古之时，有至人者，淳德全道，

“至”，极也。“淳”，厚也。至极之人，其德厚，其道全也。

和于阴阳，调于四时，

“和”，合也，合阴阳之变化。“调”，顺也，顺时令之往来。

去世离俗，积精全神，

“去世离俗”，藏形隐迹也。“积精全神”，聚精会神也。

游行天地之间，视听八达之外，

至道之人，动以天行，故神游宇宙，明察无外，故闻见八荒。

此盖益其寿命而强者也，亦归于真人。

此虽同归于真人，然但能延寿而不衰，已异于寿敝天地者矣。故曰“亦”者，有间之辞也。

其次有圣人者，处天地之和，顺八风之理，

次真人、至人者，谓之圣人。“圣”，大而化也。圣人之道，与天地合德，日月合明，四时合序，鬼神合吉凶。所以能处天地之和气，顺八风之正理，而邪弗能伤也。八风义见运气类三十五，有图。

适嗜欲于世俗之间，无恚嗔之心，

“适”，安便也。“恚”，怒也。“嗔”，恶也。欲虽同俗，自得其宜，随遇皆安，故无嗔怒。“嗜”，音示。“恚”，音畏。“嗔”，昌真切。

行不欲离于世，

和其光，同其尘也。

被服章，

五服五章，尊德之服。《皋陶谟》曰：“天命有德，五服五章哉。”

举不欲观于俗，

圣人之心，外化而内不化。外化所以同人，故行不欲离于世；内不化所以全道，故举不欲观于俗。观俗者，效尤之谓。

外不劳形于事，内无思想之患，以恬愉为务，以自得为功，形体不敝，精神不散，亦可以百数。

“恬”，静也。“愉”，悦也。“敝”，坏也。外不劳形则身安，故形体不敝；内无思想则心静，故精神无伤。内外俱有养，则恬愉自得而无耗损之患，故寿亦可以百数。“恬”，音甜。“愉”，音俞。

其次有贤人者，法则天地，

次圣人者，谓之贤人。“贤”，善也，才德之称。“法”，效也。“则”，式也。天地之道，天圆地方，天高地厚，天覆地载，天动地静。《乾》为天，《乾》者健也；《坤》为地，《坤》者顺也。君子之自强不息，安时处顺，能覆能载，能包能容，可方可圆，可动可静，是皆效法天地之道。

象似日月，

“象”，仿也。“似”，肖也。日为阳精，月为阴精，月以夜见，日以昼明，日中则昃，月盈则亏，日去则死，日来则生，故贤人象似之。

辨列星辰，

“辨”，别也。“列”，分解也。二十八宿为星之经，金木水火土为星之纬，经有度数之常，纬有进退之变，日月所会谓之辰，辰有十二谓之次，会当朔晦之期，次定四方之位，故贤人辨列之。

逆顺[①]阴阳，

“逆”，反也。阳主生，阴主死；阳主长，阴主消；阳主升，阴主降。升者其数顺，降者其数逆，然阳中有阴，阴中有阳，盛衰不可不辨也，故贤人逆顺之。

分别四时，

四时义见下章。

将从上古，合同于道，亦可使益寿，而有极时。

---

① 国中按：“顺”，原文作“从”，乃属避讳字，详见本书附录，《内经避讳字初探》。

“将”，随也。“极”，尽也。贤人从道于上古，故亦可益寿，而但有穷尽耳。呜呼！人操必化之器，托不停之运，乌飞兔走，谁其免之？独怪夫贪得者忘殆，自弃者失时，时其有止也，若之何？盖不知时命耳，彼贤人者则不然也。

四、四气调神

（《素问·四气调神论》）

春三月，此谓发陈，

“发”，启也。“陈”，故也。春阳上升，发育庶物，启故从新，故曰发陈。

天地俱生，万物以荣，

万象更新也。

夜卧早起，广步于庭，

“广”，大也。所以布发生之气也。

披发缓形，以使志生，

“缓”，和缓也。举动和缓以应春气，则神定而志生，是即所以使也。后仿此。

生而勿杀，予而勿夺，赏而勿罚，

皆所以养发生之德也。故君子于启蛰不杀，方长不折。“予”，与同。

此春气之应，养生之道也。

四时之令，春生夏长，秋收冬藏。凡此应春气者，正所以养生气也。

逆之则伤肝，夏为寒变，奉长者少。

“逆”，不顺也。“奉”，承也。肝属木，旺于春，春失所养，故伤肝，肝伤则心火失其所生，故当夏令则火有不足，而寒水侮之，因为寒变。寒变者，变热为寒也。春生既逆，承生气而夏长者少矣。

夏三月，此谓蕃秀，

“蕃”，茂也。阳旺已极，万物俱盛，故曰蕃秀。“蕃”，音烦。

天地气交，万物花实，

岁气阴阳盛衰，其交在夏，故曰天地气交。斯时也，阳气生长于前，阴气收成于后，故万物花实。

夜卧早起，无厌于日，

起卧同于春时，不宜藏也。无厌于长日，气不宜惰也。

使志无怒，使花英成秀，

长夏火土用事，怒则肝气易逆，脾土易伤，故欲使志无怒，则花英成秀。“花英”，言神气也。

使气得泄，若所爱在外，

夏气欲其疏泄，泄则肤腠宣通，故若所爱在外。

此夏气之应，养长之道也。

凡此应夏气者，正所以养长气也。“长”，上声。

逆之则伤心，秋为痎疟，奉收者少，

心属火，旺于夏。夏失所养，故伤心，心伤则暑气乘之，至秋而金气收敛，暑邪内郁。于是阴欲入而阳拒之，故为寒；火欲出而阴束之，故为热。金火相争，故寒热往来而为痎疟。夏长既逆，承长气而秋收者少矣。“痎”，音皆。

冬至重病。

火病者，畏水也。

秋三月，此谓容平，

阴升阳降，大火西行，秋容平定，故曰容平。

天气以急，地气以明，

风气劲疾曰急，物色清肃曰明。

早卧早起，与鸡俱兴，

早卧以避初寒，早起以从新爽。

使志安宁，以缓秋刑，

阳和日退，阴寒日生，故欲神志安宁，以避肃杀之气。

收敛神气，使秋气平，无外其志，使肺气清，

皆所以顺秋气，欲使肺金清净也。

此秋气之应，养收之道也。

凡此应秋气者，正所以养收气也。

逆之则伤肺，冬为飧泄，奉藏者少。

肺属金，旺于秋。秋失所养，故伤肺，肺伤则肾水失其所生，故当冬令而为肾虚飧泄。飧泄者，水谷不分而为寒泄也。秋收既逆，承收气而冬藏者少矣。飧音孙。

冬三月，此谓闭藏，

阳气藏伏，闭塞成冬也。

水冰地坼，无扰乎阳，

"坼"，裂也。天地闭塞，故不可烦扰以泄阳气。"坼"，音策。

早卧晚起，必待日光，

所以避寒也。使志若伏若匿，若有私意，若已有得，

皆所以法冬令，欲其自重，无妄动也。

去寒就温，无泄皮肤，使气亟夺，

去寒就温，所以养阳，无使泄夺，所以养气。亟，数也。真氏曰："冬气闭藏不密，温暖无霜雪，则来年阳气无力，五谷不登。人身亦是如此，静时纷扰，则动时安能中

节？故周子以主静为本，程子以主敬为本，其理一也。”“亟”，棘、器二音。

此冬气之应，养藏之道也。

凡此应冬气者，正所以养藏气也。

逆之则伤肾，春为痿厥，奉生者少。

肾属水，旺于冬。冬失所养，故伤肾，肾伤则肝木失其所生，肝主筋，故当春令而筋病为痿。阳欲藏，故冬不能藏，则阳虚为厥。冬藏既逆，承藏气而春生者少矣。

五、天气清静，藏德不止，圣人顺之，故无奇病。

（《素问·四气调神论》）

天气，清静光明者也，

天之气，至清静、至光明者也，人禀此气而生，故特言之，以明人之本质亦犹是也。

藏德不止，故不下也。

天德不露，故曰藏德；健运不息，故曰不止。惟其藏德，故应用无穷；惟其健运，故万古不下。天道无为故无不为，天犹若此，可以修身之士而不知所藏德乎？

天明则日月不明，邪害孔窍，

惟天藏德，不自为用，故日往月来，寒往暑来，以成阴阳造化之道。设使天不藏德，自专其明，是大明现则小明灭，日月之光隐矣，昼夜寒暑之令废，而阴阳失其和矣，此所以大明之德不可不藏也。所喻之意，盖谓人之本元不固，发越于外而孔窍疏，则邪得乘虚而害之矣。

阳气者闭塞，地气者冒明，

若天气自用，必孤阳上亢，而闭塞乎阴气，则地气隔绝，而冒蔽乎光明矣。

云雾不精，则上应白露不下。

雾者云之类，露者雨之类。《阴阳应象大论》曰："地气上为云，天气下为雨；雨出地气，云出天气。"若上下否隔，则地气不升，而云雾不得精于上；天气不降，而白露不得应于下。是即至阴虚天气绝，至阳盛地气不足之谓也。吴氏曰："人身膻中之气，犹云雾也。膻中气化则通调水道，下输膀胱。若膻中之气不化，则不能通调水道，下输膀胱，而失降下之令，犹之白露不降矣。"

交通不表万物命，故不施，不施则名木[1]多死。

独阳不生，独阴不成，若上下不交，则阴阳乖而生道息，不能表现于万物之命，故生化不施，不施则名木先应，故多死。

---

① 国中按："名木"一词，自唐王冰以下，解释均不得其真，惟晚清学者胡澍得其正解。其云："名，大也。名木，木之大者。《五常政大论》：'则名木不荣'，《气交变大论》：'名木苍凋'，《六元正纪大论》：'名木上焦'，'木'，旧误作'草'，辨见本条，《至正要大论》：'名木敛生'。'名木'皆谓'大木'，古或谓'大'为'名'，'大木'谓之'名木'，'大山'谓之'名山'。《山海经·中山经》曰：'天下名山，五千三百七十，盖其余小山甚众，不足数云。'《礼记·礼器篇》云：'因名山升中于天'，郑注曰：'名，犹大也。'高诱注《淮南·地形篇》亦曰：'名山，大山也。''大川'谓之'名川'，《庄子．天下篇》曰：'名川三百，支川三千，小者无数。''大都'谓之'名都'，《战国策·秦策》：'王不如因而赂一名都'，高诱曰：'名，大也。'《魏策》曰：'大县数百，名都数十'。'大器'谓之'名器'，《礼记·杂记》：'凡宗庙之器，其名者，成则衅之以豭豚'，郑注曰：'宗庙名器，谓尊彝之属。'《正义》曰：'若作名者，成则衅之；若细者，成则不衅'。'大鱼'谓之'名鱼'，《国语·鲁语》：'取名鱼'，韦昭曰：'名鱼，大鱼也'。其义一也。"又按：此解中，只说篇名，而无书名，为使读者易知，特加之。其中，《山海经》、《礼记》、《战国策》、《国语》者是也。

恶气不发，风雨不节，白露不下，则菀藁不荣。

“恶气不发”，浊气不散也。“风雨不节”，气候乖乱也。“白露不下”，阴精不降也。气交若此，则草木之类，皆当抑菀枯槁而不荣矣。“菀”，郁同。“藁”，音稿。

贼风数至，暴雨数起，天地四时不相保，与道相失，则未央绝灭。

“央”，中半也。阴阳既失其和，则贼风暴雨，数为残害，天地四时，不保其常，是皆与道相违，故凡禀化生气数者，皆不得其半而绝灭矣。“数”，音朔。

唯圣人顺之，故身无奇病，万物不失，生气不竭。

唯圣人者，顺承乎天，故能存神保真以顺其藏，纯亦不已以顺其健。知《乾》、《坤》不用，《坎》、《离》代之之义，以顺其不自明；察地天之交《泰》，水火之《既济》，以顺其阴阳之升降。是圣人之体藏乎天，故身无奇病，而于万物之理既无所失，此所以生气不竭也。

六、四时阴阳，顺之则生，逆之则死。

（《素问·四气调神论》）

前篇四气调神，言四时相承之病，此言当时之病。

逆春气，则少阳不生，肝气内变；

一岁之气，春夏为阳，秋冬为阴；春夏主生长，秋冬主收藏。春令属木，肝胆应之，《脏气法时论》曰：“肝主春，足厥阴少阳主治。”故逆春气，则少阳之令不能生发，肝气被郁，内变为病。此不言胆而只言肝者，以脏气为主也。后仿此。

逆夏气，则太阳不长，心气内洞；

夏令属火，心与小肠应之。《脏气法时论》曰："心主夏，手少阴太阳主治。"故逆夏气，则太阳之令不长，而心虚内洞，诸阳之病生矣。

逆秋气，则太阴不收，肺气焦满；

秋令属金，肺与大肠应之。《脏气法时论》曰："肺主秋，手太阴阳明主治。"故逆秋气，则太阴之令不收，而肺热叶焦，为胀满也。

逆冬气，则少阴不藏，肾气独沉。

冬令属水，肾与膀胱应之。《脏气法时论》曰："肾主冬，足少阴太阳主治。"故逆冬气，则少阴之令不藏，而肾气独沉。藏者藏于中，沉者沉于下。肾气不蓄藏，则注泄沉寒等病生矣。

夫四时阴阳者，万物之根本也，

生成之所由也。

所以圣人春夏养阳，秋冬养阴，以顺其根，

夫阴根于阳，阳根于阴，阴以阳生，阳以阴长。所以圣人春夏则养阳，以为秋冬之地，秋冬则养阴，以为春夏之地，皆所以顺其根也。今人有春夏不能养阳者，每因风凉生冷，伤此阳气，以致秋冬，多患疟泻，此阴胜之为病也；有秋冬不能养阴者，每因纵欲过热，伤此阴气，以致春夏，多患火症，此阳胜之为病也。善养生者，宜切佩之！①

故与万物沉浮于生长之门，逆其根则伐其本，坏其

---

① 国中按：此句与整段文义不通，当云："善养生者，切勿背之"为是，此乃景岳之失也。

真矣。

能顺阴阳之性，则能沉浮于生长之门矣。万物有所生，而独知守其根，百事有所出，而独知守其门，则圣人之能事也。

故阴阳四时者，万物之终始也，死生之本也，

阴阳之理，阳为始，阴为终。四时之序，春为始，冬为终。死生之道，分言之，则得其阳者生，得其阴者死；合言之，则阴阳和者生，阴阳离者死。故为万物之始终，死生之本也。

逆之则灾害生，顺之则苛疾不起，是谓得道。

“苛”，音呵，残虐也。

道者，圣人行之，愚者佩之①。

圣人与道无违，故能行之；愚者信道不笃，故但佩服而已。夫既佩之，已非无悟，而尚称为愚，今有并阴阳不知而曰医者，又何如其人哉?!老子曰：“上士闻道，勤而行之；中士闻道，若存若亡；下士闻道，大笑之，不笑不足以为道。”正此谓也。

顺阴阳则生，逆之则死，顺之则治，逆之则乱。反顺为逆，是谓内格。

阴阳即道，道即阴阳，顺道则生，何者不治？逆道则死，何者不乱？若反顺为逆，则阴阳内外，皆相格拒。内格者，逆天者也。世有逆天而能生者，吾未之见也。

---

① 国中按：清代乾隆年间大医学家黄元御，在其《素问悬解》一书中指出：“道者，圣人行之，愚人佩之。”注云：“佩与背同。”清代后期学者胡澍著《素问校义》亦云：“‘佩’与‘倍’相通，‘倍’即今违背之‘背’。‘愚者佩之’，谓愚者往往违背养生之道也。”此说甚是，当从此义。

七、不治已病，治未病。

（《素问·四气调神论》连前篇）

是故圣人不治已病治未病，不治已乱治未乱，此之谓也。

此承前篇而言圣人预防之道，治于未形，故用力少而成功多，以见其安不忘危也。

夫病已成而后药之，乱已成而后治之，譬犹渴而穿井，斗而铸兵，不亦晚乎！

渴而穿井，无及于饮，斗而铸兵，无济于战，诚哉晚矣，而病不早为之计者，亦犹是也。观扁鹊之初见齐桓侯曰："君有疾，在腠理，不治将深。"后五日复见曰："君有疾，在血脉，不治将深。"又五日复见曰："君有疾，在肠胃间，不治将深。"而桓侯俱不能用。再后五日复见，扁鹊望颜而退走曰："疾之居腠理也，汤熨之所及也；在血脉，针石之所及也；在肠胃，酒醪之所及也；其在骨髓，虽司命无奈之何矣。"后五日桓侯疾作，使人召扁鹊，而扁鹊已去，桓侯遂死。夫桓侯不早用扁鹊之言，及其病深而后召之，是即渴而穿井，斗而铸兵也。故在圣人则常用意于未病未乱之先，所以灾祸不侵，身命可保。今之人多见病势已成，犹然隐讳，及至于不可为，则虽以扁鹊之神，亦云无奈之何，而医非扁鹊，又将若之何哉？嗟夫！祸始于微，危因于易，能预此者，谓之治未病，不能预此者，谓之治已病，知命者其谨于微而已矣。

类经二卷

阴 阳 类

一、阴阳应象

（《素问·阴阳应象大论》）

黄帝曰："阴阳者，天地之道也，

道者，阴阳之理也。阴阳者，一分为二也。太极动而生阳，静而生阴，天生于动，地生于静，故阴阳为天地之道。

万物之纲纪，

大曰纲，小曰纪，总之为纲，周之为纪，物无巨细，莫不由之，故为万物之纲纪。王氏曰："滋生之用也，阳与之正气以生，阴为之主持以立"者，亦是。

变化之父母，

《天元纪大论》曰："物生谓之化，物极谓之变。"易曰："在天成象，在地成形，变化现矣。"朱子曰："变者化之渐，化者变之成。"阴可变为阳，阳可化为阴，然而变化虽多，无非阴阳之所生，故为之父母。

生杀之本始，

生杀之道，阴阳而已，阳来则物生，阳去则物死。凡日从冬至以后，自南而北谓之来，来则春为阳始，夏为阳盛，阳始则温，温则生物，阳盛则热，热则长物；日从夏至以后，自北而南谓之去，去则秋为阴始，冬为阴盛，阴始则凉，凉则收物，阴盛则寒，寒则藏物，此阴阳生杀之道也。然如下文曰："阳生阴长，阳杀阴藏"，则阳亦能杀，阴亦能长矣。《六节脏象论》曰："生之本，本于阴阳"，则阴亦能生矣。故生于阳者，阴能杀之，生于阴者，阳能杀之，万物死生，皆由乎此，故谓之本始。"本"，根本也。"始"，终始也。

神明之府也，

"神"，变化不测也。"明"，三光著象也。"府"，所以藏物也。神明出于阴阳，故阴阳为神明之府。此自首节阴阳二字，一贯至此，义当联玩。《天元纪大论》亦有以上数句，见运气类第三。

治病必求于本。

"本"，致病之源也。人之疾病，或在表，或在里，或为寒，或为热，或感于五运六气，或伤于脏腑经络，皆不外阴阳二气，必有所本。故或本于阴，或本于阳，病变虽多，其本则一。知病所从生，知乱所由起，而直取之，是为得一之道。譬之伐木而引其柢，则千枝万叶，莫得弗从矣。倘但知见病治病，而不求其致病之因，则流散无穷，此许学士所谓广络原野，以冀一人之获，诚哉疏矣。

故积阳为天，积阴为地。

阴阳体象，大小不同，形气生成，不积不厚，故必积阳至大而为天，积阴至厚而为地。

阴静阳躁，

阴性柔，阳性刚也。

阳生阴长，阳杀阴藏。

此即四象之义，阳生阴长，言阳中之阳阴也；阳杀阴藏，言阴中之阴阳也。盖阳不独立，必得阴而后成，如发生赖于阳和，而长养由乎雨露，是阳生阴长也；阴不自专，必因阳而后行，如闭藏因于寒冽，而肃杀出乎风霜，是阳杀阴藏也。此于对待之中，而复有互藏之道，所谓独阳不生，独阴不成也。如《天元纪大论》曰："天以阳生阴长，地以阳杀阴藏。"实同此义。详运气类三，所当互考。一曰："阳之和者为发生，阴之和者为成实，故曰阳生阴长；阳之亢者为焦枯，阴之凝者为固闭，故曰阳杀阴藏。"此以阴阳之淑匿言，于义亦通。

阳化气，阴成形。

阳动而散，故化气。阴静而凝，故成形。

寒极生热，热极生寒。

阴寒阳热，乃阴阳之正气。寒极生热，阴变为阳也；热极生寒，阳变为阴也。邵子曰："动之始则阳生，动之极则阴生；静之始则柔生，静之极则刚生。"此《周易》老变而少不变之义。如人伤于寒，则病为热，本寒而变热也；内热已极，而反寒慄，本热而变寒也。故阴阳之理，极则必变。

寒气生浊，热气生清。

寒气凝滞，故生浊阴。热气升散，故生清阳。

清气在下，则生飧泄；浊气在上，则生䐜胀。

清阳主升，阳衰于下而不能升，故为飧泄；浊阴主降，阴滞于上而不能降，故为䐜胀。"飧泄"，完谷而泄也。"䐜胀"，胸膈满也。"飧"，音孙。"䐜"，音嗔。

此阴阳反作，病之逆顺也。

"作"，为也。"此"字，承上文治病必求其本以下而言。如阴云长，阳云杀，寒生热，热生寒，清在下，浊在上，皆阴阳之反作，病之逆顺也。顺则为从，反则为逆，逆顺虽殊，皆有其本，故必求其本而治之。

故清阳为天，浊阴为地；地气上为云，天气下为雨；雨出地气，云出天气。

此下言阴阳精气之升降，以见天人一理也。天地者，阴阳之形体也。云雨者，天地之精气也。阴在下者为精，精者水也，精升则化为气，云因雨而出也；阳在上者为气，气者云也，气降则化为精，雨由云而生也。自下而上者，地交于天也，故地气上为云，又曰云出天气；自上而下者，天交于地也，故天气下为雨，又曰雨出地气。《六微旨大论》曰："升已而降，降者谓天；降已而升，升者谓地。天气下降，气流于地；地气上升，气腾于天。"可见天地之升降者，谓之云雨；人身之升降者，谓之精气。天人一理，此其为最也。气水同类详义，有按在后第四章，所当参阅。

故清阳出上窍，浊阴出下窍；

本乎天者亲上，本乎地者亲下也。上窍七，谓耳目口鼻。下窍二，谓前后二阴。

清阳发腠理，浊阴走五脏；

"腠理"，肌表也。阳发散于皮肤，故清阳归之。阴受气于五脏，故浊阴走之。"腠"，音凑。

清阳实四肢，浊阴归六腑。

四肢为诸阳之本，故清阳实之。六腑传化水谷，故浊阴归之。

水为阴，火为阳，

水润下而寒，故为阳；火炎上而热，故为阳。水火者，即阴阳之征兆；阴阳者，即水火之性情。凡天地万物之气，无往而非水火之运用，故天以日月为水火，《易》以《坎》、《离》为水火，医以心肾为水火，丹以精炁为水火。夫肾者水也，水中生气，即真火也；心者火也，火中生液，即真水也。水火互藏，乃至道之所在，医家首宜省察。

阳为气，阴为味。

气无形而升，故为阳；味有质而降，故为阴。此以药食气味言也。

味归形，形归气，

“归”，依投也。五味生精血以成形，故味归于形。形之存亡，由气之聚散，故形归于气。

气归精，

气者，真气也，所受于天，与谷气并而充身者也。人身精血，由气而化，故气归于精。

精归化。

精者，《坎》水也，天一生水，为五行之最先。故物之初生，其形皆水，由精以化气，由气以化神，是水为万化之源，故精归于化。

精食气，形食味，

“食”，如子食母乳之义。气归精，故精食气。味归形，故形食味。

化生精，

万物化生，必从精始，故化生精。前言精归化者，言未化之前，由精为化也。此言化生精者，言既化之后，由化生精也。

气生形。

气聚则形生，气散则形死也。

味伤形，气伤精，

味既归形，而味有不节，必反伤形。气既归精，而气有失调，必反伤精。

精化为气，

“精化为气”，谓元气由精而化也。《珠玉集》曰：“水是三才之祖，精为元炁之根。”其义即此。然上文既云气归精，是气生精也；而此又曰精化气，是精生气也。二者似乎相反，而不知此正精气互根之妙，以应上文天地云雨之义也。夫阳化气，即云之类；阴成形，即雨之类。雨乃不生于地，而降于天之云，气归精也；云乃不出于天，而升于地之气，精化为气也。人身精气，全是如此。故气聚则精盈，精盈则气盛，精气充而形自强矣。帝所以先举云雨为言者，正欲示人以精气升降之如此耳。

气伤于味。

上文曰味伤形，则未有形伤而气不伤者。如云“味过于酸，肝气以津，脾气乃绝”之类，是皆味伤气也。

阴味出下窍，阳气出上窍。

味为阴故降，气为阳故升。

味厚者为阴，薄为阴之阳；气厚者为阳，薄为阳之阴。

此言气味之阴阳，而阴阳之中，复各有阴阳也。味为阴矣，而厚者为纯阴，薄者为阴中之阳；气为阳矣，而厚者为纯阳，薄者为阳中之阴。

味厚则泄，薄则通；气薄则发泄，厚则发热。

阴味下行，故味厚者能泄于下，薄者能通利；阳气上行，故气薄者能泄于表，厚者能发热也。

壮火之气衰，少火之气壮。壮火食气，气食少火；壮火散气，少火生气。

“火”，天地之阳气也。天非此火，不能生物；人非此火，不能有生。故万物之生，皆由阳气。但阳和之火则生物，亢烈之火反害物，故火太过则气反衰，火和平则气乃壮。壮火散气，故云食气，犹言火食此气也。少火生气，故云食火，犹言气食此火也。此虽承气味而言，然造化之道，少则壮，壮则衰，自是如此，不特专言气味者。

气味辛甘发散为阳，酸苦涌泄为阴。

此言正味之阴阳也。辛散甘缓，故发肌表。酸收苦泄，故为吐泻。“涌”，湧同。

阴胜则阳病，阳胜则阴病。

此下言阴阳偏胜之为病也。阴阳不和，则有胜有亏，故皆能为病。

阳胜则热，阴胜则寒。

太过所致。

重寒则热，重热则寒。

物极则变也。此即上文寒极生热、热极生寒之义，盖阴阳之气，水极则似火，火极则似水，阳盛则隔阴，阴盛则隔阳。故有真寒假热，真热假寒之辨，此而错认，则死生反掌。“重”，平声。

寒伤形，热伤气。

寒为阴，形亦属阴，寒则形消故伤形。热为阳，气亦属阳，热则气散，故伤气。

气伤痛，形伤肿。

气欲利，故伤之则痛。形有质，故伤之则肿。

故先痛而后肿者，气伤形也；先肿而后痛者，形伤气也。

气先病而后及于形，因气伤形也。形先病而后及于气，因形伤气也。

风胜则动，

风胜者，为振掉摇动之病，即医和云“风淫末疾”之类。

热胜则肿，

热胜者，为丹毒痈肿之病，即医和云“阳淫热疾”之类。

燥胜则干，

燥胜者，为津液枯涸、内外干涩之病。

寒胜则浮，

寒胜者阳气不行，为胀满浮虚之病，即医和云“阴淫寒疾”之类。

湿胜则濡泻。

脾恶湿而喜燥，湿胜者必侵脾胃，为水谷不分濡泻之病，即医和云“雨淫腹疾”之类。“濡”，音如，湿滞也。

天有四时五行，以生长收藏，以生寒暑燥湿风。

四时者，春夏秋冬。五行者，木火土金水。合而言之，则春属木而主生，其化以风；夏属火而主长，其化以暑；长夏属土而主化，其化以湿；秋属金而主收，其化以燥；冬属水而主藏，其化以寒。五行各一，惟火有君相之分。此言寒暑燥湿风者，即五行之化也。《五运行》等论言寒暑燥湿风火者，是为六气也。

人有五脏化五气，以生喜怒悲忧恐。

五脏者，心、肺、肝、脾、肾也。五气者，五脏之气也。由五气以生五志。如本论及五运行大论，俱言心在志为喜，肝在志为怒，脾在志为思，肺在志为忧，肾在志为恐。《天元纪大论》亦以“悲”作“思”。

故喜怒伤气，寒暑伤形。

喜怒伤内故伤气，寒暑伤外故伤形。举喜怒言，则悲忧恐同矣。举寒暑言，则燥湿风同矣。上文言寒伤形、热伤气，与此二句似乎不同，盖彼以阴阳分形气，此以内外分形气也。

暴怒伤阴，暴喜伤阳。

气为阳，血为阴。肝藏血，心藏神。暴怒则肝气逆而血乱，故伤阴。暴喜则心气缓而神逸，故伤阳。如《行针篇》曰："多阳者多喜，多阴者多怒。"亦各从其类也。

厥气上行，满脉去形。

"厥"，逆也。言寒暑喜怒之气，暴逆于上，则阳独实，故满脉。阳亢则阴离，故去形。此孤阳之象也。《脉经》曰："诸浮脉无根者死，有表无里者死。"其斯之谓。

喜怒不节，寒暑过度，生乃不固。

"固"，坚也。

故重阴必阳，重阳必阴。

"重"者，重叠之义，谓当阴时而复感寒，阳时而复感热，或以天之热气伤人阳分，天之寒气伤人阴分，皆谓之重。盖阴阳之道，同气相求，故阳伤于阳，阴伤于阴，然而重阳必变为阴症，重阴必变为阳症。如以热水沐浴身反凉，凉水沐浴身反热，因小可以喻大，下文八句，即其证验。此与上文重寒则热、寒极生热，义相上下，所当互求。"重"，平声。

故曰：'冬伤于寒，春必病温；

冬伤于寒者，以类相求，其气入肾，其寒侵骨。其即病者，为直中阴经之伤寒；不即病者，至春夏则阳气发越，营气渐虚，所藏寒毒，外合阳邪而变为温病。然其多从足太阳始者，正以肾与膀胱为表里，受于阴而发于阳也。愚按：伤寒温疫，多起于冬不藏精，及辛苦饥饿之人。盖冬不藏精，则邪能深入，而辛苦之人，其身常暖，其衣常薄，暖时窍开，薄时忍寒，兼以饥饿劳倦，致伤中气，则寒邪易入，待春而发，此所以大荒之后，必有大疫，正为此也。但此辈疫气既盛，势必传染，又必于虚者先受其气，则又不必冬寒而病者矣。避之之法，必节欲节劳，仍勿忍饥而近其气，自可无虑。

春伤于风，夏生飧泄；

春伤于风，木气通于肝胆，即病者乃为外感，若不即病而留连于夏，脾土当令，木邪相侮，变为飧泄也。"飧"，音孙，完谷而泄也。

夏伤于暑，秋必痎疟；

夏伤于暑，金气受邪，即病者乃为暑症，若不即病而暑汗不出，延至于秋，新凉外束，邪郁成热，金火相拒，寒热交争，故病为痎疟。"痎"，音皆。

秋伤于湿，冬生咳嗽。'"

夏秋之交，土金用事，秋伤于湿，其即病者，湿气通脾，故为濡泄等症，若不即病，而湿蓄金脏，久之变热，至冬则外寒内热，相搏乘肺，病为咳嗽。《生气通天论》亦云："秋伤于湿，上逆而咳。"按此四节，春夏以木火伤人而病反寒，秋冬以寒湿伤人而病反热，是即上文重阴必阳、重阳必阴之义。

故曰："天地者，万物之上下也；

天覆物，故在上。地载物，故在下。《五运行大论》曰："所谓上下者，岁上下见阴阳之所在也。"以司天在泉言，见运气类四。

阴阳者，血气之男女也；

阳为气为男，阴为血为女。

左右者，阴阳之道路也；

阳左而升，阴右而降。《五运行大论》曰："左右者，诸上见厥阴，左少阴，右太阳"之类。以司天在泉左右间气言，见同前。

水火者，阴阳之征兆也；

"征"，证也。"兆"，见也。阴阳不可见，水火即其证而可见也。

阴阳者，万物之胎[①]始也。"

能始者，能为变化生成之元始也，能始则能终矣。

故曰："阴在内，阳之守也；阳在外，阴之使也。"

阴性静，故为阳之守；阳性动，故为阴之使。守者守于中，使者运于外。以法象言，则地守于中，天运于外；以人伦言，则妻守于中，夫运于外；以气血言，则营守于中，卫运于外。故朱子曰："阳以阴为基，阴以阳为偶。"

二、法 阴 阳

（《素问·阴阳应象大论》）

帝曰："法阴阳奈何？"

"法"，则也，以辨病之阴阳也。

岐伯曰："阳胜则身热，腠理闭，喘粗为之俯仰，汗不出而热，齿干，以烦冤腹满死，耐冬不耐夏。

阳胜者火盛，故身热。阳盛者表实，故腠理闭。阳实于胸，则喘粗不得卧，故为俯仰；汗闭于外，则热郁于内，故齿干。阳极则伤阴，故以烦冤腹满死。阴竭者，得冬之

---

① 国中按："胎"，原文作"能"，清代孙诒让《札迻》卷十一云："能为胎之借字。"又按：能又可作耐，故下文"耐冬不耐夏"，改能为耐。

助，犹可支持；遇夏之热，不能耐受矣。“冤”，郁而乱也。“腠”，音凑。

阴胜则身寒，汗出身常清，数慄而寒，寒则厥，厥则腹满死，耐夏不耐冬。

阴胜则阳衰，故身寒。阳衰则表不固，故汗出而身冷。“慄”，战慄也。“厥”，厥逆也。阴极者，阳竭于中，故腹满而死。阳衰者，喜暖恶寒，故耐夏不耐冬也。《脉要精微论》亦曰：“阳气有余为身热无汗，阴气有余为多汗身寒。”见脉色二十一。

此阴阳更胜之变，病之形能[①]也。”

“更胜”，迭为胜负也，即阴胜阳病、阳胜阴病之义。形言阴阳之病形，能言气令之耐受也。

帝曰：“调此二者奈何？”

帝以阴阳为病俱能死，故问调和二者之道。

岐伯曰：“能知七损八益，则二者可调，不知用此，则早衰之节也。

上文言阴阳之变病，此言死生之本源也。七为少阳之数，八为少阴之数。七损者，言阳消之渐；八益者，言阴长之由也。夫阴阳者，生杀之本始也。生从乎阳，阳不宜消也；死从乎阴，阴不宜长也。使能知七损八益之道，而得其消长之机，则阴阳之柄，把握在我，故二者可调，否则未央而衰矣。

愚按：阴阳二气，形莫大乎天地，明莫著乎日月。虽天地为对待之体，而地在天中，顺天之化；日月为对待之

---

① 国中按：“能”，景岳作“耐”义。《读书杂志·荀子第五·天论》云：“耳目口鼻形能”，王念孙按：能，读为态。”后人多从“态”义，故较耐义为胜。

象，而月得日光，赖日以明。此阴阳之征兆，阴必以阳为主也。故阳长则阴消，阳退则阴进，阳来则物生，阳去则物死，所以阴邪之进退，皆由乎阳气之盛衰耳。故《生气通天》等论皆专重阳气，其义可知。又，华元化曰："阳者生之本，阴者死之基。阴常宜损，阳常宜盈。顺阳者多长生，顺阴者多消灭。《中和集》曰："大修行人，分阴未尽则不仙；一切常人，分阳未尽则不死。"亦皆以阳气为言。可见死生之本，全在阳气。故《周易》三百八十四爻，皆拳拳于扶阳抑阴者，盖恐其自消而《剥》，自《剥》而尽，而生道不几乎息矣。观圣贤虑始之心，相符若此，则本篇损益大义，又安能外乎是哉？

一曰："七损八益者，乃互言阴阳消长之理，欲知所预防也。如《上古天真论》云，女得七数，男得八数。使能知七之所以损，则女可预防其损而益自在也；能知八之所以益，则男可常守其益而损无涉也。阴阳皆有损益，能知所预，则二者何不可调哉？此说亦通。

按：启玄子注此，谓女为阴七可损，则海满而血自下，男为阳八宜益，交会而精泄，以"用"字解为"房事"。然经血宜调，非可言损，交会精泄，何以言益？故马氏因之而注为采取之说，岂此论专为男而不为女耶？矧亵狎之训，亦岂神圣正大之意哉？

年四十，而阴气自半也，

"阴"，真阴也。四十之后，精气日衰，阴减其半矣。然此言常人之大较，至若彭殇椿菌，禀赋不齐，而太极初中，则又各有其局象。

愚按：真阴之义，即天一也，即《坎》水也，丹家谓之元精。《道书》曰："涕唾精津汗血液，七般灵物总属阴。”又曰：“四大一身皆属阴，不知何物是阳精？”此“阳精”二字，专指神气为言，谓神必由精而生也。又《钟吕集》曰：“真气为阳，真水为阴。阳藏水中，阴藏气中。气主于升，气中有真水；水主于降，水中有真气。真水乃真阴也，真气乃真阳也。”凡此之说，皆深得阴阳之精义。试以人之阳事验之，夫施而泄者，阴之精也，坚而热者，阳之气也，精去而阳痿，则阴之为阳，尤易见也。此即阴气自半之谓。故《本神篇》曰：“五脏主藏精者也，不可伤，伤则失守而阴虚，阴虚则无气，无气则死矣。”

由此观之，可见真阴者，即真阳之本也。夫水火皆宅于命门，拆之则二，合之则一，造化由此而生，万物由此而出。其在人身，为性命之根柢，为脏腑之化源。故许叔微云：“补脾不若补肾。”诚独见之玄谈，医家之宗旨也。后世有以苦寒为补阴者，伐阴者也，害莫甚矣，不可不为深察。

起居衰矣。

真阴已半，所以衰也。

年五十，体重，耳目不聪明矣。

肝受血而能视，足受血而能步，今精血渐衰，故体重而耳目不聪矣。

年六十，阴痿，气大衰，九窍不利，下虚上实，涕泣俱出矣。

“阴痿”，阳不举也。阴气内亏，故九窍不利。阴虚则阳无所归而气浮于上，故上实下虚而涕泣俱出。

故曰：‘知之则强，不知则老’，

“知”，谓知损益之道。

故同出而名异耳。

同出者，人生同此阴阳也，而知与不知，则智愚之名异矣。

智者察同，愚者察异，

智者所见，皆合于道，故察同。愚者闻道则笑，而各是其是，故察异。

愚者不足，智者有余，

愚者失之，智者得之也。

有余则耳目聪明，身体轻强，老者复壮，壮者益治。

此智者有余之证验。

是以圣人为无为之事，乐恬淡之能，

无为者，天地之道也。恬淡者，自然之乐也。老子曰："道常无为而无不为。"又曰："人法地，地法天，天法道，道法自然。"夫自然而然者，即恬淡无为之道也。庄子曰："天无为以之清，地无为以之宁，故两无为相合，万物皆化。芒乎芴乎而无从出乎？芴乎芒乎而无有象乎？万物职职，皆从天为殖。故曰天地无为也，而无不为也，人也孰能得无为哉？"二子之言，皆本乎此。能者，如关尹子所谓"惟有道之土能为之"，亦能能之而不为之之义。

从欲快志于虚无之守，故寿命无穷，与天地终，此圣人之治身也。"

"从欲"，如孔子之从心所欲也。"快志"，如庄子之乐全得志也。"虚无之守"，守无为之道也。故欲无不从，志无不快，寿命可以无穷，而与天地同其终矣。

愚按：圣人之道，惟圣人能之，人非生知，诚未能也。然而效法圣贤，则在明哲之所必不容已者，欲得其门，当自养心保身始。故但能于动中藏静，忙里偷闲，致远钩深，庶乎近矣。观谭景升曰："明镜无心，万物不照；昊天无心，万象自驰；行师无状，敌不敢欺；至人无虑，元精自归。能师于无者，无所不之。故镜以察物，物去而镜自镜；心以应事，事去而心自心。”此养心之道也。《南华经》曰：“知道者，必达于理；达于理者，必明于权；明于权者，不以物害己，故至德者，火弗能热，水弗能溺，寒暑弗能害，禽兽弗能贼，非谓其搏之也，言察乎安危，宁于祸福，谨于去就，莫之能害也。”淮南子曰：“得道之士，内有一定之操，而外能屈伸卷舒，于物推移，故万举而不陷。所以贵圣人者，以其能龙变也。”此保身之道也。知此二者，则跻圣功夫，必有能因学而至者矣。又，恬淡虚无义，见摄生类二。

三、天不足西北，地不满东南。

（《素问·阴阳应象大论》）

岐伯曰：“天不足西北，故西北方阴也，而人右耳目不如左明也。地不满东南，故东南方阳也，而人左手足不如右强也。”

天为阳，西北阴方，故天不足西北。地为阴，东南阳方，故地不满东南。日月星辰，天之四象，犹人之有耳目口鼻，故耳目之左明于右，以阳胜于东南也。水火土石，地之四体，犹人之有皮肉筋骨，故手足之右强于左，以阴强于西北也。

帝曰：“何以然？”岐伯曰：“东方阳也，阳者其精并于上，并于上则上明而下虚，故使耳目聪明而手足不便也。西方阴也，阴者其精并于下，并于下则下盛而上虚，故其

耳目不聪明而手足便也。

“并”，聚也。天地之道，东升西降，升者为阳，降者为阴。阳气生于子中，极于午中，从左升而并于上，故耳目之明亦在左，而左之手足不便也。阴气生于午中，极于子中，从右降而并于下，故手足之强亦在右，而右之耳目不聪也。

故俱感于邪，其在上则右甚，在下则左甚，此天地阴阳所不能全也，故邪居之。”

“俱”，兼上下而言也。夫邪之所凑，必因其虚。故在上则右者甚，在下则左者甚。盖以天之阳不全于上之右，地之阴不全于下之左，故邪得居之而病独甚也。

四、天精地形，气通于人。

（《素问·阴阳应象大论》）

故天有精，地有形，天有八纪，地有五里，

天行精气，成象于天，则为七政二十八宿，以定天之度；布位于地，则为山川河海，以成地之形。惟天有精，故八节之纪正；惟地有形，故五方之里分。“纪”，考记也。里，道里也。

故能为万物之父母。

《乾》知大始，《坤》作成物，阳以化气，阴以成形，阴阳合德，变化见矣，故天地为万物之父母。

清阳上天，浊阴归地，

阳升阴降也。

是故天地之动静，神明为之纲纪，

"神明"者，阴阳之情状也。天地动静，阴阳往来，即神明之纲纪也。《易》曰："神也者，妙万物而为言者也。动万物者莫疾乎雷，挠万物者莫疾乎风，燥万物者莫熯乎火，悦万物者莫悦乎泽，润万物者莫润乎水，终万物始万物者莫盛乎《艮》。故水火相逮，雷风不相悖，山泽通气"，然后能变化既成万物者，是皆神明纲纪之义。

故能以生长收藏，终而复始。

一阴一阳，互为进退，故消长无穷，终而复始。

惟贤人上配天以养头，下象地以养足，中傍人事以养五脏。

清阳在上，故头配天以养其清；浊阴在下，故足象地以养其静；五气运行于中，故五脏傍人事以养其和。此虽以头足五脏为言，而实谓上中下，无非法于天地人也。

天气通于肺，地气通于嗌，

"天气"，清气也，谓呼吸之气。"地气"，浊气也，谓饮食之气。清气通于五脏，由喉而先入肺。浊气通于六腑，由嗌而先入胃。"嗌"，咽也。《六节脏象论》曰："天食人以五气，地食人以五味。五气入鼻，藏于心肺；五味入口，藏于肠胃。"《太阴阳明论》曰："喉主天气，咽主地气。"其义皆同。"嗌"，音益。

风气通于肝，

风为木气，肝为木脏，同气相求，故通于肝。上文二句，总言天地阴阳通于人；此下四句，分言五行气候通于人。此详言天气通肺，以及于五脏者也。

雷气通于心，

雷为火气，心为火脏，故相通。

谷气通于脾，

山谷土气，脾为土脏，故相通。

雨气通于肾。

雨为水气，肾为水脏，故相通。

六经为川，肠胃为海，

六经者，三阴三阳也。周流气血，故为人之川。肠胃者，盛受水谷，故为人之海。此详言地气通于嗌也。

九窍为水注之气。

上七窍，下二窍，是为九窍。“水注之气”，言水气之注也，如目之泪，鼻之涕，口之津，二阴之尿秽皆是也。虽耳若无水，而耳中津气湿而成垢，是即水气所致。气至水必至，水至气必至，故言水注之气。

愚按：阴阳合一之妙，于气水而见之矣。夫气者阳也，气主升；水者阴也，水主降。然水中藏气，水即气也；气中藏水，气即水也。升降虽分阴阳，气水实为同类。何也？请以釜观，得其象矣。夫水在釜中，下得阳火则水干，非水干也，水化气而去也；上加覆固则水生，非水生也，气化水而流也。故无水则气从何来？无气则水从何至？水气一体，于斯见矣，而人之精气亦犹是也。故言气注之水亦可，言水注之气亦可，然不曰气注之水，而曰水注之气者，至哉妙哉！此神圣发微之妙，于颠倒中而见其真矣。

以天地为之阴阳，

此重申上文，言贤人之养身，皆法乎天地之阴阳，如天气地气、风雷谷雨、川海九窍之类皆是也。

阳之汗，以天地之雨名之；

汗出于阳而本于阴，故以天地之雨名之。雨即人之汗，汗即天之雨，皆阴精之所化。知雨之为义，则可与言汗矣。

阳之气，以天地之疾风名之。

气本属阳，阳胜则气急，故以天地之疾风名之。知阴阳之权衡，动静之承制，则可与言气矣。

暴气象雷，

天有雷霆，火郁之发也；人有刚暴，怒气之逆也。故语曰：“雷霆之怒。”

逆气象阳。

天地之气，升降和则不逆矣。天不降，地不升，则阳亢于上，人之气逆亦犹此也。

故治不法天之纪，不用地之理，则灾害至矣。

上文言人之阴阳，无不合乎天地，故贤人者必法天以治身。设不知此，而反天之纪，逆地之理，则灾害至矣。此理字与前五里之里不同，盖彼言广舆之里，此言理气之理。

五、阴阳之中，复有阴阳。

（《素问·金柜正[①]言论》）

故曰：“阴中有阴，阳中有阳。”

“故曰”，引辞也。既言阴矣，而阴中又有阴；既言阳矣，而阳中又有阳。此阴阳之道，所以无穷，有如下文云者。

平旦至日中，天之阳，阳中之阳也；日中至黄昏，天之阳，阳中之阴也；合夜至鸡鸣，天之阴，阴中之阴也；鸡鸣至平旦，天之阴，阴中之阳也。

---

① 国中按：“柜”，原文作“匮”，乃古之柜字，故改之，详见本书后附录《金匮辨析》。“正”，原文作“真”，乃避讳之字，故改为本字，详见书后附录《内经避讳字初探》。后文凡此者，均改之。

一日之气，自卯时日出地上为昼，天之阳也；自酉时日入地中为夜，天之阴也。然于阴阳之中，复有阴阳，如午前为阳中之阳，午后则阳中之阴也；子前为阴中之阴，子后为阴中之阳也。故以一日分为四时，则子午当二至之中，卯酉当二分之令；日出为春，日中为夏，日入为秋，夜半为冬也。

故人亦应之。

人之阴阳，亦与一日四时之气同。故子后则气升，午后则气降，子后则阳盛，午后则阳衰矣。

夫言人之阴阳，则外为阳，内为阴。

以表里言。

言人身之阴阳，则背为阳，腹为阴。

以前后言。

言人身之脏腑中阴阳，则脏者为阴，腑者为阳。肝、心、脾、肺、肾五脏皆为阴，胆、胃、大肠、小肠、膀胱、三焦六腑皆为阳。

五脏属里，藏精气而不泻，故为阴。六腑属表，传化物而不藏，故为阳。

所以欲知阴中之阴、阳中之阳者何也？为冬病在阴，夏病在阳，春病在阴，秋病在阳，皆视其所在，为施针石也。

此举一岁之候，以明病治之阴阳也。冬气伏藏故在阴，夏气发越故在阳。春病在阴者，以春阳尚微而余阴尚盛也。秋病在阳者，以秋阴尚微而余阳尚盛也。必当体察气宜，庶无误治。此虽以四时针石言，而凡药食之类，无不皆然，不可不为详察也。

故背为阳，阳中之阳，心也；背为阳，阳中之阴，肺

也；腹为阴，阴中之阴，肾也；腹为阴，阴中之阳，肝也；腹为阴，阴中之至阴，脾也。

人身背腹阴阳，议论不一。有言前阳后阴者，如老子所谓“万物负阴而抱阳”是也；有言前阴后阳者，如此节所谓“背为阳、腹为阴”是也。似乎相左。观邵子曰：“天之阳在南，阴在北；地之阴在南，阳在北。天阳在南，故日处之；地刚在北，故山处之。所以地高西北，天高东南。”然则老子所言，言天之象，故人之耳目口鼻动于前，所以应天阳面南也。本经所言，言地之象，故人之脊膂肩背峙于后，所以应地刚居北也。矧以形体言之，本为地象，故背为阳，腹为阴，而阳经行于背，阴经行于腹也。天地阴阳之道，当考伏羲六十四卦方圆图，圆图象天，阳在东南，方图象地，阳在西北，其义最精，了然可见。又如人之五脏，何以心肺为背之阳，肝脾肾为腹之阴？盖心肺居于膈上，连近于背，故为背之二阳脏；肝脾肾居于膈下，藏载于腹，故为腹之三阴脏。然阳中又分阴阳，则心象人之日，故曰牡脏，为阳中之阳。肺象人之天，天象玄而不自明，朱子曰：“天之无星空处谓之辰”，故天体虽阳，而实包藏阴德，较乎日之纯阳者，似为有间，故肺曰牝脏，为阳中之阴。若阴中又分阴阳，则肾属人之水，故曰牝脏，阴中之阴也。肝属人之木，木火同气，故曰牡脏，阴中之阳也。脾属人之土，其体象地，故曰牝脏，为阴中之至阴也。

此皆阴阳表里、内外雌雄相输应也，故以应天之阴阳也。

“雌雄”，即牝牡之谓。“输应”，转输相应也。此总结上文以人应天之义。地即天中之物，言天则地在其中矣。牝牡义，见针刺类十七。

类经三卷

脏 象 类

一、十二官

（《素问·灵兰秘典论》全）

黄帝问曰："愿闻十二脏之相使，贵贱何如？"

"脏"，藏也。六脏六腑，总为十二。分言之，则阳为腑，阴为脏；合言之，则皆可称脏，犹言库藏之藏，所以藏物者。如《宣明五气篇》曰："心藏神、肺藏魄之类是也。"相使"者，辅相臣使之谓。"贵贱"者，君臣上下之分。

岐伯对曰："悉乎哉问也，请遂言之。心者，君主之官也，神明出焉；

心为一身之君主，禀虚灵而含造化，具一理以应万机，脏腑百骸，惟所是命，聪明智慧，莫不由之，故曰神明出焉。

肺者，相傅之官，治节出焉；

肺与心皆居膈上，位高近君，犹之宰辅，故称相傅之官。肺主气，气调则营卫脏腑无所不治，故曰治节出焉。"节"，制也。"相"，去声。

肝者，将军之官，谋虑出焉；

肝属风木，性动而急，故为将军之官。木主发生，故为谋虑所出。

胆者，中正之官，决断出焉；

胆禀刚果之气，故为中正之官，而决断所出。胆附于肝，相为表里，肝气虽强，非胆不断，肝胆相济，勇敢乃成。故《奇病论》曰："肝者中之将也，取决于胆。"

膻中者，臣使之官，喜乐出焉。

膻中在上焦，亦名上气海，为宗气所积之处，主奉行君相之令而布施气化，故为臣使之官。《行针篇》曰："多阳者多喜，多阴者多怒。"膻中为二阳脏所居，故喜乐出焉。按十二经表里，有心包络而无膻中。心包之位正居膈上，为心之护卫。《胀论》曰："膻中者，心主之宫城也。"正合心包臣使之义，意者其即指此欤？"膻"，唐坦切。

脾胃者，仓廪之官，五味出焉；

脾主运化，胃司受纳，通主水谷，故皆为仓廪之官。五味入胃，由脾布散，故曰五味出焉。《刺法论》曰："脾为谏议之官，知周出焉。"见运气类四十三。

大肠者，传导之官，变化出焉；

大肠居小肠之下，主出糟粕，故为肠胃变化之传导。

小肠者，受盛之官，化物出焉；

小肠居胃之下，受盛胃中水谷而分清浊，水液由此而渗于前，糟粕由此而归于后，脾气化而上升，小肠化而下降，故曰化物出焉。

肾者，作强之官，技巧出焉；

肾属水而藏精，精为有形之本，精盛形成则作用强，故为作强之官。水能化生万物，精妙莫测，故曰技巧出焉。

三焦者，决渎之官，水道出焉；

"决"，通也。"渎"，水道也。上焦不治则水泛高原，中焦不治则水留中脘，下焦不治则水乱二便。三焦气治，则脉络通而水道利，故曰决渎之官。

膀胱者，州都之官，津液藏焉，气化则能出矣。

膀胱位居最下，三焦水液所归，是同都会之地，故曰州都之官，津液藏焉。膀胱有下口而无上口，津液之入者为水，水之化者由气，有化而入，而后有出，是谓气化则能出矣。《营卫生会篇》曰："水谷俱下而成下焦，济泌别汁，循下焦而渗入膀胱。"正此谓也。然气化之源，居丹田之间，是名下气海，天一元气，化生于此，元气足则运化有常，水道自利，所以气为水母，知气化能出之旨，则治水之道，思过半矣。气化大义，又见《三焦胞络命门辨》及《膀胱图注》中。

凡此十二官者，不得相失也。

失则气不相使，而灾害至矣。

故主明则下安，以此养生则寿，殁世不殆，以为天下则大昌。

心主明则十二官皆安，所以不殆。能推养生之道，以及齐家治国平天下，未有不大冒者矣。

主不明则十二官危，使道闭塞而不通，形乃大伤，以此养生则殃，以为天下者其宗大危，戒之戒之！

心不明则神无所主，而脏腑相使之道闭塞不通，故自君主而下，无不失职，所以十二脏皆危，而不免于殃也。身且不免，况于天下乎？重言戒之者，甚言心君之不可不明也。

至道在微，变化无穷，孰知其原？

至道之大，其源甚微，及其变化，则又莫测，人能见其多，而不能见其少，安得知源者，相与谈是哉！

窘乎哉，消者瞿瞿，孰知其要？闵闵之当，孰者为良？

“窘”，穷也。“瞿瞿”，不审貌。“闵闵”，忧恤也。“消者瞿瞿，孰知其要”，谓十二官相失，则精神日消，瞿瞿然莫审其故，诚哉窘矣，然所致之由，果孰得而知其要也？“闵闵之当，孰者为良”，谓能忧人之忧而恤人之危者，有孰足以当其明哲之良哉？盖甚言知道之少也。《气交变大论》作“肖者瞿瞿”，其义稍异，见运气类十一。“瞿”，音劬。

恍惚之数，生于毫厘。

“恍惚”者，无形之始。“毫厘”者，有象之初。即至道在微之征也。

毫厘之数，起于度量，千之万之，可以益大，推之大之，其形乃制。”

“毫厘”者，度量之所起也。“千之万之”者，积而不已，而形制益多也。喻言大必由于小，著必始于微，是以变化虽多，源则一耳。故但能知一，则无一之不知也；不能知一，则无一之能知也。正以见人之安危休咎，亦惟心君为之源耳。

黄帝曰：“善哉！余闻精光之道，大圣之业，而宣明大道，非斋戒择吉日，不敢受也。”黄帝乃择吉日良兆，而藏灵兰之室，以传宝焉。

洗心曰斋，远欲曰戒。盖深敬大道，而示人以珍重之甚也。

二、脏　象

（《素问·六节脏象论》）

帝曰："脏象何如？"

"象"，形象也。脏居于内，形现于外，故曰脏象。

岐伯曰："心者，生之本，神之变也，其华在面，其充在血脉，为阳中之太阳，通于夏气；

心为君主而属阳，阳主生，万物系之以存亡，故曰生之本；心藏神，神明由之以变化，故曰神之变；心主血脉，血足则面容光彩，脉络满盈，故曰其华在面，其充在血脉；心属火，以阳脏而通于夏气，故为阳中之太阳。

肺者，气之本，魄之处也，其华在毛，其充在皮，为阳中之太阴，通于秋气；

诸气皆主于肺，故曰气之本；肺藏魄，故曰魄之处；肺主身之皮毛，故其华在毛，其充在皮；肺金以太阴之气而居阳分，故为阳中之太阴，通于秋气。

肾者，主蛰封藏之本，精之处也，其华在发，其充在骨，为阴中之少阴，通于冬气；

肾者，胃之关也，位居亥子，开窍二阴而司约束，故为主蛰封藏之本；肾主水，受五脏六腑之精而藏之，故曰精之处也；发为血之余，精足则血足而发盛，故其华在发；肾之合骨也，故其充在骨；肾为阴脏，故为阴中之少阴，通于冬气。

愚按：《新校正》言全元起本及《甲乙经》、《太素》，俱以肺作阳中之少阴，肾作阴中之太阴。盖谓肺在十二经虽属太阴，然阴在阳中，当为少阴也；肾在十二经虽属少阴，然阴在阴中，当为太阴也。此说虽亦理也，然考之《刺禁论》云："膈肓之上，中有父母。"乃指心火肺金为父母也。父曰太阳，母曰太阴，自无不可，肾虽属水而阳生于子，即曰少阴，于义亦当。此当仍以本经为正。

肝者，疲极之本，魂之居也，其华在爪，其充在筋，以生血气，其味酸，其色苍，此为阳中之少阳，通于春气；

人之运动，由乎筋力，运动过劳，筋必疲极。肝藏魂，故为魂之居。爪者筋之余，故其华在爪，其充在筋。肝属木，位居东方，为发生之始，故以生血气。酸者木之味，苍者木之色。木旺于春，阳犹未盛，故为阳中之少阳，通于春气。

按：上文三脏，皆不言色味，而肝脾二脏独言之，意必脱简也。五脏色味，详载《五运行大论》及《阴阳应象大论》等篇，见后五、六。

脾、胃、大肠、小肠、三焦、膀胱者，仓廪之本，营之居也，名曰器，能化糟粕转味而入出者也，

此六者皆主盛受水谷，故同称仓廪之本。营者水谷之精气也，水谷贮于六腑，故为营之所居而皆名曰器，凡所以化糟粕转五味者，皆由乎此也。"粕"，音朴。

其华在唇四白，其充在肌，其味甘，其色黄，此至阴之类，通于土气。

"四白"，唇之四际白肉也。唇者脾之荣，肌肉者脾之合，甘者土之味，黄者土之色也。脾以阴中之至阴而分旺四季，故通于土气。此虽若指脾为言，而实总结六腑者，皆仓廪之本，无非统于脾气也，故曰此至阴之类。

凡十一脏，取决于胆也。

五脏六腑，共为十一，禀赋不同，情志亦异，必资胆气，庶得各成其用，故皆取决于胆也。

愚按：五脏者，主藏精而不泻，故五脏皆内实；六腑者，主化物而不藏，故六腑皆中虚，惟胆以中虚，故属于腑，然藏而不泻，又类乎脏。故足少阳为半表半里之经，亦曰中正之官，又曰奇恒之府，所以能通达阴阳，而十一脏皆取决乎此也。然东垣曰："胆者少阳春升之气，春气升则万化安。故胆气春升，则余脏从之，所以十一脏皆取决于胆。"其说亦通。

三、脏腑有相合，三焦曰孤府。

（《灵枢·本腧[①]篇》）

肺合大肠，大肠者，传导[②]之腑；

此言脏腑各有所合，是为一表一里。肺与大肠为表里，故相合也。传导之官义见前一。

心合小肠，小肠者，受盛之腑；

心与小肠为表里，故相合也。受盛之义亦见前。

肝合胆，胆者，中精之腑；

肝与胆为表里，故相合也。胆为中正之官，藏清净之液，故曰中精之腑。盖以他腑所盛者皆浊，而此独清也。

---

① 国中按："腧"，原文作"输"，乃假借字，故改之。明代马莳云："输、俞、腧"三字，古通用。输者，以其脉气转输也；俞者，从省；腧，从肉。本篇输字，是言推本各经之有腧穴也。"后全书统一改之。

② 国中按："导"，原文作"道"，乃假借字，故改之。

脾合胃，胃者，五谷之腑；

脾与胃为表里，而胃司受纳，故为五谷之腑。

肾合膀胱，膀胱者，津液之腑也；

肾与膀胱为表里，而津液藏焉，故为津液之腑。

少阳属肾，肾上连肺，故将两脏；

“少阳”，三焦也。三焦之正脉指天，散于胸中，而肾脉亦上连于肺；三焦之下腧属于膀胱，而膀胱为肾之合，故三焦亦属乎肾也。然三焦为中渎之腑，膀胱为津液之腑，肾以水脏而领水腑，理之当然，故肾得兼将两脏。“将”，领也。“两脏”，腑亦可以言脏也。《本脏篇》曰：“肾合三焦膀胱。其义即此。

三焦者，中渎之腑也，水道出焉，属膀胱，是孤之腑也。是六腑之所与合者。

“中渎”者，谓如川如渎，源流皆出其中也。即水谷之入于口，出于便，自上而下，必历三焦，故曰中渎之腑，水道出焉。膀胱受三焦之水，而当其疏泄之道，气本相依，体同一类，故三焦下腧出于委阳，并太阳之正入络膀胱约下焦也。然于十二脏之中，惟三焦独大，诸脏无与匹者，故名曰是孤之腑也。三焦下腧义见经络类十六。

愚按：本篇之表里相配者，肺合大肠皆金也，心合小肠皆火也，肝合胆皆木也，脾合胃皆土也，肾合膀胱皆水也；惟三焦者，虽为水渎之腑，而实总护诸阳，亦称相火，是又水中之火腑。故在本篇曰：“三焦属膀胱”，在《血气形志篇》曰：“少阳与心主为表里。”盖其在下者为阴，属膀胱而合肾水；在上者为阳，合包络而通心火。此三焦之所以际上极下，象同六合，而无所不包也。观本篇六腑之别，极为明显，以其皆有盛贮，因名为腑，而三焦者曰中渎之腑，是孤之腑，分明确有一腑。盖即脏腑之外，躯体之内，包罗诸脏，一腔之大腑也。故有中渎是孤之名，而亦有大腑之形。《难经》谓其有名无形，诚一失也。是盖譬之探囊以计物，而忘其囊之为物耳。遂致后世纷纷，无所凭据，有分为前后三焦者，有言为肾旁之脂者，即如东垣之明，亦以手三焦、足三焦分而为二。夫以一三焦，尚云其无形，而诸论不一，又何三焦之多也？画蛇添足，愈多愈失矣，后世之疑将焉释哉？余因著有《三焦包络命门辨》，以求正于后之君子焉。详见《附翼》第三卷。

四、五脏之应，各有收受。

（《素问·金柜正言论》）

帝曰：“五脏应四时，各有收受乎？”

“收受”者，言同气相求，各有所归也。

岐伯曰：“有。东方青色，入通于肝，开窍于目，藏精于肝，

东为木旺之方，肝为属木之脏，故相通也。青者木之色，目者肝之窍。木之精气，藏于肝曰魂。

其病发惊骇，

风木之气多振动，故病为惊骇。

其味酸，其类草木，

酸者木之味。

其畜鸡，

《易》曰：“《巽》为鸡。”东方木畜也。

其谷麦，

麦成最早，故应东方春气。《五常政大论》曰：“其畜犬，其谷麻。”

其应四时，上为岁星，

木之精气，上为岁星。

是以春气在头也，

木旺春，春气上升也。

其音角，

木音曰角，其应春，其化丁壬巳亥。

其数八，

《河图》数，天三生木，地八成之。

是以知病之在筋也，

肝主筋也。

其臭臊。

“臭”，气之总名也。臊为木气所化。《礼记·月令》曰：“其臭膻。”膻与臊类。“臭”，许救、尺救二切。“臊”，音骚。

南方赤色，入通于心，开窍于耳，藏精于心，

南为火旺之方，心为属火之脏，其气相通。赤者火之色，耳者心之窍。火之精气，藏于心曰神。《阴阳应象大论》曰：“心在窍为舌，肾在窍为耳。”可见舌本属心，耳则兼乎心肾也。

故病在五脏，

心为五脏之君主，心病则五脏应之。

其味苦，其类火，

火之味苦。

其畜羊，

《五常政大论》曰：“其畜马”，而此曰羊者，意谓午未俱属南方耳。

其谷黍，

黍之色赤，糯小米也。《五常政大论》曰："其谷麦。"

其应四时，上为荧惑星，

火之精气，上为荧惑星。

是以知病之在脉也，

心主血脉也。

其音徵，

火音曰徵，其应夏，其化戊癸子午。

其数七，

地二生火，天七成之。

其臭焦。

焦为火气所化。

中央黄色，入通于脾，开窍于口，藏精于脾，

土旺四季，位居中央，脾为属土之脏，其气相通。黄者土之色，口者脾之窍。土之精气，藏于脾曰意。

故病在舌本，

脾之脉连舌本，散舌下。

其味甘，其类土，

土之味甘。

其畜牛，

牛属丑而色黄也。《易》曰："坤为牛。"

其谷稷，

"稷"，小米也。粳者为稷，糯者为黍，为五谷之长，色黄属土。

其应四时，上为镇星，

土之精气，上为镇星。

是以知病之在肉也，

脾主肌肉也。

其音宫，

土音曰宫，其应长夏，其化甲己丑未。

其数五，其臭香。

香为土气所化。

西方白色，入通于肺，开窍于鼻，藏精于肺，

西为金旺之方，肺为属金之脏，其气相通。白者金之色，鼻者肺之窍。金之精气，藏于肺曰魄。

故病在背，

肺在胸中，附于背也。

其味辛，其类金，

金之味辛。

其畜马，

肺为《乾》象，《易》曰："乾为马。"

其谷稻，

稻坚而白，故属金。

其应四时，上为太白星，

金之精气，上为太白星。

是以知病之在皮毛也，

肺主皮毛也。

其音商，

金音曰商，其应秋，其化乙庚卯酉。

其数九，

地四生金，天九成之。

其臭腥。

腥为金气所化。

北方黑色，入通于肾，开窍于二阴，藏精于肾，

北为水旺之方，肾为属水之脏，其气相通。黑者水之色，二便者肾之窍，水之精气，藏于肾曰志。

故病在溪，

《气穴论》曰："肉之大会为谷，肉之小会为溪。溪者，水所流注也，故病在溪。

其味咸，其类水，

水之味咸。

其畜彘，

"彘"，猪也。《易》曰："坎为彘。""彘"，音治。

其谷豆，

菽也，黑者属水。

其应四时，上为辰星，

水之精气，上为辰星。

是以知病之在骨也，

肾主骨也。

其音羽，

水音曰羽，其应冬，其化丙辛辰戌。

其数六，

天一生水，地六成之。

其臭腐。

腐为水气所化。《礼记·月令》云："其臭朽。"朽与腐类。

故善为脉者，谨察五脏六腑，一逆一顺，阴阳表里，雌雄之纪，藏之心意，合心于精，

善诊者，必能察此阴阳脏象之精微，而合于吾心，庶神理明而逆顺变化无遁情矣。

非其人勿教，非其真勿授，是谓得道。

不得贤智而教之，适足以害道；不得真人而授之，适足以乱真。《气交变大论》曰：“得其人不教，是谓失道；传非其人，漫泄天宝。”此之谓也。义详运气类十。

五、四时阴阳，外内之应。

（《素问·阴阳应象大论》）

帝曰：“余闻上古圣人，论理人形，列别脏腑，端络经脉，会通六合，各从其经；气穴所发，各有处名；溪谷属骨，皆有所起；分部逆顺，各有条理；四时阴阳，尽有经纪；外内之应，皆有表里。其信然乎？”

“论理”，讲求也。“列别”，分辨也。“端”，言经脉之发端；“络”，言支脉之横络。两经交至谓之会，它经相贯谓之通。十二经之表里，谓之六合。气穴溪谷、分部逆顺等义，如《经脉篇》及《气穴》、《气府》、《皮部》、《骨孔》等论，各有详载，而此篇所答，则惟四时五行脏象气味之化，其它则散见各篇也。“别”，必列切。

岐伯对曰：“东方生风，

风者天地之阳气，东者日升之阳方，故阳生于春，春旺于东，而东方生风。

风生木，

风动则木荣也。

木生酸，

《洪范》曰：“木曰曲直，曲直作酸。”故凡物之味酸者，皆木气之所化。

酸生肝，

酸先入肝也。

肝生筋，

肝主筋也。

筋生心，

木生火也。

肝主目。

目者肝之官也。

其在天为玄，

“玄”，深微也。天道无穷，东为阳升之方，春为发生之始，故曰玄。

在人为道，

道者，天地之生意也。人以道为生，而知其所生之本，则可与言道矣。

在地为化。

“化”，生化也。有生化而后有万物，有万物而后有终始。凡自无而有，自有而无，总称曰化。化化生生，道归一气，故于东方首言之。

化生五味，

万物化生，五味具矣。

道生智，

生意日新，智慧出矣。

玄生神。

玄冥之中，无有而无不有也，神神奇奇，所从生矣。按：“在天为玄”至此六句，它方皆无，而东独有之。盖东方为生物之始，而元贯四德，春贯四时，言东方之化，则四气尽乎其中矣。此盖通举五行六气之大法，非独指东方为言也。观《天元纪大论》有此数句，亦总贯五行而言，其义可见。详运气类三。

神在天为风，

飞扬散动，风之用也。鼓之以雷霆，润之以雨露，无非天地之神，而风则神之一者。又风为六气之首，故应东方。

在地为木，

五行在地，东方属木。

在体为筋，

筋属众体之木。

在脏为肝，

肝属五脏之木。

在色为苍，

苍属五色之木。

在音为角，

角属五音之木。

在声为呼，

怒则叫呼。

在变动为握，

握同搐搦，筋之病也。

在窍为目，

肝之窍也。

在味为酸，

木之味也。

在志为怒。

强则好怒，肝之志也。《宣明五气篇》曰："并于肝则忧。"

怒伤肝，

怒出于肝，过则伤肝。

悲胜怒；

悲忧为肺金之志，故胜肝木之怒。悲则不怒，是其证也。

风伤筋，

同气相求，故风伤筋。

燥胜风；

燥为金气，故胜风木。

酸伤筋，

酸走筋，过则伤筋而拘挛。

辛胜酸。

辛为金味，故胜木之酸。

南方生热，

阳极于夏，夏旺于南，故南方生热。

热生火，

热极则生火也。

火生苦，

《洪范》曰："火曰炎上，炎上作苦。"故物之味苦者，由火气之所化。

苦生心，

苦先入心也。

心生血，

心主血脉也。

血生脾，

火生土也。

心主舌。

舌为心之官也。

其在天为热，

六气在天者为热。

在地为火，

五行在地者为火。

在体为脉，

脉属众体之火。

在脏为心，

心属五脏之火。

在色为赤，

赤属五色之火。

在音为徵，

徵属五音之火。

在声为笑，

喜则发笑，心之声也。

在变动为忧，

心藏神，神有余则笑，不足故忧。

在窍为舌，

心之窍也。

在味为苦，

火之味也。

在志为喜。

心之志也。

喜伤心，

喜出于心，过则伤心。

恐胜喜；

恐为肾水之志，故胜心火之喜。恐则不喜，是其证也。

热伤气，

壮火食气也。

寒胜热；

水胜火也。

苦伤气，

苦从火化，故伤肺气，火克金也。又如阳气性升，苦味性降，气为苦遏，则不能舒伸，故苦伤气。

咸胜苦。

咸为水味，故胜火之苦。

愚按：气为苦伤而用咸胜之，此自五行相制之理。若以辛助金，而以甘泄苦，亦是捷法。盖气味以辛甘为阳，酸苦咸为阴，阴胜者制之以阳，阳胜者制之以阴，何非胜复之妙？而其中宜否，则在乎用之权变耳。

中央生湿，

土旺中央，其气化湿。

湿生土，

湿润则土气旺而万物生。

土生甘，

《洪范》曰："土爰稼穑，稼穑作甘。"凡物之味甘者，皆土气之所化。

甘生脾，

甘先入脾也。

脾生肉，

脾主肌肉也。

肉生肺，

土生金也。

脾主口。

口唇者，脾之官也。

其在天为湿，

气化于天，中央为湿。

在地为土，

形成于地，中央属土。

在体为肉，

肉属众体之土。

在脏为脾，

脾属五脏之土。

在色为黄，

黄属五色之土。

在音为宫，

宫属五音之土。

在声为歌，

得意则歌，脾之声也。

在变动为哕，

“哕”，于决切，呃逆也。

在窍为口，

脾之窍也。

在味为甘，

土之味也。

在志为思。

脾之志也。《宣明五气篇》曰：“并于脾则畏。”

思伤脾，

脾志为思，过则伤脾。

怒胜思；

怒为肝木之志，故胜脾土之思。怒则不思，是其证也。

湿伤肉，

脾主肉而恶湿，故湿胜则伤肉。

风胜湿；

木胜土也。

甘伤肉，

过于甘也。

酸胜甘。

酸为木味，故胜土之甘。

西方生燥，

金旺西方，其气化燥，

燥生金，

燥则刚劲，金气所生也。

金生辛，

《洪范》曰："金曰从革，从革作辛。"故味辛者，皆金气之所化。

辛生肺，

辛先入肺也。

肺生皮毛，

肺主皮毛也。

皮毛生肾，

金生水也。

肺主鼻。

鼻者肺之官也。

其在天为燥，

气化于天，在西为燥。

在地为金，

形成于地，在西属金。

在体为皮毛，

皮毛属众体之金。

在脏为肺，

肺属五脏之金。

在色为白，

白属五色之金。

在音为商，

商属五音之金。

在声为哭，

悲哀则哭，肺之声也。

在变动为咳，

邪伤于肺，其病为咳。

在窍为鼻，

肺之窍也。

在味为辛，

金之味也。

在志为忧。

肺之志也。金气惨凄，故令人忧。《宣明五气篇》曰：“并于肺则悲。”

忧伤肺，

忧则气消，故伤肺也。

喜胜忧；

喜为心火之志，能胜肺金之忧。喜则神畅，故胜忧也。

热伤皮毛，

热胜则津液耗而伤皮毛，火克金也。

寒胜热；

水制火也。

辛伤皮毛，

辛能散气，故伤皮毛。

苦胜辛。

苦为火味，故胜金之辛。

北方生寒，

水旺北方，其气化寒。

寒生水，

寒气阴润，其化为水。

水生咸，

《洪范》曰："水曰润下，润下作咸。"故物之味咸者，皆水气之所化。

咸生肾，

咸先入肾也。

肾生骨髓，

肾主骨髓也。

髓生肝，

水生木也。

肾主耳。

耳者肾之官也。

其在天为寒，

气化于天，在北为寒。

在地为水，

形成于地，在北属水。

在体为骨，

骨属众体之水。

在脏为肾，

肾属五脏之水。

在色为黑，

黑属五色之水。

在音为羽，

羽属五音之水。

在声为呻，

气郁则呻吟，肾之声也。

在变动为慄，

战慄也。大寒甚恐则有之，故属水。

在窍为耳，

肾之窍也。按前篇《金柜正言论》云：“南方赤色，开窍于耳。北方黑色，开窍于二阴。”则耳又为心之窍。如《本脏篇》以耳之高下坚脆而验肾，则耳信为肾之窍，而又属于心也。

在味为咸，

水之味也。

在志为恐。

肾之志也。

恐伤肾，

恐则精却，故伤肾。凡猝然恐者多遗尿，甚则阳痿，是其证也。

思胜恐；

思为脾土之志，故胜肾水之恐。深思见理，恐可却也。

寒伤血，

寒则血凝涩，故寒伤血。《阴阳应象大论》云：“寒伤形。”盖形即血也。

燥胜寒；

燥则水涸，故胜寒。

咸伤血，

咸从水化，故伤心血，水胜火也。食咸则渴，伤血可知。

甘胜咸。

甘为土味，故胜水之咸。按：《新校正》云："详此篇论所伤之旨，其例有三：东方云风伤筋、酸伤筋，中央云湿伤肉、甘伤肉，是自伤者也；南方云热伤气、苦伤气，北方云寒伤血、咸伤血，是伤己所胜也；西方云热伤皮毛，是被胜伤己也，辛伤皮毛，是自伤者也。凡此五方所伤，有此三例不同。"

愚按：北方云燥胜寒，若以五行正序，当云湿胜寒；但寒湿同类，不能相胜，故曰燥胜寒也。诸所不同如此，盖因其切要者为言也。

故曰：'天地者，万物之上下也；阴阳者，血气之男女也；左右者，阴阳之道路也；水火者，阴阳之征兆也；阴阳者，万物之胎始也。故曰阴在内，阳之守也；阳在外，阴之使也。'"

此节重出，注见阴阳类一。又《天元纪大论》亦稍同，详运气类三。

六、五气之合人，万物之生化。

（《素问·五运行大论》）

帝曰："寒、暑、燥、湿、风、火，在人合之奈何？其于万物，何以生化？"

此明人身之表里，万物之化生，皆合乎天地之气也。

岐伯曰："东方生风，风生木，木生酸，酸生肝，肝生筋，筋生心。

此东方之生化也。明此者，可以治肝补心。

其在天为玄，在人为道，在地为化。化生五味，道生智，玄生神，化生气。

气由化生，物因气化也。此下二节，与《天元纪大论》同，见运气类三。

神在天为风，在地为木，

凡此篇文义与前篇《阴阳应象大论》相同者，注皆见前。后准此。

在体为筋，在气为柔，

得木化者，其气柔软，筋之类也。

在脏为肝。其性为暄，

"暄"，温暖也。肝为阴中之阳，应春之气，故其性暄。"暄"，音萱。

其德为和，

春阳布和，木之德也。

其用为动，

春风动摇，木之用也。

其色为苍，

浅青色也。

其化为荣，

物色荣美，木之化也。

其虫毛，

毛虫丛植，得木气也。

其政为散，

阳散于物，木之政也。按"散"义有二：一曰升散，木气之生也；一曰散落，金气之杀也。

其令宣发，

宣扬升发，春木令也。

其变摧拉，

“摧拉”，损折败坏也。风气刚强，木之变也。“摧”，坐陪切。“拉”，音腊。

其眚为陨，

“眚”，灾也。“陨”，坠落也。木兼金化，陨为灾也。“眚”，诗梗切。“陨”，音允。

其味为酸，其志为怒。怒伤肝，悲胜怒；风伤肝，

前篇曰风伤筋者，其义同。

燥胜风；酸伤筋，辛胜酸。

此东方之性、用、德、化、政、令，皆本乎木，而内合人之肝气者也，故肝主于左。

南方生热，热生火，火生苦，苦生心，心生血，血生脾。

此南方之生化也。明此者，可以治心补脾。

其在天为热，在地为火，在体为脉，在气为息，

经络流行，脉之体也。血气和平，息之调也。心主血脉，故皆属火。

在脏为心。其性为暑，

南方暑热，火之性也。心为火脏，其气应之。

其德为显，

阳象明显，火之德也。

其用为躁，

阳用躁动，火之性也。

其色为赤，其化为茂，

万物茂盛，火之化也。

其虫羽，

羽虫飞扬，得火气也。

其政为明，

阳明普照，火之政也。

其令郁蒸，

暑热郁蒸，夏火令也。

其变炎烁，

炎烁焦枯，火之变也。"烁"，收勺切。

其眚燔焫，

燔焫焚烧，火之灾也。"燔"，音烦。"焫"，如岁切。

其味为苦，其志为喜。喜伤心，恐胜喜；热伤气，寒胜热；苦伤气，咸胜苦。

此南方之性、用、德、化、政、令，皆本乎火，而内合人之心气者也，故心主于前。

中央生湿，湿生土，土生甘，甘生脾，脾生肉，肉生肺。

此中央之生化也。明此者，可以治脾补肺。

其在天为湿，在地为土，在体为肉，在气为充，

土之施化，其气充盈，故曰充气。脾健则肉丰，此其证也。

在脏为脾。其性静兼，

脾属至阴，故其性静。土养万物，故其性兼。

其德为濡，

濡润泽物，土之德也。

其用为化，

万化所归，土之用也。

其色为黄，其化为盈，

万物充盈，土之化也。

其虫倮，

赤体曰倮，土应肉也。倮，即果切。

其政为谧，

“谧”，静也。安静宁谧，土之政也。谧音密。

其令云雨，

云雨湿蒸，土之令也。

其变动注，

风雨动注，土之变也。

其眚淫溃，

霖淫崩溃，土之灾也。

其味为甘，其志为思。思伤脾，怒胜思；湿伤肉，风胜湿；甘伤脾，酸胜甘。

此中央之性、用、德、化、政、令，皆本乎土，而内合人之脾气者也，故脾主乎中。

西方生燥，燥生金，金生辛，辛生肺，肺生皮毛，皮毛生肾。

此西方之生化也。明此者，可以治肺补肾。

其在天为燥，在地为金，在体为皮毛，在气为成，

庚桑子曰：“春气发而百草生，正得秋而万宝成。”盖物得金气而后坚，故金曰坚成。

在脏为肺。其性为凉，

西方凉爽，金之气也。肺为金脏，故应之。

其德为清，

秋气清肃，金之德也。

其用为固，

坚而能固，金之用也。

其色为白，其化为敛，

万物收敛，金之化也。

其虫介，

皮甲坚固，得金气也。

其政为劲，

风气刚劲，金之政也。

其令雾露，

凉生雾露，秋金令也。

其变肃杀，

凋残肃杀，金之变也。

其眚苍落，

青苍毁败，金之灾也。

其味为辛，其志为忧。忧伤肺，喜胜忧；热伤皮毛，寒胜热；辛伤皮毛，苦胜辛。

此西方之性、用、德、化、政、令，皆本乎金，而内合人之肺气也，故肺主乎右。

北方生寒，寒生水，水生咸，咸生肾，肾生骨髓，髓生肝。

此北方之生化也。明此者，可以治肾补肝。

其在天为寒，在地为水，在体为骨，在气为坚，

物之热者，遇寒则坚，此其证也。

在脏为肾。其性为凛，

凛烈战慄，水之性也。

其德为寒，

冬气寒冷，水之德也。

其用为藏，

“藏”字原缺，脱简也，今补之。闭藏生气，水之用也。

其色为黑，其化为肃，

肃然静定，水之化也。

其虫鳞，

鳞潜就下，得水气也。

其政为静，

清静澄彻，水之政也。

其令闭塞，

“闭塞”二字原缺，今补足之。天地闭塞，冬水令也。

其变凝冽，

寒凝严冽，水之变也。

其眚冰雹，

非时冰雹，水之灾也。“雹”，音泊。

其味为咸，其志为恐。恐伤肾，思胜恐；寒伤血，燥胜寒；咸伤血，甘胜咸。

此北方之性、用、德、化、政、令，皆本乎水，而内合人之肾气者也，故肾主于下。

五气更立，各有所先。

五行之气，化有不同。天干所临，是为五运；地支所司，是为六气。五运六气，皆有主客之分，故岁时变迁，五气更立，各有所先，以主岁气也。

非其位则邪，当其位则正。”

运气既立，则位之当与不当，气之或邪或正，可得而察矣。此与《六微旨大论》同，见运气类七。

帝曰：“病之生变何如？”岐伯曰：“气相得则微，不相得则甚。”

主客相遇，上下相临，气有相得不相得，则病变由而生矣。相得者，如彼此相生，则气和而病微；不相得者，如彼此相克，则气乖而病甚也。

帝曰："主岁何如？"岐伯曰："气有余，则制己所胜而侮所不胜；其不及，则己所不胜侮而乘之，己所胜轻而侮之。

"主岁"，谓五运六气各有所主之岁也。"己所胜"，我胜彼也。"所不胜"，彼胜我也。假令木气有余，则制己所胜而土受其克，湿化乃衰；侮所不胜，则金反受木之侮，而风化大行也。木气不足，则己所不胜者，乘虚来侮，而金令大行；己所胜者，因弱相轻，而土邪反甚也。《六节脏象论》曰："未至而至，此谓太过，则迫所不胜而乘所胜也，命曰气淫；至而不至，此谓不及，则所胜妄行，而所生受病，所不胜迫之也，命曰气迫。"运气相同，举此可类推矣。

侮反受邪，

若恃己之强，肆行暴侮，有胜必复，反受其邪。《五常政大论》曰："乘危而行，不速而至，暴虐无德，灾反及之。"正此谓也。

侮而受邪，寡于畏也。"

五行之气，各有相制，畏其所制，乃能守位，寡于畏则肆无忌惮，而势极必衰，所以反受其邪，此天道之盈虚，自毫发无容爽者。上文自"五气更立"至此详义，见《五运太少齐兼化逆顺图解》及主气客气、主运客运、司天在泉各图说中，在《图翼》二卷。

帝曰："善！"

七、脾不主时

（《素问·太阴阳明论》）

帝曰：“脾不主时何也？”

此言时惟四而脏有五，如肝心肺肾分主四时，而脾为五脏之一，独无所主者何也？

岐伯曰：“脾者土也，治中央，常以四时长四脏，各十八日寄治，不得独主于时也。

五脏所主，如肝木主春而旺于东，心火主夏而旺于南，肺金主秋而旺于西，肾水主冬而旺于北，惟脾属土而蓄养万物，故位居中央，寄旺四时各一十八日，为四脏之长，而不得独主于时也。考之历法：凡于辰戌丑未四季月，当立春、立夏、立秋、立冬之前，各土旺用事十八日，一岁共计七十二日。凡每季三月各得九十日，于九十日中除去十八日，则每季亦只七十二日，而为五行分旺之数。总之五七三百五，二五一十，共得三百六十日，以成一岁之常数也。

脾脏者，常着胃土之精也，土者生万物而法天地，故上下至头足，不得主时也。”

脾胃相为表里，脾常依附于胃，以膜连着，而为之行其精液，然脾胃皆属乎土，所以生成万物，故曰法天地也。土为万物之本，脾胃为脏腑之本，故上至头，下至足，无所不及，又岂得独主一时而已哉？《平人气象论》曰：“人无胃气曰逆，逆者死。脉无胃气亦死。”此所以四时五脏，皆不可一日无土气也。

八、五脏所合所营所主，五味所宜所伤之病。

（《素问·五脏生成篇》）

心之合脉也，其营色也，其主肾也；

心生血，血行脉中，故合于脉；血华在貌，故营于色；心属火，受水之制，故以肾为主。

肺之合皮也，其营毛也，其主心也；

肺属金，皮得金之坚，故合于皮；毛得皮之养，故营于毛；五脏之应天者肺，故肺主皮毛；凡万物之体，其表必坚，正合《乾》金之象，所谓物物一太极也；金受火之制，故肺以心为主。

肝之合筋也，其营爪也，其主肺也；

肝属木，木曲直而柔，筋体象之，故合于筋；爪者筋之余，故营于爪；木受金之制，故肝以肺为主。

脾之合肉也，其营唇也，其主肝也；

脾属土，肉象地之体，故合肉也；脾气通于唇，故营唇也；土受木之制，故脾以肝为主。

肾之合骨也，其营发也，其主脾也。

肾属水，肾藏精，骨藏髓，精髓同类，故肾合骨；发为精血之余，精髓充满，其发必营，故营在发；水受土之制，故肾以脾为主。

是故多食咸，则脉凝涩而变色；

咸从水化，水能克火，故病在心之脉与色也。《五味篇》曰："心病禁咸。"。

多食苦，则皮槁而毛拔；

苦从火化，火能克金，故病在肺之皮毛也。《五味篇》曰：“肺病禁苦。”

多食辛，则筋急而爪枯；

辛从金化，金能克木，故病在肝之筋爪也。《五味篇》曰：“肝病禁辛。”

多食酸，则肉胝𦘦而唇揭；

“胝”，皮厚也，手足胼胝之谓。酸从木化，木能克土，故病在脾之肉与唇也。《五味篇》曰：“脾病禁酸。”“胝”，音支。“𦘦”，音绉。

多食甘，则骨痛而发落。此五味之所伤也。

甘从土化，土能克水，故病在肾之骨与发也。《五味篇》曰：“肾病禁甘。”

故心欲苦，

合于火也。

肺欲辛，

合于金也。

肝欲酸，

合于木也。

脾欲甘，

合于土也。

肾欲咸，

合于水也

此五味之所合，五脏之气也。

凡此皆五味之合于五脏者。旧本“也”字在“合”字之下，于义不通，按全元起本及《太素》，俱云“此五味之所合五脏之气也”，今改从之。

九、本　神

（《灵枢·本神篇》）

黄帝问于岐伯曰：“凡刺之法，必先本于神。血脉营气精神，此五脏之所藏也，至其淫泆离脏则精失、魂魄飞扬、志意悗乱、智虑去身者，何因而然乎？天之罪欤？人之过乎？何谓德气生精神魂魄心意志思智虑？请问其故。”

“泆”，淫放也。“悗”，悗惚也。详如下文。“泆”，音逸。

岐伯答曰：“天之在我者德也，地之在我者气也，德流气抟而生者也。

人禀天地之气以生，天地者，阴阳之道也。自太极而生两仪，则清阳为天，浊阴为地；自两仪而生万物，则《乾》知大始，《坤》作成物。故《易》曰：“天地之大德曰生。”《宝命全形论》曰：“人生于地，悬命于天。”然则阳先阴后，阳施阴受，肇生之德本乎天，成形之气本乎地，故天之在我者德也，地之在我者气也。“德流气抟而生”者，言理赋形全，而生成之道斯备矣。

故生之来谓之精，

太极动而生阳，静而生阴，阴阳二气，各有其精。所谓精者，天之一、地之六也。天以一生水，地以六成之，而为五行之最先。故万物初生，其来皆水，如果核未实犹水也，胎卵未成犹水也，即凡人之有生，以及昆虫草木无不皆然。《易》曰：“男女构精，万物化生。”此之谓也。

两精相抟[①]谓之神，

两精者，阴阳之精也。“抟”，交结也。《易》曰：“天数五，地数五。五位相得而各有合。”周子曰：“二五之精，妙合而凝。”是皆两精相“抟”之谓。凡万物生成之道，莫不阴阳交而后神明现。故人之生也，必合阴阳之气，构父母之精，两精相抟，形神乃成，所谓天地合气，命之曰人也。又，《决气篇》曰：“两神相抟，合而成形，常先身生，是谓精。”见本类后二十五。

愚按：神者，灵明之化也，无非理气而已。理依气行，气从形现，凡理气所至，即阴阳之所居，阴阳所居，即神明之所在，故曰阴阳者，神明之府也。《天元纪大论》曰：“阴阳不测之谓神。”《气交变大论》曰：“善言化言变者，通神明之理。”《易》曰：“知变化之道者，其知神之所为乎！”是皆神之为义。然万物之神，随象而应，人身之神，惟心所主。故本经曰：“心藏神。”又曰：“心者君主之官，神明出焉。”此即吾身之元神也。外如魂魄、志意、五神、五志之类，孰非元神所化而统乎一心。是以心正则万神俱正，心邪则万神俱邪，迨其变态，莫可名状。如《八正神明论》曰：“神乎神，耳不闻，目明心开而志先，慧然独悟，口弗能言，俱视独见，适若昏，昭然独明，若风吹云，故曰神。”《淮南子》曰：“‘或问神。’曰：‘心。’‘请闻之。’曰：‘潜天而天，潜地而地，天地神明而不测者也。’”《黄庭经》曰：“至道不烦诀存真，泥丸百节皆有神。”《金丹大要》曰：“心为一身君主，万神为之听命。以故虚灵知觉，作生作灭，随机应境，千变万化，瞬息千里，梦寐百

① 见本书附录《摶摶辨析》。

般；又能逆料未来，推测祸福，大而天下国家，小而僻陋罅隙，无所不至。然则神至心必至，心住神亦住。”《邪客篇》曰：“心者，五脏六腑之大主也，精神之所舍也。心伤则神去，神去则死矣。”故曰事其神者神去之，休其神者神居之。则凡治身者，太上养神，其次养形也。诸神详义见脏象、会通。

随神往来者谓之魂，并精而出入者谓之魄，

精对神而言，则神为阳而精为阴；魄对魂而言，则魂为阳而魄为阴。故魂则随神而往来，魄则并精而出入。

愚按：精神魂魄，虽有阴阳之别，而阴阳之中，复有阴阳之别焉。如神之与魂皆阳也，何谓魂随神而往来？盖神之为德，如光明爽朗、聪慧灵通之类皆是也。魂之为言，如梦寐恍惚、变幻游行之境皆是也。神藏于心，故心静则神清；魂随乎神，故神昏则魂荡。此则神魂之义，可想象而悟矣。精之与魄皆阴也，何谓魄并精而出入？盖精之为物，重浊有质，形体因之而成也。魄之为用，能动能作，痛痒由之而觉也。精生于气，故气聚则精盈；魄并于精，故形强则魄壮。此则精魄之状，亦可默会而知也。然则神为阳中之阳，而魂则阳中之阴也；精为阴中之阴，而魄则阴中之阳者乎。虽然，此特其阴阳之别耳，至若魂魄真境，犹有显然可鞠者，则在梦寐之际。如梦有作为而身不应者，乃魂魄之动静，动在魂而静在魄也；梦能变化而寤不能者，乃阴阳之离合，离从虚而合从实也。此虽皆魂魄之证，而实即死生之机。苟能致心如太虚，而必清必静，则梦觉死生之关，知必有洞达者矣。又神气魂魄详义，见后十四，所当互考。

所以任物者谓之心，

心为君主之官，统神灵而参天地，故万物皆其所任。

心有所忆谓之意，

忆，思忆也。谓一念之生，心有所向而未定者，曰意。

意之所存谓之志，

“意之所存”，谓意已决而卓有所立者，曰志，

因志而存变谓之思，

“因志而存变”，谓意志虽定，而复有反复计度者，曰思。

因思而远慕谓之虑，

深思远慕，必生忧疑，故曰虑。

因虑而处物谓之智。

疑虑既生，而处得其善者，曰智。按：此数者，各有所主之脏，今皆生之于心，此正诸脏为之相使，而心则为之主宰耳。

故智者之养生也，必顺四时而适寒暑，和喜怒而安居处，节阴阳而调刚柔，如是则僻邪不至，长生久视。

此言四时也、寒暑也、喜怒也、居处也，皆明显易晓，惟节阴阳，调刚柔二句，其义最精，其用最博，凡食息起居、病治脉药，皆有最切于此而不可忽视，欲明是理，当求《易》义而渐悟之。

是故怵惕思虑者则伤神，神伤则恐惧，流淫而不止。

此下言情志所伤之为害也。“怵”，恐也。“惕”，惊也。“流淫”，谓流泄淫溢，如下文所云恐惧而不解则伤精，精时自下者是也。思虑而兼怵惕，则神伤而心怯，心怯则恐惧，恐惧则伤肾，肾伤则精不固。盖以心肾不交，故不能收摄如此。“怵”，出、恤二音。

因悲哀动中者，竭绝而失生。

悲则气消，悲哀太甚则胞络绝，故致失生。竭者绝之渐，绝则尽绝无余矣。

喜乐者，神惮散而不藏。

喜发于心，乐散在外，暴喜伤阳，故神气惮散而不藏。“惮”，惊惕也。

愁忧者，气闭塞而不行。

愁忧则气不能舒，故脉道为之闭塞。

盛怒者，迷惑而不治。

怒则气逆，甚者必乱，故致昏迷惶惑而不治。“不治”，乱也。

恐惧者，神荡惮而不收。

恐惧则神志惊散，故荡惮而不收。上文言喜乐者，神惮散而不藏，与此稍同，但彼云不藏者，神不能持而流荡也，此云不收者，神为恐惧而散失也，所当详辨。

心，怵惕思虑则伤神，神伤则恐惧自失，破䐃脱肉，毛悴色夭，死于冬。

此下言情志所伤之病，而死各有时也，心藏神，神伤则心怯，故恐惧自失。“䐃”者，筋肉结聚之处。心虚则脾弱，故破“䐃”脱肉。“毛悴”者，皮毛憔悴也。下文准此。“色夭”者，心之色赤，欲如白裹朱，不欲如赭也。火衰畏水，故死于冬。“䐃”，劬允切。

脾，愁忧而不解则伤意，意伤则悗乱，四肢不举，毛悴色夭，死于春。

忧本肺之志，而亦伤脾者，母子气通也。忧则脾气不舒，不舒则不能运行，故悗闷而乱。四肢皆禀气于胃而不得至经，必因于脾乃得禀也，故脾伤则四肢不举。脾色之夭者，黄欲如罗裹雄黄，不欲如黄土也。土衰畏木，故死于春。“悗”，美本切。

肝，悲哀动中则伤魂，魂伤则狂忘不精，不精则不正，当人阴缩而挛筋，两胁骨不举，毛悴色夭，死于秋。

肝藏魂，悲哀过甚则伤魂，魂伤则为狂为忘而不精明，精明失则邪妄不正，其人当阴缩挛筋。两胁骨不举者，皆肝经之败也。肝色之夭者，青欲如苍璧之泽，不欲如蓝也。木衰畏金，故死于秋。

肺，喜乐无极则伤魄，魄伤则狂，狂者意不存人，皮革焦，毛悴色夭，死于夏。

喜本心之志，而亦伤肺者，暴喜伤阳，火邪乘金也。肺藏魄，魄伤则神乱而为狂。意不存人者，旁若无人也。五脏之伤无不毛悴，而此独云皮革焦者，以皮毛为肺之合，而更甚于他也。肺色之夭者，白欲如鹅羽，不欲如盐也。金衰畏火，故死于夏。

肾，盛怒而不止则伤志，志伤则善[①]忘其前言，腰脊不可以俯仰屈伸，毛悴色夭，死于季夏。

怒本肝之志，而亦伤肾者，肝肾为子母，其气相通也。肾藏志，志伤则意失，而善忘其前言也。腰脊不可俯仰屈伸者，腰为肾之府也。肾色之夭者，黑欲如重漆色，不欲如地苍也。水衰畏土，故死于季夏。

恐惧而不解则伤精，精伤则骨痠痿厥，精时自下。

此亦言心肾之受伤也。盖盛怒虽云伤肾，而恐惧则肾脏之本志，恐则气下而陷，故能伤精。肾主骨，故精伤则骨痠。痿者阳之痿，厥者阳之衰。命门不守则精时自下，

① 国中按：“善”，原文作“喜”，乃避东魏孝静帝“元善”之偏讳，故改之。后全书见此义者，均改作“善”。

是虽肾脏受伤之为病，然《邪气脏腑病形篇》曰："愁忧恐惧则伤心"，上文曰神伤则恐惧，流淫而不止，义与此通。

是故五脏主藏精者也，不可伤，伤则失守而阴虚，阴虚则无气，无气则死矣。

此总结上文而言五脏各有其精，伤之则阴虚，以五脏之精皆阴也。阴虚则无气，以精能化气也。气聚则生，气散则死，然则死生在气，而气本于精，故《阴阳应象大论》曰："年四十而阴气自半"者，正指此"阴"字为言也。详阴阳类二，当互求之。

是故用针者，察观病人之态，以知精神魂魄之存亡得失之意，五者以伤，针不可以治之也。"

此承篇首之问而言。凡用针者，必当察病者之形态，以酌其可刺不可刺也。设或五脏精神已损，必不可妄用针矣。故《五阅五使》篇曰："血气有余，肌肉坚致，故可苦以针。"《邪气脏腑病形篇》曰："诸小者，阴阳形气俱不足，勿取以针，而调以甘药也。"《根结篇》曰："形气不足，病气不足，此阴阳气俱不足也，不可刺之。"观此诸篇之训，可见针能治有余而不可治虚损明矣。凡用针者，当知所慎也。

十、五脏异藏，虚实异病。

（《灵枢·本神篇，连前章》）

肝藏血，血舍魂，肝气虚则恐，实则怒。

《宣明五气篇》曰："肝藏魂。"《五脏生成篇》曰："人卧则血归于肝。"《调经论》曰："肝藏血，血有余则怒，不足则恐。”

脾藏营，营舍意，脾气虚则四肢不用，五脏不安，实则腹胀，泾溲不利。

营出中焦，受气以汁，变化而赤是谓血，故曰脾藏营。“营舍意”，即脾藏意也。“脾虚则四肢不用，五脏不安”，以脾主四肢，而脾为五脏之源也。太阴脉入腹络胃，故脾实则腹胀，泾溲不利。《调经论》曰：“形有余则腹胀，泾溲不利。”“溲”，音搜。

心藏脉，脉舍神，心气虚则悲，实则笑不休。

《宣明五气篇》曰：“心主脉。”《调经论》曰：“心藏神，神有余则笑不休，神不足则悲。”

肺藏气，气舍魄，肺气虚则鼻塞不利少气，实则喘喝，胸盈仰息。

“喘喝”者，气促声粗也。“胸盈”，胀满也。“仰息”，仰面而喘也。《宣明五气篇》曰：“肺藏魄。”《调经论》曰：“气有余则喘咳上气，不足则息利少气。”

肾藏精，精舍志，肾气虚则厥，实则胀。

《九针论》曰：“肾藏精志也。”《调经论》曰：“肾藏志，志有余则腹胀飧泄，不足则厥。”

五脏不安，必审五脏之病形，以知其气之虚实，谨而调之也。

此与前《本神》原属同篇，彼言情志损伤，此分五脏虚实。故凡五脏有不安者，必审其病形虚实情志所属，乃可随其脏以调之。此总结前章而言其治法也。

十一、气口独为五脏主

（《素问·五脏别论》）

帝曰："气口何以独为五脏主?"

气口之义，其名有三：手太阴肺经脉也，肺主诸气，气之盛衰现于此，故曰气口；肺朝百脉，脉之大会聚于此，故曰脉口；脉出太渊，其长一寸九分，故曰寸口。是名虽三而实则一耳。五脏六腑之气味，皆出于胃，变现于气口，故为五脏之主。义见下文。

愚按：气口、寸口、脉口之义，乃统两手而言，非独指右手为气口也。如《经脉篇》曰："手太阴之脉入寸口，上循鱼际。"又曰："经脉者，常不可见也，其虚实也，以气口知之。"《经筋篇》曰："手太阴之筋，结于鱼后，行寸口外侧。"《经脉别论》曰："权衡以平，气口成寸，以决死生。"《平人气象论》曰："欲知寸口太过与不及。"《小针解》曰："气口虚而当补，盛而当泻。"《本篇》曰："气口何以独为五脏主?"《难经》曰："'十二经皆有动脉，独取寸口，以决五脏六腑死生吉凶之法，何谓也?'曰：'寸口者，脉之大会，五脏六腑之所终始，故取法于寸口也。'"诸如此者，岂独指右手为言耶?而王叔和未详经旨，突谓"左为人迎，右为气口，左手寸口人迎以前，右手寸口气口以前"等说，自晋及今，以讹传讹，莫可解救，甚至"以左候表，以右候里"，无稽之言，其谬为甚。

夫肝心居左，岂不可以为里?肠胃在右，岂不可以言表?如仲景为伤寒之祖，但曰"大浮数滑动者，此名阳也；

沉涩弱弦微者，此名阴也。”又曰：“表有病者，脉当浮而大；里有病者，脉当沉而细。”又如其上“取寸口，太阴脉也；下取趺阳，阳明脉也。”是皆阴阳表里之谓，初未闻以左为人迎而候表，右为气口而候里。即余初年亦常为左表右里之说所惑，及今见多识定，乃知脉体自有阴阳，诸经皆具表里。凡今之习讹者，但见左强，便曰外感而攻其表；但见右盛，但曰内伤而攻其里。亦焉知脏气不齐，脉候有禀赋，或左脉素大于右，或右脉素大于左，孰者为常？孰者为变？或于偏弱中略见有力，已隐虚中之实；或于偏盛中稍觉无神便是实中之虚。设不知此而执欲以左右分表里，岂左无里而右无表乎？故每致攻伐无过，颠倒阴阳，非惟大失经旨，而遗害于人不小，无怪乎脉之日难也，此不得不为辨正。

再按：人迎气口之脉，本皆经训；但人迎为足阳明之脉，不可以言于手，气口总手太阴而言，不可以分左右，如《动腧[①]》、《本腧》、《经脉》等篇，明指人迎为结喉旁胃经动脉。愚常考之《四时气篇》曰：“气口候阴，人迎候阳。”《五色篇》曰：“人迎盛坚者伤于寒，气口盛坚者伤于食。”《禁服篇》曰：“寸口主中，人迎主外。”《经脉》、《终始》等篇曰：“人迎一盛二盛三盛，脉口一盛二盛三盛等义，皆言人迎为阳明之腑脉，故主乎表；脉口为太阴之脏脉，故主乎里。如《太阴阳明论》曰：“太阴为之行气于三阴，阳明为之行气于三阳。”《阴阳别论》曰：“三阳在头”，正言人迎行气于三阳也；“三阴在手”，正言脉口行气于三

① 国中按：“腧”，原文作“输”，乃假借字，故改之。明代马莳云：“内论手太阴、足少阴、足阳明之腧穴，独动不休，故名篇。”后同此者均改之。

阴也。盖上古诊法有三："一取三部九候以诊通身之脉，一取太阴阳明以诊阴阳之本，一取左右气口以诊脏腑之气。然则人迎自有其位，《脉经》乃扯人迎于左手，而分气口于右手，不知何据何见而云然？愚初惑之，未敢遽辩，及见《纲目》之释人迎气口者，亦云"人迎在结喉两旁，足阳明之脉也。"又见庞安常论脉曰："何谓人迎？喉旁取之。"近见徐东皋曰："《脉经》谓左手关前一分为人迎，误也。"若此数君者，已觉吾之先觉矣，兹特引而正之。呜呼！夫一言之谬，遗误千古，诚心授受，何时复正哉？立言者，可不知所慎乎？

岐伯曰："胃者，水谷之海，六腑之大源也。五味入口，藏于胃以养五脏气，气口亦太阴也。是以五脏六腑之气味，皆出于胃，变现于气口。

人有四海而胃居其一，是为水谷之海。脏腑之属，阳为腑，阴为脏，胃属阳而为六腑之本，故云六腑之大源。然五味入口，藏于胃以养五脏气，故又曰胃为五脏六腑之海。气口本属太阴，而曰亦太阴者何也？盖气口属肺，手太阴也；布行胃气，则在于脾，足太阴也。按《营卫生会篇》曰："谷入于胃，以传于肺，五脏六腑，皆以受气。"《厥论》曰："脾主为胃行其津液者也。"《经脉别论》曰："饮入于胃，游溢精气，上输于脾，脾气散精，上归于肺。"然则胃气必归于脾，脾气必归于肺，而后行于脏腑营卫，所以气口虽为手太阴，而实即足太阴之所归，故曰气口亦太阴也。是以五脏六腑之气味，皆出于胃而变现于气口，故胃为脏腑之大源，然无不由脾达肺也。

故五气入鼻，藏于心肺，心肺有病，而鼻为之不利也。

气味之化，在天为气，在地为味。上文言五味入口，藏于胃者，味为阴也；此言五气入鼻，藏于心肺者，气为阳也。鼻为肺之窍，故心肺有病而鼻为之不利。观此两节曰味曰气，皆出于胃而达于肺，既达于肺，亦必变现于气口，故气口独为五脏主。

凡治病必察其下，适其脉，观其志意，与其病也。

此治病之四要也。下言二阴，二阴者，肾之窍，胃之关也。《脉要精微论》曰："仓廪不藏者，是门户不要也。得守者生，失守者死。"故二便为胃气之关锁，而系一身元气之安危，此下之不可不察也。"适"，测也。脉为气血之先，故独取寸口以决吉凶之兆。如《平人气象论》曰："人无胃气曰逆，逆者死。脉无胃气亦死。"此脉之不可不察也。"志意"者，如《本脏篇》曰："志意和则精神专直，魂魄不散，悔怒不起，五脏不受邪矣。"是志意关乎神气而存亡系之，此志意不可不察也。病有标本，不知求本，则失其要矣；病有真假，不知逆顺，则及于祸矣。此病因之不可不察也。合是四者而会观之，则治病之妙，无遗法矣。

拘于鬼神者，不可与言至德。

阳之灵曰神，阴之灵曰鬼。张子曰："鬼神者，二气之良能也。"程子曰："鬼神只是一个造化，天尊地卑，乾坤定矣，鼓之以雷霆，润之以风雨是也。"然则鬼神者，即天地之灵耳。祸福有因，惟人自作，天地无私，鬼神焉得而蔽之？彼昧理者，不知鬼神不可媚，而崇尚虚无，不求实际，何益之有？若此者，即与论天人至德，必不见信，又何足与道哉？故曰信巫不信医，一不治也。即此之谓。

恶于针石者，不可与言至巧。

针石之道，法三才而调阴阳，和气血而通经络，故曰知机之道者，不可挂以发"，盖言其至精至微也，而或有恶于针石者，诚不可与言至巧矣。

病不许治者，病必不治，治之无功矣。”

不治已病治未病，圣人之道也。其有已病而尚不许治者，特以偏见不明，信理不笃，如拘于鬼神，恶于针石之类皆是也。既不相信，不无掣肘，强为之治，焉得成功？即有因治而愈者，彼亦犹谓不然，总亦属之无功也。

十二、食饮之气，归输脏腑。

（《素问·经脉别论》）

食气入胃，散精于肝，淫气于筋；

“精”，食气之精华也。肝主筋，故胃散谷气于肝，则浸淫滋养于筋也。

食气入胃，浊气归心，淫精于脉。

“浊”，言食气之厚者也。如《阴阳清浊篇》曰：“受谷者浊，受气者清”是也。心主血脉，故食气归心，则精气浸淫于脉也。

脉气流经，经气归于肺，肺朝百脉，输精于皮毛。

精淫于脉，脉流于经，经脉流通，必由于气，气主于肺，故为百脉之朝会。皮毛为肺之合，故肺精输焉。

毛脉合精，行气于府。

肺主毛，心主脉；肺藏气，心生血。一气一血，称为父母，二脏独居胸中，故曰毛脉合精，行气于府。府者，气聚之府也，是谓气海，亦曰膻中。

府精神明，留于四脏，气归于权衡。

宗气积于肺，神明出于心，气盛则神旺，故气府之精为神明。神旺则脏安，故肺肝脾肾四脏，无不赖神明之留以为主宰，然后脏气咸得其平，而归于权衡矣。“权衡”，平也。故曰主明则下安，主不明则十二官危。

权衡以平，气口成寸，以决死生。

脏腑之气既得其平，则必变现于气口而成寸尺也。气口者，脉之大会，百脉俱朝于此，故可以决生死。凡如上文所言者，皆食气之所化，而食气之化，又必由于胃气，故上文言食气入胃，下文言饮入于胃也。

饮入于胃，游溢精气，上输于脾。脾气散精，上归于肺。

“游”，浮游也。“溢”，涌溢也。水饮入胃，则其气化精微，必先输运脾，是谓中焦如沤也；脾乃散气，上如云雾，而归于肺，是谓上焦如雾也。

通调水道，下输膀胱。

肺气运行，水随而注，故肺能通调水道，下输膀胱，是谓水出高原，下焦如渎也。

水精四布，五经并行，

水因气生，气为水母，凡肺气所及，则水精布焉。然水名虽一，而清浊有分。清者为精，精如雨露；浊者为水，水如江河。故精归五脏，水归膀胱，而五经并行矣。“五经”，五脏之经络也。

合于四时五脏，阴阳揆度以为常也。

若是则食饮精气，即得其滋养升降之宜，故四时五脏，皆合于阴阳揆度以为常也。

十三、有子无子，女尽七七，男尽八八。

（《素问·上古天真论》附：种子说）

帝曰："人年老而无子者，材力尽邪？将天数然也？"

"材力"，精力也。"天数"，天赋之限数也。

岐伯曰："女子七岁，肾气盛，齿更发长。

七为少阳之数，女本阴体而得阳数者，阴中有阳也。人之初生，先从肾始，女至七岁，肾气稍盛。肾主骨，齿者骨之余，故齿更；肾为精血之脏，发者血之余，故发长。

愚按：男子属阳，当合阳数，女子属阴，当合阴数，而今女反合七，男反合八，何也？盖天地万物之道，惟阴阳二气而已，阴阳作合，原不相离，所以阳中必有阴，阴中必有阳，儒家谓之互根，道家谓之颠倒，皆所以发明此理也。如《离》火属阳居南，而其中则偶，是外阳而内阴也；《坎》水属阴居北，而其中则奇，是外阴而内阳也。《震》、《坎》、《艮》是为三男，而阴多于阳；《巽》、《离》、《兑》是为三女，而阳多于阴。《悟真篇》曰："日居《离》位反为女，《坎》配蟾宫却是男"，是皆阴阳颠倒之义。故女子外为阴体而内合阳数，男子外为阳体而内合阴数。如《左传》昭公元年医和云："女阳物而晦时"，乃亦以女为阳矣，此皆医家当察也。"更"，平声。"长"，上声。下同。

二七而天癸至，任脉通，太冲脉盛，月事以时下，故有子。

天癸者，天一之气也。任冲者，奇经之二也，任主胎胞，冲为血海，气盛脉通，故月事下而有子。月事者，言女子经水按月而至，其盈虚消长应于月象。经以应月者，阴之所生也。

愚按：天癸之义，诸家俱即以精血为解，然详玩本篇谓“女子二七天癸至，月事以时下，男子二八天癸至，精气溢泻”，是皆天癸在先，而后精血继之，分明先至后至，各有其义，焉得谓天癸即精血，精血即天癸？本末混淆，殊失之矣。夫癸者，天之水，干名也。干者支之阳，阳所以言气；癸者壬之偶，偶所以言阴。故天癸者，言天一之阴气耳，气化为水，因名天癸，此先圣命名之精而诸贤所未察者。其在人身，是谓元阴，亦曰元气。人之未生，则此气蕴于父母，是为先天之元气；人之既生，则此气化于吾身，是为后天之元气。第气之初生，真阴甚微，及其既盛，精血乃旺，故女必二七，男必二八，而后天癸至。天癸既至，在女子则月事以时下，在男子则精气溢泻，盖必阴气足而后精血化耳。阴气阴精，譬之云雨，云者阴精之气也，雨者阴气之精也，未有云雾不布而雨雪至者，亦未有云雾不浓而雨雪足者。然则精生于气，而天癸者，其即天一之气乎，可无疑矣。列子曰：“有生者，有生生者；有形者，有形形者。”其斯之谓。

三七肾气平均，故真牙生而长极。

“肾气”，即天癸也。“平均”，充满之谓。“真牙”，谓牙之最后生者。肾主骨，故肾气平则真牙生而长极。

四七筋骨坚，发长极，身体盛壮。

女子天癸之数，七七而止，年当四七，正及材力之中，故身体盛壮，发长极矣。

五七阳明脉衰，面始焦，发始堕。

女为阴体，不足于阳，故其衰也，自阳明始。阳明之脉行于面，循发际，故面焦发堕。

六七三阳脉衰于上，面皆焦，发始白。

三阳脉皆盛于面也。

七七任脉虚，太冲脉衰少，天癸竭，地道不通，故形坏而无子也。

至是则冲任血少，阴气竭，故经水止绝，而《坤》道不通也。天癸竭绝，故形体衰坏，而不能有子矣。

丈夫八岁肾气实，发长齿更。

八为少阴之数，男本阳体而得阴数者，阳中有阴也。发长齿更义同前。

二八肾气盛，天癸至，精气溢泻，阴阳和，故能有子。

男女真阴，皆称天癸，天癸既充，精乃溢泻，阴阳和合，故能生子。子者统男女而言，男曰男子，女曰女子。

附：种子说[①]

愚按：有子之道，必阴阳合而后胎孕成，故天一生水而成于地之六，地二生火而成于天之七，所以万物之生，未有不因阴阳相感而能成其形者，此一阴一阳之谓道也。至于成男成女之说，按北齐褚澄曰："男女之合，二精交畅，阴血先至，阳精后冲，血开裹精，精入为骨，而男形成矣；阳精先入，女血后参，精开裹血，血入为本，而女形成矣。"启玄子曰："男女有阴阳之质不同，天癸则精血之形亦异。"故自后医家皆宗其说，而近者玄台马氏驳之曰："男女之精，皆可以天癸称，今王注以女子之天癸为

① 国中按："原书此处无小标题，而前标题中已写出，如此处不注明，今之读者不易区别，故特加之。又按：此书篇幅浩大，景岳有照顾不到处，后文有附论而不明示者，今也如此以加之，突出重点，张扬景岳之心也。后同。

血，则男子之天癸亦为血耶？易曰：‘男女构精，万物化生。’故交媾之时，各有其精，而行经之时，方有其血。未闻交媾之时，可以血言。《广嗣》诸书，皆言精裹血、血裹精者亦非。”此马氏之说诚是也。

又按：李东垣曰：“经水断后一二日，血海始净，精胜其血，感者成男；四五日后血脉已旺，精不胜血，感者成女。”朱丹溪曰：“夫乾坤，阴阳之情性也；左右，阴阳之道路也；男女，阴阳之仪象也。阴阳交媾，胎孕乃凝，所藏之处，名曰子宫，一系在下，上有两岐，中分为二，形如合钵，一达于左，一达于右。精胜其血，则阳为之主，受气于左子宫而男形成；精不胜血，则阴为之主，受气于右子宫而女形成。”若此诸说不同，未必皆为确论，然以愚见，亦有谓焉。

如王氏以精血为天癸，盖以经文言女子之血，男子之精，皆随天癸而至故也。此虽未得其真，而其义犹不相远。至于褚氏之说，则必所不然。盖男女相合，两精和畅，本无血至之事，惟是结胎之后，男以精而肇其元，女以血而成其体，此以男精女血而谓之媾，自是正理。若以交会之际，而言其精裹血、血裹精者，诚然谬矣。此不若丹家以阳精为天壬、阴精为地癸者为妥。其说曰：“天壬先至，地癸随至，癸裹壬则成男子；地癸先至，天壬随至，壬裹癸则成女子；壬癸齐至，则成双胎；一迟一速，俱不成胎。天壬地癸者，乃天地元精元气也。”虽然此固一说也，但亦涉于渺茫耳。

若东垣之说，则以数日之后，感必成女。第以近验，求男者每用三十时辰两日半之法，而有必不免于女者，有在二十日以外而得男者，此皆与东垣相反矣。若丹溪以左右者阴阳之道路一句为论，乃指既受之后为言，而亦未明其所以然。且左右者，言阴阳升降之理，岂此两岐之谓，尤属太奇。若必欲得其实理，则乾道成男，坤道成女，阳胜阴者为男，阴胜阳者为女，此为不易之至论。

然阴阳盛衰之说固如此，而亦何以见其详？如老阳少阴，强弱判矣；羸阳壮阴，盛衰分矣。壮而不蓄，同乎弱矣；老而知养，同于少矣。期候有阴阳，忽之者其气衰；起居有消长，得之者其气盛。两军相对，气可夺于先声；一静自持，机待时而后动。以寡击众，孰谓无方？转弱为强，果由妙用。受与不受在合辟，不在浅深，言迟疾者殊谬；男与不男在盈虚，不在冲裹，道先后者尤差。凡寡欲而得之男女贵而寿，多欲而得之男女浊而夭，何莫非乾坤之道乎！知之者，岂惟擅璋瓦之权，而蓝田久无烟焰者，不外此也；子女生而夭弱者，不外此也。有子女之念者，其留意于是焉。

三八肾气平均，筋骨劲强，故真牙生而长极。

肾水生肝血，故筋亦劲强也。余注同前女子。

四八筋骨隆盛，肌肉满壮。

男子气数至此，盛之极也。

五八肾气衰，发堕齿槁。

男为阳体，不足于阴，故其衰也自肾始，而发齿其证也。

六八阳气衰竭于上，面焦，发鬓斑白。

阳气，亦三阳也。

七八肝气衰，筋不能动，天癸竭，精少，肾脏衰，形体皆极。

肝主筋，肝衰故筋不能动。肾主骨，肾衰故形体疲极。

八八则齿发去。

衰之甚也。

肾者主水，受五脏六腑之精而藏之，故五脏盛乃能泻。

肾为水脏，精即水也，五脏六腑之精，皆藏于肾，非肾脏独有精也，故五脏盛则肾乃能泻。

今五脏皆衰，筋骨懈堕，天癸尽矣。故发鬓白，身体重，行步不正，而无子耳。”

凡物壮则老，此上文所谓天数也。

帝曰：“有其年已老而有子者何也？”岐伯曰：“此其天寿过度，气脉常通，而肾气有余也。

此天禀有余，即所谓材力也。

此虽有子，男不过尽八八，女不过尽七七，而天地之精气皆竭矣。”

天癸大数，女已尽于七七，男已尽于八八，精气既竭，此外多难于子矣。

帝曰：“夫道者，年皆百数，能有子乎？”岐伯曰：“夫道者，能却老而全形，身年虽寿，能生子也。”

“道者”，言合道之人也。既能道合天地，则其材力天数，自是非常，却老全形，寿而生子，固有出人之表，而不可以常数限者矣。

此篇大意，帝以材力天数为问，而岐伯之答，如天癸盛衰者，言材力也；七七八八者，言天数也。虽材力之强者，若出于数限之外，而其所以能出者，又何莫非天禀之数乎？其有积精全神，而能以人力胜天者，惟法则天地而合同于道者，为能及之也。

十四、天年常度

（《灵枢·天年篇》全）

黄帝问于岐伯曰："愿闻人之始生，何气筑为基？何立而为楯？何失而死？何得而生？"

"基"，址也。"楯"，材具也。"楯"，音巡。

岐伯曰："以母为基，以父为楯，失神者死，得神者生也。"

人之生也，合父母之精而有其身。父得《乾》之阳，母得《坤》之阴，阳一而施，阴两而承，故以母为基，以父为楯。譬之稼穑者，必得其地，乃施以种。种劣地优，肖由乎父；种优地劣，变成乎母；地种皆得而阴阳失序者，虽育无成也。故三者相合，而象变斯无穷矣。夫地者基也，种者楯也，阴阳精气者神也，知乎此则知人生之所以然矣。

黄帝曰："何者为神？"岐伯曰："血气已和，营卫已通，五脏已成，神气舍心，魂魄毕具，乃成为人。"

"神"者，阴阳合德之灵也。二气合而生人，则血气营卫五脏，以次相成，神明从而现矣。惟是神之为义有二：分言之，则阳神曰魂，阴神曰魄，以及意志思虑之类皆神也；合言之，则神藏于心，而凡情志之属，惟心所统，是为吾身之全神也。夫精全则气全，气全则神全，未有形气衰而神能旺者，亦未有神既散而形独存者，故曰失神者死，得神者生。至于魂魄之义，如前《本神篇》曰："随神往来者谓之魂，并精而出入者谓之魄。"及诸家得理之论，再附于下以详其义。

唐孔氏曰："人之生也，始变化为形，形之灵曰魄，魄内自有阳气，气之神曰魂。魂魄，神灵之名，初生时耳目心识手足运动，此魄之灵也；及其精神性识渐有知觉，此则气之神也。"乐祁曰："心之精爽是谓魂魄，魄属形体，魂属精神。精又是魄，魄是精之神；神又是魂，魂是气之神。"邵子曰："气形盛则魂魄盛，气形衰则魂魄亦从而衰。魂随气而变，魄随形而化，故形存则魄存，形化则魄散。"朱子曰："魂神而魄灵，魂阳而魄阴，魂动而魄静。生则魂载于魄，而魄检其魂；死则魂游散而归于天，魄沦坠而归于地。运用动作底是魂，不运用动作底是魄。魄盛则耳目聪明，能记忆，老人目昏耳聩记事不得者，魄衰也。"又曰："人生则魂魄相交，死则各相离去。月之黑晕是魄，其光是魂，魂是魄之光焰，魄是魂之根柢。火是魂，镜是魄，灯有光焰，物来便烧，镜虽照见，却在里面。火日外景，金水内景，火日是魂，金水是魄。阴主藏受，故魄能记忆在内；阳主运用，故魂能发用出来。二物本不相离，精聚则魄聚，气聚则魂聚，是为人物之体；至于精竭魄降，则气散魂游而无所知矣。"

黄帝曰："人之寿夭各不同，或夭寿，或猝死，或病久，愿闻其道。"岐伯曰："五脏坚固，血脉和调，肌肉解利，皮肤致密，营卫之行，不失其常，呼吸微徐，气以度行，六腑化谷，津液布扬，各如其常，故能长久。"

坚固者不易损，和调者不易乱，解利者可无留滞，致密者可免中伤。营卫之行不失其常者，经脉和也。呼吸微徐气以度行者，三焦治也。六腑化谷，津液布扬，则脏腑和平，精神充畅，故能长久而多寿也。

黄帝曰："人之寿百岁而死，何以致之？"岐伯曰："使道隧以长，基墙高以方，通调营卫，三部三里起，骨高肉满，百岁乃得终。"

《礼记》：百岁谓之期颐。"使道"，指七窍而言，谓五脏所使之道路，如肺气通于鼻，肝气通于目，脾气通于口，心气通于舌，肾气通于耳，是即五官之道路也。"隧"，深邃貌。"基墙"，指面部而言。骨胳为基，蕃蔽为墙，义见脉色类三十一、二等篇。凡营卫部里，及骨高肉满若此者，即致寿之道，故得百岁而终。

黄帝曰："其气之盛衰，以至其死，可得闻乎？"岐伯曰："人生十岁，五脏始定，血气已通，其气在下，故好走；

天地之气，阳主乎升，升则向生；阴主乎降，降则向死。故幼年之气在下者，亦自下而升也。

二十岁，血气始盛，肌肉方长，故好趋；三十岁，五脏大定，肌肉坚固，血脉盛满，故好步；

盛满则不轻捷，故好步矣。

四十岁，五脏六腑十二经脉，皆大盛以平定，腠理始疏，荣华颓落，发颇斑白，平盛不摇，故好坐；

天地消长之道，物极必变，盛极必衰，日中则昃，月盈则亏，人当四十，阴气已半，故发颇斑白，而平盛不摇好坐者，衰之渐也。

五十岁，肝气始衰，肝叶始薄，胆汁始减，目始不明；六十岁，心气始衰，苦忧悲，血气懈惰，故好卧；七十岁，脾气虚，皮肤枯；八十岁，肺气衰，魄离，故言善误；九十岁，肾气焦，四脏经脉空虚；百岁，五脏皆虚，神气皆去，形骸独居而终矣。"

"魄离"者，形体衰败也。肾气焦者，真阴亏竭也。此与前篇《上古天真论》女尽七七男尽八八互相发明。彼以七八言者，言阴阳之限数；此以十言者，言人生之全数。然则人之气数，固有定期，而长短不齐者，有出于禀受，有因于人为。故惟智者不以人欲害其天真，以自然之道，养自然之寿，而善终其天年，此圣智之所同也。今之人非惟不能守其所有，而且欲出尘逃数，解脱飞升，因人惑己，因己惑人，是焉知无则无极，有则有尽，而固窃窃然自以为觉，亦何异梦中占梦，其不觉也亦甚矣。

黄帝曰："其不能终寿而死者，何如？"

谓不及天数而早殁者也。

岐伯曰："其五脏皆不坚，使道不长，

使道如上文。"不长"，短促也。

孔外以张，

九窍张露也。

喘息暴疾，

喘息者气促，暴疾者易伤，皆非延寿之证也。

又卑基墙，薄脉少血，其肉不石，

"石"，坚也。

数中风寒，血气虚，脉不通，正邪相攻，乱而相引，

"数中风寒"，表易犯也。"血气虚"，中不足也。"脉不通"，经络多滞也。故致正邪易于相攻。然正本拒邪，正气不足，邪反随之而入，故曰相引。"数"，音朔。

故中寿而尽也。"

凡此形体血气，既已异于上寿，则其中寿而尽，固有所由，此先天之禀受然也。夫人生器局，既禀于有生之初，则其一定之数，似不可以人力强者。第禀得其全而养能合道，必将更寿；禀失其全而养复违和，能无更夭。故知之者，下可以希中，中可以希上；不知者，上仅得其次，次仅得其下矣。所谓天定则能胜人，人定亦能胜天也。夫禀受者，先天也；修养者，后天也。先天责在父母，后天责在吾心。

十五、寿　夭

（《灵枢·寿夭刚柔篇》）

黄帝问于伯高曰："余闻形有缓急，气有盛衰，骨有大小，肉有坚脆，皮有厚薄，其以立寿夭奈何？"

此欲因人之形体气质，而知其寿夭也。

伯高答曰："形与气相任则寿，不相任则夭；

"任"，相当也。盖形以寓气，气以充形，有是形当有是气，有是气当有是形，故表里相称者寿，一强一弱而不相胜者夭。

皮与肉相裹[①]则寿，不相裹则夭；

肉居皮之里，皮为肉之表，肉坚皮固者是为相裹，肉脆皮疏者是为不相裹，相裹者气必蓄故寿，不相裹者气易失故夭。

血气经络胜形则寿，不胜形则夭。"

血气经络者，内之根本也。形体者，外之枝叶也。根本胜者寿，枝叶胜者夭也。

黄帝曰："何谓形之缓急？"伯高答曰："形充而皮肤缓

---

① 国中按："裹"，原文作"果"，乃同音假借，故改之。

者则寿，形充而皮肤急者则夭。

形充而皮肤和缓者，气脉从容，故当寿；形充而皮肤紧急者，气脉促迫，故当夭。

形充而脉坚大者顺也，形充而脉小以弱者气衰，衰则危矣。

形充脉大者，表里如一，故曰顺；形充脉弱者，外实内虚，故曰危。

若形充而颧不起者骨小，骨小则夭矣。

人之形体，骨为君，肉为臣，君胜臣者顺，臣胜君者逆。颧者骨之本也，故形充而颧不起者，其骨必小，骨小肉充，臣胜君者也，故当夭。

形充而大肉䐃坚而有分者肉坚，肉坚则寿矣；形充而大肉无分理不坚者肉脆，肉脆则夭矣。

“大肉”，臀肉也。“䐃”者，筋肉结聚之处坚而厚者是也。“有分”者，肉中分理明显也。此言形体虽充，又必以肉之坚脆分寿夭，其必验于大肉者，以大肉为诸肉之宗也。故凡形充而臀削者，必非福寿之兆。“䐃”，劬允切。“臀”，音豚。

此天之生命，所以立形定气而视寿夭者。必明乎此立形定气，而后以临病人，决死生。”黄帝曰：“余闻寿夭，无以度之。”

“度”，入声。

伯高答曰：“墙基卑高不及其地者，不满三十而死；其有因加疾者，不及二十而死也。”

“墙基”者，面部四旁骨骼也。“地”者，面部之肉也。基墙不及其地者，骨衰肉胜也，所以不寿，再加不慎而致疾，其夭更速，故不及二十而死也。按《五色篇》曰：“明堂者鼻也，阙者眉间也，庭者颜也，蕃者颊侧也，蔽者耳门也，其间欲方大，去之十步皆现于外，如是者寿必中百岁。”详脉色类三十二。

黄帝曰：“形气之相胜以立寿夭奈何？”伯高答曰：“平人而气胜形者寿；

人之生死由乎气，气胜则神全，故平人以气胜形者寿。设外貌虽充而中气不足者，必非寿器。

病而形肉脱，气胜形者死，形胜气者危矣。”

若病而至于形肉脱，虽其气尚胜形，亦所必死。盖气为阳，形为阴，阴以配阳，形以寓气，阴脱则阳无所附，形脱则气难独留，故不免于死。或形肉未脱而元气衰竭者，形虽胜气，不过阴多于阳，病必危矣。按：本篇大义，乃自天禀为言，又如《五常政大论》以阴阳高下言人寿夭，则地势使然，又不可不知也。详运气类十六。

十六、人身应天地

（《灵枢·邪客篇》）

黄帝问于伯高曰：“愿闻人之肢节以应天地奈何？”

四肢骨节也。

伯高答曰：“天圆地方，人头圆足方以应之；

圆者，径一围三，阳奇之数；方者，径一围四，阴偶之数。人首属阳居上，故圆而应天；人足属阴居下，故方而应地。

天有日月，人有两目；

天有日月而照临万方，人有眼目而明见万象。

地有九州，人有九窍；

“九州”者，荆、梁、雍、豫、徐、扬、青、兖、冀也。“九窍”者，上有七窍，下有二阴。清阳出上窍，而有阳中之阴阳；浊阴出下窍，而有阴中之清浊。

天有风雨，人有喜怒；

和风甘雨天之喜，摧拉霖溃天之怒。

天有雷电，人有音声；

阴阳相搏，天地发为雷电；情志所见，人物发为音声。

天有四时，人有四肢；

四肢者，两手两足也。

天有五音，人有五脏；

五音者，宫、商、角、徵、羽。五脏者，心、肺、脾、肝、肾。

天有六律，人有六腑；

“六律”者，黄钟、太簇、姑洗、蕤宾、夷则、无射，为六阳律；大吕、夹钟、仲吕、林钟、南吕、应钟，为六阴律。六腑者，胃、胆、大肠、小肠、三焦、膀胱也。

天有冬夏，人有寒热；

寒应冬，热应夏也。

天有十日，人有手十指；

十日者，甲、乙、丙、丁、戊、己、庚、辛、壬、癸，是谓天干，故应人之手指。

辰有十二，人有足十趾茎垂以应之，女子不足二节，以抱人形；

十二辰者，子、丑、寅、卯、辰、巳、午、未、申、酉、戌、亥，是谓地支，故应人之足趾，足趾惟十，并茎垂为十二。茎者，宗筋也。垂者，睾丸也。女子少此二节，故能以抱人形。“抱”者，怀胎之义，如西北称孵鸡为抱者是也。“睾”，音高。

天有阴阳，人有夫妻；

天为阳，地为阴，夫为阳，妻为阴，故曰夫乃妇之天。

岁有三百六十五日，人有三百六十节；

“节”，骨节也。

地有高山，人有肩膝；

肩膝骨大而高，故以应山。

地有深谷，人有腋腘；

腑腘深陷，故以应谷。“腘”，音国。

地有十二经水，人有十二经脉；

详见经络类三十二。

地有泉脉，人有卫气；

泉脉出于地下，卫气行于肉中。

地有草蓂，人有毫毛；

“蓂荚”，瑞草也，尧时生于庭，随月凋荣，朔后一日荚生，望后一日荚落。历得其分度，则蓂荚生。

天有昼夜，人有卧起；

昼为阳，人应阳而动；夜为阴，人应阴而静。

天有列星，人有牙齿；

齿牙疏朗，故象似列星。《说文》云：“牙，牡齿也。”一曰锐者为牙，齐者为齿。《上古天真论》以女子三七，男子三八，则真牙生而长极，是以后生之大者为牙也。女子七岁，男子八岁，齿更，是以前生之小者为齿也。故男子八月生齿，八岁而龀；女子七月生齿，七岁而龀。“龀”，毁齿也。“龀”，抄近切。

地有小山，人有小节；

"小节"者，小骨指节之类。

地有山石，人有高骨；

高骨者，颧、肩、膝、踝之类。

地有林木，人有募筋；

"募"者，筋脉聚蓄之处。"募"，音暮。

地有聚邑，人有䐃肉；

䐃肉者，脂肉之聚处也。"䐃"，劬允切。

岁有十二月，人有十二节；

四肢各三节，是为十二节。

地有四时不生草，人有无子。

地有不毛之地，人有不育之人。

此人与天地相应者也。"

"人身小天地"，即此之谓。

十七、妇人无须，气血多少。

（《灵枢·五音五味篇》）

黄帝曰："妇人无须者，无血气乎？"岐伯曰："冲脉任脉，皆起于胞中，上循背里，为经络之海。

凡男妇之有须无须者，皆由于冲任二脉之血有盛衰也。冲任为经络之海，其起脉之处，则在胞中而上行于背里。所谓胞者，子宫是也，此男女藏精之所，皆得称为之宫；惟女子于此受孕因名曰胞。然冲任督脉皆起于此，所谓一源而三岐也。胞义详气味类三。子宫、命门详义具《附翼》三卷《三焦包络命门辨》中。

其浮而外者，循腹右上行，会于咽喉，别而络唇口。

血气盛则充肤热肉，血独盛则澹渗皮肤，生毫毛。

冲任，阴脉也，故循腹右上行。然左乳之下，则有胃之大络，此正左阳右阴，相配之妙也。详脉色类十一。

令妇人之生，有余于气，不足于血，以其数脱血也，冲任之脉，不营口唇，故须不生焉。”

“数脱血”，谓血不留而月事以时下也。冲任为血之海，须为血之余，血不足则冲任之脉不营于口，而须不生矣。“数”，音朔。

黄帝曰：“士人有伤于阴，阴气绝而不起，阴不用，然其须不去，其故何也？宦者独去何也？愿闻其故。”

“阴不用”者，阳痿不举也。此言士人之阴伤而绝者，须尚不去，何宦官之血不常脱而须独无也。

岐伯曰：“宦者去其宗筋，伤其冲脉，血泻不复，皮肤内结，唇口不营，故须不生。”

“士人”者，阴气虽伤而宗筋未坏，彼宦官者，去其宗筋，则伤其冲脉矣。血一泻而不能复，皮肤内结而经道不行，故冲脉不营于口，而须不生也。

黄帝曰：“其有天宦者，未尝被伤，不脱于血，然其须不生，其故何也？”

谓身为男子，而终身无须，若天生之宦官然，故曰天宦。

岐伯曰：“此天之所不足也，其任冲不盛，宗筋不成，有气无血，唇口不营，故须不生。”

天之所不足，言先天所禀，有任冲之不足者，故亦不生须也。

黄帝曰：“善乎哉！圣人之通万物也，若日月之光影，音声鼓响，闻其声而知其形，其非夫子，孰能明万物之精？

日月有光，见影可识；音声有应，闻响可知。惟圣人者，能明物理之精，故因此可以知彼，因外可以知内也。

是故圣人视其颜色，黄赤者多热气，青白者少热气，黑色者多血少气。

黄赤者为阳，青白黑者为阴也。

美眉者太阳多血，通髯极须者少阳多血，美须者阳明多血，此其时然也。

在颊曰髯，在口下及两颐者曰须，在口上曰髭。凡此所言者，即其经行之地。

夫人之常数，太阳常多血少气，少阳常多气少血，阳明常多血多气，厥阴常多气少血，少阴常多血少气，太阴常多血少气，此天之常数也。”

十二经之血气多少，各有不同，两经所言之数凡三，皆有互异。意者“气血多少”四字，极易混乱，此必传录之误也。当以《素问·血气形志篇》者为是。详见经络类二十。

类经四卷

脏　象　类

十八、老壮少小，脂膏肉瘦之别。

（《灵枢·卫气失常篇》）

黄帝问于伯高曰：“人之肥瘦大小寒温，有老壮少小，别之奈何？”

“寒温”者，言禀有阴阳也。

伯高对曰：“人年五十以上为老，二十以上为壮，十八以上为少，六岁以上为小。”黄帝曰：“何以度知其肥瘦？”伯高曰：“人有肥、有膏、有肉。”

“肥”者，即下文所谓脂也。

黄帝曰：“别此奈何？”伯高曰：“䐃肉坚，皮满者，肥；䐃肉不坚，皮缓者，膏；皮肉不相离者，肉。”

“䐃肉”，肉之聚处也。此言伟壮之人，而有脂膏肉三者之异：脂者紧而满，故下文曰肉坚身小；膏者泽而大，故下文曰肉淖垂腴；皮肉连实而上下相应者曰肉，故下文曰身体容大。“䐃”，劬允切。

黄帝曰：“身之寒温何如？”伯高曰：“膏者其肉淖，而粗理者身寒，细理者身热。脂者其肉坚，细理者热，粗理者寒。”

“淖”，柔而润也。膏者肉淖，脂者肉坚。若其寒热，则粗理者皆寒，细理者皆热。“淖”，音闹。

黄帝曰：“其肥瘦大小奈何？”伯高曰：“膏者，多气而皮纵[①]缓，故能纵腹垂腴。肉者，身体容大。脂者，其身收小。”

“纵”，宽纵也。“腴”，脂肥也。膏者纵腹垂腴，脂者其身收小，是膏肥于脂也。肉为皮肉连实，自与脂膏者有间。“纵”，去声。“腴”，音俞。

黄帝曰：“三者之气血多少何如？”伯高曰：“膏者多气，多气者热，热者耐寒；肉者多血则充形，充形则平；脂者其血清，气滑少，故不能大。此别于众人者也。”

膏者多气，气为阳，故质热而耐寒也；肉者多血，血养形，故形充而气质平也；脂者血清而气滑少，故不能大。若此三者，虽肥盛皆别于众人，而脂者之气血，似不及乎膏肉也。愚按：世传肥白之人多气虚，而此云膏者多气，不无相左。若据余闻见之验，则苍瘦之气虚者，固不减于肥白，是以不宜胶柱也。

黄帝曰：“众人奈何？”伯高曰：“众人皮肉脂膏不能相加也，血与气不能相多，故其形不小不大，各自称其身，命曰众人。”

“众人”者，言三者之外，众多之常人也。其皮肉脂膏血气各有品格，故不能相加，亦不能相多，而形体大小皆相称而已。

---

① 国中按：古文中“从、纵”二字音同，可互借，而“松”字与此二字同韵，故也可借。《墨子·号令》云：“随而行，松上不随下。”王引之云：“松，读为从，言从上不从下。”《礼记·学记》云：“待其从容”，郑玄注云：“‘从’，或为松。”故“纵缓”即是松缓，故下文言“腹松下垂之貌”。“纵”，在此也读松音，如此则句义一目了然。如《热论篇》云：“囊纵小腹微下”，《痺论篇》云：“逢热则纵”，等等均读松音，也是松义，故后世均以松字取而代之。此义未见前人论及，笔者首发此见，诚望高明指正。

黄帝曰："善！治之奈何？"伯高曰："必先别其三形，血之多少，气之清浊，而后调之，治无失常经。

三形既定，血气既明，则宜补宜泻，自可勿失常经矣。

是故膏人纵腹垂腴，肉人者上下容大，脂人者虽脂不能大也。"

此重言其详也。

十九、血气阴阳清浊

（《灵枢·阴阳清浊篇》全）

黄帝曰："余闻十二经脉，以应十二经水者，其五色各异，清浊不同，人之血气若一，应之奈何？"

十二经水义，详经络类三十三。此言经脉经水各有清浊之异，而人之血气如一，其何以分别应之？

岐伯曰："人之血气，苟能若一，则天下为一矣，恶有乱者乎？"

人之血气若果如一，则天下皆同，当无杂乱矣，盖言其必不能同也。"恶"，音乌。

黄帝曰："余问一人，非问天下之众。"岐伯曰："夫一人者，亦有乱气，天下之众，亦有乱人，其合为一耳。"

察之一人亦有乱气，况于天下乎？故推于一人，即可以知天下，然则人己血气本不一，而不一之理则一也。

黄帝曰："愿闻人气之清浊。"岐伯曰："受谷者浊，受气者清。

人身之气有二：曰清气，曰浊气。浊气者，谷气也，故曰受谷者浊；清气者，天气也，故曰受气者清。二者总称正气。《刺节正邪篇》曰："正气者，所受于天，与谷气并而充身也。"《五味篇》曰："天地之精气，其大数常出三入一，故谷不入，半日则气衰，一日则气少矣。"是指入者为天气，出者为谷气。

清者注阴，浊者注阳。

喉主天气，故天之清气，自喉而注阴，阴者五脏也。咽主地气，故谷之浊气，自咽而注阳，阳者六腑也。

浊而清者上出于咽，清而浊者则下行，清浊相干，命曰乱气。"

浊之清者，自内而出，故上行。清之浊者，自外而入，故下行。一上一下，气必交并。二者相合而一有不正，则乱气出乎其中矣。

黄帝曰："夫阴清而阳浊，浊者有清，清者有浊，清浊别之奈何？"岐伯曰："气之大别，清者上注于肺，浊者下走于胃。胃之清气，上出于口；肺之浊气，下注于经，内积于海。"

"大别"，言大概之分别也。上文以天气谷气分清浊，而此言清中之浊，浊中之清，其所行复有不同也。清者上升故注于肺，浊者下降故走于胃。然而浊中有清，故胃之清气上出于口，以通呼吸津液；清中有浊，故肺之浊气下注于经，以为血脉营卫，而其积气之所，乃在气海间也。上气海在膻中，下气海在丹田。

黄帝曰："诸阳皆浊，何阳浊[①]甚乎？"岐伯曰："手太阳独受阳之浊，手太阴独受阴之清。

---

① 国中按："何阳浊甚乎"，《甲乙经》作"何阳独甚"，"浊"，当是"独"的误写，故应以《甲乙经》为是。

"手太阳"，小肠也。小肠居胃之下，承受胃中水谷，清浊未分，秽污所出，虽诸阳皆浊，而此其浊之浊者也，故曰独受阳之浊。"手太阴"，肺也。肺者五脏六腑之盖也，为清气之所注，虽诸阴皆清，而此其清之清者也，故曰独受阴之清。

其清者上走孔窍，其浊者下行诸经。

此即上文胃之清气上出于口，肺之浊气下注于经之义。

诸阴皆清，足太阴独受其浊。"

"足太阴"，脾也。胃司受纳水谷，而脾受其气以为运化，所以独受其浊，而为清中之浊也。

黄帝曰："治之奈何？"岐伯曰："清者其气滑，浊者其气涩，此气之常也。故刺阴者，深而留之；刺阳者，浅而疾之；清浊相干者，以数调之也。"

此又以针下之气，言清浊阴阳也。清者气滑，针利于速；浊者气涩，针利于迟。阴者在里，故宜深而留之；阳者在表，故宜浅而疾之。其或清中有浊，浊中有清，乃为清浊相干，当察其孰微孰甚，而酌其数以调之也。

二十、首面耐寒，因于气聚

（《灵枢·邪气脏腑病形篇》）

黄帝问于岐伯曰："首面与身形也，属骨连筋，同血合于气耳。天寒则裂地凌冰，其猝寒或手足懈惰，然而其面不衣何也？"

人之头面身形，本同一气，至于猝暴严寒，则地裂水冰，肢体为之凛慄，而面独不惧，故以为问。

岐伯答曰："十二经脉，三百六十五络，其血气皆上于面而走孔窍，

头面为人之首，凡周身阴阳经络无所不聚，故其血气皆上行于面而走诸窍。

其精阳气上走于目而为睛，

"精阳气"者，阳气之精华也，故曰五脏六腑之精气，皆上注于目而为之精。

其别气走于耳而为听，

"别气"者，旁行之气也。气自两侧上行于耳，气达则窍聪，所以能听。

其宗气上出于鼻而为臭，

"宗气"，大气也。宗气积于胸中，上通于鼻而行呼吸，所以能臭。

其浊气出于胃，走唇舌而为味。

"浊气"，谷气也。谷入于胃，气达于唇舌，所以知味。

其气之津液，皆上熏于面，

凡诸气之津液，皆上熏于面。如《脉度篇》曰："五脏常内阅[①]于上七窍也，故肺气通于鼻，心气通于舌，肝气通于目，脾气通于口，肾气通于耳。"此五脏之气皆上通乎七窍，不独诸阳经络乃得上头也。

而皮又厚，其肉坚，故天气甚寒，不能胜之也。"

一身血气既皆聚于头面，故其皮厚肉坚异于他处，而寒气不能胜之也。

愚按：本篇所言首面耐寒之义，原无阴阳之分。考之

---

① 国中按："阅"，诸家解为"历"、"通"，虽通但觉曲折。殊不知阅与穴古通假借，此"阅"字当改作"穴"，则文通而义畅矣。即五脏之气，常通过内在的孔道，上达七窍。

《四十七难》曰："'人面独耐寒者何也？''然！人头者，诸阳之会也。诸阴脉皆至颈胸中而还，独诸阳脉皆上至头耳，故令面耐寒也。'"此说殊有不然。夫头为诸阳之会则是，曰阴不上头则非。盖阴阳升降之道，亦焉有地不交天，脏不上头之理？即如本篇有曰："诸阳之会，皆在于面。"盖言面为阳聚之处，而非曰无阴也。义见疾病类三。又如《阴阳别论》曰："三阳在头，三阴在手。"盖一言阳明主表，指人迎也；一言太阴主里，指脉口也，亦非云阴不上头也。又如《本腧篇》所列颈项诸经行次，只言六阳而不言阴者，盖单言诸阳之次序，如《伤寒》只言足经而手在其中之意，亦非无阴之谓也。《难经》之意，本据此数者，而实未究其详。观《太阴阳明论》曰："阴气从足上行至头，而下行循臂至趾端；阳气从手上行至头，而下行至足。"及本篇所谓"十二经脉，三百六十五络，其血气皆上于面而走孔窍"，岂阴经独不上头耶？第近代所传经穴诸图，亦但云阳穴上头，而阴穴止于胸腋者，盖阳穴之见于肌表者若此，而阴脉之内行者不能悉也。矧阴阳表里，俱有所会，故但取阳穴则可为阴经之帅，而阴亦在其中矣。及详考《经脉》等篇，则手足六阴无不上头者，今列诸脉于下，以便明者考校。

手少阴上夹咽，走喉咙，系舌本，出于面，系目系，合目内眦；手厥阴循喉咙，出耳后，合少阳完骨之下；手足少阴太阴皆会于耳中，上络左角；手太阴循喉咙；足少阴循喉咙，系舌本，上至项，结于枕骨，与足太阳之筋合；足太阴合于阳明上行结于咽，连舌本，支者结舌本，贯舌中，散舌下；足厥阴循喉咙之后，上人颃颡，络于舌本，连目系，上出额，与督脉会于巅，其支者从目系，下颊里，环唇内。

二十一、坚弱勇怯，受病忍痛不同。

（《灵枢·论勇篇》全，附：酒悖）

黄帝问于少俞曰："有人于此，并行并立，其年之长少等也，衣之厚薄均也，猝然遇烈风暴雨，或病或不病，或皆病，或皆不病，其故何也？"

少俞曰："帝问何急？"黄帝曰："愿尽闻之。"

"急"者，先也。

少俞曰："春青风，夏阳风，秋凉风，冬寒风。凡此四时之风者，其所病各不同形。"

春之青风得木气，夏之阳风得火气，秋之凉风得金气，冬之寒风得水气。凡此四时之风，各有所旺，有所旺则有所制，故其所病各不同形也。

黄帝曰："四时之风，病人如何？"少俞曰："黄色薄皮弱肉者，不胜春之虚风；

黄者，土之色。黄色薄皮弱肉者，脾气不足也，故不胜春木之虚风。虚风义见运气类三十五。

白色薄皮弱肉者，不胜夏之虚风；

白者，金之色。白色薄皮弱肉者，肺气不足也，故不胜夏火之虚风而为病。

青色薄皮弱肉，不胜秋之虚风；

青者，木之色。青色薄皮弱肉者，肝气不足也，故不胜秋金之虚风而为病。

赤色薄皮弱肉，不胜冬之虚风也。"

赤者，火之色，赤色薄皮弱肉者，心气不足也，故不胜冬水之虚风而为病。

黄帝曰：“黑色不病乎？”少俞曰：“黑色而皮厚肉坚，固不伤于四时之风；其皮薄而肉不坚色不一者，长夏至而有虚风者病矣。

黑者，水之色。黑色而皮薄肉不坚，及色时变而不一者，肾气不足也，故不胜长夏土令之虚风而为病。

其皮厚而肌肉坚者，长夏至而有虚风，不病矣；其皮厚而肌肉坚者，必重感于寒，外内皆然乃病。”黄帝曰：“善！”

若黑色而皮厚肉坚者，虽遇长夏之虚风，亦不能病，但既感于风，又感于寒，是为重感，既伤于内，又伤于外，是为外内俱伤，乃不免于病也。然则黑色而皮肉坚者，诚有异于他色之易病者矣。

黄帝曰：“夫人之忍痛与不忍痛者，非勇怯之分也。夫勇士之不忍痛者，见难则前，见痛则止；夫怯士之忍痛者，闻难则恐，遇痛不动。夫勇士之忍痛者，见难不恐，遇痛不动；夫怯士之不忍痛者，见难与痛，目转面盻，恐不能言，失气惊悸，一本无悸字。**颜色变更，**一本作变化。**乍死乍生。余见其然也，不知其何由，愿闻其故。”**

此问能忍痛与不能忍痛者，非由勇怯而然也。夫勇士之气刚，而有不能忍痛者，见难虽不恐，而见痛则退矣。怯士之气馁，而有能忍痛者，闻难则恐，而遇痛不动也。又若勇而忍痛者，见难与痛皆不惧。怯而不忍痛者，见难与痛则目转眩旋，面盻惊顾，甚至失言变色，莫知死生。此四者之异，各有所由然也。

少俞曰：“夫忍痛与不忍痛者，皮肤之薄厚，肌肉之坚

脆缓急之分也，非勇怯之谓也。”

此性质之当辨也。

黄帝曰：“愿闻勇怯之所由然。少俞曰：“勇士者，目深以固，长衡直扬，三焦理横，其心正直，其肝大以坚，其胆满以旁，怒则气盛而胸张，肝举而胆横，眦裂而目扬，毛起而面苍，此勇士之由然者也。”

目者，五脏六腑之精也。目深以固，脏气之坚也。“长衡”，阔大也，即从衡之意。“直扬”，视直而光露也。“三焦理横”，凡刚急者肉必横，柔缓者肉必纵也。其心正直者，刚勇之气也。“大以坚、满以旁”者，“旁”，即旁开之谓，过于人之常度也。“怒则气盛而胸张、眦裂而目扬”者，勇者之肝胆强，肝气上冲也。“毛起”者，肝血外溢也。“面苍”者，肝色外现也。此皆勇士之由然。然则勇怯之异，其由于肝胆者为多，故肝曰将军之官，而取决于胆。

黄帝曰：“愿闻怯士之所由然。”少俞曰：“怯士者，目大而不减，阴阳相失，其焦理纵，䯏骬短而小，肝系缓，其胆不满而纵，肠胃挺，胁下空，虽方大怒，气不能满其胸，肝肺虽举，气衰复下，故不能久怒，此怯士之所由然者也。

“减”，当作“缄”，封藏之谓。“目大不缄”者，神气不坚也；“阴阳相失”者，血气易乱也，即转盼惊顾之意；“其焦理纵”者，肉理不横也；“䯏骬短小”者，其心卑小而甘出人下也；“肝系缓”者，不急也；“胆不满而纵”者，汁少形长也；“肠胃挺”者，曲折少也；“胁下空”者，肝气不实也。此其肝胆不充，气不能满，以故旋怒旋衰，是皆怯士之由然。

愚按：勇者刚之气，怯者懦之质。然勇有二：曰血气之勇，曰礼义之勇。若临难不恐，遇痛不动，此其资禀过人，然随触而发，未必皆能中节也。若夫礼义之勇，固亦不恐不动，而其从容有度，自非血气之勇所可并言者。盖血气之勇出乎肝，礼义之勇出乎心。苟能守之以礼，制之以义，则血气之勇可自有而无；充之以学，扩之以见，则礼义之勇可自无而有。昔人谓勇可学者，在明理养性而已。然则勇与不勇虽由肝胆，而其为之主者，则仍在乎心耳。“纵”，平声。“髑骬”，音结于。

黄帝曰：“怯士之得酒，怒不避勇士者，何脏使然？”少俞曰：“酒者，水谷之精，熟谷之液也。其气慓悍，其入于胃中则胃胀，气上逆，满于胸中，肝浮胆横。当是之时，固比于勇士，气衰则悔，与勇士同类，不知避之，名曰酒悖也。”

“慓”，急也。“悍”，猛也。酒之性热气悍，故能胀胃浮肝，上气壮胆。方其醉也，则神为之惑，性为之乱，自比于勇而不知避；及其气散肝平，乃知自悔。是因酒之所使，而作为悖逆，故曰酒悖。

附：酒悖

愚按：酒为水谷之液，血为水谷之精，酒入中焦，必求同类，故先归血分。凡饮酒者身面皆赤，即其证也。然血属阴而性和，酒属阳而气悍，血欲静而酒动之，血欲藏而酒乱之，血无气不行，故血乱气亦乱，气散血亦散，扰乱一番，而血气能无耗损者，未之有也。又若人之禀赋，脏有阴阳，而酒之气质，亦有阴阳。盖酒成于酿，其性则热；汁化于水，其性则寒。故阳脏者得之则愈热，阴脏者得之则愈寒。所以纵酒不节者，无论阴阳，均能为害。凡热盛而过饮者，阳日胜则阴日消，每成风瘅肿胀；寒盛而过饮者，热性去而寒质留，多至伤肾败脾。当其少壮，则旋耗旋生，固无所觉，及乎中衰而力有不胜，则宿孽为殃，莫能御矣。然则酒悖之为害也，所关于寿元者非细，其可不知节乎？“慓”，音飘。“悍”，音旱。

二十二、耐痛耐毒，强弱不同。

（《灵枢·论痛篇》全）

黄帝问于少俞曰：“筋骨之强弱，肌肉之坚脆，皮肤之厚薄，腠理之疏密，各不同，其于针石火焫之痛何如？肠胃之厚薄坚脆亦不等，其于毒药何如？愿尽闻之。”

“焫”，火焫也，灸灼之类。“毒药”，谓药之峻利者。人有能胜毒者，有不能胜毒者，义见末节。“焫”，如税切。

少俞曰：“人之骨强筋弱、肉缓皮肤厚者耐痛，其于针石之痛、火焫亦然。”黄帝曰：“其耐火焫者，何以知之？”少俞答曰：“加以黑色而美骨者，耐火焫。”黄帝曰：“其不耐针石之痛者，何以知之？”少俞曰：“坚肉薄皮者，不耐针石之痛，于火焫亦然。”

“美骨”者，骨强之谓。“砭”，音边，石针也。

黄帝曰：“人之病，或同时而伤，或易已，或难已，其故何如？”少俞曰：“同时而伤，其身多热者易已，多寒者难已。”

此皆指外邪致病为言也。多热者病在阳分，故易已；

多寒者病在阴分，故难已。

黄帝曰："人之胜毒，何以知之？"少俞曰："胃厚色黑、大骨及肥者，皆胜毒；故其瘦而薄胃者，皆不胜毒也。"

胃厚者脏坚，色黑者表固，骨大者体强，肉肥者血盛，故能胜峻毒之物。若肉瘦而胃薄者，气血本属不足，安能胜毒药也。"胜"，平声。

二十三、奇恒脏腑，藏泻不同。

（《素问·五脏别论》）

黄帝问曰："余闻方士，或以脑髓为脏，或以肠胃为脏，或以为腑，敢谓更相反，皆自谓是，不知其道，愿闻其说。"

"方士"，谓明悟方术之士。脏腑之称，异同不一，故欲辨正之也。即在本经亦有之矣，如《灵兰秘典论》曰："愿闻十二脏之相使。"《六节脏象论》曰："凡十一脏取决于胆也。"是亦此类。

岐伯对曰："脑、髓、骨、脉、胆、女子胞，此六者地气之所生也，皆藏于阴而象于地，故藏而不泻，名曰奇恒之腑。

凡此六者，原非六腑之数，以其藏蓄阴精，故曰地气所生，皆称为腑。然胆居六腑之一，独其藏而不泻，与他腑之传化者为异。女子之胞，子宫是也，亦以出纳精气而成胎孕者为奇。故此六者，均称为奇恒之腑。"奇"，异也。"恒"，常也。"胞"，音包。

夫胃、大肠、小肠、三焦、膀胱，此五者天气之所生也，其气象天，故泻而不藏，此受五脏浊气，名曰传化之腑，此不能久留输泻者也。

凡此五者，是名六腑，胆称奇恒，则此惟五矣。若此五腑，包藏诸物而属阳，故曰天气所生；传化浊气而不留，故曰泻而不藏；因其转输运动，故曰象天之气。

魄门亦为五脏使，水谷不得久藏。

“魄门”，肛门也。大肠与肺为表里，肺藏魄而主气，肛门失守则气陷而神去，故曰魄门。不独是也，虽诸腑糟粕固由其泻，而脏气升降亦赖以调，故亦为五脏使。

所谓五脏者，藏精气而不泻也，故满而不能实。六腑者，传化物而不藏，故实而不能满也。

五脏主藏精气，六腑主传化物。精气质清，藏而不泻，故但有充满而无所积实；水谷质浊，传化不藏，故虽有积实而不能充满。

所以然者，水谷入口，则胃实而肠虚；

食未下也。

食下，则肠实而胃虚。

水谷下也。

故曰实而不满，满而不实也。”

二十四、逆顺相传，至困而死。

（《素问·生机正脏论》）[①]

五脏受气于其所生，传之于其所胜，气舍于其所生，死于其所不胜。病之且死，必先传行至其所不胜，病乃死。

凡五脏病气，有所受，有所传，有所舍，有所死。“舍”，留止也。受气所生者，受于已之所生者也；传所胜者，传于己之所克者也；气舍所生者，舍于生己者也；死所不胜者，死于克己者也。

---

① 国中按：“正脏”，原文作“真脏”，“真”乃“正”之避讳字，故改之，详见本书附录《内经避讳字初探》。后凡“真脏”者，均作“正脏”。又按：“玉机”，《太素》作“生机”。日本学者喜多村直宽在其所著《素问札记》一书中指出：“篇内‘名曰玉机’，又见《玉版论要篇》，而《太素》并作‘生机’，注意亦然，此知‘玉’字当作‘生’。此篇内盖论‘真脏’与‘生机’之异，其意太明，若作‘玉机’，却属无谓矣。”此说可从。今传《内经》皆王冰校勘之本，而王冰校书时，并无他本为证，不及其前人《太素》之作者扬上善，《太素》之作有他本作证，可互相参校，自然在王本之上，故其说可信。因此，笔者改《玉机真脏论》为《生机正脏论》。生机者，胃气也，实乃后天水谷精微之气也。有胃气，则人之三宝精气神，滋养化生，循环不已，永葆生机；无胃气，则人之三宝精气神，无滋养之源，生化断绝，人命休矣。正脏者，五脏六腑古人均谓之脏，故经文有“十一脏取决于胆”之说。正脏为区别于六腑而言，五脏为主，故称正脏。杨上善云：“无余物和杂，故名正也。五脏之气，皆胃气和之，不得独用。如至刚不得独用，独用即折，和柔用之即固也。五脏之气，和于胃气，即得长生，若正独现无和胃气，必死期也。欲知五脏正现为死、和胃为生者，于寸口诊手太阴，即可知之也。现者，如弦是肝脉也，微弦为平和好也。‘微弦’，谓弦之少也，三分有一分为微，二分胃气与一分弦气俱动，为微弦也。三分并是弦，竟无胃气，为现正脏也。”此正脏脉现之解也。又按：正脏脉现，实乃先天之气所现，先天之气，隐而不现，赖后天水谷精微以滋养，而生生不息，今无后天之气，先天之气必不能独存，其现则人命危矣，故知死期将至，此又诸家所未言也。又按：有胃气，谓之生机；无胃气，谓之正脏脉现。一生一死，故本篇名《生机正脏论》。

此言气之逆行也，故死。

不胜则逆，故曰逆行，逆则当死。

肝受气于心，传之于脾，气舍于肾，至肺而死；

此详言一脏之气，皆能遍及诸脏也。肝受气于心，心者肝之子，受气于其所生也；脾者肝之克，传其所胜也；肾者肝之母，气舍所生也；肺者肝之畏，死所不胜也。

心受气于脾，传之于肺，气舍于肝，至肾而死；脾受气于肺，传之于肾，气舍于心，至肝而死；肺受气于肾，传之于肝，气舍于脾，至心而死；肾受气于肝，传之于心，气舍于肺，至脾而死。此皆逆死也。

逆死之义如上文，下言顺传之序也。

一日一夜五分之，此所以占死生之早暮也。

五分者，朝主甲乙，昼主丙丁，四季土主戊己，晡主庚辛，夜主壬癸。此一日五行之次，而脏有不胜，即其死生之期也。

黄帝曰："五脏相通，移皆有次，五脏有病，则各传其所胜。

传其所胜者，如本篇下文云："风入于肺，为肺痹；弗治，则肺传之肝，为肝痹；弗治，则肝传之脾，为脾风；弗治，则脾传之肾，曰疝瘕；弗治，则肾传之心，曰瘛；弗治，则心复反传而行之肺，法当死"者是也。见疾病类二十九，原与此同篇，所当并考。

不治，法三月若六月，若三日若六日，传五脏而当死，

病不早治，必至相传，远则三月六月，近则三日六日，五脏传遍，于法当死。所谓三六者，盖天地之气，以六为节。如三阴三阳，是为六气，六阴六阳，是为十二月，故五脏相传之数，亦以三六为尽。若三月而传遍，一气一脏也；六月而传遍，一月一脏也。三日者，昼夜各一脏也；六日者，一日一脏也。脏惟五而传遍以六者，假令病始于肺，一也；肺传肝，二也；肝传脾，三也；脾传肾，四也；肾传心，五也；心复传肺，六也。是谓六传。六传已尽，不可再传，故《五十三难》曰："一脏不再伤，七传者死也。"又如以三阴三阳言三六之数，则三者阴阳之合数，六者阴阳之拆数，合者奇偶交其气，拆者牝牡异其象也。观《热论》云："伤寒一日，巨阳受之，二日阳明，三日少阳，四日太阴，五日少阴，六日厥阴"，亦六数也，至若日传二经，病名两感者，则三数也。启玄子曰："三月者，谓一脏之迁移；六月者，谓至其所胜之位。三日者，三阳之数以合日也；六日者，谓兼三阴以数之尔。"是亦三六之义也。故有七日而病退得生者，以真元未至大伤，故六传毕而经尽气复，乃得生也。《易》曰："七日来复，天行也。"义无二焉。

是顺传所胜之次。

上文言逆者，言脏之气。盖五脏受克，其气必逆，故曰逆行。此言顺者，言病之传。凡传所胜，必循次序，故曰顺传。是顺传者，即气之逆也，故五脏传遍者当死。

故曰别于阳者，知病从来；别于阴者，知死生之期。

阳者言表，谓外候也；阴者言里，谓脏气也。凡邪中于身，必症形于外，察其外症，即可知病在何经，故别于阳者，知病从来；病伤脏气，必败真阴，察其根本，即可知危在何日，故别于阴者，知死生之期。此以表里言阴阳也。如《阴阳别论》曰："所谓阴者，正脏也，现则为败，败必死也。所谓阳者，胃脘之阳也。别于阳者，知病处也；

别于阴者，知死生之期。”乃以脉言阴阳也。详脉色类二十六。

言知至其所困而死。”

至其所困而死，死于其所不胜也。凡年月日时，其候皆然。

二十五、精气津液血脉，脱则为病。

（《灵枢·决气篇》全）

黄帝曰：“余闻人有精气津液血脉，余意以为一气耳，今乃辨为六名，余不知其所以然。”

六者之分，总由气化，故曰一气，而下文云六气者，亦以形不同而名则异耳，故当辨之。

岐伯曰：“两神相搏[1]，合而成形，常先身生，是谓精。”

“两神”，阴阳也。“搏”，交也。“精”，天一之水也。凡阴阳合而万形成，无不先从精始，故曰常先身生是谓精。按：《本神篇》曰：“两精相搏谓之神”，而此曰“两神相搏，合而成形，常先身生，是谓精。”盖彼言由精以化神，此言由神以化精，二者若乎不同，正以明阴阳之互用者，即其合一之道也。详见本类前九。

“何谓气？”岐伯曰：“上焦开发，宣五谷味，熏肤充身、泽毛，若雾露之溉，是谓气。”

---

① 国中按：“搏”，应为“抟”，乃古人传抄之误，详见附录《搏抟辨析》，景岳不知故强解“搏”义，今将搏改作抟，并将“搏，交也”，改作“抟，聚也”，则义理顺畅准确。读者明鉴。又按：“抟”，简体作“抟”。

“上焦”，胸中也。“开发”，通达也。“宣”，布散也。气者，人身之大气，名为宗气，亦名为正气。《邪客篇》曰：“宗气积于胸中，出于喉咙，以贯心脉而行呼吸焉。《刺节正邪篇》曰：“正气者，所受于天，与谷气并而充身也。《营卫生会篇》曰：“人受气于谷，谷入于胃，以传于肺，五脏六腑皆以受气。故能熏肤充身泽毛，若雾露之温润，而溉养万物者，为气也。

“何谓津？”岐伯曰：“腠理发泄，汗出溱溱，是谓津。”

津者阳之液，汗者津之泄也。腠理者皮肤之隙。“溱溱”，滋泽貌。“溱”，音臻。

“何谓液？”岐伯曰：“谷入气满，淖泽注于骨，骨属屈伸泄泽，补益脑髓，皮肤润泽，是谓液。”

“淖泽”，濡润也。液者，阴之津。谷入于胃，其气满而化液，故淖泽而注于骨。凡骨属举动屈伸，则经脉流行而泄其泽，故内而补益脑髓，外而润泽皮肤，皆谓之液。愚按：津液本为同类，然亦有阴阳之分。盖津者，液之清者也；液者，津之浊者也。津为汁而走腠理，故属阳；液注骨而补脑髓，故属阴。观《五癃津液别篇》曰：“三焦出气以温肌肉、充皮肤为其津，其留而不行者为液。”其义正与此合。详疾病类五十八。“淖”，音闹。

“何谓血？”岐伯曰：“中焦受气取汁，变化而赤，是谓血。”

中焦者，并胃中，出上焦之下。凡水谷之入，必先归胃，故中焦受谷之气，取谷之味，输脾达脏，由黄白而渐变为赤，以奉生身者，是谓之血。

“何谓脉？”岐伯曰：“壅遏营气，令无所避，是谓脉。”

“壅遏”者，堤防之谓，犹道路之有封疆，江河之有涯岸，俾营气无所回避而必行其中者，是谓之脉。然则脉者，非气非血，而所以通乎气血者也。

黄帝曰："六气者，有余不足，气之多少，脑髓之虚实，血脉之清浊，何以知之？"

前言一气，总言之也；此言六气，分言之也。盖精气津液血脉，无非气之所化也。

岐伯曰："精脱者，耳聋；

肾藏精，耳者肾之窍，故精脱则耳聋。

气脱者，目不明；

五脏六腑精阳之气，皆上注于目而为睛，故阳气脱则目不明。

津脱者，腠理开，汗大泄；

"汗"，阳津也，汗大泄者津必脱，故曰亡阳。

液脱者，骨属屈伸不利，色夭，脑髓消，胫痠，耳数鸣；

液所以注骨益脑而泽皮肤者，液脱则骨髓无以充，故屈伸不利而脑消胫痠。皮肤无以滋，故色枯而夭。液脱则阴虚，故耳鸣也。

血脱者，色白，夭然不泽；

血之营在色，故血脱者色白如盐。"夭然不泽"，谓枯涩无神也。

其脉空虚，此其候也。"

脉贵有神，其脉空虚，即六脱之候。

黄帝曰："六气者贵贱何如？"岐伯曰："六气者，各有部主也，其贵贱善恶，可为常主，然五谷与胃为大海也。"

"部主"，谓各部所主也。如肾主精，肺主气，脾主津液，肝主血，心主脉也。贵贱善恶，以衰旺邪正言，如春夏则木火为贵，秋冬则金水为贵，而失时者为贱也；六气之得正者为善，而太过不及者为恶也。贵贱善恶，主各有时，故皆可为常主。然六气资于五谷，五谷运化于胃，是为水谷之海，故胃气为脏腑之本。

二十六、肠胃小大之数

（《灵枢·肠胃篇》全）

黄帝问于伯高曰："余愿闻六腑传谷者，肠胃之小大长短，受谷之多少奈何？"

此以水谷之自口而入，以至广肠所出之处，而统问其详也。

伯高曰："请尽言之，谷所从出入、浅深、远近、长短之度：唇至齿长九分，口广二寸半；

"长"，深也。"广"，阔也。

齿以后至会厌，深三寸半，大容五合。"

"会厌"，在咽喉之上，乃所以分水谷，司呼吸，而不容其相混者也。

舌重十两，长七寸，广二寸半。咽门重十两，广二寸半，至胃长一尺六寸。"

"咽门"，即食喉也，其名曰咽。至胃长一尺六寸，乃并胃脘而言。

胃纡曲屈，伸之，长二尺六寸，大一尺五寸，径五寸，大容三斗五升。"

"纡曲"，曲折也。大言周围之数，径言直过之数，余准此。《平人绝谷篇》曰："其中之谷常留二斗，水一斗五升而满。""纡"，音于。

小肠后附脊，左环回周叠积，其注于回肠者，外附于脐上，回运环十六曲，大二寸半，径八分分之少半，长三丈二尺；

小肠居胃之下，在脐上二寸所，后附于脊，左旋而环。其下口注于回肠者，外附近于脐上一寸，当水分穴处是也。"八分分之少半"，言八分之外，尚有如一分之少半也。余仿此。

回肠当脐，左环回周叶积而下，回运环返十六曲，大四寸，径一寸寸之少半，长二丈一尺。"

"回肠"，大肠也。"叶积"，如叶之积，亦叠积之义。大肠上口即小肠下口，当脐左旋，而下接广肠也。

广肠传脊，以受回肠，左环叶脊上下，辟大八寸，径二寸寸之大半，长二尺八寸。

"广肠"，大肠下节也，亦名直肠。直肠居后，绕脊而下，故曰传脊。"传"，布也。"叶脊上下"，言叠于脊之上下而至尾骶也。"辟"，闢同。以其最广，故云辟大八寸。

肠胃初入至所出，长六丈四寸四分，回曲环返三十二曲也。"

此总结上文自口而入，自便而出之全数。"三十二曲"，合小肠大肠而言也。

二十七、平人绝谷，七日而死。

（《灵枢·平人绝谷篇》全）

黄帝曰："愿闻人之不食，七日而死何也？"伯高曰：

“臣请言其故。

胃大一尺五寸，径五寸，长二尺六寸，横屈受水谷三斗五升，其中之谷常留二斗，水一斗五升而满，上焦泄气，出其精微慓悍滑疾，下焦下溉诸肠；

“精微慓悍滑疾”，言水谷之精气也。“下溉诸肠”，言水谷之质粕也。

小肠大二寸半，径八分分之少半，长三丈二尺，受谷二斗四分，水六升三合合之大半；

回肠大四寸，径一寸寸之少半，长二丈一尺，受谷一斗，水七升半；

广肠大八寸，径二寸寸之大半，长二尺八寸，受谷九升三合八分合之一。

肠胃之长，凡五丈八尺四寸，受水谷九斗二升一合合之大半，此肠胃所受水谷之数也。

“五丈八尺四寸”，乃只合肠胃之数，非若前篇总计唇口咽门而言也。

平人则不然，胃满则肠虚，肠满则胃虚，更虚更满，故气得上下，五脏安定，血脉和利，精神乃居，故神者水谷之精气也。

上文云“受水谷九斗二升一合合之大半”者，乃言肠胃能容之总数也。若平人常数，则不皆然。盖胃中满则肠中虚，肠中满则胃中虚，有满有虚，则上下之气得以通达，五脏血脉得以和调，而精神乃生，故神为水谷之精气也。

故肠胃之中，常留谷二斗，水一斗五升。故平人日再后，后二升半，一日中五升，七日五七三斗五升，而留水谷尽矣。故平人不食饮，七日而死者，水谷精气津液皆尽故也。”

平人肠胃之中，所存水谷，惟三斗五升而已，然人之二便，大约日去五升，当七日而尽，故平人不食饮七日而死也。古今量数不同，详见《附翼》二卷。

二十八、本脏二十五变

（《灵枢·本脏篇》全）

黄帝问于岐伯曰："人之血气精神者，所以奉生而周于性命者也"

"奉"，养也。"周"，给也。人身以血气为本，精神为用，合是四者以奉生，而性命周全矣。

经脉者，所以行血气而营阴阳，濡筋骨，利关节者也；

经脉者，即营气之道。"营"，运也。"濡"，润也。营行脉中，故主于里而利筋骨。

卫气者，所以温分肉，充皮肤，肥腠理，司开合者也；

肉有分理，故云分肉。卫行脉外，故主表而司皮毛之开合。

志意者，所以御精神，收魂魄，适寒温，和喜怒者也。

"御"，统御也。"适"，调燮也。

是故血和，则经脉流行，营覆阴阳，筋骨劲强，关节清利矣；

"覆"，包藏也。

卫气和，则分肉解利，皮肤调柔，腠理致密矣；志意和，则精神专直，魂魄不散，悔怒不起，五脏不受邪矣；

"专直"，如《易·系》所谓"其静也专，其动也直"，言其专一而正也。

寒温和，则六腑化谷，风痹不作，经脉通利，肢节得安矣。此人之常平也。

凡此者，是皆常人之平者也。

五脏者，所以藏精神、血气、魂魄者也；

如疾病类《宣明五气》所谓。

六腑者，所以化水谷而行津液者也。此人之所以具受于天也，无愚智贤不肖，无以相倚也。

“倚”，偏也，一曰当作“异”。

然有其独尽天寿，而无邪僻之病，百年之衰，虽犯风雨猝寒大暑，犹有弗能害也。

此言天禀有出常之强者。

有其不离屏蔽室内，无怵惕之恐，然犹不免于病何也？愿闻其故。”

此言天禀有出常之弱者。

岐伯对曰：“窘乎哉问也。五脏者，所以参天地，副阴阳，而连四时，化五节者也。

“窘”，言难也。“副”，配也。“连”，通也。“化五节”者，应五行之节序而为之变化也。

五脏者，固有小大、高下、坚脆、端正、偏倾者，六腑亦有小大、长短、厚薄、结直、缓急。凡此二十五者各不同，或善或恶，或吉或凶，请言其方。

言所以为强弱者，皆由脏腑之气致然也。

心小，则安，邪弗能伤，易伤以忧；心大，则忧不能伤，易伤于邪；心高，则满于肺中，悗而善忘，难开以言；心下，则脏外，易伤于寒，易恐以言；心坚，则脏安守固；心脆，则善病消瘅热中；心端正，则和利难伤；心偏倾，则操持不一，无守司也。

心小则怯，故必多忧；大则不固，故邪易伤之；高则满于肺，而窍多不利；下则阳气抑，而神必不扬；心脆者火必易动；偏倾者，不得其中。此其所以各有病也。“悗”，闷也。“消瘅”，内热病也。“悗”，美本切。“瘅”，音丹，又上、去二声。

肺小，则少饮，不病喘喝；肺大，则多饮，善病胸痹喉痹逆气；肺高则上气肩息咳；肺下，则居贲迫肺，善胁下痛；肺坚，则不病咳上气；肺脆，则苦病消瘅易伤；肺端正则和利难伤；肺偏倾，则胸偏痛也。

“喘喝”，气喘急也。“肩息咳”，耸肩喘息而咳也。“居”当作“苦”，肺下则气道不利，故苦于贲迫而胁下痛也。“贲”，奔、秘二音。

肝小，则脏安，无胁下之病；肝大，则逼胃迫咽，迫咽则苦膈中，且胁下痛；肝高，则上支贲切，胁悗为息贲；肝下，则逼胃，胁下空，胁下空则易受邪；肝坚，则脏安难伤；肝脆，则善病消瘅易伤；肝端正，则和利难伤；肝偏倾，则胁下痛也。

“上支贲切”，谓肝经上行之支脉，贲壅迫切，故胁为悗闷，为息贲喘急也。左右两胁皆肝胆之经，所以肝病者多见于胁。

脾小，则脏安，难伤于邪也；脾大，则苦凑胗而痛，不能疾行；脾高，则胗引季胁而痛；脾下，则下加于大肠，下加于大肠则脏苦受邪；脾坚，则脏安难伤；脾脆，则善病消瘅易伤；脾端正，则和利难伤；脾偏倾，则善满善胀也。

“凑”，塞也。“胗”，胁下软肉处也。“季胁”，小肋也。“胗”，音秒。

肾小，则脏安难伤；肾大，则善病腰痛，不可以俯仰，易伤以邪；肾高，则苦背膂痛，不可以俯仰；肾下，则腰尻痛，不可以俯仰，为狐疝；肾坚，则不病腰背痛；肾脆，则善病消瘅易伤；肾端正，则和利难伤；肾偏倾，则苦腰尻痛也。

“膂”，音吕，夹脊肉也。“尻”，开高切，尾骶骨也。

凡此二十五变者，人之所苦常病。”

五变者，曰小大，曰高下，曰坚脆，曰端正，曰偏倾也。人有五脏，脏有五变，是为二十五变，人所苦于常病也。

黄帝曰：“何以知其然也？”岐伯曰：“赤色小理者，心小；粗理者，心大；无髃骬者，心高；髃骬小短举者，心下；髃骬长者，心下坚；髃骬弱小以薄者，心脆；髃骬直下不举者，心端正；髃骬倚一方者，心偏倾也。

“理”，肉理也。“髃骬”，音结于，鸠尾骨也。

白色小理者，肺小；粗理者，肺大；巨肩反膺陷喉者，肺高；合腋张胁者，肺下；好肩背厚者，肺坚；肩背薄者，肺脆；背膺厚者，肺端正；胁偏疏者，肺偏倾也。

胸前两旁为膺，胸突而向外者是为反膺。肩高胸突，其喉必缩，是为陷喉。“合腋张胁者”，腋敛胁开也。“胁偏疏者”，胁骨欹斜而不密也。

青色小理者，肝小；粗理者，肝大；广胸反骹者，肝高；合胁兔骹者，肝下；胸胁好者，肝坚；胁骨弱者，肝脆；膺腹好相得者，肝端正；胁骨偏举者，肝偏倾也。

胫骨近足之细处曰骹，今详此反骹兔骹以候肝，似以胁下之骨为骹也。“反骹”者，胁骨高而张也。“兔骹”者，胁骨低合如兔也。“骹”，音敲。

黄色小理者，脾小；粗理者，脾大；揭唇者，脾高；唇下纵者，脾下；唇坚者，脾坚；唇大而不坚者，脾脆；唇上下好者，脾端正；唇偏举者，脾偏倾也。

脾气通于口，其营在唇，故脾之善恶，验于唇而可知也。

黑色小理者，肾小；粗理者，肾大；高耳者，肾高；耳后陷者，肾下；耳坚者，肾坚；耳薄不坚者，肾脆；耳好前居牙车者，肾端正；耳偏高者，肾偏倾也。

肾气通于耳，故肾之善恶，验于耳而可知也。

凡此诸变者，持则安，减则病也。”

凡以上诸变，使能因其偏而善为持守，则可获安，若少有损减，则不免于病矣。

帝曰：**“善！然非余之所问也。愿闻人之有不可病者，至尽天寿，虽有深忧大恐怵惕之志，犹不能减也，甚寒大热，不能伤也；其有不离屏蔽室内，又无怵惕之恐，然不免于病者何也？愿闻其故。”**

“减”，损也。“不可病者”，病不能入也。“不免于病者”，常多病也。二者相远，故以为问。

岐伯曰：**“五脏六腑，邪之舍也，请言其故。五脏皆小者，少病，苦焦心，愁忧；五脏皆大者，缓于事，难使以忧；五脏皆高者，好高举措；五脏皆下者，好出人下；五脏皆坚者，无病；五脏皆脆者，不离于病；五脏皆端正者，和利得人心；五脏皆偏倾者，邪心而善盗，不可以为人平，反复言语也。”**

五脏六腑，所以藏精神水谷者也，一有不和，邪乃居之，故曰邪之舍也。“不可以为人平”，谓其心邪多昧，便佞不可化也。

黄帝曰："愿闻六腑之应。"岐伯答曰："肺合大肠，大肠者皮其应；心合小肠，小肠者脉其应；肝合胆，胆者筋其应；脾合胃，胃者肉其应；肾合三焦膀胱，三焦膀胱者腠理毫毛其应。"

肺本合皮，而大肠亦应之；心本合脉，而小肠亦应之，胆胃皆然，故表里之气相同也。惟是肾本合骨，而此云三焦膀胱者腠理毫毛其应何也？如《五癃津液别篇》曰："三焦出气以温肌肉、充皮毛"，此其所以应腠理毫毛也。肾合三焦膀胱，见本类前三。

黄帝曰："应之奈何？"岐伯曰："肺应皮。皮厚者，大肠厚；皮薄者，大肠薄；皮缓腹里大者，大肠大而长；皮急者，大肠急而短；皮滑者，大肠直；皮肉不相离者，大肠结。

此下皆言六腑之应。肺与大肠为表里，肺应皮，故大肠腑状，亦可因皮而知也。"不相离者"，坚实之谓。

心应脉。皮厚者脉厚，脉厚者小肠厚；皮薄者脉薄；脉薄者小肠薄。皮缓者脉缓，脉缓者小肠大而长；皮薄而脉冲小者，小肠小而短；诸阳经脉皆多纡屈者，小肠结。

心与小肠为表里，心应脉，故小肠腑状，亦可因脉而知也。然脉行皮肉之中，何以知其厚薄？但察其皮肉，即可知也。"冲"，虚也。诸阳经脉，言脉之浮浅而外现者也。"纡屈"，盘曲不舒之谓。"纡"，音于。

脾应肉。肉䐃坚大者，胃厚；肉䐃么者，胃薄；肉䐃小而么者，胃不坚；肉䐃不称身者，胃下；胃下者，下管

约不利；肉䐃不坚者，胃缓；肉䐃无小里[1]累者，胃急；肉䐃多少里[2]累者，胃结；胃结者，上管约不利也。

脾与胃为表里，脾应肉，故胃腑之状，亦可因肉而知也。“䐃”，肉之聚处也。“么”，细薄也。“约”，不舒也。“少里累”之义未详，高志斋谓“揣其䐃肉而少有累然结实者之谓。”“䐃”，劬允切。“称”，去声。

肝应爪。爪厚色黄者，胆厚；爪薄色红者，胆薄；爪坚色青者，胆急；爪濡色赤者，胆缓；爪直色白无约者，胆直；爪恶色黑多纹者，胆结也。

肝与胆为表里，肝应爪，故胆腑之状，亦可因爪而知也。“结”者，胆气不舒之谓。

肾应骨。密理厚皮者，三焦膀胱厚；粗理薄皮者，三焦膀胱薄；疏腠理者，三焦膀胱缓；皮急而无毫毛者，三焦膀胱急；毫毛美而粗者，三焦膀胱直；稀毫毛者三焦膀胱结也。”

肾与膀胱为表里，而三焦亦合于肾，故上文曰肾合三焦膀胱，腠理毫毛其应，所以三焦膀胱之状，可因腠理毫毛而知也。

黄帝曰：“厚薄美恶皆有形，愿闻其所病。”岐伯答曰：“视其外应，以知其内脏，则知所病矣。”

外形既明，内脏可察，病亦因而可知矣。所谓病者，如上文二十五变之类皆是也。

---

①② 国中按：“里”，《甲乙经》、《太素》均作“裹”。又按：后句“肉䐃多少里累者”应为“肉䐃多小里累者”，与前句“肉䐃无小里累者”，对称。“少、小”同义，古通借。又按：“裹、裹”繁体字形近，易抄误，当作“裹”为是。

二十九、身形候脏腑

（《灵枢·师传篇》）

黄帝曰：“《本脏》以身形肢节䐃肉，候五脏六腑之小大焉。今夫王公大人、临朝即位之君而问焉，谁可扪循之而后答乎？”

《本脏》，即前本经篇名。“扪”，摸也。“循”，摩也。言王公之尊贵，谁可得而摩摸？将何所据而相答也？“扪”，音门。“䐃”，劬允切。

岐伯曰：“身形肢节者，脏腑之盖也，非面部之阅也。”黄帝曰：“五脏之气阅于面者，余已知之矣，以肢节知而阅之奈何？”

身形肢节，与面不同，此欲以体貌之形，察其脏腑之候也。

岐伯曰：“五脏六腑者，肺为之盖，巨肩陷咽，候现其外。”黄帝曰：“善！”

五脏之应天者肺，故肺为五脏六腑之盖。观巨肩陷咽者，即其外候，而肺之大小、高下、坚脆、偏正可知矣。大义见前篇，余仿此。

岐伯曰：“五脏六腑，心为之主，缺盆为之道，骷骨有余，以候髑骬。”黄帝曰：“善！”

缺盆居肩之前，骨之上，五脏六腑皆禀命于心，故为之主，而脉皆上出于缺盆，故为之道。“骷”，《广雅》曰：“髑髃也”，髑髃即膝骨之名。“髑骬”，蔽心之骨，亦名鸠尾。观乎此而心之小大、高下、坚脆、偏正可知矣。“骷”，音枯，“髑”音结。“骭”，音于。

岐伯曰：“肝者主为将，使之候外，欲知坚固，视目小大。”黄帝曰：“善！”

肝者将军之官，其气刚强，故能捍御而使之候外。目者肝之外候，故察于目，则可知肝之状矣。

岐伯曰：“脾者主为卫，使之迎粮，视唇舌好恶，以知吉凶。”黄帝曰：“善！”

脾主运化水谷以长肌肉，五脏六腑皆赖其养，故脾主为卫。卫者，脏腑之护卫也。《五癃津液别篇》亦曰“脾为之卫。”脾为仓廪之官，职在转输，故曰使之迎粮。谓察其饮食，及唇舌之善恶，则脾之吉凶可知也。

岐伯曰：“肾者主为外，使之远听，视耳好恶，以知其性。”黄帝曰：“善！愿闻六腑之候。”

肾为作强之官，技巧所出，故主成形而发露于外。其窍为耳，故试使远听及耳之善恶，则肾脏之象可因而知之矣。

岐伯曰：“六腑者，胃之为海，广骸大颈张胸，五谷乃容；

“骸”，骸骨也。广骸者，言骨胳之大。又，胫骨曰骸。“骸”，音鞋。

鼻隧以长，以候大肠；唇厚人中长，以候小肠；目下果大，其胆乃横；鼻孔在外，膀胱漏泄；鼻柱中央起，三焦乃约。此所以候六腑者也。上下三等，脏安且良矣。”

“果”，裹同，目下囊裹也。“横”，刚强也。“在外”，掀露也。“约”，固密也。脏居于中，形现于外，故举身面之外状，而可以候内之六腑。然或身或面，又必上中下三停相等，庶脏腑相安而得其善矣。前《本脏篇》以五脏之皮脉肉爪骨而候六腑，其义与此稍异，所当互求。

三十、人有阴阳，治分五态。

（《灵枢·通天篇》全）

黄帝问于少师曰："余尝闻人有阴阳，何谓阴人？何谓阳人？"少师曰："天地之间，六合之内，不离于五，人亦应之，非徒一阴一阳而已也，而略言耳，口弗能遍明也。"黄帝曰："愿略闻其意，有贤人圣人，心能备而行之乎？"少师曰："盖有太阴之人，少阴之人，太阳之人，少阳之人，阴阳和平之人。凡五人者，其态不同，其筋骨气血各不等。"黄帝曰："其不等者，可得闻乎？"

六合之内，数不离五，义见下章。"心能备而行之乎？"谓贤圣之心本异于人，其有能兼备阴阳者否也？"太阴、少阴、太阳、少阳"者，非如经络之三阴三阳也，盖以天禀之纯阴者曰太阴，多阴少阳者曰少阴，纯阳者曰太阳，多阳少阴者曰少阳，并阴阳和平之人而分为五态也。此虽以禀赋为言，至于血气疾病之变，则亦有纯阴纯阳、寒热微甚，及阴阳和平之异也。故阳脏者偏宜于寒，阴脏者偏宜于热，或先阳而后变为阴者，或先阴而后变为阳者，皆医家不可不察也。

少师曰："太阴之人，贪而不仁，下齐湛湛，

此下言五人之情性也。"下齐"，谦下整齐也。"湛湛"，水澄貌，亦卑下自明之意。

好纳而恶出，心和而不发，

心和者，阴性柔也。不发者，阴多藏也。

不务于时，
知有已也。
动而后之，
不先发也。
此太阴之人也。
此其深情厚貌，奸狡不露者，是为太阴之人。
少阴之人，小贪而贼心，
贪小利而心残贼也。
见人有亡，常若有得，
见他人之有失，为自己之得志，即幸灾乐祸之谓。
好伤好害，
阴性残忍也。
见人有荣，乃反愠怒，
心多忌刻，忧人富贵也。“愠”，音组。
心疾而无恩，
心存嫉妒，故无恩也。
此少阴之人也。
阴险贪残，小人之品，此少阴之人也。
太阳之人，居处于于，
“于于”，自足貌。
好言大事，无能而虚说，
喜夸张而无实济也。
志发于四野，
心妄好强也。
举措不顾是非，
粗疏不精也。
为事如常自用，事虽败而常无悔，

为事庸常而喜自用，虽至于败而自是不移，故无反悔之心。

此太阳之人也。

有始无终，虎皮羊质，此太阳之人也。

少阳之人，諟谛好自贵，

“諟谛”，审而又审也。小有聪明，因而自贵。“諟”，音是。“谛”，音帝。

有小小官，则高自宣，

局量褊浅，易盈满也。

好为外交而不内附，

务虚文也。

此少阳之人也。

妄自尊贵，不知大体，此少阳之人也。

阴阳和平之人，居处安静，

安静处顺，无妄动也。

无为惧惧，

心有所主，乃能不动，贫贱不能移，威武不能屈，是无惧惧也。

无为欣欣，

利欲不能入，富贵不能淫，是无欣欣也。

婉然从物，

君子之接人也，言忠信，行笃敬，虽蛮貊之邦行矣，是婉然从物也。“婉”，音苑。

或与不争，

圣人之道，为而不争，老子曰：“以其不争，故天下莫能与之争。”

与时变化，

时移则事变，世更则俗易，惟圣人随世以为法，因时而致宜，故能阴能阳，能弱能强，随机动静，而与化推移也。夫冰炭钩绳，何时能合？若以圣人为之中，则兼覆而并之，未有可是非者也。

尊则谦谦，

位尊而志谦也。狐丘丈人曰："人有三怨：爵高者人妒之，官大者主恶之，禄厚者怨逮之。"孙叔敖曰："吾爵益高，吾志益下；吾官益大，吾心益小；吾禄益厚，吾施益博。以是免于三怨可乎？"《易》曰："天道亏盈而益谦，地道变盈而流谦，鬼神害盈而福谦，人道恶盈而好谦。谦尊而光，卑而不可逾，君子之终也。"

谭而不治，是谓至治。

"谭而不治"，无为而治也；无为而治，治之至也。子思子曰："中也者，天下之大本也；和也者，天下之达道也。致中和，天地位焉，万物育焉。"其阴阳和平之人之谓乎。

古之善用针艾者，视人五态乃治之，盛者泻之，虚者补之。"

此下言五治也。

黄帝曰："治人之五态奈何？"少师曰："太阴之人多阴而无阳，其阴血浊，其卫气涩，阴阳不和，缓筋而厚皮，不之疾泻，不能移之；

无阳则气少，故血浊不清，而卫气涩滞也。曰阴阳不和者，四态之人无不然，于此而首言之，他可概见矣。气少不行，故其筋缓；阴体重浊，故其皮厚。皮厚血浊，非疾泻之不能移易也。

少阴之人，多阴少阳，小胃而大肠，六腑不调，其阳

明脉小而太阳脉大，必审调之，其血易脱，其气易败也；

“小胃”，故足阳明之胃脉亦小；“大肠”，故手太阳之小肠脉亦大。此其多阴少阳者，以阳明为五脏六腑之海，小肠为传送之腑，胃小则藏贮少而气必微，小肠大则传送速而气不蓄，阳气既少而又不蓄，则多阴少阳矣。必当审察而善调之，然其气少不能摄血，故多致血易脱而气易败也。

太阳之人，多阳而少阴，必谨调之，无脱其阴，而泻其阳，阳重脱者易狂，阴阳皆脱者，暴死不知人也；

太阳之人，少阴者也，阴气既少而复泻之，其阴必脱，故曰无脱其阴而但可泻其阳耳。然阴不足者阳亦无根，若泻之太过则阳气重脱，而脱阳者狂，甚至阴阳俱脱，则暴死不知人也。

少阳之人，多阳少阴，经小而络大，血在中而气外，实阴而虚阳，独泻其络脉则强，气脱而疾，中气不足，病不起也；

经脉深而属阴，络脉浅而属阳，故少阳之人，多阳而络大，少阴而经小也。血脉在中，气络在外，所当实其阴经而泻其阳络，则身强矣。惟是少阳之人，尤以气为主，若泻之太过，以致气脱而疾，则中气乏而难于起矣。

阴阳和平之人，其阴阳之气和，血脉调，谨诊其阴阳，视其邪正，安容仪，审有余不足，盛则泻之，虚则补之，不盛不虚，以经取之。此所以调阴阳，别五态之人者也。”

不盛不虚以经取之者，言本无盛虚之可据，而或有邪正之不调者，但求所在之经以取其病也。

黄帝曰：“夫五态之人者，相与毋故，猝然新会，未知其行也，何以别之？”

此下言五人之态度也。“毋”，音无。

少师答曰：“众人之属，不知五态之人者，故五五二十五人，而五态之人不与焉。五态之人，尤不合于众者也。”

“众人”者，即下章阴阳二十五人之谓，与五态之人不同，故不合于众也。

黄帝曰：“别五态之人奈何？”少师曰：“太阴之人，其状黮黮然黑色，念然下意，临临然长大，腘然未偻，此太阴之人也。

“黮黮”，色黑不明也。“念然下意”，意念不扬也，即上文“下齐”之谓。“临临然”，临下貌。“腘然未偻”，言膝腘若屈，而实非伛偻之疾也。盖以太阴之人，禀质阴浊，故其形色志意有如此者。“黮”，萏、探二音。“偻”，音吕。

少阴之人，其状清然窃然，固以阴贼，立而躁险，行而似伏，此少阴之人也。

“清然”者，言似清也。“窃然”者，行如鼠雀也。“固以阴贼”者，残贼之心坚不可破也。“立而躁险”者，阴险之性时多躁暴也。出没无常，行而似伏，此则少阴人之态度。

太阳之人，其状轩轩储储，反身折腘，此太阳之人也。

“轩轩”，高大貌，犹俗谓轩昂也。“储储”，蓄积貌，盈盈自得也。“反身折腘”，言仰腰挺腹，其腘似折也。是皆妄自尊大之状，此则太阳人之态度。“储”，音除。

少阳之人，其状立则好仰，行则好摇，其两臂两肘则常出于背，此少阳之人也。

“立则好仰”，志务高也。“行则好摇”，性多动也。“两臂两肘出于背”，喜露而不喜藏也。此则少阳人之态度。

阴阳和平之人，其状委委然，随随然，颙颙然，愉愉然，𪾢𪾢然，豆豆然，众人皆曰君子，此阴阳和平之人也。”

“委委”，雍容自得也。“随随”，和光同尘也。“颙颙”，尊严敬慎也。“愉愉”，悦乐也。“𪾢𪾢”，周旋也。“豆豆”，磊落不乱也。若人者，人人得而敬爱之，故众人皆曰君子。君子者，贤圣之通称，如《诗》指文王为岂第君子，《礼运》曰禹汤文武成王周公，由此其选也，此六君子者，未有不谨于礼者之谓，即阴阳和平之人，其得天地之正气者欤？“颙”，鱼容切。“愉”，音余。“𪾢”，音旋。

三十一、阴阳二十五人

（《灵枢·阴阳二十五人篇》全）

黄帝曰：“余闻阴阳之人何如？”伯高曰：“天地之间，六合之内，不离于五，人亦应之。

由阴阳而化五行，所以天地万物之理，总不离五，而人身之相应者，亦惟此耳。按：本节引前《通天篇》少师之答，而此云伯高者，岂少师即伯高之别称耶？无考矣。

故五五二十五人之政，而阴阳之人不与焉，其态又不合于众者五，余已知之矣。愿闻二十五人之形，血气之所生，别而以候，从外知内何如？”

五行之中，又各有五，如下文以五形之人，而又分左之上下，右之上下，是为五矣。五而五之，计有二十五人也。然此言五行之详，非若前《通天篇》所谓太阳、少阳、太阴、少阴、和平五态而已，故曰阴阳之人不与焉，又不合于众者五也。“别而以候”，欲别其外而知其内也。“与”，去声。“别”，入声。

岐伯曰：“悉乎哉问也，此先师之秘也，虽伯高犹不能明之也。”黄帝避席遵循而却曰：“余闻之，得其人弗教，是谓重失，得而泄之，天将厌之。余愿得而明之，金柜藏之，不敢扬之。”岐伯曰：“先立五形金木水火土，别其五色，异其五形之人，而二十五人具矣。”黄帝曰：“愿卒闻之。”

“卒”，尽也。

岐伯曰：“慎之慎之，臣请言之。木形之人，比于上角，似于苍帝。

“比”，属也，下同。角为木音，苍为木色，木形之人，言禀木气之全者也，音比上角，而象类东方之苍帝。

其为人苍色小头，

象木之巅也。

长面，

木形长也。

大肩背，

木身大也。

直身，

木体直也。

小手足。

木枝细也，此上以体象而言。

好有才，

随斫成材，木之用也。

劳心，

发生无穷，木之化也。

少力，

木性柔也。

多忧，劳于事，

木不能静也。

耐[1]春夏不耐秋冬。

木得阳而生长，得阴而凋落，此以性而言也。

感而病生，足厥阴佗佗然。

“足厥阴”，肝木之纪也。肝主筋，为罢极之本，故曰佗佗然。“佗佗”，筋柔迟重之貌。足厥阴为木之脏，足少阳为木之腑，此言脏而下言腑者，盖以厥阴少阳为表里，而脏为腑之主耳。故首云上角厥阴者，总言木形之全也；后云大角、左角、钛[2]角、判角少阳者，分言木形之详也。兹于上角而分左右，左右而又分上下，正以明阴阳之中复有阴阳也。余准此。“佗”，音驼。

大角之人，比于左足少阳，少阳之上遗遗然。

禀五形之偏者各四，曰左之上下，右之上下。而此言木形之左上者，是谓大角之人也。其形之见于外者，属于左足少阳之经，如下文所谓足少阳之上，气血盛则通髯美长，以及血气多少等辨，正合此大角之人也。“遗遗”，柔退貌。愚按：“《通天篇》有云太阴之人、少阴之人、太阳之人、少阳之人、阴阳和平之人，凡五人者其态不同，是统言大体而分其阴阳五态也，此以木火土金水五形之人，而复各分其左右上下，是于各形之中，而又悉其太少之义

---

① 国中按：“耐”，原文作“能”，乃通假字，故改之，后同者均改之。

② 国中按：“钛角”，《广韵》云：“钛音大，义同。”张志聪《灵枢集注》云：“大谓之钛，即大角也。”又按：此文疑字太多，古人尚无定解，故暂存阙疑，以待后识。

耳。总皆发明禀赋之异而示人以变化之不同也。“大”，太同。

左角之人，比于右足少阳，少阳之下随随然。

左角，一曰少角。“随随”，从顺貌。下文云足少阳之下，血气盛则胫毛美长者，正合此少角之人，而此言其右之下也。余仿此。

钛角之人，比于右足少阳，少阳之上推推然。

一曰右角。角形而并于右足少阳之上者，是谓右角之人，此即言其右之上也。“推推”，前进貌。

判角之人，比于左足少阳，少阳之下栝栝然。

“判”，半也。应在大角之下者，是为判角之人，而属于左右少阳之下，即言其左之下也。“栝栝”，方正貌。凡此“遗遗、随随、推推、栝栝”者，皆所以表木形之象。

火形之人，比于上徵，似于赤帝。

“徵”，为火音。火形之人，总言火气之全者也。音属上徵，而象类南方之赤帝。

其为人赤色，

火之色也。

广䏖，

“䏖”，音引，当脊肉也。

锐面小头，

火上尖也。

好肩背髀腹，

火势炎上而盛于中也。

小手足，

火势之旁者小也。

行安地。

火体下重也。

疾心，

火性速也。

行摇，

火象动也。

肩背肉满，

即上文广肕好肩背之意。

有气。

火属阳而多气也。

轻财，

火性多散也。

少信，

火性易变也。

多虑见事明，

火明而善烛也。

好颜，

火色光明也。

急心，

火性急也。

不寿暴死，

急速之性，不耐久也。

耐春夏不耐秋冬。

阳旺春夏而畏水也。

秋冬感而病生，手少阴核核然。

“手少阴”，心火经也。火不耐于秋冬，故秋冬生病。“核核然”，火不得散而结聚为形也。此言手少阴，下言手太阳者，以少阴太阳为表里，而皆属于火也。

质徵之人，比于左手太阳，太阳之上肌肌然。

一曰质之人，一曰大徵。以徵形而应于左之上，是谓大徵之人，而属于左手太阳之上也。“肌肌”，肤浅貌。此下详义，同前木形注中。

少徵之人，比于右手太阳，太阳之下慆慆然。

应右徵之下者，是谓少徵之人，而属于右手太阳之下也。“慆慆”，不反貌，又多疑也。“慆”，音叨。

右徵之人，比于右手太阳，太阳之上鲛鲛然。

一曰熊熊然。以徵形而属于右手太阳之上，是为右徵之人。“鲛鲛”，踊跃貌。“鲛”，音交。

质判之人，比于左手太阳，太阳之下支支颐颐然。

一曰质徵。此居质徵之下，故曰质判，而属于左手太阳之下，判亦半之义也。“支支”，枝离貌。“颐颐”，自得貌。凡此肌肌之类者，皆所以表火形之象。

土形之人，比于上宫，似于上古黄帝。

宫为土音。土形之人，总言土气之全者也。音属上宫，而象类中央之黄帝。

其为人黄色，

土色黄也。

圆面，

土形圆也。

大头，

土形广而平也。

美肩背，

土体厚也。

大腹，

土广载也。

美股胫，

土主四肢也。

小手足，

盛在中也。

多肉，

土之合也。

上下相称，

土丰盛也。

行安地，

土安重也。

举足浮。

大气举之也。

安心，

土性静也。

好利人，

土成物也。

不喜权势，

土自尊也。

善附人也，

藏垢纳污也。

耐秋冬不耐春夏。

畏风湿也。

春夏感而病生，足太阴敦敦然。

"足太阴"，脾土经也。"敦敦"，重实貌。此言太阴，下言足阳明者，以太阴阳明为表里，而皆属于土也。

大宫之人，比于左右阳明，阳明之上婉婉然。

以宫形而应于左之上，是谓大宫之人，而属于左足阳明之上也。“婉婉”，委顺貌。此下详义同前木形注中。

加宫之人，比于左足阳明，阳明之下坎坎然。

一曰众之人。应在大宫之下者，是谓加宫之人，而属于左足阳明之下也。“坎坎”。深固貌。

少宫之人，比于右足阳明，阳明之上枢枢然。

应在大宫之右，故曰少宫之人，而属于右足阳明之上也。“枢枢”，圆转貌。

左宫之人，比于右足阳明，阳明之下兀兀然。

一曰众之人，一曰阳明之上。详此义当是右宫之人，故属于右足阳明之下也。“兀兀”，独立不动貌。凡此婉婉之类者，皆所以表土形之象也。

金形之人，比于上商，似于白帝。

商为金音。金形之人，总言金气之全者也。音属上商，而象类西方之白帝。

其为人方面，

金形方也。

白色，

金色白也。

小头，小肩背，小腹，小手足，

金形坚小也。

如骨发踵外，

足跟外坚，如有骨发踵外者。

骨轻。

金体皆重而金无骨，故骨不能独重也。

身清廉，

金性洁也。

急心，

金性刚也。

静悍，

金性静，动则悍也。

善为吏，

肃而威也。

耐秋冬不耐春夏。

金喜寒而畏火也。

春夏感而病生，手太阴敦敦然。

“手太阴”，肺金经也。“敦敦然”，坚实貌。手足太阴皆曰敦敦，而义稍不同，金坚土重也。此言手太阴，下言手阳明者，以太阴阳明为表里，而皆属于金耳。

钛商之人，比于左手阳明，阳明之上廉廉然。

钛亦大也。左右之上俱可言钛，故上文云钛角者比于右足少阳之上，此钛商者比于左手阳明之上也。“廉廉”，棱角貌。此下详义同前木形注中。

右商之人，比于左手阳明，阳明之下脱脱然。

详此当是右手阳明，庶与右商之人相属。“脱脱”，潇洒貌。

大商之人，比于右手阳明，阳明之上监监然。

详此当是左手阳明，庶与左商之人相属。“监监”，多察貌。

少商之人，比于右手阳明，阳明之下严严然。

应在右之下者，是谓少商之人，而属于右手阳明之下也。“严严”，庄重貌。凡此廉廉之类者，皆所以表金形之象也。

水形之人，比于上羽，似于黑帝。

“羽”，为水音。水形之人，总言水气之全者也。音属上羽，而象类北方之黑帝。

其为人黑色，

水色黑也。

面不平，

水有波也。

大头，

水面广也。

廉颐，高流急也。

小肩，

支流细也。

大腹，

容物如海也。

动手足，发行摇身，

水流动也。

下尻长，

水流长也。

背延延然。

亦长意也。

不敬畏，

任性趋下，不向上也。

善欺绐人，

水无实也。

戮死，

水无恒情，故多厄也。

耐秋冬不耐春夏。

水旺秋冬，衰于春夏也。

春夏感而病生，足少阴汗汗然。

"足少阴"，肾水经也。"汗汗"，濡润貌。此言足少阴，下言足太阳者，以少阴太阳为表里，而皆属于水也。

大羽之人，比于右足太阳，太阳之上颊颊然。

以水形而应于右之上者，是为大羽之人，而属于右足太阳之上也。"颊颊"，得色貌。此下详义同前木形注中。

少羽之人，比于左足太阳，太阳之下纡纡然。

应在左之下者，是为少羽之人，而属于左足太阳之下也。"纡纡"，曲折貌。

众之为人，比于右足太阳，太阳之下洁洁然。

"众"，常也。一曰加之人。应在右之下者，曰众之为人，而属于右足太阳之下也。"洁洁"，清净貌。诸形皆言大少，而此独曰众，意者水形多变，而此独洁洁，故可同于众也。

桎之为人，比于左足太阳，太阳之上安安然。

"桎"，窒同，局窒不通之义。居左之上者曰桎之为人，而属于左足太阳之上也。"安安"，定静貌。诸不言桎而此独言者，盖以水性虽流，而为器所局，则安然不动，故云桎也。凡此颊颊之类者，皆所以表水形之象也。

是故五形之人二十五变者，众之所以相欺者是也。"

形分为五，而又分为二十五，禀赋既偏，则不免强弱、胜负之相欺，故惟不偏不易，而钟天地之正气者，斯为阴阳和平之人，是以有圣跖贤愚之别也。

黄帝曰："得其形不得其色何如？"岐伯曰："形胜色、色胜形者，至其胜时年加，感则病行，失则忧矣。

此言形色当相合，否则为病矣。"得其形"者，如上文之所谓二十五形也。"形胜色"者，如以木形人而色现黄也。"色胜形者"，如以木形人而色现白也。"胜时年"者，如木旺土衰，而又逢丁壬之木运，或东方之干支，或厥阴气候之类，值其旺气相加，而感之则病矣。既病而再有疏失，乃可忧也。

形色相得者，富贵大乐。”

气质调和也。

黄帝曰：“其形色相胜之时年，加可知乎？

此言形色之相胜者，得有年忌之当知也。

岐伯曰：“凡年忌下上之人，大忌常加七岁。

“年忌”者，忌有常数，所以示人之避患也。“下上之人”，如上文五形或上或下之人，其年忌常以七岁为始。

十六岁、二十五岁、三十四四、四十三岁、五十二岁、六十一岁皆人之大忌，不可不自安也。

此言年忌始于七岁，以至六十一岁，皆递加九年者，盖以七为阳之少，九为阳之老，阳数极于九而极必变，故自七岁以后，凡遇九年，皆为年忌。”

感则病行，失则忧矣。当此之时，无为奸事，是谓年忌。”

当年忌之年，易于感病，失则为忧，故尤宜知慎也。

黄帝曰：“夫子之言脉之上下，血气之候，以知形气奈何？”岐伯曰：“足阳明之上，血气盛，则髯美长；血少气多，则髯短；故气少血多，则髯少；血气皆少，则无髯，两吻多画。

此下言手足三阳之外候也。足阳明胃经之脉行于上体者，循鼻外夹口环唇，故此经气血之盛衰，皆形现于口旁之髯也。“吻”，口角也。“画”，纹也。阳明血气不充，两吻故多纹画。

足阳明之下，血气盛，则下毛美长至胸；血多气少，

则下毛美短至脐，行则善高举足，足趾少肉，足善寒；

足阳明之脉行于下体者，由归来至气街，阴阳总宗筋之会，会于气街而阳明为之长，故形现于下毛，而或有至胸至脐也。行则善高举足者，因其血多。盖四肢皆禀气于胃，足受血而能步也。足趾少肉足善寒者，因其气少。盖四肢者诸阳之本，阳气不足，则趾少肉而善寒也。

血少气多，则肉而善瘃；

“瘃”，寒肿也。血少气多则浮现于外，故下体肉分多为肿也。“瘃”，音竹。

血气皆少，则无毛，有则稀枯悴，善痿厥足痹。

“悴”，憔悴也。足阳明为五脏六腑之海，主润宗筋，束骨而利机关也。今气血俱少于下，故为痿厥足痹等病。

足少阳之上，气血盛，则通髯美长；血多气少，则通髯美短；血少气多，则少须；血气皆少，则无须。

足少阳胆经之脉行于上体者，抵于颇，下颊车，故其气血之盛衰，必形现于须髯也。在颐曰须，在颊曰髯。

感于寒湿，则善痹骨痛，爪枯也。

此皆筋骨之病，以少阳厥阴为表里，而肝主筋也。

足少阳之下，血气盛，则胫毛美长，外踝肥；血多气少，则胫毛美短，外踝皮坚而厚；血少气多，则胻毛少，外踝皮薄而软；血气皆少，则无毛，外踝瘦无肉。

足少阳之脉行于下体者，出膝外廉，下外辅骨外踝之前，故其形现者皆在足之外侧。“踝”，胡寡切。“胻”，音杭。

足太阳之上，血气盛，则美眉，眉有毫毛；血多气少，则恶眉，面多少理；血少气多，则面多肉；血气和，则美色。

足太阳膀胱之脉行于上体者，起于目内眦，其筋之支者，下颜结于鼻，故其气血之盛衰，皆形现于眉面之间也。

足太阳之下，血气盛，则跟肉满，踵坚；气少血多，则瘦，跟空；血气皆少，则喜转筋，踵下痛。

足太阳经之行于下体者，从后廉下合腨中，贯腨内，出外踝之后，结于踵，故其形现为病，皆在足之跟踵也。

手阳明之上，血气盛，则髭美；血少气多，则髭恶；血气皆少，则无髭。

手阳明大肠之脉行于上体者，夹口交人中，上夹鼻孔，故其气血之盛衰，必形现于髭也。在口上曰髭，在口下曰须。

手阳明之下，血气盛，则腋下毛美，手鱼肉以温；气血皆少，则手瘦以寒。

手阳明之行于下体者，上臑外前廉，下近于腋，且阳明太阴为表里，而太阴之脉出腋下，故腋下毛美。“手鱼肉”者，大指本节后厚肉也。本经之脉起次指出合谷，故形现于此。

手少阳之上，血气盛，则眉美以长，耳色美；血气皆少，则耳焦恶色。

手少阳三焦之脉行于上体者，出耳前后，至目锐眦，故其血气之盛衰，皆现于眉耳之间。

手少阳之下，血气盛，则手卷多肉以温；血气皆少，则寒以瘦；气少血多，则瘦以多脉。

手少阳之脉行于下体者，起名指端，循手腕出臂外上肘，故其形现若此。

手太阳之上，血气盛，则有多须，面多肉以平；血气皆少，则面瘦恶色。

手太阳小肠之脉行于上体者，循颊上踬，斜络于颧，故其血气之盛衰，皆现于须面之间也。

手太阳之下，血气盛，则掌肉充满；血气皆少，则掌瘦以寒。”

手太阳之脉行于下体者，循手外侧上腕，故其形现者如此。按：本篇首言五形者，以脏为主而言其禀；此言六阳者，以腑为表而言其形。禀质相合，象变斯具矣，此所以有左右上下之分也。

黄帝曰：“二十五人者，刺之有约乎？”

“约”，度也。

岐伯曰：“美眉者，足太阳之脉，气血多；恶眉者，气血少；其肥而泽者，血气有余；肥而不泽者，气有余，血不足；瘦而无泽者，气血俱不足。审察其形气有余不足而调之，可以知逆顺矣。”

此言足太阳一经之盛衰，而他经之有余不足亦犹是也。审察既明，而后调之，则不失其逆顺矣。

黄帝曰：“刺其诸阴阳奈何？”岐伯曰：“按其寸口人迎以调阴阳，

寸口在手，太阴脉也。人迎在头，阳明脉也。太阴行气于三阴，阳明行气于三阳，故按其寸口人迎而可以调阴阳也。如《禁服》、《终始》、《经脉》等篇，所谓“人迎脉口一盛二盛三盛”等义皆是也。详具脉色、会通。

切循其经络之凝涩，结而不通者，此于身皆为痛痹，甚则不行，故凝涩。

“切”，深也。“循”，察也。经络为病，身必痛痹，甚则血气不行，故脉道凝涩也。“循”，音巡。

凝涩者，致气以温之，血和乃止。其结络者，脉结血

不行，决之乃行。

血脉凝涩，气不至也，故当留针以补而致其气以温之。“致”，使之至也。“决”者，开泄之谓。

故曰：‘气有余于上者，导而下之；

“气有余于上者”，病必在上，故当刺其穴之在下者，以导而下之。“导”，引也。

气不足于上者，推而休之；

气不足于上者，即刺其在上之穴，仍推其针而休息之。“休”者，留针以待气也。

其稽留不至者，因而迎之。

“稽留不至”，言气至之迟滞者，接之引之而使其必来也。“迎”，去声。凡物来而接之，则平声；物未来而讶之使来，则去声。

必明于经隧，乃能持之；寒与热争者，导而行之；其郁陈血不结者，则而予之。

“隧”，道也。必明经脉之道路，而后能执持之也。其有寒热不和者，因其偏而导去之。脉道虽有郁陈而血不结者，则其势而予治之。“则”，度也。“予”，与同。“隧”，音遂。

必先明知二十五人，则血气之所在，左右上下，刺约毕也。”

凡刺之道，须明血气，故必知此二十五人之脉理，而刺之大约，可以尽矣。

三十二、五音五味，分配脏腑。

（《灵枢·五音五味篇》）

右徵与少徵，调右手太阳上。

此下十二条，并后九条，皆所以言六阳之表也。

左商与左徵，调左手阳明上。

少徵与大宫，调左手阳明上。

义似不合。

右角与大角，调右足少阳下。

大徵与少徵，调左手太阳上。

众羽与少羽，调右足太阳下。

少商与右商，调右手太阳下。

义似不合

桎羽与众羽，调右足太阳下。

少宫与太宫，调右足阳明下。

判角与少角，调右足少阳下。

钛商与上商，调右足阳明下。

义似不合。

钛商与上角，调左足太阳下。

义似不合。

上徵与右徵同，谷麦、畜羊、果杏；手少阴脏心，色赤、味苦、时夏。

此下五条，言五脏之里，以合四时五色五味也。

上羽与大羽同，谷大豆、畜彘、果栗；足少阴脏肾，色黑、味咸、时冬。

上宫与大宫同，谷稷、畜牛、果枣；足太阴脏脾，色黄味甘时季夏。

上商与右商同，谷黍、畜鸡、果桃；手太阴脏肺，色白、味辛、时秋。

上角与大角同，谷麻、畜犬、果李；足厥阴脏肝，色青、味酸、时春。

大宫与上角同，右足阳明上。

左角与大角同，左足阳明上。

义似不合。

少羽与大羽同，右足太阳下。

左商与右商同，左手阳明上。

加宫与大宫同，左足少阳上。

义似不合。

质判与大宫同，左手太阳下。

判角与大角同，左足少阳下。

大羽与大角同，右足太阳上。

大角与大宫同，右足少阳上。

按：此篇乃承前篇阴阳二十五人，而详明其五行相属之义。但前节言调者十二条，后节言同者九条。总计言角者十二，徵者六，宫者八，商者八，羽者七。有重者，如左手阳明上，右足太阳下，右足阳明下，右足少阳下。有缺者，如左手阳明下，右手阳明上，右手阳明下，左足太阳上，左足阳明下。且有以别音互入，而复不合于表里左右五行之序者。此或以古文深讳，向无明注，读者不明，录者不慎，而左右上下大少五音之间，极易差错，越传越谬，是以义多难晓。不敢强解，姑存其文，以俟后之君子再正。

右徵、少徵、质徵、上徵、判徵。

右角、钛角、上角、大角、判角。

右商、少商、钛商、上商、左商。

少宫、上宫、大宫、加宫、左角宫。

众羽、桎羽、上羽、大羽、少羽。

此上五条，结上文而总记五音之目也。五音各五，是为二十五人之数。

类经五卷

脉色类

一、诊法常以平旦

（《素问·脉要精微论》）

黄帝问曰："诊法何如？"

"诊"，视也，察也，候脉也。凡切脉望色，审问病因，皆可言诊，而此节以诊脉为言。

岐伯对曰："诊法常以平旦，阴气未动，阳气未散，饮食未进，经脉未盛，络脉调匀，气血未乱，故乃可诊有过之脉。

"平旦"者，阴阳之交也。阳主昼，阴主夜，阳主表，阴主里。凡人身营卫之气，一昼一夜五十周于身，昼则行于阳分，夜则行于阴分，迨至平旦，复皆会于寸口。故《难经》曰："寸口者脉之大会，五脏六腑之所终始也。"《营卫生会篇》曰："平旦阴尽而阳受气矣，日中而阳隆，日西而阳衰，日入阳尽而阴受气矣。"《口问篇》曰："阳气尽，阴气盛，则目瞑；阴气尽而阳气盛，则寤矣。"故诊法当于平旦初寤之时，阴气正平而未动，阳气将盛而未散，饮食未进而谷气未行，故经脉未盛，络脉调匀，气血未至扰乱，脉体未及变更，乃可以诊有过之脉。"有过"，言脉不得中而有过失也。夫脉者气血之先也，气血盛则脉盛，气血衰则脉衰，气血热则脉数，气血寒则脉迟，气血微则脉弱，气血平则脉和。又如长人脉长，短人脉短，性急人脉急，性缓人脉缓，此皆其常也。反者为逆。凡此之类，是皆有过之谓。

切脉动静，而视精明，察五色，观五脏有余不足，六腑强弱，形之盛衰，以此参伍，决死生之分。

“切”者，以指按索之谓。切脉之动静，诊阴阳也；视目之精明，诊神气也；察五色之变现，诊生克邪正也。观脏腑虚实以诊其内，别形容盛衰以诊其外。故凡诊病者，必合脉色内外，参伍以求，则阴阳表里、虚实寒热之情无所遁，而先后缓急、真假逆顺之治必无差，故可以决死生之分，而况于疾病乎？此最是医家妙用，不可视为泛常。夫参伍之义，以三相较谓之参，以伍相类谓之伍。盖彼此反观，异同互证，而必欲搜其隐微之谓。如《易》曰：“参伍以变，错综其数。通其变，遂成天地之文；极其数，遂定天下之象。非天下之至变，其孰能与于此？”即此谓也。

二、部　位

（《素问·脉要精微论》）

尺内两旁，则季胁也，

“尺内”者，关前曰寸，关后曰尺，故曰尺内。“季胁”，小肋也，在胁下两旁，为肾所近。故自季胁之下，皆尺内主之。

愚按：尺者，对寸而言。人身动脉虽多，惟此气口三部，独长一寸九分，故总曰寸口；分言之，则外为寸部，内为尺部。外为阳，故寸内得九分，阳之数也；内为阴，故尺内得一寸，阴之数也。《二难》曰：“从关至尺是尺内，阴之所治也；从关至鱼际是寸口内，阳之所治也。”然则关之前曰寸，关之后曰尺，而所谓关者，乃间于尺寸之间，而为阴阳之界限，正当掌后高骨处是也。滑伯仁曰：“手太阳之脉，由中焦出行，一路直至两手大指之端，其鱼际后一寸九分，通谓之寸口，于一寸九分之中，曰寸曰尺而关在其中矣。其所以云尺寸者，以内外本末对待为言，而分其名也。”如蔡氏云：“自肘中至鱼际，得同身寸之一尺一寸，自肘前一尺为阴之位，鱼际后一寸为阳之位。太阴动脉，前不及鱼际横纹一分，后不及肘中横纹九寸，故古人于寸内取九分为寸，尺内取一寸为尺，以契阳九阴十之数。”其说似通，但考之《骨度篇》，则自肘至腕长一尺二寸五分，而与此数不合，盖亦言其意耳。

尺外以候肾，尺里以候腹

“尺外”，尺脉前半部也。“尺里”，尺脉后半部也。前以候阳，后以候阴。人身以背为阳，肾附于背，故外以候肾；腹为阴，故里以候腹。所谓腹者，凡大小肠、膀胱、命门皆在其中矣。诸部皆言左右，而此独不分者，以两尺皆主乎肾也。脏腑左右，义详《附翼》三卷《脉候部位论》及《三焦包络命门辨》中。

中附上，左外以候肝，内以候膈；

“中附上”，言附尺之上，而居乎中者，即关脉也。“左外”，言左关之前半部，内言左关之后半部，余仿此。肝为阴中之阳脏，而亦附近于背，故外以候肝，内以候膈。举膈而言，则中焦之膈膜胆腑皆在其中矣。

右外以候胃，内以候脾。

右关之前所以候胃，右关之后所以候脾。脾胃皆中州之官，而以表里言之，则胃为阳，脾为阴，故外以候胃，内以候脾。

愚按：寸口者，手太阴也。太阴行气于三阴，故曰三阴在手而主五脏。所以本篇只言五脏而不及六腑，即《终始》、《禁服》等篇，亦皆以寸口候三阴，人迎候三阳也。然胃亦腑也，而此独言之何也？观《生机正脏论》曰："五脏者皆禀气于胃，胃者五脏之本也，脏气者不能自致于手太阴，必因于胃气乃至于手太阴也。"故胃气当察于此。又如《五脏别论》曰："五味入口，藏于胃以养五脏气，气口亦太阴也。是以五脏六腑之气味，皆出于胃，变现于气口。"然则此篇虽只言胃，而六腑之气，亦无不现乎此矣。

上附上，右外以候肺，内以候胸中；

"上附上"，言上而又上，则寸脉也。五脏之位，惟肺最高，故右寸之前以候肺，右寸之后以候胸中。胸中者，膈膜之上皆是也。

左外以候心，内以候膻中。

心肺皆居膈上，故左寸之前以候心，左寸之后以候膻中。"膻中"者，两乳之间，谓之气海，当心包所居之分也。

愚按：本论五脏应现之位，如火旺于南，故心现左寸；木旺于东，故肝现左关；金旺于西，故肺现右寸；土旺于中而寄位西南，故脾胃现右关。此即《河图》五行之序也。

前以候前，后以候后。

此重申上下内外之义而详明之也。统而言之，寸为前，尺为后；分而言之，上半部为前，下半部为后。盖言上以候上，下以候下也。

上竟上者，胸喉中事也；下竟下者，小腹、腰、股、膝、胫、足中事也。

"竟"，尽也。言上而尽于上，在脉则尽于鱼际，在体则应于胸喉；下而尽于下，在脉则尽于尺部，在体则应于小腹足中。此脉候上下之事也。

愚按：本篇首言尺内，次言中附上而为关，又次言上附上而为寸，皆自内以及外者，盖以太阴之脉，从胸走手，以尺为根本，寸为枝叶也。故凡人之脉，宁可有根而无叶，不可有叶而无根。如《论疾诊尺篇》曰："审其尺之缓急小大滑涩，肉之坚脆，而病形定矣。"是盖所重在本耳。

又按：本篇"外内"二字，诸家之注，皆云内侧外侧。夫曰内外侧者，必脉形扁阔而或有两条者乃可。若谓诊者之指侧，则本篇文义乃举脉体而言，且诊者之左外，则病者之右手也，当言候胃，不当言候肝矣。于义不通。如下文前以候前、后以候后、上竟上、下竟下者，是皆内外之谓。观《易》卦六爻，凡画卦者，自下而上，上三爻为外卦，下三爻为内卦，则其上下内外之义明矣。又有以浮取为外、沉取为内者，于义亦通，均俟明者辨正。

又按：本篇"上竟上者"，言胸喉中事；"下竟下者"言小腹足膝中事。分明上以候上，下以候下，此自本经不易之理。而王氏《脉经》，乃谓"心部在左手关前寸口是也，与手太阳为表里，以小肠合为腑，合于上焦；肺部在右手关前寸口是也，与手阳明为表里，以大肠合为腑，合于上焦。"以致后人遂有左心小肠、右肺大肠之配，下反居上，其谬甚矣。据其所云，不过以脏腑之配合如此，抑岂知经分表里，脉自不同。如脾经自足而上行走腹，胃经自头而下行走足，升降交通，以成阴阳之用，又岂必上则皆上，下则皆下，而谓其尽归一处耶？且自秦汉而下，未闻有以大小肠取于两寸者，扁鹊仲景诸君心传可考，自晋及今，乃有此谬，讹以传讹，越久越远，误者可胜言哉！无怪乎医之日拙也。此之不经，虽出于《脉诀》之编次，而创言者谓非叔和而谁？

三、呼吸至数

（《素问·平人气象论》）

黄帝问曰："平人何如？"

谓气候平和之常人也。"

岐伯对曰："人一呼脉再动，一吸脉亦再动，呼吸定息脉五动，闰以太息，命曰平人。平人者不病也。

出气曰呼，入气曰吸，一呼一吸，总名一息。"动"，至也。"再动"，两至也。常人之脉，一呼两至一吸亦两至。"呼吸定息"，谓一息既尽而换息未起之际也，脉又一至，故曰五动。"闰"，余也，犹闰月之谓。言平人常息之外，间有一息甚长者，是为闰以太息，而又不止五至也。此即平人不病之常度。然则总计定息、太息之数，大约一息脉当六至，故《五十营篇》曰："呼吸定息，脉行六寸。"乃合一至一寸也。呼吸脉行丈尺，见经络类二十六。

常以不病调病人，医不病，故为病人平息以调之为法。

不病者其息匀，病者其息乱。医者不病，故能为病人平息以调者，以其息匀也，是为调诊之法。

人一呼脉一动，一吸脉一动，曰少气。

脉为血气之道路，而脉之运行在乎气。若一呼一吸，脉各一动，则一息二至，减于常人之半矣，以正气衰竭也，故曰少气，《十四难》谓之"离经"。

人一呼脉三动，一吸脉三动而躁，尺热曰病温，尺不

热脉滑曰病风，脉涩曰痹。

若不因定息太息而呼吸各三动，是一息六至矣，《难经》谓之“离经”。“躁”者，急疾之谓。“尺热”，言尺中近臂之处有热者，必其通身皆热也。脉数躁而身有热，故知为病温。数滑而尺不热者，阳邪盛也，故当病风；然风之伤人，其变不一，不独在于肌表，故尺不热也，涩为血不调，故当病痹。风痹二症之详，见疾病类本条。《脉法》曰：“滑，不涩也，往来流利。涩，不滑也，如雨沾沙。滑为血实气壅，涩为气滞血少。”

人一呼脉四动以上曰死，脉绝不至曰死，乍疏乍数曰死。”

一呼四动，则一息八至矣，况以上乎？《难经》谓之“夺精”。“四至曰脱精，五至曰死，六至曰命尽”，[①] 是皆一呼四至以上也，故死。脉绝不至则元气已竭，乍疏乍数则阴阳败乱无主，均为死脉。数音朔。

四、五脏之气，脉有常数。

（《灵枢·根结篇》）

一日一夜五十营，以营五脏之精，不应数者，名曰狂生。

“营”，运也。人之经脉运行于身者，一日一夜凡五十

---

① 国中按：《难经·十四难》云：“一呼再至曰平，三至曰离经，四至曰夺精，五至曰死，六至曰命绝。”人卫版《难经校注》据《太平圣惠方》改作“一呼再至曰平，三至曰离经，四至曰夺精，五至曰困，六至曰命绝。”改“死”为“困”，文义顺通，可从。张氏此注略有出入，想是所据版本不同，或凭记忆所为，故正之。

周，以营五脏之精气，如《五十营篇》者即此之义。其数则周身上下左右前后凡二十八脉，共长十六丈二尺。人之宗气积于胸中，主呼吸而行经隧，一呼气行三寸，一吸气行三寸，呼吸定息，脉行六寸。以一息六寸推之，则一昼一夜，凡一万三千五百息，通计五十周于身，则脉行八百一十丈。其有太过不及而不应此数者，名曰狂生。狂犹妄也，言虽生未可必也。

所谓五十营者，五脏皆受气。持其脉口，数其至也。

凡此五十营者，即五脏所受之气也。但诊持脉口而数其至，则脏气之衰旺可知矣。脉口义详脏象类十一。"数"，上声。

五十动而不一代者，五脏皆受气；

"代"，更代之义，谓于平脉之中，而忽见软弱，或乍数乍疏，或断而复起。盖其脏有所损则气有所亏，故变易若此，故名为代。若五十动而不一代者，五脏受气皆足，乃为和平之脉。

四十动一代者，一脏无气；

四十动一代者，是五脏中一脏亏损也。

愚按：《十一难》曰："经言脉不满五十动而一止，一脏无气者，何脏也？然！人吸者随阴入，呼者因阳出，今吸不能至肾，至肝而还，故知一脏无气者，肾气先尽也。"然则五脏和者气脉长，五脏病者气脉短。观此一脏无气必先乎肾，如下文所谓二脏三脏四脏五脏者，当自远而近，以次而短，则由肾及肝，由肝及脾，由脾及心，由心及肺。故凡病将危者，必气促似喘，仅呼吸于胸中数寸之间。盖其真阴绝于下，孤阳浮于上，此气短之极也。医于此际而尚欲平之散之，未有不随扑而灭者，良可哀也。夫人之生死由乎气，气之聚散由乎阴，而残喘得以尚延者，赖一线之气未绝耳，此脏气之不可不察也。

三十动一代者，二脏无气；二十动一代者，三脏无气；十动一代者，四脏无气；不满十动一代者，五脏无气，予之短期，要在《终始》。

“予”，与同。“短期”，死期也。言五脏无气，可与之定死期矣。“终始”，本经篇名，具十二经终之义。

所谓五十动而不一代者，以为常也，以知五脏之期。予之短期者，乍数乍疏也。

“以为常”者，言人之常脉当如是也，故可因此以察五脏之气。若欲知其短期，则在乎乍疏乍数，此其时相变代，乃与常代者不同，盖以脏气衰败，无所主持而失常如此，故《三部九候》等论皆云“乍疏乍数者死”。

愚按：代脉之义，自仲景、叔和俱云：“动而中止，不能自还，因而复动，脉代者死。”又曰：“脉五来一止，不复增减者死，经名曰代。脉七来，是人一息半时，不复增减，亦名曰代，正死不疑。故王太仆之释代脉，亦云动而中止，不能自还也。自后滑伯仁因而述之曰：“动而中止，不能自还，因而复动，由是复止，寻之良久，乃复强起，为代。故后世以结、促、代并言，均目之为止脉，岂足以尽其义哉？夫缓而一止为结，数而一止为促，其至则或三或五，或七八至不等，然皆至数发明，起止有力。所主之病，有因气逆痰壅而为间阻者，有因血气虚脱而为断续者，有因生平禀赋多滞而脉道不流利者，此自结促之谓也。至于代脉之辨，则有不同。如《宣明五气篇》曰：“脾脉代”，《邪气脏腑病形篇》曰：“黄者其脉代”，皆言脏气之常候，非谓代为止也。又，《平人气象论》曰：“长夏胃微软弱曰平，但代无胃曰死”者，乃言胃气去而正脏现者死，亦非谓代为止也。

由此观之，则代本不一，各有深义。如五十动而不一代者，乃至数之代，即本篇之所云者是也。若脉本平均而忽强忽弱者，乃形体之代，即《平人气象论》所云者也；又若脾主四季而随时更代者，乃气候之代，即《宣明五气》等篇所云者是也。凡脉无定候，更变不常，则均谓之代。但当各因其变而察其情，庶得其妙，设不明此，非惟失经旨之大义，即于脉象之吉凶，皆茫然莫知所辨矣，又乌足以言诊哉？二篇详义，见后十一及疾病类二十五。

又按：本篇但言动止之数，以诊五脏无气之候，未尝凿言死期，而王氏《脉经》乃添出死期岁数，曰：“脉来四十投而一止者，一脏无气，却后四岁春草生而死；脉来三十投而一止者，二脏无气，却后三岁麦熟而死；脉来二十投而一止者，三脏无气，却后二岁桑椹赤而死；脉来十投而一止者，四脏无气，岁中死；脉来五动而一止者，五脏无气，却后五日而死。”自后诸家言脉者皆宗此说，恐未有一脏无气而尚活四岁、二脏无气而尚活三岁之理，诊者辨之。

五、三部九候

（《素问·三部九候论》）

黄帝问曰：“余闻九针于夫子，众多博大，不可胜数。余愿闻要道，以属子孙，传之后世，著之骨髓，藏之肝肺，歃血而受，不敢妄泄，

“属”，付也。“著”，纪也。“歃血”，饮血而誓也。

“数”，上声。“歃”，所甲切。

令合天道，必有终始，上应天光，星辰历纪，下符四时五行，贵贱更立，冬阴夏阳，以人应之奈何？愿闻其方。”岐伯对曰：“妙乎哉问也！此天地之至数。”

天地虽大，万物虽多，莫有能出乎数者，数道大矣，故曰至数。

帝曰：“愿闻天地之至数，合于人形血气，通决死生，为之奈何？”岐伯曰：“天地之至数，始于一，终于九焉。

数始于一而终于九，天地自然之数也。如《易》有太极，是生两仪，两仪生四象，四象生八卦，而太极运行乎其中，阳九之数也。又如四象之位，则老阳一，少阴二，少阳三，老阴四；四象之数，则老阳九，少阴八，少阳七，老阴六。以一二三四，连九八七六，而五居乎中，亦阳九之数也。故以天而言岁，则一岁统四季，一季统九十日，是天数之九也；以地而言位，则戴九履一，左三右七，二四为肩，六八为足，五位中宫，是洛书之九也；以人而言事，则黄钟之数起于九，九而九之，则九九八十一分，以为万事之本，是人事之九也。九数之外是为十，十则复变为一矣，故曰天地之至数，始于一终于九焉。

一者天，二者地，三者人，因而三之，三三者九，以应九野。

一者奇也，故应天。二者偶也，故应地。三者参也，故应人。故曰天开于子，地辟于丑，人生于寅，所谓三才也。三而三之，以应九野。九野者，即《洛书》九宫、《禹贡》九州之义，详见《九宫星野》等图。

故人有三部，部有三候，以决死生，以处百病，以调虚实，而除邪疾。”

以天地人言上中下，谓之三才。以人身而言上中下，谓之三部。于三部中而各分其三，谓之三候。三而三之，是谓三部九候。其通身经隧由此出入，故可以决死生，处百病，调虚实，而除邪疾也。

愚按：三部九候，本经明指人身上中下动脉如下文所云者，盖上古诊法，于人身三部九候之脉，各有所候，以诊诸脏之气，而针除邪疾，非独以寸口为言也。如仲景脉法，上取寸口，下取趺阳，是亦此意。观《十八难》曰："三部者，寸关尺也。九候者，浮、中、沉也。"乃单以寸口而分三部九候之诊，后世言脉者皆宗之，虽亦诊家捷法，然非轩岐本旨，学者当并详其义。

帝曰："何谓三部？"岐伯曰："有下部，有中部，有上部，部各有三候，三候者，有天、有地、有人也，必指而导之，乃以为真。

指而导之，言必受师之指授，庶得其真也。

上部天，两额之动脉；

额旁切脉，当颔厌之分，足少阳脉气所行也。

上部地，两颊之动脉；

两颊动脉，即地仓大迎之分，足阳明脉气所行也。

上部人，耳前之动脉。

其前动脉，即和髎之分，手少阳脉气所行也。

中部天，手太阴也；

掌后寸口动脉，经渠之次，肺经脉气所行也。

中部地，手阳明也；

手大指次指岐骨间动脉，合谷之次，大肠经脉气所行也。

中部人，手少阴也。

掌后锐骨下动脉，神门之次，心经脉气所行也。

下部天，足厥阴也；

气冲下三寸动脉，五里之分，肝经脉气所行也，卧而取之。女子取太冲，在足大趾本节后二寸陷中。

下部地，足少阴也；

内踝后跟骨旁动脉，太溪之分，肾经脉气所行也。

下部人，足太阴也。

鱼腹上越筋间动脉，直五里下箕门之分，沉取乃得之，脾经脉气所行也。若候胃气者，当取足跗上之冲阳。

故下部之天以候肝，

足厥阴脉也，故以候肝。

地以候肾，

足少阴脉也，故以候肾。

人以候脾胃之气。"

足太阴脉也，脾胃以膜相连，故可以候脾胃之气。

帝曰："中部之候奈何？"岐伯曰："亦有天，亦有地，亦有人。天以候肺，

手太阴脉也，故以候肺。

地以候胸中之气，

手阳明大肠脉也，大肠小肠皆属于胃，胃脘通于胸中，故以候胸中。

人以候心。"

手少阴脉也，故以候心。

帝曰："上部以何候之？"岐伯曰："亦有天，亦有地，亦有人。天以候头角之气。

两额动脉，故以候头角。

地以候口齿之气，

两颊动脉，故以候口齿。

人以候耳目之气。

耳前动脉，故以候耳目。

三部者，各有天，各有地，各有人。三而成天，三而成地，三而成人。

上部、中部、下部，各有天、地、人，是为三部九候。

三而三之，合则为九，九分为九野，九野为九脏。故神脏五，形脏四，合为九脏。

九野义见前。“九脏”，即上文九候之谓。神脏五，以肝藏魂，心藏神，肺藏魄，脾藏意，肾藏志也。形脏四，即头角、耳目、口齿、胸中。共为九脏。此言人之九脏，正应地之九野，乃合于天地之至数。

五脏已败，其色必夭，夭必死矣。”

色者神之帜，脏者神之舍，其色夭者其神去，其神去者其脏败，故必死矣。“夭”者，枯暗不泽而色异常也。

帝曰：“以候奈何？”岐伯曰：“必先度其形之肥瘦，以调其气之虚实，实则泻之，虚则补之。

“候”，谓诊候其病情。“度”，谓度量其虚实。形之肥瘦者，针有浅深之异，如《逆顺肥瘦篇》之谓者是也。病之虚实者，治有补泻之殊，如《终始篇》、《九针》、《针解》等篇者是也。此虽以针法为言，而用药者亦可以类推矣。

愚按：上古针治之法，必察三部九候之脉症，以调九脏之盛衰；今之人，但知按穴以求病，而于诸经虚实之理，茫然不知，曰神曰圣之罕闻者，其在失其本耳。“泻”，去声。

无问其病，以平为期。”

凡病甚者，奏功非易，故不必问其效之迟速，但当以血气平和为期则耳。此与后二十五章同篇，所当互究。

六、七诊

（《素问·三部九候论》）

帝曰："何以知病之所在?"岐伯曰："察九候独小者病，独大者病，独疾者病，独迟者病，独热者病，独寒者病，独陷下者病。"

此言九候之中，而复有七诊之法，谓脉失其常而独大者，独小者、独疾者、独迟者、独寒者、独热者、独陷下者，皆病之所在也。独寒独热，谓其或在上，或在下，或在表，或在里也。陷下，沉伏不起也。此虽以三部九候为言，而于气口部位，类推为用，亦惟此法。此与后二十五章同篇，七诊之义所当并考。

愚按：七诊之法，本出此篇，而勿听子谬谓七诊者，诊宜平旦一也，阴气未动二也，阳气未散三也，饮食未进四也，经脉未盛五也，络脉调匀六也，气血未乱七也。夫此七者，焉得皆谓之诊？总之一平旦诊法耳。后世遂尔谬传，竟致失其本原，是真可以勿听矣。

七、诊有十度，诊有阴阳。

（《素问·方盛衰论》）

诊有十度，度人脉度、脏度、肉度、筋度、腧度。

诊法虽有十度，而总不外乎阴阳也。"十度"，谓脉、脏、肉、筋、腧，是为五度，左右相同，各有其二，二五为十也。“脉度”者，如《经脉》、《脉度》等篇是也。“脏度”，如《本脏》、《肠胃》、《平人绝谷》等篇是也。“肉度”，如《卫气失常》等篇是也。“筋度”，如《经筋篇》是也。“腧度”，如《气府》、《气穴》、《本腧》等篇是也。“度”，数也。度人之度音铎，余音杜。

阴阳气尽，人病自具。

凡此十度者，人身阴阳之理尽之矣，故人之疾病亦无不俱现于此。

脉动无常，散阴颇阳，脉脱不具，诊无常行。

“脉动无常”，言脉无常体也。“散阴颇阳”，言阴气散失者，脉颇类阳也。何也？如仲景曰：“若脉浮大者，气实血虚也。”叔和曰：“诸浮脉无根者皆死。”又曰：“有表无里者死。”谓真阴散而孤阳在，脉颇似阳而无根者，非真阳之脉也，此其脉有所脱，而阴阳不全具矣。诊此者，又不可以阴阳之常法行也，盖谓其当慎耳。

诊必上下，度民、君、卿。

贵贱尊卑，劳逸有异，膏粱藜藿，气质不同，故当度民、君、卿，分别上下以为诊。“度”，入声。

受师不卒，使术不明，不察逆顺，是为妄行，持雌失雄，弃阴附阳，不知并合，诊故不明，

“卒”，尽也。“雌雄”，即阴阳之义。《生气通天论》曰：“阴阳离决，精气乃绝。”故凡善诊者，见其阴必察其阳，见其阳必察其阴。使不知阴阳逆顺之理，并合之妙，是真庸庸者耳，诊焉得明？

传之后世，反论自彰。

理既不明，而妄传后世，则其谬言反论，终必自彰露也。

至阴虚，天气绝；至阳盛，地气不足。

至阴至阳，即天地之道也，设有乖离，败乱乃至。《六微旨大论》曰："气之升降，天地之更用也。升已而降，降者谓天；降已而升，升者谓地。天气下降，气流于地；地气上升，气腾于天。"故《易》以地在天上而为《泰》，言其交也；天在地上而为《否》，言其不交也。此云至阴虚者，言地气若衰而不升，不升则无以降，故天气绝。至阳盛者，言天气若亢而不降，不降则无以升，故地气不足。盖阴阳二气，互藏其根，更相为用，不可偏废。此借天地自然之道，以喻人之阴阳贵和也。丹溪引此"虚盛"二字，以证阳常有余，阴常不足，其说左矣。

阴阳并交，至人之所行。

"并交"者，阴阳不相失而得其和平也。此其调摄之妙，惟至人者乃能行之。

阴阳并交者，阳气先至，阴气后至。是以圣人持诊之道，先后阴阳而持之。

凡阴阳之道，阳动阴静，阳刚阴柔，阳倡阴随，阳施阴受，阳升阴降，阳前阴后，阳上阴下，阳左阴右，数者为阳，迟者为阴，表者为阳，里者为阴，至者为阳，去者为阴，进者为阳，退者为阴，发生者为阳，收藏者为阴，阳之行速，阴之行迟。故阴阳并交者，必阳先至而阴后至。是以圣人之持诊者，在察阴阳先后以测其精要也。

奇恒之势，乃六十首，诊合微之事，追阴阳之变，彰五中之情；其中之论，取虚实之要，定五度之事，知此乃足以诊。

"奇"，异也。"恒"，常也。六十首，即《禁服篇》所谓通于九针六十篇之义，今失其传矣。"诊合微之事"者，参诸诊之法而合其精微也。“追阴阳之变”者，求阴阳盛衰之变也。“彰”，明也。“五中”，五脏也。“五度”，即前十度也。必能会此数者而参伍其妙，斯足以言诊矣。

是以切阴不得阳，诊消亡；得阳不得阴，守学不湛。知左不知右，知右不知左，知上不知下，知先不知后，故治不久。

“切阴不得阳，诊消亡”者，言人生以阳为主，不得其阳，焉得不亡？如《阴阳别论》曰：“所谓阴者，正脏也，现则为败，败必死矣。所谓阳者，胃脘之阳也。”《平人气象论》曰：“人无胃气死，脉无胃气死。”是皆言此阳字。“湛”，明也。若但知得阳而不知阳中有阴，及阴平阳秘之道者，是为偏守其学，亦属不明。如左右上下先后者，皆阴阳之道也。使不知左右，则不明升降之理；不知上下，则不明清浊之宜；不知先后，则不明缓急之用。安望其久安长治，而万世不殆哉？

知丑知善，知病知不病，知高知下，知坐知起，知行知止，用之有纪，诊道乃具，万世不殆。

凡此数者，皆有对待之理，若差之毫厘，则缪以千里。故凡病之善恶，形之动静，皆所当辨。能明此义而用之有纪，诊道斯备，故可万世无殆矣。“纪”，条理也。“殆”，危也。

起所有余，知所不足，

“起”，兴起也。言将治其有余，当察其不足。盖邪气多有余，正气多不足。若只知有余，而忘其不足，则取败之道也。此示人以根本当慎之意。

度事上下，脉事因格。

能度形情之高下，则脉事因之，可格至而知也。

是以形弱气虚死；

中外俱败也。

形气有余，脉气不足死；

外貌无恙，脏气已坏也。

脉气有余，形气不足生。

脏气未伤者，形衰无害，盖以根本为主也。又如《三部九候论》曰：“形肉已脱，九候虽调犹死。”盖脱与不足，本自不同，而形肉既脱，脾元绝矣，故脉气虽调，亦所不治。当与此节互求其义。

八、诊有大方

（《素问·方盛衰论》连前篇。附：人情论）

是以诊有大方，坐起有常，

“大方”者，医家之大法也。坐起有常，则举动不苟而先正其身，身正于外，心必随之，故诊之大方必先乎此。

出入有行，以转神明，

“行”，德行也。医以活人为心，其于出入之时，念念皆真，无一不敬，则德能动天，诚能格心，故可以转运周旋，而无往弗神矣。“行”，去声。

必清必净，上观下观，

必清必净，则心专志一而神明见，然后上观之以察其神色声音，下观之以察其形体逆顺。

司八正邪，别五中部，

“司”，候也。“别”，审也。候八节八风之正邪，以察其表，审五脏五行之部位，以察其里。

按脉动静，循[①]尺滑涩寒温之意，

按脉动静，可别阴阳。滑涩寒温，可知虚实。凡脉滑则尺之皮肤亦滑，脉涩则尺之皮肤亦涩，脉寒则尺之皮肤亦寒，脉温则尺之皮肤亦温，故循尺即可以知之。"循"，揣摩也。

视其大小，合之病态，

"大小"，二便也。二便为约束之门户，门户不要则仓廪不藏，得守者生，失守者死，故视其大小以合病态。"态"，情状之谓。

逆从[②]以得，复知病名，

反者为逆，顺者为从，必得逆顺，必知病名，庶有定见而无差谬。

诊可十全，不失人情。

诊如上法，庶可十全，其于人情，尤不可失也。

附：人情论

愚按：不失人情，为医家最一难事，而人情之说有三：一曰病人之情，二曰旁人之情，三曰同道人之情。

所谓病人之情者：有素禀之情，如五脏各有所偏，七情各有所胜，阳脏者偏宜于凉，阴脏者偏宜于热，耐毒者缓之无功，不耐毒者峻之为害，此脏气之有不同也；有好恶之情者，不惟饮食有憎爱，抑且举动皆关心，性好吉者危言见非，意多忧者慰安云伪，未信者忠告难行，善疑者

---

① 国中按："循"，应作"寻"，古时二字可互借，乃通假字，在本文中作"探求"解。又按："按脉动静"，"按"字作"审察"解。

② "从"，乃"顺"的避讳字，张氏不知，故有是解，不宜改动，故存之。

深言则忌，此情性之有不同也；有富贵之情者，富多任性，贵多自尊，任性者自是其是，真是者反成非是，自尊者遇士或慢，自重者安肯自轻，此交际之有不同也；有贫贱之情者，贫者衣食不能周，况乎药饵，贱者焦劳不能释，怀抱可知，此调摄之有不同也。又若有良言甫信，谬说更新，多岐亡羊，终成画饼，此中无主而易乱者之为害也；有最畏出奇，惟求稳当，车薪杯水，宁甘败亡，此内多惧而过慎者之为害也；有以富贵而贫贱，或深情而挂牵，戚戚于心，心病焉能心药，此得失之情为害也；有以急性而遭迟病，以更医而致杂投，皇皇求速，速变所以速亡，此缓急之情为害也；有偏执者，曰吾乡不宜补，则虚者受其祸，曰吾乡不宜泻，则实者被其伤，夫十室且有忠信，一乡焉得皆符，此习俗之情为害也；有参术入唇，惧补心先痞塞，硝黄沾口，畏攻神即飘扬，夫杯影亦能为祟，多疑岂法为良，此成心之情为害也。有讳疾而不肯言者，终当自误；有隐情而不敢露者，安得其详？然尚有故隐病情、试医以脉者，使其言而偶中，则信为明良；言有弗合，则目为庸劣。抑孰知脉之常体，仅二十四，病之变象，何啻百千？是以一脉所主非一病，一病所见非一脉。脉病相应者，如某病得某脉则吉；脉病相逆者，某脉值某病则凶。然则理之吉凶，虽融会在心，而病之变态，又安能以脉尽言哉？故知一知二知三，神圣谆谆于参伍；曰工曰神曰明，精详岂独于指端？彼俗人之浅见，固无足怪，而士夫之明慧，亦每有蹈此弊者。故忌望闻者，诊无声色之可辨；恶详问者，医避多言之自惭。是于望、闻、问、切，已舍三而取一，且多有并一未明，而欲得夫病情者，吾知其必不能也。所以志意未通，医不免为病困，而朦胧猜摸，病不多为医困乎？凡此皆病人之情，不可不察也。

所谓旁人之情者：如浮言为利害所关，而人多不知检。故或为自负之狂言，则医中有神理，岂其能测？或执有据之凿论，而病情多亥豕，最所难知。或操是非之柄，则同于我者是之，异于我者非之，而真是真非，不是真人不识；或执现在之见，则头疼者云救头，脚疼者云救脚，而本标纲目，反为迂远庸谈。或议论于贵贱之间，而尊贵执言，孰堪违抗，故明哲保身之士，宁为好好先生；或辩析于亲疏之际，而亲者主持，牢不可拔，虽真才实学之师，亦当唯唯而退。又若荐医为死生之攸系，而人多不知慎，有或见轻浅之偶中而为之荐者，有意气之私厚而为之荐者，有信其便便之谈而为之荐者，有见其外饰之貌而为之荐者，皆非知之真者也。又或有贪得而荐者，阴利其酬；关情而荐者，别图冀望。甚有斗筲之辈者，妄自骄矜，好人趋奉，薰莸不辨，擅肆品评，誉之则盗跖可以尧舜，毁之则鸾凤可为鸱鸮，洗垢索瘢，无所不至，而怀真抱德之士，必其不侔。若此流者，虽其发言容易，欣戚无关，其于淆乱人情，莫此为甚，多致明医有掣肘之去，病家起刻骨之疑，此所以千古是非之不明，总为庸人扰之耳。故竭力为人任事者，岂不岌岌其危哉！凡此皆旁人之情，不可不察也。

所谓同道人之情者，尤为闪灼，更多隐微。如管窥蠡测，醯鸡笑天者，故不足道；而见偏性拗，必不可移者，又安足论？有专恃口给者，牵合支吾，无稽信口，或为套语以诳人，或为甘言以悦人，或为强辩以欺人，或为危词以吓人，俨然格物君子，此便佞之流也；有专务人事者，典籍经书，不知何物，道听途说，拾人唾余，然而终日营营，绰风求售，不邀自赴，儇媚取容，偏投好者之心，此阿谄之流也；有专务奇异者，腹无藏墨，眼不识丁，乃诡言神授，伪托秘传，或假脉以言祸福，或弄巧以乱经常，最觉新奇，动人甚易，此欺诈之流也；有务饰外观者，夸张侈口，羊质虎皮，不望色，不闻声，不详问，一诊而药，若谓人浅我深，人愚我明，此粗疏孟浪之流也；有专务排挤者，阳若同心，阴为浸润，夫是曰是，非曰非，犹避隐恶之嫌，第以死生之际，有不得不辨者，故未失为真诚之君子，若以非为是，以是为非，颠倒阴阳，掀翻祸福，不知而然，庸庸不免，知而故言，此其良心已丧，谗妒之小人也。有贪得无知，藐人性命者，如事已疑难，死生反掌，斯时也，虽在神良，未必其活，故一药不敢苟，不着一敢乱，而仅仅冀于挽回，忽遭若辈，求速贪功，谬妄一投，中流失楫，以致必不可救，因而嫁谤自文，极口反噬，虽朱紫或被混淆，而苍赤何辜受害，此贪幸无知之流也；有道不同不相为谋者，意见各持，异同不决，夫轻者不妨少谬，重者难以略差，故凡非常之病，非非常之医不能察，用非常之治，又岂常人之所知，故独闻者不侔于众，独见者不合于人，大都行高者谤多，曲高者和寡，所以一齐之傅，何当众楚之咻，直至于败，而后群然退散，付之一人，则事已无及矣，此庸庸不揣之流也。又有久习成风，苟且应命者，病不关心，此须惟利。盖病家既不识医，则倏赵倏钱；医家莫肯任怨，则惟苓惟梗。或延医务多，则互为观望；或利害攸系，则彼此避嫌。故爬之不痒，挝之不痛，医称稳当，诚然得矣，其于坐失机宜，奚堪耽误乎！此无他，亦惟知医者不真，而任医者不专耳。《诗》云：“发言盈庭，谁执其咎？筑室于道，不溃于成。”此病家医家近日之通弊也。

凡若此者，孰非人情？而人情之详，尚多难尽。故孔子曰："恶紫之夺朱也，恶郑声之乱雅乐也，恶利口之覆邦家者。"然则人情之可畏，匪今若是，振古如兹矣。故圣人以不失人情为戒，而"不失"二字最难措力。必期不失，未免迁就，但迁就则碍于病情，不迁就则碍于人情，有必不可迁就之病情，而复有不得不迁就之人情，其将奈之何哉？甚矣人情之难言也。故余发此，以为当局者详察之备，设彼三人者，倘亦有因余言而各为儆省，非惟人情不难于不失，而相与共保天年，同登寿域之地，端从此始，惟明者鉴之。

故诊之或视息视意，故不失条理。

视息者，察呼吸以观其气。"视意"者，察形色以观其情。凡此诸法，皆诊有大方、诊可十全之道，知之者故能不失条理。条者犹干之有枝，理者犹物之有脉，即脉络纲纪之谓。

道甚明察，故能长久。不知此道，失经绝理，妄言亡期[①]，此谓失道。

不知此道，则妄言亡期，未有不殆者矣。

九、脉合四时，阴阳规矩。

（《素问·脉要精微论》）

帝曰："脉其四时动奈何？知病之所在奈何？知病之所

① 国中按：此句原文作"亡言妄期"，语义不通，应作"妄言亡期"。"妄言"者，无根据之言也；"亡期"者，"正脏来现，期一岁死"之谓也。即离经背道，妄言病人死期。

变奈何？知病乍在内奈何？知病乍在外奈何？请问此五者，可得闻乎？”岐伯曰：“请言其与天运转大也。

凡此五者，即阴阳五行之理，而阴阳五行，即天地之道，故伯以天运转大为对，则五者之变动，尽乎其中矣。

万物之外，六合之内，天地之变，阴阳之应，彼春之暖，为夏之暑，彼秋之忿，为冬之怒，四变之动，脉与之上下。

物在天中，天包物外，天地万物，本同一气，凡天地之变，即阴阳之应，故春之暖者，为夏暑之渐也；秋之忿者，为冬怒之渐也。春生夏长，秋收冬藏，是即阴阳四变之动，而脉亦随之以上下也。

以春应中规，

“规”者，所以为圆之器。春气发生，圆活而动，故应中规，而人脉应之，所以圆滑也。

夏应中矩，

“矩”者，所以为方之器。夏气茂盛，盛极而止，故应中矩，而人脉应之，所以洪大方正也。

秋应中衡，

“衡”，平也，秤横也。秋气万宝俱成，平于地面，故应中衡，而人脉应之，所以浮毛而现于外也。

冬应中权。

“权”，秤锤也。冬气闭藏，故应中权，而人脉应之，所以沉石而伏于内也。凡兹规矩权衡者，皆发明阴阳升降之理，以合乎四时脉气之变象也。

是故冬至四十五日，阳气微上，阴气微下；夏至四十五日，阴气微上，阳气微下。阴阳有时，与脉为期，期而相失，如脉所分，分之有期，故知死时。

冬至一阳生，故冬至后四十五日以至立春，阳气以渐而微上，阳微上则阴微下矣；夏至一阴生，故夏至后四十五日以至立秋，阴气以渐而微上，阴微上则阳微下矣。此所谓阴阳有时也。“与脉为期”者，脉随时而变迁也。“期而相失”者，谓春规、夏矩、秋衡、冬权不合于度也。“如脉所分”者，谓五脏之脉，各有所属也。“分之有期”者，谓衰旺各有其时也。知此者，则知死生之时矣。

微妙在脉，不可不察；察之有纪，从阴阳始；始之有经，从五行生；生之有度，四时为宜，

脉之微妙，亦惟阴阳五行为之经纪，而阴阳五行之生，各有其度。如阳生于冬至，阴生于夏至，木生于亥，火生于寅，金生于巳，水土生于申，此四时生旺各有其宜也。“纪”，纲纪也。“经”，经常也。即大纲小纪之义。

补泻勿失，与天地如一；

天地之道，损有余而补不足。《易》曰天道亏盈而益谦，地道变盈而流谦。”故不足则当补，有余则当泻，补泻不失其宜，则与天地之道如一矣。

得一之精，以知死生。

“一之精”者，天人一理之数微也。天地之道，阳主乎动，阴主乎静，阳来则生，阳去则死。知天道之所以不息者，则知人之所以死生矣。

是故声合五音，色合五行，脉合阴阳。

声合宫、商、角、徵、羽，色合金、木、水、火、土，脉合四时阴阳，虽三者若乎有分，而理则一也。

是故持脉有道，虚静为保。

凡持脉之道，一念精诚，最嫌扰乱，故必虚其心，静其志，纤微无间，而诊道期为全矣。“保”，不失也。

春日浮，如鱼之游在波；

脉得春气，虽浮动而未全出，故如鱼之游在波也。

夏日在肤，泛泛乎万物有余；

脉得夏气，则洪盛于外，故泛泛乎如万物之有余也。

秋日下肤，蛰虫将去；

脉得秋气，则洪盛渐敛，故如欲蛰之虫将去也。

冬日在骨，蛰虫周密，君子居室。

脉得冬气，沉伏在骨，故如蛰虫之周密。君子之于斯时，亦当体天地闭藏之道，而居于室也。

故曰：'知内者，按而纪之；知外者终而始之。'此六者持脉之大法。"

内言脏气、脏象有位，故可按而纪之；外言经气、经脉有序，故可终而始之。然必知此四时内外六者之法，则脉之时动，病之所在，及病变之或内或外，皆可得而知也，故为持脉之大法。

十、四时脏脉，病有太过不及。

（《素问·生机正脏论》）

黄帝问曰："春脉如弦，何如而弦？"岐伯曰："春脉者肝也，东方木也，万物之所以始生也，故其气来软弱轻虚而滑，端直以长，故曰弦，反此者病。

"弦"者，端直以长，状如弓弦有力也。然软弱轻虚而滑，则弦中自有和意，肝脏主之。扁鹊曰："春脉弦者，肝东方木也，万物始生，未有枝叶，故其脉之来，濡弱而长，故曰弦。"

帝曰："何如而反？"岐伯曰："其气来实而强，此谓太过，病在外；其气来不实而微，此谓不及，病在中。"

其气来实而强，弦之过也；其气来不实而微，弦之不及也。皆为弦脉之反，太过者病在外，不及者病在中，盖外病多有余，内病多不足，此其常也。下准此。

帝曰："春脉太过与不及，其病皆何如？"岐伯曰："太过则令人善忘，忽忽眩冒而巅疾；其不及则令人胸痛引背，下则两胁胠满。"

"忘"，当作怒。《本神篇》曰："肝气虚则恐，实则怒。"《气交变大论》曰："岁木太过，甚则忽忽善怒，眩冒巅疾。"皆同此义。"忽忽"，恍忽不爽也。"冒"，闷昧也。"巅疾"，疾在顶巅也。足厥阴之脉会于巅上，贯膈布胁肋，故其为病如此。"胠"，音区，腋下胁也。

帝曰："善！夏脉如钩，何如而钩？"岐伯曰："夏脉者心也，南方火也，万物之所以盛长也，故其气来盛去衰，故曰钩，反此者病。"

"钩"者，举指来盛，去势似衰。盖脉盛于外而去则无力，阳之盛也，心脏主之。扁鹊曰："夏脉钩者，心南方火也，万物之所茂，垂枝布叶，皆下曲如钩，故其脉之来疾去迟，故曰钩。""长"，上声。

帝曰："何如而反？"岐伯曰："其气来盛去亦盛，此谓太过，病在外；其气来不盛去反盛，此谓不及，病在中。"

"其气来盛去亦盛"，钩之过也；"其气来不盛去反盛"，钩之不及也。皆为钩脉之反。"去反盛"者，非强盛之谓。凡脉自骨肉之分，出于皮肤之际，谓之来；自皮肤之际，还于骨肉之分，谓之去。"来不盛去反盛"者，言来则不足，去则有余，即消多长少之意。故扁鹊于春肝夏心秋肺冬肾，皆以“实强为太过，病在外；虚微为不及，病在内。”词虽异而意则同也。

帝曰：“夏脉太过与不及，其病皆何如？”岐伯曰：“太过则令人身热而肤痛，为浸淫；其不及则令人烦心，上见咳唾，下为气泄。”

夏脉太过，则阳有余而病在外，故令人身热肤痛，而浸淫流布于形体；不及则君火衰而病在内，故上为心气不足而烦心，虚阳侵肺而咳唾，下为不固而气泄。以本经脉起心中，出属心系，下膈络小肠，又从心系却上肺故也。

帝曰：“善！秋脉如浮，何如而浮？”岐伯曰：“秋脉者肺也，西方金也，万物之所以收成也，故其气来轻虚以浮，来急去散故曰浮，反此者病。”

“浮”者，轻虚之谓。“来急去散”者，以秋时阳气尚在皮毛也，肺脏主之。扁鹊曰：“秋脉毛者，肺西方金也，万物之所终，草木花叶，皆秋而落，其枝独在，若毫毛也，故其脉之来，轻虚以浮，故曰毛。”

帝曰：“何如而反？”岐伯曰：“其气来毛而中央坚、两旁虚，此谓太过，病在外；其气来毛而微，此谓不及，病在中。”

“中央坚”，浮而中坚也。凡浮而太过，浮而不及，皆浮之反，而病之在内在外，义与前同。

帝曰：“秋脉太过与不及，其病皆何如？”岐伯曰：“太过则令人逆气而背痛，愠愠然；其不及则令人喘，呼吸少气而咳，上气见血，下闻病音。”

肺脉起中焦，下络大肠，还循胃口，上膈属肺，其脏附背，故太过则逆气为壅，而背痛现于外。“愠愠”，悲郁貌。其不及则喘咳短气，气不归原，所以上气，阴虚内损，所以见血。"下闻病音"，谓喘息则喉下有声也。

帝曰："善！冬脉如营，何如而营？"岐伯曰："冬脉者肾也，北方水也，万物之所以合藏也，故其气来沉以搏，故曰营，反此者病。"

"营"者，营垒之谓，如士卒之团聚不散，亦沉石之义也，肾脏主之。扁鹊曰："冬脉石者，肾北方水也，万物之所藏也，盛冬之时，水凝如石，故其脉之来，沉濡而滑，故曰石。"《甲乙经》亦作"沉以濡。"

帝曰："何如而反？岐伯曰："其气来如弹石者，此谓太过，病在外；其去如数者，此谓不及，病在中。"

"来如弹石者"，其至坚强，营之太过也。"其去如数者"，动止疾促，营之不及也。盖数本属热，而此真阴亏损之脉，亦必紧数。然愈虚则愈数，原非阳强实热之数，故云如数，则辨析之意深矣。此而一差，祸如反掌也。"太过病在外，不及病在中"，义俱同前。"数"，音朔。

帝曰："冬脉太过与不及，其病皆何如？"岐伯曰："太过令人解㑊，脊脉痛而少气不欲言；其不及则令人心悬如病饥，䏚中清，脊中痛，小腹满，小便变。"帝曰："善！"

冬脉太过，阴邪胜也。阴邪胜，则肾气伤，真阳虚，故令人四体懈怠，举动不精，是谓解㑊。"脊痛"者，肾脉之所至也。肾藏精，精伤则无气，故少气不欲言，皆病之在外也。其不及则真阴虚，虚则心肾不交，故令人心悬而怯如病饥也。季胁下空软之处曰䏚中，肾之旁也。肾脉贯脊属肾络膀胱，故为脊痛、腹满、小便变等症，"变"者，谓或黄或赤、或为遗淋、或为癃闭之类，由肾水不足而然，是皆病之在中也。解㑊义详疾病类五十。"㑊"，音迹。"䏚"，音秒。

帝曰："四时之序，逆顺之变异也，然脾脉独何主？"

上文言肝心肺肾之脉，既分四时，而逆顺之变，自皆有异，然脾亦一脏，当有所主也。

岐伯曰："脾脉者土也，孤脏以灌四旁者也。"

脾属土，土为万物质之本，故运行水谷，化津液以灌溉于肝心肺肾之四脏者也。土无定位，分旺四季，故称为孤脏。详见脏象类七。

帝曰："然则脾善恶可得见之乎？"岐伯曰："善者不可得见，恶者可见。"

脾无病则灌溉周而四脏安，不知脾力之何有，故善者不可得见。脾病则四脏亦随而病，故恶候见矣。

帝曰："恶者何如可见？"岐伯曰："其来如水之流者，此谓太过，病在外；如鸟之喙者，此谓不及，病在中。"

"如水之流者"，滑而动也。"如鸟之喙者"，锐而短也。太过病在外，不及病在中，义俱同前。"喙"，一本作啄。"喙"，音诲，咮也。

帝曰："夫子言脾为孤脏，中央土以灌四旁，其太过与不及，其病皆何如？"岐伯曰："太过则令人四肢不举；其不及则令人九窍不通，名曰重强。"

脾土太过病在外，故令人四肢不举，以脾主四肢而湿胜之也；不及病在中，故令人九窍不通，以脾气弱则四脏皆弱而气不行也。"重强"，不柔和貌，沉重拘强也。

愚按：本篇脾脉一条云："其来如水之流者，此为太过。"《平人气象论》曰："如水之流曰脾死。"此其一言太过，一言危亡，词同意异，岂无所辨？盖水流之状，滔滔洪盛者，其太过也；溅溅不返者，其将竭也。凡此均谓之流，而一盛一危，迥然有异，故当详别其状，而勿因词害意也。又如太过则令人四肢不举，此以在外之标而概言之，而曰太过。若脾虚不能胜湿者，岂亦同太过之谓耶？“溅”，音笺，浅而疾也。

帝瞿然而起，再拜而稽首曰：“善！吾得脉之大要，天下至数，五色脉变，揆度奇恒，道在于一。

“瞿然”，敬肃貌。“道在于一”，言至数脉变虽多，而理则一而已矣。

神转不回，回则不转，乃失其机。

“神”，即生化之理，不息之机也。五气循环，不愆其序，是为神转不回。若却而回返，则逆其常候而不能运转，乃失生气之机矣。

至数之要，迫近以微。

“至数之要”，即道在于一，是诚切近人身，而最称精微者也。

著之玉版，藏之脏腑，每旦读之，名曰《玉机》。”

“著之玉版”，以传不朽。“藏之脏腑”，以志不忘。“名曰《玉机》”，以璇玑玉衡可窥天道，而此篇神理可窥人道，故以并言，而实则珍重之词也。上文自至数以至玉机，又见《玉版论要篇》，详论治类十四。

十一、脉分四时，无胃曰死。

（《素问·平人气象论》）

平人之常气禀于胃，胃者，平人之常气也，人无胃气曰逆，逆者死。

土得天地中和之气，长养万物，分旺四时，而人胃应之。凡平人之常，受气于谷，谷入于胃，五脏六腑皆以受气，故胃为脏腑之本。此胃气者，实平人之常气，有不可以一刻无者，无则为逆，逆则死矣。胃气之现于脉者，如《生机正脏论》曰："脉弱以滑，是有胃气。"《终始篇》曰："邪气来也紧而疾，谷气来也徐而和。"是皆胃气之谓。大都脉代时宜无太过无不及，自有一种雍容和缓之状者，便是胃气之脉。

春胃微弦曰平，

春令木旺，其脉当弦，但宜微弦而不至太过，是得春胃之充和也，故曰平。弦义见前章。

按：此前后诸篇，皆以春弦、夏钩、秋毛、冬石，分四季所属者，在欲明时令之脉，不得不然也。然脉之迭现，有随时者，有不随时者。故或春而现钩，便是夏脉；春而现毛，便是秋脉；春而现石，便是冬脉。因变知病，圆活在人，故有二十五变之妙。若谓春必弦、夏必钩，则殊失胃气之精义矣。

弦多胃少曰肝病，

"弦多"者，过于弦也。"胃少"者，少和缓也。是肝邪之胜，胃气之衰，故为肝病。

但弦无胃曰死，

但有弦急而无充和之气者，是春时胃气已绝，而肝之正脏现也，故曰死。

胃而有毛曰秋病，

毛为秋脉属金，春时得之，是为贼邪。以胃气尚存，故至秋而后病。

毛甚曰今病，

春脉毛甚，则木被金伤，故不必至秋，今即病矣。

脏正散于肝，肝藏筋膜之气也。

春木用事，其气升散，故脏正之气散于肝，而肝之所藏则筋膜之气也。《金柜正言论》曰："东方青色，入通于肝。"是以知病之在筋也。

夏胃微钩曰平，

夏令火旺，其脉当钩，但宜微钩而不至太过，是得夏胃之和也，故曰平。钩义见前章。

钩多胃少曰心病，

"钩多"者，过于钩也。"胃少"者，少充和也。是心火偏胜，胃气偏衰，故为心病。

但钩无胃曰死，

但有钩盛而无平和之气者，是夏时胃气已绝，而心之正脏现也，故死。

胃而有石曰冬病，

石为冬脉属水，夏时得之，是为贼邪。以胃气尚存，故至冬而后病。

石甚曰今病，

夏脉石甚则无胃气，火被水伤已深，故不必至冬，今即病矣。

脏正通于心，心藏血脉之气也。

夏火用事，其气炎上，故脏正之气通于心，而心之所藏则血脉之气也。《金柜正言论》曰："南方赤色，入通于心。"是以知病之在脉也。

长夏胃微软弱曰平，

长夏属土，虽主建未之六月，然实兼辰戌丑未四季之月为言也。四季土旺之时，脉当软弱，但宜微有软弱而不至太过，是得长夏胃气之和缓也，故曰平。

弱多胃少曰脾病，

弱多胃少，则过于弱而胃气不足，以土旺之时而得之，故为脾病。

但代无胃曰死，

“代”，更代也。脾主四季，脉当随时而更，然必欲皆兼和软，方得脾脉之平。若四季相代，而但弦、但钩、但毛、但石，是但代无胃，现正脏也，故曰死。代脉详义见本类前第四章及疾病类二十五。

软弱有石曰冬病，

石为冬脉属水，长夏阳气正盛而见沉石之脉，以火土气衰而水反乘也，故至冬而病。

弱甚曰今病，

“弱”，当作石。长夏石甚者，火土大衰，故不必至冬，今即病矣。

脏正濡于脾，脾藏肌肉之气也。

长夏湿土用事，其气濡润，故脏正之气濡于脾，而脾之所藏，则肌肉之气也。《金柜正言论》曰：“中央黄色，入通于脾。”是以知病之在肉也。

秋胃微毛曰平，

秋令金旺，其脉当毛，但宜微毛而不至太过，是得秋胃之和也，故曰平。“毛”者，脉来浮涩，类羽毛之轻虚也。

毛多胃少曰肺病，

毛多胃少，是金气偏胜而少和缓之气也，故为肺病。

但毛无胃曰死，

“但毛无胃”，是秋时胃气已绝，而肺之正脏现也，故死。

毛而有弦曰春病，

弦为春脉属木，秋时得之，以金气衰而木反乘也，故至春木旺时而病。

弦甚曰今病，

秋脉弦甚，是金气大衰，而木寡于畏，故不必至春，今即病矣。

脏正高于肺，以行营卫阴阳也。

秋金用事，其气清肃，肺处上焦，故脏正之气高于肺，肺主乎气而营行脉中、卫行脉外者，皆自肺宣布，故以行营卫阴阳也。

冬胃微石曰平，

冬令水旺，脉当沉石，但宜微石而不至太过，是得冬胃之和也，故曰平。石者，脉来沉实，如石沉水之谓。

石多胃少曰肾病，

“石多胃少”，是水气偏胜，反乘土也，故为肾病。

但石无胃曰死，

“但石无胃”，是冬时胃气已绝，而肾之正脏现也，故死。

石而有钩曰夏病，

钩为夏脉属火，冬时得之，以水气衰而火反侮也，故至夏火旺时而病。

钩甚曰今病，

冬脉钩甚，是水气大衰而火寡于畏，故不必至夏，今即病矣。

脏正下于肾，肾藏骨髓之气也。

冬水用事，其气闭藏，故脏正之气下于肾，而肾之所藏，则骨髓之气也。《金柜正言论》曰：“北方黑色入通于肾。”是以知病之在胃也。

胃之大络，名曰虚里，贯膈络肺，出于左乳下，其动应衣，脉宗气也。

土为万物之母，故上文四时之脉，皆以胃气为主。此言胃气所出之大络，名曰虚里，其脉从胃贯膈，上络于肺而出左乳之下，其动应于衣，是为十二经脉之宗，故曰脉宗气也。“宗”，主也，本也。盖宗气积于膻中，化于水谷而出于胃也。《经脉篇》所载十五络，并此共十六络，详具《十六络穴图》中。又，脾为阴土义，详疾病类五十二。

盛喘数绝者，则病在中；

若虚里动甚而如喘，或数急而兼断绝者，由中气不守而然，故曰病在中。“数”，音朔。

结而横，有积矣；

胃气之出，必由左乳之下，若有停阻则结横为积，故凡患症者多在左肋之下，因胃气积滞而然。如《五十六难》曰：“肝之积名曰肥气，在左胁下”者，盖以左右上下分配五行而言耳，而此实胃气所主也。

绝不至曰死。

虚里脉绝者，宗气绝也，故必死。

乳之下，其动应衣，宗气泄也。

前言应衣者，言其微动，似乎应衣，可验虚里之胃气。此言应衣者，言其大动，真有若与衣俱振者，是宗气不固而大泄于外，中虚之候也。

愚按：虚里跳动，最为虚损病本，故凡患阴虚劳怯，则心下多有跳动，及为惊悸慌张者，是即此证，人只知其心跳而不知为虚里之动也。但动之微者病尚微，动之甚者病则甚，亦可因此以察病之轻重。凡患此者，余常以纯甘壮水之剂，填补真阴，活者多矣。然经言宗气之泄，而余谓真阴之虚，其说似左，不知者必谓谬诞，愚请竟其义焉。

夫谷入于胃，以传于肺，五脏六腑，皆以受气，是由胃气而上为宗气也。气为水母，气聚则水生，是由肺气而下生肾水也。今胃气传之肺，而肾虚不能纳，故宗气泄于上，则肾水竭于下，肾越虚则气越无所归，气不归则阴越虚矣。气水同类，当求相济，故凡欲纳气归原者，惟有补阴以配阳一法。

十二、逆顺四时，无胃亦死。

（《素问·平人气象论、生机正脏论》）

岐伯曰："脉从阴阳病易已，脉逆阴阳病难已。

阴病得阴脉，阳病得阳脉，谓之顺，顺者易已；脉病相反者为逆，逆者难已。

脉得四时之顺，曰病无他；脉反四时及不间脏，曰难已。

春得弦，夏得钩，秋得毛，冬得石，谓之顺四时，虽曰有病，无他虞也。脉反四时，义如下文，及不间脏，皆为难已。"不间脏"者，如木必乘土则肝病传脾，土必乘水则脾病传肾之类，是皆传其所胜，不相假借，脉症得此，均名鬼贼，其气相残，为病必甚。若间其所胜之脏而传其所生，是谓间脏，如肝不传脾而传心，心不传肺而传脾，其气相生，虽病亦微。故《标本病传论》曰："间者并行"，指间脏而言也；"甚者独行"，指不间脏而言也。《五十三难》曰："七传者死，间脏者生。"七传者，传其所胜也；

“间脏”者，传其所生也。皆此之谓。考之吕氏注《五十三难》曰：“间脏者，间其所胜之脏而相传也。心胜肺，脾间之；脾胜肾，肺间之；肺胜肝，肾间之；肾胜心，肝间之；肝胜脾，心间之，此谓传其所生也。”其说亦通。又《生机正脏论》曰：“五脏有病，则各传其所胜。不治，法三月若六月，若三日若六日，传五脏而当死，是顺传所胜之次。”即此不同脏之义也。详脏象类二十四。“间”，去声。

脉有逆从①四时，未有脏形，春夏而脉瘦，秋冬而脉浮大，命曰逆四时也。

“逆”，反也。“从”，顺也。凡脉之逆顺四时者，虽未有正脏之形现，若春夏以木火之令，脉当浮大而反现瘦小，秋冬以金水之令，脉当沉细而反现浮大者，是皆逆四时也。

风热而脉静，泄而脱血脉实，病在中脉虚，病在外脉涩坚者，皆难治，命曰反四时也。

“风热”者，阳邪也，脉宜大而反静；“泄而脱血”，伤其阴也，脉宜虚而反实；“病在脏中”，脉当有力而反虚；“病在肌表”，脉当浮滑而反涩坚者。皆为相反难治之症，亦犹脉之反四时也。

人以水谷为本，故人绝水谷则死，脉无胃气亦死。所谓无胃气者，但得正脏脉，不得胃气也。所谓脉不得胃气者，肝不弦、肾不石也。”

人生所赖者水谷，故胃气以水谷为本，而五脏又以胃气为本。若脉无胃气，而正脏之脉独现者死，即前篇所谓但弦无胃、但石无胃之类是也。然但弦但石虽为正脏，若肝无气则不弦，肾无气则不石，亦由五脏不得胃气而然，

---

① 国中按：“从”，乃“顺”的避讳字，因景岳有注，不宜改动，故存之。

与正脏无胃者等耳。

黄帝曰：“（《素问·生机正脏论》）

凡治病察其形气色泽，脉之盛衰，病之新故，乃治之无后其时。

“察其形气色泽、脉之盛衰、病之新故”者，是即《六十一难》所谓“望、闻、问、切”之法也。既得病情，便当速治，若后其时，病必日深，此切戒之词也。

形气相得，谓之可治；

形盛气盛，形虚气虚，是相得也。

色泽以浮，谓之易已；

“泽”，润也。“浮”，明也。颜色明润者，病必易已也。

脉顺四时，谓之可治；

脉顺四时者，其气和，故可治。

脉弱以滑，是有胃气，命曰易治，取之以时。

谷气来也徐而和，故脉弱以滑者，是得胃气，命曰易治也。

形气相失，谓之难治；

形盛气虚，气盛形虚，皆为相失。此下四节，皆言难治也。

色夭不泽，谓之难已；

“夭”，晦恶也。“不泽”，枯焦也。

脉实以坚，谓之益甚；

邪气来也紧而疾，故实以坚者，病必益甚。

脉逆四时，为不可治。

脉逆四时，义如下文。

必察四难而明告之。

形气色脉，如上四节之难治者，谓之四难。必察其详而明告病家，欲其预知吉凶，庶无后怨。

所谓逆四时者，春得肺脉，夏得肾脉，秋得心脉，冬得脾脉，其至皆悬绝沉涩者，命曰逆四时。

春得肺脉，金克木也；夏得肾脉，水克火也；秋得心脉，火克金也；冬得脾脉，土克水也。加之悬绝沉涩，则阴阳偏绝，无复充和之胃气矣，是逆四时之脉也。

未有脏形，于春夏而脉沉涩，秋冬而脉浮大，名曰逆四时也。病热脉静，泄而脉大，脱血而脉实，病在中脉实坚，病在外脉不实坚者，皆难治。

此节与上文《平人气象论》者略同。盖言脉与时逆者为难治，脉与症逆者亦难治也。如“病热脉静”者，阳症得阴脉也；“泄而脉大，脱血而脉实”者，正衰而邪进也。此义与前大同。惟“病在中脉实坚、病在外脉不实坚者皆难治”，与上文《平人气象论》者似乎相反。但上文云“病在中脉虚”，言内积之实者，脉不宜虚也；此云“病在中脉实坚”，言内伤之虚者，脉不宜实坚也。前云“病在外脉涩坚”，言外邪之盛者，不宜涩坚，以涩坚为沉阴也；此言“病在外脉不实坚”，言外邪方炽者，不宜无力，以不实坚为无阳也。四者之分，总皆正不胜邪之脉，故曰难治。词若相反，理则实然，《新校正》以谓经误，特未达其妙耳。

十三、五脏平病死脉，胃气为本。

（《素问·平人气象论》）

夫平心脉来，累累如连珠，如循琅玕，曰心平，

“琅玕”，按《符瑞图》曰：“玉而有光者。”《说文》曰：“琅玕似珠。”脉来中手如连珠、如琅玕者，言其盛满滑利，即微钩之义也，是为心之平脉。前篇脉分四时，已悉五脏平病死脉，而此则详言其形也。“琅玕”，音郎干。

夏以胃气为本。

钩而和也。

病心脉来，喘喘连属，其中微曲，曰心病。

“喘喘连属”，急促相仍也。“其中微曲”，即钩多胃少之义，故曰心病。

死心脉来，前曲后居，如操带钩，曰心死。

“操”，持也。“前曲”者，谓轻取则坚强而不柔；“后居”者，谓重取则牢实而不动。如持革带之钩，而全失充和之气，是但钩无胃也，故曰心死。

平肺脉来，厌厌聂聂，如落榆荚，曰肺平，

“厌厌聂聂”，众苗齐秀貌。“如落榆荚”，轻浮和缓貌。即微毛之义也，是为肺之平脉。“聂”，鸟结切。

秋以胃气为本。

毛而和也。

病肺脉来，不上不下，如循鸡羽，曰肺病。

“不上不下”，往来涩滞也。“如循鸡羽”，轻浮而虚也。

亦毛多胃少之义，故曰肺病。

死肺脉来，如物之浮，如风吹毛，曰肺死。

“如物之浮”，空虚无根也。“如风吹毛”，散乱无绪也。亦但毛无胃之义，故曰肺死。

平肝脉来，软弱招招，如揭长竿末梢，曰肝平，

“招招”，犹迢迢也。“揭”，高举也。高揭长竿，梢心柔软，即和缓弦长之义，是为肝之平脉。

春以胃气为本。

弦而和也。

病肝脉来，盈实而滑，如循长竿，曰肝病。

“盈实而滑”，弦之甚过也。“如循长竿”，无末梢之和软也。亦弦多胃少之义，故曰肝病。

死肝脉来，急益劲，如新张弓弦，曰肝死。

“劲”，强急也。“如新张弓弦”，弦之甚也。亦但弦无胃之义，故曰肝死。

平脾脉来，和柔相离，如鸡践地，曰脾平，

“和柔”，雍容不迫也。“相离”，匀净分明也。如鸡践地，从容轻缓也。此即充和之气，亦微软弱之义，是为脾之平脉。

长夏以胃气为本。

软而和也。

病脾脉来，实而盈数，如鸡举足，曰脾病。

“实而盈数”，强急不和也。“如鸡举足”，轻疾不缓也。前篇言弱多胃少，此言实而盈数，皆失中和之气，故曰脾病。

死脾脉来，锐坚如乌之喙，如鸟之距，如屋之漏，如水之流，曰脾死。

“如鸟之喙，如鸟之距”，言坚锐不柔也。“如屋之漏”，点滴无伦也。“如水之流”，去而不返也。是皆脾气绝而怪脉现，亦但代无胃之义，故曰脾死。“喙”，音诲，嘴也。“距”，权与切，鸡足钩距也。

平肾脉来，喘喘累累如钩，按之而坚，曰肾平，

冬脉沉石，故按之而坚，若过于石，则沉伏不振矣。故必喘喘累累，如心之钩，阴中藏阳，而得微石之义，是为肾之平脉。

冬以胃气为本。

石而和也。

病肾脉来，如引葛，按之益坚，曰肾病。

“脉如引葛”，坚搏牵连也。“按之益坚”，石甚不和也。亦石多胃少之义，故曰肾病。

死肾脉来，发如夺索，辟辟如弹石，曰肾死。

索如相夺，其劲必甚。辟辟如弹石，其坚必甚。即但石无胃之义，故曰肾死。愚按：《十五难》所载平病死脉，与本经互有异同。如以“厌厌聂聂，如循榆叶，为春平；如鸡举足，为夏病；蔼蔼如车盖，按之而益大，曰秋平；按之萧索，如风吹毛曰秋死；上大下锐，濡滑如雀之啄，曰冬平；啄啄连属，其中微曲，曰冬病；来如解索，去如弹石，曰冬死。”此皆与本经之不同者也。至于如引葛、如夺索、如鸟之啄、如鸟之距、软弱招招如揭长竿末梢、喘喘累累如钩而坚之类，又皆不载，不知何故，异同颠倒若此？意者其必有误，或别有所谓耶？且《难经》之义，原出本论，学者当以本经为主。

十四、三阳脉体

（《素问·平人气象论》）

太阳脉至，洪大以长。

此言人之脉气，必随天地阴阳之化，而为之卷舒也。太阳之气旺于谷雨后六十日，是时阳气太盛，故其脉洪大而长也。

少阳脉至，乍数乍疏，乍短乍长。

少阳之气，旺于冬至后六十日，是时阳气尚微，阴气未退，故长数为阳，疏短为阴，而进退未定也。

阳明脉至，浮大而短。

阳明之气，旺于雨水后六十日，是时阳气未盛，阴气尚存，故脉虽浮大而仍兼短也。

愚按：此论但言三阳而不及三阴，诸家疑为古文脱简者是也。及阅《七难》所载，则阴阳俱全。其言“少阳之至，乍大乍小，乍短乍长；阳明之至，浮大而短；太阳之至，洪大而长”，与此皆同。至谓”太阴之至，紧大而长；少阴之至，紧细而微；厥阴之至，沉短而敦。”此三阴三阳之辨，乃气令必然之理，盖阴阳有更变，脉必随乎时也。又曰：“其气以何月各旺几日？然！冬至之后，得甲子少阳旺，复得甲子阳明旺，复得甲子太阳旺，复得甲子太阴旺，复得甲子少阴旺，复得甲子厥阴旺。旺各六十日，六六三百六十日，以成一岁。此三阳三阴之旺时日大要也。”据此二说，则逐节推之可知矣。

又按：《至正要大论》曰：“厥阴之至其脉弦，少阴之至其脉钩，太阴之至其脉沉，少阳之至大而浮，阳明之至短而涩，太阳之至大而长。”义若与此有不同者，何也？盖此篇以寒暑分阴阳，彼以六气分阴阳也。观者宜各解其义。详运气类三十一。

十五、六经独至，病脉分治。

（《素问·经脉别论》）

太阳脏独至，厥、喘、虚气逆，是阴不足、阳有余也，表里当俱泻，取之下腧。

此言脏气不和而有一脏太过者，气必独至，诸症不同，针治亦异也。“太阳”者，膀胱经也，太阳独至，则为厥逆，为喘气，为虚气冲逆于上。盖膀胱与肾为表里，皆水脏也。以水脏而阳气独至，则阳有余、阴不足矣。当于二经，取其下腧，膀胱下腧名束骨，肾经之腧名太溪，肾阴不足而亦泻之，以阳邪俱盛也，故必表里兼泻，而后可遏其势。

阳明脏独至，是阳气重并也，当泻阳补阴，取之下腧。

“阳阴”者，足阳明胃经也。阳明为十二经脉之海，而行气于三阳。若其独至，则阳气因邪而重并于本脏，故当泻胃之阳，补脾之阴，而取之下腧也。阳明之腧名陷谷，太阴之腧名太白。

少阳脏独至，是厥气也，跷前猝大，取之下腧。

“少阳”者，足少阳胆经也。胆经之病连于肝，其气善逆，故少阳独至者，是厥气也。然厥气必始于足下，故于跷前察之。“跷”，阳跷也，属足太阳经之申脉。阳跷之前，乃少阳之经。少阳气盛则跷前猝大，故当取少阳之下腧，穴名临泣。跷有五音：跷、皎、乔、脚，又极虐切。

少阳独至者，一阳之过也。

此释独至之义，为一脏之太过。举少阳而言，则太阳阳明之独至者，其为三阳二阳之太过可知矣。一阳，少阳也。六经次序，详疾病类七。

太阴脏搏者，用心省正，五脉气少，胃气不平，三阴也，宜治其下腧，补阳泻阴。

“太阴”者，足太阴脾经也。“搏”，坚强之谓，即下文所谓伏鼓也。太阴脾脉，本贵和缓，今见鼓搏，类乎正脏，若正脏果现，不可治也，故当用心省察其正。今太阴脏搏，即太阴之独至，太阴独至，则五脏之脉气俱少，而胃气亦不平矣，是为三阴之太过也。故宜治其下腧，补足阳明之陷谷，泻足太阴之太白。

一阳独啸，少阳厥也，阳并于上，四脉争张，气归于肾，宜治其经络，泻阳补阴。

“一阳”当作“二阴”，“少阳”当作“少阴”。详此上明三阳，下明三阴，今此复言少阳而不及少阴，《新校正》疑其误者是。盖此前言太阴，后言厥阴，本节言气归于肾，末节复有“二阴搏至”之文，又按全元起本亦云为“少阴厥”，以四者合之，则其为二阴少阴之误无疑。“二阴”者，足少阴肾经也。“独啸”，独炽之谓。盖啸为阳气所发，阳出阴中，相火上炎，则为少阴热厥而阳并于上，故心肝脾肺四脉为之争张，而其气则归于肾，故曰独啸。宜治其表里之经络，而泻足太阳、补足少阴也。太阳经穴名昆仑，络穴名飞阳。少阴经穴名复流，络穴名大钟。

一阴至，厥阴之治也，正虚痟心，厥气留迫，发为白汗，调食和药，治在下腧。

“一阴”者，足厥阴肝经也。“至”，即独至之义。“治”，主也。肝邪独至，正气必虚，木火相干，故心为痟痛。厥气，逆气也。逆气不散，则留迫于经。气虚不固，则表为白汗。调和药食，欲其得宜，用针治之，乃在下腧。厥阴之腧，名曰太冲。

愚按：此篇何以知其皆言足经？盖以“下腧”二字为可知也，亦如《热论篇》伤寒言足不言手之义。又如诸经皆言补泻，而惟少阳一阴不言者，以少阳承三阳而言，一阴承三阴而言，因前贯后，义实相同，虚补实泻，皆可理会也。至若“一阴调食和药”一句，盖亦总结上文而言，不独一经为然。古经多略，当会其意。“痟”，音渊，酸疼也。

帝曰：“太阳脏何象？”岐伯曰：“象三阳而浮也。”帝曰：“少阳脏何象？”岐伯曰：“象一阳也，一阳脏者，滑而不实也。”帝曰：“阳明脏何象？”岐伯曰：“象太浮也。

此下复明六经独至之脉象也。太阳之象三阳者，阳行于表，阳之极也，故脉浮于外。少阳之象一阳者，少阳为阳之里，阴之表，所谓半表半里，阳之微也，故虽滑不实。阳明虽太阳之里，而实少阳之表，比之滑而不实者，则大而浮矣。仲景曰：“尺寸俱浮者，太阳受病也；尺寸俱长者，阳明受病也。尺寸俱弦者，少阳受病也。”义当参会。

太阴脏搏，言伏鼓也。

此即释上文太阴脏搏之义。“伏鼓”者，沉伏而鼓击，即坚搏之谓。仲景曰：“尺寸俱沉细者，太阴受病也。”

二阴搏至，肾沉不浮也。”

“二阴”，少阴肾经也。二阴搏而独至者，言肾但沉而不浮也。详此明言二阴之脉，而前无二阴之至，前有一阴之至，而此无一阴之脉，信为古经之脱简，而上文一阳少阳之误，即此节也。仲景曰："尺寸俱沉者，少阴受病也；尺寸俱微缓者，厥阴受病也。"

十六、寸口尺脉，诊诸病。

（《素问·平人气象论》）

欲知寸口太过与不及，寸口之脉中手短者，曰头痛。

"寸口"，气口也。详见脏象类十一。短为阳不及，阳不及则阴凑之，故头痛。一曰短者，短于下也。脉短于下则邪并于上，故头痛。"中"，去声，下同。

寸口脉中手长者，曰足胫痛。

长为阴不足，阴不足则阳凑之，故足胫痛。

寸口脉中手促上击者，曰肩背痛。

脉来急促而上部击手者，阳邪盛于上也，故为肩背痛。

寸口脉沉而坚者，曰病在中。

沉为在里，坚为阴实，故病在中。

寸口脉浮而盛者，曰病在外。

浮为在表，盛为阳强，故病在外。

寸口脉沉而弱，曰寒热及疝瘕小腹痛。

沉为阳虚，弱为阴虚，阳虚则外寒，阴虚则内热，故为寒热也。然沉弱之脉，多阴少阳，阴寒在下，故为疝为瘕，为小腹痛。下文曰："脉急者曰疝瘕小腹痛。"当与此参看。"瘕"，积聚也。"疝"，音山，又去声。"瘕"，音加，又去声。

寸口脉沉而横，曰胁下有积，腹中有横积痛。

"横"，急数也。沉主在内，横主有积，故胁腹有积而痛。仲景曰："积者，脏病也，终不移。聚者，腑病也，发作有时，辗转痛移，为可治。诸积大法：脉来细而附骨者，乃积也。寸口，积在胸中；微出寸口，积在喉中；关上，积在脐旁；上关上，积在心下；微下关，积在小腹；尺中，积在气冲。脉出左，积在左；脉出右，积在右；脉两出，积在中央。各以其部处之。”

寸口脉沉而喘，曰寒热。

“喘”，急促也。脉沉而喘，热在内也。热在内而为寒热，即诸禁鼓慄皆属于火之谓。

脉盛滑坚者，曰病在外。

阳脉而坚，故病在外。

脉小实而坚者，病在内。

阴脉而坚，故病在内。

脉小弱以涩，谓之久病。

小弱者气虚，涩者血少，气虚血少，病久而然。

脉滑浮而疾者，谓之新病。

滑而浮者，脉之阳也。阳脉而疾，邪之盛也。邪盛势张，是为新病。

脉急者，曰疝瘕小腹痛。

弦急者，阴邪盛，故为疝瘕小腹痛。

脉滑曰风。

滑脉流利，阳也；风性动，亦阳也。故脉滑曰风。

脉涩曰痹。

涩为阴脉，血不足也，故当病痹，

缓而滑曰热中。

缓因胃热，滑以阳强，故病热中。启玄子曰：“缓为纵缓之状，非动之迟缓也。”

盛而紧曰胀。

盛则中气滞，紧则邪有余，故为胀也。

臂多青脉曰脱血。

血脱则气去，气去则寒凝，凝泣则青黑，故臂现青色。言臂则他可知矣，即诊尺之义。

尺脉缓涩，谓之懈㑊。

尺主阴分，缓为气衰，涩为血少，故当病懈㑊。懈㑊者，困倦难状之名也。"㑊"，音迹。

安卧脉盛，谓之脱血。

凡脉盛者邪必盛，邪盛者卧必不安。今脉盛而卧安，知非气分阳邪，而为阴虚脱血也。此亦承上文尺脉而言，凡尺脉盛者多阴虚，故当脱血。

尺涩脉滑，谓之多汗。

谓尺肤涩而尺脉滑也。尺肤涩者，营血少也。尺脉滑者，阴火盛也。阳盛阴虚，故为多汗。《阴阳别论》曰："阳加于阴谓之汗。"

尺寒脉细，谓之后泄。尺肤寒者，脾之阳衰，以脾主肌肉四肢也。尺脉细者，肾之阳衰，以肾主二阴下部也。脾肾虚寒，故为后泄。

脉尺粗常热者，谓之热中。

尺粗为真阴不足，常热为阴火有余，故谓之热中也。

十七、三诊六变，与尺相应。

（《灵枢·邪气脏腑病形篇》）

黄帝问于岐伯曰："余闻之，见其色，知其病，命曰明；按其脉，知其病，命曰神；问其病，知其处，命曰工。

余闻见而知之，按而得之，问而极之，为之奈何？”

“见色”者，望其容貌之五色也；“按脉”者，切其寸口之阴阳也；“问病”者，问其所病之缘因也。知是三者，则曰明、曰神、曰工，而诊法尽矣。《六十一难》曰：“望而知之谓之神，闻而知之谓之圣，问而知之谓之工，切脉而知之谓之巧。”是谓神、圣、工、巧，盖本诸此。

岐伯答曰：“夫色脉与尺之相应也，如桴鼓影响之相应也，不得相失也，此亦本末根叶之出候也，故根死则叶枯矣。色脉形肉不得相失也，故知一则为工，知二则为神，知三则神且明矣。”

此言色脉形肉，皆当详察。在色可望，在脉可按，其于形肉，则当验于尺之皮肤。盖以尺之皮肤，诊时必见，验于此而形肉之盛衰，概可知矣。夫有诸中必形诸外，故色之与脉，脉之与形肉，亦犹桴鼓影响之相应，本末根叶之候，不相失也。三者皆当参合，故知三则神且明矣。“桴”，击鼓槌也。“桴”，孚、浮二音。

黄帝曰：“愿卒闻之。”岐伯答曰：“色青者其脉弦也，赤者其脉钩也，黄者其脉代也，白者其脉毛，黑者其脉石。

肝主木，其色青，其脉弦；心主火，其色赤，其脉钩；脾主土，其色黄，其脉代；肺主金，黄色白，其脉毛；肾主水，其色黑，其脉石。五脉义见前十一。

见其色而不得其脉，反得其相胜之脉，则死矣；得其相生之脉，则病已矣。”

“不得其脉”，言不得其合色之正脉也。相胜之脉，如青色得毛脉，以金克木之类是也。相生之脉，如青色得石脉，以水生木之类是也。

黄帝问于岐伯曰：“五脏之所生，变化之病形何如？”

岐伯答曰："先定其五色五脉之应，其病乃可别也。"黄帝曰："色脉已定，别之奈何？"岐伯曰："调其脉之缓急、小大、滑涩，而病变定矣。"

"缓急"，以至数言。"小大滑涩"，以形体言。"滑"，不涩也，往来流利，如盘走珠。"涩"，不滑也，虚细而迟，往来觉难，如雨沾沙，如刀刮竹。六者相为对待，调此六者，则病变可以定矣。

愚按：此节以缓急、大小、滑涩而定病变，谓可总诸脉之纲领也，然《五脏生成论》则曰"小大、滑涩、浮沉"，及后世之有不同者，如《难经》则曰："浮沉、长短、滑涩"，仲景则曰："脉有弦紧、浮沉、滑涩，此六者名为残贼，能为诸脉作病也。"滑伯仁曰："大抵提纲之要，不出浮沉迟数滑涩之六腑也。所谓不出乎六者，以其足统夫表里阴阳、虚实冷热、风寒湿燥、脏腑血气之病也。浮为阳为表，诊为风为虚；沉为阴为里，诊为湿为实。迟为在脏，为寒为冷；数为在腑，为热为燥。滑为血有余，涩为气独滞。"此诸说者，词虽稍异，义实相通。

若以愚见言之，盖总不出乎表里寒热虚实六者之辨而已。如其浮为在表，则散大而芤可类也；沉为在里，则细小而伏可类也；迟者为寒，则徐缓涩结之属可类也；数者为热，则洪滑疾促之属可类也；虚者为不足，则短濡微弱之属可类也；实者为有余，则弦紧动革之属可类也。此其大概，皆亦人所易知者，然即此六者之中，而复有大相悬绝之要，则人多不能识也。夫浮为表矣，而凡阴虚者，脉必浮而无力，是浮不可以概言表，可升散乎？沉为里矣，而凡表邪初感之甚者，阴寒束于皮毛，阳气不能外运，则脉必先现沉紧，是沉不可以概言里，可攻内乎？迟为寒矣，而伤寒初退，余热未清，脉多迟滑，是迟不可以概言寒，可温中乎？数为热矣，而凡虚损之候，阴阳俱亏，气血败乱者，脉必急数，越数者越虚，越虚者越数，是数不可以概言热，可寒凉乎？微细类虚矣，而痛极壅闭者，脉多伏匿，是伏不可以概言虚，可骤补乎？洪弦类实矣，而真阴大亏者，必关格倍常，是强不可以概言实，可消伐乎？夫如是者，是于纲领之中，而复有大纲领者存焉。设不能以四诊相参，而欲孟浪任意，则未有不覆人于反掌间者，此脉道之所以难言，毫厘不可不辨也。

黄帝曰："调之奈何？"岐伯答曰："脉急者，尺之皮肤亦急；脉缓者，尺之皮肤亦缓；脉小者，尺之皮肤亦减而少气；脉大者，尺之皮肤亦贲而起；脉滑者，尺之皮肤亦滑；脉涩者，尺之皮肤亦涩。凡此变者，有微有甚。

"调"，察也。此正言脉之与尺，若桴鼓影响之相应，而其为变，则有微有甚，盖甚则病深，微则病浅也。《论疾诊尺篇》曰："审其尺之缓急、小大、滑涩，肉之坚脆，而病形定矣。"义与此同。见下章。"贲"，忿、奔二音，大也，沸起也。

故善调尺者，不待于寸；善调脉者，不待于色。能参合而行之者，可以为上工，上工十全九；行二者为中工，中工十全七；行一者为下工，下工十全六。"

此正本末根叶之义也。以尺寸言，则尺为根本，寸为枝叶；以脉色言，则脉为根本，色为枝叶。故善调尺者，不待于寸；善调脉者，不待于色也。然必能参合三者而兼行之，更为本末皆得，而万无一失，斯足称为上工而十可全其九；若知二知一者，不过中下之材，故所全者亦惟六七而已。然曰六曰七者，轻易者在前也；曰八曰九者，最难者在后也。易者何难之有，难者岂易言哉！此其等差，虽分上下，而成败之贤不肖，其相去也天壤矣。

十八、诊尺论疾

（《灵枢·论疾诊尺篇》）

黄帝问于岐伯曰："余欲无视色持脉，独调其尺以言其病，从外知内，为之奈何？"

欲诊尺以知脏腑，故曰从外知内。

岐伯曰："审其尺之缓急、小大、滑涩，肉之坚脆，而病形定矣。

寸口之脉，由尺达寸，故但诊尺部之脉，其内可知。通身形体，难以尽见，然肉之盛衰，必形于腕后，故但察尺部之肉，其外可知，是以独调其尺，而病形定矣。

视人之目窠上微痈，如新卧起状，其颈脉动，时咳，按其手足上窅而不起者，风水肤胀也。

"目窠"，目下卧蚕处也。"痈"，壅也，即新起微肿状。"颈脉"，人迎脉也。"窅而不起"，按之有窝也。是即风水肤胀之外候。风水义见疾病类三十一。肤胀义见疾病类五十七。"窠"，音科。"痈"，去声。"窅"，音夭。

尺肤滑，其淖泽者，风也。

阳受风气，故病风者，尺肤滑而淖泽也。

尺肉弱者，解㑊安卧，脱肉者寒热不治。

尺肉弱者，肌必消瘦，肉瘦阴虚，当为解㑊。解㑊者，身体困倦，故欲安卧。无邪而脱肉寒热者，真阴败也，故不治。

尺肤滑而泽脂者，风也。

“泽脂”，即前淖泽之谓。风者阳气，阳在肌肤，故滑而泽脂。

尺肤涩者，风痹也。

尺肤涩者血少，血不能营，故为风痹。

尺肤粗如枯鱼之鳞者，水泆饮也。

如枯鱼之磷，干涩甚也。以脾土衰而肌肉消，水得乘之，是为泆饮。又下篇肝脉涩甚为溢饮。“泆”，溢同。

尺肤热甚，脉盛躁者，病温也；其脉盛而滑者，病且出也。

尺肤热者其身必热，脉盛躁者阳邪有余，故当为温病。若脉虽盛而兼滑者，是脉已不躁而正气将复，故不久当愈。“出”，渐愈之谓。

尺肤寒，其脉小者，泄、少气。

肤寒脉小，阳气衰也，故为泄为少气。

尺肤炬然，先热后寒者，寒热也；尺肤先寒，久大之而热者，亦寒热也。

“炬然”，火热貌。或先热而后寒，或先寒而后热，皆寒热往来之候。

肘所独热者，腰以上热；手所独热者，腰以下热。

“肘”，臂髆之节也。一曰曲池以上为肘。肘在上，手在下，故肘应腰上，手应腰下也。

肘前独热者，膺前热；肘后独热者，肩背热。

“肘前”，内廉也，手三阴之所行，故应于膺前。肘后，外廉也，手太阳之所行，故应于肩背。

臂中独热者，腰腹热。

肘下为臂，臂在下，故应腰腹。

肘后粗以下三四寸热者，肠中有虫。

“肘后粗以下三四寸”，谓三里以下，内关以上之所，此阴分也。阴分有热，故应肠中有虫。

掌中热者，腹中热；掌中寒者，腹中寒。

“掌中”者，三阴之所聚，故或热或寒，皆应于腹中。

鱼上白肉有青血脉者，胃中有寒。

鱼上脉青，胃之寒也。《经脉篇》亦曰：“胃中寒，手鱼之脉多青矣。”鱼义见经络类二。

尺炬然热，人迎大者，当夺血；尺坚大，脉小甚，少气，悗有加，立死。”

“尺炬然热”，火在阴也；“人迎大者”，阳之胜也，故当失血。若尺肤坚大而脉则小甚，形有余而气衰少也。阴虚既极，而烦悗再加，故当立死。

类经六卷

脉　色　类

十九、脏脉六变，病刺不同。

（《灵枢·邪气脏腑病形篇》）

黄帝曰：“请问脉之缓急、小大、滑涩之病形何如？”岐伯曰：“臣请言五脏之病变也。

六者为脉之提纲，故帝特举而问之。

心脉急甚者，为瘛疭；微急，为心痛引背，食不下。

急者，弦之类。急主风寒，心主血脉，故心脉急甚则为瘛疭。筋脉引急曰瘛。弛长曰疭。弦急之脉多主痛，故微急为心痛引背。心胸有邪，食当不下也。大抵弦急之脉，当为此等病，故急甚亦可为心痛，微急亦可为瘛疭，学者当因理活变可也。余同此意。“瘛”，炽、寄、系三音。“疭”，音纵。

缓甚，为狂笑；微缓，为伏梁，在心下、上下行，时唾血。

心气热则脉纵缓，故神散而为狂笑，心在声为笑也。若微缓则为伏梁在心下，而能升能降，及时为唾血，皆心脏之不清也。伏梁义详疾病类七十三。

大甚，为喉吤；微大，为心痹引背，善泪出。

心脉大甚，心火上炎也，故喉中吤然有声。若其微大而为心痹引背。善泪出者，以手少阴之脉，夹咽喉连目系也。心痹义，详疾病类六十七。“吤”，音介。“痹”，音秘。

小甚，为善哕；微小，为消瘅。

心脉小甚，则阳气虚而胃土寒，故善哕。若其微小，亦为血脉枯少，故病消瘅。“消瘅”者，肌肤消瘦也。“哕”，于决切。“瘅”，音丹，又上、去二声。

滑甚，为善渴；微滑，为心疝引脐，小腹鸣。

心脉滑甚则血热，血热则燥，故当为渴。若其微滑则热在于下，当病心疝而引脐腹。《脉要精微论》曰：“病名心疝，心为牡脏，小肠为之使，故曰小腹当有形也。”

涩甚，为喑；微涩，为血溢，维厥，耳鸣，癫疾。

心脉涩甚，则血气滞于上，声由阳发，滞则为喑也。微涩为血溢，涩当伤血也。“维厥”者，四维厥逆也，以四肢为诸阳之本，而血衰气滞也。为耳鸣、为癫疾者，心亦开窍于耳，而心虚则神乱也。“喑”，音音，声哑也。

肺脉急甚，为癫疾；微急，为肺寒热，怠惰，咳唾血，引腰背胸，若鼻息肉不通。

“肺脉急甚”，风邪胜也，木反乘金，故主癫疾。若其微急，亦以风寒有余。因而致热，故为寒热怠惰等病。

缓甚，为多汗；微缓，为痿瘘偏风，头以下汗出不可止。

肺脉缓甚者，皮毛不固，故表虚而多汗。若其微缓，而为痿瘘偏风，头下汗出，亦以阳邪在阴也。

大甚，为胫肿；微大，为肺痹引胸背，起恶日光。

肺脉大甚者，心火灼肺，真阴必涸，故为胫肿。若其微大，亦由肺热，故为肺痹引胸背。“肺痹”者，烦满喘而呕也。“起畏日光”，以气分火盛而阴精衰也。

小甚，为泄；微小，为消瘅。

肺脉小甚，则阳气虚而腑不固，病当为泄。若其微小，亦以金衰，金衰则水弱，故为消瘅。

滑甚，为息贲上气；微滑，为上下出血。

肺脉滑甚者，气血皆实热，故为息贲上气。“息贲”，喘急也。若其微滑，亦为上下出血。上言口鼻，下言二阴也。“贲”，音奔。

涩甚，为呕血；微涩，为鼠瘘，在颈肢腋之间，下不胜其上，其应善痠矣。

涩脉因于伤血，肺在上焦，故涩甚当为呕血。若其微涩，气当有滞，故为鼠瘘在颈腋间。气滞则阳病，血伤则阴虚，故下不胜其上，而足膝当痠软也。“痠”音酸。

肝脉急甚者，为恶言；微急，为肥气，在胁下若覆杯。

肝脉急甚，肝气强也，肝强者多怒少喜，故言多嗔恶也。若其微急，亦以木邪伤土，故为肥气在胁下。胁下者，肝之经也。愚按：《五十六难》曰：“肝之积名曰肥气，在左胁下。”其义本此。然《难经》以木旺东方，故言左胁，而此节本无左字。

缓甚，为善呕；微缓，为水瘕痹也。

缓为脾脉，以肝脉而缓甚，木土相克也，故善呕。若微缓而为水瘕为痹者，皆土为木制，不能运行而然。“水瘕”，水积也。“瘕”，加、驾二音。

大甚，为内痈，善呕衄；微大，为肝痹阴缩，咳引小腹。

肝脉大甚，肝火盛也，木火交炽，故为内痈。血热不藏，故为呕衄。若其微大而为肝痹，为阴缩，为咳引小腹，皆以火在阴分也。肝痹义见疾病类六十七。衄，泥六切，鼻血也。

小甚，为多饮；微小，为消瘅。

肝藏血，肝脉小甚则血少而渴，故多饮。若其微小，亦以阴虚血燥而为消瘅也。

滑甚，为㿗疝；微滑，为遗尿。

肝脉滑甚者，热壅于经，故为㿗疝。若其微滑而为遗尿，以肝火在下而疏泄不禁也。

涩甚，为溢饮；微涩，为瘛挛筋痹。

肝脉涩甚，气血衰滞也，肝木不足，土反乘之，故湿溢肢体，是为溢饮。若其微涩而为瘛挛为筋痹，皆血不足以养筋也。“瘛”，翅、系二音。“挛”，音恋，筋急缩也。

脾脉急甚，为瘛疭；微急，为膈中，食饮入而还出，后沃沫。

“脾脉急甚”，木乘土也，脾主肢体而风气客之，故为瘛疭。若其微急，亦为肝邪侮脾，则脾不能运而膈食还出，土不制水而复多涎沫也。“沃”，音屋，水汪然貌。

缓甚，为痿厥；微缓，为风痿，四肢不用，心慧然若无病。

脾脉宜缓，而缓甚则热，脾主肌肉四肢，故脾热则为肉痿及为厥逆。若微缓而为风痿四肢不用者，以土弱则生风也。痿弱在经而脏无恙，故心慧然若无病。

大甚，为击仆；微大，为疝气，腹里大，脓血在肠胃之外。

脾主中气，脾脉大甚为阳极，阳极则阴脱，故如击而仆地。若其微大为疝气，以湿热在经，而前阴为太阴阳明之所合也。腹里大者，以脓血在肠胃之外，亦脾气壅滞所致。

小甚，为寒热；微小，为消瘅。

脾脉小者，以中焦之阳气不足，故甚则为寒热，而微则为消瘅。

滑甚，为癞癃；微滑，为虫毒蛔蝎腹热。

脾脉滑甚，太阴实热也，太阴合宗筋，故为癞癃疝。若其微滑，湿热在脾，湿热熏蒸，故生诸虫及为腹热。"癃"，闾中切。"蝎"音歇。

涩甚，为肠癞；微涩，为内癞[1]，多下脓血。

脾脉涩甚而为肠癞，微涩而为内癞，及多下脓血者，以涩为气滞血伤，而足太阴之别，入络肠胃也。肠癞内癞，远近之分耳。一曰下肿病，盖即疝漏之属。

肾脉急甚，为骨癫疾；微急，为沉厥奔豚，足不收，不得前后。

肾脉急甚者，风寒在肾，肾主骨，故为骨癫疾。若微急而为沉厥足不收者，寒邪在经也。为奔豚者，寒邪在脏也。为不得前后者，寒邪在阴也。按《五十六难》曰："肾之积名曰奔豚，发于小腹、上至心下若豚状，或上或下无时。"其义本此。骨癫疾义，详针刺类三十七。

缓甚，为折脊；微缓，为洞，洞者食不化，下嗌还出。

肾脉缓甚者阴不足，故为折脊，以足少阴脉贯脊循脊内也。若其微缓，肾气亦亏，肾亏则命门气衰，下焦不化，

---

① 国中按：本句中两个"癞"字，原文均作"瘄"，均读 tuí。古文二字通，医家或用瘄，或用癞，其义一也。规范其用，宜用癞字，故改瘄为癞。又按：本句后之"内癞"，《太素》、《甲乙经》、《脉经》均作"内溃"，明代马莳也以"溃"释之。杨上善《太素》云："微涩是血多，聚于腹中，溃坏而下脓血也。"其说可参。

下不化则复而上出，故病为洞，而食入还出也。

大甚，为阴痿；微大，为石水，起脐以下至小腹垂垂然，上至胃脘，死不治。

肾脉大甚，水亏火旺也，故为阴痿。若其微大，肾阴亦虚，阴虚则不化，不化则气停水积而为石水。若至胃脘，则水邪盛极，反乘土脏，泛滥无制，故死不治，石水义见后二十四。

小甚，为洞泄；微小，为消瘅。

肾脉小甚，则元阳下衰，故为洞泄。若其微小，真气亦亏，故为消瘅。

滑甚，为癃㿉；微滑，为骨痿，坐不能起，起则目无所见。

肾脉滑甚，阴火盛也，故为癃㿉。“癃”，膀胱不利也。“㿉”，疝也。若其微滑，亦由火旺，火旺则阴虚，故骨痿不能起，起则目暗无所见。

涩甚，为大痈；微涩，为不月沉痔。”

肾脉涩者为精伤，为血少，为气滞，故甚则为大痈，微则为不月，为沉痔。

黄帝曰：“病之六变者，刺之奈何？”岐伯答曰：“诸急者，多寒；

“急”者，弦紧之谓。仲景曰：“脉浮而紧者，名曰弦也。”紧则为寒。成无己曰：“紧则阴气胜。故凡紧急之脉多风寒，而气化从乎肝也。

缓者，多热。

“缓”者，纵缓之状，非后世迟缓之谓。仲景曰：“缓则阳气长。”又曰：“缓者，胃气有余。”故凡纵缓之脉多中热，而气化从乎脾胃也。

大者，多气少血；

大为阳有余，阳盛则阴衰，故多气少血。仲景曰：“若脉浮大者，气实血虚也。”故脉之大者多浮阳，而气化从乎心也。

小者，血气皆少。

小者近于微细，在阳为阳虚，在阴为阴弱，脉体属阴而化从乎肾也。

滑者，阳气盛，微有热；

滑脉为阳，气血实也，故为阳气盛而微有热。仲景曰：“滑者胃气实。”《生机正脏论》曰：“脉弱以滑，是有胃气。”故滑脉从乎胃也。

涩者，多血少气，微有寒。

涩为气滞，为血少，气血俱虚则阳气不足，故微有寒也。仲景曰：“涩者营气不足。”亦血少之谓，而此曰多血，似乎有误。观下文刺涩者无令其血出，少可知矣。涩脉近毛，故气化从乎肺也。

是故刺急者，深纳而久留之；

急者多寒，寒从阴而难去也。

刺缓者，浅纳而疾发针，以去其热；

缓者多热，热从阳而易散也。

刺大者，微泻其气，无出其血；

大者多阴虚，故无出其血。

刺滑者，疾发针而浅纳之，以泻其阳气而去其热。

与刺缓者略同。

刺涩者，必中其脉，随其逆顺而久留之，必先按而循之，已发针，疾按其痏，无令其血出，以和其脉。

脉涩者，气血俱少，难于得气，故宜必中其脉而察其逆顺，久留疾按而无出其血。较之诸刺更宜详慎者，以脉涩本虚而恐伤其真气耳。“循”。音巡，“摩”，按也。“痏”，委、伟二音，刺瘢也。

诸小者，阴阳形气俱不足，勿取以针，而调以甘药也。

脉小者为不足，勿取以针，可见气血俱虚者，必不宜刺而当调以甘药也。

愚按：此节阴阳形气俱不足者，调以甘药，“甘”之一字，圣人用意深矣。盖药食之人，必先脾胃，而后五脏得禀其气，胃气强则五脏俱盛，胃气弱则五脏俱衰。胃属土而喜甘，故中气不足者，非甘温不可，土强则金旺，金旺则水充，此所以土为万物之母，则阴阳俱虚者，必调以甘药也。虽《至正要》等论所列五味，各有补泻，但彼以五行生克之理，推衍而言，然用之者，但当微兼五味而以甘为主，庶足补中，如四季无土气不可，五脏无胃气不可，而春但微弦、夏但微钩之义皆是也。观《阴阳应象大论》曰：“形不足者，温之以气，精不足者，补之以味。”故气味之相宜于人者，谓之为补则可，若用苦劣难堪之味，而求其能补，无是理也。气味攻补之学，大有妙处，倘不善于调和，则开手便错，此医家第一着要义。

二十　搏坚软散，为病不同。

（《素问·脉要精微论》）

心脉搏坚而长，当病舌卷不能言；

“搏”，谓弦强搏击于手也。心脉搏坚而长者，肝邪乘心，脏气亏甚而失和平之气也。手太阴脉从心系上夹咽，故令舌卷不能言。

愚按：搏击之脉，皆肝邪盛也。肝本属木，而何五脏皆畏之？盖五脏皆以胃气为本，脉无胃气则死，凡木强者土必衰，脉搏者胃多败，故坚搏为诸脏所忌，兹心脉搏坚而长者，以心脏之胃气不足而邪有余也。搏之微则邪亦微，搏之甚则几[①]于正脏矣。故当以搏之微甚，而察病之浅深。后四脏者仿此。

其软而散者，当消环自已。

若症如前而脉则软散者，心气将和也。"消"，尽也。"环"，周也。谓期尽一周而病自已矣。

肺脉搏坚而长，当病唾血；其软而散者，当病灌汗，至令不复散发也。

肺脉搏坚而长，邪乘肺也，肺系连喉，故为唾血。若软而散，则肺虚不敛，汗出如水，故云灌汗。汗多亡阳，故不可更为发散也。

肝脉搏坚而长，色不青，当病坠若搏，因血在胁下，令人喘逆；其软而散、色泽者，当病溢饮，溢饮者渴暴多饮，而易入肌皮肠胃之外也。

肝脉搏坚而长，肝自病也。脏病于中，色必外现，其色当青而不青者，以病不在脏而在经也。必有坠伤，若由搏击，则血停胁下而气不利，故令人喘逆。若其软散，则肝木不足，脾湿胜之，湿在肌肤，故颜色光泽，病为溢饮。

① 国中按："几"，原文作"幾"，今简体均写作"几"。"几"近也。《易·系辞》云："乾坤毁，则易不可见，易不可见，则乾坤或几乎息矣。"孔颖达《疏》云："几，近也。"又按："几"与"近"又属同声假借，《易·小蓄》云："月几望。"子夏《易传》作"月近望"。《易·中孚》卦云："月几望。"京房《易传》作"月近望"，以此可知假借。《论语》云："不几乎一言而兴帮乎。"《助字辨略》云："几者，将欲及之也。"此文应释为：搏之甚，则近似于正脏脉现矣，邪盛病危之兆也。

又，肝脉涩甚为溢饮，义见前章。

胃脉搏坚而长，其色赤，当病折髀；其软而散者，当病食痹。

胃脉搏坚，木乘土也，加之色赤，则阳明火盛，木火交炽，胃经必伤。阳明下行者，从气冲下髀抵伏兔，故病髀如折也。若软而散者，胃气本虚，阳明支别上行者，由大迎人迎，循喉咙入缺盆，下膈属胃络脾，故食即气逆，滞闷不行而为食痹。又，食痹义详运气类二十八。

脾脉搏坚而长，其色黄，当病少气；其软而散，色不泽者，当病足胻肿，若水状也。

邪脉乘脾，脾气必衰，脾虚无以生血，故本脏之色现于外。脾弱不能生肺，故为少气。若其软散而色不泽者，尤属脾虚。脾经之脉，从拇趾上内踝前廉，循胻骨后，交出厥阴之前，故病足胻肿若水状者，以脾虚不能制水也。

肾脉搏坚而长，其色黄而赤者，当病折腰；其软而散者，当病少血，至令不复也。

邪脉干肾，肾气必衰，其色黄赤，为火土有余而肾水不足，故病腰如折也。若其软散，肾气本虚，肾主水以生化津液，今肾气不化，故病少血，本原气衰，故令不能遂复。

愚按：本篇五脏脉病，一曰搏坚而长，一曰软而散，而其为病，多皆不足何也？盖搏坚而长者，邪胜乎正，是谓邪之所凑，其气必虚也。软而散者，本原不足，是谓正气夺则虚也。一以有邪而致虚，一以无邪本虚，虚虽若一，而病本不同，所当辨也。

帝曰："诊得心脉而急，以为何病？病形何如？"岐伯曰："病名心疝，小腹当有形也。"

心为牡脏，气本属阳，今脉紧急，阴寒胜也，以阳脏而为阴胜，故病心疝。心疝者，形在小腹，而实以寒乘少阴所致。

帝曰："何以言之?"岐伯曰："心为牡脏，小肠为之使，故曰小腹当有形也。"

"牡"，阳也。心属火而居于膈上，故曰牡脏。心与小肠为表里，故脉络相通而为之使。小肠居于小腹，故小腹当有形也。"使"，上声。

帝曰："诊得胃脉病形何如?"岐伯曰："胃脉实则胀，虚则泄。"

实为邪有余，故胀满。虚为正不足，故泄利。

二十一　诸脉症诊法

（《素问·脉要精微论》）

夫脉者，血之府也。

"府"，聚也，府库之谓也。血必聚于经脉之中，故《刺志论》曰："脉实血实，脉虚血虚也。"然此血字，实兼气为言，非独指在血也。故下文曰："长则气治，短则气病。"又如《逆顺篇》曰："脉之盛衰者，所以候血气之虚实有余不足也。"义可知矣。

长则气治，

气充和也。

短则气病，

气不足也。

数则烦心，

火热盛也。

大则病进，

邪方张也。

上盛则气高，

寸为上，上盛者，邪壅于上也。气高者，喘满之谓。

下盛则气胀，

关尺为下，下盛者邪滞于下，故腹为胀满。

代为气衰，

脉多变更不常者曰代，气虚无主也。

细则气少，

脉来微细，正气不足也。

涩则心痛，

涩为血少气滞，故为心痛。

浑浑革至如涌泉，病进而色弊，绵绵其去如弦绝死。

“浑浑”，浊乱不明也。“革至”，如皮革之坚硬也。“涌泉”，其来汩汩无序，但出不返也。若得此脉而病加日进，色加憔弊，甚至绵绵如写漆，及如弓弦之断绝者，皆真气已竭，故死。“绵”，音眠。

粗大者，阴不足阳有余，为热中也。

粗大者，浮洪之类，阳实阴虚，故为内热。

来疾去徐，上实下虚，为厥巅疾；

来疾者，其来急也；去徐者，其去缓也。上实者，寸盛也；下虚者，尺弱也。皆阳强之脉，故为阳厥顶巅之疾。滑伯仁曰：“察脉须识‘上、下、来、去、至、止’六字，不明此六字，则阴阳虚实不别也。”上者为阳，来者为阳，至者为阳；下者为阴，去者为阴，止者为阴。上者，自尺部上于寸口，阳生于阴也；下者，自寸口下于尺部，阴生于阳也。来者，自骨肉之分而出于皮肤之际，气之升也；去者，自皮肤之际而还于骨肉之分，气之降也。应曰至，息曰止也。

来徐去疾，上虚下实，为恶风也，故中恶风者，阳气受也。

来之徐，上之虚者，皆阳不足也。阳受风气，故阳虚者必恶风，而恶风之中人，亦必阳气受之也。恶，上去声，下入声。

有脉俱沉细数者，少阴厥也。

“沉细”者，肾之脉体也，兼数则热，阴中有火也，故为少阴之阳厥。

沉细数散者，寒热也。

沉细为阴，数散为阳，阴脉数散，阴不固也。故或入之阴，或出之阳，而为往来寒热。

浮而散者为眩仆。

浮者阴不足，散者神不守，浮而散者阴气脱，故为眩仆也。“眩”，雄绢切，眩晕也。

诸浮不躁者，皆在阳，则为热；其有躁者在手。

脉浮为阳，而躁则阳中之阳，故但浮不躁者，皆属阳脉，未免为热。若浮而兼躁，乃为阳极，故当在手。在手者，阳中之阳，谓手三阳经也。此与《终始篇》“人迎一盛，病在足少阳；一盛而躁，病在手少阳”义同。详见针刺类二十九。

诸细而沉者，皆在阴，则为骨痛；其有静者在足。

沉细为阴，而静则阴中之阴，故脉但沉细者，病在阴分，当为骨痛，若沉细而静，乃为阴极，故当在足。在足者，阴中之阴，谓足三阴经也。

数动一代者，病在阳之脉也，泄及便脓血。

数动者，阳脉也。数动一代者，阳邪伤其血气也，故为泄及便脓血。

诸过者切之，涩者阳气有余也，滑者阴气有余也。

脉失其常曰过，可因切而知也。阳有余则血少，故脉涩；阴有余则血多，故脉滑。

阳气有余为身热无汗，阴气有余为多汗身寒，

阳有余者，阴不足也，故身热无汗；阴有余者，阳不足也，故多汗身寒。以汗本属阴也。

阴阳有余则无汗而寒。

阳余无汗，以表实也；阴余身寒，以阴盛也；阴阳有余，阴邪实表之谓也。

推而外之，内而不外，有心腹积也；

此下言察病之法，当推求于脉，以决其疑似也。凡病若在表而欲求之于外矣，然脉则沉迟不浮，是在内而非外，故知其心腹之有积也。“推”，音吹，诸释作推动之推者非。

推而内之，外而不内，身有热也。

凡病若在里而欲推求于内矣，然脉则浮数不沉，是在外而非内，故知其身之有热也。

推而上之，上而不下，腰足清也；

凡推求于上部，然脉只现于上，而下部则弱，此以有升无降，上实下虚，故腰足为之清冷也。

推而下之，下而不上，头项痛也。

凡推求于下部，然脉只现于下，而上部则亏，此以有降无升，清阳不能上达，故为头项痛也。或以阳虚而阴凑之，亦为头项痛也。按：此二节，《甲乙经》以“上而不下”作“下而不上”，“下而不上”作“上而不下”，似与上文相类而顺。但既曰下而不上，则气脉在下，何以腰足反清？且本经前二节反言之，后二节顺言之也，一反一顺，两得其义，仍当以本经为正。

按之至骨，脉气少者，腰脊痛而身有痹也。

按之至骨沉，阴胜也。脉气少者，血气衰也。正气衰而阴气盛，故为是病。痹义见疾病类六十七。

二十二、关　格

（《素问·六节脏象论、脉要精微论》附：关格辨）

故人迎一盛病在少阳，二盛病在太阳，三盛病在阳明，四盛以上为格阳。

“人迎”，足阳明胃脉也，在颈下夹结喉旁一寸五分。一盛二盛，犹言一倍二倍，谓以人迎寸口相较，或此大于彼，或彼大于此，而有三倍四倍之殊也。《禁服篇》曰：“寸口主中，人迎主外，两者相应，俱往俱来，若引绳大小齐等，春夏人迎微大，秋冬寸口微大，如是者命曰平人。”故人迎寸口而至于盛衰相倍者，乃不免于疾矣。然人迎候阳，故一盛在少阳，胆与三焦也；二盛在太阳，膀胱小肠也；三盛在阳明，胃与大肠也；四盛以上者，以阳脉盛极而阴无以通，故曰格阳。此义《终始》、《禁服》二篇，分别尤详，见针刺类二十八、九。又，《经脉篇》所载亦明，见疾病类十。

寸口一盛病在厥阴，二盛病在少阴，三盛病在太阴，四盛以上为关阴。

“寸口”，手太阴肺脉也。寸口候阴，故一盛在厥阴，肝与心主也；二盛在少阴，心与肾也；三盛在太阴，脾与肺也；四盛以上者，以阴脉盛极而阳无以交，故曰关阴。《终始》、《禁服》二篇详义同前。

人迎与寸口俱盛四倍以上为关格，关格之脉羸，不能极于天地之精气则死矣。

俱盛四倍以上，谓盛于平常之脉四倍也。物不可以过盛，盛极则败。凡脉盛而至于关格者，以阴阳离绝，不能相营，故至羸败。"极"，尽也。精气，天禀也。言不能尽其天年而夭折也。《脉度篇》曰："邪在腑则阳脉不和，阳脉不和则气留之，气留之则阳气盛矣；阳气太盛则阴不利，阴脉不利则血留之，血留之则阴气盛矣。阴气太盛则阳气不能营也，故曰关；阳气太盛则阴气弗能营也，故曰格；阴阳俱盛，不得相营，故曰关格。关格者，不得尽期而死也。"

附：关格辨

愚按：关格脉症，本经垂训极明，世人病此不少，而历代医师，每各立名目以相传训，甚至并其大义而失之，其谬甚矣。夫所谓关格者，阴阳痞绝，不相营运，乖羸离败之候也。故人迎独盛者，病在三阳之腑也；寸口独盛者，病在三阴之脏也。盖太阴行气于三阴，而气口之脉，亦太阴也；阳明行气于三阳，而人迎之脉，在结喉之旁也。故古法诊三阳之气于人迎，诊三阴之气于寸口。如《四时气篇》曰："气口候阴，人迎候阳。"正此谓也。其于关格之症，则以阴阳偏盛之极，而或现于人迎，或现于气口，皆孤阳之逆候，实真阴之败竭也。故六腑之阴脱者曰格阳，格阳者，阳格于阴也；五脏之阴脱者曰关阴，关阴者，阴拒乎阳也；脏腑之阴俱脱，故云关格。然既曰阴阳关格，必其彼此痞绝，似当阴阳对言，而余皆谓之阴脱者何也？正以脉盛之极为无阴，无阴则无根，而孤阳浮露于外耳，凡犯此者，必死无疑。余尝于蒯司马、田宗伯辈见之，其脉则坚盛至极，其症则喘息日增，甚至手颈通身之脉，俱为振动不已，是皆酒色伤精所致，终至不救。故《本神篇》曰："五脏主藏精者也，不可伤，伤则失守而阴虚，阴虚则无气，无气则死矣。"其即关阴格阳之谓欤！

又按：关格之脉，如《六节脏象》、《脉度》、《终始》、《禁服》、《经脉》等篇，言之再四，盖恐其难明，故宣而又宣，诚重之也，而后世诸贤，鲜有得其旨者，岂皆未之察耶？夫人迎在头，系阳明表脉，故人迎倍大者曰格阳。寸口在手，系太阴里脉，故寸口倍大者曰关阴。此以阴阳痞绝，气不相营，故名关格，不可易也。而《三难》曰："脉有太过，有不及，有阴阳相乘，有覆有溢，有关有格，何谓也？然。关之前者，阳之动也，脉当现九分而浮，过者法曰太过，减者法曰不及，遂上鱼为溢，为外关内格，此阴乘之脉也。关以后者，阴之动也，脉当现一寸而沉，过者法曰太过，减者法曰不及，遂入尺为覆，为内关外格，此阳乘之脉也。"故仲景宗之曰："在尺为关，在寸为格；关则不得小便，格则吐逆。"夫人迎四倍，寸口四倍，既非尺寸之谓，而曰吐逆者，特隔食一症耳，曰不得小便者，特癃闭一症耳，二症未必至死，何两经谆谆特重之若是耶？继自王叔和以后，俱莫能辨，悉以尺寸言关格，而且云左为人迎右为气口，以致后世惑乱，遂并阴阳表里大义尽皆失之。迨及东垣之宗《脉经》者，则亦以左为人迎，右为气口。曰："气口之脉，大四倍于人迎，此清气反行浊道也，故曰格。人迎之脉，大四倍于气口，此浊气反行清道也，故曰关。”其宗仲景者，则亦曰格则吐逆，关则不便。甚至丹溪则特立关格一门，曰此症多死，寒在上，热在下，脉两寸俱盛四倍以上。夫两寸俱盛四倍，又安得为寒在上热在下耶？其说越乖，其义越失，致使后学茫然莫知所辨，欲求无误，其可得乎？

独近代马玄台知诸子之非，而谓关格之义，非隔食癃闭之症，曰：“呜呼痛哉！轩岐之旨乎。秦、张、王、李、朱，后世业医者所宗，尚与《内经》渺然如此，况能使后世下工，复知关格为脉体而非病名也，又焉能决关格脉之死生，治关格脉之病症，及治隔症闭癃症而无谬也哉？”此马子之言诚是矣，然观其诸篇之注，则亦未详经义，谬宗叔和，仍以左为人迎，右为气口，竟置阳明胃脉于乌有，而仍失本经表里阴阳、根本对待之义，此其复为误也。故于《阴阳别论》中三阳在头、三阴在手之义，竟皆谬注。呜呼！玄台哀前人之误而余复哀其误，所谓后人而复哀后人也。使余之后人，又复有哀余之误者，余诚不自知其非，而今日之言，乃又不如无矣。

岐伯曰：“反四时者，有余为精，不足为消。

《素问·脉要精微论》。此言四时阴阳，脉之相反者，亦为关格也。《禁服篇》曰：“春夏人迎微大，秋冬寸口微大，如是者命曰平人。”以人迎为阳脉而主春夏，寸口为阴脉而主秋冬也。若其反者，春夏气口当不足而反有余，秋冬人迎不足而反有余，此邪气之有余，有余者反为精也。春夏人迎当有余而反不足，秋冬寸口当有余而反不足，此血气之不足，不足者日为消也。

应太过，不足为精；应不足，有余为消。阴阳不相应，

病名曰关格。”

如春夏人迎应太过，而寸口之应不足者，反有余而为精；秋冬寸口应太过，而人迎之应不足者，反有余而为精，是不足者为精也。春夏寸口应不足，而人迎应有余者，反不足而为消；秋冬人迎应不足，而寸口应有余者，反不足而为消，是有余者为消也。应不足而有余者，邪之日盛；应有余而不足者，正必日消。若此者，是为阴阳相反，气不相营，皆名关格。前二“应”字平声，后一“应”字去声。

二十三、孕　脉

（《素问·平人气象论、阴阳别论》）

妇人手少阴脉动甚者，任子也。

《素问·平人气象论》。“手少阴”，心脉也。《脉要精微论》曰：“上附上，左外以候心。”故心脉当诊于左寸。动甚者，流利滑动也。心生血，血旺乃能胎，妇人心脉动甚者，血旺而然，故当妊子。启玄子云：“手少阴脉，谓掌后陷者中，当小指动而应手者也。”盖指心经之脉，即神门穴也，其说甚善，然以余之验，左寸亦应。“任”，妊同，孕也。

阴搏阳别，谓之有子。

《素问·阴阳别论》。“阴”，如前手少阴也，或兼足少阴而言亦可。盖心主血，肾主子宫，皆胎孕之所主也。“搏”，搏击于手也。阳别者，言阴脉搏手，似乎阳邪，然其鼓动滑利，本非邪脉，盖以阴中现阳而别有和调之象，是谓阴搏阳别也。《腹中论》曰："'何以知怀子之且生也?'曰：'身有病而无邪脉也。'"亦此之义。王氏《脉经》曰："尺中之脉，按之不绝，法妊娠也。"滑伯仁曰："三部脉浮沉正等，无他病而不月者，妊也。"

愚按：妊子有子之义，乃男子女子之通称。盖本经以孕育为言，而于男女皆称子，非男曰子而女则否也，后世以此为男子者非。然本经未分男女，而男女之别将何如？考之叔和《脉经》曰："左疾为男，右疾为女。"又曰："左手沉实为男，右手浮大为女。"又曰："尺脉左偏大为男，右偏大为女。"又曰："得太阴脉为男，得太阳脉为女，太阴脉沉，太阳脉浮。"自后凡言妊脉者，总不出此。及滑伯仁则曰："左手尺脉洪大为男，右手沉实为女。"近代徐东皐曰："男女之别，须审阴阳。右肺盛，阴状多，俱主弄瓦；左尺盛，阳状多，俱主弄璋。"备察诸义，固已详尽，然多彼此矛盾，难以凭据。若其不易之理，则在阴阳二字。以左右分阴阳，则左为阳右为阴；以寸尺分阴阳，则寸为阳尺为阴；以脉体分阴阳，则鼓搏沉实为阳，虚弱浮涩为阴；诸阳实者为男，诸阴虚者为女，庶为一定之论。然犹当察孕妇之强弱老少，及平日之偏左偏右，尺寸之素强素弱，斯足以尽其妙也。

二十四、诸经脉症死期

（《素问·大奇论》全）

肝满、肾满、肺满，皆实即为肿。

"满"，邪气壅滞而为胀满也。此言肝肺经，皆能为满，若其脉实，当为浮肿，而辨如下文也。

肺之壅，喘而两胠满。

肺居膈上，其系横出腋下，故肺壅则喘而两胠满。“胠”，音区，腋下胁也。

肝壅，两胠满，卧则惊，不得小便。

肝经之脉环阴器，布胁肋，故肝壅则两胠满而不得小便。肝主惊骇，卧则气越壅，故多惊也。

肾壅，胠下至小腹满，胫有大小，髀胻大跛易偏枯。

肾脉循内踝之后上腨，出腘内廉，上股内属肾络膀胱而上行，故肾经壅则胠下至小腹胀满也。足胫或肿或消，是谓大小。自髀至胻，或为大，或为跛，或掉易无力，或偏枯不用，是皆肾经壅滞，不能运行所致。“胠下”，诸本皆作脚下，《甲乙经》作“胠下”者是，今从之。“髀”，音皮。“胻”，音杭。

心脉满大，痫瘛筋挛。

心脉满大，火有余也。心主血脉，火盛则血涸，故痫瘛而筋挛。“痫”，音闲，“癫”，痫也。瘛音炽，抽搐也。“挛”，音恋，拘挛也。下同。

肝脉小急，痫瘛筋挛。

肝藏血，小为血不足，急为邪有余，故为是病。夫痫瘛筋挛，病一也，而心肝二经皆有之，一以内热，一以风寒，寒热不同，血衰一也，故同有是病。

肝脉骛暴，有所惊骇，脉不至若喑，不治自已。

“骛”，驰骤也。“暴”，急疾也。惊骇者肝之病，故肝脉急乱者，因惊骇而然。甚有脉不至而声喑者，以猝惊则气逆，逆则脉不通，而肝经之脉循喉咙，故声喑而不出也。然此特一时之气逆耳，气通则愈矣，故不治自已。“骛”，音务。“喑”，音音，声不出也。

肾脉小急，肝脉小急，心脉小急，不鼓皆为瘕。

三脉细小而急，阴邪聚于阴分也，故当随三经之位而瘕。“瘕”，音加，又去声，症瘕也。

肾肝并沉为石水，并浮为风水，

此言水病之有阴阳也。肾肝在下，肝主风，肾主水，肝肾俱沉者，阴中阴病也，当病石水。石水者，凝结小腹，沉坚在下也。肝肾俱浮者，阴中阳病也，当病风水。风水者，游行四体，浮泛于上也。诸篇水症详义，当考会通类水胀症。

并虚为死，

肾为五脏之根，肝为发生之主，根本空虚，有表无里也，故当死。

并小弦欲惊。

肝肾并小，真阴虚也。小而兼弦，木邪胜也。气虚胆怯，故为欲惊。

肾脉大急沉，肝脉大急沉，皆为疝。

“疝”者，寒气结聚所为。脉急者夹肝邪，脉沉者在阴分，沉急而大，阴邪盛也。肝肾之脉络小腹，结于阴器，寒邪居之，故当病疝。

愚按：疝病乃寒夹肝邪之症，或结于小腹，或结于睾丸，或结于睾丸之左右上下，而筋急绞痛、脉必急搏者，多以寒邪结聚阴分，而夹风木之气也。如《四时刺逆顺论》曰肺风疝、脾风疝之类，皆兼一“风”字，其必夹肝邪可知。“疝”，音讪。“睾”，音高，阴丸也。

心脉搏滑急为心疝，肺脉沉搏为肺疝，

病疝而心脉搏滑急者，寒夹肝邪乘心也。肺脉沉搏者，寒夹肝邪乘肺也。

三阳急为瘕，三阴急为疝。

“三阳”，手足太阳经也。“三阴”，手足太阴经也。邪聚三阳为瘕聚，邪聚三阴为疝气，凡脉急者，皆邪盛也。前言肝肾心肺而此言脾经，所以五脏皆有疝。

二阴急为痫厥，二阳急为惊。

“二阴”，少阴也。“二阳”，阳明也。脉急者为风寒，邪乘心肾，故为痫为厥。木邪乘胃，故发为惊。《阳明脉解篇》曰：“胃者土也，故闻木音而惊者，土恶木也。”是亦此义。

脾脉外鼓沉为肠澼，久自已。

沉为在里而兼外鼓者，邪不甚深，虽为肠澼，当自已。“肠澼”，下痢也。凡心肝脾肾，皆主阴分，或寒湿，或热，各有所伤，乃自大肠下血，均谓为肠澼。“澼”，音劈。

肝脉小缓为肠澼，易治。

肝脉急大则邪盛难愈，今脉小缓，为邪轻，易治也。

肾脉小搏沉为肠澼下血，血温身热者死。

肾居下部，其脉本沉，若小而搏，为阴气不足而阳邪乘之，故为阳澼下血。若其血温身热者，邪火有余，真阴丧败也，故当死。

心肝澼亦下血，二脏同病者可治，

心生血，肝藏血，故二脏之澼亦下血，而不独肾也。然心肝二脏，木火同气，故同病者为顺而可治。若肝脾同病，是为土败木贼，其难治也明矣。

其脉小沉涩为肠澼，其身热者死，热现七日死。

心肝之脉，小沉而涩，以阴不足而血伤也，故为肠澼。然脉沉细者不当热，今脉小身热是为逆，故当死。而死于热现七日者，六阴败尽也。

胃脉沉鼓涩，胃外鼓大，心脉小坚急，皆隔偏枯，

沉鼓涩，阳不足也；外鼓大，阴受伤也。小坚而急，阴邪胜也。胃为水谷之海，心为血脉之主，胃气既伤，血脉又病，故致上下痞隔，半身偏枯也。

男子发左，女子发右，不喑舌转可治，三十日起；

男子左为逆，右为顺；女子右为逆，左为顺。今以偏枯而男子发左，女子发右，是逆症也。若声不喑舌可转，则虽逆于经，未甚于脏，乃为可治，而一月当起。若偏枯而喑者，肾气内竭而然，其病必甚。如《脉解篇》曰："内夺而厥，则为喑俳，此肾虚也。"正以肾脉循喉咙夹舌本故耳。左右逆顺义，见论治类十四。

其顺者喑，三岁起；

若男发于右而不发于左，女发于左而不发于右，皆谓之顺。然症虽顺而声则喑，是外轻而内重也，故必三岁而后起。

年不满二十者，三岁死。

以气血方刚之年，辄见偏枯废疾，此禀赋不足，早凋之兆也，不出三年死矣。

脉至而搏，血衄身热者死，脉来悬钩浮为常脉。

搏脉弦强，阴虚者最忌之。凡诸失血鼻衄之疾，其脉搏而身热，真阴脱败也，故当死。然失血之症多阴虚，阴虚之脉多浮大，故悬钩而浮，乃其常脉，无足虑也。悬者不高不下，不浮不沉，如物悬空之义。谓脉虽浮钩，而未失中和之气也。

脉至如喘，名曰暴厥，暴厥者不知与人言。

喘者，如气之喘，言急促也。"暴厥"，谓猝然厥逆而不知人也。

脉至如数，使人暴惊，三四日自已。

数脉主热，而如数者，实非真数之脉。盖以猝动肝心之火，故令人暴惊。然脉非真数，故俟三四日而气衰自愈矣。

脉至浮合，浮合如数，一息十至以上，是经气予不足也，微现九十日死。

此下皆言死期也。“浮合”，如浮波之合，后以催前，泛泛无常也。一息十至以上，其状如数，而实非数热之脉，是经气之衰极也。“微现”，始现也。言初现此脉，便可期九十日而死；若现之已久，则不必九十日矣。所以在九十日者，以时更季易，天道变而人气从之也。“予”，与同，党与之义，下同。

脉至如火薪然，是心精之予夺也，草干而死。

如火薪然者，来如焰之锐，去如灭之速。此火脏无根之脉，而心经之精气与夺也。夏令火旺，犹为可支，草干而死，阳尽时也。

脉至如散叶，是肝气予虚也，木叶落而死。

如散叶者，浮泛无根也。此以肝气大虚，全无收敛。木叶落者，金胜木败，肝死时也。

脉至如省客，省客者脉塞而鼓，是肾气予不足也，悬去枣花而死。

“省客”，如省问之客，或去或来也。“塞”者，或无而止。“鼓”者，或有而搏。是肾原不固，而无所主持也。枣花之候，初夏时也。悬者，花之开；去者，花之落。言于枣花开落之时，火旺而水败，肾虚者死也。

脉至如丸泥，是胃精予不足也，榆荚落而死。

“丸泥”者，泥弹之状，坚强短涩之谓，此胃精中气之不足也。“榆荚”，榆钱也，春深而落。木旺之时，土败者死。

脉至如横格，是胆气予不足也，禾熟而死。

“横格”，如横木之格于指下，长而且坚，是为木之正脏，而胆气之不足也。禾熟于秋，金令旺也，故木败而死。

脉至如弦缕，是胞精予不足也，病善言，下霜而死；不言，可治。

“弦缕”者，如弦之急，如缕之细，真元亏损之脉也。“胞”，子宫也，命门元阳之所聚也。胞之脉系于肾，肾之脉系舌本，胞气不足，当静而无言；今反善言，是阴气不藏，而虚阳外现，时及下霜，虚阳消败而死矣。故与其善言者，不若无言者为肾气犹静，而尚可治也。

脉至如搅[1]漆，搅漆者左右旁至也，微现三十日死。

“搅漆”者，如澥[2]漆之搅，左右旁至，缠绵不清也。“微现”，初现也。三十日为月建之易，而阴阳偏败者，不过一月之期也。

脉至如涌泉，浮鼓肌中，太阳气予不足也，少气，味韭英而死。

“涌泉”者，如泉之涌，有升无降，而浮鼓于肌肉之中，是足太阳膀胱之气不足也。膀胱为三阳而主外，今其外实内虚，阴精不足，故为少气。当至味韭英之时而死者，以冬尽春初，水渐衰也。

脉至如颓土之状，按之不得，是肌气予不足也，五色先现黑，白垒发死。

颓土之状，虚大无力，而按之即不可得。肌气即脾气，

---

① 国中按：“搅”，原文作“交”，乃同声假借，故改之。

② 又按：“澥”，原文作“写”，亦同声假借，今改之。

脾主肌肉也。黑为水之色，土败极而水反乘之，故当死。“垒”，虆同，即蓬虆之属。虆有五种，而白者发于春，木旺之时，土当败也。

脉至如悬雍，悬雍者浮揣切之益大，是十二腧之予不足也，水凝而死。

“悬雍”，喉间下垂肉乳也。如悬雍浮揣切之益大者，浮短孤悬，有上无下也。腧皆在背，为十二经脏气之所系。“水凝而死”，阴气盛而孤阳绝也。“揣”，杵水切。“腧”，输同。

脉至如偃刀，偃刀者浮之小急，按之坚大急，五脏菀热寒热，独并于肾也，如此其人不得坐，立春而死。

“偃刀”，卧刀也。浮之小急，如刀口也。按之坚大急，如刀背也。此以五脏郁热而发为寒热，阳旺则阴消，故独并于肾也。腰者肾之府，肾阴既亏，则不能起坐。立春阳盛，阴日以衰，所以当死。“菀”，郁同。

脉至如丸，滑不直手，不直手者，按之不可得也，是大肠气予不足也，枣叶生而死。

“如丸”，短而小也。“直”，当也。言滑小无根而不胜按也。大肠应庚金，枣叶生初夏，火旺则金衰，故死。

脉至如花者，令人善恐，不欲坐卧，行立常听，是小肠气予不足也，季秋而死。

“如花”，如草木之花而轻浮柔弱也。小肠属丙火，与心为表里，小肠不足则气通于心。善恐不欲坐卧者，心气怯而不宁也。行立常听者，恐惧多而生疑也。丙火墓于戌，故当季秋死。

二十五、决 死 生

（《素问·三部九候论》）

帝曰："决死生奈何？"

谓因其形症脉息，而欲预知其死生也。

岐伯曰："形盛脉细，少气不足以息者，危；

形盛脉细而少气不足以息者，外有余而中不足，枝叶盛而根本虚也，故危亡近矣。

形瘦脉大，胸中多气者，死；

形体消瘦而脉反大、胸中反多气者，阴不足而阳有余也。阴形既败，孤阳无独留之理，故死。

形气相得者，生，

体貌为形，阴也；运行属气，阳也。阴主静，阳无阴不成；阳主动，阴无阳不生。故形以寓气，气以运形，阴阳当和，不得相失。如形盛脉大，形瘦脉细，皆为相得，相得者生，反此者危也。

参伍不调者，病。

三以相参，伍以相类，谓之不调。凡或大或小，或迟或疾，往来出入而无常度者，皆病脉也。

三部九候皆相失者，死。

三部九候义，见前第五。"皆相失者"，谓失其常，如下文乍疏乍数，失时、正脏、脱肉、七诊之类皆是也，故死。

上下左右之脉，相应如参舂者，病甚；上下左右相失，不可数者，死。

“上下左右”，即三部九候而各有左右也。“参舂”，谓大数而鼓，如杵之舂，阳极之脉也，故曰病甚。甚至息数相失，而不可以数计者，死。《脉法》曰：“人一呼脉再至、一吸脉亦再至曰平，三至曰离经，四至曰脱精，五至曰死，六至曰命尽。”今相失而不可数，盖不止于五六至矣，必死可知。“舂”，书容切。数，上声。

中部之候虽独调，与众脏相失者，死；中部之候相减者，死；

三部之脉，上部在头，中部在手，下部在足。此言中部之脉虽独调，而头足众脏之脉已失其常者，当死。若中部之脉减于上下二部者，中气大衰也，亦死。

目内陷者，死。

五脏六腑之精气，皆上注于目而为之精，目内陷者，阳精脱矣，故必死。

以左手足上，上去踝五寸按之，庶右手足当踝而弹之，

手足之络皆可取而验之。手踝之上，手太阴肺络也。足踝之上，足太阴脾络也。肺藏气而主治节，脾属土而主灌溉，故可取之以察吉凶。“踝”，胡寡切。

其应过五寸以上，蠕蠕然者，不病；其应疾，中手浑浑然者，病；中手徐徐然者，病；其应上不能至五寸，弹之不应者，死。

“应”，动也。应过五寸以上，气脉充也。“蠕蠕”，虫行貌，谓其软滑而匀和也，是为不病之脉。“疾”，急疾也。“浑浑”，浊乱也。“徐徐”，迟缓也。不能至五寸者，气脉衰；弹之不应者，气脉绝。故微则为病，而甚则为死也。“蠕”，音如。

是如脱肉身不去者，死。

脾胃竭则肌肉消，肝肾败则筋骨惫，肉脱身重，死期至矣。“不去者”，不能动摇来去者。

中部乍疏乍数者，死。

“中部”，两手脉也。“乍疏乍数者”，气脉败乱之兆也，故死。

其脉代而钩者，病在络脉。

“代而钩者”，俱应夏气，而夏气在络也。

九候之相应也，上下若一，不得相失。

“上下若一”，言其大小迟疾，皆贵乎和平也。

一候后则病，二候后则病甚，三候后则病危。所谓后者，应不俱也。

应不俱者，脉失常度，逆顺无伦也。

察其腑脏，以知死生之期。

死生之期，察其克贼生旺而可知也。

必先知经脉，然后知病脉。

经者常脉，病者变脉，不知其常，不足以知变也。

正脏脉现者胜死。

正脏脉义见后。“胜死”，谓遇其胜己之时而死，如肝见庚辛、脾见甲乙之类是也。

足太阳气绝者，其足不可屈伸，死必戴眼。”

足太阳之脉，下者合腘中，贯腨内，出外踝之后；上者起目内眦，其脉有通项入于脑者正属目本，名曰眼系。故太阳气绝者，血枯筋急，足不可屈伸，而死必戴眼。“戴眼”者，睛上视而瞪也。“腨”，音篆，“瞪”，曹庚切。

帝曰：“冬阴夏阳奈何？

言死时也。

岐伯曰：“九候之脉，皆沉细悬绝者为阴，主冬，故以

夜半死；盛躁喘数者为阳，主夏，故以日中死。

“夜半”者，一日之冬也，阴尽阳生，故阴极者死。“日中”者，一日之夏也，阳尽阴生，故阳极者死。

是故寒热病者，以平旦死。

“平旦”者，一日之春，阴阳之半也。故寒热病者，亦于阴阳出入之时而死。

热中及热病者，以日中死。

以阳助阳，真阴竭也。

病风者，以日夕死。

“日夕”者，一日之秋也。风木同气，遇金而死。

病水者，以夜半死。

亥子生旺，邪盛极也。

其脉乍疏乍数、乍迟乍疾者，日乘四季死。

脉变不常者，中虚无主也。日之四季，辰戌丑未也。四季为五行之墓地，故败竭之脏，遇之而死。

形肉已脱，九候虽调犹死。

脾主肌肉，为五脏之本，未有脾气脱而能生者，故九候虽调亦死。

七诊虽见，九候皆从[①]者不死。

七诊义见前章第六。“从”，顺也。谓脉顺四时之令，及得诸经之体者，虽有独大独小等脉，不至死也。

所言不死者，风气之病及经月之病，似七诊之病而非也，故言不死。

风者，阳病也。故偶感于风，则阳分之脉或大或疾。

---

① 国中按：“从”字，乃“顺”字之避讳，本应改为顺，但景岳有注，故明而存之。

经月者，常期也。故适值去血，则阴分之脉或小或迟，或为陷下。此皆似七诊之脉而实非也，皆不可以言死。然则非外感及经月之病而得七诊之脉者，非吉兆也。

若有七诊之病，其脉候亦败者死矣，必发哕噫。

此承上文而言风气经月之病，本非七诊之类。若其果系脉息症候之败者，又非不死之比，然其死也，必发哕噫。盖哕出于胃，土气败也；噫出于心，阴邪胜也。“哕”，于决切，呃逆也。“噫”，伊、隘二音，嗳气也。

必审问其所始病，与今之所方病，而后各切循其脉，视其经络浮沉，以上下逆顺循之。

凡诊病之道，必问其始病者，察致病之由也。求今之方病者，察现在之症也。本末既明，而后切按其脉，以参合其在经在络，或浮或沉，上下逆顺，各因其次以治之也。

其脉疾者不病，其脉迟者病，脉不往来者死，皮肤着者死。”

“疾”，言力强有神。“迟”，言气衰不足。若脉不往来者，阴阳俱脱。“皮肤着者”，血液已尽，谓皮肤枯槁着骨也。

帝曰：“其可治者奈何?”岐伯曰：“经病者治其经，

经脉为里，支而横者为络。治其经，谓即其经而刺之也。

孙络病者治其孙络血，

络之小者为孙，即络脉之别而浮于肌肤者也。《经脉篇》曰：“诸刺络脉者，急取之以泻其邪而出其血，留之发为痹也。”故曰治其血。

血病身有痛者治其经络。

血病而身痛者，不止于孙络，而经亦有滞也，当随其经络而刺之。

其病者在奇邪，奇邪之脉则缪刺之。

“奇邪”者，不入于经而病于络也。邪客大络，则左注右，右注左，其气无常处，故当缪刺之。详针刺类三十。

留瘦不移，节而刺之。

“留”，病留滞也。“瘦”，形消瘦也。“不移”，不迁动也。凡病邪久留不移者，必于四肢八溪之间有所结聚，故当于节之会处，索而刺之，斯可平也。

上实下虚，切而从之，索其结络脉，刺出其血，以现通之。

“上实下虚”，有所隔也，故当切其脉以求之，从其经以取之，索其络脉之有结滞者，刺出其血，结滞去而通达现矣。

瞳子高者太阳不足，戴眼者太阳已绝，此决死生之要，不可不察也。

“瞳子高者”，目上视也。“戴眼者”，上视之甚而定直不动也。此重明上文足太阳之症，而分其轻重以决死生也。

手指及手外踝、五指留针。”

本节义不相属，及前节单言太阳而不及他经，必皆古文之脱简。

二十六、脉有阴阳正脏

（《素问·阴阳别论》）

黄帝问曰：“人有四经十二顺，何谓？岐伯对曰：“四经应四时，十二顺应十二月，十二月应十二脉。

“四经应四时”，肝木应春，心火应夏，肺金应秋，肾水应冬；不言脾者，脾主四经，而土旺四季也。“十二顺应十二月”，手有三阴三阳，足有三阴三阳，以应十二月之气，而在人则应十二经之脉也。所谓顺者，即手之三阴从脏走手等义。

脉有阴阳，知阳者知阴，知阴者知阳。

脉有阴阳，最当详辨。必知阳脉之体，而后能察阴脉；必知阴脉之体，而后能察阳脉。阳中有阴，似阳非阳也；阴中有阳，似阴非阴也。辨阴阳未必难，辨真假为难耳，误认者杀人反掌。

凡阳有五，五五二十五阳。

“阳”者，如下文所谓胃脘之阳，即胃气也。“五”者，即五脏之脉，如肝弦、心钩、脾软、肺毛、肾石也。以一脏而兼五脉、则五脏互现，是为五五二十五脉也。然五脏之脉，皆不可以无胃气，故曰凡阳有五，而二十五脉亦皆不可无胃气，故又曰五五二十五阳也。

所谓阴者正脏也，现则为败，败必死也。

“阴者”，无阳之谓。无阳者，即无阳明之胃气，而本脏之阴脉独现，如但弦但钩之类，是为正脏，胃气败也，故必死。

所谓阳者，胃脘之阳也。

胃属阳明，胃脘之阳，言胃中阳和之气，即胃气也，五脏赖之以为根本者也。故人无气曰逆，逆者死，脉无胃气亦死，即此之谓。“脘”，音管。

别于阳者，知病处也；别于阴者，知死生之期。

能别阳和之胃气，则一有不和，便可知疾病之所；能别纯阴之正脏，则凡遇生克，便可知死生之期也。按：《生机正脏论》曰："别于阳者，知病从来；别于阴者，知死生之期。"其义与此互有发明，所当并考，见脏象类二十四。"别"，音鳖。

三阳在头，三阴三手，所谓一也。

"三阳在头"，指人迎也；"三阴在手"，指气口也。《太阴阳明论》曰："阳明者表也，为之行气于三阳。"盖三阳之气，以阳明胃气为本，而阳明动脉曰人迎，在结喉两旁一寸五分，故曰三阳在头。又曰："足太阴者三阴也，为之行气于三阴。"盖三阴之气，以太阴脾气为本，然脾脉本非气口，何云在手？如《五脏别论》曰："五味入口，藏于胃以养五脏气，而变现于气口，气口亦太阴也。"故曰三阴在手。上文以正脏胃气言阴阳，此节以人迎气口言阴阳。盖彼言脉体，此言脉位，二者相依，所谓一也。气口义见脏象类十一。

别于阳者，知病忌时；别于阴者，知死生之期。

此与前节稍同而复言之者，盖前以正脏胃气言，而此以阴阳表里言，是正与《生机正脏论》者同，二义相关，皆不可缺，观者当会通其意可也。"忌时"，言气有衰旺，病有时忌也。

谨熟阴阳，无与众谋。

阴阳之理，不可不熟，故曰谨。独闻独见，非众所知，故无与谋。

所谓阴阳者，去者为阴，至者为阳；静者为阴，动者为阳；迟者为阴，数者为阳。"

脉之阴阳，其概如此。得阳者生，得阴者死，此其要也。

二十七、骨枯肉陷，正脏脉现者死。

（《素问·生机正脏论》）

大骨枯槁，大肉陷下，胸中气满，喘息不便，其气动形，期六月死；正脏脉现，乃予之期日。

大骨大肉，皆以通身而言。如肩脊腰膝，皆大骨也；尺肤臀肉，皆大肉也。肩垂项倾，腰重膝败者，大骨之枯槁也。尺肤既削，臀肉必枯，大肉之陷下也。肾主骨，骨枯则肾败矣；脾主肉，肉陷则脾败矣；肺主气，气满喘息则肺败矣。气不归原，形体振动，孤阳外浮而真阴亏矣。三阴亏损，死期不出六月。六月者，一岁阴阳之更变也。若其正脏脉已现，则不在六月之例，可因克贼之日而定其期矣。

大骨枯槁，大肉陷下，胸中气满，喘息不便，内痛引肩项，期一月死；正脏现，乃予之期日。

内痛引肩项，病及心经矣。较前已甚，期一月死。一月者，斗建移而气易也。

大骨枯槁，大肉陷下，胸中气满，喘息大便，内痛引肩项，身热，脱肉破䐃，正脏现，十月之内死。

“身热”者，阴气去也。“脱肉”者，肌肉消尽也。“破䐃”者，卧久骨露而筋肉败也。是为五脏俱伤，而正脏又现，当十日内死。十日者，天干尽而旬气易也。“月”字误，当作日。“䐃”，劬允切，筋肉结聚之处也，启玄子曰：“肘膝后肉如块者。”

大骨枯槁，大肉陷下，肩髓内消，动作益衰，正脏来

现，期一岁死；现其正脏，乃予之期日。

骨枯肉陷，脾肾已亏，兼之肩髓内消，动作益衰，虽诸症未全，正脏未现，然败竭已兆，仅支一年，岁易气新，不能再振矣。若一现正脏，乃可必其死期也。“来现”误，当作“未现”。

大骨枯槁，大肉陷下，胸中气满，腹内痛，心中不便，肩项身热，破䐃脱肉，目眶陷，正脏现，目不见人立死；其见人者，至其所不胜之时则死。

五脏败症俱现，而目眶陷、正脏现、目不见人者，神气已脱，故当立死；若其见人者，神气犹在，故必待克贼之时而死也。

急虚，身中猝至，五脏绝闭，脉道不通，气不往来，譬于坠溺，不可为期；其脉绝不来，若人一息五六至，其形肉不脱，正脏虽不现，犹死也。

“急虚”者，言元气暴伤而忽甚也。故其邪中于身，必猝然而至，譬之坠者溺者，旦时莫测，有不可以常期论也。若脉绝不至，或一呼五六至者，皆脏气竭而命当尽也，故不必其形肉脱而正脏现，如上文以渐衰惫而死有期也。“中”，去声。“息”字误，当作“呼”。

正肝脉至中外急，如循刀刃责责然，如按琴瑟弦，色青白不泽，毛折乃死。

此下皆言正脏脉也。肝之正脏如刀刃、如琴瑟弦者，言细急坚搏而非微弦之本体也。青本木色，而兼白不泽者，金克木也。五脏率以毛折死者，皮毛得血气而充，毛折则精气败矣，故皆死。下同。

正心脉至坚而搏，如循薏苡子累累然，色赤黑不泽，毛折乃死。

坚而搏，如循薏苡子者，短实坚强而非微钩之本体，心脉之正脏也。赤本火色，而兼黑不泽者，水克火也，故死。毛折义如前。

正肺脉至大而虚，如以毛羽中人肤，色白赤不泽，毛折乃死。

大而虚，如以毛羽中人肤，浮虚无力之甚，而非微毛之本体，肺脉之正脏也。白本金色，而兼赤不泽者，火克金也，故死。

正肾脉至搏而绝，如指弹石辟辟然，色黑黄不泽，毛折乃死。

"搏而绝"，搏之甚也。"如指弹石辟辟然"，沉而坚也。皆非微石之本体，而为肾脉之正脏也。黑本水色，兼黄不泽者，土克水也，故死。

正脾脉至，弱而乍数乍疏，色黄青不泽，毛折乃死。

弱而乍数乍疏，则和缓全无，而非微软弱之本体，脾脉之正脏也。黄本土色而兼青不泽者，木克土也，故死。

诸正脏脉现者，皆死不治也。"

无胃气者即名正脏，皆为不治之脉。

黄帝曰："正脏曰死何也？"岐伯曰："五脏者皆禀气于胃，胃者五脏之本也。

胃为水谷之海，以养五脏，故为之本。

脏气者，不能自致于手太阴，必因于胃气，乃至于手太阴也。谷入于胃，以传于肺，五脏六腑皆以受气，故脏气必因于胃气，乃得至于手太阴，而脉则现于气口，此所以五脏之脉，必赖胃气以为之主也。

故五脏各以其时自为，而至于手太阴也。

"以时自为"，如春而但弦，夏而但钩之类，皆五脏不因于胃气，即正脏之现也。

故邪气胜者精气衰也，故病甚者，胃气不能与之俱至于手太阴，故正脏之气独现，独现者病胜脏也，故曰死。”帝曰：“善！”

凡邪气盛而正气竭者，是病胜脏也，故正脏之邪独现。正脏独用者，胃气必败，故不能与之俱至于手太阴，则胃气不现于脉，此所以为危兆也。

二十八、正脏脉死期

（《素问·阴阳别论、平人气象论》）

凡持正脉之脏脉者[1]，肝至悬绝急，十八日死；

《素问·阴阳别论》。正脉之脏脉，即正脏也。悬绝急者，全失和平而弦搏异常也。十八日者，为木金成数之余，金胜木而死也。此下死期，悉遵王氏之意，以《河图》计数，诚为得理，然或言生数，或言成数，若不归一，弗能无疑，别有愚按在针刺六十四，亦当参正。

心至悬绝，九日死；

“九日”者，为火水生成数之余，水胜火也。

肺至悬绝，十二日死；

“十二日”者，为金火生成数之余，火胜金也。

肾至悬绝，七日死；

“七日”者，为水土生数之余，土胜水也。

脾至悬绝，四日死。

---

① 国中按：此句文字错乱，当属传抄之误，应为“凡持正脏之脉者”。

"四日"者，为木生数之余，木胜土也。凡此者皆不胜克贼之气，故正脏独现者，气败而危矣。

肝现庚辛死。

《素问·平人气象论》此言正脏脉现者，遇克贼之日而死。庚辛为金，伐肝木也。

心现壬癸死，

壬癸属水，灭心火也。

脾现甲乙死，

甲乙属木，克脾土也。

肺现丙丁死，

丙丁属火，烁肺金也。

肾现戊己死，

戊己属土，伤肾水也。

是谓正脏现皆死。

此即《三部九候论》所谓正脏脉现者胜死之义。

二十九、阴阳虚搏，病候死期。

（《素问·阴阳别论》）

阴搏阳别，谓之有子；

注见前二十三。

阴阳虚，肠澼死；

"阴阳虚"者，尺寸俱虚也。"肠澼"，利脓血也。胃气不留，魄门不禁，而阴阳虚者，脏气竭也，故死。《通评虚实论》曰："滑大者曰生，悬涩者曰死。"

阳加于阴，谓之汗；

阳言脉体，阴言脉位。汗液属阴而阳加于阴，阴气泄矣，故阴脉多阳者多汗。

阴虚阳搏，谓之崩。

“阴虚”者，沉取不足；“阳搏”者，浮取有余。阳实阴虚，故为内崩失血之症。

三阴俱搏，二十日夜半死；

“三阴”，手太阴肺、足太阴脾也。搏即正脏之击搏也。“二十日”者，脾肺成数之余也。夜半阴极，气尽故死。

二阴俱搏，十三日夕时死；

“二阴”，手少阴心、足少阴肾也。“十三日”者，心肾之成数也。“夕时”者，阴阳相半，水火分争之会也。

一阴俱搏，十日平旦死；

“一阴”，手厥阴心主、足厥阴肝也。“十日”者，肝心生成之数也。“平旦”者，木火旺极而邪更甚，故死。

三阳俱搏且鼓，三日死；

“三阳”，手太阳小肠、足太阳膀胱也。水一火二，故死在三日。其死之速者，以既搏且鼓，阳邪之盛极也。

三阴三阳俱搏，心腹满发尽，不得隐曲，五日死；

“三阴三阳”，脾、肺、小肠、膀胱也。四脏俱搏则上下俱病，故在上则心腹胀满，至于发尽，发尽者，胀之极也；在下则不得隐曲，阴道不利也。四脏俱病，惟以胃气为主，土数五，五数尽而死矣。

二阳俱搏，其病温，死不治，不过十日死。

“二阳”，手阳明大肠、足阳明胃也。“十日”者，肠胃生数之余也。此篇独缺一阳搏者，必脱简也。六经次序义，详疾病类七。

三十、精明五色

（《素问·脉要精微论》）

夫精明五色者，气之华也。

精明现于目，五色显于面，皆五气之精华也。《六节脏象论》曰："天食人以五气，五气入鼻，藏于心肺，上使五色修明。"本类首章曰："切脉动静，而视精明，察五色以此参伍，决死生之分。"皆此之谓也。

赤欲如白裹朱，不欲如赭；

"白裹朱"，隐然红润而不露也。"赭"，代赭也，色赤而紫。此火色之善恶也。"赭"，音者。

白欲如鹅羽，不欲如盐；

鹅羽白而明，盐色白而暗，此金色之善恶也。

青欲如苍璧之泽，不欲如蓝；

苍璧之泽，青而明润，蓝色青而沉晦，此木色之善恶也。

黄欲如罗裹雄黄，不欲如黄土；

罗裹雄黄，光泽而隐，黄土之色，沉滞无神，此土色之善恶也。

黑欲如重漆色，不欲如地苍。

重漆之色，光彩而润，地之苍黑，枯暗如尘，此水色之善恶也。

五色精微象现矣，其寿不久也。

此皆五色精微之象也，凶兆既现，寿不远矣。

夫精明者，所以视万物，别白黑，审短长。以长为短，

以白为黑，如是则精衰矣。

五脏六腑之精气，皆上注于目而为之精，故精聚则神全，若其颠倒错乱，是精衰而神散矣，岂久安之兆哉？

三十一、五官五阅

（《灵枢·五阅五使篇》全）

黄帝问于岐伯曰："余闻刺有五官五阅，以观五气。五气者，五脏之使也，五时之副也。愿闻其五使当安出？"

刺法当知脏气，欲知脏气，当于五官五阅而察之。"五官"，如下文鼻者肺之官也。"阅"，外候也。"使"，所使也。"副"，配合也。

岐伯曰："五官者，五脏之阅也。"

五脏藏于中，五官见于外，内外相应，故为五脏之阅。

黄帝曰："愿闻其所出，令可为常。"岐伯曰："脉出于气口，色现于明堂，五色更出，以应五时，各如其常，经气入脏，必当治里。"

可为常者，常行之法，五脏之脉，察于气口。五脏之色，察于明堂。明堂者，鼻也。色应其时，乃其常也。然色现于外而病在内，是为经气入脏，故当治里。

帝曰："善！五色独决于明堂乎？"岐伯曰："五官以辨，阙庭必张，乃立明堂。明堂广大，蕃蔽见外，方壁高基，引垂居外，

此言五官诸部，皆当详辨，不惟察色于明堂也。"阙"，眉间也。"庭"，颜也。"张"，布列也。"蕃"，颊侧也。"蔽"，耳门也。"壁"，墙壁也。"基"，骨骼也。"引垂居外”，谓明显开豁也。此于五色之外，而言其部位之隆厚也。

五色乃治，平博广大，寿中百岁。

形色皆佳，乃为寿具，故中百岁。“治”，不乱也。“中”，宜也，堪也。

见此者，刺之必已。如是之人者，血气有余，肌肉坚致，故可苦以针。”

若此之人，是为血气充实，形色坚固，故刺之则病已，而可苦以针也。然则血气内虚、形色外弱者，其不宜用针可知。“致”，密也。

黄帝曰：“愿闻五官。”岐伯曰：“鼻者肺之官也，目者肝之官也，口唇者脾之官也，舌者心之官也，耳者肾之官也。”

鼻为肺之窍，目为肝之窍，口唇为脾之窍，舌为心之窍，耳为肾之窍。“官”者，职守之谓，所以司呼吸、辨颜色、纳水谷、别滋味、听声音者也。

黄帝曰：“以官何候？”岐伯曰：“以候五脏。故肺病者喘息鼻张，肝病者眦青，脾病者唇黄，心病者舌卷短颧赤，肾病者颧与颜黑。”

此虽以五脏之色，现于五脏之官为言，然各部有互现者，又当因其理而变通之。“卷”，上声。

黄帝曰：“五脉安出，五色安现，其常色殆者如何？”

“安出安现”，言脉色安然无恙也。“常以殆者”，谓色本如常而身亦危也，此又何如其故？

岐伯曰：“五官不辨，阙庭不张，小其明堂，蕃蔽不见，又埤其墙，墙下无基，垂角去外，如是者虽平常殆，况加疾哉？”

若此者，部位骨骼既无所善，则脉色虽平，不免于殆，尚何疾之能堪哉？是以人之寿夭，尤当以骨骼为主。“埤”，卑同。

黄帝曰：“五色之现于明堂，以观五脏之气，左右高下，各有形乎？”

五色现于明堂，而明堂居面之中，故五脏之气，亦仍当有各部之辨。

岐伯曰：“腑脏之在中也，各以次舍，左右上下，各如其度也。”

腑脏居于腹中，各有左右上下之次舍，而面部所应之色亦如其度，如后篇所谓庭者首面、阙者咽喉之类皆是也。详具《脏腑肢节面部图》。

三十二、色脏部位，脉病易难。

（《灵枢·五色篇》全）

雷公问于黄帝曰：“五色独决于明堂乎？小子未知其所谓也。”

诸臣之中，惟雷公独少，故自称小子。

黄帝曰：“明堂者鼻也，阙者眉间也，庭者颜也，蕃者颊侧也，蔽者耳门也，其间欲方大，去之十步，皆现于外，如是者寿必中百岁。

颜为额角，即天庭也。蕃蔽者，屏蔽四旁，即藩篱之义。十步之外，而骨骼明显，其方大丰隆可知，故能寿终百岁。盖五色之决，不独于明堂也。“蕃”，音烦。

雷公曰：“五官之辨奈何？”黄帝曰：“明堂骨高以起，

平以直，五脏次于中央，六腑夹其两侧，首面上于阙庭，王宫在于下极，五脏安于胸中，正色以致，病色不现，明堂润泽以清，五官恶得无辨乎？”

肺心肝脾之候，皆在鼻中，六腑之候，皆在四旁，故一曰次于中央，一曰夹其两侧。下极居两目之中，心之部也，心为君主，故曰王宫。惟五脏和平而安于胸中，则其正色自致，病色不现，明堂必然清润，此五官之所以有辨也。部次诸义，详如下文。“恶”，音乌。

雷公曰：“其不辨者，可得闻乎？黄帝曰：“五色之现也，各出其色部，部骨陷者，必不免于病矣。其色部乘袭者，虽病甚，不死矣。”

“不辨者”，色失常度而变易难辨也。五色之现，各有其部，惟其部骨弱陷之处，然后易于受邪而不免于病矣。若其色部虽有变现，但得彼此生旺、互相乘袭而无克贼之现者，虽病甚不死。

雷公曰：“官五色奈何？”黄帝曰：“青黑为痛，黄赤为热，白为寒，是谓五官。”

“官五色”，言五色之所主也。

雷公曰：“病之益甚，与其方衰如何？”黄帝曰：“外内皆在焉。切其脉口，滑小紧以沉者，病益甚，在中；人迎气大紧以浮者，其病益甚，在外。

益甚言进，方衰言退也。外内皆在，表里俱当察也。脉口者，太阴脏脉也，故曰在中而主五脏。人迎者，阳明腑脉也，故曰在外而主六腑。脉口滑小紧沉者，阴分之邪盛也。人迎大紧以浮者，阳分之邪盛也，故病皆益甚。

其脉口浮滑者，病日进；人迎沉而滑者，病日损。

脉口为阴，浮滑者以阳加阴，故病日进。人迎为阳，沉滑者阳邪渐退，故病日损。“损”，减也。

其脉口滑以沉者，病日进，在内；其人迎脉滑盛以浮者，其病日进，在外。

脉口人迎，经分表里，故其沉滑浮滑而病日进者，有在内在外之辨也。

脉之浮沉，及人迎与寸口气小大等者，病难已。

人迎寸口之脉，其浮沉大小相等者，非偏于阴，则偏于阳，故病难已。按《禁服篇》曰：“春夏人迎微大，秋冬寸口微大，如是者命曰平人，”则义有可知矣。

病之在脏，沉而大者，易已，小为逆；病在腑，浮而大者，其病易已。

病在脏者，在六阴也，阴本当沉而大为有神，有神者阴气充也，故易已，若沉而细小，则真阴衰而为逆矣。病在腑者，在六阳也，阳病得阳脉者为顺，故浮而大者病易已，若或浮小，亦逆候也。

人迎盛坚者，伤于寒；气口盛坚者，伤于食。”

人迎主表，脉盛而坚者，寒伤三阳也，是为外感；气口主里，脉盛而坚者，食伤三阳也，是为内伤。此古有之法也。今则只用寸口诊法，不为不妙，然本无以左右分内外之说，自王叔和以来，谬以左为人迎，右为气口，其失表里之义久矣。详见脏象类十一。

雷公曰：“以色言病之间甚奈何？”黄帝曰：“其色粗以明、沉夭者为甚，其色上行者病益甚，其色下行如云彻散者病方已。

“间甚”，轻重也。“粗”，显也。言色有显而明，若沉夭者，其病必甚也。上行者，浊气方升而色日增，日增者病日重；下行者，滞气将散而色渐退，渐退者病将已。

五色“各有脏部”，有外部，有内部也。色从外部走内部者，其病从外走内；其色从内走外者，其病从内走外。病生于内者，先治其阴，后治其阳，反者益甚；其病生于阳者，先治其外，后治其内，反者益甚。

各有脏部，统言色脏所属，各有分部也。外部言六腑之表，六腑夹其两侧也。内部言五脏之里，五脏次于中央也。故凡病色先起外部而后及内部者，其病自表入里，是外为本而内为标，故当先治其外，后治其内。若先起内部而后及外部者，其病自里出表，是阴为本而阳为标，故当先治其阴，后治其阳。若反之者，皆为误治，病必益甚矣。此与《标本病传论》文异义同，所当互考。详标本类四、五。

其脉滑大以代而长者，病从外来，目有所见，志有所恶，此阳气之并也，可变而已。”

“滑大以代而长者”，阳邪之脉也。阳邪自外传里，故令人目有妄见，志有所恶，此阳并于阴而然，治之之法，或阴或阳，或先或后，择其要者先之，可变易而已也。

雷公曰：“小子闻风者，百病之始也；厥逆者，寒湿之起也。别之奈何?”黄帝曰：“常候阙中，薄泽为风，冲浊为痹，在地为厥，此其常也，各以其色言其病。

“阙中”，眉间也。风病在阳，皮毛受之，故色薄而泽，痹病在阴，肉骨受之，故色冲而浊。“冲”，深也。至如厥逆病起四肢，则病在下而色亦现于地。地者，面之下部也。此其常候，故可因其色以言其病。

雷公曰：“人不病猝死，何以知之?”黄帝曰：“大气入于脏腑者，不病而猝死矣。”

“大气”，大邪之气也。大邪之入者，未有不由元气大虚而后邪得袭之，故致猝死。

雷公曰："病小愈而猝死者，何以知之?"黄帝曰："赤色出两颧，大如拇指者，病虽小愈，必猝死。黑色出于庭，大如拇指，必不病而猝死。"

"如拇指者"，成块成条，聚而不散也。此为最凶之色，赤者固不佳，而黑者为尤甚，皆猝死之色也。

雷公再拜曰："善哉！其死有期乎?"黄帝曰："察色以言其时。"

察色以言时，谓五色有衰旺，部位有克贼，色脏部位，辨察明而时可知也。

雷公曰："善乎！愿卒闻之。"黄帝曰："庭者，首面也；

"庭者"，颜也，相家谓之天庭。天庭最高，以见于此者，上应首面之疾。

阙上者，咽喉也；

阙在眉心，阙上者，眉心之上也。其位亦高，故应咽喉之疾。

阙中者，肺也；

"阙中"，眉心也，中部之最高者，故应肺。

下极者，心也；

"下极者"，两目之间，相家谓之山根。心居肺之下，故下极应心。

直下者，肝也；

下极之下为鼻柱，相家谓之年寿。肝在心之下，故直下应肝。

肝左者，胆也；

胆附于肝之短叶，故肝左应胆，而在年寿之左右也。

下者，脾也；

年寿之下者，相家谓之准头，是为面王，亦曰明堂。准头属土，居面之中央，故以应脾。

方上者，胃也；

准头两旁为方上，即迎香之上，鼻隧是也，相家谓之兰台廷尉。脾与胃为表里，脾居中而胃居外，故方上应胃。

中央者，大肠也；

中央者，面之中央，谓迎香之外，颧骨之下，大肠之应也。

夹大肠者，肾也；

夹大肠者，颊之上也。四脏皆一，惟肾有两；四脏居腹，惟肾附脊。故四脏次于中央，而肾独应于两颊。

当肾者，脐也；

肾与脐对，故当肾之下应脐。

面王以上者，小肠也；

"面王"，鼻准也。小肠为腑，应挟两侧，故面王之上，两颧之内，小肠之应也。

面王以下者，膀胱子处也；

面王以下者，人中也，是为膀胱子处之应。"子处"，子宫也。凡人人中平浅而无髭者多无子，是正子处之应。以上皆五脏六腑之应也。

颧者，肩也；

此下复言肢节之应也。颧为骨之本，而居中部之上，故以应肩。

颧后者，臂也；

臂接乎肩，故颧后以应臂。

臂下者手也，

手接乎臂也。

目内眦上者，膺乳也；

目内眦上者，阙下两旁也。胸两旁高处为膺。膺乳者，应胸前了。

夹绳而上者，背也；

颊之外曰绳，身之后为背，故背应于夹绳之上。

循牙车以下者，股也；

“牙车”，牙床也。牙车以下主下部，故以应股。

中央者，膝也；

“中央”，两牙车之中央也。

膝以下者，胫也；当胫以下者，足也；

胫接于膝，足接于胫，以次而下也。

巨分者，股里也，

“巨分者”，口旁大纹处也。“股里者”，股之内侧也。

巨屈者膝膑也。

“巨屈”，颊下曲骨也。“膝膑”，膝盖骨也，此盖统指膝部而言。“膑”，音牝。

此五脏六腑肢节之部也，

以上脏腑肢节部位，有色现面部三图，在《图翼》四卷。

各有部分。有部分，用阴和阳，用阳和阴，当明部分，万举万当。

部分既定，阴阳乃明。阳胜者阴必衰，当助其阴以和之；阴胜者阳必衰，当助其阳以和之。阴阳之用，无往不在，知其盛衰，万举万当矣。

能别左右，是谓大道，男女异位，故曰阴阳，审察泽夭，谓之良工。

阳从左，阴从右。左右者，阴阳之道路也。故能别左右，是谓大道。男女异位者，男子左为逆右为顺，女子右为逆左为顺，故曰阴阳。阴阳既辨，又必能察其润泽枯夭，以决善恶之几，庶足谓之良工也。

沉浊为内，浮泽为外，

内主在里在脏，外主在表在腑，皆言色也。

黄赤为风，青黑为痛，白为寒，黄而膏润为脓，赤甚者为血，痛甚为挛，寒甚为皮不仁。

凡五色之现于面部者，皆可因此而知其病矣。“不仁”，麻痹无知也。

五色各现其部，察其浮沉以知浅深，察其泽夭以观成败，察其散抟以知远近，视色上下以知病处，

浮者病浅，沉者病深，泽者无伤，夭者必败，散者病近，抟者病远。“抟”，聚也。上病者在上，下病者在下。“抟”，音团。

积神于心，以知往今。故相气不微，不知是非，属意勿去，乃知新故。

神积于心则明，故能知已往来今之事。“相气不微”，气不能隐也。“不知是非”，无是非之惑也。“属意勿去”，专而无贰也。“新故”，即往今之义。“相”，去声。

色明不粗，沉夭为甚；不明不泽，其病不甚。

“色明不粗”，言色之明泽不显，而但现沉夭者，其病必甚。若其虽不明泽，而亦无沉夭之色者，病必不甚也。

其色散，驹驹然未有聚，其病散而气痛，聚未成也。

稚马曰驹。“驹驹然”者，如驹无定，散而不聚之谓，故其为病尚散。若有痛处，因于气耳，非积聚成形之病也。

肾乘心，心先病，肾为应，色皆如是。

水邪克火，肾乘心也。肾邪乘心，心先病于中，而肾色则应于外，如以下极而现黑色者是也。不惟心肾，诸脏皆然。凡肝部现肺色，肺部现心色，肾部现脾色，脾部现肝色，及六腑之相克者，其色皆如是也。

男子色在于面王，为小腹痛，下为卵痛，其圆直为茎痛，高为本，下为首，狐疝㿉阴之属也。

面王上下，为小肠、膀胱、子处之部，故主小腹痛，下及卵痛。圆直者，色垂绕于面王之下也。“茎”，阴茎也。高为本，下为首，因色之上下而分茎之本末也。凡此者，总皆狐疝㿉阴之属。

女子在于面王，为膀胱、子处之病，散为痛，抟之聚，方圆左右，各如其色形，其随而下至胝为淫，有润如膏状，为暴食不洁。

面王之部与男子同，而病与男子异者，以其有血海也。色散为痛，气滞无形也；色抟为聚，血凝有积也。然其积聚之或方或圆，或左或右，各如其外色之形现。若其色从下行，当应至尾骶，而为浸淫带浊，有润如膏之物。或暴因饮食，即下现不洁。盖兼前后而言也。“胝”，当作骶，音底，尻臀之间也。

左为左，右为右，其色有邪，聚散而不端，面色所指者也。

色现左者病在左，色现右者病在右。凡色有邪而聚散不端者，病之所在也。故但察面色所指之处，而病可知矣。

色者，青、黑、赤、白、黄，皆正[1]满有别乡。别乡赤

---

① 国中按：“正”，原文作“端”，乃避讳字，故改之，详见附录《内经避讳字初探》。“正满”，色正圆满之谓也。

者，其色赤大如榆荚，在面王为不日。

“色者”，言正色也。正色凡五，皆宜正满。正谓无邪，满谓充足。有别乡者，言方位时日各有所主之正向也。“别乡赤者”，又言正向之外，而有邪色之现也。赤如榆荚现于面王，非其位也。不当现而现者，非其时也。是为不日。“不日”者，失其常度之谓。此单举赤色为喻，而五色之谬现者，皆可类推矣。“乡”，向同。

其色上锐，首空上向，下锐下向，在左右如法。

凡邪随色现，各有所向，而尖锐之处，即其乘虚所进之方。故上锐者，以首面正气之空虚，而邪则乘之上向也，下锐亦然。其在左在右皆同此法。

以五色命脏，青为肝，赤为心，白为肺，黄为脾，黑为肾。肝合筋，心合脉，肺合皮，脾合肉，肾合骨也。”

此总结上文而言五色五脏之配合，如青属肝，肝合筋，凡色青筋病者，即为肝邪，而察其所现之部，以参酌其病情。诸脏之吉凶，可仿此而类推矣。

三十三、色脉诸诊

（《灵枢·论疾诊尺篇》）

目赤色者病在心，白在肺，青在肝，黄在脾，黑在肾；黄色不可名者，病在胸中。

五脏六腑，目为之候，故目之五色，各以其气而现本脏之病。脾应中州，胸中者，脾肺之部也。

诊目痛，赤脉从上下者，太阳病；从下上者，阳明病；从外走内者，少阳病。

足太阳经为目上网，故赤脉从上下者为太阳病；足阳明经为目下网，故赤脉从下上者为阳明病；足少阳经外行于锐眦之后，故从外走内者为少阳病也。

诊寒热，赤脉上下至瞳子，现一脉一岁死；现一脉半，一岁半死；现二脉，二岁死；现二脉半，二岁半死；现三脉，三岁死。

此邪入阴分而病为寒热者，当反其目以视之，中有赤脉，形如红线，下贯瞳子，因其多少以知其死之远近也。《寒热篇》文与此同，但彼专言瘰疬之毒发为寒热，此节单以寒热为言，理则同也。详见疾病类九十。

诊龋齿痛，按其阳之来，有过者独热，在左左热，在右右热，在上上热，在下下热。

“龋齿”，齿痛也。足阳明入上齿中，手阳明入下齿中，故按其阳脉之来，其脉太过者，其经必独热，而其左右上下，亦因其部而可察也。“龋”，丘雨切。

诊血脉者，多赤多热，多青多痛，多黑为久痹，多赤、多黑、多青皆现者寒热。

血脉者，言各部之络脉也。赤黑青皆现者，阴阳互胜之色，故或寒或热。

身痛而色微黄，齿垢黄，爪甲上黄，黄疸也，安卧，小便黄赤，脉小而涩者不嗜食。

“黄疸”，黄病也。疸有阴阳，脉小而涩者为阴疸。阴疸者，脾土弱也，故不嗜食。详疾病类五十九。

人病，其寸口之脉，与人迎之脉小大等，及其浮沉等者，病难已也。

气口候阴，人迎候阳，故春夏人迎微大，秋冬寸口微大，此阴阳表里之分也。若寸口人迎大小浮沉相等者，非偏于阴则偏于阳，此病之所以难已。《五色篇》与此稍同，见前三十二。

女子手少阴脉动甚者，妊子。

“手少阴”，左寸心脉也。此与《平人气象论》所云相同，详见前三十三。

婴儿病，其头毛皆逆上者，必死。

婴儿渐成，水为之本，发者肾水之荣。头毛逆上者，水不足则发干焦，如草之枯者必劲直而坚也。老子曰：“人之生也柔弱，其死也坚强；万物草木之生也柔脆，其死也枯槁。故坚强者死之徒，柔弱者生之徒。”亦此理也。然此以既病为言，若无病而头毛逆上者，即非吉兆。

耳间青脉起者，掣痛。

“耳”者，少阳胆之经。“青”者，厥阴肝之色。肝胆本为表里，青主痛，肝为筋，故为掣痛。“掣”，音彻。

大便赤辦飧泄脉小者，手足寒，难已；飧泄脉小，手足温，泄易已。

“赤瓣”者，血秽成条成片也。赤瓣飧泄，火居血分。若脉小而手足寒，是为相反，所以难已。若止于飧泄而无赤瓣，非火症也，脉虽小而手足温，以脾主四肢而脾气尚和，所以易已。“辦”，当作瓣，瓜瓤之类也。“飧”，音孙。

四时之变，寒暑之胜，重阴必阳，重阳必阴；故阴主寒，阳主热；故寒甚则热，热甚则寒；故曰寒生热，热生寒，此阴阳之变也。故曰冬伤于寒，春生瘅热；春伤于风，夏生后泄肠澼；夏伤于暑，秋生痎疟；秋伤于湿，冬生咳嗽。是谓四时之序也。”

阴阳之气，极则必变，故寒极则生热，热极则生寒，此天地四时消长更胜之道也。本节义与《阴阳应象论》大同，详见阴阳类一。“瘅”，音丹，即温热之病。“澼”，音劈。“痎”，音皆。

三十四、能合脉色，可以万全。

（《素问·五脏生成篇》）

夫脉之小、大、滑、涩、浮、沉，可以指别；

小者细小，阴阳俱不足也；大者豁大，阳强阴弱也；滑者往来流利，血实气壅也；涩者往来艰难，气滞血少也；浮者轻取，所以候表；沉者重按，所以候里。夫如是者，得之于手，应之于心，故可以指而分别也。

五脏之象，可以类推；

“象”，气象也。肝象木之曲直，而应在筋；心象火之炎上，而应在脉；脾象土之安静，而应在肉；肺象金之坚敛，而应在皮毛；肾象水之润下，而应在髓骨。凡若此者，脏象之辨，各有所主，皆可以类而推也。

五脏相音，可以意识；

“相”，形相也。“音”，五音也。“相音”，如《阴阳二十五人篇》所谓木形之人比于上角之类，又如肝音角、心音徵、脾音宫、肺音商、肾音羽。若以胜负相参，臧否自现，五而五之，二十五变，凡耳聪心敏者，皆可意会而识也。“相”，去声。

五色微诊，可以目察。

五色者，肝青、心赤、脾黄、肺白、肾黑，此其常色也。至于互为生克，诊有精微，凡目明智圆者，可以视察而知也。

能合脉色，可以万全。

因脉以知其内，因色以察于外，脉色明则参合无遗，内外明则表里俱见，斯可万全无失矣。

赤脉之至也，喘而坚，诊曰有积气在中，时害于食，名曰心痹，得之外疾，思虑而心虚，故邪从之。

此下即所以合脉色也。“赤”者，心之色。脉喘而坚者，谓急盛如喘而坚强也。心脏居高，病则脉为喘状，故于心肺二脏独有之。喘为心气不足，坚为病气有余。心脉起于心胸之中，故积气在中，时害于食。积为病气积聚，痹为脏气不行。“外疾”，外邪也。思虑心虚，故外邪从而居之矣。

白脉之至也，喘而浮，上虚不实，惊有积，气在胸中，喘而虚，名曰肺痹，寒热，得之醉而使内也。

“白”者，肺色现也。脉喘而浮者，火乘金而病在肺也。喘为气不足，浮为肺阴虚。肺虚于上，则气不行而积于下，故上虚则为惊，下实则为积。气在胸中，喘而且虚，病为肺痹者，肺气不行而失其治节也。寒热者，金火相争，金胜则寒，火胜则热也。其因醉以入房，则火必更炽，水必更亏，肾虚盗及母气，故肺病若是矣。

青脉之至也，长而左右弹，有积气在心下支胠，名曰肝痹，得之寒湿，与疝同法，腰痛、足清、头痛。

“青”者，肝色现也。“长而左右弹”，言两手俱长而弦强也。“弹”，搏击之义。此以肝邪有余，故气积心下，及于支胠，因成肝痹。然得之寒湿而积于心下支胠者，则为肝痹；积于小腹前阴者，则为疝气。总属厥阴之寒邪，故云与疝同法。肝脉起于足大趾，与督脉会于巅，故病必腰痛、足冷、头痛也。“胠”，音区，腋下胁也。

黄脉之至也，大而虚，有积气在腹中，有厥气，名曰厥疝，女子同法，得之疾使四肢，汗出当风。

“黄”者，脾色现也。脉大为邪气盛，虚为中气虚。中虚则脾不能运，故有积气在腹中。脾虚则木乘其弱，水无所畏，而肝肾之气上逆，是为厥气。且脾肝肾三经皆结于阴器，故名曰厥疝，而男女无异也。四肢皆禀气于脾，疾使之则劳伤脾气而汗易泄，汗泄则表虚而风邪客之，故为是病。

黑脉之至也，上坚而大，有积气在小腹与阴，名曰肾痹，得之沐浴清水而卧。

“黑”者，肾色现也。上言尺之上，即尺外以候肾也。肾主下焦，脉坚而且大者，肾邪有余，故主积气在小腹与阴处，因成肾痹。其得于沐浴清水而卧者，以寒湿内浸而气归同类，故病在下焦而邪居于肾。

凡相五色之奇脉，面黄目青，面黄目赤，面黄目白，面黄目黑者，皆不死也。

凡此色脉之不死者，皆兼面黄，盖五行以土为本，而胃气之犹在也。“相”，去声。

面青目赤，面赤目白，面青目黑，面黑目白，面赤目青，皆死也。

此脉色之皆死者，以无黄色。无黄色则胃气已绝，故死。上文言合脉色以图万全，此二节则单言五色，亦可以决死生也。

三十五、经有常色，络无常变。

（《素问·经络论》全）

黄帝问曰：“夫络脉之现也，其五色各异，青、黄、

赤、白、黑不同，其故何也?”岐伯对曰：“经有常色而络无常变也。”

经有五行之分，故有常色。络兼阴阳之应，故无常变。

帝曰：“经之常色何如?”岐伯曰：“心赤、肺白、肝青、脾黄、肾黑，皆亦应其经脉之色也。”

五脏合于五行，故五色各有所主，而经脉之色亦与本脏相应，是为经之常色。按此节但言五脏而不及六腑者，大都经文皆以五脏为主，言五脏则六腑在其中矣。凡三阴三阳十二经之常色，皆当以此类推。

帝曰：“络之阴阳，亦应其经乎?”岐伯曰：“阴络之色应其经，阳络之色变无常，随四时而行也。

此言络有阴阳，而色与经应，亦有同异也。《脉度篇》曰：“经脉为里，支而横者为络，络之别者为孙。”故合经络而言，则经在里为阴，络在外为阳，若单以络脉为言，则又有大络孙络在内在外之别。深而在内者是为阴络，阴络近经，色则应之，故分五行以配五脏而色有常也。浅而在外者，是为阳络，阳络浮显，色不应经，故随四时之气以为进退，而变无常也。观《百病始生篇》曰：“阳络伤则血外溢，阴络伤则血内溢。”其义可知。何近代诸家之注，皆以六阴为阴络，六阳为阳络，岂阳经之络必无常，阴经之络必无变乎？皆误也。

寒多则凝涩，凝涩则青黑；热多则淖泽，淖泽则黄赤。

此即言阳络之变色也。“淖”，音闹，濡润也。

此皆常色，谓之无病。五色俱现者，谓之寒热。”

如前五色之应五脏者，皆常色也。常色者，无病之色也。若五色俱现，则阴阳变乱，失其常矣，故为往来寒热之病。

帝曰："善！"

三十六、新病久病，毁伤脉色。

（《素问·脉要精微论》）

帝曰："有故病，五脏发动，因伤脉色，各何以知其久暴至之病乎？"

"有故病"，旧有宿病也。"五脏发动"，触感而发也。脉色可辨如下文。

岐伯曰："悉乎哉问也。征其脉小色不夺者，新病也。

"征"，验也。脉小者邪气不盛，色不夺者形神未伤，故为新病。

征其脉不夺其色夺者，此久病也。

病久而经气不夺者有之，未有病久而形色不变者，故脉不夺而色夺者为久病。

征其脉与五色俱夺者，此久病也。

表里俱伤也。

征其脉与五色俱不夺者，新病也。

表里俱无恙也。

肝与肾脉并至，其色苍赤，当病毁伤，不现血，已现血，湿若中水也。

肝脉弦，肝主筋。肾脉沉，肾主骨。苍者，肝肾之色，青而黑也。赤者，心火之色，心主血也。脉现弦沉而色苍赤者，筋骨血脉俱病，故必当为毁伤也。凡毁伤筋骨者，无论不现血、已现血，其血必凝，其经必滞，气血凝滞，形必肿满，故如湿气在经而同于中水之状。"中"，去声。

三十七、五脏五色死生

（《素问·五脏生成篇》）

故色现青如草兹者死，

“兹”，滋同。“如草滋者”，纯于青而色深也。此以土败木贼，全失红黄之气故死。

黄如枳实者死，

黄黑不泽也。

黑如炲者死，

“炲”，烟煤也。“炲”，音台。

赤如衃血者死，

“衃血”，死血也，赤紫而黑。“衃”，铺杯切。

白如枯骨者死，

枯槁无神也。

此五色之现死也。

脏气败于中，则神色夭于外。《三部九候论》曰：“五脏已败，其色必夭，夭必死矣。”此之谓也。

青如翠羽者生，赤如鸡冠者生，黄如蟹腹者生，白如豕膏者生，黑如乌羽者生，此五色之现生也。

此皆五色之明润光彩者，故现之者生。

生于心如以缟裹朱，生于肺如以缟裹红，生于肝如以缟裹绀，生于脾如以缟裹栝蒌实，生于肾如以缟裹紫，此五脏所生之外荣也。

“生”，生气也，言五脏所生之正色也。“缟”，素帛也。以缟裹五物者，谓外皆白净而五色隐然内现也。朱与红皆赤，朱言其深，红言其浅也。“绀”，青而含赤也。凡此皆五脏所生之正色，盖以气足于中，而后色荣于外者若此。前第三十章精明五色，当与此篇互阅。“绀”，高暗切。

色味当五脏，白当肺辛，赤当心苦，青当肝酸，黄当脾甘，黑当肾咸。

“当”，合也。此五色五味之合于五脏者，皆五行之一理也。

故白当皮，赤当脉，青当筋，黄当肉，黑当骨。

肺主皮毛，故白当皮；心主血脉，故赤当脉；肝主筋，故青当筋；脾主肉，故黄当肉；肾主骨，故黑当骨也。

类经七卷

经络类

一、人始生，先成精，脉道通，血气行。

（《灵枢·经脉篇》）

雷公问于黄帝曰："禁脉之言：

"脉"，当作"服"，即《本经禁服篇》也。

凡刺之理，经脉为始，营其所行，制其度量，内次五脏，外别六腑。愿尽闻其道。"

"营其所行"，言经络之营行也。"制其度量"，言裁度其分数也。五脏属里，故言内次。六腑属表，故言外别。此数语即《禁服篇》之言，但彼"次、别"二字，俱作"刺"字。详针刺类二十九。

黄帝曰："人始生先成精，

"精"者，人之水也。万物之生，其初皆水。故易曰："天一生水。"道家曰："水是三才之母，精为元气之根。"《本神篇》曰："故生之来谓之精。"《决气篇》曰："两神相抟，合而成形，常先身生，是谓精。"故人始生先成精也。

精成而脑髓生。

精藏于肾，肾通于脑，脑者阴也，髓者骨之充也，诸髓皆属于脑，故精成而后脑髓生。

骨为干，

犹木之有干，土之有石，故能立其身。

脉为营，

脉络经营一身，故血气周流不息。

筋为刚，

筋力刚劲，故能约束骨骼，动作强健。

肉为墙，

肉象墙垣，故能蓄藏血气。

皮肤坚而毛发长。

皮肤不坚则气不聚，故万物皮壳无弗坚者，所以固其外也。

谷入于胃，脉道以通，血气乃行。”

前言成形始于精，此言养形在于谷。如《营卫生会篇》曰：“人受气于谷，谷入于胃，以传于肺，五脏六腑，皆以受气，其清者为营，浊者为卫。”故脉道通，血气行，此经脉之谓。明经脉之道，则可以决死生、处百病、调虚实、施治疗矣。经脉义连后篇。

二、十二经脉

（《灵枢·经脉篇》）

雷公曰：“愿卒闻经脉之始生。”黄帝曰：“经脉者，所以能决死生，处百病，调虚实，不可不通。

“卒”，尽也。

肺手太阴之脉，起于中焦，

十二经脉所属，肺为手太阴经也。中焦当胃中脘，在脐上四寸之分。手之三阴，从脏走手，故手太阴脉发于此。凡后手三阴经，皆自内而出也。

愚按：此十二经者，即营气也。营行脉中，而序必始于肺经者，以脉气流经，经气归于肺，肺朝百脉以行阴阳，而五脏六腑皆以受气，故十二经以肺经为首，循序相传，尽于足厥阴肝经而又传于肺，终而复始，是为一周。

下络大肠，

“络”，联络也。当任脉水分穴之分，肺脉络于大肠，以肺与大肠为表里也。

按：十二经相通，各有表里。凡在本经者皆曰属，以此通彼者皆曰络，故在手太阴则曰属肺络大肠，在手阳明则曰属大肠络肺，彼此互更，皆以本经为主也。下文十二经皆仿此。

还循胃口，

“还”，复也。“循”，巡绕也。自大肠而上，复循胃口。

上膈属肺，

“膈”，膈膜也。人有膈膜，居心肺之下，前齐鸠尾，后齐十一椎，周围相着，所以遮隔浊气，不使上熏心肺也。“属”者，所部之谓。

从肺系横出腋下，

“肺系”，喉咙也。喉以通气，下连于肺。膊之下，胁之上曰腋。“腋下”，即中府之旁。

下循臑内，

膊之内侧，上至腋，下至肘，嫩软白肉曰臑，天府夹白之次也。“臑”，儒、软二音，又奴刀、奴到二切。

行少阴、心主之前，

“少阴”，心经也。“心主”，手厥阴经也。手之三阴，太阴在前，厥阴在中，少阴在后也。

下肘中，循臂内，

膊臂之交曰肘中，穴名尺泽。肘以下为臂。“内”，内侧也。行孔最、列缺、经渠之次。

上骨下廉，入寸口，

“骨”，掌后高骨也。“下廉”，骨下侧也。“寸口”，关前动脉也，即太渊穴处。

上鱼，循鱼际，

手腕之前，大指本节之间，其肥肉隆起形如鱼，统谓之鱼。寸口之前，鱼之后，曰鱼际穴。

出大指之端；

“端”，指尖也，即少商穴，手太阴肺经止于此。

其支者，从腕后直出次指内廉出其端。

支者，如木之有枝，此以正经之外而复有旁通之络也。臂掌之交曰腕，此本经别络，从腕后上侧列缺穴直出次指之端，交商阳穴而接乎手阳明经也。此下十二经为病，见疾病类第十，与此本出同篇，所当互考。

大肠手阳明之脉，起于大指次指之端，

大肠为手阳明经也。“大指次指”，即食指之端也，穴名商阳。手之三阳，从手走头，故手阳明脉发于此。凡后手三阳经皆然。

循指上廉，出合谷两骨之间，

循义见前，凡前已注明者后不再注，余仿此。“上廉”，上侧也。凡经脉阳行于外，阴行于内，后诸经皆同。循指上廉，二间、三间也。“合谷”，穴名。“两骨”，即大指次指后岐骨间也，俗名虎口。

上入两筋之中，

腕中上侧两筋陷中，阳溪穴也。

循臂上廉，入肘外廉，

循阳溪等穴以上曲池也。

上臑外前廉，上肩出髃骨之前廉，

“上臑外前廉”，行肘髎、五里、臂臑也。肩端骨罅为髃骨，以上肩髃、巨骨也。

上出于柱骨之会上，

肩背之上，颈项之根，为天柱骨。六阳皆会于督脉之大椎，是为会上。

下入缺盆络肺，下膈属大肠；

自大椎而前，入足阳明之缺盆，络于肺中，复下膈，当脐旁天枢之分属于大肠，与肺相为表里也。

其支者，从缺盆上颈贯颊，入下齿中，

头茎为颈，耳下曲处为颊。颈中之穴，天鼎、扶突也。

还出夹口交人中，左之右，右之左，上夹鼻孔。

“人中”，即督脉之水沟穴。由人中而左右互交、上夹鼻孔者，自禾髎以交于迎香穴也。手阳明经止于此，乃自山根交承泣穴，而接乎足阳明经也。

胃足阳明之脉，起于鼻之交頞中，

胃为足阳明经也。“頞”，鼻茎也，亦曰山根。“交頞”，其脉左右互交也。足之三阳，从头走足，故足阳明脉发于此。凡后足三阳经皆然。“頞”，音遏。

旁纳太阳之脉，

“纳”，入也。足太阳起于目内眦睛明穴，与頞相近，阳明由此下行，故入之也。

下循鼻外，入上齿中，

“鼻外”，即承泣、四白、巨髎之分。

还出夹口环唇，下交承浆，

“环”，绕也。“承浆”，任脉穴。

却循颐后下廉，出大迎，

腮下为颔，颔中为颐。由地仓以下大迎也。

循颊车，上耳前，过客主人，循发际，至额颅；

“颊车”，本经穴，在耳下。上耳前，下关也。“客主人”，足少阳经穴，在耳前。循发际以上头维，至额颅，会于督脉之神庭。“额颅”，发际前也，

其支者，从大迎前下人迎，循喉咙，入缺盆，下膈属胃络脾；

“人迎、缺盆”，俱本经穴。属胃，谓本经之所属也。“络脾”，胃与脾为表里也。此支自缺盆入内下膈，当上脘中脘之分，属胃络脾。

其直者，从缺盆下乳内廉，

“直者”，直下而外行也。从缺盆下行气户等穴，以至乳中、乳根也。

下夹脐，

天枢等穴也。

入气街中；

自外陵等穴下入气街，即气冲也，在毛际两旁鼠鼷上一寸。

其支者，起于胃口，下循腹里，下至气街中而合，

“胃口”，胃之下口，当下脘之分，《难经》谓之幽门者是也。“循腹里”，过足少阴肓腧之外，此即上文支者之脉，由胃下行，而与直者复合于气街之中也。

以下髀关，抵伏兔，下膝膑中，下循胫外廉，下足跗，入中趾内间；

“髀”，股也。“抵”，至也。“髀关、伏兔”，皆膝上穴名。自此由阴市诸穴以下。膝盖曰膑，胻骨曰胫，足面曰

跗。此三者，即翱鼻、巨虚、冲阳等穴之次，乃循内庭入中趾内间而出厉兑，足阳明经止于此。厉兑义详本穴条下。“髀”，并米切，又音比。“膑”，频、牝二音。“胫”，形敬切。“跗”，附、孚二音。

其支者，下廉三寸而别，下入中趾外间；其支者，别跗上，入大趾间出其端。

“廉”，上廉也。下廉三寸，即丰隆穴。是为阳明别络，故下入中趾外间。又其支者，自跗上冲阳穴次，别行入大趾间，斜出足厥阴行间之次，循大趾出其端，而接乎足太阴经也。

脾足太阴之脉，起于大趾之端，

脾为足太阴经也。起于足大趾端隐白穴。足之三阴，从足走腹，故足太阴脉发于此。凡后足三阴经皆然。

循趾内侧白肉际，过核骨后，上内踝前廉，

循趾内侧白肉际，行大都、太白等穴。“核骨”，即大趾本节后内侧圆骨也。滑氏言为孤拐骨者非，盖孤拐即名踝骨，古有击踝之说，即今北人所谓打孤拐也。核骨惟一，踝骨则有内外之分。滑氏以足跟骨为踝者亦非，盖彼曰跟踵，非踝也。“踝”，胡寡切。

上踹内，循胫骨后，交出厥阴之前，

“踹”，足肚也，亦名腓肠。本经自漏谷上行，交出厥阴之前，即地机、阴陵泉也。“踹”，本经与“腨”通用，音篆。盖踹本音煅，《玉篇》以足跟为踹。

上膝股内前廉，

“股”，大腿也，一曰髀内为股。“前廉”，上侧也，当血海、箕门之次。

入腹，属脾络胃，

自冲门入腹内行。脾与胃为表里，故于中脘、下脘之分，属脾络胃也。

上膈夹咽，连舌本，散舌下；

咽以嚥物，居喉之后。自胃脘上行至此，连舌本，散舌下而终。“本”，根也。

其支者，复从胃别上膈，注心中。

足太阴外行者，由腹之四行，上府舍、腹结等穴，散于胸中，而止于大包；其内行而支者，自胃脘别上膈，注心中，而接乎手少阴经也。

心手少阴之脉，起于心中，

心为手少阴经，故脉发于心中。

出属心系，

心当五椎之下，其系有五，上系连肺，肺下系心，心下三系连脾肝肾，故心通五脏之气而为之主也。

下膈络小肠；

心与小肠为表里，故下膈，当脐上二寸，下脘之分络小肠也。

其支者，从心系上夹咽，系目系；

支者，从心系出任脉之外，上行夹咽，系目系，以合于内眦。

其直者，复从心系却上肺，下出腋下，

“直者”，经之正脉也。此自前心系复上肺，由足少阳渊腋之次出腋下，上行极泉穴，手少阴经行于外者始此。

下循臑内后廉，行太阴、心主之后，

臑内后廉，青灵穴也。手之三阴，少阴居太阴、厥阴之后。

下肘内，循臂内后廉，

少海、灵道等穴也。

抵掌后锐骨之端，

手腕下踝为锐骨，神门穴也。

入掌内后廉，循小指之内出其端。

少府、少冲也，手少阴经止于此，乃交小指外侧，而接乎手太阳经也。滑氏曰："心为君主之官，尊于他脏，故其交经接受，不假支别云。"

小肠手太阳之脉，起于小指之端，

小肠为手太阳经也，起于小指外侧端少泽穴。

循手外侧，上腕，出踝中，

前谷、后溪、腕骨等穴也。

直上循臂骨下廉，出肘内侧两筋之间，

循臂骨下廉阳谷等穴，出肘内侧两骨尖陷中，小海穴也。此处捺之，应于小指之上。

上循臑外后廉，

行手阳明、少阳之外。

出肩解，绕肩胛，交肩上，

肩后骨缝曰肩解，即肩贞穴也。"肩胛"，臑腧、天宗等处也。"肩上"，秉风、曲垣等穴也。左右交于两肩之上，会于督脉之大椎。滑氏曰："脊两旁为膂，膂上两角为肩解，肩解下成片骨为肩胛，即肩骨也。""胛"，音甲。

入缺盆络心，

自缺盆由胸下行，入膻中络心，心与小肠为表里也。

循咽下膈，抵胃属小肠；

自缺盆之下，循咽下膈，抵胃下行，当脐上二寸之分属小肠，此本经之行于内者。

其支者，从缺盆循颈上颊，至目锐眦，却入耳中；

其支行于外者，出缺盆，循颈中之天窗，上颊后之天容，由颧髎以入耳中听宫穴也，手太阴经止于此。“眦”，音资。

其支者，别颊上𩓐抵鼻，至目内眦，斜络于颧。

目下为𩓐，目内角为内眦。“颧”，即颧骨下颧髎穴，手太阳自此交目内眦，而接乎足太阳经也。“𩓐”，音拙。“颧”，音权。

膀胱足太阳之脉，起于目内眦，

膀胱为足太阳经也，起于自内眦睛明穴。

上额交巅；

由攒竹上额，历曲差、五处等穴，自络却穴左右斜行，而交于顶巅之百会。

其支者，从巅至耳上角；

其支者由百会旁行，至耳上角，过足少阳之曲鬓、率谷、天冲、浮白、窍阴、完骨，故此六穴者皆为足太阳、少阳之会。

其直者，从巅入络脑，

自百会行通天、络却、玉枕，入络于脑中也。

还出别下项，循肩髆内，夹脊抵腰中，

自脑复出别下项，由天柱而下会于督脉之大椎、陶道，却循肩髆内分作四行而下。此节言内两行者，夹脊两旁，各相去一寸半，自大杼行风门及脏腑诸腧而抵腰中等穴也。中行椎骨曰脊，臀骨上曰腰。“髆”，音博。

入循膂，络肾属膀胱；

自腰中入膂，络肾，前属膀胱，肾与膀胱为表里也。夹脊两旁之肉曰膂。“膂”，音旅。

其支者，从腰中下夹脊贯臀，入腘中；

从腰中循髋骨下夹脊，历四髎穴，贯臀之会阳，下行承扶、殷门、浮隙、委阳，入腘之委中也。尻旁大肉曰臀，膝后曲处曰腘。“臀”，音屯。“腘”，音国。“髎”，音辽。

其支者，从髆内左右别下贯胛，夹脊内，

此支言肩髆内、大杼下，外两行也。左右贯胛，去脊各三寸别行，历附分、魄户、膏肓等穴，夹脊下行，由秩边而过髀枢也。

过髀枢，循髀外，从后廉下合腘中，

过髀枢，会于足少阳之环跳，循髀外后廉，去承扶一寸五分之间下行，复与前之入腘中者相合。

以下贯腨内，出外踝之后，循京骨，至小趾外侧。

“贯腨内”者，由合阳以下承筋、承山等穴也。出外踝之后，昆仑、仆参等穴也。小趾本节后大骨曰京骨，小趾外侧端曰至阴，足太阳经穴止此，乃交于小趾之下，而接乎足少阴经也。

肾足少阴之脉，起于小趾之下，斜走足心，

肾为足少阴经也。起于小趾下，斜走足心之涌泉穴。

出于然谷之下，循内踝之后，别入跟中，

“然谷”，在内踝前大骨下。“内踝之后别入跟中”，即太溪、大钟等穴。

以上腨内，出腘内廉，

自复流、交信，过足太阴之三阴交，以上腨内之筑宾，出腘内廉之阴谷。

上股内后廉，贯脊，属肾络膀胱；

上股内后廉，结于督脉之长强，以贯脊中而后属于肾，前当关元、中极之分，而络于膀胱，以其相为表里也。滑氏曰：“由阴谷上股内后廉，贯脊，会于脊之长强穴，还出于前，循横骨、大赫、气穴、四满、中注、肓腧，当肓腧之所，脐之左右属肾，下脐，过关元、中极而络膀胱也。”

其直者，从肾上贯肝膈，入肺中，循喉咙，夹舌本；

滑氏曰：“其直行者，从肓腧属肾处上行，循商曲、石关、阴都、通谷诸穴，贯肝，上循幽门上膈，历步廊入肺中，循神封、灵墟、神藏、彧中、腧府而上循喉咙，并人迎，夹舌本而终也。

愚按：足少阴一经，考之本篇及《经别》、《经筋》等篇，皆言由脊里，上注心肺而散于胸中，惟《骨孔论》曰：“冲脉者，起于气街，并少阴之经，夹脐上行，至胸中而散。”故《甲乙经》于腧府、彧中、神藏、灵墟、神封、步廊等穴，皆云足少阴脉气所发；幽门、通谷、阴都、石关、商曲、肓腧、中注、四满、气穴、大赫、横骨十一穴，皆云冲脉足少阴之会。故滑氏之注如此，实本于《甲乙》、《铜人》诸书，而《甲乙》等书实本之《骨孔论》也。

其支者，从肺出络心、注胸中。

其支者，自神藏之际，从肺络心注胸中，以上腧府诸穴，足少阴经止于此，而接乎手厥阴经也。“胸中”，当两乳之间，亦曰膻中。

心主手厥阴心包络之脉，起于胸中，

心主者，心之所主也。心本手少阴，而复有手厥阴者，心包络之经也。如《邪客篇》曰：“心者，五脏六腑之大主也。诸邪之在心者，皆在心之包络。包络者，心主之脉也。”其脉之出入屈折，行之疾徐，皆如手少阴心主之脉行也，故曰心主手厥阴心包络之脉。“胸中”，义见上文。滑氏曰：“或问：手厥阴经曰心主，又曰心包络何也？曰：君火以明，相火以位。手厥阴代君火行事，以用而言，故曰手心主，以经而言，则曰心包络，一经而二名，实相火也。”

出属心包络，下膈，历络三焦；

“心包络”，包心之膜络也。包络为心主之外卫，三焦为脏腑之外卫，故为表时而相络。诸经皆无“历”字，独此有之，盖指上中下而言，上即膻中，中即中脘，下即脐下，故任脉之阴交穴为三焦募也。

其支者，循胸出胁，下腋三寸，

胁上际为腋，腋下三寸，天池也，手厥阴经穴始此。

上抵腋下，循臑内，行太阴少阴之间，

上抵腋下之天泉，循臑内行太阴、少阴之间，以手之三阴，厥阴在中也。

入肘中，下臂行两筋之间，

“入肘中”，曲泽也。“下臂行两筋之间”，隙门①、间使、内关、大陵也。

入掌中，循中指出其端；

“入掌中”，劳宫也。“中指端”，中冲也，手厥阴经止于此。

其支者，别掌中，循小指次指出其端。

“小指次指”，谓小指之次指，即无名指也。其支者，自劳宫别行名指端，而接乎手少阳经也。

三焦手少阳之脉，起于小指次指之端，

“三焦”，手少阳经也，起于无名指端关冲穴。

上出两指之间，

---

① 国中按：“隙”，原文作“郄”，郄乃古字，今简体均写作“隙，故改之，后全书凡郄者，均改作“隙”。

即小指次指之间液门、中渚穴也。

循手表腕，出臂外两骨之间，

“手表之腕”，阳池也。“臂外两骨间”，外关、支沟等穴也。

上贯肘，循臑外，上肩而交出足少阳之后，

上贯肘之天井，循臑外，行手太阳之前，手阳明之后，历清冷渊、消泺、臑会上肩髎，过足少阳之肩井，自天髎而交出足少阳之后也。

入缺盆，布膻中，散络心包，下膈，循属三焦；

其内行者入缺盆，复由足阳明之外，下布膻中，散络心包，相为表里，乃自上焦下膈，循中焦下行，并足太阳之正入络膀胱以约下焦，故足太阳经委阳穴为三焦下辅腧也。详见后十六。

其支者，从膻中上出缺盆，上项，系耳后，直上出耳上角，以屈下颊至䪼；

其支行于外者，自膻中上行，出缺盆，循天髎上项，会于督脉之大椎，循天牖，系耳后之翳风、瘈脉、颅息，出耳上角之角孙，过足少阳之悬厘、颔厌，下行耳颊至䪼，会于手太阳颧髎之分。“䪼”，音拙，目下也。

其支者，从耳后入耳中，出走耳前，过客主人前交颊，至目锐眦。

此支从耳后翳风入耳中，过手太阳之听宫，出走耳前之耳门，过足少阳之客主人，交颊循和髎，上丝竹孔[①]，至目锐眦，会于瞳子髎穴，手少阳经止于此，而接乎足少阳经也。

---

① 国中按：“孔”，原文作“空”，乃同声假借字，故改之。

胆足少阳之脉，起于目锐眦，

胆为足少阳经也，起于目锐眦瞳子髎穴。目之外角曰锐眦。

上抵头角，下耳后，

自目锐眦，由听会、客主人上抵头角，循颔厌，下悬颅、悬厘，从耳上发际入曲鬓、率谷，历手少阳之角孙外折下耳后，行天冲、浮白、窍阴、完骨，又自完骨外折上行，循本神，前至阳白，复内折上行，循临泣，目窗、正营、承灵、脑孔，由风池而下行也。

循颈行手少阳之前，至肩上，却交出手少阳之后，入缺盆；

自风池循颈，过手少阳之天牖，行少阳之前，下至肩上，循肩井，复交出手少阳之后，过督脉之大椎，会于手太阳之秉风，而前入于足阳明缺盆之外。

其支者，从耳后入耳中，出走耳前，至目锐眦后；

其支者，从耳后颞颥间，过手少阳之翳风，入耳中，过手太阳之听宫，出走耳前，复自听会至目锐眦后瞳子髎之分。

其支者，别锐眦，下大迎，合于手少阳，抵于䪼，

其支者，别自目外眦瞳子髎，下足阳明大迎之次，由手少阳之丝竹、和髎而下抵于䪼也。

下加颊车，下颈合缺盆，

其下于足阳明者，合于下关，乃自颊车下颈，循本经之前，与前之入缺盆者相合，以下胸中。

以下胸中，贯膈络肝属胆，循胁里，出气街，绕毛际，横入髀厌中；

其内行者，由缺盆下胸，当手厥阴天池之分贯膈，足厥阴期门之分络肝，本经日月之分属胆，而相为表里，乃循胁里，由足厥阴之章门下行，出足阳明之气街，绕毛际，合于足厥阴，以横入髀厌中之环跳穴也。

其直者，从缺盆下腋，循胸过季胁，下合髀厌中，

其直下而行于外者，从缺盆下腋循胸，历渊腋、辄筋、日月过季胁，循京门、带脉等穴下行，由居髎入足太阳之上髎、中髎、下髎下行，复与前之入髀厌者相合。

以下循髀阳，出膝外廉，下外辅骨之前，

"髀阳"，髀之外侧也。"辅骨"，膝下两旁高骨也。由髀阳行太阳阳明之中，历中渎、阳关，出膝外廉，下外辅骨之前，自阳陵泉以下阳交等穴也。

直下抵绝骨之端，下出外踝之前，循足跗上，入小趾次趾之间；

外踝上骨际曰绝骨，绝骨之端，阳辅穴也。下行悬钟，循足面上之丘墟、临泣等穴，乃入小趾次趾之间，至窍阴穴，足少阳经止于此。

其支者，别跗上，入大趾之间，循大趾岐骨内出其端，还贯爪甲，出三毛。

足大趾次趾本节后骨缝为岐骨。大趾爪甲后二节间为三毛。其支者自足跗上别行入大趾，循岐骨内，出大趾端，还贯入爪甲，出三毛，而接乎足厥阴经也。

肝足厥阴之脉，起于大趾丛毛之际，

肝为足厥阴经也，起于足大趾，去爪甲横纹后，丛毛际大敦穴。"丛毛"，即上文所谓三毛也。

上循足跗上廉，去内踝一寸，

足跗上廉，行间、太冲也。内踝前一寸，中封也。

上踝八寸，交出太阴之后，上腘内廉，

上踝过足太阴之三阴交，历蠡沟、中都，复上一寸，交出太阴之后，上腘内廉，至膝关、曲泉也。

循股阴，入毛中，过阴器，

“股阴”，内侧也。循股内之阴包、五里、阴廉，上会于足太阴之冲门、府舍，入阴毛中之急脉，遂左右相交，环绕阴器，而会于任脉之曲骨。

抵小腹，夹胃属肝络胆，

自阴上入小腹，会于任脉之中极、关元，循章门至期门之所夹胃属肝，下足少阳日月之所络胆，而肝胆相为表里也。

上贯膈，布胁肋，

自期门上贯膈，行足太阴食窦之外，大包之里，散布胁肋，上足少阳渊腋、手太阴云门之下，足厥阴经穴止于此。

循喉咙之后，上入颃颡，连目系，上出额，与督脉会于巅；

“颃颡”，咽颡也。目内深处为目系。其内行而上者，自胁肋间，由足阳明人迎之外，循喉咙之后入颃颡，行足阳明大迎、地仓、四白之外，内连目系，上出足少阳阳白之外，临泣之里，与督脉相会于顶巅之百会。

其支者，从目系下颊里，环唇内；

此支者，从前目系之分，下行任脉之外，本经之里，下颊里，交环于口唇之内。

其支者，复从肝别贯膈，上注肺。

又其支者，从前期门属肝所，行足太阴食窦之外，本经之里，别贯膈，上注于肺，下行至中焦，夹中脘之分，复接于手太阴肺经，以尽十二经之一周，终而复始也。

三、十二经离合

（《灵枢·经别篇》全）

黄帝问于岐伯曰："余闻人之合于天道也，内有五脏以应五音、五色、五时、五味、五位也；外有六腑以应六律，六律建阴阳诸经，而合之十二月、十二辰、十二节、十二经水、十二时、十二经脉者，此五脏六腑之所以应天道。

此言人身脏腑经脉，无非合于天道者。五音五色等义，见脏象类。六律义，见《附翼·律原》。十二月等义俱详载《图翼》中。

夫十二经脉者，人之所以生，病之所以成；人之所以治，病之所以起；学之所始，工之所止也。粗之所易，上之所难也。请问其离合出入奈何？"

经脉者，脏腑之枝叶；脏腑者，经脉之根本。知十二经脉之道，则阴阳明，表里悉，气血分，虚实见，天道之逆顺可察，邪正之安危可辨。凡人之生，病之成，人之所以治，病之所以起，莫不由之。故初学者必始于此，工之良者亦止于此而已。第粗工忽之，谓其寻常易知耳；上工难之，谓其应变无穷也。十二经脉已具前《经脉篇》，但其上下离合、内外出入之道犹有未备，故此复明其详。然《经脉篇》以首尾循环言，故上下起止有别；此以离合言，故但从四末始。虽此略彼详，然义有不同，所当参阅。

岐伯稽首再拜曰："明乎哉问也。此粗之所过，上之所息也，请卒言之。

"过"，犹经过，谓忽略不察也。"息"，如止息，谓必所留心也。

足太阳之正，别入于腘中，其一道下尻五寸别入于肛，属于膀胱，散之肾，循膂当心入散；直者，从膂上出于项，复属于太阳，此为一经也。足少阴之正，至腘中别走太阳而合，上至肾，当十四椎出属带脉；直者，系舌本，复出于项，合于太阳，此为一合。成以诸阴之别，皆为正也。

此膀胱与肾为表里，故其经脉相为一合也。足太阳之正，入腘中，与少阴合而上行；其别一道下尻五寸，当承扶之次，上入肛门，内行腹中，属于膀胱，散于肾，循膂当心入散，上出于项，而复属于本经太阳，此内外同为一经也。足少阴之正，自腘中合于太阳，内行上至肾，当十四椎旁肾腧之次，出属带脉，其直者上系舌本，复出于项，合于太阳，是为六合之一也。然有表必有里，有阳必有阴，故诸阳之正，必成于诸阴之别，此皆正脉相为离合，非旁通交会之谓也。余仿此。“尻”，开高切。“肛”，音工，又好刚切。

足少阳之正，绕髀入毛际，合于厥阴；别者，入季胁之间，循胸里属胆，散之上肝，贯心，以上夹咽，出颐颔中，散于面，系目系，合少阳于外眦也。足厥阴之正，别跗上，上至毛际，合于少阳，与别俱行，此为二合也。

此胆肝二经为表里，经脉相为一合也。足少阳绕髀阳，入毛际，与足厥阴合。其内行而别者，乃自季胁入胸属胆、散之上肝，由肝之上系贯心，上夹咽，自颐颔中出，散于面，上系目系，复合少阳本经于目外眦瞳子髎也。足厥阴之正，别足跗内行，上至阴毛之际，合于足少阳，与别者俱行，上布胁肋，是为六合之二也。“颐”，音移。“颔”，何敢切。

足阳明之正，上至髀，入于腹里属胃，散之脾，上通于心，上循咽出于口，上频颇，还系目系，合于阳明也。足太阴之正，上至髀，合于阳明，与别俱行，上结于咽，贯舌中，此为三合也。

此胃脾二经表里相为一合也。足阳明上至髀关，其内行者，由气街入腹里，属于胃，散于脾，上通于心，循咽出于口，上频颇，入承泣之次，系目系为目下网，以合于阳阴本经也。足太阴之正，上股内，合于足阳明，与别者俱行，上咽贯舌，是为六合之三也。“频”，音遏。“颇”，音拙。

手太阳之正指地，别于肩解，入腋走心，系小肠也。手少阴之正，别入于渊腋两筋之间，属于心，上走喉咙，出于面，合目内眦，此为四合也。

此小肠与心表里经脉相为一合也。“指地”者，地属阴，居天之内。手太阳内行之脉，别于肩解，入腋走心，系于小肠，皆自上而下，自外而内，故曰指地。《经脉篇》言交肩上，入缺盆络心，此言别于肩解，入腋走心，盖前后皆有入心之脉。手少阴之正，自腋下三寸足少阳渊腋之次，行两筋之间，内属于心，与手太阳入腋走心者合，乃上行夹于咽，出于面，合于目内眦，是当与足太阳晴明相会矣。此六合之四也。

手少阳之正指天，别于巅，入缺盆，下走三焦，散于胸中也。手心主之正，别下渊腋三寸入胸中，别属三焦，出循喉咙，出耳后，合少阳完骨之下，此为五合也。

此三焦心主表里经脉相为一合也。“指天”者，天属阳，运于地之外。手少阳之正，上别于巅，入缺盆，下走三焦，散于胸中，包罗脏腑之外，故曰指天。手厥阴之正，其别而内行者，与少阴之脉，同自腋下三寸，足少阳渊腋之次，入胸中，属于三焦，乃出循喉咙，行耳后，合手足少阳于完骨之下，此六合之五也。

手阳明之正，从手循膺乳，别于肩髃，入柱骨，下走大肠，属于肺，上循喉咙，出缺盆，合于阳明也。手太阴之正，别入渊腋少阴之前，入走肺，散之大肠，上出缺盆，循喉咙，复合阳明，此六合也。"

此大肠与肺为表里，经脉相为一合也。手阳明之正，循胸前膺乳之间，其内行者，别于肩髃，入柱骨，由缺盆下走大肠，属于肺；其上者，循喉咙，复出缺盆，而合于阳明本经也。手太阴之正，其内行者，自天府别入渊腋，由手少阴心经之前入内走肺，散之大肠；其上行者，出缺盆，循喉咙，复合于手阳明经。以上共十二经，是为六合也。

四、十二经筋结支别

（《灵枢·经筋篇》）

足太阳之筋，起于足小趾，上结于踝，斜上结于膝，

足太阳之筋，起于足小趾爪甲之侧，即足太阳经脉所止之处，至阴穴次也。循足跗外侧上结于外踝昆仑之分，乃斜上跗阳而结于膝腘之分。"结"，聚也。凡后十二经筋所起所行之次，与十二经脉多相合；其中有小异者，乃其支别，亦互相发明耳。独足之三阴，则始同而终不同也，所当并考。

愚按：十二经脉之外，而复有所谓经筋者何也？盖经脉营行表里，故出入脏腑，以次相传；经筋联缀百骸，故维络周身，各有定位。虽经筋所行之部，多与经脉相同，然其所结所盛之处，则惟四肢溪谷之间为最，以筋会于节也。筋属木，其华在爪，故十二经筋皆起于四肢指爪之间，而后盛于辅骨，结于肘腕，系于膝关，联于肌肉，上于颈项，终于头面，此人身经筋之大略也。筋有刚柔，刚者所以束骨，柔者所以相维，亦犹经之有络，纲之有纪，故手足项背直行附骨之筋皆坚大，而胸腹头面支别横络之筋皆柔细也。但手足十二经之筋又各有不同者，如手足三阳行于外，其筋多刚，手足三阴行于内，其筋多柔，而足三阴、阳明之筋皆聚于阴器，故曰前阴者，宗筋之所聚，此又筋之大会也。然一身之筋，又皆肝之所生，故惟足厥阴之筋络诸筋，而肝曰疲极之本。此经脉经筋之所以异也。

其下循足外踝，结于踵，上循跟，结于腘；

“其下”，足跗之下也。“踵”，即足跟之突出者，跟即踵上之硬筋处也，乃仆参、申脉之分。“结于腘”，委中也。“腘”，音国。

其别者结于腨外，上腘中内廉，与腘中并，

此即大筋之旁出者，别为柔软短筋，亦犹木之有枝也。后凡言别者，支者皆仿此。此支自外踝别行，由足腨肚之下尖处，行少阳之后，结于腨之外侧络穴飞阳之分，乃上腘内廉，合大筋于委中而一之也。

上结于臀，

尾骶骨旁，会阳之分也。“臀”，音屯。

上夹脊上项；

夹脊背，分左右上项，会于督脉之陶道、大椎，此皆附脊之刚筋也。

其支者，别入结于舌本；

其支者，自项别入内行，与手少阳之筋结于舌本，散于舌下。自此以上，皆柔软之筋而散于头面。

其直者，结于枕骨，上头下颜，结于鼻；

其直者，自项而上，与足少阴之筋，合于脑后枕骨间，由是而上过于头，前下于颜，以结于鼻下之两旁也。额上曰颜。

其支者，为目上网，下结于烦；

"网"，纲维也，所以约束目睫，司开合者也。目下曰烦，即颧也。此支自通顶入脑者下属目本，散于目上，为目上网，下行者结于烦，与足少阳之筋合，"烦"，音求。

其支者，从腋后外廉，结于肩髃；

又其支者，从夹脊，循腋后外廉，行足少阳之后，上至肩，会手阳明之筋，结于肩髃。

其支者，入腋下，上出缺盆，上结于完骨；

此支后行者，从腋后走腋下，向前斜出阳明之缺盆，乃从耳后直上，会手太阳、足少阳之筋，结于完骨。"完骨"，耳后高骨也。

其支者，出缺盆，斜上出于烦。

此支前行者，同前缺盆之筋歧出，别上颐颔，斜行出于烦，与前之下结于烦者相合也。此下仍有十二经筋病刺法，见疾病类六十九，与此本出同篇，所当互考。

足少阳之筋，起于小趾次趾，上结外踝，上循胫外廉，结于膝外廉；

"小趾次趾"，即第四趾窍阴之次也。"外踝"，丘墟之次。"胫外廉"，外丘、阳交之次。"膝外廉"，阳陵泉、阳关之次。此皆刚筋也。"胫"，奚敬切。

其支者，别起外辅骨，上走髀，前者结于伏兔之上，后者结于尻；

膝下两旁突出之骨曰辅骨，膝上六寸起肉曰伏兔，尾骶骨曰尻。此支自外辅骨上走于髀，分为二歧，前结于阳明之伏兔，后结于督脉之尻，至此刚柔相制，所以联臀膝而枢机也。“髀”，并米切，又音比。“尻”，开高切。

其直者，上乘眇季胁，上走腋前廉，系于膺乳，结于缺盆；

季胁下两旁软处曰眇，胸上两旁高处曰膺。此直者，自外辅骨走髀，由髀枢上行乘眇，循季胁上走腋，当手太阴之下，出腋前廉，横系于胸乳之分，上结于缺盆，与手太阴之筋相合，皆刚筋也。“眇”，音秒，一作眇，《五音篇》曰：“少也”，盖其处少骨之义。

直者，上出腋，贯缺盆，出太阳之前，循耳后上额角，交巅上，下走颔，上结于頄；

此直者，自上走腋处直上出腋，贯于缺盆，与上之结于缺盆者相合，乃行足太阳经筋之前，循耳上额角，交太阳之筋于巅上，复从足阳明头维之分走耳前，下腮颔，复上结于頄。“颔”，何敢切，腮下也，云燕颔者即此。

支者，结于目眦为外维。

此支者，从巅上斜趋结于目外眦，而为目之外维，凡人能左右盼视者，正以此筋为之伸缩也。按本篇有曰从左之右，右目不开，上过右角，并跷脉而行，左络于右等义，详疾病类六十九。

足阳明之筋，起于中三趾，结于跗上，斜外上加于辅骨，上结于膝外廉，直上结于髀枢，上循胁属脊；

“中三趾”，即足之中趾，厉兑之旁也。结于跗上衡阳之次，乃从足面斜行，出太阴、少阳两筋之间，上辅骨，结于膝之外廉，直上髀枢，行少阳之前，循胁向后，内属于脊。

其直者，上循骭，结于膝；其支者，结于外辅骨，合少阳；

“骭”，足胫骨也。其直者，自跗循骭，结于膝下外廉三里之次，以上膝膑中。其支者，自前跗上斜外上行，结于外辅骨阳陵泉之分，与少阳相合。“骭”，音干。

其直者，上循伏兔，上结于髀，聚于阴器，上腹而布，

此直者，由膝膑直上，循伏兔，髀关之分，结于髀中，乃上行聚于阴器，阴阳总宗筋之会，会于气街而阳明为之长也。乃自横骨之分，左右夹行，循天枢、关门等穴，而上布于腹，此上至颈，皆刚筋也。

至缺盆而结，上颈上夹口，合于頄，下结于鼻，上合于太阳，太阳为目上网，阳明为目下网；

自缺盆上颈中人迎穴，乃循颐颊上夹口吻、与阳跷会于地仓，上合于顴髎，下结于鼻旁，复上晴明穴合于足太阳。太阳细筋，散于目上，故为目上网；阳明细筋，散于目下，故为目下网。

其支者，从颊结于耳前。

其支者，自颐颊间上结耳前，会于足少阳之上关、颔厌，上至头维而终也。

足太阴之筋，起于大趾之端内侧，上结于内踝；

大趾之端内侧，隐白也，循核骨而上，结于内踝下商丘之次。

其直者，络于膝内辅骨，上循阴股，结于髀，聚于阴器，

"络"，当作"结"。此自内踝直上，结于膝内辅骨阴陵泉之次。股之内侧曰阴股。"结于髀"，箕门之次也。乃上横骨两端，与足厥阴会于冲门，横绕曲骨，并足少阴阳明之筋而聚于阴器，皆刚筋也。

上腹结于脐，循腹里结于肋，散于胸中；其内者，着于脊。

其前行者，自阴器上腹，会手少阴之筋结于脐，循腹里由大横、腹哀之次结于肋，乃散为柔细之筋上行，布于胸中胸乡、大包之次。其内行者，由阴器宗筋之间，并阳明少阴之筋，而上着于脊。

足少阴之筋，起于小趾之下，并足太阴之筋，斜走内踝之下，结于踵，与太阳之筋合，而上结于内辅之下；

足少阴之筋，起小趾下，斜趋足心，又斜趋内侧，上然谷，并足太阴商丘之次，走内踝之下，结于根踵之间，与太阳之筋合，由踵内侧上行，结于内辅骨下阴谷之次。

并太阴之筋，而上循阴股，结于阴器；

自内辅并太阴之筋，上循阴股，上横骨，与太阳、厥阴、阳明之筋合，而结于阴部，皆刚筋也。

循脊内，夹膂上至项，结于枕骨，与足太阳之筋合。

自阴器内行，由子宫上系肾间，并冲脉循脊两旁，夹膂上至项，与足太阳之筋合，结于枕骨，内属髓海。"膂"，音旅。

足厥阴之筋，起于大趾之上，上结于内踝之前，

大趾上三毛际，大敦次也，行跗上，与足太阴之筋并行，结于内踝前中封之次。

上循胫，上结内辅之下；上循阴股，结于阴器，络诸筋。

由内踝上足胫，循三阴交之分上行，并足少阴之筋，上结于内辅骨下曲泉之次，复并太阴之筋，上循阴股中五里、阴廉之分，上急脉而结于阴器。阴器者，合太阴、厥阴、阳明、少阴之筋，以及冲、任、督之脉皆聚于此，故曰宗筋。厥阴属肝，肝主筋，故络诸筋而一之，以成健运之用。

手太阳之筋，起于小指之上，结于腕，上循臂内廉，结于肘内锐骨之后弹之应小指之上，入结于腋下；

手小指之上外侧，少泽穴也，上行结于手腕外侧腕骨、阳谷之次，上循臂内侧，结于肘下锐骨之后，小海之次，但于肘尖下两骨罅中，以指捺其筋，则酸麻应于小指之上，是其验也，又由肘上臑外廉，入结于后腋之下，此皆刚筋也。

其支者，后走腋后廉，上绕肩胛，循颈出走太阳之前，结于耳后完骨；

其支者，自腋下与足太阳之筋合，走腋后廉，上绕肩胛，行肩外腧、肩中腧，循颈中天窗之分，出走太阳经筋自缺盆出者之前，同上结于耳后完骨之次也。

其支者，入耳中；直者，出耳上，下结于颔，上属目外眦。

此支者，自颈上曲牙，入耳中听宫之分。其直者，上行出耳上，会于手少阳角孙之次。其前而下者，循颐结于颔，与手阳明之筋合。其前而上者，属目外眦瞳子髎之次，与手足少阳之筋合也。

手少阳之筋，起于小指次指之端，结于腕中，循臂结于肘，上绕臑外廉，上肩走颈，合手太阳；

小指次指之端，无名指关冲之次也，上结于手腕之阳池，循臂外关、支沟之次，出臂上两骨间结于肘，自肘上臑外廉，由臑会行太阳之里、阳明之外，上肩髎，走颈中天牖之分，与手太阳之筋合，此皆刚筋也。

其支者，当曲颊，入系舌本；

其支者，自颈中当曲颊下入系舌本，与足太阳之筋合。

其支者，上曲牙，循耳前，属目外眦，上乘颔，结于角。

又支者，自颊行曲牙，会足阳明之筋，循耳前上行，与手太阳、足少阳之筋屈曲交绾，而会于耳上之角孙，乃属目外眦而复会于瞳子髎之次。“颔”，当作额，盖此筋自耳前行外眦，与三阳交会，上出两额之左右，以结于额之上角也。

手阳明之筋，起于大指次指之端，结于腕，上循臂，上结于肘外，上臑结于髃；

大指次指之端，食指尖商阳之次也，历合谷，结于腕上阳溪之次，循臂上廉，又结于肘外肘髎之次，乃上臑会与足太阳之筋合，结于肩髃，此皆刚筋也。

其支者，绕肩胛，夹脊；

此支自肩髃屈曲后行，绕肩胛，与手足太阳之筋合而夹于脊。

直者，从肩髃上颈；

此直者自肩髃，行巨骨，上颈中天鼎、扶突之次。

其支者，上颊，结于頄；

此支者，自颈上颊入下齿中，上结于手太阳颧髎之分。

直者，上出手太阳之前，上左角，络头，下右颔；

此直者，自颈出手太阳天窗、天容之前，行耳前上额左角络头，以下右颔。此举左而言，则右在其中，亦如经脉之左之右、右之左也。故右行者，亦上额右角，交络于头，下左颔，以合于太阳、少阳之筋。

手太阴之筋，起于大指之上，循指上行，结于鱼后，行寸口外侧，

手大指上，少商之次也。“鱼后”，鱼际也。“寸口外侧”，即列缺之次。

上循臂，结肘中，上臑内廉，入腋下，

上循臂结于肘中尺泽之次，上臑内廉天府之次，乃横入腋下，与手少阴之筋合，此上皆刚筋也。

出缺盆，结肩前髃，

此自腋下上出缺盆，行肩上三阳之前，而结于肩之前髃也。

上结缺盆，下结胸里，散贯贲，合贲，下抵季胁。

此上行者，自腋而上，并足三阳之筋上结于缺盆。下行者，自腋入胸，结于胸里，散贯于胃上口贲门之分，与手厥阴之筋合，下行抵季肋，与足少阳、厥阴之筋合也。

愚按：《四十四难》七冲门者，胃为贲门。杨玄操云：“贲者，膈也，胃气之所出。”胃出谷气以传于肺，肺在膈上，故胃为贲门。详此则经络之行于三焦，脏腑之列于五内，其脉络相贯之处，在上焦则联于咽喉，中焦则联于贲膈，下焦则联于二阴，舍此三处，无所连属矣。“贲”，音秘，又音奔。

手心主之筋，起于中指，与太阴之筋并行，结于肘内廉，

中指端，中冲之次也，循指入掌中，至掌后大陵之次，并手太阴之筋，上结于肘内廉曲泽之次。

上臂阴，结腋下，下散前后夹胁；

上臂阴天泉之次，由曲腋间并太阴之筋结于腋下，当天池之次下行，前后布散夹胁，联于手太阴、足少阳之筋。此经自掌至腋，皆刚筋也。

其支者，入腋，散胸中，结于臂[①]。

此支者，自天池之分，入腋内，散于胸中。“臂”，当作“贲”，盖此支并太阴之筋入散胸中，故同结于贲也。

手少阴之筋，起于小指之内侧，结于锐骨，上结肘内廉，上入腋，交太阴，夹乳里，

“小指内侧”，少冲次也；“结于锐骨”，神门次也；“肘内廉”，少海次也；“上入腋”，极泉之次，交手太阴之筋，斜络夹乳内行。此经自指至腋，皆刚筋也。

结于胸中，循臂，下系于脐。

自乳里内行结于胸中，与三阴之筋合。“臂”，字亦当作“贲”，盖心主少阴之筋，皆与太阴合于贲而下行也。

五、十五别络病刺

（《灵枢·经脉篇》）

手太阴之别，名曰列缺，起于腕上分间，并太阴之经，直入掌中，散入于鱼际，

此下即十五络穴也。不曰络而曰别者，以本经由此穴而别走邻经也。

手太阴之络名列缺，在腕后一寸五分，上侧分肉间，太阴自此别走阳明者。其太阴本经之脉，由此直入掌中，

---

① 国中按：“臂”，乃“贲”的同声假借字，后同。

散于鱼际也。人或有寸关尺三部脉不现，自列缺至阳溪现者，俗谓之反关脉，此经脉虚而络脉满，《千金翼》谓“阳脉逆，反大于气口三倍者”是也。

其病实则手锐掌热，虚则欠故，小便遗数，取之去腕半寸，别走阳明也。

掌后高骨为手锐骨。实为邪热有余，故手锐掌热。“欠故”，张口伸腰也。虚因肺气不足，故为欠故及小便遗而且数。《通俗文》曰：“体倦则伸，志倦则故也。治此者取列缺，谓实可泻之，虚可补之。后诸经皆准此。“半寸”当作“寸半”，此太阴之络别走阳明，而阳明之络曰偏历，亦入太阴，以其相为表里，故互为注络以相通也，他经皆然。“故”，音去。

手少阴之别，名曰通里，去腕一寸半，别而上行，循经入于心中，系舌本，属目系。其实则支膈，虚则不能言，取之掌后一寸，别走太阳也。

手少阴之络名通里，在腕后一寸陷中，别走手太阳者也。此经入心下膈，故邪实则支膈，谓膈间若有所支而不畅也。其支者上系舌本，故虚则不能言，当取通里，或补或泻以治之也。

手心主之别，名曰内关，去腕二寸，出于两筋之间，循经以上系于心包，络心系，实则心痛，虚则为头强，取之两筋间也。

手厥阴之络名内关，在掌后去腕二寸两筋间，别走手少阳者也。此经系心包，络心系，又去耳后，合少阳完骨之下，故邪实则心痛，虚则头强不利也，皆取内关以治之。

手太阳之别，名曰支正，上腕五寸，内注少阴；其别者上走肘，络肩髃。实则节弛肘废，虚则生肬，小者如指

痂疥，取之所别也。

手太阳之络名支正，在腕后五寸，走臂内侧，注手少阴者也，此经走肘络肩，故邪实则脉络壅滞，而节弛肘废，正虚则血气不行，大则为肬，小则为指间痂疥之类，取之所别，即支正也。"肬"，音尤，赘也，瘤也。

手阳明之别，名曰偏历，去腕三寸，别入太阴；其别者，上循臂，乘肩髃，上曲颊偏齿；其别者，入耳合于宗脉。实则龋聋，虚则齿寒痹隔，取之所别也。

手阳明之络名偏历，在腕后三寸上侧间，别走手太阴者也。按本经筋脉皆无入耳上目之文，惟此别络有之。宗脉者，脉聚于耳目之间者也。"龋"，齿蠹病也。此经上曲颊偏齿入耳，络肺下膈，故实则为齿龋耳聋，虚则为齿寒内痹而隔，治此者，当取所别之偏历。"龋"，丘雨切。

手少阳之别，名曰外关，去腕二寸，外绕臂，注胸中，合心主。病实则肘挛，虚则不收，取之所别也。

手少阳之络名外关，在腕后二寸筋间，别走手厥阴心主者也。此经绕臂，故为肘挛及不收之病，治此者，当取所别之外关。

足太阳之别，名曰飞阳，去踝七寸，别走少阴。实则鼽窒头背痛，虚则鼽衄，取之所别也。

足太阳之络名飞阳，在足外踝上七寸，别走足少阴者也。此经起于目内眦，络脑行头背，故其为病如此，治此者，当取所别之飞阳。"鼽"，音求，鼻塞也。"窒"，音质。"衄"，女六切，鼻出血也。

足少阳之别，名曰光明，去踝五寸，别走厥阴，下络足跗。实则厥，虚则痿躄，坐不能起，取之所别也。

足少阳之络名光明，在外踝上五寸，别走足厥阴者也。

此经下络足跗，故为厥为痿躄，治此者，当取所别之光明。“躄”，音璧，足不能行也。

足阳明之别，名曰丰隆，去踝八寸，别走太阴；其别者，循胫骨外廉，上络头项，合诸经之气，下络喉嗌。其病气逆则喉痹瘁喑，实则狂巅，虚则足不收胫枯，取之所别也。

足阳明之络名丰隆，在外踝上八寸，别走足太阴者也。此经循喉咙入缺盆，胃为五脏六腑之海，而喉嗌缺盆为诸经之孔道，故合诸经之气下络喉嗌而为病如此，治之者，当取所别之丰隆也。“胫”，奚敬切。“嗌”，音益。“瘁”，悴同，病乏也。“喑”，音音。“巅”，癫同。

足太阴之别，名曰公孙，去本节之后一寸，别走阳明；其别者，入络肠胃。厥气上逆则霍乱，实则肠中切痛，虚则鼓胀，取之所别也。

足太阴之络名公孙，在足大趾本节后一寸，别走足阳明者也。厥气者，脾气失调而或寒或热，皆为厥气。逆而上行则为霍乱。本经入腹属脾络胃，故其所病如此，治此者，当取所别之公孙也。

足少阴之别，名曰大钟，当踝后绕跟，别走太阳；其别者，并经上走于心包，下外贯腰脊。其病气逆则烦闷，实则闭癃，虚则腰痛，取之所别也。

足少阴之络名大钟，在足跟后骨上两筋间，别走足太阳者也。前十二经脉言本经从肺出络心，此言上走心包，下外贯腰脊，故其为病如此，而治此者，当取所别之大钟也。

足厥阴之别，名曰蠡沟，去内踝五寸，别走少阳；其别者循胫上睾，经于茎。其病气逆则睾肿猝疝，实则挺长，

虚则暴痒，取之所别也。

足厥阴之络名蠡沟，在足内踝上五寸，别走足少阳者也。本经络阴器，上睾结于茎，故其所病如此，而治此者，当取所别之蠡沟。“蠡”，音里。“睾”，音高，阴丸也。“茎”，英、行二音，阴茎也。

任脉之别，名曰尾翳，下鸠尾，散于腹。实则腹皮痛，虚则痒搔，取之所别也。

“尾翳”，误也，任脉之络名屏翳，即会阴穴，在大便前、小便后、两阴之间，任、督、冲三脉所起之处。此经由鸠尾下行散于腹，故其为病若此，而治之者，当取所别之会阴。“搔”，思高切，爬也。

督脉之别，名曰长强，夹膂上项，散头上，下当肩胛左右，别走太阳，入贯膂。实则脊强，虚则头重高摇之，夹脊之有过者，取之所别也。

督脉之络名长强，在尾骶骨端，别走任脉足少阴者也。此经上头项走肩背，故其所病如此。“头重高摇之”，谓力弱不胜而颤掉也，治此者，当取所别之长强。“膂”，音吕。

脾之大络，名曰大包，出渊腋下三寸，布胸胁。实则身尽痛，虚则百节尽皆纵，此脉若罗络之血者，皆取之脾之大络脉也。

脾之大络名大包，在渊腋下三寸，布胸胁，出九肋间，总统阴阳诸络，由脾灌溉五脏者也，故其为病如此。罗络之血者，言此大络包罗诸络之血，故皆取脾之大络以去之。“大络”，即大包也。

凡此十五络者，实则必见，虚则必下，视之不见，求之上下，人经不同，络脉异所别也。

十二经共十二络，而外有任督之络，及脾之大络，是为十五络也。凡人之十二经脉，伏行分肉之间，深不可见；其脉之浮而可见者，皆络脉也。然又必邪气盛者脉乃壅盛，故实则必见；正气虚者，脉乃陷下，而视之不见矣。故当求上下诸穴，以相印证而察之，何也？盖以人经有肥瘦长短之不同，络脉亦异其所别，故不可执一而求也。

愚按：本篇以督脉之长强，任脉之尾翳，合为十五络，盖督脉统络诸阳，任脉统络诸阴，以为十二经络阴阳之纲领故也。而《二十六难》以阳跷阴跷合为十五络者，不知阳跷为足太阳之别，阴跷为足少阴之别，不得另以为言也，学者当以本经为正。

又按：本篇足太阴之别名曰公孙，而复有脾之大络名曰大包；足阳明之别名曰丰隆，而《平人气象论》复有胃之大络名曰虚里。然则诸经之络惟一，而脾胃之络各二，盖以脾胃为脏腑之本，而十二经皆以受气者也。共为十六络，有图，见《图翼》三卷《十六络穴图》。[1]

六、经络之辨，刺诊之法。

（《灵枢·经脉篇、脉度篇》）

黄帝曰：“经脉十二者，伏行分肉之间，深而不见；其常见者，足太阴过于外踝之上，无所隐故也。诸脉之浮而常见者，皆络脉也。

（《灵枢·经脉篇》）。“足太阴”，当作手太阴。经脉深

① 国中按：原书无“见《图翼》三卷《十六络穴图》”一句，应有而无，故补之。

而直行，故手足十二经脉，皆伏行分肉之间，不可得见。其有见者，惟手太阴一经，过于手外髁之上，因其骨露皮浅，故不能隐。下文云“经脉者常不可见也，其虚实也以气口知之”，正谓此耳。此外诸脉，凡浮露于外而可见者，皆络脉也。“分肉”，言肉中之分理也。

六经络，手阳明少阳之大络，起于五指间，上合肘中。

此举手络之最大者，以明视络之法也。手足各有六经，而手六经之络，则惟阳明少阳之络为最大。手阳明之络名偏历，在腕后三寸上侧间，别走太阴；手少阳之络名外关，在臂表腕后二寸两筋间，斜行向内，历阳明、太阴别走厥阴。二络之下行者，阳明出合谷之次，分络于大、食二指；少阳出阳池之次，散络于中、名、小三指，故起于五指间。其上行者，总合于肘中内廉厥阴曲泽之次。凡人手背之露筋者，皆显然可察，俗谓之青筋，此本非筋非脉，即蓄血之大络也。凡浮络之在外者，皆可推此而知耳。

饮酒者，卫气先行皮肤、先充络脉，络脉先盛，故卫气已平，营气乃满，而经脉大盛。

卫气者，水谷之悍气也，其气慓疾滑利，不入于经。酒亦水谷之悍气，其慓疾之性亦然。故饮酒者，必随卫气先达皮肤，先充络脉，络脉先盛，则卫气已平，而后营气满，经脉乃盛矣。“平”，犹潮平也，即盛满之谓。

愚按：脉有经络，经在内，络在外；气有营卫，营在内，卫在外。今饮酒者，其气自内达外，似宜先经而后络，兹乃先络而后经者何也？盖营气者，犹源泉之混混，循行地中，周流不息者也，故曰营行脉中；卫气者，犹雨雾之郁蒸，透彻上下，遍及万物者也，故曰卫行脉外。是以雨雾之出于地，必先入百川而后归河海；卫气之出于胃，必先充络脉而后达诸经，故《经水篇》以十二经分配十二水。然则经即大地之江河，络犹原野之百川也。此经络营卫之辨。

脉之猝然动者，皆邪气居之，留于本末；不动则热，不坚则陷且空，不与众同，是以知其何脉之动也。”

上文言饮酒者能致经脉之盛，故脉之平素不甚动而猝然动者，皆邪气居之，留于经脉之本末而然耳。邪气者，即指酒气为言。酒邪在脉，则浮络者虽不动，亦必热也；虽大而不坚，故陷且空也。此浮络与经脉之不同，故可因之以知其动者，为何经之脉也。此特举饮酒为言者，正欲见其动与不动，空与不空，而经脉络脉为可辨矣。

雷公曰：“何以知经脉之与络脉异也？”黄帝曰：“经脉者常不可见也，其虚实也，以气口知之，脉之见者皆络脉也。”

气口者，手太阴肺经也。肺朝百脉，气口为脉之大会，凡十二经脉，深不可见，而其虚实，惟于气口可知之，因其无所隐也。若其他浮露在外而可见者，皆络脉而非经也。

雷公曰：“细子无以明其然也。”黄帝曰：“诸络脉皆不能经大节之间，必行绝道而出入，复合于皮中，其会皆现于外。

“大节”，大关节也。“绝道”，间道也。凡经脉所行，必由溪谷大节之间，络脉所行，乃不经大节，而于经脉不到之处，出入联络以为流通之用。然络有大小，大者曰大络、小者曰孙络。大络犹木之干，行有出入；孙络犹木之枝，散于肤腠，故其会皆现于外。

故诸刺络脉者，必刺其结上。甚血者，虽无结，急取之，以泻其邪而出其血，留之发为痹也。

凡刺络脉者，必刺其结上，此以血之所聚，其结粗突倍常，是为结上，即当刺处也。若血聚已甚，虽无结络，亦必急取之以去其邪血，否则发为痹痛之病。今西北之俗，但遇风寒痛痹等疾，即以绳带紧束上臂，令手肘青筋胀突，乃用磁锋于肘中曲泽穴次，合络结上，砭取其血，谓之放寒，即此节之遗法，勿谓其无所据也。

凡诊络脉，脉色青则寒且痛，赤则有热。胃中寒，手鱼之络多青矣；胃中有热，鱼际络赤；其暴黑者，留久痹也；其有赤有黑有青者，寒热气也；其青短者，少气也。

“诊”，视也。此诊络脉之色可以察病，而手鱼之络尤为显浅易见也。寒则气凝涩，凝涩则青黑，故青则寒且痛；热则气血淖泽，淖泽则黄赤，故赤则有热。手鱼者，大指本节间之丰肉也。鱼虽手太阴之部，而胃气至于手太阴，故可以候胃气。五色之病，惟黑为甚，其暴黑者，以痹之留久而致也；其赤黑青色不常者，寒热气之往来也；其青而短者，青为阴胜，短为阳不足，故为少气也。

凡刺寒热者皆多血络，必间日而一取之，血尽而止，乃调其虚实。

凡邪气客于皮毛，未入于经而为寒热者，其病在血络，故当间日一取以去其血。血尽则邪尽，邪尽则止针，而后因其虚实以调治之也。邪自皮毛而入，极于五脏之次，义详针刺类三十。

其小而短者少气，甚者泻之则闷，闷甚则仆不得言，闷则急坐之也。

视其络脉之小而短者，气少故也，不可刺之。虚甚而泻，其气重虚，必致昏闷，甚则晕仆暴脱不能出言，急扶坐之，使得气转以渐而苏。若偃卧则气滞，恐致不救也。

经脉为里，支而横者为络，络之别者为孙，盛而血者

疾诛之，盛者泻之，虚则饮药以补之。

（《灵枢·脉度篇》）。经脉直行深伏，故为里而难见；络脉支横而浅，故在表而易见。络之别者为孙，孙者言其小也，愈小愈多矣。凡人遍体细脉，即皆肤腠之孙络也。络脉有血而盛者，不去之则壅而为患，故当疾诛之。“诛”，除也。然必盛者而后可泻，虚则不宜用针。故《邪气脏腑病形篇》曰：“阴阳形气俱不足，勿取以针，而调以甘药”，即虚者饮药以补之之谓。

七、气穴三百六十五

（《素问·气穴论》）

黄帝问曰：“余闻气穴三百六十五，以应一岁，未知其所，愿卒闻之。”

人身孔穴，皆气所居，本篇言穴不言经，故曰气穴。周身三百六十五气穴，周岁三百六十五日，故以应一岁。“卒”，尽也。

岐伯稽首再拜对曰：“窘乎哉问也。其非圣帝，孰能穷其道焉？因请溢意尽言其处。”

“窘”，穷而难也。“孰”，谁也。“溢”，畅达也。

帝捧手逡巡而却曰：“夫子之开余道也，目未见其处，耳未闻其数，而目以明，耳以聪矣。”岐伯曰：“此所谓圣人易语，良马易御也。”

圣人者，闻声知情，无所不达，故圣人易语；良马者，不称其力，称其德也，故良马易御。

帝曰：“余非圣人之易语也。世言真数开人意，今余所

访问者真数，发蒙解惑，未足以论也。然余愿闻夫子溢志尽言其处，令解其意，请藏之金柜，不敢复出。”

“真数”，格物穷理之数也。发蒙解惑未足以论，盖帝自谦非圣人，故不有真数，不足以论也。

岐伯再拜而起曰：“臣请言之。

此下旧本有云：“背与心相控而痛，所治天突与十椎及上纪，上纪者胃脘也，下纪者关元也。背胸斜系阴阳左右如此，其病前后痛涩，胸胁痛而不得息，不得卧，上气短气，偏痛，脉满起，斜出尻脉，络胸胁，支心贯膈，上肩加天突，斜下肩交十椎下。”以上共计八十七字，按其文义与上下文不相流贯，《新校正》疑其为《骨孔论》文脱误于此者是，今移入针刺类四十七。

脏腧五十穴，

“脏”，五脏也。“腧”，井、荥、腧、经、合也。五脏之腧，五五二十五穴，左右合之，共五十穴。肝之井，大敦也；荥，行间也；腧，太冲也；经，中封也；合，曲泉也。心主之井，中冲也；荥，劳宫也；腧，大陵也；经，间使也；合，曲泽也。脾之井，隐白也；荥，大都也；腧，太白也；经，商丘也；合，阴陵泉也。肺之井，少商也；荥，鱼际也；腧，太渊也；经，经渠也；合，尺泽也。肾之井，涌泉也；荥，然谷也；腧，太溪也；经，复流①也；合，阴谷也。上五脏言心主而不言心，以《邪客篇》云：“手少阴之脉独无腧。诸邪之在于心者，皆在于心之包络，包络者心主之脉也，故独无腧焉。”义详针刺类二十三。

---

① 国中按：“流”，原文作“溜”，乃假借字，故改之。后全书统一，均作“流”。

腑腧七十二穴，

“腑”，六腑也。脏腧惟五，腑腧有六，曰井、荥、腧、原、经、合也。六腑之腧，六六三十六穴，左右合之，共七十二穴。胆之井，窍阴也；荥，夹溪也；腧，临泣也；原，丘墟也；经，阳辅也；合，阳陵泉也。胃之井，厉兑也；荥，内庭也；腧，陷谷也；原，冲阳也；经，解溪也；合，三里也。大肠之井，商阳也；荥，二间也；腧，三间也；原，合谷也；经，阳溪也；合，曲池也。小肠小井，少泽也；荥，前谷也；腧，后溪也；原，腕骨也；经，阳谷也；合，小海也。三焦之井，关冲也；荥，液门也；腧，中渚也；原，阳池也；经，支沟也；合，天井也。膀胱之井，至阴也；荥，通谷也；腧，束骨也；原，京骨也；经，昆仑也；合，委中也。

热腧五十九穴，

具《水热穴论》注中，详针刺类三十九。

水腧五十七穴，

详针刺三十六，并出《水热穴论》王氏注中。

头上五行行五，五五二十五穴，

此即前热腧五十九穴中之数，而重言之也。

中膂两旁各五凡十穴，

此五脏之背腧，谓肺腧、心腧、肝腧、脾腧、肾腧也，皆足太阳经夹脊之两旁者，共十穴。

大椎上两旁各一凡二穴，

“大椎”，督脉穴，连上两旁者共三穴。其两旁二穴，按王氏云：“《甲乙经》、《经脉流注孔穴图经》并不载，未详何腧也。”新校正云：“大椎上旁无穴。”今于大椎上旁按之甚痠，必当有穴，意者《甲乙》等经犹有未尽。

目瞳子浮白二穴，

瞳子髎、浮白各二穴，皆足少阳经也，共四穴。

两髀厌分中二穴，

“髀厌分中”，谓髀枢骨分缝中，即足少阳环跳穴也。

犊鼻二穴，

“犊鼻”，足阳明穴也。

耳中多所闻二穴，

手太阳听宫也。

眉本二穴，

足太阳攒竹也。

完骨二穴，

足少阳经也。

项中央一穴，

督脉风府也。

枕骨二穴，

足少阳上窍阴也。

上关二穴，

足少阳客主人也。

大迎二穴，

足阳明穴也。

下关二穴，

足阳明穴也。

天柱二穴，

足太阳经穴也。

巨虚上下廉四穴，

巨虚上廉，巨虚下廉，皆足阳明经穴。

曲牙二穴，

足阳明颊车也。

天突一穴，

任脉穴也。

天府二穴，

手太阴穴也。

天牖二穴，

手少阳穴也。

扶突二穴，

手阳明穴也。

天窗二穴，

手太阳穴也。

肩解二穴，

足少阳肩井也。

关元一穴，

任脉穴也。

委阳二穴，

足太阳穴也。

肩贞二穴，

手太阳穴也。

喑门一次，

督脉哑门也。

脐一穴，

任脉神阙也。

胸腧十二穴，

谓腧府、彧中、神藏、灵墟、神封、步廊，左右共十二穴，俱足少阴经穴。

背腧二穴，

足太阳大杼也。

膺腧十二穴，

胸之两旁曰膺。膺腧者，手太阴之云门、中府，足太阴之周营[①]、胸乡、天溪、食窦，左右共十二穴也。

分肉二穴，

足少阳阳辅也，重出。

踝上横二穴，

内踝上，交信也，足少阳经穴；外踝上，跗阳也，足太阳经穴。左右共四穴。

阴阳跷四穴，

阴跷穴，足少阴照海也。阳跷穴，足太阳申脉也。左右共四穴。跷有五音，跷、皎、乔、脚，又极虐切。

水腧在诸分，

水属阴，多在肉理诸分之间，故治水者当取诸阴分，如水腧五十七穴者是也。

热腧在气穴，

热为阳，多在气聚之穴，故治热者当取诸阳分，如热腧五十九穴者是也。

寒热腧在两骸厌[②]中二穴，

“两骸厌中”，谓膝下外侧骨厌中，足少阳阳关穴也。

---

① 国中按：“营”，原文作“荣”，乃通假字，故改之。

② 国中按：“厌”，《说文》云：“厌，合也。”“阳关”，有称为“膝阳关”者，为区别“腰阳关”而设。又按：如云此穴是阳关，阳关穴在膝下也，故马莳指环跳穴而言；经文云两骸厌中，景岳云膝下胫骨厌中，故张志聪指阳陵泉而言。诸家不一，实难依从。又按：如云是环跳穴，经文已云：“两髀厌分中二穴”，此处又重复，当属不该，否则何以云：“凡三百六十五穴”？后世医家取膝阳关为论者多，以阳关穴为是，据今所有穴位图观之，则与经文不符，疑此句经文当有衍文，或错简，或抄误。如此句经文无误，当在大腿骨与小腿骨之间外侧有一孔穴，医家应审而辨之。

"骸"，音鞋，《说文》："胫骨"。

大禁二十五，在天府下五寸，

大禁者，禁刺之穴，谓手阳明五里也，在手太阴天府穴下五寸，左右共二穴。《玉版篇》曰："迎之五里，中道而止，五至而已，五往而脏之气尽矣，故五五二十五而竭其输矣。"正此谓也。详针刺类六十一。

凡三百六十五穴，针之所由行也。"

自脏腧五十穴至此，共三百六十五穴。若连前移附针刺类原文所列天突、十椎、胃脘、关元四穴，则总计三百六十九穴。内除天突、关元及头上二十五穴俱系重复外，实只三百四十二穴。盖去古既远，相传多失，必欲考其详数不能也。

八、孙络溪谷之应

（《素问·气穴论》连前篇）

帝曰："余已知气穴之处，游针之居，愿闻孙络溪谷亦有所应乎？"

"游针之居"，针所游行之处也。"孙络"，支别之小络也。溪谷义见后。

岐伯曰："孙络三百六十五穴会，亦以应一岁，

孙络之云穴会，以络与穴为会也。穴深在内，络浅在外，内外为会，故曰穴会。非谓气穴之外，别有三百六十五络穴也。

以溢奇邪，以通营卫，

"溢"，注也，满也。"奇"，异也。邪自皮毛而溢于络者，以左注右，以右注左，其气无常处而不入于经，是为奇邪。表里之气，由络以通，故以通营卫。

营卫稽留，卫散营溢，气竭血着，外为发热，内为少气，

邪气留于营卫，故卫气散，营气溢。气竭于内，故为少气。血着于经，故为发热留滞也。

疾泻无怠，以通营卫，见而泻之，无问所会。”

邪客于络，则病及营卫，故疾泻之，则营卫通矣。“疾”，速也。然泻络者，但见其结，即可刺之，不必问其经穴之所会。

帝曰：“愿闻溪谷之会也。”岐伯曰：“肉之大会为谷，肉之小会为溪，肉分之间，溪谷之会，以行营卫，以会大气。

肉之会依乎骨，骨之会在乎节，故大节小节之间，即大会小会之所，而溪谷出乎其中。凡分肉之间，溪谷之会，皆所以行营卫之大气者也。

愚按：溪谷之义，《说文》：“泉出通川为谷。”又，《诗》有谷风，《诗诂》“风自谷出也。”宋均曰：“无水曰谷，有水曰溪。”故溪谷之在天地，则所以通风水；在人身，则所以通血气。凡诸经腧穴，有曰天曰星者，皆所以应天也；有曰地、曰山陵、溪谷、渊海、泉泽、都里者，皆所以应地也。又如穴名府者，为神之所集；穴名门户者，为神之所出入；穴名宅舍者，为神之所安；穴名台者，为神之所游行。此先圣之取义命名，皆有所因，用以类推，则庶事可见。

邪溢气壅，脉热肉败，营卫不行，必将为脓，内消骨髓，外破大腘，

“腘”，当作“膕”，误也。盖膕可称大，腘不必称大也。

留于节腠[1]，必将为败。

若邪气溢壅于溪谷，郁而成热，则营卫不行，必为痈脓破腘等疾；设或留于节腠，则必更甚而为败矣。

积寒留舍，营卫不居，卷肉缩筋，肋肘不得伸，内为骨痹，外为不仁，命曰不足，大寒留于溪谷也。

若积寒留舍于溪谷，阴凝而滞，则营卫之气不能居，捲肉缩筋，故肋肘不得伸，乃为骨痹不仁等疾，皆阳气不足而寒邪得留也。

溪谷三百六十五穴会，亦应一岁。

有骨节而后有溪谷，有溪谷而后有穴腧，人身骨节三百六十五，而溪谷穴腧应之，故曰穴会亦应一岁之数。

其小痹淫溢，循脉往来，微针所及，与法相同。”

邪在孙络，邪未深也，是为小痹，故可微针以治，而用法则同也。

帝乃辟左右而起，再拜曰：“今日发蒙解惑，藏之金柜，不敢复出。”乃藏之金兰之室，署曰气穴所在。

“署”，表识也。

岐伯曰：“孙络之脉别经者，其血盛而当泻者，亦三百六十五脉，并注于络，传注十二络脉，非独十四络脉也。

三百六十五脉，即首节三百六十五穴会之义。孙络之多，皆传注于十二经之大络，非独十四络穴也。络有十五而此言十四，内大包即脾经者。

内解泻于中者十脉。”

---

① 国中按：“腠”，原文作“凑”，乃同声假借字，故改之。

"解"，解散也，即《刺节正邪篇》解结之谓。"泻"，泻去其实也。中者，五脏也。此言络虽十二，而分属于五脏，故可解泻于中。左右各五，故云十脉。

九、气府三百六十五

（《素问・气府论》全）

足太阳脉气所发者七十八穴；

详考本经下文，共得九十三穴，内除督脉、少阳二经，其浮气相通于本经而重见者凡十五穴，则本经只七十八穴。近世经络相传，足太阳左右共一百二十六穴，即下文各经之数，亦多与今时者不同。盖本篇所载者，特举诸经脉气所发及别经所会而言，故曰气府，至于腧穴之详，仍散见各篇，此犹未尽。

两眉头各一，

本经攒竹二穴也。

入发至项三寸半，旁五，相去三寸，

"项"，当作顶。自眉上入发，曲差穴也。自曲差上行至顶中通天穴，则三寸半也。并通天而居中者，督脉之百会也。百会为太阳督脉之会，故此以为言。百会居中，而前后共五穴，左右凡五行，故曰旁五。自百会前至聪会，后至强间，左右至少阳经穴，相去各三寸，共五五二十五穴，如下文者是也。

其浮气在皮中者，凡五行，行五，五五二十五，

浮气者，言脉气之浮于顶也，共五行，行五穴，五行之中而太阳惟二。其中行者，督脉也，聪会、前顶、百会、后顶、强间，共五穴。次两行者，本经也，五处、承光、通天、络却、玉枕，左右各五穴。又次两行者，少阳经也，临泣、目窗、正营、承灵、脑孔，左右各五穴。共二十五穴也。“行”，音杭。

项中大筋两旁各一，

天柱二穴也。

风府两旁各一，

风府，督脉穴。两旁各一，足少阳风池二穴也。按：此穴与太阳无涉，今此言之，必其脉气之所会者。后仿此。

夹背以下至尻尾二十一节，十五间各一，

脊骨二十一节，自大椎穴为第一节以下至尻尾而言，除项骨三节不在内也。“间”，骨节之间也。十五间各一，今考之《甲乙》等经惟十四穴，乃大杼、附分、魄户、神堂、噫嘻、膈关、魂门、阳纲、意舍、胃仓、肓门、志室、胞肓、秩边也。近世复有膏肓一穴，亦合十五穴，然此穴自晋以前所未言，而原数则左右共二十八穴也。

五脏之腧各五，六腑之腧各六，

五脏腧，谓肺腧、心腧、肝腧、脾腧、肾腧也。六腑腧，谓胆腧、胃腧、三焦腧、大肠腧、小肠腧、膀胱腧。合脏腑之腧，左右共二十二穴。

委中以下至足小趾旁各六腧。

谓委中、昆仑、京骨、束骨、通谷、至阴也，左右共十二穴。

足少阳脉气所发者，六十二穴：

此足少阳脉气所发及别经有关于本经脉气者，共六十二穴。

两角上各二，

“角”，耳角也。角上各二，天冲、曲鬓也，共四穴。

直目上发际内各五，

谓临泣、目窗、正营、承灵、脑孔也，左右共十穴，重见前足太阳下。

耳前角上各一，

耳前角，曲角也。角上各一，颔厌二穴也。

耳前角下各一，

悬厘二穴也。

锐发下各一，

手少阳和髎也，手足少阳之会。

客主人各一，

上关二穴也。

耳后陷中各一，

手少阳翳风二穴也，手足少阳之会。

下关各一，

足阳明穴也，足少阳阳明之会。

耳下牙车之后各一，

足阳明颊车二穴也。《经别篇》曰：“足少阳出颐颔中”，故会于此。

缺盆各一，

足阳明经穴。手足六阳，俱出于此。

腋下三寸，胁下至胠八间各一，

腋下三寸，渊腋也。自渊腋下胁至胠八间各一者，谓辄筋、天池、日月、章门、带脉、五枢、维道、居髎，连渊腋共九穴，左右合十八穴。内天池属手厥阴，章门属足厥阴，皆足少阳之会。“胠”，区、去二音。

髀枢中旁各一，

环跳二穴也。

膝以下至足小趾次趾各六腧。

谓阳陵泉、阳辅、丘墟、临泣、夹溪、窍阴，左右共十二穴也。

足阳明脉气所发者六十八穴：额颅发际旁各三，

谓悬颅、阳白、头维也，左右共六穴。内悬颅、阳白俱足少阳穴。王氏曰：“悬颅为足阳明脉气所发，阳白为足阳明阴维之会。”

面鼽骨孔各一，

四白二穴也。“鼽”，頄同，音求。

大迎之骨孔各一，

即大迎二穴也。

人迎各一，

人迎脉即此也，左右二穴。

缺盆外骨孔各一，

手少阳天髎二穴也。

膺中骨间各一，

谓气户、库房、屋翳、膺窗、乳中、乳根，左右共十二穴也。

夹鸠尾之外，当乳下三寸，夹胃脘各五，

谓不容、承满、梁门、关门、太乙，左右共十穴也。

夹脐广三寸各三，

谓滑肉门、天枢、外陵，左右共六穴也。

下脐二寸，夹之各三，

谓大巨、水道、归来，左右共六穴也。

气街动脉各一，

即气冲也，左右二穴。

伏兔上各一，

髀关二穴也。

三里以下至足中趾各八腧，分之所在穴孔。

谓三里、上廉、下廉、解溪、冲阳、陷谷、内庭、厉兑，左右共十六穴。足阳明支者，一出下廉三寸而别下入中趾，一自跗上别入大趾端，故曰分之所在穴孔。“之”，走也。

手太阳脉气所发者三十六穴：目内眦各一，

足太阳睛明二穴也，为手太阳之会。

目外各一，

足少阳瞳子髎二穴也，手太阳之会。

鼽骨下各一，

“鼽”当作烦。颧髎二穴也。

耳廓上各一，

手少阳角孙二穴也，手太阳之会。

耳中各一，

听宫二穴也。

巨骨穴各一，

手阳明经二穴也。

曲腋上骨穴各一，

臑腧二穴也。

柱骨上陷者各一，

足少阳肩井二穴也。

上天窗四寸各一，

谓天窗、窍阴四穴。“窍阴”，足少阳穴也。

肩解各一，

秉风二穴也。

肩解下三寸各一，

天宗二穴也。

肘以下至手小指本各六腧。

脉起于指端，故曰本六腧。谓小海、阳谷、腕骨、后溪、前谷、少泽，左右共十二腧也。

手阳明脉气所发者二十二穴：鼻孔外廉项上各二，

谓迎香、扶突，左右共四穴也。

大迎骨孔各一，

大迎二穴，足阳明经也，重出。

柱骨之会各一，

天鼎二穴也。

髃骨之会各一，

肩髃二穴也。

肘以下至手大指次指本各六腧。

谓三里、阳溪、合谷、三间、二间、商阳，左右共十二穴。

手少阳脉气所发者三十二穴：鼽骨下各一，

手太阳颧髎二穴也，手少阳之会，重出。

眉后各一，

丝竹孔二穴也。

角上各一，

足少阳颔厌二穴也，手少阳之会，重出。

下完骨后各一，

天牖二穴也。

项中足太阳之前各一，

足少阳风池二穴也，重出。

夹扶突各一，

手太阳天窗二穴也，重出。

肩贞各一，

手太阳二穴也。

肩贞下三寸分间者各一，

谓肩髎、臑会、消泺，左右各六穴也。

肘以下至手小指次指本各六腧。

谓天井、支沟、阳池、中渚、液门、关冲，左右共十二穴也。

督脉气所发者二十八穴：

今多一穴。

项中央二，

风府、哑门二穴也。

发际后中八，

前发际以至于后，中行凡八穴，谓神庭、上星、聪会、前顶、百会、后顶、强间、脑户也。内聪会等五穴，重见前足太阳下。

面中三，

素髎、水沟、兑端三穴也。

大椎以下至尻尾及旁十五穴，

谓大椎、陶道、身柱、神道、灵台、至阳、筋缩、中枢、脊中、悬枢、命门、阳关、腰腧、长强、会阳也。内会阳二穴属足太阳经，在尻尾两旁，故曰及旁，共十六穴，本经连会阳则二十九穴也。

至骶下凡二十一节，脊椎法也。

此除项骨而言，若连项骨三节，则共二十四节。“骶”，音底，尾骶也。“椎”，音槌，脊骨也。

任脉之气所发者二十八穴：

今少一穴。

喉中央二，

廉泉、天突也。

膺中骨陷中各一，

谓璇玑、华盖、紫宫、玉堂、膻中、中庭，共六穴也。

鸠尾下三寸胃脘，五寸胃脘，以下至横骨六寸半一，腹脉法也。

“鸠尾”，心前蔽骨也。“胃脘”，言上脘也。自蔽骨下至上脘三寸，故曰鸠尾下三寸胃脘。自脐上至上脘五寸，故又曰五寸胃脘。此古经颠倒文法也。又自脐以下至横骨长六寸半，《骨度篇》曰：“髑骬以下至天枢长八寸，天枢以下至横骨长六寸半”，正合此数。“一”，谓一寸当有一穴。此上下共十四寸半，故亦有十四穴，即鸠尾、巨阙、上脘、中脘、建里、下脘、水分、脐中、阴交、气海、丹田、关元、中极、曲骨是也。此为腹脉之法。

下阴别一，

自曲骨之下，别络两阴之间，为冲督之会，故曰阴别。“一”，谓会阴穴也。

目下各一，

足阳明承泣二穴，任脉之会。

下唇一，

承浆穴也。

龈交一。

督脉穴，任脉之会。

冲脉气所发者二十二穴，夹鸠尾外各半寸至脐寸一，

“寸一”，谓每寸一穴，即幽门、通谷、阴都、石关、商曲、肓腧，左右共十二穴也。

夹脐下旁各五分，至横骨寸一，腹脉法也。

谓中注、髓府、胞门、阴关、横骨，左右共十穴。上俱腹二行脉法也。按：此皆足少阴穴，盖冲脉并足少阴之经而上行也。

足少阴舌下，

《刺疟论》曰："舌下两脉者，廉泉也。"指此而言。故廉泉虽任脉之穴，而实为肾经脉气所发，重出。

厥阴毛中急脉各一，

急脉在阴毛之中，凡疝气急痛者，上引小腹，下引阴丸，即急脉之验，厥阴脉气所发也。今《甲乙》针灸等书，俱失此穴。

手少阴各一，

阴隙二穴也。

阴阳跷各一，

阴跷之隙，足少阴交信也。阳跷之隙，足太阳附阳也。

手足诸鱼际脉气所发者，凡三百六十五穴也。

"手足诸鱼际"，言手足鱼际非一也。然则手足掌两旁丰肉处，皆谓之鱼。此举诸鱼际为言者，盖四肢为十二经脉之本，故言此以明诸经气府之纲领也。总计前数，共三百八十六穴，除重复十二穴，仍多九穴，此则本篇之数。

愚按：《气穴论》言气穴三百六十五以应一岁，而《气府论》复言三百六十五，其数既多，又将何所应乎？余尝求之天道，此正所以应人也。夫天象有竖有横，有经有纬，经分南北，纬分东西，如岁数之应天者，特以纬度言之耳，而天之四正四隅，盖无往而非此数。其在人者，故有气穴气府，及孙络溪谷骨度之分，亦无往而不相应，此正天人气数之合也。今考之气穴之数，则三百四十二，气府之数则三百八十六，共七百二十八穴，内除气府重复十二穴，又除气穴气府相重者二百一十三穴，实存五百零三穴，是为二篇之数。及详考近代所传《十四经腧穴图经》总数，通共六百六十穴，则古今之数，已不能全合矣。此其中虽后世不无发明，而遗漏古法者，恐亦不能免也。

十、项腋头面，诸经之次。

（《灵枢·本腧篇》）

缺盆之中，任脉也，名曰天突。

此下言颈项中诸经之次也。“缺盆”，足阳明经穴，居横骨之上，左右各一。缺盆之中，即任脉之天突穴，是为颈前居中第一行脉也。

一次任脉侧之动脉，足阳明也，名曰人迎。

一次者，次于中脉一行，足阳明也。其动脉名曰人迎，即颈中第二行脉也。

二次脉，手阳明也，名曰扶突。

二次于足阳明之外者，手阳明也，穴名扶突，在颈当曲颊下一寸，人迎后一寸五分，即第三行脉也。

三次脉，手太阳也，名曰天窗。

三次于手阳明之外者，手太阳也。穴名天窗，在颈大筋前，曲颊下，扶突后，即第四行脉也。

四次脉，足少阳也，名曰天容。

四次于手太阳之后者，足少阳也。上出天窗之外，而颈中无穴，是第五行脉也。此云天容者，系手太阳经穴，疑误。

五次脉，手少阳也，名曰天牖。

五行于足少阳之后者，手少阳也。穴名天牖，在颈大筋外，天容后，天柱前，完骨下，发际上，是第六行脉也。“牖”，音有。

六次脉，足太阳也，名曰天柱。

六次于手少阳之后者，足太阳也。穴名天柱，在夹项后大筋外廉发际陷中，是第七行脉也。

七次脉，颈中央之脉，督脉也，名曰风府。

七次于足太阳之后而居颈之中央者，督脉也。穴名风府，在项后入发际一寸，自前中行任脉至此，是为第八行，而颈脉止于此也。

腋内动脉，手太阴也，名曰天府。腋下三寸，手心主也，名曰天池。

此言腋下二经之脉也。手太阴之穴名天府，手厥阴之脉名天池，二穴俱在腋下三寸，然天府则在臂臑内廉，天池则在肋间乳后一寸也。

刺上关者，呿不能欠；刺下关者，欠不能呿。刺犊鼻者，屈不能伸；刺两关者，伸不能屈。

此言取穴之法有所验也。“呿”，张口也。“欠”，张而复合也。“上关”，足少阳客主人也，在耳前开口有孔，张口取之，故刺上关则呿不能欠；“下关”，足阳明穴也，在客主人下，合口有孔，开口则闭，故刺下关则欠不能呿也。“犊鼻”，足阳明穴也，屈足取之，故刺犊鼻则屈不能伸。两关，内关、外关也，内者手厥阴，外者手少阳，俱伸手取之，故刺两关则伸不能屈也。

足阳明夹喉之动脉也，其腧在膺中。

此下乃重言上文六阳经脉以明其详也。夹喉动脉，即足阳明人迎也。阳明之脉，自夹喉而下行于胸膺，凡气户、库房之类，皆阳明之腧，故曰其腧在膺中。

手阳明次在其腧外，不至曲颊一寸。

此复言扶突穴，在足阳明动腧之外，当曲颊下一寸也。

手太阳当曲颊。

此复言天窗穴也。

足少阳在耳下曲颊之后。

耳下曲颊后，仍如上文言手太阳之天容也。此非足少阳之穴而本篇重言在此，意者古以此穴属足少阳经也。

手少阳出耳后，上加完骨之上。

此复言天牖穴也。

足太阳夹项大筋之中发际。

此复言天柱穴，夹后项大筋中发际也。

十一、五脏背腧

（《灵枢·背腧篇》，《素问·血气形志篇》）

黄帝问于岐伯曰：“愿闻五脏之腧，出于背者。”

（《灵枢·背腧篇》全）。五脏居于腹中，其脉气俱出于背之足太阳经，是为五脏之腧。故唐太宗读《明堂针灸书》云：“人五脏之系，咸附于背。诏自今毋得笞囚背，盖恐伤其脏气，则伤其命也。”太宗之仁恩被天下，于此可想见矣。其有故笞人背以害人者，呜呼！又何心哉！

岐伯曰：“背中大腧在杼骨之端，

“大腧”，大杼穴也，在项后第一椎两旁，故云杼骨之端。

肺腧在三焦之间，心腧在五焦之间，膈腧在七焦之间，肝腧在九焦之间，脾腧在十一焦之间，肾腧在十四焦之间，皆夹脊相去三寸所。

“焦”，即椎之义，指脊骨之节间也，古谓之焦，亦谓之顀，后世作椎。此自大腧至肾腧左右各相去脊中一寸五分，故云夹脊相去三寸所也。愚按：诸焦字义，非专指骨节为言，盖谓脏气自节间而出，以行于肉理脉络之分，凡自上至下皆可言焦。所以三焦之义，本以上中下通体为言，固可因此而知彼也。

则欲得而验之，按其处应在中而痛解，乃其腧也。

此所以验取穴之法也。但按其腧穴之处，必痛而且解，即其所也。“解”，痠软解散之谓。“解”，音械。

灸之则可，刺之则不可。气盛则泻之，虚则补之。以火补者，毋吹其火，须自灭也；以火泻者，疾吹其火，传其艾，须其火灭也。”

此言五脏之腧，但可灸而不可刺也。不惟针有补泻，而灸亦有补泻。凡欲以火补者，勿吹其火致令疾速，必待其从容自灭可也。凡欲以火泻者，必疾吹其火，欲其迅速，即传易其艾，须其火之速灭可也。此用火补泻之法。

“欲知背腧，先度其两乳间，中折之，更以他草度去半已，即以两隅相拄也，乃举以度其背，令其一隅居上，齐脊大椎，两隅在下，当其下隅者，肺之腧也；

（《素问·血气形志篇》）。此亦取五脏之腧而量之有法也。“背腧”，即五脏之腧，以其在足太阳经而出入背，故总称为背腧。其度量之法，先以草横量两乳之间，中半褶折之，又另以一草比前草而去其半，取齐中折之数，乃竖立长草，横置短草于下，两头相拄，象△三隅，乃举此草以量其背，令一隅居上，齐脊中之大椎，其在下两隅当三椎之间，即肺腧穴也。“度”，音铎。“拄”，音主。“令”，平声。

复下一度，心之腧也；

“复下一度”，谓以上隅齐三椎，即肺腧之中央，其下两隅，即五椎之间，心之腧也。“度”，如字，下同。

复下一度，左角肝之腧也，右角脾之腧也；复下一度，肾之腧也。是谓五脏之腧，灸刺之度也。”

“复下一度”，皆如前法，递相降也。按：肝腧、脾腧、肾腧，以此法折量，乃与前《背腧篇》及《甲乙经》、《铜人》等书皆不相合，其中未必有误，或古时亦有此别一家法也。仍当以前《背腧篇》及《甲乙》等书者为是。

十二、诸经标本气街

（《灵枢·卫气篇》全）

黄帝曰：“五脏者，所以藏精神魂魄者也。六腑者，所以受水谷而行化物者也。其气内干五脏而外络肢节，其浮气之不循经者为卫气，其精气之行于经者为营气，阴阳相随，外内相贯，如环之无端，亭亭淳淳乎，孰能穷之？

人之精神魂魄，赖五脏以藏；食饮水谷，赖六腑以化。其表里运行之气，内则为脏腑，外则为经络。其浮气之不循经者为卫气，卫行脉外也。其精气之行于经者为营气，营行脉中也。此阴阳外内相贯之无穷也。“亭”，《释名》曰：“停也。”“淳”，《广韵》曰：“清也。”亭亭淳淳乎，言停集虽多而不乱也，然孰能穷之哉？

然其分别阴阳，皆有标本虚实所离之处。能别阴阳十二经者，知病之所生；候虚实之所在者，能得病之高下；知六腑之气街者，能知解结契绍于门户；能知虚实之坚软者，知补泻之所在；能知六经标本者，可以无惑于天下。”

阴阳标本，各有所在，即虚实所离之处也。“街”，犹道也。“契”，合也。“绍”，继也。“门户”，出入要地也。六腑主表，皆属阳经，知六腑往来之气街者，可以解其结聚，凡脉络之相合相继，自表自内，皆得其要，故曰契绍于门户。“标本”，本末也。知本知末，则虽天下之广，何所不知，故可无惑于天下。解结义，详针刺类三十五。

岐伯曰：“博哉圣帝之论，臣请尽意悉言之。足太阳之本，在跟以上五寸中，标在两络命门，命门者目也。

足太阳之本，在跟上五寸中，即外踝上三寸，当是跗阳穴也。标在两络命门，即睛明穴。睛明左右各一，故云两络。此下诸经标本，与后三十章稍有互异，然亦不甚相远。

足少阳之本，在窍阴之间，标在窗笼之前，窗笼者耳也。

“窍阴”，在小趾次趾端。窗笼者耳也，即手太阳听宫穴。

足少阴之本，在内踝下上三寸中，标在背腧与舌下两脉也。

内踝下上三寸中，踝下一寸，照海也；踝上二寸，复流、交信也，皆足少阴之本。“背腧”，肾腧也；“舌下两脉”，廉泉也，皆足少阴之标。

足厥阴之本，在行间上五寸所，标在背腧也。

行间上五寸所，当是中封穴。背腧即肝腧。

足阳明之本在厉兑，标在人迎，颊夹颃颡也。

“厉兑”，在足次趾端。“人迎”，在颊下，夹结喉旁也。“颃”，音杭，又上、去二声。“颡”，思党切。

足太阴之本，在中封前上四寸之中，标在背腧与舌本也。

“中封”，足厥阴经穴。前上四寸之中，当是三阴交也。“背腧”，即脾腧也。“舌本”，舌根也。

手太阳之本，在外踝之后，标在命门之上一寸也。

手外踝之后，当是养老穴也。命门之上一寸，当是睛明穴上一寸，盖睛明为手足太阳之会也。

手少阳之本，在小指次指之间上二寸，标在耳后上角下外眦也。

手小指次指之间上二寸，当是液门穴也。耳后上角，当是角孙穴。下外眦，当是丝竹孔也。

手阳明之本，在肘骨中，上至别阳，标在颜下，合钳上也。

“肘骨中”，当是曲池穴也。别阳义未详。手阳明上夹鼻孔，故标在颜下。“颜”，额庭也。“钳上”，即《根结篇》钳耳之义，谓脉由足阳明大迎之次，夹耳之两旁也。

手太阴之本，在寸口之中，标在腋内动也。

“寸口之中”，太渊穴也。腋内动脉，天府穴也。

手少阴之本，在锐骨之端，标在背腧也。

锐骨之端，神门穴也。背腧，心腧也。

手心主之本，在掌后两筋之间二寸中，标在腋下，下三寸也。

掌后两筋间二寸中，内关也。腋下三寸，天池也。

凡候此者，下虚则厥，下盛则热，上虚则眩，上盛则

热痛。

此诸经之标本，上下各有所候。在下为本，本虚则厥，元阳下衰也；下盛则热，邪热在下也。在上为标，上虚则眩，清阳不升也；上盛则热痛，邪火上炽也。

故实者绝而止之，虚者引而起之。

“绝而止之”，谓实者可泻，当决绝其根而止其病也。“引而起之”，谓虚者宜补，当导助其气而振其衰也。

请言气街：胸气有街，腹气有街，头气有街，胫气有街。

此四街者，乃胸腹头胫之气，所聚所行之道路，故谓之气街。上文言各经有标本，此下言诸部有气聚之所也。

故气在头者，止之于脑；

诸髓者皆属于脑，乃至高之气所聚，此头之气街也。

气在胸者，止之膺与背腧；

胸之两旁为膺，气在胸之前者止之膺，谓阳明少阴经分也。胸之后者在背腧，谓自十一椎膈膜之上，足太阳经诸脏之腧，皆为胸之气街也。

气在腹者，止之背腧与冲脉，与脐左右之动脉者；

腹之背腧，谓自十一椎膈膜以下，太阳经诸脏之腧皆是也。其行于前者，则冲脉并少阴之经行于腹，与脐之左右动脉，即肓腧、天枢等穴，皆为腹之气街也。

气在胫者，止之于气街与承山踝上以下。

此云气街，谓足阳明经穴，即气冲也。“承山”，足太阳经穴，以及踝之上下，亦皆足之气街也。

取此者用毫针，必先按而在久，应于手，乃刺而予之。

“毫针”，即第七针也。凡取此四街者，先按所针之处久之，俟其气应于手，乃纳针而刺之。

所治者，头痛眩仆，腹痛中满暴胀，及有新积。痛可移者，易已也；积不痛，难已也。”

凡此者，皆四街所治之病。又若以新感之积，知痛而可移者，乃血气所及，无固结之形也，故治之易已。若其不痛，及坚硬如石不动者，其积结已深，此非毫针能治矣。

类经八卷

经络类

十三、三经独动

（《灵枢·动腧篇》全）

黄帝曰："经脉十二，而手太阴、足少阴、阳明独动不休何也？"

手足之脉共十二经，然惟手太阴、足少阴、足阳明三经独多动脉，而三经之脉，则手太阴之太渊，足少阴之太溪，足阳明上则人迎，下则冲阳，皆动之尤甚者也。

岐伯曰："是明胃脉也。胃为五脏六腑之海，其清气上注于肺，肺气从太阴而行之，其行也以息往来，故人一呼脉再动，一吸脉亦再动，呼吸不已，故动而不止。"

是明胃脉者，言三经之动，皆因于胃气也。胃为五脏六腑之海，其盛气所及，故动则独甚。此手太阴之脉动者，以胃受水谷而清气上注于肺，肺气从手太阴经而行之，其行也以息往来，息行则脉动，故呼吸不已，而寸口之脉亦动而不止也。

黄帝曰："气之过于寸口也，上十焉息？下八焉伏？何道从还？不知其极。"

"寸口"，手太阴脉也。"上、下"，言进退之势也。"十、八"，喻盛衰之形成。"焉"，何也。"息"，生长也。"上十焉息"，言脉之进也其气盛，何所来而生也？"下八焉伏”，言脉之退也其气衰，何所去而伏也？此其往还之道，真若有难穷其极者。

岐伯曰：“气之离脏也，猝然如弓弩之发，如水之下岸，上于鱼以反衰，其余气衰散以逆上，故其行微。”

凡脉气之内发于脏，外达于经，其猝然如弓弩之发，如水之下岸，言其劲锐之气不可遏也。然强弩之末，其力必柔；急流之末，其势必缓。故脉由寸口以上鱼际，盛而反衰，其余气以衰散之势而逆上，故其行微。此脉气之盛衰，所以不等也。

黄帝曰：“足之阳明何因而动？”

胃经脉也。

岐伯曰：“胃气上注于肺，其悍气上冲头者，循咽上走孔窍，循眼系入络脑，出顑，下客主人，循牙车合阳明，并下人迎，此胃气别走于阳明者也。

胃气上注于肺，而其悍气之上头者，循咽喉上行，从眼系入络脑，出顑，下会于足少阳之客主人，以及牙车，乃合于阳明之本经，并下人迎之动脉，此内为胃气之所发，而外为阳明之动也。按：牙车即曲牙，当是颊车也。顑之释义云“饥而面黄色”，乃与经旨不相合。今据本经所言，如《杂病篇》曰：“顑痛，刺足阳明曲周动脉见血，立已”；《癫狂篇》“治狂者取头两顑”。盖皆言头面之部位也。此节言自脑出顑下客主人，则此当在脑之下，鬓之前，客主人之上，其即鬓骨之上，两太阳之间为顑也。“顑”，音坎，又，海敢切。

故阴阳上下，其动也若一。故阳病而阳脉小者为逆，阴病而阴脉大者为逆。故阴阳俱静俱动，若引绳相倾者病。”

此云阴阳上下者，统上文手太阴而言也。盖胃气上注于肺，本出一原。虽胃为阳明，脉上出于人迎；肺为太阴，脉下出于寸口，而其气本相贯，故彼此之动，其应若一也。然人迎属腑为阳，阳病则阳脉宜大，而反小者为逆。寸口属脏为阴，阴病则阴脉宜小，而反大者为逆。故《四时气篇》曰："气口候阴，人迎候阳也。"是以阴阳大小，脉各有体。设阴阳不分，而或为俱静，或为俱动，若引绳之匀者，则其阴阳之气，非此则彼，必有偏倾而致病者矣。人迎气口阴阳详义，见脏象类十一。

黄帝曰："足少阴何因而动？"

肾经脉也。

岐伯曰："冲脉者，十二经之海也，与少阴之大络起于肾下，出于气街，循阴股内廉，邪入腘中，循胫骨内廉，并少阴之经，下入内踝之后，入足下；其别者，邪入踝，出属跗上，入大趾之间，注诸络以温足胫，此脉之常动者也。"

足少阴之脉动者，以冲脉与之并行也。冲脉亦十二经之海，与少阴之络同起于肾下，出于足阳明之气冲，循阴股、腘中、内踝等处以入足下；其别者，斜出属跗上，注诸络以温足胫，此太溪等脉所以常动不已也。此节与《逆顺肥瘦篇》大同，详针刺类二十。

黄帝曰："营卫之行也，上下相贯，如环之无端，今有其猝然遇邪气，及逢大寒，手足懈惰，其脉阴阳之道，相输之会，行相失也，气何由还？"

营卫之行，阴阳有度，若邪气居之，则其运行之道，宜相失也，又何能往还不绝？因问其故。

岐伯曰："夫四末阴阳之会者，此气之大络也。四街

者，气之径路也。故络绝则径通，四末解则气从合，相输如环。”黄帝曰：“善！此所谓‘如环无端，莫知其纪，终而复始’，此之谓也。”

“四末”。四肢也。十二经皆终始于四肢，故曰阴阳之会，而为气之大络也。然大络虽会于四肢，复有气行之径路，谓之四街，如前篇所谓气街者是也。凡邪之中人，多在大络，故络绝则径通，及邪已行而四末解，彼绝此通，气从而合，回还转输，何能相失？此所以如环无端，莫知其纪也。

十四、井荥腧经合数

（《灵枢·九针十二原篇》）

黄帝曰：“愿闻五脏六腑所出之处。”

言脉气所出之处也。

岐伯曰：“五脏五腧，五五二十五腧；六腑六腧，六六三十六腧。

“五腧”，即各经井、荥、腧、经、合穴，皆谓之腧。六腑复多一原穴，故各有六腧。

经脉十二，络脉十五，凡二十七气以上下。

脏有五，腑有六，而复有手厥阴心主一经，是为十二经。十二经各有络脉，如手太阴别络在列缺之类是也。此外又有任脉之络曰屏翳，督脉之络曰长强，脾之大络曰大包，共为十五路。十二、十五，总二十七气，以通周身上下也。

所出为井，

脉气由此而出，如井泉之发，其气正深也。

所溜[①]为荥，

急流曰溜，小水曰荥。脉出于井而溜于荥，其气尚微也。“溜”，力救切。“荥”，盈、荣二音。

所注为腧，

“注”，灌注也。“腧”，输运也。脉注于此而输于彼，其气渐盛也。

所行为经，

脉气大行，经营于此，其气正盛也。

所入为合，

脉气至此，渐为收藏，而入合于内也。

二十七气所行，皆在五腧也。

二十七经络所行之气，皆在五腧之间也。

节之交，三百六十五会，知其要者，一言而终，不知其要，流散无穷。

人身气节之交，虽有三百六十五会，而其要则在乎五腧而已。故知其要，则可一言而终，否则流散无穷，而莫得其绪矣。

所言节者，神气之所游行出入也，非皮肉筋骨也。”

神气之所游行出入者，以穴腧为言也，故非皮肉筋骨之谓。知邪正之虚实而取之弗失，即所谓知要也。《小针解》曰：“节之交三百六十五会者，络脉之渗灌诸节者也。”即此神气之义。

---

① 国中按：“溜“读 liù，可作水急貌。又读 liū，作滑动义，如溜冰、溜滑梯。在本文中“溜”即“流”字，应为“所流为荥”。

十五、十　二　原

（《灵枢·九针十二原篇》）

五脏有六腑，六腑有十二原，十二原出于四关。四关主治五脏，五脏有疾，当取之十二原。

脏腑之气，表里相通，故五脏之表有六腑，六腑之外有十二原，十二原出于四关。四关者，即两肘两膝，乃周身骨节之大关也。故凡井、荥、腧、原、经、合穴，皆手不过肘，足不过膝，而此十二原者，故可以治五脏之疾。

十二原者，五脏之所以禀三百六十五节气味也。五脏有疾也，应出十二原，十二原各有所出。明知其原，睹其应，而知五脏之害矣。

此十二原者，乃五脏之气所注，三百六十五节气味之所出也。故五脏有疾者，其气必应于十二原而各有所出。知其原，睹其应，则可知五脏之疾为害矣。

阳中之少阴，肺也，其原出于太渊，太渊二；

心肺居于膈上，皆为阳脏，而肺则阳中之阴，故曰少阴。其原出于太渊二穴，即寸口也。

阳中之太阳，心也，其原出于大陵，大陵二；

心为阳中之阳，故曰太阳。其原出于大陵，按大陵系手厥阴心主腧穴也。《邪客篇》“帝曰：‘手少阴之脉独无腧何也？’岐伯曰：‘少阴，心脉也。心者，五脏六腑之大主也，精神之所舍也，其脏坚固，邪弗能容也。容之则心伤，心伤则神去，神去则死矣。故诸邪之在于心者，皆在于心之包络，包络者心主之脉。’”故此言大陵也，大陵二穴，在掌后骨下两筋间。

阴中之少阳，肝也，其原出于太冲，太冲二；

肝脾肾居于膈下，皆为阴脏，而肝则阴中之阳，故曰少阳。其原出于太冲二穴，在足大趾本节后二寸，动脉陷中。

阴中之至阴，脾也，其原出于太白，太白二。

脾属土而象地，故为阴中之至阴。其原出于太白二穴，在足大趾后内侧核骨下陷中。

阴中之太阴，肾也，其原出于太溪，太溪二；

肾在下而属水，故为阴中之太阴。其原出于太溪二穴，在足内踝后跟骨上动脉陷中。此上五脏阴阳详义，又见阴阳类五。

膏之原，出于鸠尾，鸠尾一；

“鸠尾”，任脉穴，在臆前蔽骨下五分。

肓之原，出于脖胦，脖胦一。

脖胦，即下气海，一名下肓，在脐下一寸半，任脉穴。“脖”，音孛。“胦”，音英。

凡此十二原者，主治五脏六腑之有疾者也。

上文五脏之原各二，并膏肓之原，共为十二，而脏腑表里之气皆通于此，故可以治五脏六腑之有疾者也。

十六、五脏五腧，六腑六腧。

（《灵枢·本腧篇》）

黄帝问于岐伯曰：“凡刺之道，必通十二经络之所终始，

谓如十二经脉之起止有序也。

络脉之所别处，

如十五络脉，各有所别也。

五腧之所流，

如下文井、荥、腧、经、合穴，各有所流止也。

六腑之所与合，

如脏象类，脏腑有相合也。

四时之所出入，

如针刺类，四时之刺也。

五脏之所流处，

言脏气所流之处，即前篇所出为井，流为荥也。

阔数之度，浅深之状，高下所至，愿闻其解。”

阔数以察巨细，浅深以分表里，高下以辨本末。凡此者，皆刺家之要道，不可不通者也。

岐伯曰：“请言其次也。

肺出于少商，少商者，手大指端内侧也，为井木；

少商穴，乃肺经脉气所出为井也，其气属木。此下凡五脏之井，皆属阴木，故《六十四难》谓之阴井木也。

流于鱼际，鱼际者手鱼也，为荥；

此肺之所流为荥也，属阴火。手鱼义详前二，肺经条下。按：本篇五脏只言井木，六腑只言井金，其他皆无五行之分。考之《六十四难》，分析阴阳十变，而滑氏详注谓“阴井木生荥阴火，阴荥火生阴腧土，阴腧土生阴经金，阴经金生阴合水”，此言五脏之腧也。六腑则“阳井属金，阳井金生阳荥水，阳荥水生阳腧木，阳腧木生阳经火，阳经火生阳合土”，而五行始备矣。下仿此。

注于太渊，太渊鱼后一寸陷者中也，为腧；

此肺经之所注为腧也，属阴土。

行于经渠，经渠寸口中也，动而不居，为经；

此肺经之所行为经也，属阴金。经渠当寸口陷中，动而不止，故曰不居。“居”，止也。

入于尺泽，尺泽肘中之动脉也，为合，

此肺经所入为合也，属阴水。

手太阴经也。

以上肺之五腧，皆手太阴经也。

心出于中冲，中冲手中指之端也，为井木；

此心主之所出为井也，属阴木。按：此下五腧，皆属手厥阴之穴，而本经直指为心腧者，正以心与心包，本同一脏，其气相通，皆心所主，故诸邪之在于心者，皆在于心之包络。包络者，心主之脉也。《邪客篇》曰：“手少阴之脉独无腧”，正此之谓。详义见前章及《图翼》四卷《十二原解》中。

流于劳宫，劳宫掌中中指本节之内间也，为荥；

此心主之所流为荥也，属阴火。

注于大陵，大陵掌后两骨之间方下者也，为腧；

此心主之所注为腧也，属阴土。“方下”，谓正当两骨之下也。

行于间使，间使之道，两筋之间，三寸之中也，有过则至，无过则止，为经；

此心主之所行为经也，属阴金。“有过”，有病也。此脉有病则至，无病则止也。

入于曲泽，曲泽肘内廉下，陷者之中也，屈而得之，为合，

此心主之所入为合也，属阴水。

手少阴也。

以上心主五腧，皆心所主，故曰手少阴也。

肝出于大敦，大敦者，足大趾之端及三毛之中也，为井木；

此肝经之所出为井也，属阴木。

流于行间，行间足大趾间也，为荥。

此肝经之所流为荥也，属阴火。

注于太冲，太冲行间上二寸陷者之中也，为腧。

此肝经之所注为腧也，属阴土。

行于中封，中封内踝之前一寸半陷者之中，使逆则郁，使和则通，摇足而得之，为经；

此肝经之所行为经也，属阴金。“使逆则郁，使和则通”，言用针治此者，逆其气则郁，和其气则通也。

入于曲泉，曲泉辅骨之下，大筋之上也，屈膝而得之，为合，

此肝经之所入为合也，属阴水。

足厥阴也。

以上肝之五腧，皆足厥阴经也。

脾出于隐白，隐白者，足大趾之端内侧也，为井木；

此脾经之所出为井也，属阴木。

流于大都，大都本节之后下陷者之中也，为荥；

此脾经之所流为荥也，属阴火。

注于太白，太白腕骨之下也，为腧；

此脾经之所注为腧也，属阴土。

行于商丘，商丘内踝之下陷者之中也，为经；

此脾经之所行为经也，属阴金。

入于阴之陵泉，阴之陵泉，辅骨之下，陷者之中也，

伸而得之，为合，

此脾经之所入为合也，属阴水。

足太阴也。

以上脾之五腧，皆足太阴经也。

肾出于涌泉，涌泉者，足心也，为井木；

此肾经之所出为井也，属阴木。

流于然谷，然谷然骨之下者也，为荥；

此肾经之所流为荥也，属阴火。

注于太溪，太溪内踝之后，跟骨之上陷中者也，为腧；

此肾经之所注为腧也，属阴土。

行于复流，复流上内踝二寸，动而不休，为经；

此肾经之所行为经也，属阴金。

入于阴谷，阴谷辅骨之后，大筋之下，小筋之上也，按之应手，屈膝而得之，为合，

此肾经之所入为合也，属阴水。

足少阴经也。

以上肾之五腧，皆足少阴经也。

膀胱出于至阴，至阴者，足小趾之端也，为井金；

此膀胱经所出为井也。以下凡六腑之井皆属阳金，故《六十四难》谓之阳井金也。

流于通谷，通谷本节之前外侧也，为荥；

此膀胱经所流为荥也，属阳水。

注于束骨，束骨本节之后，陷者中也，为腧；

此膀胱经所注为腧也，属阳木。

过于京骨，京骨足外侧大骨之下，为原；

本篇惟六腑有原而五脏则无，前《十二原篇》所言五脏之原，即本篇五脏之腧，然则阴经之腧即原也，阳经之原自腧而过，本为同气，亦当属阳木。下仿此。详义见《图翼》四卷《十二原解》中。

行于昆仑，昆仑在外踝之后，跟骨之上，为经；

此膀胱经所行为经也，属阳火。

入于委中，委中腘中央，为合，委而取之，

此膀胱经所入为合也，属阳土。

足太阳也。

此上膀胱六腧，皆足太阳经也。

胆出于窍阴，窍阴者，足小趾次趾之端也，为井金；

此胆经之所出为井也，属阳金。

流于夹溪，夹溪足小趾次趾之间也，为荥；

此胆经之所流为荥也，属阳水。

注于临泣，临泣上行一寸半，陷者中也，为腧；

此胆经之所注为腧也，属阳木。

过于丘墟，丘墟外踝之前下，陷者中也，为原；

此胆经之所过为原也，亦属阳木。

行于阳辅，阳辅外踝之上，辅骨之前，及绝骨之端也，为经；

此胆经之所行为经也，属阳火。

入于阳之陵泉，阳之陵泉在膝外，陷者中也，为合，伸而得之，

此胆经之所入为合也，属阳土。

足少阳也。

以上胆之六腧，皆足少阳经也。

胃出于厉兑，厉兑者，足大趾内次趾之端也，为井金；

此胃经之所出为井也，属阳金。

流于内庭，内庭次趾外间也，为荥；

此胃经之所流为荥也，属阳水。

注于陷谷，陷谷者，上中指内间上行二寸，陷者中也，为腧；

此胃经之所注为腧也，属阳木。

过于冲阳，冲阳足跗上五寸，陷者中也，为原，摇足而得之；

此胃经之所过为原也，亦当属木。

行于解溪，解溪上冲阳一寸半陷者中也，为经；

此胃经之所行为经也，属阳火。

入于下陵，下陵膝下三寸胻骨外三里也，为合；

此胃经之所入为合也，属阳土。

复下三里三寸，为巨虚上廉；复下上廉三寸为巨虚下廉也，大肠属上，小肠属下，足阳明胃脉也，大肠小肠皆属于胃，

三里下三寸为上廉，上廉下三寸为下廉，大肠属上廉，小肠属下廉。盖胃为六腑之长，而大肠小肠皆为胃连，居胃之下，气本一贯，故皆属于胃，而其下腧亦合于足阳明经也。

是足阳明也。

以上皆胃之腧，即足阳明经也。

三焦者，上合手少阳，出于关冲，关冲者，手小指次指之端也，为井金；

此三焦之所出为井也，属阳金。按：诸经皆不言上合，而此下三经独言之者，盖以三焦并中下而言，小肠大肠俱在下而经则属手，故皆言上合某经也。

流于液门，液门小指次指之间也，为荥；

此三焦之所流为荥也，属阳水。

注于中渚，中渚本节之后陷者中也，为腧；

此三焦之所注为腧也，属阳木。

过于阳池，阳池在腕上，陷者之中也，为原；

此三焦之所过为原也，亦属阳木。

行于支沟，支沟上腕三寸，两骨之间，陷者中也，为经；

此三焦之所行为经也，属阳火。

入于天井，天井在肘外大骨之上，陷者中也，为合，屈肘乃得之。

此三焦之所入为合也，属阳土。

三焦下腧，在于足大趾之前，少阳之后，出于腘中外廉，名曰委阳，是太阳络也，

足大趾当作足小趾，盖小趾乃足太阳脉气所行，而三焦下腧，则并足太阳经出小趾之前，上行足少阳经之后，上出腘中外廉委阳穴，是足太阳之络也。按《邪气脏腑病形篇》曰："三焦病者，候在足太阳之外大络"，大络在太阳少阳之间，则此为小趾无疑，详针刺类二十四。愚按：三焦者，虽经属手少阳，而下腧仍在足，可见三焦有上中下之分，而通身脉络无所不在也。详注见脏象类三及本类后二十三，俱当互考。

手少阳经也。

以上三焦之腧皆手少阳经也。

三焦者，足少阳太阴之所将，

"阳、阴"二字互谬也，当作少阴太阳，盖三焦属肾与膀胱也。义详脏象类三。

太阳之别也，上踝五寸别入贯腨肠，出于委阳，并太阳之正入络膀胱，约下焦，实则闭癃，虚则遗尿，遗尿则

补之，闭癃则泻之。

此复言三焦下腧之所行及其所主之病也。“将”，领也。三焦下腧，即足太阳之别络，故自踝上五寸间别入腨肠，以出于委阳穴，乃并太阳之正脉，入络膀胱以约束下焦，而其为病如此。“癃”，良中切。

手太阳小肠者，上合于太阳，出于小泽[①]，小泽小指之端也，为井金；

此小肠经所出为井也，属阳金。

流于前谷，前谷在手外廉，本节前陷者中也，为荥；

此小肠经所流为荥也，属阳水。

注于后溪，后溪者，在手外侧本节之后也，为腧；

此小肠经所注为腧也，属阳木。

过于腕骨，腕骨在手外侧腕骨之前，为原；

此小肠经所过为原也，亦属阳木。

行于阳谷，阳谷在锐骨之下，陷者中也，为经；

此小肠经所行为经也，属阳火。

入于小海，小海在肘内大骨之外，去端半寸陷者中也，伸臂而得之，为合，

此小肠经所入为合也，属阳土。

手太阳经也。

以上小肠之六腧，皆手太阳经也。

大肠上合手阳明，出于商阳，商阳大指次指之端也，为井金；

此大肠经所出为井也，属阳金。

---

① 国中按，“小泽”，穴名也。原文作“少泽”，少是小的借字，古文通用，如“少腹”应作小腹一样。改少为小，其义易明，且是本字本义，故改之。

流于本节之前二间，为荥。

此大肠经所流为荥也，属阳水。

注于本节之后三间，为腧；

此大肠经所注为腧也，属阳木。

过于合谷，合谷在大指岐骨之间，为原；

此大肠经所过为原也，亦属阳木。

行于阳溪，阳溪在两筋间陷者中也，为经；

此大肠经所行为经也，属阳火。

入于曲池，在肘外辅骨陷者中，屈臂而得之，为合，

此大肠经所入为合也，属阳土。

手阳明也。

以上大肠之六腧，皆手阳明经也。

是谓五脏六腑之腧，五五二十五腧，六六三十六腧也。

五脏各有井、荥、腧、经、合五穴，共计二十五腧，六腑复多一原穴，故共计三十六腧也。

六腑皆出足之三阳，上合于手者也。

凡五脏六腑之经，脏皆属阴，腑皆属阳。虽六腑皆属三阳，然各有手足之分。故足有太阳膀胱经，则手有太阳小肠经；足有阳明胃经，则手有阳明大肠经；足有少阳胆经，则手有少阳三焦经，此所谓上合于手者也。不惟六腑，六脏亦然。如足有太阴脾经，则手有太阴肺经；足有少阴肾经，则手有少阴心经；足有厥阴肝经，则手有厥阴心主。此脏腑阴阳，手足皆相伴也，然其所以分手足者，以经行有上下，故手经之腧在手，足经之腧在足也。

十七、脉　度

（《灵枢·脉度篇》）

黄帝曰："愿闻脉度。"岐伯答曰："手之六阳，从手至头长五尺，五六三丈；

手有三阳，以左右言之，则为六阳。凡后六阴及足之六阴六阳皆仿此。手太阳起小指小泽，至头之听宫；手阳明起次指商阳，至头之迎香；手少阳起四指关冲，至头之丝竹孔。六经各长五尺，五六共长三丈。

手之六阴，从手至胸中三尺五寸，三六一丈八尺，五六三尺，合二丈一尺。

手太阴起大指少商，至胸中中府；手少阴起小指少冲，至胸中极泉；手厥阴起中指中冲，至胸中天池。各长三尺五寸，六阴经共长二丈一尺。按：手足十二经脉，手之三阴从脏走手，手之三阳从手走头；足之三阳从头走足，足之三阴从足走腹，此其起止之度。今云手之六阴，从手至胸中，盖但计其丈尺之数，俱以四末为始而言，非谓其行度如此也。后仿此。

足之六阳，从足上至头八尺，六八四丈八尺。

足太阳起小趾至阴，至头之睛明；足阳明起次趾厉兑，至头之头维；足少阳起四趾窍阴，至头之瞳子髎。各长八尺，六八共长四丈八尺。

足之六阴，从足至胸中六尺五寸，六六三丈六尺，五六三尺，合三丈九尺。

足太阴起大趾隐白，至胸中大包；足少阴起足心涌泉，至胸中腧府；足厥阴起大趾大敦，至胸中期门。各长六尺五寸，六阴经共长三丈九尺。

跷脉从足至目七尺五寸，二七一丈四尺，二五一尺，合一丈五尺。

跷脉者，足少阴太阳之别，从足至目内眦，各长七尺五寸，左右共长一丈五尺。玄台马氏曰："按跷脉有阴跷阳跷，阳跷自足申脉行于目，阴跷自足照海行于目。然阳跷左右相同，阴跷亦左右相同，则跷脉宜乎有四。今曰二七一丈四尺，二五一尺，则止于二脉者何也？观本篇末云："'跷脉有阴阳，何脉当其数？'岐伯答曰：'男子数其阳，女子数其阴。'"则知男子之所数者，左右阳跷；女子之所数者，左右阴跷也。详见后二十八。

督脉任脉各四尺五寸，二四八尺，二五一尺，合九尺。凡都合一十六丈二尺，此气之大经隧也。"

督行于背，任行于腹，各长四尺五寸，共长九尺。其连前共二十八脉，通长一十六丈二尺，此周身经隧之总数也。

愚按：人身经脉之行，始于水下一刻，昼夜五十周于身，总计每日气候凡百刻，则二刻当行一周。故《卫气行篇》曰："日行一舍，人气行一周与十分身之八"；《五十营篇》曰："二百七十息，气行十六丈二尺，一周于身。"此经脉之常度也。而后世子午流注针灸等书，因水下一刻之纪，遂以寅时定为肺经，以十二时挨配十二经，而为之歌曰："肺寅大卯胃辰宫，脾巳心午小未中，膀申肾酉心包戌，亥三子胆丑肝通。"继后张世贤、熊宗立复为分时注释，遂致历代相传，用为模范。殊不知纪漏者以寅初一刻为始，而经脉运行之度起于肺经，亦以寅初一刻为纪，故首言水下一刻，而一刻之中，气脉凡半周于身矣，焉得有大肠属卯时、胃属辰时等次也？且如手三阴脉长三尺五寸，足三阳脉长八尺，手少阴、厥阴左右俱只十八穴，足太阳左右凡一百二十六穴，此其长短多寡，大相悬绝，安得以十二经均配十二时？其失经旨也远矣，观者须知辨察。

十八、骨　度

（《灵枢·骨度篇》全）

黄帝问于伯高曰："脉度言经脉之长短，何以立之？"伯高曰："先度其骨节之大小广狭长短，而脉度定矣。"黄帝曰："愿闻众人之度，人长七尺五寸者，其骨节之大小长短各几何？"

此言欲知脉度者，必先求骨度以察其详也。众人者，众人之常度也，常人之长多以七尺五寸为率。如《经水篇》岐伯云："八尺之士"，《周礼·考工记》亦曰："人长八尺"，乃指伟人之度而言，皆古黍尺数也。黍尺一尺，得今曲尺八寸。详义见《附翼·律原黄钟生度》条中。

伯高曰："头之大骨围二尺六寸，

此下言头围胸围腰围之总数也。"围"，周围也。二尺六寸，皆古黍尺之数。后仿此。人身之骨，头为最巨，头骨谓之髑髅。男子自顶及耳并脑后共八片，惟蔡州人多一，共九片，脑后横一缝，当正直下至发际别有一直缝。女人头骨只六片，亦脑后一横缝，当正直下则无缝也。此男女头骨之别。"髑"，音独。"髅"，音娄。

胸围四尺五寸，

此兼胸胁而言也。缺盆之下两乳之间为胸，胸前横骨三条，左右肋骨各十二条，八长四短，女人多檠夫骨两条，左右各十四条也。

腰围四尺二寸。

平脐周围曰腰。人之肥瘦不同，腰之大小亦异，四尺二寸，以中人之大略言也。

发所覆者颅至项尺二寸，

此下言仰人之纵度也。“发所覆者”，谓发际也。前发际为额颅。后发际以下为项。前自颅，后至项，长一尺二寸。

发以下至颐长一尺，

腮下为颔，颔中为颐。前发际下至颐长一尺。

君子终折。

“终”，终始也。“折”，折中也。言上文之约数虽如此，然人有大小不同，故君子当约其终始，而因人以折中之。此虽指头胸为言，则下部亦然矣。

结喉以下，至缺盆中，长四寸；

舌根之下，肺之上系，屈曲外凸者为结喉，膺上横骨为巨骨，巨骨上陷中为缺盆。

缺盆以下，至髑骬，长九寸，过则肺大，不满则肺小；

“髑骬”，一名鸠尾，一名尾翳，蔽心骨也。缺盆之下，鸠尾之上，是为之胸，肺脏所居，故胸大则肺亦大，胸小则肺亦小也。“髑骬”，音结于。

髑骬以下至天枢长八寸，过则胃大，不及则胃小。

“天枢”，在脐旁二寸，足阳明经穴。自髑骬之下，脐之上，是为中焦，胃之所居。故上腹长大者，胃亦大；上腹短小者，胃亦小也。

天枢以下，至横骨，长六寸半，过则回肠广长，不满则狭短；

“横骨”，阴毛中曲骨也。自天枢下至横骨，是为下焦，回肠所居也。故小腹长大者，回肠亦大；小腹短狭者，回肠亦小也。

横骨长六寸半，横骨上廉以下，至内辅之上廉，长一尺八寸；

横骨横长六寸半，一曰七寸半。“廉”，隅际也。内辅，膝间内侧大骨也，亦曰辅骨。

内辅之上廉以下，至下廉，长三寸半；

此言辅骨之上下隅也。

内辅下廉，下至内踝，长一尺三寸；内踝以下至地，长三寸；

足跟前两旁高骨为踝骨，内曰内踝，外曰外踝。“踝”，胡寡切。

膝腘以下，至跗属，长一尺六寸；跗属以下，至地，长三寸。

膝后曲处曰腘。足面曰跗。“跗属”，言足面前后皆跗之属也。“腘”，音国。“跗”，附、敷二音。

故骨围大则大过，小则不及。

凡上文所言皆中人之度，其有大者过之，小者不及也。下文同法。

角以下至柱骨，长一尺；

此下言侧人之纵度也。“角”，头侧大骨，耳上高角也。“柱骨”，肩骨之上，颈项之根也。

行腋中不见者，长四寸；

此自柱骨下通腋中，隐伏不见之处。

腋以下至季胁，长一尺二寸；

胁下尽处短小之肋，是为季胁。“季”，小也。

季胁以下，至髀枢，长六寸；

足股曰髀。髀上外侧骨缝曰枢，此运动之机也。“髀”，并米切，又音比。

髀枢以下，至膝中，长一尺九寸；

“膝中”，言膝外侧骨缝之次。

膝以下至外踝，长一尺六寸；外踝以下至京骨，长三寸；京骨以下至地，长一寸。

“京骨”，足太阳穴名，在足小趾本节后大骨下，赤白肉际陷中。

耳后当完骨者，广九寸；

此言耳后之横度也。耳后高骨曰完骨，足少阳穴名，入发际四分，左右相去广九寸。

耳前当耳门者，广一尺三寸；两颧之间，相去七寸；两乳之间，广九寸半；两髀之间，广六寸半。

此言仰人之横度也。耳门者，即手太阳听宫之分。目下高骨为颧。两髀之间，言两股之中，横骨两头尽处也。

足长一尺二寸，广四寸半；

此下言手足之度也。足掌长一尺二寸。“广”，阔也。

肩至肘，长一尺七寸；

“肩”，肩端也。臂之中节曰肘。

肘至腕，长一尺二寸半；

臂掌之节曰腕。

腕至中指本节，长四寸；本节至其末，长四寸半。

“本节”，指之后节根也。“末”，指端也。

项发以下，至背骨，长二寸半；

"项发"，项后发际也。"背骨"，除项骨之外，以第一节大椎骨为言也。

膂骨以下，至尾骶二十一节，长三尺，上节长一寸四分分之一，奇分在下，故上七节至于膂骨九寸八分分之七。

"膂骨"，脊骨也。项脊骨共二十四椎，内除项骨三节，膂骨自大椎而下至尾骶计二十一节，共长三尺，上节各长一寸四分分之一，即一寸四分之一厘也。故上之七节，共长九寸八分七厘，其有余不尽之奇分，皆在下部诸节也。脊骨外小而内大，人之能负重者，以是骨之巨也。尾骶骨，男子者尖，女子者圆而平。"骶"，音底。

此众人骨之度也，所以立经脉之长短也。是故视其经脉之在于身也，其现浮而坚，其现明而大者多血，细而沉者多气也。"

此结首节而言，因骨度以辨经络，乃可察其血气之盛衰也。

十九、骨　　孔

（《素问·骨孔论》）

辅骨上横骨下为楗，

"辅骨"，膝辅骨。"横骨"，前阴横骨。是楗为股骨也。"楗"，音健，刚木。

夹髋为机，

"髋"，尻也，即脽臀也，一曰两股间也。"机"，枢机也。夹臀之外，即楗骨上运动之机，故曰夹髋为机，当环跳穴处是也。"髋"，音宽。"脽"，音谁。

膝解为骸关，

“骸”，《说文》云：“胫骨也。”胫骨之上，膝之节解也，是为骸关。“骸”，音鞋。

夹膝之骨为连骸，

膝上两侧，皆有夹膝高骨，与骸骨相为连接，故曰连骸。

骸下为辅，

连骸下高骨，是为内外辅骨。

辅上为腘，

辅骨上向膝后曲处为腘，即委中穴也。“腘”，音国。

腘上为关，

腘上骨节动处，即所谓骸关也。

头横骨为枕。

脑后横骨为枕骨。

水腧五十七穴者：尻上五行，行五；伏兔上两行，行五；左右各一行，行五；踝上各一行，行六穴。

此与《水热穴论》同，亦骨孔也，故并及之，详针刺类三十八。

髓孔在脑后五分，在颅际锐骨之下，

“髓”，脑髓也。“髓孔”，即风府也，在脑后入发际一寸，督脉穴。

一在龂基下；

唇内上齿缝中曰龂交，则下齿缝中当为龂基，今曰龂基下者，乃颐下正中骨罅也。王氏曰：“当颐下骨陷中有穴容豆，《中诰图经》名下颐。“龂”，音银。

一在项后中，复骨下；

即大椎上骨节孔也。“复”，当作伏，盖项骨三节不甚显，故云伏骨下也。

一在脊骨上孔，在风府上。

“风府上”，脑户也，督脉穴。

脊骨下孔，在尻骨下空。

脊骨之末为尻骨。“尻骨下孔”，长强也，督脉穴。

数髓孔，在面夹鼻，

“数”，数处也。在面者，如足阳明之承泣、巨髎，手太阳之颧髎，足太阳之睛明，手少阳之丝竹孔，足少阳之瞳子髎、听会。夹鼻者，如手阳明之迎香等处，皆在面之骨孔也。

或骨孔在口下，当两肩。

足阳明大迎分也，亦名髓孔。

两髆骨孔，在髆中之阳。

“髆”，肩髆也。“中之阳”，肩中之上髃也，即手阳明肩髃之次。

臂骨孔，在臂阳，去踝四寸，两骨空之间。

“臂阳”，臂外也。去踝四寸两骨之间，手少阳通间之次也，亦名三阳络。

股骨上孔在股阳，出上膝四寸。

“股阳”，股面也。出上膝四寸，当足阳明伏兔、阴市之间。

胻骨孔，左辅骨之上端。

“胻”，足胫骨也。胻骨之上为辅骨，辅骨之上端，即足阳明犊鼻之次。“胻”，形敬切，又音杭。

股际骨孔，在毛中动下。

毛中动下，谓曲骨两旁股际，足太阴冲门动脉之下也。

尻骨孔，在髀骨之后，相去四寸。

即尻上两旁，足太阳八髎穴也。

扁骨有渗理凑，无髓孔，易髓无孔。

扁骨者，对圆骨而言。凡圆骨内皆有髓，有髓则有髓孔。若扁骨则但有血脉渗灌之理凑，而内无髓，故凡诸扁骨，以渗灌易髓者，则无髓亦无孔矣，此胁肋诸骨之类是也。

二十、十二经血气表里

（《素问·血气形志篇》）

夫人之常数，太阳常多血少气，少阳常少血多气，阳明常多气多血，少阴常少血多气，厥阴常多血少气，太阴常多气少血，此天之常数。

十二经血气各有多少不同，乃天禀之常数，故凡用针者，但可泻其多，不可泻其少，当详察血气而为之补泻也。

按：两经言血气之数者凡三，各有不同。如《五音五味篇》三阳经与此皆相同，三阴经与此皆相反，详见脏象类十七。又如《九针论》诸经与此皆同，惟太阴一经云多血少气，与此相反。须知《灵枢》多误，当以此篇为正，观末节出气出血之文，与此正合，无差可知矣。外《灵枢·九针论》文与此同者，俱不重载。

足太阳与少阴为表里，少阳与厥阴为表里，阳明与太阴为表里，是为足阴阳也。

足太阳膀胱也，足少阴肾也，是为一合；足少阳胆也，足厥阴肝也，是为二合；足阳明胃也，足太阴脾也，是为三合。阳为腑，经行于足之外侧；阴为脏，经行于足之内侧。此足之表里也。

手太阳与少阴为表里，少阳与心主为表里，阳明与太阴为表里，是为手之阴阳也。

手太阳小肠也，手少阴心也，是为四合。手少阳三焦也，手心主厥阴也，是为五合。手阳明大肠也，手太阴肺也，是为六合。阳为腑，经行于手之外侧；阴为脏，经行于手之内侧。此手之表里也。

今知手足阴阳所苦，凡治病必先去其血，乃去其所苦，伺之所欲，然后泻有余，补不足。

知手足之阴阳，则病在何经，其苦可知，治之者，于血脉壅盛，为病异常之处，先去其血，血去则去其所苦矣，非谓凡刺者必先去血也。滞血既去，然后伺察脏气之所欲，如肝欲散、心欲软、肺欲收、脾欲燥、肾欲坚之类，以泻有余补不足而调治之也。

刺阳明出血气，刺太阳出血恶气，刺少阳出气恶血，刺太阴出气恶血，刺少阴出气恶血，刺厥阴出血恶气也。

此明三阴三阳血气各有多少，而刺者之出血出气当知其约也。手足阳明多血气，故刺之者出其血气。手足太阳多血少气，故刺之者但可出其血而恶出其气。总而计之，则太阳厥阴均当出血恶气，少阳少阴太阴均当出气恶血，唯阳明可出气出血，正与首节义相合。“恶”，去声。

二十一、诸脉髓筋血气，溪谷所属

（《素问·五脏生成篇》）

诸脉者皆属于目，

《大惑论》曰：“五脏六腑之精气，皆上注于目而为之精。”《口问篇》曰：“目者，宗脉之所聚也，故诸脉者皆属于目。”

诸髓者皆属于脑，

脑为髓海，故诸髓皆属之。

诸筋者皆属于节，

筋力坚强，所以连属骨节。如《宣明五气篇》曰：“久行伤筋。”以诸筋皆属于节故也。

诸血者皆属于心，

《阴阳应象大论》曰：“心生血。《痿论》曰：“心主身之血脉，故诸血皆属于心。

诸气者皆属于肺，

《调经论》、《本神篇皆》曰：“肺藏气。”《五味篇》曰：“其大气之抟而不行者，积于胸中，命曰气海，出于肺，循喉咽，故呼则出，吸则入。”此诸气皆属于肺也。

此四肢八溪之朝夕也。

四肢者，两手两足也。八溪者，手有肘与腋，足有胯与腘也，此四肢之关节，故称为溪。朝夕者，言人之诸脉髓筋血气，无不由此出入，而朝夕运行不离也。《邪客篇》曰：“人有八虚，皆机关之室，真气之所过，血络之所游。”即此之谓。一曰：朝夕即潮汐之义，言人身气血往来，如海潮之消长，早曰潮，晚曰汐者，亦通。

故人卧血归于肝，

人寤则动，动则血随气行阳分，而运于诸经；人卧则静，静则血随气行阴分，而归于肝，以肝为藏血之脏也。故人凡寐者，其面色多白，以血藏故耳。

肝受血而能视，

肝开窍于目，肝得血则神聚于目，故能视。

足受血而能步，

足得之则神在足，故步履健矣。

掌受血而能握，

掌得之则神在手，故把握固矣。

指受血而能摄。

指得之则神在指，故摄持强矣。

愚按：血气者，人之神也，而此数节皆但言血而不言气何也？盖气属阳而无形，血属阴而有形，而人之形体，以阴而成。如《九针篇》曰："人之所以生成者，血脉也"；《营卫生会篇》曰："血者神气也"；《平人绝谷篇》曰："血脉和则为精神乃居。"故此皆言血者，谓神依形生，用自体出也。

卧出而风吹之，血凝于肤者为痹，

卧出之际，若玄府未闭、魄汗未藏者，为风所吹，则血凝于肤，或致麻木，或生疼痛而病为痹。

凝于脉者为泣，

风寒外袭，血凝于脉，则脉道涩滞而为病矣。

凝于足者为厥，

四肢为诸阳之本，风寒客之而血凝于足，则阳衰阴胜而气逆为厥也。

此三者，血行而不得返其孔，故为痹厥也。

血得热则行，得寒则凝。凡此上文三节者，以风寒所客，则血脉凝涩，不能运行而返其孔，故为痹厥之病也。谓血行之道。

人有大谷十二分，

大谷者，言关节之最大者也。节之大者无如四肢，在手者肩肘腕，在足者髁膝腕，四肢各有三节，是为十二分。"分"，处也。按：此即上文八溪之义，夫既曰溪，何又曰谷？如《气穴论》曰："肉之大会为谷，小会为溪，肉分之间，溪谷之会，以行营卫，以会大气。"是溪谷虽以小大言，而为气血之会则一，故可以互言也。上文单言之，故只云八溪；此节与下文小溪三百五十四名相对为言，故云大谷也。诸注以大谷十二分为十二经脉之部分者，皆非。

小溪三百五十四名，少十二腧，

小溪者，言通身骨节之交也。《小针解》曰："节之交三百六十五会者，络脉之渗灌诸节者也。""十二腧"，谓十二脏之腧，如肺腧、心腧之类是也。此除十二腧皆通于脏气者，不在小溪之列，则当为三百五十三名，兹云五十四者，传写之误也。

此皆卫气之所留止，邪气之所客也，针石缘而去之。

凡此溪谷之会，本皆卫气留止之所，若其为病，则亦邪气所客之处也。邪客于经，治以针石，必缘其所在，取而去之。"缘"，因也。

二十二、五脏之气，上通七窍，阴阳不和，乃成关格。

（《灵枢·脉度篇》）

五脏常内阅[①]于上七窍也，

"阅"，历也。五脏位次于内而气达于外，故阅于上之七窍如下文者。人身共有九窍，在上者七，耳目口鼻也；在下者二，前阴后阴也。

---

① 国中按："阅"当作"穴"，乃同音假借，有注见前。景岳不知，故具解亦误。

故肺气通于鼻，肺和则鼻能知臭香矣；心气通于舌，心和则舌能知五味矣；肝气通于目，肝和则目能辨五色矣；脾气通于口，脾和则口能知五谷矣；肾气通于耳，肾和则耳能闻五音矣。

《阴阳应象大论》曰："肺在窍为鼻，心在窍为舌，肝在窍为目，脾在窍为口，肾在窍为耳。"故其气各有所通，亦各有所用，然必五脏气和而后各称其职，否则脏有所病则窍有所应矣。

五脏不和则七窍不通，六腑不和则留为痈。

五脏属阴主里，故其不和，则七窍为之不利。六腑属阳主表，故其不利，则肌腠留为痈疡。

故邪在腑则阳脉不和，阳脉不和则气留之，气留之则阳气盛矣。阳气太盛则阴不利，阴脉不利则血留之，血留之则阴气盛矣。阴气太盛，则阳气不能营也，故曰关；阳气太盛，则阴气弗能营也，故曰格。阴阳俱盛，不得相营，故曰关格。关格者，不得尽期而死也。

阴阳之气，贵乎和平，邪气居之，不在于阴，必在于阳。故邪气在腑，则气留之而阳胜，阳胜则阴病矣；阴病则血留之而阴胜，阴胜则阳病矣。故阴气太盛，则阳气不营而为关；阳气太盛，则阴气不营而为格。阴阳俱盛，不得相营，则阴自阴，阳自阳，不相浃洽而为关格，故不得尽天年之期而死矣。"不能营"，谓阴阳乖乱不能营行，彼此格拒不相通也。人迎盛者为格阳，寸口盛者为关阴，义详脉色类二十二。

二十三、营卫三焦

（《灵枢·营卫生会篇》）

黄帝问于岐伯曰："人焉受气？阴阳焉会？何气为营？何气为卫？营安从生？卫于焉会？老壮不同气，阴阳异位，愿闻其会。"

"焉"，何也。"会"，合也。五十以上为老，二十以上为壮。此帝问人身之气，受必有由，会必有处，阴阳何所分，营卫何所辨，而欲得其详也。

岐伯答曰："人受气于谷，谷入于胃，以传于肺，五脏六腑，皆以受气，

人之生由乎气，气者所受于天，与谷气并而充身者也。故谷食入胃，化而为气，是为谷气，亦曰胃气。此气出自中焦，传化于脾，上归于肺，积于胸中气海之间，乃为宗气。宗气之行，以息往来，通达三焦，而五脏六腑皆以受气。是以胃为水谷血气之海，而人所受气者，亦唯谷而已。故谷不入，半日则气衰，一日则气少矣。

其清者为营，浊者为卫，谷气出于胃而气有清浊之分，清者水谷之精气也，浊者水谷之悍气也，诸家以上、下焦言清浊者皆非。清者属阴，其性精专，故化生血脉而周行于经隧之中，是为营气。浊者属阳，其性慓疾滑利，故不循经络而直达肌表，充实于皮毛分肉之间，是为卫气。然营气卫气，无非资借于宗气，故宗气盛则营卫和，宗气衰则营卫弱矣。

营在脉中，卫在脉外，

“营”，营运于中也；“卫”，护卫于外也。脉者非气非血，其犹气血之橐籥也。营属阴而主里，卫属阳而主表，故营在脉中，卫在脉外。《卫气篇》曰：“其浮气之不循经者为卫气，其精气之行于经者为营气。”正此之谓。

营周不休，五十而复大会，阴阳相贯，如环无端。

营气之行，周流不休，凡一昼一夜五十周于身而复为大会。其十二经脉之次，则一阴一阳，一表一里，迭行相贯，终而复始，故曰如环无端也。“五十周义”，见下章及二十六。

卫气行于阴二十五度，行于阳二十五度，分为昼夜，故气至阳而起，至阴而止。

卫气之行，夜则行阴分二十五度，昼则行阳分二十五度，凡一昼一夜亦五十周于身。义详后二十五。气至阳而起，至阴而止，谓昼与夜息，即下文万民皆卧之义。

故曰日中而阳隆为重阳，夜半而阴隆为重阴。

此分昼夜之阴阳，以明营卫之行也。“隆”，盛也，昼为阳，日中为阳中之阳，故曰重阳；夜为阴，夜半为阴中之阴，故曰重阴。

故太阴主内，太阳主外，各行二十五度，分为昼夜。

“太阴”，手太阴也；“太阳”，足太阳也。内言营气，外言卫气。营气始于手太阴，而复会于太阴，故太阴主内；卫气始于足太阳，而复会于太阳，故太阳主外。营气周流十二经，昼夜各二十五度；卫气昼则行阳，夜则行阴，亦各二十五度。营卫各为五十度，以分昼夜也。

夜半为阴隆，夜半后而为阴衰，平旦阴尽而阳受气矣。日中为阳隆，日西而阳衰，日入阳尽而阴受气矣。

夜半后为阴衰，阳生于子也；日西而阳衰，阴生于午也。如《金柜正言论》曰："平旦至日中，天之阳，阳中之阳也；日中至黄昏，天之阳，阳中之阴也；合夜至鸡鸣，天之阴，阴中之阴也；鸡鸣至平旦，天之阴，阴中之阳也，故人亦应之。"即此节之义。

夜半而大会，万民皆卧，命曰合阴，平旦阴尽而阳受气，如是无已，与天地同纪。"

"大会"，言营卫阴阳之会也。营卫之行，表里异度，故尝不相值，惟于夜半子时，阴气已极，阳气将生，营气在阴，卫气亦在阴，故万民皆瞑而卧，命曰合阴。合阴者，营气皆归于脏，而会于天一之中也。平旦阴尽而阳受气，故民皆张目而起。此阴阳消息之道，常如是无已，而与天地同其纪。所谓天地之纪者，如天地日月各有所会之纪也。天以二十八舍为纪，地以十二辰次为纪，日月以行之迟速为纪。故天与地一岁一会，如玄枵加于之宫是也；天与日亦一岁一会，如冬至日缠星纪是也；日与月则一月一会，如晦朔之同宫是也。人之营卫，以昼夜为纪，故一日凡行五十周而复为大会焉。

黄帝曰："老人之不夜瞑者，何气使然？少壮之人不昼瞑者，何气使然？"

此帝因上文言夜则万民皆卧，故特举老人之不夜瞑者，以求其详也。

岐伯答曰："壮者之气血盛，其肌肉滑，气道通，营卫之行不失其常，故昼精而夜瞑。老者之气血衰，其肌肉枯，气道涩，五脏之气相抟，其营气衰少而卫气内伐，故昼不精，夜不瞑。"

老者之气血衰，故肌肉枯，气道涩，五脏之气抟聚不行，而营气衰少矣，营气衰少，故卫气乘虚内伐。卫失其常，故昼不精；营失其常，故夜不瞑也。

黄帝曰："愿闻营卫之所行，皆何道从来？"岐伯答曰："营出于中焦，卫出于下焦。"

"何道从来"，言营卫所由之道路也。营气者，由谷入于胃，中焦受气取汁，化其精微而上注于肺，乃自手太阴始，周行于经隧之中，故营气出于中焦。卫气者，出其悍气之慓疾，而先行于四末分肉皮肤之间，不入于脉，故于平旦阴尽，阳气出于目，循头项下行，始于足太阳膀胱经而行于阳分，日西阳尽，则始于足少阴肾经而行于阴分，其气自膀胱于肾，由下而出，故卫气出于下焦。详义见后营气卫气二章。

愚按：人身不过表里，表里不过阴阳，阴阳即营卫，营卫即血气。脏腑筋骨居于内，必赖营气以资之，经脉以疏之；皮毛分肉居于外，经之所不通，营之所不及，故赖卫气以煦之，孙络以濡之。而后内而精髓，外而发肤，无弗得其养者，皆营卫之化也。然营气者，犹天之有宿度，地之有经水，出入有期，运行有序者也；卫气者，犹天之有清阳，地之有郁蒸，阴阳昼夜，随时而变者也。卫气属阳，乃出于下焦，下者必升，故其气自下而上，亦犹地气上为云也。营本属阴，乃自中焦而出于上焦，上者必降，故营气自上而下，亦犹天气降为雨也。虽卫主气而在外，然亦何尝无血；营主血而在内，然亦何尝无气。故营中未必无卫，卫中未必无营，但行于内者便谓之营，行于外者便谓之卫，此人身阴阳交感之道，分之则二，合之则一而已。前第六章有按，当与此互阅。

黄帝曰："愿闻三焦之所出。"岐伯答曰："上焦出于胃上口，并咽以上，贯膈而布胸中，走腋循太阴之分而行，

还至阳明，上至舌，下足阳明，

“胃上口”，即上脘也。咽为胃系，水谷之道路也。膈上曰胸中，即膻中也。其旁行者，走两腋，出天池之次，循手太阴肺经之分而还于手阳明。其上行者，至于舌；其下行者，交于足阳明，以行于中下二焦。凡此皆上焦之部分也。

常与营俱行于阳二十五度，行于阴亦二十五度，一周也，故五十度而复大会于手太阴矣。”

上焦者，肺之所居，宗气之所聚。营气者，随宗气以行于十四经脉之中。故上焦之气，常与营气俱行于阳二十五度，阴亦二十五度。阳阴者，言昼夜也。昼夜周行五十度，至次日寅时复会于手太阴肺经，是为一周。然则营气虽出于中焦，而施化则由于上焦也。

黄帝曰：“愿闻中焦之所出。”岐伯答曰：“中焦亦并胃中，出上焦之后，此所受气者，泌糟粕，蒸津液，化其精微，上注于肺脉，乃化而为血，以奉生身，莫贵于此，故独得行于经隧，命曰营气。”

“胃中”，中脘之分也。“后”，下也。“受气者”，受谷食之气也。五谷入胃，其糟粕、津液、宗气，分为三隧以注于三焦，而中焦者，泌糟粕，蒸津液，受气取汁，变化而赤是谓血，以奉生身而行于经隧，是为营气，故曰营出中焦。按下文云：“下焦者，别回肠，注膀胱”。然则自膈膜之下，至脐上一寸水分穴之上，皆中焦之部分也。“泌”，秘、弼二音。“粕”，音朴。“隧”，音遂，伏道也。

黄帝曰：“夫血之与气，异名同类，何谓也？”岐伯答曰：“营卫者精气也，血者神气也，故血之与气，异名同类焉。故夺血者无汗，夺汗者无血，故人生有两死，而无两

生。”

营卫大气，虽分清浊，然皆水谷之精华，故曰营卫者精气也。血由化而赤，莫测其妙，故曰血者神气也。然血化于液，液化于气，是血之与气，本为同类，而血之与汗，亦非两种。但血主营，为阴为里，汗属卫，为阳为表，一表一里，无可并攻，故夺血者无取其汗，夺汗者无取其血。若表里俱夺，则不脱于阴，必脱于阳，脱阳亦死，脱阴亦死，故曰人生有两死。然而人之生也，阴阳之气皆不可无，未有孤阳能生者，亦未有孤阴能生者，故曰无两生也。

黄帝曰："愿闻下焦之所出。”岐伯答曰："下焦者，别回肠，注于膀胱而渗入焉。故水谷者，常并居于胃中，成糟粕而俱下于大肠，而成下焦，渗而俱下，济泌别汁，循下焦而渗入膀胱焉。”

“回肠”，大肠也。“济”，泲同，犹酾滤也。“泌”，如狭流也。“别汁”，分别清浊也。别回肠者，谓水谷并居于胃中，传化于小肠，当脐上一寸水分穴处。糟粕由此别行回肠，从后而出；津液由此别渗膀胱，从前而出。膀胱无上口，故云渗入。凡自水分穴而下，皆下焦之部分也。按《三十一难》曰："下焦者，当膀胱上口，主分别清浊。”其言上口者，以渗入之处为言，非真谓有口也。如果有口，则不言渗入矣。何后世不解其意而争言膀胱有上口，其谬为甚。三焦下腧义，详前十六。“酾”，音筛。“滤”，音虑。

黄帝曰："人饮酒，酒亦入胃，谷未熟而小便独先下何也？”岐伯答曰："酒者熟谷之液也，其气悍以清，故后谷而入，先谷而液出焉。”

此因上文言水谷入胃必济泌别汁而后出，而何以饮酒者独先下也？盖以酒之气悍，则直连下焦，酒之质清，则速行无滞，故后谷而入，先谷而出也。

黄帝曰："善！余闻上焦如雾，中焦如沤，下焦如渎，此之谓也。"

如雾者，气浮于上也。言宗气积于胸中，司呼吸而布于经隧之间，如天之雾，故曰上焦如雾也。沤者，水上之泡，水得气而不沉者也。言营血化于中焦，随气流行以奉生身，如沤处浮沉之间，故曰中焦如沤也。渎者，水所注泄，言下焦主出而不纳，逝而不返，故曰下焦如渎也。然则肺象天而居上，故司雾之化；脾象地而在中，故司沤之化；大肠膀胱象江河淮泗而在下，故司川渎之化也。

愚按：三焦者，本全体之大脏，统上中下而言也。本经发明不啻再四，如《本腧》、《本脏》、《论勇》、《决气》、《营卫生会》、《五脏别论》、《六节脏象论》、《邪客》、《背腧》等篇，皆有详义，而《二十五难》独言三焦包络皆有名而无形，遂起后世之疑，莫能辨正。第观本经所言，凡上中下三焦之义，即明且悉，乌得谓其以无为有、以虚为实哉？余因遍考诸篇，著有《三焦包络命门辨》，及脏象类第三章俱有详按，所当互考。

二十四、营气运行之次

（《灵枢·营气篇》全）

黄帝曰："营气之道，纳谷为宝，谷入于胃，乃传之肺，流溢于中，布散于外，精专者行于经隧，常营无已，终而复始，是谓天地之纪。

营气之行，由于谷气之化，谷不入则营气衰，故云纳谷为宝。谷入于胃，以传于肺，清者为营，营行脉中，故其精专者行于经隧，常营无已，终而复始，以周流于十二经也。天地之纪，义见前章。

故气从太阴出，注手阳明。

此下言营气运行之次，即前十二经脉之序也。营气出于中焦，上行于肺，故于寅时始于手太阴肺经，出注中府、云门、下少商以交于手阳明商阳也。

上行注足阳明，下行至跗上，注大趾间与太阴合。

手阳明大肠经，循臂上行至鼻旁迎香穴，交于目下承泣穴，注足阳明胃经，下行至足跗，出次趾之厉兑。其支者，别跗上，入大趾出其端，以交于足太阴隐白也。

上行抵髀，从脾注心中。

足太阴脾经自足上行抵髀，入腹属脾，上膈注于心中，以交于手少阴经也。

循手少阴出腋下臂，注小指，合手太阳。

心脉发自心中，循手少阴经出腋下极泉穴，下臂注小指内侧少冲穴，出外侧以交于手太阳小泽也。

上行乘腋，出䪼内，注目内眦，上巅下项，合足太阳。

手太阳小肠经，自小指上行，乘腋外，上出于䪼内颧髎之次，注目内眦，以交于足太阳睛明穴。“䪼”，音拙。

循脊下尻，下行注小趾之端，循足心注足少阴，上行注肾。

足太阳膀胱经，过巅下项，循脊下尻，注小趾端之至阴，循小趾之足心，以交于足少阴之涌泉，而上行注肾也。

从肾注心，外散地胸中，循心主脉出腋下臂，出两筋之间，入掌中，出中指之端。

足少阴肾经，从足心上行入肾，注于心，外散于胸中，以交于手心主，其脉出腋下之天池，下臂，出两筋之间，入掌中，出中指端之中冲也。

还注小趾次趾之端，合手少阳，上行注膻中，散于三焦。

手厥阴心主之支者，别掌中，还注无名指端，以交于手少阳之关冲，循臂上行注膻中，下膈散于三焦也。

从三焦注胆，出胁注足少阳，下行至跗上。

手少阳经自三焦注于胆，出胁肋间以交于足少阳经，上者行于头，起于目锐眦瞳子髎穴，下者至足跗，出小指次指端之窍阴穴也。

复从跗注大趾间，合足厥阴上行至肝，从肝上注肺，上循喉咙入颃颡之窍，究于嗅门。其支别者，上额循巅下项中，循脊入骶，是督脉也。

足少阳胆经，支者别跗上，注大趾间，以交于足厥阴之大敦穴，乃上行至肝上肺，上循喉咙之上，入颃颡之窍。“究”，深也。“嗅门”，即喉屋上通鼻之窍门也。如《评热病论》启玄子有云：“气冲突于嗅门而出于鼻”，即此谓也。其支别者，自颃颡上出额，循巅以交于督脉，循脊下行入尾骶也。

络阴器，上过毛中，入脐中，上循腹里入缺盆，下注肺中，复出太阴，此营气之所行也，逆顺之常也。”

督脉自尾骶前络阴器，即名任脉，上过阴毛中，入脐上腹，入缺盆，下肺中，复出于手太阴经。前《经脉篇》未及任督，而此始全备，是十四经营气之序。

二十五、卫气运行之次

（《灵枢·卫气行篇》全）

黄帝问于岐伯曰："愿闻卫气之行，出入之合何如?"岐伯曰："岁有十二月，日有十二辰，

"十二辰"，即十二支也，在月为建，在日为时。

子午为经，卯酉为纬。

天象定者为经，动者为纬。子午当南北二极，居其所而不移，故为经。卯酉常东升西降，列宿周旋无已，故为纬。

天周二十八宿而一面七星，四七二十八星，

天分四面，曰东西南北，一面七星。如角、亢、氐、房、心、尾、箕，东方七宿也；斗、牛、女、虚、危、室、壁，北方七宿也；奎、娄、胃、昴、毕、觜、参，西方七宿也；井、鬼、柳、星、张、翼、轸，南方七宿也，是为四七二十八星。

房昴为纬，虚张为经。

房在卯中，昴在酉中，故为纬。虚在子中，张在午中，故为经。

是故房至毕为阳，昴至心为阴，阳主昼，阴主夜。

自房至毕，其位在卯、辰、巳、午、未、申，故属阳而主昼；自昴至尾，其位在酉、戌、亥、子、丑、寅，故属阴而主夜。

故卫气之行，一日一夜五十周于身，昼日行于阳二十五周，夜行于阴二十五周，周于五岁。

卫气之行于身者，一日一夜凡五十周于身。天之阳主昼，阴主夜；人之阳主腑，阴主脏。故卫气昼则行于阳分二十五周，夜则行于阴分二十五周。阳分者，言表言腑；阴分者，言里言脏也。故夜则周于五脏。“岁”，当作“脏”，误也。

是故平旦阴尽，阳气出于目，目张则气上行于头，循项下足太阳，循背下至小趾之端。

此下言卫气昼行阳分，始于足太阳经以周六腑而及于肾经，是为一周。太阳始于睛明，故出于目，然目者宗脉之所聚，凡五脏六腑之精阳气，皆上走于目而为睛，故平旦阴尽则阳气至目而目张，目张则卫气由睛明穴上头，循项下足太阳经之分，循背下行以至足小趾端之至阴穴也。

其散者，别于锐眦，下手太阳，下至手小指之间外侧。

“散者”，散行者也。卫气之行，不循经相传，故始自目内眦，而下于足太阳，其散者自目锐眦而行于手太阳也，下至手小指之间外侧，小泽穴也。

其散者，别于目锐眦，下足少阳，注小趾次趾之间。

此自太阳行于足手少阳也。目锐眦，足少阳瞳子髎也。足小趾次趾之间，窍阴穴也。

以上循手少阳之分侧，下至小指之间。

“分侧”当作“外侧”，“小指”下当有“次指”二字，谓手少阳关冲穴也。

别者以上至耳前，合于颔脉，注足阳明，以下行至跗上，入五趾之间。

此自少阳而行于手足阳明也。“合于颔脉”，谓由承泣颊车之分，下注足阳明经。“五趾”当作“中趾”，谓厉兑穴也。“颔”，何敢切。

其散者，从耳下，下手阳明，入大指之间，入掌中。

手阳明之别者入耳，故从耳下行本经。“大指”下当有“次指”二字，谓商阳穴也。

其至于足也，入足心，出内踝，下行阴分，复合于目，故为一周。

此自阳明入足心出内踝者，由足少阴肾经以下行阴分也。少阴之别为跷脉，跷脉属于目内眦，故复合于目，交于足太阳之睛明穴。此卫气昼行之序，自足手六阳而终于足少阴经，乃为一周之数也。

愚按：卫气之行，昼在阳分，然又兼足少阴肾经，方为一周。考之《邪客篇》亦曰：“卫气者昼日行于阳，夜行于阴，常从足少阴之分间，行于五脏六腑。”然则无论昼夜皆不离于肾经者何也？盖人之所本，惟精与气。气为阳也，阳必生于阴；精为阴也，阴必生于阳。故营本属阴，必从肺而下行；卫本属阳，必从肾而上行，此即卫出下焦之义。而肾属水，水为气之本也，故上气海在膻中，下气海在丹田，而人之肺肾两脏，所以为阴阳生息之根本。

是故日行一舍，人气行于身一周[①]**，与十分身之八；**

此下言卫气运行之数也。天周二十八舍而一日一周，人之卫气昼夜凡行五十周，以五十周为度，而用二十八舍除之，则日行一舍，卫气当行一周与十分身之七分八厘五毫有奇为正数。此言一周与十分身之八者，亦如天行过日

---

① 国中按：通读此篇“三舍、四舍、五舍、六舍、七舍”，均云“人气行于身”，而经句原文作“人气行一周”，无“于身”二字，今考《太素》、《甲乙经》均有此二字，当以此二书为准，故补之。

又按：二舍云：“人气行三周于身”，亦应作“人气行于身三周”，今改之。

一度而犹有奇分也。奇分义见后。“舍”，即宿也。按《太史公律书》及《天官》等书，俱以“二十八宿”作“二十八舍”。曰“舍”者，为七政之所舍也。

日行二舍，人气行于身三周，与十分身之六，

日行二舍，人气当行三周于身，与十分身之五分七厘一毫有奇为正数。云“十分身之六”者，有奇分也。后仿此。

日行三舍，人气行于身五周，与十分身之四；

人气当行五周与十分身之三分五厘七毫有奇为正数，余者为奇分。

日行四舍，人气行于身七周，与十分身之二；

人气当行七周与十分身之一分四厘二毫有奇为正数，余者为奇分。

日行五舍，人气行于身九周；

人气当行八周，与十分身之九分二厘八毫为正数，余者为奇分。

日行六舍，人气行于身十周，与十分身之八；

人气当行十周，与十分身之七分一厘四毫有奇为正数，余者为奇分。

日行七舍，人气行于身十二周①，与十分身之六；

人气当行十二周，与十分身之四分九厘有奇为正数，余者为奇分，此一面七星之数也。

日行十四舍，人气行于身二十五周有奇分，与十分身

---

① 国中按：此句中“人气行于身十二周”后有“在身”二字，属衍文，古人早有定说，今删之。又按：十四舍云：“人气二十五周于身”，应当作“人气行于身二十五周”，今改之。

之二，阳尽于阴[1]，阴受气矣。

日行七舍为半日，行十四舍则自房至毕为一昼，人气当行二十五周为正数。今凡日行一舍，人气行一周与十分身之八，则每舍当余一厘四毫有奇为奇分，合十四舍而计之，共得十分身之二，是为一昼之奇分也。昼尽则阳尽，阳尽则阴受而为夜矣。

其始入于阴，常从足少阴注于肾，肾注于心，心注于肺，肺注于肝，肝注于脾，脾复注于肾为周。

此言卫气夜行阴分，始于足少阴肾经以周五脏，其行也以相克为序，故肾、心、肺、肝、脾相传为一周，而复注于肾也。

是故夜行一舍，人气行于阴脏一周与十分脏之八，

其正数奇分俱如前。

亦如阳行之二十五周而复合于目。

卫气行于阴分二十五周则夜尽，夜尽则阴尽，阴尽则人气复出于目之睛明穴，而行于阳分，是为昼夜五十周之度。

阴阳一日一夜，合有奇分十分身之四，与十分脏之二，是故人之所以卧起之时有早晚者，奇分不尽故也。"

前日行十四舍，人气行二十五周为半日，凡得奇分者十分身之二，故此一昼一夜日行二十八舍，人气行五十周合有奇分者，在身得十分身之四，在脏得十分脏之二。所谓奇分者，言气有过度不尽也，故人之起卧，亦有早晚不同耳。

黄帝曰："卫气之在于身也，上下往来不以期，候气而

---

① 国中按："于阴"，二字，《太素》作"而"，应与下句连读，即"阳尽而阴受气矣。"《太素》义胜。

刺之奈何?"

"不以期",谓或上或下,或阴或阳,而期有不同也。

伯高曰:"分有多少,日有长短,春秋冬夏,各有分理,然后常以平旦为纪,以夜尽为始。

四时分至昼夜,虽各有长短不同,然候气之法,必以平旦为纪,盖阴阳所交之候也。

是故一日一夜,水下百刻,二十五刻者半日之度也,常如是毋已,日入而止,随日之长短,各以为纪而刺之。

一昼一夜凡百刻,司天者纪以漏水,故曰水下百刻。二十五刻者,得百刻四分之一,是为半日之度。分一日为二,则为昼夜。分一日为四时,则朝为春,日中为夏,日入为秋,夜半为冬。故当以平旦为阳始,日入为阳止,各随日之长短,以察其阴阳之纪而刺之也。

谨候其时,病可与期,失时反候者,百病不治。

"失时反候",谓不知四时之气候,阴阳之盛衰,而误施其治也。

故曰刺实者,刺其来也;刺虚者,刺其去也。

邪盛者为实,气衰者为虚。刺实者刺其来,谓迎其气至而夺之;刺虚者刺其气,谓随其气去而补之也。

此言气存亡之时,以候虚实而刺之。是故谨候气之所在而刺之,是谓逢时。在于三阳[①],必候其气在于阳而刺之;病在于三阴,必候其气在阴分而刺之。

病在三阳,必候其气在阳分而刺之;病在三阴,必候

---

① 国中按:"在于三阳",《太素》、《甲乙经》均作"病在于三阳"。"必候其气"以下,《太素》、《甲乙经》均作"必候其气之加在于阳分而刺之;病在三阴,必候其气之加在于阴分而刺之。"《甲乙经》在此句后有"谨候其时,病可与期,失时反候,百病不除",四句。当以《太素》、《甲乙经》为是。

其气在阴分而刺之。此刺卫气之道，是谓逢时。逢时者，逢合阴阳之气候也。

水下一刻，人气在太阳；水下二刻，人气在少阳；水下三刻，人气在阳明；水下四刻，人气在阴分。

此以平旦为始也。太阳、少阳、阳明，俱兼手足两经为言，阴分则单以足少阴经为言。此卫气行于阳分之一周也。

水下五刻，人气在太阳；水下六刻，人气在少阳；水下七刻，人气在阳明；水下八刻，人气在阴分。

此卫气行于阳分二周也。

水下九刻，人气在太阳；水下十刻，人气在少阳；水下十一刻，人气在阳明；水下十二刻，人气在阴分。

此卫气行于阳分三周也。

水下十三刻，人气在太阳；水下十四刻，人气在少阳；水下十五刻，人气在阳明；水下十六刻，人气在阴分。

此卫气行于阳分四周也。

水下十七刻，人气在太阳；水下十八刻，人气在少阳；水下十九刻，人气在阳明；水下二十刻，人气在阴分。

此卫气行于阳分五周也。

水下二十一刻，人气在太阳；水下二十二刻，人气在少阳；水下二十三刻，人气在阳明；水下二十四刻，人气在阴分。

此卫气行于阳分六周也。

水下二十五刻，人气在太阳，此半日之度也。

水下二十五刻，计前数凡六周于身，而又兼足手太阳二经，此日行七舍，则半日之度也。按：前数二十五刻，得周日四分之一，而卫气之行只六周有奇，然则总计周日之数，惟二十五周于身，乃与五十周之义未合。意者水下一刻，人气在太阳者二周，或以一刻作半刻，则正合全数。此中或有别解，惟后之君子再正。

从房至毕一十四舍，水下五十刻，日行半度。

从房至毕十四舍为阳，主一昼之度，水下当五十刻。从昴至心十四舍为阴，主一夜之度，亦水下五十刻。昼夜百刻，日行共少天一度，故此一昼五十刻，日行于天者半度也。

回行一舍，水下三刻与七分刻之四。

此言日度回行一舍，则漏水当下三刻与七分刻之四。若以二十八归除分百刻之数，则每舍当得三刻与十分刻之五分七厘一毫四丝有奇，亦正与七分刻之四毫忽无差也。此节乃约言二十八舍之总数，故不论宿度之有多寡也。

《大要》曰：常以日之加于宿上也，人气在太阳。是故日行一舍，人气行三阳与阴分，常如是无已，天与地同纪，

以日行之数，加于宿度之上，则天运人气皆可知矣。此总结上文而言人与天地同其纪也。

纷纷眆眆，终而复始，一日一夜，水下百刻而尽矣。"

"纷纷眆眆"，言于纷纭丛杂之中，而条理不乱也。故终而复始，昼夜循环无穷尽矣。"眆"，普巴切。

二十六、一万三千五百息，五十营气脉之数。

（《灵枢·五十营篇》全）

黄帝曰："余愿闻五十营奈何？"岐伯答曰："天周二十八宿，宿三十六分，人气行一周千八分。

"五十营"者，即营气运行之数，昼夜凡五十度也。以周天二十八宿，宿三十六分相因，共得一千零八分。人之脉气，昼夜运行一周，亦合此数。

日行二十八宿，人经脉上下左右前后二十八脉，周身十六丈二尺，以应二十八宿，漏水下百刻，以分昼夜。

二十八宿义见前章。人之经脉十二，左右相同，则为二十四脉，加以跷脉二，任督脉二，共为二十八脉，以应周天二十八宿，以分昼夜之百刻也。二十八脉及十六丈二尺详义见前十七。

故人一呼脉再动，气行三寸；一吸脉亦再动，气行三寸。呼吸定息，气行六寸。十息气行六尺，日行二分。

人之宗气积于胸中，以行呼吸而通经脉，凡一呼一吸是为一息，脉气行六寸，十息气行六尺。其日行之数，当以每日千八分之数为实，以一万三千五百息为法除之，则每十息日行只七厘四毫六丝六忽不尽。此云日行二分者，传久之误也。下仿此。呼吸脉再动，详脉色类三，所当互考。

二百七十息，气行十六丈二尺，气行交通于中，一周于身，下水二刻，日行二十五分。

凡一百三十五息，水下一刻之度也，人气当半周于身，脉行八丈一尺；故二百七十息，气行于身一周，水下当二刻，日行当得二十分一厘六毫为正。

五百四十息，气行再周于身，下水四刻，日行四十分。

气行二周，脉行三十二丈四尺，日行当得四十分三厘二毫为正。上文言二十五分者太多，本节言四十分者太少，此其所以有误也。

二千七百息，气行十周于身，下水二十刻。日行五宿二十分。

气行十周，脉行一百六十二丈，日行当得五宿二十一分六厘为正。

一万三千五百息，气行五十营于身。水下百刻，日行二十八宿，漏水皆尽，脉终矣。

此一昼夜百刻之总数，人气亦尽而复起矣。

所谓交通者，并行一数也。

此释上文“交通”二字之义。“并行一数”，谓并二十八脉，通行一周之数也。

故五十营备，得尽天地之寿矣，凡行八百一十丈也。

使五十营之数常周备无失，则寿亦无穷，故得尽天地之寿矣。八百一十丈，脉气周行昼夜五十营之总数也。

类经九卷

经络类

二十七、任冲督脉为病

（《素问·骨孔论》）

任脉者，起于中极之下，以上毛际，循腹里，上关元，至咽喉，上颐，循面入目。

以下任冲督脉，皆奇经也。“中极”，任脉穴名，在曲骨上一寸。中极之下，即胞宫之所，任冲督三脉皆起于胞宫，而出于会阴之间。任由会阴而行于腹，督由会阴而行于背，冲由会阴出并少阴而散于胸中，故此自毛际行腹里关元，上至咽喉面目者，皆任脉之道也。

冲脉者，起于气街，并少阴之经，夹脐上行，至胸中而散。

“起”，言外脉之所起，非发源之谓也。下仿此。气街即气冲，足阳明经穴，在毛际两旁。冲脉起于气街，并足少阴之经会于横骨大赫等十一穴，夹脐上行至胸中而散，此言冲脉之前行者也。然少阴之脉上股内后廉，贯脊属肾，冲脉亦入脊内为伏冲之脉，然则冲脉之后行者，当亦并少阴无疑也。

《痿论》曰：“冲脉者，经脉之海也，主渗灌溪谷，与阳明合于宗筋，阴阳总宗筋之会，会于气街，而阳明为之长，皆属于带脉而络于督脉。”《五音五味篇》曰：“冲脉任脉，皆起于胞中，上循背里，为经络之海。其浮而外者，循腹右上行，会于咽喉，别而络唇口。”《逆顺肥瘦篇》曰：“冲脉者，五脏六腑之海也，五脏六腑皆禀焉。其上者，出于颃颡，渗诸阳，灌诸精；其下者，注少阴之大络，出于气街，循阴股内廉，入腘中，伏行骭骨内，下至内髁之后属而别；其下者，并于少阴之经，渗三阴；其前者，伏行出跗属，下循跗，入大趾间，渗诸络而温肌肉。故别络结则跗上不动，不动则厥，厥则寒矣。”《动腧篇》曰：“冲脉者，十二经之海也，与少阴之大络起于肾下，出于气街，并足少阴之经入足下；其别者，斜入踝，出属跗上，入大趾之间，注诸络以温足胫[①]。”《海论》曰：“冲脉者，为十二经之海，其输上在于大杼，下出于巨虚之上下廉。”

按此诸篇之义，则冲脉之下行者，虽会于阳明之气街，而实并于足少阴之经。且其上自头，下自足，后自背，前自腹，内自溪谷，外自肌肉，阴阳表里无所不涉。又按《岁露篇》曰：“入脊内，注于伏冲之脉。”《百病始生篇》曰：“传舍于伏冲之脉。”所谓伏冲者，以其最深也。故凡十二经之气血，此皆受之以营养周身，所以为五脏六腑之海也。又，冲为血海义，详后三十二。

任脉为病，男子内结七疝，女子带下瘕聚。

任脉自前阴上毛际，行腹里，故男子之为病如此。七疝义详疾病类七十。“带下”，赤白带下也。“瘕”，症瘕也。

---

① 国中按：此段引文有省略：原文作“冲脉者，十二经之海也，与少阴之大络，起于肾下，出于气街，循阴股内廉，斜入腘中，循胫骨内廉，并少阴之经，下入内踝之后，入足下。其别者斜入踝，出属跗上，入大趾之间，注诸络，以温足胫，此脉之常动者也。”

“聚”，积聚也。“瘕”，加、驾二音。

冲脉为病，逆气里急。

冲脉夹脐上行至于胸中，故其气不顺，则隔塞逆气；血不和，则胸腹里急也。

督脉为病，脊强反折。

督脉贯于脊中，故令脊强反折而屈伸不利。

督脉者，起于小腹以下骨中央，女子入系廷孔。

此下皆言督脉也。“小腹”，胞宫之所居。“骨中央”，横骨下近处之中央也。“廷”，正也，直也。“廷孔”，言正中之直孔，即尿孔也。

其孔，尿孔之端也。

此释廷孔即尿孔之义。女人尿孔，在前阴中横骨之下。孔之上际谓之端，乃督脉外起之所。此虽以女子为言，然男子尿孔亦在横骨下中央，第为宗筋所函，故不见耳。

其络循阴器，合篡间，绕篡后，

督脉别络，自尿孔之端，循阴器分行向后，复合于篡间，乃又自篡间分而为二，绕行于篡之后。“篡”，交篡之义，谓两便争行之所，即前后二阴之间也。“篡”，初患切。

别绕臀，至少阴，与巨阳中络者，合少阴上股内后廉，贯脊属肾，

足少阴之脉，上股内后廉。足太阳之脉，外行者过髀枢，中行者夹脊贯臀。故此督脉之别络，自篡后绕臀，至股内后廉少阴之分，与巨阳中络者，合少阴之脉并行，而贯脊属肾也。“臀”，音屯。

与太阳起于目内眦，上额交巅上，入络脑，还出别下项，循肩髆内，夹脊抵腰中，入循膂络肾。

此亦督脉之别络，并足太阳之经上头下项，夹脊抵腰中，复络于肾。若其直行者，自尻上循脊里上头，由鼻而至于人中也。“骶”，音资。“膊”，音搏。“膂”，吕同。

其男子循茎下至篡，与女子等。

“茎”，英、行二音，阴茎也。

其小腹直上者，贯脐中央，上贯心，入喉上颐环唇，上系两目之下中央。

按此自小腹直上者，皆任脉之道，而本节列为督脉。《五音五味篇》曰：“任脉冲脉皆起于胞中，上循背里为经络之海。”然则前亦督也，后亦任也，故启玄子引古经云：“任脉循背谓之督脉，自小腹直上者谓之任脉，亦谓之督脉。”由此言之，则是以背腹分阴阳而言任督，若三脉者，则名虽异而体则一耳，故曰任脉冲脉督脉，一源而三岐也。

此生病，从小腹上冲心而痛，不得前后，为冲疝。

此督脉自脐上贯于心，故其为病如此。名为冲疝，盖兼冲任而为病者。

其女子，不孕、癃痔、遗尿、嗌干。

此在女子为不孕、癃痔、遗尿、嗌干等症，虽皆由此督脉所生，而实亦任冲之病。王氏曰：“任脉者，女子得之以任养也。冲脉者，以其气上冲也。督脉者，以其督领经脉之海也。”且此三脉皆由阴中而上行，故其为病如此。“癃”，良中切。“痔”，音雉。“嗌”，音益。

督脉生病治督脉，治在骨上，甚者在脐下营。

“骨上”，谓横骨上毛际中曲骨穴也。“脐下营”，谓脐下一寸阴交穴也。皆任脉之穴而治此督脉之病，正以本篇所发明者虽分三脉，其所言治则但云督脉而不云任冲，故所用之穴亦以任为督，可见三脉本同一体，督即任冲之纲领，任冲即督脉之别名耳。

二十八、跷脉分男女

（《灵枢·脉度篇》）

黄帝曰："跷脉安起安止？何气营水？"

跷脉有二，曰阳跷，曰阴跷，皆奇经也。"何气营水"，言跷脉为何经之气，乃亦如经水之营行也。跷有五音，跷、皎、乔、脚，又极虐切。

岐伯答曰："跷脉者，少阴之别，起于然骨之后，

"少阴之别"，足少阴肾经之别络也。"然骨之后"，照海也，足少阴穴，即阴跷之所生。按：本篇只言阴跷之起而未及阳跷，惟《缪刺论》曰："邪客于足阳跷之脉，刺外踝之下半寸所。盖阳跷为太阳之别，故《二十八难》曰："阳跷脉者，起于跟中，循外踝上行，入风池。阴跷脉者，亦起于跟中，循内踝上行，至咽喉，交贯冲脉。"故阴跷为足少阴之别，起于照海；阳跷为足太阳之别，起于申脉，庶得其详也。

上内踝之上，直上循阴股入阴，上循胸里，入缺盆，上出人迎之前，入頄，属目内眦，合于太阳阳跷而上行，气并相还则为濡目，气不营则目不合。"

跷脉自内踝直上阴股、入阴、循胸里者，皆并足少阴而上行也。然足少阴之直者，循喉咙而夹舌本，此则入缺盆，上出人迎之前，入頄属目内眦，以合于足太阳之阳跷，是跷脉有阴阳之异也。阴跷阳跷之气，并行回还而濡润于目。若跷气不营，则目不能合。故《寒热病篇》曰："阴跷阳跷，阴阳相交，阳入阴，阴出阳，交于目锐眦，阳气盛则瞋目，阴气盛则瞑目。”此所以目之瞑与不瞑，皆跷脉为之主也。

黄帝曰：“气独行五脏，不营六腑何也？”

帝以跷脉为少阴之别，因疑其气独行五脏，不营六腑也，故有此问。

岐伯答曰：“气之不得无行也，如水之流，如日月之行不休，故阴脉营其脏，阳脉营其腑，如环之无端，莫知其纪，终而复始。其流溢之气，内溉脏腑，外濡腠理。”

如水之流，如日月之行，皆言不得无行也。阴营其脏，指阴跷也。阳营其腑，指阳跷也。言无分脏腑，跷脉皆所必至也。流者流于内，溢者溢于外，故曰流溢之气，内溉脏腑，外濡腠理，谓其不独在脏也。按：此跷脉之义，阴出阳则交于足太阳，阳入阴则交于足少阴，阳盛则目张，阴盛则目瞑，似皆随卫气为言者，故阴脉营其脏，阳脉营其腑也。

黄帝曰：“跷脉有阴阳，何脉当其数？”岐伯答曰：“男子数其阳，女子数其阴，当数者为经，其不当数者为络也。”

跷脉阴阳之数，男女各有所属。男属阳，当数其阳；女属阴，当数其阴。故男子以阳跷为经，阴跷为络；女子以阴跷为经，阳跷为络也。

二十九、阴阳离合

（《素问·阴阳离合论》全）

黄帝问曰：“余闻天为阳，地为阴，日为阳，月为阴，大小月三百六十日成一岁，人亦应之。今三阴三阳，不应阴阳，其故何也？”

此言天地之阴阳，无不合于人者。如上为阳，下为阴，前为阳，后为阴，皆其理也。然而三阴三阳，其亦有不相应者，故疑以为问。

岐伯对曰："阴阳者，数之可十，推之可百，数之可千，推之可万，万之大不可胜数，然其要一也。

谓阴阳之道，合之则一，散之则十百千万，亦无非阴阳之变化，故于显微大小，象体无穷，无不有理存焉。然变化虽多，其要则一，一即理而已。是以人之三阴三阳，亦岂有不应乎天地者哉？此上二节义，又出《五运行大论》，详运气类四。

天覆地载，万物方生，未出地者，命曰阴处，名曰阴中之阴；

"天覆地载"，即阴阳之上下也。凡万物方生者，未出乎地，处阴之中，故曰阴处，以阴形而居阴分，故又曰阴中之阴也。

则出地者，名曰阴中之阳。

形成于阴而出于阳，故曰阴中之阳。

阳予之正，阴为之主。

阳正其气，万化乃生；阴主其质，万形乃成。《易》曰："《乾》知大始，《坤》作成物。"大抵阳先阴后，阳施阴受，阳之轻清未形，阴之重浊有质，即此之谓。"予"，与同。

故生因春，长因夏，收因秋，藏因冬，失常则天地四塞。

四时阴阳，先后有序，若失其常，则天地四塞矣。四塞者，阴阳否隔，不相通也。"长"，上声。"塞"，入声。

阴阳之变，其在人者，亦数之可数。"

凡如上文者，皆天地阴阳之变也。其在于人，即亦有阴中之阳，阳中之阴，上下表里，气数皆然，知其数则无不可数矣。“数”，推测也。“数字”，上者去声，下者上声。

帝曰：“愿闻三阴三阳之离合也。”

分而言之，谓之离，阴阳各有其经也；并而言之，谓之合，表里同归一气也。

岐伯曰：“圣人南面而立，前曰广明，后曰太冲。

云圣人者，崇人道之大宗也。南面而立者，正阴阳之向背也。“广”，大也。南方者，丙丁之位。天阳在南，故日处之；人阳亦在南，故七窍处之。《易》曰：“相见乎《离》”，即广明之谓。且人身前后经脉，任脉循腹里，至咽喉，上颐循面入目；冲脉循背里，出颃颡，其输上在于大杼。分言之，则任行乎前而会于阳明，冲行乎后而为十二经脉之海，故前曰广明，后曰太冲；合言之，则任冲名位虽异，而同出一源，通乎表里，此腹背阴阳之离合也。

太冲之地，名曰少阴，少阴之上，名曰太阳，太阳根起于至阴，结于命门，名曰阴中之阳；

冲脉并少阴而行，故太冲之地为少阴。地者，次也。有少阴之里，则有太阳之表，阴气在下，阳气在上，故少阴经起于小趾之下，太阳经止于小趾之侧，故曰少阴之上名太阳也。太阳之脉起于目，止于足，下者为根，上者为结，故曰根于至阴，结于命门。命门者，目也。此以太阳而合于少阴，故为阴中之阳。然离则阴阳各其经，合则表里同其气，是为水脏阴阳之离合也。下仿此。

中身而上，名曰广明，广明之下，名曰太阴，太阴之前，名曰阳明，阳明根起于厉兑，名曰阴中之阳；

“中身”，身之中半也。中身而上，心之所居，心属火而能神明，故亦曰广明。心脏之下，太阴脾也，故广明之下，名曰太阴。太阴之表，阳明胃也，故太阴之前，名曰阳明。阳明脉止于足之次趾，与太阴为表里，故曰根起于厉兑，为阴中之阳。此土脏阴阳之离合也。

厥阴之表，名曰少阳，少阳根起于窍阴，名曰阴中之少阳。

少阳与厥阴为表里，而少阳止于足之小趾次趾端，故厥阴之表，为阴中之少阳也。所谓少阳者，以厥阴气尽，阴尽而阳始，故曰少阳。此木脏阴阳之离合也。

是故三阳之离合也，太阳为开，阳明为合，少阳为枢。

此总三阳为言也。太阳为开，谓阳气发于外，为三阳之表也；阳明为合，谓阳气蓄于内，为三阳之里也；少阳为枢，谓阳气在表里之间，可出可入，如枢机也。然开合枢者，有上、下、中之分，亦如上文出地未出地之义，而合乎天地之气也。

三经者，不得相失也，搏而勿浮，命曰一阳。”

三经者，言阳经也。阳从阳类，不得相失也，其为脉也，虽三阳各有其体，然阳脉多浮，若纯于浮，则为病矣。故但欲搏手有力，得其阳和之象，而勿至过浮，是为三阳合一之道，故命曰一阳，此三阳脉之离合也。

帝曰：“愿闻三阴。”岐伯曰：“外者为阳，内者为阴，然则中为阴。

外者为阳，言表也。内者为阴，言里也。然则中为阴，总言属里者为三阴，如下文也。

其冲在下，名曰太阴，太阴根起于隐白，名曰阴中之阴；

其冲在下，名曰太阴，以太阴居冲脉之上也。上文曰广明之下，名曰太阴，广明以心为言，冲脉并肾为言，盖心脾肾三脏，心在南，脾在中，肾在北也。凡此三阳三阴皆首言冲脉者，以冲为十二经脉之海，故先及之，以举其纲领也。太阴起于足大趾，故根于隐白，以太阴而居阴分，故曰阴中之阴。此下三阴表里离合之义，俱如前三阳经下。后准此。

太阴之后，名曰少阴，少阴根起于涌泉，名曰阴中之少阴；

脾下之后，肾之位也，故太阴之后，名曰少阴。少阴脉起小趾之下，斜趋足心，故根于涌泉穴。肾本少阴而居阴分，故为阴中之少阴。

少阴之前，名曰厥阴，厥阴根起于大敦，阴之绝阳，名曰阴之绝阴。

肾前之上，肝之位也，故曰少阴之前，名曰厥阴。厥阴起于足大趾，故根于大敦。“厥”，尽也；“绝”，亦尽也。此阴极之经，故曰阴之绝阳，又曰阴之绝阴。

是故三阴之离合也，太阴为开，厥阴为合，少阴为枢。

此总三阴为言，亦有内外之分也。太阴为开，居阴分之表也；厥阴为合，居阴分之里也；少阴为枢，居阴分之中也。开者主出，合者主入，枢者主出入之间，亦与三阳之义同。

三经者，不得相失也，搏而勿沉，名曰一阴。

三经皆阴，阴脉皆沉，不得相失也。若过于沉，则为病矣。故但宜沉搏有神，各得其阴脉中和之体，是为三阴合一之道，故名曰一阴。此三阴脉之离合也。

阴阳䨀䨀[1]，“积传为一周”，气里形表，而为相成也。”

---

① 国中按：“䨀䨀”，应作“冲冲”。高士宗《直解》云：“䨀，冲同，往来不绝也。”汉代扬雄《法言·问明》云：“如庸行翳治，冲冲而活，君子不贵也。”疏云：“冲冲而活，谓行无趋向，随众往来。”

“锺锺”，一作冲冲，言阴阳之气，运动无已也。“积传为一周”，言诸经流传相积，昼夜五十营而为一周也。然形以气而成，气以形而聚，故气运于里，形立于表，交相为用，此则阴阳表里离合相成之道也。

愚按：本篇所言，惟足经阴阳，而不及手经者何也？观上文云：“天覆地载，万物方生，未出地者，命曰阴处，名曰阴中之阴；则出地者，名曰阴中之阳。”盖言万物之气，皆自地而升也。而人之腰以上为天，腰以下为地，言足则通身上下经气皆尽，而手在其中矣，故不必言手也。然足为阴，故于三阳也言阴中之阳，三阴也言阴中之阴。然则手经亦有离合，其在阳经，当为阳中之阳，其在阴经，当为阳中之阴，可类推矣。言足不言手义，详疾病类三十九，所当互考。

三十、诸经根结、开合、病刺。

（《灵枢·根结篇》）

岐伯曰：“天地相感，寒暖相移，阴阳之道，孰少孰多？阴道偶，阳道奇。

天地阴阳之道，有相感则有相移，有相移则有相胜，而孰多孰少，斯不齐矣。欲求其道，则阴阳有奇偶之分。奇者数之单，如一三五七九是也。偶者数之拆，如二四六八十是也。奇得其清，偶得其浊，所以成阴阳之象数。

发于春夏，阴气少，阳气多，阴阳不调，何补何泻？发于秋冬，阳气少，阴气多，阴气盛而阳气衰，故茎叶枯槁，湿雨下归，阴阳相移，何泻何补？

四时之气，阴阳各有盛衰，人气随之，故治法当分补泻。

奇邪离经，不可胜数，不知根结，五脏六腑，折关败枢，开合而走，阴阳大失，不可复取。

“奇邪”，弗常之邪也。“离经”，流传无定也。下者为根，上者为结。疾之中人，不可胜数，而治之者，当审根结之本末，察脏腑之阴阳，明开合枢之浅深出入，斯得其要，否则败折其关枢，走失其阴阳，不可复取矣。

九针之玄，要在终始，故能知终始，一言而毕，不知终始，针道咸绝。

“终始”，本末也，即下文根结开合之义。又本经有《终始篇》，所载者皆针道，故不知终始，针道咸绝。见针刺类诸章。

太阳根于至阴，结于命门，命门者目也；

足太阳下者根于至阴穴，上者结于睛明穴，故曰命门者目也。王氏曰：“命门者，藏精光照之所，则两目也。”

阳明根于厉兑，结于颡大，颡大者，钳耳也。

足阳明下者根于厉兑，上者结于承泣。今曰颡大者，意谓项颡之上，大迎穴也。大迎在颊下两耳之旁，故曰钳耳。“钳”，音钤。

少阳根于窍阴，结于窗笼，窗笼者耳中也。

足少阳下者根于窍阴，上者结于窗笼。耳中者，乃手太阳听宫穴也，为手足少阳手太阳之会，故足少阳结于此。

太阳为开，阳明为合，少阳为枢。

开、合、枢义见前章。所谓开、合、枢者，不过欲明内外而分其辨治之法也。

故开折，则肉节渎而暴病起矣，故暴病者取之太阳，

视有余不足。渎者，皮肉宛膲而弱也。

“折”，损伤也。下同。开属太阳，为阳中之表，故气在肌肉，为肉节渎也；表主在外，邪易入之，故多新暴病也。凡治开折之为病者，当取太阳之经，因其虚实而补泻之。所谓渎者，其皮肉宛膲而弱，即消瘦干枯之谓。

合折，则气无所止息而痿疾起矣，故痿疾者取之阳明，视有余不足。无所止息者，正气稽留，邪气居之也。

合属阳明，为阳中之里，其气在内，故合折则气无所止息也。阳明主润宗筋，束骨而利机关，故为痿疾。凡治合折之为病者，当取阳明之虚实而补泻之。“正气稽留”，谓胃气不行也，故邪居之，则气上逆而痿生于下矣。

枢折，即骨摇而不安于地，故骨摇者取之少阳，视有余不足。骨摇者，节缓而不收也，所谓骨摇者，摇故也，当穷其本也。

枢属少阳，为三阳之半表半里，故其气在筋骨间。“骨繇者”，骨节纵缓不收，摇动不安于地也。凡治枢折之为病者，当取少阳经之虚实而补泻之。“穷其本”者，穷此三阳所在之本，或开或合或枢以治之也。

太阴根于隐白，结于太仓；

足太阴下者根于隐白，上者结于太仓。太仓即中脘，任脉穴也。

少阴根于涌泉，结于廉泉；

足少阴下者根于涌泉，上者结于廉泉，任脉穴也。

厥阴根于大敦，结于玉英，络于膻中。

足厥阴下者根于大敦，上者结于玉英。玉英即玉堂，任脉穴也。

太阴为开，厥阴为合，少阴为枢。

此三阴开合之义，详如前章。

故开折，则仓禀无所输，膈洞。膈洞者，取之太阴，视有余不足。故开折者，气不足而生病也。

开属太阴，主于脾也。“输”，运行也。“膈”，膈塞也。“洞”，如《邪气脏腑病形篇》曰：“洞者，食不化，下嗌还出也。”脾伤则运行失职而为是病，故当取之太阴，视其有余不足以治之。然脾虽阴经，而开折者，则亦阴中之阳气不足而生病也。

合折，即气绝而善悲，悲者取之厥阴，视有余不足。

合属厥阴，主于肝也。肝伤即气绝于里，而肺气乘之，则为悲，故合折者当取足厥阴，视其有余不足而治之。

枢折，则脉有所结而不通，不通者取之少阴，视有余不足。有结者，皆取之不足。

枢属少阴，主于肾也。肾伤则脉有所结，而下焦有所不通，故枢折者当取足少阴，视其有余不足而治之。然脉有结者，皆不足之所致。

足太阳根于至阴，流于京骨，注于昆仑，入于天柱、飞扬也；

此下言手足三阳之盛络，凡治病者所当取也。足太阳之至阴，井也；京骨，原也；昆仑，经也。天柱在头，飞扬在足，皆本经之当取者。后仿此。

足少阳根于窍阴，流于丘墟，注于阳辅，入于天容、光明也；

足少阳之窍阴，井也；丘墟，原也；阳辅，经也。天容乃手太阳经穴，此在头者当为天冲，在足者为光明也。

足阳明根于厉兑，流于冲阳，注于下陵，入于人迎、丰隆也；

足阳明之厉兑，井也；冲阳，原也；下陵当作解溪，经也。人迎在头，丰隆在足。

手太阳根于小泽，流于阳谷，注入小海，入于天窗、支正也；

手太阳之小泽，井也；阳谷，经也；小海，合也。天窗在头，支正在手。

手少阳根于关冲，流于阳池，注于支沟，入于天牖、外关也；

手少阳之关冲，井也；阳池，原也；支沟，经也。天牖在颈，外关在手。

手阳明根于商阳，流于合谷，注于阳溪，入于扶突、偏历也。

手阳明之商阳，井也；合谷，原也；阳溪，经也；扶突在颈，偏历在手。

此所谓十二经者，盛络皆当取之。”

此六盛络之当取也。所谓十二经者，以手足左右共言之。

三十一、阴阳内外，病生有纪。

（《素问·皮部论》全）

黄帝问曰：“余闻皮有分部，脉有经纪，筋有结络，骨有度量，其所生病各异。别其分部，左右上下，阴阳所在，病之始终，愿闻其道。”

“皮有分部”，言人身皮肤之外，上下前后，各有其位，而经络筋骨，亦各有其次，如《经脉》、《经筋》、《骨度》、

《脉度》、《骨孔》等篇，皆详明其道，而凡生病者，亦各因其部而症有异也。

岐伯对曰："欲知皮部以经脉为纪者，诸经皆然。

皮之有部，纪以经脉，故当因经以察部也。

阳明之阳，名曰害蜚，

"害"，损也。"蜚"，古飞字。"阳明之阳"，释阳明之义也。下准此。害蜚者，当与后"心主之明名曰害肩"者，相对参看。按《至正要大论》曰："阳明何谓也？曰两阳合明也。厥阴何也？曰两阴交尽也。"盖三阳之阳，惟阳明为盛，故曰合明。三阴之阴，惟厥阴为盛，故曰交尽。此云蜚者，飞扬也，言阳盛而浮也。凡盛极者必损，故阳之盛也在阳明，阳之损也亦在阳明，是以阳明之阳，名曰害蜚。如《阴阳别论》曰："所谓阴者，正脏也，现则为败，败必死也。所谓阳者，胃脘之阳也。"又如《平人气象论》曰："人无胃气曰逆，逆者死。脉无胃气亦死。"总以阳衰为言，是即害蜚之类。

上下同法，视其部中有浮络者，皆阳明之络也，

"上者"，言手大肠经也；"下"者，言足胃经也。二经皆属阳明，故视察之法相同。凡其上下部中，有浮络之现者，皆阳明之络也。

其色多青则痛，多黑则痹，黄赤则热，多白则寒，五色皆现则寒热也，络盛则入客于经，阳主外，阴主内。

此因阳明浮络之色，而察阳明经病之异也。凡病之始生，必自浅而后深，故络脉之邪盛，而后入于经脉。络为阳，故主外。经为阴，故主内。如《寿夭刚柔篇》曰："内有阴阳，外亦有阴阳。在内者，五脏为阴，六腑为阳；在外者，筋骨为阴，皮肤为阳也。"凡后六经之上下，五色之为病，其阴阳内外皆同此。

少阳之阳，名曰枢持，

“枢”，枢机也。“持”，主持也。少阳居三阳表里之间，如枢之运，而持其出入之机，故曰枢持。

上下同法，视其部中有浮络者，皆少阳之络也，络盛则入客于经，故在阳者主内，在阴者主出，以渗于内，诸经皆然。

“上”者，手少阳三焦经也；“下”者，足少阳胆经也。凡二经部中有浮络之现于外者，皆少阳之络也。其五色为病，皆与阳明者同。然邪必由络入经，故其有阳者主内，言自阳分而入于内也。在阴者主出以渗于内，言出于经而渗入于脏也。此邪气之序，诸经之皆然者。按：“出”字义，非外出之谓。《说文》曰：“出，进也，象草木益滋，上出达也。”观下文少阴经云：“其出者，从阴内注于骨。”与此“出”字皆同。

太阳之阳，名曰关枢，

“关”，卫固也。少阳为三阳之枢，展布阳气于中；太阳则卫固其气而约束于外，故曰关枢。《阴阳离合论》曰：“太阳为开”，词异而义同也。

上下同法，视其部中有浮络者，皆太阳之络也，络盛则入客于经。

“上”者，手太阳小肠经；“下”者，足太阳膀胱经。二经色病皆如前。

少阴之阴，名曰枢儒，

“儒”，《说文》：“柔也。”王氏曰：“顺也。”少阴为三阴开合之枢，而阴气柔顺，故名曰枢儒。

上下同法，视其部中有浮络者，皆少阴之络也，络盛

则入客于经。其入经也，从阳部注于经，其出者，从阴内注于骨。

“上”者，手少阴心经；“下”者，足少阴肾经。二经色病俱如前。其入也从阳部注于经，即自络入经之谓。其出者从阴内注于骨，谓出于经而入于骨，即前少阳经云：“在阴者主出，以渗于内”之义。

心主之阴，名曰害肩。

心主之阴，手厥阴之阴也。厥阴者，两阴交尽，阴之极也。“肩”，任也，载也。阳主乎运，阴主乎藏。阴盛之极，其气必伤，是阴之盛也在厥阴，阴之伤也亦在厥阴，故曰害肩。然则阳明曰害蜚，此曰害肩者，即阴极阳极之义。

上下同法，视其部中有浮络者，皆心主之络也，络盛则入客于经。

“上”者，手厥阴心主也；“下”者，足厥阴肝经也。二经色病皆如前。此但言心主，而又曰上下同法，则肝经在所遗耳。

太阴之阴，名曰关蛰。

关者，固于外；蛰者，伏于中。阴主藏而太阴卫之，故曰关蛰，此亦太阴为开之义。

上下同法，视其部中有浮络者，皆太阴之络也，络盛则入客于经。

“上”者，手太阴肺经；“下”者，足太阴肾经。二经色病皆如前。

凡十二经络脉者，皮之部也。

浮络现于皮，故曰皮之部。

是故百病之始生也，必先于皮毛，邪中之则腠理开，

开则入客于络脉，留而不去，传入于经，留而不去，传入于腑，廪于肠胃。

“廪”，积也，聚也。“中”，去声。

邪之始入于皮也，泝然起毫毛，开腠理；

“泝然”，竖起也，寒慄貌。“腠理”，肤腠之文理也。“泝”，音素，逆流曰泝。

其入于络也，则络脉盛，色变；

络脉盛，色变异于常也，即上文五色为病之义。

其入客于经也，则感虚乃陷下；

“感虚乃陷下”，言邪所客者，必因虚乃深也。

其留于筋骨之间，寒多则筋挛骨痛，热多则筋弛骨消，肉烁䐃破，毛直而败。”

“挛”，急也。“弛”，纵缓也。“消”，枯竭也。“烁”，销烁也。寒多则血脉凝涩，故为筋挛骨痛。热多则真阴散亡，故为筋弛骨消等症。䐃破者，反侧多而热溃肌肉也。毛直而败者，液不足而皮毛枯槁也。“挛”，闾员切，又去声。“弛”，音矢。“烁”，收勺切。“䐃”，劬允切。

帝曰：“夫子言皮之十二部，其生病皆何如？岐伯曰：“皮者，脉之部也。

十二经脉，各有其部，察之于皮，其脉可知，故曰皮者脉之部。

邪客于皮则腠理开，开则邪入客于络脉，络脉满则注于经脉，经脉满则入舍于腑脏也，故皮者有分部，不与而生大病也。”帝曰：“善！”

经脉既有分部，则邪之中人，可视而知，当速去之。若不预为之治，则邪将日深，而变生大病也。“与”，预同。

三十二，人之四海

（《灵枢·海论》全）

黄帝问于岐伯曰："余闻刺法于夫子，夫子之所言，不离于营卫血气。夫十二经脉者，内属于腑脏，外络于肢节，夫子乃合之于四海乎？"岐伯答曰："人亦有四海、十二经水。经水者，皆注于海，海有东西南北，命曰四海。"黄帝曰："以人应之奈何？岐伯曰："人有髓海，有血海，有气海，有水谷之海，凡此四者，以应四海也。"

十二经水义见后。四海者，百川之宗，人亦有四海，则髓、血、气、水谷之海也。详如下文。

黄帝曰："远乎哉，夫子之合人天地四海也，愿闻应之奈何？"岐伯答曰："必先明知阴阳表里，荥腧[①]所在，四海定矣。"

阴阳者，经脉之阴阳也。表里者，脏腑之内外也。荥腧义详前十四。知此数者，则经络之道明，而四海可定矣。

黄帝曰："定之奈何？岐伯曰："胃者水谷之海，其输上在气街，下至三里。

人受气于水谷，水谷入口，藏于胃，以养五脏气，故五脏六腑之气味，皆出于胃，而胃为水谷之海也。其胃气运行之腧，上者在气街，即气冲穴；下者至三里，在膝下三寸。

冲脉者为十二经之海，其输上在于大杼，下出于巨虚

---

① 国中按："腧"，原文作"输"，属同音同义假借，故改之。经文云："所流为荥，所注为腧。"即经穴流注之所在。

之上下廉。

此即血海也。冲脉起于胞中，其前行者，并足少阴之经，夹脐上行至胸中而散；其后行者，上循背里为经络之海；其上行者，出于颃颡；下行者，出于足。故其输上在于足太阳之大纾，下在于足阳明之巨虚上下廉。

愚按：《动腧篇》曰："胃为五脏六腑之海。"《太阴阳明论》曰："阳明者表也，五脏六腑之海也。"《逆顺肥瘦篇》曰："夫冲脉者，五脏六腑之海也，五脏六腑皆禀焉。"此篇言冲脉者，为十二经之海。若此诸论，则胃与冲脉，皆为十二经之海，亦皆为五脏六腑之海，又将何以辨之？故本篇有水谷之海、血海之分。水谷之海者，言水谷盛贮于此，营卫由之而化生也。血海者，言受纳诸经之灌注，精血于此而蓄藏也。此固其辨矣，及考之《痿论》曰："阳明者，五脏六腑之海，主润宗筋，宗筋主束骨而利机关也。冲脉者，经脉之海也，主渗灌溪谷，与阳明合于宗筋，阴阳总宗筋之会，会于气街，而阳明为之长。"盖阳明为多血多气之腑，故主润宗筋而利机关。冲脉为精血所聚之经，故主渗灌溪谷。且冲脉起于胞中，并少阴之大络而下行。阳明为诸经之长，亦会于前阴。故男女精血皆由前阴而降者，以二经血气总聚于此，故均称为五脏六腑十二经之海，诚有非他经之可比也。又冲脉义，详前二十七，所当互考。

膻中者，为气之海，其输上在于柱骨之上下，前在于人迎。

"膻中"，胸中也，肺之所居。诸气者皆属于肺，是为真气，亦曰宗气。宗气积于胸中，出于喉咙，以贯心脉而行呼吸，故膻中为之气海。"柱骨"，项后天柱骨也。《忧恚无言篇》曰："颃颡者，分气之所泄也。"故气海运行之腧，一在颃颡之后，即柱骨之上下，谓督脉之喑门、大椎也；一在颃颡之前，谓足阳明之人迎也。

脑为髓之海，其输上在于其盖，下在风府。”

凡骨之有髓，惟脑为最巨，故诸髓皆属于脑，而脑为髓之海。“盖”，脑盖骨也，即督脉之囟会。“风府”，亦督脉穴。此皆髓海之上下前后腧也。

黄帝曰：“凡此四海者，何利何害？何生何败？”岐伯曰：“得顺者生，得逆者败；知调者和，不知调者害。”

凡此四海，俱有顺逆。得顺者，知所养者也，故生；不知所养则逆矣，故败。

黄帝曰：“四海之逆顺奈何？”岐伯曰：“气海有余者，气满胸中悗息面赤；气海不足，则气少不足以言。

气有余者，邪气实也；气不足者，正气虚也。下仿此。气海在胸中而属阳，故气实则胸中悗闷喘息，面热而赤。声由气发，气不足则语言轻怯，不能出声。《脉要精微论》曰：“言而微，终日乃复言者，此夺气也。”“悗”，母本切，又音瞒。

血海有余，则常想其身大，怫然不知其所病；血海不足，亦常想其身小，狭然不知其所病。

形以血充，故血有余则常想其身大。“怫”，怫郁也，重滞不舒之貌。血不足则常想其身小。“狭”，隘狭也，索然不广之貌。此皆血海不调之为病，病在血者徐而不显，故茫然不觉其所病。“怫”，音佛。

水谷之海有余，则腹满；水谷之海不足，则饥不受谷食。

其余者，水谷留滞于中，故腹为胀满。不足者，脾虚则不能运，胃虚则不能纳，故虽饥不受谷食。

髓海有余，则轻劲多力，自过其度；髓海不足，则脑转耳鸣，胫痠眩冒，目无所见，懈怠安卧。”

髓海充足，即有余也，故身轻而劲，便利多力，自有过人之度而无病也。若其不足，则在上者为脑转，以脑空而运，似旋转也。为耳鸣，以髓虚者精必衰，阴虚则耳鸣也。为胫痠，髓空无力也。为眩冒忽不知人，为目无所见，怠惰安卧，皆以髓为精类，精衰则气去，而诸症以现矣。

黄帝曰：“余已闻逆顺，调之奈何？”岐伯曰：“审守其腧而调其虚实，无犯其害，顺者得复，逆者必败。”黄帝曰：“善！”

“审守其腧”，谓审察其腧穴如上文也。“无犯其害”，无盛盛、无虚虚也。“顺者得复，逆者必败”，切戒夫天时人事皆宜慎而不可忽也。

三十三、十二经水，阴阳刺灸之度。

（《灵枢·经水篇》全）

黄帝问于岐伯曰：“经脉十二者，外合于十二经水，而内属于五脏六腑。夫十二经水者，其有大小、深浅、广狭、远近各不同，五脏六腑之高下小大，受谷之多少亦不等，相应奈何？”

人有经脉十二，手足之三阴三阳也。天地有经水十二，清、渭、海、湖、汝、渑、淮、漯、江、河、济、漳也。经脉有高下小大不同，经水有广狭远近不同，故人与天地皆相应也。

夫经水者，受水而行之；五脏者，合神气魂魄而藏之；

六腑者，受谷而行之，受气而扬之；经脉者，受血而营之。合而以治奈何？刺之深浅，灸之壮数，可得闻乎？”

经水者，受水而行于地也。人之五脏者，所以藏精神魂魄者也。六腑者，所以受水谷，化其精微之气，而布扬于内外者也。经脉犹江河也，血犹水也，江河受水而经营于天下，经脉受血而运行于周身，合经水之道以施治，则其源流远近，固自不同，而刺之浅深，灸之壮数，亦当有所辨也。

岐伯答曰：“善哉问也。天至高不可度，地至广不可量，此之谓也。且夫人生于天地之间，六合之内，此天之高、地之广也，非人力之所能度量而至也。若夫八尺之士，皮肉在此，外可度量切循而得之，其死可解剖而视之，其脏之坚脆，腑之大小，谷之多少，脉之长短，血之清浊，气之多少，十二经之多血少气，与其少血多气，与其皆多血气，与其皆少血气，皆有大数。其治以针艾，各调其经气，固其常有合乎！”

天至高，地至广，难以测度。人生天地六合之间，虽气数亦与天地相合，似难测识，然而八尺之士，有形可据，其生也可度量其外，其死也可剖视其内。故如脏之坚脆，则见于《本脏篇》；腑之大小，谷之多少，则见于《平人绝谷篇》；脉之长短，则见于《脉度篇》；血之清浊，则见于《根结篇》；十二经血气多少各有大数，则见于《血气形志》等篇。此其针艾浅深多寡，故各有所宜如下文也。

黄帝曰：“余闻之，快于耳，不解于心，愿卒闻之。”岐伯答曰：“此人之所以参天地而应阴阳也，不可不察。

人与天地相参，所以为三也，应阴阳义如下文。

足太阳外合于清水，内属于膀胱，而通水道焉；

此下以经脉配经水，盖欲因其象，以辨血气之盛衰也。足太阳经内属膀胱，是经多血少气，故外合于清水。按清水即大小清河。《舆地图志》曰："大清河即济水之故道，自兖州府东北流出长清等县，由利津等界入海。小清河一名泺水，源发济南府趵突泉，经章丘，受漯河之水，由新城入海。《禹贡》曰："浮于济漯达于河"者，必此河也。今俱属山东省济南府。

足少阳外合于渭水，内属于胆；

足少阳经内属于胆，常少血多气，故外合于渭水。按《地志》："渭水出陇西郡渭源县西南乌鼠山，至同州入河。"今俱隶陕西省，渭源属临洮府，同州属西安府。

足阳明外合于海水，内属于胃；

足阳明经内属于胃，常多气少血，为五脏六腑之海，故外合于海水。按海包地外，地在海中，海水周流，实一而已。今云四海者，以东西南北而分言之也，故东曰渤海，南曰涨海，西曰青海，北曰瀚海。

足太阴外合于湖水，内属于脾；

足太阴经内属于脾，常多气少血，《九针论》云多血少气，故外合于湖水。湖即五湖，谓彭蠡、洞庭、巢湖、太湖、鉴湖也。五湖皆在东南，《周礼·职方氏》"扬州泽薮曰具区。"

足少阴外合于汝水，内属于肾；

足少阴经内属于肾，常少血多气，故外合于汝水。按汝水源出汝州天息山，由西平、上蔡、汝阳等县入淮，今属河南省汝宁府。

足厥阴外合于渑水，内属于肝；

足厥阴经内属于肝，常多血少气，故外合于渑水。按渑水即涧水，源出新安县东北白石山，由渑池、新安之间入洛，而洛入于河也，今属河南省河南府。“渑”，音免。

手太阳外合淮水，内属小肠，而水道出焉；

手太阳经内属小肠，常多血少气，故外合于淮水。按淮水出唐州桐柏山，绕徐扬之界，东入于海，今属河南省南阳府，改名唐县。

手少阳外合于漯水，内属于三焦；

手少阳经内属三焦，常少血多气，故外合于漯水。按漯水源出章丘长白山，入小清河归海，今属山东省济南府。详见前足太阳经条下。“漯”，音磊，又太合切。

手阳明外合于江水，内属于大肠；

手阳明经内属大肠，常多血多气，故外合于江水。按江源出西蜀之岷山，今属四川省成都府茂州，其长万里，至吴地入海，此即所以限南北也。

手太阴外合于河水，内属于肺；

手太阴经内属于肺，常多气少血，肺为脏腑之盖，其经最高而朝百脉，故外合于河水。按河有两源，一出葱岭，一出于阗，合流东注蒲昌海，潜行地中，南出积石以入中国。一说黄河源出星宿海，在中国西南直四川马湖府之正西三千余里，云南丽江府之西北一千五百余里，合诸流自西而东，行二十日至昆仑，绕昆仑之西南，折而东北，又折而西北，又转而东北，又行二十余日，历云中、九原，至大宁始入中国，是为四渎之宗。

手少阴外合于济水，内属于心；

手少阴经内属于心，常少血多气，故外合于济水。按江源初发王屋山下曰沇水，即现而伏，复出为济。济截河而流，不混其清，故又曰清济，流虽微而独尊，故居四渎之一，今属河南省怀庆府济源县。

手心主外合于漳水，内属于心包。

手厥阴经内属心主，常多血少气，故外合于漳水。按漳水有二：一出上党沾县大黾谷，曰清漳；一出上党长子县发鸠山，曰浊漳。皆入于河，今俱隶山西省。沾县即乐平县，属太原府，长子县属潞安府。以上经水，经脉俱有图。

凡此五脏六腑十二经水者，外有源泉而内有所禀，此皆内外相贯，如环无端，人经亦然。故天为阳，地为阴，腰以上为天，腰以下为地。故海以北者，为阴；湖以北者，为阴中之阴；漳以南者，为阳；河以北至漳者，为阳中之阴；漯以南至江者，为阳中之太阳。此一隅之阴阳也，所以人与天地相参也。"

此以经水经脉相参，而合乎天地之阴阳也。夫经水者，河海行于外，而源泉出于地。经脉者，脉络行于表，而脏腑主于中。故内外相贯，如环无端也。然经水经脉，各有阴阳之分。如天以轻清在上，故天为阳；地以重浊在下，故地为阴。《六微旨大论》曰："天枢之上，天气主之；天枢之下，地气主之。人身应天地，故腰以上为天属阳，腰以下为地属阴，而经脉脏腑之应于经水者亦然。如海合于胃，湖合于脾，脾胃居于中州，腰之分也。海以北者为阴，就胃腑言，自胃而下，则小肠、胆与膀胱皆属腑，居胃之北而为阴也；湖以北者为阴中之阴，就脾脏言，自脾而下，则肝肾皆属脏，居脾之北，而为阴中之阴也；腰以上者，如漳合于心主，心主之上，惟心与肺，故漳以南者为阳也；河合于肺，肺之下亦惟心与心主，故河以北至漳者为阳中之阴也。凡此皆以上南下北言阴阳耳。然更有其阳者，则脏腑之外分三焦，三焦之外为皮毛。《本脏篇》曰："肺合大肠，大肠者皮其应。"今三焦合于漯水，大肠合于江水，故曰漯以南至江者，为阳中之太阳也。此天地人相合之道，天地至广，而兹所言合者，特举中国之水耳，故曰此一隅之阴阳也，所以人与天地相参也。

黄帝曰："夫经水之应经脉也，其远近浅深，水血之多少各不同，合而以刺之奈何?"岐伯答曰："足阳明，五脏六腑之海也，其脉大血多，气盛热壮，刺此者不深弗散，不留不泻也。

用针之法，诸经不同，故人有浅深，分寸可察，留有迟速，呼吸可纪，各随经脉之浅深远近而施其宜也。十二经中，惟足阳明之脉最大，而多气多血，其邪盛者热必壮，凡刺此者，不深入则邪弗能散，不久留则邪不能泻，数详下文。

足阳明刺深六分，留十呼；足太阳深五分，留七呼；足少阳深四分，留五呼；足太阴深三分，留四呼；足少阴深二分，留三呼；足厥阴深一分，留二呼。

此足六经之刺度也。出气曰呼，入气曰吸，曰十呼七呼之类，则吸在其中矣，盖一呼即一息也。但刺有补泻之异，呼吸有先后之分。故凡用泻者，必候病者之吸而入针，再吸转针，候呼出针。凡用补者，必因其呼而入针，再呼转针，候吸出针。故《针赋》曰："补者先呼后吸，泻者先吸后呼。"正此义也。后世令病人咳嗽以代呼，收气以代吸，气有出入，亦与呼吸相同耳。

手之阴阳，其受气之道近，其气之来疾，其刺深者皆无过二分，其留皆无过一呼。

手之六经皆在于上，肌肉薄而溪谷浅，故刺不宜深。

经脉短而气易泄，故留不宜久。

其少长大小肥瘦，以心撩之，命曰法天之常。

刺法大概，虽如上文所云，然人有不同，如少者盛，长者衰，大者广，小者狭，肥者深，瘦者浅，有不可以一例论者，故当以心撩之。盖以天道无穷，造化莫测，医当效之，则妙用无方，命曰法天之常也。故梅孤高氏曰：“针之留几呼，虽有是言，然病有浅深，病浅者如经言可也，病甚则邪盛，邪气吸针，转针尚难，况强出乎？必俟其正气之来徐而虚，然后出针，病气斯去，固不可以经言为执也。”是即心撩之法。少长大小肥瘦义，详针刺类二十。“撩”，音辽，又上、去二声。《通俗文》：“理乱谓之撩理。”

灸之亦然。灸而过此者，得恶火则骨枯脉涩；刺而过此者，则脱气。”

刺有浅深迟速之度，灸有壮数大小之度。刺有补泻，灸亦有补泻。凡以火补者，毋吹其火；以火泻者，疾吹其火。血实气壅、病深肉厚者，宜泻；阳衰气怯、元虚体弱者，宜补。背腹股髀、道远势缓者，宜大而多；头面臂臑、羸弱幼小者，宜小而少。此其大法也。设不知此而灸过其度，非惟无益，反以害之，是恶火也。故灸失其宜则骨枯脉涩，刺失其宜则脱泄元气，均致人之夭殃矣。

黄帝曰：“夫经脉之小大，血之多少，肤之厚薄，肉之坚脆，及腘之大小，可为量度乎？”

言其可测否也。

国中按：“撩”，《说文》云：“撩，理也”。今以“料”字代之。《说文》云：“料，量也。”

国中按：“腘”，原文作“胭”，乃传抄之误，《太素》、《甲乙经》均作“腘”，当从之。

岐伯答曰："其可为度量者，取其中度也，不甚脱肉而血气不衰也。若夫度之人，消瘦而形肉脱者，恶可以度量刺乎？审切循扪，按视其寒温盛衰而调之，是谓因适而为之真也。"

"中度"，言中人之常度也。其肌肉不至脱，气血不甚衰者，乃可为常法之准则。若肌体消而形肉脱，不得以程度拘泥也。故必当审切循摸，随其盛衰而善调之。然则上文所云者，特为后学设规矩耳，而因其情，适其宜，必出于心，应于手，斯得病治之真诀矣。

三十四、手足阴阳系日月

（《灵枢·阴阳系日月篇》全）

黄帝曰："余闻天为阳，地为阴，日为阳，月为阴，其合之于人奈何？"岐伯曰："腰以上为天，腰以下为地，故天为阳，地为阴。故足之十二经脉以应十二月，月生于水，故在下者为阴；手之十指以应十日，日主火，故在上者为阳。"

日为阳精，故日主火。月为阴精，故月生于水。日为阳，阳数五，五者中数之奇也，二五为十，故旬有十日，而纪日者所以作十干也。月为阴，阴数六，六者中数之偶也，二六一十二，故岁有十二月，而纪月者所以作十二支也。其合于人，则腰以上为天，腰以下为地。手在腰之上，故属阳，而左右共十指，所以应十日也；足在腰之下，故属阴，而左右共十二经，所以应十二月也。

黄帝曰："合之于脉奈何？"岐伯曰："寅者，正月之生

阳也，主左足之少阳；未者，六月，主右足之少阳。卯者，二月，主左足之太阳；午者，五月，主右足之太阳。辰者，三月，主左足之阳明；巳者，四月，主右足之阳明。此两阳合于前，故曰阳明。申者，七月之生阴也，主右足之少阴；丑者，十二月，主左足之少阴。酉者，八月，主右足之太阴；子者，十一月，主左足之太阴。戌者，九月，主右足之厥阴；亥者，十月，主左足之厥阴。此两阴交尽，故曰厥阴。

此言十二支为阴，足亦为阴，故足经以应十二月也。然一岁之中，又以上半年为阳，故合于足之六阳；下半年为阴，故合于足之六阴。人之两足，亦有阴阳之分，则左为阳，右为阴。以上下半年之阴阳，而合于人之两足，则正、二、三为阳中之阳，阳之进也，故正月谓之生阳，阳先于左而后于右，故正月主左足之少阳，二月主左足之太阳，三月主左足之阳明；四、五、六为阳中之阴，阳渐退、阴渐生也，故四月主右足之阳明，五月主右足之太阳，六月主右足之少阳。然则一岁之阳，会于上半年之辰巳两月，是为两阳合于前，故曰阳明。阳明者，言阳盛之极也。七、八、九为阴中之阴，阴之进也，故七月谓之生阴，阴先于右而后于左，故七月主右足之少阴，八月主右足之太阴，九月主右足之厥阴；十月、十一、十二月为阴中之阳，阴渐退、阳渐生也，故十月主左足之厥阴，十一月主左足之太阴，十二月主左足之少阴。然则一岁之阴，会于下半年之戌亥两月，是为两阴交尽，故曰厥阴。厥者，尽也，阴极于是也。此总计一岁阴阳之盛衰，故正与六合，二与五合，三与四合，而阳明合于前也；七与十二合，八与十一合，九与十合，而厥阴合于后也。非如六气厥阴主风木、阳明主燥金者之谓。

甲主左手之少阳，己主右手之少阳；乙主左手之太阳，戊主右手之太阳；丙主左手之阳明，丁主右手之阳明。此两火并合，故为阳明。庚主右手之少阴，癸主左手之少阴；辛主右手之太阴，壬主左手之太阴。

此言十干为阳，手亦为阳，故手经以应十日也。十日之中，居前者木火土为阳，居后者金水为阴，阳以应阳经，阴以应阴经，亦如足之与月也。故甲主左手之少阳，乙主左手之太阳，丙主左手之阳明，己主右手之少阳，戊主右手之太阳，丁主右手之阳明。十干之火在于丙丁，此两火并合，故为阳明也。自己以后，则庚辛壬癸，俱金水为阴，故庚主右手之少阴，辛主右手之太阴，癸主左手之少阴，壬主左手之太阴。第足言厥阴而手不言者，盖足以岁言，岁气有六；手以旬言，旬惟五行而已。且手厥阴者心包络也，其脏附心，故不言耳。足手阴阳俱有图。（见《图翼》三卷）

故足之阳者，阴中之少阳也；足之阴者，阴中之太阴也；手太阳者，阳中之太阳也；手之阴者，阳中之少阴也。腰以上者为阳，腰以下者为阴。

此即两仪四象之道，阴中无太阳，阳中无太阴。故足为阴，而阴中之阳惟少阳耳，阴中之阴则太阴也。手为阳，阳中之阴惟少阴耳，阳中之阳则太阳也。故以腰之上下分阴阳，而手配十干，足配十二支，而三阴三阳各有所属焉。可见腰以上者，阳中亦有阴；腰以下者，阴中亦有阳也。

其于五脏也，心为阳中之太阳，肺为阳中之少阴，肝为阴中之少阳，脾为阴中之至阴，肾为阴中之太阴。”

五脏以心肺为阳，故居膈上而属手经。肝脾肾为阴，故居膈下而属足经。然阴阳之中，又有阴阳之分，亦如上节足手之义。故《金柜正言论》曰："阳中之阳，心也；阳中之阴，肺也；阴中之阴，肾也；阴中之阳，肝也；阴中之至阴，脾也。"义与此同。详阴阳类五。

黄帝曰："以治之奈何?"岐伯曰："正月、二月、三月，人气在左，无刺左足之阳；

人气所在，不可以刺，恐伤其旺气也。正月在左足之少阳，二月在左足之太阳，三月在左足之阳明，刺所当忌也。

四月、五月、六月，人气在右，无刺右足之阳；

四月在右足之阳明，五月在右足之太阳，六月在右足之少阳，刺所当忌。

七月、八月、九月，人气在右，无刺右足之阴；

七月在右足之少阴，八月在右足之太阴，九月在右足之厥阴，皆当忌刺。

十月、十一月、十二月，人气在左，无刺左足之阴。"

十月在左足之厥阴，十一月在左足之太阴，十二月在左足之少阴，皆当忌刺。

愚按：本篇但言人气在足之刺忌而不言手者，盖言足之十二支，则手之十干可类推矣。故甲乙丙在左手之少阳太阳阳明，已戊丁在右手之少阳太阳阳明，庚辛在右手之少阴太阴，癸壬在左手之少阴太阴，皆不可以刺也。

黄帝曰："五行以东方为甲乙木旺春，春者苍色主肝，肝者足厥阴也。今乃以甲为左手之少阳，不合于数何也?"

五行以东方甲乙为木而旺于春，在色为苍，在脏为肝，在经为足厥阴。今上文以为左手之少阳，是不合于数也，故有此问。

岐伯曰："此天地之阴阳也，非四时五行之以次行也。且夫阴阳者，有名而无形，故数之可十，离之可百，散之可千，推之可万，此之谓也。"

天地之阴阳，言变化之多也。夫干支手足者，分上下也。左右少太者，辨盛衰也。今甲为天干之首，故当主左手之少阳，非四时五行之次，厥阴风木之列也。且夫阴阳之道，有名无形，可以十，可以百，可以千，可以万，左右逢源，无非其道，故不可以执一论之。"数之可十"四句，又见前二十九及运气类四。

三十五、身形应九野、天忌。

（《灵枢·九针论》）

黄帝曰："愿闻身形应九野奈何？"

"九野"，即八卦九宫之位也。

岐伯曰："请言身形之应九野也，左足应立春，其日戊寅己丑；

此左足应《艮》宫，东北方也。立春后，东北节气也。寅丑二日，东北日辰也。故其气皆应于《艮》宫。然《乾》、《坤》、《艮》《巽》，四隅之宫也。《震》、《兑》、《坎》、《离》，四正之宫也。土旺于四季，故四隅之宫皆应戊己，而四正之宫各有所旺。后仿此。

左胁应春分，其日乙卯；

此左胁应《震》宫也。"左胁"，正东方也。春分后，正东节气也。乙卯日，东方之正也。故其气皆相应。

左手应立夏，其日戊辰己巳；

此左手应《巽》宫，东南方也。立夏后，东南节气也。戊辰己巳，东南日辰也。故其气皆相应。

膺喉首头应夏至，其日丙午；

胸前曰膺。膺喉首头应《离》宫，正南方也。夏至后，正南节气也。丙午日，南方之正也。故其气皆相应。

右手应立秋，其日戊申己未；

此右手应《坤》宫，西南方也。立秋后，西南节气也。戊申己酉，西南日辰也。故其气相应。

右胁应秋分，其日辛酉；

此右胁应《兑》宫，正西方也。秋分后，正西节气也。辛酉日，西方之正也。故其气皆相应。

右足应立冬，其日戊戌己亥；

此右足应《乾》宫，西北方也。立冬后，西北节气也。戊戌己亥，西北日辰也。故其气皆相应。

腰尻下窍应冬至，其日壬子；

此腰尻下窍应《坎》宫，正北方也。冬至后，正北节气也。壬子日，北方之正也。故其气皆相应。

六腑、膈下三脏应中州，其大禁，大禁太一所在之日，及诸戊己。

此膈下应中宫也。“膈下”，腹中也。“三脏”，肝脾肾也。六腑三脏俱在膈下腹中，故应中州。其大禁者，在太一所在之日及诸戊己日。盖戊己属土，虽寄旺于四季，而实为中宫之辰，故其气应亦如太一。按：太一义出《九宫八风篇》，详运气类三十五，如冬至居叶蛰宫四十六日，立春居天留宫四十六日之类是也。但彼只言八宫而不及中宫，此节乃言中宫太一所在之日，意者于八宫太一数中，凡值四季土旺用事之日，即中宫太一之期也，惟博者正之。

凡此九者，善候八正所在之处，

“九”，九宫也。“正”，正风也。“八正”，即八方旺气之所在，太一之谓也。九宫定则八正之气可候矣。

所主左右上下身体有痈肿者，欲治之，无以其所值之日溃治之，是谓天忌日也。”

天地八正之方，即人身气旺之所，故所主左右上下，凡身体有痈肿之处，勿以所值之日溃治之，恐其走泄元气，以犯天忌不吉也。此当与《九宫八风》及《贼风》邪气乘虚伤人二章参阅，详运气类在三十五、六，仍有图在《图翼》二卷。

类经十卷

标 本 类

一、六气标本，所从不同。

（《素问·至正要大论》）

帝曰："六气标本，所从不同奈何？"

六气者，风、寒、暑、湿、火、燥，天之令也。"标"，末也。"本"，源也。犹树木之有根枝也。分言之则根枝异形，合言之则标出乎本。此篇当与《六微旨大论》："少阳之上，火气治之，中见厥阴"之义参看，详运气类第六。

岐伯曰："气有从本者，有从标本者，有不从标本者也。"帝曰："愿卒闻之。"

"不从标本者"，从中气也。

岐伯曰："少阳太阴，从本；

六气少阳为相火，是少阳从火而化，故火为本，少阳为标；太阴为湿土，是太阴从湿而化，故湿为本，太阴为标。二气之标本同，故经病之化皆从乎本。

少阴太阳，从本从标；

少阴为君火，从热而化，故热为本，少阴为标，是阴从乎阳也；太阳为寒水，从寒而化，故寒为本，太阳为标，是阳从乎阴也。二气之标本异，故经病之化，或从乎标，或从乎本。

阳明厥阴，不从标本，从乎中也。

阳明为燥金，从燥而化，故燥为本，阳明为标。厥阴为风木，从风而化，故风为本，厥阴为标。但阳明与太阴为表里，故以太阴为中气，而金从湿土之化。厥阴与少阳为表里，故以少阳为中气，而木从相火之化。是皆从乎中也。详义见《图翼》三卷《上中下本标中气图解》。

故从本者，化生于本；从标本者，有标本之化；从中者，以中气为化也。"

六气之太过不及皆能为病，病之化生必有所因，故或从乎本，或从乎标，或从乎中气，知其所从，则治无失矣。

帝曰："脉顺而病反者，其诊何如？"

谓脉之阴阳必从乎病，其有脉病不应而相反者，诊当何如也。

岐伯曰："脉至而顺，按之不鼓，诸阳皆然。"

阳病现阳脉，脉至而顺也，若浮洪滑大之类，本皆阳脉，但按之不鼓，指下无力，便非真阳之候，不可误认为阳。凡诸阳症得此者，似阳非阳皆然也。故有为假热、有为格阳等症，此脉病之为反也。

帝曰："诸阴之反，其脉何如？"岐伯曰："脉至而顺，按之鼓甚而盛也。"

阴病现阴脉，脉至而顺矣，若虽细小而按之鼓甚有力者，此则似阴非阴也。凡诸阴病而得此，有为假寒，有为格阴，表里异形，所以为反。凡此相反者，皆标本不同也。如阴脉而阳症，本阴标阳也；阳脉而阴症，本阳标阴也。故治病当必求其本。

二、病有标本，取有逆顺。

（《素问·至正要大论》随前篇）

是故百病之起，有生于本者，有生于标者，有生于中气者；有取本而得者，有取标而得者，有取中气而得者，有取标本而得者；有逆取而得者，有顺[①]取而得者。

百病之生于本标中气者，义见前篇。“中气”，中见之气也，如少阳厥阴互为中气，阳明太阴互为中气，太阳少阴互为中气，以其相为表里，故其气互通也。“取”，求也。病生于本者，必求其本而治之；病生于标者，必求其标而治之；病生于中气者，必求中气而治之。或生于标、或生于本者，必或标或本而治之。取有标本，治有逆顺。以寒治热，治真热也；以热治寒，治真寒也，是为逆取。以热治热，治假热也；以寒治寒，治假寒也，是为顺取。逆顺义，详论治类第四。

逆，正顺也。若顺，逆也。

病热而治以寒，病寒而治以热，于病似逆，于治为顺，故曰逆，正顺也。病热而治以热，病寒而治以寒，于病若顺，于治为反，故曰若顺，逆也。本论曰：“逆者正治，顺者反治。”是亦此意。

故曰：“知标与本，用之不殆，明知逆顺，正行无问”，此之谓也。不知是者，不足以言诊，足以乱经。

“用”，运用也。“殆”，危也。“正行”，执中而行，不

---

① 国中按：“顺”，原文作“从”，乃避讳字，前后经文凡属此义者均改之，详见本书附录《内经避讳字初探》。

偏不倚也。"无问"，无所疑问以资惑乱也。不有真见，乌能及此？错乱经常，在不知其本耳。

故《大要》曰："粗工嘻嘻，以为可知，言热未已，寒病复始，同气异形，迷诊乱经。"此之谓也。

"粗工"，浅辈也。"嘻嘻"，自得貌。妄谓道之易知，故见标之阳，辄从火治，假热未除，真寒复起。虽阴阳之气若同，而变现之形则异。即如甲乙同为木化，而甲阳乙阴；一六同为水数，而一阳六阴，何非同气异形者？粗工昧此，未有不迷乱者矣。

夫标本之道，要而搏，小而大，可以言一而知百病之害，言标与本，易而勿损，察本与标，气可令调，明知胜复，为万民式，天之道毕矣。

要而博、小而大者，谓天地之运气，人身之疾病，变化无穷，无不有标本在也。如三阴三阳，皆由六气所化，故六气为本，三阴三阳为标。知标本胜复之化，则气可令调，而天之道毕矣。然疾病之或生于本，或生于标，或生于中气，凡病所从生，即皆本也。夫本者，一而已矣，故知其要则一言而终，不知其要则流散无穷也。

三、病反其本，得标之病；治反其本，得标之方。

（《素问·至正要大论》）

帝曰："病生于本，余知之矣；生于标者，治之奈何？"

病之先受者为本，病之后变者为标。生于本者，言受病之源根；生于标者，言目前之多变也。

岐伯曰："病反其本，得标之病；治反其本，得标之方。"

谓病有标本，但反求其所致之本，则现在之标病，可得其阴阳表里之的矣。治有本末，但反求其拔本之道，则治标之运用，可得其七方十剂之妙矣。此无他，亦必求于本之意。

四、病有标本，刺有逆顺。

（《素问·标本病传论》）

黄帝问曰："病有标本，刺有逆顺奈何？"

"逆"者，谓病在本而刺其标，病在标而刺其本。"顺"者，病在本而刺其本，病在标而刺其标也。

岐伯对曰："凡刺之方，必别阴阳，

"阴阳"二字，所包者广，如经络、时令、气血、疾病，无所不在。

前后相应，逆顺得施，标本相移。

取其前则后应，取其后则前应，故或逆或顺，得施其法，而在标在本，可相移易矣。

故曰有其在标而求之于标，有其在本而求之于本；

当顺取者若此。

有其在本而求之于标，有其在标而求之于本。

当逆取者若此。

故治有取标而得者，有取本而得者，有逆取而得者，有顺取而得者。

各有所宜也。

故知逆与顺，正行无问，知标本者，万举万当，不知标本，是谓妄行。”

既知标本逆顺之道，尚何疑问，又何不当，此甚言标本之不可不知也。当，去声。

五、标本逆顺，治有先后。

（《素问·标本病传论》，《灵枢·病本篇》与此篇同者不重载）

夫阴阳逆顺标本之为道也，小而大，言一而知百病之害；少而多，浅而博，可以言一而知百也。

一者本也，百者标也。

以浅而知深，察近而知远，言标与本，易而勿及。

此标本逆顺阴阳之道，似乎浅近，言之虽易，而实无能及者。

治反为逆，治得为顺。

此释逆顺为治之义。“得”，相得也，犹言顺也。

先病而后逆者，治其本；先逆而后病者，治其本；先寒而后生病者，治其本；先病而后生寒者，治其本；先热而后生病者，治其本；

有因病而致血气之逆者，有因逆而致变生之病者，有因寒热而生为病者，有因病而生为寒热者，但治其所因之本源，则后生之标病，可不治而自愈矣。

先热而后生中满者，治其标；先病而后泄者，治其本；先泄而后生他病者治其本；必且调之，乃治其他病，先病而后生中满者，治其标；先中满而后烦心者治其本。

诸病皆先治本，而惟中满者先治其标，盖以中满为病，其邪在胃，胃者脏腑之本也，胃满则药食之气不能行，而脏腑皆失其所禀，故先治此者，亦所以治本也。

人有客气，有同气。

“客气”者，流行之运气也，往来不常，故曰客气。“同气”者，四时之主气也，岁岁相同，故曰同气。气有不和，则客气同气皆令人病矣。

小大不利，治其标；小大利，治其本。

无论客气同气之为病，即先有他病，而后为小大不利者，亦先治其标。诸皆治本，此独治标，盖二便不通，乃危急之候，虽为标病，必先治之，此所谓急则治其标也。凡诸病而小大利者，皆当治本无疑矣。

愚按：此篇标本之义，凡治本者十之八九，治标者惟中满及小大不利二者而已。盖此二者，亦不过因其急而不得不先之也。又如《阴阳应象大论》曰：“治病必求于本。”观此“必”字，即中满及小大不利二症，亦有急与不急之分而先后乎其间者，此则圣人治本治标大义，可洞悉矣。奈何今之医家，多不知求本求标、孰缓孰急之道，以故治标者常八九，治本者无二三，且动称急则治其标，缓则治其本，尚不知孰为可缓，孰为最急，颠倒错认，举手误人，是未明此篇标本之真义耳。

病发而有余，本而标之，先治其本，后治其标。病发而不足，标而本之，先治其标，后治其本；

此以病气强弱而言标本也。如病发之气有余，则必侮及他脏他气，而因本以传标，故必先治其本。病发之气不足，则必受他脏他气之侮，而因标以传本，故必先治其标。盖亦治所从生也。

谨察间甚，以意调之，间者并行，甚者独行。

间者，言病之浅；甚者，言病之重也。病浅者，可以兼治，故曰并行；病甚者，难容杂乱，故曰独行。盖治不精专，为法之大忌，故当加意以调之也。一曰病轻者，邪气与元气互为出入，故曰并行；病甚者，邪专旺而肆虐，故曰独行。于义亦通。“间”，去声。

先小大不利而后生病者，治其本。

二便不利，皆为急症，故无论标本，即当先治。此一句当在前“小大不利”之后，必古文脱简误入于此。

愚按：二便之治，小便尤难，但知“气化则能出矣”之意，则大肠之血燥者，不在硝黄，而膀胱之气闭者，又岂在五苓之类？

类经十一卷

气　味　类

一、天食人以五气，地食人以五味。

（《素问·六节脏象论》附：草根树皮说）

帝曰："余闻气合而有形，因变以正名，天地之运，阴阳之化，其于万物，孰少孰多，可得闻乎？"

因气之合而有万物之形，因形之变而有万物之名，皆天地之运，阴阳之化也。然万物之广，孰少孰多，无不有数，欲详知之，故以为问。

岐伯曰："悉哉问也，天至广，不可度，地至大，不可量，大神灵问，请陈其方。

天地广大，不可度量，万物众多，亦难尽悉，请陈其方，谓举其要者言之耳。

草生五色，五色之变，不可胜视；草生五味，五味之美，不可胜极。

此以草言者，木亦在其中矣。青、黄、赤、白、黑，五色之正也，然色有浅深间杂之异，故五色之变不可胜视；酸、辛、甘、苦、咸，五味之正也，然味有厚薄优劣之殊，故五味之美，不可胜极。即此五色五味之变，已不可穷，而天地万物之化，又乌得而量哉？

嗜欲不同，各有所通。

物性不齐，各有嗜欲，声色臭味，各有相宜，故各有所通也。

天食人以五气，地食人以五味。

天以五气食人者，臊气入肝，焦气入心，香气入脾，腥气入肺，腐气入肾也。地以五味食人者，酸先入肝，苦先入心，甘先入脾，辛先入肺，咸先入肾也。清阳化气出乎天，浊阴成味出乎地，故天食人以气，地食人以味，此即天地之运，阴阳之化，而人形之所以成也。

五气入鼻，藏于心肺，上使五色修明，音声能彰。

五气入鼻，由喉而藏于心肺，以达五脏。心气充则五色修明，肺气充则声音彰著。盖心主血，故华于面；肺主气，故发于声。

五味入口，藏于肠胃，味有所藏，以养五气，气和而生，津液相成，神乃自主。”

五味入口，由咽而藏于肠胃，胃藏五味，以养五脏之气，而化生津液以成精，精气充而神自生，人生之道，止于是耳。而其所以成之者，则在于天之气地之味，气味之切于用者，则在乎药食之间而已。

附：草根树皮说

愚按：本篇帝以天地阴阳之化为问，而伯独以草为对，因发明五气五味之理。观者但谓其言草，而不知人生所赖者惟此，故特明其义，诚切重之也。

余居京邸，尝治一荐绅之疾，愈已七八，势在将安。忽其契者[①]，荐一伪诞庸流，以导引栽接称长技，极口藐医，冀要其功。且云：“彼医药者，虽为古法，然但可除轻

① 国中按：“契者”，情投意合之人也。

浅之疾，疗不死之病耳。至于存真接气，固本回天，岂果草根树皮之力，所能及哉?”病者忻服，信为神仙。自后凡见相候者，辄云近得神仙之术，幸脱沉疴，今赖为主，而以药副之。余闻是言，殊为不平，然窃计之，则又安忍以先圣之道为人之副，由是谢绝，不为加意。居无何，旧疾大作，遣人相延者再四且急。余不得已，勉效冯妇之举，既至，察其药缺已久，更剧于前，复为殚竭心力，仅获保全。乃相问曰：“向闻得导引之功，今则何以至此?”彼赧颜答曰：“此固一说，然亦无可凭据，及病作而用之，则无济于事，以今观之，似不可与斯道争先也。”

余因告之曰：“医祖三皇，其来尚矣，岂易言者哉? 虽轩岐之教，初未尝废恬惔虚无、呼吸精气之说，然而缓急之宜，各有所用。若于无事之时，因其固有而存之养之，亦足为却病延年之助，此于修养之道，而有能及其妙者，固不可不知也。至于疾病既成，营卫既乱，欲舍医药，而望其邪可除，元可复，则无是理也。亦犹乱世之甲兵，饥馁之粮饷，所必不容已者，既此药也。孰谓草根树皮，果可轻视之哉? 然余犹有说焉，按史氏曰：‘人生于寅。’朱子曰：‘寅为人统。’夫寅属三阳，木旺之乡也，而人生应之，其为属木可知矣。至察养生之用，则琼浆玉粒，何所生也? 肥鲜甘脆，何所成也? 高堂广厦安其居，何所建也? 布帛衣裘温其体，何所制也? 然则草木之于人也，服食居处，皆不可以顷刻无也，无则无生矣。而人之属木也，果信然否? 第以谷食之气味，得草木之正；药饵之气味，得草木之偏。得其正者，每有所亏；钟其偏者，常有所胜。以所胜而治所亏，则致其中和而万物育矣。此药饵之功用，正所以应同声，求同气，又孰有更切于是而谓其可忽者哉?

是以至圣如神农，不惮其毒，而遍尝以救众民者，即此草根树皮也。何物狂生，敢妄肆口吻，以藐圣人之道乎！”

病者闻之曰：“至哉言也，谨奉教矣。”言者闻之，乃缩颈流汗而不敢面者许久焉。

余观本篇之言，知岐伯之意正亦在此，因并附之，用以彰其义云。

二、五谷五味，其走、其宜、其禁

（《灵枢·五味论》全）

黄帝曰：“愿闻谷气有五味，其入五脏，分别奈何？”伯高曰：“胃者，五脏六腑之海也，

《玉版篇》曰：“胃者，水谷气血之海也。”

水谷皆入于胃，五脏六腑皆禀气于胃。

气味之正者莫如水谷，水谷入胃以养五脏，故脏腑者皆禀气于胃，而胃为五脏六腑之本。

五味各走其所喜，谷味酸，先走肝；谷味苦，先走心；谷味甘，先走脾；谷味辛，先走肺；谷味咸，先走肾。

五脏嗜欲不同，各有所喜，故五味之走，亦各有先。然既有所先，必有所后，而生克佐使，五脏皆有相涉矣。《至正要大论》言“五味各有先入”，义与此同，见论治类第七。

谷气津液已行，营卫大通，乃化糟粕，以次传下。”

人受气于谷，故谷气入于营卫，其糟粕之质，降为便尿，以次下传，而出于大肠膀胱之窍。

黄帝曰：“营卫之行奈何？”伯高曰：“谷始入于胃，其精微者，先出于胃，之两焦，以溉五脏，别出两行营卫之道。

谷之精气，先出于胃，即中焦也。而后至上下两焦，以溉五脏。“之”，至也。“溉”，灌注也。“两行”，言清者入营，营行脉中；浊者入卫，卫行脉外。故营主血而濡于内，卫主气而布于外，以分营卫之道。

其大气之抟而不行者，积于胸中，命曰气海，出于肺，循喉咽，故呼则出，吸则入。

“大气”，宗气也。“抟”，聚也。“循”，由也。“气海”，即上气海，一名膻中，居于膈上。盖人有三气，营气出于中焦，卫气出于下焦，宗气积于上焦，出于肺，由喉咙而为呼吸出入，故曰气海。“抟”，音团。“咽”，音烟。“循”，音巡。

天地之精气，其大数常出三入一，故谷不入，半日则气衰，一日则气少矣。”

人之呼吸，通天地之精气，以为吾身之真气。故真气者，所受于天，与谷气并而充身也。然天地之气，从吸而入；谷食之气，从呼而出。总计出入大数，则出者三分，入只一分。惟其出多入少，故半日不食，则谷化之气衰；一日不食，则谷化之气少矣。知气为吾身之宝，而得养气之玄者，可以语道矣。

黄帝曰：“谷之五味，可得闻乎?”伯高曰：“请尽言之。五谷：粳米甘，麻酸，大豆咸，麦苦，黄黍辛。

“麻”，芝麻也。“大豆”，黄黑青白等豆均称大豆。“黍”，糯小米也，可以酿酒，北人呼为黄米，又曰黍子。此五谷之味合五行者。

五果：枣甘，李酸，栗咸，杏苦，桃辛。

此五果之味合五行者。

五畜：牛甘，犬酸，猪咸，羊苦，鸡辛。

此五畜之味合五行者。

五菜：葵甘，韭酸，藿咸，薤苦，葱辛。

“藿”，大豆叶也。“薤”，野蒜也。《尔雅翼》曰：“薤似韭而无实。”此五菜之味合五行者。“薤”，音械。

五色：黄色宜甘，青色宜酸，黑色宜咸，赤色宜苦，白色宜辛。凡此五者，各有所宜，五宜所言五色者。

此五色之合于五味者。

脾病者，宜食粳米饭、牛肉、枣、葵。

此下言脏病所宜之味也。脾属土，甘入脾，故宜用此甘物。

心病者，宜食麦、羊肉、杏、薤。

心属火，苦入心，故宜用此苦物。

肾病者，宜食大豆黄卷、猪肉、栗、藿。

“大豆黄卷”，大豆芽也。肾属水，咸入肾，故宜用此咸物。

肝病者，宜食麻、犬肉、李、韭。

肝属木，酸入肝，故宜用此酸物。

肺病者，宜食黄黍、鸡肉、桃、葱。

肺属金，辛入肺，故宜用此辛物。此上五节，与《五脏生成论》之五合、《宣明五气篇》之五入者意同，皆用本脏之味以治本脏之病也。

五禁：肝病禁辛，

辛味属金，能克肝木。此下五节，当与《宣明五气篇》“辛走气、气病无多食辛”等义参看。

心病禁咸，

咸味属水，能克心火。

脾病禁酸，

酸味属木，能克脾土。

肾病禁甘，

甘味属土，能克肾水。

肺病禁苦。

苦味属火，能克肺金。

肝色青，宜食甘，粳米饭、牛肉、枣、葵皆甘。

此下言脏气所宜之味也。《脏气法时论》曰："肝苦急，急食甘以缓之"，即此意也。此下五节，仍与《脏气法时论》后文相同，见疾病类二十四。

心色赤，宜食酸，犬肉、麻、李、韭皆酸。

《脏气法时论》曰："心苦缓，急食酸以收之。"

脾色黄，宜食咸，大豆、豕肉、栗、藿皆咸。

启玄子云："究斯宜食，乃调利机关之义也。肾为胃关，脾与胃合，故假咸柔软以利其关，关利而胃气乃行，胃行而脾气方化。"故脾之宜味，与他脏不同。《脏气法时论》曰："脾苦湿，急食苦以燥之。"

肺色白，宜食苦，麦、羊肉、杏、薤皆苦。

《脏气法时论》曰："肺苦气上逆，急食苦以泄之。"

肾色黑，宜食辛，黄黍、鸡肉、桃、葱皆辛。"

《脏气法时论》曰："肾苦燥，急食辛以润之，开腠理，致津液，通气也。"

三、五味之走，各有所病。

（《灵枢·五味论》全）

黄帝问于少俞曰："五味入于口也，各有所走，各有所病。酸走筋，多食之令人癃；咸走血，多食之令人渴；辛

走气，多食之令人洞心；苦走骨，多食之令人变呕；甘走肉，多食之令人悗心。余知其然也，不知其何由，愿闻其故。”

“癃”，良中切。

少俞答曰：“酸入于胃，其气涩以收，上之两焦弗能出入也。

谓上中二焦涩结不舒也。

不出即留于胃中，胃中和温则下注膀胱，膀胱之胞薄以懦，得酸则缩，绻约而不通，水道不行，故癃。

“绻”，不分也。“约”，束也。“癃”，小水不利也。味过于酸，则上之两焦弗能出入，若留于胃中，则为吞酸等疾。若胃中温和不留，则下注膀胱，膀胱得酸则缩，故为癃也。

愚按：《阴阳别论》有云女子胞者，《气厥论》有云胞移热于膀胱者，《五音五味篇》有云冲脉任脉皆起于胞中者，凡此胞字皆音包，乃以子宫为言也。此节云膀胱之胞者，其音抛，以溲脬为言也。盖胞音有二，而字则相同，恐人难辨，故在本篇特加膀胱二字，以明此非子宫，正欲辨其疑似耳。奈何后人不解其意，俱读为包，反因经语，遂认膀胱与胞为二物。故在《类纂》则曰膀胱者胞之宝，王安道曰膀胱为津液之府，又有胞居膀胱之室之说，甚属不经。夫脬即膀胱，膀胱即脬也，焉得复有一物耶？致资后学之疑，莫知所辨，皆见之不真耳，知者当详察之。

阴者，积筋之所终也，故酸入而走筋矣。”

“阴者”，阴器也。积筋者，宗筋之所聚也。肝主筋，其味酸，故内为膀胱之癃，而外走肝经之筋也。又，《宣明五气篇》曰：“酸走筋，筋病无多食酸。”

黄帝曰："咸走血，多食之令人渴何也？"少俞曰："咸入于胃，其气上走中焦，注于脉则血气走之，血与咸相得则凝，凝则胃中汁注之，注之则胃中竭，竭则咽路焦，故舌本干而善渴。血脉者，中焦之道也，故咸入而走血矣。"

血为水化，咸亦属水，咸与血相得，故走注血脉。若味过于咸，则血凝而结，水液注之，则津竭而渴。然血脉必化于中焦，故咸入中焦而走血。又，《宣明五气篇》曰："咸走血，血病无多食咸。"

黄帝曰："辛走气，多食之令人洞心何也？"少俞曰："辛入于胃，其气走于上焦，上焦者受气而营诸阳者也，姜韭之气熏之，营卫之气不时受之，久留心下，故洞心。辛与气俱行，故辛入而与汗俱出。"

"洞心"，透心若空也。"营诸阳"，营养阳分也。辛味属阳，故走上焦之气分。过于辛则开窍而散，故为洞心，为汗出。又，《宣明五气篇》曰："辛走气，气病无多食辛。"

黄帝曰："苦走骨，多食之令人变呕何也？"少俞曰："苦入于胃，五谷之气皆不能胜苦，苦入下脘，三焦之道皆闭而不通，故变呕。齿者骨之所终也，故苦入而走骨，故入而复出，知其走骨也。"

苦味性坚而沉，故走骨。味过于苦，则抑遏胃中阳气，不能运化，故五谷之气不能胜之，三焦之道闭而不通，所以入而复出，其变为呕。又如齿为骨之所终，苦通于骨，内不能受，其气复从口齿而出，正因其走骨也。又，《宣明五气篇》曰："苦走骨，骨病无多食苦。"

黄帝曰："甘走肉，多食之令人悗心何也？"少俞曰："甘入于胃，其气弱小，不能上至于上焦，而与谷留于胃中

者，令人柔润者也，胃柔则缓，缓则虫动，虫动则令人悗心。其气外通于肉，故甘走肉。

甘性柔缓，故其气弱小，不能至于上焦。味过于甘，则与谷气留于胃中，令人柔润而缓，久则甘从湿化，致生诸虫，虫动于胃，甘缓于中，心当悗矣。“悗”，闷也。甘入脾，脾主肉，故甘走肉。《宣明五气篇》曰：“甘走肉，肉病无多食甘。”

类经十二卷

论　治　类

一、治病必求于本

（《素问·阴阳应象大论》附：求本论）

黄帝曰："阴阳者，天地之道也，万物之纲纪，变化之父母，生杀之本始，神明之府也，

凡天地万物变化生杀神明之道，总不外乎阴阳之理，故阴阳为万事之本。

治病必求于本。"

万物万变既皆本于阴阳，而病机、药性、脉息、论治则最切于此，故凡治病者在必求于本，或本于阴，或本于阳，求得其本，然后可以施治。此篇上下详义已见阴阳类第一章，本类复列首篇者，盖以治病之道，所重在本，故特表而冠之，观者当彼此互阅。

附：求本论

愚按：本者，原也，始也，万事万物之所以然也。世未有无源之流，无根之木，澄其源而流自清，灌其根而枝乃茂，无非求本之道。故黄帝曰："治病必求于本。"孔子曰："其本乱而末治者否矣。"此神圣心传，出乎一贯，可见随几应变，必不可忽于根本，而于疾病尤所当先，察得其本，无余义矣。惟是"本"之一字，合之则惟一，分之则无穷。所谓合之惟一者，即本篇所谓阴阳也，未有不明阴阳而能知事理者，亦未有不明阴阳而能知疾病者，此天地万物之大本，必不可不知也。所谓分之无穷者，有变必有象，有象必有本，凡事有必不可不顾者，即本之所在也。

姑举其略曰：死以生为本，欲救其死，勿伤其生；邪以正为本，欲攻其邪，必顾其正；阴以阳为本，阳存则生，阳尽则死；静以动为本，有动则活，无动则止；血以气为本，气来则行，气去则凝；症以脉为本，脉吉则吉，脉凶则凶；先者后之本，从此来者，须从此去；急者缓之本，孰急可忧，孰缓无虑；内者外之本，外实者何伤，中败者堪畏；下者上之本，滋苗者先固其根，伐下者必枯其上；虚者实之本，有余者拔之无难，不足者攻之何忍；真者假之本，浅陋者只知现在，精妙者疑似独明。至若医家之本在学力，学力不到，安能格物致知？而尤忌者，不畏难而自足。病家之本在知医，遇士无礼，不可以得贤，而尤忌者，好杂用而自专。

凡此者，虽未足以尽求本之妙，而一隅三反，从可类推。总之求本之道无他也，求勿伤其生而已。列子曰："圣人不察存亡，而察其所以然。"《淮南子》曰："所以贵扁鹊者，知病之所从生也；所以贵圣人者，知乱之所由起也。"王应震曰："见痰休治痰，见血休治血，无汗不发汗，有热莫攻热，喘生休耗气，精遗不涩泄，明得个中趣，方是医中杰。行医不识气，治法从何据，堪笑道中人，未到知音处。"此真知本之言也，学者当知省之。

标本类第五章义有所关，当与此篇互阅。

二、为治之道，顺而已矣。

（《灵枢·师传篇》）

黄帝曰：“余闻先师，有所心藏，弗著于方。余愿闻而藏之，则而行之，上以治民，下以治身，使百姓无病，上下和亲，德泽下流，子孙无忧，传于后世，无有终时，可得闻乎？”岐伯曰：“远乎哉问也。夫治民与自治，治彼与治此，治小与治大，治国与治家，未有逆而能治之也，夫惟顺而已矣。顺者，非独阴阳脉论，气之逆顺也，百姓人民皆欲顺其志也。”

顺之为用，最是医家肯綮，言不顺则道不行，志不顺则功不成，其有必不可顺者，亦未有不因顺以相成也。呜呼！能卷舒于顺不顺之间者，非通变之士，又未足以道也。

黄帝曰：“顺之奈何？”岐伯曰：“入国问俗，入家问讳，上堂问礼，临病人问所便。”

《礼》云：“入国问禁”，而此云“问俗”者，以五方风气有殊，崇尚有异，圣人必因其所宜而为之治，故不曰禁而曰俗也。“讳”者，忌也。人情有好恶之偏，词色有嫌疑之避，犯之者取憎，取憎则不相合，故入家当问讳。“礼”者，仪文也。交接有体，进止有度，失之者取轻，取轻则道不重，故上堂当问礼。“便”者，相宜也。有居处之宜否，有动静之宜否，有阴阳之宜否，有寒热之宜否，有情性之宜否，有气味之宜否。临病人而失其宜，施治必相左矣，故必问病人之所便，是皆取顺之道也。

黄帝曰：“便病人奈何？”岐伯曰：“夫中热消瘅，则便

寒；寒中之属，则便热。

此下皆言治病之所便也。“中热”者，中有热也。“消瘅”者，内热为瘅，善饥渴而日消瘦也。凡热在中则治便于寒，寒在中则治便于热，是皆所以顺病情也。“瘅”，音丹，又上、去二声。

胃中热则消谷，令人悬心善饥。

“消谷”者，谷食易消也。“悬心”者，胃火上炎，心血被烁而悬悬不宁也。胃热消谷，故令人善饥。

脐以上皮热，肠中热，则出黄如糜。

“脐以上”者，胃与小肠之分也。故脐以上皮热者，肠中亦热也。“出黄如糜”者，以胃中湿热之气，传于小肠所致也。“糜”，腐烂也。上二节皆热症便寒之类。

脐以下皮寒，胃中寒，则腹胀；肠中寒，则肠鸣飧泄。

“脐以下皮寒”者，以肠胃中寒也。胃中寒，则不能运化而为腹胀；肠中寒，则阴气留滞，不能泌别清浊而为肠鸣飧泄。是皆寒症便热之类。“飧”，音孙。水谷不化曰飧泄。

胃中寒，肠中热，则胀而且泄；

上文言肠中寒者泄，而此言肠中热者泄，所以有热泄寒泄之不同，而热泄谓之肠垢，寒泄谓之鹜溏也。

胃中热，肠中寒，则疾饥，小腹痛胀。”

胃中热则善消谷，故疾饥。肠中寒则阴气聚结不行，故小腹切痛而胀。上二节皆当因其寒热而随所宜以调之者也。

黄帝曰：“胃欲寒饮，肠欲热饮，两者相逆，便之奈何？且夫王公大人血食之君，骄恣从欲，轻人而无能禁之，禁之则逆其志，顺之则加其病，便之奈何？治之何先？”

胃中热者欲寒饮，肠中寒者欲热饮，缓急之治当有先后，而喜恶之欲难于两从，且以贵人多任性，此顺之所以难，而治之当有法也。“从”，纵同。

岐伯曰：“人之情，莫不恶死而乐生，告之以其败，语之以其善，导之以其所便，开之以其所苦，虽有无道之人，恶有不听者乎！”

恶死乐生，人所同也，故以死生之情动之，则好恶之性，未有不可移者，是即前注所谓处顺不顺之间而因顺相成之意。

黄帝曰：“治之奈何？”岐伯曰：“春夏先治其标，后治其本；秋冬先治其本，后治其标。”

此言治有一定之法，有难以顺其私欲而可为假借者，故特举标本之治以言其概耳。如春夏之气达于外，则病亦在外，外者内之标，故先治其标，后治其本；秋冬之气敛于内，则病亦在内，内者外之本，故先治其本，后治其标。一曰：“春夏发生，宜先养气以治标；秋冬收藏，宜先固精以治本。”亦通。

黄帝曰：“便其相逆者奈何？”

“便其相逆者”，谓于不可顺之中，而复有不得不委曲以便其情者也。

岐伯曰：“便此者，饮食衣服，亦欲适寒温，寒无凄怆，暑无出汗；食饮者，热无灼灼，寒无沧沧。寒温中适，故气将持，乃不致邪僻也。”

“适”，当也。此言必不得已而欲便病人之情者，于便之之中，而但欲得其当也。即如饮食衣服之类，法不宜寒而彼欲寒，但可令其微寒，而勿使至于凄怆；法不宜热而彼欲热者，但可令其微热，而勿使至于汗出。又如饮食之欲热者，亦不宜灼灼之过，欲寒者亦不沧沧之甚。寒热适其中和，则元气得以执持，邪僻无由而致，是即用顺之道也。否则治民与自治，治彼与治此，治小与治大，治国与治家，未有逆而能治之也，故曰夫惟顺而已矣。“怆”，音创。“凄怆”，寒甚凄凉之貌。“沧”，音仓，寒也。“僻”，音匹，不正之谓。

三、治有缓急，方有奇偶。

（《素问·至正要大论》）

帝曰：“气有多少，病有盛衰，治有缓急，方有大小，愿闻其约奈何？”

五运六气，各有太过不及，故曰气有多少。人之疾病，必随气而为盛衰，故治之缓急，方之大小，亦必随其轻重而有要约也。

岐伯曰：“气有高下，病有远近，症有中外，治有轻重，适其至所为故也。

岁有司天在泉，则气有高下；经有脏腑上下，则病有远近。在里曰中，在表曰外。缓者治宜轻，急者治宜重也。“适其至所为故”，言必及于病至之所，而务得其以然之故也。

《大要》曰：‘君一臣二，奇之制也；君二臣四，偶之制也；君二臣三，奇之制也；君三臣六，偶之制也。’

“君三”之三当作二，误也。“大要”，古法也。主病之谓君，君当倍用；佐君之谓臣，臣以助之。奇者阳数，即古所谓单方也；偶者阴数，即古所谓复方也。故君一臣二其数三，君二臣三其数五，皆奇之制也。君二臣四其数六，君二臣六其数八，皆偶之制也。奇方属阳而轻，偶方属阴而重。

故曰近者奇之，远者偶之，汗者不以偶，下者不以奇。

近者为上为阳，故用奇方，用其轻而缓也；远者为下为阴，故用偶方，用其重而急也。汗者不以偶，阴沉不能达表也；下者不以奇，阳升不能降下也。旧本云汗者不以奇，下者不以偶，而王太仆注云："汗药不以偶方，泄下药不以奇制"，是注与本文相反矣，然王注得理，而本文似误，今改从之。按：本节特举奇偶阴阳以分汗下之概，则气味之阴阳，又岂后于奇偶哉？故下文复言之，此其微意，正不止于品数之奇偶，而实以发明方制之义耳，学者当因之以深悟。"奇"，音箕。

补上治上制以缓，补下治下制以急，急则气味厚，缓则气味薄，适其至所，此之谓也。

补上治上制以缓，欲其留布上部也；补下治下制以急，欲其直达下焦也。故欲急者须气味之厚，欲缓者须气味之薄。若制缓方而气味厚，则峻而去速；用急方而气味薄，则柔而不前。惟缓急厚薄得其宜，则适其病至之所，而治得其要矣。

病所远，而中道气味之者，食而过之，无越其制度也。

言病所有深远，而药必由于胃，设用之无法，则药未及病而中道先受其气味矣。故当以食为节，而使其远近皆达，是过之也。如欲其远者，药在食前，则食催药而致远矣；欲其近者，药在食后，则食隔药而留止矣。由此类推，则服食之疾徐，根稍之升降，以及汤膏丸散各有所宜，故云无越其制度也。

是故平气之道，近而奇偶，制小其服也；远而奇偶，制大其服也。大则数少，小则数多。多则九之，少则二之。

“平气之道”，平其不平之谓也。如在上为近，在下为远，远者近者，各有阴阳表里之分，故远方近方，亦各有奇偶相兼之法。如方奇而分两偶，方偶而分两奇，皆互用之妙也。故近而奇偶，制小其服，小则数多，而尽于九。盖数多则分两轻，分两轻则性力薄而仅及近处也；远而奇偶，制大其服，大则数少，而止于二，盖少则分两重，分两重则性力专而直达深远也。是皆奇偶兼用之法。若病近而大其制，则药胜于病，是谓诛伐无过。病远而小其制，则药不及病，亦犹风马牛不相及耳。上文云近者奇之，远者偶之，言法之常也。此云近而奇偶，远而奇偶，言用之变也。知变如常，则应变可以无方矣。

奇之不去则偶之，是谓重方。偶之不去，则反佐以取之，所谓寒热温凉，反顺其病也。

此示人以圆融通变也。如始也用奇，奇之而病不去，此其必有未合，乃当变而为偶，奇偶迭用，是曰重方，即后世所谓复方也。若偶之而又不去，则当求其微甚真假而反佐以取之。反佐者，谓药同于病而顺其性也。如以热治寒而寒拒热，则反佐以寒而入之；以寒治热而热格寒，则反佐以热而入之。又如寒药热用，借热以行寒，热药寒用，借寒以行热，是皆反佐变通之妙用，盖欲因其势而利导之耳。王太仆曰：“夫热与寒背、寒与热违。微小之热，为寒所折，微小之冷，为热所消。甚大寒热，则必能与违性者争雄，能与异气者相格，声不同不相应，气不同不相合，如是则且惮而不敢攻之，攻之则病气与药气抗衡，而自为寒热以开闭固守矣。是以圣人反其佐以同其气，令声气应合，复令寒热参合，使其始同终异，凌润而败坚，刚强必折，柔脆同消尔①。”

四、气味方制，治法逆顺。

（《素问·至正要大论》附：病有真假辨）

帝曰：“五味阴阳之用何如？”岐伯曰：“辛甘发散为阳，酸苦涌泄为阴；咸味涌泄为阴，淡味渗泄为阳。六者或收或散，或缓或急，或燥或润，或软或坚，以所利而行之，调其气使其平也。”

“涌”，吐也。“泄”，泻也。“渗泄”，利小便及通窍也。辛、甘、酸、苦、咸、淡六者之性：辛主散主润，甘主缓，酸主收主急，苦主燥主坚，咸主软，淡主渗泄。《脏气法时论》曰：“辛散，酸收，甘缓，苦坚，咸软。”故五味之用，升而轻者为阳，降而重者为阴，各因其利而行之，则气可调而平矣。“涌”，音湧，如泉涌也。

帝曰：“非调气而得者，治之奈何？有毒无毒，何先何后？愿闻其道。”

“非调气”，谓病有不因于气而得者也。王太仆曰：“病生之类有四：一者始因气动而内有所成，谓积聚症瘕，瘤气瘿气，结核癫痫之类也；二者因气动而外有所成，谓痈肿疮疡，疣疥疽痔，掉瘛浮肿，目赤熛疹，肤肿痛痒之类

① 国中按：此段引文末句，与宋本、明本王冰注略有出入，宋本作“使其终异始同，燥润而败，坚刚必折，柔脆自消尔。”明顾氏本同。

也；三者不因气动而病生于内，谓留饮癖食，饥饱劳损，宿食霍乱，悲恐喜怒，想慕忧结之类也；四者不因气动而病生于外，谓瘴气贼魅，虫蛇蛊毒，蜚尸鬼击，冲搏坠堕，风寒暑湿，斫、射、刺、割、捶、扑之类也。凡此四类，有独治内而愈者，有兼治内而愈者，有独治外而愈者，有兼治外而愈者，有先治内后治外而愈者，有先治外后治内而愈者，有须齐毒而攻击者，有须无毒而调引者。其于或重或轻，或缓或急，或收或散，或润或燥，或软或坚，用各有所宜也[①]。"

岐伯曰："有毒无毒，所治为主，适大小为制也。"

治之之道，有宜毒者，有不宜毒者，但以所治为主，求当于病而已，故其方之大小轻重，皆宜因病而为之制也。

帝曰："请言其制。"岐伯曰："君一臣二，制之小也；君一臣三佐五，制之中也；君一臣三佐九，制之大也。

君臣佐义见下章。

寒者热之，热者寒之，

治寒以热，治热以寒，此正治法也。

微者逆之，甚者顺之，

病之微者，如阳病则热，阴病则寒，真形易见，其病则微，故可逆之，逆即上文之正治也。病之甚者，如热极反寒，寒极反热，假症难辨，其病则甚，故当顺之，顺即下文之反治也。王太仆曰："夫病之微小者，犹人火也，遇草而焫，得木而燔，可以湿伏，可以水灭，故逆其性气以折之攻之。病之大甚者，犹龙火也，得湿而焰，遇水而燔，

---

① 国中按：此段引文张氏将王氏之言，间杂己言条理而出，大致与王氏同。只是"斫射"作"所射"，并与上句"风寒暑湿"为句，似非王氏本义，今改之。

不知其性，以水折之，适足以光焰诣天，物穷方止矣，识其性者，反常之理，以火逐之，则燔灼自消，焰火扑灭。然‘逆之’，谓以寒攻热，以热攻寒；‘顺之’，谓攻以寒热，须顺其性用，不必皆同。是以下文曰：‘逆者正治，顺者反治，顺少顺多，观其事也。’此之谓乎。”

坚者削之，客者除之，劳者温之，结者散之，留者攻之，燥者濡之，急者缓之，散者收之，损者益之，逸者行之，惊者平之，上之下之，摩之浴之，迫之劫之，开之发之，适事为故。”

“温之”，温养之也。“逸者”，奔逸溃乱也。“行之”，行其逆滞也。“平之”，安之也。“上之”，吐之也。“摩之”，按摩之也。“迫之”，追其隐藏也。“劫之”，夺其强盛也。适事为故，适当其所事之故也。

帝曰：“何谓逆顺？”岐伯曰：“逆者正治，顺者反治，顺少顺多，观其事也。”

以寒治热，以热治寒，逆其病者，谓之正治；以寒治寒，以热治热，顺其病者，谓之反治。“顺少”，谓一同而二异，“顺多”，谓二同而一异，必观其事之轻重而为之增损。然则宜于全反者，自当尽同无疑矣。

附：病有真假辨

愚按：治有逆顺者，以病有微甚；病有微甚者，以症有真假也。寒热有真假，虚实亦有真假，真者正治，知之无难，假者反治，乃为难耳。

如寒热之真假者，真寒则脉沉而细，或弱而迟，为厥逆，为呕吐，为腹痛，为飧泄下利，为小便清频，即有发热，必欲得衣，此浮热在外而沉寒在内也；真热则脉数有力，滑大而实，为烦躁喘满，为声音壮厉，或大便秘结，或小水赤涩，或发热掀衣，或胀疼热渴。此皆真病。真寒者宜温其寒，真热者直解其热，是当正治者也。

至若假寒者，阳症似阴，火极似水也，外虽寒而内则热，脉数而有力，或沉而鼓击，或身寒恶衣，或便热秘结，或烦渴引饮，或肠垢臭秽，此则恶寒非寒，明是热症，所谓热极反兼寒化，亦曰阳盛隔阴也。假热者，阴症似阳，水极似火也，外虽热而内则寒，脉微而弱，或数而虚，或浮大无根，或弦芤断续，身虽炽热而神则静，语虽谵妄而声则微，或虚狂起倒而禁之即止，或蚊迹假斑而浅红细碎，或喜冷水而所用不多，或舌苔面赤而衣被不撤，或小水多利，或大便不结，此则恶热非热，明是寒症，所谓寒极反兼热化，亦曰阴盛隔阳也。此皆假病。假寒者清其内热，内清则浮阴退舍矣；假热者温其真阳，中温则虚火归原矣，是当顺治者也。

又如虚实之治，实则泻之，虚则补之，此不易之法也。然至虚有盛候，则有假实矣；大实有羸状，则有假虚矣。总之，虚者正气虚也，为色惨形疲，为神衰气怯，或自汗不收，或二便失禁，或梦遗精滑，或呕吐隔塞，或病久攻多，或气短似喘，或劳伤过度，或暴困失志，虽外症似实而脉弱无神者，皆虚症之当补也。实者邪气实也，或外闭于经络，或内结于脏腑，或气壅而不行，或血留而凝滞，必脉病俱盛者，乃实症之当攻也。

然而虚实之间，最多疑似，又不可不辨其真耳。如《通评虚实论》曰：“邪气盛则实，精气夺则虚。”此虚实之大法也。设有人焉，正已夺而邪方盛者，将顾其正而补之乎？抑先其邪而攻之乎？见有不的，则死生系之，此其所以宜慎也。夫正者本也，邪者标也。若正气既虚，则邪气虽盛，亦不可攻，盖恐邪未去而正先脱，呼吸变生，则措手无及。故治虚邪者，当先顾正气，正气存则不致于害，且补中自有攻意，盖补阴即所以攻热，补阳即所以攻寒，世未有正气复而邪不退者，亦未有正气竭而命不倾者。如必不得已，亦当酌量缓急，暂从权宜，从少从多，寓战于守斯可矣，此治虚之道也。若正气无损者，邪气虽微，自不宜补，盖补之则正无与而邪反盛，适足以借寇兵而资盗粮。故治实症者，当直去其邪，邪去则身安，但法贵精专，便臻速效，此治实之道也。

要之，能胜攻者，方是实症，实者可攻，何虑之有？不能胜攻者，便是虚症，气去不返，可不寒心。此邪正之本末，又不可不知也。惟是假虚之症不多见，而假实之症最多也；假寒之症不难治，而假热之治多误也。然实者多热，虚者多寒。如丹溪曰："气有余，便是火，故实能受寒。"而余续之曰："气不足，便是寒，故虚能受热。"世有不明真假本末而曰知医者，余则未敢许也。

帝曰："反治何谓？"岐伯曰："热因寒用，寒因热用，塞因塞用，通因通用，必伏其所主而先其所因，其始则同，其终则异，可使破积，可使溃坚，可使气和，可使必已。"

此节从王氏及《新校正》等注云："热因寒用"者，如大寒内结，当治以热，然寒甚格热，热不得前，则以热药冷服，下嗌之后，冷体即消，热性便发，情且不违，而致大益，此热因寒用之法也。"寒因热用"者，如大热在中，以寒攻治则不入，以热攻治则病增，乃以寒药热服，入腹之后，热气即消，寒性遂行，情且协和，而病以减，此寒因热用之法也。如《五常政大论》

云："治热以寒，温而行之；治寒以热，凉而行之。"亦寒因热用、热因寒用之义。"塞因塞用"者，如下气虚乏，中焦气壅，欲散满则更虚其下，欲补下则满甚于中，治不知本而先攻其满，药入或减，药过依然，气必更虚，病必渐甚，乃不知少服则资壅，多服则宣通，峻补其下以疏启其中，则下虚自实，中满自除，此塞因塞用之法也。"通因通用"者，如大热内蓄，或大寒内凝，积聚留滞，泻利不止，寒滞者以热下之，热滞者以寒下之，此通因通用之法也。以上四治，"必伏其所主"者，制病之本也；"先其所因"者，求病之由也。既得其本而以真治真，以假治假，其始也类治似同，其终也病变则异矣，是为反治之法，故可使破积溃坚，气和而病必已也。"塞"，入声。

帝曰："善！气调而得者何如？"岐伯曰："逆之顺之，逆而顺之，顺而逆之，疏气令调，则其道也。"

"气调而得者"，言气本调和而偶感于病，则或因天时，或因意料之外者也。若其治法，亦无过逆顺而已，或可逆者，或可顺者，或先逆而后顺者，或先顺而后逆者，但疏其邪气而使之调和，则治道尽矣。

五、方制君臣，上下三品。

（《素问·至正要大论》）

帝曰："方制君臣何谓也？"岐伯曰："主病之谓君，佐君之谓臣，应臣之谓使，非上下三品之谓也。"

"主病"者，对症之要药也，故谓之君。"君"者，味数少而分两重，赖之以为主也；“佐君”者，谓之臣，味数稍多而分两稍轻，所以匡君之不迨也；“应臣”者，谓之使，数可出入而分两更轻，所以备通行向导之使也。此则君臣佐使之义，非上下三品如下文善恶殊贯之谓。“使”，去声。

帝曰：“三品何谓？”岐伯曰：“所以明善恶之殊贯也。”

前言方制，言处方之制，故有君臣佐使；此言三品，言药性善恶，故有上中下之殊。神农云：“上药为君，主养命以应天；中药为臣，主养性以应人；下药为佐使，主治病以应地。”故在《本草经》有上中下三品之分，此所谓善恶之殊贯也。

六、病之中外，治有先后。

（《素问·至正要大论、五常政大论》）

帝曰：“病之中外何如？”岐伯曰：“从内之外者调其内，从外之内者治其外；

（《素问·至正要大论》）。从内之外者内为本，从外之内者外为本，但治其本，无不愈矣。

从内之外而盛于外者，先调其内而后治其外；从外之内而盛于内者，先治其外而后调其内。

病虽盛于标，治必先其本，而后可愈，此治病之大法也，故曰治病必求于本。

中外不相及，则治主病。”

“中外不相及”，谓既不从内，又不从外，则但求其现在所主之病而治之。愚按：此篇即三因之义也。如《金柜玉函要略》曰："千般疢难，不越三条：一者经络受邪入脏腑，为内所因也；二者四肢九窍血脉相传，壅塞不通，为外皮肤所中也；三者房室、金刃、虫兽所伤也。"故陈无择著《三因方》曰："有内因，有外因，有不内外因。"盖本于仲景之三条，而仲景之论实本诸此耳。"疢"，昌震切，病也。

帝曰："善！病之中外何如？"

此下与前本出同篇，但前篇问病之中外，伯答以标本之义，故此复问者，盖欲明阴阳治法之详也。

岐伯曰："调气之方，必别阴阳，定其中外，各守其乡，内者内治，外者外治，微者调之，其次平之，盛者夺之，汗之下之，寒热温凉，衰之以属，随其攸利。

"方"，法也。阴阳之道，凡病治脉药，皆有关系，故必当详别之。"中外"，表里也。"微者调之"，谓小寒之气，和之以温；小热之气，和之以凉也。"其次平之"，谓大寒之气，平之以热；大热之气，平之以寒也。"盛者夺之"，谓邪之甚者当攻而取之，如甚于外者汗之，甚于内者下之。凡宜寒宜热，宜温宜凉，当各求其属以衰去之，惟随其攸利而已。"攸"，所也。"别"，必列切。

谨道如法，万举万全，气血正平，长有天命。"

能谨于道而如其法，则举无不当，而天命可以永昌矣。

帝曰："善！"

帝曰："病在中而不实不坚、且聚且散奈何？"岐伯曰："悉乎哉问也。无积者求其脏，虚则补之，

（《素问·五常政大论》），积者有形之病，有积在中，则坚实不散矣。今其不实不坚、且聚且散者，无积可知也。无积而病在中者，脏之虚也。故当随病所在，求其脏而补之，脏气充则病自安矣。

药以祛之，食以随之，行水渍之，和其中外，中使毕已。”

“药以祛之”，去其病也。“食以随之”，养其气也。“行水渍之”，通其经也。若是则中外和调而病可已矣。“祛者”，非攻击之谓，凡去病者皆可言祛。“渍”，资四切，浸洗也。

七、寒之而热取之阴，热之而寒取之阳。

（《素问·至正要大论》）

帝曰：“论言治寒以热，治热以寒，而方士不能废绳墨而更其道也。有病热者，寒之而热；有病寒者，热之而寒。二者皆在，新病复起，奈何治?”

“寒之而热”，言治热以寒而热如故；“热之而寒”，言治寒以热而寒如故。及有以寒治热者，旧热尚在而新寒生；以热攻寒者，旧寒未除而新热起，皆不得不求其详也。

岐伯曰：“诸寒之而热者，取之阴；热之而寒者，取之阳。所谓求其属也。”

“诸寒之而热者”，谓以苦寒治热而热反增，非火之有余，乃真阴之不足也。阴不足则阳有余而为热，故当取之于阴，谓不宜治火也，只补阴以配其阳，则阴气复而热自退矣。“热之而寒者”，谓以辛热治寒而寒反甚，非寒之有余，乃真阳之不足也。阳不足则阴有余而为寒，故当取之于阳，谓不宜攻寒也，但补水中之火，则阳气复而寒自消也。故启玄子注曰：“益火之源，以消阴翳；壮水之主，以制阳光。”又曰：“脏腑之原，有寒热温凉之主。取心者不必齐以热，取肾者不必齐以寒；但益心之阳，寒亦通行，强肾之阴，热之犹可。故或治热以热，治寒以寒，万举万全，孰知其意？”此王氏之心得也。然求其所谓益与壮者，即温养阳气，填补真阴也。求其所谓源与主者，即所谓求其属也。“属者”，根本之谓，水火之本，则皆在命门之中耳。

帝曰：“善！服寒而反热，服热而反寒，其故何也？”岐伯曰：“治其旺气，是以反也。”

此承上文而详求其服寒反热、服热反寒之所以然也。“治其旺气”者，谓病有阴阳，气有衰旺，不明衰旺，则治之反甚。如阳盛阴衰者，阴虚火旺也，治之者不知补阴以配阳，而专用苦寒治火之旺，岂知苦寒皆沉降，沉降皆亡阴，阴愈亡则火愈盛，故服寒反热者，阴虚不宜降也。又如阳衰阴盛者，气弱生寒也，治之者不知补阳以消阴，而专用辛温治阴之旺，岂知辛温多耗散，耗散则亡阳，阳愈亡则寒愈甚，故服热反寒者，阳虚不宜耗也。此无他，皆以专治旺气，故其病反如此。

又如夏令本热，而伏阴在内，故每多中寒；冬令本寒，而伏阳在内，故每多内热。设不知此，而必欲用寒于夏，治火之旺，用热于冬，治寒之旺，则有中寒隔阳者，服寒反热，中热隔阴者，服热反寒矣。是皆治旺之谓，而病之所以反也。春秋同法。

帝曰：“不治旺而然者何也？”岐伯曰：“悉乎哉问也。不治五味属也。夫五味入胃，各归所喜攻，酸先入肝，苦先入心，甘先入脾，辛先入肺，咸先入肾。

此言不因治旺而病不愈者，以五味之属，治有不当也。

凡五味必先入胃，而后各归所喜攻之脏。喜攻者，谓五味五脏各有所属也。如《九针论》曰：“病在筋，无食酸；病在气，无食辛；病在骨，无食咸；病在血，无食苦；病在肉，无食甘。”犯之者，即所谓不治五味属也。

久而增气，物化之常也。气增而久，夭之由也。”

凡五味之性，各有所入，苦味有偏用，则气有偏病，偏用即久，其气必增，此物化之常也。气增而久，则脏有偏胜，脏有偏胜，则必有偏绝矣，此致夭之由也。如生《气通天论》曰：“味过于酸，肝气以津，脾气乃绝；味过于咸，大骨气劳，短肌心气抑”之类是也。此篇前言寒热者，言病机也；后言五味者，言药饵也。药饵病机必审其真，设有谬误，鲜不害矣。

八、邪风之至，治之宜早，诸变不同，治法亦异。

（《素问·阴阳应象大论》）

故邪风之至，疾如风雨。

邪风中人，疾速如此。

故善治者治皮毛，

皮毛尚浅，用力少而成功易也。

其次治肌肤，

深于皮毛矣。

其次治筋脉，

深于肌肤矣。

其次治六腑，

深于筋脉矣。

其次治五脏。治五脏者，半死半生也。

深于六腑矣，邪愈深则治愈难，邪及五脏而后治之，必难为力，故曰上工救其萌芽，下工救其已成。救其已成者，用力多而成功少，吉凶相半矣。《缪刺论》曰："邪之客于形也，必先舍于皮毛，留而不去，入舍于孙脉；留而不去，入舍于络脉；留而不去，入舍于经脉。内连五脏，散于肠胃，阴阳俱感，五脏乃伤。"亦言邪自皮毛而至腑脏，与此义同。

故天之邪气，感则害人五脏；水谷之寒热，感则害于六腑；

天之邪气，即风寒暑湿火燥，受于无形者也。喉主天气而通于脏，故感则害人五脏。水谷之寒热，即谷食之气味，受于有形者也。咽主地气而通于腑，故感则害于六腑。

地之湿气，感则害皮肉筋脉。

人之应土者肉也，湿胜则营卫不行，故感则害于皮肉筋脉。

故善用针者，从阴引阳，从阳引阴，以右治左，以左治右，以我知彼，以表知里，以观过与不及之理，见微则过，用之不殆。

善用针者，必察阴阳。阴阳之义，不只一端，如表里也，气血也，经络也，脏腑也，上下左右有分也，时日衰旺有辨也。"从阴引阳"者，病在阳而治其阴也；"从阳引阴"者，病在阴而治其阳也。"以右治左、以左治右"者，缪刺之法也。"以我知彼"者，推己及人也。"以表知里"者，有无相求也。能因此观过与不及之理，则几微可见，过失可则，用之可不殆矣。"则"，度也。

善诊者，察色按脉，先别阴阳；

此下皆言诊法也。“诊”之一字，所赅者广，如下文审清浊，知部分，视喘息，听声音，观权衡规矩，总皆诊法，非独指诊脉为言也，然无非欲辨阴阳耳。前节言针治之阴阳，此言脉色之阴阳，皆医家之最要者，故曰先别阴阳，以见其不可缓也。义详脉色类诸篇。

审清浊，而知部分；

色者神之华，故可望颜察色、审清浊而知部分，如《五色篇》所言者是也。又仲景《金柜要略》曰：“病人有气色现于面部。鼻头色青，腹中痛苦冷者死；鼻头色微黑者，有水气，色黄者，胸上有寒；色白者，亡血也。设微赤非时者死。又色青为痛，色黑为劳，色赤为风，色黄者便难，色鲜明者有留饮。”亦此之谓。

视喘息，听音声，而知所苦；

病苦于中，声发于外，故可视喘息、听音声而知其苦也。如《阴阳应象大论》曰：“肝在音为角，声为呼；心在音为徵，声为笑；脾在音为宫，声为歌；肺在音为商，声为哭；肾在音为羽，声为呻。”此五脏之音声也。声有不和，必有所病矣。

仲景曰：“病人语声寂然、喜惊呼者，骨节间病；语声喑喑然不彻者，心隔间病；语声啾啾然细而长者，头中病。”又曰：“息摇肩者，心中坚；息引胸中上气者，咳；息张口短气者，肺痿唾沫。”又曰：“吸而微数，其病在中焦实也，当下之即愈，虚者不治。在上焦者其吸促，在下焦者其吸远，此皆难治。呼吸动摇振振者不治。”又曰：“设令病人向壁卧，闻师到，不惊起而盻视，若三言三止，脉之咽唾者，此诈病也。设令脉自和处，但言此病大重，须服吐下药，及针灸数十百处，当自愈。师持脉，病人欠者，无病也；脉之呻者，痛也；言迟者，风也；摇头言者，里痛也；行迟者，表强也；坐而伏者，短气也；坐而下一脚者，腰痛也；里实护腹如怀卵者，心痛也。”又曰：“人病恐怖者其脉何状?”师曰：“脉形如循丝累累然，其面白脱色也。”又曰：“人愧者其脉何类?”师曰：“脉浮而面色乍白乍赤也。”此皆疾病之声色，总之，声由气发，气充则声壮，气衰则声怯。故华元化曰：“阳候多语，阴症无声；多语者易济，无声者难营。”然则音声不惟知所苦，而且可知死生矣。

观权衡规矩，而知病所主；

“权衡规矩”，义详脉色类九，但彼以脉言也。然此四者，所包者多，不独在脉。盖权言其重，衡言其轻，规言其圆，矩言其方，能明方圆轻重之理，则知变通之道矣。

按尺寸，观浮沉滑涩，而知病所生；

义详脉色类诸篇。

以治无过，以诊则不失矣。

此诊字应前善诊之诊至此。“过”，失也。言无失以前诸法，则治亦可以无失矣。

故曰：‘病之始起也，可刺而已；其盛，可待衰而已。’

此下皆言治法也。凡病之始起者，邪必在经络，故可刺之而已，及其既盛，则必待其盛热衰退而后已。“已”者，止针止药之谓，即《五常政大论》所谓“十去其八、十去其九”之意。

故因其轻而扬之，因其重而减之，因其衰而彰之。

轻者浮于表，故宜扬之，扬者，散也；重者实于内，故宜减之，减者，泻也；衰者气血虚，故宜彰之，彰者，补之益之而使气血复彰也。于此三者，而表里虚实之治尽之矣。

形不足者，温之以气；精不足者，补之以味。

此正言“彰之”之法，而在于药食之气味也。以形精言，则形为阳，精为阴；以气味言，则气为阳，味为阴。阳者卫外而为固也，阴者藏精而起亟也。故形不足者，阳之衰也，非气不足以达表而温之；精不足者，阴之衰也，非味不足以实中而补之。阳性暖，故曰温；阴性静，故曰补。

愚按：本论有云“味归形，形食味，气归精，精食气”，而此曰“形不足者温之以气，精不足者补之以味”，义似相反，不知形以精而成，精以气而化，气以味而生，味以气而行。故以阴阳言，则形与气皆阳也，故可以温；味与精皆阴也，故可以补。以清浊言，则味与形皆浊也，故味归形；气与精皆清也，故气归精。然则气不能外乎味，味亦不能外乎气，虽气味有阴阳清浊之分，而实则相须为用者也。

其高者，因而越之；

“越”，发扬也。谓升散之，吐涌之，可以治其上之表里也。

其下者，引而竭之；

“竭”，祛除也。谓涤荡之，疏利之，可以治其下之前后也。

中满者，泻之于内；

“中满”二字，最宜详察，即痞满大实坚之谓，故当泻之于内。若外现浮肿而胀不在内者，非中满也，妄行攻泻，必至为害。此节之要，最在一“中”字。

其有邪者，渍形以为汗；

邪在肌表，故当渍形以为汗。“渍”，浸也，言令其汗出如渍也。如许胤宗用黄芪防风汤数十斛置于床下以蒸汗，张苗烧地加桃叶于上以蒸汗，或用药煎汤浴洗之，皆渍形之法也。“渍”，资四切。

其在皮者，汗而发之；

前言有邪者，兼经络而言，言其深也。此言在皮者，言其浅也。均为表症，故皆宜汗。

其慓悍者，按而收之；

“慓”，急也。“悍”，猛利也。“按”，察也。此兼表里而言，凡邪气之急利者，按得其状，则可收而制之矣。“慓”，飘、票二音。“悍”，音汗。

其实者，散而泻之。

阳实者，宜散之；阴实者，宜泻之。

审其阴阳，以别柔刚，

形症有柔刚，脉色有柔刚，气味尤有柔刚。柔者属阴，刚者属阳。知柔刚之化者，知阴阳之妙用矣，故必审而别之。

阳病治阴，阴病治阳，

阳胜者阴必病，阴胜者阳必病。如《至正要大论》曰：“诸寒之而热者取之阴，热之而寒者取之阳。”启玄子曰：“壮水之主，以制阳光；益火之源，以消阴翳。”皆阳病治阴，阴病治阳之道也，亦上文“从阴引阳、从阳引阴”之义。

定其血气，各守其乡，

病之或在血分，或在气分，当各察其处而不可乱也。

血实宜决之，

“决”，谓泄去其血，如决水之义。

气虚宜掣引之。”

“掣”，《甲乙经》作掣，挽也。气虚者，无气之渐，无气则死矣，故当挽回其气而引之使复也。如上气虚者升而举之，下气虚者纳而归之，中气虚者温而补之，是皆掣引之义。

九、五方病治不同

（《素问·异法方宜论》全）

黄帝问曰：“医之治病也，一病而治各不同，皆愈何也？”

治各不同，如下文砭石、毒药、灸焫、九针、导引按跷之类。

岐伯对曰：“地势使然也。”

地势不同，则气习有异，故治亦随而不一也。

故东方之域，在地之所始生也，

天地之气，自东而升，为阳生之始，故发生之气始于东方，而在时则为春。

鱼盐之地，海滨傍水。

地不满东南，故东南低下而多水。鱼盐海滨，皆傍水之地利也。

其民食鱼而嗜咸，皆安其处，美其食。

得鱼盐之利，故居安食美。

鱼者使人热中，

鱼，鳞虫也。鱼生水中，水体外阴而内阳，故能热中。然水从寒化，亦脾寒者所忌。

盐者胜血，

食咸者渴，胜血之证也。义详气味类三及疾病二十五。

故其民皆黑色疏理，其病皆为痈疡。

血弱故黑色疏理，热多故为痈疡。

其治宜砭石，故砭石者，亦从东方来。

“砭石”，石针也。即磁锋之属。《山海经》曰：“高氏之山，有石如玉，可以为针。”亦此类也。东方之民疏理而痈疡，其病在肌表，故用砭石，砭石者其治在浅。凡后世所用砭石之法，亦自东方来也。“砭”，音边。

西方者，金玉之域，沙石之处，天地之所收引也。

地之刚在西方，故多金玉砂石。然天地之气，自西而降，故为天地之收引，而在时则应秋。

其民陵居而多风，水土刚强，

“陵居”，高处也，故多风。金气肃杀，故水土刚强。

其民不衣而褐荐，其民华食而脂肥，

“不衣”，不事服饰也。“褐”，毛布也。“荐”，草茵也。“华”，浓厚也，谓酥酪膏肉之类。饮食华厚，故人多脂肥。

故邪不能伤其形体，其病生于内。

水土刚强，饮食肥厚，肌肉充实，肤腠闭密，故邪不能伤其外，而惟饮食男女七情，病多生于内也。

其治宜毒药，故毒药者，亦从西方来。

病生于内，故非针灸按导所能治，而宜用毒药也。毒药者，总括药饵而言，凡能除病者，皆可称为毒药。如《五常政大论》曰：“大毒治病十去其六，常毒治病十去其七，小毒治病十去其八”之类是也。凡后世所用毒药之法，亦自西方来也。

北方者，天地所闭藏之域也，

天之阴在北，故其气闭藏，而在时则应冬。

其地高陵居，风寒冰洌。

地高陵居，西北之势也。风寒冰洌，阴气胜也。

其民乐野处而乳食，脏寒生满病。

野处乳食，北人之性，胡地至今犹然。地气寒，乳性亦寒，故令人脏寒。脏寒多滞，故生胀满等病。

其治宜灸焫，故灸焫[1]者，亦从北方来，

“灸焫”，艾灸火灼也，亦火针之属，今北人多用之。故后世所用灸焫之法，亦自北方来也。“焫”，如瑞切。

南方者，天地所长养，阳之所盛处也，

天之阳在南，故万物长养，而在时则应夏。

其地下，水土弱，雾露之所聚也。

南方低下而湿，故水土弱而多雾露。

其民嗜酸而食腐，

物之腐者，如豉鲊曲酱之属是也。“嗜”，音示。

故其民皆致理而赤色，其病挛痹。

嗜酸者收，食腐者湿，故其民致理而挛痹。挛痹者，湿热盛而病在筋骨也。南方属火，故其色赤致密也。“挛”，闾员切，又去声。“痹”，音秘。

其治宜微针，故九针者，亦从南方来。

---

① 国中按：“焫、爇”，二字古时并通，其形别而义同。《广雅·释诂二》云：“焫，爇也。”《说文解字义证》云：“爇，或通作‘热’。”《战国策·秦策二》“则秦且烧焫获君之国”，吴师道注云：“焫，即爇。”《玉篇·火部》云：“焫，同爇。”杨雄《太玄赋》云：“膏含肥而见焫”，章樵注云：“焫，与爇同。”王念孙《广雅疏证》云：“焫，即爇字也，焫、热、爇，三字并通。”又，《春秋繁露·循天之道》云：“为热则焦沙烂石”，凌曙注引《释名》云：“热，爇也，如火所烧爇也。”综上所述，“焫、爇”，二字可通用，其义相同，笔者以为可统一改用“爇”字。焫，读 rùo。爇，读 rùo，又读 rè。

病在经络，故宜用九针。凡后世所用针法，亦自南方来也。

中央者其地平以湿，天地所以生万物也众。

土体平，土性湿。土旺于四方之中，而为万物之母，故其生物也众。

其民食杂而不劳，

四方辐辏，万物所归，故民食杂。土性和缓，故不勤劳也。

故其病多痿厥寒热。

土气通脾而主四肢，故湿滞则为痿，寒热则为厥。中央者，四方之气交相集，故或寒或热也。

其治宜导引按跷，故导引按跷者，亦从中央出也。

“导引”，谓摇筋骨，动肢节，以行气血也。“按”，捏按也。“跷”，即阳跷阴跷之义。盖谓推拿溪谷跷穴，以除疾病也。病在肢节，故用此法。凡后世所用导引按摩之法，亦自中州出也。“跷”，音乔，又极虐切。

故圣人杂合以治，各得其所宜。故治所以异而病皆愈者，得病之情，知治之大体也。”

杂合五方之治而随机应变，则各得其宜矣。故治法虽异，而病无不愈，知通变之道者，即圣人之能事也。

十、形志苦乐，病治不同。

（《素问·血气形志篇》）

形乐志苦，病生于脉，治之以灸刺。

形乐者，身无劳也。志苦者，心多虑也。心主脉，深思虑则脉病矣。脉病者当治经络，故当随其宜而灸刺之。

形乐志乐，病生于肉，治之以针石。

形乐者逸，志乐者闲。饱食终日，无所运用，多伤于脾，脾主肌肉，故病生焉。肉病者，或为卫气留，或为脓血聚，故当用针石以取之。“石”，砭石也。

形苦志乐，病生于筋，治之以熨引。

形苦者，身多劳。志乐者，心无虑。劳则伤筋，故病生于筋。“熨”，以药熨。“引”，谓导引。“熨”，音郁。

形苦志苦，病生于咽嗌，治之以甘药。

形苦志苦，必多忧思，忧则伤肺，思则伤脾，脾肺气伤，则虚而不行，气必滞矣。脾肺之脉，上循咽嗌，故病生于咽嗌。如人之悲忧过度，则喉咙哽咽，食饮难进；思虑过度则上焦痞隔，咽中核塞，即其证也。《通评虚实论》曰：“隔则闭绝，上下不通，则暴忧之病也。”亦此之谓。病在嗌者，因损于脏，故当以甘药调补之。“甘”，旧作百，《灵枢·九针论》作“甘药”者是，今改从之。“嗌”，音益。

形数惊恐，经络不通，病生于不仁，治之以按摩醪药。

惊者气乱，恐者气下，数有惊恐，则气血散乱而经络不通，故病不仁，不仁者，顽痹软弱也，故治宜按摩以导气行血，醪药以养正除邪。“醪药”，药酒也。“经络”二字，《九针论》作“筋脉”，义亦同。“醪”，音劳。

是谓五形志也。

结上文。按：《灵枢·九针论》文有与此同者，俱不重载。

十一、有毒无毒，制方有约，必先岁气，无伐天和。

（《素问·五常政大论》）

帝曰："有毒无毒，服有约乎？"

"约"，度也。《禁服篇》曰："夫约方者，犹约囊也。囊满而弗约，则输泄；方成弗约，则神与弗俱。"

岐伯曰："病有久新，方有大小，有毒无毒，固宜常制矣。

病重者宜大，病轻者宜少，无毒者宜多，有毒者宜少，皆常制之约也。

大毒治病，十去其六；常毒治病，十去其七；小毒治病，十去其八；无毒治病，十去其九。

药性有大毒、常毒、小毒、无毒之分，去病有六分、七分、八分、九分之约者，盖以治病之法，药不及病，则无济于事，药过于病，则反伤其正而生他患矣。故当知约制，而进止有度也。王氏曰："大毒之性烈，其为伤也多；小毒之性和，其为伤也少；常毒之性，减大毒之性一等，加小毒之性一等，所伤可知也。故至约必止之，以待来证尔。然无毒之药，性虽平和，久而多之，则气有偏胜，必有偏绝，久攻之则脏气偏弱，既弱且困，不可长也，故十去其九而止。"

谷肉果菜，食养尽之，无使过之，伤其正也。

病已去其八九，而有余未尽者，则当以谷肉果菜饮食之类，培养正气，而余邪自尽矣。如《脏气法时论》曰：

“毒药攻邪，五谷为养，五果为助，五畜为益，五菜为充”者是也。然毒药虽有约制，而饮食亦贵得宜，皆不可使之太过，过则反伤其正也。

不尽，行复如法。

如此而犹有未尽，则再行前法以渐除之，宁从乎慎也。

必先岁气，无伐天和。

五运有纪，六气有序，四时有令，阴阳有节，皆岁气也。人气应之以生长收藏，即天和也。设不知岁气变迁而妄呼寒热，则邪正盛衰无所辨，未免于犯岁气、伐天和矣，夭枉之由，此其为甚。又治其旺气义，详本类前七。

无盛盛，无虚虚，而遗人夭殃。

邪气实者复助之，盛其盛矣。正气夺者复攻之，虚其虚矣。不知虚实，妄施攻补，以致盛者愈盛，虚者愈虚，正气日消，则病气日甚，遗人夭殃，医之咎也。

无致邪，无失正，绝人长命。”

盛其盛，是致邪也。虚其虚，是失正也。重言之者，所以深戒夫伐天和而绝人长命，以见岁气不可不慎也。

十二、久病而瘠，必养必和。

（《素问·五常政大论》）

帝曰：“其久病者，有气顺不康，病去而瘠奈何？”

谓气已顺而身犹不康，病已去而形则瘠瘦也。“瘠”，音寂。

岐伯曰：“昭乎哉圣人之问也。化不可代，时不可违。

“化”，造化也。凡造化之道，衰旺各有不同，如木从春化，火从夏化，金从秋化，水从冬化，土从四季之化，以及五运六气各有所主，皆不可以相代也，故曰化不可代。人之脏气，亦必随时以为衰旺，欲复脏气之亏，不因时气不可也，故曰时不可违。不违时者，如金水根于春夏，木火基于秋冬，脏气皆有化源，设不预为之地，则临时不易于复元，或邪气乘虚再至，虽有神手，无如之何矣。

愚按：此节诸注皆谓天地有自然之化，人力不足以代之，故曰化不可代。然则当听之矣，而下文曰养之和之者，又将何所为乎？谓非以人力而赞天工者乎？其说不然也。

夫经络以通，血气以顺，复其不足，与众齐同。

疾病既去而不求其复，则元气由衰而瘠矣。

养之和之，静以待时，谨守其气，无使倾移，其形乃彰，生气以长，命曰圣王。

“养”者，养以气味。“和”者，和以性情。“静以待时”者，预有修为而待时以复也。如阳虚者喜春夏，阴虚者喜秋冬，病在肝者愈于夏，病在心者愈于长夏，病在脾者愈于秋，病在肺者愈于冬，病在肾者愈于春，皆其义也。谨守其气，无使倾移，则固有弗失，日新可期，是即复原之道，而生气可渐长矣。

故《大要》曰：‘无代化，无违时，必养必和，待其来复。’此之谓也。”帝曰：“善！”

《大要》，上古书名。此引古语以明化不可代，时不可失，不可不养，不可不和，以待其来复，未有不复者矣。来复之义，即《易》之《复》卦，一阳生于五阴之下，阳气渐回则生气渐长，同此理也。

十三、妇人重身，毒之何如。

（《素问·六元正纪大论》）

黄帝问曰：“妇人重身，毒之何如？”岐伯曰：“有故无殒，亦无殒也。”

“重身”，孕妇也。“毒之”，谓峻利药也。“故”，如下文大积大聚之故，有是故而用是药，所谓有病则病受之，故孕妇可以无殒，而胎气亦无殒也。“殒”，伤也。“重”，平声，“殒”，音允。

帝曰：“愿闻其故何谓也？”岐伯曰：“大积大聚，其可犯也，衰其大半而止，过者死。”

身虽孕而有大积大聚，非用毒药不能攻，攻亦无害，故可犯也。然但宜衰其大半，便当止药，如上篇云“大毒治病、十去其六”者是也。若或过用，则病未必尽而胎已受伤，多致死矣。

十四、揆度奇恒，脉色主治。

（《素问·玉版论要篇》全）

黄帝问曰：“余闻揆度奇恒，所指不同，用之奈何？”

“揆度”，揣度也。“奇恒”，异常也。所指不同，有言疾病者，有言脉色者，有言脏腑者，有言阴阳者，详见奇恒会通。“度”，入声。

岐伯对曰：“揆度者，度病之浅深也。奇恒者，言奇病也。

“奇病”，异常之病也。病而异常，非揣度浅深之详，不易知也。

请言道之至数，五色脉变，揆度奇恒，道在于一。

至数之义，所包者广，如《六节脏象》、《天元纪》、《至正要》、《六微旨》、《五运行》、《六元正纪》等论皆言其义。盖天人之道，有气则有至，有至则有数。人之五色五脉，无非随气以至，故其太过不及，亦皆有至数存焉。能知天地之至数，即可知人之至数，色脉奇恒，其变虽多，其道则一。一者，如下文所谓神而已矣。

神转不回，回则不转，乃失其机。

神者，阴阳之变化也。《易》曰：“知变化之道者，其知神之所为乎。”“转”，运行不息也。“回”，逆而邪也。神机之用，循环无穷，故在天在人，无不赖之以成化育之功者，皆神转不回也。设其回而不转，则至数逆，生机失矣，故曰神去则机息，又曰失神者亡也。

至数之要，迫近以微，

“至数”，即神之机也。要在乎机，机在乎神，神机之道，纤毫无间，至精至微，无往不切，故曰迫近以微。

著之玉版，命曰合玉机。

《生机正脏论》有此数句，详脉色类十。

容色现上下左右，各在其要。

天之神机，现于气候；人之神机，现于脉色。凡此上下左右及下文浅深逆顺日数之类，皆色脉至数之要，不可不察也。色脉之义，仍当与脉色类三十二、三等章互考。

其色现浅者，汤液主治，十日已；

色浅则病微，故可以汤液主治而愈亦速也。汤液者，五谷之汤液，盖调养之道，非后世汤药之谓，义见下章。

其现深者，必齐主治，二十一日已；

色深则病深，故当以齐主治而愈稍迟。“齐”，剂同，药剂也。《汤液醪醴论》曰：“必齐毒药攻其中。”义见后。

其现大深者，醪酒主治，百日已；

色大深者病尤甚，故必以醪酒主治。“醪酒”，药酒也，如《腹中论》“鸡屎醴”之类。

色夭面脱，不治，百日尽已。

色夭面脱者，神气已去，故不可治，百日尽则时更气易，至数尽而已。上节言病已，此言命已也，不可混看。

脉短气绝死，

脉短气绝者，中虚阳脱也，故死。

病温虚甚死。

病温邪有余，虚甚正不足，正不胜邪故也。

色现上下左右，各在其要，上为逆，下为顺。

“要”，即逆顺之要也。《五色篇》曰：“其色上行者病益甚，其色下行如云彻散病方已。”故上为逆，下为顺。义详脉色类三十二。

女子右为逆，左为顺；男子左为逆，右为顺。

女为阴，右亦为阴，色在右则阴病甚矣，故女以右为逆。男为阳，左亦为阳，色在左则阳病甚矣，故男以左为逆。此虽以色为言，而病之逆顺亦犹是也。

易，重阳死，重阴死。

“易”，变易也。男以右为顺而易于左，则阳人阳病，是重阳也。女以左为顺而易于右，则阴人阴病，是重阴也。重阳重阴者，阴阳偏胜也。有偏胜则有偏绝，故不免于死矣。

阴阳反作，治在权衡相夺，

“反作”，如《四气调神论》所谓反顺为逆也，逆则病生矣。治在权衡相夺，谓度其轻重面夺之使平，犹权衡也。“作”，旧作“他”，误也，《阴阳应象大论》曰：“阴阳反作”者是，今改从之。

奇恒事也，揆度事也。

此承上文而言阴阳反作者，即奇恒事也。权衡相夺者，即揆度事也。

搏脉痹躄，寒热之交。

上文言奇恒之色，此下言奇恒之脉。搏脉者，搏击于手也，为邪盛正衰、阴阳乘乱之脉，故为痹为躄，为或寒或热之交也。“痹”，顽痹也。“躄”，足不能行也。“躄”，音碧。

脉孤为消气，虚泄为夺血。

脉孤者，孤阴孤阳也。孤阳者洪大之极，阴气必消，孤阴者微弱之甚，阳气必消，故脉孤为消气也。脉虚兼泄者必亡其阴，阴亡则血虚，故虚泄为夺血也。

孤为逆，虚为顺。

孤者偏绝之谓，绝者不可复生，故为逆。虚者不足之称，不足者犹可补，故曰顺。

行奇恒之法，以太阴始。

肺为百脉之朝会，故脉变奇恒之辨，当以太阴始。太阴者，手太阴之气口也。

行所不胜曰逆，逆则死；

行所不胜，克我者也，如以木见金、以金见火之类是也。

行所胜曰顺，顺则活。

“行所胜”，我克者也，如以木见土、以土见水之类是也。

八风四时之胜，终而复始，

八风之至，随四时之胜，至数有常，则终而复始，此顺常之令也。

逆行一过，不复可数，论要毕矣。”

设或气令失常，逆行一过，是为回则不转，而至数紊乱，无复可以数计矣。“过”，失也。喻言人之色脉，一有失调，则奇恒反作，变态百出，亦不可以常数计也。此则天人至数之论要，在逆顺之间，察其神而毕矣。

十五、汤液醪醴，病为本，工为标。

（《素问·汤液醪醴论》全）

黄帝问曰：“为五谷汤液及醪醴奈何？”

汤液醪醴，皆酒之属。《韵义》云：“醅酒浊酒曰醪。”《诗诂》云：“酒之甘浊而不泲者曰醴。”然则汤液者，其即清酒之类欤！“醪”，音劳。“醴”，音礼。“泲”，音济。

岐伯对曰：“必以稻米，炊之稻薪，稻米者完，稻薪者坚。”

“完”者，其味全。“坚”者，其气锐。

帝曰：“何以然？”岐伯曰：“此得天地之和，高下之宜，故能至完；伐取得时，故能至坚也。”

谷之性味中正，功用周全，以其得天地之和，高下之宜，故能至完。“完”，全也。

帝曰：“上古圣人作汤液醪醴，为而不用何也？”岐伯曰：“自古圣人之作汤液醪醴者，以为备耳，夫上古作汤液，故为而弗服也。

圣人之作汤液者，先事预防，所以备不虞耳。盖上古之世，道全德盛，性不嗜酒，邪亦弗能害，故但为而弗服也。

中古之世，道德稍衰，邪气时至，服之万全。

道德稍衰，天真或损，则邪能侵之，然犹不失于道，故但服汤液醪醴而可万全矣。

帝曰："今之世不必已何也？"

谓治以汤液醪醴，而不能必其病之已也。

岐伯曰："当今之世，必剂毒药攻其中，镵石针艾治其外也。"

"剂毒药"，以毒药为剂也。"镵"，针也。《九针论》："一曰镵针。"今世道德已衰，疾病已甚，故非毒药不能攻其中，非针艾不能治其外。

帝曰："形弊血尽而功不立者何？"

此承上文而言治之如法，以至于形弊血尽，而病犹不愈者何也？

岐伯曰："神不使也。"

凡治病之道，攻邪在乎针药，行药在乎神气，故治施于外，则神应于中，使之升则升，使之降则降，是其神之可使也。若以药剂治其内而脏气不应，针艾治其外而经气不应，此其神气已去，而无可使矣。虽竭力治之，终成虚废已尔，是即所谓不使也。

帝曰："何谓神不使？"岐伯曰："针石道也，精神不进，志意不治，故病不可愈。

"道"，治病之道也。不进不治者，欲其进而不进，欲其治而不治也，故病不可愈。

今精坏神去，营卫不可复收。何者？嗜欲无穷而忧患

不止，精气弛坏，营涩卫除，故神去之而病不愈也。”

肾藏精，精为阴，心藏神，神为阳。精坏神去则阴阳俱败，表里俱伤，营卫不可收拾矣。此其故，以今人嗜欲忧患不节，失其所养，故致精气弛坏，营涩卫除，而无能为力也。

帝曰：“夫病之始生也，极微极精，必先入结于皮肤。今良工皆称曰：‘病成名曰逆，则针石不能治，良药不能及也。’今良工皆得其法，守其数，亲戚兄弟远近，音声日闻于耳，五色日见于目，而病不愈者，亦何暇不早乎？”

极微者，言轻浅未深。极精者，言专一未乱。斯时也，治之极易，及其病成，则良工称为逆矣。然良工之治，既云得法而至数弗失，亲戚之闻见极熟，而声色无差，宜乎无不速愈者，而顾使其直至于精坏神去，而病不能愈，亦何暇治之不早乎？“暇”，言慢事也。

岐伯曰：“病为本，工为标，标本不得，邪气不服，此之谓也。”

病必得医而后愈，故病为本，工为标，然必病与医相得，则情能相洽，才能胜任，庶乎得济而病无不愈。惟是用者未必良，良者未必用，是为标本不相得，不相得则邪气不能平服，而病之不愈者以此也。又如《五脏别论》曰：“拘于鬼神者，不可与言至德。恶于针石者，不可与言至巧。病不许治者，病不必治，治之无功矣。”又如脉色类、不失人情类详按，皆标本不得之谓。

帝曰：“其有不从毫毛生，而五脏阳已竭也，津液充廓，其魄独居，孤精于内，气耗于外，形不可与衣相保，此四极急而动中，是气拒于内而形施于外，治之奈何？”

不从毫毛生，病生于内也。五脏阳已竭，有阴无阳也。

“津液”，水也。“廓”，形体胸腹也。《胀论》曰：“夫胸腹，脏腑之廓也。”凡阴阳之要，阴无阳不行，水无气不化，故《灵兰秘典论》曰：“气化则能出矣。”今阳气既竭，不能通调水道，故津液妄行，充于廓也。魄者阴之属，形虽充而气则去，故其魄独居也。精中无气，则孤精于内，阴内无阳，则气耗于外。三焦闭塞，水道不通，皮肤胀满，身体羸败，故形不可与衣相保也。四肢者诸阳之本，阳气不行，故四极多阴而胀急也。胀由阴滞，以胃中阳气不能制水，而肺肾俱病，喘咳继之，故动中也。此以阴气格拒于内，故水胀形施于外而为是病。

岐伯曰：“平治于权衡。

平治之法当如权衡者，欲得其平也。且水胀一症，其本在肾，其标在肺。如五脏阳已竭，魄独居者，其主在肺、肺主气，气须何法以化之？津液充廓，孤精于内，其主在肾，肾主水，水须何法以平之？然肺金生于脾，肾水制于土，故治肿胀者，必求脾肺肾三脏，随盛衰而治得其平，是为权衡之道也。

去郁陈莝，是以微动四极，温衣，缪刺其处，以复其形，开鬼门，洁净府，精以时服，五阳已布，疏涤五脏，故精自生，形自盛，骨肉相保，巨气乃平。”帝曰：“善！”

“郁”，积也。“陈”，久也。“莝”，斩草也。谓去其水气之陈积，欲如斩草而渐除之也。“四极”，四肢也。微动之，欲其流通而气易行也。“温衣”，欲助其肌表之阳，而阴凝易散也。然后缪刺之，以左取右，以右取左，而去其大络之留滞也。“鬼门”，汗孔也，肺主皮毛，其藏魄，阴之属也，故曰鬼门。“净府”，膀胱也，上无入孔而下有出窍，滓秽所不能入，故曰净府。邪在表者散之，在里者化之，故曰开鬼门、洁净府也。水气去则真精服。服，行也。阴邪除则五阳布。五阳，五脏之胃气也。由是精生形盛，骨肉相保，而巨气可平矣。“莝”，音剉。

十六、祝　由

（《素问·移精变气论》附：祝由鬼神二说）

黄帝问曰："余闻古之治病，惟其移精变气，可祝由而已；今世治病，毒药治其内，针石治其外，或愈或不愈何也？"

上古以全德之世，邪不能侵，故凡有疾病，惟用祝由而已，以其病不甚而治亦易也。王氏曰："'移'，谓移易；'变'，谓变改。皆使邪不伤正，精神复强而内守也。"按：国朝医术十三科：曰大方脉，曰小方脉，曰妇人，曰伤寒，曰疮疾，曰针灸，曰眼，曰口齿，曰咽喉，曰接骨，曰金镞，曰按摩，曰祝由。今按摩、祝由二科失真传，惟民间尚有之。“祝”，之救切。

岐伯对曰："往古人居禽兽之间，动作以避寒，阴居以避暑，内无眷慕之累，外无伸宦之形，此恬淡之世，邪不能深入也，故毒药不能治其内，针石不能治其外，故可移精祝由而已。

古人巢居穴处，故居禽兽之间。动作者，阳生而暖，故可避寒。阴居者，就凉远热，故可避暑。“伸”，屈伸之情。“宦”，利名之累。内无眷慕，外无趋求，故曰恬淡之世。恬淡则天真完固，气血坚实，邪不能入，故无事于毒药针石，但以祝由即可移易精气，而愈其病也。“祝”，咒同；“由”，病所从生也。故曰祝由。王氏曰：“祝说病由，不劳针石而已。”

今之世不然，忧患缘其内，苦形伤其外，又失四时之顺，逆寒暑之宜，贼风数至，虚邪朝夕，内至五脏骨髓，外伤孔窍肌肤，所以小病必甚，大病必死，故祝由不能已也。”帝曰：“善！”

内伤五脏，外逆四时，则表里俱伤，为病必甚，故不能以祝由治之也。“数”，音朔。

附：祝由鬼神二说

愚按：祝由者，即符咒禁禳之法，用符咒以治病，谓非鬼神而何？故《贼风篇》帝曰：“其无所遇邪气，又无怵惕之所志，猝然而病者，其故何也？唯有因鬼神之事乎？”岐伯曰：“此亦有故邪留而未发，因而志有所恶，及有所慕，血气内乱，两气相搏。其所从来者微，视之不见，听而不闻，故似鬼神。”帝又问曰：“其祝而已者，其故何也？”岐伯曰：“先巫者，因知百病之胜，先知其病所从生者，可祝而已也。”只此数语，而祝由鬼神之道尽之矣，愚请竟其义焉。

夫曰“似鬼神”者，言似是而实非也；曰“所恶所慕”者，言鬼生于心也；曰“知其胜、知其所从生，可祝而已”者，言求其致病之由，而释去其心中之鬼也。何也？凡人之七情，生于好恶，好恶偏用则气有偏并，有偏并则有胜负而神志易乱，神志既有所偏而邪复居之，则鬼生于心，故有素恶之者则恶者现，素慕之者则慕者现，素疑之者则疑者现，素畏忌之者则畏忌者现，不惟疾病，梦寐亦然，是所谓志有所恶，及有所慕，血气内乱，故似鬼神也。

又若神气失守，因而致邪，如补遗《刺法》等论曰："人虚即神游失守，邪鬼外干，故人病肝虚，又遇厥阴岁气不及，则白尸鬼犯之；人病心虚，又遇二火岁气不及，则黑尸鬼犯之；人病脾虚，又遇太阴岁气不及，则青尸鬼犯之；人病肺虚，又遇阳明岁气不及，则赤尸鬼犯之；人病肾虚，又遇太阳岁气不及，则黄尸鬼犯之。"非但尸鬼，凡一切邪犯者，皆是神失守位故也。此言正气虚而邪胜之，故五鬼生焉，是所谓故邪也，亦所谓因知百病之胜也。

又如《关尹子》曰："心蔽吉凶者，灵鬼摄之；心蔽男女者，淫鬼摄之；心蔽幽忧者，沉鬼摄之；心蔽放逸者，狂鬼摄之；心蔽盟诅者，奇鬼摄之；心蔽药饵者，物鬼摄之。"此言心有所注，则神有所依，依而不正，则邪鬼生矣，是所谓知其病所从生也。既得其本，则治有其法，故察其恶，察其慕，察其胜，察其所从生，则祝无不效矣。

如王中阳治一妇，疑其夫有外好，因病失心狂惑，虽投药稍愈，终不脱然。乃阴令人佯言某妇暴死，殊为可怜，患者忻然，由是遂愈。此虽非巫，然亦以法而去其所恶之谓也。

又如韩世良治一女，母子甚是相爱，既嫁而母死，遂思念成疾，诸药罔效。韩曰："此病得之于思，药不易愈，当以术治之。"乃贿一巫妇，授以秘语。一日夫谓其妻曰："汝之念母如此，不识彼在地下，亦念汝否？吾当他往，汝盍求巫妇卜之。"妻忻诺，遂召巫至，焚香礼拜而母灵降矣。一言一默，宛然其母之生前也。女遂大泣。母叱之曰："勿泣！汝之生命克我，我遂早亡，我之死，皆汝之故。今在阴司，欲报汝仇，汝病恹恹，实我所为。我生则与尔母子，死则与尔寇仇矣。”言讫，女改容大怒曰：“我因母病，母反害我，我何乐而思之!”自是而病愈矣。此去其所慕之谓也。

又如《阴阳应象大论》曰：“怒伤肝，悲胜怒；喜伤心，恐胜喜；思伤脾，怒胜思；忧伤肺，喜胜忧；恐伤肾，思胜恐。”此因其情志之胜，而更求其胜以制之之法也。

又如《外台秘要》载祝由一科，丹溪谓符水惟膈上热痰，一呷凉水，胃热得之，岂不清快，亦可取效。若内伤涉虚之人，及严冬天寒之时，符水下咽，胃气受伤，反致害者多矣。此因其热而胜以寒也。

又如近有患疟者，压以符物，每多取效何也？盖以疟之轻者，日发一次，多在半表半里少阳胆经，当其邪正相争，迭为胜负之际，但得一压，则胆气若有所恃，故正胜邪而病退矣。此借其相胜之气，以移易其邪正也。

又余尝治一少年姻妇，以热邪乘胃，依附鬼神，殴詈惊狂，举家恐怖，欲召巫以治，谋之于余。余曰：“不必，余能治之。”因令人高声先导，首慑其气，余即整容，随而突入。病者亵衣不恭，瞠视相向。余施怒目胜之，面对良久，见其赧生神怯，忽尔潜遁，余益令人索之，惧不敢出。乃进以白虎汤一剂，诸邪悉退。此以威仪胜其亵渎，寒凉胜其邪火也。

又治一儒生，以伤寒后金水二脏不足，忽一日正午，对余叹曰：“生平业儒，无所欺害，何有白须老者，素服持扇，守余不去者三日矣，意必宿冤所致也，奈之何哉？”余笑曰：“所持者非白纸扇耶？”生惊曰：“公亦见乎？”余曰：“非也。”因对以《刺法论》“人神失守，五鬼外干”之义，且解之曰：“君以肺气不足，眼多白花，故见白鬼；若肾水不足者，眼多黑花，当见黑鬼矣。此皆正气不足，神魂不附于体，而外见本脏之色也，亦何冤之有哉？”生大喜曰：“有是哉妙理也。余之床侧，尚有一黑鬼在，余心虽不惧，而甚恶之，但不堪言耳，今得教可释然矣。”遂连进金水两脏之药而愈。此知其病所从生，而微言以释之也。

诸如此类，皆鬼从心生，而实非鬼神所为，故曰似鬼神也。然鬼既在心，则诚有难以药石奏效，而非祝由不可者矣。使祝由家能因岐伯之言而推广其妙，则功无不奏，术无不神，无怪其列于十三科之一，又岂近代惑世诬民者流，所可同日语哉？《贼风篇》义见疾病类三十一，所当互考。

又按：鬼神之谓，虽属渺茫，然《易》曰：“精气为物，游魂为变，是故知鬼神之情状。”孔子曰：“鬼神之为德，其盛矣乎！”然则鬼神之道，其可忽哉。故《周官》之有《大祝》者，“掌六祝之辞，以事鬼神，示祈福详，求永贞也。”注曰：“告神之辞曰祝号者，尊其名为美称也。”又有《男巫》者，“春招弭，以除疾病。”注曰：“招吉祥，弭祸祟，而疾病可除矣。”又有《女祝》者，“掌王后之内祭祀，以时招、梗、禬、禳之事。”注曰：“招以召祥，梗以御疠，禬以除灾害，禳以弭变异，四者所以除疾殃也[①]。”以此观之，则巫祝之用，虽先王大圣未始或废，盖借以宣诚悃，通鬼神而消灾害，实亦先巫祝由之意也。故其法至

① 国中按：句中“招、梗、禬、禳”四者，乃先秦祭祀之礼。唐代贾公彦疏云：“云以时者，谓随其事时，不必要在四时也；云招者，招取善祥；梗者，御捍恶之未至；禬者，除去现在之灾；禳者，推却现在之变异。此四者皆与人为疾殃，故云以除疾殃也。”又，“禬”，古外反，又户外反。今读 guì。

今流传，如时瘟、骨梗、邪祟、神志等疾，间或取效。然必其轻浅小疾，乃可用之。设果内有虚邪，外有实邪，苟舍正大之法而崇尚虚无，鲜不误事。奈何末世奸徒，借神鬼为妖祥，假符祝为欺诳。

今之人，既不知祝由之法自有一种当用之处，乃欲动辄赖之，信为实然，致有妄言祸福而惑乱人心者，有禁止医药而坐失机宜者，有当忌寒凉而误吞符水者，有作为怪诞而荡人神气者，本以治病而适以误病，本以去鬼而适以致鬼，此之为害，未可枚举，其不为奸巫所窃笑者几希矣。故曰："拘于鬼神者，不可与言至德。"又曰："信巫不信医，一不治也。"

吁！人生于地，悬命于天。彼鬼神者，以天地之至德，二气之良能，既不得逆天命以祸福私人，又焉得乐谄媚以祝禳免患？尼父曰："获罪于天，无所祷也。"又曰："敬鬼神而远之。"此则吾心之所谓祝由也。苟有事于斯者，幸鉴余之迂论。运气类四十四章有按当考。

十七、治之要极，无失色脉，治之极于一。

（《素问·移精变气论》）

帝曰："余欲临病人，观死生，决嫌疑，欲知其要，如日月光，可得闻乎？"

如日月光，欲其明显易见也。

岐伯曰："色脉者，上帝之所贵也，先师之所传也。

言明如日月者，无过色脉而已。"上帝"，上古之帝也。"先师"，即下文所谓僦贷季也。

上古使僦贷季，理色脉而通神明，合之金木水火土、四时、八风、六合，不离其常，

“理色脉”，察内外之精微也。“通神明”，色脉辨而神明现也。色脉之应，无往不合，如五行之衰旺，四时之往来，八风之变，六合之广，消长相依，无不有常度也。

变化相移，以观其妙，以知其要，欲知其要，则色脉是矣。

五行四时八风之气，迭有盛衰，则变化相移，色脉随之而应，故可以观其妙，知其要。凡人之五脏六腑、百骸九窍，脉必由乎气，气必合乎天，虽其深微难测，而惟于色脉足以察之，故曰欲知其要，则色脉是矣。

色以应日，脉以应月，常求其要，则其要也。

色分五行而明晦是其变，日有十干而阴晴是其变，故色以应日；脉有十二经而虚实是其变，月有十二建而盈缩是其变，故脉以应月。常求色脉之要，则明如日月而得其变化之要矣。

夫色之变化，以应四时之脉，此上帝之所贵，以合于神明也，所以远死而近生，生道以长，命曰圣王。

上帝贵色脉之应，故能见机察微，合于神明，常远于死，常近于生，生道永昌，此圣王之治身如此。

中古之治病，至而治之，汤液十日，以去八风五痹之病；十日不已，治以草苏草荄之枝，本末为助，标本已得，邪气乃服。

中古之治病，必病至而后治之。其治也，先以汤液。汤液者，五谷所制而非药也。服之十日，而八风五痹之病可以去矣。使十日不已，则治以草苏草荄之枝。“苏”，叶也。“荄”，根也，“枝”，茎也。根枝相佐，故云本末为助，即后世之煎剂也。病源为本，病变为标，得其标本，邪无不服。此中古之治，虽不若上古之见于未然，而犹未若后世之误也。汤液义见前十一。八风义见运气类三十五。五痹义见疾病类六十七。"荄"，音该。

暮世之治病也则不然，治不本四时，不知日月，不审逆顺①，

王氏曰："四时之气各有所在，不本其处而即妄攻，是反古也。《四时刺逆顺论》曰：'春气在经脉，夏气在孙络，长夏气在肌肉，秋气在皮肤，冬气在骨髓。'工当各随所在而辟伏其邪尔。不知日月者，谓日有寒温明暗，月有空满亏盈也。《八正神明论》曰：'凡刺之法，必候日月星辰，四时八正之气，气定乃刺之。是故天温日明，则人血淖溢而卫气浮，故血易泻，气易行；天寒日阴，则人血凝涩而卫气沉。月始生，则血气始精，卫气始行；月廓满，则血气盛，肌肉坚；月廓空，则肌肉减，经络虚，卫气去，形独居。是以因天时而调血气也。是故天寒无刺，天湿无凝，月生无泻，月满无补，月廓空无治，是谓得时而调之。'此之谓也。不审逆顺者，谓不审量其病可治与不可治也。"

愚按：王太仆引经注此，其说虽是，而殊有未尽者，如不本四时，则有不知运气之盛衰，阴阳之消长。故好用温热者，忘天地之赫曦；专用寒凉者，昧主客之流衍。五音皆有宜忌，胡可视为泛常。故《五常政大论》曰："必先岁气，无伐天和。"设不知此而犯之，如抱薪救火，因雪加霜，误人误已而终身不悟者，良可慨矣！如不知日月，王

① 国中按："顺"，原文作"从"，乃避讳字，今改之。又按：凡书中属此义者，均改之，不再出注，详见附录《内经避讳字初探》。

注即以日月为解，然本篇所言者原在色脉，故不知色脉，则心无参伍之妙，诊无表里之明。色脉不合者，孰当舍症以从脉？缓急相碍者，孰当先此而后彼？理趣不明，其妄孰甚，此色脉之参合必不可少，故云日月也。

又若不审逆顺，则有气色之逆顺，如《玉版论要》曰："色现上下左右，各在其要，上为逆，下为顺。女子右为逆，左为顺；男子左为逆，右为顺。"《卫气失常篇》曰："审察其有余不足而调之，可以知逆顺矣。"

有四时脉息之逆顺，如《平人气象论》曰："脉有逆顺四时，未有脏形，春夏而脉瘦，秋冬而脉浮大，命曰逆四时也。"《生机正脏论》曰："所谓逆四时者，春得肺脉，夏得肾脉，秋得心脉，冬得脾脉，其至皆悬绝沉涩者，命曰逆四时也。"

有脉症之逆顺，如《平人气象论》曰："风热而脉静，泄而脱血脉实，病在中脉虚，病在外脉涩坚者，皆难治，命曰反四时也。"《生机正脏论》曰："病热脉静，泄而脉大，脱血而脉实，病在中脉实坚，病在外脉不实坚者，皆难治也。"

有治法之逆顺，如《至正要大论》曰："有逆取而得者，有顺取而得者。逆，正顺也；若顺，逆也。"又曰："微者逆之，甚者顺之。"又曰："逆者正治，顺者反治，顺少顺多，观其事也。"《五常政大论》曰："强其内守，必同其气，可使平也，假者反之。"

是皆逆顺之道，医所最当潜心者。若不明四时脉症之逆顺，则不识死生之理而病必多失；不明论治之逆顺，则必至妄投而绝人长命。是乃所谓医杀之耳，此暮世之通弊也，宜详察之。

病形已成，乃欲微针治其外，汤液治其内，

既不能防于未然，又不能察其现在，心粗见浅，针药乱施也。

粗工凶凶，以为可攻，故病未已，新病复起。”

“粗工”，学不精而庸浅也。“凶凶”，好自用而孟浪也。若辈者，意其为实而攻之，则假实未去而真虚至；意其为热而寒之，则故热未除而新寒起。是不足以治人，而适足以害人耳。

帝曰：“愿闻要道。”岐伯曰：“治之要极，无失色脉，用之不惑，治之大则。

色脉之与疾病，犹形之与影，声之与应也。故察病之要道，在深明色脉之精微而不至惑乱，即明如日月之大法也。

逆顺倒行，标本不得，亡神失国。

“逆顺到行”，反顺为逆也。“标本不得”，舍本趋末也。故致亡神失国，而身命又可知也。

去故就新，乃得真人。”

此戒人以进德修业，无蹈暮世之辙，而因循自弃也。去故者，去其旧习之陋。就新者，进其日新之功。新而又新，则圣贤可以学至，而得真人之道矣。

帝曰：“余闻其要于夫子矣，夫子言不离色脉，此余之所知也。”岐伯曰：“治之极于一。”帝曰：“何谓一？”岐伯曰：“一者因得之。”

一之为道大矣，万事万物之源也。《易》曰：“天一生水。”尧曰：“惟精惟一，允执厥中。”老子曰：“道生一，一生二，二生三，三生万物。”又曰：“天得一以清，地得一以宁，神得一以灵，谷得一以盈，万物得一以生，侯王得一以为天下贞。”孔子曰：“吾道一以贯之。”释氏曰：“万法归一。”庄子曰：“通于一而万事毕。”邵子曰：“天向一中分造化。”《至正要》等论曰：“知其要者，一言而终，不知其要，流散无穷。”此曰治之极于一，其道皆同也。故人能得一，则宇宙在乎手；人能知一，则万化归乎心。一者本也，因者所因也，得其所因，又何所而不得哉！

帝曰：“奈何?”岐伯曰：“闭户塞牖，系之病者，数问其情，以顺其意。

“闭户塞牖，系之病者”，欲其静而无扰也。然后从容询其情，委曲顺其意，盖必欲得其欢心，则问者不觉烦，病者不知厌，庶可悉其本末之因而治无误也。愚按：本篇前言治之要极，无失色脉；此言数问其情，以顺其意。是亦《邪气脏腑病形篇》所谓：“见其色，知其病，命曰明；按其脉，知其病，命曰神；问其病，知其处，命曰工。故知一则为工，知二则为神，知三则神且明矣。”与此意同。若必欲得其致病之本，非于三者参合求之，终不能无失也。

得神者昌，失神者亡。”帝曰：“善！”

此总结上文而言死生之大本也。《天年篇》曰：“失神者死，得神者生。”又，《本病论》亦有此二句，见运气类四十四，俱当互考。

十八、五过四德

（《素问·疏五过论》全）

黄帝曰：“呜呼远哉！闵闵乎若视深渊，若迎浮云，视深渊尚可测，迎浮云莫知其际。

"闵闵"，玄远无穷之谓。深渊有底，故可测。浮云无定，故莫知其际。《六微旨大论》亦有此数句，盖此言医道，彼言天道也。见运气类六。

圣人之术，为万民式，论裁志意，必有法则，循经守数，按循医事，为万民副[①]，故事有五过四德，汝知之乎？"

"裁"，度也。循经之循，因也。按循之循，察也。"副"，助也。医辨贤愚，愚者误多，故有五过。贤者道全，故有四德。王氏曰："德者，道之用，生之本，故不可不敬慎也。"

雷公避席再拜曰："臣年幼小，蒙愚以惑，不闻五过与四德，比类形名，虚引其经，心无所对。"

此类形名，公自言虽能比类形症名目，然亦皆虚引经义，而心则未明其深远，故无以对也。

帝曰："凡未诊病者，必问常贵后贱，虽不中邪，病从内生，名曰脱营。

常贵后贱者，其心屈辱，神气不伸，虽不中邪而病生于内。营者，阴气也。营行脉中，心之所生，心志不舒则血无以生，脉日以竭，故为脱营。"中"，去声。

常[②]富后贫，名曰失精，五气留连，病有所并。

常富后贫者，忧煎日切，奉养日廉，故其五脏之精，日加消败，是为失精。精失则气衰，气衰则不运，故为留聚而病有所并矣。

---

① 国中按："副"，王冰、杨上善均解"助"义，清代于鬯云："'副'，当读为'福'，福、副则声通借。《史记·龟策传》褚先生曰：'邦福重实'，裴解引徐广曰：'福，音副'。是'福'读为副也，此言'为万民副'，实即'为万民福'也。"于说甚是，当从之。

② 国中按："常"，原文作"尝"，乃假借字，后"常富大伤"同，一并改之。

医工诊之，不在脏腑，不变躯形，诊之而疑，不知病名。

如前二病者，求之内症，则脏腑无可凭；求之外症，则形躯无所据。诊者不明其故，则未有不疑，而莫识其为何病也。

身体日减，气虚无精，

其病渐深，则体为瘦减；其气日虚，则精无以生。《阴阳应象大论》曰："气归精，精食气"故也。

病深无气，洒洒然时惊。

及其病深，则真气消索，故曰无气。无气则阳虚，故洒然畏寒也。阳虚则神不足，故心怯而惊也。

病深者，以其外耗于卫，内夺于营。

精气俱损，则表里俱困，故外耗于卫，内夺于营，此其所以为深也。

良工所失，不知病情，此亦治之一过也。

虽曰良工，而不能察此，则不得其情，焉知其本，此过误之一也。

凡欲诊病者，必问饮食居处，

饮食有膏粱藜藿之殊，居处有寒温燥湿之异，因常知变，必详问而察之。

暴乐暴苦，始乐后苦，皆伤精气，精气竭绝，形体毁沮。

乐则喜，喜则气缓；苦则悲，悲则气消。故苦乐失常皆伤精气，甚至竭绝，则形体毁沮。"沮"，坏也。"乐"，音洛。"沮"，将鱼切。

暴怒伤阴，暴喜伤阳，

怒伤肝，肝藏血，故伤阴；喜伤心，心藏神，故伤阳。

厥气上行，满脉去形。

“厥气”，逆气也。凡喜怒过度而伤其精气者，皆能令人气厥逆而上行。气逆于脉，故满脉。精脱于中，故去形。《阴阳应象大论》有此四句，见阴阳类一。

愚医治之，不知补泻，不知病情，精华日脱，邪气乃并，此治之二过也。

不明虚实，故不知补泻；不察所因，故不知病情。以致阴阳败竭，故精华日脱。阳脱者邪并于阴，阴脱者邪并于阳，故曰邪气乃并。此愚医之所误，过之二也。

善为脉者，必以比类、奇恒、从容知之，为工而不知道，此诊之不足贵，此治之三过也。

“比类”，比别例类也。“奇恒”，异常也。“从容”，古经篇名，盖法在安详静察也。凡善诊者，必比类相求，故能因阴察阳，因表察里，因正察邪，因此察彼，是以奇恒异常之脉症，皆自从容之法而知之矣。《易》曰：“引而伸之，触类而长之，天下之能事毕矣。”其即此类之谓欤！工不知此，何诊之有，此过误之三也。又，《示从容论》曰：“脾虚浮似肺，肾小浮似脾，肝急沉散似肾，此皆工之所时乱也，然从容得之。”详疾病类九。

诊有三常，必问贵贱，封君败伤，及欲侯王。

“三常”，即常贵贱，常贫富，常苦乐之义。封君败伤者，追悔已往；及欲侯王者，妄想将来。皆致病之因。

故贵脱势，虽不中邪，精神内伤，身必败亡。

抑郁不伸，精神内伤，迷而不达，不亡不已也。

始富后贫，虽不伤邪，皮焦筋屈，痿躄为挛。

忧愁思虑，则心肺俱伤，气血俱损，故为是病。“躄”音璧，足不能行也。

医不能严，不能动神，外为柔弱，乱至失常，病不能移，则医事不行，此治之四过也。

戒不严，则无以禁其欲。言不切，则无以动其神。又其词色外为柔弱，而委随从顺，任其好恶，则未有不乱而至失其常者。如是则病不能移，其于医也何有？此过误之四也。

凡诊者，必知终始，又知余绪，切脉问名，当合男女。

"必知终始"，谓原其始，要其终也。"又知余绪"，谓察其本，知其末也。切其脉必问其名，欲得其素履之详也。男女有阴阳之殊，脉色有逆顺之别，故必辨男女而察其所合也。

离绝郁 结，忧恐喜怒，五脏空虚，血气离守，工不能知，何术之有 。

离者失其亲爱，绝者断其所怀，郁谓思虑抑郁；结谓深情难解，忧则气沉，恐则气怯，喜则气缓，恚则气逆，凡此皆伤其内，故令五脏空虚，血气离守。医不知此，何术之有。

常富大伤，斩筋绝脉，身体复行，令泽不息。

"大伤"，谓甚劳甚苦也。故其筋如斩，脉如绝，以耗伤之过也。虽身体犹能复旧而行，然令泽不息矣。"泽"，精液也。"息"，生长也。

故伤败结，留泊 归阳，脓积寒炅。

"故"，旧也。言旧之所伤，有所败结，血气留泊不散，则郁而成热，归于阳分，故脓血蓄积，令人寒炅交作也。

国中按："郁"，原文作"宛"，乃假借字，故改之。后"五脏郁热"同。

国中按："有"，宋本、明顾氏本均作"语"，不知张氏何据。存此一备一考。

国中按："泊"，原文作"薄"，乃假借字，故改之。

“炅”，居永切，热也。

粗工治之，急[1]刺阴阳，身体懈散，四肢转筋，死日有期。

粗工不知寒热为脓积所生，脓积以劳伤所致，乃治以常法，急刺阴阳，夺而又夺，以致血气复伤，故身体懈散，四肢转筋，则死日有期，谓非粗工之误之者耶？

医不能明，不问所发，唯言死日，亦为粗工，此治之五过也。

但知死日，而不知致死者，由于施治之不当，此过误之五也。

凡此五者，皆受术不通，人事不明也。

不通者，不通于理也。物理不通，焉知人事。以上五条，所不可不知也。

故曰圣人之治病也，必知天地阴阳，四时经纪；

阴阳气候之变，人身应之，以为消长，此天道之不可不知也。

五脏六腑，雌雄表里，刺灸砭石、毒药所主；

脏腑有雌雄，经络有表里，刺灸石药各有所宜，此脏象之不可不知也。

从容人事，以明经道，贵贱贫富，各异品理，问年少长，勇怯之理；

“经道”，常道也。不从容于人事，则不知常道，不能知常，焉能知变？人事有不齐，品类有同异，知之随方就圆，因变而施，此人事之不可不知也。

审于部分，知病本始，八正九候，诊必副矣。

---

① 国中按：“急”，原文作“亟”，音义同，今改作“急”。

"八正"，八节之正气也。"副"，称也。能察形色于分部，则病之本始可知；能察邪正于九候，则脉之顺逆可据。明斯二者，诊必称矣。此色脉之不可不知也。按：本篇详言五过，未明四德，而此四节一言天道，一言脏象，一言人事，一言脉色，即四德也。明此四者，医道全矣，诚缺一不可也。

治病之道，气内为宝，循求其理，求之不得，过在表里。

气内者，气之在内者也，即元气也。凡治病者，当先求元气之强弱，元气既明，大意见矣。求元气之病而无所得，然后察其过之在表在里以治之，斯无误也。此下五节，亦皆四德内事。

愚按：气有外气，天地之六气也。有内气，人身之元气也。气失其和则为邪气，气得其和则为正气，亦曰真气。但真气所在，其义有三，曰上中下也。上者所受于天，以通呼吸者也；中者生于水谷，以养营卫者也；下者气化于精，藏于命门，以为三焦之根本者也。故上有气海，曰膻中也，其治在肺；中有水谷气血之海，曰中气也，其治在脾胃；下有气海，曰丹田也，其治在肾。人之所赖，惟此气耳，气聚则生，气散则死，故帝曰气内为宝，此诚最重之辞，医家最切之旨也。即如本篇始末所言，及《终始》等篇，皆惓惓以精气重虚为念，先圣惜人元气至意，于此可见。奈何今之医家，但知见病治病，初不识人根本。凡天下之理，亦焉有根本受伤而能无败者，伐绝生机，其谁之咎？所以余之治人，既察其邪，必观其正，因而百不失一，存活无算。故于诸章之注，亦必以元气为首务，实本诸此篇，非臆见也。凡心存仁爱者，其毋忽于是焉。又真气义，见疾病类四。

守数据治，无失腧理，能行此术，终身不殆。

此承上文而言表里阴阳，经络脏腑，皆有其数，不可失也。“腧理”，周身腧穴之理也。“殆”，危也。

不知腧理，五脏郁热，痈发六腑。

“郁”，积也。不知腧穴之理，妄施刺灸，则五脏郁积，其热痈乃发于六腑矣。是亦上文“故伤败结、留泊归阳”之义。

诊病不审，是为失常，谨守此治，与经相明。

若不详加审察，必失经常中正之道，故欲谨守治法者，在求经旨以相明也。“经”，即下文《上经》，《下经》之谓。

《上经》、《下经》，揆度阴阳，奇恒五中，决以明堂，审于终始，可以横行。”

《上经》、《下经》，古经名也。《病态论》曰：“《上经》者，言气之通天；《下经》者，言病之变化也。”“揆度”，切度之也。“奇恒”，言奇病也。“五中”，五内也。“明堂”，面鼻部位也。“终始”，《灵枢》篇名也。凡诊病者，能明《上经》、《下经》之理，以揆度阴阳；能察奇恒五中之色，而决于明堂；能审脉候针刺之法，于《终始》等篇之义。夫如是则心通一贯，应用不穷，目牛无全，万举万当，斯则高明无敌于天下，故可横行矣。

十九、四　失

（《素问·徵[①]四失论》全）

黄帝在明堂，雷公侍坐。黄帝曰："夫子所通书受事众多矣，试言得失之意，所以得之，所以失之。"

"明堂"，王者南面以朝诸候、布政令之所，非前篇明堂之谓。"得失之意"，言学力功用之何如也。"夫"，音扶。

雷公对曰："循经受业，皆言十全，其时有过失者，愿闻其事解也。"

言依经受学，谓已十全，而用以诊治，则时有过失，莫知所以，愿闻其事之解说也。

帝曰："子年少，智未及邪？将言以杂合邪？

"智未及"，谓计虑之未周也。"言以杂合"，谓已无定见，故杂合众说而不能独断也。然则皆言十全者，正以其未全耳。"邪"，耶同。

夫经脉十二，络脉三百六十五，此皆人之所明知，工之所循用也。

"循"，依顺也。此言经络之略，谁不能知？即循经受业之谓耳。

---

① 国中按：湖南老中医胡天雄在其《素问补识》一书中指出："'徵'字之义，吴训为'证'，志训为'惩'，义皆通，然恐非王氏所以改题之原意。《左氏昭三十年传》'且徵过也'，注：'徵，明也。'彼徵过，此徵失，其义一也。况原篇名《方论得失明著》，则'徵'当训'明'，义更昭然矣。"此说甚善，由此可见，吴昆、张志聪、高士宗等所解，虽皆通，而非的解，当从胡氏之说，乃得其本义也。又按：近读《中庸注疏》，又得一证，"子曰：'我说夏礼，杞不足徵也。'"郑康成注云："徵，犹明也。"可见此文当谓"明四失"也。

所以不十全者，精神不专，志意不理，外内相失，故时疑殆。

既已循经受业，而犹不能十全者何也？盖道统之传，载由经籍，圆通运用，妙出吾心，使必欲按图索骥，则后先易辙，未有不失者矣。故精神不能专一者，以中无主而杂合也；志意不分条理者，以心不明而纷乱也；外内相失者，以彼我之神不交，心手之用不应也。故时有疑惑，致乎危殆。孟子曰："梓匠轮舆，能与人规矩，不能使人巧，然则循经受业，徒读父书奚益哉？"此过失之解也。

诊不知阴阳逆顺之理，此治之一失也。

阴阳逆顺之理，脉色症治，无不赖之。不知此者，恶足言诊？此一失也。

受师不卒，妄作离术，谬言为道，更名自功，妄用砭石，后遗身咎，此治之二失也。

"受师不卒"者，学业未精，苟且自是也；"妄作离术"者，不明正道，假借异端也；"谬言为道、更名自功"者，侈口妄谈，巧立名色以欺人也。及有不宜砭石而妄用者，是不明针灸之理，安得免于灾咎？此二失也。

不适贫富贵贱之居，坐之薄厚，形之寒温，不适饮食之宜，不别人之勇怯，不知此类，足以自乱，不足以自明，此治之三失也。

"适"，察其所便也。"坐"，处也。察贫富贵贱之常，则情志劳逸可知；察处之薄厚，则奉养丰俭可知；察形之寒温，则强弱坚脆、受邪微甚可知；察饮食之宜否，则五味之损益、用药之寒热可知。凡此者，使不能比别例类以求其详，则未免自乱矣，明者固如是乎？此三失也。

诊病不问其始，忧患饮食之失节，起居之过度，或伤

于毒，不先言此，猝持寸口，何病能中？妄言作名，为粗所穷，此治之四失也。

凡诊病之道，必先察其致病之因，而后参合以脉，则其阴阳虚实，显然自明，使不问其始，是不求其本也。又若忧患饮食之失节，内因也；起居之过度，外因也；或伤于毒，不内外因也。不先察其因，而猝持寸口，自谓脉神，无待于问，亦焉知真假逆顺？脉症原有不合，仓猝一诊，安能尽中病情？心无定见，故妄言作名。误治伤生，损德孰甚，人己皆为所穷，盖粗疏不精所致，此四失也。

是以世人之语者，驰千里之外。

工之得失，则毁誉之远闻也。

不明尺寸之论，诊无人事治数之道，从容之葆，坐持寸口，诊不中五脉，百病所起，始以自怨，遗师其咎。

“人事治数之道”，即前篇“贵贱贫富守数据治”之谓。“从容”，周详也。“葆”，韬藏也。知周学富，即从容之葆也。若理数未明而徒持寸口，则五脏之脉且不能中，又焉知百病之所起？是以动多过失，乃始知自怨其无术，而归咎于师传之未尽，岂其然哉？语云：“学到知羞处，方知艺不精。”今之人多有终身不知羞者，果何如其人也？“葆”，音保。

是故治不能循理，弃术于市，妄治时愈，愚心自得。

“市”，多人处也。不能循理，焉能济人？人不相信，如弃术于市，言见弃于众人也。然亦有妄施治疗，偶或一愈，愚者不知为侥幸，而忻然信为心得，则未免以非为是，而后人踵其害矣。

呜呼！幽幽冥冥[1]，孰知其道？道之大者，拟于天地，配于四海。

“幽幽冥冥”，道深玄也。“拟于天地”，言高厚之无穷；“配于四海”，言深广之难测。见不可以易言也。

汝不知道之谕，受以明为晦。”

不知道之谕，不得其旨也。失其旨则未免因词害意，反因明训而为晦，此医家之大戒也。“晦”，不明之谓。

二十、辟疗五疫

（《素问·遗篇刺法论》）

黄帝曰：“余闻五疫之至，皆相染易，无问大小，病状相似，不施救疗，如何可得不相移易者？”

“五疫”，即五运疫疠之气，详见运气类四十一，与此原出同篇，所当互考。“如何可得不相移易者”，谓欲禁止其传染也。

岐伯曰：“不相染者，正气存内，邪不可干，避其毒气，天牝从来，复得其往，气出于脑，即不邪干。

疫疠乃天之邪气，若吾身正气内固，则邪不可干，故不相染也。“天牝”，鼻也，鼻受天之气，故曰天牝，老子谓之玄牝，是亦此义。气自空虚而来，亦欲其自空虚而去，

---

① 国中按：“幽”原文作“窈”。《淮南子·道应》云：“可以窈，可以明。”《文子·微明》“窈”作“幽”。《淮南子·原道》云：“幽兮冥兮”，《文子·道原》“幽”作“窈”。《淮南子·精神》云：“窈窈冥冥”，《太平御览》引作“幽幽冥冥。”《老子》二十一章”窈兮冥兮，其中有精”，唐代傅奕《老子注》“窈”作“幽”。可见“窈”、“幽”二字，古人互用。笔者以为，“幽”字易解，且“幽冥”一词易明，故改之。

故曰避其毒气，天牝从来，复得其往也。盖以气通于鼻，鼻连于脑中，流布诸经，令人相染矣。气出于脑谓嚏，或张鼻泄之，则邪从鼻出，毒气可令散也。

气出于脑，即先想心如日。

日为太阳之气，应人之心，想心如日，即所以存吾之气，壮吾之神，使邪气不能犯也。

欲将入于疫室，先想青气，自肝而出，左行于东，化作林木；

心之所至，气必至焉，故存想之，则神有所注而气可旺矣。左行于东，化作林木之状，所以壮肝气也。

次想白气，自肺而出，右行于西，化作戈甲；

所以壮肺气也。

次想赤气，自心而出，南行于上，化作焰明；

所以壮心气也。

次想黑气，自肾而出，北行于下，化作水；

所以壮肾气也。

次想黄气，自脾而出，存于中央，化作土。

所以壮脾气也。

五气护身之毕，以想头上如北斗之煌煌，然后可入于疫室。

“煌煌”，辉耀貌。天行疫疠传染最速，故当谨避之如此。

又一法，于春分之日，日未出而吐之。

旧注曰：“用远志去心，以水煎之，饮二盏，吐之不疫。

又一法，于雨水日后，三浴以药泄汗。

谓以祛邪散毒之药，煎汤三浴，以泄其汗也。

又一法，小金丹方：辰砂二两，水磨雄黄一两，叶子雌黄一两，紫金半两，

以金箔同研之，可为细末。

同入合中，外固，了地一尺，筑地实[①]，不用炉，不须药制，用火二十斤煅之也，七日终，

常令火不断。

候冷七日取，次日出合子，埋药地中七日，取出顺日研之三日，炼白沙蜜为丸，如梧桐子大，每日望东吸日华气一口，冰水下一丸，和气咽之，服十粒，无疫干也。

"合子"，即磁罐之属。"顺日研之"，谓左旋也。按：此遗篇之言，乃出后人增附，法非由古，未足深信，愚有避疫法在阴阳类首章，所当并察。

---

① 国中按："地实"，明代马莳本作"地宾"，清代高士宗本作"地宾"，并注云："地宾，地穴也。"此义可从。又按："合"，高士宗作"盒"解，当从此说。

类经十三卷

疾病类

一、病　　机

（《素问·至正要大论》）

帝曰："夫百病之生也，皆生于风、寒、暑、湿、燥、火，以之化之变也。

风、寒、暑、湿、燥、火，天之六气也。气之正者为化，气之邪者为变，故曰之化之变也。

经言盛者泻之，虚者补之，余赐以方士，而方士用之尚未能十全。余欲令要道必行，桴鼓相应，犹拔刺雪污，工巧神圣，可得闻乎？"

"十全"，无一失也。"桴"，鼓槌也。"拔刺雪污"，去病如拾也。又详义见针刺类五十二。《难经》曰："问而知之谓之工，切脉而知之谓之巧，望而知之谓之神，闻而知之谓之圣。"又曰："以外知之曰圣，以内知之曰神。""桴"，音孚。

岐伯曰："审察病机，无失气宜，此之谓也。"

病随气动，必察其机，治之得其要，是无失气宜也。

愚按：《气交变》、《五常政》、《至正要》等论，皆详言五运六气各有太过不及，而天时民病变必因之，故有淫胜、反胜、客胜、主胜之异。盖气太过则亢极而实，气不及则被侮而虚，此阴阳盛衰自然之理也。本篇随《至正要大论》

之末，以统言病机，故脏五气六，各有所主，或实或虚，则亦无不随气之变，而病有不同也。即如“诸风掉眩，皆属于肝”矣，若木胜则四肢强直而为掉，风动于上而为眩，脾土受邪，肝之实也；木衰则血不养筋而为掉，气虚于上而为眩，金邪乘木，肝之虚也。又如“诸痛痒疮，皆属于心”矣，若火盛则炽热为痈，心之实也；阳衰则阴胜为疽，心之虚也。

五脏六气，虚实皆然，故本篇首言“盛者泻之，虚者补之”，末言“有者求之，无者求之，盛者责之，虚者责之。”盖既以气宜言病机矣，又特以“盛虚有无”四字，贯一篇之首尾，以尽其义。此正先圣心传，精妙所在，最为吃紧纲领。奈何刘完素未之详审，略其巅末，独取其中一十九条，演为原病式，皆偏言盛气实邪，且于十九条中，凡归重于火者十之七八，至于不及虚邪，则全不相顾。又曰：“其为治者，但当泻其过甚之气，以为病本，不可反误治其兼化也。”立言若此，虚者何堪？故楼氏指其治法之偏，诚非过也。

夫病机为入道之门，为跬步之法，法有未善，而局人心目，初学得之，多致终身不能超脱，习染既久，流弊日深，所以近代医家，举动皆河间遗风，其于泻假热，伐真虚，覆人于反掌间者，比比皆然，不忍见也。或讳之曰：“河间当胡元之世，其风声气习，本有不同，因时制宜，故为是论。”即或有之，则世变风移，今非昔比，设欲率由其旧，恐冰炭钩绳，不相符也。心切悯之，不容不辨。

帝曰：“愿闻病机何如？”岐伯曰：“诸风掉眩，皆属于肝。”

风类不一，故曰诸风。“掉”，摇也。“眩”，晕也。风主动摇，木之化也，故属于肝。其虚其实，皆能致此。如发生之纪，其动掉眩巅疾，厥阴之复，筋骨掉眩之类者，肝之实也。又如阳明司天，掉振鼓慄，筋痿不能久立者，燥金之盛，肝受邪也；太阴之复，头顶痛重而掉瘛尤甚者，木不制土，湿气反胜，皆肝之虚也。故《卫气篇》曰："下虚则厥，上虚则眩。"亦此之谓。凡实者宜凉宜泻，虚则宜补宜温，反而为之，祸不旋踵矣。余治仿此。"掉"，提料切。

诸寒收引，皆属于肾；

"收"，敛也。"引"，急也。肾属水，其化寒，凡阳气不达，则营卫凝聚，形体拘挛，皆收引之谓。如太阳之胜为筋肉拘苛，血脉凝涩。岁水太过为阴厥，为上下中寒，水之实也；岁水不及为足痿清厥，涸流之纪，其病癃闭，水之虚也。水之虚实，皆本于肾。

诸气愤郁，皆属于肺；

"愤[①]"，喘急也。"郁"，痞闷也。肺属金，其化燥，燥金盛，则清邪在肺，而肺病有余。如岁金太过，甚则喘咳逆气之类是也；金气衰，则火邪胜之，而肺病不足，如从革之纪，其发喘咳之类是也。肺主气，故诸气膹郁者，其虚其实，皆属于肺。

诸湿肿满，皆属于脾；

脾属土，其化湿，土气实则湿邪盛行，如岁土太过，则饮发中满食减，四肢不举之类是也。土气虚则风木乘之，寒水侮之，如岁木太过，脾土受邪，民病肠鸣腹支满；卑监之纪，其病留满痞塞；岁水太过，甚则腹大胫肿之类是

---

① "愤"，原文作"膹"，乃假借字，故改之。

也。脾主肌肉，故诸湿肿满等症，虚实皆属于脾。

诸热瞀瘛，皆属于火；

“瞀”，昏闷也。“瘛”，抽掣也。邪热伤神则瞀，亢阳伤血则瘛，故皆属于火。然岁火不及，则民病两臂内痛，郁冒朦昧；岁水太过，则民病身热烦心躁悸，渴而妄冒。此又火之所以有虚实也。“瞀”，茂，务二音。“瘛”，音翅。

诸痛痒疮，皆属于心；

热甚则疮痛，热微则疮痒。心属火，其化热，故疮疡皆属于心也。然赫曦之纪，其病疮疡，心邪盛也；太阳司天，亦发为痈疡，寒水胜也。火盛则心实，水胜则心虚。于此可见。

诸厥固泄，皆属于下；

“厥”，逆也。厥有阴阳二症：阳衰于下则为寒厥，阴衰于下则为热厥。“固”，前后不通也。阴虚则无气，无气则清浊不化，寒闭也；火盛则水亏，水亏则精液干涸，热结也。“泄”，二阴不固也。命门火衰则阳虚失禁，寒泄也；命门水衰则火迫注遗，热泄也。下言肾气，盖肾居五脏之下，为水火阴阳之宅，开窍于二阴，故诸厥固泄，皆属于下。

诸痿喘呕，皆属于上；

痿有筋痿、肉痿、脉痿、骨痿之辨，故曰诸痿。凡肢体痿弱多在下部，而曰属于上者，如《痿论》云：“五脏使人痿者，因肺热叶焦，发为痿躄也。”肺居上焦，故属于上；气急曰喘，病在肺也；吐而有物有声曰呕，病在胃口也。逆而不降，是皆上焦之病。

诸禁鼓慄，如丧神守，皆属于火；

“禁”，噤也，寒厥咬牙曰噤。“鼓”，鼓颔也。“慄”，战也。凡病寒战而精神不能主持，如丧失神守者，皆火之病也。然火有虚实之辨，若表里热甚而外生寒慄者，如《阴阳应象大论》所谓热极生寒、重阳必阴也。河间曰："心火热甚，亢极而战，反兼水化制之"，故为寒慄者，皆言火之实也。若阴盛阳虚而生寒慄者，如《调经论》曰："阳虚畏外寒。"《刺节正邪论》曰："阴胜则为寒，寒则真气去，去则虚，虚则寒迫于皮肤之间"者，皆言火之虚也。有伤寒将解而为战汗者，如仲景曰："其人本虚，是以作战。"成无己曰："战慄者，皆阴阳之争也。"伤寒欲解将汗之时，正气内实，邪不能与之争，则便汗出而不发战；邪气欲出，其人本虚，邪与正争，微者为振，甚者则战。"皆言伤寒之战汗，必因于虚也。有痎疟之为寒慄者，如《疟论》曰："疟之始发也，阳气并于阴，当是之时，阳虚而阴盛，外无气，故先寒慄也。夫疟气者，并于阳则阳胜，并于阴则阴胜，阴胜则寒，阳胜则热。"又曰："阳并于阴则阴实而阳虚，阳明虚则寒慄鼓颔也。"由此观之，可见诸禁鼓慄虽皆属火，但火实者少，火虚者多耳。

诸痉项强，皆属于湿；

"痉"，风强病也。项为足之太阳，湿兼风化而侵寒水之经，湿之极也。然太阳所至为屈伸不利，太阳之复为腰椎反痛、屈伸不便者，是又为寒水反胜之虚邪矣。"痉"，音敬。

诸逆冲上，皆属于火；

火性炎上，故诸逆冲上者，皆属于火。然诸脏诸经皆有逆气，则其阴阳虚实不同矣。其在心脾胃者，如《脉解篇》曰："太阴所谓上走心为噫者，阴盛而上走于阳明，阳明络属心，故曰上走心为噫也。"有在肺者，如《脏气法时论》曰："肺苦气上逆也。"有在脾者，如《经脉篇》曰："足太阴厥气上逆则霍乱也。"有在肝者，如《脉要精微论》曰："肝脉若搏，令人喘逆也。"有在肾者，如《脉解篇》曰："少阴所谓呕咳上气喘者，阴气在下，阳气在上，诸阳气浮，无所依从也"；又，《缪刺篇》曰："邪客于足少阴之络，令人无故善怒，气上走贲上也"；又，《示从容论》曰："咳喘烦冤者，是肾气之逆也"；又，《邪气脏腑病形篇》曰：肾脉微缓为洞，洞者食不化，下咽还出也。"有在胃者，如《宣明五气篇》曰："胃为气逆为哕也"；又，《阴阳别论》曰："二阳之病发心脾，其传为息奔也。"有在胆胃者，如《四时气篇》曰："善呕，呕有苦，长太息，心中憺憺，恐人将捕之，邪在胆，逆在胃也。"有在小肠者，曰："小腹控睾引腰脊，上冲心也。"有在大肠者，曰："腹中常鸣，气上冲胸，喘不能久立也"；又，《缪刺篇》曰："邪客于手阳明之络，令人气满胸中喘息也。"有在膀胱者，如《经脉别论》曰："太阳脏独至，厥喘虚气逆，是阴不足阳有余也。"有在冲督者，如，《骨孔论》曰："冲脉为病，逆气里急。督脉生病，从小腹上冲心而痛，不得前后，为冲疝也。"凡此者，皆诸逆冲上之病。虽诸逆冲上皆属于火，但阳盛者火之实，阳衰者火之虚，治分补泻，当于此详察之矣。

诸胀腹大，皆属于热；

热气内盛者，在肺则胀于上，在脾胃则胀于中，在肝肾则胀于下，此以火邪所至，乃为烦满，故曰诸胀腹大，皆属于热。如岁火太过，民病胁支满，少阴司天，肺䐜腹大满、膨膨而喘咳，少阳司天，身面胕肿、腹满仰息之类，皆实热也。然岁水太过，民病腹大胫肿；岁火不及，民病胁支满胸腹大，流衍之纪，其病胀；水郁之发，善厥逆痞坚腹胀；太阳之胜，腹满食减；阳明之复，为腹胀而泄。又如《五常政大论》曰："适寒凉者胀"；《异法方宜论》曰："脏寒生满病"；《经脉篇》曰："胃中寒则胀满。"是皆言热不足寒有余也。仲景曰："腹满不减，减不足言，须当下之，宜与大承气汤。"言实胀也。"腹胀时减复如故，此为寒，当与温药。"言虚胀也。东垣曰："大抵寒胀多，热胀少。"岂虚语哉？故治此者，不可以诸胀腹大，悉认为实热，而不察其盛衰之义。

诸躁狂越，皆属于火；

"躁"，烦躁不宁也。"狂"，狂乱也。"越"，失常度也。热盛于外，则肢体躁扰；热盛于内，则神志躁烦。盖火入于肺则烦，火入于肾则躁，烦为热之轻，躁为热之甚耳。如少阴之胜，心下热，呕逆躁烦；少阳之复，心热烦躁、便数、憎风之类，是皆火盛之躁也。然有所谓阴躁者，如岁水太过，寒气流行，邪害心火，民病心热烦心躁悸、阴厥谵妄之类，阴之胜也。是为阴盛发躁，名曰阴躁。成无己曰："虽躁欲坐井中，但欲水不得入口是也。"东垣曰："阴躁之极，欲坐井中，阳已先亡，医犹不悟，复指为热，重以寒药投之，其死也何疑焉？况寒凉之剂入腹，周身之火，得水则升走矣。且凡内热而躁者，有邪之热也，病多属火；外热而躁者，无根之火也，病多属寒。"此所以热躁宜寒，阴躁宜热也。"狂"，阳病也。《宣明五气篇》曰："邪入于阳则狂。"《难经》曰："重阳者狂。"如赫曦之纪，血流狂妄之类，阳狂也。然复有虚狂者，如《本神篇》曰："肝悲哀动中则伤魂，魂伤则狂妄不精。肺，喜乐无极则伤魄，魄伤则狂，狂者意不存人。"《通天篇》曰："阳重脱者阳狂。"《腹中论》曰："石之则阳气虚，虚则狂。"是又狂之有虚实补泻，不可误用也。

诸暴强直，皆属于风；

"暴"，猝也。"强直"，筋病强劲不柔和也。肝主筋，其化风，风气有余，如木郁之发，善暴僵仆之类，肝邪实也。风气不足，如委和之纪，其动软戾拘缓之类，肝气虚也。此皆肝木本气之化，故曰属风，非外来虚风八风之谓。凡诸病风而筋为强急者，正以风位之下，金气乘之，燥逐风生，其燥益甚。治宜补阴以制阳，养营以润燥，故曰治风先治血，血行风自灭，此最善之法也。设误认为外感之邪，而用疏风愈风等剂，则益燥其燥，非惟不能去风，而适所以致风矣。

诸病有声，鼓之如鼓，皆属于热；

"鼓之如鼓"，胀而有声也。为阳气所逆，故属于热。然《师传篇》曰："胃中寒则腹胀，肠中寒则肠鸣飧泄。"《口问篇》曰："中气不足，肠为之苦鸣。"此又皆寒胀之有声者也。

诸病胕肿，疼痠惊骇，皆属于火；

"胕肿"，浮肿也。浮肿疼痠者，阳实于外，火在经也。惊骇不宁者，热乘阴分，火在脏也。故如少阴少阳司天，皆为疮疡浮肿之类，是火之实也。然伏明之纪其发痛，太阳司天，为浮肿身后痛；太阴所至，为重浮肿；太阳在泉，寒复内余，则腰、尻、股、胫、足、膝中痛之类，皆以寒湿之胜，而为肿为痛，是又火之不足也。至于惊骇，虚实亦然。如少阴所至为惊骇，君火盛也。若委和之纪其发惊骇，阳明之复亦为惊骇，此又以木衰金胜，肝胆受伤，火无生气，阳虚所致当知也。

诸转反戾，水液浑浊，皆属于热；

“诸转反戾”，转筋拘挛也。“水液”，小便也。河间曰：“热气燥烁于筋，则挛瘛为痛，火主燔灼燥动故也。小便浑浊者，天气热则水浑浊，寒则清洁，水体清而火体浊故也。又如清水为汤，则自然浊也。”此所谓皆属于热，宜从寒者是也。然其中亦各有虚实之不同者，如伤暑霍乱而为转筋之类，宜用甘凉调和等剂清其亢烈之火者，热之属也；如感冒非时风寒，或因暴雨之后，湿毒中脏而为转筋霍乱，宜用辛温等剂，理中气以逐阴邪者，寒之属也。大抵热胜者必多烦燥焦渴，寒胜者必多厥逆畏寒。故太阳之至为痉，太阳之复为腰椎反痛、屈伸不便，水郁之发为大关节不利，是皆阳衰阴胜之病也。水液之浊，虽为属火，然思虑伤心，劳倦伤脾，色欲伤肾，三阴亏损者多有是病。治宜慎起居，节劳欲，阴虚者壮其水，阳虚者益其气，金水既足，便当自清，若用寒凉，病必益甚。故《生机正脏论》曰：“冬脉不及则令人小腹满，小便变。”《口问篇》曰：“中气不足，溲便为之变。”阴阳盛衰，义有如此，又岂可尽以前症为实热？

诸病水液，澄澈清冷，皆属于寒；

水液者，上下所出皆是也。水体清，其气寒，故凡或吐或利，水谷不化而澄澈清冷者，皆得寒水之化，如秋冬寒冷，水必澄清也。

诸呕吐酸，暴注下迫，皆属于热。

河间曰：“胃膈热甚则为呕，火气炎上之象也。”酸者肝木之味也，由火盛制金，不能平木，则肝木自甚，故为酸也。“暴注”，猝暴注泄也，肠胃热甚而传化失常，火性疾速，故如是也；“下迫”，后重里急迫痛也，火性急速而能燥物故也。是皆就热为言耳。不知此云皆属于热者，言热之本也，至于阴阳盛衰，则变如冰炭，胡可偏执为论？

如《举痛论》曰："寒气客于肠胃，厥逆上出，故痛而呕也。《至正要》等论曰："太阳司天，民病呕血善噫；太阳之复，心胃生寒，胸中不和，唾出清水，及为哕噫；太阳之胜寒入下焦，传为濡泄"之类，是皆寒胜之为病也。又如"岁木太过，民病飧泄肠鸣，反胁痛而吐甚；发生之纪，其病吐利"之类，是皆木邪乘土，脾虚病也。又如"岁土不及，民病飧泄霍乱；土郁之发，为呕吐注下；太阴所至，为霍乱吐下"之类，是皆湿胜为邪，脾家本病，有湿多成热者，有寒湿同气者，湿热宜清，寒湿宜温，无失气宜"，此之谓也。至于"吐酸"一症，在本节则明言属热，又如"少阳之胜，为呕酸"，亦相火症也，此外别无因寒之说；惟东垣曰："呕吐酸水者，甚则酸水浸其心，其次则吐出酸水，令上下牙酸涩不能相对，以大辛热剂疗之必减。酸味者收气也，西方肺金旺也，寒水乃金之子，子能令母实，故用大咸热之剂泻其子，以辛热为之佐，以泻肺之实，若以河间病机之法作热攻之者，误矣。盖杂病酸心，浊气不降，欲为中满，寒药岂能治之乎？"此东垣之说，独得前人之未发也。又，丹溪曰："或问：吞酸《素问》明以为热，东垣又以为寒何也？曰：《素问》言热者，言其本也；东垣言寒者，言其末也。但东垣不言外得风寒，而作收气立说，欲泻肺金之实；又谓寒药不可治酸，而用安胃汤、加减二陈汤，俱犯丁香，且无治热湿郁积之法，为未合经意。余常治吞酸，用黄连、茱萸各制炒，随时令迭为佐使，苍术、茯苓为辅，汤浸蒸饼为小丸吞之，仍教以粝食蔬果自养，则病亦安。"此又二公之说有不一也。

若以愚见评之，则吞酸虽有寒热，但属寒者多，属热者少。故在东垣则全用温药，在丹溪虽用黄连而亦不免茱萸、苍术之类，其义可知。盖凡留饮中焦，郁久成积，湿多生热，则木从火化，因而作酸者，酸之热也，当用丹溪之法；若客寒犯胃，顷刻成酸，本非郁热之谓，明是寒气，若用清凉，岂其所宜？又若饮食或有失节，及无故而为吞酸嗳腐等症，经以木味为邪，肝乘脾也；脾之不化，火之衰也。得热则行，非寒而何？欲不温中，其可得乎？故余愿为东垣之左袒而特表出之，欲人之视此者，不可谓概由乎实热。

故《大要》曰：‘谨守病机，各司其属，有者求之，无者求之，盛者责之，虚者责之，必先五胜，疏其血气，令其调达，而致和平。’此之谓也。”

上文一十九条，即病机也。“机”者，要也，变也，病变所由出也。凡或有或无，皆谓之机，有者言其实，无者言其虚。“求之”者，求有无之本也。譬犹寻物一般，必得其所，取之则易。如太阴雨化，施于太阳；太阳寒化，施于少阴；少阴热化，施于阳明；阳明燥化，施于厥阴；厥阴风化，施于太阴。凡淫胜在我者，我之实也，实者真邪也。反胜在彼者，我之虚也，虚者假邪也。此六气之虚实，即所谓有无也。然天地运气，虽分五六，而阴阳之用，水火而已。故阳胜则阴病，阴胜则阳病。泻其盛气，责其有也；培其衰气，责其无也。求得所本而直探其赜，则排难解纷，如拾芥也。设不明逆顺盈虚之道，立言之意，而凿执不移，所谓面东者不见西墙，面南者不睹北方，察一曲者不可与言化，察一时者不可与言大，未免实实虚虚，遗人害矣。故余于本篇，但引经释经，冀以明夫大义耳，非谓病机之变，止于是也。

夫规矩准绳，匠氏之法，一隅三反，巧则在人，知此义者，惟王太仆乎！究其所注最妙，而人多忽者何也？余深佩之，谨附于后。王氏曰："深乎圣人之言，理宜然也。有无求之，虚盛责之，言悉由也。夫如大寒而甚，热之不热，是无火也；热来复去，昼现夜伏，夜发昼止，时节而动，是无火也[①]，当助其心。又如大热而甚，寒之不寒，是无水也；热动复止，倏忽往来，时动时止，是无水也，当助其肾。内格呕逆，食不得入，是有火也；病呕而吐，食入反出，是无火也。暴速注下，食不及化，是无水也；溏泄而久，止发无恒，是无水也。故心盛则生热，肾盛则生寒，肾虚则寒动于中，心虚则热收于内。又热不得寒，是无水也；寒不得热，是无火也。夫寒之不寒，责其无水；热之不热，责其无火。热之不久，责心之虚；寒之不久，责肾之少。有者泻之，无者补之，虚者补之，盛者泻之，适其中外[②]，疏其壅塞，令上下无碍，气血通调，则寒热自和，阴阳调达矣。是以方有治热以寒，寒之而火食不入；攻寒以热，热之而昏躁以生。此则气不疏通，壅而为是也。纪于水火，余气可知。故曰有者求之，无者求之，盛者责之，虚者责之，令气通调，妙之道也。'五胜'，谓五行更胜也。先以五行寒、暑、温、凉、湿，酸、咸、甘、辛、苦，相胜为法也。"

---

① 国中按：张氏引文无"热来复去"至"是无火也"一段，据明顾氏本补足。

② 国中按："适其中外"，王冰原本作"居其中间"，宋本、明顾从德本均然，唯张氏此本异，不知何据？存疑以待后考。

二、百病始生，邪分三部。

（《灵枢·百病始生篇》全）

黄帝问于岐伯曰：“夫百病之始生也，皆生于风雨寒暑，清湿喜怒。喜怒不节则伤脏，风雨则伤上，清湿则伤下。三部之气，所伤异类，愿闻其会。”岐伯曰：“三部之气各不同，或起于阴，或起于阳，请言其方。喜怒不节则伤脏，脏伤则病起于阴也；清湿袭虚，则病起于下；风雨袭虚，则病起于上，是谓三部。至于其淫泆，不可胜数。”

百病始生，无非外感内伤，而复有上中下之分也。喜怒不节，五志病也，内伤于脏，故起于阴。清湿袭虚，阴邪之在表也，故起于下；风雨袭虚，阳邪之在表也，故起于上。受病之始，只此三部，至其浸淫流泆，则变有不可胜数矣。“泆”音逸。

黄帝曰：“余固不能数，故问先师，愿卒闻其道。”

“先师”，先进之称也。

岐伯曰：“风雨寒热，不得虚，邪不能独伤人。猝然逢疾风暴雨而不病者，盖无虚，故邪不能触伤人，此必因虚邪之风，与其身形，两虚相得，乃客其形。两实相逢，众人肉坚，其中于虚邪也，因于天时，与其身形，参以虚实，大病乃成。气有定舍，因处为名，上下中外，分为三员。

从冲后来者为虚风，伤人者也。从所居之乡来者为实风，主生长养万物也。若人气不虚，虽遇虚风，不能伤人。故必以身之虚而逢天之虚，两虚相得，乃客其形也。若天有实风，人有实气，两实相逢而众人肉坚，邪不能入矣。

"三员"，如下文虚邪之中人，病因表也；积聚之已成，病因内也；情欲之伤脏，病在阴也，即内外三部之谓。虚风义详运气类三十五、六。

是故虚邪之中人也，始于皮肤，皮肤缓则腠理开，开则邪从毛发入，入则抵深，深则毛发立，毛发立则淅然，故皮肤痛；

此下言阳邪传舍之次也。邪之中人，必由表入里，始于皮肤，表虚则皮肤缓，故邪得乘之。邪在表则毛发竖立，因而淅然。寒邪伤卫则血气凝滞，故皮肤为痛。凡寒邪所袭之处，必多酸痛，察系何经，则在阴在阳，或深或浅，从可知矣，诊表症者，当先乎此也。此下百病始生之义，与《皮部论》大同，详经络类三十一。

留而不去，则传舍于络脉，在络之时，痛于肌肉，其痛之时息，大经乃代；

邪在皮毛，当治于外，留而不去，其人渐深，则传舍于络脉，络浅于经，故痛于肌肉之间。若肌肉之痛时渐止息，是邪将去络而深，大经代受之矣。

留而不去，传舍于经，在经之时，洒淅善惊；

络浮而浅，经隐而深，邪气自络入经，犹为在表，故洒淅恶寒，然经气连脏，故又善惊也。

留而不去，传舍于腧，在腧之时，六经不通，四肢则肢节痛，腰脊乃强；

凡诸腧穴，皆经气聚会之处，其所留止，必在关节溪谷之间，故邪气自经传舍于腧，则六经为之不通，而肢节腰脊为痛为强也。

留而不去，传舍于伏冲之脉，在伏冲之时，体重身痛；

"伏冲之脉"，即冲脉之在脊者，以其最深，故曰伏冲，

《岁露篇》曰："入脊内注于伏冲之脉"是也。详本类后四十九。邪自经腧，留而不去，深入于此，故为体重身痛等病。

留而不去，传舍于肠胃，在肠胃之时，奔[①]响腹胀，多寒则肠鸣飧泄食不化，多热则溏出糜；

邪气自经入脏，则传舍于肠胃而为奔响腹胀之病。寒则澄澈清冷，水谷不分，故为肠鸣飧泄食不化；热则浊垢下注，故为溏为糜，以糜秽如泥也。

留而不去，传舍于肠胃之外，募原之间，留着于脉，稽留而不去，息而成积。

"肠胃之外，募原之间"，谓皮里膜外也，是皆隐蔽曲折之所，气血不易流通，若邪气留着于中，则止息成积，如疟痞之属也。"募"，音暮。

或着孙脉，或着络脉，或着经脉，或着腧脉，或着于伏冲之脉，或着于膂筋，或着于肠胃之募原，上连于缓筋，邪气淫泆，不可胜论。"

此下言邪气所着，淫泆之变也。膂筋详下文。"募原"，如手太阴中府为募、太渊为原之类也。缓筋，支别之柔筋也。邪之所着则留而为病，无处不到，故淫泆不可胜数。"膂"，音吕。"泆"，音逸。

黄帝曰："愿尽闻其所由然。"岐伯曰："其着孙络之脉而成积者，其积往来上下，臂手孙络之居也，浮而缓，不能句[②]积而止之，故往来移行肠胃之间，水凑渗注灌，濯濯有音，有寒则䐜胀满雷引，故时切痛；

① 国中按："奔"，原文作"贲"，乃假借字，故改之。

② 国中按："句"，本应作"拘"，乃同音假借字，景岳有注，故存之。

凡络脉之细小者，皆孙络也。“句”，拘也。邪着孙络成积者，其积能往来上下，盖积在大肠小肠之络，皆属手经，其络浮而浅，缓而不急，不能拘积而留止之，故移行于肠胃之间。若有水则凑渗注灌，濯濯有声，若有寒则为胀满，及雷鸣相引，时为切痛。“句”，音垢。“膜”，音嗔。

其着于阳明之经，则夹脐而居，饱食则益大，饥则益小；

足阳明经夹脐下行，故其为积则夹脐而居也。阳明属胃，受水谷之气，故饱则大、饥则小。

其着于缓筋也，似阳明之积，饱食则痛，饥则安；

缓筋在肌肉之间，故似阳明之积。饱则肉壅，故痛。饥则气退，故安。

其着于肠胃之募原也，痛而外连于缓筋，饱食则安，饥则痛；

肠胃募原痛连缓筋，饱则内充外舒，故安；饥则反是，故痛。

其着于伏冲之脉者，揣之应手而动，发手则热气下于两股，如汤沃之状；

伏冲义如前。其上行者，循背里，络于督脉；其下行者，注少阴之大络，出于气街，循阴股内廉入腘中。故揣按于股，则应手而动；若起其手，则热气下行于两股间。此邪着伏冲之验也。“沃”，音屋。

其着于膂筋在肠后者，饥则积见，饱则积不见，按之不得；

“膂”，吕同，脊骨也。脊内之筋曰膂筋，故在肠胃之后。饥则肠空，故积可见；饱则肠满蔽之，故积不可见，按之亦不可得也。

其着于输之脉者，闭塞不通，津液不下，孔窍干壅。

输脉者，所以通血气。若闭塞不通，则津液干壅如此。

此邪气之从外入内，从上下也。

此总结上文邪气之起于阳者，必自外而内，从上而下也。

黄帝曰："积之始生，至其已成奈何？"岐伯曰"积之始生，得寒乃生，厥乃成积也。"

此下言积之所以成也。

黄帝曰："其成积奈何？"岐伯曰："厥气生足悗，悗生胫寒，胫寒则血脉凝涩，血脉凝涩则寒气上入于肠胃，入于肠胃则䐜胀，䐜胀则肠外之汁沫迫聚不得散，日以成积。

此言寒气下逆之成积者也。"厥气"，逆气也。寒逆于下，故生足悗，谓肢节痛滞不便利也。由胫寒而血气凝涩，则寒气自下而上，渐入肠胃，肠胃寒则阳气不化，故为䐜胀，而肠外汁沫迫聚不散，则日以成积矣。"悗"，美本切。"胫"，形景、形敬二切。

猝然多食饮，则肠满，起居不节，用力过度，则络脉伤。阳络伤则血外溢，血外溢则衄血；阴络伤则血内溢，血内溢则后血。肠胃之络伤，则血溢于肠外，肠外有寒汁沫，与血相抟，则并合凝聚不得散，而积成矣。

此言食饮起居失节之成积者也。"猝然多食饮"，谓食不从缓，多而暴也。肠胃运化不及，则汁溢膜外，与血相抟，乃成食积，如婴童痞疾之类是也。又或起居用力过度，致伤阴阳之络以动其血，瘀血得寒，汁沫相聚于肠外，乃成血积，此必纵肆口腹、及举动不慎者多有之。

猝然外中于寒，若内伤于忧怒，则气上逆，气上逆则六输不通，温气不行，凝血蕴里而不散，津液涩渗，着而

不去，而积皆成矣。”

此言情志内伤，而夹寒成积者也。寒邪既中于外，忧怒复伤其内，气因寒逆则六经之输不通，暖气不行则阴血凝聚，血因气逆而成积，此必情性乖戾者多有之也。”

黄帝曰：“其生于阴者奈何?”

此言情欲伤脏，病起于阴也。

岐伯曰：“忧思伤心；重寒伤肺；忿怒伤肝；醉以入房，汗出当风，则伤脾；用力过度，若入房汗出浴水[①]，则伤肾。

伤心者病在阳，伤肺者病在气，伤肝者病在血，伤脾者病在营卫，伤肾者病在真阴。凡伤脏者，皆病生于阴也。此节与下篇《邪气脏腑病形论》者大同。

此内外三部之所生病者也。”

总结上文也。

黄帝曰：“善！治之奈何?”岐伯答曰：“察其所痛，以知其应，有余不足，当补则补，当泻则泻，毋逆天时，是谓至治。”

此总言内外三部之治法也。察其所痛之处，则阴阳表里病应可知。虚补实泻，毋逆天时，如春气在肝、及月廓空满之类皆是也。

三、邪之中人，阴阳有异。

（《灵枢·邪气脏腑病形篇》）

黄帝问于岐伯曰：“邪气之中人也奈何?”岐伯答曰：

---

① 国中按：原书无“水”字，而《甲乙经》、《太素》均有之，有水字则句义通畅，故补之。又按：“伤脾”前此书无“则”字，今据《甲乙经》、《太素》补之。

“邪气之中人高也。”

风寒中人，上先受之也。

黄帝曰：“高下有度乎？”岐伯曰：“身半以上者，邪中之也；身半以下者，湿中之也。

阳受风气，阴受湿气也。

故曰：邪之中人也无有常，中于阴则流于腑，中于阳则流于经。”

详如下文。

黄帝曰：“阴之与阳也，异名同类，上下相会，经络之相贯，如环无端。邪之中人，或中于阴，或中于阳，上下左右，无有恒常，其故何也？”

经脉相贯合一，本同类也，然上下左右部位各有所属，则阴阳之名异矣。

岐伯曰：“诸阳之会，皆在于面。中人也，方乘虚时，及新用力，若饮食汗出腠理开，而中于邪。中于面则下阳明，中于项则下太阳，中于颊则下少阳。

此言邪之中于阳经也。手足六阳，俱会于头面，故为诸阳之会。凡足之三阳，从头走足，故中于面，则自胸腹下行于阳明经也；中于项，则自脊背下行于太阳经也；中于颊，则自胁肋下行于少阳经也。脉遍周身者，惟足六经耳，故但言足也。

其中于膺背两胁，亦中其经。”

膺在前，阳明经也。背在后，太阳经也。两胁在侧，少阳经也。中此三阳经与上同。

黄帝曰：“其中于阴奈何？”岐伯答曰：“中于阴者，常从臂胻始。夫臂与胻，其阴皮薄，其内淖泽，故俱受于风，独伤其阴。

此言邪之中于阴经也。"胻"，足胫也。"淖泽"，柔润也。臂胻内廉曰阴，手足三阴之所行也，其皮薄，其肉柔，故邪中于此，则伤其阴经。"胻"，音杭，又形敬切。"淖"，音闹。

黄帝曰："此故伤其脏乎？"岐伯答曰："身之中于风也，不必动脏，故邪入于阴经，则其脏气实，邪气入而不能客，故还之于腑。故中阳则流于经，中阴则流于腑。

邪中阴经，当内连五脏，因问故伤其脏也。然邪入于阴而脏气固者，邪不能客，未必动脏，则还之于腑，仍在表也。故邪中阳者，流于三阳之经；邪中阴者，流于三阴之腑。如心之及小肠，脾之及胃，肝之及胆，包络之及三焦，肾之及膀胱，此以邪中三阴，亦有表症，明者所当察也。

黄帝曰："邪之中人脏奈何？"岐伯曰："愁忧恐惧则伤心，形寒寒饮则伤肺，以其两寒相感，中外皆伤，故气逆而上行。

此下言邪之中于五脏也。然必其内有所伤，而后外邪得以入之。心藏神，忧愁恐惧则神怯，故伤心也。肺合皮毛，其脏畏寒，形寒饮冷，故伤肺也。若内有所伤，而外复有感，则中外皆伤，故气逆而上行，在表则为寒热疼痛，在里则为喘咳呕哕等病。《本病论》曰："忧愁思虑即伤心；饮食劳倦即伤脾；人坐湿地，强力入水即伤肾；恚怒气逆，上而不下即伤肝。"详运气类四十四。

有所堕坠，恶血留内，若有所大怒，气上而不下，积于胁下则伤肝；

肝藏血，其志为怒，其经行胁下也。

有所击仆，若醉入房，汗出当风则伤脾；

脾主肌肉，饮食击仆者，伤其肌肉。醉后入房，汗出当风者，因于酒食，故所伤皆在脾。

有所用力举重，若入房过度，汗出浴水则伤肾。”

肾主精与骨，用力举重则伤骨，入房过度则伤精，汗出浴水，则水邪犯其本脏，故所伤在肾。

黄帝曰：“五脏之中风奈何？”岐伯曰：“阴阳俱感，邪乃得往。”黄帝曰：“善哉！”

此承上文而言五脏之中风者，必由中外俱感，而后邪乃得往。“往”，言进也。

黄帝曰：“邪之中人，其病形何如？”

同前篇。

岐伯曰：“虚邪之中身也，洒淅动形。正邪之中人也微，先见于色，不知于身，若有若无，若亡若存，有形无形，莫知其情。”黄帝曰：“善哉！”

此节与《官能篇》大同，详针刺类十。又，《八正神明论》详言虚邪、正邪之义，见针刺十三。

四、邪变无穷

（灵枢·刺节正邪篇）

黄帝曰：“有一脉生数十病者，或痛、或痈、或热、或寒、或痒、或痹、或不仁，变化无穷，其故何也？岐伯曰：“此皆邪气之所生也。

“一脉”，犹言一经也。“邪气”，即下文之虚风也。虚邪贼风，善行数变，故其为病则变化无穷。

黄帝曰：“余闻气者，有真气，有正气，有邪气，何谓

真气?”岐伯曰：“真气者，所受于天，与谷气并而充身也。”

“真气”，即元气也。气在天者，受于鼻而喉主之；在水谷者，入于口而咽主之。然钟于未生之初者，曰先天之气；成于已生之后者，曰后天之气。气在阳分即阳气，在阴分即阴气，在表曰卫气，在里曰营气，在脾曰充气，在胃曰胃气，在上焦曰宗气，在中焦曰中气，在下焦曰元阴元阳之气，皆无非其别名耳。

正气者，正风也，从一方来，非实风，又非虚风也。

“从一方来”，谓太一所居之方也。风得时之正者，是为正风。然正风实风本同一方，而此曰非实风者，以正风之来徐而和，故又曰正气；实风之来暴而烈，故与虚风对言也。按《岁露论》曰：“诸所谓风者，皆发屋折树木扬沙石，此虚风实风之谓也。”详运气类三十五、六。

邪气者，虚风之贼伤人也，其中人也深，不能自去。

从冲后来者为虚风，其中人也甚，故深入不能自去。

正风者，其中人也浅，合而自去，其气来柔弱，不能胜真气，故自去。

合而自去，谓邪与正合而正胜之，故自去也。

虚邪之中人也，洒淅动形，起毫毛而发腠理，其入深，内抟于骨，则为骨痹；抟于筋，则为筋挛；抟于脉中，则为血闭，不通则为痈；抟于肉，与卫气相抟，阳胜者则为热，阴胜者则为寒，寒则真气去，去则虚，虚则寒抟于皮肤之间。

“洒淅”，寒慄也。邪之中人，变不可测，故无分皮肉筋骨，着则为病也。若与卫气相慄，阳胜则热，阴胜则寒，皆邪气也。何独曰寒则真气去、去则虚？盖气属阳，人以气为主，寒胜则阳虚，所重在气也。阳气既虚，则阴寒抟聚于皮肤之间矣。

其气外发，腠理开，毫毛摇，气往来行则为痒，留而不去则痹，卫气不行则为不仁。

邪之在表者，其气外发。或腠理开，则汗为不敛；或毫毛动摇，则毛悴而败；或气往来行，则流而为痒；或邪留不去，则痛而为痹。若卫气受伤，虚而不行，则不知痛痒，是为不仁。

虚邪偏客于身半，其入深，内居营卫，营卫稍衰则真气去，邪气独留，发为偏枯；其邪气浅者，脉偏痛。

虚邪若中于半身，其入深而重者，则营卫衰，真气去，乃发为偏枯。若邪之浅者，亦当为半身偏痛也。

虚邪之入于身也深，寒与热相抟，久留而内着。寒胜其热，则骨疼肉枯；热胜其寒，则烂肉腐肌为脓，内伤骨，内伤骨为骨蚀。

邪中于外者必寒，气蓄于内者必热，寒邪深入与热相抟，久留不去，必内有所着，故寒胜则伤阳，而为痛为枯；热胜则伤阴，而为脓为腐；其最深者，内伤于骨，是为骨蚀，谓侵蚀及骨也。"蚀"，音食。

有所疾前筋，筋屈不得伸，邪气居其间而不返，发为筋瘤；

"有所疾前筋"，谓疾有始于筋也。筋之初着于邪，则筋屈不得伸。若久居其间而不退，则发为筋瘤。筋瘤者，有所流注而结聚于筋也，即赘瘤之属。下仿此。"瘤"，力救切。

有所结，气归之，卫气留之不得返，津液久留，合而为肠瘤；

邪有所结，气必归之，故致卫气失常，留而不返则蓄积于中，流注于肠胃之间，乃结为肠瘤。卫气失常为病，详针刺类二十六。

久者，数岁乃成，以手按之柔，已有所结，气归之，津液留之，邪气中之，凝结日以易甚，连以聚居为昔瘤；

其有久者，必数岁而后成也。然其始也，按之虽柔，或上或下，已有所结，及其久也，气渐归之，津液留之，复中邪气，则易于日甚，乃结为昔瘤。昔瘤者，非一朝夕之谓。“瘤”，音溜。

以手按之坚，有所结，深中骨，气因于骨，骨与气并，日以益大，则为骨疽；

又有按之而坚者，其深中骨，是气因于骨而然。骨与气并，其结日大，名为附骨疽也。

有所结，中于肉，宗气归之，邪留而不去，有热则化而为脓，无热则为肉疽。

又有结于肉中者，则宗气归之。“宗”，大也，以阳明之气为言。邪留为热，则溃腐肌肉，故为脓。无热则结为粉浆之属，聚而不散，是为肉疽。

凡此数气者，其发无常处，而有常名也。”

虽有常名而发无常处，无常处则形症亦无常矣，此所以变化无常也。

五、生气邪气，皆本于阴阳。

（《素问·生气通天论》全）

黄帝曰：“夫自古通天者，生之本，本于阴阳，天地之间，六合之内，其气九州九窍、五脏十二节，皆通于

天气。

大哉乾元，万物资始，生生不息，天之德也。凡自古之有生者，皆通天元之气以为生也。天元者，阴阳而已，故阴阳为有生之本。如至大为六合，则上下四方也。至广为九州，则冀、兖、青、徐、扬、荆、梁、雍、豫也。人之外有九窍，阳窍七、阴窍二也；内有五脏，心、肺、肝、脾、肾也。天有四时十二节，气候之所行也；人有四肢十二经，营卫之所通也。凡物之形而外者，为仪象之流行；藏而内者，为精神之升降。幽明动静，孰非由天，故曰皆通于天气。

其生五，其气三，数犯此者，则邪气伤人，此寿命之本也。

人生虽本乎阴阳，而禀分五行，其生五也；阴阳衰盛，少太有三，其气三也。有五有三，则生克强弱，变出其间矣。得其和则为正气而生物，犯其变则为邪气而伤物，其生其死，皆此三五耳，故为寿命之本。上二节大义与《六节脏象论》同，详运气类第一章，所当互考。

苍天之气，清净则志意治，顺之则阳气固，

天色深玄，故曰苍天。天气者，阳气也。苍天之气，清净光明者也，藏德不止，故不下也。人能法天道之清净，则志意治而不乱，阳气固而不衰，弗失天和、长有天命矣。按：上文云生之本本于阴阳，而自此以下凡专言阳气者七何也？盖生气通天，以阳为本，阳气既固，阴必从之，故圣人谆谆于此，其示人之深意可知矣。

虽有贼邪，弗能害也，此因时之序。

阳气固者，其天全也，天全则神全，虽有贼风邪气，不能犯之，盖在乎因时之序，如四气调神之谓是也。

故圣人传[①]精神，服天气，而通神明。

“传”，受也。“服”，佩也。惟圣人者，能得天之精神，服天之元气，所以与天为一，而神明可与天通矣。

失之则内闭九窍，外壅肌肉，卫气散解。

九窍通于内，肌肉卫于外，其行其固，皆阳气为之主也，失之则失其清阳之化，故九窍肌肉皆为闭壅矣。人之卫气，本于天之阳气，阳虚则卫虚，卫气散解则天真失守，故本篇所重者特在卫气，正所以重阳气也。

此谓自伤，气之削也。

真阳受伤，元气如削，非由天降，自作之耳。

阳气者，若天与日，失其所，则折寿而不彰，

此发明阳气之本也。日不明则天为阴晦，阳不固则人为夭折，皆阳气之失所也。

故天运当以日光明。

天不自明，明在日月，月体本黑，得日乃明，此天运必以日光明也。日即阳也，阳即明也，阳之所在，明必随之，明之所及，阳之至耳，阳明一体，本无二也。然阳在午则为昼，而日丽中天，著有象之神明，《离》之阳在外也；阳在子则为夜，而火伏水中，化无形之元气，《坎》之阳在内也。如《天元纪大论》曰“君火以明”，正此明也；“相火以位”，亦此位也。盖明而在上则为君火，伏明而在下则为相火，曰君曰相，无非阳气之所在耳。然则天之阳气，惟日为本，天无此日，则昼夜无分，四时失序，万物不彰矣。其在于人，则自表自里，自上自下，亦惟此阳气

---

① 国中按：《内经辩言》云：“‘传’读为‘抟’，聚也。抟聚其精神，即《上古天真论》所谓‘精神不散’也。《管子·内业篇》：‘抟气如神，万物备存’。尹知章注：‘抟，谓结聚也。’与此文语意相近，作‘传’者，古字通用。”此说为是。

而已。人而无阳，犹天之无日，欲保天年，其可得乎?《内经》一百六十二篇，天人大义，此其最要者也，不可不详察之。君火以明详义，见运气类三。

是故阳因则上，卫外者也。

清阳为天，包覆万物，故因于上而卫于外，人之卫气，亦犹是也。苟不知重，则邪从而入。故《禁服篇》曰：“审察卫气，为百病母。”

因于寒，欲如运枢，起居如惊，神气乃浮；

此下言阳气不固者，四时之邪，皆得以伤之也。“运枢”，如天枢之独运于中也。“如惊”，谓举动猝暴，不慎重也。凡因于寒者，得冬之气，冬宜闭藏，当使精神常运于中，而身无妄动。若起居不节，则神气外浮，无复中存，邪乃易入矣。《脉要精微论》曰：“冬日在骨，蛰虫周密，君子居室。”《四气调神论》曰：“冬三月此谓闭藏，水冰地坼，无扰乎阳。”又曰：“去寒就温，无泄皮肤，使气亟夺。”皆此谓也。

因于暑，汗烦则喘喝，静则多言，

暑有阴阳二症，阳症因于中热，阴症因于中寒，但感在夏至之后者皆谓之暑耳。按《热论篇》曰：“凡病伤寒而成温者，先夏至日者为病温，后夏至日者为病暑。”义可知也。此节所言，言暑之阳者也，故为汗出烦躁，为喘，为大声呼喝；若其静者，亦不免于多言。盖邪热伤阴，精神内乱，故言无伦次也。

体若燔炭，汗出而散；

此言暑之阴者也，故体热若燔炭，必须汗出，邪乃得散。如《热病篇》曰：“暑当与汗皆出，勿止”，此之谓也。但感而即病，则伤寒也。若不即病，至秋而发，则如《阴阳应象大论》曰："夏伤于暑，秋必痎疟。"《金柜正言论》曰："夏暑汗不出者，秋成风疟。"皆由此耳。

愚按：洁古曰："静而得之为中暑，动而得之为中热；中暑者阴症，中热者阳症。"东垣曰："避暑热于深堂大厦得之者，名曰中暑，其病必头痛恶寒，身形拘急，肢节疼痛而烦心，肌肤火热无汗，此为房室之阴寒所遏，使周身阳气不得伸越也。若行人或农夫于日中劳役得之者，名曰中热，其病必苦头痛发躁热恶热，扪之肌肤大热，必大渴引饮，汗大泄，无气以动，乃为天热外伤肺气也。观此二症，一中于热，一中于寒，皆谓之暑，但治寒宜散，必汗出而解，治热宜凉，必热清而愈。然夏月浮阳在外，伏阴在内，若人以饮食情欲伤其内，或冒暑贪凉劳役过度伤其外，及元气素虚之辈，最易患此，如《刺志论》曰："气虚身热，得之伤暑"者是也。治此者，又当以调补元气为主，然后察其寒热而佐以解暑之剂。若果为阴寒所中，则附子姜桂，先哲每多用之，不可因炎热在外，而忽舍时从症之良法也。

因于湿，首如裹，湿热不攘，大筋软短，小筋弛长，软短为拘，弛长为痿；

湿土用事，虽属长夏之气，然土旺四季，则感发无时。但湿之中人，有内外上下之辨：湿伤外者，雨雾阴湿之属也；湿伤内者，酒浆乳酪之属也。湿在上则首如裹，谓若以物蒙裹然者，凡人行瘴雾之中及酒多之后，觉胀壅头面，即其状也。"湿热"，湿郁成热也。"攘"，退也。湿热不退而下及肢体，大筋受之则血伤，故为软短；小筋受之则柔弱，故为弛长。软短故拘挛不伸，弛长故痿弱无力。"攘"，如羊切。"弛"，音矢，废弛也。

因于气，为肿，四维相代，阳气乃竭。

因于气者，凡卫气、营气、脏腑之气，皆气也，一有不调，均能致疾。“四维”，四肢也。“相代”，更迭而病也。因气为肿，气道不行也。四肢为诸阳之本，胃气所在，病甚而至于四维相代，即上文“内闭九窍、外壅肌肉、卫气解散”之谓，其为阳气之竭也可知。

阳气者，烦劳则张，精绝，辟积于夏，使人煎厥。

此下言起居不节，致伤阳气也。“辟”，病也。人以阳气为生，惟恐散失。若烦劳过度，则形气施张于外，精神竭绝于中，阳扰阴亏，不胜炎热，故病积至夏，日以益甚，令人五心烦热，如煎如熬，孤阳外浮，真阴内夺，气逆而厥，故名煎厥。《脉解篇》曰：“阳气不得出，肝气当治而未得，故善怒，善怒者名曰煎厥。”详本类后十一。“辟”，音壁。

目盲不可以视，耳闭不可以听，溃溃乎若坏都，汩汩乎不可止。

目盲耳闭，九窍废也。“溃溃”，坏貌。“都”，城廓之谓。“汩汩”，逝而不返也。阴以阳亏，精因气竭，精神日消，渐至衰败，真溃溃乎若都邑之坏，汩汩乎其去不可挽①也。“汩”，音骨。

阳气者，大怒则形气绝，而血郁于上，使人薄②厥。

此下言怒气伤肝，及汗湿肥甘风寒之类，皆足以伤阳气也。人之阳气，惟贵充和。若大怒伤肝，则气血皆逆，甚至形气俱绝，则经脉不通，故血逆妄行，郁积于上焦也。

① 国中按：“挽”，原文作“绾”，乃假借字，故改之。

② 国中按：“薄”，通“暴、迫”义，古属假借，此文中当以“暴”义为是。

相迫曰薄，气逆曰厥，气血俱乱，故为薄厥。《举痛论》曰："怒则气逆，甚则呕血"；《邪气脏腑病形篇》曰："有所大怒，气上而不下，积于胁下则伤肝"，皆此谓也。

有伤于筋，纵其若不容。

怒伤形气，必及于筋，肝主筋也。筋伤则纵缓不收，手足无措，其若不能容者。

汗出偏沮，使人偏枯。

"沮"，伤也，坏也。有病偏汗者，或左或右，浸润不止，气血有所偏沮，久之则卫气不固于外，营气失守于中，故当为半身不遂偏枯之患。"沮"，将鱼切。

汗出见湿，乃生痤疿。

汗方出则玄府开，若见湿气，必留肤腠，甚者为痤，微者为疿。"痤"，小疖也。"疿"，暑疹也。"痤"，才何切。"疿"，音沸。

高梁之变，足生大疔，受如持虚。

"高梁"，即膏粱，肥甘也。"足"，多也。厚味太过，蓄为内热，其变多生大疔。热侵阳分，感发最易，如持空虚之器以受物，故曰受如持虚。

劳汗当风，寒迫为皶，郁乃痤。

形劳汗出，坐卧当风，寒气迫之，液凝为皶，即粉刺也。若郁而稍大，乃成小疖，是名曰痤。凡若此者，皆阳气不固之使然。"皶"，支加切，《中原雅音》云："酒皶鼻。"

阳气者，精则养神，柔则养筋。

此下言阳气之运用，若有不固，则为偻为瘘，为畏为惊，为痈、为疟、为隔等症也。神之灵通变化，阳气之精明也；筋之运动便利，阳气之柔和也。故精则养神，柔则养筋。阳气去则神明乱，筋骨废，为病为危，如下文矣。

开合不得，寒气从之，乃生大偻。

“开”，谓皮腠发泄；“合”，谓玄府闭封，皆卫气为之主也。若卫气失所，则当开不开，当闭不闭，不得其宜，为寒所袭，结于筋络之间，软急不伸，则形为偻俯矣。《经筋篇》曰：“阳急则反折，阴急则俯不伸。即此之谓。“偻”，音吕。

陷脉为瘘，留连肉腠。

“陷脉”，寒气自筋络而陷入脉中也。“瘘”，鼠瘘之属。邪结不散，则留连肉腠，曼延日甚矣。“瘘”，音陋，又音间，佝瘘也。

腧气化迫，传为善畏，乃为惊骇。

寒气自脉渐深，流于经腧，气化内迫，则侵及脏腑，故传为恐畏，为惊骇，以阳气受伤于内也。

营气不从，逆于肉理，乃生痈肿。

邪气陷脉，则营气不从，营行脉中也。不从则不顺，故逆于肉理，聚为痈肿也。

魄汗未尽，形弱而气烁，穴腧以闭，发为风疟。

“魄”，阴也。汗由阴液，故曰魄汗。汗出未止，卫气未固，其时形气正在消弱，而风寒迫之，腧穴随闭，邪气留止，郁而为疟。以所病在风，故名风疟。《金柜正言论》曰：“夏暑汗不出者，秋成风疟”，亦言腧穴之闭也，其义即此。

故风者，百病之始也，清静则肉腠闭拒，虽有大风苛毒，弗之能害，此因时之序也。

凡邪伤卫气，如上文寒暑湿气风者，莫不缘风气以入，故风为百病之始。然卫气者，阳气也，人惟清静，无过劳扰，则腠理闭而阳气固，虽有大风苛毒，弗之能害也。所谓清静者无他，在因四时之气序耳。如《四气调神论》曰：

“应春气以养生，应夏气以养长，应秋气以养收，应冬气以养藏。逆之则灾害生，顺之则苛疾不起。”顺其自然，是得四时清静之道。又风为百病之始，义详针刺类三十六。

故病久则传化，上下不并，良医弗为。

“并”，阴阳交通也。病始因风，久必传化，及至上下不并，则阴阳相离，水火不相济矣，虽有良医，弗可为也。

故阳蓄积病死，而阳气当隔，隔者当泻，不亟正治，粗乃败之。

若邪蓄阳分，积而不行，阳亢无阴，其病当死，盖即上下不并之谓也。何以验之？隔塞不通，则其证耳。当泻不泻，正以粗工误之，故致败亡。《阴阳别论》曰：“刚与刚，阳气破散，阴气乃消亡。淖则刚柔不和，经气乃绝。”亦此之谓。

故阳气者，一日主外，平旦人气生，日中而阳气隆，日西而阳气已虚，气门乃闭。

此下言阳气之盛衰，由于日之升降，正以明上文“若天与日”之义也。一日而主外，昼则阳气在外也；平旦人气生，以日初升也；日中阳气隆，以日当午也；日西阳气虚，以日渐降也。人气应之，故昼则卫气行于阳分二十五度，至暮则阳气之门闭，而行于阴分二十五度矣。“气门”，玄府也，所以通行营卫之气，故曰气门。

是故暮而收拒，无扰筋骨，无见雾露，反此三时，形乃困薄。”

此所以顺阳气也。阳出而出，阳藏而藏，暮时阳气藏于阴分，故动宜收敛，以拒虚邪。无扰筋骨，则阳不耗于内；无见雾露，则邪不侵于外。若劳扰不分朝暮，反此三时，则阳气失养，形体劳困衰薄矣。上二节言不但因时之序，虽以一日之间，亦当知所调养如此也。

岐伯曰："阴者，藏精而起亟也；阳者，卫外而为固也。

此以下伯因帝专言阳气未及于阴，故特明阴气亦所当重。谓人有阴阳，阳虽主外而为卫，所以固气也；阴则主内而藏精，所以起亟也。阴内阳外，气欲和平，不和则病如下文矣。"亟"，即气也。观《阴阳应象大论》曰："精化为气"，即此"藏精起气"之谓。又《本神篇》曰"阴虚则无气"，亦其义也。故此当以"气"字为解，以见阳能生阴，阴亦能生阳，庶为得理。若诸书释为"数"字，则全无意义。"亟"，音气。

阴不胜其阳，则脉流迫疾，并乃狂；

"迫"，气相迫也。"疾"，急数也。"并"者，阳邪入于阳分，谓重阳也。阴不胜阳则阳邪盛，故当为阳脉阳症之外见者如此。

阳不胜其阴，则五脏气争，九窍不通。

邪在阴分则脏气不和，故有所争。上七窍，五官也；下二窍，二阴也。九窍之气，皆属于脏，阳不胜阴则阴邪盛，故当为阴病之内见者如此。

是以圣人陈阴阳，筋脉和同，骨髓坚固，气血皆从①。

"陈阴阳"，犹言铺设得所，不使偏胜也，故于筋脉骨髓，无不和调，气血皆从，从则顺矣。

如是则内外调和，邪不能害，耳目聪明，气立如故。

"耳目聪明"，以九窍之要者言，神气之全可知也。人受天地之气以立命，故曰气立。然必阴阳调和而后气立如

---

① 国中按："从"，乃"顺"的避讳字，古文作"气血皆顺。"

故。首节所谓“生之本本于阴阳”者，正此两节之谓。

风客淫气，精乃亡，邪伤肝也。

此下四节皆失调和之道，所以为筋骨气血之病也。淫气者，阴阳之乱气也。表不和则风邪客之，风木生火，淫气化热，热则伤阴，精乃消亡。风邪通于肝，故必先伤肝也。然风为百病之始，故凡病因于外而内连五脏者，皆由乎风也。

因而饱食，筋脉横懈，肠澼为痔；

此下三节，皆兼上文风客淫气而言也。风气既淫于外，因而饱食，则随客阳明，必肠胃横满，横满则有损伤，故筋脉弛懈，病为肠澼为痔而下痢脓血也。《痹论》曰：“饮食自倍，肠胃乃伤。”此即其类。“澼”，言劈。“痔”，音雉。

因而大饮，则气逆；

酒挟风邪，则因辛走肺，故肺布叶举而气逆上奔也。

因而强力，肾气乃伤，高骨乃坏。

“高骨”，腰之高骨也。凡因风强力者，其伤在骨，骨伤则肾气亦伤，肾主骨也。若强力入房，尤伤精髓，髓者骨之充，骨者髓之府，精髓耗伤，故高骨坏而不为用。

凡阴阳之要，阳密乃固。

阳为阴之卫，阴为阳之宅，必阳气闭密于外，无所妄耗，则邪不能害，而阴气完固于内，此培养阴阳之要，即“生气通天”之道也。

两者不和，若春无秋，若冬无夏，因而和之，是为圣度。

“两”，阴阳也。“不和”，偏病也。若春无秋，若冬无夏，犹言岁气乖则生道废也，故圣人之法天者，在乎和阴阳而已。

故阳强不能密，阴气乃绝；

"强"，亢也。孤阳独用，不能固密，则阴气耗而竭绝矣。《痹论》曰："阴气者，静则神藏，躁则消亡。躁即阳强不密之谓。

阴平阳秘，精神乃治；

"平"，即静也。"秘"，即固也。人生所赖，惟精与神，精以阴生，神从阳化，故阴平阳秘，则精神治矣。

阴阳离决，精气乃绝；

"决"，绝也。有阳无阴则精绝，有阴无阳则气绝，两相离决，非病则亡，正以见阴阳不可偏废也。

因于露风，乃生寒热。

上文言风疟、风客淫气，皆未悉风之为义，故此复言之，而并及四时之邪也。因于露风者，寒邪外侵，阳气内拒，阴阳相迫，故生寒热。

是以春伤于风，邪气留连，乃为洞泄；

春伤于风，木邪胜也。留连既久，则克制脾土，故为洞泄。

夏伤于暑，秋为痎疟；

暑义见前。夏伤暑邪，若不即病而留延至秋，寒郁为热，故寒热交争而为痎疟。"痎"，音皆，义见后四十八。

秋伤于湿，上逆而咳，发为痿厥。

湿土用事于长夏之末，故秋伤于湿也。秋气通于肺，湿郁成热，则上乘肺金，故气逆而为咳嗽。然《太阴阳明论》曰："伤于湿者，下先受之。"上文言因于湿者，大筋软短小筋弛长，软短为拘，弛长为痿。所以湿气在下，则为痿为厥，痿多属热，厥则因寒也。

冬伤于寒，春必温病。

冬伤寒邪，则寒毒藏于阴分，至春夏阳气上升，新邪外应，乃变而为温病。上四节与《阴阳应象大论》同，详义见阴阳类一。

四时之气，更伤五脏。

风暑寒湿迭相胜负，故四时之气更伤五脏。然时气外伤，阳邪也。五脏内应，阴气也。惟内不守而后外邪得以犯之。上文五节，即所以明"阴气不守"之为病。

阴之所生，本在五味，阴之五宫，伤在五味。

此下言阴之所以生者在五味，而所以伤者亦在五味也。"五宫"，五脏也。《六节脏象论》曰："地食人以五味。"夫味得地气，故能生五脏之阴，若五味不节，则各有所克，反伤其阴矣。义如下文。

是故味过于酸，肝气以津，脾气乃绝；

"津"，溢也。酸入肝，过于酸则肝气溢。酸从木化，木实则克土，故脾气乃绝。

味过于咸，大骨气劳，短肌，心气抑；

咸入肾，肾主骨，过于咸则伤肾，故大骨气劳。"劳"，困剧也。咸走血，血伤故肌肉短缩；咸从水化，水胜则克火，故心气抑。

味过于甘，心气喘满，色黑，肾气不衡；

甘入脾，过于甘则滞缓上焦，故心气喘满。甘从土化，土胜则水病，故黑色现于外，而肾气不衡于内。"衡"，平也。

味过于苦，脾气不濡，胃气乃厚；

苦入心，过于苦则心阳受伤，而脾失所养，气乃不濡。濡者，润也。脾气不濡则胃气留滞，故曰乃厚。厚者，胀满之谓。《五味论》曰："苦入于胃，五谷之气皆不能胜苦；

苦入下脘，三焦之道皆闭而不通，故变呕”者，其义亦此。“濡”，音儒。

味过于辛，筋脉沮弛，精神乃殃。

“沮”，坏也。“弛”，纵也。辛入肺，过于辛则肺气乘肝，肝主筋，故筋脉沮弛。辛散气则精神耗伤，故曰乃殃。“沮”，音苴，将鱼、将御二切。“弛”，施、始二音。

是故谨和五味，骨正筋柔，气血以流，腠理以密，如是则骨气以精，谨道如法，长有天命。”

五味入口，藏于胃以养五脏气，故当谨和五味，则骨正筋柔，气血以流。盖凡在内者，皆阴气为之主也。然阴气在里，腠理在外，若不相及，而此曰腠理以密者，缘阴阳表里，原自相依，不惟阳密足以固阴，而阴强乃能壮阳也。故如上文之邪因于外，而为喘喝，为痿厥，为精亡，为洞泄、咳嗽等症，此阳病之及于阴也。又如烦劳大怒，饮食起居之不节，而为煎厥，为形气绝，为筋脉、肠痔、气逆、骨坏等症，是伤于阴者亦能病及外体阳分，此阴之所以不可忽也。

大都本篇之意，在帝则首言阳气，以发通天之大本；在伯则续言阴气，以备阴阳之全义。故在前则言气，气本于天以养阳也；在后则言味，味本于地以养阴也。其所以详言阴阳者，盖欲分表里，明精气，辨邪正之本末耳。然本篇首曰“通天”，中曰“服天气”，末曰“长有天命”，所重在天，则其重在阳气可知矣，故言地者无非天也，言阴者无非阳也。通篇大义，在阳气者若天与日，失其所则折寿而不彰，一言可以蔽之矣。

六、阴阳发病

(《素问·阴阳别论》)

岐伯曰："二阳之病，发心脾，有不得隐曲，女子不月；

"二阳"，阳明也，为胃与大肠二经。然大肠小肠皆属于胃，故此节所言则独重在胃耳。盖胃与心，母子也，人之情欲本以伤心，母伤则害及其子。胃与脾，表里也，人之劳倦本以伤脾，脏伤则病连于腑。故凡内而伤精，外而伤形，皆能病及于胃，此二阳之病，所以发于心脾也。"不得隐曲"，阳道病也。夫胃为水谷、气血之海，主化营卫而润宗筋。如《厥论》曰："前阴者，宗筋之所聚，太阴阳明之所合也。"《痿论》曰："阴阳总宗筋之会，会于气街，而阳明为之长。"然则精血下行，生化之本，惟阳明为最。今化源既病，则阳道外衰，故为不得隐曲。其在女子，当为不月，亦其候也。胃为水谷血气之海，义详经络类三十二。按王氏注曰："夫肠胃发病，心脾受之，心受之则血不流，脾受之则味不化。"然心脾何以受肠胃之病？未免牵强，不可不察。"隐曲"二字，本经见者凡五，皆指阳道为言，以类察之，可得其义。详会通奇恒类。

其传为风消，其传为息奔 者，死不治。

"风"，木气也。"消"，枯瘦也。"奔"，急迫也。阳明受病，久而传变，则木邪胜土，故肌体风消。胃病则肺失

国中按："奔"，原文作"贲"，乃假借字，故改之。

所养，故气息奔急，气竭于上，由精亏于下，败及五脏，故死不治。

曰：三阳为病，发寒热，下为痈肿，及为痿厥腨痟；

“三阳”，太阳也，为膀胱小肠二经。三阳为表，故病发寒热及为痈肿。足太阳之脉，从头下背，贯臀入腘，循腨抵足，故其为病，则足膝无力曰痿，逆冷曰厥，足肚酸疼曰腨痟也。“腨”，音篆。“痟”，音渊。

其传为索泽，其传为癞疝。

阳邪在表为热，则皮肤润泽之气必皆消散，是为索泽也。癞疝者，小腹控睾而痛也。按《邪气脏腑病形篇》曰：“膀胱病者，小便偏肿而痛。小肠病者，小腹痛，腰脊控睾而痛。是太阳之传为癞疝也。

曰：一阳发病，少气善咳善泄；

“一阳”，少阳也，为胆与三焦二经。胆属风木，三焦属相火。其为病也。壮火则食气伤肺，故为少气为咳。木强则侮土，故善泄也。

其传为心掣，其传为隔。

心为君火，而相火上炎，则同气相求，邪归于心，心动不宁，若有所引，名曰心掣。又其传者，以木乘土，脾胃受伤，乃为隔症。如《邪气脏腑病形篇》曰：“脾脉微急为隔中。”《风论》曰：“胃风之状，食饮不下，隔塞不通。”《上膈篇》曰“食饮入而还出”者，皆隔之谓。“掣”，撤、翅二音。

二阳一阴发病，主惊骇背痛，善噫善欠，名曰风厥。

“二阳”，胃与大肠也。“一阴”，肝与心主也。肝胃二经，皆主惊骇。如《金柜正言论》曰：“东方通于肝，其病发惊骇。”《经脉篇》曰“足阳明病，闻木声则惕然而惊”

者是也。背痛者，手足阳明之筋，皆夹脊也。“噫”，嗳气也，其主在心。然《邪客篇》曰：“诸邪之在于心者，皆在于心之包络也。”又《脉解篇》曰：“所谓上走心为噫者，阴盛而上走于阳明，阳明络属心，故曰上走心为噫也。”“欠”，呵欠也，欠虽主于肾，而《经脉篇》曰“足阳明病为数欠”，此又噫欠在心包胃经也。肝主风，心包主火，风热为邪而阳明受之，故病名风厥。又风厥义，详《评热病论》，见后三十。

二阴一阳发病，善胀、心满、善气。

“二阴”，心与肾也。“一阳”，胆与三焦也。胆经邪胜则侮脾，故善胀；肾经邪胜则乘心，故心满；三焦病则上下不行，故善气也。

三阳三阴发病，为偏枯痿易，四肢不举。

“三阳”，膀胱小肠也。“三阴”，脾肺也。膀胱之脉，自头背下行两足。小肠之脉，自两手上行肩胛。且脾主四肢，肺主诸气，四经俱病，故当为偏枯，为痿易，为四肢不举。痿易者，痿弱不支，左右相掉易也。

鼓一阳曰钩，鼓一阴曰毛，鼓阳胜急曰弦，鼓阳至而绝曰石，阴阳相过曰流。

此举五脉之体，以微盛分阴阳，非若上文言经次之阴阳也。“鼓”，有力也。一阳一阴，言阴阳之微也。脉于微阳而现鼓者为钩，其气来盛去衰，应心脉也；脉于微阴而现鼓者曰毛，其气来轻虚以浮，应肺脉也；鼓动阳脉胜而急者曰弦，其气来端直以长，而不至其急，应肝脉也；鼓阳至而绝者，阳之伏也，脉名曰石，其气来沉以搏，应肾脉也；阴阳相过，谓流通平顺也，脉名曰流，其气来柔缓而和，应脾脉也。

阴争于内，阳扰于外，魄汗未藏，四逆而起，起则熏肺，使人喘鸣。

此兼表里以言阴阳之害也。表里不和，则或为脏病，阴争于内也；或为经病，阳扰于外也。然或表或里，皆干于肺。盖肺主气，外合于皮毛，内为五脏六腑之长。“魄汗未藏”者，表不固也。“四逆而起”者，阳内竭也。甚至正不胜邪，即上熏及肺，令人气喘声鸣。此以营卫下竭，孤阳独浮，其不能免矣。

阴之所生，和本曰和。

“阴”者，五脏之真阴也。阴之所以生者，以脏气和，脏气之和，以阴阳之和也，不和则为争为扰，为刚为淖，而病由兴矣。

是故刚与刚，阳气破散，阴气乃消亡。

此言偏阳之为害也。“刚与刚”，阳之极也。以火济火，盛极必衰，故阳气反为之破散，阳气散则阴气不能独存，亦必从而消亡，而阴阳俱绝矣。

淖则刚柔不和，经气乃绝。

此言偏阴之害也。淖谓寒湿妄行，阴气胜也。若阳刚阴柔，皆失其和，经气从而败绝矣。

死阴之属，不过三日而死；生阳之属，不过四日而死。

此言脏气相传，死生有异也。死阴生阳，义如下文。“四日而死”，按全元起作“四日而已”者是，盖既属生阳，不当死矣，“死”字疑误。

所谓生阳死阴者，肝之心，谓之生阳；

“肝之心”，自肝传心也。以木生火，得其生气，是谓生阳，不过四日而愈已。

心之肺，谓之死阴；

“心之肺”，自心传肺也。以火克金，阴气散亡，故曰死阴，不过三日而死。

肺之肾，谓之重阴；

“肺”，金也。“肾”，水也。虽曰母子，而金水俱病，故曰重阴，无阳之候也。

肾之脾，谓之辟阴，死不治。

“辟”，放辟也。土本制水，而水反侮脾，水无所畏，是谓辟阴，故死不治。“辟”，音劈。

结阳者，肿四肢；

此下言邪聚诸经之为病也。“阳”，六阳也。结阳者肿四肢，四肢为诸阳之本也。

结阴者，便血一升，再结二升，三结三升。

“阴”，六阴也。阴主血，邪结阴分则血受病，故当便血，其浅者便血一升，则结邪当解；若不解而再结，以邪盛也，故便血二升；若又不解，邪为尤甚，故曰三结三升也。

阴阳结邪，多阴少阳曰石水，小腹肿。

阴经阳经皆能结聚水邪，若多在阴，少在阳者，名曰石水。石水者，沉坚在下，其症则小腹肿也。

二阳结，谓之消；

胃与大肠经也。阳邪留结肠胃，则消渴善饥，其病曰消。三消义见后六十。

三阳结，谓之隔；

膀胱小肠二经也。小肠属火，膀胱属水，邪结小肠则阳气不化，邪结膀胱则津液不行，下不通则上不运，故为隔塞之病。

三阴结，谓之水；

脾肺二经也。脾土所以制水，土病则水反侮之，肺金所以生水，气病则水为不行，故寒结三阴，则气化为水。

一阴一阳结，谓之喉痹。

“一阴”，肝与心主也。“一阳”，胆与三焦也。肝胆属木，心主三焦属火，四经皆从热化，其脉并络于喉，热邪内结，故为喉痹。“痹”者，闭也。“痹”，音秘。

七、阴阳贵贱合病

（《素问·阴阳类论》）

孟春始至，黄帝燕坐，临观八极，正八风之气，而问雷公曰：“阴阳之类，经脉之道，五中所主，何脏最贵?”

孟春始至，立春日也。“燕”，闲也。“八极”，八方远际也。“正八风”，察八方之风候也。“五中”，五内也。“何脏最贵”，欲见所当重也。

雷公对曰：“春甲乙青，中主肝，治七十二日，是脉之主时，臣以其脏最贵。”

四时之序，以春为首，五脏之气，惟肝应之，故公意以肝脏为最贵，盖指厥阴也。

帝曰：“却念《上下经》，《阴阳》、《从容》，子所言贵，最其下也。”

《上下经》，古经也。《阴阳从容》，其篇名也。帝谓念此经义，则贵不在肝，盖特其最下者耳。

雷公致斋七日，旦复侍坐。

悟己之非，积诚复请也。

帝曰：“三阳为经，

“经”，大经也。周身之脉，惟足太阳为巨，通巅下背，独统阳分，故曰经。

二阳为维，

“维”，维络也。阳明经上布头面，下循胸腹，独居三阴之中，维络于前，故曰维。

一阳为游部，

少阳在侧，前行则会于阳明，后行则会于太阳，出入于二阳之间，故曰游部。杨上善曰：“三阳，足太阳脉也，从目内眦上头，分为四道下项，并正别脉上下六道以行于背，与身为经。二阳，足阳明脉也，从鼻而起，下咽分为四道，并正别脉六道，上下行腹，纲维于身。一阳，足少阳脉也，起目外眦络头，分为四道，下缺盆，并正别脉六道上下，主经营百节，流气三部，故曰游部。”

此知五脏终始。

有阳则有阴，有表则有里，睹此三阳之义，则五脏之终始，可类求而知矣。

三阳为表，

“三阳”，误也，当作“三阴”。“三阴”，太阴也。太阴为诸阴之表，故曰三阴为表。按《阴阳离合论》曰：“太阴为开。”《痿论》曰：“肺主身之皮毛。”《师传篇》曰：“肺为之盖。脾者主为卫。”是手足三阴，皆可言表也。据下又所谓三阳三阴者，明列次序，本以释此，故此节当为三阴无疑。

按：王氏而下，凡注此者，皆曰：“三阳，太阳也。二阴，少阴也。少阴与太阳为表里，故曰三阳为表，二阴为里。”其说若是，然六经皆有表里，何独言二经之表里于此耶？盖未之详察耳。

二阴为里，

"二阴"，少阴肾也。肾属水，其气沉，其主骨，故二阴为里。

一阴至绝作朔晦，却具合以正其理。"

"一阴"，厥阴也。厥者，尽也。按《阴阳系日月篇》曰："戌主右足之厥阴，亥主左足之厥阴，此两阴交尽，故曰厥阴也。"夫厥阴之气，应在戌亥，六气不几于绝矣？然阴阳消长之道，阴之尽也如月之晦，阳之生也如月之朔，既晦而朔则绝而复生，此所谓一阴至绝作朔晦也。由是而终始循环，气数具合，故得以正其造化之理矣。

按：六经之分少太者，以微盛言，故谓厥阴为尽阴。其分一二三者，以六气之次言耳。如三阴之序，首厥阴一也，次少阴二也，又次太阴三也。三阳之序，首少阳，次阳明，又次太阳，是三阳之次也。

雷公曰："受业未能明。"

按上文雷公以肝为最贵，而不知肝属一阴，为阴之尽，帝谓最其下者以此，故公曰受业未能明也。

帝曰："所谓三阳者，太阳为经，

此下详分六经，并明六脉皆至于太阴也。太阳为经，即所以释上文之义。

三阳脉至手太阴，而弦浮而不沉，决以度，察以心，合之阴阳之论。

"手太阴"，肺经也。本属三阴之脉，然诸脉皆会于气口，故特以三阳脉至手太阴为言也。下仿此。太阳之脉本洪大以长，今其弦浮不沉，是邪脉也，乃当决其衰旺之度，察以吾心，而合之阴阳之论，则善恶可明矣。

所谓二阳者，阳明也，

前所谓二阳者，即阳明也。《阴阳系日月篇》曰："两阳合明，故曰阳明。”

至手太阴，弦而沉急不鼓，炅至以病皆死。

阳明胃脉本浮大而短，今则弦而沉急，不能振鼓，是木邪侮土，阴气乘阳也。若热至为病者，尤忌此阴脉，犯之为逆，必皆死也。“炅”，居永切，热也。

一阳者，少阳也，

即前所谓一阳也。

至手太阴，上连人迎，弦急悬不绝，此少阳之病也，专阴则死。

“人迎”，足阳明脉也，在结喉两旁，故曰上连人迎。“悬”，浮露如悬也。少阳之脉其体乍数乍疏，乍短乍长，今则弦急如悬，其至不绝，兼之上乘胃经，此木邪之胜，少阳病也。然少阳厥阴皆从木化，若阳气竭绝，则阴邪独盛，弦搏至极，是曰专阴，专阴者死也。按：以上三阳为病皆言弦急者，盖弦属于肝，厥阴脉也，阴邪现于阳分，非危则病，故帝特举为言，正以明肝之不足贵也。

三阴者，六经之所主也，

“三阴”，太阴也。上文云三阳为表当作三阴者，其义即此。三阴之脏，脾与肺也。肺主气，朝会百脉，脾属土，为万物之母，故三阴为六经之主。

交于太阴，伏鼓不浮，上控[①]志心。

“交于太阴”，谓三阴脉至气口也。肺主轻浮，脾主和缓，其本脉也；今现伏鼓不浮，则阴盛阳衰矣，当病上焦空虚，而脾肺之志以及心神，为阴所伤，皆致不足，故曰上控志心。按：《阴阳应象大论》曰：“肺在志为忧，脾在

① 国中按：“控”，原文作“空”，乃假借字，故改之。

志为思，心在志为喜。”是皆五脏之志也。

二阴至肺，其气归膀胱，外连脾胃。

二阴至肺者，言肾脉之至气口也，《经脉别论》曰：“二阴搏至，肾沉不浮”者是也。肾脉上行，其直者从肾上贯肝膈，入肺中，出气口，是二阴至肺也。肾主水，得肺气以行降下之令，通调水道，其气归膀胱也。肺在上，肾在下，脾胃居中，主其升降之柄，故曰外连脾胃也。外者，肾对脾言，即上文“三阴为表、二阴为里”之义。

一阴独至，经绝气浮，不鼓钩而滑。

“一阴独至”，厥阴脉胜也，《经脉别论》曰“一阴至，厥阴之治”是也。厥阴本脉，当软滑弦长，阴中有阳，乃其正也。若一阴独至，则经绝于中，气浮于外，故不能鼓钩而滑，而但弦无胃，生意竭矣。

此六脉者，乍阴乍阳，交属相关，缪通五脏，合于阴阳，

六脉者，乍阴乍阳，皆至于手太阴，是寸口之脉，可以交属相并，缪通五脏，故能合于阴阳也。

先至为主，后至为客。”

六脉之交，至有先后，有以阴现阳者，有以阳现阴者。阳脉先至，阴脉后至，则阳为主而阴为客；阴脉先至，阳脉后至，则阴为主而阳为客。此先至为主，后至为客之谓也。然至有常变，变有真假。常阳变阴，常阴变阳，常者主也，变者客也；变有真假，真变则殆，假变无虞，真者主也，假者客也。客主之义，有脉体焉，有运气焉，有久暂焉，有逆顺焉，有主之先而客之后者焉。诊之精妙，无出此矣，非精于此者，不能及也，脉岂易言哉？

雷公曰：“臣悉尽意受传经脉，诵得《从容》之道，以

合从容，不知阴阳，不知雌雄。”

《从容》之道可诵，其为古经篇名可知，如《示从容论》之类是也。以合从容，合其法也。“雌雄”，如下文云二阴为雌，又《顺气一日分为四时篇》曰：“肝为牡脏，脾为牝脏”，皆雌雄之义。

帝曰：三阳为父，

此详明六经之贵贱也。太阳总领诸经，独为尊大，故称乎父。

二阳为卫，

捍卫诸经阳气也。

一阳为纪。

纪于二阳之间，即《阴阳离合论》“少阳为枢”之义。

三阴为母，

太阴滋养诸经，故称为母。

二阴为雌，

少阴属水，水能生物，故曰雌，亦上文二阴为里之义。

一阴为独使。

“使”者，交通终始之谓。阴尽阳生，惟厥阴主之，故为独使。

二阳一阴，阳明主病，不胜一阴，脉软而动，九窍皆沉。

此下言诸经合病有胜制也。“二阳”，土也。“一阴”，木也。阳明厥阴相搏，则肝邪侮胃，故阳明主病，不胜一阴。脉软者，胃气也。动者，肝气也。土受木邪，则软而兼动也。九窍之气，皆阳明所及，阳明病则胃气不行，故九窍皆为沉滞不通利矣。

三阳一阴，太阳脉胜，一阴不能止，内乱五脏，外为

惊骇。

三阳一阴，膀胱与肝合病也。肝木生火，而膀胱以寒水侮之，故太阳脉胜。一阴肝气虽强，不能禁止，由是而风寒相夹，内乱五脏，肝气受伤，故发为惊骇之病。

二阴二阳，病在肺，少阴脉沉，胜肺伤脾，外伤四肢。

“二阴”，手少阴也。“二阳”，足阳明也。少阴为心火之脏，火邪则伤金，故病在肺。阳明为胃土之腑，土邪必伤水，故足少阴之脉沉。沉者，气衰不振之谓。然胃为脾腑，脾主四肢，火既胜肺，胃复连脾，脾病则四肢亦病矣。

二阴二阳皆交至，病在肾，骂詈妄行，巅疾为狂。

二阴之至，邪在肾也。二阳之至，邪在胃也。水土之邪交至，则土胜水亏，水亏则阴不胜阳，故病在肾。土胜则阳明邪实，故骂詈妄行，巅疾为狂。

二阴一阳，病出于肾，阴气客游于心脘，下空窍堤[①]，闭塞不通，四肢别离。

“二阴”，肾也。“一阳”，三焦也。肾与三焦合病，则相火受水之制，故病出于肾。肾脉之支者，从肺出络心，注胸中，故阴气盛则客游于心脘也。阴邪自下而上，阳气不能下行，故下焦空窍若有堤障，而闭塞不通。清阳实四肢，阳虚则四肢不为用，状若别离于身者矣。

一阴一阳代绝，此阴气至心，上下无常，出入不知，喉咽干燥，病在土脾。

“一阴”，足厥阴肝也。“一阳”，足少阳胆也。“代绝”者，二脏气伤，脉来变乱也。肝胆皆木，本生心火，病以

---

① 国中按：此段经文，历代诸家断句不同，解析不一，多把“空”作“孔”之借字。按此书断句，笔者以为“空”，当是“控”之借字，与前“上控志心”，同一用法。

阳衰，则阴气至心矣。然木病从风，善行数变，故或上或下，无有常处，或出或入，不知由然。其为喉咽干燥者，盖咽为肝胆之使，又脾脉结于咽也，故病在土脾，正以风木之邪，必克土耳。

二阳三阴，至阴皆在，阴不过阳，阳气不能止阴，阴阳并绝，浮为血瘕，沉为脓腐，阴阳皆壮，下至阴阳。

“二阳”，胃也。“三阴”，肺也。“至阴”，脾也。“皆在”，皆病也。脾胃相为表里，病则仓廪不化；肺布气于脏腑，病则治节不行。故致阴不过阳，则阴自为阴，不过入于阳分也；阳气不能止阴，则阳自为阳，不留止于阴分也。若是者，无复交通，阴阳并绝矣。故脉浮者，病当在外，而为血瘕；脉沉者，病当在内，而为脓腐，正以阴阳表里不相交通，故脉症之反若此。至若阴阳皆壮，则亢而为害，或以孤阴，或以孤阳，病之所及，下至阴阳。盖男为阳道，女为阴器，隐曲不调，俱成大病也。

上合昭昭，下合冥冥，诊决死生之期，遂至岁首。”

昭昭可见，冥冥可测，有阴阳之道在也。故欲决死生之期者，必当求至岁首。如甲己之年，丙寅作首，则二月丁卯，三月戊辰；子午之年，君火司天，则初气太阳，二气厥阴之类。以次求之，则五行衰旺，可得其逆顺之期矣。

八、三阳并至，其绝在肾。

（《素问·著至教论》全）

黄帝坐明堂，召雷公而问之曰：“子知医之道乎？”

“明堂”，天子布政之所，圣人向明而治，故曰明堂。

雷公对曰："诵而颇[①]能解，解而未能别，别而未能明，明而未能彰，

"颇能解"，粗解其义耳。别者，别其条理；明者，明其精微；彰则利于用矣。杨上善曰："习道有五：一诵，二解，三别，四明，五彰。"

足以治群僚，不足至侯王。

群僚之情易通，侯王之意难测，所以有不同也。然则膏粱藜藿，其为难易亦然。

愿得受树天之度，四时阴阳合之，别星辰与日月光，以彰经术，后世益明，上通神农，著至教拟于二皇。"

"树"，立也。天度立则四时阴阳之序可以合，星辰日月之光可以别，用以彰经术，令后世益明，是上通神农之道，著为至教，则拟德于二皇矣。"二皇"，伏羲、神农也。

帝曰："善！无失之，此皆阴阳表里、上下雌雄相输应也，而道上知天文，下知地理，中知人事，可以长久，以教众庶，亦不疑殆，医道论篇，可传后世，可以为宝。"

阴阳、表里、上下、雌雄相输应者，即指上文天度四时阴阳星辰日月光言，所以医道合于三才，必尽知之，期可以垂教后世，不致疑殆，永传为宝矣。而道上知天文等四句，与《气交变大论》同，详运气类十。

雷公曰："请受道，讽诵用解。"帝曰："子不闻《阴阳传》乎？"曰："不知。"曰："夫三阳天为业，

---

① 国中按："颇"，宋本、明顾从德本均作"颇"，但《太平御览·方术部》引作"未"，读后面经文"未能别、未能明、未能彰"诸句，似应作"未"易解。但"颇"字古义中有"略、少"之义，《史记·刘敬叔孙通列传》云："臣愿颇采古礼，与秦仪杂就之。"《颜氏家训·诫兵》云："每见文士，颇读兵书，微有经略。"上二例句中"颇"字，均为"略"，略者，少也。在本文中应作"略"解为是。

《阴阳传》，古经也。此三阳者，统手足六阳为言。三阳在上，应于之气而卫乎周身，故曰天为业者，谓业同乎天也。

上下无常，合而病至，偏害阴阳。”

三阳主表，而虚邪中之，则应变不定，故其气上下无常。若三阳相合而病至，阳胜伤阴，则自外而内，偏害阴阳矣。《禁服篇》曰：“审察卫气，为百病母。”盖亦此义。

雷公曰：“三阳莫当，请闻其解。”此必古经语也。言三阳并至，则邪变之多，气有莫可当者。

帝曰：“三阳独至者，是三阳并至，并至如风雨，上为巅疾，下为漏病。

此三阳独至者，虽兼手足太阳为言，而尤以足太阳为之主，故曰独至。盖足太阳为三阳之纲领，故凡太阳之邪独至者，则三阳气会，皆得随而并至也。阳邪之至，疾速无期，故如风雨。且足太阳之脉，上从巅入络脑，下络肾属膀胱；手太阳之脉，上循颈颊，下抵胃属小肠。故上为顶巅之疾，下为漏病。漏病者，二阴不禁，凡水谷精血之类皆是也。

外无期，内无正，不中经纪，诊无上下，以书别。”

三阳并至，倏如风雨，故外无证据可期，内无名目可正，病变之至，不中于经常纲纪。故其诊也，亦无上下一定之法，及可以书记先别之者。

雷公曰：“臣治疏愈，说意而已。”

言臣之治病鲜愈者，正如帝之所教，然愿言其意而已。

帝曰：“三阳者，至阳也，积并则为惊，病起疾风，至如霹雳，九窍皆塞，阳气旁溢，干嗌喉塞。

太阳为至盛之阳，故曰至阳。若诸阳更为积并，则阳盛之极，必伤阴气。手太阳之阴心也，足太阳之阴肾也，心伤其神，肾伤其志，则为惊骇。疾风霹雳，皆速暴之谓。其为九窍嗌喉之干塞者，以手太阳、手足少阴之脉，皆循咽喉也。

并于阴则上下无常，迫为肠澼。

“阴”，脏也。阳邪自表入脏，并聚于阴，则或上或下，亦无定诊。若留迫下焦，则为肠澼而下利。

此谓三阳直心，坐不得起卧者，便身全三阳之病。

“直心”，谓邪气直冲心膈也。手太阳之脉，循臂外廉出绕肩胛交肩上，入缺盆络心；足太阳之脉，夹脊贯臀入腘中，其别者散之肾，循膂当心入散。故凡病邪气直心，及坐不得起，起不得卧者，便身全三阳之病也。愚按：三阳之邪多自外入，故伤寒家多有直心不得起卧之症。凡诊外感者，不可不察此节之义。

且以知天下，何以别阴阳、应四时，合之五行。”
“且”，犹将也。谓欲知天下之要道，尤当别阴阳、应四时，以合之五行之理也。

雷公曰：“阳言不别，阴言不理，请起受解，以为至道。”

“不别、不理”，言未明也。公因帝问，故自歉而复请。

帝曰：“子若受传，不知合至道以惑师教，语子至道之要。

受传于师而未明其道，适足以惑师之教，故语以其要也。

病伤五脏，筋骨以消，子言不明不别，是世主学尽矣。

邪并于阳则阳病，并于阴则阴病，阴阳俱病，故伤五脏，脏伤于内，则筋骨消于外也。医道司人之命，为天下之所赖，故曰世主。不明不别，于道何有，是使圣人之学泯矣。

肾且绝，惋惋日暮，从容不出，人事不殷。”

肾与足太阳为表里，至阴之脏也。《上古天真论》曰：“肾者主水，受五脏六腑之精而藏之。”今如上文所云，三阳并至而病伤五脏，则精虚气竭，筋骨以消矣。且太阳传里，必至少阴，是以肾气受伤，真阴且绝，故惋惋不已，忧疑终日，宜其窘乎从容之不出，岌岌乎人事之不殷也。然则阳邪之至，害必归阴，五脏之伤，穷必及肾，此所谓阴阳、表里、上下、雌雄相输应也，即所谓至道之要也。学者于此知救其源，则回天之手矣。故论名《著至教》者，夫岂徒然也哉？“惋”，乌贯切。

九、三阴比类之病

（《素问·示从容论》全）

黄帝燕坐，召雷公而问之曰：“汝受术诵书者，若能览观杂学，及于比类，通合道理，为余言子所长，五脏六腑，胆胃大小肠，脾胞膀胱，脑髓涕唾，哭泣悲哀，水所从行，此皆人之所生，治之过失。

“比类”者，比异别类以测病情也。义详论治类十八。五脏六腑等义，详脏象类二十三。“水”，五液也，即指胆胃以下十四端血气而言，皆人之所赖以生者。此而不明，动必多误，故凡治过于病谓之过，治不及病谓之失，不得其中，皆治之过失也。

子务明之，可以十全，即不能知，为世所怨。”

不能十全，必有过失，故招人之怨。

雷公曰：“臣请诵《脉经》上下篇甚众多矣，别异比类，犹未能以十全，又安足以明之？”

古有《脉经》，意即《脉要精微》、《平人气象》等论之义。

帝曰：“子别试通五脏之过，六腑之所不和，针石之败，毒药所宜，汤液滋味，俱言其状，悉言以对，请问不知。”

“别试通”者，谓素之所通也。其有未通者，当请问其所不知耳。

雷公曰：“肝虚、肾虚、脾虚，皆令人体重烦冤，当投毒药、刺灸、砭石、汤液，或已或不已，愿闻其解。”

肝主筋，筋病则不能收持。肾主骨，骨病则艰于举动。脾主四肢，四肢病则倦怠无力，故皆令人体重。然三脏皆阴，阴虚则阳亢，故又令人烦冤满闷也。

帝曰：“公何年之长而问之少，余正问以自谬也。吾问子幽冥，子言上下篇以对，何也？

言对非所问，反若问者之自谬也。“幽冥”，玄微之谓。如《八正神明论》曰：“观其冥冥者，言形气营卫之不形于外，而工独知之，以日之寒温，月之虚盛，四时气之浮沉，参伍相合而调之，工常先见之，然而不形于外，故曰观于冥冥焉。”此即帝之所问，而公对则误，故非之也。

夫脾虚浮似肺，肾小浮似脾，肝急沉散似肾，此皆工之所时乱也，然《从容》得之。

脾本微软，病而虚浮，则似肺矣；肾本微沉，病而小浮，则似脾矣；肝本微弦，病而急沉散，则似肾矣。脉有相类，不能辨之，则以此作彼，致于谬误，此皆工之不明，所以时多惑乱也。若能知《从容篇》之道，而比类求之，则幽冥之妙可得矣。

按：王氏曰："浮而缓曰脾，浮而短曰肺，小浮而滑曰心，急紧而散曰肝，搏沉而滑曰肾。"此详言五脏脉体，以明本节之义也。所以诊法，有从部位察脏气者，有从脉体察脏气者，得其义则妙无不在，学者当于此而贯通焉。

若夫三脏土木水参居，此童子之所知，问之何也？"

脾合土，肝合木，肾合水，三脏皆在膈下，气脉相近，故曰参居。

雷公曰："于此有人，头痛筋挛骨重，怯然少气，哕噫腹满，时惊不嗜卧，此何脏之发也？脉浮而弦，切之石坚，不知其解，复问所以三脏者，以知其比类也。"

此下言肾病之疑似也。脉浮类肺，脉弦类肝，脉石坚类肾，难以详辨，故复问三脏之比类也。"哕"，于决切，又音诲。"噫"，伊、隘二音。

帝曰："夫《从容》之谓也。

引经语也，如下文。

夫年长则求之于腑，年少则求之于经，年壮则求之于脏。

此总言比异别类之法也。夫年长者每多口味，六腑所以受物，故当求之于腑以察其过；年少者每忽风寒劳倦，所受在经，故当求之于经以察其伤；年壮者多纵房欲，五脏所以藏精，故当求之于脏，以察其虚实。

今子所言，皆失八风郁热，五脏消烁，传邪相受。

帝言公之所问，但据病而言，而不知其所以然，故于八风郁热之故，五脏消烁之由，及邪传相受之次，则皆失之也。"烁"，式灼切。

夫浮而弦者，是肾不足也。

肾脉宜沉，浮则阴虚，水以生木，弦则气泄，故为肾之不足。

沉而石者，是肾气内着也。

沉而石，沉甚而坚也。阴中无阳则肾气不达，故内着不行去。

怯然少气者，是水道不行，形气消索也。

精所以成形，所以化气。水道不行则形气消索，故怯然少气也。

咳嗽烦闷者，是肾气之逆也。

水脏空虚则上窃母气，故令人咳嗽烦闷，是肾气之上逆也。

一人之气，病在一脏也。若言三脏俱行，不在法也。”

凡此皆一人之气，病在肾之一脏耳。即如上文雷公所问头痛者，以水亏火炎也；筋挛者，肾水不能养筋也；骨重者，肾主骨也；哕噫者，肾脉上贯肝膈，阴气逆也；腹满者，水邪侮土也；时惊者，肾藏志，志失则惊也；不嗜卧者，阴虚目不瞑也。病本于肾，而言三脏俱行，故非法也。

雷公曰：“于此有人，四肢懈堕，喘咳血泄，而愚诊之以为伤肺，切脉浮大而紧，愚不敢治，粗工下砭石，病愈，多出血，血止身轻，此何物也？”

此下言脾病之疑似也。“砭”，标兼切。

帝曰：“子所能治，知亦众多，与此疾失矣。譬以鸿飞，亦冲于天。

言子之所能，余亦知其多，但以此病为伤肺，则失之矣。譬以鸿飞，亦冲于天，虽所之任意，而终莫能得其际，亦犹长空浩渺之难测耳。

夫圣人之治病，循法守度，援物比类，化之冥冥，循上及下，何必守经？

“循守法度”，遵古人之绳墨也。“援物比类”，格事物之情状也。“化之冥冥”，握变化于莫测之间而神无方也。能如是则循上可也，及下亦可也。然则法不可废，亦不可泥，弗拘形迹，何必守经？是乃所谓圣人之至治。

今夫脉浮大虚者，是脾气之外绝，去胃外归阳明也；

此言所问脉症，皆脾胃病也。夫脾属阴，为胃之里；胃属阳，为脾之表。今脉来浮大而虚，则外有余，内不足，是脾气之外绝于胃也，脾已去胃，故气归阳明而脉现如此。按：《血气形志篇》曰：“阳明常多气多血，刺阳明出血气。”故雷公问粗工下砭石而愈者，正所以泄阳明之邪实耳。

夫二火不胜三水，是以脉乱而无常也。”

“二火”，谓二阳脏，心、肺居于膈上也。“三水”，谓三阴脏，肝、脾、肾居于膈下也。此五脏之象，阴多于阳，故曰二火不胜三水。是以脾为阴土，须赖火生，今之脾气去胃，外绝阳明，故脉乱无常者，以脾中无胃气也。

四肢懈堕，此脾精之不行也；

脾主四肢也。

喘咳者，是水气并阳明也；

脾病不能制水，则水邪泛溢，并于胃腑，气道不利，故为喘为咳，盖五脏六腑，皆能令人咳也。

血泄者，脉急血无所行也；

经脉者，所以行血气而营阴阳也。脉之急疾，由于气乱，气乱则血乱，故注泄于便，无所正行矣。血不守中，主在肺也。

若夫以为伤肺者，由失以狂也。不引比类，是知不明也。

“狂”，妄也。不引比类，故因喘咳为伤肺，是知之不明也。若参合脉症而求之，则病在脾而不在肺，可类察之矣。

夫伤肺者，脾气不守，胃气不清，经气不为使，正脏坏决，经脉旁绝，五脏漏泄，不衄则呕，此二者不相类也。

此明伤肺之候也。肺金受伤，窃其母气，故脾不能守。人受气于谷，谷入于胃，以传于肺，肺病则谷气无以行，故胃不能清。肺者所以行营卫、通阴阳，肺伤则营卫俱病，故经气不为使。“正脏”，言肺脏也。肺脏损坏，则治节不通，以致经脉有所偏绝，而五脏之气皆失其守，因为漏泄，故不衄血于鼻，则呕血于口。此其在脾在肺，所本不同，故二者不相类也。

愚按：人有五脏，曰心、肺、肝、脾、肾，皆为阴也。本篇发明三阴为病之义，独不及心肝二脏者，盖心为君主，邪不可伤，伤则死矣，不待言也。肝为将军之官，木气多强，故于篇首但言脾肝肾相似之脉，土木水参居之理，亦不详言其病也。舍此二者，则肾为藏精之本，肺为藏气之本，脾为水谷之本。水病则及肺，金病则及脾，盗母气也；土病则败及诸脏，失化生之源也。凡犯三阴亏损者，皆在此三脏耳，三脏俱伤，鲜能免矣。故圣帝特言于此，学者当深察其义。

譬如天之无形，地之无理，白与黑相去远矣。

天有象，地有位，若不知之，则天若无形，地若无理。此言三脏之伤，形症悬别，不能明辨，亦犹是也，黑白混淆，相去远矣。

是失吾过矣，以子知之，故不告子。

“是”，此也。言雷公之失，以吾不告之过耳。

明引比类《从容》，是以名诊经，是谓至道也。”

谓此篇明引形症，比量异同，以合《从容》之法，故名曰诊经，乃至道之所在也。

类经十四卷

疾　病　类

十、十二经病

（《灵枢·经脉篇》）

此章与经络类第二章同出一篇，义有相贯，所当互考。

黄帝曰："肺，手太阴也。是动则病肺胀满，膨膨而喘咳，

"动"，言变也，变则变常而为病也。如《阴阳应象大论》曰"在变动为握为哕"之类，即此之谓。肺脉起于中焦，循胃口上膈属肺，故病如此。按《至正要大论》列此肺病于少阴司天之下，以热淫所胜，火克金也。详运气类二十五，下同。"膨"，音彭。

缺盆中痛，

缺盆虽十二经之道路，而肺为尤近，故肺病则痛。

甚则交两手而瞀，此为臂厥。

"瞀"，木痛不仁也。手太阴脉由中府出腋下，行肘臂间，故为臂厥。"瞀"，茂、莫、务三音。

是主肺所生病者，

手之太阴，肺所生病也。按：《二十二难》曰："经言是动者，气也；所生病者，血也。邪在气，气为是动；邪在血，血为所生病。气主煦之，血之濡之。气留而不行者，为气先病也；血壅而不濡者，为血后病也。故先为是动，后所生病也。”观此以是动为气，所生为血，先病为气，后病为血，若乎近理。然细察本篇之义，凡在五脏，则各言脏所生病；凡在六腑，则或言气或言血，或脉或筋，或骨或津液，其所生病本各有所生，非以“血气”二字，统言十二经者也。《难经》之言，似非经旨。

咳，上气喘渴，烦心胸满，臑臂内前廉痛厥，掌中热。

“渴”，当作喝，声粗急也。太阴之别直入掌中，故为痛厥掌热。

气盛有余，则肩背痛，风寒汗出中风，小便数而欠；

手太阴筋结于肩，脏附于背，故邪气盛则肩背痛。肺主皮毛而风寒在表，故汗出中风。肺为肾母，邪伤其气，故小便数而欠。

气虚，则肩背痛寒，少气不足以息，尿色变。为此诸病[①]，

肩背者，上焦之阳分也。气虚则阳病，故为痛为寒而怯然少气。金衰则水涸，故尿色变而黄赤。

盛则泻之，虚则补之，热则疾之，寒则留之，陷下则灸之，不盛不虚，以经取之。

盛泻虚补，虽以针言，药亦然也。“热则疾之”，气至速也。“寒则留之”，气至迟也。“陷下则灸之”，阳气内衰，脉不起也。“不盛不虚”，以病有不因血气之虚实而惟逆于经者，则当随经所在，或饮药、或刺灸以取之也。下文诸经之治，义与此同。此节与《禁服篇》大同，详针刺类二十九。

---

① 国中按：“为此诸病”，按景岳之义应作句号，笔者通读《灵枢》原文，实应为下段起首句，即“为此诸病，盛则泻之……。”故改句号为“逗号”，以利文义贯通。后同。

盛者，寸口大三倍于人迎；虚者，则寸口反小于人迎也。

寸口主阴，肺为大肠之脏，手太阴经也。故肺气盛者，寸口大三倍于人迎，虚则反小也。人迎者，足阳明之动脉，在结喉旁一寸五分，乃三阳脉气所至也。《阴阳别论》曰“三阳在头、三阴在手”者，其义即此。下同。人迎脉口一盛二盛三盛，当补当泻，义具《终始篇》，详针刺类二十八。

大肠，手阳明也。是动则病齿痛，颈肿。

动义如前。手阳明之支者，从缺盆上颈贯颊入下齿中也。

是主津液所生病者，

大肠与肺为表里，肺主气而津液由于气化，故凡大肠之或泄或秘，皆津液所生之病，而主在大肠也。

目黄口干，鼽衄喉痹，肩前臑痛，大指次指痛不用。

手阳明之别者合于宗脉，故目黄。其他诸病，皆本经之脉所及。按《至正要大论》列此于“少阴司天”条下，以热淫所胜，病在金也。

气有余，则当脉所过者热肿；

当脉所过，手阳明之次也。

虚，则寒慄不复。为此诸病，

“寒慄不复”，不易温也。此皆手阳明之诸病。

盛则泻之，虚则补之，热则疾之，寒则留之，陷下则灸之，不盛不虚，以经取之。

义如前。

盛者，人迎大三倍于寸口；虚者，人迎反小于寸口也。

人迎主阳，大肠为肺之腑，手阳明经也。故盛则人迎大于寸口，虚则人迎小于寸口也。详义如前。

胃，足阳明也。是动则病洒洒振寒，善呻数欠，颜黑，

胃属土，土病而洒洒振寒者，风之胜也。“善呻数欠”，胃之郁也。按《至正要大论》列此于“厥阴在泉”条下，其为木胜可知。“黑”，水色也。土病则水无所畏，故黑色反现于颜面。

病至则恶人与火，闻木声则惕然而惊，心欲动，独闭户塞牖而处，甚则欲上高而歌，弃衣而走，

“病至而恶人”者，阳明厥逆则喘而惋，惋则恶人也；“恶火”者，邪客阳明则热甚也；“闻木音而惊”者，土恶木也；“欲闭户而处”者，阴阳相迫而阴胜阳也；“欲上高而歌”者，阳盛则四肢实也；“弃衣而走”者，热盛于身也。此节义详下二章。“牖”，音有。

贲响腹胀，是为骭厥。

“贲响”，肠胃雷鸣也。“骭”，足胫也。阳明之脉自膝膑下胫骨外廉，故为胫骭厥逆。“骭”，音干。

是主血所生病者，

中焦受谷，变化而赤为血，故阳明为多气多血之经，而主血所生病者。

狂疟，温淫汗出，鼽衄，口歪唇胗，颈肿喉痹，

“胗”，疮也。阳明热胜则狂，风胜则疟，温气淫泆则汗出。鼽衄口歪等症，皆阳明经脉之所及也。“鼽”，音求。“衄”，女六切。“胗”，音疹。

大腹水肿，

胃在中焦，土病则不能制水也。

膝膑肿痛，循膺、乳、气街、股、伏兔、骭外廉、足跗上皆痛，中趾不用。

阳明脉从缺盆下乳内廉，夹脐腹前阴，由股下足以入中趾，故为病如此。“膑”，频、牝二音。

气盛，则身以前皆热，其有余于胃，则消谷善饥尿色黄；

此阳明实热在经在脏之辨也。

气不足，则身以前皆寒慄，胃中寒则胀满，为此诸病，

此阳明虚寒，在经、在脏之辨也。

盛则泻之，虚则补之，热则疾之，寒则留之，陷下则灸之，不盛不虚，以经取之。义如首经。

盛者，人迎大三倍于寸口；虚者，人迎反小于寸口也。

足阳明为太阴之表，三阳也。故盛衰现于人迎。

脾，足太阴也。是动则病舌本强，食则呕，

脾脉连舌本，故强。脾病则不运，故呕。

胃脘痛，腹胀，善噫。

脾脉入腹，属脾络胃，故为痛为胀。“噫”，嗳叹声。阴盛而上走于阳明，故气滞而为噫。“噫”，伊、隘二音。

得后与气，则快然如衰，

脾气通也。以上诸义详下章。

身体皆重。

脾主肌肉也。按《至正要大论》列以上诸症于“厥阴在泉条”下，木胜克脾也。

是主脾所生病者，

足太阴土也。

舌本痛，体不能动摇，食不下，烦心，心下急痛，溏瘕泄、水闭、黄疸，不能卧，强立，股膝内肿厥，足大趾不用。为此诸病，

太阴脉支者上膈注心中，故为烦心心痛。脾寒则为溏泻，脾滞则为症瘕。脾病不能制水，则为泄、为水闭、黄疸、不能卧。脾脉起于足跗以上膝股内廉，故为肿为厥、为大趾不用诸病。按《至正要大论》于“厥阴司天”条下列此诸症，以风淫所胜，病本于脾也。“瘕”，加、驾二音。“疸”，音旦。

盛则泻之，虚则补之，热则疾之，寒则留之，陷下则灸之，不盛不虚，以经取之。

义如首经。

盛者，寸口大三倍于人迎；虚者，寸口反小于人迎。

足太阴为阳明之里，三阴也，故脉之盛衰候于气口。

心，手少阴也。是动则病嗌干心痛，渴而欲饮，

本经支者从心系上夹咽，故为嗌干心痛。心火炎则心液耗，故渴而欲饮。“嗌”，音益。

是为臂厥。

手少阴循臂内后廉出小指之端，故为臂厥。

是主心所生病者，

手少阴经，心所生病也。

目黄胁痛，臑臂内后廉痛厥，掌中热痛。为此诸病，

少阴之脉系目系，故目黄；出腋下，故胁痛；循臑臂内入掌内后廉，故为热痛诸病。“臑”，儒、软二音，又奴刀、奴到二切。

盛则泻之，虚则补之，热则疾之，寒则留之，陷下则灸之，不盛不虚，经以取之。义如首经。

盛者，寸口大再倍于人迎；虚者，寸口反小于人迎也。

手少阴为太阳之里，三阴也，故脉之盛衰现于寸口。

小肠，手太阳也。是动则病嗌痛颔肿，

本经之脉循咽下膈，其支者循颈上颊，故为是病。《至正要大论》列此于“太阳在泉”之下，以寒淫所胜而病及火腑也。“颔”，何敢切。

不可以顾，肩似拔，臑似折。

手太阳脉循臑外后廉绕肩胛，交肩上，故肩臑之痛如拔如折。

是主液所生病者，

小肠主泌别清浊，病则水谷不分而流衍无制，是主液所生病也。

耳聋目黄颊肿，颈颔肩臑肘臂外后廉痛。为此诸病，

皆小肠经脉之所及也。

盛则泻之，虚则补之，热则疾之，寒则留之，陷下则灸之，不盛不虚，以经取之。

义如首经。

盛者，人迎大再倍于寸口；虚者，人迎反小于寸口也。

手太阳为少阴之表，故候在人迎。

膀胱，足太阳也。是动则病冲头痛，

本经脉上额交巅入络脑，故邪气上冲而为头痛。

目似脱，项如拔，

脉起目内眦，还出别下项也。

脊痛腰似折，髀不可以曲，腘如结，腨如裂，

本经夹脊抵腰中，过髀枢，循髀外下合腘中，贯腨内，故病如是。按《至正要大论》列以上诸症于“太阴在泉司天”之下，以湿淫所胜，土邪伤水也。“髀”，并米切，又音比。“腘”，音国。“腨”，音篆。

是为踝厥。

足太阳脉出外踝之后，筋结于外踝也。“踝”，胡寡切。

是主筋所生病者，

周身筋脉，惟足太阳为多为巨。其下者结于踵，结于腨，结于腘，结于臀；其上者，夹腰脊，络肩项，上头为目上网，下结于烦。故凡为挛、为弛、为反张戴眼之类，皆足太阳之水亏，而主筋所生病者。

痔疟狂癫疾，

脉入肛，故为痔。经属表，故为疟。邪入于阳，故为狂癫疾。

头囟项痛，目黄泪出鼽衄，项、背、腰、尻、腘、腨、脚皆痛，小趾不用。为此诸病，

皆足太阳之所及，故为此诸病。“囟”，音信。“尻”，开高切。

盛则泻之，虚则补之，热则疾之，寒则留之，陷下则灸之，不盛不虚，以经取之。

义如首经。

盛者，人迎大再倍于寸口；虚者，人迎反小于寸口也。

足太阳为少阴之表，故候在人迎。

肾，足少阴也。是动则病饥不欲食，

肾虽阴脏，元阳所居，水中有火，为脾胃之母。阴动则阳衰，阳衰则脾困，故病虽饥而不欲食。

面如漆柴，水色黑，阴邪色现于面，故如漆；肾藏精，精衰则枯，故如柴。

咳唾则有血，喝喝而喘，

真阴损及其母也。

坐而欲起，

阴虚不能静也。

目䀮䀮如无所见，

目之明在瞳子，瞳子者骨之精也。肾气内夺则目䀮䀮如无所见，故凡目多昏黑者，必真水亏于肾也。

心如悬，若饥状，

心肾不交则精神离散，故心如悬；阴虚则内馁，故常若饥状。按《至正要大论》列以上诸症于"太阴司天"之下，以土邪淫胜，故病本于肾也。

气不足则善恐，心惕惕如人将捕之，

肾在志为恐，肾气怯，故惕惕如人将捕之。以上诸义详下章。

是为骨厥。

厥逆在骨，肾主骨也。

是主肾所生病者，

足少阴经，肾所生病也。

口热舌干咽肿，上气，嗌干及痛，烦心心痛，

足少阴之脉循喉咙，夹舌本，其支者从肺出络心，故病如是。

黄疸肠澼，

阴虚阳实，故为黄疸。肾开窍于二阴，故为肠澼。"疸"，音旦。"澼"，音僻。

脊股内后廉痛，痿厥嗜卧，足下热而痛。为此诸病，

足少阴之脉，自小趾斜趋足心，上腨出腘，上股内后廉贯脊属肾，故为此诸症。嗜卧者，多阴少阳，精神匮也。《逆调论》曰："肾者水脏，主津液，主卧与喘也。"

盛则泻之，虚则补之，热则疾之，寒则留之，陷下则灸之，不盛不虚，以经取之。

义如首经。

灸则强食生肉，缓带披发，大杖重履而步。

"生肉"，厚味也，味厚所以补精。"缓带披发，大杖重履而步”，节劳也，安静所以养气。诸经不言此法，而惟肾经言之者，以真阴所在，精为元气之根也。

盛者，寸口大再倍于人迎；虚者，寸口反小于人迎也，

足少阴为太阳之里，故候在寸口。

心主，手厥阴心包络也。是动则病手心热，臂肘挛急，腋肿，

皆本经之脉所及。

甚则胸胁支满，心中憺憺大动，

手厥阴出属心包络，循胸出胁故也。“憺”，音淡，动而不宁貌。

面赤目黄，

心之华在面，目者心之使，故病则面赤目黄。以上诸症，按《至正要大论》俱列于“太阳司天”之下，以寒淫所胜，则心火受病也。

喜笑不休。

心在声为笑。

是主脉所生病者，心主脉也。

烦心心痛，掌中热。为此诸病，

脉起心胸，入掌中也。

盛则泻之，虚则补之，热则疾之，寒则留之，陷下则灸之，不盛不虚，以经取之。

义如首经。

盛者，寸口大一倍于人迎；虚者，寸口反小于人迎也。

手厥阴为少阳之里，故候在寸口。

三焦，手少阳也。是动则病耳聋浑浑淳淳，嗌肿喉痹。

“浑浑淳淳”，不明貌。三焦之脉上项系耳后，故为是病。按《至正要大论》列此于“太阴在泉”之下，湿土所以胜水也。“淳”，屯、吞二音。

是主气所生病者，

三焦为水渎之腑，水病必由于气也。

汗出，目锐眦痛，颊痛，耳后、肩、臑、肘、臂外皆痛，小指次指不用。为此诸病，

三焦出气以温肌肉，充皮肤，故为汗出。其他诸病，皆本经之脉所及。

盛则泻之，虚则补之，热则疾之，寒则留之，陷下则灸之，不盛不虚，以经取之。

义如首经。

盛者，人迎大一倍于寸口；虚者，人迎反小于寸口也。

手少阳为厥阴之表，故候在人迎。

胆，足少阳也。是动则病口苦，善太息，

胆病则液泄，故口苦；胆郁则不舒，故善太息。

心胁痛不能转侧，

足少阳之别，贯心循胁里也。义详下章。

甚则面微有尘，体无膏泽，

足少阳之别散于面，胆木为病，燥金胜之，故面微有尘，体无膏泽。按《至正要大论》列以上诸症于“阳明在泉司天”者，即其义也。

足外反热，是为阳厥。

本经循髀阳出膝外廉，下出外踝之前，故足外反热。木病从火，故为阳厥。

是主骨所生病者，

胆味苦，苦走骨，故胆主骨所生病。又骨为干，其质刚，胆为中正之官，其气亦刚，胆病则失其刚，故病及于骨。凡惊伤胆者骨必软，即其明证。

头痛颔痛，目锐眦痛，缺盆中肿痛，腋下肿，马刀夹瘿，

“马刀”，瘰疬也。“夹瘿”，夹颈之瘤属也。“眦”，音渍。“瘿”，音影。

汗出振寒疟，

少阳居三阳之中，半表半里也。故阳胜则汗出，风胜则振寒为疟。

胸、胁、肋、髀、膝外至胫、绝骨、外踝前及诸节皆痛，小趾次趾不用。为此诸病，

皆本经之脉所及也。“胫”，形景、形敬二切。

盛则泻之，虚则补之，热则疾之，寒则留之，陷下则灸之，不盛不虚，以经取之。

义如首经。

盛者，人迎大一倍于寸口；虚者，人迎反小于寸口也。

足少阳为厥阴之表，故候在人迎。

肝，足厥阴也。是动则病腰痛不可俯仰，

足厥阴支别者，与太阴少阳之脉，同结于腰髁下中髎下髎之间，故为腰痛。《刺腰痛篇》曰：“厥阴之脉令人腰痛，腰中如张弓弩弦。”

丈夫㿉疝，妇人小腹肿，

足厥阴气逆则为睾肿猝疝。妇人小腹肿，即疝病也。上义详下章。“㿉”，癞同，音颓。

甚则嗌干，面尘脱色。

肝脉循喉咙之后，上入颃颡，上出额，其支者从目系下颊里，故为此病。按《至正要大论》列以上诸症于“阳明在泉司天”之下，以燥淫所胜，则病本于肝也。

是肝所生病者，

足厥阴经，肝所生病也。

胸满、呕逆、飧泄，狐疝、遗尿、闭癃。为此诸病，

本经上行者夹胃贯膈，下行者过阴器抵小腹，故为此诸病。“飧”，音孙。“癃”，良中切。

盛则泻之，虚则补之，热则疾之，寒则留之，陷下则灸之，不盛不虚，以经取之。

义如首经。

盛者，寸口大一倍于人迎；虚者，寸口反小于人迎也。”

足厥阴为少阳之里，故候在寸口。

十一、六经病解

（《素问·脉解篇》全）

本篇所解，大略皆出前章《经脉篇》之义，其中稍有不同者，盖互为发明也，当并求之。

太阳所谓肿腰脽痛者，正月太阳寅，寅太阳也，

“所谓”者，引古经语也。“脽”，尻臀也。正月建寅，三阳月也。三阳者，太阳也。故足太阳病为肿腰脽痛者，应正月三阳之候。“脽”，音谁。

正月阳气出在上，而阴气盛，阳未得自次也，故肿腰脽痛也。

正月之候，三阳虽出，而时令尚寒，阴气尚盛，阳气未有次第，以阴胜阳，故肿腰脽痛，正以足太阳之脉，夹脊抵腰贯臀也。

病偏虚为跛者，正月阳气东解地气而出也，所谓偏虚

者，冬寒颇有不足者，故偏虚为跛也，

正月东风解冻，阴气尚微，足太阳病有或左或右偏虚为跛者。应三阳不足于下也。足太阳下行之脉，循髀腘下出外踝之后，故有是症。“跛”，补火切。

所谓强上引背者，阳气大上而争，故强上也。

太阳之脉下项夹背，若阳气大上而争，则与三阳之气上升者同，故为强上引背也。

所谓耳鸣者，阳气万物盛上而跃，故耳鸣也。

太阳支者，从巅至耳上角，阳邪上盛，故为耳鸣也。

所谓甚则狂巅疾者，阳尽在上而阴气从下，下虚上实，故狂巅疾也。

“巅”，癫同。按前章《经脉篇》足太阳经条下作癫，盖古所通用也。所谓甚者，言阳邪盛也。阳邪实于阳经，则阳气在上，阴气在下，上实下虚，故当为狂癫之病。

所谓浮为聋者，皆在气也。

阳实于上则气壅为聋，亦以其脉至耳也。

所谓入中为喑者，阳盛已衰，故为喑也。

声由气发，气者阳也，阳盛则声大，阳虚则声微。若阳盛已衰，故喑哑不能言也。“喑”，音音。

内夺而厥则为喑俳，此肾虚也。

“俳”，废也。内夺者，夺其精也。精夺则气夺而厥，故声喑于上，体废于下。元阳大亏，病本在肾，肾脉上夹舌本，下走足心，故为是病。“俳”音排，无所取义，误也，当作“痱”，《正韵》音沸。

少阴不至者，厥也。

此释上文内夺而厥之义也。少阴者，肾脉也，与太阳为表里，若肾气内夺，则少阴不至。少阴不至者，以阴虚无气，无气则阳衰，致厥之由也。以上腰尻痛耳聋狂癫、厥逆等义，俱出前章太阳经病条下。

少阳所谓心胁痛者，言少阳盛也，盛者心之所表也，

少阳之脉下胸中，循胁里，故心胁痛者，以少阳之邪盛也。然少阳属木，木以生火，故邪之盛者，其本在胆，其表在心。“表”者，标也。

九月阳气尽而阴气盛，故心胁痛也。

胆有相火，心有君火，火墓在戌，阳不胜阴，则心胁为痛，故应九月之气。

所谓不可反侧者，阴气藏物也，物藏则不动，故不可反侧也。

阴邪凝滞，藏伏阳中，喜静恶动，故反侧则痛。上义出前章足少阳经病。

所谓甚则跃者，九月万物尽衰，草木毕落而堕，则气去阳而之阴，气盛而阳之下长，故谓跃。

九月万物尽衰，草木毕落，是天地之气去阳而之阴也。人身之气亦然，故盛于阴分则所长在下。其有病为跳跃者，以足少阳脉下出足之外侧，阴复于上阳鼓于下也，故应九月之气。

阳明所谓洒洒振寒者，阳明者午也，五月盛阳之阴也，阳盛而阴气加之，故洒洒振寒也。

五月阳气明盛，故曰阳明。夏至一阴初生，加以阳极之候，故病洒洒振寒者，以阳明应五月之气也。

所谓胫肿而股不收者，是五月盛阳之阴也，阳者衰于五月，而一阴气上，与阳始争，故胫肿而股不收也。

足阳明脉下髀关，抵伏兔，下膝胫足跗，入中趾内间。若阴生于下，上与阳争，则为胫肿而股不收，亦应五月一阴之气。

所谓上喘而为水者，阴气下而复上，上则邪客于脏腑间，故为水也。

阳明土病，则不能制水。故阴邪自下而上，客于脏腑之间，乃化为水。水之本在肾，末在肺，标本俱病，故为上喘也。

所谓胸痛少气者，水气在脏腑也，水者阴气也，阴气在中，故胸痛少气也。

邪水之阴，非真阴也。阴邪在中，故为胸痛。阴盛则阳衰，故为少气，少气则气短而喘矣。

所谓甚则厥，恶人与火，闻木音则惕然而惊者，阳气与阴气相迫，水火相恶，故惕然而惊也。

“迫”，气相迫也。阴阳之气，正则相和，邪则相恶。阴邪迫于阳明，故惕然而惊也。

所谓欲独闭户牖而处者，阴阳相迫也，阳尽而阴盛，故欲独闭户牖而居。

阴邪盛则阳明气衰，故欲静也。

所谓病至则欲乘高而歌，弃衣而走者，阴阳复争而外并于阳，故使之弃衣而走也。

寒邪外并于阳，则身热多躁，故弃衣而走。以上诸义，出前章足阳明经病。

所谓客孙脉则头痛鼻鼽腹肿者，阳明并于上，上者则其孙络太阴也，故头痛鼻鼽腹肿也。

寒邪客于阳明，则在头为痛，在鼻为鼽，在腹为肿，以阴气上行而并于本经之孙络，故为是病。太阴者，言阴邪之盛，非阴经之谓也。如上文所言者，皆指阴盛为邪，则此义可知。“鼽”，音求。

太阴所谓病胀者，太阴子也，十一月万物皆藏于中，故曰病胀。

阴极于子，万物皆藏，故曰太阴子也。太阴之经入腹，凡邪藏于中则病为胀，故应十一月之气。

所谓上走心为噫者，阴盛而上走于阳明，阳明络属心，故曰上走心为噫也。

脾脉络胃，故阴邪盛则上走于阳明。阳明之正上通于心，故上走心为噫 。按《九针论》、《宣明五气篇》俱曰："心为噫。"《口问篇》曰："寒气客于胃，厥逆从下上散，复出于胃，故为噫。"此篇则兼而言之，盖寒气犯于心脾胃三经，俱能为噫也。

所谓食则呕者，物盛满而上溢，故呕也。

脾胃相表里，胃受水谷，脾不能运，则物盛满而溢，故为呕。

所谓得后与气则快然如衰者，十一月阴气下衰而阳气且出，故曰得后与气则快然如衰也。

"后"，谓大便，"气"，谓转失气，阳气出则阴邪散，故快然如衰。一阳下动，冬至候也，故应十一月之气。以上诸义出前章足太阴经病。

少阴所谓腰痛者，少阴者肾也，十月万物阳气皆伤，故腰痛也。

腰者肾之府，寒邪入肾则为腰痛。纯阴在下，故应十月之气。

所谓呕咳上气喘者，阴气在下，阳气在上，诸阳气浮，无所依从，故呕咳上气喘也。

阳根于阴，阴根于阳，互相倚也。若阴中无阳，沉而不升，则孤阳在上，浮而不降，无所依从，故为呕咳上气喘也。按前章列本节义于手太阴肺病条下，此则言于肾经，正以肺主气，肾主精，精虚则气不归元，即无所依从之义。

所谓色色不能久立久坐，起则𥆧𥆧无所见者，万物阴阳不定，未有主也，秋气始至，微霜始下，而方杀万物，阴阳内夺，故目𥆧𥆧无所见也。

"色色"，误也，当作"邑邑"，不安貌。秋气至，微霜下，万物俱衰，阴阳未定，故内无所主而坐起不常，目则𥆧𥆧无所见。以阴肃阳衰，精气内夺，故应深秋十月之候。

所谓少气善怒者，阳气不治，阳气不治则阳气不得出，肝气当治而未得，故善怒，善怒者名曰煎厥。

阳气不治，则肝气多逆，不能调达，故善怒而为煎厥，所谓多阴者多怒也。按：煎厥一症，在本篇言阳虚阴盛，在《生气通天论》言阴虚阳盛，可见煎厥有阴阳二症。详本类前五。

所谓恐如人将捕之者，秋气万物未有毕去，阴气少，阳气入，阴阳相迫，故恐也。

"阴气"，言肾气也。"阳气"，言邪气也。阴气将藏未藏而阳邪入之，阴阳相搏，则伤肾而为恐，故亦应秋气。

所谓恶闻食臭者，胃无气，故恶闻食臭也。

胃无气，胃气败也。胃气所以败者，肾为胃关，肾中真火不足，不能温养化源，故胃气虚而恶闻食臭也。此即前章饥不欲食之义。"臭"，许救、尺救二切。

所谓面黑如地色者，秋气内夺，故变于色也。

色以应日，阳气之华也。阴胜于阳则面黑色变，故应秋气。此即前章"面如漆柴"之义。

所谓咳则有血者，阳脉伤也，阳气未盛于上而脉满，满则咳，故血现于鼻也。

阳脉伤者，上焦之脉伤也。阳气未盛于上而脉满，则所满者皆寒邪也。盖肾脉上贯肝膈入肺中，故咳则血现于口，衄则血现于鼻也。以上诸义出前章足少阴经病。

厥阴所谓㿗疝、妇人小腹肿者，厥阴者辰也，三月阳中之阴，邪在中，故曰㿗疝小腹肿也。

"辰"，季春也。五阳一阴，阴气将尽，故属厥阴。阴邪居于阳末，则为㿗疝小腹肿，故应三月之气。

所谓腰脊痛不可以俯仰者。三月一振，荣华万物，一俯而不仰也。

三月一振，阳气振也，故荣华万物。然余寒尚在，若阴气或胜则阳屈，俯而不仰，故病为腰脊痛，亦应三月之气。

所谓㿗癃疝肤胀者，曰阴亦盛而脉胀不通，故曰㿗癃疝也。

此复明癃疝肿胀之由，在阴邪盛也。阴盛则阳气不行，故为此诸症。

所谓甚则嗌干热中者，阴阳相迫而热，故嗌干也。

所谓甚者，应三月之阳盛也。阳邪盛则迫于阴分，故为嗌干热中等病。上义出前章足厥阴经病。

十二、阳明病解

（《素问·阳明脉解篇》全）

黄帝问曰："足阳明之脉病，恶人与火，闻木音则惕然而惊，钟鼓不为动，闻木音而惊何也，愿闻其故。"

"脉"，即经也。本篇之义，大略皆出《灵枢·经脉篇》，详前二章。

岐伯对曰："阳明者胃脉也，胃者土也，故闻木音而惊者，土恶木也。"

木能克土，故恶之。

帝曰："善！其恶火何也？"岐伯曰："阳明主肉，其脉血气盛，邪客之则热，热甚则恶火。"

阳明经多气多血，邪客之则血气壅而易为热，热则恶火也。

帝曰："其恶人何也？"岐伯曰："阳明厥则喘而惋，惋则恶人。"

阳明气逆而厥，则为喘惋。"惋"，忧惊也。故恶人之烦扰。"惋"，乌贯切。

帝曰："或喘而死者，或喘而生者，何也？"岐伯曰："厥逆连脏则死，连经则生。"

连脏者败及三阴，故死，连经则肌表之疾耳，故生。

帝曰："善！病甚则弃衣而走，登高而歌，或至不食数日，逾垣上屋，所上之处，皆非其素所能也，病反能何也？"

凡癫狂伤寒家多有此症。

岐伯曰："四肢者诸阳之本也，阳盛则四肢实，实则能登高也。"

阳受气于四末，故四肢为诸阳之本。阳邪刚盛，故步履变常也。

帝曰："其弃衣而走者何也？"岐伯曰："热盛于身，故弃衣欲走也。"

阳明主肌肉，故热盛于身。

帝曰："其妄言骂詈、不避亲疏而歌者何也？"岐伯曰：

"阳盛则使人妄言骂詈、不避亲疏而不欲食，不欲食故妄走也。"

阳盛者，阳邪盛也。阳明为多气多血之经，而阳邪客之，阳之极也。阳气者，静则神藏，躁则消亡，故神明乱而病如是。"詈"，音利。

十三、太阴阳明之异

（《素问·太阴阳明论》）

黄帝问曰："太阴阳明为表里，脾胃脉也，生病而异者何也？"

太阴脾也，阳明胃也，虽皆属土，然一表一里，故所受所伤有不同矣。

岐伯对曰："阴阳异位，更虚更实，更逆更顺，或从内，或从外，所从不同，故病异名也。"

脾为脏，阴也。胃为腑，阳也。阳主外，阴主内，阳主上，阴主下，是阴阳异位也。阳虚则阴实，阴虚则阳实，是更虚更实也。病者为逆，不病者为顺，是更逆更顺也。凡此者，皆所从不同，故病名亦异。

帝曰："愿闻其异状也。"岐伯曰："阳者，天气也，主外；阴者，地气也，主内。

胃属三阳，故主天气。脾属三阴，故主地气。

故阳道实，阴道虚。

阳刚阴柔也。又外邪多有余，故阳道实；内伤多不足，故阴道虚。一曰阴道实则阳道虚矣，所谓更虚更实者，亦通。

故犯贼风虚邪者，阳受之；食饮不节起居不时者，阴受之。阳受之则入六腑，阴受之则入五脏。

贼风虚邪，外伤也，故阳受之而入腑；饮食起居，内伤也，故阴受之而入脏。

入六腑则身热不时卧，上为喘呼；入五脏则䐜满闭塞，下为飧泄，久为肠澼。

“不时卧”，不能以时卧也。阳邪在表、在上，故为身热、不卧、喘呼；阴邪在里、在下，故为䐜满飧泄肠澼。“䐜”，音嗔。“飧”，音孙。“澼”，音僻。

故喉主天气，咽主地气。

喉为肺系，所以受气，故上通于天；咽为胃系，所以受水谷，故下通于地。

故阳受风气，阴受湿气。

“风”，阳气也，故阳分受之；“湿”，阴气也，故阴分受之。各从其类也。

故阴气从足上行至头，而下行循臂至指端；阳气从手上行至头，而下行至足。

《逆顺肥瘦篇》曰：“手之三阴，从脏走手；手之三阳，从手走头。足之三阳，从头走足；足之三阴，从足走腹。”即此之谓。盖阴气在下，下者必升；阳气在上，上者必降。脾阴胃阳，气皆然也。

故曰阳病者，上行极而下；阴病者，下行极而上。

阳病极则及于下，阴病极则及于上，极则变也。非惟上下，表里亦然。

故伤于风者，上先受之；伤于湿者，下先受之。”

阳受风气，故上先受之。阴受湿气，故下先受之。然上非无湿，下非无风，但受有先后耳。曰先受之，则后者可知矣。

帝曰："脾病而四肢不用何也？"岐伯曰："四肢皆禀气于胃而不得至经，必因于脾乃得禀也。

此下言胃气必因脾气，乃得行也。

今脾病不能为胃行其津液，四肢不得禀水谷气，气日以衰，脉道不利，筋骨肌肉皆无气以生，故不用焉。"

四肢之举动，必赖胃气以为用，然胃气不能自至于诸经，必因脾气之运行，则胃中水谷之气化为精微，乃得及于四肢也。若脾病则胃气不行，故各经脉道日以衰微，而四肢不为用矣。"为"，去声，下同。

帝曰："脾与胃以膜相连耳，而能为之行其津液何也？"

此下言三阴三阳之脉，皆禀于脾胃之气也。"膜"，模、莫二音。

岐伯曰："足太阴者三阴也，其脉贯胃属脾络嗌，故太阴为之行气于三阴。

"为之"者，为胃也。脾脉贯胃属脾，足太阴也，故为之行气于三阴。"三阴"者，五脏之谓。

阳明者表也，五脏六腑之海也，亦为之行气于三阳。

阳明者，太阴之表也，主受水谷以溉脏腑，故为五脏六腑之海。虽阳明行气于三阳，然亦赖脾气而后行，故曰亦也。"三阳"者，即六腑也。

脏腑各因其经而受气于阳明，故为胃行其津液。

"因其经"，因脾经也。脏腑得禀于阳明者，以脾经贯胃，故能为胃行其津液也。

四肢不得禀水谷气，日以益衰，阴道不利，筋骨肌肉无气以生，故不用焉。

"阴道"，血脉也。此复明脾主四肢之义。

十四、五决十经

（《素问·五脏生成篇》）

诊病之始，五决为纪，

“五决”者，谓察五脏之疾以决死生，乃为诊病之纲纪也。

欲知其始，先建其母。

“始”，病之始也。“建”，立也。“母”，病之因也。不得其因，则标本弗辨，故当先建其母，如下文某脏某经之谓。

所谓五决者，五脉也。

五脉者，五脏之脉，各有其经也。又如肝脉弦，心脉钩，脾脉软，肺脉毛，肾脉石，皆所谓五脉也。

是以头痛巅疾，下虚上实，过在足少阴、巨阳，甚则入肾。

头痛巅疾，实于上也。上实者因于下虚，其过在肾与膀胱二经。盖足太阳之脉从巅络脑，而肾与膀胱为表里，阴虚阳实，故为是病，甚则腑病已而入于脏，则肾独受伤矣。

徇蒙招尤，目冥耳聋，下实上虚，过在足少阳、厥阴，甚则入肝。

“徇”，亦作巡，行视貌。“蒙”，茫昧也。“招”，掉摇也。“尤”，甚也。目无光则朦昧不明，头眩动则招尤不定，甚至目冥者不能视，耳聋者无所闻，其过在肝胆之气，实于下而虚于上也。盖足少阳之脉，起于目锐眦，上抵头角，下耳后，足厥阴之脉连目系，上出额，与督脉会于巅，故为此病，甚则自腑归脏，而并入于肝矣。按：此下三节，皆不言甚则入脏，盖文之缺而义则同也。

腹满膜胀，支膈胠胁，下厥上冒，过在足太阴、阳明。

"支"，隔塞也。"胠"，胁之上也。足太阴之脉入腹属脾络胃上膈，足阳明之脉属胃络脾，其支者循腹里，且脾胃皆主四肢，故为支膈胠胁，而四肢厥逆于下，胸腹冒闷于上者，皆过在足太阴阳明经也。"膜"，昌真切。

咳嗽上气，厥在胸中，过在手阳明、太阴。

"上气"，喘急也。肺居胸中，手太阴也，其脉起于中焦，上膈属肺。手阳明，大肠也，为太阴之表，其脉下入缺盆络肺。二经之气，皆能逆于胸中，故为咳嗽上气之病。

心烦头痛，病在膈中，过在手巨阳、少阴。

"膈中"，膈上也。手太阳小肠之脉，入缺盆络心，其支者循颈上颊，至目锐眦。手少阴心脉起于心中，出属心系，其支者上夹咽，系目系。故病在膈中而为心烦头痛者，过在手太阳少阴也。

十五、八虚以候五脏

（《灵枢·邪客篇》）

黄帝问于岐伯曰："人有八虚，各何以候？"

"八虚"，即《五脏生成篇》所谓八溪也，是皆筋骨之隙，气血之所流注者，故曰八虚。

岐伯答曰："以候五脏。"

谓可因八虚，以察五脏之病。

黄帝曰："候之奈何？"岐伯曰："肺心有邪，其气留于两肘；

人之五脏，惟肺与心居于膈上，其经属手；脾、肝、肾俱在膈下，其经属足。故肺心有邪，乘虚而聚，其气必留于两肘，在肺则尺泽，在心则少海之次。

肝有邪，其气流于两腋；

肝与胆合，其经自足而上，皆行胁腋之间，故肝邪乘虚而聚者，其气当流于两腋，即期门、渊腋等穴之次。

脾有邪，其气留于两髀；

脾与胃合，其脉皆自胫股上出冲门、气冲之间，故邪气留于髀髈间者，知为脾经之病。"髀"，并米切，又音比。

肾有邪，其气留于两腘。

肾与膀胱为表里，其经皆出膝后阴谷、委中之间，故邪气留于两腘者，知为肾经之病。"腘"，音国。

凡此八虚者，皆机关之室，正气之所过，血络之所游，邪气恶血固不得住留，住留则伤经络骨节机关，不得屈伸，故拘挛也。"

"机"，枢机也。"关"，要会处也。"室"，犹房室也。凡此八者，皆气血之所由行也，正气居之则为用，邪气居之则伤经络机关，而屈伸为之不利，此八虚可候五脏也。

十六、邪盛则实，精夺则虚。

（《素问·通评虚实篇》）

黄帝问曰："何谓虚实？"岐伯对曰："邪气盛则实，精气夺则虚。"

邪气有微甚，故邪盛则实；正气有强弱，故精夺则虚。“夺”，失也。

愚按：邪气盛则实，精气夺则虚，二句为病治之大纲，其辞似显，其义甚微，最当详辨，而辨之有最难者何也？盖实言邪气，实宜泻也；虚言正气，虚者补也。凡邪正相搏而为病，则邪实正虚，皆可言也。故主泻者则曰邪盛则实，当泻也；主补者则曰精夺则虚，当补也。各执一句，茫无确见，借口文饰，孰得言非？是以至精之训，反酿莫大之害。不知理之所在，有必不可移易者，奈时医不能察耳。

余请析此为四，曰孰缓孰急，其有其无也。所谓缓急者，察虚实之缓急也。无虚者急在邪气，去之不速，留则生变也；多虚者急在正气，培之不早，临期无济也。微虚微实者，亦治其实，可一扫而除也；甚虚甚实者，所畏在虚，但固守根本以先为己之不可胜，则邪无不退也。二虚一实者兼其实，开其一面也；二实一虚者兼其虚，防生不测也。总之实而误补，固必增邪，犹可解救，其祸小；虚则误攻，真气忽去，莫可挽回，其祸大。此虚实之缓急，不可不察也。所谓有无者，察邪气之有无也。凡风、寒、暑、湿、火、燥皆能为邪，邪之在表、在里、在腑、在脏必有所居，求得其本则直取之，此所谓有，有则邪之实也；若无六气之邪而病出三阴，则惟情欲以伤内，劳倦以伤外，非邪似邪，非实似实，此所谓无，无则病在元气也。不明虚实有无之义，必至以逆为顺，以标作本，绝人长命，损德多矣，可不惧且慎哉！

帝曰：“虚实何如？”

问五脏虚实之大体也。

岐伯曰："气虚者肺虚也，气逆者足寒也，

肺主气，故气虚者即肺虚也。气逆不行，则无以及于四肢，阳虚于下，故足寒也。

非其时则生，当其时则死。

以肺虚而遇秋冬，非相贼之时故生。若当春则金木不和，病必甚；当夏则金虚受克，病必死也。一曰肺旺于秋，当秋而气虚，金衰甚也，故死。于义亦通。

余脏皆如此。"

心、脾、肝、肾各有所主，则各有衰旺之时，以肺脏为例，可类推矣。

帝曰："何谓重实？"岐伯曰："所谓重实者，言大热病气热脉满，是谓重实。"

症脉皆实，是重实也。"重"，平声，下同。

帝曰："经络俱实何如？何以治之？岐伯曰："经络皆实，是寸脉急而尺缓也，皆当治之，

"经"，十二经也。"络"，十五络也。此以脉口寸尺，既察经络之虚实也。寸脉之直行者为太阴之经，尺中列缺别走阳明者为太阴之络。以上下言，则寸为阳，尺为阴；以内外言，则络为阳，经为阴。故寸脉急则邪居于经，尺脉缓则热盛于络，是经络俱实也，皆当治之。"治"，言泻也。按：《平人气象论》曰："缓而滑曰热中。"《邪气脏腑病形篇》曰："缓者多热。"故此以尺缓为实也。详脉色类十六、十九。

故曰滑则顺，涩则逆也。

"滑"，阳脉也。"涩"，阴脉也。实而兼滑，阳气胜也，故为顺。若见涩，则阴邪胜而阳气去也，故为逆。

夫虚实者，皆从其物类始，故五脏骨肉滑利，可以长

久也。”

物之生则滑利，死则枯涩，皆由阳气之存亡耳。脉之逆顺，亦犹是也。

帝曰：“络气不足，经气有余何如？”岐伯曰：“络气不足、经气有余者，脉口热而尺寒也，秋冬为逆，春夏为顺，治主病者。”

络脉在表，主乎阳也；经脉通里，主乎阴也。经气有余则脉口热，阴分之邪盛也；络气不足则尺中寒，阳分之气虚也。阳虚者畏阴胜之时，故秋冬为逆，春夏为顺。治主病者，即下文灸刺之义。

按：本节以脉口热为经气有余，尺寒为络气不足，故王氏以尺寸言阴阳，注曰“阴分主络，阳分主经”。然《经脉》、《脉度》等篇曰：“经脉为里，浮而浅者为络。”是经本阴也，络本阳也，难以反言。夫尺寸者，分阴阳之位耳，而阴阳之气，则五脏上下无所不在。如寸有肺金，阴不在上乎？尺有命门，阳不在下乎？故反言尺寸则可，反言经络则不可。且本节之义，重在经络，不在尺寸，观者当详辨之。

帝曰：“经虚络满何如？”岐伯曰：“经虚络满者，尺热满，脉口寒涩也，此春夏死，秋冬生也。”

经虚络满者，阴气不足，阳邪有余也。阴虚者畏阳胜之时，故春夏死，秋冬生。按：王氏注此二节曰：“春夏阳气高，故脉口热、尺中寒为顺；秋冬阳气下，故尺中热、脉口寒为顺。此说若为近理，而实有所不然也。观《内经》论脉诸篇，则但言阴阳浮沉随气候，初未闻有以尺寸盛衰分四时也。学者于此不辨，恐反资多歧之惑。

帝曰：“治此者奈何？”岐伯曰：“络满经虚，灸阴刺

阳；经满络虚，刺阴灸阳。

此正以络主阳，经主阴，灸所以补，刺所以泻也。

帝曰：“何谓重虚？”岐伯曰：“脉气上虚尺虚，是谓重虚。”

阴阳俱虚，是重虚也。

帝曰：“何以治之？”岐伯曰：“所谓气虚者，言无常也。尺虚者，行步恇然。

气虚即上虚，气虚于上，故言乱无常。如《脉要精微论》曰：“言而微，终日乃复言者，此夺气也。”尺虚者下虚，故行步恇然怯弱。“恇”，音匡。

脉虚者，不象阴也。

气口独为五脏主，脉之要会也。五脏为阴，脏虚则脉虚，脉虚者阴亏之象，故曰不象阴也。

如此者，滑则生，涩则死也。”

义同前。

帝曰：“寒气暴上，脉满而实何如？”

此指伤寒之属也。

岐伯曰：“实而滑则生，实而逆则死。

邪盛者脉当实，实而兼滑，得阳脉也，故生。若见阴脉为逆，故死。按《生机正脏论》曰：“脉弱以滑，是有胃气，命曰易治。脉逆四时，为不可治。”详脉色类十二。

帝曰：“脉实满，手足寒，头热，何如？”岐伯曰：“春秋则生，冬夏则死。

脉之实满，邪有余也。手足寒者，阴逆在下。头热者，阳邪在上。阴阳乖离，故为上实下虚之病。春秋为阴阳和平之候，得其和气，故可以生；冬夏乃阴阳偏胜之时，阳剧于夏，阴剧于冬，故死。

脉浮而涩，涩而身有热者死。”

浮而身热，阳邪盛也。涩为气血虚，阴不足也。外实内虚则孤阳不守，故死。

帝曰：“其形尽满何如？”岐伯曰：“其形尽满者，脉急大坚，尺涩而不应也。

此正言阳实阴虚之候也。阳有余，故其形尽满，脉当急大而坚；阴不足，故当尺涩而不应也。

如是者，顺则生，逆则死。”帝曰：“何谓顺则生、逆则死？”岐伯曰：“所谓顺者，手足温也；所谓逆者，手足寒也。”

四肢为诸阳之本，故阳邪盛者，手足当温为顺；若手足寒冷，则以邪盛于外，气虚于内，正不胜邪，所以为逆。

十七、五脏虚实病刺

（《素问·脏气法时论》）

肝病者，两胁下痛引小腹，令人善怒；

此肝之实邪也。肝脉布胁肋抵小腹，邪实则两胁下痛，引于小腹。肝志怒，故气强则善怒。

虚则目𥆨𥆨无所见，耳无所闻，善恐如人将捕之。

目为肝之窍，肝脉上入颃颡，连目系，肝与胆为表里，胆脉从耳后入耳中，故气虚则目无所见，耳无所闻也。肝虚则胆虚，故气怯而善恐。“𥆨”，音荒。

取其经厥阴与少阳；

取其经者，非络病也。取厥阴以治肝，取少阳以治胆。此承上文虚实二节而言，虚者当补，实者当泻也。下仿此。

气逆则头痛、耳聋、不聪、颊肿，取血者。

气逆于上则上实，故头痛耳聋颊肿。盖肝脉与督脉会于巅，下颊里；胆脉入耳中，下加颊车也。治此者，当取其经血盛之处，随其左右，有则刺而泻之。

心病者，胸中痛，胁支满，胁下痛，膺背肩胛间痛，两臂内痛；

此心经之实邪也。手少阴心脉，从心系却上肺，下出腋下；手厥阴心包络之脉，其支者循胸出胁，上抵腋下，循臑内入肘中，下臂行两筋之间；又心与小肠为表里，小肠脉绕肩胛，交肩上。故为此诸症。

虚则胸腹大，胁下与腰相引而痛。

胸腹腰胁之间，皆手少阴厥阴之脉所及，心虚则阳虚而逆气不行，故为胸腹大。心主血脉，血虚则不能营养筋脉，故腰胁相引而痛。

取其经少阴、太阳、舌下血者；

手少阴太阳，心与小肠脉也，当随其虚实而取之。心主舌，故取舌下血以泻其实。

其变病，刺隙中血者。

“变病”，谓病属少阴而症有异于前说者。“隙中”，阴隙穴也，为手少阴之隙，血去则邪随而泻矣。

脾病者，身重，善肌肉痿，足不收，行善瘈，脚下痛；

此脾经之实邪也。脾属土，主肌肉，土邪湿胜，故令人身重肌肉痿。肉痿者，痹弱不仁也。脾主四肢，故足不收，行善瘈。瘈者，手足掉掣也。脾脉起于足大趾，过核骨以上内踝，故为脚下痛。“痿”，威、蕤二音。瘈，翅、系、寄三音。

虚则腹满肠鸣，飧泄食不化。

足太阴之脉属脾络胃，脾虚则失其健运之用，中气不治，故为此诸病。“飧”，音孙。

取其经太阴、阳明，少阴血者。

脾与胃为表里，故当取足太阴、阳明之经。少阴，肾脉也。脾主湿，肾主水，水能助湿伤脾，故当取少阴之血以泄其寒实，如《厥病篇》治脾心痛者，亦取肾经之然谷、太溪，义犹此也。详针刺类六十四。

肺病者，喘咳逆气，肩背痛，汗出，

此肺经之实邪也。肺藏气，主喘息，在变动为咳，故病则喘咳逆气。背为胸中之府，肩接近之，故肩背为痛。肺主皮毛，病则疏泄，故汗出。

尻、阴、股、膝、髀、腨、胻、足皆痛；

此病皆足少阴经也。少阴之脉起于足下，循内踝入跟中，以上腨内，出腨内廉，上股内后廉，贯脊属肾络膀胱。今肺病连肾，以气陷下部而母病及子也，故下文兼取足少阴以治之。“尻”，开高切。“髀”，并米切，又音比。“腨”，音篆。“胻”，音杭，又形敬切。

虚则少气不能报息，耳聋嗌干。

“报”，复也。“不能报息”，谓呼吸气短，难于接续也。手太阴之络会于耳中，故气虚则聋，其脉循喉咙，故为嗌干也。“嗌”，音益。

取其经太阴，足太阳之外、厥有内血者。

“太阴”，肺之本经也，故当因其虚实取而刺之。更取足太阳之外，外言前也；足厥阴之内，内言后也。正谓内踝后直上腨之内侧者，乃足少阴脉次也。视左右足脉，凡少阴部分，有血满异于常处者，取而去之，以泻其实。

肾病者，腹大胫肿喘咳，身重，寝汗出憎风；

此肾经之实邪也。足少阴之脉上腨内，夹脐上行入肺中。阴邪上侵，故腹大胫肿而喘咳也。肾主骨，骨病故身重；肾主五液，在心为汗，而肾邪侮之，心气内微，故为寝汗出。如《脉要精微论》曰："阴气有余为多汗身寒"，即此之谓。凡汗多者表必虚，表虚者阳必衰，故恶风也。"憎"，音曾。

虚则胸中痛，大腹小腹痛，清厥意不乐。

足少阴脉从肺出络心注胸中，肾虚则心肾不交，故胸中痛。大腹小腹痛者，正以肾脉自下而上，至腧府而止也。肾藏精，精化气，精虚则气虚，故为清冷厥逆。肾之神为志，惟志不足，故意有不乐也。

取其经少阴、太阳血者。

足少阴、太阳为表里也。凡刺之道，自当虚补实泻，然经络有血，犹当先去血脉，而后平其有余不足焉。《三部九候论》曰："必先度其形之肥瘦，以调其气之虚实，实则泻之，虚则补之，必先去其血脉而后调之。"此之谓也。

十八、有余有五，不足有五。

（《素问·调经论》）

黄帝问曰："余闻刺法言：有余泻之，不足补之，何谓有余？何谓不足？"岐伯对曰："有余有五，不足亦有五，帝欲何问？"帝曰："愿尽闻之。"岐伯曰："神有余有不足，气有余有不足，血有余有不足，形有余有不足，志有余有不足，凡此十者，其气不等也。"

神属心，气属肺，血属肝，形属脾，志属肾，各有虚实，故其气不等。

帝曰："人有精气津液，四肢九窍五脏十六部，三百六十五节，乃生百病，百病之生，皆有虚实。今夫子乃言有余有五，不足亦有五，何以生之乎？

精气津液义，详脏象类二十五。"四肢"，手足也，合九窍五脏，共为十六部。三百六十五节者，言脉络之会。如《九针十二原篇》曰："节之交，三百六十五会。所谓节者，神气之所游行出入也，非皮肉筋骨也。"凡此诸部，皆所以生百病者。

岐伯曰："皆生于五脏也。

阴阳表里，无非五脏之所主也。

夫心藏神，肺藏气，肝藏血，脾藏肉，肾藏志，而此成形。

正以见形成于外，神藏于内，惟此五者而已。

志意通，内连骨髓，而成身形五脏。

志意者，统言人身之五神也。骨髓者，极言深邃之化生也。五神藏于五脏而心为之主，故志意通调，内连骨髓，以成身形五脏，则互相为用矣。

五脏之道，皆出于经隧，以行血气，血气不和，百病乃变化而生，是故守经隧焉。"

"隧"，潜道也。经脉伏行，深而不见，故曰经隧。五脏在内，经隧在外，脉道相通，以行血气，血气不和，乃生百病，故但守经隧，则可以治五脏之病。

帝曰："神有余不足何如？"岐伯曰："神有余则笑不休，神不足则悲。

心藏神，火之精也。阳胜则神旺，故多喜而笑；阳衰则阴惨乘之，故多忧而悲。《本神篇》曰："心藏脉，脉舍神，心气虚则悲，实则笑不休。”《行针篇》曰：“多阳者多喜，多阴者多怒。”皆此义也。

血气未并，五脏安定，邪客于形，洒淅起于毫毛，未入于经络也，故命曰神之微。”

此外邪之在心经也。“并”，偏聚也。邪之中人，久而不散，则或并于气，或并于血，病乃甚矣。今血气未并，邪犹不深，故五脏安定，但洒淅起于毫毛，未及经络，此以浮浅微邪在脉之表，神之微病也，故命曰神之微。

帝曰：“补泻奈何？”岐伯曰：“神有余，则泻其小络之血，出血勿之深斥，无中其大经，神气乃平。

“小络”，孙络也。“斥”，弃除也。心主血脉而藏神，神本无形，故神有余者，但泻其小络之血，勿去血太深及中其经，神自平矣。

神不足者，视其虚络，按而致之，刺而利之，无出其血，无泄其气，以通其经，神气乃平。”

“按而致之”，致其气也。“刺而利之”，补不足以行其滞也。病以神不足，故不宜出血及泄其气，但欲通其经耳。

帝曰：“刺微奈何？”岐伯曰：“按摩勿释，着针勿斥，移气于不足，神气乃得复。”

此刺外邪之在心经者，即上文所谓神之微也。微邪在心经之表，故当按摩勿释，欲散其外也；着针勿斥，毋伤其内也。乃可移气于不足，邪去而神自复矣。

帝曰：“善！气有余不足奈何？”岐伯曰：“气有余则喘咳上气，不足则息利少气。

此肺脏之虚实也。《本神篇》曰“肺气虚则鼻塞不利少气，实则喘喝胸盈仰息。”大略同也。

血气未并，五脏安定，皮肤微病，命曰白气微泄。”

此肺经之表邪也。血气未并，义俱同前。肺主皮肤而属金，微邪客之，故命曰白气微泄。

帝曰："补泻奈何?"岐伯曰："气有余则泻其经隧，无伤其经，无出其血，无泄其气；不足则补其经隧，无出其气。"

经隧义如前。泻其经隧者，谓察其有余之脉，泻其邪气而已，无伤其大经、出其血、泄其正气，此刺气之法也。有余尚尔，不足可知矣。

帝曰："刺微奈何?"岐伯曰："按摩勿释，出针视之曰：我将深之。适人必革，精气自伏，邪气散乱，无所休息，气泄腠理，真气乃相得。"

此刺肺经之微邪也。"适"，至也。"革"，变也。先行按摩之法，欲皮肤之气流行也。次出针而视之曰："我将深之"，欲其恐惧而精神内伏也。适人必革者，谓针之至人，必变革前说而刺仍浅也。如是则精气既伏于内，邪气散乱无所止息而泄于外，故真气得其所矣。

帝曰："善！血有余不足奈何?"岐伯曰："血有余则怒，不足则恐。

此肝脏之虚实也。《本神篇》曰："肝藏血，肝气虚则恐，实则怒。"

血气未并，五脏安定，孙络外溢，则经有留血。

此肝经之表邪也。邪不在脏而在经，但察其孙络之脉有外溢者，则知其大经之内，有留止之血也。

帝曰："补泻奈何?"岐伯曰："血有余则泻其盛经，出其血；不足则视其虚经，纳针其脉中，久留而视脉大，疾出其针，无令血泄。"

血有余则盛经满溢，故当泻而出之；不足则察其经之虚者，纳针补之。然补虚之法，必留针以候气，所谓如待所贵、不知日暮者是也。留针既久，但视其脉已大，是气已至，则当疾出其针矣。血去则越虚，故无令血泄也。

帝曰："刺留血奈何？"岐伯曰："视其血络，刺出其血，无令恶血得入于经，以成其疾。"

此刺肝经之表邪也。邪血在络，但速去之，自可免入经之患矣。

帝曰："善！形有余不足奈何？"岐伯曰："形有余则腹胀，泾溲不利，不足则四肢不用。

此脾脏之虚实也。"泾"，水名也。"溲"，尿也。脾湿胜则气壅不行，故腹胀而泾溲不利。脾主四肢，故虚则四肢不用。此与《本神篇》义同。"泾"，音经。"溲"，音搜。

血气未并，五脏安定，肌肉蠕动，命曰微风。"

此脾经之表邪也。脾主肌肉，故微邪未深者，但肌肉间蠕动，如有虫之微行也。脾土畏风木，风主动，故命曰微风。"蠕"，音软，又乳允切。

帝曰："补泻奈何？"岐伯曰："形有余则泻其阳经，不足则补其阳络。"

经穴络穴皆足阳明者，以胃为脾之阳也。故实者泻之，泻脾之阳邪也；虚者补之，补脾之阳气也。

帝曰："刺微奈何？"岐伯曰："取分肉间，无中其经，无伤其络，卫气得复，邪气乃索。"

此刺脾经之微邪也。邪在肌肉，故但当刺其分肉间，使卫气得复，则邪气自索。"索"者，散也。

帝曰："善！志有余不足奈何？"岐伯曰："志有余则腹胀飧泄，不足则厥。

此肾脏之虚实也。肾藏志，水之精也。水化寒，故肾邪有余，则寒气在腹而为腹胀飧泄；肾气不足，则阴虚阳胜而为厥逆上冲。《本神篇》曰："肾藏精，精舍志，肾气虚则厥，实则胀。"《解精微论》曰："厥则阳气并于上，阴气并于下。阳并于上则火独光也；阴并于下则足寒，足寒则胀也。"

血气未并，五脏安定，骨节有动。"

此肾经之微邪也。肾主骨，邪未入脏而迫于骨，故但于骨节之间，有鼓动之状。

帝曰：补泻奈何？"岐伯曰："志有余则泻然筋血者，不足则补其复流。"

"然筋"，当作"然谷"，足少阴之荥穴也，出其血可以泻肾之实。"复流"，足少阴之经穴也，致其气可以补肾之虚。

帝曰："刺未并奈何？"岐伯曰："即取之，无中其经，邪所乃能立虚。"

此刺肾经骨节之邪也。"即取之"，即其邪居之所而取之。故无中其经穴，则邪自能去而可以立虚矣。

十九、气血以并，有者为实，无者为虚。

（《素问·调经论》连前篇）

帝曰："余已闻虚实之形，不知其何以生？"岐伯曰："气血以并，阴阳相倾，气乱于卫，血逆于经，血气离居，一实一虚。

"并"，偏胜也。"倾"，倾陷也。气为阳，故乱于卫；血为阴，故逆于经。阴阳不和，则气血离居，故实者偏实，虚者偏虚，彼此相倾也。

血并于阴，气并于阳，故为惊狂；

血并于阴，是重阴也；气并于阳，是重阳也。重阴者癫，重阳者狂，故为惊狂。

血并于阳，气并于阴，乃为炅中。

血并于阳，阴在表也；气并于阴，阳在里也。故为炅中。“炅”，热也。“炅”，居永切。

血并于上，气并于下，心烦惋善怒；

“上”，膈上也。“下”，膈下也。血并于上，则阴邪抑心，故烦惋；气并于下，则火动于肝，故善怒。惋，乌贯切。

血并于下，气并于上，乱而善忘。”

血并于下则阴气不升，气并于上则阳气不降，阴阳离散，故神乱而善忘。

帝曰：“血并于阴，气并于阳，如是血气离居，何者为实？何者为虚？”

血并于阴则阳中无阴，气并于阳则阴中无阳，阴阳不和，故血气离居。

岐伯曰：“血气者，喜温而恶寒，寒则涩不能流，温则消而去之。

血之与气，体虽异而性则同，故皆喜温而恶寒，寒则凝涩而留滞，温则消散而运行。邪之或并于血，或并于气，由于此矣。

是故气之所并为血虚，血之所并为气虚。”

气并于阳则无血，是血虚也；血并于阴则无气，是气虚也。

帝曰：“人之所有者，血与气耳。今夫子乃言血并为

虚，气并为虚，是无实乎？”岐伯曰：“有者为实，无者为虚。

有血无气，是血实气虚也；有气无血，是气实血虚也。

故气并则无血，血并则无气，今血与气相失，故为虚焉。

相失者，不相济，失则为虚矣。

络之与孙脉俱输于经，血与气并，则为实焉。血之与气，并走于上，则为大厥，厥则暴死，气复返则生，不返则死。

上文言血与血并，气与气并，偏虚偏实也。此言血与气并，并者为实，不并者为虚也。血气并走于上，则上实下虚，下虚则阴脱，阴脱则根本离绝而下厥上竭，是为大厥，所以暴死。若气极而返，则阴必渐回，故可复生，其有一去不返者，不能生矣。

帝曰：“实者何道从来？虚者何道从去？虚实之要，愿闻其故。”岐伯曰：“夫阴与阳，皆有腧会，阳注于阴，阴满之外，阴阳匀平，以充其形，九候若一，命曰平人。

“腧会”，经穴有腧有会也。“阳注于阴”，则自经归脏；“阴满之外”，则自脏及经。九候若一，则阴阳和，血气匀，身安无病，故曰平人。

夫邪之生也，或生于阴，或生于阳。其生于阳者，得之风雨寒暑；其生于阴者，得之饮食居处，阴阳喜怒。”

“风雨寒暑”，生于外也，是为外感，故曰阳；“饮食居处，阴阳喜怒”，生于内也，是为内伤，故曰阴。外感多有余，内伤多不足，此实之所以来，虚之所以去也。

帝曰：“风雨之伤人奈何？”岐伯曰：“风雨之伤人也，先客于皮肤，传入于孙脉，孙脉满则传入于络脉，络脉满

则输于大经脉。血气与邪并客于分腠之间，其脉坚大，故曰实。实者外坚充满，不可按之，按之则痛。”

此外感之生实也。实痛者必坚满，中有留邪也，按之则实邪相拒，故痛愈甚；虚痛者必柔软，中空无物也，按之则气至而温，故其痛止。是以可按者为虚，拒按者为实也。此节与《皮部论》、《缪刺论》大同，一见经络类三十一，一见针刺类三十。

帝曰：“寒湿之伤人奈何？”岐伯曰：“寒湿之中人也，皮肤不收，肌肉坚紧，营血涩，卫气去，故曰虚。虚者聂辟气不足，按之则气足以温之，故快然而不痛。”

此外感之生虚也。凡寒湿中人，必伤卫气，故皮肤不收而为纵缓，肌肉坚紧而为消瘦，营血涩于脉中，卫气去于脉外，所以为虚。凡言语轻小曰聂，足弱不能行曰辟，皆气不足也。气虚作痛者，按之可以致气，气至则阳聚阴散，故可快然而痛止也。“聂”，尼辄切。“辟”，音壁。

帝曰：“善！阴之生实奈何？”岐伯曰：“喜怒不节则阴气上逆，上逆则下虚，下虚则阳气走之，故曰实矣。”

此内伤之生实也。阴逆于上则虚于下，阴虚则阳邪凑之，所以为实，然则实因于虚，此所以内伤多不足也。按：下文以喜则气下为虚，而此节所重在怒，故曰实也。观阴气上逆之意，言怒可知。又，《举痛论》曰“怒则气上”，正此之谓。

帝曰：“阴之生虚奈何？岐伯曰：“喜则气下，悲则气消，消则脉虚空，因寒饮食，寒气熏满，则血涩气去，故曰虚矣。”

此内伤之生虚也。“下”，陷也。“消”，散也。《举痛论》曰“喜则气缓”，与此稍异。因寒饮食者，寒气熏满中焦，必伤阳气，故血涩气去而中为虚也。若饮食过度，留滞不消，虽亦内伤，此则虚中夹实，是又不可不为详辨。

二十、阴阳虚实寒热，随而刺之。

（《素问·调经论》连前篇）

帝曰："经言：'阳虚则外寒，阴虚则内热，阳盛则外热，阴盛则内寒。'余已闻之矣，不知其所由然也。"

"经言"，引古经语也。阳主表，其气热，阴主里，其气寒。所以阳虚则寒，阳盛则热，阴虚则热，阴盛则寒也。

岐伯曰："阳受气于上焦，以温皮肤分肉之间，今寒气在外则上焦不通，上焦不通则寒气独留于外，故寒慄。"

寒气在外，阻遏阳道，故上焦不通；卫气不温于表，而寒气独留，乃为寒慄，此阳虚则外寒也。

帝曰："阴虚生内热奈何？"岐伯曰："有所劳倦，形气衰少，谷气不盛，上焦不行，下脘不通，胃气热，热气熏胸中，故内热。"

"形气"，阴气也。上焦之气，水谷精微之所化也。今劳倦不慎，而形气衰少，伤脾阴也。故谷气不盛则上焦不行，上焦不行则下脘不通，以致胃腑郁热，熏于胸中，此阴虚生内热也。按：本节言劳倦伤形，指脾胃也。若情欲不节，则五脏失守而伤精，精伤则水亏，故邪火易生，阴虚内热，此为尤甚。

帝曰："阳盛生外热奈何？"岐伯曰："上焦不通利，则皮肤致密，腠理闭塞，玄府不通，卫气不得泄越，故外热。"

上焦之气，主阳分也。故外伤寒邪，则上焦不通，肌表闭塞，卫气郁聚，无所流行而为外热，所谓人伤于寒，则病为热，此外感症也。

帝曰："阴盛生内寒奈何？"岐伯曰："厥气上逆，寒气积于胸中而不泻，不泻则温气去，寒独留则血凝涩，凝则脉不通，其脉盛大以涩，故中寒。"

"厥气"，寒厥之气也。或寒气伤脏，或食饮寒凉，寒留中焦，阳气乃去，经脉凝滞，故盛大而涩，盖阳脉流利多滑，不滑则无阳可知，此内伤症也。

帝曰："阴与阳并，血气以并，病形以成，刺之奈何？"岐伯曰："刺此者取之经隧，取血于营，取气于卫，用形哉，因四时多少高下。"

此下连前二章而统言刺法也。"取血于营"，刺阴气也。取气于卫，刺阳气也。且人之形体，有长短肥瘦大小不同；天之四时，有寒暑温凉不一。故凡刺此者，必用人之形，因天之序，以为针之多少高下耳。

帝曰："血气以并，病形以成，阴阳相倾，补泻奈何？"岐伯曰："泻实者，气盛乃纳针，针与气俱纳，以开其门，如利其户，针与气俱出，精气不伤，邪气乃下。外门不闭，以出其疾，摇大其道如利其路，是为大泻，必切而出，大气乃屈。"

气盛乃纳针者，因病人之吸气而入针也。针与气俱出者，候病人之呼气而出针也。盖气盛纳针，迎而夺之也。开其门，利其户，针与气俱出，则邪必从而竭矣。故必切中其疾而后出针，则大邪之气可以屈伏，是谓大泻之法。

帝曰："补虚奈何？"岐伯曰："持针勿置，以定其意，候呼纳针，气出针入，针孔四塞，精无从去，方实而疾出针，气入针出，热不得还，闭塞其门，邪气布散，精气乃

得存，动气候时，近气不失，远气乃来，是谓追之。”

“持针勿置，以定其意”，谓宜详审补法而后下之针也。如“必先扪而循之，切而散之，推而按之，弹而怒之，抓而下之”之类皆是也。“候呼纳针”，即气出针入，谓乘其虚而济之也。“方实而疾出针”，候吸引针也。“气入针出”，则针下所致之气，聚而不退，故热不得还也。“动气”者，气至为故也。“候时”者，如待所贵不知日暮也。必如是则已至之近气可使弗失，未至之远气可令其来，所谓追而济之，是补法也。上二节当与《离合正邪论》参阅，详针刺类十四。

帝曰：“夫子言虚实者有十，生于五脏，五脏五脉耳。夫十二经脉，皆生其病，今夫子独言五脏。夫十二经脉者，皆络三百六十五节，节有病必被经脉，经脉之病皆有虚实，何以合之？”

所谓节者，神气之所会也，以穴腧为言，故有三百六十五节。“被”，及也。“何以合之”，谓何以皆合于五脏也。

岐伯曰：“五脏者，是得六腑为表里，经络支节各生虚实，其病所居，随而调之。

脏腑相为表里，故为十二经。经络各生枝节，故为三百六十五节。气脉贯通，故皆合于五脏。其间各生虚实，则病有所居，随其所在皆可调之如下文也。

病在脉，调之血；

脉者血之府，脉实血实，脉虚血虚，故脉病者当调血也。

病在血，调之络；

《痈疽篇》曰：“血和则孙脉先满溢，乃注于络脉，而后注于经脉。”《百病始生篇》曰：“阳络伤则血外溢，阴络伤则血内溢。”本论曰：“孙络外溢则经有留血。”故病在血者当调之络也。

病在气，调之卫；

卫主阳气也。

病在肉，调之分肉；

随所在而取于分肉之间也。

病在筋，调之筋；

察其缓急，熨刺之也。

病在骨，调之骨。

此二节如《终始篇》曰：“手屈而不伸者，其病在筋；伸而不屈者，其病在骨。在骨守骨，在筋守筋。”是虽以手为言，然凡病之在筋在骨者，可于此而类求矣。又，筋痹、肌痹、骨痹义，详针刺类五十。

燔针劫刺其下及与急者。

此调筋病法也。筋寒则急，故以燔针劫刺之。燔针义，又见本类后六十九。“燔”，音烦。

病在骨，焠针药熨。

病在骨者其气深，故必焠针刺之，及用辛热之药熨而散之。按：上节言燔针者，盖纳针之后，以火燔之使暖也。此言焠针者，用火先赤其针而后刺之，不但暖也，寒毒固结，非此不可。但病有浅深，故圣人用分微甚耳。焠刺义见针刺类五。“焠”，音翠。

病不知所痛，两跷为上。

病不知所痛者，如《痹论》所云，详本类后六十七。两跷者，阳跷脉出足太阳之申脉，阴跷脉出足少阴之照海。俱当取之，故曰为上。

身形有痛，九候莫病，则缪刺之；

形体有痛，而大经之九候莫病者，病不在经而在络也。宜缪刺之者，刺络穴也，左痛刺右，右痛刺左。

痛在于左而右脉病者，巨刺之。

身有所痛而见于脉者，病在经也。巨刺者，刺经穴也，亦左痛刺右，右痛刺左。巨刺缪刺义，详针刺类三十。

必谨察其九候，针道备矣。”

病之在血气、经络、筋骨、分肉之间者，总不出三部九候之外，察得其详而无失，针道尽之矣。

二十一、虚实之反者病

（《素问·刺志论》全）

黄帝问曰：“愿闻虚实之要。”岐伯对曰：“气实形实，气虚形虚，此其常也，反此者病；

形立于外，气充于内，形气相合，是谓和平。故气实者形实，气虚者形虚，此禀赋之常也。若形气相反，则偏虚偏实之病生矣。

谷盛气盛，谷虚气虚，此其常也，反此者病；

人受气于谷，谷入于胃，以传于肺，五脏六腑，皆以受气，此气生于谷也，是谓谷气。故谷气盛衰，候当相应，不应则为病矣。

脉实血实，脉虚血虚，此其常也，反此者病。”

脉之盛衰者，所以候血气之虚实也。故脉之与血，相应者为常，不相应者反而病也。

帝曰：“如何而反？”岐伯曰：“气虚身热，此谓反也；

此以下即所以释上文也。气虚者阳虚也，当为身寒，而反病热者，阴气虚于内，阳邪盛于外也。形气相逆，故谓之反。按：下文云气盛身寒，得之伤寒，则此节亦当有”气盛身寒“四字，脱简也。

谷入多而气少，此谓反也；

二阳有余，三阴不足也。

谷不入而气多，此谓反也；

胃腑受邪，及于肺也。

脉盛血少，此谓反也；脉少血多，此谓反也。

脉盛血少者，阳实阴虚也。脉少血多者，阳虚阴实也。

气盛身寒，得之伤寒；气虚身热，得之伤暑。

“气盛身寒，得之伤寒”者，寒伤形也；“气虚身热，得之伤暑”者，暑伤气也。愚按：《热论篇》曰：“人之伤于寒也，则为病热。”本节复以身寒者为伤寒，身热者为伤暑，其说若乎相反，不知四时皆有伤寒，而伤暑惟在夏月，病不同时者，自不必辨。惟于夏至之后，有感寒暑而同时为病者，则不可不察其阴阳也。盖阴邪中人，则寒集于表，气聚于里，故邪气盛实而身本因寒也。暑邪中人，则热触于外，气伤于中，故正气疲困而因热无寒也。此夏月寒暑之明辨，故以二者并言于此，非谓凡患伤寒者，皆身寒无热也。

谷入多而气少者，得之有所脱血，湿居下也；

“谷入多”者，胃热善于消谷也。“脱血”者，亡其阴也。“湿居下”者，脾肾之不足，亦阴虚也。阴虚则无气，故谷虽入多而气则少也。

谷入少而气多者，邪在胃及与肺也。

邪在胃则不能食，故谷入少。邪在肺则息喘满，故气多。

脉小血多者，饮中热也；

脉小者血应少，而反现其多，必或酒或饮，中于热而动之也。

脉大血少者，脉有风气，水浆不入，此之谓也。

风为阳邪，居于脉中，故脉大。水浆不入，则中焦无以生化，故血少。

夫实者气入也，虚者气出也。

此下言虚实寒热之因，用针补泻之法也。气入者充满于内，所以为实。气出者漏泄于中，所以为虚。

气实者热也，气虚者寒也。

气为阳，气实则阳实，故热；气虚则阳虚，故寒。

入实者，右手开针孔也；入虚者，左手闭针孔也。”

“入实者”，刺实也。以右手持针，摇大其道，是右手开针空也。“入虚者”，刺虚也。出针之后，以左手推合其门，是左手闭针孔也。开则邪气去，故实者可泻；闭则神气存，故虚者可补也。

二十二、五实五虚死

（《素问·生机正脏论》附：虚损治法）

黄帝曰：余闻虚实以决死生，愿闻其情。”岐伯曰：五实死，五虚死。”

“五实”者，五脏之实也。“五虚”者，五脏之虚也。五实五虚具者皆死。然气虚至尽，尽而死者，理当然也。若五实者，何以亦死？盖邪之所凑，其气必虚，不脱不死，仍归于气尽耳。故愚谓邪无不足，正无有余，实有假实，虚则真虚也。

帝曰："愿闻五实五虚。"岐伯曰："脉盛，皮热，腹胀，前后不通，闷瞀，此谓五实。

实者，邪气盛实也。脉盛者，心所主也。皮热者，肺所主也。腹胀者，脾所主也。前后不通，肾开窍于二阴也。闷瞀者，肝脉贯膈，气逆于中也。"瞀"，茂、务二间，昏闷也，一曰目不明。

脉细，皮寒，气少，泄利前后，饮食不入，此谓五虚。"

虚者，正气虚也。"脉细"，心虚也。"皮寒"，肺虚也。"气少"，肝虚也。"泄利前后"，肾虚也。"饮食不入"，脾虚也。

帝曰："其时有生者何也？"岐伯曰："浆粥入胃，泄注止，则虚者活；

治之者，能使浆粥入胃则脾渐苏，泄注止则肾渐固，根本气回，故虚者活也。

身汗得后利，则实者活。此其候也。"

得身汗则表邪解，得后利则里邪除，内外通和，故实者活也。

附：虚损治法

愚按：病有虚实者，虚因正气不足，实因邪气有余也。凡外入之病多有余，如六气所感，饮食所伤之类也；内出之病多不足，如七情伤气，劳欲伤精之类也。凡实者宜泻，如经曰"寒者热之，热者寒之，坚者削之，客者除之，结者散之，留者攻之，溢者行之，强者泻之"之属，皆用泻之法也；凡虚者宜补，如云"散者收之，燥者润之，急者缓之，脆者坚之，衰者补之，劳者温之，损者益之，惊者平之”之属，皆用补之法也。虚实之治，大概如此。

第当今之人，实者无几而虚者七八。病实者，其来速，其去亦速，故其治易；病虚者，损伤有渐，不易复元，故其治难。治实者但知为少壮新邪，则可攻可拔，犹无足虑；治虚者，但察其根本有亏，则倏忽变幻，可无虚乎？凡治实之法，外有余可散其表，内有余可攻其里，气有余可行其滞，血有余可逐其瘀，方治星罗，可无赘也。惟虚损之治，在法有未尽者，不得不详其要焉。

夫人之虚损，有先天不足者，有后天不足者，先天者由于禀受，宜倍加谨慎，急以后天人事培补之，庶可延年，使觉之不早而慢不为意，则有不夭折者矣。后天者由于劳伤，宜速知警省，即以情性药食调摄之，使治之不早，而迁延讳疾，则未有不噬脐者矣。

凡劳伤之辨，劳者劳其神气，伤者伤其形体。如喜怒思虑则伤心，忧愁悲哀则伤肺，是皆劳其神气也；饮食失度则伤脾，起居不慎则伤肝，色欲纵肆则伤肾，是皆伤其形体也。凡损其肺者伤其气，为皮焦而毛槁，损其心者伤其神，为血脉少而不营于脏腑，此自上而伤者也；损其肝者伤其筋，为筋缓不能自收持，损其肾者伤其精，为骨髓消减，痿弱不能起，此自下而伤者也；损其脾者伤其仓廪之本，为饮食不为肌肤，此自中而伤者也。夫心肺损而神色败，肝肾损而形体痿，脾胃损而饮食不化，感此病者，皆损之类也。《难经》曰：“损其肺者，益其气；损其心者，调其营卫；损其脾者，调其饮食、适其寒温；损其肝者，缓其中；损其肾者，益其精。此治损之法也。”然所损虽分五脏，而五脏所藏则无非精与气耳。

夫精为阴，人之水也；气为阳，人之火也。水火得其正，则为精为气；水火失其和，则为热为寒。此因偏损，所以致有偏胜。故水中不可无火，无火则阴胜而寒病生；火中不可无水，无水则阳胜而热病起。但当详辨阴阳，则虚损之治无余义矣。如水亏者，阴虚也，只宜大补真阴，切不可再伐阳气；火虚者，阳虚也，只宜大补元阳，切不可再伤阴气。盖阳既不足而复伐其阴，阴亦损矣；阴已不足而再伤其阳，阳亦亡矣。

夫治虚治实本自不同，实者阴阳因有余，但去所余，则得其平；虚者阴阳有不足，再去所有，则两者俱败，其能生乎？故治虚之要，凡阴虚多热者，最嫌辛燥，恐助阳邪也；尤忌苦寒，恐伐生阳也；惟喜纯甘壮水之剂，补阴以配阳，则刚为柔制，虚火自降，而阳归乎阴矣。阳虚多寒者，最嫌凉润，恐助阴邪也；尤忌辛散，恐伤阴气也；只宜甘温益火之品，补阳以配阴，则柔得其主，沉寒自敛，而阴从乎阳矣。是以气虚者宜补其上，精虚者宜补其下，阳虚者宜补而兼暖，阴虚者宜补而兼清，此固阴阳之治辨也。其有气因精而虚者，自当补精以化气；精因气而虚者，自当补气以生精。又如阳失阴而离者，非补阴何以收散亡之气？水失火而败者，非补火何以苏随寂之阴？此又阴阳相济之妙用也。

故善补阳者，必于阴中求阳，则阳得阴助而生化无穷；善补阴者，必于阳中求阴，则阴得阳升而泉源不竭。故以精气分阴阳，则阴阳不可离；以寒热分阴阳，则阴阳不可混。此又阴阳邪正之离合也。知阴阳邪正之治，则阴阳和而生道得矣。经曰：“不能治其虚，何问其余？即此之谓。

二十三、病气一日分四时

（《灵枢·顺气一日分为四时篇》）

黄帝曰："夫百病之所始生者，必起于燥湿寒暑风雨，阴阳喜怒，饮食居处，气合而有形，得脏而有名，余知其然也。夫百病者，多以旦慧昼安、夕加夜甚何也？"

"燥、湿、寒、暑、风、雨"，外感也；"阴阳喜怒，饮食居处"，内伤也。"气合而有形"，脉症可据也；"得脏而有名"，表里可察也。虽病有不同，而多以旦慧昼安、夕加夜甚者，诸病皆相类也。

岐伯曰："四时之气使然。"黄帝曰："愿闻四时之气。"岐伯曰："春生夏长，秋收冬藏，是气之常也。

春之生，阳气升也；夏之长，阳气盛也；秋之收，阳气降也；冬之藏，阳气伏也。是气之常，皆以阳气为言也。

人亦应之，以一日分四时，朝则为春，日中为夏，日入为秋，夜半为冬。

天地之交，四时之序，惟阴阳升降而尽之矣。自子之后，太阳从左而升，升则为阳；自午之后，太阳从右而降，降则为阴。大而一岁，小而一日，无不皆然，故一日亦分四时也。

朝则人气始生，病气衰，故旦慧；日中人气长，长则胜邪，故安；夕则人气始衰，邪气始生，故加；夜半人气入脏，邪气独居于身，故甚也。"

朝时太阳在寅卯，自下而上，在人应之，阳气正升，故病气衰而旦慧；日中太阳在巳午，自东而中，在人应之，阳气正盛，故能胜邪而昼安；夕时太阳在申酉，由中而昃，在人应之，阳气始衰，故邪气渐盛而暮加重；夜半太阳在戌亥，自上而降，在人应之，阳气伏藏，邪气正盛，故夜则甚。盖邪气之轻重，由于正气之盛衰。正气者，阳气也。升则从阳，从阳则生；降则从阴，从阴则死。天人之气，一而已矣。

黄帝曰："其时有反者何也？"

"反"，谓不应前说也。

岐伯曰："是不应四时之气，脏独主其病者，是必以脏气之所不胜时者甚，以其所胜时者起也。"

不应四时之气者，以脏气独主其病，有所胜所不胜也。"所不胜者"，如脾病畏木，肺病畏火，肾病畏土，肝病畏金，心病畏水，值其时日，故病必甚也。"所胜时者"，如脾病喜火土，肺病喜土金，肾病喜金水，肝病喜水木，心病喜木火，值其时日，故病当起也。

黄帝曰："治之奈何？"岐伯曰："顺天时而病可与期，顺者为工，逆者为粗。"帝曰："善！"

顺天之时者，因时气之盛衰，知阴阳之虚实，故病之凶吉可期，此明哲之事也。彼粗工者，以是作非，以标作本，但有逆之而已，又恶足以知此？

二十四、五脏病气法时

（《素问·脏气法时论》）

黄帝问曰："合人形以法四时五行而治，何如而顺？何如而逆？得失之意，愿闻其事。"岐伯对曰："五行者，金

木水火土也，更贵更贱，以知死生，以决成败，而定五脏之气，间甚之时，死生之期也。”帝曰：“愿卒闻之。”

五行之道，当其旺则为贵，当其衰则为贱。“间甚”，即轻重之谓。“卒”，尽也。

岐伯曰：“肝主春，

木脏也。

足厥阴、少阳主治，

厥阴肝，乙木也；少阳胆，甲木也。二脏相为表里，故治同。

其日甲乙。

甲为阳木，乙为阴木，皆东方之干，内应肝胆，即年月日时无不皆然。他仿此。

肝苦急，急食甘以缓之。

肝为将军之官，其志怒，其气急，急则自伤，反为所苦，故宜食甘以缓之，则急者可平，柔能制刚也。

病在肝，愈于夏；

夏属火，木所生也。肝木畏金，火能平之。子制其鬼，故愈。余同。

夏不愈，甚于秋；

胜己者也。

秋不死，持于冬；

得母气以养之，生我者也，故可执持无害矣。余持同。

起于春。

木旺之时也。

禁当风。

风气通于肝，故禁之勿犯。

肝病者，愈在丙丁；

同前夏气，能制胜己者也。

丙丁不愈，加于庚辛；

同前秋气，金伐木也。

庚辛不死，持于壬癸；

同前冬气，得所生也。

起于甲乙。

同前春气，逢其旺也。

肝病者，平旦慧，下晡甚，夜半静。

平旦寅卯，木旺时也，故爽慧；下晡申酉，金之胜也；故加甚；夜半亥子，木得生也，故安静。“晡”，卑姑切。

肝欲散，急食辛以散之，用辛补之，酸泻之。

木不宜郁，故欲以辛散之。顺其性者为补，逆其性者为泻，肝喜散而恶收，故辛为补、酸为泻。此下五脏补泻之味，与《至正要大论》主客正味义同，详运气类三十。

心主夏，

火脏也。

手少阴、太阳主治，

少阴心，丁火也；太阳小肠，丙火也。二脏表里，故治同。

其日丙丁。

丙为阳火，丁为阴火，南方之干也。

心苦缓，急食酸以收之。

心藏神，其志喜，喜则气缓而心虚神散，故宜食酸以收之。

病在心，愈在长夏；

长夏土，火之子也。

长夏不愈，甚于冬；

火不胜水也。

冬不死，持于春；

火得所生也。

起于夏。

火之旺也。

禁温食热衣。

恐助火邪也。

心病者，愈在戊己；

应长夏也。

戊己不愈，加于壬癸；

应冬气也。

壬癸不死，持于甲乙；

应春气也。

起于丙丁。

应夏气也。

心病者，日中慧，夜半甚，平旦静。

日中巳午，火旺时也，故慧；夜半亥子，水之胜也，故甚；平旦寅卯，火得生也，故静。

心欲软，急食咸以软之，用咸补之，甘泻之，

心火太过则为躁越，故急宜食咸以软之，盖咸从水化，能相济也。心欲软，故以咸软为补；心苦缓，故以甘缓为泻。

脾主长夏，

土脏也。

足太阴、阳明主治，

阳明胃，太阴脾，戊己土也。表里治同。

其日戊己。

戊为阳土，己为阴土，中宫之干也。

脾苦湿，急食苦以燥之。

脾以运化水谷，制水为事，湿胜则反伤脾土，故宜食苦温以燥之。

病在脾，愈在秋；

秋属金，土之子也。

秋不愈，甚于春；

土不胜木也。

春不死，持于夏；

土得火生也。

起于长夏。

土之旺也。

禁温食饱食，湿地濡衣。

温言非热，防滞也；湿地濡衣，阴寒也。皆能病脾，故当禁之。

脾病者，愈在庚辛；

应愈在秋也。

庚辛不愈，加于甲乙；

应甚于春也。

甲乙不死，持于丙丁；

应持于夏也。

起于戊己。

应起于长夏也。

脾病者，日昳慧，日出甚，下晡静。

日昃曰昳，未土旺也，故慧；日出寅卯，木胜土也，故甚；下晡申酉，其子乡也，故静。昳音迭。

脾欲缓，急食甘以缓之，用苦泻之，甘补之。

脾贵充和温厚，其性欲缓，故宜食甘以缓之。脾喜甘而恶苦，故苦为泻、甘为补也。

肺主秋，

金脏也。

手太阴、阳明主治，

太阴肺，辛金也；阳明大肠，庚金也。表里治同。

其日庚辛。

庚为阳金，辛为阴金，西方之干也。

肺苦气上逆，急食苦以泄之。

肺主气，行治节之令，气病则上逆于肺，故宜急食苦以泄之。

病在肺，愈在冬；

金之子乡也。

冬不愈，甚于夏；

金所不胜也。

夏不死，持于长夏；

金气得生也。

起于秋。

金气旺也。

禁寒饮食寒衣。

形寒饮冷则伤肺也。

肺病者，愈在壬癸；

应愈在冬也。

壬癸不愈，加于丙丁，

应甚于夏也。

丙丁不死，持于戊己；

应持于长夏也。

起于庚辛。

应起于秋也。

肺病者，下晡慧，日中甚，夜半静。

下晡金旺，故慧；日中火胜之，故甚；夜半水乡，则子能制邪，故静。

肺欲收，急食酸以收之，用酸补之，辛泻之。

肺应秋，气主收敛，故宜食酸以收之。肺气宜聚不宜散，故酸收为补，辛散为泻。

肾主冬，

水脏也。

足少阴、太阳主治，

少阴肾，癸水也；太阴膀胱，壬水也。表里治同。

其日壬癸。

壬为阳水，癸为阴水，北方之干也。

肾苦燥，急食辛以润之，开腠理，致津液，通气也。

肾为水脏，藏精者也，阴病者苦燥，故宜食辛以润之。盖辛从金化，水之母也。其能开腠理致津液者，以辛能通气也。水中有真气，惟辛能达之，气至水亦至，故可以润肾之燥。

病在肾，愈在春；

水之子乡也。

春不愈，甚于长夏；

水不胜土也。

长夏不死，持于秋；

水得生也。

起于冬。

水所旺也。

禁犯焠㶼热食温炙衣。

“焠”，烧爆之物也。肾恶燥烈，故当禁此。“焠”，音翠。“㶼”，音哀。

肾病者，愈在甲乙；

应愈在春也。

甲乙不愈，甚于戊己；

应甚于长夏也。

戊己不死，持于庚辛；

应持秋也。

起于壬癸。

应起于冬也。

肾病者，夜半慧，四季甚，下晡静。

夜半水旺，故慧；四季土胜之，故甚；下晡金旺，水得所生，故静。

肾欲坚，急食苦以坚之，用苦补之，咸泻之。

肾主闭藏，气贵周密，故肾欲坚，宜食苦以坚之也。苦能坚，故为补；咸能软坚，故为泻。

夫邪气之客于身也，以胜相加，

此下总结上文愈甚持起之由然也。凡内伤外感之加于人者，皆曰邪气。外感六气，盛衰有持，内伤五情，间甚随脏，必因胜以侮不胜，故曰以胜相加也。

至其所生而愈，

我所生也，以时而言。下同。

至其所不胜而甚，

我不胜彼，被克者也。

至于所生而持，

生我之时也。

自得其位而起。

自旺之时也。

必先定五脏之脉，乃可言间甚之时，死生之期也。

欲知时气逆顺，必须先察脏气，欲察脏气，必须先定五脏所病之脉，如肝主弦，心主钩，肺主毛，肾主石，脾主代，脉来独至，全无胃气，则其间甚死生之期，皆可得而知之，如上文所论者是矣。

肝色青，宜食甘，粳米、牛肉、枣、葵皆甘；

此承上文肝苦急，急食甘以缓之等义，而详言其所宜之味也。

心色赤，宜食酸，小豆、犬肉、李、韭皆酸；

心苦缓，故宜此酸物以收之也。

肺色白，宜食苦，麦、羊肉、杏、薤皆苦；

肺苦气上逆，故宜此苦物以泄之也。“薤”，音械，根白如小蒜，《尔雅翼》云：“似韭而无实。”

脾色黄，宜食咸，大豆、豚肉、栗、藿皆咸；

咸从水化，其气入肾，脾宜食咸者，以肾为胃关，胃与脾合，咸能润下，利其关窍，胃关利则脾气运，故宜食之。上文云：“脾苦湿，急食苦以燥之。”此复言咸者，盖咸之利湿，与苦之泻者，各有宜也。故诸脏皆同前，惟此独异耳。“藿”，豆叶羹也。

肾色黑，宜食辛，黄黍、鸡肉、桃、葱皆辛。

肾苦燥，故宜此辛物以润之也。黄黍即糯小米，北方谓之黄米。

辛散，酸收，甘缓，苦坚，咸软。

此总言五味之用，药食皆然也。

毒药攻邪，

药以治病，因毒为能，所谓毒者，以气味之有偏也。盖气味之正者，谷食之属是也，所以养人之正气；气味之偏者，药饵之属是也，所以去人之邪气。其为故也，正以人之为病，病在阴阳偏胜耳。欲救其偏，则惟气味之偏者能之，正者不及也。如《五常政大论》曰："大毒治病，十去其六；常毒治病，十去其七；小毒治病，十去其八；无毒治病，十去其九。"是凡可辟邪安正者，均可称为毒药，故曰毒药攻邪也。

五谷为养，

养生气也。

五果为助，

助其养也。

五畜为益，

益精血也。

五菜为充，

实脏腑也。

气味合而服之，以补精益气。

《阴阳应象大论》曰："阳为气，阴为味。味归形，气归精。"又曰："形不足者，温之以气；精不足者，补之以味。"故气味和合，可以补精益气。

此五者，有辛、酸、甘、苦、咸，各有所利，或散或收，或缓或急，或坚或软，四时五脏，病随五味所宜也。

此总结上文，五脏之气，四时之用，各有所利，然变出不常，则四时五脏，因病而药，五味当随所宜也。

类经十五卷

疾病类

二十五、宣明五气

（《素问·宣明五气篇》全）

五味所入：酸入肝，

酸化从木也。

辛入肺，

辛化从金也。

苦入心，

苦化从火也。

咸入肾，

咸化从水也。

甘入脾，

甘化从土也。

是谓五入。

五味各从其类，同气相求也。《九针论》仍有“淡入胃”一句。

五气所病：心为噫，

“噫”，嗳气也。遍考本经，绝无嗳气一症，而惟言噫者，盖即此也。按《九针论》曰：“心为噫。”《刺禁论》曰：“刺中心，一日死，其动为噫。”《痹论》曰：“心痹者，嗌干善噫。”是皆言噫出于心也。然《诊要经终论》曰：“太阴终者，善噫善呕。”《脉解篇》曰：“太阴所谓上走心为噫者，阴盛而上走于阳明，阳明络属心，故曰上走心为噫也。”《口问篇》曰：“寒气客于胃，厥逆从下上散，复出于胃，故为噫。”由此观之，是心、脾、胃三脏皆有是症，盖由火土之郁，而气有不得舒伸，故为此症。“噫”，伊、隘二音。《释义》曰：“饱食息也。”《礼记注》曰：“不寤之声。”

肺为咳，

肺主气，其属金，邪夹金声，故病为咳。“咳”，康益切。

肝为语，

问答之声曰语，语出于肝，象木有枝条，多委曲也。

脾为吞，

脾受五味，故为吞。象土包容，为物所归也。

肾为欠、为嚏，

“欠”，呵欠也。“嚏”，喷嚏也。阳未静而阴引之，故为欠；阳欲达而阴发之，故为嚏。阴盛于下，气化于水，所以皆属乎肾。故凡阳盛者不欠，下虚者无嚏，其由于肾也可知。“欠、嚏”二义，具《口问篇》，详本类后七十九。“嚏”，音帝。

胃为气逆、为哕、为恐，

胃为水谷之海，胃有不和，则为气逆。“哕”，呃逆也，胃中有寒则为哕。“恐”，肾之志也，胃属土，肾属水，土邪伤肾则为恐，故皆涉于胃也。“哕”，于决切。详义见针刺类五十三。

大肠、小肠为泄，

大肠为传导之府，小肠为受盛之府，小肠之清浊不分，则大肠之传导不固，故为泄利。

下焦溢为水，

下焦为分注之所，气不化则津液不行，故溢于肌肉而为水。

膀胱不利为癃，不约为遗尿，

膀胱为津液之府，其利与不利皆由气化。有邪实膀胱，气不通利而为癃者；有肾气下虚，津液不化而为癃者，此癃闭之有虚实也。若下焦不能约束而为遗尿者，以膀胱不固，其虚可知。然《本腧篇》曰："三焦者，太阳之别也，并太阳之正，入络膀胱，约下焦，实则闭癃，虚则遗尿。"盖三焦为中渎之府，水道之所由出，故三焦亦属膀胱也。"癃"，良中切。"尿"，娘料切。

胆为怒，

怒为肝志而胆亦然者，肝胆相为表里，其气皆刚，而肝取决于胆也。

是谓五病。

脏腑各五也。

五精所并：精气并于心则喜，

"并"，聚也，精气五脏各有所藏也。并于心者，火之气也。气并于心则神有余，故其志为喜。然《本神篇》曰："肺，喜乐无极则伤魄。"正以心火实而乘肺金也。

并于肺则悲，

气并于肺则乘肝而为悲，肝之虚也。《本神篇》曰："肝，悲哀动中则伤魂。"

并于肝则忧，

气并于肝，则乘脾而为忧，脾之虚也。《本神篇》曰："脾，忧愁不解则伤意。"

并于脾则畏，

气并于脾，则脾实乘肾，故为畏。《本神篇》曰："肾，恐惧而不解则伤精。"

并于肾则恐，

气并于肾而乘心之虚，则为恐。《本神篇》曰："心，怵惕思虑则伤神，神伤则恐惧自失。"

是谓五并，虚而相并者也。

脏气有不足，则胜气得相并也。《九针论》曰："五精之气并于脏也。"

五脏所恶：心恶热，

心本属火，过热则病，故恶热。

肺恶寒，

肺属金而主皮毛，金寒则病，故恶寒。

肝恶风，

肝属木，其应风，感风则伤筋，故恶风。

脾恶湿，

脾属土，其应湿，湿胜则伤肌肉，故恶湿。

肾恶燥，

肾属水而藏精，燥胜则伤精，故恶燥。

是谓五恶。

五脏化液：心为汗，

心主血，汗则血之余也。

肺为涕，

涕出于鼻，肺之窍也。

肝为泪，

泪出于目，肝之窍也。

脾为涎，

涎出于口，脾之窍也。

肾为唾，

唾生于舌，足少阴肾脉，循喉咙夹舌本也。

是谓五液。

五味所禁：辛走气，气病无多食辛；

辛能散气也。

咸走血，血病无多食咸；

血得咸则凝结不流也。《五味论》曰："血与咸相得则凝。"详气味类三。

苦走骨，骨病无多食苦；

苦性沉降，阴也；骨属肾，亦阴也。骨得苦，则沉阴益甚，骨重难举矣，故骨病者禁苦。《五味论》曰："苦走骨，多食之令人变呕。"上二节，按《九针论》曰："苦走血，病在血，无食苦；咸走骨，病在骨，无食咸。"与此稍异，盖火化苦，故走血，水化咸，故走骨，义亦当然也。

甘走肉，肉病无多食甘；

甘能缓中，善生胀满，故肉病者无多食甘。《五味论》曰："甘走肉，多食之令人悗心。""悗"，美本切。

酸走筋，筋病无多食酸；

酸能收缩，故病在筋者无多食酸。《五味论》曰："酸走筋，多食之令人癃。"

是谓五禁，无令多食。

《九针论》曰："口嗜而欲食之，不可多也，必自裁也，命曰五脏。"

五病所发：阴病发于骨，

骨属肾，肾者阴中之阴也。

阳病发于血，

血属心，心者阳中之阳也。

阴病发于肉，

肉属脾，脾者阴中之至阴也。

阳病发于冬，

阴胜则阳病也。

阴病发于夏，

阳胜则阴病也。

是谓五发。

按《九针论》尚有“以味发于气”一句，盖食入于阴，则长气于阳，故味发于气也。

五邪所乱：邪入于阳则狂，

邪入阳分，则为阳邪，邪热炽盛，故病为狂。《生气通天论》曰：“阴不胜其阳，则脉流迫疾，并乃狂。”

邪入阴则痹，

邪入阴分，则为阴邪，阴盛则血脉凝涩不通，故病为痹。《寿夭刚柔篇》曰：“病在阴命曰痹。”《九针论》曰：“邪于阴，则为血痹。”

搏阳则癫疾，

“搏”，击也。邪搏于阳，则阳气受伤，故为癫疾。上文言邪入于阳则狂者，邪助其阳，阳之实也。此言搏阳则为癫疾者，邪伐其阳，阳之虚也，故有为狂为癫之异。《九针论》曰：“邪入于阳，转则为癫疾。”言转入阴分，故为癫也。

搏阴则为喑，

邪搏于阴，则阴气受伤，故声为喑哑。阴者，五脏之阴也。盖心主舌，而手少阴心脉上走喉咙系舌本；手太阴肺脉循喉咙；足太阳脾脉上行结于咽，连舌本，散舌下；足厥阴肝脉循喉咙之后上人颃颡，而筋脉络于舌本；足少阴肾脉循喉咙系舌本，故皆主病喑也。《九针论》曰：“邪入于阴，转则为喑。”言转入阳分则气病，故为喑也。按：《难经》曰：“重阳者狂，重阴者癫。”巢元方曰：“邪入于阴则为癫。”王叔和云：“阴附阳则狂，阳附阴则癫。”孙思邈曰：“邪入于阳则为狂，邪入于阴则为血痹。邪入于阳，传则为癫痉；邪入于阴，传则为痛喑。”此诸家之说虽若不同，而意不相远，皆可参会其义。

阳入之阴则静，

阳敛则藏，故静。

阴出之阳则怒，

阴发则躁，故怒。

是谓五乱。

五邪所现：春得秋脉，夏得冬脉，长夏得春脉，秋得夏脉，冬得长夏脉，

五脉互胜，病胜脏也，故曰五邪。

名曰阴出之阳，病善怒不治，

《阴阳别论》曰：“所谓阴者，正脏也。所谓阳者，胃脘之阳也。凡此五邪，皆以正脏脉现而胃气绝，故曰阴出之阳。阴盛阳衰，土败木贼，故病当善怒，不可治也。正脏义，详脉色类二十六七。

是谓五邪皆同，命死不治。

此明五脉皆然也。

五脏所藏：心藏神，

精气之灵明也。《本神篇》曰：“两精相抟谓之神。”

肺藏魄，

精气之质地也。《本神篇》曰：“并精而出入者，谓之魄。”

肝藏魄，

神气之佐辅也。《本神篇》曰：“随神往来者，谓之魂。”

脾藏意，

神有所注者也。《本神篇》曰：“心有所忆，谓之意。”

肾藏志，

意有专一者也。《本神篇》曰：“意之所存，谓之志。”《九针论》曰：“肾藏精、志也。”

是谓五脏所藏。

五义俱详脏象类九。

五脏所主：心主脉，

心主血脉，应火之动而运行周身也。

肺主皮，

肺主皮毛，应金之坚而保障全体，捍御诸邪也。

肝主筋，

肝主筋膜，应木之柔而联络关节也。

脾主肉，

脾主肌肉，应土之厚而蓄养万物也。

肾主骨，

肾主骨髓，应水石之沉而为立身之干，为万化之源也。

是谓五主。

五劳所伤：久视伤血，

久视则劳神，故伤血。《营卫生会篇》曰：“血者，神气也。”

久卧伤气，

久卧则阳气不伸，故伤气。

久坐伤肉，

久坐则血脉滞于四肢，故伤肉。

久立伤骨，

立者之劳在骨也。

久行伤筋，

行者之劳在筋也。

是谓五劳所伤。

五脉应象：肝脉弦，

软弱而滑，正直以长，其应春。

心脉钩，

来盛去衰，外实内虚，其应夏。

脾脉代，

“代”，更代也。脾脉和软，分旺四季，如春当和软而兼弦，夏当和软而兼钩，秋当和软而兼毛，冬当和软而兼石，随时相代故曰代，此非中止之谓。详按在脉色类四。

肺脉毛，

脉来浮虚，轻如毛羽，其应秋。

肾脉石，

沉坚如石，其应冬。

是谓五脏之脉。

按《九针论》有与本篇稍异者，悉已采附前注中，其他相同之文，俱不重载。

二十六、情志九气

（《素问·举痛论》附：五志病辨）

帝曰：“余知百病生于气也，

气之在人，和则为正气，不和则为邪气。凡表里虚实，逆顺缓急，无不因气而至，故百病皆生于气。

怒则气上，喜则气缓，悲则气消，恐则气下，寒则气收，炅则气泄，惊则气乱，劳则气耗，思则气结，九气不同，何病之生？”

“炅”，居永切，热也。

岐伯曰：“怒则气逆，甚则呕血及飧泄，故气上矣；

“怒”，肝志也。怒动于肝，则气逆而上，气逼血升，故甚则呕血；肝木乘脾，故为飧泄；肝为阴中之阳，气发于下，故气上矣。“及飧泄”三字，《甲乙经》作“食而气逆”，于义亦妥。“飧”，音孙。

喜则气和志达，营卫通利，故气缓矣；

气脉和调，故志畅达。营卫通利，故气徐缓。然喜甚则气过于缓而渐至涣散，故《调经论》曰：“喜则气下。”《本神篇》曰：“喜乐者，神惮散而不藏。”义可知也。

悲则心系急，肺布叶举而上焦不通，营卫不散，热气在中，故气消矣；

悲生于心则系急，并于肺则肺叶举，故《宣明五气篇》曰：“精气并于肺则悲也。”心肺俱居膈上，故为上焦不通；肺主气而行表里，故为营卫不散；悲哀伤气，故气消矣。

恐则精却，却则上焦闭，闭则气还，还则下焦胀，故气不行矣；

恐惧伤肾则伤精，故致精却。“却”者，退也。精却则升降不交，故上焦闭；上焦闭则气归于下，病为胀满而气不行，故曰恐则气下也。《本神篇》曰：“忧愁者，气闭塞而不行。恐惧者，神荡惮而不收。”

寒则腠理闭，气不行，故气收矣；

“腠”，肤腠也。“理”，肉理也。寒束于外则玄府闭密，阳气不能宣达，故收敛于中而不得散也。

炅则腠理开，营卫通，汗大泄，故气泄矣；

热则流通，故腠理开。阳从汗散，故气亦泄。

惊则心无所倚，神无所归，虚无所定，故气乱矣；

大惊猝恐，则神志散失，血气分离，阴阳破散，故气乱矣。

劳则喘息汗出，外内皆越，故气耗矣国；

疲劳过度，则阳气动于阴分，故上奔于肺而为喘，外达于表而为汗，阳动则散，故内外皆越而气耗矣。

思则心有所存，神有所归，正气留而不行，故气结矣。

思之无已，则系恋不释，神留不散，故气结也。

附：五志病辨

愚按：世有所谓七情者，即本经之五志也。五志之外，尚余者三。总之曰："喜、怒、思、忧、恐、惊、悲、畏，其目有八，不止七也。然情虽有八，无非出于五脏。如《阴阳应象大论》曰："心在志为喜，肝在志为怒，脾在志为思，肺在志为忧，肾在志为恐。"此五脏五志之分属也。

至若五志有互通为病者，如喜本属心，而有曰肺喜乐无极则伤魄，是心肺皆主于喜也。盖喜生于阳，而心肺皆为阳脏，故喜出于心而移于肺，所谓多阳者多喜也。

又若怒本属肝，而有曰胆为怒者，以肝胆相为表里，肝气虽强而取决于胆也；有曰血并于上，气并于下，心烦惋善怒者，以阳为阴胜，故病及于心也；有曰肾盛怒而不止则伤志，有曰邪客于足少阴之络，令人无故善怒者，以怒发于阴而侵乎肾也。是肝、胆、心、肾四脏皆能病怒，所谓多阴者多怒，亦曰阴出之阳则怒也。

又若思本属脾，而此曰思则心有所存，神有所归，正气留而不行，故气结矣。盖心为脾之母，母气不行则病及其子，所以心脾皆病于思也。

又若忧本属肺，而有曰心之变动为忧者，有曰心小则易伤以忧者，盖忧则神伤，故伤心也。有曰精气并于肝则忧者，肝胜而侮脾也；有曰脾忧愁而不解则伤意者，脾主中气，中气受抑则生意不伸，故郁而为忧。是心、肺、肝、脾四脏，皆能病于忧也。

又若恐本属肾，而有曰恐惧则伤心者，神伤则恐也；有曰血不足则恐，有曰肝虚则恐者，以肝为将军之官，肝气不足，则怯而恐也；有曰恐则脾气乘矣，以肾虚而脾胜之也；有曰胃为气逆为哕为恐者，以阳明土胜，亦伤肾也。是心、肾、肝、脾、胃五脏皆主于恐，而恐则气下也。

五志互病之辨，既详如上。此外尚有病悲者，如曰肝悲哀动中则伤魄，悲伤于肝也；有曰精气并于肺则悲，有曰悲则肺气乘矣，亦金气伤肝也；有曰心虚则悲，有曰神不足则悲，有曰悲哀太甚则胞络绝，胞络绝则阳气内动，发则心下崩，数溲血者，皆悲伤于心也。此肝、肺、心三脏皆病于悲而气为之消也。

有病为惊者，曰东方色青，入通于肝，其病发惊骇，以肝应东方风木，风主震动而连乎胆也；有曰阳明所谓甚则厥，闻木音则惕然而惊者，肝邪乘胃也；有曰惊则心无所倚，神无所归者，心神散失也。此肝、胆、胃、心四脏皆病于惊，而气为之乱也。

有病为畏者，曰精气并于脾则畏，盖并于脾则伤于肾，畏由恐而生也。

由此言之，是情志之伤，虽五脏各有所属，然求其所由，则无不从心而发。故《本神篇》曰："心，怵惕思虑则伤神，神伤则恐惧自失。"《邪气脏腑病形篇》曰："忧愁恐惧则伤心。"《口问篇》曰："悲哀忧愁则心动，心动则五脏六腑皆摇。"可见心为五脏六腑之大主，而总统魂魄，兼赅志意。故忧动于心，则肺应；思动于心，则脾应；怒动于心，则肝应；恐动于心，则肾应。此所以五志惟心所使也。设能善养此心而居处安静，无为惧惧，无为欣欣，婉然从物而不争，与时变化而无我，则志意和，精神定，悔怒不起，魂魄不散，五脏俱安，邪亦安从奈我哉？

二十七、八风五风，四时之病。

（《素问·金柜正言论》）

黄帝问曰："天有八风，经有五风，何谓？"

"经"，经脉也。"八风"，八方之风也，出《九宫八风篇》。"五风"，五脏之风也，出《风论》。

岐伯对曰："八风发邪，以为经风，触五脏，邪气发病。

八风不得其正，则发为邪气，其中于人，则入为五经之风，特以所伤之异，故名亦异耳。风自外入，则循经而触于五脏，故发病也。

所谓得四时之胜者，春胜长夏，长夏胜冬，冬胜夏，夏胜秋，秋胜春，所谓四时之胜也。

春木，夏火，长夏土，秋金，冬水，五时五气，互有克胜。所胜为邪，则不胜者受之。天之运气，人之脏气，无不皆然。此节义与《六节脏象论》同，详运气类二。

东风生于春，病在肝，腧在颈项；

上文言四时之胜者能为病，此下言邪气随时之为病也。东风生于春，木气也，故病在肝。春气发荣于上，故腧应于颈项。

南风生于夏，病在心，腧在胸胁；

火气应于心，心脉循胸出胁，而南方之气主于前，故腧在胸胁。

西风生于秋，病在肺，腧在肩背；

金之气也，故病在肺。肺居上焦，附近肩背，故腧应焉。

北风生于冬，病在肾，腧在腰股；

水之气也，故病在肾。腰为肾之府，与股接近，故腧应焉。

中央为土，病在脾，腧在脊。

脊居体中，故应土也。

故春气者，病在头；

阳气上升也。

夏气者，病在脏；

在脏言心，心通夏气，为诸脏之主也。

秋气者，病在肩背；

肺之应也。

冬气者，病在四肢。

上文北方言在腰股，此言在四肢者，盖腰股属阴，四肢气薄，皆易于受寒者也。

故春善病鼽衄，

风邪在头也。“鼽”，音求。“衄”，女六切。

仲夏善病胸胁，

胸胁近心也。

长夏善病洞泄寒中，

风寒犯脾也。

秋善病风疟，

暑汗不出，风寒袭于肤腠也。

冬善病痹厥。

寒邪在四肢也。

故冬不按跷，春不鼽衄，

“按跷”，谓按摩肢节以行导引也。三冬元气伏藏在阴，当伏藏之时而扰动筋骨，则精气泄越，以致春夏秋冬各生其病。故冬宜养藏，则春时阳气虽升，阴精自固，何鼽衄及如下文之患？按跷且不可，则冒寒妄劳益可知矣。“跷”音乔，又极虐切。

春不病颈项，仲夏不病胸胁，长夏不病洞泄寒中，秋不病风疟，冬不病痹厥飧泄而汗出也。

此节五句亦皆由冬不按跷所致，盖水旺则生春木，木旺则生夏火，火旺则生长夏土，土旺则生秋金，金旺则生冬水，故可免四时之病。“飧”音孙。

夫精者身之本也，故藏于精者，春不病温。

人身之精，真阴也，为元气之本。精耗则阴虚，阴虚则阳邪易犯，故善病温。此正谓冬不按跷则精气伏藏，阳不妄升则春无温病，又何虑乎鼽衄颈项等病？

夏暑汗不出者，秋成风疟。此平人脉法也。

夏月伏暑而汗不出，则暑邪内蓄，以至秋凉凄切之时，寒热相争，乃病风疟。故《热论篇》曰：“暑当与汗皆出勿止也。”以上二节，一言冬宜闭藏，一言夏宜疏泄。冬不藏精则病温，夏不汗泄则病疟。阴阳启闭，时气宜然。此举冬夏言，则春秋在其中矣。凡四时之气，顺之则安，逆之则病，是即平人之脉法。脉法者，言经脉受邪之由然也。

二十八、风　症

（《素问·风论》全）

黄帝问曰：“风之伤人也，或为寒热，或为热中，或为寒中，或为疠风，或为偏枯，或为风也，其病各异，其名不同，或内至五脏六腑，不知其解，愿闻其说。”

风之伤人，若惟一症；及其为变，则或寒或热，或表或里，或在脏腑，或在经络，无所不至。盖风虽阳邪，气则寒肃，是风之与寒本为同类，但有阴阳之辨耳。《岁露篇》曰：“四时八风之中人也，故有寒暑，寒则皮肤急，而腠理闭；暑则皮肤缓，而腠理开。”所以病变若此。后人不究其本，而多立风症名目，失其梗概，致资学者之疑。凡欲辨风者，但当详察此下诸篇之义。“疠”，癞同，又音利。

岐伯对曰：“风气藏于皮肤之间，内不得通，外不得泄。

风寒袭于肤腠，则玄府闭封，故内不得通，外不得泄，此外感之始也。

风者，善行而数变，腠理开，则洒然寒；闭，则热而闷。

风性动，故善行数变。风本阳邪，阳主疏泄，故令腠理开，开则卫气不固，故洒然而寒。若寒胜则腠理闭，闭则阳气内壅，故烦热而闷。“数”，音朔。

其寒也，则衰食饮；其热也，则消肌肉。故使人怢慄而不能食，名曰寒热。

寒邪伤阳，则胃气不化，故衰少食饮。热邪伤阴，则津液枯涸，故消瘦肌肉。寒热交作则振寒，故为怢慄不食。此上三节，皆以明风为寒热也。“怢”，音秩。

风气与阳明入胃，循脉而上至目内眦。其人肥则风气不得外泄，则为热中而目黄；人瘦则外泄而寒，则为寒中而泣出。

风气客于阳明，则内入于胃，胃居中焦，其脉上行系于目系。人肥则腠理致密，邪不得泄，留为热中，故目黄；人瘦则肌肉疏浅，风寒犯之，阳气易泄，泄则寒中而泣出。此明风气之变，或为热中，或为寒中也。“眦”音渍。

风气与太阳俱入，行诸脉腧，散于分肉之间，与卫气相干，其道不利，故使肌肉愤䐜而有疡，卫气有所凝而不行，故其肉有不仁也。

风由太阳经入者，自背而下，凡五脏六腑之腧皆附焉，故邪必行诸脉腧，而散于分肉也。分肉者，卫气之所行也。卫气昼行于阳，自足太阳始，风与卫气相搏，俱行于分肉之间，故气道涩而不利，不利则风邪抟聚，故肌肉肿如愤䐜而为疮疡，或卫气不行则体有不仁，故凡于痛痒寒热，皆有所弗知也。此节帝无所问而伯言之，所以发其详耳。下节有同然者类此。“䐜”，昌真切。“疡”，音阳。

疠者，有营气热腐，其气不清，故使鼻柱坏而色败，皮肤疡溃，风寒客于脉而不去，名曰疠风，或名曰寒热。

风寒客于血脉，久留不去，则营气化热，皮肤腐溃，气血不清，败坏为疠。故《脉要精微论》曰："脉风成为疠也。""溃"，音会。

以春甲乙伤于风者，为肝风；以夏丙丁伤于风者为心风；以季夏戊己伤于邪者，为脾风；以秋庚辛中于邪者，为肺风；以冬壬癸中于邪者，为肾风。

春与甲乙皆木也，故伤于肝；夏与丙丁皆火也，故伤于心；季夏与戊己皆土也，故伤于脾；秋与庚辛皆金也，故中于肺；冬与壬癸皆水也，故中于肾。此明风邪内至五脏也。

按：本节以四时十干之风分属五脏，非谓春必甲乙而伤肝，夏必丙丁而伤心也。凡一日之中，亦有四时之气，十二时之中，亦有十干之分，故得春之气则入肝，得甲乙之气亦入肝，当以类求，不可拘泥，诸气皆然也。又如本节曰伤曰中，本为互言，初无轻重之别，后世以中风为重，伤风为轻，原非经旨，亦牵强矣。

风中五脏六腑之腧，亦为脏腑之风，各入其门户，所中则为偏风。

"风中五脏六腑之腧"，即十二经脏腑之风也。随腧左右而偏中之，则偏风，故有偏病之症。

风气循风府而上，则为脑风；

"风府"，督脉穴。自风府而上，则入脑户，故为脑风。

风入系头，则为目风眼寒；

风自脑户入系于头，则合于足之太阳。太阳之脉起于目内眦，风邪入之，故为目风，则或痛或痒，或眼寒而畏风羞涩也。

饮酒中风，则为漏风；

酒性温散，善开玄府，酒后中风则汗漏不止，故曰漏风。《病态论》谓之酒风，义见后三十二。

入房汗出中风，则为内风；

内耗其精，外开腠理，风邪乘虚入之，故曰内风。

新沐中风，则为首风；

沐头面中风也。一曰沐浴。

久风入中，则为肠风、飧泄；

久风不散，传变而入于肠胃之中，热则为肠风下血，寒则水谷不化，而为飧泄泻痢。

外在腠理，则为泄风。

风在腠理则汗泄不止，故曰泄风。自上文“风气循风府而上”至此共七种，所以明或为风也，故有其病各异、其名不同之义。

故风者，百病之长也，至其变化，乃为他病也，无常方然，致有风气也。”

风之始入，自浅而深，至其变化，乃为他病，故风为百病之长，《骨孔论》曰：“风为百病之始也。”无常方然者，言变化之多，而其致之者，则皆因于风气耳。

帝曰：“五脏风之形状不同者何？愿闻其诊[①]及其病态[②]。”

凡察病之法，皆谓之诊。凡致病之害，皆谓之态。

岐伯曰：“肺风之状，多汗恶风，色皏然白，时咳短气，昼日则瘥，暮则甚，诊在眉上，其色白。

“多汗”者，阳受风气，开泄腠理也。“恶风”者，伤风恶风也。下文诸脏皆同。“皏然”，浅白貌，金色白也。

---

① 国中按：“诊”，王冰注云：“谓可言之症，”此解甚是。

② 国中按：古文中“態、能、耐”三字通借，此文中当作“態”，即简体之“态”，故改之。

肺主气，在变动为咳，风邪迫之，故时咳短气也。昼则卫气在表，风亦随之，故觉其瘥；暮则卫气入阴，邪应于内，故为甚也。眉上乃阙庭之间，肺之候也，故肺病则白色现于此。“皏”，普梗切。

心风之状，多汗恶风，焦绝，善怒吓，赤色，病甚则言不可快，诊在口，其色赤。

多汗恶风义如前。“焦绝”，者唇舌焦燥津液干绝也。风化木，风迫于心，则木火合邪，神志溃乱，故或为善怒，或为惊吓。心主舌，病甚则舌本强，故言不可快。心和则舌能知味，故诊当在口。口者兼唇而言，色当赤也。“吓”，音黑，又虚嫁切。

肝风之状，多汗恶风，善悲，“色微苍”，嗌干善怒，时憎女子，诊在目下，其色青。

气并于肺则悲，肝病而肺气乘之，故善悲。色微苍，肝之色也。足厥阴脉循喉咙之后上入颃颡，故嗌干也。“善怒”，肝之志也。肝为阴中之阳，其脉环阴器，强则好色，病则妒阴，故时憎女子也。肝气通于目，故诊在目下，色当青也。“嗌”，音益。“憎”，音曾。

脾风之状，多汗恶风，身体怠堕，四肢不欲动，色薄微黄，不嗜食，诊在鼻上，其色黄。

“身体怠惰、四肢不用”者，脾主肌肉四肢也。“色薄微黄”，土之色也。“不嗜食”，脾病不能化也。鼻为面王，主应脾胃，故色诊当现于鼻上。“嗜”，音示，

肾风之状，多汗恶风，面庞然浮肿，脊痛不能正立，其色炲，隐曲不利，诊在肌上，其色黑。

“庞然”，浮惨貌。风邪入肾，则夹水气上升，故面为浮肿。肾脉贯脊属肾，故令脊痛不能正立。“炲”，烟炲也。“隐

曲”，阴道也。肾主水，故色黑如炲。肾开窍于二阴，故为隐曲不利。肌肉本主于脾，今其风水合邪，反侮乎土，故诊在肌上，色当黑也。又，肾风风水义，见后三十一。“炲”，音台。

胃风之状，颈多汗恶风，食饮不下，隔塞不通，腹善满，失衣则膜胀，食寒则泄，诊形瘦而腹大。

胃脉从大迎前下人迎，循喉咙入缺盆，故胃风之状，颈必多汗恶风；胃主受纳水谷，而风邪居之，故食饮不下，隔塞不通；胃脉循腹里，故善满；失衣则阳明受寒于外，故为膜胀；食寒则胃气受伤于内，故为泄泻；胃者肉其应，胃病故形瘦；腹者胃所居，邪实故腹大。此下当详明六腑之病，而只言胃风者，以胃为六腑之长，即如《本腧篇》所谓“大肠小肠皆属于胃”之意，胃病则腑在其中矣。

首风之状，头面多汗恶风，当先风一日则病甚，头痛不可以出内，至其风日则病少愈。

首为诸阳之会，因沐中风，则头面之皮腠疏，故多汗恶风。凡患首风者，止作无时，故凡于风气将发，必先风一日而病甚头痛，以阳邪居于阳分，阳性先而速也。先至必先衰，是以至其风日则病少愈。“内”，谓房室之内。不可出者，畏风寒也。

漏风之状，或多汗，常不可单衣，食则汗出，甚则身汗喘息恶风，衣常濡，口干善渴，不能劳事。

漏风之病，因于饮酒中风也。风邪夹酒，则阳气散越，故多汗；阳胜则身热恶寒，故不可以单衣；食入于阴，长气于阳，故食则汗出；甚则阳浮于上，故喘息；汗出不止，故衣濡；阳盛阴虚，津亡于内，所以口干善渴，身不能劳也。“能”，耐同。

泄风之状多汗，汗出泄衣上，口中干，上渍，其风不

能劳事，身体尽痛则寒。"

"泄风"者，表不固也；"上渍"者，身半以上，汗多如渍也；"口中干"，津液涸也。液涸则血虚，故不能劳而身尽痛；汗多则亡阳，故令人寒也。"渍"，曾四切。

帝曰："善！"

二十九、风传五脏

（《素问·生机正脏论》）

是故风者，百病之长也。

"长"义如前章。

今风寒客于人，使人毫毛毕直，皮肤闭而为热，当是之时，可汗而发也。

"客"者，如客之自外而至，居非其常也。"毕"，尽也。风寒客于皮肤，则腠理闭密，故毫毛尽直；寒束于外，则气无所疏泄，故郁而为热。斯时也，寒邪初中在表，故可取汗而愈。

或痹不仁肿痛，当是之时，可汤熨及火灸刺而去之；

邪在皮毛，不急去之，则入于经络，故或为诸痹，或为不仁，或为肿痛，故当用汤熨灸刺之法，以去经络之病。

弗治，病入舍于肺，名曰肺痹，发咳上气；

风寒自表入脏，必先于肺，盖肺合皮毛，为脏之长也。《宣明五气篇》曰："邪入于阴则痹。"故肺受风寒则病为肺痹，而其变动为咳，咳则喘急，故为上气。

弗治，肺即传而行之肝，病名曰肝痹，一名曰厥，胁痛出食，当是之时，可按若刺耳；

在肺弗治，则肺金乘木，故及于肝，是为肝痹。肝气善逆，故一名曰厥；厥在肝经，故胁痛；厥而犯胃，故出食。可按若刺，则厥逆散而肝邪平矣。

弗治，肝传之脾，病名曰脾风发瘅，腹中热烦心，出黄，当此之时，可按、可药、可浴；

在肝弗治，则肝木乘土，风热入脾，病名脾瘅。其在内侧腹中热而烦心，在外则肌体出黄。“可按可药可浴”，在解其表里之风热耳。

弗治，脾传之肾，病名曰疝瘕，小腹郁热而痛，出白，一名曰蛊，当此之时，可按、可药；

在脾弗治，则土邪乘肾，病名疝瘕。邪聚下焦，故小腹郁热而痛，溲出白浊也。热结不散，亏蚀真阴，如虫之吸血，故亦名曰蛊。“瘕”，加、驾二音。

弗治，肾传之心，病筋脉相引而急，病名曰瘛，当此之时，可灸可药。弗治，满十日法当死。

肾邪克火则传于心，心主血脉，心病则血燥，血燥则筋脉相引而急，手足挛掣病名曰瘛。邪气至心，其病已极，此而弗治，故不出十日当死。“瘛”，音翅。

肾因传之心，心即复反传而行之肺，发寒热，病当三岁死，

若肾传于心，未至即死而邪未尽者，当复传于肺，而金火交争，金胜则寒，火胜则热，故发寒热。三岁死者，凡风邪传遍五脏，本当即死；其不死者，以元气未败，势犹在缓。故肺复受邪，再一岁则肺病及肝，二岁则肝病及脾，三岁则脾病及肾，三阴俱败，故当死也。

此病之次也。

此即顺传所胜之次第也。

然其猝发者，不必治于传。

病有发于仓猝者，随气为患，不以次而入，亦不必依次以治其传。此又于逆传之外，而复有不次相乘者矣。

或其传化有不以次，不以次入者，忧、恐、悲、喜、怒，令不得以其次，故令人有大病矣。

五志之发无常，随触而动，故生病亦不以其次。

因而喜，大虚则肾气乘矣；

喜则气下，故伤心。心伤而大虚，则肾气乘之，水胜火也。

怒，则肝气乘矣；

怒则气逆于肝，而乘于脾，木胜土也。

悲，则肺气乘矣；

悲则气并于肺，而乘于肝，金胜木也。

恐，则脾气乘矣；

恐伤肾而肾气虚，则脾气乘之，土胜水也。

忧，则心气乘矣。

忧伤肺，则心气乘之，火胜金也。

此其道也。

或以有余而乘彼，或以不足而被乘，皆乘所不胜，此不次之道也。

故病有五，五五二十五变，及其传化，传乘之名也。

脏惟五，而五脏之传，又能各兼五脏，则有二十五变。传者以此传彼，乘者以强凌弱，故有曰传曰乘之异名耳。本篇与脏象类二十四章同出一论，所当并考。

三十、风厥、劳风。

(《素问·评热病论》)

帝曰:“有病身热,汗出烦满,烦满不为汗解,此为何病?”

“不为汗解”,谓汗后热烦不散也。

岐伯曰:“汗出而身热者,风也;汗出而烦满不解者,厥也。病名曰风厥。”帝曰:“愿卒闻之。”岐伯曰:“巨阳主气,故先受邪,少阴与其为表里也,得热则上从之,从之则厥也。”

风为阳邪,故汗虽出而身仍然也。巨阳主气,气言表也。表病则里应,故少阴得热,则阴分之气亦从阳而上逆,逆则厥矣,故名风厥。按:风厥之义不一,如本篇者,言太阳少阴病也,其在《阴阳别论》者云“二阳一阴发病名曰风厥”,言胃与肝也,详本类前六。在《五变篇》者曰“人之善病风厥漉汗者,肉不坚,腠理疏”也,详本类后七十六。俱当参辨其义。

帝曰:“治之奈何?”岐伯曰:“表里刺之,饮之服汤。”

阳邪盛者阴必虚,故当泻太阳之热,补少阴之气,合表里而刺之也。“饮之服汤”,即《脉度篇》所谓“虚者饮药以补之”之意。

帝曰:“劳风为病何如?岐伯曰:“劳风法在肺下,

劳风者,因劳伤风也。肺下者,在内则胸膈之间,在外则四椎五椎之间也。风受于外则病应于内,凡人之因于劳者必气喘,此劳能动肺可知。按:王氏曰:“劳,谓肾劳也。肾脉从肾上贯肝膈入肺中，故肾劳风生，上居肺下也。”此固一说，第劳之为病，所涉者多，恐不止于肾经耳。

其为病也，使人强上冥视，

邪在肺下，则为喘逆，故令人强上不能俯首。风热上壅，则畏风羞明，故令人冥目而视。

唾出若涕，恶风而振寒，此为劳风之病。”

风热伤阴，则津液稠浊，故唾出涕。肺主皮毛，卫气受伤，故恶风振寒。

帝曰：“治之奈何？”岐伯曰：“以救俛仰。

风之微甚，症在俯仰之间也，故当先救之。然救此者必先温肺，温肺风散，风散则俯仰安矣。若温散不愈，郁久成熟，然后可以清解。温清失宜，病必延甚。

巨阳引精者三日，中年者五日，不精者七日，

风邪之病肺者，必由足太阳膀胱经风门、肺腧等穴，内入于脏。太阳者水之腑，三阳之表也，故当引精上行，则风从咳散。若巨阳气盛，引精速者，应在三日；中年精衰者，应在五日；老年不精者，应在七日。当咳出青黄痰涕而愈如下文者，是即引精之谓。

咳出青黄涕，其状如脓，大如弹丸，从口中若鼻中出，不出则伤肺，伤肺则死也。”

咳涕不出者，即今人所谓干咳嗽也，甚至金水亏竭，虚劳之候，故死。王氏曰：“平调咳者，从咽而上出于口；暴猝咳者，气冲突于蓄门而出于鼻。夫如是者，皆肾气劳竭，肺气内虚，阳气奔迫之所为，故不出则伤肺而死也。”按：王氏所谓“蓄门”者，义出《营气篇》，详经络类二十四。

三十一、肾风、风水。

（《素问·评热病论》、《奇病论》附：中风治法）

帝曰："有病肾风者，面胕庞然，壅害于言，可刺不？"

"胕"，浮肿也。"庞然"，失色貌。"壅"，重浊不清也。肾脉循喉咙夹舌本，病风则肾脉不利，故壅害于言语。"胕"，音附。"庞"，音芒。

岐伯曰："虚不当刺，不当刺而刺，后五日其气必至。"

虚者本不当刺，若为肿为实，以针泻之，则正气愈虚，邪必乘虚而至。后五日者，脏气一周而复至其所伤之脏，病气因而甚矣。

帝曰："其至何如？"岐伯曰："至必少气时热，时热从胸背上至头，汗出手热，口干苦渴，小便黄，目下肿，腹中鸣，身重难以行，月事不来，烦而不能食，不能正偃，正偃则咳，病名曰风水，论在刺法中。"

肾主水，风在肾经，即名风水。论在刺法中，即《水热穴论》也，详针刺类三十八。此节诸释，俱如下文，惟热从胸背上至头及手热等义未之及，或脱简也。此病以肾阴不足而复刺之，则重伤真阴，乃成是病。盖肾与膀胱为表里，肾经自足上注胸中，膀胱经自头项下行肩背，阴虚则阳胜，故热从肩背上至头而汗出也。手心主之脉入掌中，肾水不足则心火有余，故又为手热。《平人气象论》曰："面肿曰风，足胫肿曰水。"详本类后五十九。

帝曰："愿闻其说。"岐伯曰："邪之所凑，其气必虚，

邪必因虚而入，故邪之所凑，其气必虚。经文只此二句，奈何后人有续之者曰："留而不去，其病则实。"此言大有不通。夫凑即邪之实也，又何必留而后实耶？留而实者，固然有之，愈留而愈虚者，尤为不少。倘执前言为成训，则未免虚实误用。斯言也，不惟为赘，且为害矣，当察之。

阴虚者阳必凑，故少气时热而汗出也。

阴虚则无气，故为少气时热。阳主散而凑于阴分，故汗出。

小便黄者，小腹中有热也。

小腹有热，邪在阴也，故小便黄。

不能正偃者，胃中不和也；正偃则咳甚，上迫肺也。

"正偃"，仰卧也。肾脉贯肝膈入肺中，其支者注胸中，肾邪自下而上，则胃气逆而不和，故正偃则咳甚而上迫于肺。

诸有水气者，微肿先现于目下也。"帝曰："何以言？"岐伯曰："水者阴也，目下亦阴也，腹者至阴之所居，故水在腹者，必使目下肿也。

目下肿如卧蚕者，其腹必有水气也。

正气上逆，故口苦舌干，卧不得正偃，正偃则咳出清水也。诸水病者，故不得卧，卧则惊，惊则咳甚也。

水邪留滞于脏，故为气逆。气逆则不得正卧，故惊而咳甚。

腹中鸣者，病本于胃也。迫脾则烦不能食，食不能下者，胃脘隔也。身重难以行者，胃脉在足也。

脾胃属土，所以制水，土弱则寒水反侮之，故腹中鸣而食不下。胃主肌肉，其脉行于足，水气居于肉中，故身重不能行。

月事不来者，胞脉闭也，胞脉者属心而络于胞中，今气上迫肺，心气不得下通，故月事不来也。”

胞即子宫，相火之所在也。心主血脉，君火之所居也。阳气上下交通，故胞脉属心而络于胞中，以通月事。今气上迫肺，则阴邪遏绝阳道，心气不得下行，故胞脉闭而月事断矣。凡如上文者，皆虚不当刺之病，可见误刺之为害不小也。

帝曰：“善！”

帝曰：“有病庞然如有水状，切其脉大紧，身无痛者，形不瘦，不能食，食少，名为何病？”

（《素问·奇病论》）“如有水状”，谓其庞然浮肿，似水而实非水也。脉大者，阴虚也。脉紧者，寒气也。身无痛形不瘦者，邪气在脏不在表也。风夹肾邪，反伤脾胃，故不能食。

岐伯曰：“病生在肾，名为肾风。

病生在肾，名为肾风，其非外感之风可知，然则五风有由内生者，皆此义也，所以风有内外之分，不可不辨。

附：中风治法

愚按：风之为病，最多误治在不明其表里耳。盖外风者，八方之所中也；内风者，五脏之本病也。八风自外而入，必先有发热恶寒头疼身痛等症，此因于外者，显然有可察也；五风由内而病，则绝无外症，而忽病如风，其由内伤可知也。然既非外感，而经曰“诸暴强直皆属于风，诸风掉眩皆属于肝”，何也？盖肝为东方之脏，其藏血，其主风，血病则无以养筋，筋病则掉眩强直之类，诸变百出，此皆肝木之化，故云皆属于风。谓之“属”者，以五气各有所生，如诸湿肿满皆属于脾之类，其义同也。盖有所中者谓之中，外感也；无所中者谓之属，内伤也。故王安道有“真中、类中”之辨，所当察也。后世不明此义，不惟以类风者认为真风，而且以内夺暴厥等症俱认为风，误亦甚矣。

夫外感者，邪袭肌表，故多阳实；内伤者，由于酒色劳倦，七情口腹，致伤脏气，故由阴虚。凡脏气受伤，脾败者病在肢体，或多痰饮；肾病者，或在骨髓，或在二阴；心病者，或在血脉，或在神志；肺病者，或在营卫，或在声音；肝病者，或在筋爪，或在胁肋。此五脏之类风，未有不由阴虚而然者。惟东垣独得其义曰：“有中风者，猝然昏愦，不省人事，此非外来风邪，乃本气自病也。人年逾四旬，气衰者，多有此疾。”盖人年四十而阴气自半，故多犯之，岂非阴虚之病乎？夫人生于阳而根于阴，根本衰则人必病，根本败则人必危矣。所谓根本者，即真阴也。人知阴虚惟一，而不知阴虚有二。如阴中之水虚，则病在精血；阴中之火虚，则病在神气。盖阳衰则气去，故神志为之昏乱，非火虚乎？阴亏则形坏，故肢体为之废弛，非水虚乎？今以神离形坏之症，乃不求水火之源，而犹以风治，鲜不危矣。

试以天道言之，其象亦然。凡旱则多燥，燥则多风，是风木之化从乎燥，燥即阴虚之候也。故凡治类风者，专宜培补真阴，以救根本，使阴气复则风燥自除矣。然外感者，非曰绝无虚症，气虚则虚也；内伤者，非曰必无实症，有滞则实也。治虚者，当察其在阴在阳，而直补之；治实者，但察其因痰因气，而暂开之。此于内伤外感及虚实攻补之间，最当察其有无微甚而酌其治也。甚至有元气素亏，猝然仆倒，上无痰，下失禁，瞑目昏沉，此厥竭之症，尤与风邪无涉，使非大剂参熟，或七年之艾，破格挽回，又安望其复真气于将绝之顷哉？倘不能察其表里，又不能辨其虚实，但以风之为名，多用风药，不知风药皆燥，燥复伤阴；风药皆散，散复伤气。以内伤作外感，以不足为有余，是促人之死也。班氏云"不服药为中医"者，正为此辈而发耳。

肾风而不能食，善惊，惊已心气痿者死。"

风生于肾，则反克脾土，故不能食；肾邪犯心，则神气失守，故善惊；惊后而心气痿弱不能复者，心肾俱败，水火俱困也，故死。

帝曰："善！"

三十二、酒　风

（《素问·病态[①]论》）

帝曰："有病身热懈惰，汗出如浴，恶风少气，此为何病？"岐伯曰："病名曰酒风。"

此即前《风论》中所谓漏风也。酒性本热，过饮而病，故令身热；湿热伤于筋，故懈惰；湿热蒸于肤腠，故汗出如浴；汗多则卫虚，故恶风；卫虚则气泄，故少气。因酒得风而病，故曰酒风。

帝曰："治之奈何？"岐伯曰："以泽泻、术各十分，鹿衔五分，合以三指撮，为后饭。"

泽泻味甘淡，性微寒，能渗利湿热。白术味甘苦，气

---

① 国中按："态"，原文作"能"，乃假借字，故改之。后凡此者均改者"态"。

温，能补中燥湿止汗。鹿衔即薇衔，一名无心草，南人呼为吴风草，味苦平，微寒，主治风湿。十分者，倍之也。五分者，减半也。“合以三指撮”，用三指撮合以约其数，而为煎剂也，饭后药先，故曰后饭。

三十三、贼风、鬼神

（《灵枢·贼风篇》全）

黄帝曰：“夫子言贼风邪气之伤人也，令人病焉；今有其不离屏蔽，不出室穴之中，猝然病者，非不离贼风邪气，其故何也？”

“贼”者，伤害之名。凡四时不正之气，皆谓之贼风邪气。详运气类三十六。“室穴”者，古人多穴居也。“非不离贼风邪气”，言虽避风邪而亦有病者何也？

岐伯曰：“此皆常有所伤于湿气，藏于血脉之中，分肉之间，久留而不去，若有所堕坠，恶血在内而不去，猝然喜怒不节，饮食不适，寒温不时，腠理闭而不通。

“常有所伤”，谓故有所伤也。或伤于湿气，留藏于分肉血脉之间；或有所堕坠，恶血留而不去；或猝然喜怒不节，则气有所逆；或饮食不适其宜，则内有所伤；或寒温不时，致腠理闭而卫气不通。凡此五者，皆如下文之所谓“故邪”也。

其开而遇风寒，则血气凝结，与故邪相袭，则为寒痹。

“其开”者，谓冒露于风寒也。故邪在前，风寒继之，二者相值，则血气凝结，故为寒痹。《痹论》曰：“寒气胜者，为痛痹也。”

其有热则汗出，汗出则受风，虽不遇贼风邪气，必有因加而发焉。”

其或有因热汗出而受风者，虽非贼风邪气，亦为外感。必有因加而发者，谓因于故而加以新也，新故合邪，故病发矣。

黄帝曰：“今夫子之所言者，皆病人所自知也；其无[①]所遇邪气，又无怵惕之所志，猝然而病者，其故何也？唯有因鬼神之事乎？”

鬼神之事，盖自古惑之矣，故帝特以为问，在欲发明其义以示人也。“怵”，出、恤二音。

岐伯曰：“此亦有故邪留而未发，因而志有所恶，及有所慕，血气内乱，两气相抟。其所从来者微，视之不见，听而不闻，故似鬼神。”

“故邪”者，言其先有病邪，如上文之湿气堕坠，喜怒寒湿之类，留而未发之谓也。“恶”者，恶其所憎也。慕者，慕其所好也。故邪未发而新邪复触之，则五志为邪所凭，血气因而内乱，邪正先后，两气相抟，而邪妄之病生矣。但病所从来者，其机甚微，有非闻见可及，故人以鬼神为疑，不知迹似鬼神，而实非鬼神之所为也。

黄帝曰：“其祝而已者，其故何也？”岐伯曰：“先巫者，因知百病之胜，先知其病之所从生者，可祝而已也。”

“祝”者，巫咒之属，即祝由也。“胜”者，凡百病五行之道，必有所以胜之者，然必先知其病所从生之由，而后以胜法胜之，则可移精变气，祛其邪矣。病有药石所不及，非此不可者，惟先巫知之，故可祝而已也。然则先巫

---

① 国中按：“无”，原文作“毋”，乃假借字，今改之。后无同。

用祝之妙，正不在祝，其机在胜之而已。鬼神祝由详按，在论治类十六，当与此并观。"祝"，咒同。

三十四、厥　　逆

（《素问·厥论》）

黄帝问曰："厥之寒热者何也？"

"厥"者，逆也。气逆则乱，故忽为眩扑脱绝，是名为厥。愚按：厥症之起于足者，厥发之始也，甚至猝倒暴厥，忽不知人，轻则渐苏，重则即死，最为急候。后世不能详察，但以手足寒热为厥，又有以脚气为厥者，谬之甚也。虽仲景有寒厥热厥之分，亦以手足为言，盖彼以辨伤寒之寒热耳，实非若《内经》之所谓厥也。观《大奇论》曰："暴厥者，不知与人言。"《调经论》曰：血之与气，并走于上，则为大厥，厥则暴死，气复返则生，不返则死。"《缪刺论》曰："手足少阴太阴足阳明五络俱竭，令人身脉皆重而形无知也，其状若尸，或曰尸厥。"若此者，岂只于手足寒热及脚气之谓耶？今人多不知厥症，而皆指为中风也。夫中风者，病多经络之受伤；厥逆者，直因精气之内夺。表里虚实，病情当辨，名义不正，无怪其以风治厥也，医中之害，莫此为甚。今将风厥二类并列于此，以便观者之究正。诸篇厥义，详会通类疾病二十三。

岐伯对曰："阳气衰于下，则为寒厥；阴气衰于下，则为热厥。"

凡物之生气，必自下而升，故阴阳之气衰于下，则寒厥热厥由之而生也。

帝曰："热厥之为热也，必起于足下者何也？"

"足下"，足心也。热为阳邪而反起于阴分，故问之。

岐伯曰："阳气起于足五趾之表，阴脉者集于足下，而聚于足心，故阳气胜则足下热也。"

足趾之端曰表，三阳之所起也。"足下、足心"，三阴之所聚也。若阳气胜则阴气虚，阳乘阴位，故热厥必从足下始。凡人病阴虚者，所以足心多热也。

帝曰："寒厥之为寒也，必从五趾而上于膝者何也？"

五趾为阳气之所起，寒为阴邪，反从阳分而上，故问之。

岐伯曰："阴气起于五趾之里，集于膝下而聚于膝上，故阴气胜则从五趾至膝上寒，其寒也不从外，皆从内也。"

"里"，言内也，亦足下也。若阴气胜则阳气虚，阳不胜阴，故寒厥必起于五趾而上寒至膝。然其寒也，非从外入，皆由内而生也。故凡病阳虚者，必手足多寒，皆从趾端始。

帝曰："寒厥何失而然也？"

厥之将发，手足先寒者，是为寒厥。

岐伯曰："前阴者宗筋之所聚，太阴、阳明之所合也。

"前阴者"，阴器也。"宗筋"者，众筋之所聚也。如足之三阴、阳明、少阳及冲、任、督、跷，筋脉皆聚于此，故曰宗筋。此独言太阴、阳明之合者，重水谷之脏也。盖胃为水谷气血之海，主润宗筋；又阴阳总宗筋之会，会于气街，而阳明为之长，故特言之，以发明下文之义。

春夏则阳气多而阴气少，秋冬则阴气盛而阳气衰。

天人之道皆然也。

此人者质壮，以秋冬夺于所用，下气上争不能复，精

气溢下，邪气因从之而上也，

质壮者有所恃，当秋冬阴胜之时，必多情欲之用，以夺肾中之精气，精虚于下则取足于上，故下气上争也。去者太过，生者不及，故不能复也。精溢则气去，气去则阳虚，阳虚则阴胜为邪，故寒气因而上逆矣。

气因于中，

“气”，即上文之精气邪气也。精气之源，本于水谷，水谷之化，出于脾胃，故凡病为寒厥，为下气上争，为精气溢下，皆气因于中也。然水谷在胃，命门在肾。以精气言，则肾精之化因于胃；以火土言，则土中阳气根于命门。阴阳颠倒，互有所关，故上文云厥起于下，此云气因于中，正以明上下相因之义。

阳气衰不能渗营其经络，阳气日损，阴气独在，故手足为之寒也。”

阳气者，即阳明胃气也。四肢皆禀气于胃，故阳虚于中，则不能渗营经络而手足寒也。

帝曰：“热厥何如而然也？”

厥之将发，手足皆热者，是为热厥。

岐伯曰：“酒入于胃，则络脉满而经脉虚。

酒为热谷之液，其气悍而疾，故先充络脉。络满而经虚者，酒能伤阴，阳盛则阴衰也。酒之详义，见经络类六及脏象类二十一。

脾主为胃行其津液者也，阴气虚则阳气入，阳气入则胃不和，胃不和则精气竭，精气竭则不营其四肢也。

脾主为胃行其津液，故酒入于胃，必归于脾。湿热在脾，则脾阴虚，阳独亢，而胃不和矣。脾胃俱病则精气竭，故不能营其经络四肢也。

此人必数醉若饱以入房，气聚于脾中不得散，酒气与谷气相搏，热盛于中，故热遍于身，内热而尿赤也。夫酒气盛而慓悍，肾气日衰，阳气独胜，故手足为之热也。”

“数醉若饱入房”者，既伤其脾，复伤其肾，皆阴虚也，故手足为热。按：本篇寒热二厥：一由恃壮以秋冬夺于所用，故阳气衰而为寒厥；一由数醉若饱入房，故精气竭而为热厥。二者皆因于酒色，致伤真元，乃为是病，故本篇首言其所由然，则厥之重轻，于兹可见矣。

帝曰：“厥或令人腹满，或令人暴不知人，或至半日，远至一日，乃知人者何也？”

“暴不知人”，猝然昏愦也。

岐伯曰：“阴气盛于上则下虚，下虚则腹胀满；

阴气盛于上，则不守于下，故下虚；阴虚于下，则脾肾之气不化，故腹为胀满。

阳气盛于上，则下气重上而邪气逆，逆则阳气乱，阳气乱则不知人也。”

“重”，并也。“邪气”，气失常也。阳气盛于上，则下气并而上行，并则逆，逆则乱，阳气乱则神明失守，故暴不知人也。

三十五、十二经之厥

（《素问·厥论》连前篇）

帝曰：“愿闻六经脉之厥状病态[①]也。”

① 国中按：“态”，原文作“能”，“态、能、耐”三字古音同，故可借用。

"态"，犹形也。前章言病厥之本，故此下复问其各经之状。

岐伯曰："巨阳之厥，则肿首头重，足不能行，发为眴扑。

"眴"，目眩乱也。"扑"，猝倒也。足太阳之脉起于目内眦，上额交巅入络脑，故为肿首头重眴仆；其下行之支者，合腘中，贯腨内，故为足不能行。"眴"，音眩。

阳明之厥，则癫疾欲走呼，腹满不得卧，面赤而热，妄见而妄言。

"阳明"，胃脉也，为多气多血之经。气逆于胃则阳明邪实，故为癫狂之疾而欲走且呼也；其脉循腹里，故为腹满；胃不和则卧不安，故为不得卧；阳明之脉行于面，故为面赤而热；阳邪盛则神明乱，故为妄见妄言。

少阳之厥，则暴聋颊肿而热，胁痛，胻不可以运。

厥在足少阳者，其脉入耳中，故暴聋；下加颊车，故颊肿而热；下腋循胸过季胁，故胁痛；下出膝外廉下外辅骨之前，故胻不可以运。"胻"，音杭。

太阴之厥，则腹满䐜胀，后不利，不欲食，食则呕，不得卧。

足太阴之脉，入腹属脾络胃，故厥则腹满䐜胀；逆气在脾，故后便不利，且令不欲食而食则呕；脾与胃为表里，胃不和者卧不安，脾亦然也。

少阴之厥，则口干尿赤，腹满心痛。

厥逆在足少阴者，其脉循喉咙夹舌本，故口干；肾脉络膀胱，故尿赤；其直者从肾上贯肝膈，其支者从肺出络心注胸中，故腹满心痛。

厥阴之厥，则小腹肿痛腹胀，泾溲不利，好卧屈膝，

阴缩肿，胻内热。

足厥阴之脉，抵小腹夹胃，故厥则小腹肿痛而腹胀；其脉环阴器，故泾溲不利，阴缩而肿；肝主筋，为疲极之本，故足软好卧而屈膝；其下者行足胫内侧，故胻内为热。“泾”，音经，水名。“溲”，音搜。

盛则泻之，虚则补之，不盛不虚，以经取之。

不盛不虚者，惟逆气在经而无关于虚盛也，故但取其经而已。义详本类前十。

太阴厥逆，胻急挛，心痛引腹，治主病者。

此下亦皆言足六经也。足太阴之脉上腨内，循胫骨之后，故胻为急挛；入腹注心中，故心痛引腹。“治主病者”，谓如本经之左右上下及原腧等穴，各有宜用，当审其所主而刺之也。余准此。

按：六经之厥已具上文，此复言者，考之全元起本，自本节之下，另在第九卷中，盖彼此发明，原属两篇之文，乃王氏类移于此者，非本篇之重复也。

少阴厥逆，虚满呕变，下泄清，治主病者。

肾为胃关，故少阴厥逆，则下焦不化而为虚满呕变，肾病则命门阳气亦衰，故下泄清冷。

厥阴厥逆，挛腰痛，虚满前闭谵言，治主病者。

厥阴脉络诸筋，故为拘挛腰痛。肝邪侮土，故为虚满。肝经之脉环阴器，故为前闭不通。肝藏魂，厥逆在肝则神魂乱，故言为谵妄。

三阴俱逆，不得前后，使人手足寒，三日死。

“不得前后”者，或闭结不通，或遗失不禁，不得其常之谓也。三阴俱逆则脏气绝，《阳明脉解篇》曰：“厥逆连经则生，连脏则死。”此之谓也。

太阳厥逆，僵扑呕血善衄，治主病者。

足太阳之脉，起目内眦，从巅入络脑，夹脊循脐下腘中，贯腨内，为三阳之大经，故主僵扑衄衊之病。然五脏之腧皆系于此，故本经厥逆者，当为呕血。“衄”，女六切。

少阳厥逆，机关不利，机关不利者，腰不可以行，项不可顾，

足之少阳，胆经也。“机关”者，筋骨要会之所也。胆者筋其应，少阳厥逆则筋不利，故为此机关腰项之病。

发肠痈不可治，惊者死。

肠痈发于少阳厥逆者，相火之结毒也，故不可治，若有惊者，其毒连脏，故当死。

阳明厥逆，喘咳身热，善惊衄呕血。

阳明之脉，循喉咙入缺盆下膈，故为喘咳；阳明主肌肉，故为身热；风木之邪发惊骇，为胃所畏，故善惊；阳明之脉起于鼻属于胃，气有所逆，故为衄血呕血。

手太阴厥逆，虚满而咳，善呕沫，治主病者。

此下言手六经之厥逆也。手太阴之脉起于中焦，循胃口上膈属肺，故其为病如此。

手心主少阴厥逆，心痛引喉，身热，死不可治。

手心主厥阴之脉，起于胸中，出属心包络；手少阴心脉从心系上夹嗌，皆令人心痛引喉。二经属火，其主血脉，故为身热。心为五脏六腑之大主，故逆之则死不可治。

手太阳厥逆，耳聋泣出，项不可以顾，腰不可以俯仰，治主病者。

手太阳小肠之脉，至目之内外眦入耳中，故厥则耳聋泣出；其支者从缺盆循颈，故项不可以顾。又，《四时气篇》曰：“邪在小肠者，连睾系，属于脊。”故腰不可以俯仰也。

手阳明少阳厥逆，发喉痹嗌肿，痓[①]，治主病者。

手阳明大肠之脉，从缺盆上颈贯颊，手少阳三焦之脉，上出缺盆上项，故皆发喉痹嗌肿。按：全元起本“痓”作“痉”，谓手臂肩项强直也。“痓”，音炽。“痉”，音敬。

三十六、厥逆头痛，五有余二不足者死。

（《素问·奇病论》）

帝曰：“人有病头痛，以数岁不已，此安得之？名为何病？”

头痛不当数岁，故怪而为问。

岐伯曰：“当有所犯大寒，内至骨髓，髓者以脑为主，脑逆故令头痛齿亦痛，病名曰厥逆。”帝曰：“善！”

髓以脑为主，诸髓皆属于脑也，故大寒至髓，则上入头脑而为痛；其邪深，故数岁不已；髓为骨之充，故头痛齿亦痛；是因邪逆于上，故名曰厥逆。

帝曰：“有癃者，一日数十溲，此不足也；身热如炭，颈膺如格，人迎躁盛，喘息气逆，此有余也。太阴脉细微如发者，此不足也。其病安在？名为何病？”

---

① 国中按：“痓”，应作“痉”。《说文解字义证》云：“《六书故》‘医书以中寒湿，发热恶寒颈项强急，身反张如中风状，或掣纵口噤为痓。有汗为柔痓，为阴痓；无汗为刚痓，为阳痓。’且曰‘痓亦作痉’。考之《说文》合之以声，痓乃痉之讹，当定为痉。”《杂病源流犀烛·破伤风源流》云：“痉者，筋劲强直而不柔和；痓者，口噤而角弓反张。二者虽各有症状，其源则由血气内虚，痰涎壅盛。”《圣济总录》卷二十八云：“痓又谓之痉者，盖痉痓一类，古人特以强直名之。”由此可见，凡“痓”，均应写作“痉”。“痓”，乃古人传抄中一笔误成也。痉，音径，读 jìng。

“癃”，小水不利也。“一日数十溲”，数欲便而所出不多也。“如炭”者，热之甚也。颈言咽喉，膺言胸臆，如格者，上下不通，若有所格也。“人迎躁盛”者，足阳明动脉在结喉两旁，所以候阳也。“喘息”者，呼吸急促也。“气逆”者，治节不行也。“太阴脉微细”者，即两手寸口之脉，所以候阴也。“癃”，良中切。“溲”，音搜。

岐伯曰：“病在太阴，

脾肺二脏皆属太阴，观下文复云“颇在肺”，则此节专言脾阴可知。如上文云“太阴之脉细微”者，正以气口亦太阴也，脏气不足，则脉现于此。又，《口问篇》曰：“中气不足，溲便为之变。”今其癃而数十溲者，亦由中气之不足耳，故病在脾阴。气口亦太阴义，详脏象类十一。

其盛在胃，

上文云“身热如炭”者，胃主肌肉也；“颈膺如格”者，胃脉循喉咙入缺盆下膈也；“人迎躁盛”者，即《终始》等篇所云：”人迎一盛、二盛、三盛、四盛，且大、且数，名曰溢阳也。”凡上三者，皆属阳明，故曰其盛在胃。

颇在肺，

即喘息气逆也。

病名曰厥，死不治。

阴不入阳，故其盛在胃。阳不入阴，故太阴细微。病名曰厥者，阴阳皆逆也，故死不可治。

此所谓得五有余、二不足也。”帝曰：“何谓五有余、二不足?”岐伯曰：“所谓五有余者，五病之气有余也；二不足者，亦病气之不足也。今外得五有余，内得二不足，此其身不表不里，亦正死明矣。”

“外得五有余”者，一身热如炭，二颈膺如格，三人迎躁盛，四喘息，五气逆也。“内得二不足”者，一癃而一日数十溲，二太阴脉细微如发也。若此五病者，邪气有余也；二病者，正气不足也。欲泻其邪，则阴虚于里；欲补其虚，则阳实于外。救里不可，治表亦不可，此不表不里之病，即阳症阴脉之类，有死而已，不能为也。

三十七 厥腰痛

（《素问·病态论》）

帝曰：“有病厥者，诊右脉沉而紧，左脉浮而迟，不然病主安在？”

此言厥逆而为腰痛者，其病在肾也。右脉左脉，皆以两尺为言。不然，《甲乙经》作“不知”，于义为妥，当从之。

岐伯曰：“冬诊之，右脉固当沉紧，此应四时；左脉浮而迟，此逆四时。

冬气伏藏，故沉紧者为应时，浮迟者为逆，逆则为厥矣。

在左当主病在肾，颇关在肺，当腰痛也。”

在左者当主病在肾，此正以尺为言也，然浮者为肺脉，故云颇关在肺。

帝曰：“何以言之？”岐伯曰：“少阴脉贯肾络肺，今得肺脉，肾为之病，故肾为腰痛之病也。”

肾脉本络于肺，今以冬月而肺脉现于肾位，乃肾气不足，故脉不能沉而现浮迟，此非肺病，病在肾也。腰为肾之府，故肾气逆者，当病为腰病。

三十八、厥逆之治，须其气并

（《素问·腹中论》）

帝曰：“有病膺肿颈痛，胸满腹胀，此为何病？何以得之？”

“膺”，胸之两旁高处也。“颈”，项前也。

岐伯曰：“名厥逆。”

膺肿颈痛，胸满腹胀，皆在上中二焦，此以阴并于阳，下逆于上，故病名厥逆。

帝曰：“治之奈何？”岐伯曰：“灸之则喑，石之则狂，须其气并，乃可治也。”

“喑”，失音也。“石”，总针石而言。

帝曰：“何以然？”岐伯曰：“阳气重上，有余于上，灸之则阳气入阴，入则喑；

阳气有余于上而复灸之，是以火济火也。阳极乘阴，则阴不能支，故失声为喑。

石之则阳气虚，虚则狂。

阳并于上，其下必虚，以石泄之，则阳气随刺而去，气去则上下俱虚，而神失其守，故为狂也。

须其气并而治之，可使全也。”

“气并”者，谓阴阳既逆之后，必渐通也。盖上下不交，因而厥逆，当其乖离而强治之，恐致偏绝，故必须其气并，则或阴或阳，随其盛衰，察而调之，可使保全也。

三十九、伤 寒

（《素问·热论》附：传经说及伤寒治法）

黄帝问曰："今夫热病者，皆伤寒之类也，或愈或死，其死皆以六七日之间，其愈皆以十日以上者何也？不知其解，愿闻其故。"

伤寒者，中阴寒杀厉之气也。寒盛于冬，中而即病者，是为伤寒，其不即病者，至春则名为温病，至夏则名为暑病。然有四时不正之气，随感随发者，亦曰伤寒。寒邪束于肌表，则玄府闭，阳气不得散越，乃郁而为热，故凡系外感发热者，皆伤寒之类。

岐伯对曰："巨阳者，诸阳之属也，

"巨"，大也。太阳为六经之长，统摄阳分，故诸阳皆其所属。

其脉连于风府，故为诸阳主气也。

"风府"，督脉穴。太阳经脉，覆于巅背之表，故主诸阳之气分。

人之伤于寒也，则为病热，热虽甚不死；

人伤于寒而传为热者，寒盛则生热也，寒散则热退，故虽甚不致死。

其两感于寒而病者，必不免于死。"

表里俱受，是谓两感，义详后章。

帝曰："愿闻其状。"岐伯曰："伤寒一日，巨阳受之，故头项痛，腰脊强。

"巨阳"，足太阳也，为三阳之表，而脉连风府，故凡病伤寒者，多从太阳始。太阳之经从头项下肩髆，夹脊抵腰中，故其为病如此。仲景曰："太阳之为病，脉浮，头项强痛而恶寒。"按：人身经络，三阳为表，三阴为里。三阳之序，则太阳为三阳，阳中之阳也；阳明为二阳，居太阳之次；少阳为一阳，居阳明之次，此三阳为表也。三阴之序，则太阴为三阳，居少阳之次，少阴为二阴，居太阴之次；厥阴为一阴，居少阴之次，此三阴为里也。其次序之数，则自内而外，故各有一二三之先后者如此。又如邪之中人，必自外而内，如《皮部论》等篇曰："邪客于皮，则腠理开，开则邪入客于络脉，络脉满则注于经脉，经脉满则入舍于腑脏。"此所以邪必先于皮毛，经必始于太阳，而后三阴三阳五脏六腑皆受病，如下文之谓也。

二日阳明受之，阳明主肉，其脉夹鼻络于目，故身热目疼而鼻干，不得卧也；

伤寒多发热，而独此云身热者，盖阳明主肌肉，身热尤甚也。邪热在胃则烦，故不得卧。余症皆本经之所及，仲景曰："阳明之为病，胃家实"是也。

三日少阳受之，少阳主胆，其脉循胁络于耳，故胸胁痛而耳聋。

邪在少阳者，三阳已尽，将入太阴，故为半表半里之经。其经脉出耳前后，下循胸胁，故为胁痛耳聋等症。仲景曰："伤寒脉弦细，头痛发热者，属少阳。少阳之病，口苦、咽干、目眩也。"又曰："太阳病不解，转入少阳者，胁下硬满，干呕不能食，往来寒热。"盖邪在阴则寒，邪在阳则热，邪在表则无呕满等症，邪在里则胸满干呕不能食。故成无己曰："少阳之邪，在半表半里之间。"

三阳经络皆受其病，而未入于脏者，故可汗而已。

三阳为表属腑，邪在表而未入于三阴之脏者，皆可汗而散也。

四日太阴受之，太阴脉布胃中，络于嗌，故腹满而嗌干；

邪在三阳，失于汗解，则入三阴，自太阴始也。仲景曰："伤寒脉浮而缓，手足自温者，系在太阴。太阴之为病，腹满而吐，食不下、自利益甚，时腹自痛也。"

五日少阴受之，少阴脉贯肾络于肺，系舌本，故口燥舌干而渴；

肾经属水而邪热涸之，故口舌为之干渴。仲景曰："少阴之为病，脉微细，但欲寐也。"

六日厥阴受之，厥阴脉循阴器而络于肝，故烦满而囊缩。

六经传遍，乃至厥阴，邪热甚于阴分，故为烦满。仲景曰："厥阴之为病，气上撞心，心中疼热，饥而不欲食，食则吐蛔，下之利不止。"

附：传经说（一）

按：伤寒传变，先自三阳之表，后入三阴之里，此阴阳先后之序也。然观东垣曰："太阳者，巨阳也。膀胱经病，若渴者，自入于本也，名曰传本；太阳传阳明胃土者，名曰循经传；太阳传少阳胆木者，名曰越经传；太阳传少阴肾水者，名曰表里传；太阳传太阴脾土者，名曰误下传；太阳传厥阴肝木者，名曰循经得度传。"又陶节庵曰："风寒之初中人也无常，或入于阴，或入于阳，皆无定体，非但始太阳、终厥阴也。或自太阳始，日传一经，六日至厥阴，邪气衰，不传而愈者；亦有不罢再传者；或有间经而传者；或有传至二三经而止者；或有终始只在一经者；或有越经而传者；或有初入太阳，不作郁热，便入少阴而成真阴症者；或有直中阴经而成寒症者。缘经无明文，后人有妄治之失。若夫自三阳传次三阴之阴症，外虽有厥逆，内则热邪耳。若不发热，四肢便厥冷而恶寒者，此则直中阴经之寒症也。自叔和立说之混，使后人蒙害者多矣。又有合病并病之症：曰合病者，两经或三经齐病不传者为合病；并病者，一经先病未尽，又过一经之传者为并病。所以有太阳阳明合病，有太阳少阳合病，有少阳阳明合病，有三阳合病。三阳若与三阴合病，即是两感，所以三阴无合并例也。"此皆经文所未及，而二子言之，其义多出于仲景，皆理所必然者也。然经所言者，言传经之常；二子所言者，言传经之变。学者俱当详察，不可执一，庶乎随机应变，不致有胶柱之误矣。

三阴三阳、五脏六腑皆受病，营卫不行，五脏不通，则死矣。

伤寒邪在经络，本为表症，经尽气复，自当渐解，若六经传遍而邪不退，则深入于腑，腑不退则深至于脏，故五脏六腑皆受病矣。邪盛于外则营卫不行，气竭于内则五脏不通，故六七日间致死也。善治此者，必不使其邪入内，亦必不使其脏气竭，知斯二者，近于神矣。

附：传经说（二）

愚按：伤寒传变，只言足经，不言手经，其义本出此篇，如上文六节是也。奈何草窗刘氏不明其理，遂谬创伤寒传足不传手之说，谓足经所属皆水木土，水寒则冰，木寒则凋，土寒则坼，是皆不胜其寒也；手经所属，皆金与火，金得寒则愈坚，火体极热而寒不能袭。所以伤寒只传足经，不传手经。”巧言要誉，昧者称奇，妄诞欺人，莫此为甚。夫人之金火两脏，不过以五行之气各有所属耳，岂即真金真火，不能毁伤者耶？斯言一出，遂起人疑，致有谓足经在下，手经在上，寒本阴邪，故传足也，有谓足之六经皆东北方及四隅之气，手之六经皆西南方之气，寒气中人，必在冬春，同气相求，故先自水经以及木土，而金火则无犯也；有谓无奇经则无伤寒，奇经惟附于足也。纷纷议论，争辨不明，其说皆谬。

夫人之血气运行周身，流注不息，岂传遇手经而邪有不入者哉？且寒之中人，必先皮毛，皮毛者肺之合，故在外则有寒慄鼻塞等症，在内则有咳喘短气等症，谓不传于肺乎？其入手少阴、厥阴也，则有舌胎怫郁，神昏错乱等症，谓不传于心主包络乎？其入手阳明也，则有泄泻秘结等症，谓不传于大肠乎？其入手太阳也，则有癃闭不化等症，谓不传于小肠乎？其入手少阳也，则有上下不通，五官失职，痞满燥实俱全等症，谓不传于三焦乎？再观本节云“三阴三阳、五脏六腑皆受病”，岂手经不在内乎？所以仲景有肺、心、肝、脾、肾五脏绝症，义又可知。然本经之不言手者何也？盖伤寒者表邪也，欲求外症，但当察于周身，而周身上下脉络，惟足六经则尽之矣，手经无能遍也。且手经所至，足经无不至者，故但言足经，则其左右前后阴阳诸症，无不可按而得，而手经亦在其中，不必言矣。此本经所以只言足者，为察周身之表症也。义本易见，而疑辩至今，皆惑于刘氏之妄言耳。井蛙蠹道之评，孰为评之过也。

其不两感于寒者，七日巨阳病衰，头痛少愈；

邪气渐退，则正气渐复，如下文也。

八日阳明病衰，身热少愈；九日少阳病衰，耳聋微闻；十日太阴病衰，腹减如故，则思饮食；十一日少阴病衰，渴止不满，舌干已而嚏；十二日厥阴病衰，囊纵小腹微下，大气皆去，病日已矣。”

所谓其愈皆十日以上者如此。“嚏”，音帝。

帝曰：“治之奈何？”岐伯曰：“治之各通其脏脉，病日衰已矣。其未满三日者，可汗而已；其满三日者，可泄而已。”

“各通其脏脉”，谓当随经分治也。凡传经之邪，未满三日者，其邪在表，故可以汗已。满三日者，其邪传里，故可以下。然此言表里之大体耳。按《正理伤寒论》曰：“脉大浮数，病为在表，可发其汗；脉实沉数，病为在里，可下之。”故日数虽多，但有表症而脉浮大者，犹宜发汗；日数虽少，但有里症而脉沉实者，即当下之。此汗下之法，但当以表里为据，又不可以执一也。

附：伤寒治法

愚按：伤寒一症，感天地阴厉之气，变态不测，最为凶候，治一有差，死生反掌。在古人垂训之多，何止百家千卷，其中立法之善，无出仲景，用药之善，须逊节庵，凡于曲折精微，靡不详尽，余复何言，然尤有不能已者，在苦于条目之浩繁，而后学求之不易也。观《陶氏家秘的本》曰：“伤寒治法得其纲领如拾芥，若求之多歧，则支离破碎，如涉海问津矣，盖脉症与理而已。”斯言也，予殊佩之。然求其所谓纲领者，谓操其枢要，切于时用者是也；所谓多歧者，谓检遍方书，无方可用者是也；所谓脉症者，谓表里阴阳寒热虚实之辨也；所谓理者，谓见之真、法之要也，得其理则治无一失矣。是以法必贵详，用当知约，详而不约，徒详何益？诚若望洋，无所用之地矣。

予请约之曰：凡治伤寒，其法有六，曰吐、汗、下、温、清、补也。盖吐中有发散之意，可去胸中之实，可举陷下之气，若无实邪在上，不可用之，所用既少，法亦无多，故舍吐之外而切于用者，惟汗、下、温、清、补五法而已。

所谓汗者，治表症也，寒邪在表，不汗何从而解？然汗法有三：曰温散，曰凉解，曰平解。温散者，如以寒胜之时，阴胜之脏，阳气不充，则表不易解，虽身有大热，亦必用辛温，勿以寒凉为佐，此即寒无犯寒之谓也；凉解者，如炎热炽盛，表里枯涸，则阴气不营，亦不能汗，宜用辛凉，勿以温热为佐，此即热无犯热之谓也；若病在阴阳之间，既不可温，又不可凉，则但宜平用，求其解表而已也。然无表症者，不可汗；似表非表者，不可汗；咽中闭塞者，不可汗；诸动气者，不可汗；淋家不可汗；诸亡血者，不可汗；脉微弱者，无阳也不可汗；脉微恶寒者，阴阳俱虚，不可汗、吐下。其可汗者，如仲景曰："凡发汗温服汤药，其方虽言日三服，若病剧不解，当促之于半日中尽三服。"又曰："凡作汤药，不可避晨夜，觉病须臾，即宜便治，不等早晚，则易愈矣。"此所以汗不嫌早也。

所谓下者，攻其内也，实邪内结，不下何从而去？然表邪未解者，不可下；诸虚者，不可下；阳微者，不可下；诸外实者，不可下；咽中闭塞者，不可下；诸动气者，不可下；脉弱者，不可下；脉浮而大者，不可下；病呕吐者，不可下；大便先硬后溏者，不可下；非有大满燥实坚者，不可下。此所以下不嫌迟也。

所谓温者，温其中也，脏有寒气，不温之何自而除？有客寒者，寒自外入者也；有主寒者，气虚者也。盖气为阳，气不足则寒生于中，寒即阴症之属，温即兼乎补也。所谓清者，清其热也。有热无结，本非大实，不清之何由而散？表热者宜于清解，里热者宜于清降，热即阳症之属，清即类乎泻也。

若此四者，古人发明已尽，余不过述其要耳，学者仍当由博而约，勿谓止于是也。惟“补”之一字，则所系尤切，而人多不知之。

夫用补之法，岂只因于中气，盖实兼乎表里。如表邪不解，屡散之而汗不出者，中虚无力，阴气不能达也。盖汗即水也，水既不足，汗自何来？人知汗属阳分，升阳可以解表，而不知汗生于阴，补阴最能发汗，今有饮水而汗出者，即其义也。又如内热不解，屡清之而火不退者，阴不足也。人知惟寒可以去热，而不知壮水方能息火也。又如正气不足，邪气有余，正不胜邪，病必留连不解。有如是者，不可攻邪，但当实其中气，使正气内强，则根本无害，逼邪外出，则营卫渐平，所谓温中自有散寒之意，此不散表而表自解，不攻邪而邪自退，不治之治，尤非人之所知也。

惟是用补之法，则脏有阴阳，药有宜否，宜阳者必先于气，宜阴者必先乎精。阳以人参为主，而芪、术、升、柴之类可佐之；阴以熟地为主，而茱萸、山药、归、杞之类可佐之。然人参随熟地，则直入三阴；熟地随芪、术，亦上归阳分。但用药当如盘珠，勿若刻舟求剑。且人伤于寒而传为热，则阳胜伤阴者多，故利于补阴者十之七八，利于补阳者十之二三。然阴中非无阳气，佐以桂附，则真阳复于命门；佐以姜草，则元气达于脾胃。药不及病，与不药同，故当随病重轻以为增减，此余之百战百胜者，所活已多，非谬说也。

或曰：古人之治伤寒，皆重在汗、吐、下三法，而后于补，今子所言，则似谆谆在补而后于攻者何也？曰：三法已悉，无待再言，独于用补，殊未尽善，故不得不详明其义，以补古人之未备。

试以《伤寒论》观之，曰："阴症得阳脉者生，阳症得阴脉者死。"迄今说者，无不为然。愚谓阳症阳脉、阴症阳脉者，本为顺症，可以无虑，惟阳症阴脉，则逆候也，为伤寒之最难，故古人直谓之死，则其无及于此也可知矣，余所谓切于补者，正在此也。今以余所经验，凡正气虚而感邪者多现阴脉。盖症之阳者，假实也；脉之阴者，真虚也。阳症阴脉，即阴症也。观陶节庵曰："凡察阴症，不分热与不热，须凭脉下药，至为切当。"不问脉之浮沉大小，但指下无力，重按全无，便是伏阴，不可凉药，服之必死。然则脉之沉小者，人知其为阴脉矣，而浮大者亦有阴脉，则人所不知也。治以凉药犹且不可，况其他乎？故余于此症，必舍症从脉，所以十全其九。然所用之法，多非本门正方，随手而应，见者无不异之，夫亦何异之有，药对症而已矣，余请再悉其义。

夫伤寒之千态万状，只虚实二字足以尽之。一实一虚，则邪正相为胜负，正胜则愈，邪胜则死，死生之要，在虚实间耳。若正气实者，即感大邪，其病亦轻；正气虚者，即感微邪，其病亦甚。凡气实而病者，但去其邪则愈矣，放胆攻之，何难之有？此而当余，亦不过若吹灰拉朽耳，无足齿也。虽付之庸手，自无难愈，即不治之，俟其经气尽复，亦无不愈。此譬之两敌相持，主强则客不能胜，必自解散而去，何患之有？故凡正气实者，无论治与不治，皆无虑也。所可虑者，惟夹虚伤寒耳，凡疾病相加，未有元气不竭而死者，强弱相攻，未有根本不伤而败者，此理势之必然也，伤寒之难，止于此耳。

奈何庸浅之辈，初不识人虚实，但见发热，动手便攻。夫不可攻而攻之，则未有不死者，何也？盖攻者所以攻邪，然必借元气以为之帅，设主气不足而强攻其邪，则邪气未去，而正气因攻先败矣。如此杀人，罪将谁委？又，其最可怪者，则有曰伤寒无补法，惑乱人心，莫此为甚。独不观仲景立三百九十七法，而脉症之虚寒者一百有余；定一百一十三方，而用人参者三十，用桂附者五十有余。此下如东垣、丹溪、陶节庵辈所用补中益气、回阳返本、温经益元等汤，皆未尝不用补也，孰谓伤寒无补法耶？此其立法，固为不少，但在余则犹谓未尽，在人则目为异常，不惟异常，而且曰无之，高明者岂其然哉？

矧今人之患夹虚伤寒者十常六七，传诵伤寒无补法者十之八九，虚而不补，且复攻之，余目睹其受害者盖不可胜纪矣，心切悲之，故力辩于此，欲以救时弊耳，非好补也。观者惟加详察，则苍生大幸。

四十、两　　感

（《素问·热论》连前篇）

帝曰：“其病两感于寒者，其脉应与其病形何如？”岐

伯曰：“两感于寒者，病一日则巨阳与少阴俱病，则头痛口干而烦满。

“两感”者，表里同病也。足太阳与少阴为表里，故在太阳则为头痛，在少阴则为口干烦满。

二日则阳明与太阴俱病，则腹满身热，不欲食谵言。

阳明太阴为表里，二经同病也。“谵言”，妄言也。阳明病则身热谵言，太阴病则腹满不欲食。“谵”，音占。

三日则少阳与厥阴俱病，则耳聋囊缩而厥，水浆不入，不知人，六日死。”

少阳厥阴表里同病也。少阳病则为耳聋，厥阴病则为囊缩而厥。至是则三阴三阳俱受病，故水浆不入，昏不知人，于六日之际当死也。

帝曰：“五脏已伤，六腑不通，营卫不行，如是之后，三日乃死何也？”

如此之后，三日乃死，谓两感传遍之后，复三日而死也，盖即六日之义。

岐伯曰：“阳明者，十二经脉之长也。其血气盛，故不知人；三日其气乃尽，故死矣。”

阳明为水谷气血之海，胃气之所出也，故为十二经脉之长，且为多气多血之经，若感于邪，其邪必甚，故不知人。凡两感于邪者，三日之后，胃气乃尽，故当死也。

按：门人钱祯曰：“两感者，本表里之同病，似若皆以外邪为言，而实有未必尽然者，正以内外俱伤，便是两感。今见少阴先溃于内，而太阳继之于外者，即纵情肆欲之两感也。太阴受伤于里，而阳明重感于表者，即劳倦竭力、饮食失调之两感也。厥阴气逆于脏，少阳复病于腑者，心七情不慎、疲筋败血之两感也。人知两感为伤寒，而不知伤寒之两感，内外俱困，病斯剧矣。但伤有重轻，医有贤不肖，则死生系之。或谓两感之症不多见者，盖亦见之不广，而义有未达耳。”此言最切此病，诚发人之未发，深足指迷，不可不录也。

四十一、温病暑病

（《素问·热论》连前篇）

凡病伤寒而成温者，先夏至日者为病温，后夏至日者为病暑。

寒邪中人而成温病暑病者，其在时则以夏至前后言，在病则以热之微甚言，故凡温病暑病，皆伤寒也。

暑当与汗皆出，勿止。

暑气侵人，当令有汗，则暑随汗出，故曰勿止。《阴阳应象》等论曰：“冬伤于寒，春为温病；夏伤于暑，秋为痎疟。”仲景曰：“冬时严寒，触冒之者，乃名伤寒。”其伤于四时之气，皆能为病，以伤寒为毒，最成杀厉之气也。中而即病者，名曰伤寒。不即病者，寒毒藏于肌肤，至春变为温病，至夏变为暑病。暑病者，热极，重于温也。是以辛苦之人，春夏多温热病，皆由冬时触寒所致，非时行之气也。凡时行者，春时应暖而复大寒，夏时应热而反大凉，秋时应凉而反大热，冬时应寒而反大温，此非其时而有其气，是以一岁之中，长幼之病多相似者，此则时行之气也。

四十二、遗　症

（《素问·热论》连前篇）

帝曰："热病已愈，时有所遗者何也？"岐伯曰："诸遗者，热甚而强食之，故有所遗也。若此者，皆病已衰而热有所藏，因其谷气相迫，两热相合，故有所遗也。"

病虽衰而余热未除，尚有所藏，因而强食，则病气与食气相并，两热合邪，以致留连不解，故名曰遗。

帝曰："善！治遗奈何？"岐伯曰："视其虚实，调其逆顺，可使必已矣。"

食滞于中者病之实，脾弱不能运者病之虚，实则泻之，虚则补之，虚实弗失，则逆顺可调，病必已矣。

帝曰："病热当何禁之？"岐伯曰："病热少愈，食肉则复，多食则遗，此其禁也。"

"复"者，病复作，遗则延久也。凡病后脾胃气虚，未能消化饮食，故于肉食之类皆当从缓，若犯食复，为害非浅。其有夹虚内馁者，又不可过于禁制，所以贵得宜也。

四十三、阴　阳　交

（《素问·评热病论》）

黄帝问曰："有病温者，汗出辄复热，而脉躁疾，不为汗衰，狂言不能食，病名为何？"岐伯对曰："病名阴阳交，交者死也。"

汗者，阴之液。身热脉躁者，阳之邪。病温汗出之后，则当邪从汗解，热退脉静矣。今其不为汗衰者，乃阳胜之极，阴气不能复也，故为狂言，为不食。正以阳邪交入阴分，则阴气不守，故曰阴阳交，交者死也。

帝曰："愿闻其说。"岐伯曰："人所以汗出者，皆生于谷，谷生于精。

谷气内盛则生精，精气外达则为汗。

今邪气交争于骨肉而得汗者，是邪却而精胜也，精胜则当能食而不复热。

惟精胜邪，所以能汗。邪从汗散，则当能食，不复热矣。

复热者，邪气也。汗者，精气也。今汗出而辄复热者，是邪胜也。不能食者，精无俾也。

"俾"，使也。"精"，阴气也。五脏所以藏精，脏气虚则不能使人饮食，故曰精无俾也。"俾"，音比。

病而留者，其寿可立而倾也。

病气留而不退，则元气日败，必致损命矣。

且夫《热论》曰：'汗出而脉尚躁盛者死。'《热论》指《灵枢·热病篇》也，见针刺类四十。凡汗后脉当迟静，而反躁盛者，真阴竭而邪独胜也，故病必死。

今脉不与汗相应，此不胜其病也，其死明矣。

精气不胜病气也。

狂言者是失志，失志者死。

此总五志为言也。志舍于精，精不胜邪，则五脏之志皆失，故致狂言者多死。

今见三死，不见一生，虽愈必死也。"

汗后辄复热不能食者，一死；汗后脉尚躁盛者，二死；汗后反狂言失志者，三死。有此三者，则必死之候。

四十四、五脏热病刺法

（《素问·刺热篇》全）

肝热病者，小便先黄，腹痛多卧身热。

肝脉环阴器，故小便黄；抵小腹，故腹痛。肝主筋，筋热则软，故多卧；邪在厥阴经，则行于股阴腹胁，故身热。按：前篇《热论》所载者，悉言伤寒，此篇名《刺热》者，盖即所以治伤寒也。但前篇分伤寒之六经，此篇详伤寒之五脏，正彼此相为发明耳。观后节之复言两感，概可知矣。凡欲察伤寒之理者，其毋忽此篇之义及《灵枢·热病篇》治法。详针刺类四十。

热争则狂言及惊，胁满痛，手足躁，不得安卧。

热入于脏，则邪正相胜故曰争。下同。气争于肝，则肝气乱，故狂言而惊，肝病主惊骇也；肝脉布胁肋，故胁为满痛；热极则生风，风淫四末，故手足躁扰；木邪乘土，必及于胃，胃不和则卧不安。

庚辛甚，甲乙大汗，气逆则庚辛死。

庚辛属金，肝所畏也，故甚而死。甲乙属木，肝所旺也，故汗而愈。

刺足厥阴、少阳。

少阳为厥阴之表，皆可泻其热邪。

其逆则头痛圆圆，脉引冲头也。

肝脉与督脉会于巅，故气逆于上，则头痛圆圆，脉引冲于头也。“圆圆”，靡定貌。

心热病者，先不乐，数日乃热。

心者神明之所出，邪不易犯，必先觉之，故热邪将入于脏，则先有不乐之光。

热争则猝心痛，烦闷善呕，头痛面赤，无汗。

热与心气分争，故猝然心痛而烦闷；心火上炎，故善呕；头者精明之府，手少阴之脉上出于面，故头痛面赤；汗为心液，心热则液亡，故无汗。

壬癸甚，丙丁大汗，气逆则壬癸死。

壬癸属水，心所畏也。丙丁属火，心之旺也。

刺手少阴、太阳。

手太阳为少阴之表，故皆当刺之。

脾热病者，先头重颊痛，烦心颜青，欲呕身热。

脾胃相为表里，脾病必及于胃也。阳明胃脉循颊车上耳前，至额颅，故头重颊痛；脾脉注心中，故烦心；脾病则肝木乘之，故颜上色青；脾胃受邪，则饮食不纳，故欲呕；太阴阳明主肌肉，故邪盛则身热。

热争则腰痛不可俯仰，腹满泄，两颔痛。

腰者肾之府，热争于脾则土邪乘肾，必注于腰，故为腰痛不可俯仰；太阴之脉入腹属脾络胃，故腹满而泄；阳明脉循颐后下廉出大迎，故两颔痛。“颔”，何敢切。

甲乙甚，戊己大汗，气逆则甲乙死。

甲乙木，脾所畏也。戊己土，脾之旺也。

刺足太阴、阳明。

表里俱当取之，以去其热。

肺热病者，先淅然厥，起毫毛，恶风寒，舌上黄，身热。

肺主皮毛，热则畏寒，故先淅然恶风寒，起毫毛也；肺脉起于中焦，循胃口，肺热入胃，则胃热上升，故舌上黄而身热。

热争则喘咳，痛走胸膺背，不得太息，头痛不堪，汗出而寒。

热争于肺，其变动则为喘为咳；肺者胸中之脏，背者胸中之腑，故痛走胸膺及背，且不得太息也；喘逆在肺，气不下行，则三阳俱壅于上，故头痛不堪；热邪在肺，则皮毛不敛，故汗出而寒。

丙丁甚，庚辛大汗，气逆则丙丁死。

丙丁属火，克肺者也。庚辛属金，肺所旺也。

刺手太阴阳明，出血如大豆，立已。

太阴阳明二经俱当刺之。出血者，取其络脉之盛者也。

肾热病者，先腰痛胻痠，苦渴数饮，身热。

足少阴之络贯腰脊，故先为腰痛。其脉循内踝之后以上腨内，故为胻痠。又其直者循喉咙夹舌本，邪火耗伤肾水，故苦渴数饮。肾与太阳为表里，太阳之脉从巅下背，抵腰走足，故为身热。"胻"，音杭。"痠"，音酸。

热争则项痛而强，胻寒且痠，足下热，不欲言。

热争在表，则太阳经也。太阳之脉别下项，故项痛而强。热争在里，则少阴经也。少阴之脉斜走足心，上腨内，夹舌本，故为胻寒且痠，足热不言等病。

其逆则项痛圆圆澹澹然。

"圆圆"，义见前。"澹澹"，精神短少貌。阴虚无气之候也。

戊己甚，壬癸大汗，气逆则戊己死。

戊己土，克肾者也。壬癸水，肾所旺也。

刺足少阴、太阳。

水脏之表里也。

诸汗者，至其所胜日汗出也。

气旺之日，即所胜也。旺则胜邪，故汗出而病愈。

肝热病者，左颊先赤；

此下言面部五脏之色也。肝属木，应在东方，故肝热者，左颊当先赤。

心热病者，颜先赤；

心属火，其应南方。“颜”，额也，亦曰庭。

脾热病者，鼻先赤；

脾属土，其应中央，故鼻先赤。

肺热病者，右颊先赤；

肺属金，其应在西，故右颊先赤。

肾热病者，颐先赤。

肾属水，

应在北，故两颐先赤。

病虽未发，现赤色者刺之，名曰治未病。

病虽未见，而赤色已现于五部，则为病之先兆，当求其脏而预治之，所谓防于未然也。

热病从部所起者，至期而已；

此下言诸热病，并刺治之法也。“从部所起者，至期而已”，谓如肝色先现于左颊，至甲乙日即当汗解之类是也。余脏义同。

其刺之反者，三周而已；

“反”，谓泻虚补实也。病而反治，其病必甚，其愈反迟。“三周”者，谓三遇所胜之日而后已。

重逆则死。

一误者尚待三周，再误者焉得不死？

诸治热病，以饮之寒水乃刺之，必寒衣之，居止寒处，

身寒而止也。

先饮寒水而后刺，欲其阴气自内达表而热泄于外也，故必寒衣寒处，皆欲其避温就凉耳。

热病先胸胁痛，手足躁，刺足少阳，补足太阴，

足少阳之脉下胸中，循胁里，故为胸胁痛；脾主四肢而甲木乘之，则风淫末疾，故手足躁扰；木强土弱，所以当泻足少阳之实，补足太阴之虚。王氏注曰："胸胁痛，丘墟主之。补足太阴之脉，当于井荥取也。"

病甚者为五十九刺。

"五十九刺"，义详针刺类三十九、四十。

热病始手臂痛者，刺手阳明太阴而汗出止。

王氏曰："手臂痛，列缺主之。列缺者，手太阴之络也。欲汗出，商阳主之。商阳者，手阳明之井也。"

热病始于头首者，刺项太阳而汗出止。

王氏曰："天柱主之。"

热病始于足胫者，刺足阳明而汗出止。

按《寒热病篇》曰："足阳明可汗出。"当是内庭、陷谷二穴。详义见针刺类五十四。

热病先身重骨痛耳聋，好暝，刺足少阴，病甚为五十九刺。

肾主骨，在窍为耳，热邪居之，故为身重骨痛耳聋；热伤真阴，则志气昏倦，故好暝。仲景曰："少阴之为病，但欲寐也。"义与此同。刺足少阴者，如王氏曰："据经无正主穴，当补泻井荥耳。若其病甚，则当用五十九刺如前。"

热病先眩冒而热，胸胁满，刺足少阴少阳。

头脑运转曰眩，脑者骨之充也，眼目蒙昧曰冒，瞳子者骨之精也，皆主于肾。又足少阳之脉起目锐眦，循胁里，皆为此症。故当取足少阴少阳而刺之。王氏曰：“亦井荥也。”

太阳之脉，色荣颧骨，热病也。

此下言两感之脉色死期也。“荣”，发现也。太阳之脉起于目内眦，太阳之筋下结于頄，故太阳热病者，赤色当荣于颧骨。

荣未交，曰今且得汗，待时而已。

此“荣”字与上节之“荣”不同，盖指营卫为言。按《平人气象论》、《疟论》、《痹论》作“荣”，盖古所通用也。“营未交”者，谓邪犹在卫，未交于营，其气不深，故曰今且得汗，可待时而已也。如肝待甲乙，心待丙丁，脾待戊己，肺待庚辛，肾待壬癸，病必已矣。

与厥阴脉争现者，死期不过三日。

脉义有二：以寸口之脉言，则太阳之脉浮，厥阴之脉弦而细；以经脉之病言，则太阳为头项痛、腰脊强，厥阴为烦满而囊缩。今以太阳热病，与厥阴脉症争现者，阴阳俱病，当不过三日而死矣。何也？盖此言两感之邪也。按《热论篇》曰：“两感于寒者，一日则巨阳、少阴俱病，二日则阳明、太阴俱病，三日则少阳、厥阴俱病。”故六经热病之序，其始太阳，其终厥阴。今终始争现，则六经两感俱已传遍，故当三日而死，证之下文，义尤明显。

其热病内连肾，少阳之脉色也。

此承上文而详言两感也。上文言太阳热病，兼现厥阴之脉症，此言肾经热病，兼现少阳之脉色，皆两感也。盖太阴与少阴为表里，少阳与厥阴为表里，以太阳而现厥阴，则未有不由少阴者；以肾病而现少阳，则未有不至厥阴者。

详如下文。

少阳之脉色，荣颊前，热病也。

足少阳之脉下颊车，故其热病，赤色当营于颊前。

营未交，曰今且得汗，待时而已。

义如前。

当少阴脉争现者，死期不过三日。

少阳之脉弦，少阴之脉沉而微；少阳之症为胸胁痛而耳聋，少阴之症为口燥舌干而渴。今以少阳热病而与少阴脉症争现者，亦当三日而死，皆两感传遍也。如上文言太阳厥阴争现者，太阳为传表之始，厥阴为传里之终，自始而终也。此以少阳少阴争现者，少阳为传表之终，少阴为传里之始，自终而始也。言始言终，则六经无不遍矣，故不必言阳明太阴之争现也。

热病气穴：三椎下间主胸中热，四椎下间主膈中热，五椎下间主肝热，六椎下间主脾热，七椎下间主肾热，营在骶也。

此总言治热之脏腧也。"椎"，脊骨节也。"营"，阴气也。"骶"，尾骶也，即督脉之长强穴。凡五脏腧旁之穴，三椎下者魄户也，四椎下旁膏肓也，五椎下旁神堂也，六椎下旁譩譆也，七椎下旁膈关也。盖既取阳邪于上，仍当补阴于下，故曰营在骶也。按：本节诸椎皆不合脏腧，而云主疗，义本难明，故王氏但曰未详。或以中行督脉之穴为言，尤无所据。考之《水热穴论》云："五脏腧旁五，此十者，以泻五脏之热也。"盖指魄户、神堂等五穴为言。虽与本节椎穴未皆尽合，然泻脏热之法必不外此，故引以为注，义详针刺类三十九，惟明者再正之。"椎"，音槌。"骶"，音底。

项上三椎，陷者中也。

此取脊椎之大法也。项上三椎者，乃项骨三节，非脊椎也。三椎之下陷者中，方是第一节，穴名大椎，由此而下数之，则诸椎循次可得矣。

颊下逆颧为大瘕，下牙车为腹满，颧后为胁痛，颊上者膈上也。

此以面部之色，察腹中之病也，然义莫详于《五色篇》，见脉色类三十二。"瘕"，加、驾二音。

四十五、寒热病、骨痹、肉苛。

（《素问·逆调论》、《腹中论》）

黄帝问曰："人身非常温也，非常热也，为之热而烦满者何也？"

（《素问·逆调论》）非素所有，故曰非常。

岐伯对曰："阴气少而阳气胜，故热而烦满也。"

阴虚者阳必凑之，阳邪实于阴分，故热而烦满。

帝曰："人身非衣寒也，中非有寒气也，寒从中生者何？"

无所因而寒者，寒生于中也。

岐伯曰："是人多痹气也，阳气少，阴气多，故身寒如从水中出。"

痹者，正气不行也。阳少阴多，则营卫不能充达，故寒从中生，即《寿夭刚柔篇》所谓"寒痹之属"。

帝曰："人有四肢热，逢风寒如炙如火者何也？"

凡有内热而风寒外束之，则热必愈甚，故如炙如火也。

岐伯曰："是人者，阴气虚，阳气盛，四肢者阳也，两阳相得而阴气虚少，少水不能灭盛火，而阳独治。

四肢者，诸阳之本也。风者，阳气也。以四肢之热而逢风于外，是谓两阳相得，况乎阴气衰少，则水不胜火，故病为阳独治。治言旺也。

独治者，不能生长也，独胜而止耳。

阳独治者，孤阳也，故不能生长而只能为热耳。

逢风而如炙如火者，是人当肉烁也。"

肉者阴也，阳盛则伤阴，故令人肌肉消烁。

帝曰：人有身寒，汤火不能热，厚衣不能温，然不冻慄，是为何病？"岐伯曰："是人者，素肾气胜，以水为事，太阳气衰，肾脂枯不长，一水不能两火，肾者水也，而生于骨，肾不生则髓不能满，故寒甚至骨也。

"素肾气胜"者，必恃胜而多欲，故以水为事。太阳者，少阴之表，阴中之阳也。欲多则精伤于肾而脂枯不长，脂枯则水不胜火，火胜则肾水愈虚，骨髓不充，气涸于内，故寒甚至骨也。

所以不能冻慄者，肝一阳也，心二阳也，肾孤脏也，一水不能胜二火，故不能冻慄，病名曰骨痹，是人当挛节也。"

肝有少阳之相火，心为少阴之君火，肾一水也，一水已竭，二火犹存，是阴气已虚于中，而浮阳独胜于外，故身骨虽寒而不至冻慄，病名骨痹。然水不胜火，则筋骨皆失所滋，故肢节当为拘挛。

帝曰："人之肉苛者，虽近于衣絮，犹尚苛也，是谓何疾？"

苛者，顽木沉重之谓。"苛"，音呵。

岐伯曰："营气虚、卫气实也，营气虚则不仁，卫气虚则不用，营卫俱虚，则不仁且不用，肉如故也，人身与志不相有曰死。"

"不仁"，不知痛痒寒热也。"不用"，不能举动也。营气者，阴气也，主里；卫气者，阳气也，主表。上言卫气实者，言肌肉本无恙也；下言卫气虚者，正言卫气之病也。营卫俱虚，则血气俱病，血虚故为不仁，气虚故为不用。人之身体在外，五志在内，虽肌肉如故而神气失守，则外虽有形而中已无主，若此不相有也，故当死。

帝曰："病热而有所痛者何也？"

（《素问·腹中论》）

岐伯曰："病热者阳脉也，以三阳之动也。

阳脉者，火邪也。凡病热者，必因于阳，故三阳之脉，其动甚也。

人迎一盛少阳，二盛太阳，三盛阳明，入阴也。

"人迎"，足阳明脉，所以候阳也。如《终始》、《禁服》、《六节脏象》等篇俱详明其义。言人迎一盛，病在足少阳；一盛而躁，病在手少阳。人迎二盛，病在足太阳；二盛而躁，病在手太阳。人迎三盛，病在足阳明；三盛而躁，病在手阳明也。凡邪热在表，三阳既毕，则入于阴分矣。

夫阳入于阴，故病在头在腹，乃䐜胀而头痛也。"帝曰："善！"

头主阳，腹主阴。阳邪在头则头痛，及其入于阴分，则腹为䐜胀也。

四十六、移热移寒

（《素问·气厥论》全）

黄帝问曰：“五脏六腑，寒热相移者何？”

相移者，以此病而移于彼也。

岐伯曰：“肾移寒于脾，痈肿少气；

肾中寒气移于脾者，乃为痈肿。凡痈毒之病，寒热皆能为之，热者为阳毒，寒者为阴毒。盖脾主肌肉，得寒则气聚而坚，坚而不散，则为肿为痈也。一曰：痈者壅也，肾以寒水之气，反传所胜，侵侮脾土，故壅为浮肿。其义尤通。少气者，寒盛则阳虚于下，阳虚则无以化气也。“脾”字王注作“肝”，误也。按全元起及《甲乙经》俱作“脾”者是，今改从之。

脾移寒于肝，痈肿筋挛；

脾中寒胜，则反传于肝。脾寒则肉寒，故为痈肿。肝寒则筋寒，故为拘挛。

肝移寒于心，狂，隔中；

肝移寒于心，传其所生也。心主火，其藏神，受肝邪之寒逆，故神乱而为狂。心脉出属心系下膈，阳为阴抑，则气有不行，故隔塞不通也。

心移寒于肺，肺消，肺消者，饮一溲二，死不治。

心与肺，二阳脏也。心移寒于肺者，君火之衰耳。心火不足则不能温养肺金，肺气不温则不能行化津液，故饮虽一而溲则倍之。夫肺者水之母也，水去多则肺气从而索矣，故曰肺消。门户失守，本元日竭，故死不能治。按：

王氏注曰："心受诸寒，寒气不消，乃移于肺，寒随心火，内烁金精，金受火邪，故中消也。"愚谓火烁于内者，又安得饮一而溲二？此注似为未妥。

肺移寒于肾，为涌水。涌水者，按腹不坚，水气客于大肠，疾行则鸣濯濯，如囊裹浆水之病也。

涌水者，水自下而上，如泉之涌也。水者阴气也，其本在肾，其末在肺。肺移寒于肾，则阳气不化于下，阳气不化，则水泛为邪而客于大肠，以大肠为肺之合也。但按腹不坚，而肠中濯濯有声者，即是其候。

脾移热于肝，则为惊衄；

上文言移寒，此下言移热也。脾移热于肝者，反传所胜，热之甚也。肝藏血，病主惊骇，邪热搏之，则风火交作，故为惊，为鼻中出血也。"衄"，女六切。

肝移热于心，则死；

心本属火，而肝以风热移之，木火相燔，犯及君主，故当死也。

心移热于肺，传为膈消；

肺属金，其化本燥。心复以热移之，则燥愈甚而传为膈消。膈消者，膈上焦烦，饮水多而善消也。按：上文言肺消者因于寒，此言膈消者因于热，可见消有阴阳二症，不可不辨。

肺移热于肾，传为柔痓；

"柔"，筋软无力也。"痓"，骨强直也。肺主气，肾主骨，肺肾皆热，则真阴日消，故传为柔痓。按：《伤寒论》曰："太阳病发热无汗，反恶寒者，名曰刚痓；太阳病发热汗出，不恶寒者，名曰柔痓。"此又以无汗有汗分刚柔，但皆兼强直为言也。"痓"，音翅。

肾移热于脾，传为虚，肠澼，死不可治。

肾移热于脾者，阴火上炎也。邪热在下，真阴必亏，故传为虚损。肾本水脏而挟热侮脾，故为肠澼。下利脓血，阴虚反克，则水土俱败，故死不治也。"澼"，音僻。

胞移热于膀胱，则癃，尿血；

"胞"，子宫也，在男则为精室，在女则为血室。膀胱，津液之府也，俗名谓之溲胞。命门火盛，则胞宫移热于膀胱，故小便不利为癃，甚则为尿血。常见相火妄动，逆而不通，多患此者，即其证也。"胞"，包、脬二音，在胞胎之胞则音包，在溲胞之胞则音脬，义详气味类三。"癃"，良中切。"尿"，娘料切。

膀胱移热于小肠，膈肠不便，上为口糜；

膀胱之热上行，则移于小肠。小肠之脉循咽下膈抵胃，其支者循颈上颊，故受热为膈肠之病，则痞塞不便；受热于咽颊之间，则上为口糜。"糜"，苗肌切，烂也。

小肠移热于大肠，为伏瘕，为沉；

小肠之热下行，则移于大肠。热结不散，则或气或血，留聚于曲折之处，是为伏瘕。伏瘕者，谓其隐伏秘匿，深沉不易取也。"瘕"，加、驾二音。

大肠移热于胃，善食而瘦，又谓之食亦①；

大肠移热于胃，燥热之气上行也，故善于消谷。阳明主肌肉而热烁之，则虽食亦病而瘦，所以谓之食亦。

胃移热于胆，亦曰食亦。

阳明胃热而移于胆，则木火合邪，不生脾土，故亦当

---

① 国中按："亦"，当作"㑊"，后同。张志聪《集注》云："㑊，懈㑊也。谓虽能食而身体懈惰，故又谓之食㑊。高士宗《直解》云："土气不濡，灌溉不利，善食而瘦，又谓之食㑊。"

善食而瘦。

胆移热于脑，则辛频鼻渊，鼻渊者，浊涕下不止也。

胆经之脉起于目锐眦，上抵头角，下耳后，曲折布于脑后，故胆移热于脑，则为辛频鼻渊之病。“辛”，酸辛也。“频”，育遏，鼻茎也。

传为衄衊瞑目，

脑热不已，则传为此症。衄衊皆为鼻血，但甚者为衄，微者为衊。热伤阴血，则目无所养，故令瞑目，以羞明不能开也。“衄”，女六切。“衊”音灭。

故得之气厥也。”

厥者，气逆也，此总结一篇之义，皆由气逆所致。

四十七、乳子病热死生

（《素问·通评虚实论》附：乳子脉辨）

帝曰：“乳子而病热，脉悬小者何如？”

“乳子”，婴儿也。病热脉悬小者，阳症阴脉，本为大禁。但小而缓者，邪之微也，其愈则易；小而急者，邪之甚也，为可虑耳。

岐伯曰：“手足温则生，寒则死。”

此统言小儿之内外症也。小儿以稚阳之体，而加之病热，脉不当小。若脉虽小而手足温者，以四肢为诸阳之本，阳犹在也，故生；若四肢寒冷，则邪胜其正，元阳去矣，故死。《通评虚实论》曰：“所谓顺者，手足温也；所谓逆者，手足寒也。”

帝曰：“乳子中风热，喘鸣肩息者，脉何如？”岐伯曰：

“喘鸣肩息者，脉实大也，缓则生，急则死。”

此言小儿之外感也。风热中于阳分，为喘鸣肩息者，脉当实大。但大而缓，则胃气存，邪渐退，故生；实而急，则正脏见，病日进，故死。

附：乳子脉辨

愚按：此二节之义，可见古人之诊小儿者，未尝不重在脉也。即虽初脱胞胎，亦自有脉可辨。何后世幼科，如《水镜诀》及《全幼心鉴》等书，别有察三关之说，于脉则全置不问。

夫三关乃手阳明之浮络，原不足以候脏腑之气。且凡在小儿，无论病与不病，此脉皆紫白而兼乎青红，虽时有浓淡之异，而四色常不相离也。何以辨其紫为风，红为寒，青为惊，白为疳？又何以辨其雷惊、人惊、水惊、兽惊之的确乎？即余初年，亦用此法，然惟测摸疑似，终属茫然。奈何近代医家习此为常，全不知脉，欲济其危，胡可得也？及遍考《内经》，则并无三关名目，惟《经脉篇》有察手鱼之色者，若乎近之，然乃概言诊法，亦非独为小儿也。义详经络类六。

然则三关之说，特后世之异端耳，不足凭也。故凡欲诊小儿者，在必察气口之脉，面部之色，呼吸之声，或兼察手鱼亦可也。且小儿之脉，原非大方之比，不必多岐，但求于大、小、缓、急、虚、实六者之间，可以尽之，诊得其真，取如反掌，既明且易，岂不大愈于彼哉？欲求实济于此者，速当知所从也。

黄帝内经素问名家评注选刊

类 经

黄帝内经分类解析

（中）

［明］ 张介宾 著
孙国中 方向红 点校

學苑出版社

图书在版编目(CIP)数据

类经：黄帝内经分类解析/〔明〕张介宾著；孙国中，方向红点校. —北京：学苑出版社，2005.9(2014.3 重印)
(黄帝内经素问名家评注选刊)
ISBN 978-7-5077-0447-1

Ⅰ.①类… Ⅱ.①张…②孙…③方… Ⅲ.①内经-研究 Ⅳ.①R221.3

中国版本图书馆 CIP 数据核字(2005)第 105487 号

责任编辑：陈　辉
责任校对：国　中
出版发行：学苑出版社
社　　址：北京市丰台区南方庄 2 号院 1 号楼
邮政编码：100079
网　　址：www. book001. com
电子信箱：xueyuan@ public. bta. net. cn
销售电话：010-67675512、67678944、67601101（邮购）
经　　销：新华书店
印 刷 厂：北京市广内印刷厂
开本尺寸：890×1240　1/32
印　　张：68.625
字　　数：1535.8 千字
印　　数：6001—8000 册
版　　次：2005 年 9 月第 1 版
印　　次：2014 年 3 月第 4 次印刷
定　　价：128.00 元（上、中、下）

类经十六卷

疾　病　类

四十八、痎　　疟

（《素问·疟论》全）

黄帝问曰："夫痎疟皆生于风，其蓄作有时者何也？"

"痎"，皆也。"疟"，残虐之谓，疟症虽多，皆谓之虐，故曰痎疟。自王氏而下，诸解不一，皆未为得。观痎疟之下，曰皆生于风，盖总诸疟为言，于此皆字，义可知矣。"蓄"，言邪蓄于经，有时而伏也。"作"，言病现于外，不期而发也。"痎"，音皆。

岐伯对曰："疟之始发也。先起于毫毛，伸欠乃作，寒慄鼓颔，腰脊俱痛，寒去则内外皆热，头痛如破，渴欲冷饮。"

"起于毫毛"，憎寒而毛竖也。"伸"者，伸其四体，邪动于经也。"欠"，呵欠也，阴阳争引而然。诸义皆如下文。"颔"，何敢切，颐颔也。

帝曰："何气使然？愿闻其道。"岐伯曰："阴阳上下交争，虚实更作，阴阳相移也。

阳气者，下行极而上；阴气者，上行极而下。邪气入之，则阴阳上下交争矣。阳虚则外寒，阴虚则内热；阳盛则外热，阴盛则内寒。邪之所在，则邪实正虚。故入于阴，则阴实阳虚；入于阳，则阳实阴虚。"虚实更作"者，以阴阳相移易也。

阳并于阴，则阴实而阳虚，阳明虚，则寒慄鼓颔也；

阳并于阴，则阴邪胜，阴胜则寒也。阳明者胃气之所出，其主肌肉，其脉循颐颊，故阳明虚则为寒慄鼓颔。“鼓”者，振悚之谓。

巨阳虚，则腰背头项痛；

腰背头项，皆太阳经也。阳虚则寒邪居之，故为痛。

三阳俱虚，则阴气胜，阴气胜，则骨寒而痛；

三阳者，兼阳明少阳而言。阴胜则阳气不行，血脉凝滞，故骨寒而痛。《终始篇》曰：“病痛者，阴也。”

寒生于内，故中外皆寒。

表里阴邪皆胜也。

阳盛则外热，阴虚则内热，外内皆热，则喘而渴，故欲冷饮也。

此邪自阴分而复并于阳分，并于阳则阳胜，阳胜则外内皆热，而喘渴喜冷。

此皆得之夏伤于暑，热气盛，藏于皮肤之内，肠胃之外，此营气之所舍也。

暑伤于夏，其时则热盛，其邪则风寒也。如上文曰：“痎疟皆生于风。”《金柜正言论》曰：“夏暑汗不出者，秋成风疟。”其义可知。风寒在表，必郁而为热，其藏于皮肤之内，肠胃之外，盖即经脉间耳。营行脉中，故曰此营气之所舍也。暑有阴阳之辨，义详本类前五。

此令人汗孔疏，腠理开。

暑气能开肌表也。

因得秋气，汗出遇风，及得之以浴，水气舍于皮肤之内，与卫气并居。

暑邪内伏者，阴邪也。“秋气、水气”，亦阴气也。新邪与卫气并居，则内合伏暑，故阴阳相搏而疟作矣。按：伤暑为疟，何谓阴邪？盖阳暑伤气，其症多汗，感而即发，邪不能留。其留藏不去者，惟阴暑耳，以其无汗也。故凡患疟者，必因于盛暑之时，贪凉取快，不避风寒，或浴于凉水，或澡以河流，或过食生冷，壮者邪不能居，未必致病，怯者蓄于营卫，则所不免。但外感于寒者多为疟，内伤于寒者多为痢，使能慎此二者，则疟痢何由来也？

卫气者，昼日行于阳，夜行于阴，此气得阳而外出，得阴而内搏，内外相搏，是以日作。”

风寒自表而入，则与卫气并居，故必随卫气以为出入。卫气一日一周，是以新感之疟，亦一日一作。然则日作之疟，邪在卫耳，其气浅，故其治亦易。

帝曰：“其间日而作者何也？”岐伯曰：“其气之舍深，内泊[①]于阴，阳气独发，阴邪内着，阴与阳争不得出，是以间日而作也。”

其气之舍深，则邪居营气之间，连乎脏矣。营为阴，卫为阳，阳气独发者其行本速，阴邪内着者其行则迟，一迟一速，相拒而争，则阴邪不得与卫气俱出，故间日而作也。

---

① 国中按：“此句中之“泊”原文作“薄”。《老子》三十八章云：“夫礼者，忠信之薄而乱之首”，又云：“是以大丈夫处其厚，不居其薄”。此二句之“薄”字，在马王堆出土的西汉帛书中，均作“泊”，可见二字古人通用。《文选》谢灵运《登池上楼诗》云：“薄霄愧云浮”，其《富春渚诗》又云：“赤亭无淹薄。”在此二句之下，李善注云：“王逸《楚辞注》曰：‘泊’，止也。‘薄’与‘泊’同，古字通。”今考《内经》此句之“薄”，也当为“泊”，故其文接下云：“阴邪内着”。马莳云：“此阴邪附着于内”。可见此“薄”当为“泊”。后高士宗《直解》也遵从此义，云：“阴邪内着矣，不能与卫气俱行。”因此改“薄”为“泊”。

帝曰："其作日晚与其日早者，何气使然?"岐伯曰："邪气客于风府，循膂而下。

"风府"，督脉穴。"膂"，吕同，脊骨曰吕，象形也。一曰夹脊两旁之肉曰膂。"下"者，下行至尾骶也。

卫气一日一夜大会于风府，其明日日下一节，故其作也晚。

卫气每至明旦，则出于足太阳之睛明穴，而大会于风府，此一日一夜卫气周行之常度也。若邪气客于风府，必循膂而下，其气渐深则日下一节，自阳就阴，其会渐迟，故其作渐晚也。

此先客于脊背也，每至于风府则腠理开，腠理开则邪气入，邪气入则病作，以此日作稍益晚也。

风府不一，义如下文。此先客于脊背，言初感之伏邪也。每至于风府则腠理开，言卫气邪气之会也。会则病作，晚则因邪之日下也。

其出于风府，日下一节，二十五日下至骶骨，二十六日入于脊内，注于伏膂之内，

项骨三节，脊骨二十一节，共二十四节。邪气自风府日下一节，故于二十五日下至尾骶。复自后而前，故于二十六日入于脊内，以注伏膂之脉。按：《岁露篇》曰："入脊内，注于伏冲之脉。"盖冲脉之循背者，伏行脊膂之间，故又曰伏膂也。冲脉详义见经络类二十七。"骶"，音底。

其气上行，九日出于缺盆之中，其气日高，故作日益早也。

邪在伏膂之脉，循脊而上，无关节之窒，故九日而出缺盆。其气日高，则自阴就阳，其邪日退，故作渐早也。

其间日发者，由邪气内搏于五脏，横连募原也，其道

远，其气深，其行迟，不能与卫气俱行，不得皆出，故间日乃作也。”

此重申上文未尽之义也。诸经募原之气，内连五脏，邪在阴分，故道远行迟而间日作也。“募”，音暮。按《举痛论》及全元起本俱作“膜原”。

帝曰：“夫子言卫气每至于风府，腠理乃发，发则邪气入，入则病作。今卫气日下一节，其气之发也，不当风府，其日作者奈何？”

上文云邪气客于风府而与卫气日下一节，是卫气之与风府，日相远矣，又何所会而病日作也？故致疑为问。

岐伯曰：“此邪气客于头项，循膂而下者也，故虚实不同，邪中异所，则不得当其风府也。

凡邪气客于头项，必循膂而下，此其常也。然邪之所中，亦但随虚实而异其处，不必尽当风府也。然则所谓日下者，惟邪气耳。卫气周环，岂有日下之理？但气至而会，其病乃作，则邪气卫气，均为日下一节矣。

故邪中于头项者，气至头项而病；中于背者，气至背而病；中于腰脊者，气至腰脊而病；中于手足者，气至手足而病。

气至者，卫气之至也。至与邪合，然后病作，故其蓄作，则迟早有时。

卫气之所在，与邪气相合则病作，故风无常府；卫气之所发，必开其腠理，邪气之所合，则其府也。

府者，所以聚物，故凡风之所居，即为风府。卫气之至，与邪相合，则腠理开，开则邪复入之，故无论乎上下左右，皆可中邪，凡邪所中之处，亦皆可称为风府，故曰风无常府也。

帝曰："善！夫风之与疟也，相似同类，而风独常在，疟得有时休者何也？"

此风字，指风症为言。风之与疟，皆因于风，本为相似同类，然风则无休，疟有时止，故当知所辨也。

岐伯曰："风气留其处，故常在；疟气随经络，沉以内搏，故卫气应乃作。

"风气留其处"，着而不移者也。疟气随经络，流变不一者也。"沉以内搏"，言其深也，即上文"搏于五脏，横连募原"之谓，故必因卫气之应而作也。

帝曰："疟先寒而后热者何也？"岐伯曰："夏伤于大暑，其汗大出，腠理开发，因遇夏气凄沧之水寒，藏于腠理皮肤之中，秋伤于风，则病成矣。

"凄沧之水寒"，谓浴水乘凉之类也。因暑受寒则腠理闭，汗不出，寒邪先伏于皮肤之中，得清秋之气而风袭于外，则病发矣。

夫寒者阴气也，风者阳气也，先伤于寒而后伤于风，故先寒而后热也，病以时作，名曰寒疟。"

先受阴邪，后受阳邪，故先寒后热。人之患疟者，多属此症。

帝曰："先热而后寒者何也？"岐伯曰："此先伤于风而后伤于寒，故先热而后寒也，亦以时作，名曰温疟。

先受阳邪，后受阴邪，故先热后寒而为温疟。

其但热而不寒者，阴气先绝，阳气独发，则少气烦冤，手足热而欲呕，名曰瘅疟。"

"瘅"，热也。阳邪独亢，故但热不寒而烦冤少气。表里俱病，故手足热而欲呕，以热邪及于胃也。"瘅"，音丹，又上、去二声。

帝曰："夫经言有余者泻之，不足者补之。今热为有余，寒为不足。夫疟者之寒，汤火不能温也，及其热，冰水不能寒也，此皆有余不足之类。当此之时，良工不能止，必须其自衰乃刺之，其故何也？愿闻其说。"

此下言疟之诸变也。须其自衰乃刺之，谓不可刺于病发之时。

岐伯曰："经言无刺熇熇之热，

经言，引《灵枢·逆顺篇》也。"熇熇之热"，热正盛也。不可刺之，盖避其来锐之谓。"熇"，赤、嚣二音，又呼木切。

无刺浑浑之脉，

"浑浑之脉"，阴阳之虚实未定也。不得其真，恐有所误，故未可刺。

无刺漉漉之汗，

"漉漉"，汗大出也。其时邪正未分，故不可刺。漉音鹿。

故为其病逆，未可治也。

于此三者而刺之，是逆其病气也。

夫疟之始发也，阳气并于阴，当是之时，阳虚而阴盛，外无气，故先寒慄也。

此阴有余，阳不足也。卫气并于阴分则表虚，故曰外无气。

阴气逆极，则复出之阳，阳与阴复并于外，则阴虚而阳实，故先热而渴。

气极于里，则复出于外，阴虚阳实，故病热而渴。

夫疟气者，并于阳则阳胜，并于阴则阴胜，阴胜则寒，阳胜则热。

此疟症或寒或热之故也。

疟者，风寒之气不常也，病极则复。

或阴或阳，疟本不常。有先寒后热者，阴极则复于阳也；有先热后寒者，阳极则复于阴也。

至病之发也，如火之热，如风雨不可当也。

其暴如此，故名为疟。

故经言曰：'方其盛时必毁，因其衰也，事必大昌'，此之谓也。

病邪方盛之时，正气正衰，辄加以刺，必致毁伤，故当因其衰止而后取之，则邪气去而事大昌矣。此即上文"须其自衰乃刺"之谓。

夫疟之未发也，阴未并阳，阳未并阴，因而调之，正气得安，邪气乃亡，故工不能治其已发，为其气逆也。"

邪气正发，乃阴阳气逆之时，故不可以强治。

帝曰："善，攻之奈何？早晚[①]何如？"岐伯曰："疟之且发也，阴阳之且移也，必从四末始也，阳已伤，阴从之，故先其时坚束其处，令邪气不得入，阴气不得出，审候见之，在孙络盛坚而血者皆取之，此正往而未得并者也。"

阴阳且移，必从四末始者，以十二经井原之气，皆本

① 国中按："早晚"，古本《内经》中有作"早晏"者，有作"蚤晏"者，前人只知"蚤"是"早"的假借字，故改"蚤"为"早"。殊不知"晏"字在此也是"晚"的假借字。《吕氏春秋·禁塞》云："早朝晏罢，以告制兵者。"其《勿躬》篇云："蚤人晏出，犯君颜色……臣不如东郭牙。"屈原《离骚》云："及年岁之未晏兮，时亦犹其未央。"其《山鬼》云："留灵修兮惹妄归，岁既晏兮孰华予？"《淮南子·天文训》云："（日）至于曲阿，是谓旦明；至于曾泉，是谓蚤食；至于桑野，是谓晏食。"以上举例中之"晏"，均应为"晚"，故改本字"晚"。《内经》诸篇中也有直书"早晚"者，当是古人易"蚤晏"为"早晚"者，依此，不仅全书统一，且词义易明，今从之。

于四肢也。故凡疟之将发，则四肢先有寒意，此即其候。故治之者，当于先时未发之顷，坚束其处，谓四关之上也，使邪气不得流行，乃察其孙络之坚盛者皆取之。今北人多行此法，砭出其血，谓之放寒，其义即此。故可令正气自为往来，而邪则无能并也。

帝曰："疟不发，其应何如？"岐伯曰："疟气者，必更盛更虚。当气之所在也，病在阳，则热而脉躁；在阴，则寒而脉静；

"疟不发"，谓其未作时也。欲察其应，当求之所在。故但于症之寒热，脉之躁静，可辨其病之阴阳也。

极，则阴阳俱衰。卫气相离，故病得休；卫气集，则复病也。"

疟之或在阴，或在阳，阴阳盛极，气必俱衰，故与卫气相离而病得休止，及卫气可至，则邪正分争，病复作矣。

帝曰："时有间二日或至数日发，或渴或不渴，其故何也？"岐伯曰："其间日者，邪气与卫气客于六腑，而有时相失，不能相得，故休数日乃作也。

"客"，犹言会也。邪在六腑则气远会稀，故或间二日，或休数日乃作也。按：本节言疟之间二日及数日发者，以邪气深客于腑，时与卫气相失而然，其理甚明。观丹溪曰："作于子午卯酉日为少阴疟，作于寅申巳亥日为厥阴疟，作于辰戌丑未日为太阴疟。"此不过以六气司天之义为言，然子午虽曰少阴，而卯酉则阳明矣；巳亥虽曰厥阴，而寅申则少阳矣；丑未虽曰太阴，而辰戌则太阳矣。如三日作者，犹可借此为言；若四日者，又将何以辨之？殊属牵强。倘按此施治，未必无误，学者不可执以为训。

疟者，阴阳更胜也，或甚或不甚，故或渴或不渴。"

阳胜则热甚，故渴也。

帝曰："论言'夏伤于暑，秋必病疟'，今疟不必应者何也？"

"论"，即《生气通天》及《阴阳应象》二论。

岐伯曰："此应四时者也。其病异形者，反四时也。

"夏伤于暑，秋必病疟"，此应四时者也。其于春夏秋冬而病疟者，则病形多异。正以四时之气，寒热各有相反，皆能为疟也。

其以秋病者，寒甚；

秋以盛热之后，而新凉束之，阴阳相激，故病为寒甚。

以冬病者，寒不甚；

阳气伏藏于内，故冬病者虽寒不甚。

以春病者，恶风；

春时阳气外泄，腠理渐疏，余寒未去，故病多恶风。

以夏病者，多汗。"

夏时热甚，熏蒸肌表，故病此者多汗。

帝曰："夫病温疟与寒疟而皆安舍？舍于何脏？"

"安舍"者，言其何所居也。

岐伯曰："温疟者，得之冬中于风寒，

风虽阳邪，其气则寒，故风寒可以并言。

气藏于骨髓之中，至春则阳气大发，邪气不能自出，因遇大暑，脑髓烁，肌肉消，腠理发泄，或有所用力，邪气与汗皆出，此病藏于肾，其气先从内，出之于外也。

肾应冬，其主骨髓，故冬中风寒而不即病者，则邪气藏于骨髓之中，或遇春温，或遇大暑，随触而发，故自内达外而为病也。

如是者阴虚而阳盛，阳盛则热矣；

自阴出阳，则阴虚阳实也。

衰则气复反入，入则阳虚，阳虚则寒矣。故先热而后寒，名曰温疟。”

阳极而衰，故复入于阴分。按：此以冬中于寒而发为温疟，即伤寒之属，故《伤寒论》有温疟一症，盖本诸此。

帝曰：“瘅疟何如？”岐伯曰：“瘅疟者，肺素有热，气盛于身，厥逆上冲，中气实而不外泄，因有所用力，腠理开，风寒舍于皮肤之内、分肉之间而发，发则阳气盛，阳气盛而不衰则病矣，其气不及于阴，故但热而不寒。

肺素有热者，阳盛气实之人也。故邪中于外，亦但在阳分而不及于阴，则但热不寒也。

气内藏于心，而外舍于分肉之间，令人消烁脱肉，故命曰瘅疟。”帝曰：“善！”

气藏于心，阳之脏也。热在肌肉之间，故令人消烁。然则瘅疟之所舍者，在肺心两经耳。

四十九、又论疟

（《灵枢·岁露篇》附：疟疾治法）

此与前节疟论词义多重，似不必入，然
其中亦稍有异同，故并存之，以资印证。

黄帝问于岐伯曰：“经言夏日伤暑，秋病疟，疟之发以时，其故何也？”

凡本篇义与前章同者，皆不重释。

岐伯对曰：“邪客于风府，病循膂而下，卫气一日一夜常大会于风府，其明日日下一节，故其日作晚。此其先客

于脊背也，故每至于风府则腠理开，腠理开则邪气入，邪气入则病作，此所以日作尚晚也。卫气之行风府，日下一节，二十一日下至尾底，二十二日入脊内，注于伏冲之脉。

前《疟论》云二十五日下至骶骨，二十六日入于脊内，与此不同。盖彼兼项骨为言，此则单言脊椎也。伏冲之脉，彼作伏膂之脉。

其行九日，出于缺盆之中，其气上行，故其病稍益至。

“至”字误，前《疟论》云“益早”者是。

其内迫于五脏，横连募原，其道远，其气深，其行迟，不能日作，故次日乃蓄积而作焉。”

前《疟论》云间日乃作也。

黄帝曰：“卫气每至于风府，腠理乃发，发则邪入焉。其卫气日下一节，则不当风府奈何？”岐伯曰：“风府无常，卫气之所应，必开其腠理，气之所舍节，则其府也。”

卫气之所应，前《疟论》作“卫气之所发”。“所舍节”，言所舍之节也。

黄帝曰：“善！夫风之与疟，相与同类，而风常在，而疟特以时休何也？”岐伯曰：“风气留其处，疟气随经络，沉以内迫，故卫气应乃作也。”帝曰：“善。”

附：疟疾治法

愚按：《生气通天》等论曰：“夏伤于暑，秋为痎疟”。《疟论》曰：“痎疟皆生于风。”又曰：“疟者，风寒之气不常也。”又曰：“汗出遇风，及得之以浴，水气舍于皮肤之内也。”此诸论者，皆以风寒暑湿为言，而病疟之因已尽于此。若于此而分其阴阳，则风与暑，阳邪也；寒与水，阴邪也。然风者，阳中之凉气也；暑者，热中之寒邪也。合是四者而言，无非皆属乎寒，故江南呼为脾寒病，谓寒邪客于肌肉之间，而脾应肉也；及疟之将发，必先手足厥冷，以脾主四肢也。

然则脾寒之名，非无谓也，而张子和非之曰："《内经》既以夏伤于暑而为疟，何世医皆以脾寒治之?"是在子和，亦认暑为热邪，故有此说。独不观之经曰："夏伤于大暑，其汗大出，腠理开发，因遇夏气凄沧之水寒，藏于腠理皮肤之中，秋伤于风，则病成矣。"是可见其言暑者，言时气也；言寒者，言病气也。及邪气之变，自浅而深，郁寒成热，然终不免寒为本、热为标耳，安得谓之非寒耶？

故其初感，则寒邪先伏于腠理，及遇秋清之令，而新凉束之，则表邪不能外越，于是乎阴欲入而阳拒之，阳欲出而阴遏之，阴阳相搏而病作矣。然其浅者，病在三阳，故随卫气以为出入，而一日一作；其深者，病在三阴，则邪气不能与卫气并出，故或间日，或三四日，而作愈迟者，其病愈甚也。是以疟之轻重，惟在阴阳浅深耳，故于本经则有寒疟、温疟、瘅疟，及六经六脏疟症之分，义无出于此矣。

乃后世自杨仁斋、朱丹溪而下，复分有痰疟、食疟及水饮败血为疟等症。若此之类，不过皆疟之兼症耳，岂果因此而成疟哉？此外复有谓瘴疟者，惟岭南风瘴之地有之，亦湿邪之外入也；有谓牝疟者，但寒无热，以阳气不足，亦阴邪之胜也；有谓劳疟者，因劳即发，以表里气虚而感邪之易也；有谓鬼疟者，本无疟鬼，神为邪所乱中也。由此言之，则亦无非寒邪耳。

凡邪自外入，当从汗解。故经曰："夏暑汗不出者，秋成风疟。"又曰："暑当与汗皆出，勿止。"又曰："体若燔炭，汗出而散。”皆其义也。故治疟者，但当察其邪之深浅，症之阴阳，必令其自脏而腑，自里而表，引而散之，升而举之，使邪气得出，自然和矣。《治法》云：“有汗要无汗，以扶正为主而兼散；无汗要有汗，以散邪为主而兼补。”斯言得之矣。惟是邪在阳者取汗易，邪在阴者取汗难，所以在春夏者为易，在秋冬者为难，在上体者为易，在下体者为难。必达其阴气，自然汗及下体，务令由阴而阳，由晚而早，方是佳兆，故又以汗之难易为微甚也。

其有外受风寒，内伤生冷，表里俱病，则疟痢并作。疟感由经，痢感由脏，但兼表里而去其寒湿之本，必皆愈也。至于痰食血气，内寒内热等症，不过随其甚者而兼调之，弗得以此为主，是治疟之大法也。

然法虽如此，犹有其要，则在标本虚实四者而已。盖标以邪言，邪盛则实；本以正言，正夺则虚。如果有实症实脉之可据，则指其所在而直取之，拨去其邪，诸病自愈，此治标也；如无实脉实症而病不愈者，必其元气之虚，但当温补真元，培其根本，使中气渐实，则逼邪外出，病必自愈，此治本也。故有标则治标，无标则治本，是得其要矣。

或其疟发既久，表邪已衰，而诸药不效者，但用人参、生姜各一两，煎汤，于未发二时之前，或发日五鼓，连进二服，无不愈者。或因参贵难以疗贫，则白术、当归，亦可随宜择而代之。若阴虚水亏之人，则以熟地、生姜加倍用之，皆无不应手而效也。然必因脉以知其内，因症以知其外，但知标本之缓急，又何疟之足虑哉？余阅疟门方剂，多不分表里先后，俱用芩、连、知母及大黄、石膏之类。夫以表邪不解而得此寒凉，则寒邪愈陷。或任用常山、草果及劫截峻厉等剂，若正为邪伤而受此克伐，则元气愈虚，故多致绵延不已，轻者变重，重者至危，是皆不得其本。得则易如反掌，在察所由而已。

五十、诸经疟刺

（《素问·刺疟篇》全）

足太阳之疟，令人腰痛头重，寒从背起，先寒后热，熇熇暍暍然，热止汗出难已，刺隙中出血。

此下言足六经之疟刺也。头背腰皆足太阳经之所行，故为是病。“熇熇暍暍”，皆热甚貌。邪在三阳，盛于表也，汗不易收，故曰难已。刺隙中者，按王氏曰：“太阳之隙，是谓金门。”又曰：“《黄帝中诰图经》云：‘委中主之’。”则古法以委中为隙中也，故当以委中为的，二穴皆系本经。“熇”，郝、嚣二音，又呼木切。“暍”，音谒。

足少阳之疟，令人身体懈㑊，寒不甚，热不甚，恶见人，见人心惕惕然，热多汗出甚，刺足少阳。

“㑊”，迹也。“身体懈㑊”，谓不耐烦劳，形迹困倦也。“寒不甚、热不甚”者，病在半表半里也。“见人惕惕然”者，邪在胆也。少阳为木火之经，故热多于寒而汗出甚也。当刺足少阳之经，王氏云：“夹溪主之。”按：懈㑊之义，王氏即以寒不甚热不甚为解，然细详之，若有不然。观其既云身体懈㑊，复云寒热不甚，分明各有所谓，意本不同。观《刺要论》曰：“髓伤则消铄胻瘦，体懈㑊然不去矣。”是岂非举动懈倦之谓乎？及考“㑊”字，不收于韵，若音为亦，殊无意味，当从迹韵，庶乎为妥。

足阳明之疟，令人先寒，洒淅洒淅，寒甚，久乃热，热去汗出，喜见日月光火气乃快然，刺足阳明跗上。

阳明虽多血多气之经，而寒邪胜之，故先为寒，久乃热，热去则邪解，故汗出。《经脉篇》曰："阳明病至，则恶人与火。"今反喜见日月光，及得火气乃快然者何也？盖阳明受阳邪，胃之实也，故恶热；阳明受阴邪，胃之虚也，故喜暖耳。"跗上"，即本经之冲阳穴。"淅"，音昔。

足太阴之疟，令人不乐，好太息，不嗜食，多寒热汗出，病至则善呕，呕已乃衰，即取之。

脾者心之子，脾病则心气不舒，故不乐；脾不化则上焦痞塞，故好太息而不嗜食；太阴主里，邪不易解，故多寒热汗出；脾脉络胃上膈夹咽，故病至善呕。然必待其呕已病衰，方可取之。王氏曰："取之井腧及公孙也。"皆本经穴。

足少阴之疟，令人呕吐甚，多寒热，热多寒少，欲闭户牖而处，其病难已。

肾脉上贯肝膈，入肺中，循喉咙，阴邪上冲，故为呕吐甚；肾病则阴虚，阴虚故热多寒少；病在阴者喜静，故欲闭户牖而处；肾为至阴之脏而邪居之，故病深难已。此不言刺者，必缺失也。王氏曰："大钟、太溪悉主之。"皆本经穴。"牖"，音有。

足厥阴之疟，令人腰痛，小腹满，小便不利如癃状，非癃也，数便，意恐惧，气不足，腹中悒悒，刺足厥阴。

肝脉过阴器，抵小腹，布胁肋，故为腰腹小便之病。凡小水不利为癃，今曰如癃状、非癃也，盖病不在水而在于肝邪之陷，故亦如小便不利而急数欲便也。意恐惧者，肝气不足也。"腹中悒悒"，不畅之貌。皆当刺足厥阴之经，王氏曰："太冲主之。"即本经穴。"癃"，良中切。"悒"，音邑。

肺疟者，令人心寒，寒甚热，热间善惊，如有所见者，刺手太阴、阳明。

此下言五脏疟刺而并及于胃也。肺者心之盖也，以寒邪而乘所不胜，故肺疟者令人心寒。寒甚复热而心气受伤，故善惊如有所见。当刺其表里二经，以泻阳明之实，补太阴之虚也。王氏云："手太阴之络列缺，阳明之原合谷主之。"

心疟者，令人烦心甚，欲得清水，反寒多，不甚热，刺手少阴。

疟邪在心，故烦心甚，欲得水以解也。心本阳脏，为邪所居，则阳虚阴盛，故反寒多而不甚热。王氏曰"神门主之"，即手少阴穴。

肝疟者，令人色苍苍然，太息，其状若死者，刺足厥阴见血。

肝属木，故色苍苍然；肝郁则气逆，故太息；木病则坚强，故其状若死。刺足厥阴见血者，王氏曰中封主之。按：上文已言足厥阴等疟，而此重言之。盖上文所言者，言经病也，故复明脏病之详如此，下文脾肾胃三脏义同。

脾疟者，令人寒，腹中痛，热则肠中鸣，鸣已汗出，刺足太阴。

脾以至阴之脏而疟邪居之，故令人寒；脾脉自股入腹，故为腹中痛；寒已而热则脾气行，故肠中鸣；鸣已则阳气外达，故汗出而解也。刺足太阴者，王氏曰："商丘主之。"

肾疟者，令人洒洒然，腰脊痛宛转，大便难，目眴眴然，手足寒，刺足太阳、少阴。

“洒洒”，寒慄貌。肾脉贯脊属肾，开窍于二阴，故腰脊之痛苦于宛转而大便难也。“眴眴然”，眩动貌。目视不明，水之亏也。手足寒，阴之厥也。刺足太阳、少阴之表里，取穴如前。“眴”，音眩。

胃疟者，令人且病也，善饥而不能食，食而支满腹大，刺足阳明、太阴横脉出血。

腑有六而此独言胃者，以胃为六腑之长也。邪在阳明则胃病及脾，故善饥不能食，而支满腹大也。当兼刺阳明之表里，王氏曰：“厉兑、解溪、三里主之。”足阳明者取此三穴，足太阴刺其横脉出血，谓足内踝前斜过大脉，则太阴之经，盖即商丘也。

疟发身方热，刺跗上动脉，开其孔，出其血，立寒。

此下言诸疟之刺法也。身方热者，谓于未发之前，热将作也。疟之先热者，温疟也。跗上动脉，当是足阳明之冲阳穴。阳明为多气多血之经，热盛气壮，故出其血，可以退热邪也。

疟方欲寒，刺手阳明、太阴，足阳明、太阴。

疟方欲寒，寒之将发未发也，刺手足阳明，可以泻热；刺手足太阴，可以补阴。王氏曰：“当随此四经之井腧而刺之。”

疟脉满大急，刺背腧，用中针，旁五胠腧各一，适肥瘦出其血也。

“满大急”，阳邪之实也。背为诸阳所出，故当刺之，即五胠腧也。“胠”者，胁也，一曰旁开也。《水热穴论》曰：“五脏腧旁五，以泻五脏之热。”即此谓也。盖此五者，乃五脏腧旁之穴，以其旁开近胁，故曰旁五胠腧，即魄户、神堂、魂门、意舍、志室也，皆足太阳经穴。“适肥瘦出血”者，谓瘦者浅之，少出血；肥者深之，多出血也。“胠”，音区。

疟脉小实急，灸胫少阴，刺趾井。

“脉小实急”，阴邪胜也。阴盛者生内寒，故当灸胫之少阴以散寒，刺指之井以补阳也。王氏曰：“灸胫少阴，是谓复流；刺趾井者，谓足太阳之至阴。”

疟脉满大急，刺背腧，用五胠腧背腧各一，适行至于血也。

此节重复。

疟脉缓大虚，便宜用药，不宜用针。

针有泻而无补，故脉虚者不宜用针。《脉度篇》曰：“盛者泻之，虚者饮药以补之。”即此之谓。

凡治疟，先发如食顷，乃可以治，过之则失时也。

先时邪正未合，故可以治。既合而治，则邪正不分，反伤气矣。

诸疟而脉不现，刺十指间出血，血去必已，先视身之赤如小豆者尽取之。

“脉不现”者，邪盛气逆而脉伏也。故当刺十指之血以泻其实。

十二疟者，其发各不同时，察其病形，以知其何脉之病也。

十二疟者，如前之六经六脏也。其发不同，故当因其形症而察属何经之病。

先其发时如食顷而刺之，一刺则衰，二刺则知，三刺则已；

一刺之病气虽衰，犹未觉也，故必再刺，始知其效，三刺而后病可已。

不已，刺舌下两脉出血；

如下文。

不已，刺隙中盛经出血；

即委中也，其穴在足太阳，故曰盛经。

又刺项以下夹脊者必已。

足太阳之大杼、风门也。

舌下两脉者，廉泉也。

任脉穴。

刺疟者，必先问其病之所先发者，先刺之。

先伐其本也。如下文。

先头痛及重者，先刺头上及两额两眉间出血。

头上者，上星、百会也，督脉穴；两额者，悬颅也，足少阳穴；两眉间者，攒竹也，足太阳穴。

先项背痛者，先刺之。

在项者，风池、风府主之；在背者，大杼、神道主之。风府、神道俱督脉穴，风池足少阳穴，大杼足太阳穴。

先腰脊痛者，先刺隙中出血。

腰痛皆属太阳，故当刺委中穴。

先手臂痛者，先刺手少阴、阳明十指间。

手少阴、阳明，皆以井穴为言。又刺十指间者，各随其所病之经也，亦取井穴。

先足胫痠痛者，先刺足阳明十指间出血。

十指间出血者，各因邪居之所，泻其井也。

风疟，疟发则汗出恶风，刺三阳经背腧之血者。

“三阳经背腧之血”，谓足太阳膀胱腧、足阳明胃腧、足少阳胆腧，皆足太阳经穴。

胻痠痛甚，按之不可，名曰附髓病，以镵针针绝骨出

血，立已。

“胻”，胫骨也。按之不可，痛益甚也。其邪深伏，故名曰附髓病，“镵针”，第一针也。绝骨本名悬钟，足少阳经穴。“胻”，音杭，又下敬切。“痠”，音酸，“镵”，音谗。

身体小痛，刺至阴。

足太阳经穴。

诸阴之井无出血，间日一刺。

此承上文而言，凡取诸阴之井，皆不可使之出血，但间日一刺之，则邪气自泄矣。然则可出血者，惟三阳之井，而真阴不可伤也。

疟不渴，间日而作，刺足太阳。

不渴者，内无邪，邪在表耳，故当刺足太阳。

渴而间日作，刺足少阳。

渴则邪在表里之间，故当刺足少阳。《杂病篇》曰：“疟不渴，间日而作，取足阳明。渴而日作，取手阳明。”与此不同，见针刺类五十三。

温疟汗不出，为五十九刺。

五十九刺法，详针刺类三十九、四十。

五十一、如　疟　症

（《素问·至正要大论》）

帝曰：“火热复恶寒发热，如有疟状，或一日发，或间数日发，其故何也？”

凡病寒热，多由外感，然有不因风寒而火热内盛者，亦为恶寒发热，其作有期，状虽似疟而实非疟症，故特为问辨也。

岐伯曰："胜复之气，会遇之时，有多少也。阴气多而阳气少，则其发日远；阳气多而阴气少，则其发日近。此胜复相搏，盛衰之节，疟亦同法。"

夫寒热者，阴阳之气也。迟速者，阴阳之胜也。人之阴阳则水火也，营卫也。有热而反寒者，火极似水也；寒而反热者，阴极似阳也。阴阳和则血气匀，表里治；阴阳不和，则胜复之气，会遇之时，各有多少矣。故阳入之阴，则阴不胜阳而为热；阴出之阳，则阳不胜阴而为寒。又若阴多阳少，则阴性缓而会遇迟，故其发日远；阳多阴少，则阳性速而会遇早，故其发日近。此胜复盛衰之节，虽非疟症，而多变似疟，法亦同然。所谓同者，皆阴阳出入之理也。然同中自有不同，则曰是疟，曰非疟。是疟非疟者，在有邪无邪之辨耳。真疟有邪，由卫气之会以为止作；似疟无邪，由水火争胜以为盛衰。此则一责在表，一责在里，一治在邪，一治在正，勿谓法同而治亦同也。同与不同之间，即杀人生人之歧也，学者于此，不可不察。

五十二、咳 症

（《素问·咳论》全，附：咳症治法）

黄帝问曰："肺之令人咳何也？"岐伯对曰："五脏六腑皆令人咳，非独肺也。"

"令"，平声。"咳"，康盖切。

帝曰："愿闻其状。"岐伯曰："皮毛者，肺之合也，皮毛先受邪气，邪气以从其合也。

“邪气”，风寒也。皮毛先受之则入于肺，所以从其合也。

其寒饮食入胃，从肺脉上至于肺则肺寒，肺寒则外内合邪，因而客之，则为肺咳。

肺脉起于中焦，循胃口上膈属肺，故胃中饮食之寒，从肺脉上于肺也。所谓“形寒寒饮则伤肺”，正此节之谓。

五脏各以其时受病，非其时，各传以与之。

如肝当受病于春，以其时也，然有非木令之时而肝亦病者，正以肺先受邪，而能传以与之也。凡诸脏腑之非时受邪者，其义皆然。所以五脏六腑虽皆有咳，然无不由于肺者。

人与天地相参，故五脏各以治时，感于寒则受病，微则为咳，甚者为泄为痛。

“治时”，治令之时也。上文言外内合邪，此即其症。邪微者，浅而在表，故为咳；甚者，深而入里，故为泄为痛。

乘秋则肺先受邪，乘春则肝先受之，乘夏则心先受之，乘至阴则脾先受之，乘冬则肾先受之。”

此即治时受病也，故当其时者，必先受之。

帝曰：“何以异之？”

此下辨五脏之咳不同也。

岐伯曰：“肺咳之状，咳而喘息有音，甚则唾血。

肺主气而司呼吸，故喘息有音。唾血者，随咳而出，其病在肺，与呕血者不同。

心咳之状，咳则心痛，喉中介介如梗状，甚则咽肿喉痹。

心脉起于心中，出属心系，上夹于咽，故病喉中梗介、咽肿喉痹也。“芥芥”，如有所梗，妨碍之意。

肝咳之状，咳则两胁下痛，甚则不可以转，转则两胠下满。

肝脉布胁肋，故病如是。“胠”，腋下胁也。“胠”，区、去二音。

脾咳之状，咳则右胠下痛，阴阴引肩背，甚则不可以动，动则咳剧。

脾脉上膈夹咽，其支者复从胃别上膈，故为胠下痛而阴阴然痛引肩背。脾应土，其性静，故甚者不可以动，动则增剧也。按：脾咳则右胠下痛者，盖阴土之气应于《坤》，出西南也。观《平人气象论》曰：“胃之大络，名曰虚里，贯膈络肺，出于左乳下。”岂非阳土之气应于《艮》而出东北乎？人与天地相参，理有无往不合者。“剧”，音极。

肾咳之状，咳则腰背相引而痛，甚则咳涎。”

肾脉贯脊系于腰背，故相引而痛。其直者入肺中，循喉咙，故甚则咳涎。盖肾为水脏，主涎饮也。

帝曰：“六腑之咳奈何？安所受病？”

此下辨六腑之咳不同也。

岐伯曰：“五脏之久咳，乃移于六腑。

五脏之久咳不已，则病及于腑，皆各因其合而表里相移也。

脾咳不已，则胃受之，胃咳之状，咳而呕，呕甚则长虫出。

脾与胃合，故脾咳不已，胃必受之。胃不能容，则气逆为呕。“长虫”，蛔虫也，居肠胃之中，呕其则随气而上出。

肝咳不已，则胆受之，胆咳之状，咳呕胆汁。

“胆汁”，苦汁也。

肺咳不已，则大肠受之，大肠咳状，咳而遗失。

遗失，《甲乙经》作遗矢，大肠病也。“矢”，屎同。

心咳不已，则小肠受之，小肠咳状，咳而失气，气与咳俱失。

小肠之下，则大肠也。大肠之气，由于小肠之化，故小肠受邪而咳，则下奔失气也。

肾咳不已，则膀胱受之，膀胱咳状，咳而遗尿，

膀胱为津液之府，故邪气居之，则咳而遗尿。

久咳不已，则三焦受之，三焦咳状，而腹满，不欲食饮。

久咳不已，则上中下三焦俱病，出纳升降皆失其和，故腹满不能食饮。

此皆聚于胃，关于肺，使人多涕唾而面浮肿，气逆也。”

此下总结诸咳之症而并及其治也。诸咳皆聚于胃，关于肺者，以胃为五脏六腑之本，肺为皮毛之合，如上文所云“皮毛先受邪气”及“寒饮食入胃”者，皆肺胃之候也，阳明之脉起于鼻，会于面，出于口，故使人多涕唾而面浮肿。肺为脏腑之盖而主气，故令人咳而气逆。

帝曰：“治之奈何？”岐伯曰：“治脏者治其腧，治腑者治其合，浮肿者治其经。”帝曰：“善！”

脉之所注者为腧，所入者为合，所行者为经，诸脏腑皆然也。详经络类十四、十六。

附：咳症治法

愚按：咳症必由于肺，而本篇曰五脏六腑皆令人咳”，又曰“五脏各以其时受病，非其时各传以与之”，则不独在肺矣。盖咳有内伤外感之分，故自肺而传及五脏者有之，自五脏而传于肺者亦有之。如风寒暑湿伤于外，则必先中于皮毛，皮毛为肺之合，而受邪不解，此则自肺而后传于诸脏也；劳欲情志伤于内，则脏气受伤，先由阴分而病及上焦，此则自诸脏而后传于肺也。但自表而入者，其病在阳，故必自表而出之，治法宜辛宜温，求其属而散去外邪，则肺气清而咳自愈矣；自内而生者，伤其阴也，阴虚于下则阳浮于上，水涸金枯则肺苦于燥，肺燥则痒，痒则咳不能已，治此者宜甘以养阴，润以养肺，使水壮气复而肺则宁也。

大法治表邪者，药不宜静，静则留连不解，久必变生他病，故最忌寒凉收敛之剂，如《五脏生成篇》所谓“肺欲辛”者此也。治里症者，药不宜动，动则虚火不宁，真阴不复，燥痒愈增，病必日甚，故最忌辛香助阳等剂，如《宣明五气篇》所谓“辛走气，气病无多食辛”者此也。然治表者虽宜从散，若形气病气俱虚者，又当补其中气而佐以温解之药，若专于解散，恐肺气益弱，腠理益疏，外邪乘虚易入，而病益甚也。治里者虽宜静以养阴，若命门阳虚，不能纳气，则参姜桂附之类亦所必用，否则气不化水，终无济于阴也。至若因于火者宜清，因于湿者宜利，因痰者降其痰，因气者理其气，虽方书所载，条目极多，求其病本，则惟风寒劳损二者居其八九。风寒者责在阳实，劳损者责在阴虚。此咳症之纲领，其他治标之法，亦不过随其所见之症，而兼以调之则可，原非求本之法也。

至于老人之久嗽者，元气既虚，本难痊愈，多宜温养脾肺，或兼治标，但保其不致羸困则善矣，若求奇效而必欲攻之，则非计之得也。

夫治病本难，而治嗽者为尤难，在不得其要耳，故余陈其大略如此，观者勿谓治法不详而忽之也。

五十三、动静勇怯，喘汗出于五脏。

（《素问·经脉别论》）

黄帝问曰："人之居处动静勇怯，脉亦为之变乎？"岐伯对曰："凡人之惊恐恚劳动静皆为变也。

"脉"，以经脉血气统言之也。"恚"，怒也。"恚"，慧、畏二音。

是以夜行则喘出于肾，淫气病肺；

此下四条言喘者，喘属气，病在阳也。肾者至阴也，阴受气于夜，夜行则劳骨伤阴，故喘出于肾。淫气者，阴伤则阳胜，气逆为患也。肺肾为母子之脏，而少阴之脉上入肺中，故喘出于肾则病苦于肺。

有所堕恐，喘出于肝，淫气害脾；

有所堕坠而恐者，伤筋损血，故喘出于肝。肝气淫则害于脾，木乘土也。

有所惊恐，喘出于肺，淫气伤心；

惊恐则神气散乱，肺藏气，故喘出于肺。心藏神，故淫气伤之。

渡水跌仆，喘出于肾与骨。

水气通于肾，跌仆伤于骨，故喘出焉。"仆"，音付。

当是之时，勇者气行则已，怯者则着而为病也。

此结上文而言有病有不病者，因气有强弱不同也。

故曰：诊病之道，观人勇怯，骨肉皮肤，能知其情，以为诊法也。

勇可察其有余，怯可察其不足，骨可以察肾，肉可以察脾，皮肤可以察肺，望而知其情，即善诊者也。

故饮食饱甚，汗出于胃；

此下五条言汗者，汗属精，病在阴也。饮食饱甚，则胃气满而液泄，故汗出于胃。

惊而夺精，汗出于心；

惊则神散，神散则夺其精气，故汗出于心。

持重远行，汗出于肾；

持重远行则伤骨，肾主骨，故汗出于肾。

疾走恐惧，汗出于肝；

肝主筋而藏魂，疾走则伤筋，恐惧则伤魂，故汗出于肝。

摇体劳苦，汗出于脾。

摇体劳苦，则肌肉四肢皆动，脾所主也，故汗出于脾。《本病论》曰："醉饱行房，汗出于脾。"

故春秋冬夏，四时阴阳，生病起于过用，此为常也。"

五脏受气，强弱各有常度，若勉强过用，必损其正，则病之所由起也。

五十四、热食汗出

（《灵枢·营卫生会篇》）

黄帝曰："人有热饮食下胃，其气未定汗则出，或出于面，或出于背，或出于身半，其不循卫气之道而出何也？"

饮食入胃，其气各有所行，如《经脉别论》曰："散精于肝，淫气于筋，浊气归心，淫精于脉"之类是也。卫气之道，昼行于阳，夜行于阴，有常度也。今有热饮食者，方入于胃，其气之留行未定，而汗辄外泄，出无方所，是不循卫气之道也，故以为问。

岐伯曰："此外伤于风，内开腠理，毛蒸理泄，卫气走之，固不得循其道。

风为阳邪，有外热也。热食气悍，因内热也。热之所聚，则开发腠理，所以毛蒸理泄而卫气走之，故不循其常道也。

此气慓悍滑疾，见开而出，故不得从其道，故命曰漏泄。"

此即热食之气也，出不由度，故曰漏泄。"慓"，音飘，急也。

五十五、臌　胀

（《素问·腹中论》）

黄帝问曰："有病心腹满，旦食则不能暮食，此为何病？"岐伯对曰："名为臌胀。"

内伤脾肾，留滞于中，则心腹胀满，不能再食，其胀如鼓，故名臌胀。

帝曰："治之奈何？"岐伯曰："治之以鸡屎醴，一剂知，二剂已。"

鸡屎之性，能消积下气，通利大小二便，盖攻伐实邪之剂也。一剂可知其效，二剂可已其病。凡臌胀由于停积及湿热有余者，皆宜用之。若脾肾虚寒发胀，及气虚中满等症，最所忌也，误服则死。按《普济方》云：“治脾虚不能制水，水反胜土，水谷不运，气不宣流，故令中满者，宜鸡屎醴主之。”此说不明虚实，殊失经意，不可不察。鸡屎醴法，按《正传》云：“用羯鸡屎一升，研细，炒焦色，地上出火毒，以百沸汤淋汁，每服一大盏，调木香、槟榔末各一钱，日三服，空腹服，以平为度。”又按：《医鉴》等书云：“用干羯鸡屎八合，炒微焦，入无灰好酒三碗，共煎干至一半许，用布滤取汁，五更热饮，则腹鸣，辰巳时行二三次，皆黑水也。次日觉足面渐有皱纹，又饮一次，则渐皱至膝上而病愈矣。”此二法，以用后者为便。

帝曰：“其时有复发者何也？”

胀病多反复也。

岐伯曰：“此饮食不节，故时有病也。

膨胀之病，本因留滞，故不可复纵食也。

虽然其病且已时，故当病气聚于腹也。”

病虽将愈而复伤其脾，所以气复聚也。

五十六、脏腑诸胀

（《灵枢·胀论》全，附：肿胀治法）

黄帝曰：“脉之应于寸口，如何而胀？”岐伯曰：“其脉大坚以涩者胀也。”

脉大者，邪之盛也；脉坚者，邪之实也。涩因气血之虚，而不能流利也。大都洪大之脉，阴气必衰，坚强之脉，胃气必损，故大坚以涩，则病当为胀。

黄帝曰："何以知脏腑之胀也？岐伯曰："阴为脏，阳为腑。"

涩而坚者为阴，其胀在脏。大而坚者为阳，其胀在腑。一曰脉病在阴则胀在脏，脉病在阳则胀在腑。亦通。

黄帝曰："夫气之令人胀也，在于血脉之中耶？脏腑之内乎？"岐伯曰："三者皆存焉，然非胀之舍也。"

"舍"，言留止之处也。

黄帝曰："愿闻胀之舍。"岐伯曰："夫胀者，皆在于脏腑之外，排脏腑而廓胸胁，胀皮肤，故命曰胀。"

排挤于脏腑之外，以胸胁为廓，而居于皮肤之中，是即胀之所舍。

黄帝曰："脏腑之在胸胁腹里之内也，若匣柜之藏禁器也，各有次舍，异名而同处，一域之中，其气各异，愿闻其故。"

此下仍当有岐伯答辞一节，必缺失也。

黄帝曰："未解其意，再问。"岐伯曰："夫胸腹，脏腑之廓也。

胸腹者，所以保障五内，故为脏腑之廓。

膻中者，心主之宫城也。

"膻中"，胸中也。肺覆于上，膈膜障于下，为清虚周密之宫，心主之所居也，故曰宫城。"膻"，唐坦切。

胃者，太仓也。

胃为水谷之海，故曰太仓。

咽喉小肠者，传送也。

咽喉传送者，谷气自上而入。小肠传送者，清浊自下而出。

胃之五窍者，闾里门户也。

“闾”，巷门也。“里”，邻里也。《周礼》：“五家为比，五比为闾。”盖二十五家为闾也。《风俗通》曰：“五家为轨，十轨为里。”盖五十家为里也。胃之五窍为闾里门户者，非言胃在五窍，正以上自胃脘，下至小肠大肠，皆属于胃，故曰闾里门户。如咽门、贲门、幽门、拦门、魄门，皆胃气之所行也，故总属胃之五窍。“轨”，音癸。

廉泉、玉英者，津液之道也。

二穴俱属任脉。“玉英”，即玉堂。

故五脏六腑者，各有畔界，其病各有形状。

畔界各有所属，故病之形现可按也。“畔”，音叛。

营气循脉，卫气逆为脉胀。

清者为营，营在脉中，其气精专，未即致胀。浊者为卫，卫行脉外，其气慓疾滑利，而行于分肉之间，故必由卫气之逆，而后病及于营，则为脉胀。是以凡病胀者，皆发于卫气也。

卫气并脉，循分为肤胀。

卫气逆而并于脉，复循分肉之间，故为肤胀。

三里而泻，近者一下，远者三下，无问虚实，工在疾泻。”

“三里”，足阳明经穴。阳明为五脏六腑之海而主肌肉，故胀在肌肤者，当以针泻之。“一下、三下”，谓一次再次三次也。盖邪有远近，故泻有难易耳。

黄帝曰：“愿闻胀形。”

此下辨胀病之形症也。

岐伯曰：“夫心胀者，烦心短气，卧不安；肺胀者，虚满而喘咳；肝胀者，胁下满而痛引小腹；脾胀者，善哕，四肢烦悗，体重不能胜衣，卧不安；肾胀者，腹满引背央

央然，腰髀痛。

此五脏之胀也。“悗”，闷乱也。“央央然”，困苦貌。“悗”，美本切。

六腑胀：胃胀者，腹满，胃脘痛，鼻闻焦臭，妨于食，大便难；大肠胀者，肠鸣而痛濯濯，冬日重感于寒，则飧泄不化；小肠胀者，小腹䐜胀，引腰而痛；膀胱胀者，小腹满而气癃；三焦胀者，气满于皮肤中，轻轻然而不坚；胆胀者，胁下痛胀，口中苦，善太息。

此六腑之胀也。“濯濯”，肠鸣水声也。“飧泄不化”，完谷而泄也。“气癃”，膀胱气闭，小水不通也。“飧”，音孙。“䐜”，音嗔。“癃”，良中切。

凡此诸胀者，其道在一，明知逆顺，针数不失，泻虚补实，神去其室，致邪失正，真不可定，粗之所败，谓之天命，补虚泻实，神归其室，久塞其孔，谓之良工。”

此下言治胀之得失也。胀有虚实，而当补当泻，其道惟一，无二歧也。难察者谓之良工，彼粗者误用，则伤人之命矣。

黄帝曰：“胀者焉生？何因而有？”岐伯曰：“卫气之在身也，常然并脉，循分肉，行有逆顺，阴阳相随，乃得天和，五脏更始，四时循序，五谷乃化。

此卫气之常度也。

然后厥气在下，营卫留止，寒气逆上，正邪相攻，两气相搏，乃合为胀也。”

上节言卫气之顺，此节明卫气之逆也。厥逆之气，自下而上，营卫失常，故正邪相攻，而合为胀也。

黄帝曰：“善！何以解惑？”岐伯曰：“合之于真，三合而得。”帝曰：“善！”

不得其真，所以生惑。胀虽由于卫气，然有合于血脉之中者，在经络也；有合于脏者，在阴分也；有合于腑者，在阳分也。三合即明，得其真矣。

黄帝问于岐伯曰："《胀论》言'无问虚实，工在疾泻，近者一下，远者三下'，今有其三而不下者，其过焉在？"

"不下者"，言胀不退也。

岐伯曰："此言陷于肉肓，而中气穴者也。

上文云一下三下者，言针当必陷于肉肓，亦必中于气穴，然后可以取效也。肓义见本类后六十七。

不中气穴则气内闭，针不陷肓则气不行，上越中肉则卫气相乱，阴阳相逐。

"不中穴，不陷肓"，则妄中于分肉间矣。故卫气相乱，而阴阳之邪，反相逐以乘之也。

其于胀也，当泻不泻，气故不下。

不得其气穴肉肓也。

三而不下，必更其道，气下乃止，不下复始，可以万全，乌有殆者乎！

三而不下，必未得其所也，故当更穴再刺之。

其于胀也，必审其脉，当泻则泻，当补则补，如鼓应桴，恶有不下者乎！"

唇疡胗，盖胀之微甚，必见于唇，故当审之于此，以察其虚实。然"胗"字未妥，必"脉"字之误也。"胗"，疹同。"桴"，音孚。

附：肿胀治法

愚按：肿胀一症，观本篇之义，则五脏六腑无不有之。再考诸篇，如《脉要精微论》曰："胃脉实，气有余则胀。"

《邪气脏腑病形篇》曰："胃病者，腹䐜胀，胃脘当心而痛。"《本神篇》曰："脾气实则腹胀，泾溲不利。"《阴阳应象大论》曰："浊气在上，则生䐜胀。"此皆实胀也。《太阴阳明论》曰："饮食起居失节，入五脏则䐜满闭塞。"《经脉篇》曰："足太阴之别公孙，虚而鼓胀，此皆虚胀也。"《师传篇》曰："胃中寒则腹胀满。《异法方宜论》曰："脏寒生满病。"《风论》曰："胃风膈塞不通，腹善满，失衣则䐜胀。"此皆寒胀也。《阴阳别论》曰："二阴一阳发病，善胀心满。"《诊要经终论》曰："手少阴终者，腹胀闭。足太阴终者，腹胀闭。"此心脾受伤之胀也。

此外如《六元正纪》、《至正要》等论，有云太阴所至为重胕肿，及土郁之发，太阴之初气，太阴之胜复，皆湿胜之肿胀也；有曰水运之太过，有曰寒胜则浮，有曰太阳之司天，太阳之胜复，皆寒胜之肿胀也；有曰少阴之司天，少阴之胜复，少阳之司天，少阳之胜复，有曰热胜则肿，皆火胜之肿胀也；有曰厥阴之司天在泉，厥阴之复，有曰阳明之复，是皆木邪侮土，及金气反胜之肿胀也。

观此，则不惟五脏六腑，即五运六气，亦无不皆有是病。然《至正要大论》曰："诸湿肿满，皆属于脾。"《水热穴论》曰："其本在肾，其末在肺，皆聚水也。"又曰："肾者胃之关也，关门不利，故聚水而从其类也。"由此言之，则诸经虽皆有胀，然无不干于脾、肺、肾三脏。盖脾属土，其主运化；肺属金，其主气；肾属水，其主五液。凡五气所化之液，悉属于肾；五液所行之气，悉属于肺；转输于二脏之中，以制水生金者，悉属于脾。所以肿胀之生，无不由此三者。但症有阴阳虚实，如诸论之所云者，不可不辨。

大都阳症多热，热者多实；阴症多寒，寒者多虚。先胀于内，而后及于外者，多实；先肿于表，而后甚于里者，多虚。小便黄赤，大便秘结者，多实；小水清白，大便稀溏者，多虚。脉滑数有力者，多实；弦浮微细者，多虚。形色红黄，气息粗长者，多实；容颜憔悴，音声短促者，多虚。

凡是实症，必以六淫有余伤其外，或饮食怒气伤其内，故致气道不行，三焦壅闭，此则多在气分，无处不到，故不分部位，而多通身浮肿；又或气实于中，则为单腹胀急。然阳邪急速，其至必暴，每成于旬日数日之间，此惟少壮者多有之，但破其结气，利其壅滞，则病无不愈，此治实之道也。

若是虚症，必以五志积劳，或酒色过度，伤其脾肾，日积月累，其来有渐，此等病候，多染于中年之外，其形症脉气，必有虚寒之候，显然可察，非若实症之暴至，而邪热壅结、肝气悍逆之有因也。治实者本无所难，最难者在治虚耳。

然虚有在气者，有在水者。在气者，以脾气虚寒，不能运化，所谓气虚中满者是也。在水者，以脾虚不能制水，则寒水反侮脾土，泛滥为邪，其始也必从阴分，渐次而升，按肉如泥，肿有分界，所谓水膨水胀者是也。然水虽制于脾，而实主于肾，盖肾本水脏，而元阳生气所由出。若肾中阳虚，则命门火衰，既不能自制阴寒，又不能温养脾土，阴阳不得其正，则化而为邪。

夫气即火也，精即水也，气之与水，本为同类，但在于化与不化耳。故阳旺则化，而精能为气；阳衰则不化，而水即为邪。凡火盛水亏则病燥，水盛火亏则病湿。故火不能化，则阴不从阳，而精气皆化为水，所以水肿之症多属阳虚，故曰寒胀多，热胀少也。

然观丹溪之治肿胀云："清浊相混，遂道壅塞而为热，热留为湿，湿热相生，遂成胀满，治宜补其脾，又须养肺金以制木，使脾无贼邪之患，滋肾水以制火，使肺得清化之令。"其说重在湿热，而犹以制火为言。夫制火固可保金，独不虑其不生土乎？若以此法施于阳实而热者则可，若以治阳虚而气不化者，岂不反助阴邪而益其病哉？

故予之治此，必察其果系实邪，则其清阳明，除之极易，凡属虚劳内损者，多从温补脾肾而愈，俱得复元。或临症之际，有虚实未明，疑似难决者，则宁先以治不足之法，探治有余，若果未投而病反加甚，是不宜补也，不妨易辙，自无大害。倘药未及病，而病自甚者，其轻重真假，仍宜详察。若误以治有余之法治不足，而曾经峻攻者真气复伤，虽神丹不能疗矣。或从清利，暂见平复，使不大补脾肾以培根本，虽愈目前，未有不危亡踵至者，此治虚之道也。

夫肿胀之病，多有标实本虚，最为危候，若辨之不明，则祸人非浅。

五十七、水胀、肤胀、臌胀、肠覃[①]、石瘕、石水。

（《灵枢·水胀篇》全）

黄帝问于岐伯曰："水与肤胀、臌胀、肠覃、石瘕、石

① 国中按："覃"，当为"蕈"，读 xùn。《玉篇》云："蕈，地菌也。"《灵枢识》云："肠中垢滓，凝聚生瘜肉，犹湿气蒸郁，生蕈于土木，故谓肠蕈。"此说甚是。

水，何以别之？”

此六症者，病异而形相似，故宜有以别之。“覃”，音潭。“瘕”，加、驾二音。

岐伯答曰：“水始起也，目窠上微肿，如新卧起之伏，

目之下为目窠，微肿如新卧起之状者，形如卧蚕也。“窠”，音科。

其颈脉动，时咳，

“颈脉”，足阳明人迎也。阳明之脉自人迎下循腹里，而水邪乘之，故为颈脉动；水之标在肺，故为时咳。

阴股间寒，足胫肿，腹乃大，其水已成矣，

阴邪始于阴分也。

以手按其腹，随手而起，如裹水之状，此其候也。”

凡按水囊者，必随手而起，故病水者亦若是。以上皆水肿之候。

黄帝曰：“肤胀何以候之？”岐伯曰：“肤胀者，寒气客于皮肤之间，𪔣𪔣然不坚，腹大，身尽肿，皮厚，

“𪔣𪔣”，鼓声也。寒气客于皮肤之间者，阳气不行，病在气分，故有声若鼓。气本无形，故不坚；气无所不至，故腹大身尽肿。若因于水，则有水处肿，无水处不肿，此为可辨。然有水则皮泽而薄，无水则皮厚。“𪔣”，音空。

按其腹窅而不起，腹色不变，此其候也。”

寒气在肤腠之间，按散之则不能猝聚，故窅而不起。“腹色不变”，即皮厚故也。愚按：此上两条云，以手按其腹，随手而起者属水，窅而不起者属气，此固然也。然按气囊者，亦随手而起，又水在肌肉之中，按而散之，猝不能聚，如按糟囊者，亦窅而不起，故未可以起与不起为水气之的辨。但当察其皮厚色苍，或一身尽肿，或自上而下者，多属气；若皮薄色泽，或肿有分界，或自下而上者，多属水也。又，风水肤胀义，详脉色类十八。“窅”，音夭，深也。

“臌胀何如？”岐伯曰：“腹胀身皆大，大与肤胀等也，色苍黄，腹筋起，此其候也。”

腹胀身皆大，与上文肤胀者症同，色苍黄者，亦皮厚腹色不变之义，但腹有筋起为稍异耳。盖此亦病在气分，故名臌胀也。又，臌胀义见前五十五。

“肠蕈何如？”岐伯曰：“寒气客于肠外，与卫气相搏，气不得营，因有所系，癖而内着，恶气乃起，瘜肉乃生。

“蕈”，延布而深也。寒气与卫气相搏，则蓄积不行，留于肠外，有所系着，故癖积起，瘜肉生，病日以成矣。“瘜肉”，恶肉也。卫气留于腹中，义出《卫气失常篇》，详针刺类二十六。“癖”，音僻。“瘜”，音息。

其始生也，大如鸡卵，稍以益大，至其成，如怀子之状，久者离岁，按之则坚，推之则移，月事以时下，此其候也。”

“离岁”，越岁也。寒邪客于肠外，不在胞中，故无妨于月事，其非血病可知。盖由汁沫所聚而生，此肠蕈之候也。

“石瘕何如？”岐伯曰：“石瘕生于胞中，寒气客于子门，

“胞”，即子宫也。男女皆有之，在男谓之精室，在女谓之血海。“子门”，即子宫之门也。义详《三焦包络命门辨》中，见《附翼》三卷。

子门闭塞，气不得通，恶血当泻不泻，衃以留止，日以益大，状如怀子，月事不以时下，皆生于女子，可导而下。”

“衃”，凝败之血也。子门闭塞，则衃血留止，其坚如石，故曰石瘕。月事不以时下，惟女子有之也，故可以导血之剂下之。

按：篇首帝有石水之问，而此下无答，必缺失也。考之《阴阳别论》曰："阴阳结邪，多阴少阳曰石水，小腹肿。"其义即此，详见本类前六。"衃"，铺杯切。

黄帝曰："肤胀臌胀可刺邪？"岐伯曰："先泻其胀之血络，后调其经，刺去其血络也。"

先泻其胀之血络，谓无论虚实，凡有血络之外现者，必先泻之，而后因虚实以调其经也。刺去其血络，即重明先泻之义。

按：本篇自水而下，所言者凡六症，而此独以二症之刺为问者，盖水腧五十七穴，已详于《水热穴论》，故不必再问。此云肤胀臌胀者，盖兼五症而统言之，辞虽简而意则在也。

五十八、五癃津液别

（《灵枢·五癃津液别篇》全）

黄帝问于岐伯曰："水谷入于口，输于肠胃，其液别为五，天寒衣薄则为尿与气，天热衣厚则为汗，悲哀气并则为泣，中热胃缓则为唾。邪气内逆，则气为之闭塞而不行，不行则为水胀，余知其然也，不知其何由生？愿闻其道。"

"五液"者，阴精之总称也。本篇以尿、汗、泣、唾、水，故名为五，《宣明五气篇》曰："五脏化液：心为汗，肺为涕，肝为泪，脾为涎，肾为唾"，是为五液；《决气篇》曰精、气、津、液、血、脉"，其辨有六；又，道家曰：

“涕、唾、精、津、汗、血、液”，其名则七，皆无非五液之属耳。

岐伯曰：“水谷皆入于口，其味有五，各注其海，津液各走其道。

水谷入口，五液之所由生也。五味之入，各有所归，辛先入肺，苦先入心，甘先入脾，酸先入肝，咸先入肾也。“各注其海”者，人身有四海，脑为髓海，冲脉为血海，膻中为气海，胃为水谷之海也。五脏四海，各因经以受水谷之气味，故津液随化而各走其道。

故三焦出气，以温肌肉，充皮肤，为其津；其流而不行者，为液。

此津液之有辨也。宗气积于上焦，营气出于中焦，卫气出于下焦。达于表者，阳之气也，故三焦出气以温肌肉，充皮肤，而为其津，津属阳也；营于里者，阴之气也，故周流于血脉之间，而不散行于外，注于脏腑，益于精髓，而为之液，液属阴也。又，津液义，详脏象类二十五。

天暑衣厚则腠理开，故汗出；寒留于分肉之间，聚沫则为痛。

此津液之为汗也。热蒸于表则津泄，故腠理开而汗出。或为寒邪所感则液凝，留于肌肉之间，故汁沫聚而为痛。

天寒则腠理闭，气湿不行，水下流于膀胱，则为尿与气。

此津液之为尿气也。腠理闭密则气不外泄，故气化为水。水必就下，故流于膀胱。然水即气也，水聚则气生，气化则水注，故为尿与气。

五脏六腑，心为之主，耳为之听，目为之候，肺为之相，肝为之将，脾为之卫，肾为之主外。

此二节言津液之为涕泣也。心总五脏六腑，为精神之主，故耳、目、肺、肝、脾、肾，皆听命于心。是以耳之听，目之视，无不由乎心也。肺朝百脉而主治节，故为心之相；肝主谋虑决断，故为心之将；脾主肌肉而护养脏腑，故为心之卫；肾主骨而成立其形体，故为心之主外也。

故五脏六腑之津液，尽上渗于目，心悲气并则心系急，心系急则肺举，肺举则液上溢，夫心系与肺不能常举，乍上乍下，故咳而泣出矣。

心为脏腑之主，故五脏之系皆入于心，心之总系复上贯于肺，通于喉，而息由以出。故心悲则系急而肺叶举，液即随之而上溢，然心系与肺本不常举，故有乍上乍下，当其气举而上，则为咳为泣也。凡人之泣甚而继以嗽者，正以气并于上，而奔迫于肺耳。

按：《口问篇》曰："心者，五脏六腑之主也；目者，宗脉之所聚也，上液之道也；口鼻者，气之门户也。故悲哀愁忧则心动，心动则五脏六腑皆摇，摇则宗脉感，液道通，故涕泣俱出焉。"

中热则胃中消谷，消谷则虫上下作，肠胃充廓故胃缓，胃缓则气逆，故唾出。

此津液之为唾也。虫为湿热所化，常居肠中，胃热则消谷中空，虫行求食，故或上或下，动作于肠胃之间。"充廓"者，纵满之谓。肠廓则胃缓，胃缓则气逆上行，涎随而溢，故多唾也。按：《宣明五气篇》曰"肾为唾"，而此曰"胃为唾"，是胃之与肾皆主为唾，盖土郁之唾在胃，水泛之唾在肾也。

五谷之精液和合而为膏者，内渗入于骨孔，补益脑髓，而下流于阴股。

此津液之为精髓也。“膏”，脂膏也。精液和合为膏，以填补于骨孔之中，则为脑为髓，为精为血，故上至巅顶，得以充实，下流阴股，得以交通也。

阴阳不和，则使液溢而下流于阴，髓液皆减而下，下过度则虚，虚故腰背痛而胫痠。

阴阳不和则精气俱病，气病则不摄，精病则不守，精气不相统摄，故液溢于下而流泄于阴窍。精髓皆减，输泄为度，则真阴日虚，故为腰痛胫痠等病，此劳瘵之所由作也。胫，形景、形敬二切。“痠”，音酸。

阴阳气道不通，四海闭塞，三焦不泻，津液不化，水谷并于肠胃之中，别于回肠，留于下焦，不得渗膀胱则下焦胀，水溢则为水胀，

此津液之为水胀也。三焦为决渎之官，膀胱为津液之府，气不化则水不行，所以三焦不能泻，膀胱不能渗，而肿胀之病所由作，故治此者，当以气化为主。试观水潦为灾，使非太阳照临，则阴凝终不能散，泥泞终不能干，能知此义，则知阴阳气化之道矣。

此津液五别之逆顺也。”

阴阳和，则五液皆精而充实于内，阴阳不和，则五精皆液而流溢于外，此其所谓逆顺也。

五十九、风水黄疸之辨

（《素问·平人气象论》）

颈脉动，喘，疾咳，曰水。

“颈脉”，谓结喉旁动脉，足阳明之人迎也。水气上逆，反侵阳明，则颈脉动。水溢于肺，则喘急而疾咳。

目裹微肿，如卧蚕起之伏，曰水。

目裹者，目之下胞也，胃脉之所至，脾气之所主，若现微肿如卧蚕起之伏，是水气淫及脾胃也。《评热病论》曰："水者阴也，目下亦阴也，腹者至阴之所居，故水在腹中者，必使目下肿也。"

尿黄赤，安卧者，黄疸。

"疸"，黄病也。《论疾诊尺篇》曰："身痛而色微黄，齿垢黄，爪甲上黄，黄疸也。安卧，小便黄赤，脉小而涩者，不嗜食。"《正理论》谓之劳瘅，以女劳得之也。"疸"，音旦。

已食如饥者，胃疸。

已食如饥者，是胃热也。善消谷食，故曰胃疸。又，《论疾诊尺篇》曰："脉小而涩者，不嗜食"，言中寒也。所以治疸者，当知阴阳之辨。

面肿曰风。

风为阳邪，故面肿者曰风，阳受风气也。

足胫肿曰水。

水为阴邪，故足胫肿者曰水，阴受湿气也。

目黄者曰黄疸。

目者宗脉之所聚也，诸经有热则上熏于目，故黄疸者其目必黄。

六十、消瘅热中

（《素问·通评虚实论》、《腹中论》附：消瘅治法）

帝曰："消瘅虚实何如？"

（《素问·通评虚实论》）"消瘅"者，三消之总称，谓内热消中而肌肤消瘦也。"瘅"，音丹，又上、去二声，《广韵》曰火瘅，一曰黄病。

岐伯曰："脉实大，病久可治；脉悬小坚，病久可不治。"

邪热在内，脉当实大者为顺，故病虽久犹可治；若脉悬小，则阳实阴虚，脉症之逆也，故不可治。《五变篇》曰："五脏皆柔弱者，善病消瘅。"又曰："热则消肌肤，故为消瘅。"详本类后七十六。

帝曰："夫子数言热中消中，不可服膏粱芳草石药，石药发癫，芳草发狂。

（《素问·腹中论》）王氏曰："多饮数溲，谓之热中；多食数溲，谓之消中；多喜曰癫，多怒曰狂。"

夫热中消中者，皆富贵人也，今禁膏粱是不合其心，禁芳草石药是病不愈，愿闻其说。"

"膏粱"，厚味也。"芳草"，辛香之品也。"石药"，煅炼金石之类也。三者皆能助热，亦能消阴，凡病热者所当禁用。"热中消中者"，即内热病也，惟富贵之人多有之。《通评虚实论》曰："凡治消瘅，肥贵人则膏粱之疾也。盖富贵以肥甘为事，肥者令人内热，甘者令人中满，气积成热，则转为消中消渴之病，故于膏粱芳草之类，皆不得不禁也。

岐伯曰："夫芳草之气美，石药之气悍，二者其气急疾坚劲，故非缓心和人，不可以服此二者。"

芳美者，气热而散，悍急者，性刚而烈也。

帝曰："不可以服此二者，何以然？"岐伯曰："夫热气慓悍，药气亦然，二者相遇，恐内伤脾。

脾者阴中之至阴也，阳胜则伤阴，故二热合气，必致伤脾。"慓"，音飘。

脾者土也，而恶木，服此药者，至甲乙日更论。"

脾伤者畏木，故至甲乙日更论，盖谓其必甚也。

附：消瘅治法

愚按：消瘅消中者，即后世所谓三消症也。凡多饮而渴不止者，为上消；消谷善饥者，为中消；溲便频而膏浊不禁者，为下消。如《气厥论》之云"肺消、膈消"，《奇病论》之云"消渴"，即上消也；《脉要精微论》云"瘅成为消中"，《师传篇》云"胃中热则消谷令人善饥"，即中消也；《邪气脏腑病形篇》云肾脉肝脉微小皆为消瘅，肝肾在下，即下消也。

观刘河间《三消论》曰："五脏六腑四肢，皆禀气于脾胃，行其津液，以濡润养之。然消渴之病，本湿寒之阴气极衰，燥热之阳气太盛故也。治当补肾水阴寒之虚，泻心火阳热之实，除肠胃燥热之甚，济身中津液之衰，使道路散而不结，津液生而不枯，气血和而不涩，则病自已。若饮水多而小便多，名曰消渴；若饮食多，不甚渴，小便数而消瘦者，名曰消中；若渴而饮水不绝，腿消瘦而小便有脂液者，名曰肾消。一皆以燥热太甚，三焦肠胃之腠理脉络怫郁壅滞，虽多饮于中，终不能浸润于外，营养百骸，故渴不止而小便多出或数溲也。”又，张戴人云：“三消之说，当从火断，火之为用，燔木则消而为炭，炼金则消而为汁，煅石则消而为灰，煎海则消而为盐，干谷则消而为粉，熬锡则消而为丹。故泽中之潦，消于炎辉；鼎中之水，干于壮火。盖五脏心为君火正化，肾为君火对化，三焦为相火正化，胆为相火对化，得其平则烹炼饮食，糟粕去焉；不得其平，则燔灼脏腑，津液竭焉。夫一身之心火，甚于上为膈膜之消，甚于中为肠胃之消，甚于下为膏液之消，甚于外为肌肉之消。上甚不已，则消及于肺；中甚不已，则消及于脾；下甚不已，则消及于肝肾；外甚不已，则消及于筋骨。四脏皆消尽，则心始自焚而死矣。故《素问》有消瘅、消中、消渴、风消、膈消、肺消之说，消之症不同，归之火则一也。”此三消从火之说，二公言之详矣。

又按：《袖诊方》云：“人身之有肾，犹木之有根，故肾脏受病，必先形容憔悴，虽加以滋养，不能润泽，故患消渴者，皆是肾经为病。由壮盛之时，不自保养，快情恣欲，饮酒无度，食脯炙丹石等药，遂使肾水枯竭，心火燔盛，三焦猛烈，五脏渴燥，由是渴利生焉。”此又言三消皆本于肾也。又，何柏斋曰：“造化之机，水火而已，宜平不宜偏，宜交不宜分。水为湿为寒，火为热为燥，火性炎上，水性润下，故火宜在下，水宜在上，则易交也。交则为既济，不交则为未济，不交之极，则分离而死矣。消渴症，不交而火偏盛也；水气症，不交而水偏盛也。制其偏而使之交，则治之之法也。”

观此诸论，则凡治消者，在清火壮水，二者之间，但察三焦虚实，或滋或泻，随所宜而用之，若乎尽矣，然以予之见，犹有说焉。如《阴阳别论》曰：“二阳之病发心脾，其传为风消。”此以阳明为十二经之海，土衰而木气乘之，故为肌肉风消也。《气厥论》曰：“心移寒于肺为肺消，饮一溲二死不治。”此言元阳之衰，而金寒水冷，则为肺肾之消也。《邪气脏腑病形篇》曰：“五脏之脉微小者，皆为消瘅。”此言寸口之弱现于外，以血气之衰而消于内也。又如《气交变大论》曰：“岁水太过，上临太阳，民病渴而妄冒。”《五常政大论》曰：“太阳司天，寒气下临，心火上从，民病嗌干善渴。”《至正要大论》曰：“太阳司天，寒淫所胜，民病嗌干，渴而欲饮。”是皆以阴抑阳，以水制火，必以温剂散去寒邪，其疾自愈。诸如此者，总皆消渴之类也。

夫消者，消耗之谓，阳胜固能消阴，阴胜独不能消阳乎？故凡于精神、血气、肌肉、筋骨之消，无非消也。予常治一荐绅，年愈四旬，因案牍积劳，致成大病，神困食减，时多恐惧，上焦无渴，不嗜汤水，或有少饮，则沃而不行，然每夜必去尿二三升，莫知其所从来，且半皆浊液。最后延余诊视，因相告曰：“自病以来，通宵不寐者，已半年有余，即间有蒙胧似睡之意，必梦见亡人凶丧等事，鬼魅相亲，其不免矣。”余曰：“不然。此以思虑积劳，损伤心肾，元阳既亏，则阴邪胜之，故多阴梦。阳衰则气虚，阳不帅阴，则水不化气，故饮水少而尿浊多也。阳气渐回，则阴邪自退，此正《内经》所谓心移寒于肺，饮一溲二之症耳。病本非轻，所幸者，脉犹带缓，肉犹未脱，胃气尚存，可无虑也。”乃以归脾之属去白术、木香，八味之属去丹皮、泽泻，一以养阳，一以养阴，出入间用，至三百余剂，计人参二十余斤而后痊愈。此非神消于上，精消于下之证乎？可见消有阴阳，不得尽称为火症，姑纪此一案，以为治消者之鉴。

六十一、脾瘅胆瘅

（《素问·奇病论》）

帝曰："有病口甘者，病名为何？何以得之？"岐伯曰："此五气之溢也，名曰脾瘅。

"瘅"，热病也。"五气"，五味之所化也。

夫五味入口，藏于胃，脾为之行其精气，津液在脾，故令人口甘也。

脾主为胃行其津液者也，故五味入胃，则津液在脾。脾属土，其味甘，脾气通于口，故令人口甘也。

此肥美之所发也。

肥甘太过，故发为病。

此人必数食甘美，而多肥也。肥者令人内热，甘者令人中满，故其气上溢，转为消渴。

肥者，味厚助阳，故能生热；甘者，性缓不散，故能留中。热留不去，久必伤阴，其气上溢，故转变为消渴之病。

治之以兰，除陈气也。"

兰草性味甘寒，能利水道，辟不祥，除胸中痰癖，其气清香，能生津止渴，润肌肉，故可除陈积蓄热之气。

帝曰："有病口苦，取阳陵泉，口苦者病名为何？何以得之？"岐伯曰："病名曰胆瘅。

"阳陵泉"，足少阳胆经穴，口苦者病在胆，故病名胆瘅。

夫肝者，中之将也，取决于胆，咽为之使。

肝者将军之官，谋虑出焉。胆者中正之官，决断出焉。夫谋虑在肝，无胆不断，故肝为中之将而取决于胆也。又足少阳之脉上夹咽，足厥阴之脉循喉咙之后上入颃颡，是肝胆之脉皆会于咽，故咽为之使。“使”，上声。

此人者，数谋虑不决，故胆虚气上溢，而口为之苦，治之以胆募腧，

数谋虑不决，则肝胆俱劳，劳则必虚，虚则气不固，故胆气上溢而口为之苦。胆募在肋，本经之日月也，胆腧在背，足太阳之穴也，并前阳陵泉者共六穴，皆可以治之。

治在阴阳十二官相使中。”

“治”，当作“论”，即《灵兰秘典论》也。详脏象类一。

类经十七卷

疾　病　类

六十二、胎　　孕

（《素问·腹中论、奇病论》附：保婴法）

帝曰：“何以知怀子之且生也？”

（《素问·腹中论》）

岐伯曰：“身有病而无邪脉也。”

“身有病”，谓经断恶阻之类也。身病者脉亦当病，或断续不调，或弦涩细数，是皆邪脉，则真病也；若六脉和滑而身有不安者，其为胎气无疑矣。又，胎脉义，详脉色类二十三。

黄帝问曰：“人有重身，九月而喑，此为何也？”

（《素问·奇病论》）妇人怀孕，则身中有身，故曰重身。“喑”，声哑不能出也。“喑”，音音。

岐伯对曰：“胞之络脉绝也。”

胎怀九月，儿体已长，能阻绝胞中之络脉。

帝曰：“何以言之？”岐伯曰：“胞络者，系于肾，少阴之脉贯肾，系舌本，故不能言。”

胞中之络，冲任之络也。胞络者，系于肾，而上会于咽喉，故胞中之络脉绝则不能言。

帝曰：“治之奈何？”岐伯曰：“无治也，当十月复。

十月子生而胞络复通，则能言矣，故不必治。

刺法曰：'无损不足，益有余，以成其疹，然后调之。'

疹，疾也。不当治而治之，非损不足，则益有余，本无所病，反以成疾，故当察其形症，然后因而调之。

所谓无损不足者，身羸瘦，无用镵石也。

妊娠九月，则身重疲劳，养胎力困，正虚羸不足之时，必不可用针石以复伤其气。"镵"，音谗。

无益其有余者，腹中有形而泄之，泄之则精出，而病独擅中，故曰疹成也。"

胎元在胞而刺之，则精气必泄，精泄则胎气伤而病独专于中，是益其有余，故疹成也。

附：保婴法

愚按：胎孕之道，中古有巫方氏所撰《颅囟经》云："一月为胎胞，精血凝也；二月为胎形，始成胚也；三月阳神为三魂；四月阴灵为七魄；五月五行分五脏也；六月六律定六腑也；七月睛开窍，通光明也；八月元神具，降真灵也；九月宫室罗布，以定生人也；十月受气足，万象成也。"

又，《五脏论》有称耆婆者论曰云："一月如珠露；二月如桃花；三月男女分；四月形象具；五月筋骨成；六月毛发生；七月游其魂，儿能动左手；八月游其魄，儿能动右手；九月三转身；十月受气足。"

又，孙真人曰："凡儿在胎：一月胚，二月胎，三月有血脉，四月形体成，五月能动，六月诸骨具，七月毛发生，八月脏腑具，九月谷入胃，十月百神备则生矣。生后六十日瞳子成，能咳笑应和人；百五十日任脉成，能自反复；百八十日髋骨成，能独坐；二百一十日掌骨成，能扶伏；

三百日髋骨成，能行也。若不能依期者，必有不平之处。”

又，巢元方《病源论》曰：“妊娠一月名胎胚，足厥阴脉养之；二月名始膏，足少阳脉养之；三月名始胎，手心主脉养之。当此之时，血不流行，形象始化，未有定义，因感而变。欲子端正庄严，常口谈正言，身行正事；欲子美好，宜佩白玉；欲子贤能，宜看诗书。是谓外象而内感者也。四月始成其血脉，手少阳脉养之；五月始成其气，足太阴脉养之；六月始成其筋，足阳明脉养之；七月始成其骨，手太阴脉养之；八月始成肤革，手阳明脉养之；九月始成毛发，足少阴脉养之；十月五脏六腑关节人神皆备，此其大略也。”临川陈氏释之曰：“尝试推巢氏所论妊娠脉养之理，若足厥阴者肝脉也，足少阳者胆脉也，此一脏一腑之经也，余皆如此，凡四时之令必始春木，故十二经养始于肝胆，所以养胎在一月二月；手心主包络也，手少阳三焦也，属火而旺夏，所以养胎在三月四月；足太阴脾也，足阳明胃也，属土而旺长夏，所以养胎在五月六月；手太阴肺也，手阳明大肠也，属金而旺秋，所以养胎在七月八月；足少阴肾也，属水而旺冬，所以养胎在九月；至十月，儿于母腹之中，受足诸脏之气，然后待时而生。”

此二家之说皆有理。然十二经中，惟手少阴心脉、手太阳小肠脉，及足太阳膀胱脉，皆不言养胎者，盖九月之养在肾，则膀胱亦在其中矣。惟心与小肠为表里，心为五脏六腑之主，虽其尊而无为，然脏气所及，则神无不至，小肠切近胞胎，丙火所化，则气无不至，所以皆不主月而实无月不在也，胎孕之道无出此矣。

第胎有男女，则成有迟速；体有阴阳，则怀分向背。故男动在三月，阳性早也；女动在五月，阴性迟也。女胎背母而怀，故母之腹软；男胎面母而怀，故母之腹硬。此又男胎女胎之有不同者也。至若既生之后，儿之寿夭，其因有二，盖一则由于禀赋，一则由于抚养。夫禀赋为胎元之本，精气之受于父母者是也；抚养为寿夭之本，居处寒温，饮食得失者是也。凡少年之子多有羸弱者，欲勤而精薄也；老年之子反多强壮者，欲少而精全也。多饮者子多不育，盖以酒乱精，则精半非真而湿热胜也；多欲者子多不育，以孕后不节，则盗泄母阴，夺养胎之气也。此外如饥饱劳逸，五情六气，无不各有所关，是皆所谓禀赋也。

至于抚养之法，则俗传有云："若要小儿安，须带三分饥与寒。"此言殊为未当。夫欲其带饥者，恐饮食之过耳，过则伤脾而积聚生，诚不善也。故但当防其放肆无度，叠进而骤，脾不及化，则未有不病者，使饮食匀调，节其生冷，何病之有？若云带饥，则不可也。然此不过欲防于未然，谓与其过饱，宁使略饥，其犹庶几者也。至若"寒"之一字，则大有关系矣。观经云圣人避风如箭，则风寒之为害也不小。彼婴儿以未成之血气，嫩薄之肌肤，较之大人，相去百倍，顾可令其带寒耶？予见新产之儿，多生惊风抽搐等病，盖其素处腹中，裹护最密，及胞胎初脱，极易感邪，而收生者迟慢不慎，则风寒袭之，多致不救者此也。及其稍长每多发热，轻则为鼻塞咳嗽，重则为小儿伤寒。幼科不识，一概呼为变蒸，误药致毙者此也。或寒气伤脏，则为吐为泻，或因寒生热，则为惊为疳，种种变生，多由外感。虽禀体强盛，不畏风寒者，亦所常有，但强者三之一，弱者三之二，伤热者十之三，伤寒者十之七。矧膏粱贫贱，气质本自不同，医家不能察本，但知见热攻热，婴儿不能言，病家不能辨，徒付之命，诚可叹也。

又有谓小儿为纯阳之体，故多宜清凉之治者，此说尤为误人。按《上古天真论》曰：“女子二七，男子二八，而后天癸至。”夫天癸者阴气也，小儿之阴气未至，故曰纯阳，原非阳气有余之谓，特稚阳耳，稚阳之阳，其阳几何？使阳本非实，而误认为火，则必用寒凉，妄攻其热，阴既不足，又伐其阳，多致阴阳俱败，脾肾俱伤，又将何所藉赖而望其生乎？

又，王节斋曰：“小儿无补肾法。”谓“男至十六而肾始充满，既满之后，妄用亏损，则可用药补之。若受胎之时，禀之不足，则无可补；禀之原足，又何待于补也？”呜呼！此何说耶？夫小儿之阴气未成，即肾虚也；或父母多欲而所禀水亏，亦肾虚也。阴既不足而不知补之，阴绝则孤阳亦灭矣，何谓无可补耶？此义惟薛立斋独得之。予因得子之迟，且屡获治子之效，因怜人之误，故笔诸此，以为艰于嗣者之一助云。

六十三、血　　枯

（《素问·腹中论》）

帝曰：“有病胸胁支满者，妨于食，病至则先闻腥臊臭，出清液，先唾血，四肢清，目眩，时时前后血，病名为何？何以得之？”

支满者，满如支膈也。肺主气，其臭腥，肝主血，其臭臊，肺气不能平肝，则肝肺俱逆于上，浊气不降，清气不升，故闻腥臊而吐清液也。口中唾血，血不归经也。四肢清冷，气不能周也。头目眩晕，失血多而气随血去也。

血气既乱，故于前阴后阴，血不时见，而月信反无期矣。“臊”，音骚。

岐伯曰：“病名血枯，此得之年少时，有所大脱血，若醉入房，中气竭，肝伤，故月事衰少不来也。”

血枯者，月水断绝也。致此之由，其源有二：一则以少时有所大脱血，如胎产既多及崩淋吐衄之类皆是也；一则以醉后行房，血盛而热，因而纵肆，则阴精尽泄，精去则气去，故中气竭也。夫肾主闭藏，肝主疏泄，不惟伤肾，而且伤肝，及至其久，则三阴俱亏，所以有先现诸症如上文所云，而终必至于血枯，则月事衰少不来也。此虽以女子为言，若丈夫有犯前症，亦不免为精枯之病，则劳损之属皆是也。

帝曰：“治之奈何？复以何术？岐伯曰：“以四乌鲗骨一藘茹，二物并合之，丸以雀卵，大如小豆，以五丸为后饭，饮以鲍鱼汁，利肠中及伤肝也。

“复者”，复其血气之源也。“后饭”者，先药后饭也。“乌鲗”，即乌贼也，骨名海螵蛸，其气味咸温下行，故主女子赤白漏下及血闭血枯；其性涩，故亦能令人有子。藘茹，亦名茹藘，即茜草也，气味甘寒无毒，能止血治崩，又能益精气，活血通经脉。按《甲乙经》及《太素》、《新校正》俱作“蔄茹”者非。盖蔄有毒，岂血枯者所宜？皆未之详察耳。“雀”，即麻雀也。雀卵气味甘温，能补益精血，主男子阴痿不起，故可使多精有子，及女子带下，便尿不利。“鲍鱼”，即今之淡干鱼也，诸鱼皆可为之，惟石首鲫鱼者为胜，其气味辛温无毒，鱼本水中之物，故其性能入水脏，通血脉，益阴气，煮汁服之，能同诸药，通女子血闭也。以上四药皆通血脉，血主于肝，故凡病伤肝者，亦皆可用之。

愚按：血枯一症，与血隔相似，皆经闭不通之候，然而枯之与隔，则相反有如冰炭。夫枯者，枯竭之谓，血虚之极也。隔者，阻隔之谓，血本不虚，而或气或寒或积有所逆也。隔者，病发于暂，其症则或痛或实，通之则血行而愈，可攻者也。枯者，其来也渐，冲任内竭，其症无形，必不可通者也。常见今人之治此者，听其言，则明曰血枯经闭也；察其治，则每用四物如桃仁、红花，甚至硝、朴、棱、莪之类无所不至。夫血既枯矣，只当补养阴气，使其血充，则弗招自至，奚俟通也？若勉强逼之，则枯者愈枯矣，不危何待？若夫人者，非惟不知病情，即字义曰枯，犹然未解，其与目不识丁者何异？求其无害不可得，安望其有济于人哉？“鲗”，音贼，“藘、蕳”，俱音间。

六十四、阳厥怒狂

（《素问·病态论》）

帝曰：“有病怒狂者，此病安生？”

怒狂者，多怒而狂也，“即骂詈不避亲疏”之谓。

岐伯曰：“生于阳也。”

帝曰：“阳何以使人狂？”岐伯曰：“阳气者因暴折而难决，故善怒也，病名曰阳厥。”

阳气宜于畅达，若暴有折剉，则志无所伸，或事有难决，则阳气被抑，逆而上行，故为怒狂，病名阳厥。

帝曰：“何以知之？”岐伯曰：“阳明者常动，巨阳、少阳不动，不动而动大疾，此其候也。”

"阳明常动"者，谓如下关、地仓、大迎、人迎、气冲、冲阳之类，皆有脉常动者也。"巨阳、少阳不动"者，谓巨阳惟委中、昆仑，少阳惟听会、悬钟，其脉虽微动，而动不甚也。于其不甚动者而动且大疾，则其常动者更甚矣，此即阳厥怒狂之候。

帝曰："治之奈何？"岐伯曰："夺其食即已。夫食入于阴，长气于阳，故夺其食即已。

五味入口而化于脾，食入于阴也。藏于胃以养五脏气，长气于阳也。食少则气衰，故节夺其食，不使胃火复助阳邪，则阳厥怒狂者可已。

使之服以生铁洛[①]为饮，夫生铁洛者，下气疾也。"

"生铁洛"，即炉冶间锤洛之铁屑，用水研浸，可以为饮，其属金，其气寒而重，最能坠热开结，平木火之邪，故可以下气疾，除狂怒也。凡药中用铁精、铁华粉、针砂、铁锈水之类，皆同此意。癫狂详义，见针刺类三十七，当与此互阅。

六十五、癫 疾

（《素问·通评虚实论、奇病论》）

帝曰："癫疾何如？"

（《素问·通评虚实论）》

① 国中按："洛"当为"落"，明代缪希雍《本草经疏》云："铁落是锻家烧铁赤沸，砧上煅之，如皮甲落下者。本出于铁，不离金象，体重而降，故《素问》有生铁落饮，以疗病狂怒者，云生铁落下气疾也。又，狂怒属肝气暴升，故取金气以制之也。"

岐伯曰："脉搏大滑，久自已；脉小坚急，死不治。"

搏大而滑为阳脉，阳盛气亦盛，故久将自已。若小坚而急，则肝之正脏脉也，全失中和而无胃气，故死不治。

帝曰："癫疾之脉，虚实何如？"岐伯曰："虚则可治，实则死。"

虚则柔缓，邪气微也，故生；实则弦急，邪气盛也，故死。

帝曰："人生而有病巅疾者，病名曰何？安所得之？"

（《素问·奇病论》）凡百病之生，必由外感内伤，人有初生者，未犯邪气，即有巅疾，故欲以明之。

岐伯曰："病名为胎病，此得之在母腹中时，其母有所大惊，气上而不下，精气并居，故令子发为巅疾也。"

惊则气乱而逆，故气上不下。气乱则精亦从之，故精气并及于胎，令子为巅痫疾也。愚按：巅疾者，即癫痫也。本经巅、癫通用，于此节之义可见，诸家释为顶巅者非。盖儿之初生，即有病癫痫者，今人呼为胎里疾者即此，未闻有胎病顶巅者也。凡诸篇有书"巅"字者，当因此以辨其义。

六十六、诸猝痛

（《素问·举痛论》附：诸痛治法）

黄帝问曰："余闻善言天者，必有验于人；善言古者，必有合于今；善言人者，必有厌[①]于己。如此则道不惑而要

---

① 国中按："厌"，合也。《国语·周语下》云："克厌帝心"，韦昭注云："厌，合也。"东汉许慎《说文解字》也云："厌，一曰合也。"《苍颉篇》云："符合人心曰厌。"

数极，所谓明明也。

天与人一理，其阴阳气数，无不相合，故善言天者必有验于人。古者今之鉴，欲察将来，须观既往，故善言古者必有合于今。彼之有善，可以为法，彼之有不善，可以为戒，故善言人者必有厌于己。“厌”，足也，美也。明此三者，尚何所不明哉？

今余问于夫子，令言而可知，视而可见，扪而可得，令验于己，如发蒙解惑，可得而闻乎？”

“发蒙”者，如去其蒙蔽也。“扪”，音门。

岐伯再拜稽首对曰：“何道之问也？帝曰：“愿闻人之五脏猝痛，何气使然？”

岐伯对曰：“经脉流行不止，环周不休，寒气入经而稽迟，涩而不行，客于脉外则血少，客于脉中则气不通，故猝然而痛。”

帝曰：“其痛或猝然而止者，或痛甚不休者，或痛甚不可按者，或按之而痛止者，或按之无益者，或喘动应手者，或心与背相引而痛者，或胁助与小腹相引而痛者，或腹痛引阴股者，或痛宿昔而成积者，或猝然痛死不知人，少间复生者，或痛而呕者，或腹痛而后泄者，或痛而闭不通者，凡此诸痛，各不同形，别之奈何？”

上猝痛症，凡十四种，其候各异也。

岐伯曰：“寒气客于脉外则脉寒，脉寒则缩踡，缩踡则脉绌急，绌急则外引小络，故猝然而痛，得炅则痛立止。

“踡”，不伸也。“绌”，屈曲也。“炅”，热也。寒气客于脉外者，邪不甚深，卫气不得流通，则外引小络而猝然为痛，故但得炅暖之气，其痛则立止也。“踡”，音拳。“绌”，音屈。“炅”，居永切。

因重中于寒，则痛久矣。

重中于寒，则不易解散也。

寒气客于经脉之中，与炅气相搏则脉满，满则痛而不可按也。

阳气行于脉中而寒袭之，则寒热相搏，留而不行，则邪实于经，故脉满而痛，不可按也。

寒气稽留，炅气从上，则脉充大而血气乱，故痛甚不可按也。

炅气从上，阳主升也。寒邪遏之，则脉充于内而血气乱，故其痛必甚。

寒气客于肠胃之间，膜原之下，血不得散，小络急引故痛，按之则血气散，故按之痛止。

“膜”，筋膜也。“原”，肓之原也。义详下章。肠胃之间，膜原之下，皆有空虚之处，血不散而小络满，则急引而痛，按之则寒气可散，小络可缓，故其痛止。非若经脉之无罅隙者，按之则愈实而愈痛也。《百病始生篇》曰：“其着于肠胃之募原也，饱食则安，饥则痛。”义与此通。

寒气客于夹脊之脉，则深按之不能及，故按之无益也。

“夹脊”者，足太阳经也。其最深者，则伏冲伏膂之脉，故按之不能及其处。

寒气客于冲脉，冲脉起于关元，随腹直上，寒气客则脉不通，脉不通则气因之，故喘动应手矣。

“关元”，任脉穴，在脐下三寸。冲脉起于胞中，即关元也。其脉并足少阴肾经，夹脐上行，会于咽喉，而肾脉上连于肺，若寒气客之则脉不通，脉不通则气亦逆，故喘动应手也。

寒气客于背腧之脉则脉涩，脉涩则血虚，血虚则痛，

其腧注于心，故相引而痛，按之则热气至，热气至则痛止矣。

“背腧”，五脏腧也，皆足太阳经穴。太阳之脉循膂当心入散，上出于项，故寒气客之，则脉涩血虚，为背与心相引而痛，因其腧注于心也。按之则热至而痛止者，正以血虚故耳。

寒气客于厥阴之脉，厥阴之脉者，络阴器，系于肝，寒气客于脉中，则血涩脉急，故胁肋与小腹相引痛矣。

肝经之脉循阴股入毛中，抵小腹，布胁肋也。

厥气客于阴股，寒气上及小腹，血涩在下相引，故腹痛引阴股。

“厥气”，寒逆之气也。小腹阴股之间，乃足三阴冲脉之所由行也，寒气犯之，皆相引而痛。

寒气客于小肠膜原之间，络血之中，血涩不得注于大经，血气稽留不得行，故宿昔而成积矣。

小肠为受盛之府，化物所出，若寒气客其膜原络血之间，则血涩不行，故不得注于大经，稽留渐久，因成积也。

寒气客于五脏，厥逆上泄，阴气竭，阳气未入，故猝然痛死不知人，气复返则生矣。

寒伤脏气，则气不得降而厥逆上泄，乃致真阴暴竭，阳气未能遂入，故猝然痛死，必待脏气复返则生矣。

寒气客于肠胃，厥逆上出，故痛而呕也。

“肠胃”，言六腑也。水谷之在六腑，必自上而下，乃其顺也；若寒气客之，则逆而上出，故为痛为呕。

寒气客于小肠，小肠不得成聚，故后泄腹痛矣。

小肠为丙火之府，而寒邪胜之，则阳气不化，水谷不得停留，故为后泄腹痛。

热气留于小肠，肠中痛，瘅热焦渴，则坚干不得出，故痛而闭不通矣。”

热留小肠，是阳脏阳病也，故为瘅热焦渴，坚干痛闭之疾。

附：诸痛治法

愚按：后世治痛之法，有曰痛无补法者，有曰通则不痛、痛则不通者，有曰痛随利减者，人相传诵，皆以此为不易之法，凡是痛症无不执而用之。不知痛而闭者，固可通之，如本节云热结小肠，闭而不通之类是也。痛而泄者，不可通也，如上节云寒客小肠，后泄腹痛之类是也。观王荆公解“痛利”二字曰：“治法云：诸痛为实，痛随利减。世俗以‘利’为下也。假令痛在表者，实也；痛在里者，实也；痛在血气者，亦实也。故在表者，汗之则愈；在里者，下之则愈；在血气者，散之行之则愈。岂可以利为下乎？宜作‘通’字训则可。”此说甚善，已得治实之法矣，然痛症亦有虚实，治法亦有补泻，其辨之之法，不可不详。

凡痛而胀闭者多实，不胀不闭者多虚；痛而拒按者为实，可按者为虚；喜寒者多实，爱热者多虚；饱而甚者多实，饥而甚者多虚；脉实气粗者多实，脉虚气少者多虚；新病在壮年者多实，愈攻愈剧者多虚。痛在经者，脉多弦大；痛在脏者，脉多沉微。必兼脉症而察之，则虚实自有明辨，实者可利，虚者亦可利乎？不当利而利之，则为害不浅。

故凡治表虚而痛者，阳不足也，非温经不可；里虚而痛者，阴不足也，非养营不可；上虚而痛者，心脾受伤也，非补中不可；下虚而痛者，脱泄亡阴也，非速救脾肾、温补命门不可。夫以温补而治痛者，古人非不多也，惟近代薛立斋、汪石山辈尤得之。奈何明似丹溪，而亦曰诸痛不可补气，局人意见，岂良法哉？

帝曰："所谓言而可知者也，视而可见奈何？"

欲察色以知病也。

岐伯曰："五脏六腑固尽有部，

义详脉色类三十二。

视其五色，黄赤为热，白为寒，青黑为痛，此所谓视而可见者也。"

黄赤色者，火动于经，故为热。白色者，阳气衰微，血不上营，故为寒。青黑色者，血凝气滞，故为痛。

帝曰："扪而可得奈何？"

以手按摸也。

岐伯曰："视其主病之脉，坚而血及陷下者，皆可扪而得也。"帝曰："善！"

主病之脉，病所在也；脉坚者，邪之聚也；血留者，络必盛而起也；陷下者，血气不足，多阴候也。凡是者，皆可摸而得之。

六十七、痹　症

（《素问·痹论》全）

黄帝问曰："痹之安生。"岐伯对曰："风、寒、湿三气杂至，合而为痹也。

"痹"者，闭也。观《阴阳别论》曰："一阴一阳结，谓之喉痹。"《至正要大论》曰："食痹而吐。"是皆闭塞之义可知也。故风寒湿三气杂至，则壅闭经络，血气不行而病为痹，即痛风不仁之属。“痹”，音秘。

其风气胜者，为行痹；

风者善行数变，故为行痹，凡走注历节疼痛之类皆是也。

寒气胜者，为痛痹；

阴寒之气，客于肌肉筋骨之间，则凝结不散，阳气不行，故痛不可当，即痛风也。

湿气胜者，为着痹也。”

“着痹”者，肢体重着不移，或为疼痛，或为顽木不仁，湿从土化，病多发于肌肉。

帝曰：“其有五者何也?”岐伯曰：“以冬遇此者，为骨痹；以春遇此者，为筋痹；以夏遇此者，为脉痹；以至阴遇此者，为肌痹；以秋遇此者，为皮痹。”

“遇此者”，指上文之三气也。冬主骨，春主筋，夏主脉，土旺之时主肌肉，秋主皮，故邪气之至，各有所应。

帝曰：“内舍五脏六腑，何气使然?”岐伯曰：“五脏皆有合，病久而不去者，内舍于其合也。

皮、肉、筋、骨、脉，皆有五脏之合，病在外而久不去，则各因其合而内连于脏矣。

故骨痹不已，复感于邪，内舍于肾；筋痹不已，复感于邪，内舍于肝；脉痹不已，复感于邪，内舍于心；肌痹不已，复感于邪，内舍于脾；皮痹不已，复感于邪，内舍于肺。所谓痹者，各以其时，重感于风、寒、湿之气也。

“舍”者，邪入而居之也。“时”，谓气旺之时，五脏各有所应也。病久不去，而复感于邪，气必更深，故内舍其合而入于脏。

凡痹之客五脏者，肺痹者，烦满喘而呕。

肺在上焦，其脉循胃口，故为烦满喘而呕。又五脉五脏之痹，见脉色类三十四。

心痹者，脉不通，烦则心下鼓，暴上气而喘，嗌干善噫，厥气上则恐。

心合脉而痹气居之，故脉不通。心脉起于心中，其支者上夹咽，其直者却上肺，故病此诸症。“厥气”，阴气也。心火衰则邪乘之，故神怯而恐。“嗌”，音益。“噫”，伊、隘二音。

肝痹者，夜卧则惊，多饮数小便，上为引如怀。

肝藏魂，肝气痹则魂不安，故主夜卧惊骇。肝脉下者，过阴器抵小腹；上者，循喉咙之后上入颃颡，故为病如此。

肾痹者，善胀，尻以代踵，脊以代头。

肾者胃之关，肾气痹则阴邪乘胃，故腹善胀。“尻以代踵”者，足挛不能伸也。“脊以代头”者，身偻不能直也。以肾脉入跟中，上腨内，出腘内廉贯脊属肾，故为是病。“尻”，开高切。

脾痹者，四肢懈惰，发咳呕汁，上为大塞。

脾为四肢，故令懈惰。其脉属脾络胃，上膈夹咽，今其气痹不行，故发咳呕汁，甚则上焦痞隔，为大塞不通也。

肠痹者，数饮而出不得，中气喘争，时发飧泄。

肠痹者，兼大小肠而言。肠间病痹，则下焦之气不化，故虽数饮而水不得出，水不出则本末俱病，故与中气喘争。盖其清浊不分，故时发飧泄。“飧”，音孙。

胞痹者，小腹膀胱之内痛，若沃以汤，涩于小便，上为清涕。

“胞”，膀胱之脬也。义详气味类三。膀胱气闭，故按之则内痛。水闭不行，则蓄而为热，故若沃以汤，且涩于小便也。膀胱之脉从巅入络脑，故上为清涕。“胞、脬”，俱音抛。“沃”，音屋。

阴气者，静则神藏，躁则消亡，

阴气者，脏气也。五脏者，所以藏精神魂魄志意者也。人能安静，则邪不能干，故精神完固而内藏。若躁扰妄动，则精气耗散，神志消忘，故外邪得以乘之，五脏之痹因而生矣。

饮食自倍，肠胃乃伤。

六腑者，所以受水谷则化物者也。若过用不节，致伤肠胃，则六腑之痹因而生矣。

淫气喘息，痹聚在肺；淫气忧思，痹聚在心；淫气遗尿，痹聚在肾；淫气乏竭，痹聚在肝；淫气肌绝，痹聚在脾。

“淫气”，邪乱之气也。五脏之痹，上文虽已详言，然犹有其辨者如此，又可因之以知其聚在何脏也。

诸痹不已，亦溢内也。

在表者不去，必日内而深矣。

其风气胜者，其人易已也。”

风为阳邪，可以散之，故易已。然则寒湿二痹，愈之较难，以阴邪留滞，不易行也。

帝曰：“痹，其时有死者，或疼久者，或易已者，其故何也？”岐伯曰：“其入脏者死，其留连筋骨间者疼久，其留皮肤间者易已。”

入脏者死，伤真阴也。”留连筋骨者疼久，邪之深也。留皮肤者易已，邪之浅也。

帝曰：“其客于六腑者何也？”岐伯曰：“此亦其食饮居

处，为其病本也。

水谷之寒热，感则害及六腑，居处之邪气，感则伤在六阳，故食饮居处，为六腑致病之本。

六腑亦各有腧，风寒湿气中其腧，而食饮应之，循腧而入，各舍其腑也。”

腧言周身之穴，凡邪可入，皆谓之腧，非荥腧背腧之谓。食伤于内，邪中于外，表里相应，故得乘虚而入舍于腑。

帝曰：“以针治之奈何？”岐伯曰：“五脏有腧，六腑有合，循脉之分，各有所发，各随其过，则病瘳也。”

五脏有腧，六腑有合，乃兼脏腑而互言也。各有所发，即所出为井也。各随其过，即所过为原也。五脏五腧，六腑六腧，皆可随病所在而刺之也。五腧六腧义详经络类十四、十六。

帝曰：“营卫之气，亦令人痹乎？”岐伯曰：“营者，水谷之精气也，和调于五脏，洒陈于六腑，乃能入于脉也，故循脉上下，贯五脏，络六腑也。

营气者，阴气也，由水谷精微之所化，故为水谷之精气。《卫气篇》曰：“精气之行于经者，为营气。”《正理论》曰：“谷入于胃，脉道乃行，水入于经，其血乃成。夫谷入于胃，以传于肺，五脏六腑皆以受气，其清者为营，浊者为卫，营在脉中，卫在脉外，故于脏腑脉络则无所不至。”

卫者，水谷之悍气也，其气慓疾滑利，不能入于脉也，故循皮肤之中，分肉之间，熏于肓膜，散于胸腹。

“卫气”者，阳气也，阳气之至，浮盛而疾，故曰悍气。“慓”，急也。“皮肤之中、分肉之间”，脉之外也。“肓”者，凡腔腹肉理之间，上下空隙之处，皆谓之肓。如

《刺禁论》曰："膈肓之上，中有父母。"《左传》曰"膏之上、肓之下"者，是皆言膈上也。又，《腹中论》曰："其气溢于大肠而着于肓，肓之原在脐下。"《九针十二原篇》曰："肓之原，出于脖胦。"《胀论》曰："陷于肉肓，而中气穴。"则肓之为义，不独以胸膈为言，又可知也。"膜"，筋膜也。义详后七十一。卫气不入于脉，无所不至，故其行如此。如《卫气篇》曰："其浮气之不循经为卫气。"《邪客篇》曰："卫气者，出其悍气之慓疾，而先行于四末分肉皮肤之间，而不休者也。"《本脏篇》曰："卫气者，所以温分肉，充皮肤，肥腠理，司开合者也。"皆与此节互有发明。"悍"，音旱。"慓"，音飘。"肓"，音荒。"膜"，音莫，又莫胡切。

逆其气则病，顺其气则愈，不与风寒湿气合，故不为痹。"

营卫之气，但不可逆，故逆之则病，顺之则愈。然非若皮肉、筋、骨、血脉、脏腑之有形者也，无迹可着，故不与三气为合，盖无形亦无痹也。

帝曰："善！痹或痛或不痛，或不仁，或寒或热，或燥或湿，其故何也？"

不仁者，不知痛痒，肌肤顽木之谓。

岐伯曰："痛者，寒气多也，有寒故痛也。"

寒多则血脉凝滞，故必为痛，如《终始篇》曰："病痛者阴也。"

其不痛不仁者，病久入深，营卫之行涩，经络时疏，故不通。

"通"，当作"痛"，《甲乙经》亦然。"疏"，空虚也。营卫行涩而经络时疏，则血气衰少，血气衰少则滞逆亦少，故为不痛。《逆调论》曰："营气虚则不仁，卫气虚则不用。"

皮肤不营，故为不仁。

不营者，血气不至也。

其寒者，阳气少，阴气多，与病相益，故寒也。

凡病寒者，不必尽由于外寒，但阳气不足，阴气有余，则寒从中生，与病相益，故为寒症。

其热者，阳气多，阴气少，病气胜。阳遭阴，故为痹热。

"遭"，逢也。阳盛遭阴，则阴气不能胜之，故为痹热。

其多汗而濡者，此其逢湿甚也，阳气少，阴气盛，两气相感，故汗出而濡也。"

两气者，寒湿两气也。《脉要精微论》曰："阴气有余，为多汗身寒。"其义即此。

帝曰："夫痹之为病，不痛何也？"岐伯曰："痹在于骨，则重；在于脉，则血凝而不流；在于筋，则屈不伸；在于肉，则不仁；在于皮，则寒。故具此五者，则不痛也。

具此五者，则筋骨皮肉血脉之间，气无不痹，故不得为痛也。

凡痹之类，逢寒则虫[1]，逢热则纵。”帝曰：“善！”

“虫”，《甲乙经》作急，于义为得，盖逢寒则筋挛，故急；逢热则筋弛，故纵也。

六十八、周痹、众痹之刺

（《灵枢·周痹篇》全）

黄帝问于岐伯曰：“周痹之在身也，上下移徙随脉，其上下左右相应，间不容空，愿闻此痛，在血脉之中邪？将在分肉之间乎？何以致是？其痛之移也，间不及下针，其慉痛之时，不及定治，而痛已止矣，何道使然？愿闻其故。”

“邪”，耶同。肉有分理，故曰分肉。“慉痛”，动而痛也。“间不及下针”，即不及定治之谓，言移易之速也。

---

① 国中按：“逢寒则虫，逢热则纵”，《太素》作“逢寒则急，逢湿则纵”，与此异，由于《太素》的权威性，后世学者以此为是者多。但清末文字学家于鬯则有新见。其在《香草续校书》中指出“虫”当读为‘痋’，‘痋’谐‘虫’省声，故可通借。《说文·疒部》云：‘痋，动病也。’字又作‘疼’，即上文云：‘其留连筋骨者疼久’。《释名·释疾病》云：‘疼痺，痺气疼疼然烦也’。然则‘逢寒则痋’，正疼疼然烦，所谓疼痺也。段玉裁疒部注以释疾病之疼疼，即《诗·云汉篇》之虫虫，则又‘痋、虫’通借之一证。抑玄应成实《论音义》引《说文》‘动病作动痛’。上文云：‘寒气胜者为痛痺’，又云：‘痛者，寒气多也，有寒故痛也’。然则‘逢寒则痋’，解作‘逢寒则痛’，亦一义矣。要因痛，故疼疼然烦，两义初不背也。动痛本合两义为一。王注云：‘虫，谓皮中如虫行’，望文生义，不足为训。《甲乙经·阴受病发痺篇》作‘逢寒则急’，当属后人所改，下句云：‘逢热则纵’，‘虫’与‘纵’为韵，改作‘急’，则失韵矣。”此说还有相同者，前于鬯者，清代文字学家，经学家，孙诒让早已提出；后于鬯者，民国学者沈祖绵《读素问臆断》亦详论之。笔者以为，两说之中，当以后者为是，即“逢寒则痛，逢热则纵”。纵义，即今之“松”义。110 页有注，可供参考。

“慉”，音触。

岐伯答曰：“此众痹也，非周痹也。黄帝曰：“愿闻众痹。”岐伯对曰：“此各在其处，更发更止，更居更起，以右应左，以左应右，非能周也，更发更休也。”

“各在其处”，谓随聚而发也。不能周遍上下，但或左或右，更发更休，患无定所，故曰众痹。

黄帝曰：“善！刺之奈何？”岐伯对曰：“刺此者，痛虽已止，必刺其处，勿令复起。”

必刺其处，谓刺其原痛之处也。治从其本，故可勿令复起。

帝曰：“善！愿闻周痹何如？”岐伯对曰：“周痹者，在于血脉之中，随脉以上，随脉以下，不能左右，各当其所。”

能上能下，但随血脉而周遍于身，故曰周痹，非若众痹之左右移易也。

黄帝曰：“刺之奈何？”岐伯对曰：“痛从上下者，先刺其下以过之，后刺其上以脱之；痛从下上者，先刺其上以过之，后刺其下以脱之。”

“过”者，去之之谓。“脱”者，拔绝之谓。“先刺以过之”，去其标也；“后刺以脱之”，拔其本也。

黄帝曰：“善！此痛安生，何因而有名？”岐伯对曰：“风寒湿气客于外，分肉之间，迫切而为沫，沫得寒则聚，聚则排分肉而分裂也，分裂则痛；

邪气客于肌表，渐入分肉之间，则迫切津液而为汁沫，沫得寒则聚而不散，故排裂肉理为痛。

痛则神归之，神归之则热，热则痛解，痛解则厥，厥则他痹发，发则如是。

痛则心注其处，故神归之。神归即气归也，气归则热，热则寒散而痛暂解，然其逆气仍在，故痛虽解而厥未除，则别有所聚，故或自上而下，或自下而上，他痹发矣，是名周痹，发仍如此。

此内不在脏，而外未发于皮，独居分肉之间，正气不能周，故命曰周痹。

正气不能周，即气闭不行也，故曰痹者闭也。此节上旧有“帝曰善余已得其意矣”九字，乃下文之误复于此者，今删去之。

故刺痹者，必先切循其下之六经，视其虚实，及大络之血结而不通，及虚而脉陷空者而调之，熨而通之，其瘛坚转，引而行之。”

“下之六经”，足六经也。大络之血结者，宜泻之；虚而脉陷空者，宜补之；寒凝而气不周者，宜熨而通之；其瘛坚转者，瘛急转筋之谓，当针引其气而行之也。

黄帝曰：“善！余已得其意矣，亦得其事也。九者，经巽之理，十二经脉阴阳之病也。”

“意”者，病之情也。“事”者，治之法也。“九”者，针也。“巽”者，具也。言其意其法，在乎九针，而经具其理，凡十二经脉阴阳之病，无不尽于是也。

六十九、十二经筋痹刺

（《灵枢·经筋篇》）

此章与经络类第四章同出一篇，义有相通，所当互阅。

足太阳之筋病，小趾支跟肿痛，腘挛，

其筋起于足小趾，结于踵上，循跟结于腘也。

脊反折，项筋急，肩不举，腋支缺盆中纽痛，不可左右摇。

其别者结于臀上，夹脊上项，其支者结于肩髃，入腋下，上出缺盆，故为此病。“纽”，尼九切。

治在燔针劫刺，以知为数，以痛为腧，

“燔针”，烧针也。“劫刺”，因火气而劫散寒邪也。燔针焠针义，详本类前二十。“以知为数”，知其气至为度也。“以痛为腧”，即其痛处是穴也。下准此。“燔”，音凡。

名曰仲春痹。

仲春痹者，足太阳之经，应二月之气也。此与《阴阳系日月篇》义同，但彼以左足右足分十二经，以主十二月，此以手六经足六经分主十二月，盖以辨阴阳盛衰之义也。详经络类三十四。又，《手足阴阳应十二月图》，在《图翼》四卷。余准此。

足少阳之筋病，小趾次趾支转筋，引膝外转筋，膝不可屈伸，腘筋急。

足少阳之筋，起于小趾次趾，上循胫外廉，结于膝外廉也。

前引髀，后引尻，即上乘眇季胁痛，

其筋之支者上走髀，前者结于伏兔，后者结于尻，其直者上乘眇及季胁也。

上引缺盆、膺乳、颈维筋急。

其直者系于膺乳，结于缺盆，上循耳后也。“维”者，牵系之谓。

从左之右，右目不开，上过右角，并跷脉而行，左络于右，

从左之右则右目不开，是右病由左也。然则左目不开者，病由于右可知矣。“角”，额角也。并跷脉而行者，阴跷阳跷，阴阳相交，阳入阴，阴出阳，交于目锐眦，故左络于右。

故伤左角，右足不用，命曰维筋相交。

伤左角之筋，而右足不用，则其从右之左者亦然，盖筋之维络相交如此也。

治在燔针劫刺，以知为数，以痛为腧，

义如前。

名曰孟春痹也。

足少阳以生阳之经，故应正月之气也。详义如前。

足阳明之筋病，足中趾支胫转筋，脚跳坚，

本经之筋起于中趾，结于跗上，邪外上行，加于辅骨，上结于膝外廉，其直者上循骭，结于膝也。跳者跳动，坚者坚强也。

伏兔转筋，髀前肿，㿉疝，腹筋急，

其直者上循伏兔结于髀，聚于阴器，上腹而布也。

引缺盆及颊，猝口僻，急者目不合，热则筋纵目不开。颊筋有寒则急，引颊移口；有热则筋弛纵缓，不胜收故僻。

“僻”，歪斜也。其筋自缺盆上颈颊夹口，上合于太阳，太阳为目上网，阳明为目下网，故凡目之不合不开，口之急纵歪僻者，皆足阳明之筋病，寒则急而热则缓也。

治之以马膏，膏其急者，以白酒辣桂，以涂其缓者，以桑钩钩之，即以生桑炭置之坎中，高下以坐等，以膏熨急颊，且饮美酒，啖美炙肉，不饮酒者自强也，为之三抚而已。

“马膏”，马脂也，其性味甘平柔润，能养筋治痹，故可以膏其急者。白酒辣桂，性味辛温，能通经络，行血脉，故可以涂其缓者。桑之性平，能利关节，除风寒湿痹诸痛，故以桑钩钩之者，钩正其口也。复以生桑火炭，置之地坎之中。"高下以坐等"者，欲其深浅适中，便于坐而得其暖也。然后以前膏熨其急颊，且饮之美酒，噉之美肉，皆助血舒筋之法也，虽不善饮，亦自强之。"三拊而已"，言再三拊摩其患处，则病自已矣。"噉"，音淡。

治在燔针劫刺，以知为数，以痛为腧，名曰季春痹也。

足阳明正盛之经，应三月之气也。余义如前。

足太阴之筋病，足大趾支内踝痛，转筋痛，

足太阴之筋起大趾之端，上结于内踝也。

膝内辅骨痛，阴股引髀而痛，阴器纽痛，下引脐两胁痛，引膺中脊内痛。

其直者络于膝内辅骨，上阴股，结于髀，聚于阴器，上脐腹胸胁，其内者着于脊也。

治在燔针劫刺，以知为数，以痛为腧，命曰孟秋痹也。

孟秋当作仲秋，此与下文足少阴条谬误，当迭更之。盖足太阴之经，应八月之气也。

足少阴之筋病，足下转筋，及所过而结者，皆痛及转筋，

足少阴之筋起于小趾之下，故病足下转筋。所过而结者，以其并足太阴之筋，斜走内踝之下，结于踵，又与太阳之筋合，而上结于内辅之下，又并太阴之筋而上循阴股，结于阴器，皆能为痛及转筋也。

病在此者，主痫瘛及痉。

"痫"，癫痫也。"瘛"，牵急也。"痉"，坚强反张尤甚于瘛者也。足少阴为天一之经，真阴受伤，故为此病。

“瘛”，音炽。“痉”，音敬。

在外者，不能俯；在内者，不能仰。故阳病者，腰反折不能俯；阴病者，不能仰。

在外者，与太阳之筋合，故不能俯；在内者，循脊内夹膂上至项，故不能仰。阳病者，即在外者也；阴病者，即在内者也。

治在燔针劫刺，以知为数，以痛为腧，

义如前，此治外者也。

在内者熨引饮药，此筋折纽，纽发数甚者，死不治，

熨引所以舒筋，饮药所以养血。折纽者，即转筋之甚。发日数，病日甚者，阴亏之极也，故当死不治。

名曰仲秋痹也。

仲秋误也，当作孟秋，盖足少阴为生阴之经，应七月之气也。义详前太阴太阳条下。

足厥阴之筋病，足大趾支内踝之前痛，内辅痛，阴股痛，转筋，

足厥阴之筋起于大趾之上，结于内踝之前，又结于内辅骨之下，上循阴股也。

阴器不用，伤于内则不起，伤于寒则阴缩入，伤于热则纵挺不收。

阴器者，前阴之具也，厥阴之筋结于此，阴器病者，有此三者之异。

治在行水清阴气。

“清”，理也。此言以药治之，在通行水脏而调阴气，盖水则肝之母也。

其病转筋者，治在燔针劫刺，以知为数，以痛为腧，

转筋者，治当在经也。

命曰季秋痹也。

足厥阴者，阴尽之经也，故应九月之气。

手太阳之筋病，小指支肘内锐骨后廉痛，循背阴入腋下，腋下痛，腋后廉痛，绕肩胛引颈而痛，应耳中鸣痛引颔，目瞑良久乃得视，

手太阳之筋，起于小指，上结于腕，结于肘内锐骨之后，上结于腋下，上肩循颈结于耳后，结于颔，上属目外眦，故其痛引耳颔，则瞑目良久方可开视也。"颔"，何敢切。

颈筋急，则为筋瘘颈肿，寒热在颈者，治在燔针劫刺之，以知为数，以痛为腧，

筋瘘颈肿"，即鼠瘰之属。"瘘"，音漏。

其为肿者，复而锐之。

刺而肿不退者，复刺之，当用锐针，即镵针也。

本支者，上曲牙，循耳前，属目外眦，上颔结于角，其痛当所过者支转筋。

本支者，即其直支也。"角"，耳上角也。凡当其所过之处，皆能转筋而痛。

治在燔针劫刺，以知为数，以痛为腧。

义如前。

名曰仲夏痹也。

手太阳之经，应五月之气也。

手少阳之筋病，当所过者即支转筋，舌卷。

手少阳之筋起于小指次指之端，结于腕，上循臂结于肘，上绕臑外廉上肩走颈，其支者当曲颊入系舌本，故当所过者为转筋而痛。

治在燔针劫刺，以知为数，以痛为腧，

义如前。

名曰季夏痹也。

手少阳之经，应六月之气也。

手阳明之筋病，当所过者支痛及转筋，肩不举，颈不可左右视。

手阳明之筋，起大指次指之端，结于腕，上结于肘外，上臑结于髃；其支者，绕肩胛夹脊；其直者从肩髃上颈；又，支者上颊结于頄；又，直者上左角，络头下右颔，故当所过之处，为支痛转筋如此。

治在燔针劫刺，以知为数，以痛为腧，名曰孟夏痹也。

手阳明为两阳合明之经，故应四月之气。

手太阴之筋病，当所过者支转筋痛，甚成息贲，胁急吐血。

手太阴之筋，起于大指，循指上行，结于鱼后，上循臂入肘中，上臑内廉，入腋下，出缺盆，结肩前髃，上结缺盆，下结胸里，散贯贲，合贲下，抵季胁，故其所过之处，当转筋痛甚，而病如此。

治在燔针劫刺，以知为数，以痛为腧，名曰仲冬痹也。

手太阴之经，应十一月之所也。

手心主之筋病，当所过者支转筋，前及胸痛息贲。

手厥阴之筋，起于中指，结于肘内廉，上臂阴，结腋下，下散前后夹胁，其支者入腋散胸中，结于贲，故当所过者为病如此。

治在燔针劫刺，以知为数，以痛为腧，名曰孟冬痹也。

手厥阴以两阴交尽之经，故应十月之气。

手少阴之筋病，内急，心承伏梁，下为肘网，其病当所过者，支转筋、筋痛。

“承”，承于下也。“伏梁”，坚伏之积也。“网”，如罗网之牵急也。手少阴之筋，起于小指内侧，结于锐骨，上结肘内廉，上入腋，夹乳里，结于胸中，下系于脐，故在内则为内急、为伏梁，在外则为肘网，及当其所过之处，则为转筋、筋痛等病。

治在燔针劫刺，以知为数，以痛为腧。

义如前。

其成伏梁唾血脓者，死不治，

脐上脐下皆为伏梁。若伏梁已成而唾现血脓者，病剧脏伤，故死不治。

名曰季冬痹也。

手少阴之经，应十二月之气也。此节旧在后“无用燔针”之下，盖误次也，今移正于此。

经筋之病，寒则反折筋急，热则筋弛纵不收，阴痿不用。阳急则反折，阴急则俯不伸。

此以下皆结上文经筋为病而总言之也。“阳急、阴急”，指足太阳、少阴为言，皆为背病。阳急在外，则反张而折；阴急在内，则俯不能伸也。

焠刺者，刺寒急也，热则筋纵不收，无用燔针。

筋痹之病属寒者多，故以上皆言治在燔针劫刺，然有因于热者，治当远热，无用燔针，验在筋之急与纵耳。

足之阳明，手之太阳，筋急则口目为噼，眦急不能猝视，治皆如右方也。

此申言口眼歪僻之症，必系足阳明、手太阳之筋病也。“噼”，僻同。

七十、六经痹疝

（《素问·四时刺逆顺论》附：疝气说）

厥阴有余，病阴痹；

厥阴者，风木之气也，风木有余，则邪并于肝，肝经之脉结于诸阴之分，故病为阴痹。痹义如前。

不足，病生热痹；

厥阴之气不足，则阳邪胜之，故病生热痹。

滑，则病狐疝风；

滑为阳邪有余，而病风者，热则生风也。疝者前阴小腹之病，男女五脏皆有之。狐之昼伏夜出，阴兽也。疝在厥阴，其出入上下不常，与狐相类，故曰狐疝风。此非外入之风，乃以肝邪为言也。下准此。

涩，则病小腹积气。

涩为气虚，为血滞，故邪气留止而病为积聚。

少阴有余，病皮痹隐轸；

少阴者君火之气也，火盛则克金，皮者肺之合，故为皮痹。“隐轸”，即瘾疹也。

不足，病肺痹；

火不足则金无所畏，燥邪独胜，故病为肺痹。

滑，则病肺风疝；

滑实则君火为邪，故乘于肺，病在气也。

涩，则病积溲血。

涩为心血不足，故经滞而为积聚，血乱而为溲血也。

太阴有余，病肉痹寒中；

太阴者湿土之气也，湿邪有余，故为肉痹。寒湿在脾，故为寒中。

不足，病脾痹；

土弱则脾气不行也。

滑，则病脾风疝；

太阴脉滑，则土邪有余。脾风疝者，即癞肿重坠之属，病在湿也。

涩，则病积、心腹时满。

脾脉入腹，上注心中，涩因脾弱，故病脾积，及心腹时满。

阳明有余，病脉痹、身时热；

阳明者燥金之气也，其合大肠与胃，燥气有余，则血脉虚而阴水弱，故病脉痹及身为时热。

不足，病心痹；

燥气不足则火胜为邪，故病为心痹。

滑，则病心风疝；

滑则燥热生风，热则主于心也，故为心风疝。

涩，则病积、时善惊。

涩则胃虚而滞，故病积。

胃虚者风木乘之，故善惊。

太阳有余，病骨痹身重；

太阳者，寒水之气也，其合肾，其主骨，故太阳寒邪有余者，主为骨痹、为身重。

不足，病肾痹；

不足则肾气弱，故病为肾痹。

滑，则病肾风疝；

太阳滑实者，风寒夹邪，故病肾风疝。

涩，则病积、善时巅疾。

太阳之脉交巅上，络肾属膀胱，故其脉涩气滞，当为肾积及顶巅之病。

少阳有余，病筋痹胁满；

少阳者，相火之气也，其合肝胆，其主筋，其脉行于胁肋，故少阳之邪有余者，当病筋痹胁满。

不足，病肝痹；

少阳不足则肝脏气虚，故病为肝痹。

滑，则病肝风疝；

滑实则风热合邪，而为肝风疝，病在筋也。

涩，则病积、时筋急目痛。

涩以血滞，故病肝积。肝主筋，开窍于目，故为筋急目痛。

附：疝气说

愚按：本经诸篇所言疝症不一，有云狐疝，以其出入不常也；有㿉疝者，以其顽肿不仁也；有冲疝者，以其自小腹上冲心而痛也；有厥疝者，以积气在腹中而气逆为疝也；有瘕者，以小腹郁热而痛出白，一名曰蛊也；有六经风疝者，如本篇之所云也；有小肠疝者，如《邪气脏腑病形篇》曰小肠病者，小腹痛，腰脊控睾而痛，时窘之后者，亦疝之属也。是皆诸疝之义。按《骨孔论》曰：“任脉为病，男子内结七疝，女子带下瘕聚。”盖任脉者，起于中极之下，以上毛际，循腹里，上关元，总诸阴之会，故诸疝之在小腹者，无不由任脉为之源，而诸经为之派耳。云七疝者，乃总诸疝为言，如本篇所言者六也，《邪气脏腑病形篇》所言者一也，盖以诸经之疝所属有七，故云七疝。若狐、㿉、冲、厥之类，亦不过为七疝之别名耳。

后世如巢氏所叙七疝，则曰厥、症、寒、气、盘、胕、狼。至张子和非之曰："此俗工所立谬名也。盖环阴器上抵小腹者，乃属足厥阴肝经之部分，是受疝之处也。"又曰："凡疝者，非肝木受邪，则肝木自甚，皆属肝经。"于是亦立七疝之名，曰寒、水、筋、血、气、狐、㿉，治多用下。继自丹溪以来，皆宗其说。

然以愚观之，亦未为得。夫前阴小腹之间，乃足三阴、阳明、任冲督脉之所聚，岂得独以厥阴经为言？但如本篇六疝，皆兼风言者，本非外入之风，盖风属肝，肝主筋，故凡病各经之疝者，谓其病多在筋，而皆夹肝邪则可，若谓必在厥阴，则不可也。后世议论徒多，又安能出《内经》之围范哉？学者当以经旨为正。

至于治之之法，大都此症寒则多痛，热则多纵，湿则多肿坠，虚者亦然，若重在血分者不移，在气分者多动。分察六者于诸经，各因其多少虚实而兼治之，自无不效也。又，诸疝详义，具会通类疾病二十六。

七十一、痿　症

（《素问·痿论》全）

黄帝问曰："五脏使人痿何也？"

五脏各有所合，故皆能使人痿。痿者，痿弱无力，举动不能也。"痿"，音威。

岐伯对曰："肺，主身之皮毛；心，主身之血脉；肝，主身之筋膜；脾，主身之肌肉；肾，主身之骨髓。

五脏所主不同，故痿生亦异。筋膜者，按全元起曰："人皮下肉上筋膜也。"盖膜犹幕也，凡肉理脏腑之间，其成片联络薄筋，皆谓之膜，所以屏障血气者也。凡筋膜所在之处，脉络必分，血气必聚，故又谓之膜原，亦谓之脂膜。"膜、幕"，俱音莫。

故肺热叶焦，则皮毛虚弱急薄，着则生痿躄也。

肺痿者，皮毛痿也。盖热乘肺金，在内则为叶焦，在外则皮毛虚弱而为急薄。若热气留着不去，而及于筋脉骨肉，则病生痿躄。"躄"者，足弱不能行也。"躄"，音壁。

心气热，则下脉厥而上，上则下脉虚，虚则生脉痿，枢折挈，胫纵而不任地也。

心痿者，脉痿也。心气热则火独上炎，故三阴在下之脉，亦皆厥逆而上，上逆则下虚，乃生脉痿。脉痿者，凡四肢关节之处，如枢纽之折而不能提挈，足胫纵缓而不能任地也。"挈"，丘结切。

肝气热，则胆泄口苦，筋膜干，筋膜干则筋急而挛，发为筋痿。

肝痿者，筋痿也。胆附于肝，肝气热则胆汁溢泄，故为口苦；筋膜受热则血液干燥，故拘急而挛，为筋痿也。

脾气热，则胃干而渴，肌肉不仁，发为肉痿。

脾痿者，肉痿也。脾与胃以膜相连而开窍于口，故脾气热则胃干而渴；脾主肌肉，今热蓄于内，则精气耗伤，故肌肉不仁，发为肉痿。

肾气热，则腰脊不举，骨枯而髓减，发为骨痿。"

肾痿者，骨痿也。腰者肾之府，其脉贯脊，其主骨髓，故肾气热则现症若此。

帝曰：**"何以得之？"**

此下言五痿之所由生也。

岐伯曰："肺者脏之长也，为心之盖也，

肺位最高，故谓之长。覆于心上，故谓之盖。

有所失亡，所求不得，则发肺鸣，鸣则肺热叶焦，

肺志不伸，则气郁生火，故喘息有声，发为肺鸣。金脏病则失其清肃之化，故热而叶焦。

故曰五脏因肺热叶焦，发为痿躄，此之谓也。

"故曰"，引古语也。肺主气以行营卫，治阴阳，故五脏之痿，皆因于肺气热，则五脏之阴皆不足，此痿躄之生于肺也。五痿之症虽异，总皆谓之痿躄。

悲哀大甚，则胞络绝，胞络绝则阳气内动，发则心下崩，数溲血也。

胞络者，子宫之络脉也。《评热病论》曰："胞脉者属心而络于胞中。"故悲哀太甚，则心系急而胞络绝，上下不交，亢阳内动，逼血下崩，令人数为尿血也。

故《本病》曰：'大经空虚，发为肌痹，传为脉痿。'

"本病"，本经篇名。血失则大经空虚，无以渗灌肌肉，营养脉络，故先为肌肉顽痹而后传为脉痿者，生于心也。

思想无穷，所愿不得，意淫于外，入房太甚，宗筋弛纵，发为筋痿，及为白淫。

"思想无穷，所愿不得"，欲不遂也。"意淫于外，入房太甚"，阴气伤也。故宗筋弛纵，发为筋痿。宗筋者，聚于前阴，精伤于内，气陷于下，故为白淫，即今之所谓带浊也。

故《下经》曰：'筋痿者，生于肝使内也。'

《下经》，古经也。肝主筋，故使内而筋痿者，生于肝也。

有渐于湿，以水为事，若有所留，居处相湿，肌肉濡渍，痹而不仁，发为肉痿。

“渐”，有由来也。“以水为事”，从事于卑湿之所也。“相”，并也。脾主肌肉而恶湿，湿着于肉，则卫气不营，故肌肉顽痹而为肉痿。“渍”，早四切。

故《下经》曰：‘肉痿者，得之湿地也。’

地之湿气，感则害皮肉筋脉，病生于脾也。

有所远行劳倦，逢大热而渴，渴则阳气内伐，内伐则热舍于肾，肾者水脏也，今水不胜火，则骨枯而髓虚，故足不任身，发为骨痿。

远行劳倦，最能生热，阳盛则内伐真阴，水不胜火，故主于肾。

故《下经》曰：‘骨痿者，生于大热也。’”

热甚则精髓干涸，故骨枯而为痿，病生于肾也。

帝曰：“何以别之?”

此下辨五痿之色症也。

岐伯曰：“肺热者，色白而毛败；心热者，色赤而络脉溢；肝热者，色苍而爪枯；脾热者，色黄而肉蠕动；肾热者，色黑而齿槁。”

“蠕”，音软，微动貌，又曰虫行貌。

帝曰：“如夫子言可矣，论言‘治痿者，独取阳明’何也?”

此下言治痿之法也。论言者，即《根结篇》曰：“痿疾者取之阳明。”见经络类三十。

岐伯曰：“阳明者，五脏之腑之海，主润宗筋，宗筋主束骨而利机关也。

“阳明”，胃脉也。主纳水谷，化气血，以资养表里，故为五脏六腑之海，而下润宗筋。“宗筋”者，前阴所聚之筋也，为诸筋之会，凡腰脊溪谷之筋，皆属于此，故主束骨而利机关也。

冲脉者，经脉之海也，主渗灌溪谷，与阳明合于宗筋。

经脉之海者，冲脉为十二经之血海也，故主渗灌溪谷。冲脉起于气街，并少阴之经，夹脐上行，阳明脉亦夹脐旁，去中行二寸下行，故皆会于宗筋。

阴阳总宗筋之会，会于气街而阳明为之长，皆属于带脉而络于督脉。

宗筋聚于前阴，前阴者，足之三阴、阳明、少阳及冲、任、督、跷九脉之所会也。九者之中，则阳明为五脏六腑之海，冲为经脉之海，此一阴一阳总乎其间，故曰阴阳总宗筋之会也。会于气街者，气街为阳明之正脉，故阳明独为之长。带脉者，起于季胁，围身一周；督脉者，起于会阴，分三歧为任冲而上行腹背。故诸经者，皆联属于带脉，支络于督脉也。

故阳明虚则宗筋纵，带脉不引，故足痿不用也。”

阳明虚则血气少，不能润养宗筋，故至弛纵；宗筋纵则带脉不能收引，故足痿不为用。此所以当治阳明也。

帝曰：“治之奈何？”岐伯曰：“各补其荥而通其腧，调其虚实，和其逆顺，筋、脉、骨、肉，各以其时受月，则病已矣。”帝曰：“善！”

诸经之所流为荥，所注为腧，补者所以致气，通者所以行气。上文云独取阳明，此复云各补其荥而通其腧，盖治痿者当取阳明，又必察其所受之经而兼治之也。如筋痿者，取阳明厥阴荥腧；脉痿者，取阳明少阴之荥腧；肉痿、骨痿，其治皆然。然筋脉肉骨，则各有所受之时月，如木病者在筋，火病者在脉，土病者在肉，金病者在皮毛，水病者在骨。知所受之浅深，以调虚实；知时气之盛衰，以和逆顺，则病可已矣。

七十二、肠　澼

（《素问·通评虚实论》附：痢疾治法）

帝曰："肠澼便血何如？"岐伯曰："身热则死，寒则生。"

"肠澼"，滞下也，痢而不利之谓。"便血"，赤痢也。身热者，阳胜阴败，故死；寒则营气未伤，故生。"澼"，音匹。

帝曰："肠澼下白沫何如？"岐伯曰："脉沉则生，脉浮则死。"

"白沫"，白痢也。病在阴而现阴脉者，为顺，故生；现阳脉者，为逆，故死。

帝曰："肠澼下脓血何如？"岐伯曰："脉悬绝则死，滑大则生。"

"下脓血"者，兼白赤而言也。"悬绝"者，谓太过则坚而搏，不足则微而脱，皆胃气去而正脏见也。邪实正虚，势相悬绝，故死；滑因血盛，大以气充，血气未伤，故生。

帝曰："肠澼之属，身不热，脉不悬绝何如？"岐伯曰："滑大者曰生，悬涩者曰死，以脏期之。"

"以脏期之"者，肝现庚辛死，心现壬癸死，肺现丙丁死，脾现甲乙死，肾现戊己死也。

附：痢疾治法

愚按：肠澼一症，即今之所谓痢疾也。自仲景而后，又谓之滞下。其所下者，或赤或白，或脓或血，有痛者，有不痛者，有里急后重者，有呕恶胀满者，有噤口不食者，有寒热往来者。虽其变态多端，然总不外乎表里寒热，而尤于虚实之辨更为切要，知此六者，庶不致杀人矣。

若以表里言之，如《论疾诊尺》等篇曰："春伤于风，夏为后泄肠澼"；《百病始生篇》曰："虚邪之中人也，留而不去，传舍于肠胃之间，多寒则肠鸣飧泄，食不化，多热则溏出糜。"是皆由于外邪，此即时气相传之属也。凡邪因表者必有表症，但兼其表而行散之，表邪解而痢自愈。如无表症，则必由口腹，悉属内伤。但伤于内者极多，因于表者则间或有之，此内外之不可不辨也。

若以寒热言之，则古以赤者为热，白者为寒。至刘河间而非之曰："如赤白相兼者，岂寒热俱甚于肠胃，而同为痢乎？盖白者肺之色也，青者肝之色也，黄者脾之色也，赤者心之色也。至若色黑亦言为热者，由火热过极，则反兼水化制之，故色黑也。或言痢色青白为寒者，误也。若果为寒，则不能消谷，何由反化为脓乎？"又曰："若完谷不化而色不变，吐利腥秽，澄澈清冷，小便青白不涩，身凉不渴，脉迟细而微者，寒症也。凡谷消化者，无问色及他症，便为热也。"故其言治，则曰苦能燥湿，寒能胜热，或微加辛热以佐之。又云："治诸痢者，黄连、黄柏为君，以至苦大寒，正主湿热之病。"又曰："行血则便自愈，调气则后重除。"是皆河间之说也。及至丹溪则因之曰；"赤痢乃自小肠来，白痢乃自大肠来，皆湿热为本。"自二子之言出，则后世莫敢违之。虽二家方书，非无从湿之治，然亦不过备立言之缺略，而其大意则专以湿热为主。

故今之医家悉遵其训，一见痢症：无分寒热虚实，咸谓欲清其火，非芩、连、栀、柏不可；欲去其积，非大黄、芒硝不可；欲行血者，必用桃仁、红花之类；欲利水除湿者，必用五苓、益元之类；欲调气行滞者，必用木香、槟榔、枳实、厚朴之类；欲和血凉血者，必用当归、生地、芍药、地榆之类。朝更夕改，不过如此，及至濒危，犹云湿热未除，积滞未尽，举世皆然，可胜其害。

兹以愚见，则大有不然。夫疟痢发于夏秋，本因溽暑，岂云非热？但炎蒸之令，出乎天也，苟能顺天之气，焉得为病？惟因热求凉而过于纵肆，则病由乎人耳。故凡风寒之中于外者，其邪在经，病多为疟；生冷之伤于内者，其邪在脏，病多为痢；或表里俱伤，则疟痢并作。未有不中于寒而为疟为痢者，此致病之本，其为寒为热可知也。若暑湿之郁，久则成热，所以痢多热症，此固自然之理，然有偶因瓜果，过伤生冷，未及郁积，随触而痢者，岂郁热耶？又有素慎口腹，或中雨水之阴寒，或因饮食之相犯者，皆能致痢，是又何热之有哉？至有年有衰迈，禀有素弱，则尤易于染，此等极多，岂皆热症？且凡病痢者，必有脓血，使无脓血，焉得为痢？盖伤其脏腑之脂膏，动其肠胃之脉络，故或寒或热皆能脓血，若谓脓必因热，岂痢疾绝无寒症耶？使必待完谷不化，痢色不变及澄彻清冷等症，始认为寒，则其阳已尽去，脾已尽败，几于危矣，岂无其渐而遂至是哉？不知致此之始，即寒症也。矧痢因于湿，湿生于土。

夫五行之理，热因火化，寒因水化，此阴阳之不易者也。惟湿土寄旺于四者之中，故从乎火，则阳土有余而湿热为病；从乎水，则阴土不足而寒湿生灾。若但言湿热而不言寒湿，岂非医家之误乎？至以白赤分寒热，此自古法，本不为谬，而河间乃谓白者属肺、赤者属心。盖言白主于气，赤主于血，是亦理也。若以愚见言之，则赤中岂必无白，白中岂必无赤，赤白相兼者，岂真寒热同病乎？但其清浊微甚，自有阴阳可辨耳。虽赤痢亦有寒症，然终是热多；白痢亦有热症，然终是寒多。其有白而热者，则脉症必热；赤而寒者，则脉症必寒，亦易辨也。若谓白必属肺，恐白痢非无血化；赤必属心，恐血痢不离乎气也。观《局方》之治痢，则例用温热，河间之治痢，则专用苦寒，何其相去之远耶？未免各有所偏，皆失中和之道矣，此寒热之不可不辨也。

再以虚实言之，如头疼身热，筋骨酸痛者，表邪之实也；胀满恶实，急痛拒按者，里邪之实也；烦渴引饮，喜冷畏热者，阳邪之实也；举按滑数，来往有力者，脉息之实也；火土之胜，而见敦阜、赫曦之化者，时气之实也。舍此之外，则无可言实，多属虚矣。今有以口渴为实热者，不知凡系泻痢，必亡津液，液亡于下，则津涸于上，焉得不渴？故当以喜热喜冷分虚实也；有以腹痛为实者，不知痢出于脏，则肠胃必有损伤，脓血切肤，安能无痛？故当以痛之缓急、按之可否、脏之阴阳、腹之胀与不胀分虚实也；有以小水之黄赤短少为实热者，不知水从痢去，溲必不长，汁以阴亡，尿因色变，故当以便之热与不热、液之涸与不涸分虚实也；有以里急后重为实热者，但知湿热壅于大肠，因而重坠，不知气陷则仓廪不藏，阴亡则门户不摄，故当以病之新久、质之强弱分虚实也。若邪正不明，则祸如反掌，此虚实之不可不辨也。

再以治法言之，则当必求其所感之邪，所受之脏，以明致病之本，其他所变，皆为标也。如因于湿热者，去其湿热则愈；因于积滞者，去其积滞则愈；因于气者调其气，因于血者和其血。新感而实者，可以通因通用；久病而虚者，当以塞因塞用。是皆常法，无待言矣。第见今人之病痢者，虚常六七，而今之治痢者，补无一二焉。若气本陷矣，而复行其气，后重不将甚乎？中本虚矣，而再攻其积，元气不将竭乎？湿热伤血，自宜调血，若过用推陈，血愈伤矣；津亡作渴，自宜止泄，若专于渗利，津愈耗矣。使必待血清痛止而后补，则事已无及矣。此无他，特以本末未明，故但据见在者，为有形之疾病，而不知可虑者，在无形之元气也。

夫元气既虚，不补将何以复？诸当补者，自有所据，谓尽悉之。凡脉息微弱者可补，知其非实邪也；形体虚羸者可补，知其不可攻也；口腹素慎者可补，知其本无所积也；胸膈宽快者可补，知其中无留滞也；因病后而偶感者可补，以元气之有所伤也；因攻伐而愈剧者可补，以攻所不当攻也；后重之可补者，陷则升而补之，热则凉而补之；腹痛之可补者，滑泄则涩而补之，虚寒则温而补之。凡阳邪盛则阴虚者病，非纯美甘凉之剂，不足以养脏气；阴邪胜则阳虚者病，非辛甘温厚之剂，不足以回元阳。是皆用补之法也。

然尤有其要，则在脾肾二脏，不可不辨。如《卫生宝鉴》曰："太阴主泻，传于少阴为痢。"此正言脾肾也。盖泻因于脾，其邪犹浅；传于肾而为痢，病则甚矣。夫肾为胃关，开窍于二阴，未有久痢而不亡阴者，亦未有阴亡而肾不虚者，欲治痢而不治阴，非其治也。故如四君、归脾、补中、十全之类，皆治脾虚之剂，非为不善。若病在化源，势属危急，使非大补命门，以复肾中之阳，以壮脾土之母，则真阴何由以复？门户何由以固？所谓川源不能实，漏卮不能满，将何益于事哉？近惟薛立斋独得其义，欲相资借，当并察其医案。

七十三、伏 梁

（《素问·腹中论》）

帝曰："病有小腹盛，上下左右皆有根，此为何病？可治不？"

"不"，否同。

岐伯曰："病名曰伏梁。"

"伏"，藏伏也。"梁"，强梁坚硬之谓。

帝曰："伏梁何因而得之？"岐伯曰；"裹大脓血，居肠胃之外，不可治，治之每切按之致死。"

"按"，抑也。切按之者，谓过于妄攻也，故必致死。

帝曰："何以然？"岐伯曰："此下则因阴，必下脓血，上则迫胃脘，生膈①，夹胃脘内痛，

此病连居三阴冲带之间，裹大脓血而伏于肠胃之外，其上下左右皆有根系，故下行者能下脓血，上行者能迫胃脘。"脘"，管、完二音。

此久病也，难治。

① 中国按："生膈"二字，诸家均同，王冰注云："'生'，当为'出'，传文误也。"可参。

此非一朝一夕所致者，延积既久，根结日深，故不易治。

居脐上为逆，居脐下为顺。

居脐上，则渐逼心肺，故为逆；在下者，其热犹缓，故为顺。按：《邪气脏腑病形篇》曰："心脉微缓为伏梁，在心下，上下行，时唾血。"又，《经筋篇》曰："手少阴之筋病，内急，心承伏梁。"故《五十六难》曰："心之积名曰伏梁，起脐上，大如臂，上至心下。"其义本此二篇。然观本节云脐上为逆，脐下为顺"，下节云"环脐而痛，病名伏梁"，是又不独以心积为伏梁也，盖凡积有内伏而坚强者，皆得名之，故本篇独言伏梁者，其总诸积为言可知也。

勿动亟夺，

"动"，动大便也。"夺"，夺土郁也。皆下之之谓。言勿得妄攻而数夺其胃气，不及于病，徒伤无益也。"亟"，激、气二音。

论在《刺法》中。"

谓宜以针治之，今亡其义。按：伏梁一症，即今之所谓痞块也，欲治之者，莫妙于灸。法详《图翼》十一卷。

帝曰："人有身体髀股胻皆肿，环脐而痛，是为何病？"岐伯曰："病名伏梁。

此亦在冲脉之分，而结于脐腹者也。冲脉之在上者，出颃颡循背里，在中者夹脐腹，在下者伏行股足之间，故其为病如此。

此下三节与《奇病论》文重者，兹不复载。

此风根也，其气溢于大肠而着于肓，肓之原在脐下，故环脐而痛也。

"风根"，即寒气也。如《百病始生篇》曰："积下始生，得寒乃生，厥乃成积。"即此谓也。肓之原在脐下，即下气海也，一名下肓，《九针十二原篇》谓之"脖胦"者即此。今病在冲脉则与大小肠相附，而当气海之间，故其为病如此。

不可动之，动之为水尿涩之病。"

不当动而妄下之，则反伤其阴，阴伤则积气愈壅于下，而水道为之不利也。

七十四、息　积

（《素问·奇病论》）

帝曰："病胁下满气逆，二三岁不已，是为何病？"岐伯曰："病名曰息积。

积不在中，而在胁之下者，初起微小，久而至大，则胁满气逆，喘促息难，故名息积。今人有积在左胁之下，俗名为痞者，其即此症，惟小儿为尤多。盖以胃之大络，名曰虚里，贯膈络肺，出于左乳下，其动应衣，为阳明宗气所出之道也。若饮食过伤，脾不及化，则余气留滞而结聚于此，其根正在胁间，阳明病剧则上连于肺，此其所以为息积也。

此不妨于食，不可灸刺，积为导引服药，药不能独治也。"

积不在胃，故不妨于食。治此者舍灸不可，惟喘者忌灸，恐助水邪；羸者忌刺，恐泻胃气。故必渐次积为导引，久久行之以开其滞，仍用药饵以和其气，二者并行，斯病可愈。若专恃于药而不积为导引，则药亦不能独治之，可见治此者之有不易也。

七十五、疹　　筋

（《素问·奇病论》）

帝曰："人有尺脉数甚，筋急而现，此为何病？"

"尺脉数甚"，阴邪有余而水不足也。"筋急而现"，筋脉拘急而形色外现也。筋者肝之合，阴气不足则肝失所养，故筋急而现。

岐伯曰："此所谓疹筋，是人腹必急，白色黑色现，则病甚。"

疹筋者，病在筋也。《脉要精微论》曰："尺外以候肾，尺里以候腹。"故尺脉数甚，则候当在腹。腹者太阴阳明之所布，今其肝邪外现，而腹为胀急，乃木贼伤脾之病也。若其色现白黑，则阳气内亏，病为尤甚。

七十六、风邪五变

（《灵枢·五变篇》全）

风厥汗出、消瘅、寒热、留痹、积聚。

黄帝问于少俞曰："余闻百疾之始期也，必生于风雨寒暑，循毫毛而入腠理，或复还，或留止，或为风肿汗出，或为消瘅，或为寒热，或为留痹，或为积聚。奇邪淫溢，不可胜数，愿闻其故。夫同时得病，或病此，或病彼，意者天之为，人生风乎？何其异也。"

"瘅"，音丹，又上、去二声。

少俞曰："夫天之生风者，非以私百姓也，其行公平正直，犯者得之，避者得无殆，非求人而人自犯之。"

"殆"，危也。天非求人而人自犯之，所以有少病多病者，亦在乎人之慎与不慎耳。

黄帝曰："一时遇风，同时得病，其病各异，愿闻其故。"少俞曰："善乎哉问！请论以比匠人。匠人磨斧斤砺刀，削斫材木，木之阴阳尚有坚脆，坚者不入，脆者皮弛，至其交节而缺斤斧焉。夫一木之中，坚脆不同，坚者则刚，脆者易伤，况其材木之不同，皮之厚薄，汁之多少，而各异耶？

此借木之材质以方人之禀赋也。"砺"，音利。"斫"，音卓。"脆"，音翠。"弛"，音矢，解弛也。

夫木之早花先生叶者，遇春霜烈风，则花落而叶萎；久曝大旱，则脆木薄皮者，枝条汁少而叶萎；久阴淫雨，则薄皮多汁者，皮溃而漉；猝风暴起，则刚脆之木，枝折杌伤；秋霜疾风，则刚脆之木，根摇而叶落。凡此五者，各有所伤，况于人乎？"

此言木之凋残，各有所因，以方人之疾病，亦无不有所致之也。"萎"，音威，蔫枯也。"蔫"，音烟，物不鲜而色败也。"溃"，音会，坏烂也。"漉"，音鹿，水湿貌。"杌"，音兀，木之无枝者也。

黄帝曰："以人应木奈何？"少俞答曰："木之所伤也，皆伤其枝，枝之刚脆而坚，未成伤也。人之有常病也，亦因其骨节、皮肤、腠理之不坚固也，邪之所舍者，故常为病也。"

木有坚脆，所以伤有重轻；人有坚脆，所以病有微甚。

故虽同时遇风，而有受有不受，此病之所以异也。

黄帝曰："人之善病风厥漉汗者，何以候之？"

风邪逆于腠理，而汗出漉漉不止者，病名风厥。又，详义见本类前三十。

少俞答曰："肉不坚，腠理疏，则善病风。"黄帝曰："何以候肉之不坚也？"少俞答曰："腘肉不坚，而无分理者，粗理；粗理而皮不致者，腠理疏，此言其浑然者。"

膝湾曰腘，即足太阳经委中穴也。腘中为溪谷之大会，故其理粗而皮不致者，可以验通身腠理之疏也。腘音国。"致"，密也。

黄帝曰："人之善病消瘅者，何以候之？"少俞答曰："五脏皆柔弱者，善病消瘅。"

消瘅详义见前六十。

黄帝曰："何以知五脏之柔弱也？"少俞答曰："夫柔弱者必有刚强，刚强多怒，柔者易伤也。"

性气刚暴而肌肉弱者，乃易于伤，故善病消瘅。

黄帝曰："何以候柔弱之与刚强？"少腧答曰："此人薄皮肤，而目坚固以深者，长冲直扬，其心刚，

皮肤薄者，肌肉必弱。目坚固而视直扬者，其心必刚。冲者，目光突露之谓。

刚则多怒，怒则气上逆，胸中蓄积，血气逆留，髋皮充肌，血脉不行，转而为热，热则消肌肤，故为消瘅，此言其人暴刚而肌肉弱者也。"

怒则气逆，气留则血留，故郁而为热而成消瘅。"髋"，宽同。

黄帝曰："人之善病寒热者，何以候之？"少俞答曰："小骨弱肉者，善病寒热。"

骨属肾，肉属脾，皆至阴之所在也。阴不足则阳邪易以入之，故善病寒热。

黄帝曰：“何以候骨之小大，肉之坚脆，色之不一也？”少俞答曰：“颧骨者，骨之本也。颧大则骨大，颧小则骨小。

目下颊骨曰颧，周身骨骼大小，可验于此也。“颧”，音权。“骼”，音革。

皮肤薄而其肉无䐃，其臂懦懦然，其地色殆然，不与其天同色，污然独异，此其候也。

“䐃”，肉之结聚而坚者也。“懦懦然”，柔弱貌。地气阴浊，天气清明，质色有余而神色不足，是地不与天同色也，故殆然污然，其状有异。肉有坚脆，色有不同，于此可验强弱也。“䐃”，渠允切。“懦”，儒、糯、软三音。

然后臂薄者，其髓不满，故善病寒热也。”

髓为骨之充，阴之精也，故髓不满者，当病寒热。

黄帝曰：“何以候人之善病痹者？”少俞答曰：“粗理而肉不坚者，善病痹。”

肉不坚，则风寒湿邪易以入也。

黄帝曰：“痹之高下有处乎？”少俞答曰：“欲知其高下者，各视其部。

人之上下左右，虚实自有不同，故当各视其部。”

黄帝曰：“人之善病肠中积聚者，何以候之？”少俞答曰：“皮肤薄而不泽，肉不坚而淖泽，如此则肠胃恶，恶则邪气留止，积聚乃伤。脾胃不间，寒温不次，邪气稍至，蓄积留止，大聚乃起。”

皮肤薄者，肉不坚也；不润泽者，血不足也；淖泽者，湿滞多也。此其肠胃薄恶，气禀之有亏也。故或中外邪，留而不去，或肠胃寒温，有不以次，皆足致邪而大聚起矣。义详《百病始生篇》，见本类前二。“淖”，音闹。

黄帝曰：“余闻病形，已知之矣，愿闻其时。”

此总结五变而问其凶吉之期也。

少俞答曰：“先立其年，以知其时，时高则起，时下则殆。

先立其年，则五运六气各有所主，故知其时。凡病遇生旺，则时之高也，故可以起，起言愈也；如逢衰克，则时之下也，病当危殆矣。《六元正纪大论》亦曰：“先立其年，以明其气。”详运气类十七。

虽不陷下，当年有冲通，其病必起，是谓因形而生病，五变之纪也。”

虽非衰克陷下之时，而年有所冲，则气有所通，其病亦因而起，此非上节之所谓起也。如水火相冲，火当畏水；金木相冲，木当畏金。然火胜则水亦病，木胜则金亦病。故有以金形之人，而反病于丁壬年者；有以木形之人，而反病于甲己年者。是谓因形生病，五变之纪也。

七十七、病成而变

（《素问·脉要精微论》）

帝曰：“病成而变何谓？”

成言病之本，变言病之标，标本不同，是谓之变。

岐伯曰：“风成为寒热，

“风”，阳邪也，善行而数变。或并于里则阳虚，阳虚则外寒；或并于表则阳实，阳实生外热。故《生气通天论》

曰："因于露风，乃生寒热。"是风成而变为寒热也。

瘅成为消中。

"瘅"，热邪也。热积于内，当病为消中，善食易饥也。

厥成为巅疾，

厥，逆气也。气逆于上，则或为疼痛，或为眩仆，而成顶巅之疾也。一曰气逆则神乱，而病为癫狂者，亦通。

久风为飧泄，

风从木化，久风不已，则脾土受伤，病为飧泄而下利清谷也。"飧"，音孙。

脉风成为疠，

风寒客于血脉，久而不去，则肤肉败坏，其病为疠。"疠"，赖、利二音，癞也。

病之变化，不可胜数。"

此举风热之邪，以见致病之概，其他变化百出，有不可以数计者，亦犹此也。

七十八、杂病所由

（《素问·通评虚实论》）

黄帝曰："凡治消瘅仆击，偏枯痿厥，气满发逆，肥贵人，则膏粱之疾也。

"消瘅"，热消也。"仆击"，暴仆如击也。"偏枯"，半身不遂也。"痿"，痿弱无力也。"厥"，四肢厥逆也。肥贵之人，每多厚味，夫肥者令人热中，甘者令人中满，热蓄于内，多伤其阴，故为此诸病。"瘅"，音丹，又上、去二声。"仆"，音付。

隔则闭绝，上下不通，则暴忧之病也。

愁忧者，气闭塞而不行，故或上或下，致为痞隔，而水谷有不通也。

暴厥而聋，偏塞闭不通，内气暴迫[①]也。

“暴厥”，气暴逆也。此以内气之逆，暴有所迫而然。“迫”，侵迫之谓。

不从内，外中风之病，故瘦留着也。

有病不从内，而外中风寒，藏蓄不去，则伏而为热，故致燔烁消瘦，此以表邪留迫，而着于肌肉筋骨之间也。

跖跛，寒风湿之病也。

足不可行谓之跖，一足偏废谓之跛，此在下者，必风寒湿气之病也。“跖”，音只。“跛”，波上声。

黄疸暴痛，癫疾厥狂，久逆之所生也。

此以气逆之久，而阴阳营卫有所不调，然后成此诸症，皆非一朝所致也。“疸”，音旦。

五脏不平，六腑闭塞之所生也。”

六腑闭塞，则水谷无以化，津液无以行，精气失所养，故五脏有不平矣。

头痛耳鸣，九窍不利，肠胃之所生也。

头耳九窍，皆手足阳明经脉所及，故病由肠胃之所生。然“肠胃”二字，实兼六腑为言，盖六腑俱属三阳，三阳遍于九窍也。

---

① 国中按：“迫”，原文作“薄”，乃假借字，今改之。又按：全书此例甚多，故不一一出注。

类经十八卷

疾病类

七十九、口问十二邪之刺

（《灵枢·口问篇》全）

黄帝闲居，辟左右而问于岐伯曰："余已闻九针之经论，阴阳逆顺六经已毕，愿得口问。"岐伯避席再拜曰："善乎哉问也，此先师之所口传也。"黄帝曰："愿闻口传。"岐伯答曰："夫百病之始生也，皆生于风雨寒暑，阴阳喜怒，饮食居处。大惊猝恐，则血气分离，阴阳破散，经络厥绝，脉道不通，阴阳相逆，卫气稽留，经脉虚空，血气不次，乃失其常。论不在经者，请道其方。"

此下诸问，既非风寒之外感，又非情志之内伤，论不在经，所当口传者也，故曰口问。

黄帝曰："人之欠者，何气使然？"岐伯答曰："卫气昼日行于阳，夜半则行于阴。阴者主夜，夜者卧。阳者主上，阴者主下。故阴气积于下，阳气未尽，阳引而上，阴引而下，阴阳相引，故数欠。

"欠"者，张口呵吸，或伸臂展腰，以阴阳相引而然也。夫阳主昼，阴主夜；阳主升，阴主降。凡人之寤寐，由于卫气。卫气者，昼行于阳，则动而为寤；夜行于阴，则静而为寐。故人于欲卧未卧之际，欠必先之者，正以阳气将入阴分，阴积于下，阳犹未静，故阳欲引而升，阴欲引而降，上下相引，而欠由生也。今人有神疲劳倦而为欠者，即阳不胜阴之候。

阳气尽，阴气盛，则目瞑；阴气尽而阳气盛，则寤矣。

《大惑论》曰："卫气不得入于阴，常留于阳。留于阳则阳气满，阳气满则阳跷盛，不得入于阴则阴气虚，故目不瞑矣。卫气留于阴，不得行于阳，留于阴则阴气盛，阴气盛则阴跷满，不得入于阳则阳气虚，故目闭也。"吴玄纲曰："觉与阳合，寐与阴并。觉多者魂强，寐久者魄壮。魂强者生之徒，魄壮者死之徒。"是皆阴阳盛衰之义。"瞑"，音明。又，上声。

泻足少阴，补足太阳。"

卫气之行于阳者，自足太阳始；行于阴者，自足少阴始。阴盛阳衰，所以为欠。故当泻少阴之照海，阴跷所出也；补太阳之申脉，阳跷所出也。取阴阳跷者，义如上节之注。

黄帝曰："人之哕者，何气使然?"岐伯曰："谷入于胃，胃气上注于肺。今有故寒气与新谷气俱还入于胃，新故相乱，正邪相攻，气并相逆，复出于胃，故为哕。

"哕"，呃逆也。义详针刺类五十三。人之水谷入胃，其精微之气，必上注于肺，而后行于脏腑营卫。若中焦先有寒气，则新入之谷气凝聚而不行，气不行则新故正邪，还留于胃，留则逆而上出，故为哕也。"哕"，于决切。又，音诲。

补手太阴，泻足太阴。"

手太阴，肺经也。足少阴，肾经也。寒气自下而升，逆则为哕。故当补肺于上，以壮其气；泻肾于下，以引其寒。盖寒从水化，哕之标在胃，哕之本在肾也。

黄帝曰："人之唏者，何气使然？"岐伯曰："此阴气盛而阳气虚，阴气疾而阳气徐，阴气盛而阳气绝，故为唏。

"唏"，欷同，嘘唏也。《释义》云："悲泣气咽而抽息也。一云泣余声，一云哀而不泣曰唏。悲忧之气生于阴惨，故为阴盛阳虚之候。"唏"，希、戏二音。

补足太阳，泻足少阴。"

当亦是阳跷申脉，阴跷照海也。义见前。

黄帝曰："人之振寒者，何气使然？"岐伯曰："寒气客于皮肤，阴气盛，阳气虚，故为振寒寒慄，补诸阳。"

"振寒者"，身怯寒而振慄也。"补诸阳"者，凡手足三阳之原合，及阳跷等穴，皆可酌而用之。

黄帝曰："人之噫者，何气使然？"岐伯曰："寒气客于胃，厥逆从下上散，复出于胃，故为噫。

"噫"，嗳气也。《释义》曰："饱食息也。义详本类前二十五。按：此节与上文之哕，皆以寒气在胃而然。但彼云故寒气者，以久寒在胃，言其深也；此云寒客于胃者，如客之寄，言其浅也。故厥逆之气，从下上散，则复出于胃而为噫。"噫"，伊、隘二音。

补足太阴、阳明，一曰补眉本也。"

补足太阴、阳明二经，使脾胃气温，则客寒自散而噫可除。"眉本"，即足太阳经攒竹穴，是亦补阳气也。

黄帝曰："人之嚏者，何气使然？"岐伯曰："阳气和利，满于心，出于鼻，故为嚏。

阳气和平顺利，而满溢于心，必上达于肺，故出于鼻而为嚏。然人有感于风寒而为嚏者，以寒邪束于皮毛，则阳气无从泄越，故喷而上出。是嚏从阳气而发，益又可知。仲景曰："欲嚏不能，此人肚中寒。"正谓其阳虚也。故人病阳虚等症者，久无嚏而忽得之，则阳气渐回之佳兆也。“嚏”，音帝。

补足太阳营眉本，一曰眉上也。”

凡阳虚于下，则不能上达而为嚏。补足太阳之营于眉本者，其名攒竹，一曰眉上，亦即此穴。盖太阳与肾为表里，所以补阴中之阳也。观《宣明五气篇》曰：“肾为欠为嚏。”其义正与此通。详本类前二十五。

黄帝曰：“人之亸者，何气使然?”岐伯曰：“胃不实则诸脉虚，诸脉虚则筋脉懈惰，筋脉懈惰则行阴用力，气不能复，故为亸[①]。

“亸”，《释义》曰：“下垂貌”，又曰：“亸，避也。”故诸家引以为注，似皆不合经义，殊无意味。尝闻俗语有战亸之说，即古人之遗言，意者亸即战之属也。但因寒而战者，谓之寒战；其有战不因寒者，由气虚耳。盖胃为五脏六腑之海，故胃不实则诸脉虚而懈惰生，再有行阴用力，则阳气益虚，故为战亸。今见常有其候而未闻其名，愚谓即此，尚俟明者辨之。“亸”，登可切。

因其所在，补分肉间。”

四体战亸，各有分部，胃者肉其应，故当因病所在，补分肉间，以壮其胃气。

黄帝曰：“人之哀而泣涕出者，何气使然?”岐伯曰：“心者，五脏六腑之主也；目者，宗脉之所聚也，上液之道也；口鼻者，气之门户也。故悲哀愁忧则心动，心动则五脏六腑皆摇，摇则宗脉感，宗脉感则液道开，液道开，故

---

① 国中按：“亸”，音duǒ。可与“躲”字借，故曰避也。张氏以“寒战作此，似当“哆嗦”“颤抖”之义也。义也不确。《广韵》云：“亸，下垂貌。”结合经文，其义当是，五体瘫软，疲惫不堪之态。

泣涕出焉。

“宗”，总也。凡五脏六腑之精气，皆上注于目而为之精，故自为宗脉之所聚，又为上液之道。气由口鼻入，故为气之门户。然气之所至，液必随之，如涎出于口，涕出于鼻，泣出于目，是皆上液之属也。人之泣涕上出者，皆本乎心，盖心为五脏六腑之主，若悲哀忧愁动其心，则五脏六腑皆应而摇，脏腑摇则宗脉皆应而动，动则液道开而泣涕所出也。

液者，所以灌精濡孔窍者也，故上液之道开则泣，泣不止则液竭，液竭则精不灌，精不灌则目无所见矣，故命曰夺精。

精由液而化，孔窍得液而充，故以灌精濡孔窍也。液去精伤则目昏，以至渐无所见者，是夺其精也。世之因泣而丧目者，盖亦不少矣。此条义当与《解精微论》参看，详下篇。

补天柱经夹颈。”

“天柱”，足太阳膀胱经穴，其经夹颈项之后。

黄帝曰：“人之太息者，何气使然？”岐伯曰：“忧思则心系急，心系急则气道约，约则不利，故太息以伸出之。

太息者，息长而大，即叹息也。“约”，犹束缚也。忧愁思虑，则气抑不伸而心系急，气道约，约则满闷于中，此叹息之不容已也。

补手少阴、心主、足少阳留之也。”

“手少阴”，心经也。“心主”，手厥阴经也。“足少阳”，胆经也。助木火之脏，则阳气可舒，抑郁可解，故皆宜留针补之。

黄帝曰：“人之涎下者，何气使然？”岐伯曰：“饮食者

皆入于胃，胃中有热则虫动，虫动则胃缓，胃缓则廉泉开，故涎下。

足阳明之脉出于口，胃中有热则虫动胃缓，故廉泉开而涎下。凡目之多泪，鼻之多涕，亦皆因热而上液之道开也。有谓肺热甚则鼻涕出者，义亦犹此。

补足少阴。”

肾为胃关而脉系于舌，故当补之，以壮水制火，则液有所主，而涎自止也。

黄帝曰：“人之耳中鸣者，何气使然？”岐伯曰：“耳者宗脉之所聚也，故胃中空则宗脉虚，虚则下流，脉有所竭者，故耳鸣？

手足三阳三阴之脉皆入耳中，故耳亦宗脉之所聚也。阳明为诸脉之海，故胃中空则宗脉虚，宗脉虚则阳气不升而下流，下流则上竭，轻则为鸣，甚则为聋矣。然少阳太盛，壅窒为鸣者亦有之，但虚者渐而实者暴，虚者多而实者少，其辨在有邪无邪耳，学者当推广之。

补客主人、手大指爪甲上，与肉交者也。”

客主人，足少阳经穴，为手足少阳、足阳明之会。手大指爪甲上者，手太阴之少商穴，为肺气所出之井，故皆当补之，以助其阳气。

黄帝曰：“人之自啮舌者，何气使然？”

缺岐伯曰。

“此厥逆走上，脉气辈至也。少阴气至则啮舌，少阳气至则啮颊，阳明气至则啮唇矣。

“辈”者，类也。厥逆走上，则血涌气腾，至生奇疾，所至之处，各有其部，如少阴之脉行舌本，少阳之脉循耳颊，阳明之脉环唇口，故或为肿胀，或为怪痒，各因其处，随而啮之，不独止于舌也。“啮”，尼结切。

视主病者则补之。

察主病之经以补之也。

凡此十二邪者，皆奇邪之走孔窍者也。

不同常疾，故曰奇邪。

故邪之所在，皆为不足。

惟正气不足，然后邪得乘之。故《七十五难》曰：“不能治其虚，安问其余?”则深意可知矣。

故上气不足，脑为之不满，耳为之苦鸣，头为之苦倾，目为之眩；

倾者，沉重不能支也。“眩”，音玄，又去声。

中气不足，溲便为之变，肠为之苦鸣；

水由气化，故中气不足，则溲便变常，而或为黄赤，或为短涩，多有情欲劳倦，过伤精气而然，昧者概认为火，鲜不误矣。且中气不足，则浊气居之，故肠胃为之苦鸣也。“溲”，音搜。

下气不足，则乃为痿厥心悗。

“痿”，足痿弱也。“厥”，四肢清冷也。“悗”，闷也。下气不足，则升降不交，故心气不舒而为悗闷。“悗”，母本切。

补足外踝下留之。”

此昆仑穴也，为足太阳所行之经，凡于上、中、下气虚之病，皆可留针补之。“踝”，胡寡切。

黄帝曰：“治之奈何?”

此下复问治法者，所以补上文之缺略也。

岐伯曰：“肾主为欠，取足少阴；

上文未言属肾，故此复明之。

肺主为哕，取手太阴、足少阴；

上文言哕出于胃，此言哕主于肺，盖寒气上逆而为哕，气病于胃而主于肺也。

唏者，阴与阳绝，故补足太阳，泻足少阴；

阴与阳绝则阳不附阴，补阳泻阴则刚柔相济，乖者和矣。

振寒者，补诸阳；噫者，补足太阴、阳明；嚏者，补足太阳眉本；亸，因其所在补分肉间；泣出，补天柱经夹颈，夹颈者头中分也；太息，补手少阴、心主、足少阳留之；涎下，补足少阴；耳鸣，补客主人、手大指爪甲上，与肉交者；自啮舌，视主病者则补之；目眩头倾，补足外踝下留之；

诸治俱同上文。

痿厥心悗，刺足大趾间上二寸留之，一曰足踝下留之。

"大趾间上二寸"，足厥阴之太冲也，或曰足太阴之太白也，此与上文稍异。外踝下留之，义如前。

八十、涕　泪

（《素问·解精微论》全）

黄帝在明堂，雷公请曰："臣授业传之行教，以经论从容形法，阴阳刺灸，汤药所滋，行治有贤不肖，未必能十全。

言授业于人而传之行教，惟借此经论诸法，然犹有不能十全，故更问其详也。

若先言悲哀喜怒，燥湿寒暑，阴阳妇女。请问其所以

然者，卑贱富贵，人之形体所从，群下通使，临事以适道术，谨闻命矣。

谓先日之所闻者若此，已皆适其当也。

请问有毚愚朴漏之问，不在经者，欲闻其状。”

“毚”，妄也。“漏”当作陋。问不在经，故曰毚愚朴陋，自歉之辞也。“朴”，旧作仆，按全元起本作朴，于义为妥，今改从之。“毚”，音谗。

帝曰：“大矣。

谓亦有大要存也。

公请问：“哭泣而泪不出者，若出而少涕，其故何也？”帝曰：“在经有也。”

《口问篇》具载此义，故曰在经有也。详前章。

复问：“不知水所从生，涕所从出也。”

泣与涕所出不同，故复问其故。

帝曰：“若问此者，无益于治也，工之所知，道之所生也。

言此虽无益于医治，而工所当知，亦无往非道也。

夫心者五脏之专精也。

心为五脏六腑之大主，精神之所舍也，故为五脏之专精。

目者其窍也，

目即专精之外窍也。

华色者其荣也。

“华色”，即专精之外荣也。

是以人有德也，则气和于目；有亡，忧知于色。

人有道德则心和，心和则和气现于目；人有亡失则心忧，心忧则忧气知于色也。

是以悲哀则泣下，泣下水所由生。

目为宗脉所聚而众水归之，故悲则泣下。《五癃津液别篇》曰："五脏六腑之津液，尽上渗于目，心悲气并则心系急，心系急则肺举，肺举则液上溢，故泣出矣。"

水宗者积水也，积水者至阴也，至阴者肾之精也。宗精之水所以不出者，是精持之也，辅之裹之，故水不行也。

"水宗"，水之源也。五液皆宗于肾，故又曰宗精。精能主持水道，则不使之妄行矣。

夫水之精为志，火之精为神，水火相感，神志俱悲，是以目之水生也。

志藏于肾，肾属水也。神藏于心，心属火也。目为上液之道，故神志相感则水生于目。

故谚言曰：'心悲，名曰志悲。'志与心精共凑于目也。

神悲于心，则志应于肾，故心悲名曰志悲，而水火之精皆上凑也。

是以俱悲，则神气传[①]于心，精上不传于志，而志独悲，故泣出也。

悲则心系急，故神气传于心，传于心则精不下传于志，精聚于上，志虚于下，则志独生悲而精无所持，此所以水不藏于下，而泣出于上也。

泣涕者脑也，脑者阴也，

泣涕者，因泣而涕也。涕出于脑，脑者精之类，为髓之海，故属乎阴。

髓者骨之充也，

---

① 国中按："传"，似为"抟"的误写，品味经义，似抟字为本字。"抟"者，聚也。

髓充满于骨孔，诸髓者皆属于脑。

故脑渗为涕。

鼻窍上通于脑也。

志者，骨之主也，是以水流而涕从之者，其行类也。

志与骨皆属于肾，故志为骨之主而涕亦从乎水也。

夫涕之与泣者，譬如人之兄弟，急则俱死，生则俱生。

水液同类，故如兄弟。

其志以神悲，是以涕泣俱出，而横行也。

“横行”，言其多也。

夫人涕泣俱出而相从者，所属之类也。”

相从以类，由势有弗容已者。

雷公曰：“大矣。请问人哭泣而泪不出者，若出而少涕不从之何也？”帝曰：“夫泣不出者，哭不悲也。不泣者，神不慈也。神不慈则志不悲，阴阳相持，泣安能独来？

泣不出，泪不下也。哭者以其心悲，心悲以其神慈，神慈则志慈，志悲所以泣出。夫神不慈，志不悲者，正以神为阳，志为阴，阴阳相持之故，则难于感动，所以泣涕不能独至。

夫志悲者惋，惋则冲阴，冲阴则志去目，志去则神不守精，精神去目，涕泣出也。

“惋”，惨郁也。“阴”，精也。阴气受冲，则志去于目，故精神不守，而涕泣弗能禁也。“惋”，乌贯切。

且子独不诵不念夫经言乎？厥则目无所见。夫人厥则阳气并于上，阴气并于下。阳并于上则火独光也，阴并于下则足寒，足寒则胀也。

“并”，偏聚也。“火独光”，阳之亢也。厥因气逆，故阴阳各有所并，并则阳气不降，阴气不升，故上为目无所见而下为足寒。阴中无阳，故又生胀满之疾。

夫一水不胜五火，故目眦盲。

“一水”，目之精也。“五火”，即五脏之厥阳并于上者也。“眦”，当作“视”。

是以冲风，泣下而不止。夫风之中目也，阳气内守于精，是火气燔目，故见风则泣下也。

天之阳气为风，人之阳气为火，风中于目，则火气内燔而水不能守，故泣出也。“燔”，音凡。

有以比之，夫火疾风生乃能雨，此之类也。”

火疾风生，阳之极也。阳极则阴生承之，乃能致雨，人同天地之气，故风热在目而泣出，义亦无两。

八十一、神乱则惑、善忘、饥不嗜食。

（《灵枢·大惑论》）

黄帝问于岐伯曰：“余尝上于清冷之台，中阶而顾，匍匐而前，则惑。余私异之，窃内怪之，独瞑独视，安心定气，久而不解。独博独眩，披发长跪，俯而视之，后久之不已也。猝然自上，何气使然？

台之高者其气寒，故曰清冷之台。凡人登高博望，目见非常之处，无不神魂惊荡，而心生眩惑，故特借此以问其由然也。“匍”，音蒲。“匐”，伏、葡二音。“眩”，音玄，又去声。

岐伯对曰：“五脏六腑之精气，皆上注于目而为之精。

“为之精”，为精明之用也。义如脉色类三十。

精之窠为眼，

“窠”者，窝穴之谓。眼者目之总称。五脏六腑之精气皆上注于目，故眼为精之窠而五色具焉。“窠”，音科。

骨之精为瞳子，

“瞳子”，眸子也。骨之精，主于肾，肾属水，其色玄，故瞳子内明而色正黑。“瞳”，音同。“眸”，音谋。

筋之精为黑眼，

“黑”，眼黑珠子也。筋之精，主于肝，肝色青，故其色浅于瞳子。

血之精为络，

“络”，脉络也。血脉之精，主于心，心色赤，故眦络之色皆赤。

其窠气之精为白眼。

“窠气”者，言目窠之气也。气之精，主于肺，肺属金，故为白眼。

肌肉之精为约束，裹撷筋骨血气之精，而与脉并为系，上属于脑，后出于项中。

“约束”，眼胞也。能开能合，为肌肉之精，主于脾也。脾属土，所以藏物，故裹撷筋骨血气四脏之精，而并为目系，以上出于脑项之间。“撷”，爻结切，以衣衽收物谓之撷。

故邪中于项，因逢其身之虚，其入深则随眼系以入于脑，入于脑则脑转，脑转则引目系急，目系急则目眩以转矣，邪其精，其精所中不相比也，则精散，精散则视歧，视歧见两物。

前“邪”字，邪气也。后“邪”字，与‘斜’同。邪气中于风府、天柱之间，乘其虚则入脑连目，目系急则目眩睛斜，故左右之脉互有缓急，视歧失正，则两睛之所中于物者，不相比类而各异其见，是以视一为两也。此承帝问而先发邪气之中人者如此，以明下文之目见非常者，亦犹外邪之属耳。

目者，五脏六腑之精也，营卫魂魄之所常营，神气之所生也。

脏腑、营卫、魂魄所至者，皆神气也，故目为神气之所生。

故神劳则魂魄散，志意乱。是故瞳子黑眼法于阴，白眼赤脉法于阳也，故阴阳合传而精明也。

阴阳，即精神之本，故阴阳合传而成精明之用。

目者心使也，心者神之舍也，故神情乱而为转，猝然见非常处，精神魂魄散不相得，故曰惑也。"

精神虽统于心，而外用则在目，故目为心之使，心为神之舍，所以目见非常于外，则神魂眩惑于心也。

黄帝曰："余疑其然。余每之东苑，未曾不惑，去之则复，余唯独为东苑劳神乎？何其异也？"

"每之东苑，未曾不惑"，谓虽不登高，其惑亦然，故疑异也。

岐伯曰："不然也。心有所喜，神有所恶，猝然相感则精气乱，视误故惑，神移乃复。

偶为游乐，心所喜也。忽逢奇异，神则恶之。夫神有所恶，则志有不随，喜恶相感于猝然，故精气为乱。去之则神移，神移则复矣。

是故间者为迷，甚者为惑。"

"间"者，言其未甚也，亦足相迷，况其甚者，能无惑乎？

黄帝曰："人之善忘者，何气使然？"岐伯曰："上气不

足，下气有余，肠胃实而心肺虚，虚则营卫留于下，久之不以时上，故善忘也。”

“下气有余”，对上气不足而言，非谓下之真实也。心肺虚于上，营卫留于下，则神气不能相周，故为善忘，阳衰于上之兆也。

黄帝曰：“人之善饥而不嗜食者，何气使然？”岐伯曰：“精气并于脾，热气留于胃，胃热则消谷，谷消故善饥。胃气逆上则胃脘寒，故不嗜食也。”

胃气逆上而不能运行，即其寒也。脾胃热而胃脘寒，所以虽饥而不欲食。本论诸邪有总治之法，曰“先其脏腑，诛其小过，后调其气，盛者泻之，虚者补之，必先明知其形志之苦乐，定乃取之”，一节。详后八十三。盖彼此同出一论，今类从于彼，所当参用。“嗜”，音示。

八十二、不 得 卧

（《素问·逆调论、病态论》）

帝曰：“人有逆气不得卧，而息有音者；有不得卧，而息无音者；有起居如故，而息有音者；有得卧行，而喘者；有不得卧不能行，而喘者；有不得卧，卧而喘者，皆何脏使然？愿闻其故。”

（《素问·逆调论》）

岐伯曰：“不得卧而息有音者，是阳明之逆也。足三阳者下行，今逆而上行，故息有音也。

足之三阳，其气皆下行，足之三阴，其气皆上行，亦天气下降、地气上升之义。故阳明上行者为逆，逆则气连于肺而息有声，此胃气之不降也。

阳明者胃脉也。胃者六腑之海，其气亦下行，阳明逆，不得从其道，故不得卧也。

阳明为水谷之海，气逆不降，则奔迫而上，所以不得卧。

《下经》曰：‘胃不和则卧不安’，此之谓也。

《下经》，古经也。“不安”，反复不宁之谓。今人有过于饱食或病胀满者，卧必不安，此皆胃气不和之故。按：上文所问不得卧而息无音者，义亦同此，故不复答。

夫起居如故，而息有音者，此肺之络脉逆也。络脉不利随经上下，故留经而不行，络脉之病人也微，故起居如故，而息有音也。

病不在胃，亦不在脏，故起居如此。气逆于肺之络脉者，病浅而微，故但为息有音耳。上文所问有得卧行而喘者，义亦类此，故不复答。

夫不得卧，卧则喘者，是水气之客也。夫水者，循津液而流也，肾者水脏，主津液，主卧与喘也。”帝曰：“善！”

水病者，其本在肾，其末在肺，故为不得卧，卧则喘者，标本俱病也。义详针刺类三十八。上文所问有不得卧不能行而喘者，义类此节，故不复答：愚按：本篇所论喘息不得卧者，在肺胃肾三脏之异：在肺络者，起居如故而息有音也，病之微者也；在胃者，不得卧而息有音也，甚于肺者也；在肾者，不得卧，卧则喘也，又其甚者也。夫息有音者，即喘之渐，喘出于肾，则病在根本矣，故愈深者必愈甚。凡虚劳之喘义亦犹此，又不可不察也。

帝曰：“人有卧而有所不安者，何也。”

（《素问·病态论》）

岐伯曰："脏有所伤。

凡五脏受伤，皆能使卧不安，如七情劳倦，饮食风寒之类皆是也。

及精有所之寄则安，故人不能悬其病也。"

"之寄"，气复得所之谓。五脏主藏精者也，脏有所伤则精有所失，精有所失则神有不安，故必使精复神安，则卧亦安矣。否则病之既及，又能何所悬置，而可使无患哉？

帝曰："人之不得偃卧者何也？"

"偃"，衣典切，仰卧也。

岐伯曰："肺者，脏之盖也，

五脏之应天者肺也，故为五脏六腑之盖。

肺气盛则脉大，脉大则不得偃卧，

盛言邪气实也，故令脉大。邪盛于肺者，偃卧则气促而急，故不能也。

论在《奇恒》、《阴阳》中。"

皆古经篇名。

八十三、不卧多卧

（《灵枢·邪客篇、大惑论》）

黄帝问于伯高曰："夫邪气之客人也，或令人目不瞑、不卧出者，何气使然？"

（《灵枢·邪客篇》）邪气感人，令人寐无从生，故云不卧出也。"瞑"，音明，又上声。

伯高曰："五谷入于胃也，其糟粕、津液、宗气，分为

三隧。故宗气积于胸中，出于喉咙，以贯心脉，而行呼吸焉。

“宗气”，大气也。“隧”，道也。糟粕之道出于下焦，津液之道出于中焦，宗气之道出于上焦，故分为三隧。喉咙为肺之系而下贯于心，故通宗气而行呼吸。“粕”，音朴。“隧”，音遂。

营气者，泌其津液，注之于脉，化以为血，以营四末，内注五脏六腑，以应刻数焉。

营气出于中焦，中焦者受水谷之气，泌其津液，变化以为血脉，外而四肢，内而脏腑，无所不至，故其运行之数，与刻数皆相应也。义详经络类二十四、二十六。“泌”，音秘，泉水貌。

卫气者，出其悍气之慓疾，而先行于四末分肉皮肤之间，而不休者也。昼日行于阳，夜行于阴，常从足少阴之分间，行于五脏六腑。

卫气者，水谷之悍气也。其气慓疾滑利，不能入于脉中，故先行于四末分肉皮肤之间，而不休者也。义详本类前六十七及经络类第六。昼行于阳，常从足太阳始；夜行于阴，常从足少阳始。义详经络类二十五。

今厥气客于五脏六俯，则卫气独卫其外，行于阳不得入于阴。行于阳则阳气盛，阳气盛则阳跷陷；不得入于阴，阴虚故目不瞑。”

邪气逆于脏腑，则卫气不得入于阴分，故偏盛于阳。阳偏盛则阳跷陷，陷者受伤之谓，阳盛阴虚，故目不瞑。又，《大惑论》义正与此同，详见下文。“跷”，有五音：跷、皎、乔、脚，又极虐切。

黄帝曰：“善！治之奈何？”伯高曰：“补其不足，泻其

有余。

此刺治之补泻也。“补其不足”，即阴跷所出足少阴之照海也。“泻其有余”，即阳跷所出足太阳之申脉也。若阴盛阳则多卧者，自当补阳泻阴矣。

调其虚实，以通其道而去其邪，饮以半夏汤一剂，阴阳已通，其卧立至。”

谓即刺之后，仍当用药以治之。凡不卧之症，有邪实者多属外因，有营虚者多属内因，此半夏汤一法，盖专为去邪者设耳。

黄帝曰：“善！此所谓决渎壅塞，经络大通，阴阳和得者也，愿闻其方。”伯高曰：“其汤方：以流水千里以外者八升，扬之万遍，取其清五升煮之，炊以苇薪；

古今量数不同，大约古之黍量一斗，合今之铁斛数三升二合。然则云八升者，即今之二升五合六勺。云五升者，即今之一升六合许耳。

火沸，置秫米一升，治半夏五合，徐炊令竭为一升半；

火沸者，先以火沸其水，而后置药于中也。“秫米”，糯小米也，即黍米之类，而粒小于黍，可以作酒，北人呼之为小黄。其性味甘粘微凉，能养营补阴；半夏味辛性温，能和胃散邪，除腹胀目不得瞑，故并用之。秫米一升，约今之三合二勺；半夏五合，约今之一合六勺。炊至一升半，约今之四合八勺也。“秫”，音术。

去其滓，饮汁一小杯，日三，稍益，以知为度。故其病新发者，复杯则卧，汗出则已矣；久者，三饮而已也。”

“滓”，音子，柤也。”

黄帝曰：“病而不得卧者，何气使然？

（《灵枢·大惑论》）此言因病而不得卧者也。

岐伯曰："卫气不得入于阴，常留于阳。留于阳则阳气满，阳气满则阳跷盛，不得入于阴则阴气虚，故目不瞑矣。"

卫气昼行于阳，夜行于阴，行阳则寤，行阴则寐，此其常也。若病而失常，则或留于阴，或留于阳，留则阴阳有所偏胜，有偏胜则有偏虚，而寤寐亦失常矣。

黄帝曰："病目而不得视者，何气使然？"岐伯曰："卫气留于阴，不得行于阳。留于阴则阴气盛，阴气盛则阴跷满，不得入于阳则阳气虚，故目闭也。"

此言因病而目有不能开视，及病而多寐者，以卫气留于阴分，阴跷满而阳气虚耳。观《寒热病篇》曰："阴跷阳跷，阴阳相交，阳入阴、阴出阳，交于目内眦，阳气盛则瞋目，阴气盛则瞑目。"即此上文两节之义。详针刺类四十四。

黄帝曰："人之多卧者，何气使然？"岐伯曰："此人肠胃大而皮肤湿，而分肉不解焉。肠胃大则卫气留久，皮肤湿则分肉不解，其行迟。夫卫气者，昼日常行于阳，夜行于阴，故阳气尽则卧，阴气尽则寤。故肠胃大则卫气行留久，皮肤湿，分肉不解则行迟，留于阴也久，其气不精则欲瞑，故多卧矣。

此下二节，言有不因于病而为多卧少卧之异者。"解"，利也。人之脏腑在内，内者阴也；皮肤分肉在外，外者阳也。肠胃大则阴道迂远，肉理湿滞不利则阳道舒迟，故卫气之留于阴分者久，行于阳分者少，阳气不精，所以多瞑卧也。今人有饱食之后即欲瞑者，正以水谷之悍气暴实于中，则卫气盛于阴分，而精阳之气有不能胜之耳。世俗但呼为脾倦，而不知其有由然也。

其肠胃小，皮肤滑以缓，分肉解利，卫气之留于阳也久，故少瞑焉。"

肠胃小，则卫气之留于阴者少，皮肤滑以缓，分肉解利，则卫气之留于阳者久，故少瞑也。

黄帝曰："其非常经也，猝然多卧者，何气使然？"

非常经者，言其变也，盖以明邪气之所致然者。

岐伯曰："邪气留于上焦，上焦闭而不通，已食若饮汤，卫气留久于阴而不行，故猝然多卧焉。"

邪气居于上焦，而加之食饮，则卫气留闭于中，不能外达阳分，故猝然多卧。然有因病而不能瞑者，盖以邪客于脏，则格拒卫气，不得内归阴分耳。

黄帝曰："善！治此诸邪奈何？"岐伯曰："先其脏腑，诛其小过，后调其气，盛者泻之，虚者补之，必先明知其形志之苦乐，定乃取之。"

治此诸邪者，统言本论八症也。此篇只类其五，外神乱则惑等三症，详前八十一。"先其脏腑"者，欲辨阴阳之浅深也。"诛其小过"者，言此诸症，虽非重大之疾，亦不可不除之也。然人之致此，各有所由，故于形志苦乐，尤所当察。盖苦者忧劳，多伤心肺之阳；乐者纵肆，多伤脾肾之阴。必有定见，然后可以治之。

八十四、阴阳之逆，厥而为梦。

（《素问·方盛衰论》）

雷公请问："气之多少，何者为逆？何者为从？"黄帝答曰："阳从左，阴从右，

"多少"，言盛衰也。阳气主升，故从乎左；阴气主降，故从乎右。从者为顺，反者为逆。

老从上，少从下[1]。

老人之气，先衰于下，故从上者为顺。少壮之气，先盛于下，故从下者为顺。盖天之生气，必自下而升，而人气亦然也。故凡以老人而衰于上者，其终可知，少壮而衰于下者，其始可知，皆逆候也。

是以春夏归阳为生，归秋冬为死；

春夏以阳盛之时，或症或脉皆当归阳为生。若得阴候如秋冬者，为逆为死。

反之，则归秋冬为生。

“反之”，谓秋冬也。秋冬以阴盛阳衰之时，故归阴为顺曰生。然不曰归春夏为死者，可见阴中有阳，未必至害，而阳为阴贼，乃不免矣。

是以气多少，逆皆为厥。”

气有多少，则阴阳不和，不和则逆，故为厥也。

问曰：“有余者厥耶？”

有其少，必有其多，故以阳厥多阳，阴厥多阴，皆疑其为有余也。

答曰：“一上不下，寒厥到膝，少者秋冬死，老者秋冬生。

阳逆于上而不下，则寒厥到膝。老人阳气从上，膝寒犹可；少年阳气从下，膝寒为逆。少年之阳不当衰而衰者，故最畏阴胜之时。老人阳气本衰，是其常也，故于秋冬无虑焉。

气上不下，头痛巅疾。

---

① 国中按：从“何者为从？”开始，至此五个“从”字，均应作“顺”，此乃古经原文如此，皆因避讳改作“从”，义详附录《内经避讳字初探》。回改成本字“顺”，其义更简而易明。

“巅”，顶巅也。上实下虚，故病如此。

求阳不得，求阴不审，五部隔无证，若居旷野，若伏空室，绵绵乎属不满日。

厥之在人也，谓其为阳，则本非阳盛，谓其为阴，则又非阴盛，故皆不可得。盖以五脏隔绝，无证可验，若居旷野无所闻，若伏空室无所见。乃病则绵绵不解，势甚凋敝，若弗能终其日者，岂真阴阳之有余者耶？

是以少阴之厥，令人妄梦，其极至迷。

手少阴，心也，心主阳，其藏神。足少阴，肾也，肾主阴，其藏精。是以少阴厥逆，则心肾不交而精神散越，故为妄梦。若其至极，乃令人迷乱昏昧也。

三阳绝，三阴微，是为少气。

三阳隔绝则阴亏于上，三阴微弱则阳亏于下，阴阳不相生化，故少气不足以息。

是以肺气虚，则使人梦见白物，见人斩血籍籍，

此下言五脏阴虚之梦兆也。肺虚者梦白物，金色白也。斩者，金之用也。虚者必怯，故见人斩血籍籍，多惊惕也。

得其时，则梦见兵战；

得金旺之时也。

肾气虚，则使人梦见舟船溺人，

肾合水，故梦应之。

得其时，则梦伏水中，若有畏恐；

得水旺之时也。

肝气虚，则梦见菌香生草，

肝合木也。“菌”，区允切。

得其时，则梦伏树下不敢起；

虽得木旺之时，而肝气本虚，故梦伏而不敢起，

心气虚，则梦救火阳物；

心合火也。“阳物”，即属火之类。

得其时，则梦燔灼；

得火旺之时也。“燔”，音凡。

脾气虚，则梦饮食不足，

仓廪空虚，故欲得饮食。

得其时，则梦筑垣盖屋。

得土旺之时也。

此皆五脏气虚，阳气有余，阴气不足。

五脏气虚，即阴不足也。阴气不足则虚阳独浮，故云阳气有余。无根之阳，其虚可知，所以为厥为梦者，皆阳不附阴之所致。

合之五诊，调之阴阳，以在经脉。”

合之五诊，则五脏可察；调之阴阳，则六经可和。“以在经脉”，谓义如《灵枢》之《经脉篇》也。

八十五、梦　寐

（《灵枢·淫邪发梦篇》全，《素问·脉要精微论》附：梦论）

黄帝曰：“愿闻淫邪泮衍奈何？”

（《灵枢·淫邪发梦篇》全）“淫邪泮衍”，言奇邪为梦，变幻无穷也。

岐伯曰：“正邪从外袭内，而未有定舍，反淫于脏，不得定处，与或卫俱行，而与魂魄飞扬，使人卧不得安而喜梦。

“正邪”者，非正风之谓，凡阴阳劳逸之感于外，声色嗜欲之动于内，但有干于身心者，皆谓之正邪，亦无非从外袭内者也。惟其变态恍惚，未有定舍，故内淫于脏，则于营卫魂魄，无所不乱，因令人随所感而为梦。

气淫于腑，则有余于外，不足于内；

气盛于阳也。

气淫于脏，则有余于内，不足于外。”

气盛于阴也。

黄帝曰：“有余不足有形乎？”岐伯曰：“阴气盛，则梦涉大水而恐惧；

以阴胜阳，故梦多阴象。

阳气盛，则梦大火而燔爇；

以阳胜阴，故梦多阳象。“爇”，如瑞切。

阴阳俱盛，则梦相杀。

俱盛则争，故梦相杀。

上盛，则梦飞；

阳明者亲乎上也。

下甚者，梦堕。

阴胜者亲乎下也。

盛饥则，梦取；

因不足也。

甚饱，则梦予。

因有余也。

肝气盛，则梦怒；

肝在志为怒也。

肺气盛，则梦恐惧、哭泣、飞扬；

肺在志为忧，故梦恐惧哭泣。肺主气，故梦飞扬。

心气盛，则梦喜笑恐畏；

心在志为喜，在变动为忧也。

脾气盛，则梦歌乐、身体重不举；

脾喜音乐，在声为歌，其主肌肉也。

肾气盛，则梦腰脊两懈不属。

腰为肾之府，故若腰脊不相连属。

凡此十二盛者，至而泻之立已。

阳盛则有余于腑，阴盛则有余于脏，但察其邪之所在，而以针泻之则已。

厥气客于心，则梦见丘山烟火；

心属火也。

客于肺，则梦飞扬，见金铁之奇物；

肺属金也。

客于肝，则梦山林树木；

肝属木也。

客于脾，则梦见丘陵大泽，坏屋风雨；

脾属土，其主湿也。

客于肾，则梦临渊，没居水中；

肾属水也。

客于膀胱，则梦游行；

膀胱为足之太阳经，属三阳之表也。

客于胃，则梦饮食；

胃为水谷之海也。

客于大肠，则梦田野；

大肠为传导之官，其曲折纳污，类田野也。

客于小肠，则梦聚邑冲衢；

小肠为受盛之官，物之所聚，类邑衢也。

客于胆，则梦斗讼自刳；

胆主决断，其气刚也。“刳”，音枯，剖腹也。

客于阴器，则梦接内；

欲念之所注也。

客于项，则梦斩首。

恐怖之所及也。

客于胫，则梦行走而不能前，及居深地窖宛中；

厥逆之邪在下也。

客于股肱，则梦礼节拜起；

劳倦之所致也。

客于胞脑，则梦泄便。

“胞”，溲脬也。“脑”，大肠也。在前则梦泄，在后则梦便。胞音抛。“脑”音直。

凡此十五不足者，至而补之立已也。”

当各随其经，以针补之。

短虫多，则梦聚众；

（《素问·脉要精微论》）繁盛之象也。

长虫多，则梦相击毁伤。

长虫势力相角，内有损伤，故梦兆亦然。凡本论之文，与前篇同者，俱不重载，故只存此二条。

附：梦论

按：《周礼》六梦：一曰正梦，谓无所感而自梦也；二曰噩梦，有所惊愕而梦也；三曰思梦，因于思忆而梦也；四曰寤梦，因觉时所为而梦也；五曰喜梦，因所喜好而梦也；六曰惧梦，因于恐畏而梦也。关尹子曰：“好仁者，多梦松柏桃李；好义者，多梦金刀兵铁；好礼者，多梦簠簋笾豆；好智者，多梦江胡川泽；好信者，多梦山岳原野。役于五行，未有不然者。”是皆致梦之因也。至其变幻之多，则有如宋昭公之梦为鸟，庄周之梦为蝶，光武之梦乘赤龙而登天，陶侃之梦生八翼飞入天门之类，又皆何所因也？夫五行之化，本自无穷，而梦造于心，其源则一。盖心为君主之官，神之舍也。神动于心，则五脏之神皆应之，故心之所至即神也，神之所至即心也。第心帅乎神而梦者，因情有所着，心之障也。神帅乎心而梦者，能先兆于无形，神之灵也。夫人心之灵，无所不至，故梦象之奇，亦无所不见，诚有不可以言语形容者。惟圣人能御物以心，摄心以性，则心同造化，五行安得而役之？故至人无梦也。

八十六、痈　疽

（《灵枢·痈疽篇》全）

黄帝曰：“余闻肠胃受谷，上焦出气，以温分肉，而养骨节，通腠理。

上焦出气，宗气也。宗气出于喉咙而行呼吸，其以温分肉，养骨节，通腠理者，是卫气化于宗气也。

中焦出气如露，上注溪谷而渗孙脉，津液和调，变化而赤为血，血和则孙脉先满溢，乃注于络脉，皆盈，乃注于经脉，阴阳已张，因息乃行。

中焦出气如露，营气也。其于阴阳已张，因息乃行，是营气化于宗气也。

行有经纪，周有道理，与天合同，不得休止。

行有经纪，周有道理，义详运气类第一。人有营卫，与天合度，义详经络类二十四、五。

切而调之，从虚去实，泻则不足，

从虚之之法以去实，是泻则不足也。

疾则气减，留则先后。

凡泻者宜疾，补者宜留，是补之与泻，有疾留先后之异也。

从虚去虚，补则有余，

从治虚之法以去之虚，是补则有余也。

血气已调，形气乃持。余已知血气之平与不平，未知痈疽之所从生，成败之时，死生之期有远近，何以度之，可得闻乎？"

"持"，定也。"度"，入声。

岐伯曰："经脉流行不止，与天同度，与地合纪。故天宿失度，日月迫蚀；地经失纪，水道流溢，草萱不成，五谷不殖；径路不通，民不往来，巷聚邑居，则别离异处，血气犹然，请言其故。夫血脉营卫，周流不休，上应星宿，下应经数。寒邪客于经络之中则血涩，血涩则不通，不通则卫气归之，不得复返，故痈肿。

卫气归之，不得复返，言其留聚不散也。"蚀"，音食。"萱"，音宜，萱萝草，鹿葱也。"殖"，音植。

寒气化为热，热胜则腐肉，肉腐则为脓，脓不泻则烂筋，筋烂则伤骨，骨伤则髓消，不当骨孔，不得泄泻，血枯空虚，则筋骨肌肉不相营，经脉败漏，熏于五脏，脏伤故死矣。"

痈毒由浅至深，伤脏则死。如上文所云，及下篇痈疽五逆等候，皆脏气受伤之症。

黄帝曰："愿尽闻痈疽之形，与忌曰名。"岐伯曰："痈

发于嗌中，名曰猛疽，猛疽不治，化为脓，脓不泻，塞咽，半日死。其化为脓者，泻则合豕膏，冷食，三日已。

“猛疽”，言为害之急也。若脓已泻，当服豕膏，可以愈之，即猪脂之炼净者也。观万氏方有治肺热暴喑者，用猪脂一斤炼过，入白蜜一斤，再炼少顷，滤净冷定，不时挑服一匙即愈。若无疾服此，最能润肺润肠，即是豕膏之属。

发于颈，名曰夭疽，其痈大以赤黑，不急治，则热气下入渊腋，前伤任脉，内熏肝肺，熏肝肺十余日而死矣。

“颈”，前颈也。色赤黑者，其毒必甚。“渊液”，足少阳经穴。其发在颈，则连于肺系，下入足少阳，则及乎肝脏矣，故至于死。

阳气大发，消脑留项，名曰脑烁，其色不乐，项痛而如刺以针，烦心者死不可治。

阳气大发，邪热之甚也。色有不乐，伤乎神也。痛如刺以针，毒之锐也。烦心者，邪犯其脏也，故不可治。“烁”，式灼切。

发于肩及臑，名曰疵痈，其状赤黑，急治之，此令人汗出至足，不害五脏，痈发四五日，逞焫之。

肩髆下软白肉处曰臑，此非要害之所，故不及五脏。“逞”，疾也。“焫”，艾炷也。谓宜速灸以除之也。“臑”，儒，软二音，又奴刀、奴到二切。“疵”，资、子二音。“焫”，如瑞切。

发于腋下赤坚者，名曰米疽，治之以砭石，欲细而长，疏砭之，涂以豕膏，六日已，勿裹之。

砭石欲细者，恐伤肉也。欲长者，用在深也。故宜疏不宜密。“砭”，标兼切。

其痈坚而不溃者，为马刀夹缨，急治之。

此即瘰疬也。“夹缨”，《经脉篇》作“侠瘿”，详本类前十，足少阳条下。欲急治者，恐迟则伤人也。

发于胸，名曰井疽，其状如大豆，三四日起，不早治，下入腹不治，七日死矣。

发于胸者，能熏心肺，若不早治而使之入腹，毒尤甚矣，故死期之速如此。

发于膺，名曰甘疽，色青，其状如谷实菰蓼，常苦寒热，急治之，去其寒热，十岁死，死后出脓。

膺者，胸旁之高肉处也。“谷实”，兼五谷而言，谓痈所结聚，形如谷实之累累也。“菰蓼”，瓜蒌也，软而不溃，中有所蓄如子也。此症延绵难愈，盖即乳痈之属。“菰蓼”，古栝楼字。

发于胁，名曰败疵，败疵者女子之病也，灸之，其病大痈脓，治之，其中乃有生肉，大如赤小豆，锉蔆翘草根各一升，以水一斗六升煮之竭，为取三升，则强饮厚衣，坐于釜上，令汗出至足已。

“蔆”，芰也。“翘”，连翘也。二草之根，俱能解毒，故各用一升。大约古之一升，得今之三合有零。以水一斗六升，煮取三升，俱折数类此。“蔆”，音陵，

发于股胫，名曰股胫疽，其状不甚变，而痈脓搏骨，不急治，三十日死矣。

“股胫”，大股也。“状不甚变”，言外形不显也。“痈脓搏骨”，言脓着于骨，即今人之所谓贴骨痈也。毒盛而深，能下蚀三阴、阳明之大经，故不为急治则死矣。

发于尻，名曰锐疽，其状赤坚大，急治之，不治三十日死矣。

“尻”，尾骶骨也，穴名长强，为督脉之络，一名气之阴隙，故不治则死。“尻”，开高切。

发于股阴，名曰赤施，不急治，六十日死，在两股之内，不治十日而当死。

“股阴”，大股内侧也。当足太阴箕门、血海及足厥阴五里、阴包之间，皆阴气所聚之处，故不治则死。若两股俱病，则伤阴之极，其死尤速。

发于膝，名曰疵痈，其状大痈，色不变，寒热如坚石，勿石，石之者死，须其柔乃石之者生。

膝痈未成而石之者，伤其筋之府，故致于死。若柔则脓成矣，砭之无害也。“疵”，慈、子二音。

诸痈疽之发于节而相应者，不可治也，发于阳者百日死，发于阴者三十日死。

诸节者，神气之所游行出入也，皆不宜有痈毒之患。若其相应，则发于上而应于下，发于左而应于右，其害尤甚，为不可治。然发于三阳之分者，毒浅在腑，其死稍缓；发于三阴之分者，毒深在脏，不能出一月也。

发于胫，名曰兔啮，其状赤至骨，急治之，不治害人也。

“胫”，足胫也。“兔啮”，如有所啮伤也。“胫”，行景、行敬二切。“啮”，音孽。

发于内踝，名曰走缓，其状痈也，色不变，数石其腧，而止其寒热，不死。

“数石其腧”，砭其所肿之所也。“踝”，胡寡切。

发于足上下，名曰四淫，其状大痈，急治之，百日死。

阳受气于四末，而大痈淫于其间，阳毒之盛极也。时气移易，则真阳日败，故逾三月而死。

发于足旁，名曰厉痈，其状不大，初如小指，发急治之，去其黑者，“不消辄益”，不治百日死。

不消辄益，谓初如小指而不治，则日以益大也。

发于足趾，名脱痈，其状赤黑死不治，不赤黑不死，不衰急斩之，不则死矣。”

六经原腧皆在于足，所以痈发于足者，多为凶候。至于足趾，又皆六井所出，而痈色赤黑，其毒尤甚。若无衰退之状，则急当斩去其趾，庶得保生，否则毒气连脏，必至死矣。

黄帝曰：“夫子言痈疽，何以别之？”岐伯曰：“营卫稽留于经脉之中，则血涩而不行，不行则卫气从之而不通，壅遏而不得行，故热。大热不止，热胜则肉腐，腐则为脓。然不能陷骨，髓不为焦枯，五脏不为伤，故命曰痈。”

此下辨痈疽之轻重也。痈毒浮浅在表，不能陷骨，则髓不为枯，五脏不为伤，故病痈者可无虑也。

黄帝曰：“何谓疽？”岐伯曰：“热气淳盛，下陷肌肤，筋髓枯，内连五脏，血气竭，当其痈下，筋骨良肉皆无余，故命曰疽。

痈浅疽深，毒有微甚，故内连五脏，外败筋骨良肉者，是谓之疽，乃可畏也。

疽者，上之皮夭以坚，上如牛领之皮；痈者，其皮上薄以泽。此其候也。”

“夭”，以色言，黑暗不泽也。此即皮色之状，可以辨其浅深矣。

八十七、风寒痈肿

（《素问·脉要精微论》）

帝曰：“诸痈肿筋挛骨痛，此皆安生？”

此言诸病痈肿，而有兼筋挛骨痛者也。诸家以痈肿、筋挛、骨痛，释为三症，殊失经意。观下文曰“此寒气之肿”，则其所问在肿，义可知矣。

岐伯曰：“此寒气之肿，八风之变也。”

惟风寒之变在经，所以兼筋骨之痛。今有病大项风、虾蟆瘟之属，或为头项咽喉之痛，或为肢节肌肉之肿，正此类也。八风义，详运气类三十五。

帝曰：“治之奈何？”岐伯曰：“此四时之病，以其胜治之愈也。”

四时之病，即时气也。治之以胜，如《至正要大论》曰：“治诸胜复，寒者热之，热者寒之；温者清之，清者温之；散者收之，抑者散之；燥者润之，急者缓之；坚者软之，脆者坚之；衰者补之，强者泻之。各安其气，必清必静，则病气衰去。”此之谓也。

八十八、胃脘痈、颈痈。

（《素问·病态论》）

黄帝问曰：“人病胃脘痈者，诊当何如？”岐伯对曰：“诊此者当候胃脉，其脉当沉细，沉细者气逆，

胃脉现于右关，所谓“中附上，右外以候胃”也。胃为多气血之腑，脉当洪大，而反现沉细，故为胃气之逆。“脘”，音管。

逆者人迎甚盛，甚盛则热。

胃气逆而人迎盛，逆在脏而热在经也，即《终始》等篇所云“人迎三盛，病在阳明”之谓。

人迎者胃脉也，

人迎在结喉旁，足阳明动脉也。

逆而盛，则热聚于胃口而不行，故胃脘为痈也。”

阳明气逆而盛，则热邪聚于胃脘，故留结为痈。

帝曰：“有病颈痈者，或石治之，或针灸治之而皆已，其正安在？”

“其正安在”，言孰为正治之法也。

岐伯曰：“此同名异等者也。

颈痈之名虽同，而症则有异，故治亦各有所宜。

夫痈气之息者，宜以针开除去之；

“息”，止也。痈有气结而留止不散者，治宜用针以开除其气，气行则痈愈矣。

夫气盛血聚者，宜石而泻之。此所谓同病异治也。”

欲泻其血，宜用砭石，血泄则气衰而痈亦愈，此病同而治异也。

八十九、痈疽五逆

（《灵枢·玉版篇》）

黄帝曰：“病之生时，有喜怒不测，饮食不节，阴气不足，阳气有余，营气不行，乃发为痈疽；阴阳不通，两热

相搏，乃化为脓，小针能取之乎？”

喜怒不测，则气有所逆；饮食不节，则脏有所伤；阴气不足，故营有不行；阳气有余，故热从而聚，皆足以致痈疽也。

岐伯曰：“圣人不能使化者，为之邪，不可留也。故两军相当，旗帜相望，白刃陈于中野者，此非一日之谋也；能使其民令行禁止，士卒无白刃之难者，非一日之教也，须臾之得也。夫至使身被痈疽之病，脓血之聚者，不亦离道远乎？夫痈疽之生，脓血之成也，不从天下，不从地出，积微之所生也。故圣人自治于未有形也，愚者遭其已成也。”

邪在天下则为乱，邪在人身则为病，及其已成，则虽圣人不能使之化，是以邪不可留也。譬之用兵者，必有夙教，必有定谋，而后可保其无危。人之治身，可素无调养之道乎？故惟圣人乃能自治于未形，愚者每遭其患矣。

黄帝曰：“其已形不予遭，脓已成不予见，为之奈何？”岐伯曰：“脓已成十死一生，故圣人弗使已成，而明为良方，著之竹帛，使能者踵而传之后世，无有终时者，为其不予遭也。”

此言兆庶之多，千古之邈，安得人人遭遇以救其疾苦，故惟有著之竹帛，以遗教将来，正为人之不予遭也。

黄帝曰：“其已有脓血而后遭乎，不道之以小针治乎？岐伯曰：“以小治小者其功小，以大治大者多害，故其已成脓血者，其唯砭石铍锋之所取也。

针小者功小，无济于事；针大者多害，恐有所伤。故惟砭石及铍针锋针，皆可以取痈疽之脓血。针义详针刺类二。“砭”，标兼切。“铍”，音披。

黄帝曰：“多害者其不可全乎？”岐伯曰：“其在逆顺焉。”黄帝曰：“愿闻逆顺。”岐伯曰：“以为伤者，其白眼青黑，眼小，是一逆也；纳药而呕者，是二逆也；腹痛渴甚，是三逆也；肩项中不便，是四逆也；音嘶色脱，是五逆也。除此五者，为顺矣。”

又《寒热病篇》曰：“五脏身有五部：伏兔一，腓二，背三，五脏之腧四，项五。此五部有痈疽者死，是亦五逆之属也。详针刺类五十四。“嘶”，音西，声破损也。

九十、瘰　疬

（《灵枢·寒热篇》全）

黄帝问于岐伯曰：“寒热瘰疬在于颈腋者，皆何气使生？”岐伯曰：“此皆鼠瘘，寒热之毒气也，留于脉而不去者也。”

瘰疬者，其状累然而历贯上下也，故于颈腋之间，皆能有之。因其形如鼠穴，塞其一，复穿其一，故又名为鼠瘘。盖以寒热之毒，留于经脉，所以联络不止。一曰结核连续为瘰疬，形长如蚬哈者为马刀，又曰胁肋下者为马刀。“瘰”，裸、垒二音。“疬”，音历。“瘘”，音漏。

黄帝曰：“去之奈何？”岐伯曰：“鼠瘘之本皆在于脏，其末上出于颈腋之间，其浮于脉中，而未内着于肌肉而外为脓血者，易去也。”

瘰疬必起于少阳，而后延及阳明，二经表里相传，乃至厥阴、太阴俱能为病。大抵因郁气之积、食味之厚或风热之毒，结聚而成，故其所致之本皆出于脏，而标则见乎颈腋之间也。若其毒之未甚，则但浮现脉中，尚未着于肌肉以化脓血者，去之犹易；若其脓血既成，则为力较难也。

黄帝曰："去之奈何？"岐伯曰："请从其本，引其末，可使衰去而绝其寒热。

谓去其致之之本，则外现之末，自可引而衰也。

审按其道以予之，徐往徐来以去之。

"予"，与之针也。"审按其道"，审脉气所由之道也。"徐往徐来"，即补泻之法，所谓徐而疾则实，疾而徐则虚也。

其小如麦者，一刺知，三刺而已。"

小如麦者，其初起也，故一刺知其效，三刺其病可已，所以治在宜早，不可因小而忽之。

黄帝曰："决其生死奈何？"岐伯曰："反其目视之，其中有赤脉，上下贯瞳子，现一脉一岁死，现一脉半一岁半死，现二脉二岁死，现二脉半二岁半死，现三脉三岁而死，现赤脉不下贯瞳子可治也。

目者，宗脉之所聚也。瞳子者，骨之精也。赤脉下贯瞳子，以邪毒之焰深贼阴分而然，死之征也。然脉现二三者，其气散而缓，脉聚为一者，其毒锐而专，此又死期迟速之有异也。又，《论疾诊尺篇》言"诊寒热"者亦同此法，详脉色类三十二。

九十一、失守失强者死

（《素问·脉要精微论》）

五脏者，中之守也。

五脏者各有所藏，藏而勿失，则精神完固，故为中之守也。

中盛脏满，气胜伤恐者，声如从室中言，是中气之湿也；

“中”，胸腹也。“脏”，脏腑也。“盛满”，胀急也。“气胜”，喘息也。“伤恐者”，肾受伤也。“声如从室中言”，混浊不清也。是皆水气上逆之候，故为中气之湿症，此脾肺肾三脏之失守也。

言而微，终日乃复言者，此夺气也；

气虚之甚，故声不接续，肺脏失守也。

衣被不敛，言语善恶，不避亲疏者，此神明之乱也；

神明将脱，故昏乱若此，心脏之失守也。

仓廪不藏者，是门户不要也；

“要”，约束也。幽门、拦门、魄门，皆仓禀之门户。门户不能固，则肠胃不能藏，所以泄利不禁，脾脏之失守也。“要”，平声。

水泉不止者，是膀胱不藏也。

膀胱与肾为表里，所以藏津液，水泉不止，则遗溲失禁，肾脏之失守也。

得守者生，失守者死。

五脏得守，则无以上诸病故生，失守则神去而死矣。

夫五脏者，身之强也。

此下言形气之不守，而内应乎五脏也。脏气充则形体强，故五脏为身之强。

头者精明之府，头倾视深，精神将夺矣；

五脏六腑之精气，皆上升于头，以成七窍之用，故头为精明之府。“头倾”者，低垂不能举也。“视深”者，目陷无光也。脏气失强，故精神之夺如此。

背者胸中之府，背曲肩随，府将坏矣；

背乃脏腧所系，故为胸中之府。背曲肩随，亦脏气之失强也。

腰者肾之府，转摇不能，肾将惫矣；

此肾脏之失强也。

膝者筋之腑，屈伸不能，行则偻附，筋将惫矣；

筋虽主于肝，而维络关节以立此身者，惟膝腘之筋为最，故膝为筋之府。筋惫若是，则诸经之失强也。“偻”，音吕。

骨者髓之府，不能久立，行则振掉，骨将惫矣。

髓充于骨，故骨为髓之府，髓空则骨弱无力，此肾脏之失强也。

得强则生，失强则死。

脏强则气强，故生；失强则气竭，故死。

九十二、五逆缓急

（《灵枢·玉版篇》）

黄帝曰："诸病皆有逆顺，可得闻乎？"岐伯曰："腹胀、身热、脉大，是一逆也；

身热脉大而加以腹胀，表里之邪俱盛也，是为一逆。

腹鸣而满，四肢清，泄，其脉大，是二逆也；

腹鸣而满，四肢清冷而兼后泄，阴症也，脉不宜大而大者，脉症相反也，是为二逆。

衄而不止，脉大，是三逆也；

鼻衄在阴，脉大为阳，阳实阴虚，是谓三逆。"衄"，女六切。

咳且溲血脱形，其脉小劲，是四逆也；

咳而溲血脱形者，正气已衰，脉小而急者，邪气仍在，邪正不能相当，是为四逆。

咳，脱形身热，脉小以疾，是谓五逆也。

脱形身热，真阴已亏而火犹不清也，其脉细小疾数，正邪盛正衰之候，是为五逆。

如是者，不过十五日而死矣。

一节之更，时移气易，客强主弱，则不能胜，故不过十五日而死。

其腹大胀，四末清，脱形泄甚，是一逆也；

此下言五逆之急症也。腹大胀者，最忌中虚，若现四肢清冷而脱形泄甚者，脾元败而阳气去也，故为一逆。

腹胀便血，其脉大，时绝，是二逆也；

腹胀便血，阴病也，脉大时绝，孤阳将脱也，故为二逆。

咳，溲血，形肉脱，脉搏，是三逆也；

咳而溲血者，气血俱病，形肉脱者败在脾，脉搏者正脏也，败在胃气，故为三逆。

呕血胸满引背，脉小而疾，是四逆也；

呕血胸满引于背者，脏气连乎背也，脉现细小疾数，则真元大亏矣，故为四逆。

咳呕腹胀且飧泄，其脉绝，是五逆也。

上为咳呕，中为胀满，下为飧泄，三焦俱病，而脉至于绝者，有邪无正也，故为五逆。“飧”，音孙。

如是者，不及一时而死矣。

“不及一时”，谓不能周一日之时也。

工不察此者而刺之，是谓逆治。”

病不可治而强治之，非惟无益，适以资害，是谓逆治也。

九十三、风痹死症

（《灵枢·厥病篇》）

风痹淫泺，病不可已者，

病在阳，命曰风；病在阴，命曰痹；阴阳俱病，命曰风痹。“淫泺”者，浸淫日深之谓。“泺”，音鹿。

足如履冰，时如入汤中，股胫淫泺，烦心头痛，时呕时悗，眩已汗出，久则目眩，悲以喜恐，短气不乐，不出三年死也。

足如履冰之寒，又如入汤之热，下而股胫，中而腹心，上而头目，无所不病，在表则汗出，在里则短气不乐，或为悲哀，或为喜恐，此阴阳俱病之候，虽尚可支持，然不能出三年也。“悗”，美本切。

九十四、病传死期

（《灵枢·病传篇》全，《素问·标本病传论》）

黄帝曰：“余受九针于夫子，而私览于诸方，或有导引行气，跷摩灸熨、刺焫饮药之一者，可独守耶？将尽行之乎？”

（《灵枢·病传篇》全）“焫”，如瑞切。

岐伯曰：“诸方者，众人之方也，非一人之所尽行也。”

谓当因人所宜以施治，是众人各有其方也。

黄帝曰：“此乃所谓守一勿失、万物毕者也。

人得其一，则万变之道可毕矣。《移精变气论》曰：“治之极于一。”即此谓也。

今余已闻阴阳之要，虚实之理，倾移之过，可治之属，愿闻病之变化，淫传绝败而不可治者，可得闻乎？”

淫邪传变，未必即危，正气绝败，则不可治矣。

岐伯曰：“要乎哉问道，昭乎其如日醒，窘乎其如夜瞑，能被而服之，神与俱成，毕将服之，神自得之，生神之理，可著于竹帛，不可传于子孙。”

昭乎如醒，道之明也。窘乎如瞑，察之难也。著之竹帛，则泽及于人；传之子孙，则道私于己，故不可也。

黄帝曰：“何谓日醒？”岐伯曰：“明于阴阳，如惑之

解，如醉之醒。”黄帝曰：“何谓夜瞑？”岐伯曰：“喑乎其无声，漠乎其无形，折毛发理，正气横倾，淫邪泮衍，血脉传流，大气入脏，腹痛下淫，可以致死，不可以致生。”

“大气”，大邪之气也。凡邪之中人，喑乎其无声，不可得而闻也；漠乎其无形，不可得而见也。至其绝败，则为折毛发理，正气横倾等症，故有死无生也。“喑”，音音。

黄帝曰：“大气入脏奈何？”岐伯曰：“病先发于心，一日而之肺，三日而之肝，五日而之脾，三日不已死，冬夜半，夏日中。

病发于心而传于肺，火乘金也。三日而金复乘木，故传之肝也。五日而木复乘土，故传之脾也。再三日而邪气不退，其甚则死。冬月夜半，水旺之极也；夏月日中，火旺之极也。心火畏水，故冬则死于夜半；阳邪亢极，故夏则死于日中。盖衰极亦死，盛极亦死，有所偏胜，则有所偏绝也。五行之气，无不皆然，下文之义皆仿此。

病先发于肺，三日而之肝，一日而之脾，五日而之胃，十日不已死，冬日入，夏日出。

自肺而肝，自肝而脾，皆传所胜也。自脾而胃，表里相传也。肺邪旺于申酉，故冬则死于日入。金气绝于寅卯，故夏则死于日出。

病先发于肝，三日而之脾，五日而之胃，三日而之肾，三日不已死，冬日入，夏早食。

此肝木传土，而土邪复传水脏也。木受伤者，金胜则危，故冬畏日入。肝发病者，木强则剧，故夏畏早食时也。

病先发于脾，一日而之胃，二日而之肾，三日而之膂膀胱，十日不已死，冬人定，夏晚食。

此土邪乘水，而表里俱相传也。人定在亥，而土病于冬者畏之，寒水反能侮土也；晚食在巳，而脾病于夏者畏之，以戊己旺乡而合邪为患也。

病先发于胃，五日而之肾，三日而之膂膀胱，五日而上之心，二日不已死，冬夜半，夏日昳。

此土邪传水，而水复传火，故自膀胱以及于心也。下文《标本病传论》云冬夜半后，丑也；夏日昳，未也。皆土旺之时，故胃病逢之，气极则败。"昳"，音迭。

病先发于肾，三日而之膂膀胱，三日而上之心，三日而之小肠，三日不已死，冬大晨，夏晚晡。

此水病乘火而表里皆相传也。"大晨"，辰刻也，为水之库。"晚晡"，戌时也。土能伐水，故病发于肾者，不能出乎此也。"晡"，邦模切。

病先发于膀胱，五日而之肾，一日而之小肠，一日而之心，二日不已死，冬鸡鸣，夏下晡。

此亦水火二脏，自表而里之相传也。冬之鸡鸣在丑，阴之极也；夏之下晡在未，水所畏也。膀胱为水府，故其盛极衰极皆能死。

诸病以次相传，如是者皆有死期，不可刺也，间一脏及二、三、四脏者，乃可刺也。

间脏义，详脉色类十二。七传义，详脏象类二十四。

夫病传者，心病先心痛，

（《素问·标本病传论》）此下皆详明病传之见症也，故病发于心者，其症必先为心痛。

一日而咳，

心病传肺也。上文《病传论》所谓一日而之肺者，即其义也。余脏准此。

三日胁支痛，

肺复传肝，故胁支痛，即所谓三日而之肝也。

五日闭塞不通，身痛体重，

所谓五日之脾也。脾病则不能运化，故闭塞不通。

三日不已死。

再三日不已，则脾又传肾，五脏俱伤故死。

冬夜半，夏日中。

此子午时也。释义虽如上文，然少阴君火主子午正对之化，心通其气，失守则死，亦一义也。

肺病喘咳，

肺主息，故病为喘咳。

三日而胁支满痛，

三日而之肝也。

一日身重体痛，

一日而之脾也。

五日而胀，

五日而之胃，自脏传腑也。

十日不已死，

十日不已，则胃复传肾，而五行生成之数已极，故死。

冬日入，夏日出。

此卯酉时也，属燥金之化，肺主气，失守则死，于义亦通。

肝病头目眩，胁支满，

肝开窍于目，而经脉布于胁肋也。

三日体重身痛，

即三日而之脾也。

五日而胀，

即五日而之胃也。

三日腰脊小腹痛、胫痠，

即三日而之肾也。

三日不已死，

三日不已，则肾复传心，故死。

冬日入，夏早食。

卯酉时也，燥金主之，为木所畏，于义亦通。

脾病身痛体重，

脾主肌肉也。

一日而胀，

即一日而之胃也。

二日小腹腰脊痛、胫痠，

即二日而之肾也。

三日背膂筋痛、小便闭，

即三日而之膂膀胱也。

十日不已死，

十日不已，则复传于心，故死。

冬人定，夏晚食。

此巳亥时也，司风木之化，脾病畏之也。

肾病小腹腰脊痛、胻痠，

肾主下部，其经脉行于小腹腰脊胻骨之间也。“胻”，音杭。“痠”，音酸。

三日背膂筋痛、小便闭，

即三日而之膂膀胱也。

三日腹胀，

即三日而之小肠也。

三日两胁支痛。

即三日而上之心也。手心主之正，别下渊腋三寸入胸中，故两胁支痛。

三日不已死，

复伤肺金也。

冬大晨，夏晚晡。

此辰戌时也。土旺四季，为水所畏，故肾病患之。

胃病胀满，

胃脉布于腹里也。

五日小腹腰脊痛、胻痠，

即五日而之肾也。

三日背膂筋痛、小便闭，

即三日而之膂膀胱也。

五日身体重，

前《病传论》曰："五日而上之心。"此云"身体重"者，疑误。

六日不已死，

心复传肺也。

冬夜半后，夏日昳。

丑未司湿土之化，气通于胃，失守则死，理之自然。

膀胱病小便闭，

膀胱为津液之腑也。

五日小腹胀、腰脊痛、胻痠，

即五日而之肾也。

一日腹胀，

即一日而之小肠也。

一日身体痛，

即一日而之心，腑传脏也。心主血脉，故为身体痛。

二日不已死，

心病不已，必又传金脏，故死。

冬鸡鸣，夏下晡。

丑未时也。土能克水，故膀胱之病畏之。

诸病以次，是相传如是者，皆有死期，不可刺。

上文相传，死期各有远近，盖其脏有要害，气有虚实也。仓公曰："能谷者过期，不能谷者不及期。"正此之谓。既有死症，不可刺矣。

间一脏止，及至三、四脏者，乃可刺也。"

间三、四脏者，皆非以次相传者也，治之则愈，故可用针刺也。

九十五、阴阳气绝死期

（《灵枢·经脉篇》）

手太阴气绝，则皮毛焦。太阴者，行气温于皮毛者也。故气不营，则皮毛焦；皮毛焦，则津液去皮节；津液去皮节者，则爪枯毛折；毛折者，则毛先死。丙笃丁死，火胜金也。

手太阴者，肺也。肺主皮毛，故其气绝，则津液去于皮节，而症在爪枯毛折也。肺金畏火，故危于丙丁。

手少阴气绝，则脉不通；脉不通，则血不流；血不流，则髦色不泽，故其面黑如漆柴者，血先死。壬笃癸死，水胜火也。

手少阴者，心也。心主血脉，故心脉绝则血先死，其症在髦色不泽而面黑如漆也。心火畏水，故危于壬癸。"髦"，音毛，发也。

足太阴气绝者，则脉不营肌肉。唇舌者，肌肉之本也。脉不营，则肌肉软；肌肉软，则舌萎、人中满；人中满，则唇反；唇反者，肉先死。甲笃乙死，木胜土也。

足太阴者，脾也。脾主肌肉，故脾气绝则肉先死，其症在人中满而舌萎唇反也。脾土畏木，故死于甲乙。“萎”，音威，色蔫枯也。

足少阴气绝，则骨枯。少阴者，冬脉也，伏行而濡骨髓者也，故骨不濡则肉不能着也；骨肉不相亲，则肉软却；肉软却，故齿长而垢、发无泽；发无泽者，骨先死。戊笃己死，土胜水也。

足少阴者，肾也。肾属水，故为冬脉。肾主骨，故肾气绝则骨先死。其症在骨肉不相亲附，则齿长而垢；精髓不能濡润，则发枯无泽也。肾水畏土，故死于戊己。“垢”，音苟。

足厥阴气绝，则筋绝。厥阴者，肝脉也，肝者筋之合也，筋者聚于阴器，而脉络于舌本也。故脉弗营，则筋急；筋急则引舌与卵，故唇青、舌卷、卵缩，则筋先死。庚笃辛死，金胜木也。

肝气绝者筋先死，其症则唇、青、舌卷，而卵缩囊拳也。肝木畏金，故死于庚辛。

五阴气俱绝，则目系转，转则目运；目运者，为志先死；志先死，则远一日半死矣。

五脏之精皆上注于目，故五阴气绝则目转而运，志先死矣。盖志藏于肾，阴之神也，真阴已竭，死在周日间耳。今有病剧而忽尔无所见者，正阴气竭绝之候。

六阴气绝，则阴与阳相离，离则腠理发泄，绝汗乃出，故旦占夕死，夕占旦死。

汗本阴精，固于阳气，阳气绝则阴阳相离，而腠理不闭，脱汗乃出，其死在顷刻间也。

九十六、四时病死期

（《素问·阴阳类论》）

雷公曰："请问短期。"黄帝曰："冬三月之病，病合于阳者，至春正月，脉有死征，皆归出春。

冬三月者，阴盛时也。病合于阳者，阳症阳脉也。"出春"，春尽夏初也。以水旺之时而病合于阳者，时气不足，病气有余也。及至孟春正月，阳气发生，则阳邪愈胜，阴气愈竭。若脉有死征，则出春交夏，而阳盛阴衰，俱已至极，无所逃矣。

冬三月之病，在理已尽，草与柳叶皆杀，

"在理已尽"，谓察其脉症之理，已无生意也。以冬月之病而得此，则凡草色之青，柳叶之见，阴阳气易，皆其死期，故云皆杀也。"杀"，少戒切。

春阴阳皆绝，期在孟春。

"阴阳皆绝"，谓阴中无阳，阳中无阴，彼此相绝，不交通也。病由冬月而春犹若此，是生气之竭也，短期当在孟春矣。

春三月之病曰阳杀，

春月阳气方升，而病在阳者故曰阳杀。杀者，衰也。

阴阳皆绝，期在草干。

以三春阳杀之病，而阴阳否绝者，期在深秋草干之时，金气胜而病发于春者死矣。

夏三月之病，至阴不过十日，

脾肾皆为至阴，夏三月以阳盛之时，而脾肾伤极，则真阴败绝，天干易气不能堪矣，故不过十日也。

阴阳交，期在溓水。

阴阳交者，阴脉现于阳，则阳气失守；阳脉现于阴，则阴气失守。若是者，虽无危症，而脉象已逆，现于夏月，则危于仲秋溓水之时也。“溓”，音敛，清也。

秋三月之病，三阳俱起，不治自已。

秋时阳气渐衰，阴气渐长，虽三阳脉病俱起，而阳不胜阴，故自已也。

阴阳交合者，立不能坐，坐不能起。

秋气将敛未敛，故有阴阳交合为病者，则或精或气必有所伤，而致动止不利。盖阳胜阴，故立不能坐；阴胜阳，故坐不能起。

三阳独至，期在石水，

“三阳独至”，即三阳并至，阳亢阴竭之候也。阴竭在冬，本无生意，而孤阳遇水，终为扑灭，故期在冰坚如石之时也。

二阴独至，期在盛水。

“二阴”，全元起本作“三阴”，则所谓三阴并至，有阴无阳也。盛水者，正月雨水之候。孤阴难以独立，故遇阳胜之时，则不能保其存也。

九十七、十二经终

（《素问·诊要经终论》）

帝曰：“愿闻十二经脉之终奈何？”

“十二经脉”，即十二脏之气也。“终者”，气尽之谓。

岐伯曰：“太阳之脉，其终也，戴眼反折瘈[①]疭，其色白，绝汗乃出，出则死矣。

“戴”者，戴于上也，谓目睛仰视而不能转也。“反折”，腰脊反张也。“瘈”者，筋之急也；“疭”者，筋之缓也。“绝汗”者，暴出如油，不能收也。足太阳之脉起于目内眦，上额交巅入络脑，下项夹脊抵腰中，下至足之小趾；手太阳之脉起于小指之端，循臂上肩，其支者循颈上颊至目之外眦，故其为病如此。然太阳为三阳之表，故主色白汗出。《灵枢·终始篇》曰：“其色白，绝皮乃绝汗，绝汗则终矣。”亦主表之谓。“瘈”，音炽。“疭”，音纵。

少阳终者，耳聋百节皆纵，目瞏绝系，绝系一日半死，其死也，色先青白乃死矣。

手足少阳之脉皆入于耳中，亦皆至于目锐眦，故为耳聋目瞏也。瞏者，直视如惊貌。因少阳之系绝，不能旋转，故若此也。胆者筋其应，少阳气绝，故百节皆纵也。木之色青，金之色白，金木相贼，则青白先现，此少阳之死候也。“瞏”，音琼。

阳明终者，口目动作，善惊妄言色黄，其上下经盛，不仁则终矣。

手足阳明之脉，皆夹口入耳，故为口目动作，而牵引

① 国中按：“瘈”，应作“瘛”，音赤，读 chì。“瘈疭”，应作“瘛疭”。疭，音纵，读 zòng。《伤寒明理论》云：“瘈者，筋脉急也；疭者，筋脉缓也。急者，则引而缩；缓者，则纵而伸。或缩或伸，动而不止者，名曰瘈疭。”《圣济总录》卷四十三云：“瘛病。论曰：《内经》谓病蛊弗治，肾传之心病，筋脉相引而急，病名曰瘛。夫精属肾，筋属肝，脉属心，精盛则滋育诸筋，营灌诸脉，故筋脉柔和。今风客于肾，病蛊出白，则精已亏矣。经所谓风客淫气，精乃亡，邪伤肝者如此，其症筋脉燥急相引而瘛是也。治瘛病筋脉相引而急，建中汤方。”

歪斜也。闻木音则惕然而惊，是阳明善惊也；骂詈不避亲疏，是阳明妄言也。“黄”者，土色外现也。“上下经盛”，谓头颈手足阳明之脉，皆躁动而盛，是胃气之败也；不知疼痛，谓之不仁，是肌肉之败也。此皆阳明气竭之候。

少阴终者，面黑齿长而垢，腹胀闭，上下不通而终矣。

手少阴气绝则血败，足少阴气绝则色如炲，故面黑也。肾主骨，肾败则骨败，故齿根不固，长而垢也。手少阴之脉下膈络小肠，足少阴之脉络膀胱贯肝膈，故为腹胀闭。上下不通，则心肾隔绝，此少阴之终也。

太阴终者，腹胀闭，不得息，善噫善呕，呕则逆，逆则面赤，不逆则上下不通，不通则面黑皮毛焦而终矣。

足太阴脉入腹属脾，故为腹胀闭。手太阴脉上膈属肺而主呼吸，故为不得息。胀闭则升降难，不得息则气道滞，故为噫为呕，呕则气逆于上，故为面赤。不逆则痞塞于中，故为上下不通。脾气败则无以制水，故黑色现于面；肺气败则治节不行，故皮毛焦而终矣。“噫”，音伊。

厥阴终者，中热嗌干，善尿心烦，甚则舌卷卵上缩而终矣。

手厥阴心主之脉起于胸中，出属心包络，下膈历络三焦；足厥阴肝脉，循喉咙之后上入颃颡，其下者循股阴，入毛中过阴器，故为中热、嗌干、善尿、心烦等病。又，舌者心之官也，肝者筋之合也，筋者聚于阴器，而脉络于舌本，故甚则舌卷卵缩，而厥阴之气终矣。“嗌”，音益。“卷”，上声。

此十二经之所败也。”

手足六经各分表里，是十二经也。按：《灵枢·终始篇》文与此同者，俱不重载。

类经十九卷

针　刺　类

一、九针之要

（《灵枢·九针十二原篇、小针解篇》）

黄帝问于岐伯曰：“余子万民，养百姓而收其租税，余哀其不给，而属有疾病。余欲勿使被毒药，无用砭石，欲以微针通其经脉，调其血气，营其逆顺出入之会。令可传于后世，必明为之法；令终而不灭，久而不绝，易用难忘，为之经纪，异其章，别其表里，为之终始；令各有形，先立《针经》。愿闻其情。”

《灵枢》即名《针经》，义本诸此。

岐伯答曰：“臣请推而次之，令有纲纪，始于一，终于九焉。

“始于一，终于九”，天地之全数也。针合三才而通万变，故数亦应之。

请言其道。小针之要，易陈而难入，粗守形，上守神。

“小针”，即上文微针之谓。“易陈”者，常法易言也。“难入”者，精微难及也。“粗守形”，粗工守形迹之见在也。“上守神”，上工察神气于冥冥也。不但用针，诸治皆然。

神乎神，客在门，未睹其疾，恶知其原？

"神"，正气也。"客"，邪气也。"神乎神"，言正气盛衰，当辨于疑似也。"客在门"，言邪之往来，当识其出入也。设未睹其疾之所在，又恶知其当治之原哉？"恶"，音乌。

刺之微，在速迟，粗守关，上守机，

"微"，精微也。"在速迟"，知疾徐之宜也。"粗守关"，守四肢之关节也。"上守机"，察气至之动静也。

机之动，不离其孔。

气机之至，随经皆有其处，可因之而知虚实也。

孔中之机，清静而微，

言察宜详慎也。

其来不可逢，其往不可追。

来不可逢，勿补其实也；往不可追，勿泻其虚也。

知机之道者，不可挂以发[①]，不知机道，叩之不发。

"机之道者"，一气而已。"不可挂以发"，极言其精不可乱也。"叩之不发"，用失其道，则气不至也。

知其往来，要与之期，

知气之往来，有逆顺衰盛之机，而取舍弗失其时也。"要"，平声，约也。

粗之暗乎，妙哉工独有之。

粗者暗而弗知，妙工独见之矣。

往者为逆，来者为顺，明知逆顺，正行无问。

"往"，气之去也，故为之逆。"来"，气之至也，故为之顺。知往来之逆顺，则正法行之，不必疑而更问也。下

---

① 国中按："发"，乃简体毛发之"发"，读 fà，繁体作"髪"。后之"叩之不发"之"发"，乃"发射"之"发"，读 fā，繁体作"發"。今改用简体后，二者同一字形，如不加注，初学着实费解。

二句与《至正要大论》辞同用异，详标本类第二。

逆而夺之，恶得无虚？追而济之，恶得无实？

逆其气至而夺之，泻其实也，恶得无虚？随其气去而济之，补其虚也，恶得无实？故泻必因吸纳针，补必因呼纳针，此即迎来随去之义。

迎之随之，以意和之，针道毕矣。

用针之法，补泻而已。补泻之法，迎随而已。必得其和，则针道毕于是矣。

所谓易陈者[①]**，易言也。难入者，难著于人也。**

（《小针解篇》）本篇即前篇之释义，故不详注。凡后篇有同者皆仿此。

粗守形者，守刺法也。上守神者，守人之血气有余不足，可补泻也。神客者，正邪共会也。

“神”，正也。“客”，邪也。邪正相干，故曰共会。

神者，正气也。客者，邪气也。在门者，邪循正气之所出入也。

出入所由，故谓之门。

未睹其疾者，先知邪正何经之疾也；恶知其原者，先知何经之病所取之处也。

若不能先知，是为未睹其疾，故曰恶知其原。

刺之微在速迟者，徐疾之意也。粗守关者，守四肢而不知血气正邪之往来也。

手之两肘，足之两膝，谓之四关。

上守机者，知守气也。

① 国中按：此句前，原书有“小针解曰”四字，乃景岳所加，但与全书体例不和，为全书统一，特将此四字改加在注文前，使之全书统一。

往来逆顺，至与不至，皆气之机也。

机之动不离其孔中者，知气之虚实，用针之徐疾也。孔中之机，清净以微者，针以得气，密意守气勿失也；其来不可逢者，气盛不可补也。其往不可追者，气虚不可泻也。不可挂以发者，言气易失也。

毫厘之差，即失其气之机也。

扣之不发者，言不知补泻之意也，血气已尽而气不下也。

补泻不得其法，虽竭尽血气，而病气不应也。

知其往来者，知气之逆顺盛虚也。要与之期者，知气之可取之时也。粗之暗者，冥冥不知气之微密也。妙哉工独有之者，尽知针意也。往者为逆者，言气之虚而小，小者逆也；

气去故脉虚而小。

来者为顺者，言形气之平，平者顺也。

气来故脉平而和。

明知逆顺正行无问者，言知所取之处也。迎而夺之者，泻也；追而济之者，补也。

二、九　针

（《灵枢·九针十二原篇、九针论》）

岐伯曰："九针之名，各不同形：

（《灵枢·九针十二原篇》）

一曰镵针，长一寸六分。镵针者，头大末锐，去泻阳气。

九针详注见下文。"镵"，音谗。

二曰圆针，长一寸六分。圆针者，针如卵形，揩摩分间，不得伤肌肉，以泻分气。

"揩"，丘皆切。

三曰镝[①]针，长三寸半。镝针者，锋如黍粟之锐，主按脉勿陷，以致其气。

"镝"音低。

四曰锋针，长一寸六分。锋针者，刃三隅，以发痼疾。

五曰铍针，长四寸，广二分半。铍针者，末如剑锋，以取大脓。

"铍"，音披。

六曰圆利针，长一寸六分。圆利针者，大如氂，且圆且锐，中身微大，以取暴气。

"暴气"，痹气之暴发也。"牦"，厘同，又，音毛。

七曰毫针，长三寸六分。毫针者，尖如蚊虻喙，静以徐往，微以久留之而养，以取痛痹。

"喙"，音晦。

八曰长针，长七寸。长针者，锋利身薄，可以取远痹。

九曰大针，长四寸。大针者，尖如挺，其锋微圆，以泻机关之水也。

"挺"，题顶、梯顶二切。

九针毕矣。"

黄帝曰："余闻九针于夫子，众多博大矣，余犹不能悟，敢问九针焉生？何因而有名？"

---

① 国中按："镝"，原文作"鍉"，乃通假字。《说文》云："镝，矢锋也。"段玉裁注曰："谓矢簇之入物者，古亦作鍉。"今鍉字已不用，故改为镝，易识易解耳。

(《灵枢·九针论》)

岐伯曰："九针者，天地之大数也。始于一而终于九。

一九详义，又见脉色类五。

故曰："一以法天，二以法地，三以法人，四以法时，五以法音，六以法律，七以法星，八以法风，九以法野。"黄帝曰："以针应九之数奈何?"岐伯曰："夫圣人之起天地之数也。一而九之，故以立九野。九而九之，九九八十一，以起黄钟数焉，以针应数也。

自一至九，九九八十一而黄钟之数起焉。黄钟为万事之本，故针数亦应之而用变无穷也。黄钟详义见《附翼》二卷。

一者，天也。天者，阳也，五脏之应天者肺，肺者五脏六腑之盖也，皮者肺之合也，人之阳也。故为之治针，必以大其头而锐其末，令无得深入而阳气出。

此下皆详明九针之义。一者法天，法于阳也。人之五脏，惟肺最高而覆于脏腑之上，其象应天，其合皮毛，亦属乎阳。故治镵针，必大其头、锋其末，盖所用在浅，但欲出其阳邪耳。

二者，地也。人之所以应土者，肉也。故为之治针，必筒其身而圆其末，令无得伤肉分，伤则气得竭。

二者法地，地之应人者在肉。故治圆针，必筒其身、圆其末，针如卵形，以利导于分肉间。盖恐过伤肌肉以竭脾气，故用不在锐，而主治分间之邪气也。

三者，人也。人之所以成生者，血脉也。故为之治针，必大其身而圆其末，令可按脉勿陷，以致其气，令邪气独出。

三者法人，人之生成在于血脉。故治鍉针，必大其身、圆其末，用在按脉致气以出其邪，而不欲其过深，陷于血脉之分也。

四者，时也。时者，四时八风之客于经络之中，为瘤病者也。故为之治针，必筒其身而锋其末，令可以泻热出血而痼病竭。

四者法时，应在时气瘤邪而为病也。瘤者，留也。故治针必筒其身、锋其末，因其直壮而锐，故可以泻热出血而取痈痼之疾。

五者，音也。音者，冬夏之分，分于子午，阴与阳别，寒与热争，两气相搏，合为痈脓者也。故为之治针，必令其末如剑锋，可以取大脓。

五以法音，音者合五行而应天干，故有冬夏子午之分。治以铍针，必令其末如剑锋，用在治寒热，取大脓，以平阴阳之气也。

六者，律也。律者，调阴阳四时而合十二经脉，虚邪客于经络而为暴痹者也。故为之治针，必令尖如牦，且圆且锐，中身微大，以取暴气。

六以法律，律应四时十二支而合于人之十二经脉。今虚邪客于经络而为暴痹者，治以圆利针，必令尖如牦，且圆且锐，中身微大，其用在利，故可以取诸经暴痹之气。痹义详疾病六十七。

七者，星也。星者，人之七窍，邪之所客于经，而为痛痹，舍于经络者也。故为之治针，令尖如蚊虻喙，静以徐往，微以久留，正气因之，正邪俱往，出针而养者也。

七以法星，而合于人之七窍。举七窍之大者言，则通身孔窍皆所主也。治以毫针，令尖如蚊虻喙，盖用在微细徐缓，渐散其邪，以养正气，故可以取寒热痛痹，浮浅之在络者。

八者，风也。风者，人之股肱八节也，八正之虚风，八风伤人，内舍于骨解腰脊节腠理之间，为深痹也。故为之治针，必长其身、锋其末，可以取深邪远痹。

八以法风，而合于人之股肱八节，言八节则通身骨节皆其属也。凡虚风之深入者，必内舍于骨解腰脊节腠之间，故欲取深邪远痹者，必为大针以治之也。

九者，野也。野者，人之节解皮肤之间也，淫邪流溢于身，如风水之状，而流不能过于机关大节者也。故为之治针，令尖如挺，其锋微圆，以取大气之不能过于关节者也。"

九以法野，野以应人之周身。凡淫邪流溢于肌体，为风为水，不能过于关节而壅滞为病者，必用大针以利机关之大气，大气通则淫邪行矣。尖如挺者，言其粗且巨也。身形应九野，详经络类在三十五，仍有图在《图翼》四卷。

黄帝曰："针之长短有数乎？"

此下复明九针大小之数也。

岐伯曰："一曰镵针者，取法于巾针，去末寸半卒[①]锐之，长一寸六分，主热在头身也。

"镵"，锐也。"卒"，尾也。此针身大，其近末约寸半许而渐锐之，共长一寸六分，主泻去阳气，故治热在头身。按：巾针、絮针、綦针等制，必古针名也，未详其义。

二曰圆针，取法于絮针，筒其身而卵其锋，长一寸六，

---

① 国中按："卒"，当作"猝"，突然之义。张氏原本解"卒，尾也"，似与经文不合。又按："去末寸半"，《甲乙经》作"去末半寸"，品味经义，当从《甲乙经》为是。断句当作"去末半寸，猝锐之"。又按："卒"，古文中确有"末尾"之义，但于此处则非也。学者明察。

主治分间气。

“筒”，如竹筒也。“卵”，圆如卵锐也。此针直其身、圆其末，故但治分间之气，而不使伤其肌肉也。

三曰镝针，取法于黍粟之锐，长三寸半，主按脉取气令邪出。

黍粟之锐，圆而微尖也。此云按脉取气，前文曰按脉勿陷以致其气，盖利于用补者也。

四曰锋针，取法于絮针，筒其身，锋其末，长一寸六分，主痈热出血。

上文《九针十二原篇》云：“刃三隅，以发痼疾。”盖三棱者也。本篇言“筒其身”者，似或有误。

五曰铍针，取法于剑锋，广二分半，长四寸，主大痈脓，两热争者也。

“取法剑锋”，言阔大也。“两热争者”，言寒热不调，两气相搏也。

六曰圆利针，取法于牦针，微大其末，反小其身，令可深纳也，长一寸六分，主取痈痹者也。

毛之强者曰牦，取法于牦者，用其细健，可稍深也。

七曰毫针，取法于毫毛，长一寸六分，主寒热痛痹在络者也。

八曰长针，取法于綦针，长七寸，主取深邪远痹者也。

九曰大针，取法于锋针，其锋微圆，长四寸，主取大气不出关节者也。

以上九针，有图在《图翼》四卷。

针形毕矣，此九针大小长短法也。”

按以上九针之用，凡所取者，皆言有余之实邪，则针不宜于治虚也，从可知矣。

三、九针之义应天人

（《素问·针解篇》）

帝曰：“余闻九针，上应天地四时阴阳，愿闻其方，令可传于后世以为常也。”岐伯曰：“夫一天二地三人、四时、五音、六律、七星、八风、九野，身形亦应之，针各有所宜，故曰九针。

九针之法，各有所宜也。

人皮应天，

包覆万物，天之象也。

人肉应地，

厚静藏物，地之象也。

人脉应人，

动静有期，盛衰有变，位于天地之中，人之象也。

人筋应时，

时主周岁，筋束周身，应其象也。

人声应音，

音以声生，备五行也。

人阴阳合气应律，

人有六阴六阳以合天气，律之象也。

人齿面目应星，

森罗布列，星之象也。

人出入气应风，

呼吸出入，风之象也。

人九窍三百六十五络应野。

形体周遍，野之象也。

故一针皮，二针肉，三针脉，四针筋，五针骨，六针调阴阳，七针益精，八针除风，九针通九窍，除三百六十五节气，此之谓各有所主也。

此结上文九针之用，各有所宜也。

人心意应八风，

此下复明上文不尽之义也。人之心意多变，天之八风无常，故相应也。

人气应天，

气属阳而运行不息，故应天。

人发、齿、耳、目、五声应五音六律，

发之多，齿之列，耳之聪，目之明，五声之抑扬清浊，皆纷纭不乱，各有条理，故应五音六律。

人阴阳脉血气应地。

人阴阳脉血气之行于肉中，亦犹经水之在土也，故应于地。

人肝目应之九九窍三百六十五人一以观动静天二以候五色七星应之以候发毋泽五音一以候宫商角徵羽六律有余不足应之二地一以候高下有余九野一节腧应之以候闭节三人变一分人候齿泄多血少十分角之变五分以候缓急六分不足三分寒关节第九分四时人寒温燥湿四时一应之以候相反一四方各作解。”

此一百二十九字，古经蠹简，义理残缺，必有遗误，不敢强解。

四、九针之宜，各有所为。

（《灵枢·官针篇》）

凡刺之要，官针最妙。

“官”，法也，公也。制有法而公于人，故曰官针。

九针之宜，各有所为，长短大小，各有所施也，不得其用，病弗能移。

用不得法，则不能去病。

疾浅针深，内伤良肉，皮肤为痈；

内伤良肉，则血流于内而溃于外，故皮肤为痈。

病深针浅，病气不泻，支为大脓。

病气不泻而伤其支络，故为大脓。凡病有沉浮，刺分深浅，过之则内伤，不及则外壅，邪反从之，后生大病。

病小针大，气泻太甚，疾必为害；

气泻太甚，元气伤也，故必为害。

病大针小，气不泄泻，亦复为败。

针不及病，则病气不泄，而刺失其宜，故亦为败。

失针之宜，大者泻，小者不移。

当小而大则泻伤正气，当大而小则病不能移，皆失针之宜也。

已言其过，请言其所施。

上文言其过失，下文言其所施。

病在皮肤无常处者，取以镵针于病所，肤白勿取。

病在皮肤无常处者，火之游行也。用镵针者，主泻阳气也。肤白则无火可知，故不宜刺。

病在分肉间，取以圆针于病所。

病在经络痼痹者，取以锋针。

病在脉气少当补之者，取之鍉针于井荥分腧。

此针宜于用补。“分腧”，言各经也。

病为大脓者，取以铍针。

病痹气暴发者，取以圆利针。

病痹气痛而不去者，取以毫针。

病在中者，取以长针。

中者，言其远也。

病水肿不能通关节者，取以大针。

病在五脏固居者，取以锋针，泻于井荥分腧，取以四时。

四时义详后十八。

五、九变十二节

（《灵枢·官针篇》）

凡刺有九，以应九变。一曰腧刺，腧刺者，刺诸经荥腧脏腧也。

“诸经荥腧”，凡井荥经合之类皆腧也。“脏腧”，背间之脏腑腧也。

二曰远道刺，远道刺者，病在上，取之下，刺腑腧也。

“腑腧”，谓足太阳膀胱经、足阳明胃经、足少阳胆经。十二经中，惟此三经最远，可以因下取上，故曰远道刺。

三曰经刺，经刺者，刺大经之结络经分也。

刺结络者，因其结聚而直取之，所谓解结也。

四曰络刺，络刺者，刺小络之血脉也。

《调经论》曰："病在血，调之络。"《经脉篇》曰："诸刺络脉者，必刺其结上，甚血者虽无结，急取之以泻其邪而出其血，留之发为痹也。"

五曰分刺，分刺者，刺分肉之间也。

刺分肉者，泄肌肉之邪也。

六曰大泻刺，大泻刺者，刺大脓以铍针也。

治痈疡也。

七曰毛刺，毛刺者，刺浮痹皮肤也。

其治在浅也。

八曰巨刺，巨刺者，左取右，右取左。

邪客于经而有移易者，以巨刺治之。详见后三十。

九曰焠刺，焠刺者，刺燔针则取痹也。

谓烧针而刺也，即后世火针之属，取寒痹者用之，以上谓之九变。"焠"，音翠。"燔"，音凡。

凡刺有十二节，以应十二经。一曰偶刺，偶刺者，以手直心若背，直痛所，一刺前，一刺后，以治心痹，刺此者，旁针之也。

"偶"，两也。前后各一，故曰偶刺。"直"，当也。以手直心若背，谓前心后心，当其痛所，各用一针治之。然须斜针以刺其旁，恐中心则死也。

二曰报刺，报刺者，刺痛无常处也，上下行者，直纳无拔针，以左手随病所按之，乃出针复刺之也。

"报刺"，重刺也。痛无常处，则或上或下，随病所在，即直纳其针，留而勿拔，乃以左手按之，再得痛处，乃出前针而复刺之也。

三曰恢刺，恢刺者，直刺旁之，举之前后，恢筋急以

治筋痹也。

“恢”，恢廓也。筋急者，不刺筋而刺其筋，必数举其针，或前或后，以恢其气，则筋痹可舒也。

四曰齐刺，齐刺者，直入一，旁入二，以治寒气小深者；或曰三刺，三刺者，治痹气小深者也。

“齐”者，三针齐用也，故又曰三刺。以一针直入其中，二针夹入其旁，治寒痹稍深之法也。

五曰扬刺，扬刺者，正纳一，旁纳四，而浮之，以治寒气之博大者也。

“扬”，散也。中外共五针而用在浮泛，故能祛散博大之寒气。

六曰直针刺，直针刺者，引皮乃刺之，以治寒气之浅者也。

“直”者，直入无避也。引起其皮而刺之，则所用不深，故但治寒气之浅者。

七曰输刺，输刺者，直入直出，稀发针而深之，以治气盛而热者也。

“输”，委输也，言能输泻其邪，非上文荥腧之谓。“直入直出”，用其锐也。“稀发针”，留之久也。久而且深，故可以去盛热之气。

八曰短刺，短刺者，刺骨痹，稍摇而深之，致针骨所，以上下摩骨也。

“短者”，入之渐也。故稍摇而深，致针骨所，以摩骨痹。“摩”，迫切也。

九曰浮刺，浮刺者，旁入两浮之，以治肌急而寒者也。

“浮”，轻浮也。旁入其针而浮举之，故可治肌肤之寒。此与上文毛刺义大同。

十曰阴刺，阴刺者，左右率刺之，以治寒厥，中寒厥，足踝后少阴也。

“阴刺”者，刺阴寒也。“率”，统也。言治寒厥者，于足踝后少阴经左右皆刺之。

十一曰旁针刺，旁针刺者，直刺旁刺各一，以治留痹久居者也。

“旁针刺”者，一正一旁也。正者刺其经，旁者刺其络，故可以刺久居之留痹。

十二曰赞刺，赞刺者，直入直出，数发针而浅之出血，是谓治痈肿也。

“赞”，助也。数发针而浅之，以后助前，故可使之出血而治痈肿。

六、三刺浅深，五刺五脏。

（《灵枢·官针篇》）

脉之所居，深不见者，刺之微纳针而久留之，以致其孔脉气也。

刺深脉者，亦必微纳其针，盖恐太过，反伤正气，故但久留而引致之，使其孔中之脉气上行也。

脉浅者，勿刺，按绝其脉乃刺之，无令精出，独出其邪气耳。

脉浅者最易泄气，故必先按绝其脉，而后入针，则精气无所伤，独取其邪矣。

所谓三刺则谷气出者，

自此至下文谷气，皆释《终始篇》之义。详见后十六。

先浅刺绝皮，以出阳邪；

“绝”，透也。浅刺皮腠，故出阳邪。

再刺则阴邪出者，少益深，绝皮致肌肉，未入分肉间也；

绝皮及肌，邪气稍深，故曰阴邪。大肉深处，各有分理，是谓分肉间也。

已入分肉之间，则谷气出。

谷气即正气，亦曰神气。“出”，至也。《终始篇》曰：“所谓谷气至者，已补而实，已泻而虚，故以知谷气至也。”

故《刺法》曰：‘始刺浅之，以逐邪气而来血气；后刺深之，以致阴气之邪；最后刺极深之，以下谷气。’此之谓也。

凡刺之浅深，其法有三：先刺绝皮，取卫中之阳邪也；再刺稍深，取营中之阴邪也；三刺最深，及于分肉之间，则谷气始下。“下”，言见也。按：《终始篇》之义，与此互有发明。

故用针者，不知年之所加，气之盛衰，虚实之所起，不可以为工也。

“年之所加”，如《天元纪》、《至正要》等论是也。“气之盛衰”，如《八正神明论》、《阴阳系日月》等篇是也。知天地之气候，则人有五虚五实，皆可因而知矣。此数句又见《六节脏象论》，详运气类第一。

凡刺有五，以应五脏。一曰半刺，半刺者，浅纳而疾发针，无针伤肉，如拔毛状，以取皮气，此肺之应也。

此即前章毛刺之义，浅入而疾发，故可取皮分以应肺。

二曰豹文刺，豹文刺者，左右前后针之，中脉为故，以取经络之血者，此心之应也。

“豹文”者，言其多也，主取血脉，所以应心。

三曰关刺，关刺者，直刺左右尽筋上，以取筋痹，慎无出血，此肝之应也。或曰渊刺，一曰岂刺。

“关”，关节也。“左右”，四肢也。“尽筋”，即关节之处也。慎无出血，血以养筋也。肝主筋，刺筋所以应肝。“渊刺、岂刺”，皆古名也。

四曰合谷刺，合谷刺者，左右鸡足针于分肉之间，以取肌痹，此脾之应也。

“合谷刺者”，言三四攒合，如鸡足也。邪在肉间，其气广大，非合刺不可。脾主肌肉，故取肌痹者，所以应脾。

五曰输刺，输刺者，直入直出，深纳之至骨，以取骨痹，此肾之应也。

输刺义见前章。肾主骨，刺深至骨，所以应肾。

七、用针虚实补泻

（《灵枢·九针十二原篇、小针解》、《素问·宝命全形论、针解论》）

凡用针者，虚则实之，满则泄之，

（《灵枢·九针十二原篇》）此篇言用针之要，全凭虚实以为补泻，实即补也，泄即泻也。

郁陈则除之，邪胜则虚之。

“陈”，积也。除之去其滞，虚之泄其邪也。

《大要》曰：**徐而疾则实，疾而徐则虚。**

徐出针而疾按之为补，故虚者可实；疾出针而徐按之为泻，故实者可虚。

言实与虚，若有若无；

实之与虚，在有气无气耳。气本无形，故若有若无。善察之者，神悟于有无之间也。

察后与先，若存若亡；

“察后与先”，求病所急而治分先后也。“若存若亡”，察气之行与不行，以为针之去留也。

为虚为实，若得若失。

欲虚而虚，欲实而实，是得法也。粗工妄为，则失之矣。

虚实之要，九针最妙，

各有所宜之要也。

补泻之时，以针为之。

当补当泻，用有其时，在气会之顷。详如下文。

泻曰：必持纳之，放而出之，排阳得针，邪气得泄。

凡用泻者，必持纳之，谓持之坚而入之锐也。“放而出之”，谓因其气来，出之疾而按之徐也。故可排开阳道，以泄邪气。

按而引针，是谓内温，血不得散，气不得出也。

凡用补者，必按其穴而引退其针，是谓内温，故血不散气不出，而虚者实矣。

补曰：随之随之，意若妄之；若行若按，若蚊虻止，

此下皆言补法也。“随”者，因其气去，追而济之也。“妄”，虚妄也。“意若妄之”，言意会于有无之间也。“若行若按”，言行其气按其处也。“若蚊虻止”，言当轻巧无迹而用得其精也。

如留如还，去如弦绝；

“留”，留针也。“还”，出针也。“去如弦绝”，轻且捷也，故无损而能补。

令左属右，其气故止，外门已闭，中气乃实；

右手出针，左手随而按扪之，是令左属右也。故门户闭于外，中气实于内。

必无留血，急取诛之。

凡取血络者，不可使有留血，宜急去之也。

持针之道，坚者为宝，正指直刺，无针左右。

坚而有力，则直达病所。正而不斜，则必中气穴。

神在秋毫，属意病者，审视血脉者，刺之无殆。

医之神见，在悉秋毫，必精必确，加意病者，详审血脉，然后刺之，庶无危殆。

方刺之时，必在悬阳，及与两卫。

“悬”，犹言举也。“阳”，神气也。凡刺之时，必先举神气为主，故曰悬阳。两卫者，卫气在阳，肌表之卫也；脾气在阴，脏腑之卫也。二者皆神气所居，不可伤犯，凡用针者，首宜顾此，故曰两卫。《师传篇》曰：“脾者主为卫。”详脏象类二十九。

神属勿去，知病存亡。

此即悬阳之义，故存亡系之。

血脉者，在腧横居，视之独澄，切之独坚。

上文言神气之所居，此言血脉之所在也。视之独澄者，必欲索其隐；切之独坚者，必欲拔其本也。

帝曰：“何如而虚？何如而实？”

（《素问·宝命全形论》）此下言虚实之治，并及诸所当慎也。

岐伯曰：“刺虚者须其实，刺实者须其虚，经气已至，慎守勿失，深浅在志，远近若一，如临深渊，手如握虎，

神无营于众物。

此节详注见下文。

所谓虚则实之者，气口虚而当补之也；满则泄之者，气口盛而当泻之也。

（《灵枢·小针解》）[1] 此与下文《针解篇》皆释前篇之义，但此以气口言虚实，彼以针下气至言虚实，义虽若异，然互有发明，皆当察也。

郁陈则除之者，去血脉也；邪盛则虚之者，言诸经有盛者，皆泻其邪也。

此云泻其邪，与下文出针勿按义同。

徐而疾则实者，言徐纳而疾出也；疾而徐则虚者，言疾纳而徐出也。

此二句释义其用似反，当以下文《针解篇》者为得。

言实与虚若有若无者，言实者有气，虚者无气也。察后与先若亡若存者，言气之虚实，补泻之先后也，察其气之已下与常存也。

"已下"，言已退也。

为虚与实若得若失者，言补者佖然若有得也，泻则怳然若有失也。

此释与下篇不同，其义皆通。"佖"，音弼，《诗》云："威仪佖佖。"

黄帝问曰："愿闻九针之解，虚实之道。"

《素问·针解论》自此至下文"补泻之时、九针之名"者，皆释前《九针十二原篇》之义。

---

① 国中按：本句前原书有"小针解曰"四字，乃景岳自云，非经文原有，按景岳此书体例，此四字当是书名，应在注文首行前，不与经文混合，故今依景岳本书体例移至注文首。

岐伯对曰："刺虚则实之者，针下热也，气实乃热也。满而泄之者，针下寒也，气虚乃寒也。

"针下热"者，自寒而热也，热则正气至而虚者实矣，故为补。"针下寒"者，自热而寒也，寒则邪气去而实者虚矣，故为泻。此释当与上解者参阅。

郁陈则除之者，出恶血也。邪盛则虚之者，出针勿按。

"出针勿按"，即泻其邪也。

徐而疾则实者，徐出针而疾按之。疾而徐则虚者，疾出针而徐按之。

针下得气，已盛而徐出之，则经脉无伤，疾按之则真气不泄，此补法也，故能实。若针已及病而疾出之，徐按之，则郁滞行，邪气去，此泻法也，故能虚。

言实与虚者，寒温气多少也。

寒为虚，温为实；气少为虚，气多为实。

若无若有者，疾不可知也。

气至之有无，针下之虚实，诚不易知也。疾不可知故若无，明能察之故若有。

察后与先者，知病先后也。

病有标本，先者为本，后者为标。

为虚与实者，工勿失其法。若得若失者，离其法也。

虚当补，实当泻，法不可失也。若有得若有失者，粗工妄为，离其法耳。

虚实之要，九针最妙者，为其各有所宜也。

九针之用，各有所宜。详见前二章。

补泻之时者，与气开合相合也。

气至应时谓之开，已过未至谓之合。补泻之时者，凡诸经脉气昼夜周行五十度，各有所至之时，如经络类营气卫气运行之次二章者是也。故《卫气行篇》曰："谨候其气之所在而刺之，是谓逢时。"此所谓补泻之时也。又若针下气来谓之开，可以迎而泻之；针下气去谓之合，可以随而补之。此皆针与气开合相合之义。

九针之名，各不同形者，针穷其所当补泻也。

各不同形，故补泻各有所用。

刺实须其虚者，留针，阴气隆至，乃去针也。刺虚须其实者，阳气隆至，针下热，乃去针也。

自此至下文"神无营于众物"者，皆释前《宝命全形论》之义。阴气隆至，针下寒也，阳邪已退，实者虚矣；阳气隆至，针下热也，元气已复，虚者实矣。故皆可去针也。

经气已至慎守勿失者，勿变更也。

慎守勿失勿变更者，戒其主持不定，多生惑乱，不惟无益，反招损也。

浅深在志者，知病之内外也。

内宜刺深，外宜刺浅，最当在意，不可勿也。

近远如一者，深浅其候等也。

深者取气远，浅者取气近，远近虽不同，以得气为候则如一也。

如临深渊者，不敢惰也。

言行针之际，当敬慎若此也。

手如握虎者，欲其壮也。

持针如握虎，欲其坚而有力也。

神无营于众物者，静志观病人，无左右视也。

神志不定，先从目始，目静则神静，神静则志专，病以静观，方无失也，故无左右视。

义无邪下者，欲端以正也。

此即前篇“正指直刺、无针左右”之义。

必正其神者，欲瞻病人目，制其神，令气易行也。

目者，神之窍，欲正病者之神，必瞻其目，制彼精神，令无散越，则气为神使，脉道易行也。

所谓三里者，下膝三寸也。

三里有二，此言足三里，足阳明经穴也。按此下言取穴之法，非本篇上下之义，意必他篇之文脱误于此者，

所谓跗之者，举膝分易见也。

“跗之”，当作“跗上”，即足阳明冲阳穴也。盖三里、冲阳，一脉相贯，举膝下三里而重按之，则冲阳之脉不动矣，故举其膝分则易见也。

巨虚者，跷足胻独陷者。

巨虚有二，上廉、下廉也。“跷”，举也。此言巨虚上廉当跷足取之，在胻骨外侧独陷者之中也。”

下廉者，陷下者也。”

此言巨虚下廉，又在独陷者之下，盖上廉下廉相去三寸耳。

八、阴阳虚实，补泻先后。

（《灵枢·终始篇》）

阴盛而阳虚，先补其阳，后泻其阴而和之；阴虚而阳盛，先补其阴，后泻其阳而和之。

此以脉口人迎言阴阳也。脉口盛者，阴经盛而阳经虚也，当先补其阳，后泻其阴而和之。人迎盛者，阳经盛而

阴经虚也，当先补其阴，后泻其阳而和之。何也？以治病者皆宜先顾正气，后治邪气。盖攻实无难，伐虚当畏，于此节之义可见。用针用药，其道皆然。

三脉动于足大趾之间，必审其实虚。虚而泻之，是谓重虚，重虚病益甚。

三脉动者，阳明起于大趾次趾之间，自厉兑以至冲阳皆是也；厥阴起于大趾之间，自大敦以至太冲皆是也；少阴起于足心，自涌泉以上太溪皆是也。三者皆在大趾之后，故曰动于足大趾之间也。虚而泻之，故病益甚。

凡刺此者，以指按之，脉动而实且疾者疾泻之，虚而徐者则补之，反此者病益甚。

泻虚补实，是为反也。

其动也，阳明在上，厥阴在中，少阴在下。

阳明行足跗之上，厥阴行足跗之内而在二经之中，少阴行足跗之下也。

补须一方实，深取之，稀按其痏，以极出其邪气；

同前《终始篇》。“补”，当作“刺”。刺法虽多，其要惟二，则补泻而已。一者因其方实，故当深取之，勿按其痏，欲以出其邪气，此泻法也。“痏”，委、伟二音，针瘢也。

一方虚，浅刺之，以养其脉，疾按其痏，无使邪气得入。

一者因其方虚，故当浅刺之，以养其血脉，疾按其穴以拒其邪气，此补法也。

邪气来也紧而疾，谷气来也徐而和。

“邪气”，病气也。“谷气”，元气也，即胃气也。此虽以针下之气为言，然脉气之至亦如此。

脉实者，深刺之，以泄其气；脉虚者，浅刺之，使精气无得出，以养成其脉，独出其邪气。

诸篇皆言虚实，而未详虚实之辨。此言脉实则实，脉虚则虚，实则深刺之以泄其气，虚则浅刺之无伤精气，以养其脉而独出其邪气，庶补泻知其要矣。

九、宝命全形，必先治神，五虚勿近，五实勿远。

（《素问·宝命全形论》）

黄帝问曰："天覆地载，万物悉备，莫贵于人，人以天地之气生，四时之法成。

天地之间，唯人为贵，《乾》称乎父，《坤》称乎母，故以天地之气生。春应肝而养生，夏应心而养长，长夏应脾而养化，秋应肺而养收，冬应肾而养藏，故以四时之法成。

君王众庶，尽欲全形，

好生恶死，人情同也。

形之疾病，莫知其情，留淫日深，着于骨髓，心私虑之，余欲针除其疾病，为之奈何？"

病在皮毛，浅而未甚，不早治之，则留淫日深，内着骨髓，故可虑也。

岐伯对曰："夫盐之味咸者，其气令器津泄；

盐味咸，水之化也。其性浸淫透物，久在器中则津液外泄而器无固者，喻言人之肾气有损，则二阴不守也。

弦绝者，其音嘶败；

凡琴瑟之弦将损绝者，音必嘶败，喻言人之肺气有损，则声音不清也。"嘶"，音西，破声曰嘶。

木敷者，其叶发；

"敷"，内溃也。"发"，飘堕也。木敷于外者，凋残之兆也。喻言人之肝脾已损，则色夭肉枯也，按：《太素》云："木陈者，其叶落"，于义尤切。

病深者，其声哕。

"哕"，呃逆也。按：《口问篇》曰："哕出于胃。"又曰："肺主为哕。"夫胃为五脏之本，肺为主气之脏，今以上文三症而复加声哕者，肺亏胃竭，病必危矣。"哕"，于决切。

人有此三者，是谓坏府，

"府"，犹宫府也。人之伤残日久，则形体捐败如此，故谓之坏府。

毒药无治，短针无取，此皆绝皮伤肉，血气争黑。"

中府既坏，则毒药不能治其内，短针不能取其外，病不可为而强施针药，徒致绝皮伤肉以败其形，血气争黑以变其色，此皆因循已久，不为早治，故无济也。《官能篇》曰：上工之取气，乃救其萌芽；下工守其已成，因败其形。"正此之谓。

帝曰："余念其痛，心为之乱惑，反甚其病，不可更代，百姓闻之，以为残贼，为之奈何？"

针药罔效，适甚其病，欲施他治，无法可更，故百姓闻之，必反谓残贼而害之也。

岐伯曰："夫人生于地，悬命于天，天地合气，命之曰人。

形以地成，故生于地。命唯天赋，故悬于天。"天"，阳也。"地"，阴也。阴精阳气，合而成人，故人位乎中而为三才之一。

人能应四时者，天地为之父母。

人能合于阴阳，调于四时，处天地之和以养生者，天必育之寿之，故为父母。《四气调神论》曰："夫四时阴阳者，万物之根本也。所以圣人春夏养阳，秋冬养阴，以从其根，故与万物沉浮于生长之门。"此之谓也。设有逆天之道，失时之和，以妄为常者，虽以天地为之父母，亦焉得而庇之哉？

知万物者，谓之天子。

知周万物，则能参天地，赞化育，以寿国寿民，是谓天之子也。

天有阴阳，人有十二节；

天有六阴六阳，人亦有六阴六阳，皆相应也。

天有寒暑，人有虚实。

阳进则物盛，阴进则物衰，此天地之虚实也。阳固则神全，阴强则鬼现，此人之虚实也。

能经天地阴阳之化者，不失四时；知十二节之理者，圣智不能欺也；

如上文天地万物、四时十二节、寒暑虚实等义，只阴阳二字包罗尽之。能经天地阴阳之化者，圣智之道无遗蕴矣，又何有能欺之者？

能存八动之变，五胜更立；能达虚实之数者，独出独入，呿吟至微，秋毫在目。"

"存"，存于心也。"八动之变"，八风之动变也。"五胜更立"，五行之衰旺也。"独出独入"，独得其妙用也。呿，开口而欠也。凡此者，皆天地阴阳之化，知乎此则无所不知，故虽呿吟之声至微，秋毫之形至细，无不在吾目中矣。

此上之对，盖谓知之真，见之切，则病之浅深，治之可否，发无不中，又何有心之乱惑、百姓以为残贼之虑哉？“呿”，音区。

帝曰：“人生有形，不离阴阳，天地合气，别为九野，分为四时，月有小大，日有短长，万物并至，不可胜量，虚实呿吟，敢问其方？”

此详求针治之方也。

岐伯曰：“木得金而伐，火得木而灭，土得木而达，金得火而缺，水得土而绝，万物尽然，不可胜竭。

天地阴阳之用，五行尽之，万物虽多，不能外此五者，知五行相制之道，则针法可约而知矣。

故针有悬布天下者五，黔首共余食，莫知之也。

“悬布天下”，言示人之广也。五义如下文。“黔首”，黎民也。“共”，皆也。“余食”，犹食之弃余，皆不相顾也。“黔”，音钳。

一曰治神，

医必以神，乃见无形，病必以神，血气乃行，故针以治神为首务。《汤液醪醴论》曰：“形弊血尽而功不立者，神不使也。”正此之谓。

二曰知养身，

不知养身，置针于无用之地，针家不可不知，如《终始篇》云“新刺勿内，已刺勿醉，已刺勿怒，已刺勿劳，已刺勿饱、已刺勿饥、已刺勿渴”之类皆是也。

三曰知毒药为真，

治病之道，针药各有所宜，若真知非药不可而妄用针者，必反害之。如《邪气脏腑病形篇》曰：“诸小者，阴阳形气俱不足，勿取以针而调以甘药也。”《根结篇》曰：“形气不足，病气不足，此阴阳气俱不足也，不可刺之。”此即《病传论》所谓“守一勿失万物毕”者之义。

四曰制砭石小大，

古者以砭石为针，用为外治之法，自黄帝始造九针以代石，故不曰九针而曰砭石。然制有小大，必随病所宜，各适其用也。

五曰知腑脏血气之诊。

不知腑脏，则阴阳表里不明，不知血气，则经络虚实不辨，皆不足以言针。

五法俱立，各有所先。

针治未施，法应预立，五者之用，当知所先。

今末世之刺也，虚者实之，满者泄之，此皆众工所共知也。

言浅近易知也。

若夫法天则地，随应而动，和之者若响，随之者若影，道无鬼神，独来独往。”

“法天则地”，超乎凡矣。“随应而动”，通乎变矣。故能如响应声，如影随形，得心应手，取效若神。所谓神者，神在吾道，无谓鬼神。既无鬼神，则其来其往，独惟我耳。

帝曰：“愿闻其道。”岐伯曰：“凡刺之正，必先治神，

此以病者之神为言。神者，正气也。得神者昌，失神者亡，故刺之正要，必先以正气为主。

五脏已定，九候已备，后乃存针。

再定五脏之属，悉九候之诊，得其虚实所在，然后存意于针而用之。

众脉不见，众凶弗闻，外内相得，无以形先，

众脉众凶，言其多也，泛求其多，则不得其要。故见众脉者不见脉之真，闻众凶者弗闻凶之本，必因脉以合外，因症以合内，表里相参，庶乎无失，是外内相得也。不察其迹而察其所以迹，是无以形先也。所谓“知其要者，一言而终，不知其要，流散无穷”，其义即此。

可玩往来，乃施于人。

玩谓精熟，犹玩弄也。往言既往，来言将来，原始反终，惟穷理者能之。必能若是，乃可施治于人。

人有虚实，五虚勿近，五实勿远。

“五虚五实”，如《调经论》云神、气、血、形、志，各有有余不足，凡此十者，其气不等也。《生机正脏论》曰：“脉盛，皮热，腹胀，前后不通，闷瞀，此谓五实；脉细，皮寒，气少，泄利前后，饮食不入，此谓五虚也。”虚病不利于针，故五虚勿近。实邪最所当用，故五实勿远。盖针道难补而易泻耳。

至其当发，间不容瞬，

“发”，出针也。言针发有期，或迟或速，在气机之顷，不可以瞬息误也。

手动若务，针耀而匀，

“动”，用针也。“务”，专其务而心无二也。“耀”，精洁也。“匀”，举措从容也。

静意视义，观适之变，

“适”，至也。“变”，虚实之变也。观之以静，察变之道也。

是谓冥冥，莫知其形，

“冥冥”，幽隐也。“莫知其形”，言血气之变不形于外，惟明者能察有于无，即所谓观于冥冥焉。

见其乌乌，见其稷稷，从见其飞，不知其谁，

此形容用针之象有如此者。“乌乌”，言气至如乌之集也。“稷稷”，言气盛如稷之繁也。“从见其飞”，言气之或往或来，如鸟之飞也。然此皆无中之有，莫测其孰为之主，故曰不知其谁。

伏如横弩，起如发机。”

血气未应，针则伏如横弩，欲其强锐也；血气既应，针则退如发机，欲其迅速也。前第七章帝曰“何如而虚，何如而实”一节，原在此末，今类附于彼，当与此连阅。

十、九针推论

（《灵枢·官能篇》）

黄帝问于岐伯曰：“余闻九针于夫子众多矣，不可胜数，余推而论之，以为一纪。余司诵之，子听其理，非则语余，请正其道，令可久传，后世无患，得其人乃传，非其人勿言。”岐伯稽首再拜曰：“请听圣王之道。”

“一纪”者，汇言也。

黄帝曰：“用针之理，必知形气之所在，左右上下，

义如脉色类三十二、三。

阴阳表里，血气多少，

详经络类二十。

行之逆顺，

阴气从足上行至头，而下行循臂；阳气从手上行至头，而下行至足。故阳病者，上行极而下，阴病者，下行极而上。反者，皆谓之逆。

出人之合，谋伐有过。

经气自内而出，自外而入，腧有不同。详经络类十四、十六二章。知其出入则可因过而伐之也。“合”字一本作“会”。

知解结，

详本类后三十五。

知补虚泻实，上下气门，

补虚泻实义见前。“上下气门”，即经络类诸经标本气街之义。一曰：“手经为上，足经为下，气脉必由之处，是为门户。”亦通。

明通于四海；

人之四海，详经络类三十二。

审其所在，寒热淋露，以输异处；

淋于雨，露于风，邪感异处，当审其经也。淋露义又见运气类三十五。

早于调气，明于经隧，左右肢络，尽知其会。

“调气”者，察其虚实往来，而调和之也。经隧支别及各经脉会之义，详经络类二。

寒与热争，能合而调之；

合阴阳而调其平也。

虚与实邻，知决而通之；

“邻”，近也。近则易疑，疑则以似为是，冰炭相反矣，故当知决而通之。

左右不调，把而行之。

邪客大络者，左注右，右注左。“把而行之”，即缪刺也。详后三十。“把”字一本作“犯”。

明于逆顺，乃知可治；

顺者可治，逆者不可治。如脉色、疾病类之“死症死期"，及本类之"刺禁刺害"，皆逆也。

阴阳不奇，故知起时，

"奇"，不遇也。不奇则和矣，故知起时。"奇"，音基。

审于本末，察其寒热，得邪所在，万刺不殆，知官九针，刺道毕矣。

"本末"，标本也。"寒热"，阴阳也。"所在"，三部九候之病脉处也。"官"，任也。九针不同，各有所宜，能知以上之法而任用之，则刺道毕矣。

明于五腧，徐疾所在，屈伸出入，皆有条理，

此下复详明针论也。"五腧"，井、荥、腧、经、合也。"徐疾"，针法也。"屈伸出入"，经脉往来也。

言阴与阳，合于五行，五脏六腑，亦有所藏；

阴阳之化，是为五行，脏腑所藏，亦惟此耳。

四时八风，尽有阴阳，

天道之阴阳五行也。

各得其位，合于明堂，各处色部，五脏六腑；察其所痛，左右上下，知其寒温，何经所在。

邪在于中，色形于外，察之面部，疾可知也。出《五色篇》，详脉色类三十二。

审皮肤之寒温滑涩，知其所苦；

寒者多阴，温者多阳。滑者多实，涩者多虚。

膈有上下，知其气所在。

膈之上，膻中也，为上气海，心肺所居。膈之下，脾肝肾所居，丹田为下气海也。

先得其道，稀而疏之，稍深以留，故能徐入之。

此下兼言针灸法也。先得其经络之道，然后可以用针。"稀而疏之"，贵精少也。"稍深以留"，欲徐入也。

大热在上，推而下之；

推而逐之，抑其高也。

从下上者，引而去之；

“引而去之”，泄于下也。

视前痛者，常先取之。

先取其本也。

大寒在外，留而补之；入于中者，从合泻之。

大寒在外，补中气可以拒之，寒入于中，泻合穴可以除之。

针所不为，灸之所宜。

凡不宜于针者，当灸以治之。

上气不足，推而扬之；下气不足，积而从之；

“推而扬之”，引致其气以补上也。“积而从之”，留针随气以实下也。

阴阳皆虚，火自当之。厥而寒甚，骨廉陷下，寒过于膝，下陵三里。

“火自当之”，宜于灸也。若厥而寒甚，阳气大虚，当灸下陵，即阳明经三里穴也。

阴络所过，得之留止，寒入于中，推而行之。

寒留于络而入于经，当用针推散而行之。

经陷下者，火则当之；结络坚紧，火所治之。

寒气凝聚，或陷于经，或结于络，皆当以火逐之。

不知所苦，两跷之下，男阴女阳，良工所禁，针论毕矣。

寒邪在肌肉血脉之间，有不痛不仁不知所苦者，当灸两跷之下，即足太阳申脉、足少阴照海二穴也。然男子数阳，女子数阴，若男阴女阳，则反用矣，故为良工之所禁。

《调经论》亦曰："病不知所痛，两跷为上"，与此法同。

用针之服，必有法则，上视天光，下司八正，

此下言当知天忌也。天光八正义俱见下章。

以辟奇邪，而观百姓，

兼人己而言也。"辟"，避同。

审于虚实，无犯其邪。

虚风实风，皆能伤人，故无犯其邪。

是得天之露，遇岁之虚，救而不胜，反受其殃，

天之风雨不时者，皆谓之露。《岁露论》曰："故诸逢其风而遇其雨者，命曰遇岁露焉。岁之虚者，乘年之衰，逢月之空，失时之和，因为贼风所伤，是谓三虚。"详运气类三十六。

故曰必知天忌，乃言针意。

天忌详义见下章。

法于往古，验于来今；观于幽冥，通于无穷；粗之所不见，良工之所贵；莫知其形，若神仿佛。

此下皆言针法也。凡下文无注者，详义俱见下章。

邪气之中人也，洒淅动形。正邪之中人也微，先见于色，不知于其身，若有若无，若亡若存，有形无形，莫知其情。

"邪气"，言虚邪也。虚邪之中人也甚，故洒淅动形。正邪之中人也微，故但先见于色而不知于身，此节与下章互有发明，所当参阅。此数句与《邪气脏腑病形论》同，详疾病类三。

是故上工之取气，乃救其萌芽；下工守其已成，因败其形。是故工之用针也，知气之所在，而守其门户，明于调气，补泻所在，徐疾之意，所取之处。

因败其形者，不知其难而反伤之也。“所在”，即三部九候之义。

泻必用圆，切而转之，其气乃行，疾而徐出，邪气乃出，伸而迎之，摇大其穴，气出乃疾。

“圆”，流利也，“切”，直迫病所也。“迎”，夺也。用针圆活而迎夺之，则气出乃疾，故可以泻。

补必用方，外引其皮，令当其门，左引其枢，右推其肤，微旋而徐推之，必端以正，安以静，坚心无懈，欲微以留，气下而疾出之，推其皮，盖其外门，真气乃存，用针之要，无忘其神。”

“方”，即端正安静之谓。“外引其皮、令当其门”，察穴于肌表也。“左引其枢，右推其肤，微旋而徐推之”，用针之枢要也。“必端以正，安以静，坚心无懈”，候气之诚确也。“欲微以留，气下而疾出之，推其皮，盖其外门”，出针之防护也。真气得存，故可以补。“用针之要无忘其神”者，总结前篇而言，义详下章。按：补泻方圆义，与后章《八正神明论》之文似乎相反，然详求其意，各有发明，不可谓其误而忽也。

十一、官　能

（《灵枢·官能篇》连前章）

雷公问于黄帝曰：“针论曰：‘得其人乃传，非其人勿言’，何以知其可传？”

“针论”，即指前章也。

黄帝曰：“各得其人，任之其能，故能明其事。”

任之其能，因才而器使也。

雷公曰：“愿闻官能奈何？”黄帝曰：“明目者，可使视色；

俱视独见，明目者也。

聪耳者，可使听音；

俱听独闻，聪耳者也。

捷疾辞语者，可使传论；

如开导劝戒解疑辨正之属，皆所谓传论也。

语徐而安静，手巧而心审谛者，可使行针艾，理血气而调诸逆顺，察阴阳而兼诸方；

语徐者不苟，安静者不乱，手巧者轻重疾徐有妙，心审谛者精思详察无遗，故可胜是任。“谛”，音帝。

缓节柔筋而心和调者，可使导引行气；

“导引”者，但欲运行血气，而不欲有所伤也，故惟缓节柔筋，而心和调者，乃胜是任，其义可知。今见按摩之流，不知利害，专用刚强手法，极力困人，开人关节，走人元气，莫此为甚。病者亦以谓法所当然，即有不堪，勉强忍受，多见强者致弱，弱者不起，非惟不能去病，而适以增害，用若辈者，不可不为知慎。

疾毒言语轻人者，可使唾痈咒病。

人之恶口毒舌者，亦由禀赋，诸无所利而独利于唾咒疾病。

爪苦手毒，为事善伤者，可使按积抑痹。

“按积抑痹”，亦上文导引行气之属，然积坚痹固，非爪苦手毒者不能破，术若相类而用有轻重也。

各得其能，方乃可行，其名乃彰。不得其人，其功不成，其师无名。故曰：‘得其人乃言，非其人勿传’，此之

谓也。

《气交变大论》曰："得其人不教，是谓失道，传非其人，漫泄天宝。"详运气类十。

手毒者，可使试按龟，置龟于器下而按其上，五十日而死矣；手甘者，复生如故也。"

龟能运任脉，其息以耳而导引伏气，所以灵而多寿，不易于死，故可用此以验人之手毒与否。手甘者非以味言，即不毒之谓。

十二、内 外 揣

（《灵枢·外揣篇》全）

黄帝曰："余闻九针九篇，余亲授其调，颇得其意。

"调"，法度也。言颇得其详也。

夫九针者，始于一而终于九，然未得其要道也。夫九针者，小之则无内，大之则无外，深不可为下，高不可为盖，恍惚无穷，流溢无极，余知其合于天道、人事、四时之变也，然余愿杂之毫毛，浑束为一可乎？"

"始于一终于九"者，尽天地之大数也。针数应之，故小则无内，大则无外，深则无下，高则无上，其于天道人事四时之变无所不合，故散之则杂如毫毛，约之则浑束为一。一者，欲得其要也。

岐伯曰："明乎哉问也。非独针道焉，夫治国亦然。"黄帝曰："余愿闻针道，非国事也。"岐伯曰："夫治国者，夫惟道焉，非道，何可小大深浅杂合而为一乎？"

至大至小，至浅至深，无不有道存焉，故治国有道，治针亦有道。必知乎道，乃可合万变而为一矣。

黄帝曰："愿卒闻之。"岐伯曰："日与月焉，水与镜焉，鼓与响焉。夫日月之明，不失其影，水镜之察，不失其形，鼓响之应，不后其声，动摇则应和，尽得其情。"

道本无形，何从察之。在明其理，得其情耳。故如日月之于影，水镜之于形，鼓之于声，有动则有应，有应则可知，惟其至明，故能尽得其情。

黄帝曰："窘乎哉！昭昭之明不可蔽。其不可蔽，不失阴阳也。

道者一也，一生二，阴阳而已。不失阴阳，则昭昭之明不可蔽矣。

合而察之，切而验之，见而得之，若清水明镜之不失其形也。

"合而察之"，参合阴阳而详察也。"切而验之"，从其切要而辨症也。故可见可得，如清水明镜之无所失也。

五音不彰，五色不明，五脏波荡，若是则内外相袭，若鼓之应桴，响之应声，影之似形。

五音五色现于外，因脏气而彰明也。五脏之气藏于内，因形声而发露也。外之不彰不明者，知内之波荡也。即如鼓非桴也，得桴而后鸣；响非声也，得声而后应；影非形也，得形而后现，是皆内外相袭而然。"袭"，因也。"桴"，音孚。

故远者司外揣内，近者司内揣外。

"揣"，推测也。"司"，主也。远者主外，近者主内，察其远能知其近，察其内能知其外，病变虽多，莫能蔽吾之明矣。"揣"，杵水切。

是谓阴阳之极，天地之盖，请藏之灵兰之室，弗敢使

泄也。”

内外远近无所不知，以其明之至也，阴阳之道尽于此矣，天地虽大，又安能出于是哉？

十三、八正神明，泻方补圆。

（《素问·八正神明论》全）

黄帝问曰：“用针之服，必有法则焉，今何法何则？”

“服”，事也。“法”，方法；“则”，准则也。

岐伯对曰：“法天则地，合以天光。”

天有星辰，人有腧穴，地有道里，人有尺寸，无不合乎天运。天之明在日月，是谓天光。

帝曰：“愿卒闻之。”岐伯曰：“凡刺之法，必候日月星辰、四时八正之气，气定乃刺之。

“候”，察也。日用星辰、四时八正之气，义如下文，及当考经络类二十五。

是故天温日明，则人血淖液而卫气浮，故血易泻，气易行；天寒日阴，则人血凝涩而卫气沉。

“淖”，濡润也。“天温日明”，阳盛阴衰也，人之血气亦应之，故血淖液而易泻，卫气浮而易行。“天寒日阴”，阳衰阴胜也，故人血凝涩而卫气沉，凝则难泻，沉则难行矣。“淖”，乃豹切。

月始生则血气始精，卫气始行；月廓满则血气实，肌肉坚；月廓空则肌肉减，经络虚，卫气去，形独居。是以因天时而调血气也。

“精”，正也，流利也。月属阴，水之精也，故潮汐之消长应用。人之形体属阴，血脉属水，故其虚实浮沉，亦应于月。

是以天寒无刺，

营卫凝涩也。

天温无凝，

血气易行也。

月生无泻，

恐伐其生气也。

月满无补，

恐助其邪也。

月廓空无治，

阴气不充也。

是谓得时而调之。

合乎天也。

因天之序，盛虚之时，移光定位，正立而待之。

日月之光移，则岁时之位定。南面正立，待而察之，则气候可得也。

故曰月生而泻，是谓脏虚；

虚其虚也。

月满而补，血气扬溢，络有留血，命曰重实；

实其实也。

月廓空而治，是谓乱经，阴阳相错，正邪不别，沉以留止，外虚内乱，淫邪乃起。"

月廓空时，血气方弱，正不胜邪，则邪气沉留不去。于此用针，故致阴阳错乱，正邪不辨，而淫邪反起矣。

帝曰："星辰八正何候？"岐伯曰："星辰者，所以制日月之行也。

此下皆言天忌也。“制”，节制也。察寒温者在于日色，察盛衰者在于月光，察日月之盈虚往来，则在于星辰之宫度，故曰星辰者，所以制日月之行也。天以日月为阴阳，人以营卫为阴阳，故用针者，必察日月星辰之气度，以取营卫之虚实。

八正者，所以候八风之虚邪，以时至者也。

“八正者”，八方之正位也。八方之气以时而至，谓之八风。从所居之乡来者为实风，从所冲之方来者为虚风；实风主生长，虚风主杀害。察八正之位，则邪之伤人，虚实可知矣。八正八风三虚义，详运气类三十五、六。正气正风义，详疾病类四。

四时者，所以分春秋冬夏之气所在，以时调之也，八正之虚邪而避之勿犯也。

四时之气所在，如春气在经脉，夏气在孙络，长夏气在肌肉，秋气在皮肤，冬气在骨髓中。又如正、二月人气在肝，三、四月人气在脾，五、六月人气在头，七、八月人气在肺，九、十月人气在心，十一、十二月人气在肾，此皆气在人身也。至于天气所在，则八正之风，随时而至者是也。人身之气宜调于内，天地之气宜调于外，故圣人曰避虚邪之道，如避矢石然，盖恐因外而伤其内也，

以身之虚而逢天之虚，两虚相感，其气至骨，入则伤五脏。

身之虚，血气虚也。天之虚，八正之虚邪气及三虚也。以虚感虚，故邪气深入至骨而伤于五脏。

工候救之，弗能伤也，故曰天忌不可不知也。”

工能知而勿犯，犯而能救，故可弗伤。凡太乙所居之乡，气有邪正虚实，出乎天道，所当避忌，故曰天忌。又

《九针论》以身形九野时日之应，亦曰天忌。详经络类三十五，并有图在《图翼》四卷。

帝曰："善。其法星辰者，余闻之矣，愿闻法往古者。"岐伯曰："法往古者，先知《针经》也。

此下诸义皆释《针经》之文，即前九针推论章也。法往古者，取法于既往也。此云《针经》为古法，可见是书之传，其来最远，似犹有出轩岐之前者。

验于来今者，先知日之寒温，月之虚盛，以候气之浮沉而调之于身，观其立有验也。

"验于来今"，察现在也，观日月之气候而调之于身。以古证今，以今合古，知往知来，其用安有不验？《五色篇》亦曰"积神于心，以知往今"，见脉色类三十二。

观其冥冥者，言形气营卫之不形于外，而工独知之；以日之寒温，月之虚盛，四时气之浮沉，参伍相合而调之，工常先见之；然而不形于外，故曰观于冥冥焉。

形气营卫，不形于外，故曰冥冥。而工独知之者，以知日月四时之变化，则天地阴阳之道尽，知参伍相合之妙用，则人身调治之法尽。若是者，不求其神而神无不在，故见于冥冥焉。

通于无穷者，可以传于后世也。是故工之所以异也，然而不形现于外，故俱不能见也，视之无形，尝之无味，故谓冥冥，若神仿佛。

通于无穷者，无方无体也，故可传于万世。其所以异于人者，以人俱不能见而我独见之，明察秋毫，在于若无若有之际，故谓冥冥，若神仿佛。

虚邪者，八正之虚邪气也。

义如上文。

正邪者，身形若用力，汗出腠理开，逢虚风，其中人也微，故莫知其情，莫见其形。

“正邪”，即八方之正风也。盖正风之大者为实风，微者即正风。从其冲后来者为虚风。《刺节正邪篇》曰：“正气者，正风也，从一方来，非实风，又非虚风也。邪气者，虚风之贼伤人也。”《贼风篇》曰：“其有热则汗出，汗出则受风，虽不遇贼风邪气，必有因加而发焉。”是皆正风之谓。虽为正风，亦能伤人，故曰正邪，亦曰虚风耳。第其中人也微，不若虚邪贼风之甚，故莫知其情形而人不之觉也。

上工救其萌芽，必先见三部九候之气，尽调不败而救之，故曰上工。下工救其已成，救其已败。救其已成者，言不知三部九候之相失，因病而败之也。

“救其萌芽”，治之早也。“救其已成”，治之迟也。早者易，功收万全；迟者难，反因病以败其形，在知与不知之间耳，所以有上工下工之异。三部九候义，详后十五。

知其所在者，知诊三部九候之病脉处而治之，故曰守其门户焉，莫知其情而见其形也。”

“知其所在者”，知病脉之处也。“三部九候”，即病脉由行出入之所，故曰门户。情有不可知，而形有可见者，在乎此，得其形则情可察矣。

帝曰：“余闻补泻，未得其意。”岐伯曰：“泻必用方，方者，以气方盛也，以月方满也，以日方温也，以身方定也，以息方吸而纳针，乃复候其方吸而转针，乃复候其方呼而徐引针，故曰泻必用方，其气易行焉。

“方”，正也，当其正盛正满之谓也。方吸纳针，气之来也，迎而夺之，恶得无虚，即此之谓，故可以泻。按：

《官能篇》曰："泻必用圆，补必用方。"与此相反，义见前第十。

补必用圆，圆者行也，行者移也，刺必中其营，复以吸排针也。

"圆"，圆活也。行者行其气，移者导其滞。凡正气不足，则营卫不行，血气留滞，故必用圆以行之补之。"营"，血脉也。"排"，除去也，即候吸引针之谓。呼吸补泻，详见下章。

故圆与方，非针也。

非针之形，言针之用也。

故养神者，必知形之肥瘦，营卫血气之盛衰。血气者人之神，不可不谨养。"

形者神之体，神者形之用；无神则形不可活，无形则神无以生。故形之肥瘦，营卫血气之盛衰，皆人神之所赖也。故欲养神者，不可不谨养其形。

帝曰："妙乎哉论也！合人形于阴阳四时虚实之应，冥冥之期，其非夫子，孰能通之？然夫子数言形与神，何谓形！何谓神！愿卒闻之。"

形可见，神不可见。《易》曰："形乃谓之器，制而用之谓之法，利用出人，民咸用之谓之神。"

岐伯曰："请言形，形乎形，目冥冥，

"形乎形"，见乎外也。"目冥冥"，见粗者不见其精也。

问其所病，索之于经，慧然在前，按之不得，不知其情，故曰形。"

所病有因，可问而知，所在有经，可索而察，则似乎慧然在前矣，然仍按之不得者，在见其形而不知其情耳。"形"者，迹也。

帝曰："何谓神？"岐伯曰："请言神，神乎神，耳不闻，

"神乎神"，二而一也。"耳不闻"，听于无声也。

目明心开而志先，

目著明，心藏神，心窦开，则志慧出而神明现。

慧然独悟，口弗能言，俱视独见，

"口弗能言"，妙不可以言传也，故与众俱视，惟吾独见。

适若昏，昭然独明，

观于冥冥，适若昏也。无所见而见之，昭然明也。

若风吹云，故曰神，

"若风吹云"，宇宙清而光明现也。豁然了悟，人则在心，至哉莫测，故谓之神。

三部九候为之源，九针之论不必存也。"

以三部九候为之本源，则神悟可得矣。九针之论，特具其形迹耳。既得其神，奚借于迹？虽不存之，亦无不可。

十四、经脉应天地，呼吸分补泻。

（《素问·离合正邪论》附：针法撮要）

黄帝问曰："余闻九针九篇，夫子乃因而九之，九九八十一篇，余尽通其意矣。

《针经》之数，共八十一篇也。

经言气之盛衰，左右倾移，以上调下，以左调右，有余不足，补泻于营腧，余知之矣。此皆营卫之倾移，虚实

之所生，非邪气从外入于经也。

营卫倾移，谓阴阳偏胜，则虚实内生而为病，非邪气在经之谓也。

余愿闻邪气之在经也，其病人何如？取之奈何？”岐伯对曰：“夫圣人之起度数，必应于天地，故天有宿度，地有经水，人有经脉。

“宿”，谓二十八宿。“度”，谓三百六十五度。“经水”，谓清、渭、海、湖、汝、渑、淮、漯、江、河、济、漳，以合人之三阴三阳、十二经脉也。

天地温和则经水安静；天寒地冻，则经水凝涩；天暑地热，则经水沸溢；猝风暴起，则经水波涌而隆起。

人气与天地相通，故温和、寒冷、暑热、猝风暴至，而经脉之应，必随时为变，邪之中人亦然也。详如下文。

夫邪之入于脉也，寒则血凝涩，暑则气淖泽，虚邪因而入客，亦如经水之得风也。经之动脉，其至也，亦时隆起；其行于脉中，循循然。

邪气之自外而入者，或为凝涩，或为淖泽，皆由于寒热之变。其入客于经，亦如经水之得风，即血脉之得气也，故致经脉亦时隆起。盖邪在脉中，无非随正气往来以为之动静耳。“循循”，随顺貌。“淖”，乃豹切。

至其寸口中手也，时大时小，大则邪至，小则平，其行无常处。

邪气随脉，必至寸口，有邪则隆起而大，无邪则平和而小，随其所在而为形现，故行无常处。

在阴与阳，不可为度。

随阳经则入阳分，随阴经则入阴分。

从而察之，三部九候，猝然逢之，早遏其路，

见邪所在，则当遏之。遏者，制也。早绝其路，庶无深大之害。三部九候，详脉色类五。

吸则纳针，无令气忤，

此下言呼吸补泻之法也。“吸则钠针”，泻其实也。盖吸则气至而盛，迎而夺之，其气可泄，所谓刺实者，刺其来也，去其逆气，故令无忤。

静以久留，无令邪布，

前气未除，后气将至，故当静留其针，俟而泻之，无令邪气复布也。

吸则转针，以得气为故，

邪气未泄，候病者再吸，乃转其针。“转”，搓转也，谓之催气。“得气为故”，以针下得气之故为度也。

候呼引针，呼尽乃去，大气皆出，故命曰泻。

入气曰吸，出气曰呼。“引”，引退也。“去”，出针也。候呼引至其门，则气去不能复聚；呼尽乃离其穴，则大邪之气随泄而散，经气以平，故谓之泻。《调经论》曰：“泻实者气盛乃纳针，针与气俱纳，以开其门，如利其户，针与气俱出，精气不伤，邪气乃下，外门不闭，以出其疾，摇大其道，如利其路，是谓大泻，必切而出，大气乃屈。”

帝曰：“不足者，补之奈何？”岐伯曰：“必先扪而循之，

先以手扪摸其处，欲令血气温舒也。“扪”，音门。

切而散之，

次以指切捺其穴，欲其气之行散也。

推而按之，

再以指揉按其肌肤，欲针道之流利也。

弹而怒之，

以指弹其穴，欲其意有所注，则气必随之，故脉络膜满如怒起也。

抓而下之，

用法如前，然后以左手爪甲掐其正穴，而右手方下针也。“抓”，爪同，又平、去二声。

通而取之，

下针之后，必候气通以取其疾，如下文者，

外引其门，以闭其神，

“门”，穴门也。此得气出针之法，详下文。

呼尽纳针，静以久留，以气至为故，

此详言用补之法也。呼尽则气出，气出纳针，追而济之也，故虚者可实，所谓刺虚者刺其去也。气至义见后，为故义如前。

如待所贵，不知日暮，

静以久留，以候气至，如待贵人，毋厌毋忽也。

其气已至，适而自护，

“适”，调适也。“护”，爱护也。《宝命全形论》曰：“经气已至，慎守勿失。”即此谓也。义如下文。

候吸引针，气不得出，各在其处，推合其门，令神气存，大气留止，故命曰补。

候吸引针则气充于内，推合其门则气固于外，神存气留故谓之补。《调经论》曰：“补虚者，持针勿置，以定其意，候呼纳针，气出针入，针孔四塞，精无从去，方实而疾出针，气入针出，热不得还，闭塞其门，邪气布散，精气乃得存，动气候时，近气不失，远气乃来，是谓追之。”

附：针法撮要

愚按：近代用针撮要，凡足以发明本经、开导后人等法，有不可不知者。如用针之道，以气为主，知虚知实，方可无误。虚则脉虚，而为痒为麻；实则脉实，而为肿为痛。虚则补之，气至则实；实则泻之，气去则虚。故用补用泻，必于呼吸之际，随气下针，则其要也。

下针之法，先以左手扪摸其处，随用大指爪重按切掐其穴，右手置针于穴上。凡用补者，令病人咳嗽一声，随嗽下针，气出针入。初刺入皮，天之分也；少停进针，次至肉中，人之分也；又停进针，至于筋骨之间，地之分也。然深浅随宜，各有所用。针入之后，将针摇动搓弹，谓之催气，觉针下沉紧，倒针朝病，向内搓转，用法补之。或针下气热，是气至足矣，令病者吸气一口，退针至人之分，候吸出针，急以指按其穴，此补法也。凡用泻者，令其吸气，随吸入针，针与气俱纳，初至天分，少停进针，直至于地，亦深浅随宜而用。却细细摇动，进退搓捻其针，如手颤之状，以催其气。约行五六次，觉针下气紧，即倒针迎气，向外搓转以用泻法。停之良久，退至人分，随嗽出针，不闭其穴，此为泻法。故曰欲补先呼后吸，欲泻先吸后呼，即此法也。

所谓转针者，搓转其针，如搓线之状，慢慢转之，勿令太紧，泻左则左转，泻右则右转，故曰捻针向外泻之方，捻针向内补之诀也。

所谓候气者，必使患者精神已潮，而后可入针；针既入矣，又必使患者精神宁定，而后可行气。若气不潮针，则轻滑不知疼痛，如插豆腐，未可刺也。必候神气既至，针下紧涩，便可依法施用。入针后轻浮虚滑迟慢，如闲居静室，寂然无闻者，乃气之未到；入针后沉重涩滞紧实，如鱼吞钩，或沉或浮而动者，乃气之已来。虚则推纳进搓以补其气，实在循扪弹怒以引其气。气未至则以手循摄，以爪切掐，以针摇动，进捻搓弹，其气必至。气既至，必审寒热而施治。刺热须其寒者，必留针候其阴气隆至也；刺寒须其热者，必留针候其阳气隆至也，然后可以出针。然气至速者，效亦速而病易痊；气至迟者，效亦迟而病难愈。生者涩而死者虚，候气不至，必死无疑，此因气可知吉凶也。

所谓出针者，病势既退，针气必松；病未退者，针气固涩，推之不动，转之不移，此为邪气吸拔其针。真气未至，不可出而出之，其病即复，必须再施补泻以待其气，直候微松，方可出针豆许，摇而少停，补者候吸，徐出针而急按其穴；泻者候呼，疾出针而不闭其穴。故曰下针贵迟，太急伤血；出针贵缓，太急伤气也。

所谓迎随者，如手之三阴，从脏走手；手之三阳，从手走头。足之三阳，从头走足；足之三阴，从足走腹。逆其气为迎为泻，顺其气为随为补也。

所谓血气多少者，如阳明多血多气，刺之者出血气；太阳厥阴多血少气，刺之者出血恶气；少阳少阴太阴多气少血，刺之者出气恶血也。

所谓子母补泻者，济母益其不足，夺子平其有余。如心病虚者补其肝木，心病实者泻其脾土，故曰虚则补其母，实则泻其子。然本经亦有补泻，心虚者取少海之水，所以伐其胜也；心实者取少府之火，所以泄其实也。

又如贵贱之体有不同者，贱者硬而贵者脆也。男女之取法有异者，男子之气，早在上，而晚在下；女子之气，早在下，而晚在上。午前为早属阳，午后为晚属阴。男女上下，其分在腰，足不过膝，手不过肘，补泻之宜，各有其时也。

又如阴阳经穴，取各有法者，凡阳部阳经多在筋骨之侧，必取之骨旁陷下者为真，如合谷、三里、阳陵泉之类是也。凡阴部阴经，必取于䐃隙之间动脉应手者为真，如箕门、五里、太冲之类是也。

至于针制有九，所以应阳九之数也；针义有五，所以合五行之用也。古人以砭石，后人代以九针，其体则金也。长短小大各随所宜，其劲直象木也。川源壅塞，可决于江河，血气凝滞，可疏于经络，其流通象水也。将欲行针，先摸其穴，含针于口，然后刺之，借我之阳气，资彼之虚寒，其气温象火也。入针以按，出针以扪，按者镇其气道，扪者闭其气门，其填补象土也。

诸如此类，皆针家之要，所不可不知者。

十五、候气察三部九候

（《素问·离合正邪论》）

帝曰："候气奈何？"

此欲候其邪气也，非针下气至之谓。

岐伯曰："夫邪去络入于经也，舍于血脉之中，

邪气由浅而深，故必自络，然后入经。"舍"，居也。

其寒温未相得，如涌波之起也。时来时去，故不常在。

邪气寒，正气温，故不相得。血气本静而邪扰之，亦犹水本静而风扰之，故如涌波之起也。邪气之至，善行数变，或往或来，故无常处。

故曰方其来也，必按而止之，止而取之，

方其来也，邪气尚微，故可按其处而止之，取而泻之，早遏其势，则大邪可散，无深害矣。

无逢其冲而泻之，

不为早治，其邪必甚。邪气虽盛，恐其气未必实，故宜详审，不可因逢其冲辄泻之也。

正气者，经气也，经气太虚，故曰其来不可逢，此之谓也。

正气不实，迎而泻之，邪气虽去，正气必太虚矣，故曰其来不可逢也。按：《小针解》曰："其来不可逢者，气盛不可补也。"彼言补，此言泻，文若相反，各有深义，当两察之。

故曰候邪不审，大气已过，泻之则正气脱，脱则不复，邪气复至，而病益蓄，

"过"，往也。不能审察虚实，而泻其已去之邪，反伤正气，邪必乘虚复至，而益甚矣。

故曰其往不可追，此之谓也。

《小针解》曰："其往不可追者，气虚不可泻也。"

不可挂以发者，待邪之至而发针泻矣，若先若后者，血气已尽，其病不可下。

发针泻者，施泻法也。欲泻其邪，在气至之顷。"不可挂以发者"，言丝毫之不可失也。"若先若后者"，先之则邪未至，后之则大气已过，徒有伐尽其血气，而病不可下。"下"者，降服之谓。

故曰知其可取如发机，不知其取如扣椎，故曰知机道

者不可挂以发，不知机者，扣之不发[1]**，此之谓也。**

“机”，弩机也。“椎”，木椎也。知而取之，必随拨而应，如发机之易；不知而攻之，则顽钝莫入，如扣椎之难也。按上文诸义俱见前第一、第七二章。

帝曰：“补泻奈何？”

此承上文而问，邪方去络入于经也，将先固正气而补之，或先攻邪气而泻之也。

岐伯曰：“此攻邪也，疾出以去盛血，而复其正气。

言既中于邪，即当攻邪，但治之宜早，必使疾出其邪以去盛血，则正气自复，此泻中亦有补也。

此邪新客，溶溶未有定处也，推之则前，引之则止，逆而刺之温血也，刺出其血，其病立已。”

“溶溶”，流动貌。邪之新客于人者，其浅在络，未有定处，故推之则可前，引之则可止，言取之甚易也。凡取络者，必取其血，刺出温血，邪必随之而去矣，故病可立已。“温血”，热血也。

帝曰：“善。然正邪以合，波隆不起，候之奈何？”

“正邪以合”，邪正初相犯也。波隆不起，病形未现也。察此不真，最易惑乱。

岐伯曰：“审扪循三部九候之盛虚而调之，

但审察三部九候之脉，则盛虚可得，而调治可施矣。

察其左右上下，相失及相减者，审其病脏以期之。

“相失者”，如七诊之类，失其常体，不相应也。“相减者”，形气虚脱也。察三部九候之左右上下，则知其病之所

---

① 国中按：此段中有两个“发”字，前者为头发之发，后者为发出之发，初学读此多有不明者，如头发之发不简写，而仍作“髪”，则字义易明，可见此书“发”字，不宜用简体。

在，脏之所属，阴阳气候皆可期矣。三部九候相失相减等义，见脉色类五及二十五。

不知三部者，阴阳不别，天地不分。

阴阳不别，则不知脏腑逆顺；天地不分，则不知升降浮沉。

地以候地，天以候天，人以候人，调之中府，以定三部。

知三部者，可以候上中下之病。“中府”，脏气也。凡三部九候脉症，皆以脏气为主，气顺则吉，气逆则凶，故调之中府，可以定三部。

故曰刺不知三部九候，病脉之处，虽有大过且至，工不能禁也。

“大过”，大邪之过也。

诛罚无过，命曰大惑，反乱大经，正不可复；用实为虚，以邪为正，用针无义，反为气贼，夺人正气；以顺为逆，营卫散乱，正气已失，邪独内着，绝人长命，予人夭殃。不知三部九候，故不能久长。

不知邪正虚实，而妄施攻击，是谓诛伐无过，夺人真元，杀人于冥冥之中，莫此为甚，欲遗阴德于子孙者，当以此为切戒。

因不知合之四时五行，因加相胜，释邪攻正，绝人长命。

“不知合之四时五行，因加相胜”，失天和也。“释邪攻正”，不当伐而伐也，故绝人长命。

邪之新客来也，未有定处，推之则前，引之则止，逢而泻之，其病立已。”

此重言之者，深示人以治病宜早也。

十六、候　气

（《灵枢·九针十二原篇、小针解篇、四时气篇、终始篇》）

刺之而气不至，无问其数；

（《灵枢·九针十二原篇》）无问其数者，必以气至为度也。即“如待贵人，不知日暮”之谓。

刺之而气至，乃去之，勿复针。

气至勿复针，恐其正气脱也。候气详义，有按在前十四。

针各有所宜，各不同形，各任其所为。

皮肉筋骨，病各有处，用针各有所宜也。

刺之要，气至而有效，效之信，若风之吹云，明乎若见苍天，刺之道毕矣。

刺以气为要，以效为信，得其要则效，故如风之吹云。邪气去则正气现，故明乎若见苍天也。

观其色，察其目，知其散复，一其形，听其动静，知其邪正，

详义俱见下文。

右主推之，左持而御之，气至而去之。

右主推之，所以入针也。左持而御之，所以护持也。邪气去而谷气至，然后可以出针。

观其色、察其目、知其散复，一其形，听其动静者，言上工知相五色，于目有知，调尺寸、小大、缓急、滑涩，以言所病也。

（《灵枢·小针解篇》）察形色于外，可以知其散复。察脉于内，可以知其动静。

知其邪正者，知论虚邪与正邪之风也。右主推之、左持而御之者，言持针而出入也。气至而去之者，言补泻气调而去之也。

补不足，泻有余，必得其平，是气调也，方可去针。

调气在于终始。一者持心也。

“终始”，本经篇名，见下文。一者持心也，释前文一其形。听其动静、知其邪正者，皆主持于心也。

节之交三百六十五会者，络脉之渗灌诸节者也。

此一句，详经络类十四。

所以察其目者，五脏使五色修[1]明，修明则声彰，声彰者，则言声与平生异也。

五脏六腑之精气，皆上注于目而为之精，故能使五色修明。盖色明于外者，由气盛于内，故其声音亦必彰大，与平生异矣。

睹其色、察其目、以知其散复者，视其目色，以知病之存亡也。

（《灵枢·四时气篇》）神完则气复，神失则气散，故察其目色，即可知病之存亡也。

一其形、听其动静者，持气口人迎，以视其脉坚且盛且滑者病日进，脉软者病将下。

脉坚而且盛且滑者，邪气之炽也，故病日进。脉软而和者，元气之来也，故病将下。“下”，退也。

---

① 国中按：“修”，原文作“循”，马莳《灵枢注证发微》云：“《素问·六节脏象论》云：‘岐伯曰：“五气入鼻，藏于心肺，上使五色修明，音声能彰。”’则‘循明’当作‘修明’。”此说甚是。古代“修、循”二字可互假借，此处“循”字当是修字之借，故应改作“修”，《庄子·大宗师》云：“以德为循”，《经典释文》云：“循，本亦作修”。《读书杂志·史记第六·平津侯主父列传》云：“而下修近世之失”，王念孙云：“修，当作循。”

诸经实者，病三日已。

凡邪气未解者，最忌脉弱无力，如《平人气象论》曰："病在中，脉虚"；《生机正脏论》曰："病在外，脉不实坚者，皆难治"；《邪客篇》曰："虚而细者，久以持"，皆不实之谓也。若病在诸经而脉实有力者，邪将外达也，故可三日而已矣。

气口候阴，人迎候阳也。

气口在手，太阴肺脉也，气口独为五脏主，故以候阴。人迎在头，阳明胃脉也，胃为六腑之大源，故以候阳。人迎气口详义，见脏象类十一。

凡刺之道，气调而止，补阴泻阳，音气益彰，耳目聪明，反此者血气不行。

（《灵枢·终始篇》）此阴阳以表里言。凡正气在中，所当补也，故曰补阴。邪自外入，所当泻也，故曰泻阳。阳邪去而真阴复，故音气益彰、耳目聪明也。

所谓气至而有效者，泻则益虚，虚者脉大如其故而不坚也，坚如其故者，适虽言故，病未去也。

凡气至之效，泻者欲其虚也，既泻之后，虽其脉大如旧，但得和软不坚，即其效也。若脉坚如旧者，虽欲文饰其故，而病实未除也。

补则益实，实者脉大，如其故而益坚也。夫如其故而不坚者，适虽言快，病未去也。

补者欲其实，实则脉必坚，既补之后，而脉之大小不坚如旧者，不可言快，病未除也。二节云大者，乃概指脉体进退而言也，非洪大之谓。

故补则实，泻则虚，痛虽不随针，病必衰去。

补则实者，其脉必坚。泻则虚者，其脉必不坚。若或有痛，虽未随针即愈，亦必以渐而去矣。

必先通十二经脉之所生病，而后可得传于《终始》矣。

十二经脉各有左右上下，其受病之处亦有先后，必治其病所从生，而后可得终始之义。《终始》，本篇名，即本末之谓。

故阴阳不相移，虚实不相倾，取之其经。

“移”，移易也，“倾”，相伤也。或阴或阳，无所改易，不相移也。虚者自虚，实者自实，不相倾也。此则无所从生而各病其病，但求其经而取之。

凡刺之属，三刺至谷气，邪辟妄合，阴阳易居，逆顺相反，沉浮异处，四时不得，稽留淫泆，须针而去。

三刺义如下文，“邪辟妄合”等六句，详言病变也。凡此者皆须用针，治以三刺之法，则诸病可去也。

故一刺则阳邪出，

补刺之，在于浅近，故可出阳分之邪。

再刺则阴邪出，

再刺之，在于深远，故可出阴分之邪。

三刺则谷气至，谷气至而止。所谓谷气至者，已补而实，已泻而虚，故以知谷气至也。

三刺之，在候谷气。谷气者，元气也。“止”，出针也。盖邪气来也紧而疾，谷气来也徐而和，必邪气去而后谷气至。故已补而实则虚者坚，已泻而虚则坚者软，是以知谷气之至也。

邪气独去者，阴与阳未能调，而病知愈也。故曰补则实，泻则虚，痛虽不随针，病必衰去矣。

谷气至者，知邪气之去也。虽阴阳经气未见即调，而病则已愈，故上文曰补则实，泻则虚，病必衰去矣。

类经二十卷

针　刺　类

十七、五变五腧[①]，刺应五时。

（《灵枢·顺气一日分为四时篇》）

黄帝曰："余闻刺有五变，以主五腧，愿闻其数。"岐伯曰："人有五脏，五脏有五变，五变有五腧，故五五二十五腧，以应五时。"黄帝曰："愿闻五变。"岐伯曰："肝为牡脏，其色青，其时春，其音角，其味酸，其日甲乙；

肝属木，为阴中之少阳，故曰牡脏。

心为牡脏，其色赤，其时夏，其日丙丁，其音徵，其味苦；

心属火，为阳中之太阳，故曰牡脏。

脾为牝脏，其色黄，其时长夏，其日戊己，其音宫，其味甘；

脾属土，为阴中之至阴，故曰牝脏。

肺为牝脏，其色白，其音商，其时秋，其日庚辛，其味辛；

肺属金，为阳中之少阴，故曰牝脏。

肾为牝脏，其色黑，其时冬，其日壬癸，其音羽，其

---

① 国中按："腧"，原文作"输"，乃同音假借，本篇中"输"，均应作"腧"，故改之，《灵枢》中此例甚多，一并改之。后同。

味咸。是为五变。”

肾属水，为阴中之太阴，故曰牝脏。

按：五脏配合五行，而惟肝、心为牡脏，脾肺肾皆为牝脏，盖木火为阳，土金水皆为阴也。

黄帝曰：“以主五腧奈何？”

此言五输之主五时也。本节缺岐伯曰三字。

“脏主冬，冬刺井；

五脏主藏，其气应冬，井之气深，亦应乎冬，故凡病之在脏者，当取各经之井穴也。

色主春，春刺荥；

五色蕃华，其气应春，荥穴气微，亦应乎春，故凡病现于色者，当取各经之荥也。

时主夏，夏刺腧；

五时长养，其气应夏，腧穴气盛，亦应乎夏，故凡病之时作时止者，当取各经之腧也。

音主长夏，长夏刺经；

五音繁盛，气应长夏，经穴正盛，亦应长夏，故凡病在声音者，当取各经之经也。

味主秋，秋刺合。

五味成熟，以养五脏，其气应秋，合穴气敛，亦应乎秋，故凡经满而血者、病在胃及因饮食内伤者，当取各经之合也。按：本篇五时之刺以应五腧，谓冬刺井、春刺荥、夏刺腧、长夏刺经、秋刺合者，以井应冬、荥应春、腧应夏、经应长夏、合应秋也。如《本腧》、《四时气》、《水热穴》等论所载皆同，不可易者。考之《六十五难》曰：“井者，东方春；合者，北方冬也。”《七十四难》曰：“经言春刺井，夏刺荥，季夏刺腧，秋刺经，冬刺合。”皆与本经不合，必《难经》之误也，当以本经为正，不可不辨。

是谓五变，以主五腧。”

五变各应五腧，是谓五五二十五腧。

黄帝曰：“诸原安合以致六腧？”

五脏五腧之外，六腑尚有原穴，是为六腧，故问其所合之义。

岐伯曰：“原独不应五时，以经合之，以应其数，故六六三十六腧。”

上文只言五脏五腧以应五时，而不及六腑之原者，盖原合于经，不复应时，如长夏之刺经，则原在其中，应其数矣，是即六腑之六腧也。按：《本腧篇》所载六腑之原，在《九针十二原篇》即谓之腧，故《六十六难》曰以腧为原也。后世针灸诸书宗之，皆言阳经之腧即为原，故治腧即所以治原；阴经之腧并于原，故治原即所以治腧。今此节云以经合之，以应其数，然则经原腧三穴相邻，经亦可以代原矣。详义见经络类十五、十六章及《图翼》四卷《十二原解》中。

黄帝曰：“何谓脏主冬，时主夏，音主长夏，味主秋，色主春？愿闻其故。”岐伯曰：“病在脏者，取之井；病变于色者，取之荥；病时间时甚者，取之腧；病变于音者，取之经；经满而血者，病在胃，及以饮食不节得病者，取之于合，故命曰味主合。是谓五病也。”

此申明上文之义也，注如前。

十八、四时之刺

（《灵枢·本腧篇、四时气篇》，《素问·水热穴论》、《灵枢·寒热病篇、终始篇》）

春取络脉诸荥，大经分肉之间，甚者深取之，间者浅

取之。

（《灵枢·本腧篇》）此下言经络浅深，兼诸腧而分主四时也。“络脉”者，十二经之大络，如手太阳列缺之类是也。“诸荥”者，十二经之荥穴，如手太阴鱼际之类是也。络浅荥微，皆应春气。春以少阳之令，将升未升，其气在中，故刺之者在络在荥，皆中取于大经分肉之间，因其间甚而可深可浅也。

夏取诸腧孙络，肌肉皮肤之上。

“诸腧”者，十二经之腧穴，如手太阴经太渊之类是也。络之小者为孙络，皆应夏气。夏以老阳之令，阳盛于外，故宜浅刺于诸腧孙络，及肌肉皮肤之上也。

秋取诸合，余如春法。

“诸合”者，十二经之合穴，如手太阳尺泽之类是也。诸合应秋，故宜取之。秋以少阴之令，将降未降，气亦在中，故余如春法，谓亦宜中取于大经分肉之间，而可浅可深也。

冬取诸井诸腧之分，欲深而留之。

“诸井”者，十二经之井穴，如手太阴少商之类是也。“诸腧”者，脏腑之腧，如肺腧、心腧之类是也，非上文五腧之谓。诸井诸腧，皆主冬气。冬以老阴之令，阳气伏藏，故宜取井腧，欲其深而久留之也。

此四时之序，气之所处，病之所舍，脏之所宜。”

“处”，上声，谓气之所居也。

黄帝问于岐伯曰：“夫四时之气，各不同形，百病之起，皆有所生，灸刺之道，何者为定？”

（《灵枢·四时气篇》）“定”，一本作宝。

岐伯答曰：“四时之气，各有所在，灸刺之道，得气穴

为定。

时气所在，即气穴也。

故春取经，血脉分肉之间，甚者深刺之，间者浅刺之。

春取经，即前篇大经分肉之间也。甚者深，间者浅，义俱如前。

夏取盛经孙络，取分间，绝皮肤。

盛经孙络，皆阳分也。

秋取经腧，邪在腑，取之合。冬取井荥，必深以留之。”

邪在腑，谓秋阴未盛，阳邪犹在阳分也。本篇详义见下文。

帝曰：“春取络脉分肉何也？”

（《素问·水热穴论》）本论之义，即所以释前篇也。

岐伯曰：“春者木始治，肝气始生，肝气急，其风疾，经脉常深，其气少，不能深入，故取络脉分肉间。”

春属木，木应肝，肝主风。春刺络者，刺肝邪也，风木之邪虽为急疾，然春本柔，将达于外，经脉常深，邪非深入，故当取络脉之穴如前篇，及分肉间也。

帝曰：“夏取盛经分腠何也？”岐伯曰：“夏者火始治，心气始长，脉瘦气弱，阳气流溢，热熏分腠，内至于经，故取盛经分腠，绝肤而病去者，邪居浅也。

夏属火，火应心，心主热。夏令阳浮于外，热熏分腠，气在盛经孙络之间。故夏取盛经分腠者，治在阳分，所以去心邪也。

所谓盛经者，阳脉也。”

谓手足三阳及十二经之经穴，如手太阴经渠之类，凡夏气所在者，即阳脉者。

帝曰："秋取经腧何也?"岐伯曰："秋者金始治，肺将收杀，金将胜火，阳气在合，阴气初胜，湿气及体。

经腧者，诸经之经穴，腧穴也。腧应夏，经应长夏，皆阳分之穴。秋属金，金应肺，令主收杀，其时金将胜火，阳气尚在诸经之合，阳气初衰，阴气初胜，故寒湿之气及体。

阴气未盛，未能深人，故取腧以泻阴邪，取合以虚阳邪，阳气始衰，故取于合。"

阴气未深，犹在阳分，故取经腧以泻阴邪。阳气始衰，邪将收敛，故取合穴以虚阳邪也。皇甫士安云："是谓始秋之治变。"

帝曰："冬取井荥何也?"岐伯曰："冬者水始治，肾方闭，阳气衰，少阴气坚盛，巨阳伏沉，阳脉乃去，

井应冬，荥应春也。冬属水，水主肾，水旺于冬，其气闭藏也。"少阴"，肾也。"巨阳"，膀胱也。二经表里，阴气方盛，所以阳脉衰去。

故取井以下阴逆，取荥以实阳气。

"取井以下阴逆"，抑有余也；"取荥以实阳气"，扶不足也。

故曰：'冬取井荥，春不鼽衄'，此之谓也。"

皇甫士安云："是为初冬之治变"。"鼽"，音求。

春取络脉，夏取分腠，秋取气口，冬取经腧，

（《灵枢·寒热病篇》）春夏之取，与前《四时气篇》、《水热穴论》皆同。"秋取气口"者，手太阴肺脉，应秋金也。"冬取经腧"者，经穴通脏气，脏主冬也。

凡此四时，各以时为齐。

"齐"，义见下文。

络脉治皮肤，分腠治肌肉，气口治筋脉，经腧治骨髓。

络脉浮浅，故治皮肤；分腠有理，故治肌肉。气口者脉之大会，故治筋脉；经腧连脏，故治骨髓。按：此言经腧者，总言经穴也，非上文经腧之谓。盖彼以五腧言，故云秋取经腧，冬取井荥；此以内外言，故云络脉治皮肤，经腧治骨髓也。当解其意。

春气在毛，夏气在皮肤，秋气在分肉，冬气在筋骨，

(《灵枢·终始篇》）此言病气之中人，随时气而为深浅也。按：《四时刺逆顺论》曰："春气在经脉，夏气在孙络，长夏气在肌肉，秋气在皮肤，冬气在骨髓中。"与本篇若异者何也，盖本篇言病邪之应时令，有表有里；《四时刺逆顺论》言人气之合天地，有升有降。义本不同，非矛盾也。详见下章。

刺此病者，各以其时为齐。

"齐"，剂同。药曰药剂，针曰砭剂也。春夏阳气在上，故取毫毛皮肤，则浅其针；秋冬阳气在下，故取分肉筋骨，则深其针，是以时为剂也。

故刺肥人者，以秋冬之齐；刺瘦人者，以春夏之齐。

此又于四时之中，而言肥瘦之异也。肥人肉厚，浅之则不及，故宜秋冬之齐。瘦人肉薄，深之则太过，故宜春夏之齐也。

十九、刺分四时、逆则为害。

(《素问·诊要经终论、四时刺逆顺论》)

黄帝问曰："诊要何如?"

(《素问·诊要经终篇》)

岐伯对曰："正月、二月，天气始方，地气始发，人气在肝；

"方"，谓气方升也，岁方首也，人事方与也。"发"。万物发生也。肝属木，气应春，故人气在肝。

三月、四月，天气正方，地气定发，人气在脾；

"正方"，谓时气正升，岁事正新也。"定发"，专于发生也。此时天地之气，自下而升，土居升降之中而脾应之，故人气在脾。

五月、六月，天气盛，地气高，人气在头；

盛夏阳升之极，故人气应之在头。

七月、八月，阴气始杀，人气在肺；

气升则物生，气降则物死。此时天气渐降，清秋当令，阴气始杀，万物人气自头而降，肺金应之，故人气在肺。

九月、十月，阴气始冰，地气始闭，人气在心；

自秋入冬，阴气始凝，心气始闭，阳气在中，故人气在心。

十一月、十二月，冰复，地气合，人气在肾。

"复"，言其重，寒凝之甚也。斯时阳气深伏于下，故人气在肾。

故春刺散腧，及与分理，血出而止，甚者传气，间者

环也”

按《四时刺逆顺论》曰：“春气在经脉。”此散腧者，即诸经之散穴也，义如下文。“分理”，肌肉分理也。春宜疏达，故欲血出而止。“传”，布散也。“环”，周也。病甚者，针宜久留，故必待其传气。病稍间者，但候其气行一周于身，约二刻许，可止针也。

夏刺络腧，见血而止，尽气闭环，痛病必下；

“络腧”，谓诸经浮络之穴，以夏气在孙络也。夏宜宣泄，故必见血而止。“尽气”，尽去其邪血邪气也。“闭环”，谓去针闭穴，须气行一周之顷也。凡有痛病，必退下矣。

秋刺皮肤循理，上下同法，神变而止；

“循理”，循分肉之理也。上言手经，下言足经，刺皆同法。秋气在皮肤，邪犹未深，故但察其神气变易，异于未刺之前，可止针矣。

冬刺腧窍于分理，甚者直下，间在散下。

孔穴之深者曰窍。冬气在骨髓中，故当深取腧窍于分理间也。甚者直下，察邪所在而直取其深处也。间者散下，或左右上下，散布其针而稍宜缓也。

春夏秋冬，各有所刺，法其所在。

上文十二月言气之升降，此四季言气之深浅，故各有所刺，法其所在。

春刺夏分，脉乱气微，入淫骨髓，病不能愈，令人不嗜食，又且少气；

此下言四时之误刺也。春刺孙络，是春刺夏分也。夏应心，心主脉，故脉乱气微。肾水受气于夏，肾主骨，故入淫于骨髓。心火微则胃土失其所养，故不嗜食。不嗜食，故少气也。

春刺秋分，筋挛逆气，环为咳嗽，病不愈，令人时惊，又且哭；

春刺皮肤，是刺秋分也。肝木受气于秋，肝主筋，故筋挛也。逆气者，肝气上逆也。“环”，周也。秋应肺，故气周及肺，为咳嗽也。肝主惊，故时惊。肺主悲忧，故又且哭。

春刺冬分，邪气着脏，令人胀病不愈，又且欲言语。

春刺骨髓，是春刺冬分也。冬应肾，肾伤则邪气内侵而着脏，故令人胀。火受气于冬，心属火而主言，故且欲言语也。

夏刺春分，病不愈，令人懈惰；

夏刺经腧，是夏刺春分也。肝应春，其主筋，伤其肝气，故令人筋力懈惰。

夏刺秋分，病不愈，令人心中欲无言，惕惕如人将捕之；

夏刺秋分，伤其肺也，肺气不足，故令人欲无言。惕惕如人将捕之者，恐也，恐为肾之志，肺金受伤，病及其子，故亦虚而恐也。

夏刺冬分，病不愈，令人少气，时欲怒。

夏伤其肾，则精虚不能化气，故令人少气。水亏则木失所养而肝气强急，故时欲怒也。

秋刺春分，病不已，令人惕然欲有所为，起而忘之；

秋刺春分，伤肝气也。心失其母则神有不足，故令人惕然，且善忘也。

秋刺夏分，病不已，令人益嗜卧，又且善梦；

秋刺夏分，则心气少而脾气孤。脾虚则倦而嗜卧，心虚则神不安而善梦。

秋刺冬分，病不已，令人洒洒时寒。

秋刺冬分，误伤肾阴，则精气耗散，故令人洒洒寒慄也。

冬刺春分，病不已，令人欲卧不能眠，眠而有见；

肝藏魂，肝气受伤则神魂散乱，故令人欲卧不能眠，或眠而有见，谓怪异等物也。

冬刺夏分，病不愈，气上，发为诸痹；

心应夏，其主血脉，脉伤则邪气乘虚客之，故发为诸痹。

冬刺秋分，病不已，令人善渴。

刺伤肺金，必亏肾水，故令人善渴。

凡刺胸腹者，必避五脏。

此下言刺害也。五脏伤则五神去，神去则死矣，故凡刺胸腹者，必避五脏。

中心者环死，中脾者五日死，中肾者七日死，中肺者五日死。

“环”，周一日也。此节只言四脏，独不及肝，必脱简耳。按：《刺禁论》所言五脏死期，尤为详悉，但与本节稍有不同，见本类后六十四。

中膈者皆为伤中，其病虽愈，不过一岁必死。

“膈膜”，前齐鸠尾，后齐十一椎。心肺居于膈上，肝肾居于膈下，脾居在下，近于膈间。膈者，所以隔清浊、分上下而限五脏也。五脏之气，分主四季，若伤其膈，则脏气阴阳相乱，是为伤中，故不出一年死。

刺避五脏者，知逆顺也。所谓顺者，膈与脾肾之处，不知者反之。

膈连胸胁四周，脾居于中，肾着于脊，知而避之者为顺，不知者为逆，是谓反也。

刺胸腹者，必以布憿着之，乃从单布上刺，

此下言刺法也。胸腹虚浅近脏，故必以布憿着之而后刺，所以护心腹，慎风寒也。“憿”，音皎，布也。“着”，音灼，被服也。

刺之不愈复刺。

以平为期也。

刺针必肃，

敬谨毋忽也。

刺肿摇针，

摇大其窍，泻之速也。

经刺勿摇，

恐泄其气也。

此刺之道也。

是故春气在经脉，夏气在孙络，长夏气在肌肉，秋气在皮肤，冬气在骨髓中。”

（《素问·四时刺逆顺论》）

帝曰：“余愿闻其故。”岐伯曰：“春者，天气始开，地气始泄，冻解冰释，水行经通，故人气在脉；

春时天地气动，水泉流行，故人气亦在经脉。

夏者，经满气溢，入孙络受血，皮肤充实；

夏时气盛，故溢入孙络而充皮肤，所以人气在孙络。

长夏者，经络皆盛，内溢肌中；

六月建未，是为长夏土胜之时，经络皆盛，所以人气在肌肉中。

秋者，天气始收，腠理闭塞，皮肤引急；

秋气始收，腠理始闭，所以人气在皮肤。

冬者，盖藏，血气在中，内着骨髓，通于五脏。

冬气伏藏，内通五脏，所以人气在骨髓中。

是故邪气者，常随四时之气血而入客也，至其变化，不可为度，然必顺其经气，辟除其邪，除其邪则乱气不生。”

时气迁变，病必随之。察病气，顺经气，以辟除其邪，邪去气调，故不致生乱矣。

帝曰：“逆四时而生乱气奈何？”

此下言刺逆四时也。

岐伯曰：“春刺络脉，血气外溢，令人少气；

此春刺夏分也。夏气未至，先夺于外，故令血气外溢而少气血。

春刺肌肉，血气环逆，令人上气；

此春刺长夏也。春时木旺，土气本虚，复刺肌肉，重伤脾元，血气环周皆逆，不相运行，故为喘满上气。按：本篇与前《诊要经终论》者义同文异，但彼分四时，此分五时，故有刺肌肉之谓。然本篇春夏冬三时，皆关刺秋分皮肤等义，意者以长夏近秋，故取肌肉，即所以刺秋分也。后仿此。

春刺筋骨，血气内着，令人腹胀。

此春刺冬分也。春气发越，而复深取筋骨以伤其阴，故血气内着，令人腹胀。

夏刺经脉，血气乃竭，令人解㑊；

误刺经脉，所以血气内竭。解㑊者，形迹困倦，莫可名之之谓。“㑊”，音迹。

夏刺肌肉，血气内却，令人善恐；

长夏未至而先夺其气，所以血气却弱，故令人善恐。

夏刺筋骨，血气上逆，令人善怒。

夏刺冬分，则阴虚于内，阳胜于外，故令人血气逆而善怒。

秋刺经脉，血气上逆，令人善忘；

心主脉，误刺经脉则心气虚，故令人善忘。

秋刺络脉，气不卫外，令人卧不欲动；

秋时收敛，气已去络而复刺之，则气虚不能卫外。气属阳，阳虚故卧不欲动。

秋刺筋骨，血气内散，令人寒慄。

秋气未至筋骨而深刺之，则血气内散而中气虚，所以寒慄。

冬刺经脉，血气皆脱，令人目不明；

诸脉者皆属于目，冬刺经脉，预夺之也，故令人血气脱而目不明。

冬刺络脉，内气外泄，留为大痹；

当阳气伏藏之时，而刺其阳分，则阳气外泄。阳虚阴胜，故留为大痹。

冬刺肌肉，阳气竭绝，令人善忘。

冬时刺其夏之气，故阳气竭绝。阳气者精则养神，阳虚则神衰，所以善忘。

凡此四时刺者，大逆之病，不可不顺也，反之则生乱气，相淫病焉。

刺失四时，是为大逆，此时气之不可不顺也。若反而为之，必生乱气，故相淫为病。

凡刺不知四时之经，病之所生，以顺为逆，正气内乱，与精相迫，必审九候，正气不乱，精气不转。”

“迫”，邪正相迫也。九候各有其部，必审明病之所在，顺而刺之，庶正气不乱，精气不致转变矣。

帝曰："善！刺五脏，中心一日死，其动为噫；中肝五日死，其动为语；中肺三日死，其动为咳；中肾六日死，其动为嚏欠；中脾十日死，其动为吞。

此节义与《刺禁论》同，但多一欠字，详见本类后六十四。

刺伤人五脏必死，其动则依其脏之所变候，知其死也。"

"动"，变动也。见其变动之候，则识其伤在某脏，故可知其死期。

二十、肥瘦婴壮，逆顺之刺。

（《灵枢·逆顺肥瘦篇》全）

黄帝问于岐伯曰："余闻针道于夫子众多毕悉矣，夫子之道，应若失而据未有坚然者也，夫子之问学熟乎？将审察于物而心生之乎？"

"应若失而据未有坚然者"，言随应而解，若无坚据之难破者也。

岐伯曰："圣人之为道者，上合于天，下合于地，中合于人事，必有明法，以起度数法式检押，乃后可传焉。故匠人不能释尺寸而意短长，废绳墨而起平水也；工人不能置规而为圆，去矩而为方。知用此者，固自然之物，易用之教，逆顺之常也。"

"检押"，规则也。有法有则以防其错乱，乃可传于后世焉。物之平者，莫过于水，故曰平水。此言圣人之道，合于三才，工匠之巧，成于规矩，固皆出于自然之理。知自然之妙者，是谓易用之教，逆顺之常也。

黄帝曰："愿闻自然奈何？"岐伯曰："临深决水，不用功力而水可竭也，循掘决冲而经可通也。此言气之滑涩，血之清浊，行之逆顺也。"

水有通塞，气有滑涩，血有清浊，行有逆顺。决水通经，皆因其势而利导之耳。宜通宜塞，必顺其宜，是得自然之道也。

黄帝曰："愿闻人之白黑肥瘦小长，各有数乎？

人之形质不同，刺法亦有异也。

岐伯曰："年质壮大，血气充盈，肤革坚固，因加以邪，刺此者深而留之，此肥人也。

年大者气血正盛，故与肥壮之人同其法。

广肩腋，项肉薄，厚皮而黑色，唇临临然，其血黑以浊，其气涩以迟，其为人也，贪于取与，刺此者深而留之，多益其数也。

"临临"，下垂貌，唇厚质浊之谓。"多益其数"，即久留也。

黄帝曰："刺瘦人奈何？"岐伯曰："瘦人者皮薄色少，肉廉廉然，薄唇轻言，其血清气滑，易脱于气，易损于血，刺此者浅而疾之。"

"廉"，薄也。"薄唇轻言"，肉瘦气少也。若此者，刺不宜过，恐其脱损气血，故必浅入其针而速去之也。

黄帝曰："刺常人奈何？"岐伯曰："视其白黑，各为调之。其端正敦厚者，其血气和调，刺此者无失常数也。"

"常人"者，不瘦不肥之人也。"视其白黑者"，白色多清，宜同瘦人，黑色多浊，宜同肥人，而调其数也。"其端正敦厚者"，是即常人之度，当调以常数。《经水篇》曰："足阳明刺深六分，留十呼；足太阳深五分，留七呼；足少阳深四分，留五呼；足少阴深三分，留四呼；足太阴深二分，留三呼；足厥阴深一分，留二呼。手之阴阳，其受气之道近，其气之来疾，其刺深者皆无过二分，其留皆无过一呼。其少长大小肥瘦，以心料之。此即常数之谓，而用当酌其宜也。

黄帝曰："刺壮士真骨者奈何?"岐伯曰："刺壮士真骨，坚肉缓节监监然。此人重则气涩血浊，刺此者深而留之，多益其数；劲则气滑血清，刺此者浅而疾之。"

壮士之骨多坚刚，故曰真骨。"监监"，坚固貌。壮士之辨有二：若坚肉缓节、不好动而安重者，必气涩血浊，此宜深刺久留，同肥人之数也；若劲急易发者，必气滑血清，此宜浅刺疾去之，同瘦人之数也。

黄帝曰："刺婴儿奈何?"岐伯曰："婴儿者，其肉脆血少气弱，刺此者以毫针，浅刺而疾发针，日再可也。"

婴儿血少气弱，故但宜毫针，以浅而速，若邪有未尽，宁日加再刺，不可深而久也。

黄帝曰："临深决水奈何?"岐伯曰："血清气浊，疾泻之则气竭焉。"

"浊"，作"滑"。血清气滑者，犹临深决水，泄之最易，宜从缓治可也。若疾泻之，必致真气皆竭矣。

黄帝曰："循掘决冲奈何?"岐伯曰："血浊气涩，疾泻之则经可通也。"

"血浊气涩"者，犹循掘决冲，必借人力，但疾泻之，其经可通也，

黄帝曰："脉行之逆顺奈何?"岐伯曰："手之三阴，从

脏走手；手之三阳，从手走头。足之三阳，从头走足；足之三阴，从足走腹。”

“手之三阴从脏走手”者；太阴肺经，从脏出中府，而走大指之少商；少阴心经，从脏出极泉，而走小指之少冲；厥阴心主经，从脏出天池，而走中指之中冲也。“手之三阳，从手走头”者；阳明大肠经，从次指商阳，而走头之迎香；太阳小肠经，从小指小泽，而走头之听宫；少阳三焦经，从名指关冲，而走头之丝竹孔也。“足之三阳从头走足”者；太阳膀胱经，从头之睛明，而走足小趾之至阴；阳明胃经，从头之承泣，而走足次趾之厉兑；少阳胆经，从头之瞳子髎，而走足四趾之窍阴也。“足之三阴，从足走腹”者；太阴脾经，从大趾隐白走腹，而上于大包；少阴肾经，从足心涌泉走腹，而上于腧府；厥阴肝经，从足大趾大敦，而走腹之期门也。凡手之三阴，自脏走手为顺，自手而脏则逆；手之三阳，自手走头为顺，自头而手则逆。足之三阴，自足走腹为顺，自腹而足则逆；足之三阳，自头走足为顺，自足而头则逆。此经之所以有逆顺，而刺之所以有迎随也。

黄帝曰：“少阴之脉独下行何也?”

足之三阴，从足走腹，皆自下而上；独少阴之脉若有下行者，乃冲脉也。详如下文。

岐伯曰：“不然。夫冲脉者，五脏六腑之海也，五脏六腑皆禀焉。其上者，出于颃颡，渗诸阳，灌诸精。

冲脉起于胞中，为十二经精血之海，故五脏六腑皆禀焉。其上行者，输在于大杼，足太阳经也，故出于颃颡，主渗灌诸阳之精。

其下者，注少阴之大络，出于气街，循阴股内廉，入

腘中，伏行骭骨内，下至内踝之后属而别，其下者并于少阴之经渗三阴；

其下行者，并少阴之大络，出阳明之气街，由股入足，至内踝之后属。其别而下者，自少阴以渗及肝脾二经，是为三阴，此其所以下行也。“骭”，音干，胫骨也。

其前者伏行出跗属下，循跗入大趾间，渗诸络而温肌肉。

“跗属”，足掌属也。“渗诸络而温肌肉”，《动腧篇》作“注诸络以温足胫”。上三节与《动腧篇》大同，详经络类十三。

故别络结则跗上不动，不动则厥，厥则寒矣。”

冲脉为十二经之海，故能温肌肉，温足胫，皆冲脉之气也。若冲脉之络因邪而结，则跗上之经不动而为厥为寒者，亦冲脉之所致也。

黄帝曰：“何以明之？”岐伯曰：“以言导之，切而验之，其非必动，然后乃可明逆顺之行也。”

何以明者，恐人因厥而疑畏也。故必先导以言，次切其脉，其有素所必动而今则非者，如冲阳、太溪、太冲等脉，当动不动，乃可知其不动者为逆，动者为顺，而其厥逆微甚可以明矣。

黄帝曰：“窘乎哉圣人之为道也！明于日月，微于毫厘，其非夫子，孰能道之也？”

二十一、血络之刺，其应有异。

（《灵枢·血络论》全）

黄帝曰："愿闻其奇邪而不在经者。"岐伯曰："血络是也。"

"奇邪"，即《缪刺论》所谓奇病也。在络不在经，行无常处，故曰奇邪。

黄帝曰："刺血络而仆者何也？血出而射者何也？血少黑而浊者何也？血出清而半为汁者何也？发针而肿者何也？血出若多若少而面色苍苍者何也？发针而面色不变而烦悗者何也？多出血而不动摇者何也？愿闻其故。"

"悗"，母本切，闷乱也。

岐伯曰："脉气盛而血虚者，刺之则脱气，脱气则仆。

气虽盛而血则虚者，若泻其气，则阴阳俱脱，故为仆倒。

血气俱盛而阴气多者，其血滑，刺之则射。

血出而能射者，阴中之气使之也，故曰血气俱盛。

阳气蓄积，久留而不泻者，其血黑以浊，故不能射。

阳气久留不泻，则阳邪日盛，阴血日枯，故血黑以浊，所出不多，不能射也。

新饮而液渗于络，而未合和于血也，故血出而汁别焉。

新饮入胃，未及变化而渗于络，故血汁相半。

其不新饮者，身中有水，久则为肿，阴气积于阳，其气因于络，故刺之血未出而气先行，故肿。

水在肌表而因于络，阴气积于阳分也，刺之血未出而气先行，阴滞于阳而不易散也，所以为肿。

阴阳之气，其新相得而未和合，因而泻之，则阴阳俱脱，表里相离，故脱色而苍苍然。

新相得而未和合者，言血气初调，营卫甫[①]定也。当此之时，根本未固，而妄施以泻，则阴阳表里俱致脱离，而衰危之色故现于面也。

刺之血出多、色不变而烦悗者，刺络而虚经，虚经之属于阴者阴脱，故烦悗。

取血者，刺其络也。若出血过多，必虚及于经。经之属阴者主脏，脏虚则阴脱，故为烦悗。

阴阳相得而合为痹者，此为内溢于经，外注于络，如是者阴阳俱有余，虽多出血而弗能虚也。"

阴阳相得，言表里之邪相合也。经络之病俱有余，虽多出血，皆邪气耳，故弗能虚。

黄帝曰："相之柰何？"岐伯曰："血脉者，盛坚横以赤，上下无常处，小者如针，大者如筯，则而泻之万全也。故无失数矣；失数而反，各如其度。"

"相"，视也。视其血络盛而且坚，及横以赤者，或上或下、或小或大者，皆当因其微甚则而泻之，泻有则度，故可万全，无失于刺络之术数矣。若失其数而反其法，则为仆，为脱，为虚，为肿等症，各如刺度以相应也。

黄帝曰："针入而肉着者何也？"岐伯曰："热气因于针则针热，热则肉着于针，故坚焉。"

"肉着"者，吸着于针也。针入而热，肉必附之，故坚

---

① 国中按："甫"字之义，古有"始、方、才"之用。《老子·二十一章》云："以阅众甫"，河上公注云："甫，始也。"《资治通鉴·唐纪五》云："甫过日中"，胡三省注云："甫，才也。"本句"甫定"，可译为"始定、才定、方定"均可。

涩难转，而坚不可拔也。

二十二、行针血气六不同

（《灵枢·行针篇》全）

黄帝问于岐伯曰："余闻九针于夫子，而行之于百姓，百姓之血气各不同形，或神动而气先针行，或气与针相逢，或针已出气独行，或数刺乃知，或发针而气逆，或数刺病益剧。凡此六者，各不同形，愿闻其方。"

言受针之人，有此六者之异。

岐伯曰："重阳之人，其神易动，其气易往也。"黄帝曰："何谓重阳之人？"岐伯曰："重阳之人，熇熇高高，言语善疾，举足善高，心肺之脏气有余，阳气滑盛而扬，故神动而气先行。

"重阳之人"，阳胜者也。"熇熇"，明盛貌。"高高"，不屈之谓。心肺为二阳之脏，阳气滑盛而扬，故神易于动，气先针而行也。"熇"，郝、枵二音；又，呼木切。

黄帝曰："重阳之人而神不先行者何也？"岐伯曰："此人颇有阴者也。"黄帝曰："何以知其颇有阴也？"岐伯曰："多阳者多喜，多阴者多怒，数怒者易解，故曰颇有阴，其阴阳之离合难，故其神不能先行也。"

光明爽朗，阳之德也；沉滞抑郁，阴之性也。故多阳则多喜，多阴则多怒。然数怒者，颇有阴也。易解者，本乎阳也。阳中有阴，未免阳为阴累，故其离合难，而神不能先行也。

黄帝曰："其气与针相逢奈何？"岐伯曰："阴阳和调，

而血气淖泽滑利，故针入而气出，疾而相逢也。”

相逢者，针入气即至，言其应之速也。“淖”，乃到切。

黄帝曰：“针已出而气独行者，何气使然？”岐伯曰：“其阴气多而阳气少，阴气沉，而阳气浮者内藏，故针已出，气乃随其后，故独行也。”

阴性迟缓，其气内藏，故阴多于阳者，其针已出，气乃随后而独行也。

黄帝曰：“数刺乃知，何气使然？”岐伯曰：“此人之多阴而少阳，其气沉而气往难，故数刺乃知也。”

此亦阴滞，故气往为难。“往”，至也。较之上节，则此为更甚耳。

黄帝曰：“针入而气逆者，何气使然？”岐伯曰：“其气逆，与其数刺病益甚者，非阴阳之气浮沉之势也，此皆粗之所败，工之所失，其形气无过焉。”

逆顺弗失，何至气逆？补泻得宜，何以病益甚？凡若此者，乃医之所败所失，非阴阳表里形气之过也。

二十三、持针从舍屈折，少阴无腧。

（《灵枢·邪客篇》）

黄帝问于岐伯曰：“余愿闻持针之数，纳针之理，从舍[①]之意，扞皮开腠理奈何？脉之屈折出入之处，焉至而出？焉至而止？焉至而徐？焉至而疾？焉至而入，六腑之腧于身者，余愿尽闻。少叙别离之处，离而入阴，别而入

---

① 国中按：“从”，原文作“纵”，古“从、纵”同韵，互借互用，笔者品味经义，此文中之“纵”，当作“从”，故改之。后同。

阳，此何道而从行？愿尽闻其方。”岐伯曰：“帝之所问，针道毕矣。”黄帝曰：“愿卒闻之。”

“出、止、徐、疾、入”，即五腧之义。“别离之处”，言经络之支别离合也。“扞”，音旱。

岐伯曰：“手太阴之脉，出于大指之端；内屈，循白肉际，至本节之后太渊，留以澹；外屈，上于本节之下；内屈，与阴诸络会于鱼际，数脉并注，其气滑利，伏行壅骨之下；外屈，出于寸口而行，上至于肘内廉，入于大筋之下；内屈，上行臑阴，入腋下；内屈，走肺。此顺行逆数之屈折也。

此下二节，皆言五腧之屈折也。大指之端，少商井也；内屈，循白肉际，至本节之后，太渊腧也。凡人身经脉阴阳，以紫白肉际为界，紫者在外属阳分，白者在内属阴分，大概皆然。“澹”，水摇貌。脉至太渊而动，故曰留以澹也。从此外屈上于本节之下，内屈与诸阴络会于鱼际荥也。诸阴皆会于此，故数脉并注，其气滑利，伏行掌后高骨之下；外屈，出寸口而行经渠经也；上至肘内廉，入于大筋之下，尺泽合也。乃由此内屈臑阴，入腋走肺。然肺经之脉，从脏走手为顺，此则从手数至脏，故为顺行逆数之屈折。

心主之脉，出于中指之端；内屈，循中指内廉以上，留于掌中，伏行两骨之间；外屈，出两筋之间，骨肉之际，其气滑利，上二寸；外屈，出行两筋之间，上至肘内廉，入于小筋之下，留两骨之会，上入于胸中，内络于心脉。”

中指之端，中冲井也；内屈，循中指以上掌中，劳宫荥也；伏行两骨之间，外屈出两筋之间，骨肉之际，大陵腧也；其气滑利，上二寸，外屈，出行两筋之间，间使经也。上至肘内廉，入于小筋之下，留两骨之会者，曲泽合也。由此上入胸中，内络于心脉，乃手厥阴经顺行逆数之屈折。按：本篇于十二经之屈折，独言手太阴、心主二经者，盖欲引正下文少阴无腧之义，故单以膈上二经为言耳。诸经屈折详义，已具《经脉》、《本腧》等篇，故此不必再详也。

黄帝曰："手少阴之脉独无腧何也？"岐伯曰："少阴心脉也，心者五脏六腑之大主也，精神之所舍也，其脏坚固，邪弗能容也，容之则心伤，心伤则神去，神去则死矣。故诸邪之在于心者，皆在于心之包络，包络者心主之脉也，故独无腧焉。"

"手少阴"，心经也。"手厥阴"，心包络经也。经虽分二，脏实一源，但包络在外，为心之卫。心为五脏六腑之大主，乃精神之所居，其脏坚固，邪不可伤，伤及于心，无不死者，故凡诸邪之在心者，皆在心外之包络耳。然心为君主之官，而包络亦心所主，故称为心主。凡治病者，但治包络之腧，即所以治心也，故少阴一经所以独无腧焉。详义出《本腧篇》，见经络类十六。

黄帝曰："少阴独无腧者，不病乎？"岐伯曰："其外经病而脏不病，故独取其经于掌后锐骨之端。其余脉出入屈折，其行之徐疾，皆如手少阴心主之脉行也。故本腧者，皆因其气之虚实徐疾以取之。是谓因冲而泻，因衰而补，如是者，邪气得去，正气坚固，是谓因天之序。"

凡脏腑经络，有是脏则有是经，脏居于内，经行于外。心脏坚固居内，邪弗能容，而经则不能无病，故少阴经病者，当取掌后锐骨之端，即神门腧也。其余脉之出入屈折徐疾，皆如手少阴心主之脉行者，言少阴心主之腧，其行相似，故曰本腧者，言少阴本经之腧，非上文皆在心包之谓也。然则邪在心包脏者，当治心主之腧；邪在少阴经者，当治本经之腧。因其虚实以取之，则邪气去而正气固，乃不失诸经天畀之序也。

按：《本腧篇》所载五脏五腧，六腑六腧，独手少阴经无腧，故此篇特以为问，正欲明心为大主，无容邪伤之义。然既曰无腧，而此节复言取其经于掌后锐骨之端，及如心主脉行本腧等义。可见心脏无病，则治腑无腧；少阴经有病，则治经有腧。故《甲乙经》备载少阴之腧，云“少冲为井，少府为荥，神门为腧，灵道为经，少海为合”，于十二经之腧始全，其义盖本诸此。

黄帝曰：“持针从舍奈何？”

“从”，言从缓。“舍”，言弗用也。

岐伯曰：“必先明知十二经脉之本末，皮肤之寒热，脉之盛衰滑涩。

明此数者，则针之当用不当用，其从舍可知矣。

其脉滑而盛者，病日进；虚而细者，久以持；大以涩者，为痛痹；

此言病气之盛，及元气之虚者，皆难取速效，当从缓治，以渐除之者也。

阴阳如一者，病难治；

表里俱伤，血气皆败者，是为阴阳如一，刺之必反甚，当舍而勿针也。

其本末尚热者，病尚在；

胸腹脏腑为本，经络四肢为末，尚热者，余邪未尽也，宜从缓治。

其热以衰者，其病亦去矣。

可舍针也。

持其尺，察其肉之坚脆、大小、滑涩、寒温、燥湿，因视目之五色，以知五脏而决死生；视其血脉，察其色，以知其寒热痛痹。”

持尺视目义，俱详脉色类。轻重死生于此可决，皆从舍之道也。

黄帝曰：“持针从舍，余未得其意也。”

不惟病形轻重有从舍，而持针之际，其进、止、退、留亦有从舍，未得其详，因而复问。

岐伯曰：“持针之道，欲端以正，安以静，先知虚实而行疾徐，左手执骨，右手循之，无与肉裹，泻欲端以正，补必闭肤，辅针导气，邪得淫泆，正气得居。”

持针之道，宜审而慎，必从和缓从容，庶可无误。故欲端以正，安以静，先知病之虚实，以施疾徐之法，左手执之，右手循之，必中其穴，无中其肉而与肉裹。泻者欲端以正，补者必闭其肤，以手辅针，导引其气，必使邪气淫泆而散，正气得复而居，然后可以去针，此持针从舍之道也。

黄帝曰：“扞皮开腠理奈何？

“扞[①]”，《说文》：“忮也。”谓恐刺伤其皮而开腠理，则奈之何也。

岐伯曰：“因其分肉，左别其肤，微纳而徐端之，适神不散，邪气得去。”

---

① 国中按：“扞”，当作“擀”，读 gǎn，本义作用棍来回碾轧，使东西延展变平。此处指用左手在皮肤上推摩，使开腠理，故下文有“因其分肉，左别其肤”，张氏有“左手循别其肌肤”之注，循，抚摩也。别，分也。此注符合经义，但上举《说文》之解，恐有失经旨，篇首又注“扞”，音旱。虽扞字可写作“捍”，但此处非捍字之义，更无“恐刺伤其皮”之解，当是张氏疏误，读者明鉴。

凡用针者，必因其分肉之理，左手循别其肌肤，右手微纳而徐端之，则自然从容中窾，神不散而邪气去，皮膜亦无伤也。

二十四、六腑之病，取之于合。

（《灵枢·邪气脏腑病形篇》）

黄帝曰："余闻五脏六腑之气，荥腧所入为合，令何道从入？入安连过？愿闻其故。"

五脏六腑皆有五腧，五腧之所入为合，即各经之合穴也。然手之三阳，复有连属上下、气脉相通者，亦谓之合，故此以"入安连过"为问。

岐伯答曰："此阳脉之别入于内，属于腑者也。"

此下言六阳之经，内属于腑，因以明手之三阳，下合在足也。

黄帝曰："荥腧与合，各有名乎？岐伯答曰："荥腧治外经，合治内腑。"

荥腧气脉浮浅，故可治外经之病。合则气脉深入，故可治内腑之病。

黄帝曰："治内腑奈何？"岐伯曰："取之于合。"黄帝曰："合各有名乎？"岐伯答曰："胃合于三里，

"胃"，足阳明也。"三里"，本经所入为合也。

大肠合入于巨虚上廉，

"大肠"，手阳明也。本经之合在曲池，其下腧则合于足阳明之巨虚上廉。

小肠合入于巨虚下廉，

"小肠"，手太阳也。本经之合在小海，其下腧则合于足阳明之巨虚下廉。

三焦合入于委阳，

"三焦"，手少阳也。本经之合在天井，其下腧则合于足太阳之委阳穴。按：大肠、小肠、三焦，皆手三阳之经。然大小肠为下焦之腑，连属于胃，其经虽在上，而气脉不离于下，故合于足阳明之巨虚上下廉。三焦为孤独之腑，其于三部九候无所不统，故经之在上者属手，腧之在下者居足。所以十二经中，惟此手之三阳，乃有下腧。故《本腧篇》曰："大肠小肠，皆属于胃。三焦下腧，在于足小趾之前，少阳之后，出于腘中外廉，名曰委阳。"即此谓也。详经络类十六。

膀胱合入于委中央，

"膀胱"，足太阳也。"委中"，即本经之合。

胆合入于阳陵泉。"

"胆"，足少阳也。"阳陵泉"，即本经之合。

黄帝曰："取之奈何?"岐伯答曰："取之三里者，低跗取之；巨虚者，举足取之；委阳者，屈伸而索之；

委阳在承扶下六寸。"屈伸索之"者，屈其股以察承扶之阴纹，伸其足以度委阳之分寸也。

委中者，屈而取之；阳陵泉者，正竖膝予之齐，下至委阳之阳取之；

"正竖膝予之齐"，谓正身蹲坐，使两膝齐也。"委阳之阳"，当作"委中之阳"，盖委中之外廉，即阳陵泉之次也。"竖"，上主切；"又"，去声。

取诸外经者，揄申而从之。"

"揄"，引也。"申"，明也。取外经者在荥腧，然亦必引正详明，方可从而治也。“揄”，音余。

黄帝曰：“愿闻六腑之病。”岐伯答曰：“面热者，足阳明病；鱼络血者，手阳明病；两跗之上脉竖陷者，足阳明病。此胃脉也。

足阳明之脉，行于面，故为面热；手阳明之脉，行于手鱼之表，故为鱼络血；足面为跗，两跗之上脉，即冲阳也。竖者坚而实，陷者弱而虚，皆足阳明胃脉之病，观下文云“大肠病者与胃同候”，则此胃脉也，盖兼手阳明而言。

大肠病者，肠中切痛而鸣濯濯，冬日重感于寒即泄，当脐而痛，不能久立，与胃同候，取巨虚上廉。

“日”，当作“月”。大肠属胃，故与胃同候。巨虚上廉，大肠合也，故当取之。

胃病者，腹䐜胀，胃脘当心而痛，上支两胁，膈咽不通，饮食不下，取之三里也。

三里乃阳明之合，故胃病者当取之。“䐜”，音嗔。

小肠病者，小腹痛，腰脊控睾而痛，时窘之后，当耳前热，若寒甚，若独肩上热甚，及手小指次指之间热，若脉陷者，此其候也。手太阳病也，取之巨虚下廉。

小肠气化于小腹，后附腰脊，下引睾丸，故为诸痛及不得大小便而时窘之后，盖即疝之属也。耳前、肩上、小指次指之间，皆手太阳之经，故其病如此，其候则脉有陷者。“巨虚下廉”，小肠合也，故当取之。“睾”，音高，阴丸也。

三焦病者，腹气满，小腹尤坚，不得小便，窘急，溢则水留即为胀，候在足太阳之外大络，大络在太阳少阳之间，亦现于脉，取委阳。

三焦受病，则决渎之官失其职，水道不利，故为腹坚满，为小便窘急，为溢则水留而胀也。委阳为三焦下腧，故当取而治之。

膀胱病者，小便偏肿而痛，以手按之，即欲小便而不得，肩上热，若脉陷，及足小趾外廉及胫踝后皆热，若脉陷，取委中央。

此皆膀胱之腑病。取委中央者，足太阳经之合也。

胆病者，善太息，口苦呕宿汁，心下澹澹，恐人将捕之，嗌中吤吤[①]然数唾，在足少阳之本末，亦视其脉之陷下者灸之，其寒热者取阳陵泉。

"澹澹"，失意貌。"吤吤然"，有声也。"本末"者，在腑为本，在经为末也。其脉之陷下者为不足，故宜灸，其寒热者为有邪，故宜取之阳陵泉，即足少阳经之合也。"嗌"，音益。"吤"，音介。

黄帝曰："刺之有道乎？"岐伯答曰："刺此者必中气穴，无中肉节，中气穴则针染于巷，中肉节即皮肤痛。

经气所至，是谓气穴。肉有节界，是谓肉节。"染"，着也。"巷"，道也。中其气穴，则针着脉道，而经络通；失其气穴，则徒伤肉节，而反为痛害矣。"染"，一本作"游"。

补泻反则病益笃。中筋则筋缓，邪气不出，与其正相搏乱而不去，反还内着，用针不审，以顺为逆也。

补泻反用，病必益甚。不中邪而中筋，邪必乘虚反与正气相乱，还着于内，皆以不审逆顺，用针者之罪也。

---

① 国中按："吤吤然"，景岳谓之"有声也。"有失经义。杨上善《太素》云："谓咽嗌之中有物阂也"，此说甚是。如此"吤"，当作"芥"，乃通假字，即"芥蒂"之"芥"，义为"细小之梗塞物。"

二十五、邪在五脏之刺

（《灵枢·五邪篇》全）

邪在肺，则病皮肤痛，寒热，上气喘，汗出，咳动肩背。

皮肤痛而寒热者，皮毛为肺之合也。气喘汗出者，肺主气而腠理疏也。肺为脏腑之华盖，居于膈上，故咳则动及肩背。

取之膺中外腧，

膺中之外腧，云门、中府也，手太阴本经穴。但云门忌深，能令人逆息。

背三节五节之旁，以手疾按之，快然乃刺之，

三椎之旁，肺腧也；五椎之旁，心腧也。皆足太阳经穴。以手疾按其处，觉快爽者，即其真穴，乃可刺之。

取之缺盆中以越之。

“缺盆”，足阳明经穴也。手太阴之脉上出于此，故当取之以散越肺邪，但忌太深，令人逆息。

邪在肝，则两胁中痛，寒中，恶血在内，行善掣节，时脚肿，

两胁中痛，肝之经也。“寒中”，木乘脾胃也。恶血在内，肝所主也。行善牵掣其关节，肝主筋而邪居之也。肝经自足大趾上行内踝，故时为脚肿。

取之行间以引胁下，

“行间”，足厥阴本经之荥，故可以引去肝邪而止胁痛。

补三里以温胃中，

“三里”，足阳明经穴，补以温胃，可去寒中。

取血脉以散恶血，

取肝经血络外现者，可以散在内之恶血。

取耳间青脉以去其掣。

足少阳经循耳前后，足厥阴主诸筋，而与少阳为表里，故取耳间青脉，可以去掣节。

邪在脾胃，则病肌肉痛。阳气有余，阴气不足，则热中善饥；阳气不足，阴气有余，则寒中肠鸣腹痛；阴阳俱有余，若俱不足，则有寒有热。

邪在脾胃则肌肉痛，脾主肌肉也。阳有余则阴不足，阳邪入腑，病在阳明，故为热中善饥。阳不足则阴有余，阴邪入脏，病在太阴，故为寒中肠鸣腹痛。若脾胃之邪气皆盛，阴阳俱有余也；脾胃之正气皆虚，阴阳俱不足也。故有寒有热，随之而现。

皆调于三里。

此足阳明之合，可兼治脾胃之病。

邪在肾，则病骨痛阴痹，阴痹者，按之而不得，腹胀腰痛，大便难，肩背颈项痛，时眩。

肾属少阴而主骨，故其病为骨痛阴痹。又，《至正要大论》阴痹义更详，见运气类二十五。

取之涌泉、昆仑，视有血者尽取之。

涌泉为足少阴之井，昆仑为足太阳之经。按：《经脉篇》以腰脊、肩背、颈项痛，为足太阳病，故当取昆仑。余为少阴病，故当取涌泉。二经表里，凡有血络者皆当取之。

邪在心，则病心痛善悲，时眩仆，视有余不足而调之其腧也。

邪在心者，皆在心之包络，其应补应泻，皆当取手厥阴心主之腧。

二十六、卫气失常，皮肉气血筋骨之刺。

（《灵枢·卫气失常篇》）

黄帝曰："卫气之留于腹中，蓄积不行，郁蕴不得常所，使人支胁胃中满、喘呼逆息者，何以去之？"

卫气者，水谷之悍气也。其气循皮肤之中，分肉之间，熏于肓膜，散于胸腹，此卫气之常也。失其常，则随邪内陷，留于腹中，蓄积不行而郁蕴为病，故《禁服篇》曰："卫气为百病母也。"

伯高曰："其气积于胸中者上取之，积于腹中者下取之，上下皆满者旁取之。"黄帝曰："取之奈何？"伯高对曰："积于上，泻人迎、天突、喉中；

积于上者，为喘呼逆息，故当泻之于上。"人迎"，足阳明经穴。"天突、喉中"，俱任脉穴。"喉中"，即廉泉也。

积于下者，泻三里与气街；

积于腹中者，当泻其下。"三里、气街"，俱足阳明经穴。

上下皆满者，上下取之，与季胁之下一寸，重者鸡足取之。

上下皆病，则上下俱当取之，如以上五穴是也。季胁之下一寸，当是足厥阴经章门穴。病之重者仍当鸡足取之，谓攒而刺之也，即《官针篇》合谷刺之谓，详见前六。一本云季胁之下深一寸。

诊视其脉大而弦急，及绝不至者，及腹皮急甚者，不可刺也。”黄帝曰：“善！”

“脉大而弦急”，阴虚而正脏现也；“绝不至者”，营气脱也；“腹皮急甚者”，中和气绝而脾元败也，不宜刺矣。

黄帝问于伯高曰：“何以知皮肉气血筋骨之病也？”伯高曰：“色起两眉薄泽者，病在皮；

两眉者，阙中也。其应主肺，故病在皮。

唇色青黄赤白黑者，病在肌肉；

脾气通于唇，故病在肌肉。

营气濡然者，病在血气；

“濡”，湿也。营本无形，若肤腠之汗，肌肉之胀，二便之泄利，皆濡然之谓。其病在营，则气血也。

目色青黄赤白黑者，病在筋；

目为肝之窍，肝主筋也。

耳焦枯受尘垢，病在骨。”

耳为肾之窍，肾主骨也。

黄帝曰：“病形何如？取之奈何？”伯高曰：“夫百病变化，不可胜数，然皮有部，肉有柱，血气有输，骨有属。”黄帝曰：“愿闻其故。”伯高曰：“皮之部，输于四末；

病在皮者，在阳分也。阳受气于四末，以其皮浅气浮也，故皮之部输于四末。

肉之柱，在臂胫诸阳分肉之间，与足少阴分间。

病在肌肉，当治其柱，柱者，䐃之属也。坚厚之肉，多在手足三阳分肉间，以肉主于脾，而脾主四肢也。足少阴之经，自足心，循内踝后，入足跟，以上腨内，出腘内廉，上股内后廉，会于尻臀，贯脊，其肉俱厚，故亦为肉之柱，

血气之输，输于诸络，气血留居，则盛而起；

病在血气，当治其输。“输于诸络”，谓诸经之络穴也。气血留居，则经络壅盛，故当取之。

筋部无阴无阳，无左无右，候病所在；

病在筋者，不必分其阴阳左右，但当随病所在而治之。

骨之属者，骨孔之所以受益而益，脑髓者也。”

病在骨之属者，当治骨孔以益其髓，髓者骨之充也，故益髓即所以治骨。骨孔义详经络类十九。

黄帝曰：“取之奈何？”伯高曰：“夫病变化浮沉深浅，不可胜穷，各在其处。病间者浅之，甚者深之；间者小之，甚者众之。随变而调气，故曰上工。”

间者病轻，故用针宜浅宜小。甚者病重，故用针宜深宜众。病变无穷，能随其变而调治得宜者，故曰上工。

二十七、五乱之刺

（《灵枢·五乱篇》全）

黄帝曰：“经脉十二者，别为五行，分为四时，何失而乱？何得而治？”岐伯曰：“五行有序，四时有分，相顺则治，相逆则乱。”黄帝曰：“何谓相顺？”岐伯曰：“经脉十二者，以应十二月；十二月者，分为四时；四时者，春秋冬夏，其气各异。营卫相随，阴阳已和，清浊不相干，如是则顺之而治。”

此下言一时血气之错乱，非宿疾有因之谓。气本五行，故曰五乱。

黄帝曰：“何谓逆而乱？”岐伯曰：“清气在阴，浊气在

阳，营气顺脉，卫气逆行，清浊相干，乱于胸中，是谓大悗。

清气属阳而升，在阴则乱；浊气属阴而降，在阳则乱。营气阴性精专，行常顺脉。卫气阳性慓悍，昼当行阳，夜当行阴。若卫气逆行，则阴阳相犯，表里相干，乱于胸中而为悗闷，总由卫气之为乱耳。“悗”，母本切。

故气乱于心，则烦心密默，俯首静伏；乱于肺则俯仰喘喝，接手以呼；乱于肠胃，则为霍乱；

气乱于内者，上则在心肺，下则在肠胃也。

乱于臂胫，则为四厥；乱于头，则为厥逆，头重眩仆。”

气乱于外者，下在于四肢，上在于头也。

黄帝曰：“五乱者，刺之有道乎？”岐伯曰：“有道以来，有道以去，审知其道，是谓身宝。”

“道”，言所由也。邪之来去，必有其道，知其道则取病甚易，是谓保身之宝也。按：此四句，虽以针刺为言，然实治法之要领，不可不知也。大凡疾病之生，必有所自，是有道以来也，知其所自而径拔之，是有道以去也。能审其道，则自外而入者，自表而逐之；自内而生者，自里而除之。自上来者，可越之；自下来者，可竭之。自热来者，不远寒；自寒来者，不远热。自虚而实者，先顾其虚，无实则已；自实而虚者，先去其实，无虚则已。皆来去之道也。俗云“来处来，去处去”，此言虽浅，殊有深味，诚足为斯道之法。

黄帝曰：“善！愿闻其道。”岐伯曰：“气在于心者，取之手少阴、心主之腧；

手少阴之腧，神门也。心主之腧，手厥阴大陵也。

气在于肺者，取之手太阴荥、足少阴腧；

手太阴之荥，鱼际也。足少阴之腧，太溪也。气在肺而取肾者，以少阴脉贯肾络肺也。

气在于肠胃者，取之足太阴、阳明，不下者取之三里；

取足太阴之腧，太白也。足阳明之腧，陷谷也。三里亦足阳明穴。

气在于头者，取之天柱、大杼，不知，取足太阳荥、腧；

“天柱、大杼”，俱足太阳经穴。“不知”，不应也。当复取其荥、腧二穴，通谷、束骨也。

气在于臂足，取之先去血脉，后取其阳明、少阳之荥、腧。

臂足之络有血者，必先去其血。在手者取手，在足者取足。手阳明之荥、腧，二间、三间也；手少阳之荥、腧，液门、中渚也；足阳明之荥、腧，内庭、陷谷也；足少阳之荥、腧，夹溪、临泣也。

黄帝曰：“补泻奈何？”岐伯曰：“徐入徐出，谓之导气。补泻无形，谓之同精。

凡行针补泻，皆贵和缓，故当徐入徐出，在导气复元而已。然补者导其正气，泻者导其邪气，总在保其精气耳，故曰补泻无形，谓之同精。

是非有余不足也，乱气之相逆也。”

言本篇之法，非为有余不足而设，特以乱气相逆，但宜导治之如是耳。此因帝问补泻，故复及之以明其义也。

黄帝曰：“允乎哉道，明乎哉论，请著之玉版，命曰治乱也。”

二十八、四盛关格之刺

（《灵枢·终始篇》）

凡刺之道，毕于终始，明知终始，五脏为纪，阴阳定矣。

“终始”，本篇名，详载阴阳针刺之道，今散见各章。

阴者主脏，阳者主腑；

手足三阴，俱主五脏；手足三阳，俱主六腑。

阳受气于四末，阴受气于五脏。

阳主外，故受气于四末；阴主内，故受气于五脏。“四末”，手足末也。

故泻者迎之，补者随之，知迎知随，气可令和。

“迎”者，迎其来而夺之。“随”者，随其去而济之。

和气之方，必通阴阳，五脏为阴，六腑为阳。传之后世，以血为盟，敬之者昌，慢之者亡，无道行私，必得天殃。

不明至道，而强不知以为知，即无道行私也。伐人长命，殃必及之，天道不爽，当知所畏。

谨奉天道，请言终始，终始者，经脉为纪。

天道阴阳，有十二辰次为之纪；人身血气，有十二经脉为之纪。循环无端，终而复始，故曰终始。

持其脉口人迎，以知阴阳有余不足、平与不平，天道毕矣。

脉口在手，太阴脉也，可候五脏之阴；人迎在颈，阳明脉也，可候六腑之阳。人之血气经脉，所以应天地阴阳之盛衰者，毕露于此，故曰天道毕矣。

所谓平人者不病，不病者脉口人迎应四时也，上下相应而俱往来也，六经之脉不结动也，本末之寒温之相守司也，形肉血气必相称也，是谓平人。

春夏人迎微大，秋冬寸口微大，应四时也。上谓人迎，下谓脉口，相应往来，即如下篇所谓“俱往俱来，若引绳大小齐等”也。结涩则不足，动疾则有余，皆非平脉也。脏气为本，肌体为末，表里寒温，司守不致相失，故必外之形肉、内之血气皆相称者，谓之平人。

少气者，脉口人迎俱少，而不称尺寸也。如是者，则阴阳俱不足，补阳则阴竭，泻阴则阳脱；如是者，可将以甘药，不可饮以至剂；如此者弗灸，不已者因而泻之，则五脏气坏矣。

“少气者”，元气虚也，兼阴阳而言。故上之人迎，下之脉口，必皆衰少无力，而两手之尺寸亦不相称也。凡阴阳气俱不足者不可刺，若刺而补阳则阴竭，泻阴则阳脱，如是者但可将以甘药。甘药之谓，最有深意，盖欲补虚羸，非甘纯不可也。“至剂”，刚毒之剂也。正气衰者不可攻，故不宜用也。非惟不可攻，而灸之亦不可，以火能伤阴也。临此症者，不可忘此节之义。

人迎一盛，病在足少阳，一盛而躁，病在手少阳；人迎二盛，病在足太阳，二盛而躁，病在手太阳；人迎三盛，病在足阳明，三盛而躁，病在手阳明；

“人迎”，足阳明脉也。“一盛二盛”，谓大于气口一倍二倍也。阳明主表而行气于三阳，故人迎一盛，病在足经之少阳。若大一倍而加以躁动，则为阳中之阳，而上在手经之少阳矣。凡二盛三盛，病皆在足而躁则皆在手也。下仿此。

人迎四盛，且大且数，名曰溢阳，溢阳为外格。

人迎盛至四倍，且大且数者，乃六阳偏盛之极，盈溢于腑，格拒六阴，是为外格。按：下文曰："溢阴为内关，内关不通死不治"，则此外格者，亦死无疑。又，关格详按，见脉色类二十二，所当互阅。

脉口一盛，病在足厥阴，一盛而躁，在手心主；脉口二盛，病在足少阴，二盛而躁，在手少阴；脉口三盛，病在足太阴，三盛而躁，在手太阴；

"脉口"，手太阴脉也。太阴主里，而行气于三阴，故脉口一盛，病在足经之厥阴。若加以躁，则为阴中之阳，而上在手厥阴心主矣。凡二盛三盛皆在足，而躁则皆在手也。

脉口四盛，且大且数者，名曰溢阴，溢阴为内关，内关不通死不治。

脉口四盛、且大且数者，乃六阴偏盛，盈溢于脏，表里隔绝，是为内关，主死不治。

人迎与太阴脉口，俱盛四倍以上，命曰关格，关格者与之短期。

人迎主阳，脉口主阴，若俱盛至四倍以上，则各盛其盛，阴阳不交，故曰关格，可与言死期也。

人迎一盛，泻足少阳而补足厥阴，二泻一补，日一取之，必切而验之[1]，疏而取之，上气和乃止。

人迎主腑，故其一盛病在胆经，肝胆相为表里，阳实

---

[1] 国中按："疏而取之"，原文作"疏取之"，通读全文，有作"疏而取之"者，且句整义全，故将四处"疏取之"，一处"疏而取"，均改为"疏而取之"。

而阴虚，故当泻足少阳之腑，补足厥阴之脏也。泻者二，补者一，泻倍于补也。“疏而取之”者，欲其从容，不宜急也。“上气”，言气之至也。气至而和，谷气至矣，故可止针。下仿此。

人迎二盛，泻足太阳，补足少阴，二泻一补，二日一取之，必切而验之，疏而取之，上气和乃止。

人迎二盛，病在膀胱经，膀胱与肾为表里，表实而里虚，故当泻足太阳、补足少阴也。二泻一补义见后。“疏取上气”，义同前。

人迎三盛，泻足阳明，而补足太阴，二泻一补，日二取之，必切而验之，疏而取之，上气和乃止。

人迎三盛，病在胃经，胃与脾为表里，胃实脾虚，故当泻足阳明，补足太阴。以上三阳盛者，俱二泻一补。

脉口一盛，泻足厥阴而补足少阳，二补一泻，日一取之，必切而验之，疏而取之，上气和乃止。

脉口主脏，故其一盛病在肝经。肝实胆虚，当泻足厥阴、补足少阳也。补泻义见后，上气义同前。

脉口二盛，泻足少阴而补足太阳，二补一泻，二日一取之，必切而验之，疏而取之，上气和乃止。

脉口二盛，病在肾经，肾经实，膀胱虚，故当泻足少阴、补足太阳也。

脉口三盛，泻足太阴而补足阳明，二补一泻，日二取之，必切而验之，疏而取之，上气和乃止。

脉口三盛，病在脾经，脾实胃虚，故当泻太阴、补阳明也。

所以日二取之者，太阳主胃，大富于谷气，故可日二取之也。

此释上文脾胃二经之治也。太言太阴，阳言阳明，脾与胃为表里，故曰太阳主胃。二经皆富于谷气，较他脏为盛，故可日二取之。

按：上文人迎之治，治三阳也，皆曰二泻一补；气口之治，治三阴也，皆曰二补一泻。盖以三阳主表，病在表者，宜泻倍于补也；三阴在里，病在里者，宜补倍于泻也。皆以脏气为重，惟恐其或伤耳。又如厥阴少阳，肝胆木脏也，东方多实，或可日二取之。太阴阳明，脾与胃也，脾胃大富于谷气，故可日二取之。惟少阴太阳则二日一取之，盖肾与膀胱为天一之脏，真阴之源，故宜保重如此。圣人之顾根本，岂惟针刺为然哉？

人迎与脉口俱盛三倍以上，命曰阴阳俱溢，如是者不开，则血脉闭塞，气无所行，流淫于中，五脏内伤。如此者，因而灸之，则变易而为他病矣。

俱盛三倍以上，即四盛也。“阴阳俱溢”，即溢阴溢阳也。“不开”，即外关内格也。如此者血气闭塞无所行，五脏真阴伤于内，刺之已不可，灸之则愈亡其阴而变生他病，必至不能治也。

二十九、约方关格之刺

（《灵枢·禁服篇》，全）

雷公问于黄帝曰：“细子得受业，通于九针六十篇，旦暮勤服之，近者编绝，久者简垢，然尚讽诵弗置，未尽解于意矣。《外揣》言浑束为一，未知所谓也。夫大则无外，小则无内，大小无极，高下无度，束之奈何？士之才力，

或有厚薄，智虑褊浅，不能博大深奥，自强于学若细子，细子恐其散于后世，绝于子孙，敢问约之奈何？”

“六十篇”，古经数也。今失其传。编绝简垢，即韦编三绝之谓。“垢”，尘污也。盖古时无纸，书于竹简，以熟皮编之，故曰韦编。“外揣”，本经篇名。所言“浑束为一，大则无外”等义，见前十二。

黄帝曰：“善乎哉问也。此先师之所禁，坐私传之也，割臂歃血之盟也，子若欲得之，何不斋乎？”雷公再拜而起曰：“请闻命于是也。”乃斋宿三日而请曰：“敢问今日正阳，细子愿以受盟。”黄帝乃与俱入斋室，割臂歃血。黄帝亲祝曰：“今日正阳，歃血传方，有敢背此言者，反受其殃。”雷公再拜曰：“细子受之。”黄帝乃左握其手，右授之书曰：“慎之慎之，吾为子言之。

盟者，以血涂口旁曰歃血。“歃”，音霎。

凡刺之理，经脉为始，营其所行，知其度量，内刺五脏，外刺六腑，

“经脉为始”，必先明经络也。“营其所行”，营行有终始也。“知其度量”，脉度有短长也。“内刺五脏，外刺六腑”，分表里出入也。此六句与《经脉篇》略同，详经络类首章。

审察卫气，为百病母，

卫气者，阳气也，卫外而为固者也。阳气不固，则卫气失常，而邪从卫入，乃生疾病，故为百病母。义详本类前二十六，及疾病类四。

调其虚实，虚实乃止，泻其血络，血尽不殆矣。”

泻实则虚，补虚则实，故虚实乃止。病在血者，调之络，邪血去尽，则不殆矣。

雷公曰："此皆细子之所以通，未知其所约也。"黄帝曰："夫约方者，犹约囊也。囊满而弗约，则输泄；方成弗约，则神与弗俱。"

"约"者，要也。约方约囊，其道同也。囊满弗约，则输泄而倾；方成弗约，则不切于用，盖杂则不精也。《易》曰："精义入神，以致用也。"不得其精，焉能入神？有方无约，即无神也，故曰神与弗俱。所谓约者，即前《外揣篇》"浑束为一"之义。

雷公曰："愿为下材者，弗满而约之。"

满言欲博，约言欲精，弗满而约之，谓亦有不由博学，而可得其捷径者否也，故曰愿为下材。

黄帝曰："未满而知约之以为工，不可以为天下师。"

因满而约，约之善也。由博而精，精之至也。未满而知约，何约之有？未博而言精，何精之有？若是者谓之为工，安足为天下师？是以言约者非满不可，言精者非博不可也。

雷公曰："愿闻为工。"黄帝曰："寸口主中，人迎主外，两者相应，俱往俱来，若引绳大小齐等，春夏人迎微大，秋冬寸口微大，如是者名曰平人。

太阴行气于脏，故寸口主中；阳明行气于腑，故人迎主外。人迎寸口，一表一里也，故往来相应，欲其大小齐等，若引绳之匀者，是为和调之脉。然人迎主阳，故必于春夏微大；寸口主阴，故必于秋冬微大，乃谓之平人也。

人迎大一倍于寸口，病在足少阳，一倍而躁，在手少阳；人迎二倍，病在足太阳，二倍而躁，病在手太阳；人迎三倍，病在足阳明，三倍而躁，病在手阳明。

义见前章。

盛则为热，虚则为寒，紧则为痛痹，代则乍甚乍间。

此言人迎脉也。“乍甚乍间”，即下文“乍痛乍止”之谓。

盛则泻之，虚则补之，紧痛则取之分肉，代则取血络且饮药，陷下则灸之，不盛不虚，以经取之，名曰经刺。

紧则为痛痹，故当取分肉。代因血气不调，故当取血络，且饮调和之药。脉陷下不起者，有寒滞，故宜灸之。若不因血气之盛处，而病有留于经络者，则当随经所在，或饮药，或灸刺以取之也。经刺义见前第五。

人迎四倍者，且大且数，名曰溢阳，溢阳为外格，死不治。必审按其本末，察其寒热，以验其脏腑之病。

脉之偏盛至于四倍者，乃为关格不治之症。若一倍、二倍、三倍，不过为病，而但有轻重之分耳，故当审其致病之本末，察其寒热脏腑而施之治也。

寸口大于人迎一倍，病在足厥阴，一倍而躁，在手心主；寸口二倍，病在足少阴，二倍而躁，在手少阴；寸口三倍，病在足太阴，三倍而躁，在手太阴。

人迎寸口，相为表里，故上文云人迎一倍，病在足少阳，此云寸口一倍，病在足厥阴，胆与肝为表里也。一倍而躁，人迎在手少阳，寸口在手心主，三焦包络为表里也。凡后二倍三倍表里皆然。

盛则胀满、寒中、食不化，虚则热中、出糜、少气、尿色变，紧则痛痹，代则乍痛乍止。

此言寸口脉也。盛则外实中虚，故为胀满、寒中、食不化；虚则真阴不足，故为热中、出糜、少气、尿色变。“糜”，谓泄泻糜烂之物。

盛则泻之，虚则补之，紧则先刺而后灸之，代则取血

络而后调之，陷下则徒灸之。陷下者，脉血结于中，中有着血，血寒，故宜灸之。不盛不虚，以经取之。

紧则为寒，故宜先刺后灸，欲其经易通，寒易去也。脉陷下者，以寒着于血，而血结为滞，故宜灸之也。代则取血络，及不盛不虚义见上文。

寸口四倍者，外曰内关，内关者且大且数，死不治。必审察其本末之寒温，以验其脏腑之病，

义同前人迎四倍者，

通其营腧，乃可传于大数。大数曰盛则徒泻之，虚则徒补之，紧则灸刺且饮药，陷下则徒灸之，不盛不虚，以经取之。所谓经治者，饮药，亦曰灸刺。脉急则引，脉大以弱，则欲安静，用力无劳也。”

“营”，经脉也。“腧”，荥腧也。“大数”，大法也。即《经脉》、《本腧》、《终始》、《禁服》等篇之义。“徒”，但也。“陷下”，义见上文。“经取之”，即所谓经治者，或饮药，或灸刺，皆可随经所宜而治也。“脉急”者，邪盛也，宜设法引去之。“脉大以弱”者，阴不足也，宜安静以养阴，用力无劳也。凡此皆大数大法也。故确知其盛，则但泻之，确知其虚，则但补之；确知其宜灸刺，则以灸刺；宜药饵，则以药饵。然必资学力，庶能无惑，是即约方之要，浑束为一之义也。若未满而云约者，必不学无术之下材耳，焉得为工？尚敢曰人之师哉？学者于此，必不可自欺以欺人也。

三十、缪刺巨刺

（《素问·缪刺论》全）

黄帝问曰：“余闻缪刺，未得其意，何谓缪刺？”

“缪”，异在。左病刺右，右病刺左，刺异其处，故曰缪刺，治奇邪之在络者也。

岐伯对曰：“夫邪之客于形也，必先舍于皮毛；留而不去，入舍于孙脉；留而不去，入舍于络脉；留而不去，入舍于经脉，内连五脏，散于肠胃，阴阳俱感，五脏乃伤，此邪之从皮毛而人，极于五脏之次也，如此则治其经焉。

邪气自浅入深，而极于五脏之次者，当治其经。治经者，十二经穴之正刺也，尚非缪刺之谓。

今邪客于皮毛，入舍于孙络，留而不去，闭塞不通，不得入于经，流溢于大络而生奇病也。

“大络”者，十二经支别之络也。病在支络，行不由经，故曰奇邪。

夫邪客大络者，左注右，右注左，上下左右与经相干，而布于四末，其气无常处，不入于经腧，命曰缪刺。”

支而横者为络，邪客于大络，故左注右，右注左。布于四末而气无常处，故当治以缪刺。

帝曰：“愿闻缪刺，以左取右、以右取左奈何？其与巨刺何以别之？”岐伯曰：“邪客于经，左盛则右病，右盛则左病，亦有移易者，左痛未已而右脉先病，如此者必巨刺之，必中其经，非络脉也。

缪刺之法以左取右，以右取左，巨刺亦然。但巨刺者，刺大经者也，故曰巨刺。缪刺者，刺其大络，异于经者也，故曰缪刺。皆以治病之左右移易者。巨刺义出前第五章。

故络病者，其痛与经脉缪处，故命曰缪刺。”

络浅经深，络横经直，故其病缪处也。

帝曰：“愿闻缪刺奈何？取之何如？”岐伯曰：“邪客于足少阴之络，令人猝心痛暴胀，胸胁支满。

足少阴别络，并本经上肾，从肾上贯肝膈，走于心包，故病如此。

无积者，刺然骨之前出血，如食顷而已；

疾虽如上而内无积聚者，刺然骨之前，即足少阴之荥，然谷穴也。“食顷”，一饭顷也。后仿此。王氏曰：“刺此多出血，令人立饥欲食。”

不已，左取右，右取左。

如病不已，在左者取右然谷，在右者取左然谷，此即缪刺之法也。余准此。

病新发者，取五日已。

病新发者，邪未深也，虽不即愈，亦不过五日而已矣。

邪客于手少阳之络，令人喉痹舌卷，口干心烦，臂外廉痛，手不及头。

手少阳之支别，上出缺盆，上项，注胸中，合心主；其经出臂外两骨之间，贯肘上肩，故病如此。

刺手中指次指爪甲上，去端如韭叶各一痏，

“中指”，当作小指，谓手少阳之井，关冲穴也。左右皆刺，故言各一痏。“痏”，委、伟二音，刺瘢也。

壮者立已，老者有顷已，左取右，右取左，此新病数日已。

上言左右各一痏，以左右俱病也；此言左取右、右取左，以病有偏着也；皆缪刺之法。后准此。“新病数日已”，盖言有不即已者，若系新病，亦不出数日而已也。

邪客于足厥阴之络，令人猝疝暴痛。

足厥阴之别，循胫上睾结于茎，故为疝痛。

刺足大趾爪甲上，与肉交者各一痏，

此足厥阴之井，大敦穴也。

男子立已，女子有顷已，左取右，右取左。

男阳女阴，阳气至速，阴气至迟也。

邪客于足太阳之络，令人头项肩痛。

足太阳支者，从巅下行，还出别下项，循肩膊内，故为是病。

刺足小趾爪甲上，与肉交者各一痏，立已；

足太阳之井，至阴穴也。

不已，刺外踝下三痏，左取右，右取左，如食顷已。

外踝下足太阳之隙[①]，金门穴也。三痏，三刺也，一日一刺，得效乃已。食顷义见前。

邪客于手阳明之络，令人气满胸中，喘息而支胠，胸中热。

手阳明之脉，下入缺盆，络肺下膈，其支者从缺盆上颈，故为此病。

刺手大指次指爪甲上，去端如韭叶各一痏，左取右，右取左，如食顷已。

手阳明之井，商阳穴也。

邪客于臂掌之间，不可得屈。刺其踝后，

邪客于臂掌之间，手厥阴经也。踝后者，以两踝言，踝中之后，则内关也，内关为手厥阴之络，故当取之。

先以指按之痛乃刺之。以月死生为数，月生一日一痏，二日二痏，十五日十五痏，十六日十四痏。

月之死生，随日盈缩以为数也。故自初一至十五，月日以盈，为之生数，当一日增一痏，一痏即一刺也，至十

① 国中按："隙"，原文作"郄"。郄有二音，作姓氏用时念 qiè，作"隙"时念 xì。今简体字中凡"隙"义，已不用"郄"字，均作"隙"，故均改作"隙"，全书同。

五日，渐增至十五痏矣。自十六至三十日，月日以缩，为之死数，当日减一刺，故十六日只十四痏，减至月终，惟一刺矣。盖每日一刺，以朔望为进止也。

邪客于足阳跷之脉，令人目痛从内眦始。

阴阳跷脉，俱起于足跟，其气上行，皆属于目内眦，故病如此。

刺外踝之下半寸所，各二痏，左刺右，右刺左，如行十里顷而已。

外踝之下半寸所，足太阳申脉也，阳跷所生，故宜刺之。

人有所堕坠，恶血留内，腹中满胀，不得前后。先饮利药，此上伤厥阴之脉，下伤少阴之络，刺足内踝之下、然骨之前，血脉出血，

先饮利药，逐留内之瘀血也，凡堕坠者，必病在筋骨，故上伤厥阴之脉，肝主筋也，下伤少阴之络，肾主骨也。刺然骨之前出血，即少阴络也。

刺足跗上动脉；

足厥阴之腧，太冲穴也。按：王氏谓“为阳明之冲阳”，似与此无涉。

不已，刺三毛上各一痏，见血立已，左刺右，右刺左。

足厥阴之井，大敦穴也。

善悲惊不乐，刺如右方。

堕跌伤阴，神气散失，故善悲惊不乐。

邪客于手阳明之络，令人耳聋，时不闻音。

手阳明之别者入耳，故为耳聋。

刺手大指次指爪甲上，去端如韭叶各一痏，立闻；

手阳明之井，商阳穴也。

不已，刺中指爪甲上与肉交者，立闻。

“中指爪甲上”，手厥阴之井，中冲穴也。以心主之脉出耳后，合少阳完骨之下，故宜取之。

其不时闻者，不可刺也。

时或有闻者，尚为可治；其不闻者，络气已绝，刺亦无益，故不可刺也。

耳中生风者，亦刺之如此数，左刺右，右刺左。

耳中如风声者，虽聋犹有所闻，故宜刺如前数，当左右缪取之。

凡痹往来，行无常处者，在分肉间痛而刺之。以月死生为数，用针者随气盛衰以为痏数，针过其日数则脱气，不及日数则气不泻，左刺右，右刺左，病已止；不已，复刺之如法。

在分肉间痛而刺之，谓随痛所在，求其络而缪刺之也。

月生一日一痏，二日二痏，渐多之，十五日十五痏；十六日十四痏，渐少之。

此即月死生之数，义如前。按：本篇以月死生为数，如上节曰：“用针者随气盛衰以为痏数，针过其日数则脱气，不及日数则气不泻。”此气候之刺数也。观前二十九章曰：“厥阴少阳，日一取之；太阴阳明，日二取之；少阴太阳，二日一取之。”此又诸经亦有刺数，当与此参酌为用，而别其盛衰，庶乎尽善。

邪客于足阳明之络，令人鼽衄上齿寒。

足阳明之脉，起于鼻之交頞中，下循鼻外入上齿，故络病如此。

刺足中趾次趾爪甲上，与肉交者各一痏，左刺右，右刺左。

中趾次趾，皆足阳明所出之经，即厉兑穴次也。

邪客于足少阳之络，令人胁痛不得息，咳而汗出。

足少阳支者下胸中，贯膈循胁肋，故为此病。

刺足小趾次趾爪甲上，与肉交者各一痏，

足少阳之井，窍阴穴也。

不得息立已，汗出立止，咳者温衣饮食一日已，左刺右，右刺左，病立已；不已，复刺如法。

温衣饮食，言饮食俱宜暖也。

邪客于足少阴之络，令人嗌痛不可内食，无故善怒，气上走贲上。

足少阴之脉循喉咙，故嗌痛不可纳食。其别者并经上走于心包，故善怒而气上走于贲门之上。盖邪在少阴，肾水必虚，阴火上炽，故为嗌痛善怒等病。“贲”，奔、秘二音。

刺足下中央之脉各三痏，凡六刺，立已，左刺右，右刺左。

“足下中央”，少阴之井，涌泉穴也。左右俱痛者，各刺三痏。痛在一边者，缪刺之。

嗌中肿，不能内唾，时不能出唾者，刺然骨之前出血，立已，左刺右，右刺左。

然骨之前；足少阴之荥，然谷穴也。

邪客于足太阴之络，令有腰痛，引小腹控胁，不可以仰息。

足太阴之脉络，上入腹，布胸胁而筋着于脊，故为病如此。“控”，引也。“胁”，季胁下也。

刺腰尻之解，两胂之上是腰腧，以月死生为痏数，发针立已，左刺右，右刺左。

腰尻骨解两胂之上者，督脉腰腧之旁也。以月死生为痏数，义如前。腰腧只一穴居中，本无左右，此言左取右、右取左者，必腰腧左右，即足太阳之下髎穴也。腰尻两胂义，详本类后四十九。"胂"，音申。

邪客于足太阳之络，令人拘挛背急，引胁而痛。

足太阳经夹脊抵腰中，故拘挛背急。其筋从腋后入腋下，故引胁而痛。

刺之从项始，数脊椎，夹脊疾按之，应手如痛，刺之旁三痏，立已。

此刺不拘腧穴，但自项大椎为始，从下数其脊椎，或开一寸半，或开三寸，夹脊处疾按之，应手而痛，即刺处也。脊之两旁各刺三痏，病当自已。

邪客于足少阳之络，令人留于枢中痛，髀不可举。

"枢中"，髀枢也，足少阳脉所由行者。

刺枢中以毫针，寒则久留针，以月死生为数，立已。

髀枢中，足少阳环跳穴也。若寒者，须久留针，则寒邪乃去，故以月死生为数。

治诸经刺之所过者不病，则缪刺之。

诸经所过者不病，言病不在经而在络也，故缪刺之。若病刺在经，则谓之巨刺矣。

耳聋，刺手阳明；不已，刺其通脉出耳前者。

此复言手阳明之耳聋，当刺商阳如前也。刺其通脉出耳前者，手阳明脉，正当足少阳听会之分也。

齿龋，刺手阳明；不已，刺其脉入齿中者，立已。

"龋"，齿痛也。手阳明之脉贯颊入下齿中，故当刺大肠经之商阳也。如不已，则刺其痛脉之入齿中者。按：《甲乙经》注手阳明脉，商阳、二间、三间、合谷、阳溪、偏历、温流，七穴皆主齿痛。“龋”，丘禹切。

邪客于五脏之间，其病也，脉引而痛，时来时止。视其病，缪刺之于手足爪甲上。

邪客于五脏之间，必各引其经而痛，但视病处，各取其井而缪刺之。

视其脉，出其血，间日一刺；一刺不已，五刺已。

有血络者，当刺去其血亦如数。

缪传引上齿，齿唇寒痛。视其手背脉，血者去之，

缪传者，病在下齿而引及上齿也。上齿属足阳明，下齿属手阳明。今上下引痛者，当视手阳明之络，有血者先去之。

足阳明中趾爪甲上一痏，手大指次指爪甲上各一痏，立已，左取右，右取左。

足阳明中趾爪甲上，谓厉兑穴也。手大指次指爪甲上，手阳明商阳穴也。

邪客于手足少阴太阴、足阳明之络，此五络皆会于耳中，上络左角，

“手少阴”，心也；“足少阴”，肾也；“手太阴”，肺也；“足太阴”，脾也；“足阳明”，胃也。五络皆会于耳中，上络左额之角。

五络俱竭，令人身脉皆动，而形无知也，其状若尸，或曰尸厥。

“五络俱竭”，阴阳离散也。“身脉皆动”，筋惕肉瞤也。上下离竭，厥逆气乱，昏愦无知，故名尸厥。

刺其足大趾内侧爪甲上，去端如韭叶，

足太阴之井，隐白穴也。

后刺足心，

足少阴之井，涌泉穴也。

后刺足中趾爪甲上各一痏，

足阳明之井，厉兑穴也。

后刺手大指内侧，去端如韭叶，

手太阴之井，少商穴也。

后刺手心主，

手厥阴之井，中冲穴也。凡邪之在心者，皆在于心之包络，故取之。

少阴锐骨之端各一痏，立已；

谓神门穴，手少阴之腧也。

不已，以竹管吹其两耳，

以小竹管纳对耳孔，用力吹之，勿令气泄，所以温助五络，气可复通也。《新校正》云：按陶隐居谓吹其左耳极三度，复吹其右耳三度也。

剃其左角之发方一寸，燔冶[①]，饮以美酒一杯，不能饮者灌之，立已。

左角之发，五络之血余也。"燔冶"，烧制为末也。饮以美酒，助药力行血气也。补以其类，故可使尸厥立已。

凡刺之数，先视其经脉，切而从之，审其虚实而调之，不调者经刺之，

病在经者，治从其经，但审其虚实而调之。调者，如汤液导引之类皆是也。调之而不调，然后刺其经脉，是谓经刺，亦曰巨刺。

有痛而经不病者缪刺之，

有痛而经不病者，病在大络也，故当缪刺之。

---

① 国中按："冶"，原文作"治"，乃古人传抄之误，详见《校勘举例》。

因视其皮部有血络者尽取之，此缪刺之数也。

皮部有血络者，邪在皮肤孙络也，故当尽取其血。凡此刺经者、刺大络者、刺皮部血络者，各有其治，所以辨缪刺之术数也。

类经二十一卷

针　刺　类

三十一、阴阳形气，外内易难。

（《灵枢·寿夭刚柔篇》）

黄帝问于少师曰：“余闻人之生也，有刚有柔，有弱有强，有短有长，有阴有阳，愿闻其方。”少师答曰：“阴中有阴，阳中有阳，审知阴阳，刺之有方。

刚柔、强弱、短长，无非阴阳之化，然曰阴曰阳，人皆知之，至若阴中复有阴，阳中复有阳，则人所不知也，故当详审阴阳，则刺得其方矣。

得病所始，刺之有理，谨度病端，与时相应，内合于五脏六腑，外合于筋骨皮肤。

“得病所始”者，谓知其或始于阴，或始于阳，故刺之有理也。“谨度病端”者，谓察其风因木化，热因火化，湿因土化，燥因金化，寒因水化，故与时相应也。内而五脏六腑，外而筋骨皮肤，莫非此理，合而求之，得其病之源矣。

是故内有阴阳，外亦有阴阳。在内者五脏为阴，六腑为阳；在外者筋骨为阴，皮肤为阳。

内为阴，外为阳，理之常也。然内有阴阳，外亦有阴阳，故在内者五脏为阴，脏属里也；六腑为阳，腑属表也。在外者筋骨深而为阴，皮肤浅而为阳。所以阴阳之中，复有阴阳。即如五脏皆有血气，六腑亦有血气。血在六腑则阳中之阴，气则阳中之阳也；气在五脏则阴中之阳，血则阴中之阴也。皮肤筋骨，无不皆然。故《天元纪大论》曰："天有阴阳，地亦有阴阳。"其义即此。由此观之，可见阴阳合一之道，则无往不在。

故曰病在阴之阴者，刺阴之荥腧；

"阴之阴者"，阴病在阴分也，当刺其荥腧。以诸经荥腧气微，亦阴之类，如手太阴经鱼际为荥、太渊为腧者是也。

病在阳之阳者，刺阳之合；

"阳之阳者"，阳病在阳分也，当刺其合穴。盖所入为合，犹在阳分，刺此以防深入，如手阳明经曲池之类是也。

病在阳之阴者，刺阴之经；

"阳之阴者"，阳病在阴也，当刺阴之经穴。盖所行为经，其气正盛，即阴中之阳，如手太阴经渠之类是也。

病在阴之阳者，刺络脉。

"阴之阳者"，阴病在阳也，当刺诸络脉。盖络脉浮浅，皆在阳分，如手阳明经偏历之类是也。

故曰病在阳者命曰风，病在阴者命曰痹病，阴阳俱病命曰风痹。

阳受风气，故在阳者命曰风；邪入于阴则痹，故在阴者命曰痹。

病有形而不痛者，阳之类也；

病浅在外也。

无形而痛者，阴之类也。

病深在内也。

无形而痛者，其阳完而阴伤之也，急治其阴，无攻其

阳；有形而不痛者，其阴完而阳伤之也，急治其阳，无攻其阴。

“完”，固也。病在阴者勿攻其阳，病在阳者勿攻其阴，凡表里虚实，其治皆然。

阴阳俱动，乍有形，乍无形，加以烦心，命曰阴胜其阳，此谓不表不里，其形不久。”

“阴阳俱动”，表里皆病也。“乍有形、乍无形”，往来不常也。“加以烦心”，阴病甚于阳也。大凡治病必求于本，若求其在表而里亦病，求其在里而表亦病，此以阴阳并伤，故曰不表不里，治之为难，形将不久矣。

黄帝问于伯高曰：“余闻形气病之先后，外内之应奈何？”

形见于外，气运于中。病伤形气，则或先或后，必各有所应。

伯高答曰：“风寒伤形，忧恐忿怒伤气。气伤脏，乃病脏；寒伤形，乃应形；风伤筋脉，筋脉乃应。此形气外内之相应也。”

风寒外袭，故伤于形。情欲内劳，故伤于气。内伤则病在脏腑，外伤则应于皮毛。若风伤筋脉，则居于外内之间，故应于筋脉。此形气表里之有辨也。

黄帝曰：“刺之奈何？”伯高答曰：“病九日者，三刺而已；病一月者，十刺而已。多少远近，以此衰之。

大约病三日者，可一刺而已，故九日者当三刺，一月者当十刺。凡病之多少远近，当推此以衰去之，是刺之大法也。

久痹不去身者，视其血络，尽出其血。”

久痹不去身者，其身不能往来，以阴邪在于血脉，故当视其血络而尽去之。

黄帝曰："外内之病，难易之治奈何？"

上文言久近之难易，故此复问外内之难易。

伯高答曰："形先病而未入脏者，刺之半其日；

外病而内不病者，其病浅，故当半其日，谓减于前法日数之半，如病一月者，可五刺而已也。

脏先病而形乃应者，刺之倍其日。此月内难易之应也。"

内病而应于外者，其病深，故当倍其日，如浅者一月五刺，重者一月十刺也。病有浅深，故治有难易耳。

三十二、刺有三变，营卫寒痹。

（《灵枢·寿夭刚柔篇》）

黄帝曰："余闻刺有三变，何谓三变？"伯高答曰："有刺营者，有刺卫者，有刺寒痹之留经者。"

刺营者刺其阴，刺卫者刺其阳，刺寒痹者温其经，三刺不同，故曰三变。

黄帝曰："刺三变者奈何？"伯高答曰："刺营者出血，刺卫者出气，刺寒痹者纳热。

《调经论》亦曰："取血于营，取气于卫。纳热义如下文。

黄帝曰："营卫寒痹之为病奈何？"伯高答曰："营之生病也，寒热少气，血上下行。

营主血，阴气也，病在阴分则阳胜之，故为寒热往来；阴病则阴虚，阴虚则无气，故为少气；邪在血，故为上下妄行。所以刺营者，当刺其血分。

卫之生病也，气痛时来时去，怫忾奔响，风寒客于肠胃之中。

卫属阳，为水谷之悍气，病在阳分，故为气痛。气无定形，故时来时去，“怫”，郁怒也。“忾”，大息也。“奔响”，腹鸣如奔也。皆气分之病。风寒外袭而客于肠胃之间，以六腑属表而阳邪归之，故病亦生于卫气。“怫”，音佛。“忾”，音戏。

寒痹之为病也，留而不去，时痛而皮不仁。”

寒痹久留不去，则血脉不行，或凝滞而为痛，或皮肤不知痛痒而为不仁。

黄帝曰：“刺寒痹纳热奈何?”伯高答曰：“刺布衣者，以火焠之；刺大人者，以药熨之。”

“纳热”，谓温其经也。布衣血气涩浊，故当以火焠之，即近世所用雷火针及艾蒜蒸灸之类。“焠”，音翠，灼也。

黄帝曰：“药熨奈何?伯高答曰：“用淳酒二十升，蜀椒一升，干姜一斤，桂心一斤，凡四种，皆㕮咀，渍酒中，用绵絮一斤，细白布四丈，并纳酒中，置酒马屎煴中，盖封涂，勿使泄。五日五夜，出布绵絮曝干之，干复渍，以尽其汁。每渍必晬其日，乃出干，干并用滓与绵絮，复布为复巾，长六七尺，为六七巾，则用之生桑炭炙巾，以熨寒痹所刺之处，令热入至于病所，寒复炙巾以熨之，三十遍而止。汗出以巾拭身，亦三十遍而止。

“㕮咀”，古人以口嚼药，碎如豆粒而用之。后世虽用刀切，而犹称㕮咀者，其义本此。“渍”，浸也。“马屎煴中”者，燃干马屎而煨之也，此西北方所常用者。“涂”，盐泥封固也。“晬”，周日也。“复布为复巾”者，重布为巾，如今夹袋，所以盛贮绵絮药滓也。“滓”，相也。炙巾以生桑炭者，桑能利关节，除风寒温痹诸痛也。大人血气清滑，故当于未刺之先，及既刺之后，但以药熨，则经通汗出而寒痹可除矣。“煴”，音愠。“晬”，音醉。“滓”，音子。“复”，音福。

起步内中，无见风。每刺必熨，如此病已矣，此所谓纳热也。”

刺后起步于密室内中，欲其血气行而慎避风寒也。凡此者皆所谓纳热之法。

三十三、刺有五节

（《灵枢·刺节正邪篇》）

黄帝问于岐伯曰：“余闻刺有五节奈何？”岐伯曰：“固有五节：一曰振埃，二曰发蒙，三曰去爪，四曰彻衣，五曰解惑。”黄帝曰：“夫子言五节，余未知其意。”岐伯曰：“振埃者，刺外经，去阳病也；发蒙者，刺腑腧，去腑病也；去爪者，刺关节肢络也。彻衣者，尽刺诸阳之奇腧也；解惑者，尽知调阴阳，补泻有余不足，相倾移也。”

“振埃者”，犹振落尘埃，故取其外经，可以去阳病也。“发蒙者”，犹开发蒙聩，故刺其腑腧，可以治腑病也。“去爪者”，犹脱去余爪，故取关节肢络，可以治血道不通之病也。“彻衣者”，犹彻去衣服，故当尽刺诸阳之奇腧也。“解惑者”，犹解其迷惑，故在尽知阴阳，调其虚实，可以移易其病也。

黄帝曰：“《刺节》言振埃，夫子乃言刺外经、去阳病，

余不知其所谓也，愿卒闻之。”岐伯曰：“振埃者，阳气大逆，上满于胸中，愤瞋肩息，大气逆上，喘喝坐伏，病恶埃烟，噎[1]不得息，请言振埃，尚疾于振埃。”

阳邪在上，故满于胸中，为愤瞋肩息、气逆喘喝、如埃如烟、噎不得息等症。治在上者，尚疾于振埃，谓其疾如拂尘也。“瞋”，昌真切。“噎”，食不下也。

黄帝曰：“善！取之何如？”岐伯曰：“取之天容。”

“天容”，手太阳经穴。

黄帝曰：“其咳上气，穷诎[2]胸痛者，取之奈何？”岐伯曰：“取之廉泉。”

“廉泉”，任脉穴。“诎”，音屈，不伸也。

黄帝曰：“取之有数乎？”岐伯曰：“取天容者，无过一里；取廉泉者，血变而止。”帝曰：“善哉！”

“无过一里”，如人行一里许也。“血变”，血色变也。

---

① 国中按：“噎”，原文作“饲”，饲是古字，今已不用，故改之。《汉书·贾山传》颜师古注云：“饲，古噎字，谓食不下也。”《玉篇》云：“饲，于结切，或噎字，食不下也。”又按：张氏此字有注，云：“饲，噎字，食不下也。”因改写成噎，故变注云：“噎，食不下也。”此乃不得已而为之也。

② 国中按：“穷诎”，应作“躬屈”。“穷”，是“躬”的假借字；“诎”，是“屈”的假借字。此义自唐以降，无人识破，故诸家均不得真解。“穷”的繁体字作“窮”，《易·蒙》云：“夫有不躬”，《涣》云“涣其躬”，汉帛书本均作“窮”。《论语·乡党》云：“执圭，鞠躬如也。”郑玄引作“鞠窮”。《荀子·正名》云：“说行则天下正，说不行则白道而冥窮。”俞樾《诸子平议》云：“窮当为躬。白道而冥躬者，明白其道而幽隐其身也。”《大戴礼记·哀公问五义》云：“躬为匹夫而不願富，贵为诸侯而无财”。孔广森《补注》云：“躬，读为窮。”“诎”，音 qū。《荀子·劝学》云：“若挈裘领，诎五指而顿之，顺者不可胜数也。”《礼记·乐记》云：“执其干戚，习其俯仰诎伸，容貌得庄焉。”其中“诎”字均为“屈”。“诎、屈”，古互用不分，由此可知也。综上所述，可知“窮诎”应作“躬屈”。躬，人身也；屈，弯也。“躬屈胸痛”，即“身子向前弯曲而胸痛”。此“窮”字一明，其经义自畅，千古之暗，豁然开朗。

黄帝曰："《刺节》言发蒙，余不得其意。夫发蒙者，耳无所闻，目无所见。夫子乃言刺腑腧，去腑病，何腧使然？愿闻其故。"

耳无所闻、目无所见者，刺腑腧可愈，故曰发蒙。

岐伯曰："妙乎哉问也！此刺之大约，针之极也，神明之类也。口说书卷，犹不能及也，请言发蒙耳，尚疾于发蒙也。"

"疾于发蒙"，取效之速也。

黄帝曰："善！愿卒闻之。"岐伯曰："刺此者，必于日中，刺其听宫，中其眸子，声闻于耳，此其腧也。

"日中"，阳旺气行之时也。"听宫"，手太阳腑腧也。其脉与目相通，故能中其眸子，刺之而声应于耳，乃其穴也。

黄帝曰："善！何谓声闻于耳？"岐伯曰："刺邪以手坚按其两鼻窍而疾偃，其声必应于针也。"

此验声之法也。刺其穴，以手坚按鼻孔而疾为偃卧，其声则应于针也。

黄帝曰："善！此所谓弗见为之，而无目视，见而取之，神明相得者也。"

谓病无形见，有不必相见而取者，真有神明相得之妙也。

黄帝曰："《刺节》言去爪，夫子乃言刺关节肢络，愿卒闻之。"岐伯曰："腰脊者，身之大关节也。"肢胫者，人之管以趋翔也。"茎垂者，身中之机，阴精之候，津液之道也。

腰脊所以立身，故为身之大关节，肢胫所以趋翔，故为人之管。"管"，键也。"茎垂者"，前阴宗筋也，命门元气盛衰，俱现于此，故为身中之机；精由此泄，故可以候阴精，而为津液之道。

故饮食不节，喜怒不时，津液内溢，乃下留于睾，血道不通，日大不休，俯仰不便，趋翔不能。此病荥然有水，不上不下，铍石所取，形不可匿，常不得蔽，故命曰去爪。”帝曰：“善！”

饮食不节，病在太阴、阳明。喜怒不时，病在少阴，厥阴。故其津液内溢则下留于睾，为日大不休、不可蔽匿等症，盖即癞疝之类，治之者当察在何经，以取其关节肢络，故命曰去爪者，犹去其赘疣也。“睾”，音高，阴丸也。“铍”，音披，义见前。

黄帝曰：“《刺节》言彻衣，夫子乃言尽刺诸阳之奇腧，未有常处也。愿卒闻之。”岐伯曰：“是阳气有余而阴气不足，阴气不足则内热，阳气有余则外热，内热相搏，热于怀炭，外畏绵帛近，不可近身，又不可近席，腠理闭塞则汗不出，舌焦唇槁，腊干嗌燥，饮食不让美恶。”

“阳气有余，阴气不足”，阳邪盛而真阴衰也。“热于怀炭”，热之甚也。“外畏绵帛近”，不欲衣也。“不可近身”，畏人气也。“不可近席”，憎寒也。“腊干”，肌肉干燥也。“饮食不让美恶”，滋味不能辨也。“腊”，音昔。

黄帝曰：“善！取之奈何？”岐伯曰：“取之于其天府、大杼三痏，又刺中膂以去其热，补足手太阴以出其汗，热去汗稀，疾于彻衣。”黄帝曰：“善！”

“天府”，手太阴经穴；“大杼、中膂腧”，俱足太阳经穴。刺此皆可以去热。又补足太阴脾经、手太阴肺经以出其汗，热去汗止而病徐，其速有如彻衣，此盖伤寒邪热之类也。

黄帝曰："《刺节》言解惑，夫子乃言尽知调阴阳、补泻有余不足，相倾移也。惑何以解之？"岐伯曰："大风在身，血脉偏虚，虚者不足，实者有余，轻重不得，倾侧宛伏，不知东西，不知南北，乍上乍下，乍反乍覆，颠倒无常，甚于迷惑。"

风邪在身，血脉必虚，正不胜邪，故为轻重倾侧等病。以其颠倒无常，故曰甚于迷惑，此即中风之类。

黄帝曰："善！取之奈何？"岐伯曰："泻其有余，补其不足，阴阳平复，用针若此，疾于解惑。"黄帝曰："善！请藏之灵兰之室，不敢妄出也。"

尽知阴阳，平其虚实，用针若此，疾无不瘳矣，故曰疾于解惑。

三十四、五邪之刺

（《灵枢·刺节正邪篇》）

黄帝曰："余闻刺有五邪，何谓五邪？"岐伯曰："病有持痈者，有容大者，有狭小者，有热者，有寒者，是谓五邪。"黄帝曰："刺五邪奈何？"岐伯曰："凡刺五邪之方，不过五章，痹热消灭，肿聚散亡，寒痹益温，小者益阳，大者必去，请道其方。"

"五章"，五条也。详如下文。

凡刺痈邪无迎陇，易俗移性，

"陇"，盛也。《营卫生会篇》曰："日中而阳陇"，《生气通天论》作"隆"，盖陇、隆通用也。无迎陇者，痈邪之来锐，所当避也。"易俗移性"，谓宜从缓调和，如移易俗性，不宜欲速。此释上文肿聚散亡也。“陇”，音笼。

不得脓，脆道更行，

“脆”，柔脆溃坚之谓，凡痈毒不化则不得脓，故或托其内，或温其外，或刺以针，或灸以艾，务化其毒，皆脆道更行也。

去其乡，不安处所乃散亡，诸阴阳过痈者，取之其腧泻之。

“乡”，向也。“安”，留聚也。去其毒气所向，不使安留处所，乃自消散矣。故于诸阴经阳经，但察其过于壅滞者，皆当取腧穴以泻其锐气，是即所谓去其乡也。

凡刺大邪日以小，泄夺其有余乃益虚，

“大邪”，实邪也。邪气盛大，难以顿除，日促小之，自可渐去，去其有余，实者虚矣。此释上文“大者必去”也。

剽其通，针其邪，

“剽”，砭刺也。“通”，病气所由之道也。针无妄用，务中其邪。“剽”，音票。

肌肉亲视之，毋有反其真，

言邪正脉色，必当亲切审视，若以小作大，则反其真矣。

刺诸阳分肉间。

盛大实邪，多在三阳，故宜刺诸阳分肉间。

凡刺小邪日以大，补其不足乃无害，

“小邪”，虚邪也。虚邪补之，则正气日大而邪自退也。不足而补，乃可无害，若泻其虚，斯不免矣。此释上文“小者益阳”也。

视其所在迎之界，远近尽至，其不得外侵而行之乃自

费，刺分肉间。

“迎之界”者，迎其气行之所也。先补不足之经，后泻有余之经，邪去正复，则远近之正气尽至，邪气不得外侵，则必费散无留矣。小邪随在可刺，故但取分肉间也。

凡刺热邪越而苍，出游不归乃无病，

“越”，发扬也。“苍”，猝疾也。“出游”，行散也。“归”，还也。凡刺热邪者，贵于速散，散而不复，乃无病矣。此释上文痹热消灭也。

为开通辟门户，使邪得出病乃已；

开通壅滞，辟其门户，以热邪之宜泻也。

凡刺寒邪日以温，徐往徐来致其神，

“温”者，温其正气也。“徐往徐来”，欲和缓也。致其神者，致其阳气则寒邪自除。此释上文寒痹益温也。

门户已闭气不分，虚实得调其气存也。”

补其虚，则门户闭而气不泄，故虚实可调，正气可存，此寒邪之宜温也。

黄帝曰：“官针奈何?”岐伯曰：“刺痈者用铍针，刺大者用锋针，刺小者用圆利针，刺热者用镵针，刺寒者用毫针也。”

五邪之刺，官针各有所宜，不可不辨。九针详义，见本类前二。

三十五、解结推引

（《灵枢·刺节正邪篇》）

请言解论，与天地相应，与四时相符，人参天地，故可为解。

“解论”，解结之论也。人与天地相参应，必知其道，斯可与言解结矣。

下有渐洳，上生苇蒲，此所以知形气之多少也。

“渐洳”，伏泉也。下有渐洳，则上生苇蒲，内外之应，理所皆然，人之表里，可察盛衰，亦犹是也。“渐”，平声。“洳”，音如。

阴阳者，寒暑也。热则滋雨而在上，根荄少汁，人气在外，皮肤缓，腠理开，血气减，汗大泄，皮淖泽。

暑热则地气蒸为滋雨而气在上，故草木之气亦在枝叶，而根荄少汁也。其于人气，热则阳浮在表，故血气减、汗大泄，然热则易行，故宜于用针。“荄”，音该。“淖”，乃豹切。

寒则地冻水冰，人气在中，皮肤致，腠理闭，汗不出，血气强，肉坚涩。当是之时，善行水者，不能往冰；善穿地者，不能凿冻；善用针者，亦不能取四厥；血脉凝结、坚搏不往来者，亦未可即柔。故行水者，必待天温，冰释冻解，而水可行，地可穿也，人脉犹是也。

寒则地气坚凝，人气结聚而经脉难行，即善用针者，亦不能取四肢之厥逆，故必待天温冰释，阳气运行，而后人气流通，乃可用针矣。

治厥者，必先熨调和其经，掌与腋、肘与脚、项与脊以调之，火气已通，血脉乃行，然后视其病脉，淖泽者刺而平之，坚紧者破而散之，气上乃止，此所谓以解结者也。

此治厥之法。倘天时未温而必欲用针，则必借火气以熨调其经，凡掌、腋、肘、脚、项、脊之间，皆溪谷大节之交会，故当熨之温之，则火气通而血脉行。然后视其病脉淖泽者，卫气浮也，故可刺而平之；坚紧者，邪气实也，故当破而散之。厥逆除而宗气下，乃可止针矣。“结”者，邪之所聚，刺去其邪，即解结之谓也。

用针之类，在于调气，气积于胃，以通营卫，各行其道，宗气留于海，其下者注于气街，其上者走于息道。

凡用针者，必在调气，人受气于谷，故气积于胃。然气义有三：曰营气，曰卫气，曰宗气。清者为营，营在脉中，浊者为卫，卫在脉外，故各行其道也。“宗气”，大气也。大气者，留止于上下之气海，其下者蓄于丹田，注足阳明之气街而下行于足；其上者积于胸中，出于息道而为呼吸。凡此三者，皆所谓气，当各求其属而调之者也。按：气街义，如《卫气篇》曰：“知六腑之气街者，能知解结契绍于门户”，当与此参阅，详经络类十二。

故厥在于足，宗气不下，脉中之血，凝而留止，弗之火调，弗能取之。

“厥”者，逆也，阴寒之气也。厥逆在足，则阳道不行，故宗气不下而血脉凝滞，不以火温，不能取也。

用针者，必先察其经络之实虚，切而循之，按而弹之，视其应动者，乃后取之而下之。

凡察虚实，所验在气，故必循之弹之，视其气之应手而动者，其微其甚，则虚实可知，然后用法取之，而气自下矣。

六经调者，谓之不病，虽病，谓自已也。

经脉调者，虽病亦微，故必自已。

一经上实下虚而不通者，此必有横络盛加于大经，令之不通，视而泻之，此所谓解结也。

一经之脉本相流贯，而横络盛加于大经，则经有不通者矣。视而泻之，其经则调，亦所谓解结也。

上寒下热，先刺其项太阳，久留之，已刺则熨项与肩胛令热，下合乃止，此所谓推而上之者也。

“上寒下热”者，阳虚于上而实于下也。当先刺项间足太阳经大杼、天柱等穴，久留其针而补之，仍温熨肩项之间候其气至，上热与下相合，乃止其针，此所谓推其下者而使之上也。

上热下寒，视其虚脉而陷之于经络者取之，气下乃止，此所谓引而下之者也。

“上热下寒”者，阳实于上而虚于下也。故当视其在下虚陷之经，取而补之，必使其阳气下行而后止，此引而下之之谓也。按：此二节言上下寒热者，非若前节所谓“一经上实下虚而不通者、必有横络加于大经”之比，盖彼言中有所隔，此言本末盛衰也，症自不同，不可混看。

大热偏身，狂而妄见、妄闻、妄言，视足阳明及大络取之，虚者补之，血而实者泻之。因其偃卧，居其头前，以两手四指夹按颈动脉，久持之，捲而切推，下至缺盆中而复止如前，热去乃止，此所谓推而散之者也。

上文言上下之寒热，所治不同，此言遍身之大热，当取足之阳明也。盖阳明经多气多血，为五脏六腑之海，故但察其在经在络，或虚或实而取之，则遍身之热可除也。然又当因病人之偃卧，医者居其头之前，以两手大食四指，夹其颈中动脉于人迎、大迎等处，自上而下按而久持之，捲而切推之，下至缺盆，止复如前，候其热去乃已。盖三阳在头，故可独取人迎而推散其热也。

三十六、刺诸风

（《素问·骨孔论、长刺节论》、《灵枢·四时气论、热病论》）

黄帝问曰："余闻风者，百病之始也，以针治之奈何？"

（《素问·骨孔论》）风之中人，必先皮毛而后及于经络脏腑，由浅入深，自微而甚，善行数变，所以为百病之始。故圣人之避风，如避矢石者，正以防其微也。

岐伯对曰："风从外入，令人振寒，汗出头痛，身重恶寒。

风邪外袭，阳气内拒，邪正分争，故振寒；风伤卫，故汗出；邪客三阳，故头痛身重；卫伤则表怯，故恶寒。

治在风府，调其阴阳，不足则补，有余则泻。

"风府"，督脉穴。察其正气不足则补之，邪气有余则泻之。

大风颈项痛，刺风府，风府在上椎。

"上椎"，谓项骨椎上，入发际一寸也。

大风汗出，灸譩譆，譩譆在背下夹脊旁三寸所，压之令病者呼譩譆，譩譆应手。

"譩譆"，足太阳经穴。"压之"，以指按其穴也。乃令病人呼譩譆之声，则应手而动，故即以为名。

从风增风，刺眉头。

病由于风则憎风。刺眉头者，足太阳之攒竹穴也。“憎”，早登切。

病风且寒且热，炅汗出，一日数过，先刺诸分理络脉；

（《素问·长刺节论》）《风论》曰：“风之伤人也，或为寒热，或为热中，或为寒中，或为疠风，或为偏枯，或为风也。”即此之谓。“炅汗”，热汗也。刺诸分理络脉者，贵乎多也。“炅”，居永切。

汗出且寒且热，三日一刺，百日而已。

既汗而复寒热者，邪盛患深，非可以旦夕除也，故当三日一刺，百日始已。

病大风，骨节重，须眉堕，名曰大风，刺肌肉为故，汗出百日，

“大风”，即《风论》及《四时气篇》之所谓“疠”也。其浅者遍腠理，故当刺肌肉为故，所以泄阳分之毒，风从汗散也。

刺骨髓，汗出百日，

刺深者须取骨髓，所以泄阴分之风毒也。

凡二百日，须眉生而止针。

风毒去尽，然后营卫气复，眉发重生，是病已愈，方可止针矣。

疠风者，素刺其肿上，已刺，以锐针针其外，按出其恶气，肿尽乃止，

（《灵枢·四时气篇》）“疠”，大风也。《风论》曰：“疠者，有营气热腐，真气不清，故使鼻柱坏而色败，皮肤疡溃，风寒客于脉而不去，名曰疠风也。”其治法，当于常素刺其肿上，已刺之后，又必数以锐针针其患处，仍用手按出其恶毒之气，必待肿尽，乃可止针。盖毒深气甚，非多刺不可也。“疠”，癞同，又音利。

常食方食，无食他食。

食得其法，谓之方食。无食他食，忌动风发毒等物也。

偏枯，身偏不用而痛，言不变，志不乱，病在分腠之间，巨针取之，益其不足，损其有余，乃可复也。

（《灵枢·热病篇》）“偏枯”者，半身不随，风之类也，其身偏不用而痛。若言不变、志不乱，则病不在脏而在于分肉腠理之间，可用巨针取之，即第九针也。察其虚实以施补泻，其元可复矣。

痱之为病也，身无痛者，四肢不收，

痱亦风属，犹言废也。上节言身偏不用而痛，此言身不知痛而四肢不收，是偏枯痱病之辨也。“痱”，肥、沸二音。

智乱不甚，其言微知，可治，甚则不能言，不可治也。

智乱不甚，其言微有知者，神气未为全去，犹可治也，神失则无能为矣。

病先起于阳，后入于阴者，先取其阳，后取其阴，浮而取之。

此治必先其本也。病先起于阳分，故当先刺其表，浮而取之，而后取其阴。此下不言先起于阴者，盖病始于阴，直中脏也，多不可治，故不复言之。

风痉，身反折，先取足太阳及腘中及血络出血；中有寒，取三里。

“痉”，强直也。身反折，反张向后也。此风症之在膀胱经者，故当取足太阳经穴。“腘”中，委中穴也；“血络”，浮浅之络也，皆当刺出其血。若中气有寒，仍当取足阳明之三里，温补胃气而风寒可除也。“痉”，求影切，《中原韵》，音敬。

三十七、刺灸癫狂

（《灵枢·癫狂篇》、《素问·长刺节论、通评虚实论》）

目眦外决于面者为锐眦，在内近鼻者为内眦；上为外眦，下为内眦。

（《灵枢·癫狂篇》）“目眦”，眼角也。目之外角曰锐眦，目之内角曰内眦，此以中外言也。若以上下言之，则目之上网亦曰外眦，目之下网亦曰内眦。按：本篇所论，皆癫狂厥逆之病，而此节所言目眦若不相涉者何也？盖以癫狂等疾，须察神气，欲察其神，当从目始。且内眦外眦、上网下网，各有分属，病在何经，于此可验，故首及之，示人以知所先也。“眦”，音渍。

癫疾始生，先不乐，头重痛，视举目赤，甚作极，已而烦心，候之于颜，取手太阳、阳明、太阴，血变而止。

“先不乐”，神志将乱也。“头重痛、视举目赤”，厥气上行也。“甚作极已而烦心”，躁急不宁也。此皆癫疾将作之兆。“颜”，天庭也。候之于颜，邪色必现于此也。当取手太阳支正、小海，手阳明偏历、温流，手太阴太渊、列缺等穴，泻去邪血，必待其血色变而后止针也。

癫疾始作，而引口、啼呼、喘悸者，候之手阳明、太阳，左强者攻其右，右强者攻其左，血变而止。

“引口”者，牵引歪斜也。或为啼呼，或为喘悸，当候于手阳明太阳二经，察病所在而刺之，穴如前。“强”，坚强也。左右牵引，病多在络，故左强者当攻右，右强者当攻左，必候其血变而止，此缪刺之法也。“悸”，音匮，心动也。

癫疾始作，先反僵，因而脊痛，候之足太阳、阳明、太阴、手太阳，血变而止。

“反僵”，反张僵仆也。足太阳之委阳、飞阳、仆参、金门，足阳明三里、解溪，足太阴隐白、公孙等穴皆主之。手阳明经穴同前。“僵”，音姜。

治癫疾者，常与之居，察其所当取之处。病至视之，有过者泻之，置其血于瓠壶之中，至其发时，血独动矣，不动，灸穷骨二十壮。穷骨者，骶骨也。

凡治癫疾者，须常与之居，庶得察其病在何经，及当取之处，不致谬误也。故必于病至之时，视其有过之所，刺出其血以验其可灸与否。“瓠壶”，瓠卢也。若前病发而瓠中之血不动者，乃可灸之。“骶骨”，即督脉之长强穴。“瓠”，音户。“骶”，音氏。

骨癫疾者，顑齿诸腧分肉皆满，而骨居，汗出烦悗，呕多沃沫，气下泄，不治。

“骨癫疾者”，病深在骨也。其顑齿诸穴分肉之间，皆邪气壅闭，故为胀满。形则尪羸，唯骨独居，汗出于外，烦闷于内，已为危症，若呕多沃沫，气泄于下者，尤为脾肾俱败，必不可治。“顑”，音坎，又海敢切，义详经络类十三。“悗”，美本切，又音瞒。

筋癫疾者，身倦挛，急大，刺项大经之大杼脉。呕多沃沫，气下泄，不治。

“筋癫疾者”，病在筋也。其身倦怠拘挛，其脉急大，当刺项下足太阳经之大杼穴。若上而呕沫，下而泄气，亦不治之症。

脉癫疾者，暴仆，四肢之脉皆胀而纵。脉满，尽刺之出血；不满，灸之夹项太阳，灸带脉于腰，相去三寸，诸分肉本腧。呕多沃沫，气下泄，不治。

“脉癫疾者”，病在血脉也。“暴仆”，猝倒也。“纵”，弛纵也。治此者，如脉胀满，则尽刺之以出其血。如脉不满，则灸足太阳经夹项之天柱、大杼穴，又灸足少阳经之带脉穴，此穴相去于腰计三寸许。诸分肉本腧，谓诸经分肉之间及四肢之腧，凡胀纵之所，皆当取也。若呕沫泄气者，亦不必治。

癫疾者，疾发如狂者，死不治。

癫病发于阴，狂病发于阳。故《二十难》曰：“重阳者狂，重阴者癫也。”然阳多有余，故狂发无时，其状疾而暴；阴多不足，故癫发有期，其状静而徐。此癫狂之辨也。今以癫疾而如狂者，阳邪盛极而阴之竭也，故死不治。

狂始生，先自悲也，善忘、苦怒、善恐者，得之忧饥，治之取手太阴、阳明，血变而止，及取足太阴、阳明。

此下六节，皆言狂病也。神不足则悲，魂伤则狂忘不精，志伤则善忘其前言，肝乘脾则苦怒，血不足则善恐，皆得之忧而且饥，致伤脏气也。取手太阴之太渊、列缺，手阳明之偏历、温流，足太阴之隐白、公孙，足阳明之三里、解溪等穴，并可治之，必俟其血色变而止针也。

狂始发，少卧不饥，自高贤也，自辩智也，自尊贵也，善骂詈，日夜不休，治之取手阳明、太阳、太阴、舌下、少阴，视之盛者皆取之，不盛释之也。

上节言始生，病生之初也。此节言始发，病成而发也。

其为少卧不饥等候，狂病之发，大概如此。手阳明、太阳、太阴经穴俱如前。“舌下”者，任脉之廉泉也。“少阴”者，心经之神门、少冲也。于此诸经，必视其盛者皆取之，若其不盛则当释之无论也。诸治皆然。

狂言、惊、善笑、好歌乐、妄行不休者，得之大恐，治之取手阳明、太阳、太阴。

恐伤志，故为惊、为笑、为歌、乐妄行也。手阳明、太阳、太阴穴，俱见前第二节。

狂，目妄见、耳妄闻、善呼者，少气之所生也，治之取手太阳、太阴、阳明、足太阴、头两顑。

气衰则神怯，所以妄见、妄闻、而惊呼也。手太阳、太阴、阳明、足太阴经穴，俱见前二节、四节。“头两顑”，义亦如前。

狂者多食，善见鬼神，善笑而不发于外者，得之有所大喜，治之取足太阴、太阳、阳明，后取手太阴、太阳、阳明。

多食见鬼善暗笑者，以大喜伤神所致。《难经》曰：“脱阳者见鬼，脱阴者目盲也。”足太阴、太阳、阳明穴，如前四节。手太阴、太阳、阳明穴，如前二节。

狂而新发，未应如此者，先取曲泉左右动脉，及盛者见血，有顷已，不已以法取之，灸骨骶二十壮。

未应如此者，谓狂病新起，未有如上文五节之见症也。宜先取足厥阴肝经之曲泉穴，左右皆刺之，及诸经之脉有盛者，皆出其血，有顷病当自已，如不已则当照前五节求法以取之，仍灸督脉之长强穴二十壮。

病在诸阳脉，且寒且热，诸分且寒且热，名曰狂。

（《素问·长刺节论》）阳胜则为狂病，凡病在诸阳分，而经脉分肉之间且寒且热者，皆阳邪乱其血气，热极则生寒也，故病为狂。

刺之虚脉，视分尽热病已止。

“刺之虚脉”，谓泻其盛者使之虚也。然必视针下诸分尽热，则气至邪退，其病已而止针也。

病初发岁一发不治，月一发不治，月四五发名曰癫病。

阴胜则为癫病。岁一发、月一发者，气深道远，有宿本也。故不易治。月四五发者，暴疾耳，其来速其去亦速，此为可治者也。

刺诸分诸脉，其无寒者，以针调之，病已止。

诸分诸脉，刺法如前。若其无寒者，则癫疾亦有阳邪，或泻或补，当用针调之也。按：《甲乙经》曰：“刺诸分其脉尤寒者，以针补之。是仍言为阴症。

刺痫惊脉五：

（《素问·通评虚实论》）五脉如下文。“痫”，癫病。

针手太阴各五，刺经，

刺手太阴之经，经渠穴也。“各五”，以左右言各五痏也。下亦然。

太阳五，

亦以手太阳经穴言，当是阳谷穴。

刺手少阴经，络旁者一，

手少阴之经穴，灵台也。在络穴通里之旁，故曰络旁者一。

足阳明一，

亦言经穴解溪也。

上踝五寸刺三针。

足少阳胆经之络，光明穴也。"三针"，即三痏。

三十八、肾主水，水腧五十七穴

（《素问·水热穴论》、《灵枢·四时气篇》）

黄帝问曰："少阴何以主肾？肾何以主水？"岐伯对曰："肾者至阴也，至阴者盛水也。肺者太阴也，少阴者冬脉也。故其本在肾，其末在肺，皆积水也。"

（《素问·水热穴论》）肾应北方之气，其脏居下，故曰至阴也。水旺于冬而肾主之，故曰盛水也。肺为手太阴经，其脏属金。肾为足少阴经，其脏属水。少阴脉从肾上贯肝膈入肺中，所以肾邪上逆，则水客于肺。故凡病水者，其本在肾，其末在肺，亦以金水相生，母子同气，故皆能积水。

帝曰："肾何以能聚水而生病？"岐伯曰："肾者胃之关也。关门不利，故聚水而从其类也。

"关"者，门户要会之处，所以司启闭出入也。肾主下焦，开窍于二阴，水谷入胃，清者由前阴而出，浊者由后阴而出，肾气化则二阴通，肾气不化则二阴闭，肾气壮则二阴调，肾气虚则二阴不禁，故曰肾者胃之关也。关闭则气停，气停则水积，水之不行，气从乎肾，所谓从其类也。

愚按：本节云关门不利，则聚水而从其类者，言关之不通也。《脉要精微论》曰："仓廪不藏，是门户不要也。水泉不止，是膀胱不藏也。得守者生，失守者死。"言关之不固也。不通则癃闭而胕肿，不固则滑泄而脱元，取此之由，总因肾败。夫胃为五脏六腑之海，而关则在肾，关之为义，操北门锁钥之柄，凡一身元气消长，约束攸赖。故许知可云：补脾不若补肾者，谓救本之道，莫先乎此也。”诚万古不易之良法。

上下溢于皮肤，故为肿，胕肿者，聚水而生病也。”

肌肤浮肿曰胕肿。脾主肌肉，足太阴也，寒水侮之，故反聚水而生病。

帝曰：“诸水皆生于肾乎？”岐伯曰：“肾者牝脏也，地气上者，属于肾而生水液也，故曰至阴。”

“牝”，阴也。地气上者，阴气升也。以阴从阴而生水液，故曰至阴。

勇而劳甚则肾汗出，肾汗出逢于风，内不得入于脏腑，外不得越于皮肤，客于玄府，行于皮里，传为浮肿，本之于肾，名曰风水。

勇而劳甚者，汗自阴分深处而发，故曰肾汗。汗出逢风则腠理闭，内已离于脏腑，外不得泄于皮肤，故客于玄府而为浮肿。此则因水因风，故名风水。

所谓玄府者，汗孔也。”

汗属水，水色玄，汗之所居，故曰玄府。从孔而出，故曰汗孔。然汗由气化，出乎玄微，是亦玄府之义。

帝曰：“水腧五十七处者，是何主也？”岐伯曰：“肾腧五十七穴，积阴之所聚也，水所从出入也。

凡此五十七穴者，皆积阴之所聚，水所从出入者也。肾主水，故皆曰肾腧。

尻上五行，行五者，此肾腧。

尻上五行者，中行督脉也。旁四行，足太阳膀胱经脉也。行五者，中行五穴：长强、腰腧、命门、悬枢、脊中也；次二行各五穴：白环腧、中膂内腧、膀胱腧、小肠腧、大肠腧也；又次二行各五穴：秩边、胞肓、志室、肓门、胃仓也。五行共二十五穴，皆在下焦而主水，故皆曰肾腧。

故水病，下为浮肿大腹，上为喘呼不得卧者，标本俱病。

水之本在肾，标在肺，标本俱病，故在下则为浮肿大腹，在上则为喘呼不得卧。

故肺为喘呼，肾为水肿，肺为逆不得卧。

肺主气，水在上则气不化，故肺为喘呼。肾主水，水在下则湿不分，故肾为水肿。然病水者必自下而升，上及于肺，其病剧矣，故肺为逆不得卧也。

分为相输俱受者，水气之所留也。

言水能分行诸气，相为输应而俱受病者，正以水气同类，水病则气应，气病则水应，留而不行，俱为病也。

伏兔上各二行、行五者，此肾之街也。

“伏兔”，足阳明经穴。伏兔之上，即腹部也。腹部之脉，任居中行，左右各二，夹脐旁两行者，足少阴并冲脉气所发，行各五穴，则横骨、大赫，气穴、四满、中注是也；次外二行者，足阳明经所行，行各五穴，则气冲、归来、水道、大巨、五陵是也。左右共二十穴，此皆水气往来之道路，故为肾之街也。

三阴之所交，结于脚也，踝上各一行、行六穴，此肾脉之下行也，名曰太冲。

“三阴”，肝、脾、肾三经也。三阴所交俱结于脚，故足太阴有三阴交穴。踝上各一行，独指足少阴肾经而言。行六穴，则大钟、照海、复流、交信、筑宾、阴谷是也，左右共十二穴。肾之大络，并冲脉下行于足，合而盛大，故曰太冲。

凡五十七穴者，皆脏之阴络，水之所客也。”

上共五十七穴，皆脏之阴络，为阴气之所行，故治水者当察而取之。

风水肤胀，为五十七痏，取皮肤之血者，尽取之。

（《灵枢·四时气篇》）风水肤胀、五十七痏，义俱如前。若皮肤之有血络者，亦当尽取去之。

徒水，先取环谷下三寸，以铍针针之，已刺而筒之，而纳之，入而复之，以尽其水，必坚，来缓则烦悗，来急则安静，间日一刺之，水尽乃止。

此泄水之法也。“徒”，但也，有水无风，故曰徒水。“环谷”，义无所考，或即足少阳之环跳穴。其下三寸许，垂手着股，中指尽处，惟奇穴中有风市一穴，或者即此，明者察之。“铍针”，第五针也。“筒”，箭室也。“已刺而筒之而纳之，入而复之，以尽其水”，谓用针如箭之归筒，出入频复，开通其道，以尽其水也。然水在肤中，其候必坚。若针后水来尽缓，则必烦闷；若来急速，则必安静矣。仍须间日一刺，以水尽而止。按：《针要》曰：“凡水气惟得针水沟，若针余穴，水尽即死。”是又不可不知也。“铍”，音披。“筒”，音勇。

饮闭药，方刺之时徒饮之。

凡患水病者，小便多不利，既已刺治如前，仍须饮通闭之药以拔其本，即方刺之时，亦但饮无碍也。

方饮毋[①]食，方食毋饮，

药食不宜相混，混则难于取效。

毋食他食，百三十五日。

① 国中按：“毋”，原文作“无”，乃通假字，故改之。

水肿既消，当忌伤脾发湿等物，至一百三十五日之外，方保其不复矣。

三十九、热病五十九腧

（《素问·水热穴论》）

帝曰："夫子言治热病五十九腧，余论其意，未能领别其处，愿闻其处，因闻其意。"

治热之法，本有不同，故欲并闻其意。

岐伯曰："头上五行，行五者，以越诸阳之热逆也；

头上五行者，督脉在中，旁四行，足太阳经也。中行五穴：上星、囟会、前项、百会、后项也；次两旁二行各五穴：五处、承光、通天、络却、玉枕也；又次两旁二行各五穴：临泣、目窗、正营、承灵、脑孔也。五行共二十五穴，俱在巅顶之上，故可散越诸阳热气之逆于上者。

大杼、膺腧、缺盆、背腧，此八者，以泻胸中之热也；

"大杼"，足太阳经穴。"膺腧"，中府也，手太阴经穴。"缺盆"，足阳明经穴。"背腧"，风门也，一名热府。此八穴在胸之前后，故可泻胸中之热。

气街、三里、巨虚上下廉，此八者，以泻胃中之热也；

气冲、三里、巨虚上廉、下廉，此八者俱足阳明经穴，故可泻胃中之热。

云门、髃骨、委中、髓孔，此八者，以泻四肢之热也；

"云门"，手太阴经穴。"髃骨"，即肩髃，手阳明经穴。委中，足太阳经穴。"髓孔"，即腰腧，督脉穴。云门、髃骨连手，委中、髓孔连足，故此八穴可泻四肢之热。

五脏腧旁五，此十者，以泻五脏之热也。

五脏腧旁五穴。肺腧之旁，魄户也；心腧之旁，神堂也；肝腧之旁，魂门也；脾腧之旁，意舍也；肾腧之旁，志室也。皆足太阳经穴。凡五脏之系，咸附于背，故此十者，可泻五脏之热。

凡此五十九穴者，皆热之左右也。"

又，五十九穴，详后篇。

帝曰："人伤于寒而传为热何也？"岐伯曰："夫寒盛则生热也。"

寒邪外束，则阳气内郁，故传而为热，所以寒盛则生热也。然则外感发热者，因伤于寒也，散其寒则阳气泄而热自除矣。今有不知标本者，但见发热，辄用苦寒。夫阴寒沉滞，焉能解表？表不解则热愈甚，所以轻者致重，重者致危，是不知"热无犯热，寒无犯寒"之戒也。详义见运气类二十，并当详究。

四十、诸热病死生刺法

（《灵枢·热病篇》）

热病三日而气口静、人迎躁者，取之诸阳五十九刺，以泻其热而出其汗，实其阴以补其不足者。

此下所言热病，即伤寒时疫也。热病三日，邪犹居表，若气口静而人迎躁者，正病在三阳而未入阴分，故当取诸阳经为五十九刺，以泻阳邪之实，仍补三阴之不足也。五十九刺法如下文。人迎脉口一盛二盛三盛，当补当泻详义，出《终始篇》，见本类前二十八。

身热甚、阴阳皆静者，勿刺也；其可刺者急取之，不汗出则泄。所谓勿刺者，有死症也。

身热甚而阴阳之脉皆静者，阳症得阴脉也，故不宜刺。若察其可刺者当急取之，虽不汗出，则邪亦从而泄矣。此言勿刺者，以其脉症相反，有死症也。下文皆然。

热病七日八日，脉口动喘而弦者，急刺之，汗且自出，浅刺手大指间。

热病七八日，邪必深至阴分，故脉口之脉，当动疾如喘而且弦，宜急刺手太阴肺经，则汗自出而邪可散矣。然刺此者宜浅。“手大指间”，即少商穴也。“弦”，一本作“短”。

热病七日八日，脉微小，病者溲血，口中干，一日半而死，脉代者一日死。

“热病七八日，脉微小”者，正气虚也；“溲血口中干”者，伤其阴也，皆为死症。若脉来变乱失常，是为代脉，其死尤促。

热病已得汗出，而脉尚躁，喘且复热，勿刺肤，喘甚者死。

热病已得汗，邪当退矣，若脉尚躁，气尚喘，身复热者，是谓不为汗衰，乃反症也。故勿刺其肤，刺而重伤其气，若喘甚者，则必死也。

热病七日八日，脉不躁，躁不散数，后三日中有汗，三日不汗，四日死。未曾汗者，勿腠刺之。

凡热病七日之后，邪欲解散者，脉必躁盛，乃为将汗之兆。今热病七日八日而脉犹不躁，则阴之类也，即有躁意而力不散大，至不数疾，皆正气衰微，不能鼓动，亦阴之类也。必且未能解散，故当再俟三日，庶得有汗。若三日不汗，又逾四日，则病在旬日外矣。阴阳不应，期当死也。凡若此者，既不能汗，其气必虚，故勿为肤腠之刺。

热病先肤痛，窒鼻充面，取之皮，以第一针，五十九，苛轸鼻，索皮于肺，不得，索之火，火者心也。

热病先肤痛、窒塞于鼻、充浮于面者，邪在肤腠，肺经病也。刺宜浅取皮分，故当用第一针曰镵针者，以刺五十九穴之皮部也。“苛”，深也。“轸”，车上前后两端横木也。言鼻窒之甚，内外不通，亦犹轸之横塞也。皆属于肺，肺属金，其合在皮，故但求之于皮，即所以求于肺也。如刺此而不得效，则当求之于火，火者心也。补心之脉，益阳气以制金邪，则肺热当自退耳。“窒”，音只。

热病先身涩，倚而热，烦悗，干唇口嗌，取之脉，以第一针，五十九，肤胀口干寒汗出，索脉于心，不得，索之水，水者肾也。

“涩”，燥涩也。“倚”，身无力也。兼之热而烦闷，唇口与嗌俱干者，邪在血脉，心经病也。故当用针之第一曰镵针者，以取五十九穴之脉分也。肤胀口干寒汗出，亦皆脉之为病。心属火，其合在脉，故但求之于脉，即所以求于心也。若求于脉而不得效，则当求之于水，水者肾也，补肾气于骨，则水旺足以制火，而心热自退矣。

热病嗌干多饮，善惊，卧不能起，取之肤肉，以第六针，五十九，目眦青，索肉于脾，不得，索之木，木者肝也。

热病嗌干多饮、善惊悸、肢体倦怠、卧不能起者，邪在肤肉，脾经病也。当用第六针曰圆利针者，以取五十九穴之肉分也。若目眦青者，正以木气乘土，亦为脾病。脾属土，其合在肉，故但求之于肉，即所以求于脾也。若求脾而不得效者，则当求之于木，木者肝也，补肝筋之气，则木能胜土，而脾热当自平矣。“嗌”，音益。

热病面青脑痛，手足躁，取之筋间，以第四针于四逆，筋躄目浸，索筋于肝，不得，索之金，金者肺也。

“热病面青”，肝色现也；“脑痛”，厥阴肝经与督脉会于巅也；“手足躁”者，肝之荣在爪，木病在四末也。皆肝经之病，故当取之筋结之间，用第四针曰锋针者，以泻其四逆等症。“四逆”者，肝邪盛而四肢厥也；“筋躄”者，足不能行也；“目浸”者，泪出不收也。皆为肝病，肝属木，其合在筋，故但求之于筋，即所以求于肝也。若求肝不得其效，则当求之于金，金者肺也，补肺之气，则金能胜木，而肝热可平矣。“躄”，音壁。

热病数惊，瘛疭而狂，取之脉，以第四针，急泻有余者，癫疾毛发去，索血于心，不得，索之水，水者肾也。

“热病数惊”，心邪盛也；“瘛疭”者，热极生风，阴血伤也；狂则热之甚矣，皆心经病也。故当取之于脉，用第四针曰锋针者，急泻其有余之邪。若阳极阴虚而病癫疾，发为血余，故毛发亦去。病主乎心，心属火，其合在血脉，故但求之于血，即所以求于心也。若求心而不得其效，则当求之于水，水者肾也。补肾之水，可以制火，真阴自复矣。“瘛”，炽、寄、系三音。“疭”，音纵。

热病身重骨痛，耳聋而好瞑，取之骨，以第四针，五十九刺骨，病不食，啮齿耳青，索骨于肾，不得，索之土，土者脾也。

身重骨痛，耳聋好瞑，皆肾经之病，病在阴则目瞑，故当取之于骨，用第四针曰锋针者，以刺五十九穴之骨分也。“其不食者”，阴邪盛也；“啮齿者”，齿为骨之余也；

“耳青者”，肾之窍也。皆为肾病，肾属水，其合在骨，故但求之于骨，即所以求于肾也。若求肾而不得效者，则当求之于土，土者脾也，补脾气之肉分，则土能胜水，而肾邪可平矣。“啮”，音孽，咬也。

热病不知所痛，耳聋，不能自收，口干，阳热甚，阴颇有寒者，热在髓，死不可治。

凡热病有痛而不得其所，耳聋寂无所闻，体重不能收持，口液干涸，值阳胜之时则热甚，阴胜之时颇有寒者，此以邪居阴分，热深在髓，乃死症也。

热病头痛，颞颥目瘈脉痛，善衄，厥热病也，取之以第三针，视有余不足，寒热痔。

“颞颥”，即足少阳脑孔穴，一曰鬓骨也。目瘈脉痛，目脉抽掣而痛也。“衄”，鼻血也。“厥热病”，热逆于上也。“取以第三针”，镝针也。“视有余不足”，察所病之经脉虚实而为补泻也。“寒热痔”三字，于上下文义不相续，似为衍文。“颞”，柔涉切。“颥”，音如。“瘈”，音翅。“衄”，女六切。

热病体重肠中热，取之以第四针，于其腧，及下诸指间，索气于胃络得气也。

脾主肌肉四肢，邪在脾故体重，大肠小肠皆属于胃，邪在胃则肠中热。故当用第四针曰锋针者，取脾胃二经之腧，曰太白、曰陷谷也。“及下诸指间”者，谓在足诸腧也。下文曰“五指间各一，凡八痏，足亦如是者”，其义即此。“索气于胃络得气”者，阳明之络曰丰隆，别走太阴，故取此可以得脾气。

热病夹脐急痛，胸胁满，取之涌泉与阴陵泉，取以第四针，针嗌里。

“夹脐急痛”，足少阴肾经所行也。“胸胁满”，足太阴脾经所行也。故在少阴则取涌泉，在太阴则取阴陵泉，用第四针曰锋针者刺之。“针嗌里”者，以少阴太阴之脉俱上络咽嗌，即下文所谓廉泉也。

热病而汗且出，乃脉顺可汗者，取之鱼际、太渊、大都、太白，泻之则热去，补之则汗出，汗出大甚，取内踝上横脉以止之。

热病阳气外达，脉躁盛者，汗且出也。阳症得阳脉者，脉之顺也，皆为可汗。当取手太阴之鱼际、太渊，足太阴之大都、太白，泻之则热可去，补之则汗可出也。若汗出太甚，则当取内踝上横脉，即脾经之三阴交也，泻之则汗自止矣。上三节所言胃络、涌泉、阴陵泉、鱼际、太渊、大都、内踝上横脉，凡十四穴，皆不在下文五十九穴之数内者，故特表现于此也。按：《寒热病篇》曰：“病始手臂者，先取手阳明、太阴而汗出；病始头首者，先取项太阳而汗出；病始足胫者，先取足阳明而汗出。臂太阴可汗出，足阳明可汗出。故取阴而汗出甚者，止之于阳；取阳而汗出甚者，止之于阴。”其义尤精，虽彼为刺痈之法，然与此节有相须之用，所当参阅。详本类后五十四。

热病已得汗，而脉尚躁盛，此阴脉之极也，死；其得汗而脉静者，生。

热病已得汗，则邪当退，脉当静矣。若汗后脉尚躁盛者，孤阳不敛也，此以阴脉之虚极，有阳无阴耳，乃为逆症；若汗后即脉静者，邪去正复也，乃为顺症。得逆者死，得顺者生。

热病者，脉尚盛躁，而不得汗者，此阳脉之极也，死；脉盛躁，得汗静者，生。

热病脉尚躁盛者，必当邪解汗出也。若脉虽盛而汗不得出，以阳脉之亢极，而阴虚不能外达也，故死；若得汗而静，则为顺症，故生。

按：此二节，一曰阴极，一曰阳极，义若有二。然脉之躁盛者，皆阳胜之候也。汗者液之所化，其发在阳，其源在阴也。若既得汗而脉犹躁盛者，以阳无所归，由阴虚也；脉躁盛而汗不得出者，以阴竭于中，亦阴虚也。故脉之盛与不盛，当责之阳；汗之出与不出，当责之阴。观《本神篇》曰："阴虚则无气，无气则死矣。"其所重者，正此"阴"字。阴为生气之本，无根则气脱，故必死也。

热病不可刺者有九：一曰：汗不出，大颧发赤，哕者死；

"不可刺者"，以其有死症也。"汗不得出"，阴无力也。"大颧发赤"，谓之戴阳，面戴阳者，阴不足也。"哕者"，邪犯阳明，胃虚甚也，本源亏极，难乎免矣。"哕"，于决切，又音晦。

二曰：泄而腹满，甚者死；

泄则不当胀满，况其满甚，以邪伤太阴，脾气败也，故死。

三曰，目不明，热不已者死；

五脏六腑之精气，皆上注于目而为之精。"目不明"者，脏腑之精气竭也；"热不已者"，表里之阴气竭也，故死。

四曰：老人婴儿，热而腹满者死；

"热而腹满"，邪伤脾脏也。老人婴儿，尤以脾气为本，故犯之者死。

五曰：汗不出，呕下血者死；

汗不出者，阴之亏也。再或呕而下血，阴伤尤甚，故死。

六曰：舌本烂，热不已者死；

心、肝、脾、肾之脉，皆系于舌本，舌本烂，加之热不已者，三阴俱损也，故不免于死。

七曰：咳而衄，汗不出，出不至足者死。

咳而且衄，邪在肺经，动阴血也。汗不出或出不至足，尤为真阴溃竭，故死。

八曰：髓热者死；

髓者，至阴之精，骨之充也。邪入最深，乃为髓热，肾气败竭，故死。

九曰：热而痉者死，腰折瘈疭，齿噤龂也。

"痉"，风强病也。凡脊背反张曰腰折，肢体制掣曰瘈疭，牙关不开曰噤，切齿曰龂，即皆痉之谓也。此以热极生风，大伤阴血而然。既热且痉，乃为死症。痉音敬。"瘈"，翅、寄、系三音。"疭"，音纵。噤，求禁切。"龂"，音械。

凡此九者，不可刺也。

刺之无益，必反招嫌，故皆不可刺也。

所谓五十九刺者，两手外内侧各三，凡十二痏；

此下详明五十九刺之穴也。两手外内侧，即太阳之少泽，少阳之关冲，阳明之商阳也。三阴俱在内侧，即太阴之少商，厥阴之中冲，少阴之少冲也。左右共十二穴。"痏"，刺疮也。有刺必有瘢，故即以痏为数。"痏"，委、伟二音。

五指间各一，凡八痏；足亦如是；

五指间者，总言手五指也。各一者，本节之后各一穴也。观上文第十五节云："取之于其腧及下诸指间"，正谓此也。盖诸经腧穴，皆在指之本节后，如手经则太阳之后溪，少阳之中渚，阳明之三间，独少阴之在本节后者，则少府之荥也。手之六经，惟太阴、厥阴则本节后俱无穴，故左右四经凡八痏也。其在足经之腧，则太阳曰束骨，少阳曰临泣，阳明曰陷谷，太阴曰太白，皆在本节之后。其少阴之脉不行于指，厥阴之脉则本节后亦无穴。左右四经只共八穴，故曰足亦如是。

头入发一寸旁三分各三，凡六痏；

头入发一寸，即督脉上星之次。其旁穴分而为三，则足太阳之五处，承光、通天也。左右各三，故凡六痏。

更入发三寸边五，凡十痏；

"更入发"者，自上星之次向后也。"三寸边五"者，去中行三寸许，两边各五也。即足少阳之临泣、目窗、正营、承灵、脑孔，左右二行凡十痏。

耳前后口下者各一，项中一，凡六痏；

耳前者，听会也；耳后者，完骨也，俱足少阳经穴，各二。"口下者"，任脉之承浆也，一穴。"项中"者，督脉之哑门也，一穴。共凡六痏。

巅上一，

百会也，督脉穴。

囟会一，

督脉穴。

发际一，

前发际，神庭也；后发际，风府也。俱督脉穴，凡二痏。

廉泉一，

任脉穴。

风池二，天柱二。

“风池”，足少阳经穴。“天柱”，足太阳经穴。

按：本篇所载者，热病五十九腧也。前篇《水热穴论》所载者，亦热病五十九腧也。考二篇之异同，则惟百会、囟会、五处、承光、通天、临泣、目窗、正营、承灵、脑孔等十八穴相合，其余皆异。然观本篇所言者，多在四肢，盖以泻热之本也；《水热穴论》所言者，多随邪之所在，盖以泻热之标也。义自不同，各有取用。且本经《灵枢》在前，《素问》在后，后者所以补前之略耳，故皆谓之热病五十九腧，非谬异也。今总计二篇之数，再加以上文所言胃络、涌泉等穴，原不在五十九数之内者，凡十四穴，仍除去重复十八穴，则总得一百一十四穴，皆热腧也，均不可废。凡刺热者，当总求二篇之义，各随其宜而取用之，庶乎尽刺热之善矣。

四十一、刺寒热

（《灵枢·寒热病篇》、《素问·长刺节论》）

皮寒热者，不可附席，毛发焦，鼻槁腊，不得汗，取三阳之络，以补手太阴。

（《灵枢·寒热病篇》）肺主皮毛，开窍于鼻，皮寒热者邪在外，故畏于近席，而毛发焦、鼻槁腊也。如不得汗，当泻足太阳之络穴飞阳，补手太阴之鱼际、太渊。盖太阳即三阳，主在表之热，而臂之太阴可以取汗也。“腊”，音昔，干也。

肌寒热者，肌痛，毛发焦而唇槁腊，不得汗，取三阳于下以去其血者，补足太阴以出其汗。

脾主肌肉，其营在唇。肌寒热者邪在脾，故当肌痛、毛发焦而唇槁腊也。取三阳法如上文，补足太阴之大都、太白，可以出汗。义见前章。

骨寒热者，病无所安，汗注不休。齿未槁，取其少阴于阴股之络；齿已槁，死不治。骨厥亦然。

肾主骨，骨寒热者，邪在至阴也，阴虚者必躁，故无所安也。阴伤则液脱，故汗注不休也。齿者骨之余，若齿未槁者，阴气尚充，犹为可治，当取足少阴之络穴大钟以刺之。若齿有枯色，则阴气竭矣，其死无疑。近以愚见，则不独在齿，凡爪枯者亦危候也，骨寒而厥者皆然。

阴刺入一，旁四处，治寒热，

（《素问·长刺节论》）“阴刺”，疑误。按《官针篇》云：“五曰扬刺，扬刺者，正纳一，旁纳四，以治寒气之博大者也。十曰阴刺，阴刺者，左右率刺之，以治寒厥。”此云“阴刺”者，当是“扬刺”。详本类前五。

深专者，刺大脏，

“深专者”，邪气深而专在一脏也，治当求其大脏而直取之，凡五脏皆为大脏。

迫脏刺背，背腧也，

欲迫取其大脏之气，当刺其背，以五脏之腧在于背也。

刺之迫脏，脏会，

刺背腧而能迫脏者，为脏气之所会也。

腹中寒热去而止，

刺背腧者，无问其数，必使腹中寒热去而后止针。

与刺之要，发针而浅出血。

言凡与刺脏腧者，不宜出血太多，其要在发针浅而少出其血也。

四十二、灸寒热

（《素问·骨孔论》）

灸寒热之法，先灸项大椎，以年为壮数，

此下灸寒热之法，多以虚劳为言，然当因病随经而取之也。“大椎”，督脉穴，灸如患者之年数。

次灸橛骨，以年为壮数，

尾尽之穴曰橛骨，任脉穴也。“橛”，音厥。

视背腧陷者灸之，

“背腧”，皆足太阳经穴。陷下之处，即经气之不足者，故当灸之。

举臂肩上陷者灸之，

肩髃也，手阳明经穴。

两季胁之间灸之，

足少阳京门穴也。

外踝上绝骨之端灸之，

足少阳阳辅穴也。“踝”，胡寡切。

足小趾次趾间灸之，

足少阳夹溪穴也。

腨下陷脉灸之，

足太阳承山穴也。“腨”，音篆。

外踝后灸之，

足太阳昆仑穴也。

缺盆骨上切之坚动如筋者灸之，

此结聚也，但随其所有而灸之，不必拘于腧穴。

膺中陷骨间灸之，

任脉之天突穴也。

掌束骨下灸之，

手少阳阳池穴也。

脐下关元三寸灸之，

任脉之关元穴在脐下三寸。

毛际动脉灸之，

足阳明气冲穴也。

膝下三寸分间灸之，

足阳明三里穴也。

足阳明跗上动脉灸之，

冲阳穴也。

巅上一灸之，

督脉之百会穴也。

犬所啮之处灸之三壮，即以犬伤病法灸之，

犬伤令人寒热者，古有灸法如此，故云然也。“啮”，尼结切。

凡当灸二十九处。

自犬啮之上，共计二十九处，犬伤者无定所，故不在数内。

伤食灸之，

伤食而发寒热者，如上法求阳明经穴灸之。

不已者，必视其经之过于阳者，数刺其腧而药之。

过于阳者，阳邪之盛者也。刺可泻其阳，药可调其阴，灸之不已，当变其治法如此。

四十三、刺头痛

（《灵枢·厥病篇》）

厥头痛，面若肿起而烦心，取之足阳明、太阴。

“厥”，逆也。邪逆于经，上干头脑而为痛者，曰厥头痛也。下仿此。足阳明之脉上行于面，其悍气上冲头者，循眼系入络脑，足太阴支者注心中，故以头痛而兼面肿烦心者，当取足之阳明、太阴也。

厥头痛，头脉痛，心悲善泣，视头动脉反盛者，刺尽去血，后调足厥阴。

“头脉痛”者，痛在皮肉血脉之间也。“心悲善泣”者，气逆在肝也。故当先视头脉之动而盛者，刺去其血以泄其邪，然后取足厥阴肝经而调补之，以肝脉会于巅也。

厥头痛，贞贞头重而痛，泻头上五行、行五，先取手少阴，后取足少阴。

“贞贞”，坚固貌，其痛不移也。“头上五行、行五”，即前篇热病五十九腧之穴，所以散诸阳之热逆也。先取手少阴心经，泻南方以去火也；后取足少阴肾经，补北方以壮水也。

厥头痛，意善忘，按之不得，取头面左右动脉，后取足太阴。

脾藏意，意伤则善忘。阳邪在头而无定所，则按之不得。故当先取头面左右动脉以泄其邪，后取足太阴经以补脾气也。

厥头痛，项先痛，腰脊为应，先取天柱，后取足太阳。

“项先痛，腰脊为应”，皆足太阳经也，故当先取天柱，后及本经之下腧。

厥头痛，头痛甚，耳前后脉涌有热，泻出其血，后取足少阳。

耳之前后，足少阳经也。其脉涌而热者，当泻出热血，仍取本经之穴。“有热”，一本云“有动脉”。

真头痛，头痛甚，脑尽痛，手足寒至节，死不治。

头痛有二：上文言厥头痛者可治，此言真头痛者不可治。盖头为诸阳之会，四肢为诸阳之本，若头痛甚而遍尽于脑、手足寒至节者，以元阳败竭，阴邪直中髓海，故最为凶兆。

头痛不可取于腧者，有所击坠，恶血在于内，若肉伤痛未已，可则[①]刺，不可远取也。

头痛因于击坠者，多以恶血在脉络之内，故伤痛未已，若可刺者，但当刺去其痛处之血，不可远取荥腧，徒伤正气，盖此非大经之病也。

头痛不可刺者，大痹为恶，日作者，可令少愈，不可已。

痹之甚者，谓之大痹。其症则风寒湿三气杂至，合成恶患，令人头痛，不可刺也。若日作者，则犹有间止，故刺之可令少愈，终亦不能全已也。

头半寒痛，先取手少阳、阳明，后取足少阳、阳明。

“头半寒痛”者，偏头冷痛也。手足少阳、阳明之脉，

---

① 国中按：“则”，马莳《灵枢·注证发微》云：“可用针以侧刺其痛之处”，是视“则”为“侧”，其义可从。

皆循耳上行头角，故当先取手经以去其标，后取足经以去其本也。

四十四、刺头项七窍病

（《素问·长刺节论、骨孔论》、《灵枢·寒热病篇、热病篇、厥病篇、杂病篇、终始篇》）

刺家不诊，听病者言。

（《素问·长刺节论》）善刺者不必待诊，但听病者之言，则发无不中，此以得针之神者为言，非谓刺家概不必诊也。今后世之士，针既不精，又不能诊，则虚实补泻，焉得无误？故《九针十二原篇》又曰：“凡将用针，必先诊脉，视气之剧易，乃可以治。”其义为可知矣。

在头头疾痛，为藏针之，

“藏针之”，藏言里也，即深入其针之谓。

刺至骨病已，上无伤骨肉及皮，皮者道也。

头疾痛者其病深，故当刺至骨分则病已。然既刺至骨，何得上无伤骨肉及皮乎？盖谓毋得妄施补泻，谬伤骨肉皮分之气也，不过借皮肉为入针之道耳。

颈侧之动脉人迎，人迎，足阳明也，在婴筋之前；

（《灵枢·寒热病篇》）颈前中行，任脉也。二行动脉，即足阳明之人迎穴。《说文》曰：“婴，颈饰也。”故颈侧之筋曰婴筋。

婴筋之后，手阳明也，名曰扶突。

在颈之第三行。

次脉，足少阳脉也，名曰天牖；

在颈之第六行，手少阳脉也。“足”字凝误。“牖”，音有。

次脉，足太阳也，名曰天柱；

在颈之第七行。

腋下动脉，臂太阴也，名曰天府。

“臂太阴”，即手太阴也。以上五穴，《本腧篇》言之尤详，见经络类第十，即所以治下文之病者也。

阳迎头痛，胸满不得息，取之人迎。

“迎”，逆也。阳邪逆于阳经而为头痛胸满者，当取之人迎也。

暴喑气硬，取扶突与舌本出血；

“喑”，声哑不能言也。“气硬”，喉舌强硬也。当取手阳明之扶突穴，及出其舌本之血。凡言暴者，皆一时之气逆，非宿病也，故宜取此诸穴以治其标。“喑”，音音。

暴聋气蒙，耳目不明，取天牖；

经气蒙蔽而耳目暴有不明者，当取天牖如上文也。

暴挛痫眩，足不任身，取天柱。

“挛”，拘挛也。“痫”，癫痫也。“眩”，眩晕也。合三症而足弱不能任身者，当取天柱如上文也。“痫”，音闲。

暴瘅内逆，肝肺相抟，血溢鼻口，取天府。

“瘅”，热病也。暴热内逆，则肝肺之气相抟，而血溢口鼻，当取天府如上文也。“瘅”，音丹，又上、去二声。

此为天牖[①]五部。

此总结上文五穴为天牖五部者，以天牖居中，统前后上下而言也。

---

① 国中按：“天牖”，《太素》作“大腧”，杨上善注云：“此为颈项之间，脏腑五部大腧。”其义可从。

臂阳明有入烦遍齿者，名曰大迎，下齿龋取之，臂恶寒补之，不恶寒泻之。

手阳明脉有入烦遍齿者，其道出于足阳明之大迎，凡下齿龋痛者当取之，如商阳、二间、三间皆主齿痛。但臂恶寒者多虚，故宜补；不恶寒者多实，故宜泻。“烦”，音求，颧也。“龋”，曲主切。

足太阳有入烦遍齿者，名曰角孙，上齿龋取之，在鼻与烦前，方病之时其脉盛，盛则泻之，虚则补之。

足太阳脉亦有入烦遍齿者，其道出于手少阳之角孙，凡上齿龋痛者当取之。又如鼻与烦前者，乃足阳明地仓、巨髎等穴，亦主齿痛，以足阳明入上齿中也，但当于方病之时，察其盛衰而补泻之。

一曰取之出鼻外。

谓手阳明禾髎、迎香等穴。

足阳明有夹鼻入面者，名曰悬颅，属口对入系目本，视有过者取之，损有余，益不足，反者益其。

“其”，当作“甚”。足阳明之脉有夹鼻入于面者，道出于足少阳之悬颅，其下行者属于口，其上行者，对口入系目本，或目或口，凡有过者，皆可取之。然必察其有余不足以施补泻，若反用之，病必益甚。

足太阳有通项入于脑者，正属目本，名曰眼系，头目苦痛取之，在项中两筋间。

足太阳之脉，有通项入于脑者，即项中两筋间玉枕穴也，头目痛者当取之。

入脑乃别，阴跷阳跷，阴阳相交，阳入阴，阴出阳，交于目锐眦，阳气盛则瞋目，阴气盛则瞑目。

太阳经自项入脑，乃别属阴跷阳跷，而交合于目内眦之睛明穴，阳跷气盛，则阴气不荣，故目张如瞋而不得合；阴跷气盛，则阳气不荣，故目瞑而不能开也。按：《脉度篇》言跷脉属目内眦，合于太阳。”下文《热病篇》曰：“目中赤痛，从内眦始，取之阴跷。然则此云锐眦者，当作内眦也。详经络类二十八。跷有五音，跷、皎、乔、脚，又极虐切。“瞋”，音嗔。“瞑”，音明，又上声。

其上气有音者，治其喉中央，在缺盆中者。

（《素问·骨孔论》）谓气喘急而喉中有声也。喉中央者，两缺盆之中，任脉之天突穴也。

其病上冲喉者，治其渐，渐者，上夹颐也。

气喘满而上冲于喉者，当治足阳明经夹颐之大迎穴。阳明之脉，由此渐上颐面，故名夹颐为渐也。

失枕在肩上横骨间，

“失枕”者，风入颈项，疼痛不利，不能就枕也。刺在肩上横骨间，当是后肩骨上，手太阳之肩外腧也。或为足少阳之肩井穴，亦主颈项之痛。若王氏云缺盆者，其脉皆行于前，恐不可以治失枕。

折使榆臂齐肘，正灸脊中。

“折”，痛如折也。“榆”，当作“揄”，引也。谓使病者引臂，下齐肘端以度脊中，乃其当灸之处，盖即督脉之阳关穴也。

喉痹舌卷，口中干，烦心心痛，臂内廉痛，不可及头，取手小指次指爪甲下去端如韭叶。

（《灵枢·热病篇》）小指次指端，手少阳之关冲也。

目中赤痛，从内眦始，取之阴跷。

阴跷之脉属于目内眦，足少阴之照海，即阴跷之所生也，故当刺之。

耳聋无闻取耳中。

（《灵枢·厥病篇》）“耳中”，手太阳之听宫也。

耳鸣，取耳前动脉。

“耳前动脉”，手少阳之耳门也。

耳痛不可刺者，耳中有脓，若有干耵聍，耳无闻也。

“耵聍”，耳垢也。若耳中有脓，及有干耵聍，而或痛或无闻者，皆不可刺之，脓垢去而耳自愈矣。“耵”，音顶。“聍”，音宁，又去声。

耳聋，取手小指次指爪甲上与肉交者，先取手，后取足。

手小指次指爪甲上者，手少阳之关冲也。后取足者，亦言小趾次趾，足少阳之窍阴也。

耳鸣，取手中指爪甲上，左取右，右取左，先取手，后取足。

手中指爪甲上，手厥阴之中冲也。左鸣者取其右，右鸣者取其左。

聋而不痛者，取足少阳；聋而痛者，取手阳明。

（《灵枢·杂病篇》）足少阳之脉下耳后，支耳中，出耳前，手阳明之别者入耳，故当分痛与不痛而补泻之。

嗌干，口中热如胶，取足少阴。

足少阴之脉，循喉咙系舌本。嗌干口热如胶者，阴不足也，故当取而补之。“嗌”，音益。

喉痹不能言，取足阳明；能言，取手阳明。

手足阳明之脉，皆循喉咙。能言者轻，但取之上；不能言者重，当泻其下也。

齿痛不恶清饮，取足阳明；恶清饮，取手阳明。

手足阳明之脉皆入齿中，然胃经多实热，故不畏寒饮者，当泻足阳明；大肠经多虚寒，故畏寒饮者，当补手阳明也。此与上文“臂阳明”节，义有所关，当互求之。“凊”，音倩。

衄而不止，衃血流，取足太阳；衃血，取手太阳。不已，刺腕骨下；不已，刺腘中出血。

鼻中出血曰衄，败血凝聚色紫黑者曰衃。衃血成流，其去多也。下云衃血，其聚而不流者也。血去多者，当取足太阳；去少者，当取手太阳。“腕骨下”，即手太阳之腕骨穴。“腘中出血”，即足太阳之委中穴也。“衄”，女六切。“衃”，普杯切。

颇痛，刺手阳明，与颇之盛脉出血。

“颇”，鬓前两太阳也。手阳明之别者，入耳合于宗脉，正出两颇之间，故当刺之。“与颇之盛脉出血”，即鬓前之血络。“颇”，音坎，又海敢切。

颇痛，刺足阳明曲周动脉，见血立已，不已，按人迎于经立已。

足阳明之脉，循颊车上耳前，过客主人，循发际至额颅，故“颇”痛者当刺曲周，即颊车也。以其周绕曲颊，故曰曲周。见血立已，如不已，当按人迎于本经而浅刺之，可立已也。

项痛不可俯仰，刺足太阳；不可以顾，刺手太阳也。

“不可俯仰”者，痛在项后，故当刺足太阳经。“不可以顾”者，痛在颈侧，故当刺手太阳经也。

重舌，刺舌柱以铍针也。

（《灵枢·终始篇》）舌下生小舌，谓之重舌。“舌柱”，即舌下之筋如柱者也，当用第五针曰铍针者刺之。“铍”，音披。

四十五、猝然失音之刺

（《灵枢·忧恚无言篇》全）

黄帝问于少师曰："人之猝然忧恚而言无音者，何道之塞，何气出行，使音不彰？愿闻其方。"

"恚"，慧、畏二音，恨怒也。

少师答曰："咽喉者，水谷之道也；喉咙者，气之所以上下者也；

人有二喉，一软一硬。软者居后，是谓咽喉，乃水谷之道，通于六腑者也；硬者居前，是谓喉咙，为宗气出入之道，所以行呼吸，通于五脏者也。其在《太阴阳明论》，则单以软者为咽，硬者为喉，故曰喉主天气，咽主地气。

会厌者，音声之户也；

"会厌者"，喉间之薄膜也。周围会合，上连悬雍，咽喉食息之道得以不乱者，赖其遮厌，故谓之会厌。能开能合，声由以出，故谓之户。

口唇者，音声之扇也；

唇启则声扬，故谓之扇。

舌者，音声之机也；

舌动则音生，故谓之机。

悬雍垂者，音声之关也；

"悬雍垂者"，悬而下垂，俗谓之小舌，当气道之冲，为喉间要会，故谓之关。

颃颡者，分气之所泄也；

"颃"，颈也。"颃颡"，即颈中之喉颡，当咽喉之上，悬雍之后，张口可见者也。颡前有窍，息通于鼻，故为分气之所泄。"颃"，何朗切，又去声。"颡"，思朗切。

横骨者，神气所使，主发舌者也。

"横骨"，即喉上之软骨也。下连心肺，故为神气所使；上连舌本，故主举发舌机。

故人之鼻洞涕出不收者，颃颡不开，分气失也。

"鼻洞"者，涕液流泄于鼻也。颃颡之窍不开，则清气不行，清气不行，则浊液聚而下出，由于分气之失职也。

是故厌小而疾薄，则发气疾，其开合利，其出气易；其厌大而厚，则开合难，其气出迟，故重言也。

"疾"，速也。"重言"，言语蹇涩之谓。

人猝然无音者，寒气客于厌，则厌不能发，发不能下，至其开合不致，故无音。

"不致"，不能也。寒气客于会厌，则气道不利，既不能发扬而高，又不能低抑而下，开合俱有不便，故猝然失音。"

黄帝曰："刺之奈何?"岐伯曰："足之少阴，上系于舌，络于横骨，终于会厌，两泻其血脉，浊气乃辟。

"两泻"者，两足俱刺也。足少阴之血脉，当是所注之腧穴，即太溪也。然人有虚劳失音者，观此节之义，则亦无非属乎肾经，但其所致有渐，与此猝然者不同，其治当分补泻耳。"辟"，开也。"

会厌之脉，上络任脉，取之天突，其厌乃发也。

天突为阴维任脉之会，取之能治暴喑。

四十六、刺心痛并虫瘕蛟蛔

（《灵枢·厥病篇、杂病篇》）

厥心痛，与背相控善瘛，如从后触其心，伛偻者，肾心痛也，先取京骨、昆仑，发针不已，取然谷。

（《灵枢·厥病篇》）五脏逆气，上干于心而为痛者，谓之厥心痛。下仿此。“控”，引也。“善瘛”，拘急如风也。“伛偻”，背曲不伸也。足少阴之经，由股内后廉贯脊属肾，其直者，从肾上贯肝膈入肺中。凡疼痛如从脊后触其心而伛偻者，以肾邪干心，是为肾心痛也。肾与膀胱为表里，故当先取足太阳之京骨、昆仑。如痛不已，仍当取肾经之然谷。“控”，苦贡切。“伛”，雍主切。“偻”，吕、娄二音。

厥心痛，腹胀胸满，心尤痛甚，胃心痛也，取之大都、太白。

足阳明之经，由缺盆下膈属胃络脾，其支者下循腹里。凡腹胀胸满而为痛者，以胃邪干心，是为胃心痛也。胃与脾为表里，故当取足太阴之大都、太白二穴。

厥心痛，痛如以锥针刺其心，心痛甚者，脾心痛也，取之然谷、太溪。

脾之支脉脉含情，注于心中。若脾不能运而逆气攻心，其痛必甚，有如锥刺者，是为脾心痛也。但然谷、太溪，皆足太阴之穴，取此治脾，其义何居？盖湿因寒滞，则相夹乘心，须泄肾邪，当刺此也。

厥心痛，色苍苍如死状，终日不得太息，肝心痛也，

取之行间、太冲。

“苍苍”，肝色也。“如死状”，肝气逆也。“终日不得太息”，肝系急，气道约而不利也。是皆肝邪上逆，所谓肝心痛也。“行间、太冲”，皆足厥阴经穴，故当取以治之。

厥心痛，卧若徒居，心痛间动作痛益甚，色不变，肺心痛也，取之鱼际、太渊。

“徒”，空也。“卧若徒居”，无倚旁也；间或动作则益甚者，气逆不舒，畏于动也；“色不变”，不在血也。是皆病在气分，故曰肺心痛也。“鱼际、太渊”，皆手太阴经穴，故宜取之。

真心痛，手足凊至节，心痛甚，旦发夕死，夕发旦死。

“真心痛”者，邪气直犯心主也。毒深阴甚，故手足之凊至节，其死之速如此。

愚按：本篇所言五脏之滞，皆为头痛，刺治分经，理甚明悉，至若舍针用药，尤宜察此详义。盖肾心痛者，多由阴邪上冲，故善瘛如从后触其心；胃心痛者，多由停滞，故胸腹胀满；脾心痛者，多由寒逆中焦，故其病甚；肝心痛者，多由木火之郁，病在血分，故色苍苍如死状；肺心痛者，多由上焦不清，病在气分，故动作则病益甚。若知其在气则顺之，在血则行之；郁则开之，滞则逐之；火多实则或散或清之，寒多虚则或温或补之。必真心痛者，乃不可治，否则但得其本，则必随手而应，其易如探囊也。“凊”，音倩，寒冷也。

心痛不可刺者，中有盛聚，不可取于腧。

“中有盛聚”，谓有形之症，或积或血，停聚于中，病在脏而不在经，故不可取于腧穴，当从内以调治之也。

肠中有虫瘕及蛟蛔，皆不可取以小针，心肠痛侬作痛[1]，肿聚，往来上下行，痛有休止，腹热善渴涎出者，是蛟蛔也。

此言虫瘕在肠胃中，亦为心腹痛也。“瘕”，结聚也。“蛟”，即蛔属。“蛔”，蚘也。“不可取以小针”，谓其力小不能制也。虫瘕之症，其痛则懊侬难忍，或肚腹肿起而结聚于内，或往来上下而行无定处，或虫动则痛、静则不痛，而有时休止，或腹热喜渴而口涎出者，是皆蛟蛔之为患也。“瘕”，加、驾二音。“蛔”，音回。“侬”，乃包切。

以手聚按而坚持之，无令得移，以大针刺之，久持之，虫不动，乃出针也。

此即治虫瘕蛟蛔之法。“大针”，第九针也。“久持之而虫不动”，中其虫矣，故可出针也。

恲腹侬痛，形中上者。

“恲”，满也。此重言症之如此，其形自中自上而渐升者，即当以虫治之也。“恲”，音烹。

心痛，引腰脊，欲呕，取足少阴。

（《灵枢·杂病篇》）心痛而后引腰脊、前则欲呕者，此肾邪上逆也，故当取足少阴经以刺之。

心痛，腹胀，涩涩[2]然大便不利，取足太阴。

“涩涩”，涩滞貌。此病在脾，故当取足太阴经以刺之。

心痛，引背不得息，刺足少阴；不已，取手少阳。

足少阴之脉贯脊，故痛引于背。手少阳之脉布膻中，

---

① 国中按“侬作痛”，《脉经》作“懊侬作痛”，《甲乙经》此句作“心腹痛，发作肿聚，往来上下行”，可互参阅。

② 国中按：“涩涩”，原文作“啬啬”。“啬”，当是“亓”，而“亓”是“涩”的本字，今宜直写作“涩”，故改之。

故不得息。宜刺此二经也。

心痛，引小腹满，上下无常处，便溲难，刺足厥阴。

足厥阴之脉抵小腹结于阴器，凡心痛而下引小腹者，当刺之也。

心痛，但短气不足以息，刺手太阴。

肺主气，故短气者当刺手太阴。

心痛，当九节刺之，按已刺，按之立已；不已，上下求之，得之立已。

此总言刺心痛之法也。“九节”，即督脉之筋缩穴。宜先按之，按已而刺，刺后复按之，其痛当立已。如不已，则上而手经，下而足经，求得其故而刺之，则立已矣。

类经二十二卷

针　刺　类

四十七、刺胸背腹病

（《素问·气穴论、长刺节论、通评虚实论》、《灵枢·热病篇、杂病篇、四时气篇、九针十二原篇》）

背与心相控而痛，所治天突与十椎及上纪。

（《素问·气穴论》）“天突”，任脉穴。“十椎”，督脉之中枢也。此穴诸书不载，惟《气府论》“督脉气所发”条下，王氏注曰：“中枢在第十椎节下间”，与此相合，可无疑也。“上纪”，如下文。

上纪者，胃脘也；下纪者，关元也。

“胃脘”，即中脘，胃之募也，为手太阳、少阳、足阳明所生，任脉之会；“关元”，小肠募也，为足三阴任脉之会，故曰上纪下纪。

背胸斜系阴阳，左右如此。其病前后痛涩，胸胁痛而不得息、不得卧，上气、短气、偏痛，脉满起，斜出尻脉，络胸胁，支心贯膈，上肩，加天突，斜下肩，交十椎下。

此详言上文“背与心相控而痛”者，悉由任督二脉之为病也。盖任在前，督在后，背为阳，腹为阴，故为前后痛涩等病。其在下者斜出尻脉，在上者络胸胁，支心贯膈，上肩加天突，左右斜下肩，交十椎下，所以当刺天突、中枢、胃脘、关元等穴。

病在小腹有积，刺髓以下，至小腹而止。

（《素问·长刺节论》）“髓”字，遍考《韵》《篇》[1] 皆无。全元起本作“髓”字，于义亦未为得。《新校正》云“当作皮骺，髓字误也”，其说近理。《释义》云：“骺”，骨端也。”此言皮“骺”以下者，盖谓足厥阴之章门、期门二穴，皆在横皮肋骨之端也。“及下至小腹而止”者，如足阳明之天枢、归来，足太阴之府舍、冲门，足少阴之气穴、四满，皆主奔豚积聚等病。“骺”，音括。

刺夹脊两旁四椎间，

此足太阳之厥阴腧，手心主脉气所及也。按《脉要精微论》曰：“心为牡脏，小肠为之使，故曰小腹当有形也。”然则，厥阴腧能主小腹之疾无疑。

刺两髂髎、季胁肋间，导腹中气，热下已。

腰骨曰髂，两髂髎者，谓腰骨两旁之居髎也；“季胁肋间”，京门也，皆足少阳经穴。“导”，引也。导引腹中热气，下入小腹，则病已矣。“髂”，音格，又丘亚切。

病在小腹，腹痛不得大小便，病名曰疝，得之寒，刺小腹、两股间，刺腰髁骨间，刺而多之，尽炅病已。

小腹间痛，而二便不行者，为疝病，乃寒气之所致。当刺小腹者，去肝肾之寒也；刺两股间者，去阳明、太阴之邪也。刺腰髁间者，凡腰中在后在侧之成片大骨，皆曰髁骨。在后者，足太阳之所行；在侧者，足少阳之所行。凡此诸经，皆非寒疝，但察邪之所在者，多取其穴而刺之，俟其小腹尽热，则病已矣。“髁”，苦瓦切。“炅”，居永切，

---

① 国中按：“《篇》、《韵》”，指《苍颉篇》、《玉篇》、《广韵》、《切韵》等一类字典书籍。

热也。

气满胸中喘处，取足太阴大趾之端，去爪甲如薤叶，

（《灵枢·热病篇》）。足大趾之端，隐白穴也。“薤”，音械，似韭而无实。

寒则留之，热则疾之，气下乃止。

内寒者气至迟，故宜久留其针；内热者气至速，故宜疾去其针。总候其气下不喘，乃可止针也。

心疝暴痛，取足太阴、厥阴，尽刺去其血络。

心疝者，如《脉要精微论》曰：“诊得心脉而急，病名心疝，小腹当有形也。取足太阴、厥阴尽刺去其血络者，以二经皆聚于小腹，去其络血，即所以散其邪也。

中热而喘，取足少阴、腘中血络。

（《灵枢·杂病篇》）“中热而喘”，热在中上二焦也。“取足少阴”者，壮水以制火也。“腘中血络”，即足太阳委中穴，取之可以泻火。

小腹满大，上走胃至心，淅淅身时寒热，小便不利，取足厥阴。

“淅淅”，寒肃貌。肝经之脉，抵小腹夹胃，其支者从肝别贯膈，故为病如此，当取足厥阴经以刺之。“淅”，音昔。

腹满，大便不利，腹大亦上走胸嗌，喘息喝喝然，取足少阴。

肾开窍于二阴，其经脉从肾上贯肝膈入肺中，循喉咙，故其为病如此，当取足少阴经以刺之。“喝喝”，喘急貌。“嗌”，音益。

腹满，食不化，腹响响然，不能大便，取足太阴。

脾失其职，则食不能化，腹满而鸣，气滞于中，大便不调，当取足太阴经以刺之。

气逆上，刺膺中陷者，与下胸动脉。

“膺中陷者”，足阳明之屋翳也。“下胸动脉”，手太阴之中府也。盖在中曰胸，胸之旁即谓之下耳。

腹痛，刺脐左右动脉，已刺按之，立已；不已，刺气街，已刺按之，立已。

脐之左右动脉，如足少阴之肓腧，足阳明之天枢，皆主腹痛，气街即足阳明之气冲也。

肠中不便，取三里，盛泻之，虚补之。

（《灵枢·四时气篇》）小肠不便者，不能化物；大肠不便者，不能传导。大肠小肠皆属于胃，故当取足阳明之三里穴，邪气盛则泻之，正气虚则补之。

腹中常鸣，气上冲胸，喘不能久立，邪在大肠，刺肓之原、巨虚上廉、三里。

《九针十二原篇》曰：“肓之原出于脖胦。”即任脉之下气海也。“巨虚下廉、三里”，皆足阳明经穴。按《本腧篇》曰：“大肠属上廉。”此以邪在大肠，故当刺巨虚上廉，若下文之邪在小肠者，则当取巨虚下廉也。

小腹控睾、引腰脊，上冲心。邪在小肠者，连睾系，属于脊，贯肝肺，络心系。气盛则厥逆，上冲肠胃，熏肝，散于肓，结于脐。

“控”，引也。“睾”，阴丸也。小肠连于小腹，若其邪盛，则厥逆自下上冲心肺，熏于肝胃、引于腰脊，下及肓脐睾系之间也。肓义详疾病类六十七。“睾”，音高。

故取之肓原以散之，刺太阴以予之，取厥阴以下之，取巨虚下廉以去之，按其所过之经以调之。

“取肓原以散之”，散脐腹之结也。“刺太阴以予之”，补肺经之虚也。“取厥阴以下之”，泻肝经之实也。“取巨虚下廉以去之”，求小肠之所属也。“按其所过之经”，谓察其邪之所在以调之也。

善呕，呕有苦，长太息，心中憺憺，恐人将捕之，邪在胆，逆在胃。胆液泄则口苦，胃气逆则呕苦，故曰呕胆。

“憺憺”，心虚貌。“邪在胆、逆在胃”，木乘土也。胆液泄则苦，胃气逆则呕，故呕苦者，谓之呕胆。

取三里，以下胃气逆，则刺少阳血络，以闭胆逆，却调其虚实，以去其邪。

“三里”，足阳明经穴，故可下胃气之逆。又刺足少阳血络以平其木，则胆液不泄，故曰以闭胆逆。然必调其虚实，或补或泻，皆可以去其邪也。

饮食不下，隔塞不通，邪在胃脘，在上脘则刺抑而下之，在下脘则散而去之。

“上脘下脘”，俱任脉穴，即胃脘也。“刺抑而下之”，谓刺上脘以泻其至高之食气。“散而去之”，谓温下脘以散其停积之寒滞也。针药皆然。

小腹痛肿，不得小便，邪在三焦约，取之太阳大络，视其络脉与厥阴小络结而血者；肿上及胃脘，取三里。

“邪在三焦约”者，三焦下腧出于委阳，并足太阳之正，入络膀胱，约下焦也。太阳大络，飞阳穴也。又必视其别络及厥阴小络结而血者，尽取去之，以足厥阴之经亦抵小腹也。若小腹肿痛上及胃脘者，又当取足阳明之三里穴。

飧泄，补三阴之上，补阴陵泉，皆久留之，热行乃止。

“三阴之上”，谓三阴交穴，脾、肝、肾之会也。“阴陵泉”，足太阴脾经穴，补而久留之，则阳气至而热行，热行则泄止矣。

胀取三阳，飧泄取三阴。

（《灵枢·九针十二原篇》）“胀”，腹胀也。“飧泄”，完谷不化也。病胀者，当取足之三阳，即胃、胆、膀胱三经也。飧泄者，当取足之三阴，即脾、肝、肾三经也。“飧”，音孙。

腹暴满，按之不下，取太阳经络者，胃之募也，

（《素问·通评虚实论》）“太阳经络”，谓手太阳经之络，即任脉之中脘，胃之募也。中脘为手太阳、少阳、足阳明脉所生，故云太阳经络者。“募”，音暮。

少阴腧，去脊椎三寸旁五，用圆利针。

“少阴腧”，即肾腧也。肾为胃关，故亦当取之，系足太阳经穴，去脊两旁各一寸五分，共为三寸，两旁各五痏也。刺当用第六之圆利针。

霍乱，刺腧旁五，

邪在中焦则既吐且泻，脏气反复，神志缭乱，故曰霍乱。“腧旁”，即上文少阴腧之旁，志室穴也，亦各刺五痏。

足阳明及上旁三。

“足阳明”，言胃腧也，再及其上之旁，乃脾腧之外，则意舍也。当各刺三痏。

四十八、上膈下膈，虫痈之刺。

（《灵枢·上膈篇》全，附：膈症治案）

黄帝曰：“气为上膈者，食饮入而还出，余已知之矣。虫为下膈，下膈者，食晬时乃出，余未得其意，愿卒闻

之。”

此言膈症有上下之分，而复有因气因虫之异也。因于气则病在上，故食饮一入，即时还出；因于虫则病在下，故食入晬时而复出。“晬时”，周时也。愚按：上膈下膈，即膈食症也。此在本经，自有正条，奈何后世俱以脉之关格，认为膈症，既不知有上下之辨，亦不知有虫气之分，其谬甚矣。“晬”，音醉。

岐伯曰：“喜怒不适，食饮不节，寒温不时，则寒汁流于肠中，流于肠中则虫寒，虫寒则积聚，守于下脘①，则肠胃充廓，卫气不营，邪气居之。

凡伤胃气，则阳虚而寒汁流于肠中，虫寒不行，则聚于下脘而肠胃充满也。“卫气”，脾气也。脾气不能营运，故邪得聚而居之。

人食则虫上食，虫上食则下脘虚，下脘虚则邪气胜之，积聚以留，留则痈成，痈成则下脘约。

虫寒闻食，则喜而上求之，上则邪气居之，而乘虚留聚，以致痈于下脘，要约不行，故食入晬时复出也。“痈”，壅同。如《论疾诊尺篇》曰“目窠微痈”者，义亦犹此。

其痈在脘内者，即而痛深；其痈在外者，则痈外而痛浮，痈上皮热。”

“脘之内外”，即言下脘也。邪伏于中，故热现于皮肉之上。

黄帝曰：“刺之奈何?”岐伯曰：“微按其痈，视气所行，

---

① 国中按：“脘”，原文作“管”，乃同音假借字，张氏有注云：“管，脘同。”《甲乙经》作“脘”，故改之。因改此假借字为本字，故去注文。后“脘”同。又按：“肠胃充廓”，廓，原文作郭，乃通借，故亦改之。

察其气所必由，以刺之也。

先浅刺其旁，稍纳益深，还而刺之，毋过三行。

先浅刺其旁气所及之处，稍纳其针而渐深之，以泄其流行之邪，然后还刺其所病之正穴，以拔其积聚之本；但宜至再至三而止，不可过也。

察其沉浮，以为深浅，已刺必熨，令热入中，日使热内，邪气益衰，大痈乃溃。

邪沉者深刺之，邪浮者浅刺之，刺后必熨以火，而日使之热，则气温于内，而邪自溃散也。“溃”，音会。

伍以参禁，以除其内，恬憺无为，乃能行气，

三相参为参，五相伍为伍。凡食息起居，必参伍宜否，守其禁以除内之再伤。又必恬憺无为，以养其气，则正气乃行，而邪气庶乎可散。盖膈症最为难愈，故当切戒如此。“恬”，音甜。“憺”，音淡。

后以咸苦化，谷乃下矣。”

咸从水化，可以润下软坚，苦从火化，可以温胃，故皆能下谷也。苦味详按，见运气类十七，少阴司天条下。

附：膈症治案

愚按：上文云：“气为上膈者，食饮入而还出。”夫气有虚实，实而气壅，则食无所容；虚而气寒，则食不得化，皆令食入即出也。至若虫为下膈者，虫上食则下脘虚，其寒汁流于肠中，而后致痈滞不行，则亦因阳气之虚于下，故食人周时复出也。然余尝治一中年之妇患此症者，因怒因劳，皆能举发，发时必在黄昏，既痛且吐，先吐清涎，乃及午食，午食尽，乃及早食，循次而尽，方得稍息，日日如是，百药不效。乃相延视，则脉弦而大。余曰：此下膈症也。夫弦为中虚，大为阴不足。盖其命门气衰，则食至下焦，不能传化，故直至日夕阳衰之时，则逆而还出耳。乃用八味参杞之属，大补阴中之阳，随手而应。自后随触随发，用辄随效，乃嘱其加意慎重，调至年余始愈。可见下膈一症，有食入周日复出而不止晬时者，有不因虫痈而下焦不通者矣。此篇特言虫痈者，盖亦下膈之一症耳，学者当因是而推广之。

四十九、刺　腰　痛

（《素问·刺腰痛论、骨孔论》、《灵枢·杂病篇》）

足太阳脉令人腰痛，引项脊尻背如重状，

（《素问·刺腰痛篇》全）足太阳之脉，下项循肩髆内，夹脊抵腰中，故令人腰痛，引项脊尻背如重状也。“尻”，开高切，臀也。

刺其隙[①]中、太阳正经出血，春无见血。

“隙中”，委中也。一名血隙。太阳正经，昆仑也。太阳合肾水，水旺于冬而衰于春，故刺太阳经者春无见血。

少阳令人腰痛，如以针刺其皮中，循循然不可以俯仰，不可以顾，

少阳之气应风木，阳分受之，故如以针刺其皮中。“循循然”，迟滞貌，谓其举动不便也。足少阳之脉起于目锐眦，上抵头角，下耳后，循颈下胸中，循胁里下行身足之侧，故身不可以俯仰，头不可以回顾。

---

① 国中按：“隙”字有二音，一读 xì，即隙；一读 qiè，用于姓氏。简体字中，均以“隙”代“郄”，凡隙字之义，不再使用郄，故改“郄”为“隙”，全书同。

刺少阳成骨之端出血，成骨在膝外廉之骨独起者，夏无见血。

膝外侧之高骨独起者，乃胻骨之上端，所以成立其身，故曰成骨，其端则阳关穴也。少阳合肝木，木旺于春而衰于夏，故刺少阳经者，夏无见血。

阳明令人腰痛不可以顾，顾如有见者，善悲，

足阳明之筋，上循胁属脊；足阳明之脉，循颐后下廉出大迎，其支别者下人迎，循喉咙入缺盆，下循腹里至气街中而合，以下髀关，故令人腰痛不可以顾，顾如有见者，见鬼怪之谓也。“善悲”者，神不足则悲也。阳明气衰而阴邪侮之，故症现若此。

刺阳明于胻前三痏，上下和之出血，秋无见血。

“胻前三痏”，即三里也。“上下和之”，兼上下巨虚而言也。秋时胃土退气，故刺阳明者秋无见血。“胻”，音杭，又形敬切。“痏”，音委。

足少阴令人腰痛，痛引脊内廉，

足少阴之脉，贯脊内属肾也。按：此前少“足太阴腰痛”一症，必古文之脱简也。

刺少阴于内踝上二痏，春无见血，出血太多，不可复也。

“内踝上二痏”，足少阴之复流也。春时木旺水衰，故刺足少阴者，春无见血，若出血太多，则肾气不可复也。

厥阴之脉令人腰痛，腰中如张弓弩弦，

王氏曰：“足厥阴之支者，与太阴少阳之脉，同结于腰踝下中髎下髎之间，故令人腰痛。”肝主筋，肝病则筋急，故令腰中如张弓弩弦。

刺厥阴之脉，在腨踵鱼腹之外，循之累累然乃刺之，

"腨"，腿肚也。"踵"，足跟也。"鱼腹"，腨之形如鱼腹也。腨踵之间，鱼腹之外，循之累累然者，即足厥阴之络，蠡沟穴也。"腨"，音篆。

其病令人善言默默然，不慧，刺之三痏。

"善言默默然"者，善于言语默默也，即不能发声之谓。肝病从风，人多昏冒，故不爽慧。"三痏"，三刺其处也。

解脉令人腰痛，痛而引肩，目䀮䀮然，时遗溲，刺解脉，在膝筋肉分间隙外廉之横脉出血，血变而止。

"解脉"，足太阳经之散行脉也。其脉循肩髆，故痛而引肩'其起在目内眦，故目䀮䀮然；其属膀胱，故令遗溲。当刺解脉之在膝后者，即腘中横纹两筋间，弩肉高起之处，则隙中之分，此足太阳之血隙也。若隙之外廉，有血络横现，盛满而紫黑者，刺之当见黑血。必候其血色变赤，乃止其针，此亦足太阳经之腰痛也。

解脉令人腰痛如引带，常如折腰状，善恐，刺解脉，在隙中结络如黍米，刺之血射以黑，现赤血而已。

复言解脉者，谓太阳支脉，从腰中下夹脊，贯臀入腘中者也，故其痛如引带、如折腰也。太阳之脉络肾，肾志恐，故善恐。"隙中"，即委中穴也。上文言隙外廉之横脉，此言隙中结络，治稍不同耳。"已"，止针也。

同阴之脉令人腰痛，痛如小锤居其中，怫然肿，

足少阳之别，络于厥阴，并经下络足跗，故曰同阴之脉。"如小锤居其中"，痛而重也。"怫然"，怒意，言肿突如怒也。"锤"，音槌。"怫"，音佛。

刺同阴之脉，在外踝上绝骨之端，为三痏。

即足少阳阳辅穴也。

阳维之脉令人腰痛，痛上怫然肿，

“阳维”，奇经之一也。阳脉相维交会之脉，故曰阳维。

刺阳维之脉，脉与太阳合腨下间，去地一尺所。

阳维脉气所发，别于金门而上行，故与足太阳合于腨下间，去地一尺所，即承山穴也。

横络之脉令人腰痛，不可以俯仰，仰则恐仆，得之举重伤腰，横络绝，恶血归之，

足太阳之外络，自腰中横出髀外后廉，而下合于腘中，故曰横络。若举重伤腰，则横络阻绝而恶血归之，乃为腰痛。

刺之在隙阳，筋之间，上隙数寸，横居，为二痏，出血。

“隙阳”，即足太阳之委阳穴，在血隙上外廉两筋间，故云上隙数寸。“横居”，并居也，即殷门穴。二穴皆当出血。

会阴之脉令人腰痛，痛上漯漯然汗出，汗干令人欲饮，饮已欲走，

“会阴”，任脉穴也，在大便前，小便后，任、冲、督三脉所会，故曰会阴。任由此行腹，督由此行背，故令人腰痛；邪在阴分，故漯漯然汗出；汗干而液亡，故令人欲饮；饮多则阴气下溢，故欲走也。“漯”，音磊。

刺直阳之脉上三痏，在蹻上隙下，五寸横居，视其盛者出血。

“直阳”，谓足太阳正经之脉，夹脊贯臀，下至腘中，循腨过外踝之后，径直而行者，故曰直阳。蹻为阳蹻，即申脉也。“隙”，即委中也。此脉上之穴，在蹻之上，隙之下，相去约五寸而横居其中，则承筋穴也。或左或右，视其血络之盛者，刺出其血。

飞阳之脉令人腰痛，痛上怫怫然，甚则悲以恐，

“飞阳”，足太阳之络穴，别走少阴者也，故为腰痛。痛上怫怫然，言痛状如嗔愤也。足太阳之脉络肾，其别者当心入散，故甚则悲以恐，悲生于心，恐生于肾也。

刺飞阳之脉，在内踝上五寸，少阴之前，与阴维之会。

在内踝上五寸、少阴之前者，即阴维之会，筑宾穴也。亦同治飞阳之腰痛者。

昌阳之脉，令人腰痛，痛引膺，目䀮䀮然，甚则反折，舌卷不能言，

“昌阳”，即足少阴之复流也。少阴属肾，故为腰痛；肾脉注胸中，故痛引于膺；肾之精为瞳子，故目䀮䀮然；少阴合于太阳，故反折；肾脉循喉咙，故舌卷不能言。

刺内筋为二痏，在内踝上，大筋前，太阴后，上踝二寸所。

“内筋”，筋之内也，即复流穴，在足太阴经之后，内踝上二寸所，此阴跷之隙也。

散脉令人腰痛而热，热甚生烦，腰下如有横木居其中，甚则遗溲，

“散脉”，足太阴之别也，散行而上，故以名焉。其脉循股入腹，结于腰髁下骨孔中，故病则腰下如有横木居其中，甚乃遗溲也。

刺散脉在膝前，骨肉分间，络外廉，束脉为三痏。

“膝前”，膝内侧之前也。“骨肉分间”，谓膝内辅骨下廉，腨肉之两间也。“络外廉”者，太阴之络，色青而见者也。辅骨之下，后有大筋结束膝胻之骨，令其连属，取此系束之脉，三刺以去其病，故曰束脉为三痏，是即地机穴也。按：此节云“膝前骨肉分间，络外廉束脉”，似指阳明经为散脉，而王氏释为太阴，若乎有疑，但本篇独缺太阴刺法，而下文有云“上热刺足太阴”者，若与此相照应，及考之地机穴，主治腰痛，故今从王氏之注。

肉里之脉令人腰痛，不可以咳，咳则筋缩急，

“肉里”，谓分肉之里，足少阳脉之所行，阳辅穴也。又名分肉。少阳者筋其应，咳则相引而痛，故不可以咳，咳则筋缩急也。

刺肉里之脉为二痏，在太阳之外，少阳绝骨之后。

太阳经之外，少阳绝骨穴之后，即阳辅穴也。

腰痛夹脊，而痛至头，几几[①]然，目𥇒𥇒，欲僵仆，刺足太阳隙中出血。

“几几”，凭伏貌。“𥇒𥇒”，目乱不明也。此皆太阳症，故当刺隙中出血，即委中穴也。

腰痛上寒，刺足太阳、阳明；上热，刺足厥阴；

上寒上热，皆以上体言也。寒刺阳经，去阳分之阴邪；热刺厥阴，去阴中之风热也。

不可以俯仰，刺足少阳；

少阳脉行身之两侧，故俯仰不利者当刺之。

中热而喘，刺足少阴，刺隙中出血。

少阴主水，水病无以制火，故中热；少阴之脉贯肝膈

---

① 国中按：“几几”，当是“紧紧”，乃同音假借。《说文通训定声》云：“《诗·狼跋》‘赤舄几几’，《传》注云：‘拘貌’，许书手部作‘赤舄掔掔’，《己部》作‘赤舄己己。’《集疏》云：‘《三家诗》“几几”作“掔掔”，亦作“己己”。’……盖取金绚着屦，坚固之貌。”笔者认为“掔掔”，当作“緊緊”，两字义通形近，作“緊緊”，其字易识，其义易明。“緊緊”，简体字作“紧紧”。本句中应当作“至头紧紧然”，今所云：“头发紧、腰背发紧”者，即此义也。又按：“几”，读 jǐn，故又与“近”通，本书中有注可参，见 231 页。

入肺中，故喘。当刺足之少阴，涌泉、大钟悉主之。隙中义如前。

腰痛上寒，不可顾，刺足阳明；上热，刺足太阴；

足阳明之脉夹喉咙，上络头项，足太阴合于阳明，上行结于咽，故皆不可左右顾。王氏曰："'上寒'，阴市主之；'不可顾'，三里主之；'上热'，地机主之。"

中热而喘，刺足少阴；

重出。

大便难，刺足少阴；

肾开窍于二阴也。王氏曰："涌泉主之。"

小腹满，刺足厥阴。

厥阴之脉抵小腹也。王氏曰："太冲主之。"

如折不可以俯仰，不可举，刺足太阳。

足太阳之脉循腰背，故为此诸症。王氏曰："'如折'，束骨主之；'不可以俯仰'，京骨、昆仑悉主之；'不可举'，申脉、仆参悉主之。"

引脊内廉，刺足少阴。

脊之内廉，肾脉之所行也，故当刺足少阴。王氏曰："复流主之。"

腰痛引小腹控眇，不可以仰，刺腰尻交者，两髁胂上，以月生死为痏数，发针立已，

此邪客太阴之络，为腰痛也。"控"，引也。"眇"，季胁下之空软处也。"腰尻交者"，按王氏云："即下髎穴"，此足太阴、厥阴、少阳三脉，左右交结于中也。"两髁胂"，谓腰髁骨下坚肉也。盖腰髁下尻骨两旁有四骨孔，左右凡八穴，为之八髎骨。此太阴腰痛者，当取第四孔，即下髎也。"以月死生为痏数"，如《缪刺论》曰："月生一日一痏，二日二痏，渐多之，十五日十五痏，十六日十四痏，渐少之也。”按《缪刺论》曰：“邪客于足太阴之络，令人腰痛引小腹眇，不可以仰息。”即此节之义，详本类前三十。“眇”，音秒。“髁”，苦瓦切。“胂”，音申。

左取右，右取左。

因脉之左右交结，故宜缪刺如此也。

腰痛不可以转摇，急引阴卵，刺八髎与痛上，八髎在腰尻分间。

（《素问·骨孔论》）“八髎”者，上髎、次髎、中髎、下髎，左右共八髎，俱足太阳经穴，在腰之下，尻之上，筋肉分间陷下处。“髎”，音辽。

腰痛，痛上寒，取足太阳、阳明；痛上热，取足厥阴；不可以俯仰，取足太阳。（《灵枢·杂病篇》）重出见上文。

五十、刺厥痹

（《灵枢·终始篇、癫狂篇、杂病篇
寒热病篇、四时气篇》、《素问·长刺节论》）

刺热厥者，留针反为寒；刺寒厥者，留针反为热。

（《灵枢·终始篇》）《厥论》曰：“阳气衰于下，则为寒厥；阴气衰于下，则为热厥。”凡刺热厥者，久留其针，则热气去，故可反为寒；刺寒厥者，久留其针，则寒气去，故可反为热。

刺热厥者，二阴一阳；刺寒厥者，二阳一阴。所谓二阴者，二刺阴也；一阳者，一刺阳也。

“二刺阴、一刺阳者”，谓补其阴经二次，泻其阳经一次，则阴气盛而阳邪退，故可以治热厥。其“二阳一阴”者，亦犹是也，故可以治寒厥。

风逆，暴四肢肿，身漯漯，唏然时寒，饥则烦，饱则善变，取手太阴表里，足少阴、阳明之经，肉凊取荥，骨凊取井、经也。

（《灵枢·癫狂篇》）风感于外，厥气内逆，是为风逆。“身漯漯”，皮毛寒慄也。“唏然时寒”，气咽抽息而噤也。“饥则烦”，饱则变动不宁，风邪逆于内也。“手太阴表里”，肺与大肠也。“足少阴”，肾也。“足阳明”，胃也。“凊”，寒冷也。“取荥、取井、取经”，即指四经诸穴为言。“漯”，音磊。“唏”，音希。“凊”，音倩。

厥逆为病也，足暴凊，胸若将裂，肠若将以刀切之，烦而不能食，脉大小皆涩，暖取足少阴，凊取足阳明，凊则补之，温则泻之。

“足暴凊”，暴冷也。“胸若将裂”，肠若刀切，懊侬痛楚也。“烦不能食”，气逆于中也。“脉大小皆涩”，邪逆于经也。如身体温暖，则当取足少阴以泻之。身体清冷，则当取足阳明以补之。按足少阴则涌泉、然谷，足阳明则厉兑、内庭、解溪、丰隆，皆主厥逆。

厥逆，腹胀满，肠鸣，胸满不得息，取之下胸二胁咳而动手者，与背腧，以手按之，立快者是也。

“下胸二胁”，谓胸之下，左右二胁之间也。盖即足厥阴之章门，期门，令病人咳，其脉动而应手者，是其穴也。又当取之背腧，以手按之，其病立快者，乃其当刺之处，盖足太阳经肺腧、膈腧之间也。

内闭不得溲，刺足少阴、太阳，与骶上以长针。

此下四节，皆言厥逆兼症也。“内闭不得溲”者，病在水脏，故当刺足少阴经之涌泉、筑宾，足太阳经之委阳、飞阳、仆参、金门等穴。“骶上”，即督脉尾骶骨之上，穴名长强。刺以长针，第八针也。“溲”，音搜。“骶”，音氏。

气逆，则取其太阴、阳明、厥阴，甚取少阴、阳明动者之经也。

太阴脾经，取隐白、公孙；阳明胃经，取三里、解溪；厥阴肝经，取章门、期门。甚则兼少阴、阳明而取之。“动者之经”，谓察其所病之经而刺之也。

少气，身漯漯也，言吸吸也，骨痠体重，懈惰不能动，补足少阴。

“身漯漯”，寒慄也。“言吸吸”，气怯也。此皆精虚不能化气，故当补足少阴肾经。

短气，息短不属，动作气索，补足少阴，去血络也。

此亦气虚也，故宜补肾，但察有血络，则当去之。按：此二节皆属气虚，不补手太阴而补足少阴者，阳根于阴，气化于精也。治必求本，于此可见，用针用药，其道皆然。

厥，夹脊而痛者，至顶，头沉沉然，目䀮䀮然，腰脊强，取足太阳腘中血络。

（《灵枢·杂病篇》）厥在头顶腰脊者，膀胱经病也，故当取腘中血络，即足太阳之委中穴。“䀮”，音荒。

厥，胸满面肿，唇漯漯然，暴言难，甚则不能言，取足阳明。

“唇漯漯”，肿起貌。病而在面在胸及不能言者，以胃脉行于頄颊，夹口环唇，循喉咙下胸膈也，故当取足阳明经穴以治之。

厥，气走喉而不能言，手足凊，大便不利，取足少阴。

“厥气走喉而不能言”者，肾脉循喉咙系舌本也；“手足清”者，肾主水，阴邪盛也；“大便不利”者，阴气不化也。故当取足少阴经穴。

厥而腹响响然，多寒气，腹中汩汩[1]，便溲难，取足太阴。

“腹响响然”，寒气滞于脾也；又汩汩然，水谷不分之声也；“便溲难”，脾脉聚于阴器也。故当取足太阴经穴。

痿厥，为四末束悗，乃疾解之，日二；不仁者十日而知，毋休，病已止。

同前篇。“四末”，四肢也。“束悗”，挛束悗乱也。当刺四肢之穴，疾速解之，每日取之必二次。甚至有不仁而痛痒无觉者，解之十日，必渐有知。此法行之毋休，待其病已而后可止针。“悗”，美本切。

热厥，取足太阴、少阳，皆留之；寒厥，取足阳明、少阴于足，皆留之。

（《灵枢·寒热病篇》）热厥者，阳邪有余，阴气不足也，故当取足太阴而补之，足少阳而泻之。寒厥者，阴邪有余，阳气不足也，故当取足阳明而补之，足少阴而泻之。补者，补脾胃二经以实四肢；泻者，泻水火二经以泄邪气。然必皆久留其针，则泻者可去，补者乃至矣。此当与上文首节、二节《终始篇》义，相参为用。

舌纵涎下烦悗，取足少阴。

此下三节，皆兼寒热二厥而言也。舌纵不收及涎下烦闷者，肾阴不足，不能收摄也，故当取足少阴经而补之。

振寒洒洒，鼓颔不得汗出，腹胀烦悗，取手太阴。

---

① 国中按：“汩汩”，原文作“榖榖”，当为同音假借。本书二十八卷附《导引法》中有“低头咽下，令津与气谷谷然有声”，又有“连津咽下汩然有声”，前之“谷谷”，当与“榖榖”同文，后之“汩然”之汩，当是本字，故改之。

"鼓颔"，振寒鼓腮也。凡此诸症，皆阳气不足之候，故当取手太阴肺经而补之。"颔"，何敢切。

刺虚者，刺其去也；刺实者，刺其来也。

"刺其去"，追而济之也。"刺其来"，迎而夺之也。《卫气行篇》亦有此二句，详经络类二十五。

厥痹者，厥气上及腹，取阴阳之络，视主病也，泻阳补阴经也。

（同前篇）厥必起于四肢，厥而兼痹，其气上及于腹者，当取足太阴之络穴公孙，足阳明之络穴丰隆，以腹与四肢治在脾胃也。然必视其主病者，或阴或阳而取之。阳明多实故宜泻，太阴多虚故宜补。

病在筋，筋挛节痛，不可以行，名曰筋痹，刺筋上为故，刺分肉间，不可中骨也。病起筋炅病已止。

（《素问·长刺节论》）"筋上为故"，病在筋上之故也。"刺分肉间"，刺其痛处筋肉分理之间也。刺筋者，不可中骨。筋热则气至，故病已而止针。"炅"，居永切，热气也。

病在肌肤，肌肤尽痛，名曰肌痹，伤于寒湿，刺大分小分，多发针而深之，以热为故，毋[①]伤筋骨，伤筋骨痈发若变，诸分尽热病已止。

"肌痹"者，痹在肉也。"大分小分"，大肉小肉之间也，即《气穴论》"肉之大会为谷、小会为溪"之义。病在肌肉，其气散漫，故必多发针而深刺之也。"无伤筋骨"者，恐其太深致生他变，如《终始篇》曰："病浅针深，内伤良肉，皮肤为痈。"正此之谓。"诸分尽热"者，阳气至而阴邪退也，故可已病而止针。

---

① 国中按："毋"，原文作"无"，乃假借字，故改之。后"毋"同。

病在骨，骨重不可举，骨髓痠痛，寒气至，名曰骨痹，深者刺毋伤脉肉为故，其道大分小分，骨热病已止。

“毋伤脉肉为故”，其故在勿伤脉肉也。盖骨痹之邪最深，当直取之，毋于脉分肉分妄泄其正气，但针入之道，由大分小分之间耳。必使骨间气热，则止针也。

骨痹，举节不用而痛，汗注烦心，取三阴之经补之。

（《灵枢·寒热病篇》）骨痹者，病在阴分也。肢节不用而痛、汗注烦心者，亦病在阴分也。真阴不足，则邪气得留于其间，故当取三阴之经，察病所在而补之也。按：《五邪篇》曰：“邪在肾则病骨痛阴痹，取之涌泉、昆仑，视有血者尽取之。”与此互有发明，所当参阅，详本类前二十五。

着痹不去，久寒不已，猝取其三里。

（《灵枢·四时气篇》） 《痹论》曰：“湿气胜者，为着痹。”谓其重着难动，故云不去。若寒湿相搏，久而不已，当猝取足阳明之三里穴，温补胃气，则寒湿散而痹可愈也。

五十一、刺四肢病

（《素问·骨孔论》、《灵枢·终始篇、厥病篇、杂病篇、四时气篇、本腧篇》）

膺腧中膺，背腧中背，肩膊虚者取之上。

（《灵枢·终始篇》）胸之两旁高处曰膺。凡肩膊之虚软而痛者，病有阴经阳经之异。阴经在膺，故治阴病者，当取膺腧，而必中其膺；阳经在背，故治阳病者，当取背腧，而必中其背。病在手经，故取之上，上者手也。如手太阴之中府、云门，手厥阴之天池，皆膺腧也；手少阳之肩髎、天髎，手太阳之天宗、曲垣、肩外腧，皆背腧也。咸主肩膊虚痛等病。

手屈而不伸者，其病在筋；伸而不屈者，其病在骨。在骨守骨，在筋守筋。

“屈而不伸者”，筋之拘挛也，故治当守筋，不可误求于骨。“伸而不屈者”，骨之废弛也，故治当守骨，不可误求于筋。

蹇膝伸不屈，治其楗。

（《素问·骨孔论》） “蹇膝”，膝痛而举动艰难也。“伸不屈”，能伸不能屈也。股骨曰楗。“治其楗”者，谓治其膝辅骨之上，前阴横骨之下，盖指股中足阳明髀关等穴也。此下楗、机、关、腘等义，见经络类十九。“楗”，音健。

坐而膝痛，治其机。

夹臀两旁，骨缝之动处曰机，即足少阳之环跳穴也。

立而暑解，治其骸关。

因立暑中，而肢体散懈不收者，当治其骸关，谓足少阳之阳关穴也。“骸”，音鞋。

膝痛，痛及拇趾，治腘。

“拇趾”，小拇趾也，足太阳经所出，故当治其腘，即委中穴也。“拇”，音母。“腘”，音国。

坐而膝痛，如物隐者，治其关。

腘上为关，关者，膝后之骨解也。

膝痛不可屈伸，治其背内。

“背内”，足太阳经之大杼穴也。

连胻若折，治阳明中腧髎。

"胻"，足胫骨也。膝痛不可屈伸，连胻若折者，治在阳明之中腧髎，王氏注为三里，愚谓指阳明腧穴，当是陷谷耳。"胻"，音杭，又形敬切。"髎"，音辽。

若别治，巨阳、少阴荥。

若再别求治法，则足太阳之荥穴通谷，足少阴之荥穴然谷，皆可以治前症。

淫泺胫痠，不能久立，治少阳之维，在外上五寸。

"淫泺"，滑精遗沥也。如《本神篇》曰："精伤则骨痠痿厥，精时自下"，即此节之谓。"维"，络也。足少阳之络穴光明，在外踝上五寸。"泺"，音禄。"胫"，形景切，又去声。"痠"，苏端切。

足髀不可举，侧而取之，在枢合中，以圆利针，大针不可刺。

（《灵枢·厥病篇》）"髀"，足股也。"侧"，侧卧也。"枢合中"，髀枢中也，即足少阳经之环跳穴。宜治以圆利针，第六针也，忌用大针。"脾"，比、婢二音。

膝中痛，取犊鼻，以圆利针，发而间之，针大如牦，刺膝无疑。

（《灵枢·杂病篇》）"犊鼻"，足阳明经穴。"发而间之"，谓刺而又刺，非一次可已也。圆利针义如前，刺膝用之无疑也。"牦"，音毛。

转筋于阳治其阳，转筋于阴治其阴，皆猝刺之。

（《灵枢·四时气篇》）凡四肢外廉皆属三阳，内廉皆属三阴。"转筋"者，猝病也，故不必拘于时日，但随其病而猝刺之。

转筋者，立而取之，可令遂已。痿厥者，张而刺之，可令立快也。

（《灵枢·本腧篇》）转筋者，必拘挛，立而取之，故筋可舒也。痿厥者，必体废，张其四肢而取之，故血气可令立快也。

五十二、久病可刺

（《灵枢·九针十二原篇、终始篇》）

今夫五脏之有疾也。譬犹刺也，犹污也，犹结也，犹闭也。刺虽久，犹可拔也；污虽久，犹可雪也；结虽久，犹可解也；闭虽久，犹可决也。或言久疾之不可取者，非其说也。夫善用针者，取其疾也，犹拔刺也，犹雪污也，犹解结也，犹决闭也。疾虽久，犹可毕也。言不可治者，未得其术也。

（《灵枢·九针十二原篇》）此详言疾虽久，而血气未败者，犹可以针治之。故善用针者，犹拔刺也，去刺于肤，贵轻捷也；犹雪污也，污染营卫，贵净涤也；犹解结也，结留关节，贵释散也；犹决闭也，闭塞道路，贵开通也。四者之用，各有精妙，要在轻摘其邪，而勿使略伤其正气耳，故特举此为喻。若能效而用之，则疾虽久，未有不愈者也。

久病者，邪气入深，刺此病者，深纳而久留之。

（《灵枢·终始篇》）久远之疾，其气必深。针不深，则隐伏之病不能及；留不久，则固结之邪不得散也。

间日而复刺之，必先调其左右，去其血脉，刺道毕矣。

一刺未尽，故当间日复刺之；再刺未尽，故再间日而又刺之，必至病除而后已。然当先察其在经在络，在经者直刺其经，在络者缪刺其络，是谓调其左右，去其血脉也。义详本类前三十。

五十三、刺诸病诸痛

（《灵枢·九针十二原篇、寒热病篇、热病篇、厥病篇、杂病篇、终始篇》、《素问·骨孔论》）

刺诸热者，如以手探汤；

（《灵枢·九针十二原篇》）此以下皆言刺治诸病之法也。如以手探汤者，用在轻扬。热属阳，阳主于外，故治宜如此。

刺寒清者，如人不欲行。

“如人不欲行”者，有留恋之意也。阴寒凝滞，得气不易，故宜留针若此。

阴有阳疾者，取之下陵三里，正往无殆，气下乃止，不下复始也。

阴有阳疾者，热在阴分也。下陵即三里，足阳明经穴。“殆”，怠同。“气下”，邪气退也。如不退，当复刺之。

疾高而内者，取之阴之陵泉；疾高而外者，取之阳之陵泉也。

“疾高”者，在上者也，当下取之。然高而内者属脏，故当取足太阴之阴陵泉；高而外者属腑，故当取足少阳之阳陵泉也。

身有所伤，血出多，及中风寒，若有所堕坠，四肢懈惰不收，名曰体惰。

（《灵枢·寒热病篇》）身有所伤，血出多而中风寒者，破伤风之属也。或因堕坠，不必血出，而四肢懈惰不收者，皆名体惰也。

取其小腹脐下，三结交。三结交者，阳明、太阴也。脐下三寸关元也。

“关元”，任脉穴，又足阳明太阴之脉皆结于此，故为三结交也。

癃，取之阴跷及三毛上，及血络出血。

（《灵枢·热病篇》）小便不通曰癃，当取足少阴之照海穴，乃阴跷之所生也。“及三毛上”者，足厥阴之大敦也。盖肾与膀胱为表里，肝经行于小腹，故当取此二经以治之。若其有血络者，仍当刺之出血。“癃”，良中切。“跷”，音乔。

男子如蛊，女子如怚①**，身体腰脊如懈，不欲饮食，先取涌泉见血，视跗上盛者，尽现血也。**

“蛊”，如犯蛊毒胀闷也。“怚”，当作“胎”。如蛊如

---

① 国中按：“怚”，本书作者认为是“胎”的误写，故云“当作胎”，《甲乙经》作“阻”。《灵枢识》云：“《玉机真脏论》云：‘脾传之肾，病名曰疝瘕，小腹郁热而痛出白，一名曰蛊。’盖男子如蛊，谓如疝瘕，而非疝瘕也。‘怚’，作‘阻’，为是。阻即妊娠阻病，谓其症如恶阻，而非恶阻也。乃此肾胃二经之病，故刺涌泉及跗上，以见血耳。”《灵枢讲义》云：“《千金方·肝脏脉论》云：‘肝中风者，头目瞤，两胁痛，行常伛，令人嗜甘，如阻妇状。’亦谓恶阻妇人，则《灵枢识》之说尤可据矣。”据此，可知“怚”作“阻”，而不能作“胎”。又按“蛊”与“阻”同韵，符合《内经》协韵。又按：《备急千金要方卷二·妇人方上》有专论“阻症”者。其云“阻病者，患心中愦愦，头重眼眩，四肢沉重，懈惰不欲执作，恶闻食气，欲啖咸酸果实，多卧少起，世谓恶食，其至三四月日以上，皆大剧吐逆，不能自胜举也。此由经血既闭，水渍于脏，脏气不宣通，故心烦愦闷，气逆而呕吐也。血脉不通，经络否涩，则四肢沉重，夹风则头目眩也。觉如此候者，便宜服半夏茯苓汤，数剂后将茯苓丸，淡水消除，便欲食也。既得食力，体强气盛，力足养胎，母便健矣。古今治阻病方有十数首，不问虚实冷热长少，殆死者活于此方。”以此为据，见张氏作“胎”字，恐非经义所云。

胎，无是病而形相似也。身体腰膝如懈，倦散不收也。“涌泉”，足少阴经穴。“跗上”，足面也，以阳明经为言，凡其盛者，皆当刺出其血也。“怚”，将预切。

病注下血，取曲泉。

（《灵枢·厥病篇》）病注下血，肝不能纳也，故当取足厥阴经之曲泉穴。

疟不渴，间日而作，取足阳明；渴而日作，取手阳明。

（《灵枢·杂病篇》）《刺疟论》曰：“疟不渴，间日而作，刺足太阳；渴而间日作，刺足少阳。”详疾病类五十。

善怒而不欲食，言益小，刺足太阴；怒而多言，刺足少阳。

“善怒而不欲”食，言益小者，伤其脾也，故当刺足太阴而补之。“怒而多言”者，肝胆邪实也，故当刺足少阳而泻之。

哕，以草刺鼻，嚏，嚏而已；无息而疾迎引之，立已；大惊之，亦可已。

“哕”，呃逆也。治之之法，用草刺鼻则嚏，嚏则气达而哕可已，此一法也；或闭口鼻之气，使之无息，乃迎其气而引散之，勿令上逆，乃可立已，此二法也；又或以他事惊之，则亦可已，此治哕之三法也。愚按：《内经》诸篇，并无呃逆一症，观此节治哕三法，皆所以治呃逆者，是古之所谓哕者，即呃逆无疑也。如《口问篇》曰：“谷入于胃，胃气上注于肺，今有故寒气与新谷气俱还入于胃，新故相乱，正邪相攻，气并相逆，复出于胃，故为哕。”又曰：“肺主为哕。”仲景曰：“阳明病不能食，攻其热必哕。所以然者，胃中虚冷故也。以其人本虚，故攻其热必哕。”又曰：“若胃中虚冷不能食者，饮水则哕。”成无己曰：“若哕则吃吃然有声者是也。”此哕为呃逆，而由于阳明、太阴之虚寒，又可知也。奈何自东垣以下，谓哕属少阳，无物有声，乃气病也。丹溪曰：“有声有物谓之呕吐，有声无物谓之哕。”是皆以干呕为哕也，及陈无择则又以哕为咳逆。夫干呕者呕也，咳逆者嗽也，皆何涉于哕？诸说不同，皆未之深察耳。“哕”，于决切，又音诲。

胗络季胁，引小腹而痛胀，刺譩譆。

（《素问·骨孔论》）季胁下软处曰胗中。“譩譆”，足太阳经穴。“胗”，音秒。“譩譆”，音衣希。

刺诸痛者，其脉皆实。

（《灵枢·终始篇》）此言痛而可刺者，脉必皆实者也。然则脉虚者，其不宜刺可知矣。

故曰：从腰以上者，手太阴、阳明皆主之；从腰以下者，足太阴、阳明皆主之。

此近取之法也。腰以上者，天之气也，故当取肺与大肠二经，盖肺经自胸行手，大肠经自手上头也。腰以下者，地之气也，故当取脾胃二经，盖脾经自足入腹，胃经自头下足也。病之在阴在阳，各察其所主而刺之。

病在上者，下取之；病在下者，高取之；病在头者，取之足；病在腰者，取之腘。

此远取之法也。有病在上而脉通于下者，当取于下；病在下而脉通于上者，当取于上。故在头者取之足，在腰者取之腘。盖疏其源而流自通，故诸经皆有井、荥、腧、原、经、合之辨。

病在于头者，头重；生于手者，臂重；生于足者，足重。治病者，先刺其病所从生者也。

先刺所从生，必求其本也。

病痛者，阴也。

（同前篇）凡病痛者，多由寒邪滞逆于经，及深居筋骨之间，凝聚不散，故病痛者为阴也。

痛而以手按之不得者，阴也，深刺之。

按之不得者，隐藏深处也，是为阴邪，故刺亦宜深。然则痛在浮浅者，有属阳邪可知也，但诸痛属阴者多耳。

病在上者阳也，病在下者阴也。痒者阳也，浅刺之。

阳主升，故在上者为阳；阴主降，故在下者为阴。痒者，散动于肤腠，故为阳。凡病在阳者，皆宜浅刺之。其在下者，自当深刺无疑也。

病先起阴者，先治其阴而后治其阳；病先起阳者，先治其阳而后治其阴。

此以经络部位言阴阳也。病之在阴在阳，起有先后，先者病之本，后者病之标。治必先其本，即上文所谓先刺其病所从生之义。

五十四、刺 痈 疽

（《灵枢·寒热病篇》、《素问·骨孔论、长刺节论》）

五脏身有五部：

（《灵枢·寒热病篇》） 五脏在内，而要害系于外者，有五部，如下文。

伏兔一，

在膝上六寸起肉间，足阳明胃经之要害也。

腓二，腓者腨也，

即小腿肚也。足太阳、少阴及三焦下腧之所系者。

“腓”，音肥。“腨”，音篆。

背三，

中行督脉，旁四行足太阳经，皆脏气所系之要害也。

五脏之腧四，

肺腧、心腧、肝腧、脾腧、肾腧，五脏之所系也。

项五。此五部有痈疽者死。

项中为督脉阳维之会，统诸阳之纲领也。凡上五部，皆要会之所，忌生痈疽，生者多死。

病始手臂者，先取手阳明、太阴而汗出；病始头首者，先取项太阳而汗出；病始足胫者，先取足阳明而汗出。

刺痈疽者，法当取汗，则邪从汗散而痈自愈；然必察其始病之经，而刺有先后也。此节义当与《刺热篇》参看，详疾病类四十四。

臂太阴可汗出，足阳明可汗出。

“臂太阴”，肺经也。“足阳明”，胃经也。按《热病篇》曰：“脉顺可汗者，取之鱼际、太渊、大都、太白，泻之则热去，补之则汗出。”按：以上四穴，皆手足太阴经之荥、腧也，此言臂太阴者，即鱼际、太渊二穴。然则足阳明者，亦当取之荥、腧，则内庭、陷谷是也。详义见本类前四十。

故取阴而汗出甚者，止之于阳；取阳而汗出甚者，止之于阴。

补太阴而汗出甚者，阴之胜也，当补阳明可以止之；泻太阴而汗出甚者，阳之胜也，当泻阳明可以止之。盖以阴阳平而汗自止也。取阳而汗出甚者，其止法亦然。

凡刺之害，中而不去则精泄，不中而去则致气；精泄则病甚而恇，致气则生为痈疽也。

针已中病，即当去针，若中而不去，则精气反泄，故病必益甚而恇羸也；针未中病，自当留针，若不中而去，则病未除而气已致，故结聚而为痈疽。皆刺之害也。此节与《九针十二原篇》同，见后六十。“恇”，音匡。

鼠瘘寒热，还刺寒府，寒府在附膝外解营。

（《素问·骨孔论》）“鼠瘘”，瘰疬也。“寒府在附膝外解营”，谓在膝下外辅骨之骨解间也。凡寒气自下而上者，必聚于膝，是以膝膑最寒，故名寒府。“营”，窟也。当是足少阳经之阳关穴。盖鼠瘘在颈腋之间，病由肝胆，故当取此以治之。“瘘”，音漏。

取膝上外者，使之拜；取足心者，使之跪。

拜则骨节显，故可以取膝穴；跪则深隙现，故可以取足心穴。

治腐肿者，刺腐上，视痈小大深浅刺，

（《素问·长刺节论》）“腐肿”，内腐外肿也。大为阳毒其患浅，小为阴毒其患深，故当察其小大，而刺分深浅也。

刺大者多血，小者深之，必正纳针为故止。

痈大患浅，但多泄其血则毒可去；痈小患深，必正纳其针而深取之也。“为故止”，言以此为则，而刺痈之法尽矣。

五十五、冬月少针，非痈疽之谓。

（《素问·通评虚实论》）

帝曰：“春亟治经络，夏亟治经腧，秋亟治六腑，冬则闭塞。闭塞者，用药而少针石也。

“亟”，急也。凡用针取病者，春宜治各经之络穴；夏宜治各经之腧穴；秋气未深，宜治六腑阳经之穴；冬寒阳气闭塞，脉不易行，故当用药而少施针石，此用针之大法也。“亟”，音棘。“塞”，入声。

所谓少针石者，非痈疽之谓也，痈疽不得顷时回。

冬月气脉闭塞，宜少针石者，乃指他病而言，非谓痈疽亦然也。盖痈疽毒盛，不泄于外，必攻于内，故虽冬月，亦急宜针石泻之。“不得顷时回”者，谓不可使顷刻内回也，内回则毒气攻脏，害不小矣。

痈不知所，按之不应手，乍来乍已，刺手太阴旁三痏与缨脉各二。

痈疽已生，未知的所，故按之不应手也。“乍来乍已”，痛无定处也。“刺手太阴旁”者，太阴之脉，自腋下出中府，中府之旁，乃足阳明气户、库房之次。刺瘢曰痏，三痏，三刺也。“缨脉”，结缨两旁之脉，亦足阳明颈中水突、气舍等穴。

腑痈大热，刺足少阳五，刺而热不止，刺手心主三，刺手太阴经络者，大骨之会各三。

“刺足少阳五”者，少阳近腑之穴，则渊腋、辄筋也。“刺手心主三”者，天池在腋下也。“刺手太阴经络”者，列缺也。“大骨之会各三”者，谓肩后骨解中，手太阳肩贞穴也。

暴痈筋緛，随分而痛，魄汗不尽，胞气不足，治在经腧。”

“緛”，缩也。“随分而痛”，随各经之分也。“魄汗”，阴汗也。“胞气不足”，水道不利也。“治在经腧”，随痈所在，以治各经之腧穴，如手太阴之腧，太渊之类是也。“緛”，音软。

五十六、贵贱逆顺

（《灵枢·根结篇》）

黄帝曰："逆顺五体者，言人骨节之小大，肉之坚脆，皮之厚薄，血之清浊，气之滑涩，脉之长短，血之多少，经络之数，余已知之矣，此皆布衣匹夫之士也。夫王公大人，血食之君，身体柔脆，肌肉软弱，血气慓悍滑利，其刺之徐疾浅深多少，可得同之乎？"

"五体者"，五形之人也。故其骨节皮肉，血气经脉，禀有不齐，刺治亦异，所以有逆顺之变，至于贵贱之间，尤有不同，故欲辨其详也。"脆"，音翠。"慓"，音飘，急也。"悍"，音旱。

岐伯答曰："膏粱菽藿之味，何可同也？

"膏"，脂肥也。"粱"，粟类，谷之良者也。"菽"，豆也。"藿"，豆叶也。贵者之用膏粱，贱者之用菽藿，食味有厚薄，禀质所以不同也。

气滑即出疾，气涩则出迟，气悍则针小而入浅，气涩则针大而入深，深则欲留，浅则欲疾。

气滑者，易行，故出宜疾；气涩者，难至，故出宜迟；气悍者，来必勇利，故针宜小而入宜浅；气涩者，至必艰迟，故针宜大而入宜深。所以宜深者则欲留，宜浅者则欲疾也。

以此观之，刺布衣者深以留之，刺大人者微以徐之，此皆因气慓悍滑利也。"

布衣气涩，故宜深宜留。大人气滑，故宜微宜徐。盖贵人之气，慓悍滑利，有异于布衣之士耳。

黄帝曰："形气之逆顺奈何？"岐伯曰："形气不足，病气有余，是邪胜也，急泻之；

貌虽不足，而神气病气皆有余，此外似虚而内则实，邪气胜也，当急泻之。

形气有余，病气不足，急补之。

形虽壮伟，而病气神气则不足，此外似实而内则虚，正气衰也，当急补之。

形气不足，病气不足，此阴阳气俱不足也，不可刺之，刺之则重不足，重不足则阴阳俱竭，血气皆尽，五脏空虚，筋骨髓枯，老者绝灭，壮者不复矣。

阳主外，阴主内，若形气病气俱不足，此表里阴阳俱虚也，最不可刺，若再刺之，是重虚其虚，而血气尽，筋髓枯。老者益竭，故致绝灭；壮者必衰，故不能复其元矣。

形气有余，病气有余，此谓阴阳俱有余也，急泻其邪，调其虚实。

形气病气俱有余，邪之实也，故当急泻。既当急泻，其实无疑，何以又云调其虚实？盖未刺之前，防其假实，既刺之后，防其骤虚，故宜调之也。

故曰'有余者泻之，不足者补之'，此之谓也。

凡用针者，虚则实之，满则泄之，故曰虚实之要，九针最妙，补泻之时，以针为之。又曰虚则实之者，气口虚而当补之也；满则泄之者，气口盛而当泻之也。此用针之大法，似乎诸虚可补矣，何上文云形气不足，病气不足，此阴阳气俱不足也，不可刺之？《宝命全形论》曰："人有虚实，五虚勿近，五实勿远。"《五阅五使篇》曰："血气有余，肌肉坚致，故可苦以针。"《奇病论》曰："所谓无损不足者，身羸瘦无用镵石也。”《本神篇》曰：“是故用针者，察观病人之态，以知精神魂魄之存亡得失之意，五者以伤，针不可以治之也。”《小针解》曰：“取五脉者死，言病在中气不足，但用针尽大泻其诸阴之脉也。”《脉度篇》曰：“盛者泻之，虚者饮药以补之。”《邪气脏腑病形篇》曰：“诸小者阴阳形气俱不足，勿取以针而调以甘药也。”诸如此者，又皆言虚不宜针也。及详考本经诸篇，凡所言应刺之疾，必皆邪留经络，或气逆脏腑，大抵皆治实症，此针之利于泻，不利于补也明矣。然则诸言不足者补之，又何以其然也？盖人身血气之往来，经络之流贯，或补阴可以配阳，或固此可以攻彼，不过欲和其阴阳，调其血气，使无偏胜，欲得其平，是即所谓补泻也。设有不明本末，未解补虚之意，而凡营卫之亏损，形容之羸瘦，一切精虚气竭等症，概欲用针调补，反伤真元，未有不立败者也。故曰针有泻而无补，于此诸篇之论可知矣。凡用针者，不可不明此针家大义。

故曰刺不知逆顺，正邪相搏。

补泻反施，乃为之逆，不知逆顺，则正气与邪气相搏，病必甚也。

满而补之，则阴阳四溢，肠胃充郭，肝肺内膜，阴阳相错。

益其有余，故病如此。

虚而泻之，则经脉空虚，血气竭枯，肠胃偃①辟，皮肤

---

① 国中按：“偃”与“慑”通。按张氏此注应作“慑”，但义不确。《调经论》云：“虚者，聂辟而不足”。王冰注云：“聂，谓聂皱；辟，谓辟叠也。”按王冰注解，“聂辟”当作“褶、襞”。“褶”，音 zhé，今以“褶”字代之，“襞”，音 bì，与辟通，义为褶皱。“肠胃褶襞”，即肠胃瘪陷皱褶。

薄着，毛腠夭焦，予之死期。

损其不足，故病如此。“慑”，畏怯也。“辟”，邪僻不正也。“薄着”，瘦而涩也。“夭”，短折也。“予”，与同。“慑”，丑涉切。“辟”，僻同。

故曰用针之要，在于知调阴与阳，调阴与阳，精气乃光，合形与气，使神内藏。故曰上工平气，中工乱脉，下工绝气危生。故曰下工不可不慎也。

上工知阴阳虚实，故能平不平之气；中工无的确之见，故每多淆乱经脉；下工以假作真，以非作是，故绝人之气，危人之生也。

必审五脏变化之病，五脉之应，经络之实虚，皮之柔粗，而后取之也。”

“五脉”，五脏之脉应也。

五十七、刺有大约，须明逆顺。

（《灵枢·逆顺篇》全）

黄帝问于伯高曰：“余闻气有逆顺，脉有盛衰，刺有大约，可得闻乎？”伯高曰：“气之逆顺者，所以应天地阴阳、四时五行也；

人与天地相参，与日月相应，其阴阳升降盛衰之气，当其位而和者为顺，不当其位而乖者为逆。

脉之盛衰者，所以候血气之虚实，有余不足也；

脉之盛衰者，以有力无力言，故可以候血气之虚实。

刺之大约者，必明知病之可刺，与其未可刺，与其已不可刺也。”

三刺义具如下文。又若明知病之可刺者，以其实邪在经也，如《脉度篇》所谓盛者泻之、虚者饮药以补之是也。"与其未可刺者，谓有所避忌也，如《终始篇》所谓新内新劳、已饱已饿、大惊大恐者勿刺，及《八正神明论》所谓天忌，《五禁篇》所谓五禁之类皆是也。"与其已不可刺"者，言败坏无及也，如《本神篇》所谓五者已伤、针不可以治之也。凡此三者，皆本节切近之义。

黄帝曰："候之奈何？"伯高曰："《兵法》曰：'毋[1]迎逢逢之气，毋击堂堂之阵'。

逢逢之气盛，堂堂之阵整，毋迎毋击，避其锐也。"逢"，音蓬。

《刺法》曰："毋刺熇熇之热，毋刺漉漉之汗，毋刺浑浑之脉，毋刺病与脉相逆者。"

"熇熇"，热之甚也。"漉漉"，汗之多也。浑浑，虚实未辨也。病与脉相逆，形症阴阳不合也，是皆未可刺者也。"熇"，郝、嚣二音。"漉"，音鹿。

黄帝曰："候其可刺奈何？"伯高曰："上工刺其未生者也，其次刺其未盛者也，其次刺其已衰者也。

"未生者"，治其几也；"未盛者"，治其萌也；"已衰者"，知其有隙可乘也。是皆可刺者也。

下工刺其方袭者也，与其形之盛者也，与其病之与脉相逆者也。

"刺其方袭者"，不避来锐也。"与其形之盛者"，见其外不知其内也。"病之与脉相逆者"，逆有微甚，微逆者防有所伤，未可刺也；甚逆者，阴阳相离，形气相失，已不

---

① 国中按："毋"，原文作"无"，乃假借字，故改之。后"毋"同。

可刺也。医不达此而强刺之，未有不偾事者矣，故曰下工。

故曰方其盛也，勿敢毁伤，刺其已衰，事必大昌。

盛邪当泻，何惧毁伤？正恐邪之所凑，其气必虚，攻邪未去，正气先夺耳，故曰方其盛也，勿敢毁伤。病既已衰，可无刺矣，不知邪气似平，病本方固，乘势拔之，易为力也，故曰刺其已衰，事必大昌。

故曰上工治未病，不治已病，此之谓也。”

此与《四气调神论》同，见摄生类七。

五十八、五禁、五夺、五过、五逆、九宜。

（《灵枢·五禁篇》全）

黄帝问于岐伯曰：“余闻刺有五禁，何谓五禁？”岐伯曰：“禁其不可刺也。”黄帝曰：“余闻刺有五夺。”岐伯曰：“毋泻其不可夺者也。”黄帝曰：“余闻刺有五过。”岐伯曰：“补泻无过其度。”黄帝曰：“余闻刺有五逆。”岐伯曰：“病与脉相逆，命曰五逆。”黄帝曰：“余闻刺有九宜。”岐伯曰：“明知九针之论，是谓九宜。”

补之过度，资其邪气，泻之过度，竭其正气，是五过也。九宜义见本类前第四，余如下文。

黄帝曰：“何谓五禁？愿闻其不可刺之时。”岐伯曰：“甲乙日自乘，无刺头，无发蒙于耳内；丙丁日自乘，无振埃于肩喉廉泉；戊己日自乘四季，无刺腹去爪泻水；庚辛日自乘，无刺关节于股膝；壬癸日自乘，无刺足胫。是谓五禁。”

天干之合人身者，甲乙应头，丙丁应肩喉，戊己及四季应腹与四肢，庚辛应关节股膝，壬癸应足胫。日自乘者，言其日之所值也，皆不可刺，是谓五禁。发蒙、振埃义见本类前三十二。

黄帝曰："何谓五夺？"岐伯曰："形肉已夺，是一夺也；大夺血之后，是二夺也；大汗出之后，是三夺也；大泄之后，是四夺也；新产及大血之后，是五夺也。此皆不可泻。"

此五夺者，皆元气之大虚者也，若再泻之，必置于殆，不惟用针，用药亦然。

黄帝曰："何谓五逆？"岐伯曰："热病脉静，汗已出，脉盛躁，是一逆也；病泄，脉洪大，是二逆也；着痹不移，䐃肉破，身热，脉偏绝，是三逆也；淫而夺形身热，色夭然白，及后下血衃，血衃笃重，是谓四逆也；寒热夺形，脉坚搏，是谓五逆也。"

"热病脉静"，阳症得阴脉也。"汗已出、脉躁盛"，真阴败竭也。病泄脉宜静，而反洪大者，孤阳邪胜也。着痹破䐃身热而脉偏绝者，元有所脱也。淫而夺形身热下血衃者，精血去而亡阴发热也。寒热夺形而脉坚搏者，脾阴大伤而正脏现也。凡此五逆者，皆阴虚之病。故《本神篇》曰："阴虚则无气，无气则死矣。"是皆不可刺者也。"䐃"，渠允切。"衃"，普杯切。

五十九、针分三气，失宜为害。

（《灵枢·九针十二原篇、小针解篇》）

夫气之在脉也，邪气在上，浊气在中，清气在下。故

针陷脉则邪气出，针中脉则浊气出，针大深则邪气反沉，病益。

（《灵枢·九针十二原篇》）“邪气在上”者，贼风邪气也；“浊气在中”者，水谷之气也；“清气在下”者，寒湿之气也。陷脉诸义，俱如下文，但缺取清气在下之义，或有所失。

故曰皮肉筋脉，各有所处，病各有所宜，各不同形，各以任其所宜。

经络疾病，各有所处，九针各不同形，故其任用亦各有所宜也。

毋实毋虚，损不足而益有余，是谓甚病，病益甚。

毋实者，毋实实也；毋虚者，毋虚虚也。反而为之，不惟之治病，适所以增病。

取五脉者死，取三脉者恇，夺阴者死，夺阳者狂，针害毕矣。

五脉三脉，义如下文。“恇”，音匡，衰残也。

夫气之在脉也，邪气在上者，言邪气之中人也高，故邪气在上也；

（《灵枢·小针解》）[①] 此释上文之义也。伤于风者，上先受之，故凡八风寒邪之中人，其气必高而在上。

浊气在中者，言水谷皆入于胃，其精气上注于肺，浊留于肠胃，言寒温不适，饮食不节，而病生于肠胃，故命曰浊气在中也；

水谷入胃，其清者化气，上归于肺，是为精气。若寒

---

① 国中按：此句原在“夫气之在脉也”之前，作“《小针解》曰”，本张氏自云，非经文原有，与经文混言，易成误会，也不符张氏《类经》全书体例，今改之移下，全书体例一致。又按：如此者全书有几处，均同此法，一并改之。

湿失宜，饮食过度，不能运化，则必留滞肠胃之间而为病，此浊气在中也。

清气在下者，言清湿地气之中人也，必从足始，故曰清气在下也。

伤于湿者，下先受之，故凡清湿地气之中人，必在下而从足始。

针陷脉则邪气出者，取之上；

诸经孔穴，多在陷者之中，如《刺禁论》所谓刺缺盆中内陷之类是也。故凡欲去寒邪，须刺各经陷脉，则经气行而邪气出，乃所以取阳邪之在上者。

针中脉则浊气出者，取之阳明合也；

阳明合穴，足三里也。刺之可以清肠胃，故能取浊气之在中者。

针大深则邪气反沉者，言浅浮之病，不欲深刺也，深则邪气从之入，故曰反沉也。

“反沉”，病益深也。

皮肉筋脉，各有所处者，言经络各有所主也。

皮肉筋脉，各有浅深，各有所主，以应四时之气也。

取五脉者死，言病在中气不足，但用针尽大泻其诸阴之脉也。

“五脉者”，五脏五腧也。病在中气不足，而复尽泻其诸阴之脉，故必死。

取三阳之脉者，唯言尽泻三阳之气，令病人恇然不复也。

手足各有三阳，六腑脉也，六腑有六腧。若不知虚实而尽泻之，令人恇然羸败，形气不可复也。

夺阴者死，言取尺之五里，五往者也。

“夺阴者死”，夺脏气也。“尺之五里”，尺泽后之五里也，手阳明经穴，禁刺者也。详见后六十一。

夺阳者狂，正言也。

“正言”，即如上文取三阳之谓。

六十、用针先诊，反治为害。

（《灵枢·九针十二原篇、小针解篇》）

凡将用针，必先诊脉，视气之剧易，乃可以治也。

（《灵枢·九针十二原篇》）病之虚实，不易识也，必察于脉，乃可知之。故凡将用针，必先诊脉，察知重轻，方可施治，否则未有不误而杀人者矣。

五脏之气已绝于内，而用针者反实其外，是谓重竭，重竭必死，其死也静，

“脏气已绝于内”，阴虚也。“反实其外”，误益阳也。益阳则愈损其阴，是重竭也。阴竭必死，死则静也。

治之者辄反其气，取腋与膺。

腋与膺皆脏脉所出，气绝于内而复取之，则致气于外而阴愈竭矣。

五脏之气已绝于外，而用针者反实其内，是谓逆厥，逆厥则必死，其死也躁，

“脏气已绝于外”，阳虚也。“反实其内”，误补阴也。助阴则阳气愈竭，故致四逆而厥，逆厥必死，死必躁也。

治之者反取四末。

四末为诸阳之本，气绝于外而取其本，则阴气至而阳愈陷矣。

刺之害中而不去，则精泄；害中而去，则致气。精泄则病益甚而恇，致气则生为痈疡。

言中而不去，去针太迟也；不中而去，去针太早也。均足为害。此节与《寒热病篇》文同，但彼云“不中而去则致气”者是，此云“害中”者误也。详见前五十四。

所谓五脏之气已绝于内者，脉口气内绝不至，

（《灵枢·小针解篇》）此释上文之义也。脉口浮虚，按之则无，是谓内绝不至，脏气之虚也。

反取其外之病处，与阳经之合，有留针以致阳气，阳气至则内重竭，重竭则死矣。其死也，无气以动，故静。

外者阳之分，阴气既虚，复留针于外以致阳气，则阴愈虚而气竭于内，无气以动，故其死也静。

所谓五脏之气已绝于外者，脉口气外绝不至，

脉口沉微，轻取则无，是谓外绝不至，阳之虚也。

反取其四末之腧，有留针以致其阴气，阴气至则阳气反入，入则逆，逆则死矣。其死也，阴气有余，故躁。

阳气既虚，复留针四末以致阴气，则阳气愈竭，必病逆厥而死。阳并于阴，则阴气有余，故其死也躁。

六十一、勿迎五里，能杀生人。

（《灵枢·玉版篇、本腧篇》）

黄帝曰：“余以小针为细物也，夫子乃言上合之于天，下合之于地，中合之于人，余以为过针之意矣，愿闻其故。”

（《灵枢·玉版篇》）“过针之意”，谓其言之若过也。

岐伯曰：“何物大于天乎？夫大于针者，惟五兵者焉。五兵者，死之备也，非生之具。且夫人者，天地之镇[①]也，其不可不参乎？夫治民者，亦唯针焉。夫针之与五兵，其孰小乎？”

“五兵”，即五刃，刀、剑、矛、戟、矢也。五兵虽大，但备杀戮之用，置之死者也。小针虽小，能疗万民之病，保其生者也。夫天地之间，唯人最重，故为天地之镇，而治人之生，则又唯针最先。盖针之为用，从阳则上合乎天，从阴则下合乎地，从中则变化其间而动合乎人，此针道之所以合乎三才，功非小补，较之五兵，其孰大孰小为可知矣。

黄帝曰：“夫子之言针甚骏，以配天地，上数天文，下度地纪，内别五脏，外次六腑，经脉二十八会，尽有周纪，能杀生人，不能起死者，子能反之乎？”

同前篇。“骏”，大也。“二十八会”者，手足十二经左右共二十四脉，加以任督两跷，共二十八也。

岐伯曰：“能杀生人，不能起死者也。”黄帝曰：“余闻之则为不仁，然愿闻其道，弗行于人。”岐伯曰：“是明道也，其必然也，其如刀剑之可以杀人，如饮酒使人醉也，虽勿诊，犹可知也。”

言不善用针者，徒能杀生人，不能起死者，正如以刀剑加人则死，以酒饮人则醉，此理之必然，自不待诊而可知者也。

黄帝曰：“愿卒闻之。”岐伯曰：“人之所受气者谷也，

---

① 国中按：“镇”，义为“重”也。引申为最重要的东西。《国语·晋语》云：“失不忘恭敬，社稷之镇也。”韦昭注云：“镇，重也”。“天地之镇”，即天地间最贵重的。

谷之所注者胃也。胃者，水谷气血之海也。海之所行云气者天下也，胃之所出气血者经隧也。经隧者，五脏六腑之大络了，迎而夺之而已矣。”

人受气于谷，谷气自外而入，所以养胃气也。胃气由中而发，所以行谷气也。二者相依，所归则一。故水谷入胃，化气化血以行于经隧之中，是经隧为五脏六腑之大络也，若迎而夺之，则血气尽而胃气竭矣。“隧”，音遂。

黄帝曰：“上下有数乎？”岐伯曰：“迎之五里，中道而止，五至而已，五往而脏之气尽矣，故五五二十五而竭其输矣，此所谓夺其天气者也，

“上下”，问手足经也。“五里”，手阳明经穴。此节指手之五里，即经隧之要害，若迎而夺之，则脏气败绝，必致中道而止。且一脏之气，大约五至而已，针凡五往以迎之，则一脏之气已尽，若夺至二十五至，则五脏之输气皆竭，乃杀生人，此所谓夺其天真之气也。《气穴论》曰：“大禁二十五，在天府下五寸。”即此之谓。

非能绝其命而倾其寿者也。”

不知刺禁，所以杀人，针非绝人之命，倾人之寿者也。

黄帝曰：“愿卒闻之。”岐伯曰：“窥门而刺之者，死于家中；入门而刺之者，死于堂上。”

“门”，即《生气通天》等论所谓“气门”之门也。“窥门而刺”，言犹浅也，浅进害迟，故死于家中；“入门而刺”，言其深也，深则害速，故死于堂上。

黄帝曰：“善乎方，明哉道，请著之玉版，以为重宝，传之后世，以为刺禁，令民勿敢犯也。”

玉版义详脉色类十。

阴尺动脉在五里，五腧之禁也。

（《灵枢·本腧篇》）“阴尺动脉”，言阴气之所在也。《小针解》曰：“夺阴者死，言取尺之五里。”其义即此。五里五腧之禁，详如上文。

六十二、得气失气，在十二禁。

（《灵枢·终始篇》）

凡刺之法，必察其形气，形肉未脱，少气而脉又躁，躁厥者，必为缪刺之，散气可收，聚气可布。

病少气而形肉未脱，其脉躁急，其病躁而厥逆者，气虚于内，邪实于经也，当缪刺之，左病取右，右病取左，所刺在络，其用轻浅，则精气之散者可收，邪气之聚者可散也。

深居静处，占神往来，闭户塞牖，魂魄不散，专意一神，精气之分，毋闻人声，以收其精，必一其神，令志在针。

言刺此者，须必清必静，聚精会神，详察秋毫，令志在针，庶于虚实疑似之间，方保无误也。

浅而留之，微而浮之，以移其神，气至乃休。

用针之道，所重在气。上文言少气者，气之虚也，以气虚邪实之病而欲用针，故宜浅而留之，贵从缓也；微而浮之，惧伤内也；但欲从容以移其神耳，候其正气已至，乃止针也。

男内女外，坚拒勿出，谨守勿内，是谓得气。

既刺之后，尤当戒慎，男子忌内，女子忌外。忌外者，坚拒勿出；忌内者，谨守勿内。则其邪气必去，正气必复，是谓得气。

凡刺之禁：新内勿刺，新刺勿内；已醉勿刺，已刺勿醉；新怒勿刺，已刺勿怒；新劳勿刺，已刺勿劳；已饱勿刺，已刺勿饱；已饥勿刺，已刺勿饥；已渴勿刺，已刺勿渴。大惊大恐，必定其气，乃刺之；乘车来者，卧而休之，如食顷乃刺之；出行来者，坐而休之，如行十里顷乃刺之。

以上连男内女外，共为十二禁。

凡此十二禁者，其脉乱气散，逆其营卫，经气不次，因而刺之，则阳病入于阴，阴病出为阳，则邪气复生，粗工勿察，是谓伐身，形体淫泆，乃消脑髓，津液不化，脱其五味，是谓失气也。

“淫泆”，荡散也。不知所禁，妄为刺之，则阴阳错乱，正气消亡，是谓失气也。“泆”，音逸。

六十三、刺　　禁

（《素问·刺要论、刺齐论》全）

黄帝问曰：“愿闻刺要。”

（《素问·刺要论》全）

岐伯对曰：“病有浮沉，刺有浅深，各至其理，无过其道。

应浅不浅，应深不深，皆过其道也。

过之则内伤，不及则生外壅，壅则邪从之。

过于深则伤气于内，失于浅则致气于外，故为壅肿而邪反从之。

浅深不得，反为大贼，内动五脏，后生大病。

“贼”，害也。“动”，伤动也。“后生大病”，详如下文。

故曰病有在毫毛腠理者，有在皮肤者，有在肌肉者，有在脉者，有在筋者，有在骨者，有在髓者。

此详言内外之浅深，以见用针者，当各有所取也。

是故刺毫毛腠理无伤皮，皮伤则内动肺，肺动则秋病温疟，簌簌[①]然寒慄。

刺毫毛腠理者，最浅者也，皮则稍深矣，皮为肺之合，皮伤则内动于肺，肺应秋，故秋病温疟，簌簌然寒慄也。“漱”，音素。

刺皮无伤肉，肉伤则内动脾，脾动则七十二日四季之月，病腹胀烦不嗜食。

皮在外，肉在内，肉为脾之合，肉伤则内动于脾，脾土寄旺于四季之末各一十八日，共为七十二日，脾气既伤，不能运化，故于辰戌丑未之月，当病胀烦不嗜食也。

刺肉无伤脉，脉伤则内动心，心动则夏病心痛。

脉在肉中，为心之合，脉伤则内动于心，心旺于夏，外气伤，故夏为心痛。

刺脉无伤筋，筋伤则内动肝，肝动则春病热而筋弛。

脉非筋也，筋合肝而旺于春，筋伤则肝气动，故于春阳发生之时，当病热症，热则筋缓，故为弛纵。

刺筋无伤骨，骨伤则内动肾，肾动则冬病胀腰痛。

筋在外，骨在内，骨合肾而旺于冬，骨伤则内动于肾，故至冬时为病胀，为腰痛，以化元受伤，而腰为肾之府也。

刺骨无伤髓，髓伤则销铄胻痠，体懈㑊然不去矣。”

---

① 国中按：“簌簌”，原文作“泝泝”，是同音假借，今改之。

髓为骨之充，精之属，最深者也。精髓受伤，故为干枯销铄肟酸等病。“懈㑊”者，懈怠困弱之名，阴之虚也。阴虚则气虚，气虚则不能举动，是谓不去也。按：《海论》所言髓海不足者，病多类此，详经络类三十二。“铄”，式灼切。“肟”，音杭。“㑊”，音迹。

黄帝问曰：“愿闻刺浅深之分。”

（《素问·刺齐论》全）

岐伯对曰：“刺骨者无伤筋，刺筋者无伤肉，刺肉者无伤脉，刺脉者无伤皮；刺皮者无伤肉，刺肉者无伤筋，刺筋者无伤骨。”

前四句言宜深者勿浅，后三句言宜浅者勿深也。义如下文。

帝曰：“余未知其所谓，愿闻其解。”岐伯曰：“刺骨无伤筋者，针至筋而去，不及骨也；

病在骨者，直当刺骨，勿伤其筋，若针至筋分，索气而去，不及于骨，则病不在肝，攻非其过，是伤筋也。

刺筋无伤肉者，至肉而去，不及筋也；

病在筋者，直当刺筋，若针至肉分而去，不及于筋，则病不在脾，是伤肉也。

刺肉无伤脉者，至脉而去，不及肉也；

病在肉者，直宜刺肉，若刺至脉分而去，不及于肉，则病不在心，是伤脉也。

刺脉无伤皮者，至皮而去，不及脉也。

病在脉者，直当刺脉，若针至皮分而去，不及于脉，则病不在肺，是伤皮也。以上四节，言当深不深之为害也。

所谓刺皮无伤肉者，病在皮中，针入皮中，无伤肉也；

刺皮过深而中肉者，伤其脾气。

刺肉无伤筋者，过肉中筋也；

刺肉过深而中筋者，伐其肝气。

刺筋无伤骨者，过筋中骨也。此谓之反也。”

刺筋过深而中骨者，伤其肾气。此上三节，言不当深而深者之害，是皆所谓反也。

六十四、刺　　害

（《素问·刺禁论》全）

黄帝问曰：“愿闻禁数。”岐伯对曰：“脏有要害，不可不察，

“要害”，言各有所要，亦各有所害，当详察也。

肝生于左，

肝木旺于东方，而主发生，故其气生于左。

肺藏于右，

肺金旺于西方，而主收敛，故其气藏于右。

心部于表，

心火主阳在上，故其气部于表。

肾治于里，

肾水主阴在下，故其气治于里。

脾为之使，

脾土旺于四季，主运行水谷，以溉五脏，故为之使。

胃为之市，

胃纳水谷，无物不容，故为之市。

膈肓之上，中有父母，

“膈”，膈膜也。“肓”，心之下，膈之上也。膈肓之上，心肺所居，心为阳中之阳，肺为阳中之阴，心主血，肺主气，营卫于身，故称父母。

七节之旁，中有小心，

人之脊骨共二十一节，自上而下当十四节之间，自下而上是为第七节。其两旁者，乃肾腧穴；其中，则命门外腧也。人生以阳气为本，阳在上者谓之君火，君火在心，阳在下者谓之相火，相火在命门，皆真阳之所在也，故曰七节之旁，中有小心。

顺之有福，逆之有咎。

顺谓顺其气，逆谓丧其真也。上文八者，皆人生神气之所在，顺之则福延，逆之则咎至，及所谓脏之要害也。

刺中心，一日死，其动为噫；

此下言刺害也。心为五脏六腑之主，故中之者不出一日，其死最速。“动”，变动也。心在气为噫，噫现则心气绝矣。“噫”，音伊。

刺中肝，五日死，其动为语；

“语”，谓无故妄言也。肝在气为语，语现则肝绝矣。

刺中肾，六日死，其动为嚏；

《诊要经终论》曰：“中肾七日死。《四时刺逆顺论》曰：“其动为嚏、为欠。”现则肾气绝矣。

刺中肺，三日死，其动为咳；

肺在气为咳，咳现则肺气绝矣。《诊要经终论》曰：“中肺者五日死。”

刺中脾，十日死，其动为吞；

脾在气为吞，吞现则脾绝矣。《诊要经终论》曰：“中脾者五日死。”愚按：上文刺伤五脏，死期各有远近者，以阴阳要害之有缓急也。盖死生之道，惟阳为主，故伤于阳者为急，伤于阴者稍迟。心肺居于膈上，二阳脏也，心为阳中之阳，肺为阳中之阴，故心为最急而一日，肺次之而三日；肝脾肾居于膈下，三阴脏也，肝为阴中之阳，肾为阴中之阴，脾为阴中之至阴，故肝稍急而五日，肾次之而六日，脾又次之而十日。此缓急之义也。按：《诊要经终论》王氏以五行之数为注，脾言生数，肺言生数之余，肾言成数之余，心则不及言数，此其说若乎近理，然或此或彼，或言或不言，难以尽合，恐不能无勉强耳。《四时刺逆顺论》之文，与本篇同，见前十九。

刺中胆，一日半死，其动为呕。

胆属少阳，乃生气所在，为六腑之一。然藏而不泻，又类乎脏，凡十一脏者，皆取决于胆，是谓中正之官，奇恒之腑，伤之者其危极速，故本篇不及六腑，独言胆也。呕出于胃，而胆症忌之，木邪犯土，现则死矣。

刺跗上，中大脉，血出不止死；

“跗上”，足面也。“大脉”，足阳明冲阳穴，胃经之源也。胃为五脏六腑水谷气血之海，若刺之过伤，以致血出不止，则海竭气亡，必致死也。

刺面，中流脉，不幸为盲；

凡血脉之通于目者，皆为流脉。按：《大惑论》曰：“五脏六腑之精气，皆上注于目而为之精。”《论疾诊尺篇》曰：“赤脉从上下者，太阳病；从下上者，阳明病；从外走内者，少阳病。”此皆流脉之义。刺面者，不知流脉而误中之，伤其精气，故令人盲。

刺头，中脑户，入脑立死；

“脑户”，督脉穴，在枕骨上，通于脑中。脑为髓海，乃元阳精气之所聚，针入脑则真气泄，故立死。

刺舌下，中脉太过，血出不止为喑；

舌下脉者，任脉之廉泉穴，足少阴之标也。中脉太过，血出不止则伤肾，肾虚则无气，故令人喑。按：《忧恚无言篇》曰：“足之少阴，上系于舌，络于横骨，终于会厌。”《脉解篇》曰：“内夺而厥，则为喑俳，此肾虚也。”然则喑本于肾，无所疑矣。

刺足下布络，中脉，血不出为肿；

“足下布络”，足跗下浮浅散现之络也。邪在布络而刺中其脉，过于深矣，若血不出，气必随针而壅，故为肿也。

刺隙中大脉，令人仆，脱色；

“隙”，足太阳委中穴也。刺委中而中其大脉，伤阴气于阳经，故令人仆倒且脱色也。“仆”，音付。

刺气街，中脉，血不出为肿鼠仆。

气街即气冲，足阳明经穴。“仆”，当作鼷。刺气街者，不中穴而旁中其脉，若血不出，当为肿于鼠鼷也。

刺脊间，中髓，为伛；

“伛”，伛偻也。刺脊太深误中髓者，伤腰背骨中之精气，故令人踡曲不能伸也。“伛”，雍主切。

刺乳上，中乳房，为肿，根蚀；

乳之上下，皆足阳明脉也。乳房乃胸中气血交凑之室，故刺乳上之穴而误中乳房，则气结不散，留而为肿，肿则必溃，且并乳根皆蚀而难于愈也。“蚀”，食同。

刺缺盆，中内陷，气泄，令人喘、咳逆；

“缺盆”，在肩前横骨上陷者中，为五脏六腑之道。凡刺盆过深，中其内陷之脉，致伤脏气者，令人为喘为咳逆，盖五脏皆能动喘及为咳逆也。

刺手鱼腹，内陷，为肿。

“鱼腹”，手太阴经之脉，刺之太深内陷，必反致邪而为肿也。

无刺大醉，令人气乱；

“大醉”，乱人气血，因而刺之，是益其乱。

无刺大怒，令人气逆；

怒本逆气，乘怒刺之，其逆益甚。

无刺大劳人，

大劳者气乏，刺之则气愈耗。

无刺新饱人，

新饱者谷气盛满，经气未定，刺之恐其是易泄。

无刺大饥人，

饥人气虚，刺则愈伤其气。

无刺大渴人，

渴者液少，刺则愈亡其阴。

无刺大惊人。

惊者气怯，刺则气愈散矣。

刺阴股，中大脉，血出不止死；

阴股大脉，足太阴箕门、血海之间。血出不止则脾气脱，故至于死。

刺客主人，内陷中脉，为内漏，为聋；

“客主人”，足少阳经穴，刺之太深，则内陷中脉。脓生耳底，是为内漏。伤其经气，故致聋也。

刺膝髌，出液，为跛；

“髌”，膝盖骨也。膝者筋之府，刺膝髌之下而出其液，则液泄筋枯，故令人跛。“髌”，频、牝二音。“跛”，补火切。

刺臂太阴脉，出血多，立死；

"臂太阴"，肺脉也。肺主气以行营卫，血出多而营卫绝，气散则死也。

刺足少阴脉，重虚出血，为舌难以言；

"足少阴"，肾脉也。少阴之脉循喉咙系舌本，肾既虚而复刺出血，是重虚也，故令舌难以言。

刺膺中，陷中肺，为喘逆仰息；

肺近膺中而误中之，则肺气上泄，故为喘为逆，仰首而息也。

刺肘中，内陷，气归之，为不屈伸；

肘中者，手太阴之尺泽，厥阴之曲泽皆是也。深刺内陷，必损其气，气泄于此，则气归之，故为不能屈伸。

刺阴股下三寸，内陷，令人遗尿；

阴股之脉，足三阴也，皆上聚于阴器，惟少阴之在股间者，有经无穴。其在气冲下三寸者，足厥阴之五里也，主治肠中热满不得尿，若刺深内陷，令人遗尿不禁，当是此穴。然厥阴之阴包，阳明之箕门，皆治溃尿，若刺之太深，则尿反不止矣。

刺腋下胁间，内陷，令人咳；

"腋下胁间"，肺所居也，若刺深内陷，中其肺脏，故令人咳。

刺小腹，中膀胱尿出，令人小腹满；

刺中膀胱则胞气泄，故尿出于外而为小腹满。

刺腨肠，内陷，为肿；

"腨肠"，足肚也，肉厚气深，不易行散，故刺而内陷则为肿。

刺眶上，陷骨中脉，为漏为盲；

"眶"，眼眶也。目者宗脉之所聚，刺眶上而深陷骨间，中其目系之脉，则流泪不止而为漏，视无所见而为盲也。

刺关节中，液出，不得屈伸。”

腰脊者，身之大关节也。手肘足膝者，四肢之关节也。诸筋者皆属于节，液出则筋枯，故为不得屈伸。

类经二十三卷

运　气　类

一、六六九九，以正天度，而岁气立。

（《素问·六节脏气象论》）

黄帝问曰："余闻天以六六之节，以成一岁，人以九九制会，计人亦有三百六十五节，以为天地久矣，不知其所谓也。"

天有上下四方，是为六合，地有正隅中外，是为九宫，此乾坤合一之大数也，凡寰中物理，莫不由之。故节以六六而成岁，人因九九以制会。且人有三百六十五节，正以合天之度数，复有九脏以应地之九野，此其所以为天地人也。六六、九九，义如下文。

岐伯对曰："昭乎哉问也，请遂言之。夫六六之节、九九制会者，所以正天之度、气之数也。

"六六之节"，谓如天地合数则花甲生焉，花甲一周凡六十日，而所包天干各六，是一周之六六也；一岁之数三百六十日，而所包甲子凡六周，三阴三阳凡六气，是一岁之六六也。"九九制会者"，天有四方，方各九十度有奇而制其会；岁有四季，季各九十日有奇而制其会；以至地有九野，人有九脏，皆应此数。故黄钟之数生于九，而律度量衡准绳规矩之道，无不由之。夫有气则有度，有度则有数，天度由此而正，气数由此而定，而裁制其会通之妙者则在乎人，其为功也亦大矣，故首节曰人以九九制会也。又，一九义详脉色类五。

天度者，所以制日月之行也；气数者，所以纪化生之用也。

“制”，节也，正也。“纪”，记也。太虚廖廓，本不可测，所可测者，赖列宿周旋，附于天体，有宿度则天道昭然，而七政之迟疾有节，是所以制日月之行也。气数无形，本不易察，所可察者，在阴阳往来，见于节序，有节序则时令相承，而万物之消长有期，乃所以纪化生之用也。

天为阳，地为阴；日为阳，月为阴。

天包地外，地居天中，天动地静，《乾》健《坤》顺，故天为阳，地为阴。火之精为日，水之精为月，故日为阳，月为阴。

行有分纪，

凡天地日月之运行，各有所纪。天象正圆，周旋不息。天体倚北，北高南下，南北二极居其两端，乃其枢轴不动之处也。天有黄赤二道。赤道者，当两极之中，横络天腰，中半之界也。赤道之北为内廓，北极居之；赤道之南为外廓，南极居之。日月循天运行，各有其道，日行之道是为黄道。黄道之行，春分后行赤道之北，秋分后行赤道之南。月行之道有九，与日不同。九道者，黑道二，出黄道北；赤道二，出黄道南；白道二，出黄道西；青道二，出黄道东。故立春春分，月东从青道；立秋秋分，月西从白道；立冬冬至，月北从黑道；立夏夏至，月南从赤道。此亦云赤道者，以五方五色言，又非天腹赤道之谓也。凡此青黑白赤道各二，并黄道而为九。盖黄为土之正色，位居中央，亦曰中道。班固《天文志》曰：“日之所由，谓之黄道是也。”

凡节序之分，以日为主，日则随天而行。邵子曰：“夏则日随斗而北，冬则日随斗而南。”太玄曰：“一北而万物生，一南而万物死。”刘昭曰：“日行北陆谓冬，西陆谓春，南陆谓夏，东陆谓秋。”夫以南北为夏冬者是也，以西陆为春、东陆为秋者何也？盖天地之道，子午为经，卯酉为纬。一岁之气，始于冬至，一阳在子，为天日之会。

由是斗建随天左旋以行于东方，日月挨宫右退以会于西宿。故仲冬斗建在子，则日月会于星纪，斗宿丑宫也；季冬斗建在丑，则日月会于玄枵，女宿子宫也。此所以日行北陆谓冬也。

又由是则斗建自东北顺而南，日月自西北逆而南，故孟春斗建在寅，则日月会于娵訾，室宿亥宫也；仲春斗建在卯，则日月会于降娄，奎宿戌宫也；季春斗建在辰，则日月会于大梁，胃宿酉宫也。是皆以西纬东，此所以日行西陆谓春也。

又由是则斗建自东南顺而西，日月自西南逆而东，故孟夏斗建在巳，则日月会于实沉，毕宿申宫也；仲夏斗建在午，则日月会于鹑首，井宿未宫也；季夏斗建在未，则日月会于鹑火，柳宿午宫也。此所以日行南陆谓夏也。

又由是则斗建自西南顺而北，日月自东南逆而北，故孟秋斗建在申，则日月会于鹑尾，翼宿巳宫也；仲秋斗建在酉，则日月会于寿星，角宿辰宫也；季秋斗建在戌，则日月会于大火，房宿卯宫也。是皆以东纬西，此所以日行东陆谓秋也。

以至孟冬斗建在亥，则日月会于析木，尾宿寅宫，而复交乎冬至。故春不在东而在西，秋不在西而在东也。

由此观之，则天运本顺而左旋，日月似逆而右转，故星家以七政为右行。殊不知日月五星皆循天左行，其所以似右者，乃日不及天，月不及日，并五星之退度耳。故天之与日，正会于子半之中，是为一岁之首，即冬至节也。自子半之后，则天渐余而东，日渐缩而西，而时序节令从兹变更矣。

五星之行，亦各有度。如木曰岁星，其行一年一宫，十二年一周天；火曰荧惑，其行六十一日有零过一宫，七百四十日一周天；土曰镇星，其行二十八月过一宫，二十八年一周天；金曰太白，其行一月一宫，一岁一周天；水曰辰星，常随太阳而行，然或前或后，不出三十度之外，亦一月一宫，一岁一周天。凡此五星，皆所以佐日月而循序如纬者也。此行有分纪之谓。

周有道理。

按：《浑天说》曰："天地之体，状如鸟卵，天包地外，犹壳裹黄，其形体混然，周旋无已，故曰混天。"然则周天之度，何从考正？乃于日行之数，有以见之。日之行度，不及于天，故以每日所短之数，纪为一度，凡行三百六十五日又四分日之一，竟天一周，复会于旧宿之处，故纪天为三百六十五度又四分度之一，而周天二十八宿均此数焉。其行则自东而升，自西而降。安定胡氏曰："人一呼一吸为一息，一息之间，大约天行八十里。凡人昼夜呼吸，总计一万三千五百息，以八十里之数因之，共得一百八万里。"考之《洛书·甄曜度》及《春秋·考异邮》，皆云周天一百七万一千里，其大概亦不相远，此周天围圆之数也。以三百六十五度四分度之一分之，则每度得二千九百三十二里，又千四百六十一分里之三百四十八。以围三径一言之，则周天上下四旁，直径三十五万七千里，地面去天，又减此之半，而三光出入乎其中，此“周有道理”之谓。

日行一度，月行十三度而有奇焉，故大小月三百六十五日而成岁，

“日行一度、月行十三度”者，言日月之退度也。日月循天运行，俱自东而西，天行速，日行迟，月行又迟。天体至圆，绕地左旋，常一日一周而过日一度。日行迟，亦一日绕地一周，而比天少行一度，凡积三百六十五日又二十五刻，仍至旧处而与天会，是为一岁，此日行之数也，故曰日行一度。月行又迟，亦一日绕地一周，而比天少十三度又十九分度之七，积二十七日半有奇而与天会，是为一月，此月行之数也，故曰月行十三度而有奇焉。

然于正度之外，阳气尚盈，阴气常缩，是为盈缩，气有盈缩，故月有大小。盈者气盈，天之数也；缩者朔虚，日月之数也。凡月有三十日，岁有十二月，是一岁之数，当以三百六十日为常。

然天之气盈，每于过日一度之外，仍盈十三分七厘八丝三忽有奇，积三百六十日，共得四千九百三十五分，以日法九百四十分为一日除之，合盈五日又二百三十五分，其合于刻数，则为二十五刻零，此一岁三百六十日之外，天行过日之数也。

月之朔虚，一日常不及日十二度十九分度之七，积二十九日又九百四十分日之四百九十九，其合于刻数，则为五十三刻零，而与日会，是每月常虚四百四十一分，积十二个月，共得五千二百九十二分，以日法九百四十分为一日除之，则每岁合虚五日又五百九十二分，其合于刻数，则为六十三刻零，故一岁日数，只实得三百五十四日又三十七刻，以成数为言，则一岁约少六日，是当六大六小矣，此一岁月不及日之数也。

故朱子曰："气言则三百六十五日，朔言则三百五十四日，举气盈朔虚之中数言，则三百六十日。"《尧典》举成数言，故曰三百六十六日也。此大小月三百六十五日而成岁之谓。

积气余而盈闰矣。

"积气余"者，岁气余分之积而成闰也。一岁之日，以三百六十为常数，而月少于日，故每年只三百五十四日又三十七刻，而十二晦朔尽矣，是周岁月不及日者，凡五日又六十三刻为朔虚。日又少于天，故周天之数，共三百六十五度四分度之一，是周岁天多于日者，凡五日又二十五刻为气盈，合气盈朔虚，共得十日零八十八刻，此一岁气余之数而闰生焉。故以三岁而计，则得三十二日又六十四刻，是一闰而有余；以五岁而计，则得五十四日又四十刻，是再闰而不足；故以十九年而计，则得二百六日又七十二刻，以月法二十九日零五十三刻除之，正得七个月不差时刻。此所以十九年而七闰，则气朔分齐，是谓一章。大约三十二个月有奇置一闰，虽不尽同，亦不相远。故三年不置闰，则春之一月入于夏，子之一月入于丑。积之之久，至于三失闰则春季皆为夏，十二失闰则子年皆为丑，寒暑反易，岁时变乱，农桑庶务，全失其时矣。故以余日置闰于其间，然后岁气不差，四时得成，而众功皆立也。

立端于始，

"端"，首也。"始"，初也。天地有气运，气运有元首，元首立而始终正矣。天有其端，北极是也；气有其端，子半是也；节有其端，冬至是也。故立天之端，而宿度见；

立气之端，而辰次见；立节之端，而时候见。如周正建子，为天统，商正建丑，为地统；夏正建寅，为人统。皆所以立岁首而授民以时也，即“立端于始”之义。

表正于中，

“表”，识记也。“正”者，正其子午。“中”者，中其四方。盖天道玄远，窥测不易，虽立端以察其始，尚不足以探其微，故又立表以正其中也。如周公营洛置五表，颍川阳城置中表，其度影[①]处，古迹犹存。中表南千里置一表，北千里置一表，东西亦然，此正日影以求地中也。考之《周礼》曰：“大司空之职，立土圭之法，测土深，正日影，以求地中。日南则影短多暑，日北则影长多寒，日东则影夕多风，日西则影朝多阴。”此在郑康成固有注疏，但亦未甚明悉。朱子曰：“今人都不识土圭，康成亦误。圭尺是量表影底尺，长一尺五寸，以玉为之是也。”按：古制土圭之长，尺有五寸，而测影之表，其长八尺。立表以测影，用圭以量影，而天地之中，气候之序，于斯乎正矣。

详求其法，盖以天体混圆，半覆地上，半在地下。其上下二端，谓之二极，北极出地三十六度，南极入地三十六度，两极相去一百八十二度半有奇。两极之中，横络天腰者，是为赤道，其去两极，各九十一度有奇。日行之道，是为黄道，由赤道内外周行各半。其入于赤道之内，最近者，日行于参九度之间，在赤道之北二十四度，其去北极六十七度少强，是为夏至日行之道，去极最近，其影最短，故立八尺之表，而影惟一尺五寸，此以地在日中之南，时当阳极，故曰日南则影短多暑也。斯时也，黄道在参宿度

---

① 国中按：“影”，原文作“景”，景是影的古字，今正而改之。

中，出寅末，入戌初。

凡昼行地上者二百一十九度强，故昼长；夜行地下一百四十六度强，故夜短也。其出于赤道之外，最远者，日行于箕四度之间，在赤道之南二十四度，其去北极一百一十五度有奇，是为冬至日行之道，去极最远，其影最长，故以八尺之表，而影长一丈三尺，此以地在日中之北，时当阴极，故曰日北则影长多寒也。斯时也，黄道在箕宿度中，出辰初，入申末。

凡昼行地上者一百四十六度强，故昼短；夜行地下二百一十九度强，故夜长也。其黄道交行于赤道之间者，是为日行之中道。春分日黄赤二道交于西北壁三度，秋分日交于东南翼十七度，各去极九十一度有奇，此度在南北远近之中，故影居二至长短之半，而寒热匀也。斯时也，黄道出卯中，入酉中，日行地上地下各一百八十度有奇，而昼夜平也。

所谓日东则影夕多风者，言地在日中之东，则日甫中而影已如夕，是地偏于左，而东方木气多风也。所谓日西则影朝多阴者，言地在日中之西，则日已中而影犹如朝，是地偏于右，而西方金气多阴也。所谓日至之影、尺有五寸、谓之地中者，言夏至为一岁之中，日在中天，其影最短，故影惟一尺五寸，与土圭之长正相合处，此便是地之中，亦所以见岁之中也。

故嵩高正当天之中，极南五十五度，当嵩高之上；又其南十二度，为夏至之日道；又其南二十四度，为春秋分之日道，即赤道也；又其南二十四度，为冬至之日道，南下去地，三十一度而已。是夏至日去北极六十七度，春秋分日去北极九十一度，冬至日去北极一百一十五度，乃其大数。此天地之所合也，四时之所交也，风雨之所会也，阴阳之所和也。

故邵子曰："天地之本，其起于中乎。"天之中何在？曰在辰极；地之中何在？曰在嵩山。惟天以辰极为中，故可以起历数而推节候；惟地以嵩山为中，故可以定方隅而均道里。子午其天地之中乎，冬至阳生子，夜半时加子，所以《乾》始于《坎》而终于《离》，此南北二极，独为天枢而不动也。夏至阴生午，天中日在午，所以《坤》始于《离》而终于《坎》，此冬夏二至，一在南，一在北，而不可移也。惟天地之中，一定不易，是以圣人者出，处玑衡以观大运，据会要以察方来，皆自此而得之，是所谓"表正于中"也。

推余于终，而天度毕矣。"

"推余于终"，即上文气余盈闰之义。盖欲求天道者，不立其端，则纲领不得；不正其中，则前后不明；不推其余，则气候不正。凡此三者缺一不可，知乎此，则天度之道毕矣。"推"，音吹。

帝曰："余已闻天度矣，愿闻气数，何以合之？"岐伯曰："天以六六为节，地以九九制会。

六六、九九义见前。

天有十日，

十者成数之极，天地之至数也。天有十日，如一月之数凡三十，一岁之数凡三百六十，皆以十为制也。故大挠察其象，作十干以纪之曰："甲、乙、丙、丁、戊、己、庚、辛、壬、癸。

日六竟而周甲，甲六复而终岁，三百六十日法也。

"竟"，尽也。十干六竟，则六十日也，是为花甲一周。

甲复六周，则六六三百六十也，是为一岁日法之常数，而气盈朔虚不与焉，故云日法也。

夫自古通天者，生之本，本于阴阳，其气九州九窍，皆通乎天气。

凡自古有生之物，皆出天元之气，虽形假地生，而命惟天赋，故《宝命全形论》曰："人生于地，悬命于天。"此通天之谓也。然通天之本，本于阴阳，故《四气调神论》曰："阴阳四时者，万物之终始也，死生之本也。"至若在地而有九州，在人而有九窍，又孰非通于天气而本于阴阳者乎？

故其生五，其气三，

自阴阳以化五行，而万物之生莫不由之，故曰其生五。然五行皆本于阴阳，而阴阳之气各有其三，是谓三阴三阳，故曰其气三。夫生五气三者，即运五气六之义，不言六而言三者，合阴阳而言也。一曰："五运之气，各有太过不及平气之化，故《五常政大论》有三气之纪者即此。"其义亦通。按：王氏以三为三元，谓天气、地气、运气也。然观下文云："三而成天，三而成地，三而成人。"是天气、地气、运气者亦由三而成，则三元之义又若居其次矣。此上二节与《生气通天论》同，见疾病类五。

三而成天，三而成地，三而成人，

天者天之气，司天是也。地者地之气，在泉是也。上下之间，气交之中，人之居也。天地人之气皆有三阴三阳，故曰三而成天，三而成地，三而成人。此下三节，与《三部九候论》同，但彼以上中下三部为言，与此稍异，详脉色类五。

三而三之，合则为九，九分为九野，九野为九脏，

三而三之，合则为九，正以见阴阳之变。故地之九野，人之九脏，皆相应者如此。“九野”，九州之野。“九脏”，义如下文。

故形脏四，神脏五，合为九脏以应之也。”

形脏四者：一头角，二耳目，三口齿，四胸中也，出《三部九候论》。神脏五者：肝藏魂，心藏神，肺藏魄，脾藏意，肾藏志也。出《宣明五气篇》及《九针论》。

帝曰：“余已闻六六、九九之会也，夫子言积气盈闰，愿闻何谓气？请夫子发蒙解惑焉。”

“蒙”者，蒙昧于目。“惑”者，疑惑于心也。

岐伯曰：“此上帝所秘，先师传之也。”

“上帝”，上古圣帝也。“先师”，岐伯之师，僦贷季也。“僦”，将秀切。

帝曰：“请遂闻之。”岐伯曰：“五日谓之候，

天地之气，五行而已。日行天之五度，则五日也。日有十二时，五日则六十时，是甲子一周，五行毕而气候易矣，故五日谓之候，而一岁三百六十日，共成七十二候也。

三候谓之气，

“气”，节也。岁有二十四节，亦曰二十四气。一气统十五日二时五刻有奇，故三候谓之气。

六气谓之时，

岁有四时，亦曰四季。时各九十一日有奇，积六气而成也，故谓之时。按：此乃一季之六节，亦曰六气，非一岁三阴三阳之六气各得六十者之谓，盖彼为大六气，此为小六气也。

四时谓之岁，而各从其主治焉。

积四九而成三百六十日，故四时谓之岁。岁易时更，故各有所主之气，以为时之治令焉。

五运相袭，而皆治之，终期之日，周而复始，时立气布，如环无端，候亦同法。

“五运”，即五行也。“袭”，承也。“治”，主也。此承上文而言岁时气候，皆五运相承，各治其时，以终期岁之日。故时立则气布，如春气主木，夏气主火，长夏气主土，秋气主金，冬气主水，周而复始，如环无端也。不惟周岁之气为然，即五日为候，而气亦迭更，故云候亦同法。

故曰：不知年之所加，气之盛衰，虚实之所起，不可以为工矣。”

“年之所加”，如《天元纪》、《气交变》、《五运行》、《五常政》、《六微旨》、《六元正纪》、《至正要》等论，所载五运六气之类是也。天运有盛衰，则人气有虚实，医不知此，焉得为工？工者精良之称，故本经屡及此字，诚重之也，非后世工技之工之谓。此数句又出《官针篇》，详针刺类六。

二、气淫气迫，求其至也。

（《素问·六节脏象论》）

帝曰：“五运之始，如环无端，其太过不及何如？”岐伯曰：“五气更立，各有所胜，盛虚之变，此其常也。”

太过不及，即盛虚之变，但五运更立，则变有不同耳。

帝曰：“平气何如？”岐伯曰：“无过者也。”

“过”，过失之谓，凡太过不及皆为过也。

帝曰：“太过不及奈何？”岐伯曰：“在经有也。”

“经”，即本经《气交变》、《五常政》等论，见后第十及十三章。

帝曰：“何谓所胜？”岐伯曰：“春胜长夏，长夏胜冬，冬胜夏，夏胜秋，秋胜春，所谓得五行时之胜，各以气命其脏。”

“所胜”，五气互有所胜也。春应木，木胜土；长夏应土，土胜水；冬应水，水胜火；夏应火，火胜金；秋应金，金胜木。故曰五行时之胜。所谓长夏者，六月也，土生于火，长在夏中，万物盛长，故云长夏。不惟四时之胜如此，人之五脏亦然，如肝应木而胜脾，脾应土而胜肾，肾应水而胜心，心应火而胜肺，肺应金而胜肝，故曰以气命其脏。命者天之所畀也。春胜长夏五句，与《金柜正言论》同，详疾病类二十七。

帝曰：“何以知其胜？”岐伯曰：“求其至也，皆归始春。

“至”，气至也，如春则暖气至、夏则热气至者是也，即《天元纪》等论所谓“至数”之义也。“始春”者，谓立春之日，如《六元正纪大论》曰：“常以正月朔日平旦视之，睹其位而知其所在矣。”盖春为四时之首，元旦为岁度之首，故可以候一岁盛衰之气。一曰：“在春前十五日，当大寒节为初气之始”，则亦是。

未至而至，此谓太过，则迫所不胜而乘所胜也，命曰气淫；

“未至而至”，谓时未至而气先至，此太过也。太过则迫所不胜而乘所胜者，凡五行之气，克我者为所不胜，我克者为所胜，假如木气有余，金不能制而木反侮金，迫所不胜也。木盛而土受其克，乘所胜也。故命曰气淫。“淫”

者，恃已之强而肆为浮虐也。余太过之气皆同。按：此下旧有“不分邪僻内生，工不能禁”十字，乃下文之辞，误重于此，今删去之。

至而不至，此谓不及，则所胜妄行，而所生受病，所不胜迫之也，命曰气迫。所谓求其至者，气至之时也。

“至而不至”，谓时已至而气不至，此不及也。不及则所胜者妄行，所生者受病，所不胜者迫之。所生者，生我者也。如木不及则土无畏，所胜妄行也；土妄行则水受克，所生受病也；金因木衰而侮之，所不胜迫之也。故命曰气迫。“迫”者，因此不及而受彼侵迫也，余不及之气皆同。按：《五运行大论》曰：“主岁何如?”曰：“气有余，则制已所胜而侮所不胜；其不及，则已所不胜侮而乘之，已所胜轻而侮之。”与此二节义同。上二节先至后至之义，又详本类后十八。

谨候其时，气可与期，失时反候，五治不分，邪僻内生，工不能禁也。”

“候其时”者，候四时六气之所主也。知其时，则气之至与不至，可得其期矣。若不知之而失其时、反其候，则五运之治，盛衰不分，其有邪僻内生，病及于人者，虽称为工，莫能禁之，由其不知时气也。如《阴阳应象大论》曰：“故治不法天之纪，不用地之理，则灾害至矣。”正此之谓。

帝曰：“有不袭乎?”

言五行之气，亦有行无常候、不相承袭者否?

岐伯曰：“苍天之气，不得无常也。气之不袭，是谓非常，非常则变矣。”

“苍天”者，天象之总称也。“不得无常”，言天地之正化也。“气之不袭，是谓非常”，言天地之邪化也，邪则为变，变则为病矣。

帝曰：“非常而变奈何？”岐伯曰：“变至则病，所胜则微，所不胜则甚，因而重感于邪则死矣。

“所胜则微”，如木受土邪、土受水邪之类，我克者为微邪也。“所不胜则甚”，如土受木邪、火受水邪之类，克我者为贼邪也。贼邪既甚而复重感之，则不免于死矣。时气脏气皆然。

故非其时则微，当其时则甚也。”

邪不得令，非其时也，故为病微；邪气得令，当其时也，故为病甚。所胜所不胜皆同。

三、天 元 纪

（《素问·天元纪大论》全）

黄帝问曰：“天有五行，御五位，以生寒、暑、燥、湿、风，人有五脏，化五气，以生喜、怒、思、忧、恐。

“御”，临御也。“位”，方位也。“化”，生化也。天有五行以临五位，故东方生风，木也；南方生暑，火也；中央生湿，土也；西方生燥，金也；北方生寒，水也。人有五脏以化五气，故心化火，其志喜；肝化木，其志怒；脾化土，其志思；肺化金，其志忧；肾化水，其志恐，而天人相应也。《阴阳应象大论》思作悲，见阴阳类一，又详见疾病类二十六。

论言五运相袭而皆治之，终期之日，周而复始，余已知之矣，愿闻其与三阴三阳之候奈何合之？”

“论”，即前《六节脏象论》也。“终期之日，周而复始”，谓期年一周而复始也。“三阴三阳”，六气也。言气有五运，复有六气，五六不侔，其将何以合之？

鬼臾区稽首再拜对曰：“昭乎哉问也。夫五运阴阳者，天地之道也，万物之纲纪，变化之父母，生杀之本始，神明之府也，可不通乎？

此数句与《阴阳应象大论》同，但此多五运二字，详注见阴阳类一。

故物生谓之化，

万物之生，皆阴阳之气化也。

物极谓之变，

盛极必衰，衰极复盛，故物极者必变。《六微旨大论》曰：“物之生从乎化，物之极由乎变，变化之相迫，成败之所由也。”《五常政大论》曰：“气始而生化，气散而有形，气布而蕃育，气终而象变。”

阴阳不测谓之神，

莫之为而为者，谓之不测，故曰神。此以天道言也。

神用无方谓之圣。

神之为用，变化不测，故曰无方。无方者，大而化之之称。《南华经·天运篇》曰：“无方之传，应物而不穷者也，故谓之圣。”此以人道言也。

夫变化之为用也，

“用”，功用也。天地阴阳之道，有体有用。阴阳者，变化之体；变化者，阴阳之用。此下乃承上文而发明神用之道也。

在天为玄，

“玄”，深远也。天道无穷，故在天为玄。

在人为道，

“道”，众妙之称。惟人能用之，故在人为道。

在地为化，

“化”，化生也。物之生息出乎地，故在地为化。

化生五味，

由化以生物，有物则有味，故化生五味，出乎地也。

道生智，

有道则有为，有为则有智，故道生智，存乎人也。

玄生神。

玄远则不测，不测则神存，故玄生神，本乎天也。

神在天为风，在地为木；

此以下皆言神化之为用也。神以气言，故在天之无形者为风，则在地之成形者为木，风与木同气，东方之化也。余仿此。

在天为热，在地为火；

热与火同气，南方之化也。

在天为湿，在地为土；

湿与土同气，中央之化也。

在天为燥，在地为金；

燥与金同气，西方之化也。

在天为寒，在地为水。

寒与水同气，北方之化也。自“在天为玄”至此，与《五运行大论》同，见脏象类六。

故在天为气，在地成形，

“气”，即上文之风、热、湿、燥、寒；“形”，即上文之木、火、土、金、水。此举五行之大者言，以见万物之生，亦莫不质具于地而气行乎天也。

形气相感而化生万物矣。

“形”，阴也。“气”，阳也。形气相感，阴阳合也，合则化生万物矣。故《宝命全形论》曰：“天地合气，命之曰人。”正此义也。

然天地者，万物之上下也；

天覆之，故在上；地载之，故在下。若以司天在泉言，则亦为上下也。

左右者，阴阳之道路也；

左为阳主升，故阳道南行；右为阴主降，故阴道北行。是为阴阳之道路。如司天在泉之左右四间，亦其义也。

水火者，阴阳之征兆也；

“征”，证也。“兆”，见也。阴阳之证，见于水火；水火之用，见于寒暑。所以阴阳之往复，寒暑彰其兆，即此谓也。上数句，与《阴阳应象大论》稍同，见阴阳类一。

金木者，生成之终始也。

金生秋，其气收敛而成万物；木主春，其气发扬而生万物，故为生成之终始。按：上文水、火、金、木，乃五行之四，各有其用，独不言土何也？盖土德居中，凡此四者，一无土之不可，故兼四气之用而寄旺于四季，是以不可列言也。

气有多少，形有盛衰，上下相召，而损益彰矣。”

在天之气有多少，故阴阳有三等之分。在地之形有盛衰，故五行有太少之异。“上下相召”，即形气相感之谓。盖天气下降，气流于地，地气上升，气腾于天，升降相因，则气运有太过不及、胜复微甚之变，而损益彰矣。本类诸篇所言者，皆发明损益之义，当详察也。

帝曰：“愿闻五运之主时也何如？”

主四时之令也。

鬼臾区曰："五气运行，各终期日，非独主时也。"

"各终期日"，谓五运各主期年以终其日，如甲己之岁、土运统之之类是也，非独主四时而已。

帝曰："请闻其所谓也。"鬼臾区曰："臣积考《太始天元册文》曰：'太虚廖廓，肇基化元，

"太始天元册文"，盖太古之文，所以纪天元者也。"太虚"，即周子所谓无极，张子所谓由太虚有天之名也。"廖廓"，空而无际之谓。"肇"，始也。"基"，立也。"化元"，造化之本源也。"廓"，若郭切。"肇"，音赵。

万物资始，五运终天，

"资始"者，万物借化元而始生。"终天"者，五行终天运而无已也。

布气真灵，总统《坤》元，

"布"者，布天元之气，无所不至也。气有真气，化几是也。物有灵明，良知是也。虽万物形气禀乎天地，然地亦天中之物，故《易》曰："大哉《乾》元，万物资始，乃统天。至哉《坤》元，万物资生，乃顺承天。"又曰："成象之谓《乾》，效法之为《坤》。"然则《坤》之元，不外乎《乾》之元也，故曰总统《坤》元。

九星悬朗，七曜周旋，

九星者，天蓬一，天芮二，天冲三，天辅四，天禽五，天心六，天任七，天柱八，天英九也。见补遗《本病论》，及详《九宫星野图》，今奇门、阴阳家皆用之。"七曜"，日月五星也，《舜典》谓之七政。七者如纬，运行于天，有迟有速，有顺有逆，故曰周旋。

曰阴曰阳，曰柔曰刚，

阴阳者，天道也。柔刚者，地道也。《易·系辞》曰："立天之道，曰阴与阳；立地之道，曰柔与刚。"邵子曰："天之大，阴阳尽之；地之大，刚柔尽之。故天道资始，阴阳而已；地道资生，刚柔而已。然刚即阳之道，柔即阴之道，故又曰动静有常，刚柔断矣。"此又以阴阳刚柔，合天地而总言之也。

幽显既位，寒暑弛张，

阳主昼，阴主夜，一日之幽显也；自晦而朔，自弦而望，一月之幽显也；春夏主阳而生长，秋冬主阴而收藏，一岁之幽显也。幽显既定其位，寒暑从而驰张矣。"弛张"，往来也。

生生化化，品物咸彰。'

《易》曰："云行雨施，品物流形。"又曰："天地絪缊，万物化醇。"此所以生生不息，化化无穷，而品物咸彰矣。"彰"，昭著也。

臣斯十世，此之谓也。"

言传习之久，凡十世于兹者，此道之谓也。以上诸义，当与阴阳类诸章参看。

帝曰："善！何谓气有多少，形有盛衰？"鬼臾区曰："阴阳之气，各有多少，故曰三阴三阳也。形有盛衰，谓五行之治，各有太过不及也。

此以下皆明形气之盛衰也。阴阳之气各有多少，故厥阴为一阴，少阴为二阴，太阴为三阴，少阳为一阳，阳明为二阳，太阳为三阳也。形有盛衰，如木有太少角，火有太少徵，土有太少宫，金有太少商，水有太少羽，此五行之治，各有太过不及也。

故其始也，有余而往，不足随之，不足而往，有余

从之，

此气运迭为消长也。“始”，先也。“随”，后也。以六十年之常而言，如甲往则乙来，甲为太宫，乙为少商，此有余而往，不足随之也；乙往则丙来，乙为少商，丙为太羽，此不足而往，有余从之也。岁候皆然。以盈虚之胜负言，如火炎者水必涸，水盛者火必灭，阴衰者阳凑之，阳衰者阴凑之，皆先往后随之义也。盖气运之消长，有盛必有衰，有胜必有复，往来相因，强弱相加，而变由作矣。

知迎知随，气可与期。

“迎”者，迎其至也。“随”者，随其去也。如时令有盛衰，则候至有迟速，至与不至，必先知之，是知迎也。气运有胜复，胜微者复微，胜甚则复甚，其微其甚，必先知之，是知随也。知迎知随，则岁气可期，而天和可自保矣。

应天为天符，承岁为岁值，三合为治。”

“符”，合也。“承”，下奉上也。“值”，会也。应天为天符，如丁巳丁亥，木气合也；戊寅戊申、戊子戊午，火气合也；己丑己未，土气合也；乙卯乙酉，金气合也；丙辰丙戌，水气合也。此十二年者，中运与司天同气，故曰天符。承岁为岁值，如丁卯之岁，木承木也；戊午之岁，火承火也；乙酉之岁，金承金也；丙子之岁，水承水也；甲辰甲戌、己丑己未之岁，土承土也。此以年支与岁，同气相承，故曰岁值，即岁会也。然不分阳年阴年，但取四正之年为四值承岁，如子午卯酉是也。惟土无定位，寄旺于四季之末，各一十八日有奇，则通论承岁，如辰戌丑未是也，共计八年。“三合为治”，言天气运气年辰也，凡天符岁会之类，皆不外此三者。若上中下三气俱合，乃为太一天符，如乙酉岁金气三合，戊午岁火气三合，己丑己未岁土气三合者是也，共四年。上详注，见《图翼》二卷《天符岁会图说》。

帝曰："上下相召奈何？"

此以下皆明上下相召也。

鬼臾区曰："寒、暑、燥、湿、风、火，天之阴阳也，三阴三阳上奉之。

寒、暑、燥、湿、风、火，六气化于天者也，故为天之阴阳。三阴三阳上奉之，谓厥阴奉风气，少阴奉火气，太阴奉湿气，此三阴也；少阳奉暑气，阳明奉燥气，太阳奉寒气，此三阳也。

木、火、土、金、水、火，地之阴阳也，生、长、化、收、藏下应之。

木、火、土、金、水、火，五行成于地者也，故为地之阴阳。"生、长、化、收、藏下应之"，谓木应生，火应长，土应化，金应收，水应藏也。按：上文"神在天为风"等十句，其在天者只言风、热、湿、燥、寒，在地者只言木、火、土、金、水，而此二节乃言寒、暑、燥、湿、风、火，木、火、土、金、水、火。盖以在天之热，分为暑火而为六；在地之火，分为君相而为六。此因五行以化六气，而所以有三阴三阳之分也。二火义如下文。

天以阳生阴长，地以阳杀阴藏。

天为阳，阳主升，升则向生，故天以阳生阴长，阳中有阴也。地为阴，阴主降，降则向死，故地以阳杀阴藏，阴中有阳也。以藏气纪之，其证可见。如上半年为阳，阳升于上，天气治之，故春生夏长；下半年为阴，阴降于下，地气治之，故秋收冬藏也。此节详义，又见阴阳类一。

天有阴阳，地亦有阴阳，故阳中有阴，阴中有阳。

天本阳也，然阳中有阴；地本阴也，然阴中有阳。此阴阳互藏之道，如《坎》中有奇，《离》中有偶，水之内明，火之内暗皆是也。惟阳中有阴，故天气得以下降；阴中有阳，故地气得以上升。此即上下相召之本。“地亦有阴阳”下，原有“木火土金水火，地之阴阳也，生长化收藏”，共十六字，衍文也，今去之。

所以欲知天地之阴阳者，应天之气，动而不息，故五岁而右迁；应地之气，静而守位，故六期而环会。

“应天之气”，五行之应天干也。“动而不息”，以天加地而六甲周旋也。“五岁而右迁”，天干之应也，即下文甲己之岁、土运统之之类是也。盖甲乙丙丁戊，竟五运之一周；己庚辛壬癸，又五运之一周。甲右迁而己来，己右迁而甲来，故五岁而右迁也。“应地之气”，六气之应地支也。“静而守位”，以地承天而地支不动也。“六期而环会”，地支之周也，即下文子午之岁、上见少阴之类是也。盖子丑寅卯辰巳，终六气之一备；午未申酉戌亥，又六气之一备。终而复始，故六期而环会。

动静相召，上下相临，阴阳相错，而变由生也。”

动以应天，静以应地，故曰动静、曰上下，无非言天地之合气，皆所以结上文相召之义。

帝曰：“上下周纪，其有数乎?”鬼臾区曰：“天以六为节，地以五为制。

天数五而五阴五阳，故为十干。地数六而六阴六阳，故为十二支。然天干之五，必得地支之六以为节，地支之六，必得天干之五以为制，而后六甲成，岁气备。又如子午之上为君火，丑未之上为湿土，寅申之上为相火，卯酉之上为燥金，辰戌之上为寒水，巳亥之上为风木，是六气之在天，而以地支之六为节也。甲己为土运，乙庚为金运，丙辛为水运，丁壬为木运，戊癸为火运，是五行之在地，而以天干之五为制也。此以地支而应天之六气，以天干而合地之五行，正其上下相召，以合五六之数也。

周天气者，六期为一备；终地纪者，五岁为一周。

天之六气，各治一岁，故六期为一备。地之五行，亦各治一岁，故五岁为一周。一曰：当以"周天气者六"为句，"终地纪者五"为句，亦通。谓一岁六气，各主一步，步各六十日，六六三百六十日，是周天气者六也，故期为一备。一岁五行，各主一运，运七十二日，五七三百五十，二五一十，亦三百六十日，是终地纪者五也，故岁为一周。此以一岁之五六为言，以合下文一纪一周之数，尤见亲切。

君火以明，相火以位。

此明天之六气，惟火有二之义也。君者上也，相者下也。阳在上者，即君火也；阳在下者，即相火也。上者应《离》，阳在外也，故君火以明；下者应《坎》，阳在内也，故相火以位。火一也，而上下幽显，其象不同，此其所以有辨也。

愚按：王氏注此曰："君火在相火之右，但立名于君位不立岁气。"又曰："以名奉天，故曰君火以名。守位禀命，故曰相火以位。"详此说，是将"明"字改为"名"字，则殊为不然。此盖因《至正要大论》言少阴不司气化，故引其意而云君火不立岁气。殊不知彼言不司气化者，言君火不主五运之化，非言六气也。如子午之岁，上见少阴，则六气分主天地，各有所司，何谓不立岁气？且君为大主，又岂寄空名于上者乎？以致后学宗之，皆谓"君火以名"，竟将“明”字灭去，大失先圣至要之旨。夫天人之用，神明而已，惟神则明，惟明乃神。天得之而明照万方，人得之而明见万理，皆此“明”字之用，诚天地万物不可须臾离者。故《气交变大论》曰：“天地之动静，神明为之纪。”《生气通天论》曰：“阳气者，若天与日，失其所则折寿而不彰，故天运当以日光明。”此皆君火以明之义也。又如《周易·说卦传》曰：“《离》也者，明也，万物皆相见，南方之卦也。圣人南面而听天下，向明而治，盖取诸此也。”由此言之，则天时人事，无不赖此“明”字为之主宰，而后人泯去之，其失为何如哉？不得不正。

又按：“君火以明，相火以位”，虽注义如前，然以凡火观之，则其气质上下，亦自有君相明位之辨。盖明者光也，火之气也；位者形也，火之质也。如一寸之灯，光被满室，此气之为然也；盈炉之炭，有热无焰，此质之为然也。夫焰之与炭皆火也，然焰明而质暗，焰虚而质实，焰动而质静，焰上而质下，以此证之，则其气之与质，固自有上下之分，亦岂非君相之辨乎？是以君火居上，为日之明，以昭天道，故于人也属心，而神明出焉；相火居下，为源泉之温，以生养万物，故于人也属肾，而元阳蓄焉。所以六气之序，君火在前，相火在后，前者肇物之生，后者成物之实，而三百六十日中，前后二火所主者，只四五六七月，共一百二十日，以成一岁化育之功，此君相二火之为用也。

或曰：“六气中五行各一，惟火言二何也？曰：“天地之道，阴阳而已，阳主生，阴主杀，使阳气不充，则生意终于不广，故阳道实，阴道虚，阳气刚，阴气柔，此天地阴阳当然之道。且六气之分，属阴者三，湿燥寒是也；属阳者二，风热而已。使火无君相之化，则阴胜于阳而杀甚于生矣，此二火之所以必不可无也。若因惟火有二，便谓阳常有余而专意抑之，则伐天之和，伐生之本，莫此为甚。此等大义，学者最宜详察。

《至正要大论》云："少阴不司气化。"义详本类二十四。《生气通天论》云："天运当以日光明。"义详疾病类五。俱当参阅。

五六相合，而七百二十气为一纪，凡三十岁；

天以六期为备，地以五岁为周，周余一气，终而复会。如五个六，三十岁也；六个五，亦三十岁也。故五六相合，而七百二十气为一纪，凡三十岁也。然此以大数言之耳，若详求之，则三十年之岁，正与一岁之度相合。盖一岁之数，凡三百六十日，六分分之为六气，各得六十日也；五分分之为五运，各得七十二日也；七十二分分之为七十二候，各得五日也。三十年之数，凡三百六十月，六分分之，各得六十月；五分分之，各得七十二月；七百二十分分之，各得十五日，是为一气，又曰一节。此五六之大会，而元会运世之数皆自此起，故谓之一纪，又谓之一世。

千四百四十气，凡六十岁而为一周，不及太过，斯皆见矣。"

以三十年而倍之，则得此数，是为六十年花甲一周也，其间运五气六，上下相临之数，尽具于此，故凡太过不及、逆顺胜复之气，皆于此而可见矣。

帝曰："夫子之言，上终天气，下毕地纪，可谓悉矣。余愿闻而藏之，上以治民，下以治身，使百姓昭著，上下和亲，德泽下流，子孙无忧，传之后世，无有终时，可得闻乎？"

此以下皆明五六之义也。观帝言上以治民，则圣帝重民之意，为可知矣。

鬼臾区曰："至数之机，迫迮以微，其来可见，其往可追。敬之者昌，慢之者亡，无道行私，必得天殃。

"至数之机"，即五六相合之类也。"迫迮以微"，谓天地之气数，其精微切近，无物不然也。"其来可见，其往可追"，谓因气可以察至，因至可以求数也。然至数之微，为安危所系，故敬之者昌，慢之者亡。敬者，如摄生类诸章所载，凡合同于道者皆是也。设或无道行私，而逆天妄为，天殃必及之矣，可不慎哉！"迮"，音窄，近也。

谨奉天道，请言正要。"

至正之要道也。

帝曰："善言始者，必会于终，善言近者，必知其远，

必精明于道者，庶能言始以会终，言近以知远。

是则至数极而道不惑，所谓明矣。愿夫子推而次之，令有条理，简而不匮，久而不绝，易用难忘，为之纲纪，至数之要，愿尽闻之。"

至数之义，本经所见不一，详会通奇恒类。"简"，要也。"匮"，乏也。

鬼臾区曰："昭乎哉问！明乎哉道！如鼓之应桴，响之应声也。

"桴"，鼓椎也。发者为声，应者为响。"桴"，音乎。

臣闻之，甲己之岁，土运统之；乙庚之岁，金运统之；丙辛之岁，水运统之；丁壬之岁，木运统之；戊癸之岁，火运统之。"

此即五行之应天干也，是为五运。详义见下章及《图翼·五运图解》。

帝曰："其于三阴三阳，合之奈何？"鬼臾区曰："子午之岁，上见少阴；丑未之岁，上见太阴；寅申之岁，上见少阳；卯酉之岁，上见阳明；辰戌之岁，上见太阳；巳亥之岁，上见厥阴。

此即三阴三阳之应地支也，是为六气。上者言司天，如子午之岁，上见少阴司天是也。十二年皆然。

少阴所谓标也，厥阴所谓终也。

"标"，首也。"终"，尽也。六十年阴阳之序，始于子午，故少阴谓标；尽于巳亥，故厥阴谓终。

厥阴之上，风气主之；少阴之上，热气主之；太阴之上，湿气主之；少阳之上，相火主之；阳明之上，燥气主之；太阳之上，寒气主之。所谓本也，是谓六元。"

三阴三阳者，由六气之化为之主，而风化厥阴，热化少阴，湿化太阴，火化少阳，燥化阳明，寒化太阳，故六气谓本，三阴三阳谓标也。然此六者，皆天元一气之所化，一分为六，故曰六元。本篇曰"天元纪"者，义本诸此。

帝曰："光乎哉道！明乎哉论！请著之玉版，藏之金柜，署曰天元纪。"

"著之玉版"，垂永久也。"藏之金柜"，示珍重也。"署"，表识也。

四、五运六气，上下之应。

（《素问·五运行大论》）

黄帝坐明堂，始正天纲，临观八极，考建五常，

"明堂"，王者朝会之堂也。"正天纲"者，天之大纲在于斗，正斗纲之建，以占天也。“八极”，八方之舆极也。观八极之理，以志地也。“考”，察也。“建”，立也。“五常”，五行气运之常也。考建五常，以测阴阳之变化也。

请天师而问之曰：“《论》言天地之动静，神明为之纪，阴阳之升降，寒暑彰其兆。

《论》，《气交变大论》也。但彼以升降二字作往复，见后第十。

余闻五运之数于夫子，夫子之所言，正五气之各主岁耳，首甲定运，余因论之。鬼臾区曰：‘土主甲己，金主乙庚，水主丙辛，木主丁壬，火主戊癸。

此五运也。首甲定运，谓六十年以甲子为始，而定其运也。

子午之上，少阴主之；丑未之上，太阴主之；寅申之上，少阳主之；卯酉之上，阳明主之；辰戌之上，太阳主之；巳亥之上，厥阴主之。’不合阴阳，其故何也？”

此三阴三阳之所主也，主者司天也。“不合阴阳”，如五行之甲乙，东方木也，而甲化土运，乙化金运；六气之亥子，北方水也，而亥年之上，风水主之，子年之上，君火主之。又如君火司气，火本阳也，而反属少阴；寒水司气，水本阴也，而反属太阳之类，似皆不合于阴阳者也。

岐伯曰：“是明道也，此天地之阴阳也。

言鬼臾区之言，是明显之道也。其所云运五气六不合阴阳者，正所以明天地之阴阳也。

夫数之可数者，人中之阴阳也，然所合，数之可得者也。夫阴阳者，数之可十，推之可百，数之可千，推之可万。天地阴阳者，不以数推，以象之谓也。”

人中之阴阳，言其浅近可数，而人所易知者也。然阴阳之道，或本阳而标阴，或内阳而外阴，或此阳而彼阴，或先阳而后阴，故小之而十百，大之而千万，无非阴阳之变化，此天地之阴阳无穷，诚有不可以限数推言者，故当因象求之，则无不有理存焉。“数之可十”以下四句，又见经络类二十九及三十四。

帝曰：“愿闻其所始也。”岐伯曰：“昭乎哉问也！臣览《太始天元册文》，丹天之气，经于牛女戊分；黅天之气，经于心尾己分；苍天之气，经于危室柳鬼；素天之气，经于亢氐昴毕；玄天之气，经于张翼娄胃。

此所以辨五运也。“始”，谓天运初分之始。《太始天元册文》，太古占天文也。“丹”，赤色，火气也；“黅”，黄色，土气也；“苍”，青色，木气也；“素”，白色、金气也；“玄”，黑色，水气也。此天地初分之时，赤气经于牛女戊分，牛女癸之次，戊当《乾》之次，故火主戊癸也；黄气经于心尾己分，心尾甲之次，己当《巽》之次，故土主甲己也；青气经于危室柳鬼，危室壬之次，柳鬼丁之次，故木主丁壬也；白色经于亢氐昴毕，亢氐乙之次，昴毕庚之次，故金主乙庚也；黑气经于张翼娄胃，张翼丙之次，娄胃辛之次，故水主丙辛也。此五运之所以化也。又详义见《图翼》二卷《五天五运图解》。“黅”，音今。

所谓戊己分者，奎壁角轸，则天地之门户也。

奎壁临《乾》，戊分也；角轸临《巽》，己分也。戊在西北，己在东南。《遁甲经》曰：“六戊为天门，六己为地户。”故曰天地之门户。详义见《图翼》一卷《奎壁角轸天地之门户说》。

夫候之所始，道之所生，不可不通也。”

此五天五运，即气候之所始，天道之所生也。

帝曰："善！《论》言'天地者，万物之上下，左右者，阴阳之道路'，未知其所谓也。"

此所以辨六气也。《论》，即《天元纪大论》，见前章；及《阴阳应象大论》，见阴阳类第一。

岐伯曰："所谓上下者，岁上下，见阴阳之所在也。

"上"，司天也。"下"，在泉也。岁之上下，即三阴三阳迭见之所在也。

左右者，诸上见厥阴，左少阴，右太阳；见少阴，左太阴，右厥阴；见太阴，左少阳，右少阴；见少阳，左阳明，右太阴；见阳明，左太阳，右少阳；见太阳，左厥阴，右阳明。所谓面北而命其位，言其见也。"

司天在泉，俱有左右。诸上见者，即言司天。故厥阴司天，则左见少阴，右见太阳，是为司天之左右间也。余义仿此。司天在上，故位南面北而命其左右之见。"左"，西也。"右"，东也。

帝曰："何谓下？"岐伯曰："厥阴在上则少阳在下，左阳明，右太阴；少阴在上则阳明在下，左太阳，右少阳；太阴在上则太阳在下，左厥阴，右阳明；少阳在上则厥阴在下，左少阴，右太阳；阳明在上则少阴在下，左太阴，右厥阴；太阳在上则太阴在下，左少阳，右少阴。所谓面南而命其位，言其见也。

"下"者，即言在泉。故位北面南而命其左右之见，是为在泉之左右间也。"左"，东也。"右"，西也。司天在泉，上下异而左右殊也。按：上二节，阴阳六气，迭为迁转。如巳亥年厥阴司天，明年子午，则左间少阴来司天矣。又如初气厥阴用事，则二气少阴来相代矣。六气循环无已，此所以上下左右、阴阳逆顺有异，而见气候之变迁也。有

《司天在泉左右间气图解》，在《图翼》二卷。

上下相遘，寒暑相临，气相得则和，不相得则病。”

此明上下之相遘也。“遘”，交也。“临”，遇也。司天在上，五运在中，在泉在下，三气之交，是上下相遘而寒暑相临也。所遇之气彼此相生者，为相得而安；彼此相克者，为不相得而病矣。详义见《图翼》五运六气诸解中。“遘”，音姤。

帝曰：“气相得而病者何也？”岐伯曰：“以下临上，不当位也。”

气同类者，本为相得，而亦不免于病者，以下临上也。如《六微旨大论》曰：“君位臣则顺，臣位君则逆。”此指君相二火而言也。详见后第七。

帝曰：“动静何如？”

此言迁转之动静也。

岐伯曰：“上者右行，下者左行，左右周天，余而复会也。”

上者右行，言天气右旋，自东而西以降于地；下者左行，言地气左转，自西而东以升于天。故司天在上，必历巳午未申而西降；在泉在下，必历亥子丑寅而东升也。余而复会，即前篇五六相合、积气余而复会其始之义。

帝曰：“余闻鬼臾区曰：‘应地者静。今夫子乃言下者左行，不知其所谓也，愿闻何以生之乎？”

应地者静，见前《天元纪》篇。

岐伯曰：“天地动静，五行迁复，虽鬼臾区其上候而已，犹不能遍明。

“上候而已”，天运之候也。“不能遍明”，犹未详言左右也。

夫变化之用，天垂象，地成形，七曜纬虚，五行丽地，地者所以载生成之形类也，虚者所以列应天之精气也，形精之动，犹根本之与枝叶也，仰观其象，虽远可知也。”

天地之体虽殊，变化之用则一，所以在天则垂象，在地则成形。故七曜纬于虚，即五行应天之精气也；五行丽于地，即七曜生成之形类也。是以形精之动，亦犹根本之与枝叶耳。故凡物之在地者，必悬象于天，第仰观其象，则无有不应。故上之右行、下之左行者，周流不息，而变化乃无穷也。

帝曰：“地之为下否乎？”

此欲详明上下之义也。

岐伯曰：“地为人之下，太虚之中者也。”

人在地之上，天在人之上。以人之所见言，则上为天，下为地；以天地之全体言，则天包地之外，地居天之中，故曰太虚之中者也。由此观之，则地非天之下矣。然则司天者，主地之上；在泉者，主地之下。五行之丽地者，是为五运，而运行于上下之中者也。此特举地为辨者，盖以明上中下之大象耳。

帝曰：“冯乎？”

“冯”，凭同。言地在太虚之中而不坠者，果亦有所依凭否也？

岐伯曰：“大气举之也。

大气者，太虚之元气也。乾坤万物，无不赖之以立。故地在太虚之中，亦惟元气任持之耳。

燥以干之，暑以蒸之，风以动之，湿以润之，寒以坚之，火以温之。

此即大气之所化，是为六气而运用于天地之间者也。

曰燥，曰暑，曰风，曰湿，曰寒，曰火，六者各一其性，而功用亦异。

故风寒在下，燥热在上，湿气在中，火游行其间，寒暑六人，故令虚而化生也。

寒居北，风居东，自北而东，故曰风寒在下，下者左行也；热居南，燥居西，自南而西，故曰燥热在上，上者右行也。地者土也，土之化湿，故曰湿气在中也。惟火有二，君火居湿之上，相火居湿之下，故曰火游行其间也。凡寒暑再更而气入者六，非虚无以寓气，非气无以化生，故曰令虚而化生也。

故燥胜则地干，暑胜则地热，风胜则地动，湿胜则地泥，寒胜则地裂，火胜则地固矣。"

凡此六者，皆言地气本乎天也。自上文"地之为下"至此，正所以发明此义。《天元纪大论》曰："太虚寥廓，肇基化元，万物资始，五运终天，布气真灵，总统坤元。"亦此之谓。此下接"寒暑燥湿风火，在人合之奈何，其于万物，何以生化"一章，列脏象类第六。

五、南政北政，阴阳交，尺寸反。

（《素问·五运行大论、至正要大论》）

帝曰："天地之气，何以候之？"

（《素问·五运行大论》）此欲因脉候以察天地之气也。

岐伯曰："天地之气，胜复之作，不形于诊也。脉法曰：'天地之变，无以脉诊'，此之谓也。"

天地之气，有常有变。其常气之形于诊者，如春弦、夏洪、秋毛、冬石，及厥阴之至其脉弦，少阴之至其脉钩，太阴之至其脉沉，少阳之至大而浮，阳明之至短而涩，太阳之至大而长者，皆是也。若其胜复之气，猝然初至，安得遽变其脉而形于诊乎？故天地之变，有不可以脉诊，而当先以形症求之者。如《气交变大论》曰“应常不应猝”，亦此之谓。

帝曰：“间气何如？”

“间气”，谓司天在泉左右之间气，而脉亦当有应之也。夫此间气者，谓之为常则气有变迁，谓之为变则岁有定位，盖帝因上文云：“天地之变，无以脉诊”，故复举此常中之变，以求夫脉之应也。

岐伯曰：“随气所在，期于左右。”

气在左则左应，气在右则右应。“左右”者，左右寸尺也。详如下文。

帝曰：“期之奈何？”岐伯曰：“从其气则和，违其气则病，

气至脉亦至，从其气也，故曰和。气至脉不至，气未至而脉至，违其气也，故为病。《至正要大论》曰：“至而和则平，至而甚则病，至而反则病，至而不至者病，未至而至者病，阴阳易者危。”

不当其位者病，

应左而右，应右而左，应上而下，应下而上也。

迭移其位者病，

“迭”，更也。应现不现而移易于地位也。

失守其位者危，

克贼之脉现，而本位失守也。

尺寸反者死，阴阳交者死。

此二句之义，一以尺寸言，一以左右言，皆以少阴为之主也。如阴当在尺，则阳当在寸，阴当在寸，则阳当在尺，左右亦然。若阴之所在，脉宜不应而反应，阳之所在，脉宜应而反不应，其在尺寸则谓之反，其在左右则谓之交，皆当死也。尺寸反者，惟子午卯酉四年有之；阴阳交者，惟寅申巳亥辰戌丑未八年有之。若尺寸独然，或左右独然，是为气不应，非反非交也。

先立其年，以知其气，左右应见，然后乃可以言死生之逆顺。”

先立其年之南北政，及司天在泉左右间应见之气，则知少阴君主之所在，脉当不应，而逆顺乃可见矣。此章详义，具《南北政图说》中，在《图翼》二卷。

帝曰：“夫子言察阴阳所在而调之，论言人迎与寸口相应，若引绳小大齐等，命曰平。

（《素问·至正要大论》）“论言”，《灵枢·禁服篇》也。此引本论之察阴阳者，以人迎寸口为言。盖人迎在头，寸口在手，阴阳相应，则大小齐等，是为平也。

阴之所在，寸口何如？”

“阴”，少阴也。少阴所在，脉当不应于寸口，又不可不察也。

岐伯曰：“视岁南北，可知之矣。”

甲己二岁为南政，乙庚丙辛丁壬戊癸八年为北政。南政居南而定其上下左右，故于人之脉则南应于寸，北应于尺。北政居北而定其上下左右，故北应于寸而南应于尺。一曰：“五运以土为尊，故惟甲己土运为南政，其他皆北政也。有《推原南北政图说》，在《图翼》二卷。

帝曰：“愿卒闻之。”岐伯曰：“北政之岁，少阴在泉则

寸口不应，

“不应”者，脉来沉细而伏，不应于指也。北政之岁，其气居北以定上下，则尺主司天，寸主在泉。故少阴在泉居北之中，则两手寸口不应，乙丁辛癸卯酉年是也。

厥阴在泉则右不应，

“右”，右寸也。北政厥阴在泉，则少阴在右寸，故不应，丙戊庚壬寅申年是也。

太阴在泉则左不应。

“左”，左寸也。北政太阴在泉，则少阴在左寸，故不应，丙戊庚壬辰戌年是也。

南政之岁，少阴司天则寸口不应，

南政之岁，其气居南以定上下，则寸主司天，尺主在泉，故少阴司天居南之中，则两手寸口不应，甲子甲午年是也。

厥阴司天则右不应，

“右”，右寸也。南政厥阴司天，则少阴在右寸，故不应，己巳己亥年是也。

太阴司天则左不应。

“左”，左寸也。南政太阴司天，则少阴在左寸，故不应，己丑己未年是也。

诸不应者，反其诊则见矣。”

凡南政之应在寸者，则北政应在尺；北政之应在寸者，则南政应在尺。以南北相反而诊之，则或寸或尺之不应者，皆可见矣。

帝曰：“尺候何如？”

上文所言，皆两寸之不应，故此复问两尺之候也。

岐伯曰：“北政之岁，三阴在下，则寸不应；三阴在

上，则尺不应。

北政之岁，反于南政，故在下者主寸，在上者主尺。“上下”，即司天在泉也。

南政之岁，三阴在天，则寸不应；三阴在泉，则尺不应。

南政之岁，反于北政，故在天主寸，在泉主尺也。

左右同。

凡左右寸尺之不应者，皆与前同，惟少阴之所在则其位也。

愚按：阴之所在，其脉不应，诸家之注，皆谓六气以少阴为君，君象无为，不主时气，故少阴所至，其脉不应也。此说殊为不然。夫少阴既为六气之一，又安有不主气之理？惟《天元纪大论》中“君火以明、相火以位”之下，王氏注曰“君火在相火之右，但立名于君位，不立岁气”一言，此在王氏固已误注，而诸家引以释此，盖亦不得已而为之强解耳，义岂然欤？

夫三阴三阳者，天地之气也。如《太阴阳明论》曰：“阳者，天气也，主外；阴者，地气也，主内。故阳道实，阴道虚。”此阴阳虚实，自然之道也。第以日月证之，则日为阳，其气常盈；月为阴，其光常缺。是以潮汐之盛衰，亦随月而有消长，此阴道当然之义，为可知矣。人之经脉，即天地之潮汐也。故三阳所在，其脉无不应者，气之盈也；三阴所在，其脉有不应者，以阳气有不及，气之虚也。然三阴之列，又惟少阴独居乎中，此又阴中之阴也。所以少阴所在为不应，盖亦应天地之虚耳，岂君不主事之谓乎？明者以为然否？本类前第三章“君火以明”条下有按，所当互考。

故曰‘知其要者，一言而终，不知其要，流散无穷’，此之谓也。”

“要”，即阴阳之所在也。知则不惑，不知则致疑，所以流散无穷而莫测其要也。凡此脉之现，尤于时气为病者最多，虽其中有未必全合者，然遇有不应之脉，便当因此以推察其候。“知其要者”数句，与《六元正纪大论》同，但彼言六元之纪，此言阴阳之要也。见后十七。

六、天地六六之节，标本之应，亢则害，承乃制。

（《素问·六微旨大论》）

黄帝问曰：“呜呼远哉！天之道也，如迎浮云，若视深渊，视深渊尚可测，迎浮云莫知其极。

此甚言天道之难穷也。《疏五过论》亦有此数句，详论治类十八，但彼言医道，此言天道也。

夫子数言谨奉天道，余闻而藏之，心私异之，不知其所谓也。愿夫子溢志尽言其事，令终不灭，久而不绝，天之道可得闻乎？”岐伯稽首再拜对曰：“明乎哉！问天之道也。此因天之序，盛衰之时也。”

因天道之序更，所以成盛衰之时变也。

帝曰：“愿闻天道六六之节盛衰何也？”

六六之义，已见前第一章，此复求其盛衰之详。

岐伯曰：“上下有位，左右有纪。

此言六位之序，以明客气之盛衰也。

故少阳之右，阳明治之；阳明之右，太阳治之；太阳

之右，厥阴治之；厥阴之右，少阴治之；少阴之右，太阴治之；太阴之右，少阳治之。此所谓气之标，盖南面而待之也。

此即天道六六之节也。三阴三阳以六气为本，六气以三阴三阳为标。然此“右”字，皆自南面而观以待之，所以少阳之右为阳明也。有《天地六气图解》，在《图翼》二卷。

故曰‘因天之序，盛衰之时，移光定位，正立而待之’，此之谓也。

“光”，日光也。“位”，位次也。凡此六气之次，即因天之序也。天既有序，则气之旺者为盛，气之退者为衰。然此盛衰之时，由于日光之移，日光移而后位次定。圣人之察之者，但南面正立而待之，则其时更气易，皆于日光而见之矣。故《生气通天论》曰：“天运当以日光明”，正此“移光定位”之义。此数句与《八正神明论》同，详针刺类十三。

少阳之上，火气治之，中见厥阴；

此以下言三阴三阳，各有表里，其气相通，故各有互根之中气也。少阳之本火，故火气在上，与厥阴为表里，故中见厥阴，是以相火而兼风木之化也。此有《上中下本标中气图解》，在《图翼》四卷。

阳明之上，燥气治之，中见太阴；

阳明之本燥，故燥气在上，与太阴为表里，故中见太阴，是以燥金而兼湿土之化也。

太阳之上，寒气治之，中见少阴；

太阳之本寒，故寒气在上，与少阴为表里，故中见少阴，是以寒水而兼君火之化也。

厥阴之上，风气治之，中见少阳；

厥阴之本风，故风气在上，与少阳为表里，故中见少阳，是以风木而兼相火之化也。

少阴之上，热气治之，中见太阳；

少阴之本热，故热气在上，与太阳为表里，故中见太阳，是以君火而兼寒水之化也。

太阴之上，湿气治之，中见阳明。

太阴之本湿，故湿气在上，与阳明为表里，故中见阳明，是以湿土而兼燥金之化也。

所谓本也。本之下，中之见也；见之下，气之标也。

“所谓本也”一句，与前《天元纪》章所云者同义。盖上之六气，为三阴三阳之本；下之三阴三阳，为六气之标；而兼见于标本之间者，是阴阳表里之相合，而互为中见之气也。其于人之应之者亦然，故足太阳、少阴二经为一合，而膀胱与肾之脉互相络也；足少阳、厥阴为二合，而胆与肝脉互相络也；足阳明、太阴为三合，而胃与脾脉互相络也；手太阳、少阴为四合，而小肠与心脉互相络也；手少阳、厥阴为五合，而三焦与心包络之脉互相络也；手阳明、太阴为六合，而大肠与肺脉互相络也。此即一表一里而阳中有阴、阴中有阳之义。

本标不同，气应异象。”

“本标不同”者，若以三阴三阳言之，如太阳本寒而标阳，少阴本热而标阴也。以中见之气言之，如少阳所至为火生，而中为风；阳明所至为燥生，而中为湿；太阳所致为寒生，而中为热；厥阴所至为风生，而中为火；少阴所至为热生，而中为寒；太阴所至为湿生，而中为燥也。故岁气有寒热之非常者，诊法有脉从而病反者，病有生于本、生于标、生于中气者，治有取本而得、取标而得、取中气而得者，此皆标本之不同而气应之异象，即下文所谓“物生其应、脉气其应”者是也。故如瓜甜蒂苦、葱白叶青、参补芦泻、麻黄发汗、根节止汗之类，皆本标不同之象。此一段义深意圆，当与标本类诸章参悟。

帝曰：“其有至而至，有至而不至，有至而太过何也？”

此下正以明气候之盛衰也。六气治岁各有其时，气至有迟早，而盛衰见矣。

岐伯曰：“至而至者和；至而不至，来气不及也；未至而至，来气有余也。”

时至气亦至，和平之应也，此为平岁。若时至而气不至，来气不及也；时未至而气先至，来气有余也。

帝曰：“至而不至，未至而至何如？”岐伯曰：“应则顺，否则逆，逆则变生，变生则病。”

当期为应，衍期为否，应则顺而生化之气正，否则逆而胜复之变生，天地变生则万物亦病矣。

帝曰：“善！请言其应。”岐伯曰：“物生其应也，气脉其应也。”

“物生其应”，如《五常政大论》之五谷、五果、五虫、五畜之类是也。“气脉其应”，如《至正要大论》之南北政，及“厥阴之至其脉弦”之类是也。至不至之义，又见《六元正纪大论》，详后十八。

帝曰：“善！愿闻地理之应，六节气位何如？”

此下言地理之应六节，即主气之静而守位者也，故曰六位，亦曰六步，乃六气所主之位也。

岐伯曰：“显明之右，君火之位也；

“显明”者，日出之所，卯正之中，天地平分之处也。

“显明之右”，谓自斗建卯中，以至巳中，步居东南，为天之右间，主二之气，乃春分后六十日有奇，君火治令之位也。若客气以相火加于此，是谓以下临上，臣位君则逆矣。此下有《交六气节令图解》及《地理之应六节图》，在《图翼》二卷。

君火之右，退行一步，相火治之；

“退行一步”，谓退于君火之右一步也。此自斗建巳中以至未中，步居正南，位值司天，主三之气，乃小满后六十日有奇，相火之治令也。

复行一步，土气治之；

“复行一步”，谓于相火之右，又行一步也。此自未中以至酉中，步居西南，为天之左间，主四之气，乃大暑后六十日有奇，湿土治令之位也。

复行一步，金气治之；

此于土气之右，又行一步，自酉中以至亥中，步居西北，为地之右间，主五之气，乃秋分后六十日有奇，燥金治令之位也。

复行一步，水气治之；

此于金气之右，又行一步，自亥中以至丑中，步居正北，位当在泉，主终之气，乃小雪后六十日有奇，寒水之治令也。

复行一步，木气治之；

此于水气之右，又行一步，自丑中以至卯中，步居东北，为地之左间，主初之气，乃大寒后六十日有奇，风木治令之位也。

复行一步，君火治之。此自木气之末，复行于显明之右，君火之位，是为主气六步之一周。

相火之下，水气承之；水位之下，土气承之；土位之下，风气承之；风位之下，金气承之；金位之下，火气承之；君火之下，阴精承之。”

此言六位之下，各有所承。“承”者，前之退而后之进也。承之为义有二：一曰常，一曰变。常者如六气各专一令，一极则一生，循环相承，无所间断。故于六位盛极之下，各有相制之气，随之以生，由生而化，由微而著，更相承袭，时序乃成。所谓阳盛之极，则阴生承之；阴盛之极，则阳生承之。亦犹阴阳家五行胎生之义，此岁气不易之令，故谓之常。常者，四时之序也。变者，如《六元正纪大论》所谓：“少阳所至为火生，终为蒸溽”，水承相火之象也；“水发而雹雪”，土气承水之象也；“土发而飘骤”，风木承土之象也；“木发而毁折”，金气承木之象也；“金发而清明”，火气承金之象也；“火发而曛昧”，阴精承君火之象也。此则因亢而制，因胜而复，承制不常，故谓之变。变者，非时之邪也。然曰常曰变，虽若相殊，总之防其太过，而成乎造化之用，理则一耳。

帝曰：“何也?”岐伯曰：“亢则害，承乃制。

“亢”者，盛之极也。“制”者，因其极而抑之也。盖阴阳五行之道，亢极则乖，而强弱相残矣。故凡有偏盛，则必有偏衰，使强无所制，则强者愈强，弱者愈弱，而乖乱日甚。所以亢而过甚，则害乎所胜，而承其下者，必从而制之。此天地自然之妙，真有莫之使然而不得不然者。天下无常胜之理，亦无常屈之理。《易》之《乾·象》曰：“亢之为言也，知进而不知退，知存而不知亡，知得而不知丧。”《复》之《彖》曰：“复其见天地之心乎!”即此亢承之义。

制生则化，外列盛衰；

“制生则化”，当作“制则生化”，传写之误也。夫盛极有制则无亢害，无亢害则生化出乎自然，当盛者盛，当衰者衰，循序当位，是为外列盛衰。“外列”者，言发育之多也。

害则败乱，生化大病。”

亢而无制，则为害矣。害则败乱失常，不生化正气而为邪气，故为大病也。

按：王安道曰：“予读《内经》，至亢则害，承乃制，喟然叹曰：至矣哉，其造化之枢纽乎！王太仆发之于前，刘河间阐之于后，圣人之蕴，殆靡遗矣，然学者尚不能释然，得不犹有未悉之旨欤？请推而陈之。夫自‘显明之右’至‘君火治之’十五句，言六节所治之位也；自‘相火之下’至‘阴精承之’十二句，言地理之应岁气也；‘亢则害、承乃制’二句，言抑其过也；‘制则生化’至‘生化大病’四句，言有制之常与无制之变也。‘承’，犹随也。然不言随而言承者，以下言之，则有上奉之象，故曰承，虽谓之承，而有防之之义存焉。‘亢’者，过极也。‘害’者，害物也。‘制’者，克胜之也。然所承者，其不亢则随之而已，故虽承而不见，既亢则克胜以平之，承斯见矣。然而迎之不知其所来，退之不知其所止，固若有不可必者，然可必者，常存乎杳冥恍惚之中，而莫之或欺也。”

河间曰：“已亢过极，则反似胜己之化。似也者，其可以形质求哉？故后篇云‘厥阴所至，为风生，终为肃；少阴所至为热生，终为寒’之类。其为风生、为热生者，亢也；其为肃、为寒者，制也。又，‘水发而雹雪，土发而飘骤’之类，其水发、土发者，亢也；其雹雪、飘骤者，制也。若然者，盖造化之常，不能以无亢，亦不能以无制焉耳。”

又，虞天民曰：“制者，制其气之太过也。害者，害承者之元气也。所谓元气者，总而言之，谓之一元，如天一生水，水生木，木生火，火生土，土生金，金复生水，循环无端，生生不息也。分而言之，谓之六元，如水为木之化元，木为火之化元，火为土之化元，土为金之化元，金为水之化元，亦运化而无穷也。假如火不亢，则所承之水，随之而已，一有亢极，则其水起以平之，盖恐害吾金元之气，子来救母之意也。六气皆然。此五行胜复之理，不期然而然者矣。”

由此观之，则天地万物，固无往而非五行，而亢害承制，又安往而不然哉？故求之于人，则五脏更相平也，五志更相胜也，五气更相移也，五病更相变也。故火极则寒生，寒极则湿生，湿极则风生，风极则燥生，燥极则热生，皆其化也。第承制之在天地者，出乎气化之自然，而在人为亦有之，则在挽回运用之得失耳。使能知其微，得其道，则把握在我，何害之有？设承制之盛衰不明，似是之真假不辨，则败乱可立而待也，惟知者乃能慎之。

类经二十四卷

运　气　类

七、天符岁会

（《素问·六微旨大论、六元正纪大论》）

帝曰："盛衰何如？"

（《素问·六微旨大论》）此连前章，乃承上文而详求盛衰之义也。

岐伯曰："非其位则邪，当其位则正；邪则变甚，正则微。"

气不相和者为非位，气相得者为当位，故有邪正微甚之分。上二句，又出《五运行大论》，见脏象类六。

帝曰："何谓当位？"岐伯曰："木运临卯，

此下言岁会也。以木运而临卯位，丁卯岁也。

火运临午，

以火运临午位，戊午岁也。

土运临四季，

土运临四季，甲辰、甲戌、己丑、己未岁也。

金运临酉，

金运临酉，乙酉岁也。

水运临子，

水运临子，丙子岁也。

所谓岁会，气之平也。"

此岁运与年支同气，故曰岁会，其气平也。共八年。

帝曰："非位何如?"岐伯曰："岁不与会也。"

岁运不与地支会，则气有不平者矣。

帝曰："土运之岁，上见太阴；

此下言天符也。上谓司天，土运上见太阴，己丑、己未岁也。

火运之岁，上见少阳、少阴；

火运上见少阳，戊寅、戊申岁也。"上见少阴，戊子、戊午岁也。

金运之岁，上见阳明；

金运上见阳明，乙卯、乙酉岁也。

木运之岁，上见厥阴；

木运上见厥阴，丁巳、丁亥岁也。

水运之岁，上见太阳奈何?"

水运上见太阳，丙辰、丙戌岁也。"奈何"，谓此十二年，以岁运与司天同气者，又何以然也。

岐伯曰："天之与会也，故《天元册》曰天符。"

天与运会也。

帝曰："天符岁会何如?"

此帝问太一天符也。

岐伯曰："太一天符之会也。"

既为天符，又为岁会，是为太一天符之会，如上之己丑、己未、戊午、乙酉，四岁是也。太一者，至尊无二之称。

帝曰："其贵贱何如?"岐伯曰："天符为执法，岁位为行令，太一天符为贵人。"

执法者位于上，犹执政也；行令者位乎下，犹诸司也。

贵人者，统乎上下，犹君主也。

帝曰："邪之中也奈何？"

言以非常之邪，不时相加而中伤者也。

岐伯曰："中执法者，其病速而危；

中执法者，犯司天之气也。天者生之本，故其病速而危。

中行令者，其病徐而持；

中行令者，犯地支之气也。害稍次之，故其病徐而持。持者，邪正相持而吉凶相半也。

中贵人者，其病暴而死。"

中贵人者，天地之气皆犯矣，故暴而死。按此三者，地以天为主，故中天符者甚于岁会，而太一天符者，乃三气合一，其盛可知，故不犯则已，犯则无能解也，人而受之，不能免矣。

帝曰："位之易也何如？"岐伯曰："君位臣则顺，臣位君则逆。逆则其病近，其害速；顺则其病远，其害微。所谓二火也。"

"君"者，君火也。"臣"者，相火也。"君位臣"者，如以少阴之客，而加于少阳之主，是君在上而臣在下，故为顺，顺则病期远而害亦微。"臣位君"者，如以少阳之客，而加于少阴之主，是臣在上而君在下，故为逆，逆则病期近而害亦速，此以二火为言也。盖五行各一，而其胜复逆顺之相加，各有所辨，惟此二火者，虽曰同气，然亦有君相上下之分，故特举而辨之。有《天符岁会图说》，在《图翼》二卷。

帝曰："五运行同天化者，命曰天符，余知之矣。愿闻同地化者，何谓也？"

(《素问·六元正纪大论》)五运行同天化，如上文以中运而同司天之化，故曰天符。此问同地化者，言中运之同在泉也。

岐伯曰："太过而同天化者三，不及而同天化者亦三，太过而同地化者三，不及而同地化者亦三，此凡二十四岁也。"

同司天之化者，其太过不及各有三；同在泉之化者，其太过不及亦各有三也。太过谓阳年，甲、丙、戊、庚、壬也。不及谓阴年，乙、丁、己、辛、癸也。二十四岁，义如下文。

帝曰："愿闻其所谓也。"岐伯曰："甲辰、甲戌太宫下加太阴，壬寅、壬申太角下加厥阴，庚子、庚午太商下加阳明，如是者三。

"下加"者，以上加下也，谓以中运而加于在泉也。太宫加太阴，皆土也；太角加厥阴，皆木也；太商加阳明，皆金也。此上文所谓太过而同地化者三，三者，太阴、厥阴、阳明也，共六年，是为同天符。

癸巳、癸亥少徵下加少阳，辛丑、辛未少羽下加太阳，癸卯、癸酉少徵下加少阴，如是者三。

少徵加少阳，皆火也；少羽加太阳，皆水也；少徵加少阴，皆火也。此上文所谓不及而同地化者亦三，三者，少阳、太阳、少阴也，共六年，是为同岁会。

戊子、戊午太徵上临少阴，戊寅、戊申太徵上临少阳，丙辰、丙戌太羽上临太阳，如是者三。

"上临"者，以下临上也，谓以中运而临于司天也。太徵临少阴、少阳，皆火也；太羽临太阳，皆水也。此上文所谓太过而同天化者三，三者，少阴、少阳、太阳也。

丁巳、丁亥少角上临厥阴，乙卯、乙酉少商上临阳明，己丑己未少宫上临太阴，如是者三。

少角上临厥阴，皆木也；少商上临阳明，皆金也；少宫上临太阴，皆土也。此上文所谓不及而同天化者亦三，三者，厥阴、阳明、太阴也。此上二节，太过六年，不及六年，共十二年，皆重言天符也。而其中戊午、乙酉、己丑、己未，又为太一天符。但戊午有余，而乙酉，己丑、己未为不及也。

除此二十四岁，则不加不临也。”

谓六十年中，除此二十四岁之外，则无同气之加临矣。二十四岁详义，亦见《图翼》二卷《天符岁会图说》。

帝曰：“加者何谓？”岐伯曰：“太过而加同天符，不及而加同岁会也。”

此复明上文下加之义也。太过六年下加在泉者，谓之同天符；不及六年下加在泉者，谓之同岁会。

帝曰：“临者何谓？”岐伯曰：“太过不及，皆曰天符，而变行有多少，病形有微甚，生死有早晚耳。”

此复明上文上临之义也。无论太过不及，上临司天者，皆谓之天符，共十二年。其变行有多少，因其气之盛衰也，故病形死生，亦各有所不同耳。

按：此二论曰岁会，曰天符，曰太一天符，曰同天符，同岁会，其目凡五，皆上下符会，无所克侮，均为气之相得，故于天时民病，多见平和，然其气纯而一，亦恐亢则为害，故曰变行有多少，病形有微甚，生死有早晚耳。观上文二十四年之间，惟于岁会八年，曰所谓岁会，气之平也，则其他之不平可知。故曰制则生化，然则无制者乃为害矣。所以有至而不至、未至而至之变，皆其气之偏耳。

不可因其为和，便以为常而不之察也。

八、六步四周，三合会同，子甲相合，命曰岁立。

（《素问·六微旨大论》）

帝曰："愿闻其步何如？"

此连前章，而详求其六步之数。"六步"，即六气之位数也。

岐伯曰："所谓步者，六十度而有奇。

一日一度，度即日也。周岁共三百六十五日二十五刻，以六步分之，则每步得六十日又八十七刻半，故曰有奇也。

故二十四步，积盈百刻而成日也。"

"二十四步"，合四岁之步也。"积"者，积二十四个八十七刻半，共得二千一百刻，是为二十一日。以四岁全数合之，正得一千四百六十一日。此共以二十四步之余，积盈百刻，合成四岁之全日，而三合会同之气数，于斯见矣。详如下文。

帝曰："六气应五行之变何如？"岐伯曰："位有终始，气有初中，上下不同，求之亦异也。"

此复求上文天道六六之节，地理之应六节气位，及《天元纪大论》所谓"上下相召、五六相合"之至数也。"位"，地位也。"气"，天气也。位有上下左右之终始，气有前后升降之初中，以天之气而加于地之位，则上下相错，互有差移，故曰上下不同，求之亦异也。初中详义见后章。

**帝曰："求之奈何？"岐伯曰："天气始于甲，地气始于

子，子甲相合，命曰岁立，谨候其时，气可与期。”

天气有十干而始于甲，地气有十二支而始于子，子甲相合，即甲子也。干支合而六十年之岁气立，岁气立则有时可候，有气可期矣。

帝曰：“愿闻其岁六气始终早晚何如?”岐伯曰：“明乎哉问也！甲子之岁，初之气，天数始于水下一刻，终于八十七刻半；

“甲子岁”，六十年之首也。“初之气”，六气之首，地之左间也。“始于水下一刻”，漏水百刻之首，寅初刻也。“终于八十七刻半”，谓每步之数，各得六十日又八十七刻半也。故甲子岁初之气，始于首日寅时初初刻，终于六十日后子时四刻，至子之正初刻，则属春分节而交于二之气矣。凡后之申子辰年皆同。水下义，又见经络类二十五。有甲子等岁《六气终始日刻图解》，在《图翼》二卷。

二之气，始于八十七刻六分，终于七十五刻；

此继初气而始于八十七刻六分，值子之正初刻也。又加二气之六十日余八十七刻半，则此当终于七十五刻，值戌之正四刻也。后义仿此。

三之气，始于七十六刻，终于六十二刻半；

“始于七十六刻”，亥初初刻也。“终于六十二刻半”，酉初四刻也。

四之气，始于六十二刻六分，终于五十刻；

“始于六十二刻六分”，酉正初刻也。“终于五十刻”，未正四刻也。

五之气，始于五十一刻，终于三十七刻半；

“始于五十一刻”，申初初刻也。“终于三十七刻半”，午初四刻也。

六之气，始于三十七刻六分，终于二十五刻。

“始于三十七刻六分”，午正初刻也。“终于二十五刻”，辰正四刻也。此二十五刻者，即岁余法四分日之一也。

所谓初六，天之数也。

“初六”者，子年为首之六气也。此以天之气数，而加于地之步位，故曰天之数也。后仿此。

乙丑岁，初之气，天数始于二十六刻，终于一十二刻半；

“始于二十六刻”，巳初初刻也。“终于一十二刻半”，卯初四刻也。凡后之巳酉丑年皆同。

二之气，始于一十二刻六分，终于水下百刻；

“始于一十二刻六分”，卯正初刻也。“终于水下百刻”，丑正四刻也。

三之气，始于一刻，终于八十七刻半；

“始于一刻”，寅初初刻也。“终于八十七刻半”，子初四刻也。

四之气，始于八十七刻六分，终于七十五刻；

“始于八十七刻六分”，子正初刻也。“终于七十五刻”，戌正四刻也。

五之气，始于七十六刻，终于六十二刻半；

“始于七十六刻”，亥初初刻也。“终于六十二刻半”，酉初四刻也。

六之气，始于六十二刻六分，终于五十刻。

始于酉正初刻，终于未正四刻。此五十刻者，四分日之二也。

所谓六二，天之数也。

丑次于子，故曰六二。天之数，义见前。

丙寅岁，初之气，天数始于五十一刻，终于三十七刻半；

始于申初初刻，终于午初四刻。凡后寅午戌年皆同。

二之气，始于三十七刻六分，终于二十五刻；

始于午正初刻，终于辰正四刻。

三之气，始于二十六刻，终于一十二刻半；

始于巳初初刻，终于卯初四刻。

四之气，始于一十二刻六分，终于水下百刻。

始于卯正初刻，终于丑正四刻。

五之气，始于一刻，终于八十七刻半；

始于寅初初刻，终于子初四刻。

六之气，始于八十七刻六分，终于七十五刻。

始于子正初刻，终于戌正四刻。此七十五刻者，四分日之三也。

所谓六三，天之数也。

寅次于丑，故曰六三。

丁卯岁，初之气，天数始于七十六刻，终于六十二刻半；

始于亥初初刻，终于酉初四刻。凡后之亥卯未年皆同。

二之气，始于六十二刻六分，终于五十刻；

始于酉正初刻，终于未正四刻。

三之气，始于五十一刻，终于三七十刻半；

始于申初初刻，终于午初四刻。

四之气，始于三十七刻六分，终于二十五刻；

始于午正初刻，终于辰正四刻。

五之气，始于二十六刻，终于一十二刻半；

始于巳初初刻，终于卯初四刻。

六之气，始于一十二刻六分，终于水下百刻。

始于卯正初刻，终于丑正四刻。此水下百刻者，即上文所谓二十四步、积盈百刻而成日也。

所谓六四，天之数也。

卯次于寅，故曰六四。此一纪之全数也。

次戊辰岁，初之气，复始于一刻，常如是无已，周而复始。”

以上丁卯年六之气，终于水下百刻，是子丑寅卯四年气数至此已尽，所谓一纪；故戊辰年，则气复始于一刻，而辰巳午未四年又为一纪；辰巳午未之后，则申酉戌亥四年又为一纪。此所以常如是无已，周而复始也。

帝曰：“愿闻其岁候何如？”岐伯曰：“悉乎哉问也！日行一周，天气始于一刻；

“岁候”者，通岁之大候。此承上文而复总其气数之始也。一周者，一周于天，谓甲子一年为岁之首也。

日行再周，天气始于二十六刻；

乙丑岁也。

日行三周，天气始于五十一刻；

丙寅岁也。

日行四周，天气始于七十六刻；

丁卯岁也。

日行五周，天气复始于一刻，

戊辰岁也。

所谓一纪也。

如前四年是也，一纪尽而复始于一刻矣。“纪”者，如《天元纪大论》所谓“终地纪”者，即此“纪”字之义。

是故寅午戌岁气会同，卯未亥岁气会同，辰申子岁气

会同，巳酉丑岁气会同，终而复始。”

六十年气数周流，皆如前之四年，故四年之后，气复如初。所以寅午戌为会同，卯未亥为会同，辰申子为会同，巳酉丑为会同。今阴阳家但知此为三合类局，而不知由于气数之会同如此。有《六十年岁气三合会同图》，在《图翼》二卷。

九、上下升降，气有初中，神机气立，生化为用。

（《素问·六微旨大论》）

帝曰：“愿闻其用也。”

此连前章，而详求其上下升降之用也。

岐伯曰：“言天者求之本，言地者求之位，言人者求之气交。”

“本”者，天之六气，风、寒、暑、湿、火、燥是也。“位”者，地之六步，木、火、土、金、水、火是也。“言天者求之本”，谓求六气之盛衰，而上可知也。“言地者求之位”，谓求六步之终始，而下可知也。人在天地之中，故求之于气交，则安危亦可知矣。

帝曰：“何谓气交？”岐伯曰：“上下之位，气交之中，人之居也。

上者谓天，天气下降；下者谓地，地气上升。一升一降，则气交于中也，而人居之，而生化变易，则无非气交之使然。

故曰：‘天枢之上，天气主之；天枢之下，地气主之；

气交之分，人气从之，万物由之’，此之谓也。”

“枢”，枢机也。居阴阳升降之中，是为天枢，故天枢之义，当以“中”字为解。中之上，天气主之；中之下，地气主之。“气交之分”，即中之位也。而形气之相感，上下之相临，皆中宫应之而为之市。故人气从之，万物由之，变化于兹乎见矣。

愚按：王太仆曰：“天枢，当脐之两旁也，所谓身半矣。伸臂指天，则天枢正当身之半。三分折之，则上分应天，下分应地，中分应气交。”此单以人身之天枢穴为言，盖因《至正要大论》曰：“身半以上，天之分也，天气主之；身半以下，地之分也，地气主之。半，所谓天枢也。”故王氏之注如此。然在彼篇，本以人身为言，而此节云“人气从之、万物由之”二句，又岂止以人身为言哉？是其言虽同，而所指有不同也。夫所谓枢者，开合之机也。开则从阳而主上，合则从阴而主下，枢则司升降而主乎中者也。故其在人，则天枢穴居身之中，是固然矣。其在于天地，则卯酉居上下之中，为阴阳之开合，为辰宿之出入，非所谓天枢乎？盖子午为左右之轴，卯酉为上下之枢，无所疑也。第以卯酉一线之平，而谓为气交，殊不足以尽之。夫枢者，言分界也。交者，言参合也。此则有取于王氏三折之说，然必以卦象求之，庶得其义。

凡卦有六爻，䷋上卦象天，下卦象地，中象天枢之界。此以两分言之，则中惟一线之谓也。若以三分言之，则二三四爻成一卦，此自内卦而一爻升，地交于天也；五四三爻成一卦，此自外卦而一爻降，天交于地也。然则上二爻主乎天，下二爻主乎地，皆不易者也。惟中二爻，则可以天，亦可以地，斯真气交之象。《易·系辞》曰：“六爻之动，三极之道也。”其斯之谓。由此观之，则司天在泉之义亦然。如《至正要大论》曰：“初气终三气，天气主之；四气尽终气，地气主之。此即上下卦之义，然则三气四气，则一岁之气交也。故自四月中以至八月中，总计四个月、一百二十日之间，而岁之旱潦丰俭，物之生长成收，皆系乎此，故曰气交之分，人气从之，万物由之也。如后篇《六元正纪大论》，诸云“持于气交者”，其义即此。

帝曰：“何谓初中？”

前章言气有初中，此复求其详也。

岐伯曰：“初凡三十度而有奇，中气同法。”

“度”，即日也。一步之数，凡六十日八十七刻半，而两分之，则前半步始于初，是为初气，凡三十度而有奇。“奇”，谓四十三刻又四分刻之三也。后半步始于中，是为中气，其数如初，故曰同法。

帝曰：“初中何也？”岐伯曰：“所以分天地也。”帝曰：“愿卒闻之。岐伯曰：“初者地气也，中者天气也。”

“初中”者，所以分阴阳也。凡一气之度必有前后，有前后则前阳而后阴。阳主进，自下而上，故初者地气也；阴主退，自上而下，故中者天气也。

愚按：初中者，初言其始，气自始而渐盛也；中言其盛，气自盛而渐衰也。但本篇所谓初中者，以一步之气为言，故曰初凡三十度而有奇，中气同法。然阴阳之气，无往不在，故初中之数，亦无往不然。如以一岁言之，则冬至气始于北，夏至气中于南，北者盛之始，南者衰之始，此岁气之初中也；以昼夜言之，夜则阳生于《坎》，昼则日中于《离》，《坎》者升之始，《离》者降之始，此日度之初中也。不惟是也，即一月一节、一时一刻、靡不皆然。所以月有朔而有望，气有节而有中，时有子而有午，刻有初而有正，皆所以分初中也。故明初中者则知阴阳，明阴阳则知上下，明上下则知升降，明升降则知孰为天气，孰为地气，孰为气交，而天地人盈虚消长死生之数，不外乎是矣。此当与伏羲《六十四卦圆图》参会其义，有妙存焉，见《附翼》一卷《医易义》中。

帝曰："其升降何如？"岐伯曰："气之升降，天地之更用也。"

天无地之升，则不能降，地无天之降，则不能升，故天地更相为用。

帝曰："愿闻其用何如？"岐伯曰："升已而降，降者谓天；降已而升，升者谓地。

升出于地，升无所升，则升已而降，此地以天为用也，故降者谓天；降出于天，降无所降，则降已而升，此天以地为用也，故升者谓地。

天气下降，气流于地；地气上升，气腾于天。故高下相召，升降相因，而变作矣。"

"召"，犹招也。上者必降，下者必升，此天运循环之道也。阳必召阴，阴必召阳，此阴阳配合之理也。故高下相召则有升降，有升降则强弱相因而变作矣。《六元正纪大论》曰："天气不足，地气随之，地气不足，天气从之，运居其中而常先也。恶所不胜，归所同和，随运归顺而生其病也。故上胜则天气降而下，下胜则地气迁而上，胜多少而差其分，微者小差，甚者大差，甚则位易气交，易则大变生而病作矣。"

帝曰："善！寒湿相遘，燥热相临，风火相值，其有间乎？"

"间"，异也。惟其有间，故或邪或正而变由生也。

岐伯曰："气有胜复，胜复之作，有德有化，有用有变，变则邪气居之。"

六气皆有胜复，而胜复之作，正则为循环当位之胜复，故有德有化有用；邪则为亢害承制之胜复，故有灾有变。

帝曰："何谓邪乎？"

凡六气之不当位者，皆互相为邪也。

岐伯曰："夫物之生，从于化，物之极，由乎变，变化之相迫，成败之所由也。

物之生，从于化，由化而生也；物之极，由乎变，由极而变也。《天元纪大论》曰："物生谓之化，物极谓之变。"《五常政大论》曰："气始而生化，气终而象变。"诸家之释此者，有曰阴阳运行则为化，春生秋落则为变；有曰万物生息则为化，寒暑相易则为变；有曰离形而易谓之化，因形而易谓之变；有曰自无而有、自有而无则为化，自少而壮、自壮而老则为变。是皆变化之谓。故变化之迫于物者，生由化而成，其气进也；败由变而致，其气退也，故曰变化之相迫，成败之所由也。"迫"，侵迫也。

故气有往复，用有迟速，四者之有，而化而变，风之来也。"

"气有往复"，进退也。"用有迟速"，盛衰也。凡此四者之有，而为化为变矣。但从乎化，则为正风之来，从乎变，则为邪风之来，而人之受之者，安危系之矣。

帝曰："迟速往复，风所由生，而化而变，故因盛衰之变耳，成败倚伏游乎中何也？"

"倚伏"者，祸福之萌也。夫物盛则衰，乐极则哀，是福之极而祸之倚也。未济而济，否极而泰，是祸之极而福所伏也。故当其成也，败实倚之，当其败也，成实伏之，此成败倚伏游行于变化之中者也。本节特以为言者，盖示人以处变处常之道耳。《易》曰："知进退存亡而不失其正者，其惟圣人乎！"

岐伯曰："成败倚伏生乎动，动而不已，则变作矣。"

"动静"者，阴阳之用也。所谓动者，即形气相感也，即上下相召也，即往复迟速也，即升降出入也，由是而成败倚伏，无非由动而生也。故《易》曰："吉凶悔吝者，生乎动者也。"然而天下之动，其变无穷，但动而正则吉，不正则凶，动而不已，则灾变由之而作矣。

帝曰："有期乎？"岐伯曰："不生不化，静之期也。"

阳动阴静，相为对待，一消一长，各有其期。上文言成败倚伏生乎动，即动之期也。动极必变，而至于不生不化，即静之期也。然则天地以春夏为动，秋冬为静；人以生为动，死为静也。

帝曰："不生化乎？"

帝疑天地之道，岂真有不生化者乎？

岐伯曰："出入废，则神机化灭；升降息，则气立孤危。

此言天地非不生化，但物之动静，各有所由耳。凡物之动者，血气之属也，皆生气根于身之中，以神为生死之主，故曰神机。然神之存亡，由于饮食呼吸之出入，出入废，则神机化灭，而动者息矣。物之植者，草木金石之属也，皆生气根于形之外，以气为荣枯之主，故曰气立。然气之盛衰，由于阴阳之升降，升降息，则气立孤危，而植者败矣。此其物之修短，固各有数，但禀赋者出乎天，自作者由乎我，孰非所谓静之期？亦各有其因耳。《五常政大论》曰："根于中者，命曰神机，神去则机息；根于外者，命曰气立，气止则化绝。"详见后十五。

故非出入，则无以生、长、壮、老、已；非升降，则无以生、长、化、收、藏。

生、长、壮、老、已，动物之始终也，故必赖呼吸之出入。生、长、化、收、藏，植物之盛衰也，故必赖阴阳之升降。

是以升降出入，无器不有。

器即形也，凡万物之成形者，皆神机气立之器也。是以升降出入，无器不有。《易》曰："形乃谓之器。"义即此也。王氏曰："包藏生气者，皆谓生化之器，触物然矣。夫窍横者，皆有出入去来之气；窍竖者，皆有阴阳升降之气。何以明之？如壁窗户牖，两面伺之，皆承来气，是出入气也；如阳升则井寒，阴升则水暖，以物投井及叶坠空中，翩翩不疾，皆升气所碍也；虚管溉满，捻其上窍，水固不泄，为无升气而不能降也；空瓶小口，顿溉不入，为气不出而不能入也。由是观之，升无所不降，降无所不升，无出则不入，无入则不出。夫群品之出入升降不失常守，而云非化者，未之有也。有识无识、有情无情，去出入升降而得存者，亦未之有也。故曰出入升降，无器不有。

故器者生化之宇，器散则分之，生化息矣。

"宇"者，天地四方曰宇。夫形所以存神，亦所以寓气。凡物之成形者皆曰器，而生化出乎其中，故谓之生化之宇。若形器散敝，则出入升降无所依凭，各相离分而生化息矣，此天地万物合一之道。观邵子《观易吟》曰："一物其来有一身，一身还有一乾坤，能知万物备于我，肯把三才别立根。天向一中分造化，人于心上起经论，天人焉有二般义，道不虚行只在人。”盖其义也。

故无不出入，无不升降，

万物之多，皆不能外此四者。

化有小大，期有近远，

物之小者如秋毫之微，大者如天地之广，此化之小大也。夭者如蜉蝣之朝暮，寿者如彭蚺之百千，此期之近远也。化之小者其期近，化之大者其期远，万物之气数固有不齐，而同归于化与期，其致则一耳。

四者之有，而贵常守，

“四者”，出、入、升、降也。“常守”，守其所固有也。出入者守其出入，升降者守其升降，固有弗失，多寿无疑也。今之人，外劳其形，内摇其精，固有且不保，而妄言入道，非独欺人而且自欺，惑亦甚矣。

反常则灾害至矣。

不当出而出，不当入而入，不当升而升，不当降而降，动失其宜，皆反常也。反而无害，未之有也。

故曰无形无患，此之谓也。”

“形”，即上文之所谓器也。夫物有是形，则有是患。外苦六气所侵，劳伤所累，内惧情欲所系，得失所牵，故君子有终身之忧，皆此形之为患耳。然天地虽大，能役有形而不能役无形；阴阳虽妙，能化有气而不能化无气。使无其形，何患之有？故曰无形无患。然而形者，迹也，动也。动而无迹，则无形矣，无形则无患矣。此承上文而言成败倚伏生乎动，动而不已，则变作矣，是因有形之故也。四者之有，而贵常守。常守者，守天然于无迹无为，是即无形之义也。若谓必无此身，方是无形，则必期寂灭而后可，圣人之道，岂其然哉？如《老子》曰：“吾所以有大患者，为吾有身，及吾无身，吾有何患？”其义即此。观其所谓吾者，所重在吾，吾岂虚无之谓乎？盖示人以有若无、实若虚耳。故曰：“圣人处无为之事，行不言之教，万物作焉而不辞，生而不有，为而不恃，功而不居，夫惟不居，是以不去。”又曰：“为学日益，为道日损，损而又损，以至于无为，无为而无不为矣。”皆无形无患之道也。如孔子之毋意、毋必、毋固、毋我，又孰非其道乎？故关尹子曰：“人无以无知无为者为无我，虽有知有为，不害其为无我。”正此之谓也。

帝曰：“善！有不生化乎？”

“不生不化”，即不生不死也。言人有逃阴阳，免生化，而无始无终，同太虚于自然者乎？观老子曰：“出生入死，生之徒十有三，死之徒十有三，民之生，动之死地亦十有三。夫何故？以其生生之厚。”苏子由释之曰：“生死之道，以十言之。三者各居其三矣，岂非生死之道九，而不生不死之道，一而已矣。“不生不死”，即《易》所谓“寂然不动”者也。老子言其九，不言其一，使人自得之，以寄无思无为之妙也。有生则有死，故生之徒，即死之徒也。人之所赖于生者厚，则死之道常十九。圣人常在不生不死中，生地且无，焉有死地哉？即此不生不化之谓。又昔人云：“爱生者可杀也，爱洁者可污也，爱荣者可辱也，爱完者可破也。本无生，孰杀之？本无洁，孰污之？本无荣，孰辱之？本无完，孰破之？知乎此者，可以出入造化，游戏死生。”此二家说，俱得不生不死之妙，故并录之。

岐伯曰：“悉乎哉问也！与道合同，惟真人也。”帝曰：“善！”

真人者体合于道，道无穷则身亦无穷，故能出入生死，寿敝天地，无有终时也。

十、五运太过不及，下应民病，上应五星，德化政令，灾变异候。

（《素问·气交变大论》附：运气说）

黄帝问曰："五运更治，上应天期，阴阳往复，寒暑迎随，正邪相搏，内外分离，六经波荡，五气倾移，太过不及，专胜兼并，愿言其始，而有常名，可得闻乎？"

"期"，周岁也。"五运更治，上应天期"，即应天之气，动而不息也。"阴阳往复，寒暑迎随"，即应地之气，静而守位也。"正邪相搏"，邪正相干也。"内外分离"，表里不相保也。"六经波荡"，五气倾移皆其变也。因太过，故运有专胜；因不及，故气有兼并。"常名"者，纪运气之名义也。

岐伯稽首再拜对曰："昭乎哉问也！是明道也。此上帝所贵，先师传之，臣虽不敏，往闻其旨。"

岐伯之师，僦贷季也。

帝曰："余闻得其人不教，是谓失道；传非其人，漫泄天宝。余诚菲德，未足以受至道，然而众子哀其不终，愿夫子保于无穷，流于无极，余司其事，则而行之奈何？"

道者，天地万物之所由，故曰至道。惟圣人知之，故能合于道。今人守之，故可不失道。然古今相传，惟圣人乃知圣人，而道统之传自有其真，故传道非难而得人为难。得而不教，则失其人，非人而教，则失其道，均可惜也。此帝虽借己为言，而实深慨夫绍统者之难耳。

岐伯曰："请遂言之也。《上经》曰：'夫道者，上知天文，下知地理，中知人事，可以长久'，此之谓也。

知此三者，则大无不通，细无不得，合同于道，永保天年，故可以长久。昔人云："能明《内经》之理而不寿者，未之有也。"即此之谓。此一节出《著至教论》，详疾病类八。

帝曰："何谓也？"岐伯曰："本气位也。位天者，天文也；位地者，地理也；通于人气之变化者，人事也。

三才气位，各有所本。位天者为天文，如阴阳五星，风雨寒暑之类是也；位地者为地理，如方宜水土、草木昆虫之类是也；通于人气之变化者为人事，如表里血气、安危病治之类是也。

故太过者先天，不及者后天，所谓治化而人应之也。"

运太过者，气先天时而至；运不及者，气后天时而至。天之治化运于上，则人之安危应于下。

帝曰："五运之化，太过何如？"

此下言五运之太过也。岁运有余为太过，如甲丙戊庚壬，五阳年是也。若过而有制，则为平岁，不在太过之例。

岐伯曰："岁木太过，风气流行，脾土受邪。

六壬岁也。木之化风，木胜则克土，故脾脏受邪。

民病飧泄食减，体重烦冤，肠鸣腹支满。

水谷不化，故飧泄；脾虚不运，故食减；脾主肌肉，其气衰，故体重；脾脉从胃别上膈注心中，故烦冤。"冤"，抑郁不舒也。《口问篇》曰："中气不足，肠为之苦鸣"。《脏气法时论》曰："脾虚则腹满肠鸣，飧泄食不化。"

上应岁星。

木星也。木气胜，则岁星明而专其令。

甚则忽忽善怒，眩瞀[1]巅疾。

木胜则肝强，故善怒。厥阴随督脉而会于巅，故眩瞀巅疾。

化气不政，生气独治，云物飞动，草木不宁，甚而摇落。

“化气”，土气也。“生气”，木气也。木盛则土衰，故化气不能布政于万物，而木之生气独治也。风不务德，则太虚之中云物飞动，草木不宁。木胜不已，金则承之，故甚至草木摇落者，金之气也。

反胁痛而吐甚，冲阳绝者死不治。

肝脉布于胁肋，木强则肝逆，故胁痛也。“吐甚”者，木邪伤胃也。“冲阳”者，胃脉也。木亢则胃绝，故死不治。

上应太白星。

金星也。木胜而金制之，故太白星光芒以应其气。是岁木之为灾，先临宿属，金气之复，后及东方，人之应之，则先伤于脾，后伤于肝。《书》曰：“满招损”，《六微旨大论》曰“承乃制”，此之类也。《新校正》曰：“详此太过五化，言星之例有三：木土二运，先言岁镇，后言胜己之星；火金二运，先言荧惑太白，次言胜己之星，后又言荧惑太白；水运先言辰星，次言镇星，后又言荧惑辰星，兼现己胜之星也。

岁火太过，炎暑流行，金肺受邪。

六戊岁也。火之化暑，火胜则克金，故肺脏受邪。

民病疟，少气咳喘，血溢血泄注下，嗌燥耳聋，中热

① 国中按：“瞀”，原文作“冒”，乃同音假借，故改之。“瞀”，晕眩也。

肩背热。

火邪伤阴，寒热交争，故为疟；壮火食气，故少气；火乘肺金，故咳喘；火逼血而妄行，故上溢于口鼻，下泄于二便；火性急速，故水泻注下。“嗌燥、耳聋、中热、肩背热”，皆火炎上焦也。《脏气法时论》曰：“肺病者，喘咳逆气肩背痛，虚则少气不能报息，耳聋嗌干。”

上应荧惑星。

火星也。火气胜，则荧惑星明而当其令。

甚则胸中痛，胁支满胁痛，膺背肩胛间痛，两臂内痛，

此皆心经及手心主所行之处，火盛为邪，故有是病。《脏气法时论》曰：“心病者，胸中痛，胁支满，胁下痛，膺背肩胛间痛，两臂内痛。”

身热骨痛而为浸淫。

火盛故身热，水亏故骨痛，热流周身故为浸淫。《生机正脏论》曰：“心脉太过，令人身热而肤痛，为浸淫。”

收气不行，长气独明，雨水霜寒。

“收气”，金气也。“长气”，火气也。火盛则金衰，故收气不行，而长气独明也。火不务德，水则承之，故雨水霜寒也。《五常政大论》作“雨水霜雹”。

上应辰星。

水星也。火亢而水制之，故辰星光芒以应其气。是岁火之为灾，先临宿属，水气之复，并及南方，人之应之，则先伤于肺，后伤于心。

上临少阴少阳，火燔焫，水泉涸，物焦槁。

凡此戊年，皆太过之火，而又遇子午，则上临少阴君火也，遇寅申，则上临少阳相火也，皆为天符，其热尤甚，故火当燔焫，水泉当涸，物当焦枯也。“燔”，音烦。“焫”，如瑞切。

病反谵妄狂越，咳喘息鸣，下甚血溢泄不已，太渊绝者，死不治。上应荧惑星。

火盛天符之岁，其在民病，则上为谵妄狂越咳喘息鸣，下为血溢血泄不已。“太渊”，肺脉也。火亢则肺绝，故死不治，其盛其衰，则皆应于荧惑也。

岁土太过，雨湿流行，肾水受邪。

六甲年也。土之化湿，土胜则克水，故肾脏受邪。

民病腹痛，清厥意不乐，体重烦冤。

“清厥”，四肢厥冷也。此以土邪伤肾，故为是病。《脏气法时论》曰：“肾病者身重，肾虚者大腹小腹痛，清厥意不乐。”

上应镇星。

土星也。土气胜，则镇星明耀主其令。

甚则肌肉萎，足痿不收，行善瘈，脚下痛，饮发中满食减，四肢不举。

“萎”，痿同。“瘈”，抽掣也。甚则土邪有余，脾经自病，脾主肌肉，外应四肢，其脉起于足大趾而上行，故为病如此。《脏气法时论》曰：“脾病者，善肌肉痿，行善瘈，脚下痛。”又《生机正脏论》曰：“脾太达则令人四肢不举。”“瘈”，翅，寄、系三音。

变生得位，

详太过五运，独此言变生得位者，盖土无定位，凡在四季中土邪为变，即其得位之时也。

藏气伏，化气独治之，泉涌河衍，涸泽生鱼，风雨大至，土崩溃，鳞现于陆。

“藏气”，水气也。“化气”，土气也。“衍”，溢也。土胜则水衰，故藏气伏而化气独治也。土不务德，湿令大行，故泉涌河衍，涸泽生鱼。湿甚不已，风木承之，故为风雨大至。土崩溃，鳞现于陆者，木气之复也。

病腹满溏泄肠鸣，反下甚而太溪绝者，死不治。

此皆土湿自伤，脾不能制，故为是症。《脏气法时论》曰："脾虚则腹满肠鸣，飧泄食不化。""太溪"，肾脏也。土亢则肾绝，故死不治。

上应岁星。

木星也。土胜而木承之，故岁星光芒应其气。是岁土盛为灾，先临宿属，木气之复，后及中宫，人之应之，则先伤于肾，后伤于脾。

岁金太过，燥气流行，肝木受邪。

六庚年也。金之化燥，金胜则克木，故肝脏受邪。

民病两胁下小腹痛，目赤痛眦疡，耳无所闻。

两胁、小腹、耳目，皆肝胆经气所及，金胜则木脏受伤，故为是病。

肃杀而甚，则体重烦冤，胸痛引背，两胁满且痛引小腹。

金气太过则肃杀甚，故伤及肝经而为此病。《脏气法时论》曰："肝病者，两胁下痛引小腹。肝虚则目䀮䀮无所见，耳无所闻。"又，《生机正脏论》曰："肝脉不及，则令人胸痛引背，下则两胁胠满。"

上应太白星。

金星也。金气胜，则太白星明而当其令。

甚则喘咳逆气，肩背痛，尻、阴、股、膝、髀、腨、胻、足皆病。

甚则金邪有余，肺经自病，故喘咳气逆肩背痛。金病不能生水，以致肾阴亦病，故尻阴股膝以下皆病也。《脏气法时论》曰：“肺病者，喘咳逆气肩背痛，尻、阴、股、膝、髀、腨、胻、足皆痛。”“髀”，病米切，又音比。“腨”，音篆。“胻”，音杭。

上应荧惑星。

火星也。金胜则火复，故荧惑光芒而应其气。是岁金气太过，宿属为灾，火气承之，西方并及，而人之应之，则先伤于肝，后伤于肺。

收气峻，生气下，草木敛，苍干凋陨。

“收气”，金气也。“生气”，木气也。“陨”，坠落也。金胜木衰，则收气峻速，生气下而不伸，故草木多敛而苍干凋陨也。“陨”，音允。

病反暴病，胠胁不可反侧，咳逆甚而血溢，太冲绝者，死不治。上应太白星。

“病反暴痛，胠胁不可反侧”，金伤于肝也。“咳逆甚而血溢”，火复于肺也。“太冲”，肝脉也。金亢则肝绝，故死不治。其胜其复，皆太白星应之。“胠”，区、去二音。

岁水太过，寒气流行，邪害心火。

六丙岁也。水之化寒，水胜则克火，故心脏受邪。

民病身热烦心躁悸，阴厥上下中寒，谵妄心痛，寒气早至。

“悸”，心惊跳也。此皆心脏受邪，故为是病，而寒当早至。“悸”，音匮。

上应辰星。

水星也。水气胜，则辰星明而主其令。

甚则腹大胫肿，喘咳，寝汗出憎风。

甚则水邪有余，肾脏自病。《脏气法时论》曰：“肾病者，腹大胫肿，喘咳身重，寝汗出憎风。”按：此下当云“藏气行，长气失政”，今独亡者，缺文也。“憎”，音曾。

大雨至，埃雾朦郁。

水盛不已，土则复之，故现斯候，土之气也。“朦”，音蒙。

上应镇星。

土星也。水胜则土复，故镇星光芒而应其气。是岁水气太过，宿属应灾，土气承之，并及于北，而人之应之，则先伤于心，后伤于肾。

上临太阳，雨冰雪霜不时降，湿气变物。

此以水运而遇太阳司天，乃丙辰、丙戌岁也，是为天符，其寒尤甚，故雨冰霜雪不时降，湿气变物也。

病反腹满肠鸣，溏泄食不化，渴而妄冒，神门绝者死不治。上应荧惑、辰星。”

水盛天符之岁，阳气大衰，反克脾土，故为腹满等病。《脏气法时论》曰：“脾虚则腹满肠鸣，飧泄食不化。若水邪侮火，心失其职，则为渴而妄冒。”“神门”，心脉也。水亢则心绝，故死不治。上应荧惑、辰星，胜者明而衰者暗也。按：太过五运，独水火言上临者，盖特举阴阳之大纲也。且又惟水运言荧惑、辰星者，谓水盛火衰，则辰星明朗，荧惑减耀，五运皆然，举此二端，余可从而推矣。

帝曰：“善！其不及何如？”

此以下言五运不及之化，如乙、丁、己、辛、癸，五阴年是也。若不及有助，则为平岁，不在不及之例。

岐伯曰：“悉乎哉问也！岁木不及，燥乃大行，

六丁岁也。木不及而金乘之，故燥气大行，

生气失应，草木晚荣，

“失应”者，不能应时，所以晚荣。

肃杀而甚，则刚木辟著，柔萎苍干，上应太白星。

肃杀而甚，金气胜也。故刚木辟著，谓碎裂如劈著也。柔木萎而苍干，谓色青黑而凋枯也。其上应于星，则太白光芒而主其气。“萎”，音威，又上、去二音。

民病中清胠胁痛，小腹痛，肠鸣溏泄，凉雨时至，上应太白星，

“中清胠胁小腹痛”者，金气乘木，肝之病也。“肠鸣溏泄”者，木不生火，脾之寒也。金气清肃，故凉雨时至，亦皆应于太白星之明也。《新校正》曰：“按不及五化民病症中，上应之星，皆言运星失色，畏星加临宿属为灾；此独言畏星、不言运星者，经文缺也，当云上应太白星、岁星。

其谷苍。

谷之苍者属木，麻之类也。金胜而火不复，则苍谷不成。

上临阳明，生气失政，草木再荣，化气乃急，上应太白、镇星，其主苍早。

上临阳明，丁卯、丁酉岁也。金气亢甚，故生气失政。草木再荣者，以木气既衰，得火土旺时，土无所制，化气乃急，故夏秋再荣也。其上应于星，则金土明耀；其下主于物，则苍者早凋。《新校正》云：按不及五化，独纪木上临阳明，土上临厥阴，水上临太阴，不纪木上临厥阴，土上临太阴，金上临阳明者，经之旨各纪其甚者也。故于太过运中，只言火临火、水临水，此不及运中，只言水临金、土临木、水临土，不言厥阴临木、太阴临土、阳明临金也。”

复则炎暑流火，湿性燥，柔脆草木焦槁，下体再生，花实齐化，病寒热疮疡、疿胗痈痤，上应荧惑、太白，其谷白坚。

“复”者，子为其母而报复也。木衰金亢，火则复之，故为炎暑流火而湿性之物皆燥，柔危草木皆枝叶焦枯，下体复生。其生既迟，则旋花旋实，是谓齐化。火气反甚，故其为病如此。其应于星，则荧惑光芒，太白减曜，而宿属为灾；其应于谷，则白坚属金，秀而不实也。按：太过不及之年皆有胜复，后第十三章载者尤详，所当互考。“脆”，音翠。“痤”，才何切。

白露早降，收杀气行，寒雨害物，虫食甘黄，脾土受邪，赤气后化，心气晚治，上胜肺金，白气乃屈，其谷不成，咳而鼽，上应荧惑、太白星。

阳明上临，金气清肃，故为白露早降，收杀气行，寒雨害物。然金胜者火必衰，火衰者土必弱，故虫食味甘色黄之物，以甘黄皆属土，而阴气蚀之，故虫生焉。观晒能除蛀，则虫为阴物可知。故其在人，又当脾土受邪也。若金胜不已而火复之，则赤气之物后时而化，而人之心火晚盛，上克肺金，凡白色属金之物，其气乃屈也。“金谷”，稻也。“鼽”，鼻塞也。其上应于星，则当荧惑明，太白暗，而灾有所属也。王氏曰：“金行伐木，假途于土，子居母内，虫之象也，故甘物黄物，虫蠹食之。”“鼽”，音求。

岁火不及，寒乃大行，长政不用，物荣而下，凝惨而甚，则阳气不化，乃折荣美，上应辰星。

六癸岁也。火不及而水乘之，故寒乃大行。长政不用，则物不能茂盛于上，而但荣于下。凝惨阳衰，则荣美乃折。其上应天象，辰星当明。

民病胸中痛，胁支满，两胁痛，膺背肩胛间及两臂内痛，郁冒朦昧，心痛暴喑，胸腹大，胁下与腰痛相引而痛。

“冒”，若有所蔽也，一曰目无所见也。火不足则阴邪盛而心气伤，故为此诸病，皆手心主及心经所行之处。二经虽不行背，然心在膈上，为背之阳脏，故痛连腰背也。《脏气法时论》曰：“心虚则胸腹大，胁下与腰相引而痛。”

甚则屈不能伸，髋髀如别，上应荧惑、辰星，其谷丹。

甚至阴寒凝滞，阳气不行，故为是病。“髋髀”，臀股之间也。“如别”，若有所别而不为用也。水行乘火，则荧惑无光，辰星增曜，宿属为灾，丹色之谷，应其气而不成也。

复则埃郁，大雨且至，黑气乃辱，病鹜溏腹满，食饮不下，寒中肠鸣，泄注腹痛，暴挛痿痹，足不任身，上应镇星、辰星，玄谷不成。

火衰水亢，土则复之，土之化湿，反侵水脏，故为腹满食不下、肠鸣泄注、痿痹足不任身等疾。“黑气”，水气也。“辱”，屈也。“鹜”，鸭也。言如鸭粪清稀，寒湿所致也。土复于水，故镇星明润，辰星减光，玄色之谷不成也。“鹜”，木、务二音。

岁土不及，风乃大行，化气不令，草木茂荣，飘扬而甚，秀而不实，上应岁星。

六己岁也。土不及而木乘之，故风气行，化气失令。木专其政，则草木茂荣。然发生在木而成实在土，土气不充，故虽秀不实。木气上应，则岁星当明也。

民病飧泄霍乱，体重腹痛，筋骨繇复，肌肉瞤酸，善怒，藏气举事，蛰虫早伏，咸病寒中，上应岁星、镇星，其谷黅。

“繇复”，摇动反复也。《根结篇》曰：“所谓骨繇者，摇故也。”即此繇字。“瞤”，跳动也。“酸”，酸疼也。凡此飧泄等病，皆脾弱肝强所致。土气不及，则寒水无畏，故藏气举事。“蛰虫早伏”，应藏气也。“咸病寒中”，火土衰也。“上应岁星、镇星”者，岁星明而镇星暗也。谷之黄者属土，不能成实矣。“瞤”，如云切。“黅”，音今，黄也。

复则收政严峻，名木苍凋，胸胁暴痛，下引小腹，善太息，虫食甘黄，气客于脾，黅谷乃减，民食少失味，苍谷乃损，上应太白、岁星。

土衰木亢，金乃复之，故收气峻而名木凋也。其为胸胁暴痛、下引小腹者，肝胆病也。虫食甘黄、气客于脾、黅谷乃减者，火土衰也。土衰者脾必弱，故民食少、滋味失。金胜者木必衰，故苍谷损。其上应于星，当太白增明而岁星失色也。

上临厥阴，流水不冰，蛰虫来现，藏气不用，白乃不复，上应岁星，民乃康。

己巳、己亥岁也。上临厥阴则少阳相火在泉，故流水不冰，蛰虫来现。火司于地，故水之藏气不能用，金之白气不得复，岁星得专其令，民亦康而无病。

岁金不及，炎火乃行，生气乃用，长气专胜，庶物以茂，燥烁以行，上应荧惑星。

六乙岁也。金不及而火乘之，故炎火乃行。金不胜木，故生气用而庶物茂。火气独旺，故长气胜而燥烁行。其应于星，则荧惑光芒也。“烁”，式灼切。

民病肩背瞀重，鼽嚏，血便注下，收气乃后，上应太白星，其谷坚芒。

“瞀”，闷也。“鼽”，鼻塞流涕也。金受火邪，故为此诸病。收气后，太白无光，坚芒之谷不成，皆金气不足之应。“瞀”，茂、务、莫三音。“嚏”，音帝。

复则寒雨暴至，乃零冰雹霜雪杀物，阴厥且格，阳反上行，头脑户痛，延及脑顶发热，上应辰星，丹谷不成，民病口疮，甚则心痛。

金衰火亢，水来复之，故寒雨暴至，继以冰雹霜雪，灾伤万物，寒之变也。“厥”，逆也。“格”，拒也。寒胜于下，则阴厥格阳而反上行，是谓无根之火，故为头顶口心等病。其应于天者，辰星当明。应于地者，丹色之谷不成也。按：此水复火衰，当云上应荧惑、辰星，此不言荧惑者，缺文也。“雹”，音薄。

岁水不及，湿乃大行，长气反用，其化乃速，暑雨数至，上应镇星，

六辛岁也。水不及而土乘之，故湿乃大行。水衰则火土同化，故长气反用，其化乃速，上应镇星光明也。

民病腹满身重濡泄，寒疡流水，腰股痛发，腘腨股膝不便，烦冤足痿清厥，脚下痛，甚则胕肿，藏气不政，肾气不衡，上应辰星，其谷秬。

土湿太过，伤及肾阴，故为此诸病。寒疡流水，阴蚀阴疽之类也。“烦冤”，烦闷抑郁也。“清厥”，寒厥也。“胕肿”，浮肿也。“藏气”，水气也。“衡”，平也。不政不衡，水气衰也，上应辰星不明，下应秬谷不成。“秬”，黑黍也。

上临太阴，则大寒数举，蛰虫早藏，地积坚冰，阳光不治，民病寒疾于下，甚则腹满浮肿，上应镇星，其主黅谷。

辛丑、辛未岁也。太阴湿土司天，则太阳寒水在泉，故大寒举而阳光不治也。甚则腹满浮肿，湿土胜而肾气伤也。其上应者，当镇星增曜；下应者，当黅谷有成。

复则大风暴发，草偃木零，生长不鲜，面色时变，筋骨并辟，肉瞤瘈，目视䀮䀮，物疏璺，肌肉疹发，气并膈中，痛于心腹，黄气乃损，其谷不登，上应岁星。

水衰土亢，木后复之，故大风暴发，草仆木落，而生长失时，皆不鲜明也。“面色时变”，肝气动也。“并”，拘挛也。“辟”，偏欹也。“瞤瘈”，动掣也。“䀮䀮”，目不明也。“璺”，物因风而破裂也。肝气在外则肌肉风疹，肝气在中则痛于心腹，皆木胜之所致，故黄气损而属土之谷不登，其上应于天，则惟岁星当明也。

附：运气说

愚按：五运之有太过不及，而胜复所以生也。太过者其气胜，胜而无制，则伤害甚矣；不及者其气衰，衰而无复，则败乱极矣。此胜复循环之道，出乎天地之自然，而亦不得不然者也。故其在天则有五星运气之应，在地则有万物盛衰之应，在人则有脏腑疾病之应，如木强胜土，则岁星明而镇星暗，土母受侮，子必复之，故金行伐木，以救困土，则太白增光，岁星反晦也。凡气现于上，则灾应于下，宿属受伤，逆犯尤甚，五运互为胜复，其气皆然。至其为病，如木胜肝强，必伤脾土，肝胜不已，燥必复之，而肝亦病矣；燥胜不已，火必复之，而肺亦病矣。此五脏互为盛衰，其气亦皆然也。夫天运之有太过不及者，即人身之有虚实也，惟其有虚而后强者胜之，有胜而后承者复之，无衰则无胜矣，无胜则无复矣。无胜无复，其气和平，焉得有病？恃强肆暴，元气泄尽，焉得无虚？故曰有胜则复，无胜则否，胜微则复微，胜甚则复甚。可见胜复之微甚，由变化之盛衰，本无其常也。如本经《六元正纪》等论所载天时地化人事等义，至详至备，盖以明其理之常者如此也。即如《周易》之六十四卦、三百八十四爻，乃开明《易》道之微妙，而教人因《易》以求理，因象以知变。故孔子曰："书不尽言，言不尽意。"此其大义，正与本经相同。

夫天道玄微，本不易测，及其至也，虽圣人亦有所不知焉。故凡读《易》者，当知《易》道有此变，不当曰变止于此也。读运气者，当知天道有是理，不当曰理必如是也。然变化虽难毕，而《易》尽其几矣；天道虽难测，而运气尽其妙矣。自余有知以来，常以五六之义，逐气推测，则彼此盈虚，十应七八，即有少不相符者，正属井蛙之见，而见有未至耳，岂天道果不足凭耶？今有昧者，初不知常变之道，盛衰之理，孰者为方，孰者为月，孰者为相胜反胜主客承制之位，故每凿执经文，以害经意，徒欲以有限之年辰，概无穷之天道，隐微幽显，诚非易见，管测求全，陋亦甚矣。此外复有不明气化如马宗素之流者，假仲景之名，而为《伤寒铃法》等书，用气运之更迁，拟主病之方治，拘滞不通，诚然谬矣。

然又有一等偏执己见不信运气者，每谓运气之学，何益于医？且云疾病相加，岂可依运气以施治乎？非切要也。余喻之曰：若所云者，似真运气之不必求，而运气之道岂易哉？凡岁气之流行，即安危之关系。或疫气偏行，而一方皆病风温；或清寒伤脏，则一时皆犯泻痢；或痘疹盛行，而多凶多吉，期各不同；或疔毒遍生，而是阴是阳，每从其类；或气急咳嗽，一乡并与；或筋骨疼痛，人皆道苦；

或时下多有中风，或前此盛行痰火。诸如此者，以众人而患同病，谓非运气之使然欤？观东垣于元时太和二年，制普济消毒饮以救时行疫疠，所活甚众，非此而何？第运气之显而明者，时或盛行，犹为易见，至其精微，则人多阴受，而识者为谁？

夫人殊禀赋，令易寒暄，利害不侔，气交使然。故凡以太阳之人，而遇流衍之气；以太阴之人，而逢赫曦之纪。强者有制，弱者遇扶，气得其平，何病之有？或以强阳遇火，则炎烈生矣；阴寒遇水，则冰霜及矣。天有天符，岁有岁会，人得无人和乎？能先觉预防者，上智也；能因几办理者，明医也；既不能知而且云乌有者，下愚也。然则运气之要与不要，固不必辨，独慨夫知运气者之难其人耳。由此言之，则凿执者本非智士，而不谕者又岂良材，二者病则一般。彼达人之见，自所不然，故善察运气者，必当顺天以察运，因变以求气。如杜预之言历曰："治历者，当顺天以求合，非为合以验天。"知乎此，则可以言历矣。而运气之道亦然，既得其义，则胜复盛矣，理可窥也，随其机而应其用，其有不合于道者，未之有也。戴人曰："病如不是当年气，看与何年运气同。便向某年求活法，方知都在至真中。"此言虽未尽善，其亦庶几乎得运气之意矣。"晑"，如云切。"瘛"，音炽。"䀮"，音荒。"璺"，音问。

帝曰："善！愿闻其时也。"

此下言不及之岁，其政化胜复各有时也。本篇凡太过之年不言胜复，故不及之。

岐伯曰："悉何哉问也！木不及，春有鸣条律畅之化，则秋有雾露清凉之政，春有惨凄残贼之胜，则夏有炎暑燔烁之复，其眚东，其脏肝，其病内舍胠胁，外在关节。

和则为化为政，运之常也。不和则为胜为复，气之变也。如岁木不及，金当克之，使金不来胜，而木气无伤，则春有鸣条律畅之化，至秋之时，则金亦无复，而有雾露清凉之政，此气之和也。若春见金气而有惨凄残贼之胜，则木生火，火来克金，而夏有炎暑燔烁之复矣，此气之变也。然此之胜复皆因于木，故灾眚当见于东方，在人之脏应于肝，肝之部分，内在胠胁，外在关节，故其为病如此。下节之义，大约俱同。“燔”，音烦。“烁”，式灼切。“眚”，音省。

火不及，夏有炳明光显之化，则冬有严肃霜寒之政，夏有惨凄凝冽之胜，则不时有埃昏大雨之复，其眚南，其脏心，其病内舍膺胁，外在经络。

火不及者，水当乘之。若水不侮火而复有此化，则水亦无复而冬有此政。若水不务德而夏有此胜，则火生土，土来克水，而不时有此复矣。其眚南，其脏心，皆火之应。

土不及，四维有埃云润泽之化，则春有鸣条鼓拆之政，四维发振拉飘腾之变，则秋有肃杀霖霪之复，其眚四维，其脏脾，其病内舍心腹，外在肌肉四肢。

“四维”，辰戌丑未方月也。岁土不及，木当胜之。若木不侮土而四季有此化，是木亦无复而春有此政。若木胜土而四季有此变，则土生金，金来克木，而秋有此复矣。其眚四维，其脏脾，皆土之应。“拉”，音腊。“霪”，音淫。

金不及，夏有光显郁蒸之令，则冬有严凝整肃之应，夏有炎烁燔燎之变，则秋有冰雹霜雪之复，其眚西，其脏肺，其病内舍膺胁肩背，外在皮毛。

岁金不及，火当胜之。若火得其正而夏有此令，则水亦无复而冬有此应。若火气侮金而夏有此变，则金之子水，水来克火，而秋有此复矣。其眚西，其脏肺，皆金之应。按：此下二节，不先言金水之本化，而先言火土之制化，与上三节不同者，不过文体之变耳，文虽变而义则无异也。

水不及，四维有湍润埃云之化，则不时有和风生发之应，四维发埃昏骤注之变，则不时有飘荡振拉之复，其眚北，其脏肾，其病内舍腰脊骨髓，外在溪谷腨膝。

岁水不及，土当胜之。若土不为虐而四季有此正化，则木亦无复而不时有此正应。若土肆其胜而有四维之变，则水之子木，木来克土，而不时有此复矣。其眚北，其脏肾，皆水之应。"湍"，通官切。

夫五运之政，犹权衡也，高者抑之，下者举之，化者应之，变者复之，此生长化成收藏之理，气之常也，失常则天地四塞矣。

夫天地阴阳之道，亦犹权衡之平，而不能少有损益也。故高而亢者，必有所抑，因太过也；卑而下者，必有所举，因不及也。正而为化，则有以应之，不相悖也；邪而为变，则有以复之，承乃制也。此所以生长化成收藏，皆不失其物理之常，失常则高下不相保，而天地闭塞矣。如《玉版论要》曰："回则不转，乃失其机。"即此之谓。

故曰：'天地之动静，神明为之纪；阴阳之往复，寒暑彰其兆'，此之谓也。"

应天之气，动而不息；应地之气，静而守位。神明为之纪，则九星悬朗，七曜周旋也。阴阳寒暑，即动静神明之用也。此承上文而总言盛衰胜复，即天地之动静；生长化成收藏，即阴阳之往复。动静不可见，有神有明，则有纪可察矣；阴阳不可测，有寒有暑，则有兆可知矣。天地之道，此之谓也。

帝曰：“夫子之言五气之变，四时之应，可谓悉矣。夫气之动乱，触遇而作，发无常会，猝然灾合，何以期之？”

此下言气动之乱，皆随遇而变，故其德化政令灾变之候，各有所不同也。

岐伯曰：“夫气之动变，固不常在，而德、化、政、令、灾、变，不同其候也。”帝曰：“何谓也？”岐伯曰：“东方生风，风生木，其德敷和，其化生荣，其政舒启，其令风，其变振发，其灾散落。

“敷”，布也。“和”，柔和也。荣，滋荣也。“舒”，展也。“启”，开也。“振”，奋动也。“发”，飞扬也。“散落”，飘零散落也。《五运行大论》曰：“其德为和，其化为荣，其政为散，其令宣发，其变摧拉，其眚为陨。”义当参阅。

南方生热，热生火，其德彰显，其化蕃茂，其政明曜，其令热，其变消烁，其灾燔焫。

“彰”，昭著也。“蕃”，盛也。“燔焫”，焚灼也，消烁缓而燔焫甚也。《五运行大论》曰：“其德为显，其化为茂，其政为明，其令郁蒸，其变炎烁，其眚燔焫。”“蕃、燔”，俱音烦。“焫”，如瑞切。

中央生湿，湿生土，其德溽蒸，其化丰备，其政安静，其令湿，其变骤注，其灾霖溃。

“溽蒸”，湿热也。“丰备”，充盈也。“骤注”，急雨也。“霖”，久雨也。“溃”，崩决也。《五运行大论》曰：“其德为濡，其经为盈，其政为谧，其令云雨，其变动注，其眚淫溃。”“溽”，音辱。“溃”，音会。

西方生燥，燥生金，其德清洁，其化紧敛，其政劲切，其令燥，其变肃杀，其灾苍陨。

"紧敛"，收缩也。"劲切"，锐急也。"肃杀"，气寒肃而杀令行也。"苍陨"，草木苍枯而凋落也。《五运行大论》曰："其德为清，其化为敛，其政为劲，其令雾露，其变肃杀，其眚苍落。""陨"，音允。

北方生寒，寒生水，其德凄沧，其化清谧，其政凝肃，其令寒，其变溧冽，其灾冰雪霜雹。

"凄沧"，寒气也。"谧"，静也。"凝肃"，坚敛也。"溧冽"，寒甚也。"冰霜雪雹"，阴气所凝，或太阳用事，或以水复火，则非时而现。《五运行大论》曰："其德为寒，其化为肃，其政为静，其变凝冽，其眚冰雹。""沧"，音仓。"谧"，音密。

是以察其动也，有德有化，有政有令，有变有灾，而物由之，而人应之也。"

德、化、政、令，和气也。为灾、为变，乖气也。施化出乎天地，而人物应之，得其和则为生为成，遇其乖则为灾为害。

十一、五星之应

（《素问·气交变大论》）

帝曰："夫子之言岁候，不及其太过，而上应五星。今夫德化政令，灾眚变易，非常而有也，猝然而动，其亦为之变乎？"

此承前章而详求五星之应。谓凡德化政令，灾眚变易，其有猝然而动者，星亦应之否也。

岐伯曰："承天而行之，故无妄动，无不应也。猝然而

动者，气之交变也，其不应焉。故曰：'应常不应猝'，此之谓也。

"承天而行"，谓岁候承乎天运，故气无妄动，而五星之现，则动无不应也。但其猝然而动者，非关天运，随遇为变，则五星未必应焉，以应常不应猝也。"常"，谓盛衰之常，其来有自，故必无不应。"猝"者，一时之会，非有大变，则亦有不应者矣。

帝曰："其应奈何？"岐伯曰："各从其气化也。"

各从其气化者，岁星之化其应风，荧惑之化其应火，镇星之化其应湿，太白之化其应燥，辰星之化其应寒也。

帝曰："其行之徐疾逆顺何如？"岐伯曰："以道留久，逆守而小，是谓省下；

"道"，五星所行之道也。"留久"，稽留延久也。"逆守"，逆行不进而守其度也。"小"，无芒而光不露也。"省下"，谓察其分野君民之有德有过者也。

以道而去，去而速来，曲而过之，是谓省遗过也；

谓既去而复速来，委曲逡巡而过其度也。"省遗过"，谓省察有未尽，而复省其所遗过失也。

久留而环，或离或附，是谓议灾与其德也。

"环"，回环旋绕也。"或离或附"，欲去不去也。"议灾与德"，若有所议而为灾为德也。

应近则小，应远则大。

"应"，谓灾德之应也。所应者近而微，其星则小；所应者远而甚，其星则大。

芒而大倍常之一，其化甚；大常之二，其眚即也。

"芒"，光芒也。"甚"，气化之盛也。"即"，灾眚即至也。

小常之一，其化减；小常之二，是谓临视，省下之过与其德也。德者福之，过者伐之。

“减”，气化之衰也。若小于常之二倍，则不及甚矣，其灾眚亦所必至。“临视”，犹言观察也。“省下之过与其德”，谓省察其宿属分野之下，有德者赐之以福，有过者伐之以灾也。

是以象之现也，高而远则小，下而近则大，故大则喜怒迩，小则祸福远。

凡高而远者，其象则小；下而近者，其象必大。大则近，而喜怒之应亦近；小则远，而祸福之应亦远。观五星有迟留伏逆之变，则其或高或下又可知矣。按：上文云：“应近则小，应远则大”；此云：“大则喜怒迩，小则祸福远。”似乎相反。但上文之近远，近言其微，远言其甚，故应微而近则象小，应甚则远则象大。此言迩远者，迩言其急，远言甚缓，故象大则喜怒之应近而急，象小则祸福之应远而缓。盖上文以体象言，此以远近辨，二者词若不同，而理则无二也。

岁运太过，则运星北越；

“运星”，主岁之星也。“北越”，越出应行之度而近于北也。盖北为紫微太一所居之位，运星不守其度，而北越近之，其恃强骄肆之气可见。

运气相得，则各行以道。

无强弱胜负之气，故各守其当行之道。

故岁运太过，畏星失色而兼其母：

“畏星”，即所制之星。如木运太过，则镇为畏星也。失色而兼其母者，木失色而兼玄，火失色而兼苍，土失色而兼赤，金失色而兼黄，水失色而兼白也。其所以然者，如木气有余则土星失色而兼赤，赤为木之子，而又为土之母，子母气必相应，故兼现也，此正其循环相承之妙。

不及，则色兼其所不胜。

木不及则兼白，火不及则兼玄，土不及则兼苍，金不及则兼赤，水不及则兼黄，兼其所相制也。

肖者瞿瞿，莫如其妙，闵闵之当，孰者为良？

“肖”，取法也。“瞿瞿”，却顾貌。“闵闵”，多忧也。夫天道难穷，谈非容易，虽欲取法者瞿瞿多顾，然皆莫得知其妙，故于闵闵之才，能当忧世之任者，果孰为良哉？盖甚言难其人也。《灵兰秘典论》曰：“消者瞿瞿，孰知其要？”文义与此稍异，详脏象类一。

妄行无证[①]，示畏侯王。

知天道者，既难其人，故每有妄行之徒，用无证之说，以示畏侯王，言而不应，反惑其敬畏修德之心。若此辈者，

---

① 国中按：“证”，经文作“徵”。“徵”，今简体字中，除五音作“徵”，读 zhǐ 外，均写作“征”，读 zhēng，此乃国人通用之例。但笔者所见，徵字之用，有时写作“证”也是本义。《中庸》云：“虽善无徵”，又云：“徵诸庶民”，郑玄云：“徵”，或为证。”《资治通鉴·秦纪》云：“兵未战而先现败徵”，又，《梁纪十六》云：“天亡有徵”，胡三省注云：“徵，读曰证。”《汉书艺文志》云：“候善恶之徵”，《项羽传》云：“军未战先现败徵”，《董仲舒传》云：“善言天者必有徵于人”，颜师古俱注云：“徵，证也。”《管子·权修》云：“见其可也，喜之有徵”，戴望校正云：“徵作证。”清代文字学家段玉裁注云：“徵者，证也。”宗上所述，“徵”，有时写成“证”也是本义。如《天元纪大论》中：“妄行无徵”、“徵应有吉凶矣”、“各命其所在以徵之也”等，在此数句中，“徵”字作简体时应写作“证”，其义顺畅，写作“征”，则略显曲折，似隔了一层，表义不到位。张景岳本书十五卷末注云：“梅花早发，不睹岁寒；甘菊晚荣，终于年事。是知晚成者，寿之徵也。”又，《六元正纪大论》“徵其下气而见可知也”，景岳注云：“徵，证也。取证于下承之气，而郁发之微其可知矣。”古证如此，今证也有。钱超尘先在《内经词典·序》中云：“然则释‘深’为‘突’，于古籍有徵乎？”此句中之“有徵乎”，能写成”有征乎吗？当云“有证乎？”为宜。可见将“徵”字改作简体字时，不宜只写作“征”，应随文义而改之，方始字句通明易晓。此乃笔者之拙见，读者当拭目以观。

不惟无补于事，而适足为误事之罪人也。

帝曰："其灾应何如？"岐伯曰："亦各从其化也。故时至有盛衰，凌犯有逆顺，留守有多少，形现有善恶，宿属有胜负，证应有吉凶矣。"

"时至"，岁时之更至也。五星之运，当其时则盛，非其时则衰。退而东行凌犯者，星迟于天，故为顺，灾轻；进而西行凌犯者，星速于天，故为逆，灾重。留守日多则灾深，留守日少则灾浅。形现有喜润之色为善，形现有怒燥忧丧之色为恶。"宿属"，谓二十八宿及十二辰位，各有五行所属之异。凡五星所临，太过逢旺，不及逢衰，其灾更甚；太过有制，不及得助，其灾必轻。即胜负也。五星之为德为化者吉，为灾为变者凶，皆证应也。王氏曰："火犯留守逆临，则有诬谮讼狱之忧，金犯则有刑杀气郁之忧，木犯则有震惊风鼓之忧，土犯则有中满下利浮肿之忧，水犯则有寒气冲蓄之忧，故曰证应有吉凶也。

帝曰："其善恶何谓也？"岐伯曰："有喜有怒，有忧有丧，有泽有燥，此象之常也，必谨察之。"

王氏曰："五星之现也，从夜深见之。人见之喜，星之喜也；见之畏，星之怒也。光色微曜，乍明乍暗，星之忧也；光色迥然，不彰不莹，不与众同，星之丧也；光色圆明，不盈不缩，怡然莹然，星之喜也；光色勃然临人，芒彩满溢，其象懔然，星之怒也。"泽"，明润也。"燥"，干枯也。"班固曰："五行精气，其成形在地，则结为木、火、土、金、水；其成象在天，则木合岁星居东，火合荧惑居南，金合太白居西，水合辰星居北，土合镇星居中央；分旺四时，则春木、夏火、秋金、冬水各旺七十二日，土旺四季辰戌丑未之月各十八日，合之为三百六十日；其为色也，则木青、火赤、金白、水黑、土黄；其为分野，各有归度。旺相休废，其色不同，旺则光芒，相则内实，休则光芒无角，不动摇，废则光少色；白圜者丧，赤圜者兵，青圜者夏水，黑圜者疾多死，黄圜吉；白角者哭泣之声，赤角者犯我城，黑角者水行穷兵。”太史公曰：“五星同色，天下偃兵，百姓安宁，五谷蕃昌，春风秋雨，冬寒夏暑，日不食朔，月不食望，是为有道之国，必有圣人在乎其位也。”“莹”，荣、用二音。

帝曰：“六者高下异乎？”岐伯曰：“象现高下，其应一也，故人亦应之。

有此象则有此应，高下虽异，气应则一也。

十二、德化政令，不能相过。

（《素问·气交变大论》）

帝曰：“其德化政令之动静损益皆何如？”岐伯曰：“夫德化政令灾变，不能相加也；

“加”，增重也，亦相凌也。夫天地动静，阴阳往复，政令灾青，报施不爽，故不能相加也。

胜复盛衰，不能相多也；

胜微则复微，胜甚则复甚，故不能相多也。

往来小大，不能相过也；

胜复小大，气数皆同，故不能相过也。

用之升降，不能相无也。

五行之用，先者退而后者进，迭为升降，升降失则气化息矣，故不能相无也。

各从其动而复之耳。”

五运之政，犹权衡也，故动有盛衰，则复有微甚，各随其动而应之。《六微旨大论》曰：“成败倚伏生乎动，动而不已，则变作矣。”《易》曰：“吉凶悔吝者，生乎动者也。”皆此之谓。然则天地和平之道，有必不可损益于其间者，于此章之义可见矣。

帝曰：“其病生何如？”

言灾变眚伤之应于病也。

岐伯曰：“德化者气之祥，政令者气之彰，变易者复之纪，灾眚者伤之始。

“祥”，瑞应也。“彰”，昭著也。“纪”者，变易之候。“始”者，灾伤所由。

气相胜者和，不相胜者病，重感于邪则甚也。”

“相胜”，相当也。谓人气与岁气相当，则为比和而无病；不相当，则邪正相干而病生矣。重感于邪，如有余逢旺，不足被伤，则盛者愈盛，虚者愈虚，其病必甚也。

帝曰：“善！所谓精光之论，大圣之业，宣明大道，通于无穷，究于无极也。余闻之，善言天者，必应于人；善言古者，必验于今；善言气者，必彰于物；善言应者，同天地之化；善言化言变者，通神明之理。非夫子孰能言至道欤！乃择良兆而藏之灵室，每旦读之，命曰气交变，非斋戒不敢发，慎传也。”

圣人知周万物，故能通于无穷，究于无极，因天以应人，因古以知今，因气应变化以通神明之理。帝所以极言赞美用示珍藏者，重之甚也。

类经二十五卷

运　气　类

十三、五运三气之纪，物生之应。

（《素问·五常政大论》）

黄帝问曰："太虚寥廓，五运回迫，衰盛不同，损益相从，愿闻平气何如而名？何如而纪也？"

"寥廓"，玄远也。"回"，循环也。"迫"，迫切也。此章详明五运盛衰之有不同，而悉其平气、不及、太过，三者之纪也。

岐伯对曰："昭乎哉问也！木曰敷和，

木得其平，则敷布和气以生万物。

火曰升明，

阳之性升，其德明显。

土曰备化，

土含万物，无所不备。土生万物，无所不化。

金曰审平，

金主杀伐，和则清宁，故曰审平，无妄刑也。

水曰静顺。"

水体清静，性柔而顺。

帝曰："其不及奈何？"岐伯曰："木曰委和，

阳和委屈，发生少也。

火曰伏明，

阳德不彰，光明伏也。

土曰卑监，

气陷不达，政屈不化也。

金曰从革，

金性本刚，其不及则从火化而变革也。

水曰涸流。”

水气不及，则源流干涸也。

帝曰：“太过何谓？”岐伯曰：“木曰发生，

木气有余，发生盛也。

火曰赫曦，

阳光炎盛也。“赫”，音黑。“曦”，音希。

土曰敦阜，

“敦”，厚也。“阜”，高也，土本高厚，此言其尤盛也。

金曰坚成，

金性坚刚，用能成物，其气有余，则坚成尤甚也。

水曰流衍。”

“衍”，满而溢也。

帝曰：“三气之纪，愿闻其候。”岐伯曰：“悉乎哉问也！敷和之纪，木德周行，阳舒阴布，五化宣平。

此下详言平运之纪也。木之平运，是曰敷和。木德周行，则阳气舒而阴气布，故凡生长化收藏之五化，无不由此而宣行其和平之气也。按：此论与《金柜正言论》、《阴阳应象大论》、《五运行大论》义通，所当参阅，俱见脏象类四、五、六等章。《新校正》云：“按王注太过不及，各纪年辰，惟平运不纪者，盖平运之岁，不可以定纪也。或者欲补注云丁巳、丁亥、丁卯、壬寅、壬申岁者，是未达也。”下仿此。

其气端，

正而直也。

其性随，

柔和随物也。

其用曲直，

曲直成材也。

其化生荣，

生气荣茂也。

其类草木，

凡长短坚脆，皆木类也。

其政发散，

木主春，其气上升，故政主发散。

其候温和，

春之候也。

其令风，

木之化也。

其脏肝，

肝属木也。

肝其畏清，

清者，金气也。

其主目，

肝之窍也。

其谷麻，

麻之色苍也。《金柜正言论》曰："其谷麦。"无麻。

其果李，

味酸也。

其实核，

诸核皆属木，其质强也。

其应春，

木旺之时也。

其虫毛，

毛直如木，气类同也。

其畜犬，

味酸也。《金柜正言论》曰："其畜鸡。"无犬。

其色苍，

青翠色也。

其养筋，

肝主筋也。

其病里急支满，

厥阴肝气为病也。

其味酸。

酸为木化也。

其音角，

角音属木，其声在清浊之间。

其物中坚，

象土中有木也。

其数八。

木之生数三，成数八也。

升明之纪，正阳而治，德施周普，五经均衡。

火之平运，是曰升明。火主南方，故曰正阳。阳气无所不至，故曰周普。五化义见前。"均"，等也。"衡"，平也。

其气高，

阳主升也。

其性速，

火性急也。

其用燔灼，

烧炙也。

其化蕃茂，

长气盛也。

其类火，

诸火皆其类也。

其政明曜。

阳之光也。

其候炎暑，

火之候也。

其令热，

火之化也。

其脏心，

心属火也。

心其畏寒，

寒为水气也。

其主舌，

心之官也。

其谷麦，

色赤也。《金柜正言论》火谷曰黍，木谷曰麦。又《脏气法时论》亦言麦苦。

其果杏，

味苦也。

其实络，

实中之系，脉络之类也。

其应夏，

火旺之时也。

其虫羽，

羽翔而升，属乎火也。

其畜马，

快健躁疾，得火性也。《金柜正言论》金畜曰马，火畜曰羊。

其色赤，

赤色属火也。

其养血，

心主血也。

其病瞤瘛，

火性动也。"瞤"，如云切。

其味苦，

苦为火化也。

其音徵，

徵音属火，其声次清。

其物脉，

脉之所至，即阳气所及也。

其数七。

火之生数二，成数七。

备化之纪，气协天休，德流四政，五化齐修。

土之平运，是曰备化。"气协天休"，顺承天化而济其美也。"德流四政"，土德分助四方，以赞成金、木、水、火之政也。故生、长、化、收、藏，咸得其政而五者齐修矣。

其气平，

土之气象，平而厚也。

其性顺，

顺万物之性，而各成其化也。

其用高下，

或高或下，皆其用也。

其化丰满，

万物成实，必赖乎土，故土曰充气。

其类土，

诸土皆其类也。

其政安静。

土厚而安静，其政亦然。

其候溽蒸，

“溽”，湿也。“蒸”，热也。长夏之候也。

其令湿，

土之化也。

其脏脾，

脾属土也。

脾其畏风，

风者木气也。

其主口，

脾之窍也。

其谷稷，

小米之粳者曰稷，黅谷也。

其果枣，

味甘也。

其实肉，

土主肌肉也。

其应长夏，

长夏者，六月也。土生于火，长在夏中，既长而旺，故云长夏。

其虫倮，

“倮”，赤体也。《礼记·月令》亦曰：“其虫倮。”注曰：“人为倮虫之长。”“倮”，郎朵切。

其畜牛，

其性和缓，其功稼穑，得土气也。

其色黄，

黄属土也。

其养肉，

脾土所主也。

其病痞，

脾之病也。

其味甘，

甘为土化也。

其音宫，

宫音属土，其声下而浊。

其物肤，

即肌肉也。

其数五，

土之生数五，成数十。

审平之纪，收而不争，杀而无犯，五化宣明。

金之平运，是曰审平。金气平则收而不争，杀而无犯。“犯”，谓残害于物也。金气清肃，故五化得之，皆以宣明。

其气洁，

洁白莹明，金之气也。

其性刚，

刚劲锋利，金之性也。

其用散落，

散落万物，金之用也。

其化坚敛，

收敛坚强，金之化也。

其类金，

诸金皆其类也。

其政劲肃，

急速而严，金之政也。

其候清切，

秋之候也。

其令燥，

金之化也。

其脏肺，

肺属金也。

肺其畏热，

热为火气也。

其主鼻，

肺之窍也。

其谷稻，

色白也。

其果桃，

味辛也。

其实壳，

凡物之皮壳皆坚，金刚居外也。

其应秋，

金之旺也。

其虫介，

甲坚而固，得金气也。

其畜鸡，

性好斗，故属金。《金柜正言论》木畜曰鸡，金畜曰马。

其色白，

白色属金也。

其养皮毛，

肺金所主也。

其病咳，

肺金病也。

其味辛，

辛为金化也。

其音商，

商音属金，其气次浊。

其物外坚，

壳之类也。

其数九。

金之生数四，成数九。

静顺之纪，藏而勿害，治而善下，五化咸整。

水之平运，是曰静顺。水气平则藏而勿害，治而善下矣。江海之所以为百谷旺者，以其德全善下也。五化得水而后齐，故曰咸整。

其气明，

水为天一之气，故外暗而内明。

其性下，

流湿就卑，水之性也。

其用沃衍，

“沃”，灌溉也。“衍”，溢满也。“沃”音屋。

其化凝坚，

藏气布化，则万物凝坚也。

其类水，

诸水皆其类也。

其政流演，

“演”，长流貌。井泉不竭，川流不息，皆流演之义。“演”，衍同。

其候凝肃，

冬之候也。

其令寒，

水之化也。

其脏肾，

肾属水也。

肾其畏湿，

湿为土气也。

其主二阴，

肾之窍也。

其谷豆，

菽也。谷色纯黑，惟豆有之。

其果栗，

味咸也。

其实濡，

实中津液也。

其应冬，

水之旺也。

其虫鳞，

生于水也。

其畜彘，

豕也。其色多黑，其性善下。“彘”，音治。

其色黑，

黑色属水也。

其养骨髓，

其气深，肾水所主也。

其病厥，

阴气之逆也。

其味咸，

咸为水化也。

其音羽，

羽音属水，其声高而清。

其物濡，

“濡”，湿润也。“濡”，音如。

其数六。

水之生数一，成数六。

故生而勿杀，长而勿罚，化而勿制，收而勿害，藏而勿抑，是谓平气。

此总结上文平气之五化也。故木之生气治令，则收气不能纵其杀；火之长气治令，则藏气不能纵其罚；土之化气治令，则生气不能纵其制；金之收气治令，则长气不能纵其害；水之藏气治令，则化气不能纵其抑。此皆以天气平，地气正，五化之气不相胜克，故皆曰平气。

委和之纪，是谓胜生，

此下详言不及之纪也。木气不及，是谓委和。凡丁壬皆属木运，而丁木阴柔，乃为不及。故于六丁之岁，生气不政，收气胜之，是曰胜生。

生气不政，化气乃扬，

木气衰，土气无制也。

长气自平，收令乃早，

火无所生，故长气自平，木衰金胜，故收气乃早。

凉雨时降，风云并兴，

凉为金化，风为木化，云雨皆为湿化，此以木不及，故兼土金之化也。

草木晚荣，苍干凋落，

木不及，故草木晚荣。金胜之，故苍干凋落。

物秀而实，肤肉内充。

生气虽晚，化气速成故也。

其气敛，其用聚，

木兼金也，收气胜也。

其动緛戾拘缓，

"緛"，缩短也。"戾"，斜曲也。"拘"，拘急也。"缓"，不收也。皆厥阴不及之病。"緛"，音软。"戾"，音利。

其发惊骇，

风木气衰，肝胆俱病也。

其脏肝，

木之应也。

其果枣李，

"枣"，土果也。"李"，当作桃，金果也。盖木不及，则土金二果盛。下不及五运皆同。

其实核壳，

核应木，壳应金，木衰金盛也。

其谷稷稻，

土之稷，金之稻，木不及则二谷当成也。

其味酸辛，

酸者衰，辛者胜，木兼金化也。

其色白苍，

“白”，金色。“苍”，木色。白盛于苍也。

其畜犬鸣，

“犬”，木畜。“鸡”，金畜。有盛衰也。

其虫毛介，

“毛”，木虫。“介”，金虫。盛衰同上。

其主雾露凄沧，

金之胜也。

其声角商，

木从金也。

其病摇动注恐，

“摇动”者，筋之病。“注恐”者，肝胆之病。

从金化也。

此结上文木不及者，从金之化也。

少角与判商同。

此总言六丁年也。角为木音，木不及故曰少角。金乘之，故半与商金同其化。“判”，半也。《新校正》云：“按火土金水之文，皆以“判”作“少”，则此当云少角与少商同，然不云少商者，盖少角之运共有六年，而丁巳、丁亥上角与正角同，丁卯、丁酉上商与正商同，丁未、丁丑上宫与正宫同。是六年者，各有所同，与火土金水之少运不同，故不云同少商，只大约而言，以见半从商化也。

上角与正角同，

此丁巳、丁亥年也。上见厥阴司天，是为上角。岁运不及而得司天之助，则得其敷和之平，故与正角同也。

上商与正商同。

此丁卯、丁酉年也。木运不及，则半兼金化，若遇阳明司天，金又有助，是以木运之纪，而得审平之化，故上商与正商同也。

其病肢废痈肿疮疡，

木被金刑，经筋受病，风淫末疾，故为肢废。肢废，则溪谷关节多有壅滞，而痈肿疮疡所由生也。

其甘虫，

味甘者易生虫，金胜木而土无制也，此即《气交变大论》虫食甘黄之义。

邪伤肝也。

木气不及，则邪伤在肝。

上宫与正宫同。

此丁丑、丁未年也。上宫者，太阴司天也。岁木不及，则土得自专，又见湿土司天之助，是以木运之纪，而行备化之政，故上宫与正宫同也。

萧瑟肃杀，则炎赫沸腾，

此总言木运之胜复也。"萧瑟肃杀"，金胜木也。"炎赫沸腾"，火复金也。

眚于三，

胜复皆因于木，故灾眚在三，东方《震》宫也。

所谓复也。

此承上文言子为其母而报复也。余仿此。

其主飞蠹蛆雉，

飞而蠹者，阴中之阳虫也。蛆者蝇之子，蛆入灰中，蜕化为蝇，其性喜暖畏寒，火运之年尤多也。雉，火禽也。凡此皆火复之气所化。

乃为雷霆。

雷之迅者曰霆。木郁极而火达之，其气则为雷霆，故《易》曰："震为雷。"

伏明之纪，是谓胜长，

伏明之纪，火不及也。凡戊癸皆属火运，而癸以阴柔，乃为不及。故于六癸之岁，长气不宣，藏气胜之，是谓胜长。

长气不宣，藏气反布，

火之长气，不能宣化，水之藏气，反布于时。

收气自政，化令乃衡，

金无所畏，故收气自行其政。土无所生，故化令惟衡平耳。

寒清数举，暑令乃薄，

阴盛阳衰也。

承化物生，生而不长，

物承土化而生者，以土无火生，虽生不长也。此即上文化令乃衡之义。

成实而稚，遇化已老，

长气不宣，故物之成实者，惟稚而短，及遇土化之令，而气已老矣。

阳气屈伏，蛰虫早藏，

阳不施于物也。

其气郁，

阳主升，不升则郁矣。

其用暴，

火性急，郁而不伸，出必暴矣。

其动彰伏变易，

彰者火之德，火不足则彰伏不常，而多变易矣。

其发痛，

寒胜之也。

其脏心，

火气通于心也。

其果栗桃，

“栗”，水果。“桃”，金果。火不及，故二果成也。

其实络濡，

络应火，濡应水也。

其谷豆稻，

“豆”，水谷。“稻”，金谷。二谷成也。

其味苦咸，

苦衰咸胜也。

其色玄丹，

玄盛丹衰也。

其畜马彘，

“马”，火畜当衰，“彘”，水畜当旺也。

其虫羽鳞，

羽属火，鳞属水，有盛衰也。

其主冰雪霜寒，

水反胜也。

其声徵羽，

火音从水也。

其病昏惑悲忘，

火不足而心神溃也。

从水化也。

此结上文火不及者，从水化也。

少徵与少羽同。

此总言六癸年也。徵为火音，火不及，故云少徵。水胜之，故与少羽同其化。

上商与正商同，

癸卯、癸酉年也。上见阳明司天，是为上商。岁火不及则金无所畏，又得燥金司天之助，是以火运之纪，而行审平之气，故曰上商与正商同也。按：少徵六年，癸丑、癸未上宫也，癸巳、癸亥上角也。此只言上商而不及宫角者，以火与土木无所克伐，而同归少羽之化矣。

邪伤心也。

火气不及，故寒邪伤于心。

凝惨凓冽，则暴雨霖霪，

凝惨凓冽，水胜火也。暴雨霖淫，土复水也。

眚于九，

胜复皆因于火，故灾眚于九，南方《离》宫也。

其主骤注，雷霆震惊，

“骤注”，土复之变也。“雷霆震惊”，火郁之达也。土火相协，故为是变。

沉阴淫雨。

“沉阴”，阴云蔽日也。“淫”，久雨也。此皆湿复之变。

卑监之纪，是谓减化，

卑监之纪，土气不及也。凡甲己皆属土运，而己以阴柔，乃为不及。故于六己之年，化气不令，是谓减化。

化气不令，生政独彰，

土气不足，木专其政也。

长气整，雨乃愆，收气平，

火土无犯，故长气整；土德衰，故雨愆期；金无所生，故收气平也。

风寒并兴，

土衰而木肆其暴，水无所畏，故风寒并兴。

草木荣美，秀而不实，成而粃也。

生政独彰，故草木荣美；化气不令，故虽秀而不实。“粃”，音比，糠粃也。

其气散，

土从风化，飘扬而散也。

其用静定。

土政本静，其气衰，则化不及物，而过于静定矣。

其动疡涌分溃痈肿，

土脏病则为涌呕。肉理病则为疮疡溃烂痈肿。

其发濡滞，

土不制水也。

其脏脾，

土气通于脾也。

其果李栗，

“李”，木果。“栗”，水果。土不及而二果成也。

其实濡核，

濡应水，核应木也。

其谷豆麻，

“豆”，水谷。“麻”，木谷。二谷成也。

其味酸甘，

酸胜甘衰也。

其色苍黄，

苍多黄少也。

其畜牛犬，

牛为土畜当衰，犬为木畜当盛。

其虫倮毛，

倮属土，毛属木，有盛衰也。

其主飘怒振发，

木之胜也。

其声宫角，

土从水也。

其病留满痞塞，

土不足而脾不运也。

从木化也。

总结上文。

少宫与少角同，

此总言六己年也。宫为土音，土之不及，故云少宫。土不足则木乘之，故与少角同其化。

上宫与正宫同，

“上宫”者，太阴湿土司天也。岁土不及，而有司天之助，是以少宫之纪，而得备化之气，故与正宫同，己丑、己未年是也。

上角与正角同。

“上角”者，厥阴风木司天也。岁土不及，则半兼木化，若遇厥阴司天，木又有助，是以土运之纪，而行敷和之化，故上角与正角同，己巳、己亥年是也。按：此不言己卯、己酉上商者，以土金无犯，故不纪之。

其病飧泄，

土衰风胜也。

邪伤脾也。

土气不及，故邪伤在脾。

振拉飘扬，则苍干散落，

“振拉飘扬”，木胜土也。“苍干散落”，金复木也。

其眚四维，

胜复皆因于土，故灾眚见于四维。四维者，土位中宫而寄旺于四隅，辰戌丑未之位是也。

其主败折虎狼，

败折者，金之变，虎狼多刑伤，皆金复之气所化。

清气乃用，生致乃辱。

金复之用，木胜之屈也。

从革之纪，是谓折收，

从革之纪，金不及也。凡乙庚皆属金运，而乙以阴柔，乃为不及。故于六乙之年，收气减折，是为折收。

收气乃后，生气乃扬，

金之收气后时，则木之生气布扬而盛也。

长化合德，火政乃宣，庶类以蕃。

金衰则火乘之，火旺则土得所助，故长化合德，火政宣行而庶类蕃盛也。

其气扬，其用躁切，

火之气用，升扬而躁急也。

其动铿禁瞀厥，

铿然有声，欬也。“禁”，声不出也。“瞀”，闷也。“厥”，气上逆也。金不足者肺应之，肺主气，故为是病。“铿”，音坑。“瞀”，茂、莫、务三音。

其发咳喘，

肺病也。

其脏肺，

金气通于肺也。

其果李杏，

“李”，木果。“杏”，火果。金不及，故二果成也。

其实壳络，

壳属金，络属火，有盛衰也。

其壳麻麦，

“麻”，木谷。“麦”，火谷。二谷成也。

其味苦辛，

苦盛辛衰也。

其色白丹，

丹多白少也。

其畜鸡羊，

鸡为金畜当衰，羊为火畜当盛。《金柜正言论》火畜曰羊。

其虫介羽，

“介”，金虫。“羽”，火虫。有盛衰也。

其主明曜炎烁，

火气之胜也。

其声商徵，

金从火也。

其病嚏咳鼽衄，

火有余而病及肺也。

从火化也。

结上文金气不及之化。

少商与少徵同，

此总言六乙年也。商为金音，金不及，故云少商。金不及则火乘之，故与少徵同其化。

上商与正商同，

上商者，阳明燥金司天也。岁金不及而有司天之助，是以少商之纪，而得审平之气，故与正商同，乙卯、乙酉年是也。

上角与正角同，

岁金不及而上见厥阴司天，木无所畏，则木齐金化，故与正角之气同，乙巳、乙亥年是也。按：此不言乙丑、乙未上宫者，土金无犯也，故不及之。

邪伤肺也。

金不及，故邪伤于肺。

炎光赫烈，则冰雪霜雹，

“炎光赫烈”，火胜金也。“冰雪霜雹”，水复火也。

眚于七，

胜复皆因于金，故灾眚在七，西方《兑》宫也。

其主鳞伏彘鼠，

水复之化也。

藏气早至，乃生大寒。

皆水之复也。

涸流之纪，是谓反阳，

涸流之纪，水不及也。凡丙辛皆属水运，而辛以阴柔，乃为不及。故于六辛阴水之年，阳反用事，是谓反阳。

藏令不举，化气乃昌，

水衰，故藏气不令。土胜，故化气乃昌。

长气宣布，蛰虫不藏，

火无所畏，故长气宣布，蛰虫不藏也。按：此不言收气者，金水无犯，故不及之。

土润水泉减，

土胜水也。

草木条茂，荣秀满盛。

长化之气，丰而厚也。

其气滞，

从乎土也。

其用渗泄，

水不蓄也。

其动坚止，

土邪留滞，则坚止为症也。

其发燥槁，

阴气虚也。

其脏肾，

水气通于肾也。

其果枣杏，

“枣”，土果。“杏”，火果。水不及，则二果当成。

其实濡肉，

濡应水者衰，肉应土者盛也。

其谷黍稷，

“黍”，火谷。“稷”，土谷。二谷当成也。按：《金柜正言论》火谷曰黍，而本论作麦，似乎二字有误。

其味甘咸，

甘胜咸衰也。

其色黅玄，

黄多黑少也。“黅”，音今。

其畜彘牛，

"彘"，水畜当衰。"牛"，土畜当旺。

其虫鳞倮，

"鳞"，水虫。"倮"，土虫。盛衰亦然。

其主埃郁昏翳，

土气之胜也。

其声羽宫，

水从土也。

其病痿厥坚下，

阳明实而少阴虚也。

从土化也。

结上文水不及之化也。

少羽与少宫同，

此总言六辛年也。羽为水音，水之不及，故云少羽。水不及而土乘之，太与少宫同其化。

"上宫"与正宫同，

上宫，太阴司天也。水衰土胜之年，若司天遇土，又得其助，是以少羽之纪，而行备化之气，故上宫与正宫同，辛丑、辛未年是也。按：此不言辛巳、辛亥上角者，水木无犯也；辛卯、辛酉上商者，金水无犯也。故皆不及之。

其病癃闭，

肾气不化也。

邪伤肾也。

水不及，故邪伤在肾。

埃昏骤雨，则振拉摧拔，

"埃昏骤雨"，土胜水也。"振拉摧拔"，木复土也。

眚于一，

胜复皆因于水，故灾眚在一，北方《坎》宫也。

其主毛显狐狢，变化不藏，

木复之气行也。“狢”，何各切，又音陌。

故乘危而行，不速而至，暴虐无德，灾反及之，微者复微，甚者复甚，气之常也。

此总结上文不及五运。凡相胜者，乘此孤危，恃彼强盛，不召而至，暴虐无德，至于子来报复，灾反及之。如木被金伤，则火来救母，起而相报，金为火制，乃反受灾。五行迭用，胜复皆然。所以胜之微者报亦微，胜之甚者报亦甚。故《气交变大论》曰：“五运之政，犹权衡也。”又曰：“胜复盛衰，不能相多也。往来小大，不能相过也。”正此之义。

发生之纪，是谓启陈，

此下详言太过之纪也。木之太过，是谓发生，阳刚之木，六壬是也。“启”，开也。“陈”，布也。布散阳和，发生万物之象也。《四气调神论》曰：“春三月，此谓发陈，”与此义同。

土疏泄，苍气达，

木气动，生气达，故土体疏泄而通也。“苍气”，木气也。

阳和布化，阴气乃随，

木火相生，则阳和布化。阳气日进，则阴气日退。“乃随”，犹言乃后也。

生气淳化，万物以荣。

木气有余，故能淳化以荣万物。

其化生，其气美，

“生”，发生。“美”，芳美也。

其政散，

布散和气，风之象也。

其令条舒，

“条舒”，顺气化而修长畅达也。

其动掉眩巅疾，

“掉”，颤摇也。“眩”，旋转也。“巅”，顶巅也。风木太过，故其为病如此。“掉”，提料切。

其德鸣靡启拆，

“鸣”，风木声也。“靡”，散也，奢美也。“启拆”，即发陈之义，其德应春也。《六元正纪大论》云：“其化鸣紊启拆。”

其变振拉摧拔，

“振”，谓振怒；“拉”谓败折；“摧”，谓仆落；“拔”，谓出本。

其谷麻稻，

“麻”，木谷。“稻”，金谷。齐其化也。

其畜鸡犬，

“鸡”，金畜。“犬”，木畜。犬齐鸡也。

其果李桃，

“李”，木果。“桃”，金果。李齐桃也。

其色青黄白，

木能克土而齐金，故三色现象也。

其味酸甘辛，

三味亦木土金也。

其象春，

风温，春化同也。

其经足厥阴、少阳，

足厥阴肝，足少阳胆，木之应也。

其脏肝脾，

肝胜脾也。

其虫毛介，

毛齐介育也。

其物中坚外坚，

木金并化也。

其病怒。

木强也。

太角与上商同。

按六壬之年无卯酉，是太角本无上商也。故《新校正》云：“太过五运，独太角言与上商同，余四运并不言者，疑此文为衍。”或非衍则误耳。

上徵则其气逆，其病吐利。

“上徵”者，司天见少阴君火、少阳相火，乃壬子、壬午、壬寅、壬申四年是也。木气有余而上行生火，子居母上，是为气逆，故其为病如此。《五运行大论》曰：“气相得而病者，以下临上，不当位者是也。”按：此不言壬辰、壬戌上羽者，水木相临为顺，故不及之。

不务其德，则收气复，秋气劲切，甚则肃杀，清气大至，草木凋零，邪乃伤肝。

若木恃太过，不务其德而侮土，则金必复之，故乘秋令而为灾如此。至其为病，则邪反伤肝矣。

赫曦之纪，是谓蕃茂，

火之太过，是谓赫曦。六戊之岁，皆阳刚之火也。阳盛则万物俱盛，故曰蕃茂。

阴气内化，阳气外荣，

阴降于下，阳升于上也。

炎暑施化，物得以昌。

阳气为发生之本也。

其化长，其气高，

阳主进，故化长；火主升，故气高。

其政动，

阳主动也。

其令鸣显，

火之声壮，火之光明也。

其动炎灼妄扰，

炎盛之害也。

其德暄暑郁蒸，

热化所行，其德应夏也。

其变炎烈沸腾，

火气太过，热极之变也。

其谷麦豆，

“麦”，火谷。“豆”，水谷。麦齐豆也。

其畜羊彘，

“羊”，火畜。“彘”，水畜。其育齐也。

其果杏栗，

“杏”，火果。“栗”，水果。其实同也。

其色赤白玄，

火金水三色，盛衰现也。

其味苦辛咸，

亦火金水三味也。

其象夏，

热曛昏火，夏化同也。

其经手少阴、太阳，手厥阴、少阳，

手少阴心，手太阳小肠，手厥阴心包络，手少阳三焦，皆火之应也。

其脏心肺，

心胜肺也。

其虫羽鳞，

羽属火，鳞属水，羽齐鳞化也。

其物脉濡，

脉为火，濡为水，其化亦然。

其病笑疟、疮疡血流、狂妄目赤。

皆火盛也。

上羽与正徵同，其收齐。

上羽者，太阳寒水司天，戊辰、戊戌年是也。火运太过，得水制之，则与升明正徵同其化，火既务德，则金不受伤，而收令齐备也。

其病痓，

痓者，口噤如痫，肢体拘强也，水火相激而然。痓症有二：无汗恶寒曰刚痓，有汗不恶寒曰柔痓，皆足太阳病。“痓”，音翅。

上徵而收气后也。

上徵者，二火司天也。谓戊子、戊午，上见少阴君火；戊寅、戊申，上见少阳相火。火盛则金衰，故收气后也。

暴烈其政，藏气乃复，时见凝惨，甚则雨水霜雹切寒，邪伤心也。

若火不务德，暴烈其政，则金气受伤，水必复之，故其为灾如此，而寒邪反伤心也。

敦阜之纪，是谓广化，

土之太过，是谓敦阜，六甲之岁，皆阳刚之土也。土之化气，广被于物，故曰广化。

厚德清静，顺长以盈，

土德至厚，土性至静，顺火之长气，而化政以盈，土生于火也。

至阴内实，物化充成，

至厚至静，故曰至阴。万物之化，无不赖土，故物化充成。

烟埃朦郁，现于厚土，

土本厚矣，而尤厚者，则在山川。烟埃朦郁，土之气也，故现于此。

大雨时行，湿气乃用，燥政乃辟。

土之化湿，湿气行则燥气辟。“辟”，避同。

其化圆，其气丰，

“圆”，周遍也。“丰”，盈充也。

其政静，

其德厚重，故其政安静。

其令周备，

土旺四时而充万物，故曰周备。

其动濡积并蓄，

湿则多濡，静则积蓄。“蓄”，昌六切，聚也。

其德柔润重淖，

“淖”，泥湿也，又和也。“淖”，乃到切。

其变震惊飘骤崩溃，

“震惊飘骤”，雷霆暴风也。“崩溃”，洪水冲决也。此以土极而兼木复之化。

其谷稷麻，

“稷”，土谷。“麻”，木谷。土齐木化也。

其畜牛犬，

“牛”，土畜。“犬”，木畜。其育齐也。

其果枣李，

“枣”，土果。“李”，木果。

其色黅玄苍，

土水木三色，土胜水而齐木也。

其味甘咸酸，

义同上。

其象长夏，

凡云雨昏暝埃，皆长夏化同。

其经足太阴、阳明，

足太阴脾经，足阳明胃经，土之应也。

其脏脾肾，

脾胜肾。

其虫倮毛，

土气有余，倮毛齐化。

其物肌核，

亦土木之化也。

其病腹满四肢不举，

土邪有余则濡积壅滞，故其为病如此。按：甲上六年，甲子、甲午、甲寅、甲申，上徵也；甲辰、甲戌，上羽也。此俱不言者，以不能犯于土也，故皆不及之。

大风迅至，邪伤脾也。

土极木复，其变若此，故其为病，邪反伤脾。

坚成之纪，是谓收引，

金之太过，是谓坚成，六庚之岁，阳金也。金胜则收气大行，故曰收引。“引”者，阴盛阳衰，万物相引而退避也。

天气洁，地气明，

金气清也。

阳气随，阴治化，

“随”，后也。

燥行其政，物以司成，

燥行其政，气化乃坚，故司万物之成也。

收气繁布，化洽不终。

金之收气盛而早布，则土之化气不得终其令也。“洽”，和也，泽也。

其化成，

收成也。

其气削，

消削也。

其政肃，

严肃也。

其令锐切，

刚劲也。

其动暴折疡疰，

“暴折”者，金气有余。“疡疰”者，皮肤之疾。

其德雾露萧瑟，

清肃之化也。

其变肃杀凋零，

杀令行也。

其谷稻黍，

“稻”，金谷。“黍”，火谷。金齐火化也。

其畜鸡马，

金火二畜，孕育齐也。

其果桃杏，

金齐火实也。

其色白青丹，

金有余则克木齐火，故见于三色也。

其味辛酸苦，

亦金木火三味也。

其象秋，

凡燥清烟露，皆秋化同也。

其经手太阴、阳明，

手太阴肺经，手阳明大肠经，皆金之应也。

其脏肺肝，

肺胜肝。

其虫介羽，

介齐羽化也。

其物壳络，

亦金火齐化也。

其病喘喝胸闷[1]仰息。

肺金邪实也。

上徵与正商同，其生齐，

上徵者，少阴少阳二火司天，谓庚子、庚午、庚寅、庚申四年也。金气太过，得火制之，则同审平之化，故与正商同。金气和平，木不受伤，故生气得齐其化也。

其病咳。

---

① 国中按："闷"，原文作"凴"，《集韵》云："凴，懑也。"懑者，闷也。《集韵》云："懑，亦作悗"，《说文通训定声》云："闷，俗字作悗。"在本句中应作"胸闷仰息"解，以前作"凭"字，不通，有失经义，今改之。

火乘肺金，故其病为咳。按：此不言庚辰、庚戌上羽者，以金水无犯也。

政暴变，则名木不荣，柔脆焦首，长气斯救，大火流，炎烁且至，蔓将槁，邪伤肺也。

金不务德而暴害乎木，火必报复而金反受伤，故其为病则邪害于肺。

流衍之纪，是谓封藏，

水之太过，是谓流衍，阳水之岁，六丙是也。水盛则阴气大行，天地闭而万物藏，故曰封藏。

寒司物化，天地严凝，

阴气盛也。

藏政以布，长令不扬。

水胜火也。

其化凛，其气坚，

凛冽坚凝，寒之胜也。

其政谧，

“谧”，安静也，音密。

其令流注，

水之性也。

其动漂泄沃涌，

“漂”，浮于上也。“泄”，泻于下也。“沃”，灌也。“涌”，溢也。

其德凝惨寒氛，

寒之化也。“寒氛”，雨雪貌。“氛”，音分。

其变冰雪霜雹，

非时而有故曰变。

其谷豆稷，

“豆”，水豆。“稷”，土谷。水有余则齐土化也。

其畜彘牛，

“彘”，水畜。“牛”，土畜。彘齐牛育也。

其果栗枣，

栗齐枣实也。

其色黑丹龄，

水胜火而齐土，三色之见有盛衰也。

其味咸苦甘，

亦水火土三味也。

其象冬，

凡寒气霜雪冰，皆冬化同也。

其经足少阴、太阳，

足少阴肾经，足太阳膀胱经，皆水之应也。

其脏肾心，

肾胜心。

其虫鳞倮，

水余故鳞齐倮育。

其物濡满，

“濡”，水化也。“满”，当作肉，土化也。

其病胀，

水气盛也。

上羽而长气不化也。

上羽者，太阳寒水司天，丙辰、丙戌岁也。水气有余，又得其助，则火之长气不能布其化矣。按：此不言丙子、丙午、丙寅、丙申上徵者，运所胜也。

政过则化气大举，而埃昏气交，大雨时降，邪伤肾也。

水政太过，火受其害，土之化气，起而复之，故为埃昏大雨，而湿邪伤于肾也。

故曰：'不恒其德，则所胜来复，政恒其理，则所胜同化'，此之谓也。"

"恒"，常也。此结上文太过五运也。"不恒其德则所胜来复"，谓暴虐无德，侮彼不胜，则所胜者必起而报之也。"政恒其理则所胜同化"，谓安其常，处其顺，则所胜者亦同我之气而与之俱化矣。如木与金同化，火与水齐育之类是也。

十四、天气地气，制有所从。

（《素问·五常政大论》）

帝曰："其岁有不病，而脏气不应不用者何也？"岐伯曰："天气制之，气有所从也。"

"岁有不病不应不用者"，谓岁运当病而有不病，及脏气当应当用而有不应不用者也。"天气制之气有所从"者，谓司天制之则从乎天气，故有不应乎岁者矣。"制"，禁制也。

帝曰："愿卒闻之。"

岐伯曰："少阳司天，火气下临，肺气上从，白起金用，草木眚，火现燔焫，革金且耗，大暑以行，咳嚏鼽衄，鼻窒疮疡，寒热胕肿。

少阳相火司天，寅申岁也。火气下临，金之所畏，故肺气上从。"从"者，应而动也。金动则白色起而金为火用，故草木受眚。然火现燔焫必革易金性，且至于耗，金曰从革，即此之谓。若其为病则咳嚏鼽衄，鼻塞疮疡，皆火盛伤肺而然。金寒火热，金火相搏，则为寒热。肺主皮毛，邪热凑之，故为胕肿。皆天气之所生也。“燔”，音烦。爇，如瑞切。“嚏”，音帝。“鼽”，音求。“衄”，女六切。“窒”，音质。

风行于地，尘沙飞扬，心痛胃脘痛，厥逆膈不通，其主暴速。

凡少阳司天，则厥阴在泉，故风行于地，尘沙飞扬也。风淫所胜，病在厥阴，厥阴之脉，夹胃属肝贯膈，故其为病如此。然至疾者莫如风，故又主于暴速，皆地气之所生也。

阳明司天，燥气下临，肝气上从，苍起木用而立，土乃眚，凄沧数至，木伐草萎，胁痛目赤，掉振鼓慄，筋痿不能久立。

阳明燥金司天，卯酉岁也。燥气下临，木之所畏，故肝气应而上从。木应则苍色起，而木为金用，故土必受伤。然金盛则凄沧数至，故木伐草萎而病在肝；肝经行于胁，故胁痛；肝窍在目，故目赤；肝主风，故掉振鼓慄；肝主筋，故筋痿不能久立，皆天气之所生也。

暴热至，土乃暑，阳气郁发，小便变，寒热如疟，甚则心痛，火行于槁，流水不冰，蛰虫乃现。

凡阳明司天，则少阴君火在泉，热行于地，故其应候如此。火在阴分，则寒热交争，故令如疟；火郁不伸，故心痛；火就燥，故行于槁；“槁”，干枯也，皆地气之所生者。

太阳司天，寒气下临，心气上从，而火且明，丹起金乃眚，寒清时举，胜则水冰，火气高明，心热烦，嗌干善渴，鼽嚔，喜悲数欠，热气妄行，寒乃复，霜不时降，善

忘，甚则心痛。

太阳寒水司天，辰戌岁也。寒气下临，火之所畏，故心气应而上从。火应则明而丹色起，故金乃眚。然水胜则为寒，故其候若此；火应则动热，故其病若此，皆天气之所生也。

土乃润，水丰衍，寒客至，沉阴化，湿气变物，水饮内蓄，中满不食，皮𤸷肉苛，筋脉不利，甚则胕肿身后痈。

凡太阳司天，则太阴在泉，湿行于地，故其为候为病如此。“𤸷”，痹而重也。“肉苛”，不仁不用也，症详疾病类四十五。“身后痈”者，以肉苛胕肿不能移，则久着枕席而身后臀背为痈疮也，皆脾土之症，地气之所生也。

厥阴司天，风气下临，脾气上从，而土且隆，黄起水乃眚，土用革，体重肌肉萎，食减口爽，风行太虚，云物摇动，目转耳鸣。

厥阴风木司天，巳亥岁也。风气下临，土之所畏，故脾气应而上从；土应则气隆而黄色起，故水乃眚。然土为木制，故土用受革，脾经为病，而风云动摇，皆天气之所生也。

火纵其暴，地乃暑，大热消烁，赤沃下，蛰虫数现，流水不冰，其发机速。

凡厥阴司天，则少阳在泉，相火下行，故其气候如此。“赤沃下”者，霖雨多热，受赤气也；“其发机速”，相火之发，暴而速也，皆此地气之所生者。

少阴司天，热气下临，肺气上从，白起金用，草木眚，喘呕寒热，嚏鼽衄鼻窒，大暑流行，甚则疮疡燔灼，金烁石流。

少阴君火司天，子午岁也。火气下临，金之所畏，故其气候疾病，与前少阳司天大同，皆天气之所生也。

地乃燥，凄沧数至，胁痛善太息，肃杀行，草木变。

凡少阳司天，则阳明燥金在泉，燥行于地，故其气候如此。肝木受伤，故胁痛；肺金太过，故善太息，皆地气之所生也。

太阴司天，湿气下临，肾气上从，黑起水变，埃冒云雨，胸中不利，阴痿气大衰而不起不用，当其时反腰脽痛，动转不便也，厥逆。

太阴湿土司天，丑未岁也。湿土下临，水之所畏，故肾气应而上从。水应则黑起为变，心火受制，故胸中不利。然土胜者水必伤，故为阴痿以下等疾。当其时者，当土旺之时也。凡此诸病，俱属肾经，皆天气之所生也。

地乃藏阴，大寒且至，蛰虫早伏，心下痞痛，地裂冰坚，小腹痛，时害于食，乘金则止水增，味乃咸，行水减也。”

凡太阴司天，则太阳在泉，寒行于地，故为地乃藏阴等候，心下痞痛等疾，皆寒水侮火也。乘金者，如岁逢六乙，乘金运也；时遇燥金，乘金气也。水得金生，寒凝尤甚，故止蓄之水增，味乃咸，流行之水减，以阴胜阳，以静胜动，皆地气之所生也。

愚按：运气之化，凡一胜则一负，一盛则一衰，此理之常也。观本篇司天六气，如少阳少阴火气下临，则肺气上从白起金用等义，皆被克之气，反起而用者何也？盖五运各有所制，制气相加，则受制者不得不应，应则反从其化而为用，其理其证，本属显然，而实人所不知也。故如热甚者，燥必随之，此金之从火也；燥甚者，风必随之，此木之从金也；风甚者，尘霾随之，此土之从木也；湿蒸甚者，霖注随之，此水之随土也；阴凝甚者，雷电随之，此火之从水也。故《易》曰："云从龙，风从虎。"夫龙得东方木气，故云从之，云者土气也。虎得西方金气，故风从之，风者木气也。即此篇之义，以见五运之变化，脏象之虚实，其有不可以偏执论者类可知矣。

帝曰："气始而生化，气散而有形，气布而蕃育，气终而象变，其致一也。然而五味所资，生化有薄厚，成熟有少多，终始不同，其故何也？"

此以下详明在泉六化，五味五谷之有异也。始者肇其生机，散者散于万物，布者布其茂盛，终者收于成功。此言万物之始终散布，本同一气，及其生化成熟，乃各有厚薄少多之异也。

岐伯曰："地气制之也，非天不生而地不长也。"

"地气"者，即在泉也。"制之"者，由其所成也。在泉六化，各有盛衰，物生于地，气必应之。故气薄则薄，非天之不生；气少则少，非地之不长也。王氏曰："天地虽无情于生化，而生化之气自有异同尔。何者？以地体之中有六入故也。气有同异，故有生有化，有不生有不化，有少生少化，有广生广化矣。故天地之间，无必生必化，必不生必不化，必少生少化，必广生广化也，各随其气，分所好、所恶、所异、所同也。"

帝曰："愿闻其道。"岐伯曰："寒热燥湿，不同其化也。

气有六而言其四，举大概之要耳。

故少阳在泉，寒毒不生，其味辛，其治苦酸，其谷苍丹。

少阳相火在泉，巳亥岁也。所谓毒者，凡五行暴烈之气，各有所化，故火在地中，则寒毒之物不生，火气制金，则味辛之物应之。少阳之上，厥阴主之，下火上木，故其治苦酸，其谷苍丹。苦丹属火，地气所化；酸苍属木，天气所生也。按：在泉六化之治，惟少阳、厥阴不言间味者，以木火相生，气无所间也。其他生化皆有上下克伐，故间味不能无矣。

阳明在泉，湿毒不生，其味酸，其气湿，其治辛苦甘，其谷丹素。

阳明燥金在泉，子午岁也。燥在地中，故湿毒之物不生；金克木，故味酸者应之；燥胜湿，故气湿者应之。阳明之上，少阴主之，下金上火，故其治辛苦，其谷丹素。辛素属金，地气所化；苦丹属火，天气所生，然治兼甘者，火金之间味也。甘属土，为火之子，为金之母，故能调和于二者之间。

太阳在泉，热毒不生，其味苦，其治淡咸，其谷黅秬。

太阳寒水在泉，丑未岁也。寒在地中，故热毒之物不生。水克火，故味苦者应之。太阳之上，太阴主之，上土下水，故其治淡咸，其谷黅秬。“淡”，即甘之薄味也。“秬”，黑黍也。淡黅属土，天之所生；咸秬属水，地之所化也。太阳间味，义详下文太阴在泉。按：王氏曰：“太阴土气，上主于天，气远而高，故甘之化薄而为淡也。”所以淡亦甘之类也，观下文太阴在泉，其治甘咸，则王氏之言益信。

厥阴在泉，清毒不生，其味甘，其治酸苦，其谷苍赤。

厥阴风木在泉，寅申岁也。风行地中，与清殊性，故清毒之物不生；木克土，故味甘者应之。厥阴之上，少阳主之，上火下木，故其治酸苦，其谷苍赤。苦赤属火，天之所生；酸苍属木，地之所生也。

其气专，其味正。

厥阴在泉，则少阳司天，上阳下阴，木火相合，故其气化专一，味亦纯正。其他岁气则上下各有胜制，气不专一，故皆兼夫间味也。

少阴在泉，寒毒不生，其味辛，其治辛苦甘，其谷白丹。

少阴君火在泉，卯酉岁也。热在地中，故寒毒之物不生。火克金，故味辛者应之。少阴之上，阳明主之，上金下火，故其治辛苦，其谷白丹。辛白属金，天之所化；苦丹属火，地之所生也。"甘"字义见前阳明在泉下。

太阴在泉，燥毒不生，其味咸，其气热，其治甘咸，其谷黅秬。

太阴湿土在泉，辰戌岁也。湿在地中，故燥毒之物不生；土克水，故味咸者应之；湿不远寒，故气热之物不成。太阴之上，太阳主之，下湿上寒，故其治甘咸，其谷黅秬。咸秬属水，天气所生；甘黅属土，地气所主也。

化淳则咸守，气专则辛化而俱治。

六气惟太阴属土，太阴司地，土得位也，故其化淳。"淳"，厚也。五味惟咸属水，其性善泄，淳土制之，庶得其守矣。土居土位，故曰气专；土盛生金，故与辛化而俱治。"俱治"者，谓辛与甘咸兼用为治也。盖辛属金，为土之子，为水之母，能调和于水土之间，此即太阴在泉，其治甘咸之间味也。然太阴、太阳相为上下，皆当用之，但太阴在泉辛化厚，太阳在泉辛化薄耳。

故曰补上下者顺之，治上下者逆之，以所在寒热盛衰而调之。

此下皆言治法也。补者补其不足，治者治其有余。“上”谓司天；“下”，谓在泉。“顺之”，谓同其气，如以辛补肺，以甘补脾之类是也。逆之谓反其气，如以苦治肺，以酸治脾之类是也。当各以病之所在，随其寒热盛衰之宜而调之也。

故曰：‘上取下取，内取外取，以求其过，耐[①]毒者以厚药’，不胜毒者以薄药，此之谓也。

“上取下取”，察其病之在上在下也。“内取外取”，察其病之在表在里也。于此四者而求其过之所在，然后因其强弱，以施厚薄之治。若其人胃厚色黑，骨大肉肥，此耐毒者也，宜治以厚药；若其胃薄色浮，骨小肉瘦，此不耐毒者也，宜治以薄药。

气反者，病在上，取之下；病在下，取之上；病在中，旁取之。

“气反者”，本在此而标在彼也。其病既反，其治亦宜反。故“病在上，取之下”，谓如阳病者治其阴，上壅者疏其下也；“病在下，取之上”，谓如阴病者治其阳，下滞者宣其上也；“病在中，旁取之”，谓病生于内而经连乎外，则或刺或灸，或熨或按，而随其所在也。

治热以寒，温而行之；治寒以热，凉而行之；治温以清，冷而行之；治清以温，热而行之。

此即《至正要大论》寒因热用、热因寒用之义。凡药与病逆者，恐不相投，故从其气以行之，假借之道也。

---

① 国中按：“耐”，原文作“能”，《汉书·食货志上》云：“能风与旱”；又，《晁错传》云“其性能寒”；又，《赵充国传》云：“汉马不能冬”。颜师古注云“能，读曰耐也。”能、耐，古字通，改能为耐，此句义易通易识，故改之。又按：景岳此字有注，云：“能，耐同”，因经文已改，故删之。

故消之削之，吐之下之，补之泻之，久新同法。

消以去滞，削以攻坚，上实者宜吐，下实者宜下，补因正之不足，泻因邪之有余，但此中用有缓急，治有先后，而病之久新同其法也。

十五、岁有胎孕不育，根有神机气立。

（《素问·五常政大论》）

帝曰：“岁有胎孕不育，治之不全，何气使然？”

“治”，谓治岁之气。

岐伯曰：“六气五类，有相胜制也，同者盛之，异者衰之，此天地之道，生化之常也。

五类者，五行所化，各有其类。如毛虫三百六十，麟为之长；羽虫三百六十，凤为之长；倮虫三百六十，人为之长；介虫三百六十，龟为之长；鳞虫三百六十，龙为之长。凡诸有形动物，其大小高下五色之异，各有其类，通谓之虫也。然毛虫属木，羽虫属火，倮虫属土，介虫属金，鳞虫属水，六气五类，各有相生相制，同者同其气故盛，异者异其气故衰。

故厥阴司天，毛虫静，羽虫育，介虫不成；

巳亥年也，厥阴风木司天，则少阳相火在泉。毛虫同天之气，故安静无损；羽虫同地之气，故多育；火制金之化，故介虫不成。

在泉，毛虫育，倮虫耗，羽虫不育。

寅申岁也，厥阴风木在泉。毛虫同其气，故育；木克土，故倮虫耗；木郁于下，火失其生，故羽虫虽生而不育。

按：此六气五类，胜制不育，岁有司天在泉之分，故其气应各有时，而五类之生育亦各有时，以生育之期，而合气应之候，再以五色五性参其盛衰，无不应者。观《六元正纪大论》曰："岁半之前，天气主之；岁半之后，地气主之；上下交互，气交主之。则司天之气，当自大寒节为始，以主上半年；在泉之气，当自大暑节为始，以主下半年。上下交互之气，则间于二者之间，而主乎中也。义详本类前九。

少阴司天，羽虫静，介虫育，毛虫不成；

子午岁也，少阴君火司天。羽虫同天之气，故安静；介虫同地之气，故育；金气在地则木衰，故毛虫胎孕不成。

在泉，羽虫育，介虫耗不育。

少阴在泉，卯酉岁也。羽虫同其气，故育；介虫受其制，故耗而不育。

太阴司天，倮虫静，鳞虫育，羽虫不成；

太阴湿土司天，丑未岁也。倮虫同天之气，故安静无损；鳞虫同地之气，故育；在泉水盛则火衰，故羽虫胎孕不成。

在泉，倮虫育，鳞虫不成。

太阴在泉，辰戌岁也。倮虫同其气，故育；鳞虫受其制，故不成。详此少一耗虫。

少阳司天，羽虫静，毛虫育，倮虫不成；

少阳相火司天，寅申岁也。羽虫同天之气，故静；毛虫同地之气，故育；在泉木盛则土衰，故倮虫不成。

在泉，羽虫育，介虫耗，毛虫不育。

少阳在泉，巳亥岁也。羽虫同其气，故育；介虫受其制，故耗；火在泉，则木为退气，故毛虫亦不育。

阳明司天，介虫静，羽虫育，介虫不成；

阳明燥金司天，卯酉岁也。介虫同天之气，故静；羽虫同地之气，故育。复言介虫不成者，虽同乎天气，而实制乎地气也。

在泉，介虫育，毛虫耗，羽虫不成。

阳明在泉，子午岁也。介虫同其气，故育；毛虫受其制，故耗；金火之气不相和，故羽虫不成。

太阳司天，鳞虫静，倮虫育；

太阳寒水司天，辰戌岁也。鳞虫同天之化，故静；倮虫同地之化，故育。

在泉，鳞虫耗，倮虫不育。

太阳在泉，丑未岁也。鳞虫同其气，故育；羽虫受其制，故耗；水土之气不相和，故倮虫不育。按：此当云"鳞虫育、羽虫耗"，今于鳞虫下缺"育羽虫"三字，必脱简也。

诸乘所不成之运，则甚也。

上文言六气，此兼五运也。以气乘运，其不成尤甚。故木乘木运，则倮虫不成；火乘火运，则介虫不成；土乘土运，则鳞虫不成；金乘金运，则毛虫不成；水乘水运，则羽虫不成。故上文言不成不育者，谓其衰少耳，非全无也，此言甚者，则十全其二三耳。

故气主有所制，岁立有所生，

"气主"者，六气主乎天地也。"岁立"者，子甲相合，岁气立乎中运也。"制"者，盛衰相制也。"生"者，化生所由也。《六微旨大论》曰："天枢之上，天气主之；天枢之下，地气主之；气交之分，人气从之，万物由之。"即气主所制，岁立所生之义。

地气制己胜，天气制胜己，

“地气制己胜”，谓以己之胜，制彼之不胜，如以我之木，制彼之土也。“天气制胜己”，谓司天之气，能制夫胜己者也。如丁丑、丁未，木运不及，而上见太阴，则土齐木化，故上宫与正宫同；癸卯、癸酉，火运不及，而上见阳明，则金齐火化，故上商与正商同；乙巳、乙亥，金运不及，而上见厥阴，则木齐金化，故上角与正角同者是也。盖以司天在上，理无可胜，故反能制胜己者。胜己者犹可制，则己胜者不言可知矣。

天制色，地制形，

色化于气，其象虚，虚本乎天也；形成为质，其体实，实出乎地也。故司天之气制五色，在泉之气制五形。

五类衰盛，各随其气之所宜也。故有胎孕不育，治之不全，此气之常也。

“气之所宜”，谓色青形毛者，宜于木之类也。有所宜则有所不宜，故胎孕有不育，治化有不全，皆岁气之常也。

所谓中根也，

凡动物之有血气心知者，其生气之本，皆藏于五内，以神气为主，故曰中根。

根于外者亦五，

凡植物之无知者，其生成之本，悉由外气所化，以皮谷为命，故根于外。

故生化之别，有五气、五味、五色、五类互宜也。”

无论动植之物，凡在生化中者，皆有五行之别。如臊、焦、香、腥、腐，五气也；酸、苦、甘、辛、咸，五味也；青、赤、黄、白、黑，五色也。物各有类，不能外乎五者，物之类殊，故各有互宜之用。

帝曰："何谓也？"岐伯曰："根于中者，命曰神机，神去则机息；根于外者，命曰气立，气止则化绝。

物之根于中者，以神为之主，而其知觉运动，即神机之所发也，故神去则机亦随而息矣。物之根于外者，必假外气以成立，而其生长收藏，即气化之所立也，故气止则化亦随而绝矣。所以动物之神去即死，植物之皮剥即死，此其生化之根，动植之有异也。《六微旨大论》曰："出入废则神机化灭，升降息则气立孤危。故非出入，则无以生、长、壮、老、已；非升降，则无以生、长、化、收、藏。"即根于中外之谓。

故各有制，各有胜，各有生，各有成。

根中根外，皆如是也。

故曰'不知年之所加，气之同异，不足以言生化'，此之谓也。"

《六节脏象论》曰："不知年之所加，气之盛衰，虚实之所起，不可以为工矣。"与此大同，详前第一。

十六、天不足西北，地不满东南，阴阳高下，寿夭治法。

（《素问·五常政大论》）

帝曰："天不足西北，左寒而右凉；地不满东南，右热而左温。其故何也？"

天不足西北，故西北为天门；地不满东南，故东南为地户。《五常政大论》曰："所谓戊己分者，奎壁角轸，则天地之门户也。"义与此通。此节以背《乾》面《巽》而言，《乾》居西北，则左为北，右为西，故左寒右凉；《巽》居东南，则右为南，左为东，故右热左温，而四季之气应之也。

岐伯曰："阴阳之气，高下之理，大小之异也。

此下皆言地理之异也。"高下"，谓中原地形，西北方高，东南方下也。"大小"，谓山河疆域，各有大小也。故阴阳之气有不齐，而寒热温凉，亦各随其地而异矣。

东南方阳也，阳者其精降于下，故右热而左温；西北方阴也，阴者其精奉于上，故左寒而右凉。

阳气自上而降下，东南方下，故东方温而南方热，阳始于东而盛于南也；阴气自下而奉上，西北方高，故西方凉而北方寒，阴始于西而盛于北也。

是以地有高下，气有温凉，高者气寒，下者气热。

《六元正纪大论》曰："至高之地，冬气常在，至下之地，春气常在。"正此谓也。

故适寒凉者胀，之温热者疮，下之则胀已，汗之则疮已，此腠理开闭之常，大小之异耳。

"之"，亦适也。适寒凉之地，则腠理闭密，气多不达，故作内胀；之温热之地，则腠理多开，阳邪易入，故为疮疡。胀在里，故下之则已；疮在表，故汗之则已。此其为胀为疮，虽为腠理开闭之常，然寒热甚者病则甚，微者病则微，乃有大小之异耳。

王氏曰："西北、东南，言其大也。夫以气候验之，中原地形所居者，悉以居高则寒，处下则热。尝试观之，高山多雪，平川多雨，高山多寒，平川多热，则高下寒热可证见矣。

中华之地，凡有高下之大者，东西、南北各三分也。

其一者，自汉蜀江，南至海也；二者，自汉江，北至平遥县也；三者，自平遥北山，北至蕃界北海也。故南分大热，中分寒热兼半，北分大寒。南北分外，寒热尤极。大热之分其寒微，大寒之分其热微。然而登陟极高山顶，则南面北面，寒热悬殊，荣枯倍异也。

又，东西高下之别亦三矣，其一者，自汧源县，西至沙洲；二者，自开封县，西至汧源县；三者，自开封县，东至沧海也。故东分大温，中分温凉兼半，西分大凉。大温之分，其寒五分之二；大凉之分，其热五分之二。温凉分外，温凉尤极，变为大暄大寒也。约其大凡如此。然九分之地，寒极于西北，热极于东南。九分之地，其中有高下不同，地高处则燥，下处则湿，此一方之中小异也。若大而言之，是则高下之有二也。何者？中原地形，西高北高，东下南下。今百川满凑，东之沧海，则东南西北，高下可知。一为地形高下，故寒热不同；二则阴阳之气有少有多，故表温凉之异尔。

今以气候验之，乃春气西行，秋气东行，冬气南行，夏气北行。以中分校之，自开封至汧源，气候正与历候同。以东行校之，自开封至沧海，每一百里，秋气至晚一日，春气发早一日。西行校之，自汧源县西至蕃界碛石，其以南向及西北、东南者，每四十里，春气发晚一日，秋气至早一日；北向及东北、西南者，每一十五里，春气发晚一日，秋气至早一日。南行校之，川形有北向及东北西南者，每一十五里，阳气行晚一日，阴气行早一日；南向及东南西北川，每一十五里，热气至早一日，寒气至晚一日；广平之地，则每五十里，阳气发早一日，寒气至晚一日。北行校之，川形有南向及东南、西北者，每二十五里，阳气行晚一日，阴气行早一日；北向及东北、西南川，每一十五里，寒气至早一日，热气至晚一日；广平之地，则每二十里，热气行晚一日，寒气至早一日。大率如此。然高处峻处，冬气常在，平处下处，夏气常在，观其雪零草茂，则可知矣。

然地土固有弓形川、蛇形川、月形川，地势不同，生杀荣枯，地同而天异。凡此之类，有《离》向、丙向、《巽》向、乙向、《震》向处，则春气早至，秋气晚至，早晚校十五日；有丁向、《坤》向、庚向、《兑》向、辛向、《乾》向、《坎》向、《艮》向处，则秋气早至，春气晚至，早晚亦校二十日。是所谓带山之地也，审观向背，气候可知。

寒凉之地，腠理开少而闭多，闭多则阳气不散，故适寒凉腹必胀也。湿热之地，腠理开多而闭少，开多则阳气发散，故往温热皮必疮也。下之则中气不余，故胀已；汗之则阳气外泄，故疮已。”

按：王氏此论，以中国之地分为九宫，而九宫之中复分其东西南北之向，则阴阳寒热各有其辨，不可不察也。详汉蜀江，即长江也。自江至南海，《离》宫也；自江至平遥县，中宫也，今属山西汾州界；自平遥北至蕃界北海，《坎》宫也。此以南北三分为言也。汧源县，即汧阳县，今属陕西凤翔府。自汧源西至沙洲，《兑》宫也；自开封西至汧源，中宫也；自开封东至沧海，《震》宫也。此以东西三分为言也。五正之宫得其详，则四隅之气可察矣。

帝曰：“其于寿夭何如？”

土地之气既不同，则人之寿夭亦有异也。

岐伯曰：“阴精所奉其人寿，阳精所降其人夭。”

阴精所奉之地，阳气坚固，故人多寿，谓崇高之处也；阳精所降之地，阳气易泄，故人多夭，谓污下之处也。

帝曰："善！其病者，治之奈何？"岐伯曰："西北之气，散而寒之，东南之气，收而温之，所谓同病异治也。

西北气寒，寒固于外，则热郁于内，故宜散其外寒，清其内热；东南气热，气泄于外，则寒生于中，故宜收其外泄，温其中寒。此其为病则同，而治则有异也。

故曰：'气寒气凉，治以寒凉，行水渍之；气温气热，治以温热，强其内守。'必同其气，可使平也，假者反之。"

西北气寒气凉，人多食热而内火盛，故宜治以寒凉，及行水渍之法，谓用汤液浸渍，以散其外寒也。东南气温气热，人多食凉而内寒生，故宜治以温热，又必强其内守，欲令阳气不泄，而固其中也。天气地气有阴阳升降，病治亦有阴阳升降，用合气宜，是同其气而病可平矣。然西北未必无假热，东南未必无假寒，假者当反治，则西北有当热，东南有当寒者矣。然余备历南北，还是热方多热病，寒方多寒病，又不可不知也。真假详义，有按在论治类四。

帝曰："善！一州之气，生化寿夭不同，其故何也？"岐伯曰："高下之理，地势使然也。崇高则阴气治之，污下则阳气治之，阳盛者先天，阴胜者后天，此地理之常，生化之道也。"

一州之地，非若天下之广，其中亦有生化寿夭之不同者，以地势有高下耳。高者阴气升而治之，阴性迟，故物之荣枯皆后天而至。后天者，其荣迟，其枯亦迟，故多寿也。下者阳气降而治之，阳性速，故物之成败皆先天而至。先天者，其成速，其败亦速，故多夭也。观孙真人曰："婴儿三岁以上，十岁以下，观其性气高下，即可知其寿夭。

大略儿小时敏悟过人者多夭，则项橐、颜回之流是也。小儿骨法成就，威仪迴转迟舒，稍费人精神雕琢者寿。其预知人意，迴旋敏速者亦夭，则杨修、孔融之流是也。”由此言之，寿夭大略可知也。亦由梅花早发，不睹岁寒，甘菊晚荣，终于年事，是知晚成者，寿之证也。此即先天后天之义。

帝曰：“其有寿夭乎？”岐伯曰：“高者其气寿，下者其气夭，地之小大异也，小者小异，大得大异。

地有高下，则气有阴阳，寿夭之所由也。然大而天下，则千万里之遥，有所异也；小而一州，则数十里之近，亦有所异也。故小有小之异，大有大之异。

故治病者，必明天道地理，阴阳更胜，气之先后，人之寿夭，生化之期，乃可以知人之形气矣。”

不明天道，则不知运气之变；不明地理，则不知方土之宜；不明阴阳更胜，则本末俱失；不明气之先后，则缓急倒施；不明寿夭生化之期，则中无确见而轻率招尤。凡此数者，缺一不可，斯足因形以察人之外，因气以知人之内，而治病之道，庶保万全矣。

类经二十六卷

运　气　类

十七、六十年运气，病治之纪。

（《素问·六元正纪大论》）

黄帝问曰："六化六变，胜复淫治，甘苦辛咸酸淡先后，余知之矣。夫五运之化，或顺五气，

"五气"，当作天气。

或逆天气，或顺天气而逆地气，或顺地气而逆天气，或相得，或不相得，余未能明其事。欲通天之纪，顺地之理，和其运，调其化，使上下合德，无相夺伦，天地升降，不失其宜，五运宣行，勿乖其政，调之正味，顺逆奈何？"

五运之化，与司天在泉之气有所异同，同则为顺，异则为逆，顺则相得，逆则不相得也。自"通天之纪"至"勿乖其政"，谓必察上中下三气之化，而调和于逆顺之间，即下文折其郁气、资其化源、抑其运气、扶其不胜、无使过暴而生其疾等义也。调之正味顺逆，即下文食岁谷以全其真、及用寒远寒、用热远热等义也。

岐伯稽首再拜对曰："昭乎哉问也！此天地之纲纪，变化之渊源，非圣帝孰能穷其至理欤？臣虽不敏，请陈其道，令终不灭，久而不易。"

天地万物，皆不能外乎六元之化，是六元者，即天地之纲纪，变化之渊源也。

帝曰：“愿夫子推而次之，顺其类序，分其部主，别其宗司，昭其气数，明其正化，可得闻乎？”

“类序”者，类分六元，序其先后，如太阳之类皆属辰戌者是也。“部主”者，凡天地左右，主气静，客气动，各有分部以主岁时，如六气五音，次有不同者是也。“宗司”者，统者为宗，分者为司也。“气数”者，五行之化，各有其气，亦各有其数也。“正化”者，当其位者为正，非其位者为邪也。诸义即如下文。

岐伯曰：“先立其年以明其气，金、木、水、火、土运行之数，寒、暑、燥、湿、风、火临御之化，则天道可见，民气可调，阴阳卷舒，近而无惑，数之可数者，请遂言之。”

“先立其年”，如甲子、乙丑之类是也，年辰立则岁气可明矣。“卷”，上声，末一“数”字上声。

帝曰：“五运气行主岁之纪，其有常数乎？”岐伯曰：“臣请次之。”

此一节二十二字，及下文五运气行主岁之纪，原本分列两篇，且多重复，殊不易观，今并类为一，以便详阅。

帝曰：“太阳之政奈何？”岐伯曰：“辰戌之纪也。

壬辰　壬戌岁

上太阳水，

辰戌年，太阳寒水司天。司之为言主也，主行天令，其位在上。后仿此。

中太角木运，

壬年岁运也。壬为阳木，故属太角。运之为言动也，主气交之化，其位在中。后仿此，

下太阴土。

本年湿土在泉也。在泉者主地之化，气行地中，其位在下。后仿此。

其运风，其化鸣紊启拆，

风为木化。“鸣”，风木声也。“紊”，繁盛也。“启拆”，萌芽发而地脉开也。此单言壬年风运之正化。后仿此。《五常政大论》曰：“其德鸣靡启拆。”“紊”，音文。

其变振拉摧拔，

“振”，撼动也。“拉”，支离也。“摧”，败折也。“拔”，发根也。壬为阳木，风运太过，则金令承之，故有此变。“拉”，音腊。

其病眩掉目瞑。

目运曰眩，头摇曰掉，目不开曰瞑。木运太过，故有此风木之病。“掉”，提料切。

寒化六，

六者水之成数，太过者其数成，此言太阳司天也。后仿此。详义见《图翼》一卷《五行生成数图解》中。按：《新校正》云：“壬辰寒化六，壬戌寒化一。”盖言对化从标成数，正化从本生数也。义似未然，有愚按在后厥阴之政。

风化八，

八者木之成数，此言中运也，壬木太过，故其数八。义详《五行生成数图解》中。后仿此。

雨化五，

五者土之生数，此言在泉也，土常以生，故其数五。后仿此。

正化度也。

此结上文三句，言本年上中下三气正化之度。“正化”，正气所化也。“度”，即日也，日即度也。指气令用事之时候也。后仿此。

其化上苦温，中酸和，下甘温，药食宜也。

“其化”，言气化病治之宜也。本年寒水在上，故宜苦温；太角在中，故宜酸和；湿土在下，故宜甘温。此所谓药食之宜也。后仿此。《玄珠》云：“上甘温，下酸平。”

太角初正　**少徵　太宫　少商　太羽**终，

此本年主客五运之序，皆以次相生者也。每年四季主运，在春属木，必始于角而终于羽，故于角下注初字，羽下注终字，此所以纪主运也。客运则随年干之化，如壬年阳木起太角，丁年阴木起少角，戊年阳火起太徵，癸年阴火起少徵，各年不同，循序主令，所以纪客运也。然惟丁壬木运之年，主客皆起于角，故于角音之下，复注正字，谓气得四时之正也。详具《图翼》二卷《主客运图》及《五音建运图解》中。后仿此。

戊辰　戊戌岁

上太阳水，

同前。

中太徵火运，

戊为阳火，故曰太徵。

下太阴土。

同前。

同正徵。

本年火运太过，得司天寒水制之，则火得其平，故云同正徵，所谓赫曦之纪、上羽与正徵同者此也。后仿此。

其运热，其化暄暑郁燠，

此戊年火运之正化也。《五常政大论》“燠”作“热”。

其变炎烈沸腾，

沸腾者，水气之熏蒸也。戊为火运太过，则寒水承之，故有此变。

其病热郁。

火运太过，故有是病。

寒化六，

言司天也。义同前。

热化七，

七者火之成数，戊火太过，故其数成也。后仿此。

湿化五，

义同前。

所谓正化日也。

日即度也。此结上文三句，义与前同。后仿此。

其化上苦温，中甘和，下甘温，所谓药食宜也。

本年上下之治俱同前，惟中运太徵与前不同，故宜治以甘和也。后仿此。《玄珠》云："上甘温，下酸平。"

太徵　少宫　太商　少羽终　**少角**初

初终者，纪主运也。戊为阳火，故起于太徵，纪客运也。详义见《图翼》二卷《五音太少相生》及《主运客运图说》中。后仿此。

甲辰　甲戌岁

俱岁会，又同天符。

上太阳水，中太宫土运，

甲为阳土，故属太宫。

下太阴土。其运阴埃，其化柔润重泽，

"埃"，尘也。"柔润重泽"，皆中运湿土之正化。《五常政大论》"泽"作"淖"。

其变震惊飘骤，

土运太过则风木承之，故有是变。

其病湿、下重。

土湿之病也。

寒化六，

司天。

湿化五，

中运与在泉同气，故只言湿化五而止。

所谓正化日也。其化上苦热，中苦温，下苦温，药食宜也。

“中苦温”，治湿土也。《玄珠》云：“上甘温，下酸平。”

太宫　少商　太羽终　**太角**初　**少徵**

本年土运太过，故起于太宫。然生太宫者少徵，生少徵者太角，故土运以太角为初。后仿此。

庚辰　庚戌岁

上太阳水，中太商金运，

庚为阳金，故属太商。

下太阴土。其运凉，其化雾露萧瑟，

此庚年金运之正化也。

其变肃杀凋零，

金运肃杀，万物凋零，火气承金，即阳杀之象。

其病燥、背瞀胸满，

金气太过，故病燥。肺金受病，故背闷瞀而胸胀满。“瞀”，音务。

寒化一，

言司天也。一者水之生数。然本篇曰太过者其数成，似亦当云六也。

清化九，

中运。

雨化五，

在泉。

正化度也。其化上苦热，中辛温，下甘热，药食宜也。

“中辛温”，辛从金化，太商宜温也。《玄珠》云：“上甘温，下酸平。”

太商　少羽终　少角初　太徵　少宫

丙辰　丙戌岁俱天符。

上太阳水，中太羽水运，

丙为阳水，故属太羽。

下太阴土。其运寒，其化凝惨凓冽，

此丙年水运之正化也。《五常政大论》作“其德凝惨寒氛。”

其变冰雪霜雹，

水太过者，土气承之，故有此变。冰雹者，土之象也。

其病大寒，留于溪谷。

“溪谷”者，筋骨肢节之会。水运太过，寒甚气凝，故为是病。

寒化六，

司天、中运同。

雨化五，

在泉。

正化度也。其化上苦热，中咸温，下甘热，药食宜也。

“中咸温”，咸从水化，太羽宜温也。《玄珠》云：“上甘温，下酸平。”

太羽终　太角初　少徵　太宫　少商

凡此太阳司天之政，气化运行先天。

此下总结辰戌年太阳司天六气之化也。凡子、寅、辰、午、申、戌，六阳年皆为太过；丑、亥、酉、未、巳、卯，六阴年皆为不及。太过之气，常先天时而至，故其生、长、化、收、藏，气化运行皆早；不及之气，常后天时而至，故其气化运行皆迟。如《气交变大论》曰："太过者先天，不及者后天。"本篇后文曰："运太过则其至先，运不及则其至后。"皆此义也。后仿此。

天气肃，地气静，寒临太虚，阳气不令，水土合德，上应辰星、镇星。

太阳寒水司天，则太阴湿土在泉，故天气肃，地气静，水土合德，而二星当先后明也。

其谷玄黅。

玄应司天，黅应在泉，本年正气所化。

其政肃，其令徐，寒政大举，泽无阳焰，则火发待时。

政肃者寒之气，令徐者阴之性也。寒盛则火郁，郁极必发，待旺时而至也。

少阳中治，时雨乃涯。

"少阳中治"，三之主气也。以相火旺时，而寒水之客胜其主，故时雨乃涯。"涯"，水际也，雨至之谓。

止极雨散，还于太阴，云朝北极，湿化乃布，

岁半之后，地气主之。自三气止极，雨散之后，交于四气，则在泉用事，而太阴居之，故又云朝北极，湿化布焉。

泽流万物，寒敷于上，雷动于下，

"泽流万物"，土之德也。"雷动于下"，火郁发也。

寒湿之气，持于气交。

上寒下湿，相持于气交之中也。气交详义，见前第九。

民病寒湿发，肌肉痿，足痿不收，濡泻血溢。

血溢者，火郁之病，他皆寒湿使然。

初之气，地气迁，气乃大温，草乃早荣，

本年初之气，少阳用事。上年在泉之气，至此迁易，故曰地气迁。后仿此。然上年终气，君火也。今之初气，相火也。二火之交，故气乃大温，草乃早荣。

民乃疠，温病乃作，身热头痛呕吐，肌腠疮疡。

客气相火，主气风木，风火相搏，故为此诸病。肌腠疮疡，斑疹之属也。

二之气，大凉反至，民乃惨，草乃遇寒，火气遂抑，

燥金用事，故大凉至而火气抑。

民病气郁中满，寒乃始。

清寒滞于中，阳气不行也。

三之气，天政布，寒气行，雨乃降，

三之气，即司天也。太阳寒水用事，故寒气行，雨乃降。

民病寒，反热中，痈疽注下，心热瞀闷，不治者死。

民病寒，反为热中等症，即人伤于寒而为病热之理，亦《五常政大论》所谓太阳司天、寒气下临、心气上从之义。盖寒水侮阳，则火无不应，若不治之，则阳绝而死矣。按：六气司天，皆无“不治者死”之说，而惟此太阳寒水言之，可见人以阳气为生之本，又不可不顾也。

四之气，风湿交争，风化为雨，乃长、乃化、乃成，

厥阴客气用事，而加于太阴主气，故风湿交争而风化为雨。木得土化，故乃长、乃化、乃成也。

民病大热少气，肌肉痿足痿，注下赤白。

厥阴木气，值大暑之时，木能生火，故民病大热。以客胜主，脾土受伤，故为少气肉痿等症。

五之气，阳复化，草乃长、乃化、乃成，民乃舒。

五之气，少阴君火用事，岁半之后，地气主之，以太阴在泉而得君火之化，故万物能长能成，民亦舒而无病。

终之气，地气正，湿令行，阴凝太虚，埃昏郊野，民乃惨凄，寒风以至，反者孕乃死。

太阴湿土在泉，地气正也，故湿令行，阴凝太虚，埃昏郊野。民情喜阳恶阴，故惨凄。以湿令而寒风至，风能胜湿，故曰反，反者，孕乃死。所以然者，人为倮虫，从土化也，风木非时相加，故土化者当不育也。

故岁宜苦以燥之温之，

以上十年，皆寒水司天，湿土在泉，湿宜燥之，寒宜温之。味必苦者，苦从火化，治寒以热也。

必折其郁气，先资其化源，

"折其郁气"，泻有余也。"资其化源"，补不足也。如上文寒水司天则火气郁，湿土在泉则水气郁，故必折去其致郁之气，则郁者舒矣。又如补遗《本病篇》曰："辰戌之岁，木气升之，主逢天柱，胜而不前；少阳降地，主窒地玄，胜之不入。"故《刺法论》云："木欲升而天柱窒抑之，当刺足厥阴之井；火欲降而地玄窒抑之，当刺足少阴之所出，足太阳之所入"等义，皆所以折其郁气也。"化源"者，化生之源。如本年火失其养则当资木，金失其养则当资土，皆自其母气资养之，则被制者可以无伤，亦化源之谓。按《新校正》云："详水将胜也，先于九月迎取其化源，先泻肾之源也。"盖以水旺十月，故先于九月迎而取之，泻水所以补火也。此亦一义，但资取之辨，似于太过之气当曰取，不及之气当曰资。然本篇六气司天，如太阳、阳明、厥阴，俱言资其化源，少阳、太阴、少阴，俱言先取化源，其或言资或言取者，盖资中非不言取，取中非不言资，皆互文耳，但总不外乎化源者，即必求其本之义。《本病、刺法》二论六气升降等义，见后三十七、八等章。

抑其运气，扶其不胜，无使暴过而生其疾。

运言五运，气言六气。如太角岁脾不胜，太徵岁肺不胜，太宫岁肾不胜，太商岁肝不胜，太羽岁心不胜，此五运也。六气者，如上文十年，寒水司天则心火不胜，太阴在泉则肾水不胜。诸太过者抑之，不胜者扶之，则气无暴过而疾不生矣。后仿此。

食岁谷以全其真，避虚邪以安其正。

“岁谷”，即上文玄黅谷也。其得岁气最厚，故能全真。“虚邪”者，从其冲后来为虚风，伤人者也。义详后三十五。

适气同异，多少制之，同寒湿者燥热化，异寒湿者燥湿化，

“适”，酌所宜也。“气”，司天在泉之气也。“同异”，运与气会有异同也。“多少制之”，因其同异之多少，而为制以治之也。如太宫太商太羽，岁运同寒湿者，则当用燥热所化之物，盖燥以治湿，热以治寒也。若太徵太角，岁运异寒湿者，则或从气之寒湿而用燥热之化，或从运之风热而用寒湿之化，当各因其同异多少以制之耳。

故同者多之，异者少之。

气运同者其气甚，非多不足以制之；异者其气微，当少用以调之也。

用寒远寒，用凉远凉，用温远温，用热远热，食宜同

法。

“远”，避也。言用寒药者，当远岁气之寒，用凉药者，当远岁气之凉，温热者亦然。凡饮食居处之宜，皆所同法而岁气当察也。

有假者反常，反是者病，所谓时也。”

“假者反常”，谓气有假借而反乎常也。如夏当热而反寒，冬当寒而反热，春秋亦然。反者病，以其违于时也。按后文曰：“假者何如？所谓主气不足，客气胜也。”即此之谓。详见后二十三。

帝曰：“善！阳明之政奈何？”岐伯曰：“卯酉之纪也。

丁卯岁会丁酉岁

上阳明金，

司天。

中少角木运，

岁运丁为阴木，故属少角。

下少阴火。

在泉。

同正商。

丁年岁木不及，而司天燥金胜之，则金兼木化，反得其政，所谓委和之纪，上商与正商同也。

其运风、清、热。

风为中运少角之气，清为胜风之气，热为复清之气。余少运胜复皆同。后仿此。

清化热化胜复同，所谓邪气化日也。

丁年少角，木运不及，故有燥金来胜之清化，有清化，则有火子来复之热化。然皆非本年正化，故曰邪化日也。“同”者，谓二年相同也。凡阴年不及，故有胜复邪化，而阳年则不言胜气。后仿此。

灾三宫。

“灾”，伤也。“三宫”，东方《震》宫，木正之方也。木运不及，故本方受灾。阳年太过，则不言灾宫也。五方宫次，详《图翼》二卷《九宫星野图说》。凡言灾宫，皆以五正宫生数为例，故言三不言八。后仿此。

燥化九，

司天也。

风化三，

中运不及，其数生也。

热化七，

在泉也。

所谓正化日也。

结上文三句，乃本年上中下正气之所化也。

其化上苦小温，中辛和，下咸寒，所谓药食宜也。

“上苦小温”，苦属火，以治金也。“中辛和”，辛属金，以和少角也。“下咸寒”，以水治火也。《玄珠》云：“上苦热。”

少角初正　**太徵**　**少宫**　**太商**　**少羽**终

癸卯　**癸酉岁**俱同岁会。

上阳明金，中少徵火运，

癸为阴火，故属少徵。

下少阴火。同正商。

癸年火运不及，上见燥金，则金得其政，所谓伏明之纪，上商与正商同也。

其运热、寒、雨。

“热”，少徵运也。“寒”，胜气也。“雨”，复气也。

寒化雨化胜复同，所谓邪气化日也。

义同上文。

灾九宫，

“九”，南方《离》宫也。火运不及而胜复所由，故灾及之。

燥化九，

司天。

热化二，

运与在泉同。

所谓正化日也。其化上苦小温，中咸温，下咸寒，所谓药食宜也。

中少徵火，故治虽用咸而必温也。上下同前。《玄珠》云：“上苦热。”

少徵 太宫 少商 太羽终 太角初

己卯 己酉岁

详二年，金与土运虽相得，然子临父位为逆。

上阳明金，中少宫土运，

己为阴土，故属少宫。

下少阴火。其运雨、风、凉。

“雨”，少宫之气。“风”，胜气也。“凉”，复气也。

风化清化胜复同，邪气化度也。

义同前。凡上下文曰凉、曰清、曰燥，皆金气之化也。后仿此。

灾五宫。

“五”，中宫也。土运不及，故灾及之。

清化九，

司天。

雨化五，

中运。

热化七，

在泉。

正化度也。其化上苦小温，中甘和，下咸寒，药食宜也。

“中甘和”，治土运不足也。上下同前。

少宫 太商 少羽终 少角初 太徵

乙卯天符。**乙酉岁**岁会，太一天符。

上阳明金，中少商金运，

乙为阴金，故属少商。

下少阴火。同正商。

乙年金运不足，得阳明司天之助，所谓从革之纪，上商与正商同也。

其运凉、热、寒。

凉为少商之气，热为胜气，寒为复气。

热化寒化胜复同，邪气化度也。

义同上。

灾七宫。

“七”，西方《兑》宫也。金运不及，故灾及之。

燥化四，

司天。

清化四，

中运。

热化二，

在泉。

正化度也。其化上苦小温，中苦和，下咸寒，药食宜

也。

“中苦和”，苦从火化，所以制金，金运不足，故治宜苦和。上下俱同前。

少商 太羽终 太角初 少徵 太宫

辛卯 辛酉岁

上阳明金，中少羽水运，

辛为阴水，故属少羽。

下少阴火。辛卯少宫同。

辛为水运不及，土得乘之，故与少宫同也。

按：五运不及之岁，凡三十年，内除丁巳丁亥、己巳己亥、乙巳乙亥同正角，丁卯丁酉、癸卯癸酉、乙卯乙酉同正商，丁丑丁未、己丑己未、辛丑辛未同正宫外，尚余不及者十二年。内癸巳、癸亥、癸丑、癸未四年，火不及也，当云少徵与少羽同。但巳亥二年，少阳在泉，同岁会也，火气有助，故不言同少羽；丑未二年，湿土在上，土能制水，故亦不言同少羽。己卯己酉二年，土不及也，当云少宫与少角同，但卯酉燥金在上，金能制木，故不言同少角。乙丑乙未二年，金不及也，当云少商与少徵同，但丑未寒水在泉，水能制火，故不言同少徵。辛巳、辛亥、辛卯、辛酉四年，水不及也，当云少羽与少宫同，但巳亥二年，风木司天，木能制土，故不言同少宫。凡此十二年中，除去以上十年，只有辛卯辛酉二年，为少羽同少宫也，故于此独言之。然但言少宫而不言正宫者，盖非有司天当令，则气不甚旺也。本节只言辛卯，不言辛酉，或其传久之误耳。

其运寒、雨、风。

“寒”，运气。“雨”，胜气。“风”，复气。

雨化风化胜复同，邪气化度也。

义同前。

灾一宫。

“一”，北方《坎》[①] 宫也。水运不及，故灾及之。

清化九，

司天。

寒化一，

中运。

热化七，

在泉。

正化度也。其化上苦小温，中苦和，下咸寒，药食宜也。

中苦和，以火温中也。上下同前。

少羽终　少角初　太徵　少宫　太商

凡此阳明司天之政，气化运行后天。

此总结卯酉年，阳明司天，六气之化也。凡此卯酉十年，岁气不足，故气化运行后天。详义见前太阳之政。

天气急，地气明，

燥金司天，故急。君火在泉，故明。

阳专其令，炎暑大行，物燥以坚，淳风乃治，风燥横运，流于气交。

凡阳明司天之年，金气不足，火必乘之，故阳专其令，炎暑大行。木亦无畏，故淳风乃治。金木之气并行，则风燥横于岁运，流于气交之际也。

---

① 国中按：《坎》，原文作“水”，考景岳此文，其它八宫，均用八卦名之，不用五行，此独以水者，似不统一，故改之。

多阳少阴，云趋雨府，湿化乃敷，燥极而泽。

“多阳少阴”，火气胜也。“云趋雨府，湿化乃敷，燥气盛极，化为雨泽”，皆火土合气于气交也。“雨府”，谓土厚湿聚之处。

其谷白丹，

白应司天，丹应在泉，正气所化，即岁谷也。

间谷命太者。

“间谷”，间气所化之谷也。“命”，天赋也。“太”，气之有余也。除正化岁谷之外，则左右四间之化，皆为间谷。但太者得间气之厚，故其所化独盛，是为间谷；少者得气之薄，则无所成矣。

按：太少间谷之义，其说有二：凡司天属太者，在泉必为少；司天属少者，在泉必为太。如卯酉年，阳明司天，少在上也；少阴在泉，太在下也。“命其太者”，则当以在泉之间气，命其谷也。左为太阴，其色黄；右为厥阴，其色苍。是苍黄二色者，为本年之间谷，此以上下言也。后凡巳亥丑未年，皆察在泉左右之气，以求间谷，其义仿此。然本篇凡不及之岁则言间谷，而太过之岁则无，似又以胜制之气为间谷也。如卯酉年，金气不及，则火胜木强，其谷丹苍也；巳亥年，木气不及，则金胜土强，其谷白黄也；丑未年土气不及，则木胜水强，其谷苍黑也。亦皆命太之义。故凡君火相火寒水司天之年，正化有余，则别无命太之间谷矣，此以岁气言也。总之，岁候不齐，凡在气之有余者便是太，则所受必盛，而五谷之成所以有厚薄之分也。惟不以本年正化所出，故皆可谓之间谷，但当因气求之则善矣。后仿此。

其耗白甲品羽。

“耗”，伤也。白与甲，金所化也。“品羽”，火虫品类也。本年卯酉，金气不及而火胜之，则白甲当耗，火胜而水复，则羽虫亦耗。或此义也。然又惟厥阴司天亦曰其耗文角品羽，余者皆无，未详其义。

金火合德，上应太白荧惑。

上金下火，故云合德，而二星当明。

其政切，其令暴，

金火之气也。

蛰虫乃现，流水不冰。

君火在泉也。

民病咳，嗌塞、寒热、发暴、振慄、癃闭。

皆金火燥热之病。

清先而劲，毛虫乃死，

司天金气在先，木受其克，故毛虫死。

热后而暴，介虫乃殃。

在泉火气居后，金受其制，故介虫殃。

其发暴，胜复之作，扰而大乱，清热之气，持于气交。

天气地气，金火相持，故胜复互作，阴阳扰乱也。气交者，三四气之际。

初之气，地气迁，阴始凝，气始肃，水乃冰，寒雨化。

初气太阴用事，时寒气湿，故阴凝；燥金司天，故气肃。“水冰”者，气肃所成；“寒雨”者，湿土所化。

其病中热胀，面目浮肿，善眠，鼽衄嚏欠呕，小便黄赤，甚则淋。

主气风，客气湿，风为阳，湿为阴，风湿为患，脾肾受伤，故为此诸病。

二之气，阳乃布，民乃舒，物乃生荣，

相火用事于春分之后，故其气应如此。

疠大至，民善暴死。

主君火，客相火，二火交炽，臣位于君，故疫疠大至，民善暴死。

三之气，天政布，凉乃行，燥热交合，燥极而泽，

天政布，司天燥金用事也，故凉乃行。然主气相火当令，故燥热交合。至三气之末以交四气，则主太阴，客太阳，故燥极而泽矣。

民病寒热。

以阳盛之时，行金凉之气，故民病寒热。

四之气，寒雨降；

太阳用事于湿土旺时，故寒雨降也。

病暴仆振慄，谵妄少气，嗌干引饮，及为心痛、痈肿疮疡、疟寒之疾，骨痿血便。

四气之后，在泉君火所主，而太阳寒水临之，水火相犯，故为暴仆振慄及心痛等病，皆心肾二经也。

五之气，春令反行，草乃生荣，

厥阴风木用事，而得在泉君火之温，故春令反行，草乃生荣。

民气和。

终之气，阳气布，候反温，蛰虫来现，流水不冰，

少阴君火用事，故其气候如此。

民乃康平，其病温。

其病为温，火之化也。

故食岁谷以安其气，食间谷以去其邪。

“岁谷”，正气所化，故可安其气。“间谷”，间气所生，故可以去邪。去邪者，有补偏救弊之义，谓实者可用以泻，虚者可用以补。义见前。

岁宜以咸、以苦、以辛，汗之、清之、散之。

咸从水化，治在泉之君火也；苦从火化，治司天之燥金也。“以辛”者，辛从金化，本年火盛金衰，同司天之气，以求其平也。然燥金司天，则岁半之前，气过于敛，故宜汗之、散之；君火在泉，则岁半之后，气过于热，故宜清之也。

安其运气，无使受邪，折其郁气，资其化源。

“安”者，顺其运气而安之也。本年燥金司天则木郁，君火在泉则金郁，详义见前。又如补遗《本病篇》曰：“卯酉之年，太阳升天，主窒天芮，胜之不前；太阴降地，主窒地苍，胜之不入。”故《刺法论》于“水欲升而天芮窒抑之，当刺足少阴之合；土欲降而地苍窒抑之，当刺足厥阴之所出，足少阳之所入。”王氏注曰：“化源，谓六月迎而取之也。”新校正云：“按金旺七月，故迎于六月，泻金气。”是皆折其郁气，资取化源之义。

以寒热轻重，少多其制，

本年上清下热，其气不同。故寒多者，当多其热以温之；热多者，当多其寒以清之。

同热者多天化，同清者多地化。

“同”者，言上文十年，运与天地各有所同也。凡运与在泉少阴同热者，则当多用司天阳明清肃之化以治之，故曰同热者多天化，如前少角少徵年，木火同归热化者是也。运与司天阳明同清者，则当多用在泉少阴温热之化以治之，故曰同清者多地化，如前少宫少商少羽年，土金水同归寒化者是也。

用凉远凉，用热远热，用寒远寒，用温远温，食宜同

法，有假者反之，此其道也。

此节义见前太阳之政。“假者反之”，谓当反而治之也。详见本类前十六。

反之者，乱天地之经，扰阴阳之纪也。”

“反之者”，谓不知以上治法而反其用，故足以乱天地之经纪。

帝曰：“善！少阳之政奈何？”岐伯曰：“寅申之纪也。

壬寅　壬申岁

俱同天符。以太角之年而相火司天，子居母上，则其气逆。

上少阳相火，

司天。

中太角木运，

中运。

下厥阴木。

在泉。

其运风鼓，其化鸣紊启拆，

此壬年太角之正化。《五常政大论》“化”作“德”，“紊”作“靡”。

其变振拉摧拔，

太角之变。

其病掉眩支胁惊骇。

风木相火合病也。

火化二，

司天。

风化八，

运与在泉同。

所谓正化日也。其化上咸寒，

治司天之火。

中酸和，

木运太过，故宜酸和。

下辛凉，

治在泉也。木火合气，故宜辛凉。

所谓药食宜也。

太角初正　**少徵　太宫　少商　太羽**终

戊寅　戊申岁

俱天符。新校正云："详戊申年与戊寅年小异，申为金，佐于肺，肺受火刑，其气稍实，民病得半。"

上少阳相火，中太徵火运，下厥阴木。其运暑，其化暄嚣郁燠，

"暄嚣"，火盛之象。此戊年太徵之正化。《五常政大论》"化"作"德"，"嚣"作"暑"。

其变炎烈沸腾，

太徵之变。

其病上热郁、血溢血泄心痛。

火之为病，内应于心。

火化二，

司天与运同。

风化三，

在泉。

正化度也。其化上咸寒，中甘和，下辛凉，药食宜也。

中甘和者，太徵之火，泻以甘也。上下同前。

太徵　少宫　太商　少羽终　**少角**初

甲寅　甲申岁

上少阳相火，中太宫土运，下厥阴木。其运阴雨，其化柔润重泽，

甲年太宫之正化。

其变震惊飘骤，

太宫之变。

其病体重浮肿痞饮。

皆太宫湿胜之病。

火化二，

司天。

雨化五，

中运。

风化八，

在泉。

正化度也。其化上咸寒，中咸和，下辛凉，药食宜也。

“中咸和”，以软坚利湿，治土胜也。上下同前。

太宫　少商　太羽终　**太角**初　**少徵**

庚寅　庚申岁

上少阳相火，中太商金运，下厥阴木。同正商。

本年金运太过，遇相火司天制之，则金得其平，所谓坚成之纪，上徵与正商同也。

其运凉，其化雾露清切，

此庚年太商之正化，《五常正大论》云：其德雾露萧瑟。”

其变肃杀凋零，

太商之变。

其病肩背胸中。

金邪在肺也。

火化七，

司天。

清化九，

中运。

风化三，

在泉。

正化度也。其化上咸寒，中辛温，下辛凉，药食宜也。

中运同正商，故宜辛温。上下同前。

太商　太羽终　少角初　太徵　少宫

丙寅　丙申岁

新校正云："详丙申之岁，申金生水，水化之令转盛，司天相火为病当减半。"

上少阳相火，中太羽水运，下厥阴木。其运寒肃，其化凝惨凓冽，

此丙年太羽之正化。《五常政大论》云："其德凝惨寒氛。"

其变冰雪霜雹，

太羽之变也。此上二条，与丙辰、丙戌年文同，但彼以寒水司天，此以相火司天，必有微甚于其间者。

其病寒浮肿。

太羽寒胜之病。

火化二，

司天。

寒化六，

中运。

风化三，

在泉。

所谓正化日也。其化上咸寒，中咸温，下辛温，所谓药食宜也。

“中咸温”，咸同水化，温以治寒也。“下辛温”，以在泉之木，兼寒运之气也。《玄珠》云：“下辛凉。”

太羽终　太角初　少徵　太宫　少商

凡此少阳司天之政，气化运行先天。

此总结寅申年，少阳司天，六气之化也。先天义见前。

天气正，地气扰，

少阳火气司天，阳得其位，故天气正。厥阴木气在泉，风动于下，故地气扰。

风乃暴举，木偃沙飞，炎火乃流。

此风木在泉、相火司天之化。

阴行阳化，雨乃时应。

太阴湿土，主二之气，与少阳并行于岁半之前，故阴行阳化，雨乃时应。

火木同德，上应荧惑、岁星。

火木同气，故二星当明。按：六气司天，惟少阳厥阴言同德，其他皆言合德。盖此以上下相生，本乎一气，故言同；彼以上下相制，各行其政，故云合也。

其谷丹苍。

丹应司天，苍应在泉。

其政严，其令扰，故风热参布，云物沸腾，太阴横流。寒乃时至，凉雨并起。

此皆木火之化，火盛则寒水来复，故寒至雨起。

民病寒中，外发疮疡，内为泄满，

火盛于外，故民病寒中。外热，故为疮疡；内寒，故为泄满。

故圣人遇之，和而不争。

圣人调摄得中，故使水火气和，而不至争也。

往复之作，民病寒热疟泄，聋瞑呕吐，上怫肿色变。

热盛寒复，则水火交争，故为诸病。“怫”，音佛，心郁不舒也。

初之气，地气迁，风胜乃摇，寒乃去，候乃大温，草木早荣，寒来不杀。

初气君火用事，而兼相火司天，故气候大温也。地气迁，义见前。

温病乃起，其病气怫于上，血溢目赤，咳逆头痛，血崩胁满，肤腠中疮。

君相二火合气，故其为病如此。

二之气，火反郁，白埃四起，云趋雨府，风不胜湿，雨乃零，民乃康。

太阴湿土用事，故主气君火反郁，而埃起湿胜雨零也。然主客相生，故民乃康。

其病热郁于上，咳逆呕吐，疮发于中，胸嗌不利，头痛身热，昏愦脓疮。

皆湿热所化之病。“愦”，音贵，心乱也。

三之气，天政布，炎暑至，少阳临上，雨乃涯。

“天政布”，司天布化也。客主之气，皆属少阳，相火专令，故炎暑至，雨乃涯。涯言其际，凡雨之起止，皆得云也。

民病热中，聋瞑血溢，脓疮咳呕，鼽衄渴嚏欠，喉痹目赤，善暴死。

客主之火交炽，故为热病如此。

四之气，凉乃至，炎暑间化，白露降，民气和平。

燥金之客，加于湿土之主，故凉气至而炎暑间化。“间”者，时作时止之谓。土金相生，故民气和平。

其病满，身重。

燥胜者，肺自病，故胸中满；湿胜者，脾自病，故身体重。

五之气，阳乃去，寒乃来，雨乃降，气门乃闭，

寒水之客，加于燥金之主，水寒金敛，故候如此。“气门”，腠理孔窍也，所以发泄营卫之气，故曰气门。王氏注曰：“玄府也。”

刚木早凋，民避寒邪，君子周密。

金肃水寒，当畏避也。

终之气，地气正，风乃至，万物反生，霿雾以行，

厥阴在泉，风木用事，主气以寒水生之，故地得其正，而风至物生霿雾行也。“霿”，蒙、梦、茂三音。注：天气下，地气不应曰霿。

其病关闭不禁，心痛，阳气不藏而咳。

时当闭藏，而风木动之，风为阳，故其为病如此。

抑其运气，赞所不胜，

抑其太过，助其不及也。

必折其郁气，先取化源，

本年相火司天则金郁，风木在泉则土郁。“郁气、化源”，详义见前。又如《本病篇》曰：“寅申之年，阳明升天，主窒天英，胜之不前；少阴降地，主窒地玄，胜之不入。”故《刺法论》于“金欲升而天英窒抑之，当刺手太阴之经；火欲降而地玄窒抑之，当刺足少阴之所出，足太阳之所入。”王氏曰：“化源，年之前十二月，迎而取之。”《新校正》云：“详王注资取化源，俱注云取，其意有四等：

太阳司天取九月，阳明司天取六月，是二者先取在天之气也；少阳司天取年前十二月，太阴司天取九月，是二者乃先时取在地之气也。少阴司天取年前十二月，厥阴司天取四月，义不可解。按《玄珠》之说则不然，太阳阳明之月，与王注合，少阳少阴俱取三月，太阴取五月，厥阴取年前十二月。《玄珠》之义可解，王注之月疑有误也。”

暴过不生，苛疾不起。

能行上法，其气自和，故无暴过苛疾之患。《新校正》云：“详此不言食岁谷间谷者，盖此岁天地气正，上下通和，故不言也。”

故岁宜咸宜辛宜酸，渗之泄之，渍之发之，

以上十年，相火司天，风木在泉。咸从水化，能胜火也；辛从金化，能胜木也；酸从木化，顺木火之性也。“渗之泄之”，所以去二便之实；“渍之发之”，所以去腠理之邪也。

观气寒温，以调其过，同风热者多寒化，异风热者少寒化。

虽岁气宜用之治如上文，然必当观寒温之盛衰，以调其有过者也。故此十年之中，其大运有与在泉同风化、司天同热化者，则当多用寒化之品以治之，如太角太徵岁是也。其有异于在泉司天风热之化者，则当少用寒化之品以治之，如太宫、太商、太羽岁是也。

用热远热，用温远温，用寒远寒，用凉远凉，食宜同法，此其道也。有假者反之，反是者病之阶也。

详义见前太阳阳明之政。

帝曰：“善！太阴之政奈何？”岐伯曰：“丑未之纪也。

丁丑　丁未岁

上太阴土，

司天。

中少角木运，

中运。

下太阳水。

在泉。

同正宫。

本年木运不及，则土得其政，所谓委和之纪，上宫与正宫同也。

其运风、清、热。

风为中运少角之气，清为胜风之气，热为复清之气。

清化热化胜复同，邪气化度也。

详义见前阳明之政。

灾三宫。

“三”，东方《震》宫也。水运不及，故灾及之。

雨化五，

司天。

风化三，

中运。

寒化一，

在泉。

正化度也。其化上苦温，

苦温从火化，治司天之湿也。

中辛温，

辛从金化，治中运之风木也。少角不及，故宜从温。

下甘热，

甘热从土火之化，治在泉之寒水也。《玄珠》云：“上酸平，下甘温。”

药食宜也。

少角初正　太徵　少宫　太商　少羽终

癸丑　癸未岁

上太阴土，中少徵火运，下太阳水。其运热、寒、雨。

热为中运少徵之气，寒为胜热之气，雨为复寒之气。

寒化雨化胜复同，邪气化度也。灾九宫。

“九”，南方《离》宫也。火运不及，故灾及之。

雨化五，

司天。

火化二，

中运。

寒化一，

在泉。

正化度也。其化上苦温，中咸温，下甘热，药食宜也。

“中咸温”，咸从水化，所以治火。少徵不及，故宜从温。上下同前。《玄珠》云：“上酸和，下甘温。”

少徵　太宫　少商　太羽终　太角初

己丑　己未岁

俱太一天符。

上太阴土，中少宫土运，下太阳水。同正宫。

本年土运不及，得司天湿土之助，所谓卑监之纪，上宫与正宫同也。

其运雨、风、清。

雨为土运之气，风为胜雨之气，清为复风之气。

风化清化胜复同，邪气化度也。灾五宫。

“五”，中宫也。土运不及，故灾及之。

雨化五，

司天中运同。

寒化一，

在泉。

正化度也。其化上苦热，中甘和，下甘热，药食宜也。

本年土水阴盛，故上宜苦热，稍异于前。中运土气不足，故宜甘和也。《玄珠》云："上甘平。"

少宫　太商　少羽终　少角初　太徵

乙丑　乙未岁

上太阴土，中少商金运，下太阳水。其运凉、热、寒。

凉为中运少商之气，热为胜凉之气，寒为复热之气。

热化寒化胜复同，所谓邪气化日也。灾七宫。

"七"，西方《兑》宫也。金运不及，故灾及之。

湿化五，

司天。

清化四，

中运。

寒化六，

在泉。

所谓正化日也。其化上苦热，中酸和，下甘热，所谓药食宜也。

"中酸和"者，金位之主，其补以酸，治少商之不足也。上下同前。《玄珠》云："上酸平，下甘温。"

少商　太羽终　太角初　少徵　太宫

辛丑　辛未岁俱同岁会。

上太阴土，中少羽水运，下太阳水。同正宫。

辛年水运不及，而湿土司天胜之，所谓涸流之纪，上宫与正宫同也。

其运寒、雨、风。

寒为中运少羽之气，雨为胜寒之气，风为复雨之气。

雨化风化胜复同，所谓邪气化日也。灾一宫。

“一”，北方《坎》宫也。水运不及，故灾及之。

雨化五，

司天。

寒化一，

中运在泉同。

所谓正化日也。其化上苦热，中苦和，下苦热，所谓药食宜也。

“中苦和，下苦热”，苦从火化，治寒以热也。治上同前。《玄珠》云：“上酸和，下甘温。”

少羽终　少角初　太徵　少宫　太商

凡此太阴司天之政，气化运行后天。

此总结丑未岁，太阴司天，六气之化也。后天义见前。

阴专其政，阳气退避，大风时起。

太阴司天以湿，太阳在泉以寒，故阴专其政，阳气退避。土不及则风胜之，故大风时起。

天气下降，地气上腾，原野昏霿，白埃四起，云奔南极，寒雨数至，物成于差夏。

湿气下降，寒气上腾，故原野昏霿，白埃四起。司天主南，而太阴居之，故云奔南极，雨湿多见于南方。“差”，参差也。夏尽入秋，谓之差夏。盖主气当湿土之时，客气值少阳之令，土气稍温，故物成也。“霿”，蒙、梦、茂三音。“差”，抄诗切。

民病寒湿，腹满身䐜愤，浮肿痞逆，寒厥拘急。

皆寒湿所化之病。“䐜愤”，胀满也。“䐜”，昌真切。

湿寒合德，黄黑埃昏，流行气交，上应镇星、辰星。

“湿寒、黄黑、镇星辰星”，皆土水之化。

其政肃，其令寂，

寒之政肃，湿之令寂。

其谷黅玄。

黅应司天，玄应在泉。

故阴凝于上，寒积于下，寒水胜火，则为冰雹，阳光不治，杀气乃行。

上湿下寒，故政如此。“杀气”，阴气也。

故有余宜高，不及宜下，有余宜晚，不及宜早，土之利，气之化也，民气亦从之，

有余不及，言谷气也。凡岁谷间谷，色味坚脆，各有气衰气盛之别。本年寒政太过，故谷气有余者，宜高宜晚，以其能胜寒也。不及者宜下宜早，以其不能胜寒也。民之强弱，其气亦然。

间谷命其太也。

详义见前阳明之政。

初之气，地气迁，寒乃去，春气至，风乃来，生布万物以荣，民气条舒，风湿相迫，雨乃后，

客主之气，皆厥阴风木用事，故寒去物荣。以太阴湿土司天，故风湿相迫。风胜湿，故雨乃后时而至。地气迁，义见前。

民病血溢，筋络拘强，关节不利，身重筋痿。

风病在筋，湿病在肉，故为此诸症。“血溢”者，风伤于肝也。

二之气，大火正，物承化，民乃和；

客主之气，皆少阴君火用事，故大火气正，物承其化，民亦和也。

其病温疠大行，远近咸若，湿蒸相迫，雨乃时降。

火盛气热，故民病温疠。以太阴司天，故湿蒸相迫。时雨应期，故曰时降。

三之气，天政布，湿气降，地气腾，雨乃时降，寒乃随之，

太阴司天，湿土用事，故湿气降，地气腾而为雨。三气之后，则太阳在泉，故寒乃随之。

感于寒湿，则民病身重浮肿，胸腹满。

寒凝湿滞，故其为病如此。

四之气，畏火临，溽蒸化，地气腾，天气否隔，寒风晓暮，蒸热相迫，草木凝烟，湿化不流，则白露阴布，以成秋令，

少阳相火用事，其气尤烈，故曰畏火。以下凡言畏火者，皆相火也。客以相火，主以湿土，火土合气，溽蒸上腾，故天气否隔。然太阳在泉，故寒风随发于朝暮，以湿遇火，故湿化不流，惟白露阴布，以成秋令也。

民病腠理热，血暴溢，疟，心腹满热胪胀，甚则胕肿。

湿热并行，故为是病。"胪"，皮也，一曰腹前曰胪。"胕肿"，肉浮肿也。"胪"，闾、卢二音。"胕"，音附。

五之气，惨令已行，寒露下，霜乃早降，草木黄落，

客主之气，皆阳明燥金用事，故其政令如此。

寒气及体，君子周密，民病皮腠。

皮腠属金，气求同类也。

终之气，寒大举，湿大化，霜乃积，阴乃凝，水坚冰，阳光不治，

在泉客主之气，皆太阳寒水用事，故其政令如此。

感于寒，则病人关节禁固，腰脽痛。

关节在骨，腰脽属肾与膀胱，皆寒求同类为病。

寒湿持于气交而为疾也。必折其郁气而取化源，

以上十年，上湿下寒，故寒湿持于气交。然太阴司天则水郁，太阳在泉则火郁，郁气化源详义，见前太阳之政。又如补遗《本病篇》曰："丑未之岁，少阳升天，主窒天蓬，胜之不前；厥阴降地，主窒地晶，胜而不前。"故《刺法论》于"火欲升而天蓬窒抑之，君火相火同刺包络之荥；木欲降而地晶窒抑之，当刺手太阴之所出，手阳明之所入。"王氏曰："化源九月，迎而取之，以补益也。"是皆折郁气、取化源之义。

益其岁气，无使邪胜，

太阴司天，丑未不及之岁也，故当益其岁气。

食岁谷以全其真，食间谷以保其精。

"岁谷"，即上文黅玄谷也。"间谷"，义见前阳明之政。

故岁宜以苦燥之温之，甚者发之泄之。不发不泄，则湿气外溢，肉溃皮拆而水血交流。

"以苦燥之温之"，苦从火化，燥以治湿，温以治寒也。"发之泄之"，发散可以逐寒，渗泄可以去湿也。

必赞其阳火，令御甚寒，

岁气阴寒，故当扶阳。

从气异同，少多其判也，同寒者以热化，同湿者以燥化，

以上十年，运之与气，有与在泉同寒者，当多用热化之品以治之，如少商少羽岁是也；有与司天同湿者，当多用燥化之品以治之，如少宫岁是也。其少角少徵岁，当稍从和平以处之也。

异者少之，同者多之。

虽以热以燥，各有分治，然或少或多，当因运气异同，随其宜而酌之。

用凉远凉，用寒远寒，用温远温，用热远热，食宜同法，假者反之，此其道也，反是者病也。”

详义见前太阳阳明之政。

帝曰：“善！少阴之政奈何？”岐伯曰：子午之纪也。

壬子 壬午岁

上少阴火，

司天。

中太角木运，

中运。

下阳明金。

在泉。

其运风鼓，其化鸣紊启拆，

此壬年太角之正化。《五常政大论》云：其德鸣靡启拆。”

其变振拉摧拔，

太角之变也。

其病支满。

肝木强也。

热化二，

司天。

风化八，

中运。

清化四，

在泉。

正化度也。其化上咸寒，

咸寒从水化，治司天之君火也。

中酸凉，

酸从木气，太角宜凉也。

下酸温，

酸本从木，以治阳明何也？盖燥金在泉，金病在肺，《脏气法时论》曰："肺欲收，急食酸以收之，用酸补之。"《至正要大论》曰："金位之主，其补以酸。"又曰："阳明之客，以酸补之。"此以阳明居少阴之下，其气不足，故宜治之如此。下文同。《玄珠》云："下苦热。"

药食宜也。

太角初正　**少徵**　**太宫**　**少商**　**太羽**终

戊子天符。　**戊午岁**太一天符。

上少阴火，中太徵火运，下阳明金。其运炎暑，其化暄曜郁燠，

此戊年太徵之正化。《五常政大论》曰："其德暄暑郁蒸"。按：太徵运，遇太阳司天曰热，少阳司天曰暑，少阴司天曰炎暑，皆兼司天之气而言运也。

其变炎烈沸腾，

太徵之变也。

其病上热血溢。

阳火盛也。

热化七，

司天中运同。

清化九，

在泉。

正化度也。其化上咸寒，中甘寒，下酸温，药食宜也。

“中甘寒”，治太徵之火也。上下同前。《玄珠》云：“下苦热。”

太徵　少宫　太商　少羽终　少角初

甲子　甲午岁

上少阴火，中太宫土运，下阳明金。其运阴雨，其化柔润时雨，

此甲年太宫之正化。《五常政大论》曰：“其德柔润重淖。”

其变震惊飘骤，

太宫之变也。

其病中满身重。

土湿之滞也。

热化二，

司天。按：新校正云：“详对化从标成数，正化从本生数。甲子之年，热化七，燥化九；甲午之年，热化二，燥化四。其义未然，愚按在后。

雨化五，

中运。

燥化四，

在泉。

所谓正化日也。其化上咸寒，中苦热，下酸热，所谓药食宜也。

“中苦热”，治太宫湿胜也。“下酸热”，与前后四运稍异，然彼言温，此言热，亦不相远。《玄珠》云：“下苦热。”

太宫　少商　太羽终　太角初　少徵

庚子　庚午岁俱同天符。

上少阴火，中太商金运，下阳明金。同正商。

本年金运太过，而君火司天制之，则金得其平，所谓坚成之纪，上徵与正商同也。

其运凉劲，其化雾露萧瑟，

此庚年太商之正化，运与在泉同其气，故曰凉劲。

其变肃杀凋零，

太商之变也。

其病下清。

“下清”，二便清泄，及下体清冷也，金气之病。

热化七，

司天。

清化九，

中运。

燥化九，

在泉。

所谓正化日也。其化上咸寒，中辛温，下酸温，所谓药食宜也。

“中辛温”，辛以从金，温以治寒也。上下同前。《玄珠》云：“下苦热。”

太商　少羽终　少角初　太徵　少宫

丙子岁会　丙午岁

上少阴火，中太羽水运，下阳明金。其运寒，其化凝惨凓冽，

此丙年太羽之正化。《五常政大论》曰：“其德凝惨寒氛。”

其变冰雪霜雹，

大羽之变也。

其病寒下。

“寒下”，中寒不利，腹足清冷也。

热化二，

司天。

寒化六，

中运。

清化四。

在泉。

正化度也。其化上咸寒，中咸热，下酸温，药食宜也。

中太羽，故治宜咸热。上下同前。《玄珠》云：“下苦热。”

太羽终　太角初　少徵　太宫　少商

凡此少阴司天之政，气化运行先天。

此总结子午年，少阴司天，六气之化也。先天义见前。

地气肃，天气明，寒交暑，热加燥，

阴明燥金在泉，故地气肃。少阴君火司天，故天气明。金寒而燥，火暑而热，以下临上曰交，以上临下曰加。

云驰雨府，湿化乃行，时雨乃降。

此即阳明司天，燥极而泽之义。

金火合德，上应荧惑、太白。

上火下金，二气合德，其星当明也。

其政明，其令切，

火明金切。

其谷丹白。

丹应司天，白应在泉。

水火寒热，持于气交而为病始也，热病生于上，清病

生于下，寒热凌犯而争于中，

少阴司天，阳明在泉，上火下金，故水火寒热，持于气交之中而为病如此。

民病咳喘，血溢血泄鼽嚏，目赤眦疡，寒厥入胃，心痛腰痛，腹大嗌干肿上。

火为热，金为寒，故热病现于上，寒病现于下。

初之气，地气迁，燥将去，

初气太阳用事，上年己亥，少阳终之气至此已尽，当云“热将去”，“燥”字误也。地气迁义见前。

寒乃始，蛰复藏，水乃冰，霜复降，风乃至，阳气郁；

寒水之气客于春前，故其为候如此。

民反周密，关节禁固，腰脽痛，炎暑将起，中外疮疡。

此皆寒气之病。然少阴君火司天，又值二之主气，故炎暑将起，中外疮疡。“脽”，音谁，尻臀也。

二之气，阳气布，风乃行，春气以正，万物应荣，寒气时至，民乃和；

风木之客，加于君火之主，故阳布风行，春气正，万物荣也。司天君火未盛，故寒气时至；木火应时，故民气和。

其病淋，目瞑目赤，气郁于上而热。

君火为病也。

三之气，天政布，大火行，庶类蕃鲜，寒气时至；

客气君火司天，加于相火之主，故大火行，庶类蕃鲜。火极水复，热极寒生，故寒气时至。

民病气厥心痛，寒热更作，咳喘目赤。

二火交炽，故病如此。

四之气，溽暑至，大雨时行，寒热互至；

客主之气皆湿土用事，故为溽暑大雨等候。

民病寒热，嗌干黄瘅，鼽衄饮发。

湿热之病也。

五之气，畏火临，暑反正，阳乃化，万物乃生乃长乃荣，民乃康，

“畏火”，相火也。时当秋收而阳气化，故万物荣，民乃康。

其病温。

时寒气热，阳邪胜也。

终之气，燥令行，余火内格，肿于上，咳喘，甚则血溢，寒气数举，则雾霿翳，

燥金之客，加于寒水之主，金气收，故五气之余火内格，而为病如此。“格”，拒也。“寒气举，雾霿翳”，皆金水之化。

病生皮腠，内舍于胁，下连小腹而作寒中，地将易也。

“病生皮腠”，金之合也。“内舍于胁、下连小腹”，金乘木也。金性寒，故寒中。在泉气终，故地将易。

必抑其运气，资其岁胜，

以上子午十年，运气太过，必抑有余，欲得其平；岁有所胜，必资不足，无令受伤也。

折其郁发，先取化源，无使暴过而生其病也。

本年少阴司天则金郁，阳明在泉则木郁，郁气化源义，见前太阳之政。又如《本病篇》曰：“子午之岁，太阴升天，主窒天冲，胜之不前；太阳降地，主窒地皁，胜之不入。”故《刺法论》于“土欲升而天冲窒抑之，当刺足太阴之腧；水欲降而地皁窒抑之，当刺足太阴之所出，足阳明之所入。”王氏曰：“先于年前十二月迎而取之。”是皆折郁气、取化源之义。

食岁谷以全正气，食间谷以避虚邪。

“岁谷”，即上文丹白谷也。“间谷”，义见前阳明之政。

岁宜咸而软之，而调其上，

咸从水化，故能调在上之君火。

甚则以苦发之，以酸收之，而安其下，

“苦发之”，可以散火；“酸收之”，可以补金。平其上之君火，则下之燥金得安矣。

甚则以苦泄之，

热燥甚者，非苦寒泄之不可。愚按：五味之属，如《阴阳应象大论》曰：“火生苦”，《金柜正言论》曰：“其味苦，其类火”，是分五行之味，苦从火化也。故在本篇如太阳、太阴、阳明等政，云“以苦燥之温之”及“以苦发之”者，皆用苦之阳也。又《阴阳应象大论》及《至正要大论》，皆云“酸苦涌泄为阴”，是言气味之效，苦从阴用也。故本节云以苦泄之，《至正要大论》云：“湿司于地，热反胜之，治以苦冷；湿化于天，热反胜之，治以苦寒”者，皆用苦之阴也。再如《宣明五气篇》及《五味论》，俱云“苦走骨”。夫北方生寒，在体为骨，是骨本属阴，而苦则走之，岂非阴乎？可见苦味一也，而有从阴从阳、苦热苦寒之不同，何可不辨？今有谓苦属火而讳其寒者，有但知苦寒而忘其热者，皆不明气味变通之理耳。举此一端，则五味之性可类见矣。又如《脏气法时论》云“粳米牛肉枣葵皆甘、麦羊肉杏薤皆苦”之类，是于饮食常味之中，又各有辨。味变之理如此，不得其精，不足以言气味也。

适气同异，而多少之。同天气者，以寒清化；同地气者，以温热化。

言以上十年运之与气，有与司天同热者，当以寒清所化之品治之，如太角、太徵岁是也；有与在泉同寒者，当以温热所化之品治之，如太羽、太宫、太商岁是也。当各因其同异，而制为之多少耳。

用热远热，用凉远凉，用温远温，用寒远寒，食宜同法，有假则反，此其道也，反是者病作矣。”

详义见前太阳阳明之政。

帝曰：“善！厥阴之政奈何？”岐伯曰：“巳亥之纪也。

丁巳　丁亥岁俱天符。

上厥阴木，

司天。

中少角木运，

中运。

下少阳相火。

在泉。

同正角。

本年木运不及，得司天厥阴之助，所谓委和之纪，上角与正角同也。

其运风、清、热。

风为中运少角之气，清为胜风之气，热为复清之气。

清化热化胜复同，邪气化度也。

详同前。

灾三宫。

“三”，东方《震》宫也。木气不及，故灾及之。

风化三，

司天与运同。

火化七，

在泉。

正化度也。其化上辛凉，

辛凉从金化，治风木在上也。

中辛和，

木运不及，而得司天之助，故宜辛宜和。

下咸寒，

咸寒从水化，治相火在下也。

药食宜也。

少角初正　**太徵　少宫　少商　少羽**终

癸巳　癸亥岁俱同岁会。

上厥阴木，中少徵火运，下少阳相火。其运热、寒、雨，

热为运气，寒为胜气，雨为复气。

寒化雨化胜复同，邪气化度也。灾九宫。

九为《离》宫，火运不及，故灾及之。

风化八，

司天。

火化二，

运与在泉同。

正化度也。其化上辛凉，中咸和，下咸寒，药食宜也。

中运少徵，得天地之生助，故宜咸和。上下同前。

少徵　太宫　少商　少羽终　太角初。

己巳　己亥岁

上厥阴木，中少宫土运，下少阳相火。同正角。

本年土运不及，风木司天胜之，则木兼土化，所谓卑监之纪，上角与正角同也。

其运雨、风、清，

雨为运气，风为胜气，清为复气。

风化清化胜复同，所谓邪气化日也。灾五宫。

“五”，中宫也。土运不及，故灾及之。

风化三，

司天。

湿化五，

中运。

火化七，

在泉。

所谓正化日也。其化上辛凉，中甘和，下咸寒，所谓药食宜也。

中运少宫不及，故宜甘和。上下同前。

少宫　太商　少羽终　**少角**初　**太徵**

乙巳　乙亥岁

上厥阴木，中少商金运，下少阳相火。同正角。

本年金运不及，而厥阴司天，木无所制，则木得其政，所谓从革之纪，上角与正角同也。

其运凉、热、寒，

凉为运气，热为胜气，寒为复气。

热化寒化胜复同，邪气化日也。灾七宫。

“七”，《兑》宫也。金运不及，故灾及之。

风化八，

司天。

清化四，

中运。

火化二，

在泉。

正化度也。其化上辛凉，中酸和，下咸寒，药食宜也。

中运少商不及，故宜治以酸和。上下同前。以酸治金义，见前少阴之政壬子壬午岁。

少商　太羽终　太角初　少徵　太宫

辛巳　辛亥岁

上厥阴木，中少羽水运，下少阳相火。其运寒、雨、风。

寒为运气，雨为胜气，风为复气。

雨化风化胜复同，邪气化度也。灾一宫。

"一"，《坎》宫也。水运不及，故灾及之。

风化三，

司天。

寒化一，

中运。

火化七，

在泉。

正化度也。其化上辛凉，中苦和，下咸寒，药食宜也。

"中苦和"，苦从火化，以温少羽之寒也。上下同前。

少羽终　少角初　太徵　少宫　太商

愚按：上文六十年气化之数，有言生数者，有言成数者。《新校正》注云："详对化从标成数，正化从本生数。谓如甲子年司天热化七，在泉燥化九，俱从对化也；甲午年司天热化二，在泉燥化四，俱从正化也。"六十年司天在泉正对，皆同此意，似乎近理，今诸家多宗之，而实有未必然者。何也？如少阴司天，子午年也，固可以子午分正对矣。然少阴司天则阳明在泉，阳明用事则气属卯酉也，又安得以子午之气，言在泉之正对耶？且凡司天有余，则在泉必不足，司天不足，则在泉必有余，气本不同。若以司天从对化之成数，而言在泉亦成数，司天从正化之生数，而言在泉亦生数，则上有余下亦有余，上不足下亦不足，是未求上下不同之义耳。故以司天言正对则可，以在泉言正对则不合矣。且《内经》诸篇并无正对之说，惟本篇后文曰："太过者其数成，不及者其数生。"此但欲因生成之数，以明气化之微甚耳。故其言生者不言成，言成者不言生，皆各有深意存焉，似不可以强分也。然欲明各年生成之义者，但当以上中下三气合而观之，以察其盛衰之象，庶得本经之意。但正化对化之义亦不可不知，今并附图说于《图翼》二卷，以备明者参正。

凡此厥阴司天之政，气化运行后天。

此总结巳亥年，厥阴司天，六气之化也。后天义见前。

诸同正岁，气化运行同天。

诸同正岁者，其气正，其生长化收藏皆与天气相合，故曰运行同天。此虽以上文丁巳丁亥、己巳己亥、乙巳乙亥六岁为言，然六十年之气，亦莫不皆然。

天气扰，地气正，

风木司天，故天气扰。相火在泉，土得温养，故地气正。

风生高远，炎热从之，云趋雨府，湿化乃行。

木在上，故风生高远。火在下，故炎热从之。上气得温，故云雨作，湿化行。

风火同德，上应岁星、荧惑。

木火同气，故二星当明。

其政挠，其令速，

风政挠，火令速。

其谷苍丹，苍应司天，丹应在泉。

间谷言太者。

详见前阳明之政。

其耗文角品羽。

前阳明之政曰："其耗白甲品羽。"义未详。

风燥火热，胜复更作，蛰虫来现，流水不冰。

风甚则燥胜，燥胜则热复，故胜复更作如是。

热病行于下，风病行于上，风燥胜复形于中。

上下之气，持于气交也。

初之气，寒始肃，杀气方至，

燥金用事也。

民病寒于右之下。

金位西方，金旺则伤肝，故寒于右之下。

二之气，寒不去，花雪水冰，杀气施化，霜乃降，名草上焦，寒雨数至，阳复化，

太阳用事，故其气候如此。然以寒水之客，加于君火之主，其气必应，故阳复化。

民病热于中。

客寒外加，火应则热于中。

三之气，天政布，风乃时举，

厥阴司天用事也。

民病泣出耳鸣掉眩。

风木之气现症也。

四之气，溽暑湿热相迫，争于左之上，

以君火之客，加于太阴之主，四气为天之左间，故湿热争于左之上。

民病黄瘅而为胕肿。

此湿热之为病也。“胕肿”，肉浮肿也，与足跗之跗不同。“瘅”，音丹，又上声。

五之气，燥湿更胜，沉阴乃布，寒气及体，风雨乃行。

客以湿土，主以燥金，燥湿更胜，其候若此。

终之气，畏火司令，阳乃大化，蛰虫出现，流水不冰，地气大发，草乃生，人乃舒，

少阳在泉，故候如此。

其病温疠。

时寒气热，故病温疠。

必折其郁气，资其化源，

本年厥阴司天则土郁，少阳在泉则金郁。“郁气、化源”义见前。又如《本病篇》曰：“巳亥之岁，君火升天，主窒天蓬，胜之不前，阳明降地，主窒地彤，胜而不入。”故《刺法论》于“火欲升而天蓬窒抑之，当刺包络之荥；金欲降而地彤窒抑之，当刺心包络之所出，手少阳之所入。”王氏曰：“化源，四月也，迎而取之。”是皆折郁气、取化源之义。

赞其运气，无使邪胜。

补其不足，以抑有余也。

岁宜以辛调上，以咸调下，畏火之气，无妄犯之。

辛从金化，以调上之风木。咸从水化，以调下之相火。然相火虚实，尤多难辨，故曰畏火之气，无妄犯之，以明其当慎也。

用温远温，用热远热，用凉远凉，用寒远寒，食宜同法，有假反常，此之道也，反是者病。

详义见前太阳阳明之政。

凡此定期之纪，胜复正化皆有常数，不可不察。故

‘知其要者，一言而终，不知其要，流散无穷’，此之谓也。”帝曰：“善！”

“知其要者”四句，本经凡三见：《至正要大论》者，言阴阳南北政，详本类前五；《九针十二原篇》者，言井荥五腧，详经络类十四；此言六十年之纪也。本节原另列在后，今随前五运气行主岁之纪，故并类于此。

十八、至有先后，行有位次

（《素问·六元正纪大论》）

帝曰：“夫子言可谓悉矣，然何以明其应乎？”

此连前章而求其气应之明验也。

岐伯曰：“昭乎哉问也！夫六气者，行有次，止有位，故常以正月朔日平旦视之，睹其位而知其所在矣。

“次”，序也。“位”，方也。凡主客六气各有次序，亦各有方位，故欲明其应，当于正月朔日平旦视之，以察其阴阳晦明、寒温风气之位而岁候可知。盖此为日时之首，故可以占一岁之兆。

运有余，其至先；运不及，其至后。

“至先”者，气先节候而至；“至后”者，气后节候而至也。

此天之道，气之常也。

有余至早，不及至迟，此天气之常也。

运非有余非不足，是谓正岁，其至当其时也。”

正岁者，和平之岁，时至气亦至也。

帝曰：“胜复之气，其常在也。灾眚时至，候也奈何？”

言胜复之气，本常有也，而灾眚之至，何以知之？

岐伯曰："非正化者，是谓灾也。"

当其位则为正化，非其位则为邪化，邪则为灾矣。

帝曰："气至而先后者何？"

同前《六元正纪大论》。先言其早，后言其迟也。

岐伯曰："运太过则其至先，运不及则其至后，此候之常也。"

此即前先天后天之义。

帝曰："当时而至者何也？"岐伯曰："非太过、非不及则至当时，非是者眚也。"

"当时"者，应期而至也，是为正岁。若应早而迟，应迟而早，皆为灾眚也。《六微旨大论》帝曰："至而不至、未至而至何如？"岐伯曰："应则顺，否则逆，逆则变生，变生则病。"帝曰："请言其应。"岐伯曰："物生其应也，气脉其应也。"详本类六。

帝曰："善！气有非时而化者何也？"岐伯曰："太过者当其时，不及者归其己胜也。"

"非时而化"，谓气不应时也。太过者气盛，故当其时；不及者气衰，故归其己胜。己胜者，己被胜也，如春反肃、夏反寒、秋反热、冬反雨之类是也。

帝曰："四时之气，至有早晚高下左右，其候何如？"岐伯曰："行有逆顺，至有迟速，故太过者化先天，不及者化后天。"

太过气速，不及气迟也。

帝曰："愿闻其行何谓也？"

上文先天后天，只言其至，未及于行，故复有此问。

岐伯曰："春气西行，

春属木而旺于东，居东者其行必西，故春三月风自东方来。凡四季有东风者，皆得春之气。

夏气北行，

夏属火而旺于南，居南者其行必北，故夏三月风自南方来。凡四季有南风者，皆得夏之气。

秋气东行，

秋属金而旺于西，居西者其行必东，故秋三月风自西方来。凡四季有西风者，皆得秋之气。

冬气南行。

冬属水而旺于北，居北者其行必南，故冬三月风自北方来。凡四季有北风者，皆得冬之气。

故春气始于下，

春气发生自下而升，故始于下。

秋气始于上，

秋气收敛，自上而降，故始于上。

夏气始于中，

夏气长成，盛在气交，故始于中。

冬气始于标；

"标"，万物盛长之表也。冬气伏藏，由盛而杀，故始于标。"杀"，少戒切。

春气始于左，

木气自东而西也。

秋气始于右，

金气自西而东也。

冬气始于后，

水气自北而南也。

夏气始于前。

火气自南而北也。

此四时正化之常。

气非正化，则为虚邪贼风矣。《九宫八风篇》曰："风从其所居之乡来为实风，主生长养万物；从其冲后来为虚风，伤人者也。"即上文之谓。

故至高之地，冬气常在；至下之地，春气常在。

高山之巅，夏有冰雪，此冬气常在也；卑下之地，冬有草生，此春气常在也。《五常政大论》曰："高者气寒，下者气热。"此之谓也。

必谨察之。"帝曰："善！"

十九、数有终始，气有同化。

（《素问·六元正纪大论》）

帝曰："天地之数，终始奈何？"

司天在泉各有所主之数。

岐伯曰："悉乎哉问也！是明道也。数之始，起于上而终于下。

司天在前，在泉在后，司天主上，在泉主下，故起于上而终于下。

岁半之前，天气主之；岁半之后，地气主之，

岁半之前，始于大寒，终于小暑也；岁半之后，始于大暑，终于小寒也。《至正要大论》曰："初气终三气，天气主之；四气尽终气，地气主之。"

上下交互，气交主之，岁纪毕矣。

交互者，天气地气，互合为用也。气交主之，即三气四气之际，乃天地气交之时。详义见本类前九。

故曰位明，气月可知乎，所谓气也。”

上下左右之位既明，则气之有六，月之有十二，其终始移易之数，皆可知矣，此即所谓天地之气。

帝曰：“余司其事，则而行之，不合其数何也？”

“不合其数”，谓以上中下运气之数，推其岁候，其有不能相合者也。

岐伯曰：“气用有多少，化洽有盛衰，衰盛多少，同其化也。”

“洽”，合也。“气用有多少，化洽有盛衰”，言一岁之上下左右、主客运气必有所合，若以多合多，则盛者愈盛，以少合少，则衰者愈衰，故盛衰之化，各有所从，则各同其化也。“洽”，爻甲切。

帝曰：“愿闻同化何如？”岐伯曰：“风温，春化同；热曛昏火，夏化同，胜与复同；

凡四时气化，有现风温者，皆木气也，故与春化同；有现热曛昏火者，皆火气也，故与夏化同。胜与复同者，言初气终三气，胜之常也；四气尽终气，复之常也。凡此同化之气，所遇皆然，而无分乎四时也。下文燥清烟露等化亦然。

燥清烟露，秋化同；

皆金气之同化也。

云雨昏暝埃，长夏化同；

皆土气之同化也。

寒气霜雪冰，冬化同。

皆水气之同化也。

此天地五运六气之化，更用盛衰之常也。”

运气更用则化有盛衰，盛衰有常变，故难合于数也。此篇下文言同天化、同地化者，详本类前七。

二十、用寒远寒，用热远热

（《素问·六元正纪大论》）

帝曰："夫子言用寒远寒，用热远热，未知其然也，愿闻何谓远？"岐伯曰："热无犯热，寒无犯寒，

"远"，避忌之谓，即无犯也。凡用热者，无犯司气之热；用寒者，无犯司气之寒。是谓热无犯热，寒无犯寒。

顺者和，逆者病，不可不敬畏而远之，所谓时与六位也。"

"时"，谓四时，即主气也。"位"，谓六步，即客气也。主客之气，皆当敬畏，不犯为顺，犯则为逆矣。

帝曰："温凉何如？"

谓温凉稍次于寒热，亦可犯否？

岐伯曰："司气以热，用热无犯；司气以寒，用寒无犯；司气以凉，用凉无犯；司气以温，用温无犯，

司气者，司天司地之气也。"用热无犯"等四句，谓寒热温凉俱当避，即有应用者，亦无过用，恐犯岁气也。

间气同其主无犯，异其主则小犯之。

"间气"，左右四间之客气也。"主"，主气也。"同"者，同热同寒，其气甚，故不可犯。异者主寒客热，主热客寒，其气分，其邪不一，故可因其势而小犯之。上节言司气，此节言间气，如《至正要大论》曰："主岁者纪岁，间气者纪步也。"

是谓四畏，必谨察之。”

“四畏”，寒、热、温、凉也。

帝曰：“善！其犯者何如？”

言有必不得已而犯之者，将何如也。

岐伯曰：“天气反时，则可依时，

天气即客气，时即主气，客不合主，是谓反时，反时者则可依时，以主气之循环有常，客气之显微无定，故姑从乎主也。

及胜其主则可犯，

胜其主者，客气大过也。如夏而寒甚，客水胜也；冬而热甚，客火胜也。春凉秋湿，其气皆然。故可以热犯热、以寒犯寒，以温犯温、以凉犯凉而顺其变，乃所谓顺治也。

以平为期而不可过，

过则伤正气而增病矣。

是谓邪气反胜者。

邪气反胜则非时而至，如应热反寒，应寒反热，应温反凉，应凉反温，皆邪气反胜也。反胜者，故当反其气以平之。

故曰无失天信，无逆气宜，

客主气运，至必应时，天之信也；不知时气，失天信矣。寒热温凉，用之必当，气之宜也；不知逆顺，逆气宜矣。

无翼其胜，无赞其复，是谓至治。”

“翼其胜，赞其复”，皆助邪也。知而弗犯，是谓至妙之治。

帝曰：“善！论言热无犯热，寒无犯寒，余欲不远寒、不远热奈何？”

同前《六元正纪大论》。“不远寒、不远热”，谓有不可远寒、不可远热者，其治当何如也。

岐伯曰：“悉乎哉问也。发表不远热，攻里不远寒。”

中于表者，多寒邪，故发表之治，不能远热，夏月亦然。郁于里者，多热邪，故攻里之治，不能远寒，冬月亦然。

愚按：此二句大意，全在“发、攻”二字。“发”者，逐之于外也。“攻”者，逐之于内也。寒邪在表，非温热之气不能散，故发表者不远热；热郁在内，非沉寒之物不能除，故攻里者不远寒，此必然之理也。然亦有用小柴、白虎、益元、冷水之类，而取汗愈病者何也？此因表里俱热，故当凉解，非发之之谓也。又有用理中、四逆、回阳之类而除痛去积者何也？此因阴寒留滞，故当温中，非攻之之谓也。所谓发者，开其外之固也；攻者，伐其内之实也。今之昧者，但见外感发热等病，不能察人伤于寒而传为热者，有本寒标热之义，辄用芩连等药以清其标，亦焉知邪寒在表，药寒在里，以寒得寒，气求声应，致使内外合邪，遂不可解，此发表用寒之害也。其于春秋冬三季，及土金水三气治令，阴胜阳微之时为尤甚。故凡寒邪在表未散，外虽炽热而内无热症者，正以火不在里，最忌寒凉，此而误人，是不知当发者，不可远热也。又如内伤喘痛胀满等症，多有三阴亏损者，今人但见此类，不辨虚寒，便用硝黄之属，且云先去其邪，然后固本，若乎近理，亦焉知有假实真虚之病而复伐之，则病未去而元气不能支矣，此而误人，是不知当攻者，方不远寒也。二者之害，余见之多矣，不得不特表出之，以为当事者之戒。

帝曰：不发不攻，而犯寒犯热，何如？”

言不因发表而犯热，不因攻里而犯寒，则其病当何如？

“犯”，谓不当用而误用也。

岐伯曰：“寒热内贼，其病益甚。”

以水济水，以火济火，则寒热内贼，而病益甚矣。

帝曰：“愿闻无病者何如？”岐伯曰：“无者生之，有者甚之。”

无病而犯寒热者，则生寒生热。有病而犯寒热者，则寒热反甚。

帝曰：“生者何如？”岐伯曰：“不远热则热至，不远寒则寒至。寒至则坚痞腹满、痛急下利之病生矣。

寒至则阳衰不能运化，故为是病。

热至则身热吐下霍乱、痈疽疮疡、瞀郁注下、瞤瘛肿胀、呕鼽衄头痛、骨节变肉痛、血溢血泄、淋闭之病生矣。”

热至则火灼诸经，故为是病。“瞀”，茂、务二音。“瞤”，如云切。“瘛”，音翅。

帝曰：“治之奈何？”岐伯对曰：“时必顺之，犯者治以胜也。”

“时必顺之”，治当顺时也。若有所误犯，则当治之以胜，如犯热者胜以咸寒，犯寒者胜以甘热，犯凉者胜以苦温，犯温者胜以辛凉，治以所胜，则可解也。

二十一、六气正纪，十二变。

（《素问·六元正纪大论》）

黄帝问曰：“五运六气之应现，六化之正，六变之纪何如？”岐伯对曰：“夫六气正纪，有化有变，有胜有复，有

用有病，不同其候，帝欲何乎?”帝曰：“愿尽闻之。”岐伯曰：“请遂言之。

“正纪”者，凡六气应化之纪，皆曰正纪，与本篇前文邪化正化之正不同。

夫气之所至也：厥阴所至，为和平；

初之主气，木化也。

少阴所至，为暄；

二之主气，君火也。

太阴所至，为埃溽；

四之主气，土化也。

少阳所至，为炎暑；

三之主气，相火也。

阳明所至，为清劲；

五之主气，金化也。

太阳所至，为寒氛，

终之主气，水化也。

时化之常也。

此四时正化，主气之常也。按：三阴三阳之次：厥阴，一阴也；少阴，二阴也；太阴，三阴也。少阳，一阳也；阳明，二阳也；太阳，三阳也。皆因次为序，下文十二化皆然，此客气之常也。

厥阴所至，为风府，为璺启；

“府”者，言气化之所司也。微裂未破曰璺，开拆曰启，皆风化所致。“璺”，音问。

少阴所至，为大火府、为舒荣；

少阴为君，故曰大火府。物得阳气，故舒展荣美。

太阴所至，为雨府、为圆盈；

太阴化湿，故为雨府。物得土气而后充实，故为圆盈。“圆”，周也。

少阳所至，为热府、为行出；

少阳为相，故曰热府，相火用事，其热尤甚。阳气盛极，尽达于外，物得之而形全，故曰行出。

阳明所至，为司杀府、为庚苍；

金气用事，故为司杀府。“庚”，更也。“苍”，木化也。物得发生之化者，遇金气而更易也。

太阳所至，为寒府、为归藏，

寒水用事，物得其气而归藏也。

司化之常也。

“司”，主也。六气各有所主，乃正化之常也。

厥阴所至，为生、为风摇；

木气升，故主生。风性动，故为摇。

少阴所至，为荣、为形现；

阳气方盛，故物荣而形显。

太阴所至，为化、为云雨；

土能化生万物，云雨其气也。

少阳所至，为长、为蕃鲜；

阳气大盛，故物长而蕃鲜。

阳明所至，为收、为雾露；

金之化也。

太阳所至，为藏、为周密，

水之化也。

气化之常也。

六气各有所化，亦正化之常也。以上二化，皆兼植物为言。

厥阴所至为风生，终为肃；

《六微旨大论》曰：“风位之下，金气承之。”故厥阴风生，而终为肃清也。

少阴所至为热生，中为寒；

《六微旨大论》曰：“少阴之上，热气治之，中见太阳。”故少阴热生而中为寒也。又云：“君火之下，阴精承之。”亦为寒之义。

太阴所至，为湿生，终为注雨；

土位之下，风气承之，故太阴湿生，而终为注雨，即飘骤之谓。

少阳所至，为火生，终为蒸溽；

相火之下，水气承之，故少阳火生，而终为蒸溽也。“溽”，音辱。

阳明所至，为燥生，终为凉；

此“燥、凉”二字，当互更用之为是。盖金位之下，火气承之，故阳明凉生，而终为燥也。

太阳所至，为寒生，中为温，

《六微旨大论》曰：“太阳之上，寒气治之，中见少阴。”故太阳寒生而中为温也。愚按：上文六化，厥阴、太阴、少阳、阳明俱言终，而惟少阴太阳言中者，何也？盖六气之道，阴阳而已；阴阳征兆，水火而已。少阴者，君火也；太阳者，寒水也。阳胜则阴复，故少阴所至为热生，中为寒，此《离》象之外阳内阴也。阴胜则阳复，故太阳所至为寒生，中为温，此《坎》象之外阴内阳也。故惟此二气言中者，言阴阳互藏之纲领也；其他言终者，言五行下承之义耳。

德化之常也。

此以六气之正化而承者随之，皆生物之本也，故为德化之常。

厥阴所至，为毛化；

毛虫之族，得木化也。

少阴所至，为羽化；

羽虫之族，得火化也。王氏曰："有羽翮飞行之类。"义通。"翮"，亥格切。

太阴所至，为倮化；

倮虫之族，得土化也。

少阳所至，为羽化；

王氏曰："薄明羽翼，蜂蝉之类，非翎羽之羽也。"义通。

阳明所至，为介化；

甲虫之族，得金化也。

太阳所至，为鳞化，

鳞虫之族，得水化也。

德化之常也。

此动物赖之以生，所谓德化之常也。以上言化者凡五类。

厥阴所至，为生化；

万物始生，温化布也。

少阴所至，为荣化；

物荣而秀，暄化布也。

太阴所至，为濡化；

物滋而泽，湿化布也。

少阳所至，为茂化；

物茂而繁，热化布也。

阳明所至，为坚化；

物坚而敛，金化布也。

太阳所至，为藏化；

物隐而藏，水化布也。

布政之常也。

气布则物从其化，故谓之政。

厥阴所至，为飘怒大凉；

“飘怒”，木亢之变也。“大凉”，金之承制也。

少阴所至，为大暄、寒；

“大暄”，火亢之变也。“寒”，阴精之承制也。“暄”，音喧。

太阴所至，为雷霆骤注、烈风；

“雷霆骤注”，土亢之变也。“烈风”，木之承制也。

少阳所至，为飘风燔燎、霜凝；

“飘风燔燎”，热亢之变也。“霜凝”，水之承制也。

阳明所至，为散落、温；

“散落”，金亢之变也。“温”，火之承制也。

太阳所至，为寒雪冰雹、白埃，

“寒雪冰雹”，水亢之变也。“白埃”，土之承制也。

气变之常也。

“变者”，变乎常也。六气亢极，则承者制之，因胜而复，皆非和平正气，故谓之变。

厥阴所至，挠动、为迎随；

“挠动”，风之性。“迎随”，木之性。

少阴所至，高明焰、为曛；

“高明焰”，阳光也。“曛”，热气也。

太阴所至，沉阴、为白埃、为晦暝；

“晦暝”，昏黑色也，皆湿土之气。

少阳所至，光显、为彤云、为曛；

“光显”，虹电火光之属也。“彤云”，赤云也。“彤”，音同。

阳明所至，为烟埃、为霜、为劲切、为悽鸣；

皆金气肃杀之令。

太阳所至，为刚固、为坚芒、为立，

皆水气寒凝之令。

令行之常也。

气行而物无敢违，故谓之令。以上曰政、曰变、曰令者凡三类。

厥阴所至，为里急；

风木用事则病在筋，故为里急。

少阴所至，为疡疹身热；

君火用事则血脉热，故疡疹身热。

太阴所至，为积饮痞隔；

湿土用事则脾多湿滞，故为积饮痞隔。

少阳所至，为嚏呕、为疮疡；

相火炎上，故为嚏呕。热伤皮腠，故为疮疡。

阳明所至，为浮虚；

阳明用事而浮虚，皮毛为金之合也。

太阳所至，为屈伸不利，

寒水用事则病在骨，故为屈伸不利。

病之常也。

厥阴所至，为支痛；

厥阴主肝，故两胁肋支为痛。

少阴所至，为惊惑、恶寒战慄、谵妄；

少阴主心，故为惊惑。热极反兼寒化，故恶寒战慄。阳亢伤阴，心神迷乱故谵妄。

太阴所至，为蓄满，

太阴主脾，病在中焦，故蓄满。

少阳所至，为惊躁、瞀昧、暴病，

少阳主胆而火乘之，故为惊躁。火外阳而内阴，故瞀昧。相火急疾，故为暴病。“瞀”，音务，闷也。

阳明所至，为鼽，尻、阴、股、膝、髀、腨、胻，足病；

阳明胃经起于鼻，故为鼽；会于气街，总于宗筋，以下于足，故为尻阴膝足等病。

太阳所至，为腰痛，

太阳膀胱之脉，夹脊抵腰中，故为腰痛。

病之常也。

厥阴所至，为緛戾，

厥阴木病在筋，故令肢体緛缩，乖戾不支。“緛”音软。“戾”，音利。

少阴所至，为悲妄、衄衊；

火病于心而并于肺，故为悲妄。火逼血而妄行，故鼻血为衄，污血为衊。“衊”，音灭。

太阴所至，为中满、霍乱、吐下；

土湿伤脾也。

少阳所至，为喉痹、耳鸣、呕涌；

相火上炎也。

阳明所至为胁痛、皴揭，

燥金用事则肝木受伤，故胁痛。皮肤甲错而起为皴揭，皆燥病也。“皴”，取钧切。

太阳所至，为寝汗、痉，

寒水用事，故为寝汗，《脉要精微论》曰“阴气有余，为多汗身寒”者是也。肢体强直、筋急反戾曰痉，阴寒凝滞而阳气不行也。“痉”，音敬。

病之常也。

厥阴所至，为胁痛、呕泄；

木自为病，故胁痛。肝乘于脾，故呕泄。

少阴所至，为语、笑；

少阴主心，心藏精，神有余则笑不休。

太阴所至，为重浮肿；

土气湿滞，则身重肉浮而肿，谓之浮肿。

少阳所至，为暴注、瞤瘛、暴死；

相火乘金，大肠受之，则为暴注而下；乘脾则肌肉瞤动，乘肝则肢体筋脉抽瘛；相火急暴，故为暴死。“瘛”，音炽。

阳明所至，为鼽嚏；

金气寒肃而敛，故为鼽嚏。“鼽”，音求。“嚏”，音帝。

太阳所至，为流泄、禁止，

寒气下行，能为泻利，故曰流泄；阴寒凝结，阳气不化，能使二便不通，汗窍不解，故曰禁止。

病之常也。

以上病候凡四类。

凡此十二变者，报德以德，报化以化，报政以政，报令以令，气高则高，气下则下，气后则后，气前则前，气中则中，气外则外，位之常也。

此总结上文胜复变病之候，各因其所至之气而为之报也。故气至有德、化、政、令之异，则所报者亦以德、化、政、令；气至有高、下、前、后、中、外之异，则所报者亦以高、下、前、后、中、外。其在人之应之者，如手之三阴三阳其气高，足之三阴三阳其气下，足太阳行身之后，足阳明行身之前，足少阴太阴厥阴行身之中，足少阳行身之外，亦各有其位之常也。

故风胜则动，

此下总言六气之病应也。风善行而数变，故风胜则动。

热胜则肿，

疮疡痈肿，火之病也。

燥胜则干，

精血津液枯涸于内，皮肤肌肉皴揭于外，皆燥之病也。

寒胜则浮，

腹满身浮，阳不足而寒为病也。

湿胜则濡泄，甚则水闭浮肿，

“濡泄”，水利也。“水闭浮肿”，水道不利而肌肉肿胀，按之如泥不起也。以上六句，与《阴阳应象大论》同，详见阴阳类一。

随气所在以言其变耳。”

气有高下、前后、中外之异。人之为病，其气亦然。故气胜于高，则病在头项；气胜于下，则病在足膝；气胜于前，则病在面腹手臂；气胜于后，则病在肩背腰臀；气胜于中，则病在脏腑筋骨；气胜于外，则病在经络皮毛。而凡风胜则动、热胜则肿、燥胜则干、寒胜则浮、湿胜则濡泄浮肿之类，无不随气所在，而为病变也。

帝曰：“愿闻其用也。”

此言施化之用也。

岐伯曰：“夫六气之用，各归不胜而为化。

"各归不胜"，谓必从可克者，而施其化也。

故太阴雨化，施于太阳；

土能胜水也。

太阳寒化，施于少阴；

水能胜火也。

少阴热化，施于阳明；

火能胜金也。

阳明燥化，施于厥阴；

金能胜木也。

厥阴风化，施于太阴，

木能胜土也。

各命其所在以证①之也。

"所在"，即方月也。"证"，验也。主气之方月有常，如九宫八方各有所属，六气四时各有其序也。客气之方月无定，如子午岁少阴司天，则太阳在东北，厥阴在东南，少阴在正南，太阴在西南，少阳在西北，阳明在正北，此子午客气之方也。太阳主初气，厥阴主二气，少阴主三气，太阴主四气，少阳主五气，阳明主六气，此子午客气之月也。若其施化，则太阳寒化，当施于正南之少阴及西北之少阳，初气之证也；厥阴风化，当施于西南之太阴，二气之证也；少阴热化，当施于正北之阳明，三气之证也；太阴雨化，当施于东北之太阳，四气之证也；少阳火化，当施于正北之阳明，五气之证也；阳明燥化，当施于东南之厥阴，终气之证也。此子午年少阴司天，方月施化之义也。

---

① 国中按："证"，原文作"徵"，下注文同，作"证"义顺畅，作"征"，义曲折。考证见 1189 页

然岁步各有盛衰，气太过，则乘彼不胜，而施其邪化；气不及，则为彼所胜，而受其制化；气和平，则各布其政令，而无灾变之化。是以盈虚消长，又各有微妙存焉。举此一年，他可类求矣。

帝曰：“自得其位何如？”岐伯曰：“自得其位，常化也。”

“自得其位”，言六气所临，但施化于本位之方月，而无彼此之相犯也。如前注子午岁，太阳在东北，主初之气，于本位施其寒化；厥阴在东南，主二之气，于本位施其风化之类，皆自得其位之常化也。

帝曰：“愿闻所在也。”岐伯曰：“命其位而方月可知也。”

“命”，命其名也。“位”，即上下左右之位也。“方”，方隅也。“月”，月令也。命其位则名次立，名次立则所值之方、所主之月，各有其应，而常变可知矣。

愚按：上文云“报德以德、报化以化、报政令以政令”者，言胜复之气，因变之邪正而报有不同也；云“气高则高、气下则下、气后则后、气前则前、气中外则中外”者，言胜复之方，随气所在而或此或彼，变无定位也。故以天下之广言之，则东南方阳也，阳者其精降于下，故右热而左温；西北方阴也，阴者其精奉于上，故左寒而右凉。以一州之地言之，则崇高者，阴气治之，故高者气寒；污下者，阳气治之，故下者气热。此方隅大小之气有不同也。以运气所主言之，则厥阴所至为风，少阴所至为火，太阴所至为雨，少阳所至为热，阳明所至为燥，太阳所至为寒，此六气之更胜，有衰有旺不一也。以九宫所属言之，则有曰灾一宫、灾三宫、灾四宫、灾五宫、灾九宫，而四正四隅有异也。故本篇言位、言方、言月。

夫以三者相参，则四时八方之候，其变不同者多矣。故有应于此而不应于彼者，有寒热温凉主客相反者，有南方清燥而温、北方雨湿而潦者，有中原冰雪而寒、左右温凉更互者，此以地理有高下，形势有大小，气位方月有顺逆，小者小异，大者大异，而运气之变，所以有无穷之妙也。先儒有以天下旱潦不同，而非运气主岁之说者，盖未达此章之理耳。有按在前第十，当与此篇参其义。

二十二、上下盈虚

（《素问·六元正纪大论》）

帝曰："六位之气，盈虚何如？"岐伯曰："太少异也，太者之至徐而常，少者暴而亡。"

六阳年谓之太，六阴年谓之少。太者气盈，故徐而常；少者气虚，故暴而亡。如前章六十年运气之纪，凡六太之年只言正化，而六少之年则有邪化。正以不及之年乃有胜气，有胜则有复，胜复之气皆非本年之正化，必乘虚而后至，故其为病反甚也。

愚按：人之死生，全以正气为主。正气强，邪虽盛者必无害；正气弱，邪虽微者亦可扰。故欲察病之安危者，但察正气则吉凶可判矣。观此云"太者徐而常，少者暴而亡"，此正盈虚之理也。故凡气运盈者，人气亦盈，其为病则有余，有余之病反徐而微，以其正气盛也；气运虚者，人气亦虚，其为病则不足，不足之病必暴而甚，以其本气亏也。设不明邪正盈虚之道，而攻补倒施，多致气脱暴亡，是不知太者之易与，而少者之可畏也。

帝曰："天地之气，盈虚何如?"岐伯曰："天气不足，地气随之，地气不足，天气从之，运居其中而常先也。

天气即司天，地气即在泉，运即岁运。岁运居上下之中，气交之分，故天气欲降，则运必先之而降，地气欲升，则运必先之而升也。

恶所不胜，归所同和，随运归顺而生其病也。

此亦言中运也。如以木运而遇燥金司其天地，是为不胜则恶之。遇水火司其天地，是为同和则归之。不胜者受其制，同和者助其胜，皆能为病，故曰随运归顺而生其病也。

故上胜则天气降而下，下胜则地气迁而上，

"上胜"者，司天之气有余也，上有余则气降而下。"下胜"者，在泉之气有余也，下有余则气迁而上。此即上文"天气不足，地气随之，地气不足，天气随之"之谓。

胜多少而差其分，

"胜多少"，言气之微甚也。胜微则迁降少，胜多则迁降多，胜有多少，则气交之变，有多寡之差分矣。

微者小差，甚者大差，甚则位易气交，易则大变生而病作矣。

小差则小变，大差则大变，甚则上下之位，易于气交之际，运居其中而常先之，故易则大变生，民病作矣。

《大要》曰：'甚纪五分，微纪七分，其差可见'，此之谓也。"

"甚纪五分"，胜气居其半也。"微纪七分"，胜只十之三也。此天地盈虚之数，有大差小差之分，故变病亦有微甚。

二十三、五郁之发之治

（《素问·六元正纪大论》）

帝曰："五运之气，亦复岁乎？"

"复"，报复也。此问五运之气，亦如六气之胜复而岁见否。

岐伯曰："郁极乃发，待时而作也。"

五运被胜太甚，其郁必极，郁极者必复，其发各有时也。详如下文。

帝曰："请问其所谓也？"岐伯曰："五常之气，太过不及，其发异也。"帝曰："原卒闻之。"岐伯曰："太过者暴，不及者徐，暴者为病甚，徐者为病持。"

"持"者，进退缠绵，相持延久也。按：太过者其气暴，不及者其气徐，此理之当然也。然前章云"太者之至徐而常，少者暴而亡"，若与此节相反，而不知太者之暴，肆强也；少者之亡，受伤也。肆强者犹可制，受伤者不易支。故此二节互言，正以发明微甚之义耳。

帝曰："太过不及，其数何如？"岐伯曰："太过者其数成，不及者其数生，土常以生也。"

太过者其数成，成者气之盛也；不及者其数生，生者气之微也。土气长生于四季，故常以生数，而不待于成也。按：此数有生成，其即气有初中之义欤。详见《图翼》一卷《五行生成数解》。前章六十年运气政令之数，凡云"寒化一、寒化六"等义即此。

帝曰："其发也何如?"岐伯曰："土郁之发，岩谷震惊，

木胜制土，土之郁也。郁极则怒，怒动则发。"岩谷"者，土深之处；"震惊"者，土气之发也。

雷殷气交，

"殷"，盛也。"气交"者，升降之中，亦三气四气之间。盖火湿合气，发而为雷，故盛于火湿之令。

埃昏黄黑，

尘霾蔽日也。

化为白气，

湿蒸之气，岚之属也。

飘骤高深，

飘风骤注，冲决高深也。

击石飞空，洪水乃从，

岩崩石走，洪水从而出也。

川流漫衍，田牧土驹，

"川流漫衍"，洇没郊原也。"田牧土驹"，以洪水之后，惟余土石嵬然，若群驹散牧于田野也。

化气乃敷，善为时雨，

土湿之化，郁而伸也。

始生始长，始化始成。

土气被郁，物化皆迟，然土郁之发，必在三气四气之时，故犹能生长化成，不失其时也。

故民病心腹胀，肠鸣而为数后，甚则心痛胁䐜，呕吐霍乱，饮发注下，浮肿身重。

此皆湿土为病。湿在上中二焦，故心腹胀；湿在下焦，故数后下利。心为湿乘，故心痛；肝为湿侮，故胁䐜。

“䐜”，胀也。有声为呕，有物为吐。“霍乱”者，吐利并行，而心目缭乱也。“饮”，痰饮也。“注下”，大便暴泄也。湿气伤肉，则浮肿身重。皆土发湿邪之症。

云奔雨府，霞拥朝阳，山泽埃昏，其乃发也，以其四气。

“雨府”，太阴湿聚之处也。“霞拥朝阳”，见于旦也。“埃昏”，土气之浊也。土主四之气，在大暑六月中后，凡六十日有奇，故土郁之发，以其四气。

云横天山，浮游生灭，怫之先兆。

“浮游”，蜉蝣也，朝生暮死，其出以阴。此言大者为云横天山，小者为浮游生灭，皆湿化也。二者之现，则土郁将发，先兆彰矣。“怫”，郁也。“怫”，音佛。

金郁之发，天洁地明，气清气切，

火胜制金，金之郁也。金气清明急切，故其发如此。

大凉乃举，草树浮烟，

“大凉”者，金之寒气。“浮烟”者，金之敛气。

燥气以行，

霿雾数起，金风至则燥气行，阴气凝则霿雾起。“霿雾”，厚雾也。“霿”，蒙、茂二音。

杀气来至，草木苍干，金乃有声。

“杀气”，阴气也。“苍干”，凋落也。“金乃有声”，金气劲而秋声发也。

故民病咳逆，心胁满引小腹，善暴痛不可反侧，嗌干面陈色恶。

“咳逆嗌干”，肺病而燥也。“心胁满引小腹，善暴痛不可反侧”，金气胜而伤肝也。“陈”，晦也。金气肃杀，故面色陈而恶也。

山泽焦枯，土凝霜卤，怫乃发也，其气五。

燥气行，故山泽焦枯。土面凝白，卤结为霜也。金旺五之气，主秋分八月中后，凡六十日有奇，故其发也，在气之五。“卤”，音鲁。

夜雪白露，林莽声凄，怫之兆也。

二者之现，皆金郁欲发之先兆。

水郁之发，阳气乃辟，

土胜制水，水之郁也。水郁而发，寒化大行，故阳气乃辟。“辟”，避同。

阴气暴举，大寒乃至，川泽严凝，寒氛结为霜雪，

“寒氛”，寒气之如雾者。“氛”，音分。

甚则黄黑昏翳，流行气交，乃为霜杀，水乃现祥。

“黄”，土色。“黑”，水色。水为土郁而发，故二色并现于气交。“祥”，灾异也，凡吉凶之兆皆曰祥。

故民病寒客心痛，腰脽痛，大关节不利，屈伸不便，善厥逆痞坚腹满。

此皆寒水之气为病。火畏水，故心痛；寒入肾，故腰脽痛；寒则气血滞，筋脉急，故关节不利，屈伸不便；阴气胜，阳气不行，故厥逆痞坚腹满。

阳光不治，空积沉阴，白埃昏暝而乃发也，其气二火前后。

“二火前后”，君火二之气，相火三之气，自春分二月中，而尽于小暑六月节，凡一百二十日，皆二火之所主。水本旺于冬，其气郁，故发于火令之时，阴乘阳也。王氏曰：“阴精与水，皆上承火，故其发也，在君相二火之前后。”

太虚深玄，气犹麻散，微现而隐，色黑微黄，怫之先

兆也。

“深玄”，黑色也。“麻散”，如麻散乱可见，微现而隐也。大都占气之法，当于平旦候之，其色黑而微黄，黄为土色，黑为水色，微黄兼黑，水郁将发之先兆也。

木郁之发，太虚埃昏，云物以扰，大风乃至，屋发折木，木有变。

金胜制木，木之郁也。木郁之发，风气大行，故有埃昏云扰、发屋折木等候，皆木之为变也。

故民病胃脘当心而痛，上支两胁，隔咽不通，食饮不下，甚则耳鸣眩转，目不识人，善暴僵仆。

此皆风木肝邪之为病。厥阴之脉，夹胃贯膈，故胃脘当心而痛，隔咽不通，食饮不下也。上支两胁，肝气自逆也。肝经循喉咙，入颃颡，连目系，上会于巅，故为耳鸣眩转，目不识人等症。风木坚强，最伤胃气，故令人善暴僵仆。

太虚苍埃，天山一色，或为浊色，黄黑郁若，横云不起雨，而乃发也，其气无常。

“苍埃浊色，黄黑郁若”，皆风尘也。风胜湿，故云虽横而不起雨。风气之至，动变不定，故其发也，亦无常期。

长川草偃，柔叶呈阴，松吟高山，虎啸岩岫，怫之先兆也。

“草偃”，草尚之风必偃也。“呈阴”，凡柔叶皆垂，因风翻动而现叶底也。“松吟”，声在树间也。虎啸则风生，风从虎也。凡现此者，皆木郁将发之先兆。

火郁之发，太虚肿翳，大明不彰，

水胜制火，火之郁也。“肿”，字误，当作曛。盖火郁而发，热化大行，故太虚曛翳昏昧，大明反不彰也。

炎火行，大暑至，山泽燔燎，材木流津，广厦腾烟，土浮霜卤，止水乃减，蔓草焦黄，风行惑言，湿化乃后。

“燔燎、腾烟”，炎热甚也。“材木流津”，汁溶流也。“霜卤”，水泉干涸而卤为霜也。“止水”，蓄积之水也。“风行惑言”，热极风生，风热交炽而人言惑乱也。“湿化乃后”，雨不至也。“厦”，音夏。“卤”，音鲁。

故民病少气，疮疡痈肿、胁腹胸背面首四肢膜愤胪胀，疡痱呕逆，瘛疭骨痛，节乃有动，注下温疟，腹中暴痛，血溢流注，精液乃少，目赤心热，甚则瞀闷懊侬，善暴死。

此皆火盛之为病也。壮火食气，故少气。火能腐物，故疮痈。阳邪有余，故为膜塞愤闷、胪腔胀满、疡痱疮毒等患。火气上冲，故呕逆。火伤筋则瘛疭抽掣，火伤骨则骨痛难支，火伏于节则节乃有动，火在肠胃则注下，火在少阳则温疟，火实于腹则腹暴痛，火入血分则血溢流注，火烁阴分则精液乃少，火入肝则目赤，火入心则心热，火炎上焦则瞀闷，火郁膻中则懊侬，火性急速、败绝真阴则暴死。“膜”，昌真切。“胪”，闾、卢二音。“瘛”，音翅。“疭”，音纵。“懊”，音鏖。“侬”，乃包切。

刻终大温，汗濡玄府，其乃发也，其气四。

“刻终”者，百刻之终也。日之刻数，始于寅初，终于丑未，此阴极之时也。故一日之气，惟此最凉。刻终大温而汗濡玄府，他热可知矣。“玄府”，汗孔也。火本旺于夏，其气郁，故发于未申之四气。四气者，阳极之余也。

动复则静，阳极反阴，湿令乃化乃成。

上文言湿化乃后，至此则火旺生土，故动复则静，阳极反阴。土气得行，湿令复至，故万物得以化成也。

花发水凝，山川冰雪，焰阳午泽，怫之先兆也。

群花之发，君火二气之候也。“午泽”，南面之泽也。于花发之时，而水凝冰雪，见火气之郁也；于面南之泽，而焰阳气现，则火郁将发之先兆也。

有怫之应而后报也，皆观其极而乃发也，

此以下，总结上文郁发之义也。凡应有先兆，报必随之。盖物极则变，故郁极乃发。

木发无时，水随火也。

土金火之郁发，各有其时。惟风木善行数变，上文云其气无常，即木发无时也。水能胜火，上文云其气二火前后，即水随火也。

谨候其时，病可与期，失时反岁，五气不行，生化收藏，政无恒也。”

知时气，则病气可与期。失时气，则五气之行尚不能知，又焉知生化收藏之常政哉？

帝曰：“水发而雹雪，土发而飘骤，木发而毁折，金发而清明，火发而曛昧，何气使然？”岐伯曰：“气有多少，发有微甚，微者当其气，甚者兼其下，证其下气而见可知也。”

此发明承制之义也。“气有多少”，太过不及也。“发有微甚”，郁微则发微，郁甚则发甚也。“微者当其气”，本气之现也。“甚者兼其下”，承气兼现也。如水位之下，土气承之；土位之下，木气承之；木位之下，金气承之；金位之下；火气承之；火位之下，水气承之是也；故水发之微者为寒，甚者为雹雪，是兼乎土，雹雪之体如土故也；土发之微者为湿，甚者为飘骤，是兼乎木，风主飘骤故也；木发之微者为风，甚者为毁折，是兼乎金，金主杀伐故也；金发之微者为燥，甚者为清明，是兼乎火，火主光明故也；

火发之微者为热，甚者为瞤昧，是兼乎水，水主昏昧故也。取证于下承之气，而郁发之微甚可知矣。

帝曰："善！五气之发，不当位者何也？"

"不当位"，谓有不应其时也。

岐伯曰："命其差。"

气有盛衰，则至有先后，故曰命其差。"差"者，不当其位也。如《至正要大论》曰："胜复之作，动不当位，或后时而至。"但彼论胜复之至不当位，此论五气之发不当位，虽所论似异，而义则一也。

帝曰："差有数乎？"

言日数也。

岐伯曰："后皆三十度而有奇也，

"后"者，自始及终也。"度"，日也。"三十度而有奇"，一月之数也。"奇"，谓四十三刻七分半也。盖气有先至后至之差，不过三十度耳。即如气盈朔虚节序置闰之法，早至者先十五日有奇，迟至者后十五日有奇，或前或后，总不出一月有奇之数，

正此义也。"

愚按：本篇风云雷雨之至，虽五行各有所主，然阴阳清浊之分，先贤亦有所辨，此虽非本篇之意，然格致之理有不可不知者，今并附之。

如或问雷霆风云霜雪雨露于张子者，对曰："阴气凝聚，阳在内不得出，则奋击而为雷霆；阳在外不得入，则周旋不舍而为风。阳为阴累，则相持为雨而降；阴为阳得，则飘扬为云而升。"

又有问雨风云雷于邵子者，答曰："阳得阴为雨，阴得阳为风，刚得柔为云，柔得刚为雷。无阴不能为雨，无阳

不能为雷。雨柔属阴，待阳而后兴；雷刚属阳，待阴而后发。”张氏释之曰：“风雨自天降，故言阴阳；云雷自地升，故言柔刚。天阳无阴不能为雨，地阴无阳不能成雷。雨阴形柔，本乎天气之阳；雷阳声刚，出乎地体之阴。阴阳互相用也。”

又有以八卦爻象问于蔡节斋者，答曰：“《坎》阴为阳所得，则升为云，阳浅则为雾；《坎》阳为阴所累，则降为雨，阴浅则为露。阴在外，阳不得出则为雷，阴固则为地动，《震》也；阴在内，阳不得入则为风，阴固则为大风，《巽》也。阳包阴则《离》为霰，阳和阴则为雪，《离》交《坎》也；阴包阳则《坎》为雷，阴入阳则为霜，《坎》交《离》也。阴阳之精，互藏其宅，则《离》为日，《坎》为月。阴阳相戛则为电，阴阳失位则为霓。此固诸贤之说也。

若以愚见观之：风者，阳中之清气也，气之微者和，气之甚者烈，无阳不为风也；云者，阳中之浊气也，浊之清者轻，浊之浊者重，无阴不成云也。阴之清者，从阳凝聚则为露；阴之浊者，从阳升降则为雨。阳为阴郁，激而成雷，雷即电之声，电即雷之形，故雷之将发，电必先之。其所以有先后者，形显见之速，声远闻之迟也。有有雷而无电者，或以阳气未盛，声已达而形未露也；或以阴气太重，而蔽火之光也。有有电而无雷者，或以光远可见，而声远不可闻也；或以孤阳现形，阴气未及，而无水之激也。凡欲得雷之情者，当验以水之沃火也。

雾乃阴气，由阳逼而升。雾多见于早者，以夜则日居地下，旦则水气上达，故日将中则雾必收，又为阳逼而降。凡欲得雾之情者，当验以釜中之气也。

虹为日影穿雨而成，故虹必现于雨将霁，日东则虹西，日西则虹东，而中必有残雨以间之，其形乃现。无雨则无虹，无日亦无虹，秋冬日行南陆，黄道既远，故虹藏不见矣。凡欲得虹霓之情者，当验水盆映日之影也。

雹是重阴凝寒所成。如岐伯曰："至高之地，冬气常在。"所以高山之巅，夏无暑热，而碧空之寒，凝结有之。然地穴可以藏冰，则深山穷谷，宁无蓄此，云龙所带，于义亦通。是以汉文时雹如桃李，汉武时雹似马头，随结随下者，有如是其巨哉！然则结者带者，皆理之所有也。至若雨凝为雪，露结为霜，是又无待于辨者。

天道茫茫，诚非易测，姑纪管窥，以资博雅之择云。

帝曰："善！郁之甚者，治之奈何？"

此以下详明五郁之治也。天地有五运之郁，人身有五脏之应，郁则结聚不行，乃致当升不升，当降不降，当化不化，而郁病作矣。故或郁于气，或郁于血，或郁于表，或郁于里，或因郁而生病，或因病而生郁。郁而太过者，宜裁之抑之；郁而不及者，宜培之助之。大抵诸病多有兼郁，此所以治有不同也。

岐伯曰："木郁达之，

"达"，畅达也。凡木郁之病，风之属也。其脏应肝胆，其经在胁肋，其主在筋爪，其伤在脾胃、在血分。然木喜调畅，故在表者当疏其经，在里者当疏其脏，但使气得通行皆谓之达。诸家以吐为达者，又安足以尽之？

火郁发之，

"发"，发越也。凡火郁之病，为阳为热之属也。其脏应心主、小肠、三焦，其主在脉络，其伤在阴分。凡火所居，其有结聚敛伏者，不宜蔽遏，故当因其势而解之、散之、升之、扬之，如开其窗，如揭其被，皆谓之发，非独止于汗也。

土郁夺之，

“夺”，直取之也。凡土郁之病，湿滞之属也。其脏应脾胃，其主在肌肉四肢，其伤在胸腹。土畏壅滞，凡滞在上者夺其上，吐之可也；滞在中者夺其中，伐之可也；滞在下者夺其下，泻之可也。凡此皆谓之夺，非独止于下也。

金郁泄之，

“泄”，疏利也。凡金郁之病，为敛为闭、为燥为塞之属也。其脏应肺与大肠，其主在皮毛声息，其伤在气分。故或解其表，或破其气，或通其便，凡在表在里、在上在下，皆可谓之泄也。

水郁折之，

“折”，调制也。凡水郁之病，为寒为水之属也。水之本在肾，水之标在肺，其伤在阳分，其反克在脾胃。水性善流，宜防泛溢。凡折之之法，如养气可以化水，治在肺也；实土可以制水，治在脾也；壮火可以胜水，治在命门也；自强可以帅水，治在肾也；分利可以泄水，治在膀胱也。凡此皆谓之折，岂独抑之而已哉？

然调其气，

“然”，如是也。用是五法以去其郁，郁去则气自调矣。

过者折之，以其畏也，所谓泻之。”

此承上文而言郁之甚者，其邪聚气实则为太过之病，过者畏泻，故以泻为畏。如《至正要大论》曰：“木位之主，其泻以酸；火位之主；其泻以甘；土位之主，其泻以苦；金位之主，其泻以辛；水位之主，其泻以咸”之类，是即治以所畏也。

帝曰：“假者何如？”岐伯曰：“有假其气，则无禁也。

所谓主气不足，客气胜也。”

“假”，假借也。气有假借者，应热反寒，应寒反热也，则亦当假以治之，故可以热犯热、以寒犯寒而无禁也。温凉亦然。如《五常政大论》曰“假者反之”，《至正要大论》曰“反者反治”，即无禁之义。然气之有假者，乃主不足而客胜之。盖主气之寒热有常，而客气之阴阳多变，故有非时之相加，则亦当有变常之施治也。假者反治诸义，当考论治、会通。

帝曰：“至哉！圣人之道，天地大化运行之节，临御之纪，阴阳之政，寒暑之令，非夫子孰能通之？请藏之灵兰之室，署曰《六元正纪》，非斋戒不敢示，慎传也。”

此总结六元正纪，以示珍重也。

类经二十七卷

运 气 类

二十四、六气之化，分司天地，主岁纪岁，间气纪步，少阴不司气化。

（《素问·至正要大论》）

黄帝问曰：“五气交合，盈虚更作，余知之矣。六气分治，司天地者，其至何如？”

“至”者，言其当位也。

岐伯再拜对曰：“明乎哉问也！天地之大纪，人神之通应也。”

天地变化之纪，人神运动之机，内外虽殊，其应则一也。

帝曰：“愿闻上合昭昭，下合冥冥奈何？”岐伯曰：“此道之所生，工之所疑也。”

“昭昭”者，合天道之明显。“冥冥”者，合造化之隐微。道之所生，其生惟一，工不知要，则流散无穷，故多疑也。

帝曰：“愿闻其道也。”岐伯曰：“厥阴司天，其化以风；

厥阴属木，其化以风。凡和气升阳，发生万物，皆风之化。

少阴司天，其化以热；

少阴属君火，其化以热。凡炎蒸郁燠，庶类蕃茂，皆君火之化。

太阴司天，其化以湿；

太阴属土，其化以湿。凡云雨滋泽，津液充实，皆土之化。

少阳司天，其化以火；

少阳属相火，亦曰畏火。凡炎暑赫烈，阳气盛极，皆相火之化。

阳明司天，其化其燥；

阳明属金，其化以燥。凡清明干肃、万物坚刚，皆金之化。

太阳司天，其化以寒，

太阳属水，其化以寒。凡阴凝慄冽，万物闭藏，皆水之化。

以所临脏位，命其病者也。"

肝木位东，心火位南，脾土位中及四维，肺金位西，肾水位北，所临之气，与脏相得则和，不相得则病。

帝曰："地化奈何？"岐伯曰："司天同候，间气皆然。"

"地化"，在泉之化也。"间气"，义如下文。六步之位，虽有上下左右之分，而气化皆相类，故与上文司天之化同其候。

帝曰："间气何谓？"岐伯曰："司左右者，是谓间气也。"

六气分主六步，上谓司天，下谓在泉，余四者谓之间气。在上者，为司天左间，司天右间；在下者，为在泉左间，在泉右间。《阴阳应象大论》曰："天地者，万物之上下。左右者，阴阳之道路。”有图在《图翼》二卷。

帝曰：“何以异之？”岐伯曰：“主岁者纪岁，间气者纪步也。”

“主岁者纪岁”，司天主岁半之前，在泉主岁半之后也。“间气者纪步”，岁有六步，每步各主六十日八十七刻半也。

帝曰：“善！岁主奈何？”

此详言上下左右，气化之有异也。

岐伯曰：“厥阴司天为风化，

木气在天为风化，而飘怒摇动，云物飞扬，如巳亥岁厥阴司天是也。

在泉为酸化，

木气在地则味为酸化，如寅申岁厥阴在泉是也。

司气为苍化，

“司气”，言五运之气也。木运司气，故色化青苍，丁壬年是也。

间气为动化。

厥阴所临之位，风化行则群物鼓动，故曰动化。如丑未岁则为地之左间，主初之气；子午岁则为天之右间，主二之气；辰戌岁则为天之左间，主四之气，卯酉岁则为地之右间，主五之气也。

少阴司天为热化，

君火在天为热化，而为阳光明耀，温养万物，如子午岁少阴司天是也。

在泉为苦化，

火气在地则味为苦化，如卯酉岁少阴在泉是也。

不司气化，

君不司运也。夫五运六气之有异者，运出天干，故运惟五；气出地支，故气有六。五者，五行各一也。六者，火分君相也。故在六气则有君火相火所主之不同，而五运则火居其一耳。于六者而缺其一，则惟君火独不司五运之气化。正以君火者，太阳之火也，为阳气之本，为万化之原，无气不司，故不司气化也。按：《新校正》及诸家之注此者，皆曰君火以名，相火以位，正以明君火不主运也。其说殊谬。夫《天元纪大论》原曰“君火以明”，非曰“以名”也，奈何将“明”字改作“名”字，牵强为解，大失经旨。盖不改全不相干，义殊不通，必欲引以注此，则不得不改明为名，尤属悖乱矣。愚有详注，在本类前第三章“君火以明”之下，所当考正。

居气为灼化。

“居”，所在也。“灼”，光明也。不曰间气而曰居气者，君之所居，无往不尊，故不敢言间也。如寅申岁居在泉之左，主初之气，丑未岁居司天之右，主二之气；巳亥岁居司天之左，主四之气；辰戌岁居在泉之右，主五之气也。

太阴司天为湿化，

土气在天为湿化，而为埃郁蒙昧，云雨润湿，如丑未岁太阴司天是也。

在泉为甘化，

土气在地则味为甘化，如辰戌岁，太阴在泉是也。

司气为黅化，

土运司气则色化黅黄，甲己年是也。

间气为柔化。

太阴所临之位，湿化行则庶物柔软也。如卯酉岁则为地之左间，主初之气；寅申岁则为天之右间，主二之气；子午岁则为天之左间，主四之气；巳亥岁则为地之右间，主五之气也。

少阳司天为火化，

相火在天为火化，而为炎光赫烈，燔灼焦然，如寅申岁少阳司天是也。

在泉为苦化，

火气在地则味为苦化，如巳亥岁少阳在泉是也。

司气为丹化，

火运司气则色化丹赤，戊癸年是也。

间气为明化。

少阳所临之位，火化行则庶物明灿也。如辰戌岁则为地之左间，主初之气；卯酉岁则为天之右间，主二之气；丑未岁则为天之左间，主四之气；子午岁则为地之右间，主五之气也。

阳明司天为燥化，

金气在天为燥化，而为清凉劲切，雾露萧瑟，如卯酉岁阳明司天是也。

在泉为辛化，

金气在地则味为辛化，如子午岁阳明在泉是也。

司气为素化，

金运司气则色化素白，乙庚年是也。

间气为清化。

阳明所临之位，燥化行则清凉至也。如巳亥岁则为地之左间，主初之气；辰戌岁则为天之右间，主二之气；寅申岁则为天之左间，主四之气；丑未岁则为地之右间，主五之气也。

太阳司天为寒化，

水气在天为寒化，而为严肃慄冽，阴惨坚凝，如辰戌岁太阳司天是也。

在泉为咸化，

水气在地则味为咸化，如丑未岁太阳在泉是也。

司气为玄化，

水运司气则色化玄黑，丙辛年是也。

间气为藏化。

太阳所临之位，寒化行则万物闭藏也。如子午岁则为地之左间，主初之气；巳亥岁则为天之右间，主二之气；卯酉岁则为天之左间，主四之气；寅申岁则为地之右间，主五之气也。

故治病者，必明六化分治，五味五色所主，五脏所宜，乃可以言盈虚病生之绪也。”

凡治病者必求其本，六化是也；必察其形，五色是也；必分其主治，五味是也；必辨其宜否，五脏是也。明此数者，而后知孰为气之盛，孰为气之衰，乃可以言盈虚病生之端绪，而治之无失矣。

帝曰：“厥阴在泉而酸化先，余知之矣。风化之行也何如？”

此问厥阴在泉既为酸化，而上文之言地化者，曰司天同候，则厥阴在泉亦曰风化，然则酸之与风，其辨为何如也。

岐伯曰：“风行于地，所谓本也，余气同法。

有风化而后有酸化，是风为酸化之本，其他余气皆同此义。故有热化火化而后有苦，有湿化而后有甘，有燥化而后有辛，有寒化而后有咸。凡六气之行乎地者，即化生五味之本也。《天元纪大论》曰：“所谓本也，是谓六元。”与此“本”字义同。

本乎天者，天之气也；本乎地者，地之气也。

六气之在天，即为天之气，六气之在地，即为地之气。上下之位不同，而气化之本则一。

天地合气，六节分而万物化生矣。

天气下降，地气上升，会于气交，是谓合气，由是六节气分，而万物化生无穷矣。

故曰‘谨候气宜，无失病机’，此之谓也。”

本于天地者，是为气宜。应于人身者，是为病机。

帝曰：“其主病何如？”

此言药物之主病者。

岐伯曰：“司岁备物，则无遗主矣。”

天地之气，每岁各有所司，因司气以备药物，则主病者无遗矣。如厥阴司岁则备酸物，少阴少阳司岁则备苦物，太阴司岁则备甘物，阳明司岁则备辛物，太阳司岁则备咸物，所谓岁物也，岁物备则五味之用全矣。

帝曰：“先岁物何也？”岐伯曰：“天地之专精也。”

“岁物”者，得天地精专之化，气全力厚，故备所当先也。此与《六元正纪大论》“食岁谷以全其真”者同义。

帝曰：“司气者何如？”岐伯曰：“司气者主岁同，然有余不足也。”

“司气”，即上文五运之司气也。主岁即上文司天在泉之主岁也。运之与气，气主皆同，但五太之运为有余，五少之运为不及，而物性之禀有厚薄矣。

帝曰：“非司岁物何谓也？”岐伯曰：“散也，

“非司岁物”，谓非主岁之物也。“散”者，谓六气之序，不司天地则司四间，故物生之应，亦当随气散见于四方，而各有所禀也。

故质同而异等也。

惟天地之气变不常，故物生之体质虽同，而性用之厚薄则异。

气味有薄厚，性用有躁静，治保有多少，力化有浅深，此之谓也。”

此即“质同异等”之谓。盖司气者与不司气者，其有不同如此。

帝曰：“岁主脏害何谓？”岐伯曰：“以所不胜命之，则其要也。”

此言天有岁气，人有脏气，而岁主有害于五脏者，在所不胜者也。如木气淫则脾不胜，火气淫则肺不胜，土气淫则肾不胜，金气淫则肝不胜，水气淫则心不胜，是皆脏害之要。

帝曰：“治之奈何？”岐伯曰：“上淫于下，所胜平之；外淫于内，所胜治之。”

“淫”，太过为害也。“上淫于下”，谓天以六气而下病六经也。“外淫于内”，谓地以五味而内伤五官也。淫邪为害，当各以所胜者平治之也。

帝曰：“善！平气何如？”

此问岁气和平而亦有病者，又当何如治之也。

岐伯曰：“谨察阴阳所在而调之，以平为期，正者正治，反者反治。”

阴阳者，脉有阴阳，症有阴阳，气味有阴阳，经络脏象有阴阳。不知阴阳所在，则以反为正，以逆为顺。故宜谨察而调之，以平为期，无令过也。若阳经阳症而得阳脉，阴经阴症而得阴脉，是为正病。正者正治，谓当以寒治热，以热治寒，治之正也。若阳经阳症而得阴脉，阴经阴症而得阳脉，是为反病。反者反治，谓当以热治热，以寒治寒，治之反也。此下接言南政北政阴之所在，见本类前五。

二十五、天地淫胜病治

（《素问·至正要大论》）

帝曰："天地之气，内淫而病何如？"

"淫"，邪胜也，不务其德，是谓之淫。内淫者，自外而入，气淫于内，言在泉之变病也。

岐伯曰："岁厥阴在泉，风淫所胜，则地气不明，平野昧，草乃早秀；

厥阴在泉，寅申岁也。风淫于地，则木胜土，风胜湿，尘埃飞扬，故地气不明，平野昏昧。木气有余，故草乃早秀。

民病洒洒振寒，善呻数欠，心痛支满，两胁里急，饮食不下，膈咽不通，食则呕，腹胀善噫，得后与气则快然如衰，身体皆重。

按：《经脉篇》自"洒洒振寒"至"数欠"，为阳明胃病；自"食则呕"至"身体皆重"，为太阴脾病。且厥阴肝脉贯膈布胁肋，故又为心痛支满等症。皆木邪淫胜，脾胃受伤之为病。

岁少阴在泉，热淫所胜，则焰浮川泽，阴处反明，蛰虫不藏；

少阴在泉，卯酉岁也。君火淫胜于下，故焰浮川泽，阴处反明，蛰虫不藏。

民病腹中常鸣，气上冲胸，喘不能久立，寒热皮肤痛，

目瞑齿痛𪙛肿，恶寒发热如疟，小腹中痛，腹大。

“腹中常鸣”者，火气奔动也。“气上冲胸”者，火性炎上也。“喘不能久立、寒热皮肤痛”者，火邪乘肺也。“目瞑”者，热甚阴虚，畏阳光也。齿动𪙛肿，热乘阳明经也。“恶寒发热如疟”，金水受伤，阴阳争胜也。热在下焦，故小腹中痛。热在中焦，故腹大。“𪙛”，音拙。

岁太阴在泉，草乃早荣，湿淫所胜，则埃昏岩谷，黄反现黑，至阴之交；

太阴在泉，辰戌岁也。土为草木之所资生，故草乃早荣。“岩谷”者，土厚之处，故埃昏岩谷。“黄”，土色。“黑”，水色。土胜湿淫，故黄反现黑。《五常政大论》曰：“太阴司天，湿气下临，肾气上从，黑起水变。”即土临水应之义。“至阴之交”，当三气四气之间，土之令也。

民病饮积心痛，耳聋浑浑焞焞，嗌肿喉痹，阴病血见，小腹痛肿，不得小便，病冲头痛，目似脱，项似拔，腰似折，髀不可以曲，腘如结，腨如别。

“饮积心痛”，寒湿乘心也。自“耳聋”至“喉痹”，按《经脉篇》为三焦经病；自“阴病”至“不得小便”，以邪湿下流”，为阴虚肾病；自“冲头痛”至“腨如别”，按《经脉篇》为膀胱经病。此以土邪淫胜克水，而肾合三焦膀胱，俱为水脏，故病及焉。“焞”，吞、屯二音。“嗌”，音益。“腘”，音国。“腨”，音篆。

岁少阳在泉，火淫所胜，则焰明郊野，寒热更至；

少阳在泉，巳亥岁也。相火淫胜于下，故焰明郊野。热极生寒，故寒热更至。

民病注泄赤白，小腹痛尿赤，甚则血便，少阴同候。

热伤血分则注赤，热伤气分则注白。热在下焦，故小腹痛尿赤血便。其余诸病，皆与前少阴在泉同候。

岁阳明在泉，燥淫所胜，则霿雾清瞑；

阳明在泉，子午岁也。金气淫胜于下，故霿暗如雾，清冷晦瞑也。

民病善呕，呕有苦，善太息，心胁痛不能反侧，甚则嗌干面尘，身无膏泽，足外反热。

按《经脉篇》以“口苦善太息、心胁痛不能转侧、甚则面微有尘、体无膏泽、足外反热”，为足少阳胆经病；“嗌干面尘”，为厥阴肝经病。此以金邪淫胜，故肝胆受伤，而为病如此。

岁太阳在泉，寒淫所胜，则凝肃惨慄；

太阳在泉，丑未岁也。水气淫胜于下，故凝肃惨慄。

民病小腹控睾，引腰脊，上冲心痛，血现，嗌痛颔肿。”

寒淫于下，自伤其类，则膀胱与肾受之。膀胱居腹，故小腹痛；肾主阴丸，故控睾；太阳之脉，夹脊抵腰中，故引腰脊；肾脉络心，故上冲心痛；心主血属而寒逼之，故血现。按：《经脉篇》以“嗌痛颔肿”为小肠经病，亦水邪侮火而然。“睾”，音高。“颔”，何敢切。

帝曰：“善！治之奈何？”

此下言在泉淫胜之治。

岐伯曰：“诸气在泉：风淫于内，治以辛凉，佐以苦甘，以甘缓之，以辛散之；

风为木气，金能胜之，故治以辛凉。过于辛，恐反伤其气，故佐以苦甘，苦胜辛，甘益气也。木性急，故以甘缓之；风邪胜，故以辛散之。《脏气法时论》曰：“肝苦急，急食甘以缓之；肝欲散，急食辛以散之。”此之谓也。

热淫于内，治以咸寒，佐以甘苦，以酸收之，以苦发之；

热为火气，水能胜之，故宜治以咸寒，佐以甘苦。甘胜咸，所以防咸之过也；苦能泄，所以去热之实也。热盛于经而不敛者，以酸收之；热郁于内而不解者，以苦发之。

湿淫于内，治以苦热，佐以酸淡，以苦燥之，以淡泄之；

湿为土气，燥能除之，故治以苦热。酸从木化，制土者也，故佐以酸淡。"以苦燥之"者，苦从火化也；"以淡泄之"者，淡能利窍也。《脏气法时论》曰："脾苦湿，急食苦以燥之。"即此之谓。

火淫于内，治以咸冷，佐以苦辛，以酸收之，以苦发之；

相火，畏火也，故宜治以咸冷。苦能泄火，辛能散火，故用以为佐。以酸收之，以苦发之，义与上文热淫治同。

燥淫于内，治以苦温，佐以甘辛，以苦下之；

燥为金气，火能胜之，治以苦温，苦从火化也。佐以甘辛，木受金伤，以甘缓之；金之正味，以辛泻之也。燥结不通，则邪实于内，故当以苦下之。按下文"燥淫所胜，佐以酸辛"，与此甘辛稍异。又如《六元正纪大论》子午年阳明在泉，亦云下酸温，皆与此不同。考之《脏气法时论》曰："肺苦气上逆，急食苦以泄之。用酸补之，辛泻之。"正此之辨。

寒淫于内，治以甘热，佐以苦辛，以咸泻之，以辛润之，以苦坚之。"

寒为水气，土能胜水，热能胜寒，故治以甘热，甘从土化，热从火化也。佐以苦辛等义，如《脏气法时论》曰：

“肾苦燥，急食辛以润之。肾欲坚，急食苦以坚之，用苦补之，咸泻之也。”

帝曰：“善！天气之变何如？”

此下言司天淫胜之变病。

岐伯曰：“厥阴司天，风淫所胜，则太虚埃昏，云物以扰，寒生春气，流水不冰，蛰虫不出；

巳亥岁也。风淫于上，故太虚埃昏，云物扰乱。风木主温，故寒生春气而流水不冰。然风胜则金令承之，清肃气行，故蛰虫不出也。

民病胃脘当心而痛，上支两胁，膈咽不通，饮食不下，舌本强，食则呕，冷泄腹胀，溏泄瘕水闭，病本于脾，

胃脘当心而痛等症，病皆在脾。

按《经脉篇》以“舌本强、食则呕、胃脘痛、腹胀食不下、溏泄瘕水闭”，为足太阴脾病。此以木邪乘土，故诸病皆本于脾也。

冲阳绝，死不治。

“冲阳”，足阳明胃脉也，在足跗上动脉应手。土不胜木，则脾胃气竭而冲阳绝，故死不治。

少阴司天，热淫所胜，怫热至，火行其政，大雨且至；

子午岁也。热淫于上，故火行其政。君火之下，阴精承之，故大雨且至。“怫”，音佛，郁也。

民病胸中烦热，嗌干，右胠满，皮肤痛，寒热咳喘，唾血血泄，鼽衄嚏呕，尿色变，甚则疮疡胕肿，肩背臂臑及缺盆中痛，心痛肺䐜腹大满，膨膨而喘咳，病本于肺，

胸中烦热嗌干等症，皆君火上炎，肺金受伤也。金气主右，故右胠满。按《经脉篇》以“尿色变、肩背臂臑及缺盆中病，肺胀满膨膨而喘咳”，为手太阴肺病；“鼽衄、肩前臑痛”，为手阳明大肠病。盖肺与大肠为表里，金被火伤，故诸病皆本于肺也。“膨”，音彭。

尺泽绝，死不治。

“尺泽”，手太阴肺脉也，在肘内廉大纹中，动脉应手。金不胜火，则肺气竭而尺泽绝，故死不治。

太阴司天，湿淫所胜，则沉阴旦布，雨变枯槁；

丑未岁也。湿淫于上，故沉阴旦布。“沉”，深也。沉阴雨变，则浸渍为伤，故物多枯槁。

胕肿骨痛阴痹，阴痹者按之不得，腰脊头项痛，时眩，大便难，阴气不用，饥不欲食，咳唾则有血，心如悬，病本于肾。

胕肿骨痛等症，皆肾经病也。按：《经脉篇》以“腰脊头项痛”，为足太阳膀胱病；以“饥不欲食、咳唾则有血、心如悬”，为足少阴肾病。此以肾与膀胱为表里，水为土克，故诸病皆本于肾也。《五邪篇》阴痹，与此略同，详针刺类二十五。

太溪绝，死不治。

“太溪”，足少阴肾脉也。在足内踝后跟骨上动脉应手。水不胜土，则肾气竭而太溪绝，故死不治。

少阳司天，火淫所胜，则温气流行，金政不平；

寅申岁也。相火淫胜于上，则金受其制，故温气流行，金政不平。

民病头痛，发热恶寒而疟，热上皮肤痛，色变黄赤，传而为水，身面浮肿，腹满仰息，泄注赤白，疮疡咳唾血，烦心胸中热，甚则鼽衄，病本于肺，

相火用事，金气受邪，客热内燔，水不能制，故为此诸病，皆本于肺也。

天府绝，死不治。

“天府”，手太阴肺脉也，在臂臑内廉，腋下三寸动脉应手。金不胜火，则肺气竭而天府绝，故死不治。

阳明司天，燥淫所胜，则木乃晚荣，草乃晚生，筋骨内变，大凉革候，名木敛生菀于下，草焦上首，蛰虫来现；

卯酉岁也。燥金淫胜于上，则木受其克，故草木生荣俱晚。其在于人，则肝血受伤，不能营养筋骨，故生内变。且金气大凉，能革发生之候，故草本之应如此。然阳明金气在上，则少阴火气在下，故蛰虫来现也。“大凉革候”以下四句，旧在下文“感而疟”之后，今改移于此。

民病左胠胁痛，寒清于中，感而疟，咳，腹中鸣，注泄鹜溏，心胁暴痛，不可反侧，嗌干面尘腰痛，丈夫癞疝，妇人小腹痛，目昧眦疡，疮痤痈，病本于肝。

左胠胁痛等症，皆肝经病，肝木主左也。按：《经脉篇》以“心胁痛不能转侧、面微有尘”，为足少阳胆病；“腰痛不可俯仰、丈夫瘄疝、妇人小腹痛、嗌干面尘飧泄”，为足厥阴肝病。此以肝与胆为表里，木被金伤，故诸病皆本于肝也。“鹜”，木务、二音。“癞”，音颓。“痤”，才何切。

太冲绝，死不治。

“太冲”，足厥阴肝脉也，在足大趾本节后二寸，动脉应手。木不胜金，则肝气竭而太冲绝，故死不治。

太阳司天，寒淫所胜，则寒气反至，水且冰，运火炎烈，雨暴乃雹；

辰戌岁也。寒淫于上，故寒反至，水且冰。苦乘火运而火气炎烈，则水火相激，故雨暴乃雹。此下二节，旧文似有颠倒，今稍为移正之。

民病血变于中，发为痈疡，厥心痛，呕血血泄，鼽衄善悲，时眩仆，胸腹满，手热肘挛腋肿，心澹澹大动，胸胁胃脘不安，面赤目黄，善噫嗌干，甚则色炲，渴而欲饮，病本于心，

寒水胜则邪乘心，故为血变于中、发为痈疡等症。按《经脉篇》以“手心热、臂肘挛急、腋肿、胸胁支满、心中澹澹大动、面赤目黄”，为手厥阴心包络病。盖火受寒伤，故诸病皆本于心也。“澹”，淡同。“炲”，音台，焦黑色也。

神门绝，死不治。

“神门”，手少阴心脉也，在手掌后锐骨之端，动脉应手。火不胜水，则心气竭而神门绝，故死不治。

所谓动气，知其脏也。”

“动气”者，气至脉动也。察动脉之有无，则脏气之存亡可知矣。此总结六气之变病也。

帝曰：“善！治之奈何？”

此下言司天淫胜之治。

岐伯曰：“司天之气：风淫所胜，平以辛凉，佐以甘苦，以甘缓之，以酸泻之；

风淫于上，平以辛凉，佐以苦甘，以甘缓之，俱与上文在泉治同。“以酸泻之”者，木之正味，其泻以酸也。义见后。

热淫所胜，平以咸寒，佐以苦甘，以酸收之；

此与上文在泉治同，但缺“以苦发之”一句，而下文“火淫所胜”复言之，则义与此节同也。

湿淫所胜，平以苦热，佐以酸辛，以苦燥之，以淡泄之；

诸与上文在泉治同。惟佐以酸辛，与彼酸淡少异，盖辛胜酸，所以防酸之过也，故当用以为佐。

湿上甚而热，治以苦温，佐以甘辛，以汗为故而止；

“湿上甚而热”者，湿郁于上而成热也。“治以苦温”，欲其燥也；“佐以甘辛”，欲其散也。以燥以散，则湿热之在上者，以汗之故而止矣。

火淫所胜，平以咸冷，佐以甘苦，以酸收之，以苦发之，以酸复之，热淫同；

此与在泉热淫治同。盖水能胜火，故平以咸冷；苦能泻火之实，甘能缓火之急，故佐以苦甘。火盛而散越者，以酸收之；火郁而伏留者，以苦发之。然以发去火，未免伤气，故又当以酸复之，而火热二气同治也。

燥淫所胜，平以苦湿，佐以酸辛，以苦下之；

此与上文燥淫于内治同，但彼云佐以甘辛，此云酸辛为异，详注见前燥淫条下。“苦湿”误也，当作“苦温”。

寒淫所胜，平以辛热，佐以苦甘，以咸泻之。”

辛热足以散寒，苦甘可以胜水。以咸泻之，水之正味，其泻以咸也。此与在泉治同，而文有颠倒，详见前“寒淫于内”条下。

二十六、邪气反胜之治

（《素问·至正要大论》）

帝曰：“邪气反胜，治之奈何？”

反胜者，以天地气有不足，则间气乘虚为邪而反胜之也。

岐伯曰：“风司于地，清反胜之，治以酸温，佐以苦

甘，以辛平之。

凡寅申岁，厥阴风木在泉，而或气有不及，则金之清气反胜之，故当治以酸温，酸求木之同气，温以制清也。“佐以苦甘”，苦以温金，甘以缓肝之急也。“以辛平之”，木之正味，其补以辛；金之正味，其泻以辛也。

热司于地，寒反胜之，治以甘热，佐以苦辛，以咸平之。

凡卯酉岁，少阴君火在泉，而或气有不及，则水之寒气反胜之，故当治以甘热，甘能胜水，热能制寒也。“佐以苦辛”，寒得苦而温，得辛而散也。“以咸平之”，火之正味，其补以咸；水之正味，其泻以咸也。

湿司于地，热反胜之，治以苦冷，佐以咸甘，以苦平之。

凡辰戌岁，太阴湿土在泉，而或气有不及，则火之热气反胜之，故当治以苦冷，抑火邪也。“佐以咸甘”，咸寒制热，甘湿补土也。“以苦平之”，即苦冷之义。

火司于地，寒反胜之，治以甘热，佐以苦辛，以咸平之。

凡巳亥岁，少阳相火在泉，而气有不及，与上文热司于地者同其治。

燥司于地，热反胜之，治以平寒，佐以苦甘，以酸平之，以和为利。

凡子午岁，阳明燥金在泉，而气有不及，则热反胜之，治以平寒，以金司于地，气本肃杀，若用大寒，必助其惨，故但宜平寒，抑其热耳。“佐以苦甘”，所以泻火也。“以酸平之”，金之正味，其补以酸也。“以和为利”，戒过用也，即平寒之意。

寒司于地，热反胜之，治以咸冷，佐以甘辛，以苦平之。”

凡丑未岁，太阳寒水在泉，而气有不及，则热反胜之，故治以咸冷，抑火邪也。“佐以甘辛”，甘泻火而辛能散也。“以苦平之”，水之正味，其补以苦也。王氏曰：“此六气方治，与前淫胜法殊贯。其云治者，泻客邪之胜气也；云佐者，皆所利所宜也；云平者，补已弱之正气也。”

帝曰：“其司天邪胜何如？”

言司天反胜也。

岐伯曰：“风化于天，清反胜之，治以酸温，佐以甘苦。

巳亥岁也。治与上文“风司于地”大同。

热化于天，寒反胜之，治以甘温，佐以苦酸辛。

子午岁也。治与上文“热司于地”稍同。但少一咸味，多一酸味，盖火为水胜则心苦缓，故宜食酸以收之。

湿化于天，热反胜之，治以苦寒，佐以苦酸。

丑未岁也。苦寒所以袪热，苦酸所以敛热。按：此与上文“湿司于地”，皆当言风反胜之，而俱言热者，盖风火本属同气，均能胜湿故也。然佐以苦酸，则木之正味，其泻以酸，此虽治热，而亦兼乎风矣。

火化于天，寒反胜之，治以甘热，佐以苦辛。

寅申岁也。治与上文“热司于地”大同。

燥化于天，热反胜之，治以辛寒，佐以苦甘。

卯酉岁也。辛寒所以散热，苦甘所以泻火。

寒化于天，热反胜之，治以咸冷，佐以苦辛。”

辰戌岁也。治与上文“寒司于地”大同。

二十七、六气相胜病治

（《素问·至正要大论》）

帝曰："六气相胜奈何？"

"相胜"者，六气互有强弱，而乘虚相胜也。

岐伯曰："厥阴之胜，耳鸣头眩，愦愦欲吐，胃膈如寒，大风数举，倮虫不滋，胠胁气并，化而为热，小便黄赤，胃脘当心而痛，上支两胁，肠鸣飧泄，小腹痛，注下赤白，甚则呕吐，膈咽不通。

厥阴之胜，风邪盛也。"耳鸣头眩"，肝脉会于顶巅而风主动也。"愦愦欲吐，胃膈如寒"，以木邪伤胃，胃虚生于寒也。"倮虫不滋"，土气衰也。"胠胁气并"，肝邪聚也。"化热而小便黄赤"，邪侵小肠也。其在上则胃脘当心而痛，上支两胁、为呕吐，为膈咽不通，在下则飧泄小腹痛，注下赤白，皆肝经脉气所及，而木邪乘于肠胃也。"愦"，音贵，心乱也。"胠"，音区。

少阴之胜，心下热善饥，脐下反痛，气游三焦，炎暑至，木乃津，草乃萎，呕逆躁烦，腹满痛溏泄，传为赤沃。

少阴之胜，君火甚也。少阴之脉起心中，出属心系，故心下热而善饥；少阴之脉络小肠，而热乘之，故脐下反痛；心火盛则热及心包络，包络之脉历络三焦，故气游三焦。其在天则炎暑至，在物则木乃津，草乃萎。火在上焦则呕逆躁烦，在中焦则腹满痛，在下焦则溏泄，传为赤沃。"赤沃"者，利血尿赤也。

太阴之胜，火气内郁，疮疡于中，流散于外，病在胠

胁，甚则心痛，热格，头痛喉痹项强，独胜则湿气内郁，寒迫下焦，痛留顶，互引眉间，胃满，雨数至，燥（当作湿）。**化乃现，小腹满，腰脽重强，内不便，善注泄，足下温，头重足胫胕肿，饮发于中，浮肿于上。**

太阳之胜，湿邪盛也。寒湿外甚，则心火内郁，故疮疡先发于中，而后流散于外。心脉起心中，出腋下，故病在胠胁，甚则心痛；热格于上，则为头痛喉痹项强。若无热而湿独胜，则湿气内郁，寒迫下焦，故痛留巅顶，互引眉间。胃属土，不能制湿则为胀满。其在天则雨数至，在物则湿化现。湿下流则小腹满，腰脽重强。内湿不便则清浊不分，故善注泄。湿郁于下则热生，故足温。温滞于上，故头重。脾胃不能胜湿，则足胫浮肿，故饮发于中，浮肿于上也。

少阳之胜，热客于胃，烦心心痛，目赤欲呕，呕酸善饥，耳痛尿赤，善惊谵妄，暴热消烁，草萎水涸，介虫乃屈，小腹痛，下沃赤白。

少阳之胜，相火盛也。热客于胃而上行，则为烦心心痛、目赤欲呕、呕酸善饥耳痛等病，下行则为尿赤。火盛则伤阴，故善惊谵妄，暴热消烁。热极则害物，故草萎水涸。介虫属金，故遇火而屈。热陷下焦，故小腹为痛。"下沃赤白"者，热在血分则赤，气分则白，大便曰利，小便曰浊也。

阳明之胜，清发于中，左胠胁痛溏泄，内为嗌塞，外发㿗疝，大凉肃杀，花英改容，毛虫乃殃，胸中不便，嗌塞而咳。

阳明之胜，金邪盛也。金气寒肃，故清发于中。木受其制，故左胠胁痛。清气在下则为溏泄，在上则为嗌塞，在小腹则为癞疝，在天则大凉肃杀，在物则花英改容。“毛虫”，木虫也，故受其殃。“胸中”，肺所居也，燥胜则肺气敛，而失其治节，故有不便而嗌塞为咳也。

太阳之胜，凝慄且至，非时水冰，羽乃后化，痔疟发，寒厥入胃则内生心痛，阴中乃疡，隐曲不利，互引阴股，筋肉拘苛，血脉凝涩，络满色变，或为血泄，皮肤痞肿，腹满食减，热反上行，头、项、囟、顶、脑户中痛，目如脱，寒入下焦，传为濡泻。”

太阳之胜，水邪盛也，故为凝慄水冰；羽虫属火，故后化；太阳经夹脊贯臀，故痔发；寒胜则邪正分争，故为疟；寒气入胃，厥逆于中，上侵君火，故内生心痛；太阳之脉，络肾属膀胱，故为阴疡，为隐曲不利而互引阴股。筋肉得寒则为急为痹，故筋急肉苛；血脉得寒则营卫凝涩，经脉不行，故络满色变；血滞于经则妄行，故或为血泄。表寒不行，故皮肤痞肿；里寒为滞，故腹满食减。阴寒在下，则戴阳于上，故热反上行；“头、项、囟、顶、脑户、目内眦，皆太阳经也。寒气居之，故为痛如脱；寒入下焦，则命门阳衰，故传为大便濡泻。“囟”，音信。

帝曰：治之奈何？”

治六气相胜。

岐伯曰：“厥阴之胜，治以甘清，佐以苦辛，以酸泻之。

木胜土败，治以甘清，甘益土，清平木也；“佐以苦辛”，散风邪也；“以酸泻之”，木之正味，其泻以酸也。

少阴之胜，治以辛寒，佐以苦咸，以甘泻之。

热胜则乘金，治以辛寒，散火也；“佐以苦咸”，泄热也；“以甘泻之”，火之正味，其泻以甘也。

太阴之胜，治以咸热，佐以辛甘，以苦泻之。

土胜则湿淫，治以咸热，咸能润下，热能燥温也；湿胜则土寒，佐以辛甘，辛能温土，甘能补土也；“以苦泻之”，土之正味，其泻以苦也。

少阳之胜，治以辛寒，佐以甘咸，以甘泻之。

此与上少阴治同，但佐有少异，盖甘能泻火也。

阳明之胜，治以酸温，佐以辛甘，以苦泄之。

燥金之胜，病在肺肝，治以酸温，润燥暖肺也；“佐以辛甘”，泻肺补肝也；“以苦泄之”，苦从火化，能泄燥邪之实也。

太阳之胜，治以甘热，佐以辛酸，以咸泻之。”

水胜则火衰，治以甘热，甘益土以制水，热扶阳以逐寒也；“佐以辛酸”，辛散寒邪之实，酸收心气之伤也；“以咸泻之”，水之正味，其泻以咸也。

二十八、六气之复病治

（《素问·至正要大论》）

帝曰：“六气之复何如？”

“复”者，报复之义。六气盛衰不常，有所胜，则有所复也。愚按：王氏曰：“凡先有胜，后必复。”《新校正》引《玄珠》正化对化之义云：“正司化令之实，对司化令之虚，对化胜而有复，正化胜而不复。”反以王注为未然。或又曰：“甲、丙、戊、庚、壬，阳年太过，有胜无复；乙、丁、己、辛、癸，阴年不及，有胜必有复。”皆未达之言也。夫胜复之道，随气盛衰而现，非有正对之分。考之本经诸篇，原无此言。其于不及有复，太过无复之说，盖以《气交变大论》，凡太过之运皆不言复，惟不及之年则有之。《六元正纪大论》所载六十年运气之纪，亦惟不及之岁言复，而太过之年则无。似乎阳年太过，有胜无复也。然《五常政大论》云："发生之纪，不务其德，则收气复；赫羲之纪，暴烈其政，藏气乃复；敦阜之纪，大风迅至，邪伤脾也；坚成之纪，政暴变，长气斯救；流衍之纪，政过则化气大举。"是皆以太过之岁为言。由此观之，则阳年未尝无复也。惟是阴年气弱，彼来胜我，故子必起而报之，故谓之复。阳年气强，无胜我者，但以我胜彼，故承乃从而制之。然曰承曰复，本一理也，但相继而制者谓之承，因胜而报者谓之复，胜复相仍，本无罅隙。故经曰："有胜则复，无胜则否。胜至则复，无常数也"。又曰："微者复微，甚者复甚。"然则气之微甚，尚不可以假借，又何有阴阳正对复与不复之理哉？故本论无分太过不及之年，皆有淫胜、反胜、相胜之气。可见阳年未必全盛，而反胜者有之；阴年未必全衰，而淫胜者亦有之。天地变化，消长无穷，但当随厥气几，而察以方月之义，庶得其妙，若必欲因辞害意，则失之远矣。

岐伯曰："悉乎哉问也！厥阴之复，小腹坚满，里急暴痛，偃木飞沙，倮虫不荣，厥心痛汗发，呕吐，饮食不入，入而复出，筋骨掉眩清厥，甚则入脾，食痹而吐，

厥阴风木之复，内应肝气。"小腹坚"满，肝邪实也；"里急暴痛"，肝主筋膜，其气急也；"偃木飞沙"，风之甚也；"倮虫不荣"，木制土也；"厥心痛汗发"，肝邪乘胃，上凌于心而阳气泄也；"饮食不入，入而复出"，脾受肝伤也；"掉"，为颤掉，"眩"，为眩晕，风淫所致也；风之甚者，必兼承制之化，故手足清冷而厥也。“食痹”者，食入不化，入则闷痛呕汁，必吐出乃已也。

冲阳绝，死不治。

“冲阳”，胃脉也，胃绝则脾亦绝矣。按：前章天地淫胜，只言司天六脉绝者不治，而在泉未言，此章于六气之复者复言之，正以明在泉之化，盖四气尽终气，地气主之，复之常也。

少阴之复，燠热内作，烦躁鼽嚏，小腹绞痛，火见燔焫嗌燥，分注时止，气动于左，上行于右，咳皮肤痛暴喑，心痛郁冒不知人，乃洒淅恶寒，振慄谵妄，寒已而热，渴而欲饮，少气骨痿，隔肠不便，外为浮肿哕噫，赤气后化，流水不冰，热气大行，介虫不福，病痱疹疮疡，痈疽痤痔，甚则入肺，咳而鼻渊，

少阴君火之复，“燠热内作，烦躁鼽嚏”，火盛于中而炎于上也。“小腹绞痛”，火在阴也。“火见燔焫嗌燥”，身表焦热而火在喉也。“分注时止”，谓大肠或泄，膀胱或癃，火居二便也。“气动于左”，阳升在东也。“上行于右”，火必乘金也。“咳而皮肤痛暴喑”，肺主声音，外合皮毛而受火之伤也。“心痛郁冒不知人”，心邪自实而神明乱也。“洒淅恶寒，振慄谵妄，寒已而热”，水火相争，热极生寒也。“渴而欲饮”，亡津液也。“少气骨痿”，壮火食气，热极伤精也。“隔肠不便”，热结不通也。“外为浮肿、为哕噫”，热胜则肿，火逆冲上也。“赤气后化”，阳明先胜，少阴后复也。“流水不冰，热气大行，介虫不福”，火盛制金也。“痱疹疮疡，痈疽痤痔”，火克肺金而皮毛受病也。火甚必伤肺，故咳而鼻渊所由作矣。“鼽”，音求。“嚏”，音帝。“焫”，如瑞切。“哕”，于决切。“痱”，音肺。“痤”，才何切。

天府绝，死不治。

“天府”，肺经穴也。

太阴之复，湿变乃举，体重中满，食饮不化，阴气上厥，胸中不便，饮发于中，咳喘有声，大雨时行，鳞现于陆，头顶痛重而掉瘛尤甚，呕而密默，唾吐清液，甚则入肾，窍泻无度，

太阴湿土之复，“体重中满，饮食不化”，自伤同气也。“阴气上厥，胸中不便”，湿从寒化也。“饮发于中，喘咳有声”，湿侵脾肺也。“大雨时行，鳞现于陆”，湿令行也。“头顶痛重，而掉瘛尤甚”，湿在三阳，筋脉濡软也。“呕而密默，唾吐清液”，寒湿内动也。甚则土邪传肾，窍泻无度，以肾开窍于二便，而门户不要也。

太溪绝，死不治。

“太溪”，肾经穴也。

少阳之复，大热将至，枯燥燔爇，介虫乃耗，惊瘛咳衄，心热烦躁，便数憎风，厥气上行，面如浮埃，目乃瞤瘛，火气内发，上为口糜呕逆，血溢血泄，发而为疟，恶寒鼓慄，寒极反热，嗌络焦槁，渴引水浆，色变黄赤，少气脉萎，化而为水，传为浮肿，甚则入肺，咳而血泄，

少阳相火之复，故大热至而枯燥燔爇。介虫属金，所以耗也。其病则惊瘛咳衄，心热烦躁，火乘心肺也。便数憎风，表里皆热也。厥气上行，面如浮埃，目乃瞤瘛，火气内发，上为口糜呕逆，血溢血泄，皆火炎于上，故形色变而逼血妄行也。发而为疟，恶寒鼓慄，寒极反热，以风火相迫而阴阳相并也。“嗌络焦槁”，渴引水浆”，津液涸也。“色变黄赤”，热在脾则黄，在心则赤也。“少气脉萎”，气血伤也。“化而为水，传为胕肿”，以气蒸热化，水道不通，而浮肿如泥也。火盛必伤金，故甚则入肺，咳而血泄。“焫”，儒决切。“瘛”，音翅。

尺泽绝，死不治。

“尺泽”，肺经穴也。按：前章少阴司天热淫所胜言尺泽，少阳司天火淫所胜言天府，此章所言与前章相反，然皆系肺经之穴，以火克金，故能互见其害。

阳明之复，清气大举，森木苍干，毛虫乃厉，病生胠胁，气归于左，善太息，甚则心痛痞满，腹胀而泄，呕吐咳哕烦心，病在膈中，头痛，甚则入肝，惊咳筋挛，

阳明燥金之复，故“清气大举，森木苍干，毛虫乃厉”，金克木也。“病生胠胁，气归于左”，肝木伤也。“金气盛则木郁火衰，而阳气不达，故善太息。“甚则心痞痛满，腹胀而泄，呕吐咳哕烦心”，清邪在中也。“头痛”者，阴寒外束，热聚于经也。金强侮肝，故为惊骇筋挛之病。

太冲绝，死不治。

“太冲”，肝经穴也。

太阳之复，厥气上行，水凝雨冰，羽虫乃死，心胃生寒，胸中不利，心痛痞满，头痛善悲，时眩仆食减，腰脽反痛，屈伸不便，地裂冰坚，阳光不治，小腹控睾，引腰脊，上冲心，唾出清水，及为哕噫，甚则入心，善忘善悲，

太阳寒水之复，其气上行，则水凝雨冰，羽虫属火，水盛乃死也。其病“心胃生寒”，故胸中不利也。“心痛痞满”，寒在膈间也。“头痛善悲”，寒并于上而阳神虚也。“时眩仆食减”，清阳失位而胃中寒也。“腰脽反痛，屈伸不便”，寒归水脏而连及太阳经也。“地裂冰坚”，阳光不治，水令行也。“小腹控睾，引腰脊，上冲于心”，寒客三阴，上侵君火也。“唾出清水，及为哕噫”，寒水侮土，胃脘无阳也。寒甚者必乘心，心藏神，神不足则善忘善悲。“脽”，音谁。“睾”，音高。

神门绝，死不治。”

“神门”，心经穴也。

帝曰：“善！治之奈何？”

治六气之复。

岐伯曰：“厥阴之复，治以酸寒，佐以甘辛，以酸泻之，以甘缓之。

厥阴风木之复，治以酸寒，木之正味，其泻以酸，木火相生，宜清以寒也。佐以甘辛，木盛土衰，以甘补土，辛从金化，以辛制木也。“泻”者，泻肝之实；“缓”者，缓肝之急也。

少阴之复，治以咸寒，佐以苦辛，以甘泻之，以酸收之，以苦发之，以咸软之。

少阴君火之复，治以咸寒，制以所不胜也。“佐以苦辛”，发散其热也。“以甘泻之”，甘泻火也。“以酸收之”，敛浮热也。“以苦发之”，散火之郁也。“以咸软之”，解热之结也。

太阴之复，治以苦热，佐以酸辛，以苦泻之，燥之泄之。

太阴湿土之复，治以苦热，苦能泻土，热能燥湿也。“佐以酸辛”，酸能制土，辛能温寒也。“以苦泻之，燥之泄之”，泻以夺其壅，燥以胜其湿，泄以利其水也。

少阳之复，治以咸冷，佐以苦辛，以咸软之，以酸收之，辛苦发之，发不远热，无犯温凉，少阴同法。

少阳相火之复，与上文少阴之复治同。“发不远热，无犯温凉”，重明用发者，勿犯寒凉也。少阴之治亦然。

阳明之复，治以辛温，佐以苦甘，以苦泄之，以苦下之，以酸补之。

阳明燥金之复，治以辛温，金之正味，泻之以辛，金之清燥，胜之以温也。“佐以苦甘”，苦从火化，以苦制金，木被金伤，以甘缓急也。“以苦泄之下之”，开燥结以通实邪；“以酸补之”，敛津液以滋干涸也。

太阳之复，治以咸热，佐以甘辛，以苦坚之。

太阳寒水之复，治以咸热，水之正味，其泻以咸，而治寒以热也。“佐以甘辛”，甘从土化，用以制水，而辛能散寒也。寒水通于肾，肾不坚则寒易起，故《脏气法时论》曰：“肾欲坚，急食苦以坚之也。”

治诸胜复，寒者热之，热者寒之，温者清之，清者温之，散者收之，抑者散之，燥者润之，急者缓之，坚者软之，脆者坚之，衰者补之，强者泻之，各安其气，必清必静，则病气衰去，归其所宗，此治之大体也。”

此总结前章“淫胜、反胜、相胜、相复”之治，皆不外乎此法，则正气得安，病气衰去，阴阳宗主各有所归，自无偏胜之患，而治法尽于此矣。“脆”，音翠。

帝曰：“善！”

二十九、天枢上下，胜复有常

（《素问·至正要大论》）

帝曰：“气之上下何谓也？”岐伯曰：“身半以上，其气三矣，天之分也，天气主之；身半以下，其气三矣，地之

分也，地气主之。

“气之上下”，司天在泉也。而人身应之，则身半以上，阳气三，阴气亦三，是为手之六经，应天之分，故天气主之；身半以上，亦阳气三，阴气三，是为足之六经，应地之气，故地气主之。《六节脏象论》亦云其气三，三而成天，三而成地，三而成人，亦是三阴三阳之义。

以名命气，以气命处，而言其病。半，所谓天枢也。

“以名命气”，谓正其名，则气有所属，如三阴三阳者，名也，名既立，则六气各有所主矣。“以气命处”，谓六经之气，各有其位，察其气，则中外、前后、上下、左右，病处可知矣。“半”，身半也，上下之中也。以人身言之，则前及于脐，后及于腰，故脐旁二寸各天枢穴，正取身半之义。又天枢详义，见本类前九。

故上胜而下俱病者，以地名之；下胜而上俱病者，以天名之。

上胜则下虚，而下俱病者，即名地气也；下胜则上虚，而上俱病者，即名天气也。《六元正纪大论》曰：“天气不足，地气随之，地气不足，天气从之。”亦此之谓。

所谓胜至，报气屈伏而未发也。复至则不以天地异名，皆如复气为法也。”

凡胜至为病者，以报气未发也，故病在上则求乎天，病在下则求乎地。若复气已至，则不以天地异名，但求复气所居，随微甚以为治法也。如前章治六气之复，及下文云“气之复也，和者平之，暴者夺之”，皆治复之法。

帝曰：“胜复之动，时有常乎？气有必乎？”岐伯曰：“时有常位而气无必也。”

“时有常，气无必”，义如下文。

帝曰："愿闻其道也。"岐伯曰："初气终三气，天气主之，胜之常也；四气尽终气，地气主之，复之常也。

岁半之前，天气主之，岁半之后，地气主之，胜在前，复在后。故自初气以至三气，乃司天所主之时，太过则胜其不胜，不及则胜者来胜，此胜之常也；自四气以至终气，乃在泉所主之时，太过则承者起而制之，不及则子为母而复之，此复之常也。故曰时有常位。

有胜则复，无胜则否。"

有胜必有复，无胜则无复。《五常政大论》曰："微者复微，甚者复甚。"可见胜复之气，或有或无，或微或甚，其变不一，故曰气无必也。

帝曰："善！复已而胜何如？"岐伯曰："胜至则复，无常数也，衰乃止耳。"

"复已而胜"，谓既复之后而又胜也。"胜至则复"，言再胜则再复，本无常数也。胜复之变，本由乎气，若气有余而胜复微，则气有未尽，故不免再胜再复；若胜复甚，则彼此气尽而已，故衰乃止耳。

复已而胜，不复则害，此伤生也。"

若有胜无复，则亢而为害，故伤生也。

帝曰："复而反病何也？"岐伯曰："居非其位，不相得也。大复其胜，则主胜之，故反病也。

"复而反病"，谓复反自病也。复气居非其位，则客主之气不相得，气不相得而大复其胜，力极必虚，虚则主气乘之，故反受病也。

所谓火燥热也。"

此即居非其位也。"火"，少阳也。"燥"，阳明也。"热"，少阴也。少阳少阴在泉，以客之火气，而居主之水位，火气大复，则水主胜之。阳明司天，以客之金气，而居主之火位，金气大复，则火主胜之。余气胜复，则无主胜之反病，故曰所谓火燥热也。按：此以复气反病为言，然燥在三气之前，本非复之时也，但言复则胜可知矣，故胜气不相得者，亦当反病，天地之气皆然也。

帝曰："治之奈何？"岐伯曰："夫气之胜也，微者随之，甚者制之；气之复也，和者平之，暴者夺之。皆随胜气，安其屈伏，无问其数，以平为期，此其道也。"

此总言胜复微甚之治也。"微者随之"，顺其气以安之也。"甚者制之"，制以所畏也。"和者平之"，调其微邪也。"暴者夺之"，泻其强盛也。但随胜气以治，是屈伏之气可安矣。然不必计其数之多少，但以得平为期，乃气胜之道。此言皆随胜气者，非单以胜气为言，而复气之至，气亦胜矣，盖兼言之也。本节治法，乃与前章治诸气复相参阅。

帝曰："善！"

三十、客主胜而无复，病治各有正味。

（《素问·至正要大论》）

帝曰："客主之胜复奈何？"

"客"者，天地之六气。"主"者，四时之六步。凡前云胜复者，皆客气之变，故此复明主气也。有《逐年主气客气图》，在《图翼》二卷。

岐伯曰："客主之气，胜而无复也。

客气动而变，主气静而常，气强则胜，时去则已，故但以盛衰相胜而无复也。

帝曰：其逆顺何如？”岐伯曰：“主胜逆，客胜顺，天之道也。”

客行天令，运动不息，主守其位，只奉天命者也。主胜客，则违天之命，而天气不行，故为逆。客胜主，则以上临下，而政令乃布，故为顺。

帝曰：“其生病何如？”岐伯曰：“厥阴司天，客胜则耳鸣掉眩，甚则咳；主胜则胸胁痛，舌难以言。

初气终三气，天气主之也。巳亥年厥阴司天，以风木之客，而加于厥阴、少阴、少阳之主。若客胜则木气上动，而风邪盛，故耳鸣掉眩，甚则为咳。若主胜则火夹木邪，在相火则胸胁痛，心包所居也；在君火则舌难言，心开窍于舌也。

少阴司天，客胜则鼽嚏，颈项强肩背瞀热，头痛少气，发热耳聋目瞑，甚则胕肿血溢，疮疡咳喘；主胜则心热烦躁，甚则胁痛支满。

子午年，少阴司天，以君火之客，而加于木火三气之主。客胜则火在上焦，故热居头项肌表。主胜则火木为邪，故心肝二经为病。“瞀”，音务，闷也。

太阴司天，客胜则首面浮肿，呼吸气喘；主胜则胸腹满，食已而瞀。

丑未年，太阴司天，以湿土之客，而加于木火之主。客胜则湿热上升，故首面浮肿而喘。主胜则风热侵脾，故胸腹满，食已而瞀。

少阳司天，客胜则丹疹外发，及为丹熛疮疡，呕逆喉痹，头痛嗌肿，耳聋血溢，内为瘛疭；主胜则胸满咳仰息，甚而有血手热。

寅申年，少阳司天，以畏火之客，而加于木火之主，客主互胜，火在上焦，故为热病如此。“熛”，飘、标二音。“瘛疭”，音翅纵。按：下文云“痉强拘瘛”，是瘛为拘挛，疭为弛纵可知。

阳明司天，清复内余，则咳衄嗌塞，心膈中热，咳不止而白血出者死。

卯酉年，阳明司天，以燥金之客，而加于木火之主，金居火位，则客不胜主，故不言客主之胜。然阳明以清肃为政，若清气复盛而有余于内，则热邪承之，故为咳衄塞等症，皆肺金受伤也。肺伤极则白血出，盖血竭于肺，乃为白涎白液，涎液虽白，实血所化，故曰白血出者死。

太阳司天，客胜则胸中不利，出清涕，感寒则咳；主胜则喉嗌中鸣。

辰戌年，太阳司天，以寒水之客，而加于木火之主。客胜则寒气在上，故胸中不利，涕出而咳。主胜则火因寒覆，故阳气欲达而喉嗌鸣也。

厥阴在泉，客胜则大关节不利，内为痉强拘瘛，外为不便；主胜则筋骨摇并，腰腹时痛。

四气尽终气，地气主之也。寅申年，厥阴在泉，以风木之客，而加于太阴、阳明、太阳之主。客胜主胜，皆以木居土金水之乡，肝木受制于下，故为关节不利、痉强拘瘛筋骨等病。“并”，挛束不开也。

少阴在泉，客胜则腰痛，尻、股、膝、髀、腨、胻、足病，瞀热以酸，浮肿不能久立，溲便变；主胜则厥气上行，心痛发热，膈中，众痹皆作，发于胠胁，魄汗不藏，四逆而起。

卯酉年，少阴在泉，以君火之客，而加于土金水之主。客胜则腰尻下部为痛、为热、为溲便变者，火居阴分也。

为浮肿不能久立者，火在太阴，脾主肌肉四肢也。主胜则君火受制于群阴，故为厥气上行、心痛发热等病。“魄汗”，阴汗也。“四逆”，厥冷也。《脉要精微论》曰：“阴气有余，为多汗身寒。”即此谓也。

太阴在泉，客胜则足痿下重，便溲不时，湿客下焦，发而濡泻，及为肿隐曲之疾；主胜则寒气逆满，食饮不下，甚则为疝。

辰戌年，太阴在泉，以湿土之客，而加于金水之主。客胜而为足痿下重等病，湿夹阴邪在下也；主胜而为寒气逆满，食饮不下者，寒水侮土伤脾也。甚则为疝，即隐曲之疾。盖前阴者，太阴阳明之所合，而寒湿居之，故为是症。

少阳在泉，客胜则腰腹痛，而反恶寒，甚则下白尿白；主胜则热反上行，而客于心，心痛发热，格中而呕。少阴同候。

巳亥年，少阳在泉，以相火之客，而加于土金水之主。客胜则火居阴分，故下焦热腰腹痛，而恶寒下白；主胜则阴盛格阳，故热反上行，心痛发热，格中而呕。少阳少阴皆属火，故同候。

阳明在泉，客胜则清气动下，小腹坚满，而数便泻；主胜则腰重腹痛，小腹生寒，下为鹜溏，则寒厥于肠，上冲胸中，甚则喘不能久立。

子午岁阳明在泉，以燥金之客，而加于土金水之主。客胜则清寒之气动于下焦，故小腹坚满而便泻。主胜则寒侵金脏，故下在肠腹，则为腰重腹痛、鹜溏寒厥，上于肺经则冲于胸中，甚则气喘不能久立也。“鹜”，木、务二音，鸭也。

太阳在泉，寒复内余，则腰尻痛，屈伸不利，股胫足膝中痛。”

丑未年，太阳在泉，以寒水之客，而加于金水之主。水居水位，故不言客主之胜。重阴气盛，故寒复内余而为腰、尻、股、胫、足、膝中痛。

帝曰：“善！治之奈何？”

治客主之胜。

岐伯曰：“高者抑之，下者举之，有余者折之，不足者补之，佐以所利，和以所宜，必安其主客，适其寒温，同者逆之，异者顺之。

“高者抑之”，欲其降也。“下者举之”，欲其升也。“有余者折之”，攻其实也。“不足者补之”，培其虚也。“佐以所利”，顺其升降浮沉也。“和以所宜”，酌其气味薄厚也。“安其主客”，审强弱以调之也。“适其寒温”，用寒远寒，用温远温也。“同者逆之”，客主同气者，可逆而治也。“异者顺之”，客主异气者，或顺于客，或顺于主也。

帝曰：“治寒以热，治热以寒，气相得者逆之，不相得者顺之，余已知之矣，其于正味何如？”

五行气化，补泻之味，各有专主，故曰正味。此不特客主之气为然，凡治诸胜复者皆同。

岐伯曰：“木位之主，其泻以酸，其补以辛；

木之主气，初之气也，在春分前六十日有奇，乃厥阴风木所主之时，故曰木位之主。木性升，酸则反其性而敛之，故为泻；辛则助其发生之气，故为补。《脏气法时论》曰：“肝欲散，急食辛以散之，用辛补之，酸泻之。”

火位之主，其泻以甘，其补以咸；

火之主气有二：春分后六十日有奇，少阴君火主之，二之气也；夏至前后各三十日有奇，少阳相火主之，三之气也。火性烈，甘则反其性而缓之，故为泻；火欲软，咸则顺其气而软之，故为补。《脏气法时论》曰："心欲软，急食咸以软之，用咸补之，甘泻之。"

土位之主，其泻以苦，其补以甘；

土之主气，四之气也，在秋分前六十日有奇，乃太阴湿土所主之时。土性湿，苦则反其性而燥之，故为泻；土欲缓，甘则顺其气而缓之，故为补。《脏气法时论》曰："脾欲缓，急食甘以缓之，用苦泻之，甘补之。"

金位之主，其泻以辛，其补以酸；

金之主气，五之气也，在秋分后六十日有奇，乃阳明燥金所主之时。金性敛，辛则反其性而散之，故为泻；金欲收，酸则顺其气而收之，故为补。《脏气法时论》曰："肺欲收，急食酸以收之，用酸补之，辛泻之。"

水位之主，其泻以咸，其补以苦。

水之主气，终之气也，在冬至前后各三十日有奇，乃太阳寒水所主之时。水性凝，咸则反其性而软之，故为泻；水欲坚，苦则顺其气而坚之，故为补。《脏气法时论》曰："肾欲坚，急食苦以坚之，用苦补之，咸泻之。"

厥阴之客，以辛补之，以酸泻之，以甘缓之；

"客"者，客气之为病也。后仿此。"厥阴之客"，与上文"木位之主"同其治，而复曰以甘缓之者，木主肝，《脏气法时论》曰："肝苦急，急食甘以缓之也。"

少阴之客，以咸补之，以甘泻之，以咸收之；

少阴君火之客，与上文"火位之主"同其治。"以咸收之"误也，当作酸。《脏气法时论》曰："心苦缓，急食酸以收之"者，是其义。

太阴之客，以甘补之，以苦泻之，以甘缓之；

太阴湿土之客，与上文“土位之主”治同。

少阳之客，以咸补之，以甘泻之，以咸软之；

少阳相火之客，与上文“火位之主、少阴之客”治同。但曰以咸软之者，按《脏气法时论》曰：“心欲软，急食咸以软之。”虽心非少阳，而君相皆火，故味同也。

阳明之客，以酸补之，以辛泻之，以苦泄之；

阳明燥金之客，与上文“金位之主”治同。复言以苦泄之者，金主肺，《脏气法时论》曰：“肺苦气上逆，急食苦以泄之也。”

太阳之客，以苦补之，以咸泻之，以苦坚之，以辛润之，开发腠理，致津液，通气也。”

太阳寒水之客，与上文“水位之主”治同，复曰以辛润之者，水属坚，如《脏气法时论》曰：“肾苦燥，急食辛以润之也。”开发腠理等义，俱与彼同，详疾病类二十四。

帝曰：“善！”

三十一、六气之胜，五脏受邪脉应。

（《素问·至正要大论》）

帝曰：六气之胜，何以候之？”

候者，候其气之应现也。

岐伯曰：“乘其至也。

乘其气至而察之也。

清气大来，燥之胜也，风木受邪，肝病生焉；

金气克木，故肝木受邪，肝病则并及于胆。

热气大来，火之胜也，金燥受邪，肺病生焉；

火气克金，故肺金受邪，肺病则并及于大肠。

寒气大来，水之胜也，火热受邪，心病生焉；

水气克火，故心火受邪，心病则并及小肠、包络、三焦。

湿气大来，土之胜也，寒水受邪，肾病主焉；

土气克水，故肾水受邪，肾病则并及膀胱。

风气大来，木之胜也，土湿受邪，脾病生焉。

木气克土，故脾土受邪，脾病则并及于胃。

所谓感邪而生病也。

不当至而至者，谓之邪气，有所感触，则病生矣。

乘年之虚，则邪甚也；

凡岁气不及，邪胜必甚，如乙、丁、己、辛、癸年是也。

失时之和，亦邪甚也；

客主不和，四时失序，感而为病，则随所不胜，而与脏气相应也，其邪亦甚。

遇月之空，亦邪甚也。

《八正神明论》曰："月始生，则血气始精，卫气始行；月廓满，则血气实，肌肉坚；月廓空，则肌肉减，经络虚，卫气去，形独居。"是即月空之义，亦邪之所以甚也。以上三节，曰乘，曰失、曰遇，皆以人事为言，是谓三虚，详义见后三十六。

重感于邪，则病危矣。

如《岁露论》云："冬至之日，中于虚风而不发，至立春之日，又皆中于虚风，此两邪相搏。"即重感之谓，义详后三十六。

有胜之气，其必来复也。”

天地之气，不能相过也，有胜则有复也。

帝曰：“其脉至何如？”

言六气胜至，之脉体；

岐伯曰：“厥阴之至其脉眩，

厥阴之至，风木气也。木体端直以长，故脉弦。弦者，长直有力，如弓弦也。

少阴之至，其脉钩；

少阴之至，君火气也。火性升浮，故脉钩。钩者，来盛去衰，外实内虚，如带之钩也。

太阴之至，其脉沉；

太阴之至，湿土气也。土体重实，故脉沉。沉者，行于肌肉之下也。

少阳之至，大而浮；

少阳之至，相火气也。火热盛长于外，故脉来洪大，而浮于肌肤之上也。

阳明之至，短而涩；

阳明之至，燥金气也。金性收敛，故脉来短而涩也。

太阳之至，大而长。

太阳之至，寒水气也。水源长而生意广，故其脉至，大而且长。

至而和则平，

以上六脉之至，各无太过不及，是为和平之脉，不平则为病矣。

至而甚则病，

“甚”，谓过甚而失其中和之气，如但弦无胃之类是也。

至而反者病，

“反者”，反现胜己之脉，如应弦反涩，应大反小之类是也。

至而不至者病，

时已至而脉不应，来气不足也，故病。

未至而至者病，

时未至而脉先至，来气太过也，故病。凡南北政之岁，脉象变易皆然。

阴阳易者危。”

“阴阳易”，即《五运行大论》阴阳交之义，阴阳错乱，故谓之危。详见本类前五。

三十二、胜复早晚脉应

（《素问·至正要大论》）

帝曰：“胜复之变，早晚何如？”

言迟速之应。

岐伯曰：“夫所胜者，胜至已病，病已愠愠，而复已萌也。

胜气之至，既已病矣。病将已，尚愠愠未除，而复气随之已萌矣。故凡治病者，于阴阳先后之变，不可不察也。“愠”，音酝，又上声，蕴积貌。

夫所复者胜尽而起，得位而甚，胜有微甚，复有少多，胜和而和，胜虚而虚，天之常也。”

“胜尽而起”，随而至也。“得位而甚”，专其令也。胜有微甚，则复有少多，报和以和，报虚以虚，故胜复之道，亦犹形影声应之不能爽也。

帝曰："胜复之作，动不当位，或后时而至，其故何也？"

胜复之动，有不应时者也。

岐伯曰："夫气之生与其化，衰盛异也。

生者发生之始，化者气化大行，故衰盛异也。气有衰盛，则胜复之动，有不当位而后先至矣。

寒暑温凉，盛衰之用，其在四维。

寒暑温凉，四季之正气也。"四维"，辰戌丑未之月也。春温盛于辰，夏暑盛于未，秋凉盛于戌，冬寒盛于丑，此四季盛衰之用。

故阳之动，始于温，盛于暑；阴之动，始于清，盛于寒。春夏秋冬，各差其分。

"始于温"，阳之生也；"盛于暑"，阳之化也。"始于清"，阴之生也；"盛于寒"，阴之化也。气至有微甚，故四季各有差分也。

故《大要》曰：'彼春之暖，为夏之暑，彼秋之忿，为冬之怒，谨按四维，斥 候皆归，其终可见，其始可知'，此之谓也。"

"斥候"，四时之大候也。春之暖即夏暑之渐，秋之忿即冬寒之渐，但按四维之正，则四时斥候之所归也，故见其始，即可知其终矣。

帝曰："差有数乎？"岐伯曰："又凡三十度也。"

凡气有迟早，总不出一月之外，三十度即一月之日数也。此二句与《六元正纪大论》同，详本类前二十三。

国中按："斥"，大也。《后汉书·马融传》云："暴斥虎，搏狂兕。"李贤注引《苍颉篇》云："斥、大也。"故本句张景岳注云："斥候，四时之大候也。"

帝曰："其脉应皆何如?"岐伯曰："差同正法，待时而去也。

气至脉亦至，气去脉亦去，气有差分，脉必应之，故曰差同正法。

《脉要》曰："春不沉，夏不弦，秋不数，冬不涩，是谓四塞。

此即脉之差分也。春脉宜弦，然自冬而至，冬气犹存，故尚有沉意；夏脉宜数，然自春而至，春气犹存，故尚有弦意；秋脉宜涩，然自夏而至，夏气犹存，故尚有数意；冬脉宜沉，然自秋而至，秋气犹存，故尚有涩意。若春不沉，夏不弦，秋不数，冬不涩，是失其所生之气，气不交通，故曰四塞，皆非脉气之正。

沉甚曰病，弦甚曰病，数甚曰病，涩甚曰病，

此又其差之甚者也。故春可带沉而沉甚则病，夏可带弦而弦甚则病，秋可带数而数甚则病，冬可带涩而涩甚则病，以盛非其时也。

参现曰病，复现曰病，未去而去曰病，去而不去曰病，

参现者，气脉乱而杂至也。"复现"者，脉随气去而再来也。时未去而脉先去，本气不足，本气有余也；时已去而脉不去，本气有余，来气不足也。皆不免于病。

反者死。

春得秋脉，夏得冬脉，秋得夏脉，冬得长夏脉，长夏得春脉，反现胜己之化，失天和也，故死。

故曰气之相守司也，如权衡之不得相失也。

"权衡"，秤也。凡六气之用，亦犹权衡之平而不可失也。

夫阴阳之气，清静则生化治，动则苛疾起，此之谓也。

阴阳之气，平则清静而生化治，不平则动而苛疾起。《六微旨大论》曰："成败倚伏生乎动，动而不已，则变作矣。"

三十三、三阴三阳，幽明分至。

（《素问·至正要大论》）

帝曰："愿闻阴阳之三也何谓？"

厥阴、少阴、太阴，三阴也。少阳、阳明、太阳，三阳也。

岐伯曰："气有多少异用也。"

《易》曰："一阴一阳之谓道"，而此曰三者，以阴阳之气各有盛衰，盛者气多，衰者气少。《天元纪大论》曰："阴阳之气各有多少，故曰三阴三阳也。"按《阴阳类论》以厥阴为一阴，少阴为二阴，太阴为三阴，少阳为一阳，阳明为二阳，太阳为三阳，数各不同，故气亦有异。

帝曰："阳明何谓也？"岐伯曰："两阳合明也。"

"两阳合明"，阳之盛也。《阴阳系日月篇》曰："辰者三月，主左足之阳明；巳者四月，主右足之阳明，此两阳合于前，故曰阳明。丙主左手之阳明，丁主右手之阳明，此两火并合，故曰阳明。"

帝曰："厥阴何也？"岐伯曰："两阴交尽也。"

"厥"，尽也。"两阴交尽"，阴之极也。《阴阳系日月篇》曰："戌者九月，主右足之厥阴；亥者十月，主左足之厥阴。此两阴交尽，故曰厥阴。"详经络类三十四。

帝曰："幽明何如？"岐伯曰："两阴交尽故曰幽，两阳

合明故曰明，幽明之配，寒暑之异也。”

幽明者，阴阳盛极之象也。故《阴阳系日月篇》以辰巳为阳明，戌亥为厥阴。夫辰巳之气暑，戌亥之气寒。如夜寒昼热，冬寒夏热，西北寒、东南热，无非辰巳戌亥之气，故幽明之配，为寒暑之异。

帝曰：“分至何如?”岐伯曰：“气至之谓至，气分之谓分，至则气同，分则气异，所谓天地之正纪也。”

“分”，言春秋二分；“至”，言冬夏二至。冬夏言至者，阴阳之至极也。如司天主夏至，在泉主冬至，此六气之至也。夏至热极凉生，而夜短昼长之极，冬至寒极温生，而昼短夜长之极，此阴阳盈缩之至也。春秋言分者，阴阳之中分也。初气居春分之前，二气居春分之后，四气居秋分之前，五气居秋分之后，此间气之分也。春分前寒而后热，前则昼短夜长，后则夜短昼长；秋分前热而后寒，前则夜短昼长，后则昼短夜长，此寒热昼夜之分也。至则纯阴纯阳，故曰气同；分则前后更易，故曰气异。此天地岁气之正纪也。

三十四、六气补泻，用有先后。

（《素问·至正要大论》）

帝曰：“夫子言春秋气始于前，冬夏气始于后，余已知之矣，然六气往复，主岁不常也，其补泻奈何?”

初之气，始于立春前十五日，四之气，始于立秋前十五日，故春秋气始于前；三之气，始于立夏后十五日，终之气，始于立冬后十五日，故冬夏气始于后，此不易之次序也。然六气迭为进退，旧者去而新者来，往复不常，则其补泻之味，亦用有先后也。

岐伯曰："上下所主，随其攸利，正其味，则其要也，左右同法。

司天在泉，上下各有所主，应补应泻，但随所利而用之，其要以正味为主也。左右间气，上者同于司天，下者同于在泉，故曰同法。

《大要》曰：'少阳之主，先甘后咸；阳明之主，先辛后酸；太阳之主，先咸后苦；厥阴之主，先酸后辛；少阴之主，先甘后咸；太阴之主，先苦后甘。'

"主"，谓主岁，非客主之主也。按：此即六气补泻之正味，六气胜至，必当先去其有余，后补其不足，故诸味之用，皆先泻而后补。

佐以所利，资以所生，是谓得气。"

自补泻正味之外，而复佐以所利，兼其所宜也；资以所生，助其化源也。是得六气之和平矣。

三十五、九宫八风

（《灵枢·九宫八风篇》全）

太一常以冬至之日，居叶蛰之宫四十六日，

"太一"，北辰也。按《西志》曰："中宫天极星，其一明者，太一之常居也。盖太者至尊之称，一者万数之始，为天元之主宰，故曰太一，即北极也。北极居中不动而斗运于外，斗有七星，附者一星。自一至四为魁，自五至七为杓。斗杓旋指十二辰，以建时节，而北极统之，故曰北辰，古云太一运璇玑以齐七政者，此之谓也。斗杓所指之辰，谓之月建，即气令所旺之方，如冬至节，月建在正北，故云太一居叶蛰之宫。“叶蛰”，《坎》宫也。以周岁日数分属八宫，则每宫得四十六日，惟《乾》、《巽》天门地户两宫止四十五日，共纪三百六十六日，以尽一岁之数。后仿此。《坎》宫四十六日，主冬至、小寒、大寒三节。有《九宫八风图》，在《图翼》二卷。“叶”，效甲切。

明日居天留四十六日，

明日即上文四十六日之次日，谓起于四十七日也。后仿此。“天留”，《艮》宫也，主立春、雨水、惊蛰三节，共四十六日，太一之所移居也。连前共九十二日而止。

明日居仓门四十六日，

“仓门”，《震》宫也，自九十三日起，当春分、清明、谷雨三节，共四十六日，至一百三十八日而止。

明日居阴洛四十六日，

“阴洛”，《巽》宫也，自一百三十九日起，主立夏、小满、芒种三节，共四十五日，至一百八十三日而止。

明日居天宫四十六日，

“天宫”，《离》宫也，主夏至、小暑、大暑三节，共四十六日，至二百二十九日而止。

明日居玄委四十六日，

“玄委”，《坤》宫也，主立秋、处暑、白露三节，共四十六日，至二百七十五日而止。

明日居仓果四十六日，

“仓果”，《兑》宫也，主秋分，寒露、霜降三节，共四十六日，至三百二十一日而止。

明日居新洛四十五日，

"新洛"，《乾》宫也，主立冬、小雪、大雪三节，共四十五日，至三百六十六日，周一岁之全数而止。

明日复居叶蛰之宫，曰冬至矣。

岁尽一周，复起于叶蛰之宫，交于冬至，乃为来岁之首也。

太一日游，以冬至之日，居叶蛰之宫，数所在日，从一处至九日复反于一，常如是无已，终而复始。

此结上文而总其义也。太一始于《坎》，终于《乾》，乃八宫之日也。八尽而九，则复反于一而循环无已矣。然河图宫九，而此居惟八，盖中宫为太一所主，而临御乎八宫者也。

太一移日，天必应之以风雨，以其日风雨则吉，岁美民安少病矣。

"移日"，交节过宫日也。节之前后，必有风雨应之。若当其日而风雨和调则吉，故岁美民安少病也。

先之则多雨，后之则多旱。

风雨先期而至，其气有余，故多雨。风雨后期而至，其气不足，故多旱。

太一在冬至之日有变，占在君；

冬至为一岁之首，位在正北，君居宸极，南面而治，其象应之，故占在君。

太一在春分之日有变，占在相；

春分为卯之中，位在正东，相持文衡，职司教化，其象应春，故占在相。

太一在中宫之日有变，占在吏；

中宫属土，旺在四维，吏有分任，其象应之，故占在吏。

太一在秋分之日有变，占在将；

秋分为酉之中，位居正西，将在威武，职司杀伐，其象应秋，故占在将。

太一在夏至之日有变，占在百姓。

夏至为午之中，位在正南，兆民众庶，如物蕃盛，其象应夏，故占在百姓。

所谓有变者，太一居五宫之日，病风折树木，扬沙石，各以其所主占贵贱。

此释上文有变之义，其病在风霾异常，折树木，扬沙石者，乃谓之变，否则非也。“太一居五宫之日”，言所重者，在子午卯酉四正之节，及中宫之应，即四季土旺用事之日是也。

因视风所从来而占之，

既察风雨之微甚，以观其变，又当察其方位，以占吉凶。

风从其所居之乡来为实风，主生长养万物；从其冲后来为虚风，伤人者也，主杀主害者。谨候虚风而避之，故圣人日避虚邪之道，如避矢石然，邪弗能害，此之谓也。

“所居”者，太一所居之乡也。如月建居子，风从北方来，冬气之正也；月建居卯，风从东方来，春气之正也；月建居午，风从南方来，夏气之正也；月建居酉，风从西方来，秋气之正也。四隅十二建，其气皆然。气得其正者，正气旺也，故曰实风，所以能生长养万物。“冲”者，对冲也。“后”者，言其来之远，远则气盛也。如太一居子，风从南方来，火反胜也；太一居卯，风从西方来，金胜木也；太一居午，风从北方来，水胜火也；太一居酉，风从东方来，木反胜也。气失其正者，正气不足，故曰虚风，所以能伤人而主杀主害，最当避也。又，正气正风义，详疾病类四。

是故太一入徙，立于中宫，乃朝八风，以占吉凶也。

此正以明太一即北极也。盖中不立，则方隅气候皆不得其正，故太一立于中宫，而斗建其外，然后可以朝八风，占吉凶，所谓北辰北极，天之枢纽者以此。

风从南方来，名曰大弱风，其伤人也，内舍于心，外在于脉，气主热；

此下皆言虚风伤人之为病。“南方”，《离》火宫也。凡热盛之方，风至必微，故曰大弱风。其在于人，则火脏应之，内舍于心，外在于脉，其病为热，心病则包络在其中矣。

风从西南方来，名曰谋风，其伤人也，内舍于脾，外在于肌，其气主为弱；

“西南方”，《坤》土宫也。阴气方生，阳气犹盛，阴阳去就，若有所议，故曰谋风。其在于人，则土脏应之，故内舍于脾，外在于肌。脾恶阴湿，故其气主为弱。

风从西方来，名曰刚风，其伤人也，内舍于肺，外在于皮肤，其气主为燥；

“西方”，《兑》金宫也。金气刚劲，故曰刚风。其在于人，则金脏应之，内舍于肺，外在皮肤，其病气主燥也。

风从西北方来，名曰折风，其伤人也，内舍于小肠，外在于手太阳脉，脉绝则溢，脉闭则结不通，善暴死；

“西北方”，《乾》金宫也。金主折伤，故曰折风。凡风气伤人，南应在上，北应在下，故此小肠手太阳经受病者，以小肠属丙，为下焦之火府，而《乾》亥虚风，其冲在巳也。然西方之金，其气肃杀，北方之水，其气惨冽，西北合气，最伐生阳，故令人善暴死。

风从北方来，名曰大刚风，其伤人也，内舍于肾，外在于骨与肩背之膂筋，其气主为寒也；

“北方”，《坎》水宫也。气寒则风烈，故曰大刚风。其在于人，则水脏应之，内舍于肾，外在于骨、肩背膂筋，足太阳经也。言肾则膀胱亦在其中，而病气皆主寒也。

风从东北方来，名曰凶风，其伤人也，内舍于大肠，外在于两胁腋骨下及肢节；

“东北方”，《艮》土宫也。阴气未退，阳和未盛，故曰凶风。其在于人，则伤及大肠。以大肠属庚，为下焦之金府，而《艮》寅虚风，其冲在申也。“两胁腋骨下”，大肠所近之位。“肢节”，手阳明脉气所及。

风从东方来，名曰婴儿风，其伤人也，内舍于肝，外在于筋纽，其气主为身湿；

“东方”，《震》木宫也。风生于东，故曰婴儿风。其在于人，则木脏应之，故病舍于肝，外在于筋纽，肝病则胆在其中矣。风本胜湿，而其气反为身湿者，以东南水乡，湿气所居，故东风多雨，湿症可见矣。

风从东南方来，名曰弱风，其伤人也，内舍于胃，外在肌肉，其气主体重。

“东南方”，《巽》木宫也。气暖则风柔，故曰弱风。东南湿胜，夹木侮土，故其伤人，则内舍于胃，外在肌肉，其病气主体重也。

此八风皆从其虚之乡来，乃能病人。

凡上文之为病者，皆以虚风为言，而实风不在其列。

三虚相搏，则为暴病猝死。

乘年之衰，逢月之空，失时之和，是谓三虚，义详下章。又三虚云惊而夺精、汗出于心等义，详后四十三、四，二章。

两实一虚，病则为淋露寒热，犯其雨湿之地则为痿。

两实一虚，言三虚犯一亦能为病，其病则或因淋雨、或因露风而为寒热，或犯其雨湿之地而为痿，皆一虚之为病也。

故圣人避风，如避矢石焉。其有三虚而偏中于邪风，则为击仆偏枯矣。

“邪风”，非时不正之风也。“击仆”，为风所击而仆倒也。然必犯三虚而后为此病，则人之正气实者，邪不能伤可知矣。

三十六、贼风邪气，乘虚伤人。

（《灵枢·岁露论》）

黄帝问于少师曰：“余闻四时八风之中人也，故有寒暑，寒则皮肤急而腠理闭，暑则皮肤缓而腠理开，贼风邪气因得以入乎？将必须八正虚邪乃能伤人乎？”

此言贼风邪气亦能伤人，又有非八正虚邪之谓者。

少师答曰：“不然。贼风邪气之中人也，不得以时，然必因其开也。其入深，其内极病，其病人也猝暴；因其闭也，其入浅以留，其病也徐以迟。”

凡四时乖戾不正之气，是为贼风邪气，非如太一所居八正虚邪之有常候，此则发无定期，亦无定位，故曰不得以时也。然其中人，必因肤腠之开，乃得深入，深则内病极，故其病人也猝暴。若因其闭，虽中必浅，浅而不去，其邪必留，亦致于病，但徐迟耳。

黄帝曰：“有寒温和适，腠理不开，然有猝病者，其故何也？”少师答曰：“帝弗知邪入乎？虽平居，其腠理开闭缓急，其故常有时也。”

此谓平居无事之时，其腠理之开闭缓急而致猝病者，亦各有其故，盖因于时气耳。

黄帝曰：“可得闻乎？”少师曰：“人与天地相参也，与日月相应也。故月满则海水西盛，人血气积，肌肉充，皮肤致，毛发坚，腠理郄[①]，烟垢着。当是之时，虽遇贼风，其入浅不深。至其月廓空，则海水东盛，人气血虚，其卫气去，形独居，肌肉减，皮肤纵，腠理开，毛发残，膲理薄，烟垢落。当是之时，遇贼风，则其入深，其病人也猝暴。

“致”，密也。“郄”，闭也。“纵”，宽也。人与天地日月相参应，而此独言月言水者，正以人身之形质属阴，故上应于月，下应于水也。夫地本属阴，而西北则阴中之阴，东南则阴中之阳，故地之体西北高、东南下。月满则海水西盛者，阴得其位，阴之实也，在人应之，则血气亦实，故邪风不能深入；月廓空则海水东盛者，阴失其位，阴之衰也，在人应之，则血气亦虚，故邪风得以深入，而为猝暴之病。“烟垢”，腻垢如烟也。血实则体肥，故腻垢着于肌肤，表之固也；血虚则肌瘦，故腻垢剥落，类乎风消，表之虚也。此所以皆关于卫气。“郄”，隙同。

黄帝曰：“其有猝然暴死暴病者，何也？”少师答曰：

---

① 国中按：“郄”，今作“隙”。景岳注云：“闭也。”古义中郄无闭义。疑为“郃”字。“郄”，古字也作“郤”，“郤”与“郃”字近，乃抄写之误。“郃”，即今之“合”字，合者，闭也。又按：“皮肤纵”，“纵”，即今之“松”义，有辨见前。

“三虚者，其死暴疾也；得三实者，邪不能伤人也。”黄帝曰：“愿闻三虚。”少师曰：“乘年之衰，逢月之空，失时之和，因为贼风所伤，是谓三虚。故论不知三虚，工反为粗。”

乘年之衰，如阴年岁气不及，邪反胜之，及补遗《刺法》、《本病》二论所谓司天失守等义是也。逢月之空，如《八正神明论》曰：“月始生则血气始精，卫气始行。”及上文“月满则海水西盛，月廓空则海水东盛”等义是也。“失时之和”，如春不温，夏不热，秋不凉，冬不寒，客主不和者是也。三虚在天，又必因人之虚，气有失守，乃易犯之，故为贼风所伤，而致暴死暴病，使知调摄避忌，则邪不能害，故曰乘、曰逢、曰失者，盖兼人事为言也。

帝曰：“愿闻三实。”少师曰：“逢年之盛，遇月之满，得时之和，虽有贼风邪气，不能危。”

反于三虚，即三实也，故邪不能犯。

黄帝曰：“善乎哉论！明乎哉道！请藏之金柜，命曰三宝。然，此一夫之论也。”

“一夫之论”，以一人之病为言也。岁有同病者，义如下文。

黄帝曰：“愿闻岁之所以皆同病者，何因而然？”少师曰：“此八正之候也。”

四正四隅，谓之八正，即八宫也。

黄帝曰：“候之奈何？”少师曰：“候此者，常以冬至之日，太一立于叶蛰之宫，其至也，天必应之以风雨者矣。风雨从南方来者，为虚风，贼伤人者也。

太一义见前章，太一立于《坎》宫，而风雨从南方来，即冲后来者为虚风，贼伤人者也。

其以夜半至也，万民皆卧而弗犯也，故其岁民少病。其以昼至者，万民懈惰而皆中于虚风，故万民多病。虚邪入客于骨而不发于外，至其立春，阳气大发，腠理开，因立春之日风从西方来，万民又皆中于虚风，此两邪相抟，经气结代者矣。

立春之日，月建在东，而风从西方来，亦虚风也。冬至中之，立春又中之，此两邪也。邪留而不去，故曰结。当其令而非其气，故曰代。观《阴阳应象大论》曰："冬伤于寒，春必温病。"即此之谓也。

故诸逢其风而遇其雨者，命曰遇岁露焉。因岁之和而少贼风者，民少病而少死，岁多贼风邪气，寒温不和，则民多病而死矣。"

"岁露"，即前章淋露之义，岁则兼乎时也。上二节言虚风之伤人，此一节又言贼风邪气之伤人，而岁气之多邪者，尤为民之多病也。

黄帝曰："虚邪之风，其所伤贵贱何如？候之奈何？"

此下言岁候之占，重在元旦也。

少师答曰："正月朔日，太一居天留之宫，其日西北风，不雨，人多死矣；正月朔日，平旦北风，春，民多死；正月朔日，平旦北风行，民病多者，十有三也；正月朔日，日中北风，夏，民多死；正月朔日，夕时北风，秋，民多死；终日北风，大病死者十有六。

元旦为孟春之首，发生之初，北风大至，阴胜阳也，故多伤害。

正月朔日，风从南方来，命曰旱乡，从西方来，命曰白骨将，国有殃，人多死亡；正月朔日，风从东方来，发屋扬沙石，国有大灾也；正月朔日，风从东南方行，春有

死亡。

元旦日邪风大至，即非吉兆各随其位，灾害有辨也。

正月朔，天和温不风，糴贱，民不病；天寒而风，糴[①]贵，民多病。此所以候岁之风，残伤人者也[②]。

元旦之气，所贵者温和景明，则岁候吉而人民安，凡四方不和之风，皆非所宜。

二月丑不风，民多心腹病；三月戌不温，民多寒热；四月巳不暑，民多瘅病；十月申不寒，民多暴死。

二三四月以阳旺之时，而丑日不风、戌日不温、巳日不暑，阴气胜而阳不达也，故民多病。十月以阴旺之时，而申日不寒，阳气胜而阴不藏也，故民多暴死。

诸所谓风者，皆发屋，折树木，扬沙石，起毫毛，发腠理者也。”

此释上文诸所谓风者，必其异常，若是乃为凶兆，否则不当概论。

---

① 国中按：“糴贱、糴贵”，糴音 dí，义为买进粮食。买进的米价贱，表示年头丰产，风调雨顺，五谷丰登，粮多价格必贱，丰衣足食，天气又无大寒大暑之变化，故民不病。买进的米价贵，表示年头不济，旱涝虫灾，收必减产，粮少价格必贵，缺衣少粮，天气又寒冷异常，故民多病。

② 国中按：“此所以候岁之风，残伤人者也。”《太素》作“此所以候岁之虚风，贼伤人者也。”此句是总结全文，当以《太素》为是。贼字本义就是残害，《玉篇·龙部》云：“贼，伤害人也。”《淮南子·说林》云：“反自贼”，高诱注云：“贼，败也，害也。”古人云：“险心害人曰贼”，“杀人不忌为贼”，“不教而诛谓之贼”，“析交离亲谓之贼”，“怂下制上谓之贼”。《庄子·秋水》云：“寒暑弗能害，禽兽不能贼。”《墨子·法仪》云：“天必欲人之相爱相利，而不欲人之相恶相贼也。”。“贼、残”二字义通，可互用。《吕氏春秋·遇合》云：“是以贼其身”，旧校云：“贼，一本作残。”故《孟子》云：“贼仁者谓之贼，贼义者谓之残。”

类经二十八卷

运气类

三十七、升降不前，须穷刺法。

（《素问·遗篇刺法论》）

黄帝问曰：“升降不前，气交有变，即成暴郁，余已知之，如何预救生灵，可得却乎？”

“却”，言预却其气，以免病也。

岐伯稽首再拜对曰：“昭乎哉问！臣闻夫子言：既明天元，须穷刺法，可以折郁扶运，补弱全真，泻盛蠲余，令除斯苦。”

“夫子”，岐伯之师，僦贷季也。“天元”，即《天元纪大论》所谓六元等义。

帝曰：“愿卒闻之。”岐伯曰：“升之不前，即有甚凶也。”

六元主岁，周流互迁，其有天星中运抑之不前，则升不得升，降不得降，气交有变，故主甚凶。

木欲升而天柱窒抑之，木欲发郁，亦须待时，

升者，自右而升于天，凡旧岁在泉之右间，必升为新岁司天之左间。后仿此。“天柱”，金星也。辰戌岁，木欲上升而金胜抑之，则木不能前而暴郁为害，木郁欲发，亦必待其得位之时而后作。如《六元正纪大论》曰：“郁极乃发，待时而作。”此之谓也。郁发义见本类前二十三。升降被抑不前，天时民病各异，义详后章。有《天地阴阳升降》等图，在《图翼》二卷。

当刺足厥阴之井。

木郁不升，则人病在肝，故当刺足厥阴之井，大敦穴也。刺三分，留六呼，得气急出之，先刺左，后刺右。又可于春分日吐之。

火欲升而天蓬窒抑之，火欲发郁，亦须待时，

“天蓬”，水星也。巳亥岁，君火当升为天之左间，丑未岁，相火当升为天之左间，而水胜抑之，则火郁不升而为害，火郁之发，必待其得位之时也。

君火相火，同刺包络之荥。

火郁不升，则人病在心，凡诸邪之在心者，皆在于心之包络，故当刺包络之荥，劳宫穴也。刺三分，留六呼，得气急出之，先左后右。又法，当春三泄汗也。

土欲升而天冲窒抑之，土欲发郁，亦须待时，

“天冲”，木星也。子午岁，湿土当升为天之左间，而木胜抑之，则土郁为害而发必待时也。

当刺足太阴之腧。

土郁不升，则人病在脾，故当刺足太阴之腧，太白穴也。刺二分，留七呼，气至急出之，先左后右。

金欲升而天英窒抑之，金欲发郁，亦须待时，

“天英”，火星也。寅申岁，燥金当升为天之左间，而火胜抑之，则金郁为害，待时而发也。

当刺手太阴之经。

金郁不升，则人病在肺，故当刺手太阴之经，经渠穴也。刺三分，留三呼，气至急出之，先左后右。

水欲升而天芮窒抑之，水欲发郁，亦须待时，

“天芮”，土星也。卯酉岁，寒水当升为天之左间，而土胜抑之，则水郁为害，待时而发也。

当刺足少阴之合。”

水郁不升，则人病在肾，故当刺足少阴之合，阴谷穴也。刺四分，留三呼，气至急出之，先左后右。

帝曰：“升之不前，可以预备，愿闻其降，可以先防。岐伯曰：“既明其升，必达其降也，升降之道，皆可先治也。

降者，自左而入于地，凡旧岁司天之右间，必降为新岁在泉之左间。其有被抑不降者，亦可以刺治先防也。

木欲降而地晶窒抑之，降而不入，抑之郁发，散而可得位，

“地晶”，金星也。丑未岁，厥阴当降为地之左间，而金胜窒之，降不得入，则郁发为变，必待郁散，木乃得位也。

降而郁发，暴如天间之待时也，降而不下，郁可速矣，

“暴如天间之待时”，言与司天之间气同也。可速者，当速治之谓。

降可折其所胜也，

治降之法，当折其所胜，如木郁则治金、金郁则治火之类也。与上文升之不前治其本经者异。

当刺手太阴之所出，刺手阳明之所入。

木郁不降，则肝胆受病，当治金之胜，故“刺手太阴之所出”，少商穴也，刺一分，留三呼，气至急出之。“手阳明之所入”，曲池穴也，刺五分，留七呼，气至急出之。

火欲降而地玄窒抑之，降而不入，抑之郁发，散而可

矣，

“地玄”，水星也。寅申岁，少阴当降为地之左间，辰戌岁，少阳当降为地之左间，而水胜窒之，故郁发为变，必散而后可。

当折其所胜，可散其郁，

火郁不降，则心主受病，当治水之胜也。

当刺足少阴之所出，刺足太阳之所入。

“足少阴之所出”，涌泉穴也，刺三分，留三呼，气至急出之，先左后右。“足太阳之所入”，委中穴也，刺五分，留七呼，气至急出之，先左后右。

土欲降而地苍窒抑之，降而不下，抑之郁发，散而可入，

“地苍”，木星也。卯酉岁，太阴当降为地之左间，而木胜窒之，欲其郁散，当速刺也。

当折其胜，可散其郁，

土郁不降，则脾胃受病，故当折木之胜。

当刺足厥阴之所出，刺足少阳之所入。

“足厥阴之所出”，大敦穴也，刺三分，留十呼，气至急出之。“足少阳之所入”，阳陵泉也，刺六分，留十呼，得气急出之。

金欲降而地彤窒抑之，降而不下，抑之郁发，散而可入，

“地彤”，火星也。巳亥岁，阳明当降为地之左间，而火胜窒之，则郁发为变也。“彤”，音同。

当折其胜，可散其郁，

金郁不降，则肺与大肠受病，当折火之胜也。

当刺心包络所出，刺手少阳所入也。

“心包络所出”，中冲穴也，刺一分，留二呼，气至急出之。“手少阳所人”，天井穴也，刺一分，留十呼，得气急出之。

水欲降而地阜窒抑之，降而不下，抑之郁发，散而可入，

“地阜”，土星也。子午岁，太阳当降为地之左间，而土胜窒之为郁，必散之而后降也。

当折其土，可散其郁，

水郁不降，则肾与膀胱受病，故折土之胜，则水郁可散矣。

当刺足太阴之所出，刺足阳明之所入。”

“足太阴之所出”，隐白穴也，刺一分，留三呼，气至急出之。“足阳明之所入”，三里穴也，刺五分，留十呼，气至急出之。

帝曰：“五运之至，有前后与升降往来，有所承抑之，可得闻乎刺法?”

五运之气，各有所承所制也。

岐伯曰：“当取其化源也。

“取”，治也。“化源”，气化之本源也。此“取”字，总言当治之谓，与下文资取之取不同。

是故太过取之，不及资之。

治化源之法，亦盛者当泻，虚者当补也。

太过取之，次抑其郁，取其运之化源，令折郁气；

“次抑其郁”者，在取其致抑之化源，则郁气可折矣。

不及扶资，以扶运气，以避虚邪也。

“不及扶资”，在扶其本气之衰，则虚邪可避矣。

资取之法，令出《密语》。

资取化源之法，详出《玄珠密语》第一卷中。前《六元正纪大论》所载六十年运气之纪，有言“资其化源”、有言“取其化源”者，正此之谓。

三十八、升降不前，气变民病之异。

（《素问·遗篇本病论》）

黄帝问曰：“天元九窒，余已知之，愿闻气交，何名失守？”岐伯曰：“谓其上下升降，迁正退位，各有经论，上下各有不前，故名失守也。

此篇承前篇而详言左右间气之升降不前也。《天元玉册》云：“六气常有三气在天，三气在地。每一气升天作左间气，一气入地作左间气，一气迁正作司天，一气迁正作在泉，一气退位作天右间气，一气退位作地右间气。气交有合，常得位所在，至当其时，即天地交，乃变而泰，天地不交，乃作病也。”

是故气交失易位，气交乃变，变易非常，即四时失序，万化不安，变民病也。”

当正不正，当迁不迁，则气交有变。天地失其常政，则万民为病。

帝曰：“升降不前，愿闻其故，气交有变，何以明知？”岐伯曰：“昭乎问哉！明乎道矣。气交有变，是谓天地机。

气交之变，吉凶之征也，故谓天地机。

但欲降而不得降者，地窒刑之。

地星胜之不降，义详下文。

又有五运太过，而先天而至者，即交不前，

五阳年中运太过，亦能抑升降之气。

但欲升而不得其升，中运抑之；但欲降而不得其降，中运抑之。

甲年土运太过，能抑水之升降；丙年水运太过，能抑二火之升降；戊年火运太过，能抑金之升降；庚年金运太过，能抑木之升降；壬年木运太过，能抑土之升降。

于是有升之不前，降之不下者；有降之不下，升而至天者；有升降俱不前。作如此之分别，即气交之变，变之有异常，各各不同，灾有微甚者也。"

有天星窒于上者，有地气窒于下者，有中运抑于中者。凡此三者之分，则气交之变各各不同，而灾有微甚矣。

帝曰："愿闻气交遇会胜抑之由，变成民病轻重何如?"岐伯曰："胜相会，抑伏使然。

六气有遇有会，有胜有抑，则抑伏者为变。

是故辰戌之岁，木气升之，主逢天柱，胜而不前，

辰戌岁，太阳当迁正司天，而厥阴风木，以上年在泉之右间，当升为今岁司天之左间，故畏天柱，金星胜之也。

又遇庚戌金运先天，中运胜之，忽然不前，木运升天，金乃抑之。

庚以阳金有余，其气先天而至，岁运遇之，又能胜木也。庚戌庚辰皆同。

升而不前，即清生风少，肃杀于春，露霜复降，草木乃萎，民病温疫早发，咽嗌乃干，四肢满，肢节皆痛。

清生风少等候，金胜木衰之化也。金气肃杀于春，阴盛抑阳，故民病为温疫节痛等症。

久而化郁，即大风摧拉，折损鸣紊；民病猝中偏痹，手足不仁。

木郁既久，其极必发，故为大风摧拉等变，而民病为中风等症也。

是故巳亥之岁，君火升天，主窒天蓬，胜之不前，

巳亥岁，厥阴当迁正司天，而少阴君火，以上年在泉之右间，当升为新岁司天之左间，故畏天蓬，水星胜之也。

又厥阴未迁正，则少阴未得升天，

巳亥阴年，气多不及，故凡司天厥阴不得迁正，则左间少阴亦不得其位，而阳年则不然也。后仿此。

水运以至其中者，君火欲升，而中水运抑之。

辛巳辛亥，皆水运之不及者，而亦能制抑君火，以巳亥阴年，气本不及，则弱能制弱。然或以天蓬窒之，或以水运抑之，有一于此，皆能胜火不前也。后仿此。

升之不前，即清寒复作，冷生旦暮，民病伏阳，而内生烦热，心神惊悸，寒热间作。

天蓬水胜，火升不前，故气候清寒，民病则热郁不散。

日久成郁，即暴热乃至，赤风肿翳化疫，温疠暖作，赤气瘴而化火疫，皆烦而躁渴，渴甚，治之以泄之可止。

火郁之发，故暴热至而民为疫疠温瘴等病。泄去其火热，病可止矣。

是故子午之岁，太阴升天，主窒天冲，胜之不前，

子午年，少阴当迁正司天，而太阴湿土，以上年在泉之右间，当升为新岁少阴之左间，故畏天冲，木星胜之也。

又或遇壬子木运先天而至者，中木运抑之也。

壬以阳木有余，其气先天而至，岁运遇之，乃能胜土，壬子壬午皆同。

升天不前，即风埃四起，时举埃昏，雨湿不化，民病风厥涎潮，偏痹不随，胀满。

土郁不前，木之胜也。故在天则风起、雨湿不化，在民则肝强脾病。

久而伏郁，即黄埃化疫也，民病夭亡，脸肢腑黄疸满闭，湿令弗布，雨化乃微。

土主脾胃，胃气受抑，故至夭亡。脸为阳明之经，四肢皆主于脾，腑言大肠小肠，皆属于胃，故为黄疸满闭等症。湿令弗布，皆土郁之化。

是故丑未之年，少阳升天，主窒天蓬，胜之不前，

丑未年，太阴当迁正司天，而少阳相火，以上年在泉之右间，当升为新岁太阴之左间，故畏天蓬，水胜也。

又或遇太阴未迁正者，即少阳未升天也。

丑未阴年不及，故太阴司天或未迁正，则少阳左间亦不得其位。

水运以至者，升天不前，即寒雰反布，凛冽如冬，水复涸，冰再结，暄暖乍作，冷复布之，寒暄不时，民病伏阳在内，烦热生中，心神惊骇，寒热间争。

辛丑辛未，皆水运之年，又遇天蓬，则相火被抑，升天不前，其气令民病，较前巳亥年君火不升者尤甚。

以久成郁，即暴热乃生，赤风气瞳翳，化成郁疠，乃化作伏热内烦，痹而生厥，甚则血溢。

此相火郁发为病，亦与前君火之郁者大同。

是故寅申之年，阳明升天，主窒天英，胜之不前，

寅申年，少阳当迁正司天，而阳明燥金，以上年在泉之右间，当升为新岁司天之左间，故畏天英，火胜制之也。

又或遇戊申戊寅，火运先天而至，金欲升天，火运抑之。

戊为阳火有余，其气先天而至，岁运遇之，亦抑阳明。

升之不前，即时雨不降，西风数举，咸卤燥生，民病上热，喘嗽血溢。

燥金气郁于地，故时雨不降、硝咸白现而燥生。火胜于上，故肺金受伤，而喘嗽血溢。

久而化郁，即白埃翳雾，清生杀气，民病胁满悲伤，寒鼽嚏嗌干，手拆皮肤燥。

金郁之发，肃杀气行，民病为胁满悲伤，金邪伐肝也。金气寒敛而燥，故为寒鼽嚏嗌干等症。

是故卯酉之年，太阳升天，主窒天芮，胜之不前，

卯酉年，阳明当迁正司天，而太阳寒水，以上年在泉之右间，当升为新岁司天之左间，故畏天芮，土胜也。

又遇阳明未迁正者，即太阳未升天也，

卯酉阴年，气有不及，凡司天阳明未得迁正，则左间太阳亦不得其位。

土运以至，水欲升天，土运抑之。

己卯己酉，皆土运之年，亦能制抑太阳。

升之不前，即湿而热蒸，寒生两间，民病注下，食不及化。

湿胜于上，寒郁于下，故气令民病如此。

久而成郁，冷来客热，冰雹猝至，民病厥逆而哕，热生于内，气痹于外，足胫痠疼，反生心悸懊热，暴烦而复厥。"

水郁之发，寒气乃行，故民病寒束于外，热生于中，为气痹厥逆等症。

黄帝曰："升之不前，余已尽知其旨，愿闻降之不下，可得明乎?"岐伯曰："悉乎哉问！是之谓天地微旨，可以尽陈斯道，所谓升已必降也。

六气之运，右者升而左者降也。

至天三年，次岁必降，降而入地，始为左间也。

每气在天各三年，凡左间一年，司天一年，右间一年。三年周尽，至次岁乃降而入地，为在泉之左间，亦周三年而复升于天也。

如此升降往来，命之六纪者矣。

此六气之纪也。

是故丑未之岁，厥阴降地，主窒地晶，胜而不前，

丑未岁，太阳当迁正在泉，而厥阴风木，以上年司天之右间，当降为今岁在泉之左间，故畏地晶，金气窒之也。

又或遇少阴未退位，即厥阴未降下，

如上年子午岁气有余，司天少阴不退位，则右间厥阴亦不能降下也。

金运以至中，金运承之，降之不下，抑之变郁。

即乙丑乙未岁也，亦能制抑厥阴，郁而为病。

木欲降下，金承之，降而不下，苍埃远现，白气承之，风举埃昏，清燥行杀，霜露复下，肃杀布令。

木郁金胜，故苍埃现而杀令布。

久而不降，抑之化郁，即作风燥相伏，暄而反清，草木萌动，杀霜乃下，蛰虫未现，惧清伤脏。

清寒胜木，故草木萌动、霜乃杀之而蛰虫不现。其在民病亦惧清气之伤肝脏也。旧本无“下、虫”二字，必脱简也，今增补之。

是故寅申之岁，少阴降地，主窒地玄，胜之不入，

寅申岁，厥阴当迁正在泉，而少阴君火，以上年司天之右间，当降为今岁厥阴之左间，故畏地玄，水胜窒之也。

又或遇丙申丙寅，水运太过，先天而至。

丙以阳水，其气先天而至，亦能制抑君火，使之不降。

君火欲降，水运承之，降而不下，即彤云才现，黑气反生，暄暖如舒，寒常布雪，凛冽复作，天云惨凄。

皆寒水胜火之化。“彤”，音同，赤也。

久而不降，伏之化郁，寒胜复热，赤风化疫，民病面赤心烦，头痛目眩也，赤气彰而温病欲作也。

热郁于上，久而不降，故民多温热之病。

是故卯酉之岁，太阴降地，主窒地苍，胜之不入，

卯酉年，少阴当迁正在泉，而太阴湿土，以上年司天之右间，当降为今岁少阴之左间，故畏地苍，木胜窒之也。

又或少阳未退位者，即太阴未得降也，

如上年寅申，岁气有余，司天少阳不退位，则右间太阴亦不能降下。

或木运以至。

丁卯丁酉年也。

木运承之，降而不下，即黄云现而青霞彰，郁蒸作而大风，雾翳埃胜，折损乃作。

皆风木胜土之化。

久而不降也，伏之化郁，天埃黄气，地布湿蒸，民病四肢不举，昏眩肢节痛，腹满填臆。

土气久郁不降，故天为黄气，地为湿蒸，人病在脾胃，故为四肢不举、满填胸臆等病。

是故辰戌之岁，少阳降地，主窒地玄，胜之不入，

辰戌年，太阴当迁正在泉，而少阳相火，以上年司天之右间，当降为今岁在泉之左间，故畏地玄，水胜窒之也。

又或遇水运太过，先天而至也。

丙辰丙戌年也。

水运承之，降而不下，即彤云才现，黑气反生，暄暖欲生，冷气猝至，甚即冰雹也。

皆寒水胜火之化，此与上文寅申岁少阴不降者同义。

久而不降，伏之化郁，冷气复热，赤风化疫，民病面赤心烦，头痛目眩也，赤气彰而热病欲作也。

少阳火郁为病，亦与上文少阴不降同。

是故巳亥之岁，阳明降地，主窒地彤，胜而不入，

巳亥年，少阳当迁正在泉，而阳明燥金，以上年司天之右间，当降为今岁在泉之左间，故畏地彤，火气胜之也。

又或遇太阳未退位，即阳明未得降，

如上年辰戌，岁气有余，司天太阳不退位，则右间阳明亦不能降下。

或火运以至。

癸巳癸亥年也。

火运承之不下，即天清而肃，赤气乃彰，暄热反作，民皆昏倦，夜卧不安，咽干引饮，懊热内烦。大清朝暮，暄还复作。

金欲降而火承之，故清肃行而热反作也。热伤肺气，故民为昏倦咽干等病。

久而不降，伏之化郁，天清薄寒，远生白气，民病掉眩，手足直而不仁，两胁作痛，满目𥆧𥆧[1]。

金气久郁于上，故清寒生而白气起。其于民病，则肝木受邪，故为掉眩胁目等症。

是故子午之年，太阳降地，主窒地阜胜之，降而不入；

子午年，阳明当迁正在泉，而太阳寒水，以上年司天

---

① 国中按："𥆧𥆧"，景岳作"忙忙"，查古本原文，当作"𥆧𥆧"为是。

之右间，当降为今岁在泉之左间，故畏在阜，土胜也。

又或遇土运太过，先天而至。

甲子甲午，阳土有余之岁也。

土运承之，降而不入，即天彰黑气，暝暗凄惨才施，黄埃而布湿，寒化令气，蒸湿复令。

水为土胜，故黑气才施，黄埃即布，寒化欲行而蒸湿复令也。

久而不降，伏之化郁，民病大厥，四肢重怠，阴痿少力；天布沉阴，蒸湿间作。

寒郁于上而湿制之，则脾肾受邪，故民为寒厥四肢重怠阴痿等病，而沉阴蒸湿间作也。

三十九、司天不迁正、不退位之刺

（《素问·遗篇刺法论》）

黄帝问曰："升降之刺，以知其要，愿闻司天未得迁正，使司化之失其常政，即万化之或其皆妄，然与民为病，可得先除，欲济群生，愿闻其说。"

知其气有不正，故当预防。

岐伯稽首再拜曰："悉乎哉问！言其至理，圣念慈悯，欲济群生，臣乃尽陈斯道，可申洞微。

"申"，明也。"洞"，幽也。

太阳复布，即厥阴不迁正，不迁正气塞于上，当泻足厥阴之所流。

辰戌岁，太阳司天之后，厥阴继之。若寒水既退而复布，则巳亥之厥阴不得迁正，风化不行，木气郁塞于上，人病在肝，故当泻足厥阴之所流，行间穴也，刺六分，留七呼，气至急出之。

厥阴复布，少阴不迁正，不迁正即气塞于上，当刺心包络脉之所流。

巳亥岁，厥阴司天之后，少阴继之。若风气既退而复布，则子午之少阴不得迁正，火化不行，热气郁塞于上，人病在心主，故当泻包络之所流，劳宫穴也，刺三分，留六呼，气至急出之。

少阴复布，太阴不迁正，不迁正即气留于上，当刺足太阴之所流。

子午岁，少阴司天之后，太阴继之。若君火复布，则丑未之太阴不得迁正，雨化不行，土气留滞于上，人病在脾，故当刺足太阴之所流，大都穴也，刺三分，留七呼，气至急出之。

太阴复布，少阳不迁正，不迁正则气塞未通，当刺手太阳之所流。

丑未岁，太阴司天之后，少阳继之。若湿气复布，则寅申之少阳，不得迁正，火化不行，热气郁塞，人病在三焦，故当刺手少阳之所流，液门穴也，刺二分，留三呼，气至急出之。

少阳复布，则阳明不迁正，不迁正则气未通上，当刺手太阴之所流。

寅申岁，少阳司天之后，阳明继之。若相火复布，则卯酉之阳明不得迁正，金化不行，燥气郁滞，人病在肺，故当刺手太阴之所流，鱼际穴也，刺二分，留三呼，得气急出之。

阳明复布，太阳不迁正，不迁正则复塞其气，当刺足

少阴之所流。”

卯酉岁，阳明司天之后，太阳继之。若燥气复布，则辰戌之太阳不得迁正，水化不行，寒气复塞，人病在肾，故当刺足少阴之所流，然谷穴也，刺三分，留三呼，得气急出之。

帝曰：“迁正不前，以通其要，愿闻不退，欲折其余，无令过失，可得明乎？”岐伯曰：“气过有余，复作布正，是名不过位也，

气数有余不退，故复作布正，而新旧不能过位。

使地气不得后化，新司天未得迁正，故复布化令如故也。

天气不退，则地气不得后化，故新岁司天不能迁正，仍布旧岁之令。

巳亥之岁，天数有余，故厥阴不退位也。风行于上，木化布天，

以子午年犹行巳亥之令，热化不行，风反为灾也。

当刺足厥阴之所入。

曲泉穴也，刺六分，留七呼，气至急出之。按上文云复布者，以旧气再至，新气被郁，郁散则病除，故当刺新气之经。此下言不退者，以旧气有余，非泻不除，旧邪退则新气正矣，故当刺旧气之经。二治不同，各有深意。

子午之岁，天数有余，故少阴不退位也，热行于上，火余化布天，

以丑未之年，犹行子午之令，雨化不行，热气尚治也。

当刺手厥阴之所入。

曲泽穴也，刺三分，留七呼，得气急出之。

丑未之岁，天数有余，故太阴不退位也，湿行于上，

雨化布天，

以寅申之岁，犹行丑未之政，火气不行，湿仍布天也。

当刺足太阴之所入。

阴陵泉也，刺五分，留七呼，动气至，急出之。

寅申之岁，天数有余，故少阳不退位也，热行于上，火化布天，

以卯酉之岁，犹行寅申之政，火尚布天，金化不行也。

当刺手少阳之所入。

天井穴也，刺三分，留七呼，气至急出之。

卯酉之岁，天数有余，故阳明不退位也，金行于上，燥化布天，

以辰戌之岁，犹行卯酉之令，燥尚布天，寒化不行也。

当刺手太阴之所入。

尺泽穴也，刺三分，留三呼，气至急出之。

辰戌之岁，天数有余，故太阳不退位也。寒行于上，凛，水化布天，

巳亥年，犹行辰戌之令，寒气布天，风化不行也。

当刺足少阴之所入。

阴谷穴也，刺四分，留三呼，动气至，急出之。

故天地气逆，化成民病，以法刺之，预可平疴。”

“疴”，安戈切，疾苦也。

四十、不迁正退位，气变民病之异

（《素问·遗篇本病论》）

帝曰：“升降不前，晰知其宗，愿闻迁正，可得明乎？”

“晰”，音昔，明也。

岐伯曰：“正司中位，是谓迁正位。司天不得其迁正者，即前司天以过交司之日，

新旧之交，大寒日也。

即遇司天太过有余日也，即仍旧治天数，新司天未得迁正也。

新旧相遇，而旧者有余未退，仍治天数，则新者未得迁正。

厥阴不迁正，即风暄不时，花卉萎瘁；

巳亥年，太阳未退位，则厥阴不迁正，风木失时，故有此变。“卉”，音毁。

民病淋溲，目系转，转筋善怒，小便赤。

木失其正，肝经病也。

风欲令而寒由不去，温暄不正，春正失时。

木旺于春，其气不伸，故失时也。

少阴不迁正，即冷气不退，春冷后寒，暄暖不时；

子午年，若厥阴不退位，则少阴不迁正，君火不正，故春多寒冷，暄暖不能及时。

民病寒热，四肢烦痛，腰脊强直。

阳气不正，时多寒冷，故民为寒热烦痛等病。

木气虽有余，位不过于君火也。

上年厥阴阴气，至本年初气之末，交于春分，则主客君火已皆得位，木虽有余，故不能过此。

太阴不迁正，即云雨失令，万物枯焦，当生不发；

丑未年，若少阴不退位，则太阴不迁正，万物赖土以生，土气失正，故当生不发。

民病手足肢节肿满，大腹水肿，填臆不食，飧泄胁满，

四肢不举。

土气失和，脾经为病也。

雨化欲令，热犹治之，温煦于气，亢而不泽。

君火有余，湿化不行也。

少阳不迁正，则炎灼弗令，苗莠不荣，酷暑于秋，肃杀晚至，霜露不时；

寅申年，若太阴不退位，则少阳不迁正，相火失正，故炎灼弗令，苗莠不荣，暑热肃杀，其至皆晚也。"莠"，音有，似稷之草。

民病痎疟骨热，心悸惊骇，甚时血溢。

皆相火郁热之病。

阳明不迁正，则暑化于前，肃杀于后，草木反荣；

卯酉年，若少阳不退位，则阳明不迁正，金为火制，故暑热在前，肃杀在后。金令衰迟，故草木反荣。

民病寒热鼽嚏，皮毛折，爪甲枯焦，甚则喘嗽息高，悲伤不乐。

相火灼金，肺经受病也。

热化乃布，燥化未令，即清劲未行，肺金复病。

清劲未行，金之衰也。

太阳不迁正，则冬清反寒，易令于春，杀霜在前，寒冰于后，阳光复治，凛冽不作，氛云待时，

辰戌年，若阳明不退位，则太阳不迁正，水正衰迟，故冬清反寒，易令于春。阴气不布，故阳光复治，凛冽不作。

民病温疠至，喉闭嗌干，烦躁而渴，喘息而有音也。

水亏金燥，故民为温疠烦躁、喘息有音之病。

寒化待燥，犹治天气，过失序，与民作灾。"

寒化须待燥去，犹得治天，但过期失序，则与民为灾也。他气皆然。

帝曰："迁正早晚，以命其旨，愿闻退位，可得明哉？"岐伯曰："所谓不退者，即天数未终，

天数未终，余气仍在，虽遇交司，故犹不退位。

即天数有余，名曰复布政，故名曰再治天也，即天令如故，而不退位也。

天数有余，应退不退，故于新岁，犹行旧岁之令。

厥阴不退位，即大风早举，时雨不降，湿令不化；

木制土，风胜湿也。

民病温疫疵废风生，民病皆肢节痛，头目痛，伏热内烦，咽喉干引饮。

"疵"，黑斑也。"废"，肢体偏废也。风气有余，故为此温疫疼痛伏热诸病。"疵"，音慈。

少阴不退位，即温生春冬，蛰虫早至，草木发生；

君火再布温热盛行也。

民病膈热咽干，血溢惊骇，小便赤涩，丹瘤疹疮疡留毒。

皆火盛之病。

太阴不退位而取，寒暑不时，埃昏布作，湿令不去；

太阴土气，旺在四维，再治不退，故或寒或暑，其至不时，而埃昏布作矣。

民病四肢少力，食饮不下，泄注淋满，足胫寒，阴痿闭塞，失尿小便数。

土气不退，湿滞在脾，故为四肢少力，食饮不下等病。土邪伤肾，故为阴痿失尿等病。

少阳不退位，即热生于春，暑乃后化，冬温不冻，流

水不冰，蛰虫出现；

上年相火不退，故热生于春，后化迟留不去也。

民病少气，寒热更作，便血上热，小腹坚满，小便赤沃，甚则血溢。

“民病少气”，热伤气也。“赤沃”，赤尿也。皆相火之为病。

阳明不退位，即春生清冷，草木晚荣，寒热间作；

金气清肃，阳和不舒，故寒热间作。

民病呕吐暴注，食饮不下，大便干燥，四肢不举，目瞑掉眩。”

“呕吐暴注，食饮不下”，清寒犯胃也。“大便干燥”，金之气也。木受金邪，肝筋为病，故四肢不举，目瞑掉眩。此下独缺“太阳不退位”一条，古文之脱失也。

帝曰：“天岁早晚，余以知之，愿闻地数，可得闻乎？”岐伯曰：“地下迁正、升天、退位、不前之法，即地土产化，万物失时之化也。”

天气三，地气亦三。地之三者，左间当迁正，右间当升天，在泉当退位也。若地数不前而失其正，即应于地土之产化，皆万物失时之化也。旧本“升”字下无“天”字，失也，今增补之。

四十一、刚柔失守，三年化疫之刺

（《素问·遗篇刺法论》附：导引法）

黄帝问曰：“刚柔二干，失守其位，使天运之气皆虚乎？与民与病，可得平乎？”

十干五运，分属阴阳。阳干气刚，甲、丙、戊、庚、壬也。阴干气柔，乙、丁、己、辛、癸也。故曰刚柔二干。

岐伯曰："深乎哉问！明其奥旨，天地迭移，三年化疫，是谓根之可见，必有逃门。

"根"，致病之本也。"逃门"，即治之之法。

假令甲子刚柔失守，

甲与己合，皆土运也。子午则少阴司天，凡少阴司天，必阳明在泉，阳明属卯酉，而配于土运，则己卯为甲子年在泉之化。故上甲则下己，上刚则下柔，此天地之合，气化之常也。甲午己酉，其气皆同。失守义如下文下章。

刚未正，柔孤而有亏，

若上年癸亥，厥阴司天，木不退位，则甲子虽以阳年，土犹不正，甲子刚土未正于上，则己卯在泉亦柔孤而有亏也。

时序不令，即音律非从，

甲子阳律，太宫也。己卯阴吕，少宫也。刚失守则律乖音，柔孤虚则吕不应。

如此三年，变大疫也。

土气被抑，至三年后，必发而为土疫。"疫"，温疫也。

详其微甚，察其浅深，欲至而可刺，刺之，

郁微则病浅，郁甚则病深，察其欲至之期，可刺即刺之。

当先补肾腧，

肾腧穴，在足太阳经。土疫将至，恐伤水脏，故当先补肾腧。旧注曰[①]："未刺时，先口衔针暖而用之，用圆利针。临刺时咒曰：'五帝上真，六甲玄灵，气符至阴，百邪闭理。'念三遍。自口中取针，先刺二分，留六呼，次入针至三分，动气至而徐徐出针，以手扪之，令受针人咽气三次，又可定神魂者也。"按：《病态论》末王氏注曰："世本既缺第七二篇。"盖指《刺法》、《本病》二论也。可见二篇亡在王氏之前。《新校正》云："今世有《素问》亡篇，仍托名王氏为注，辞理鄙陋，无足取者，久为明证。"故此下用针咒语，其非王氏之笔可知。但临时诵之，或亦令人神定心专耳，故并录之以备择用。

次三日，可刺足太阴之所注。

太白穴也。土郁之甚，故当刺此以泄土气。旧注曰："先以口衔针令温，欲下针时咒曰：'帝扶天形，护命成灵。'诵之三遍，乃刺三分，留七呼，动气至，急出其针。"

又有下位己卯不至，而甲子孤立者，次三年作土疠，其法补泻，一如甲子同法也。

甲子年在泉，阳明己卯之化也。若己卯之柔不至于下，则甲子之刚亦孤立于上，三年之后，必作土疠。"疠"，杀疠也，即瘟疫之类。针法亦同，凡甲己土运之年上下失守者，其治皆然。

其刺以毕，又不须夜行及远行，令七日洁，清净斋戒。所有自来肾有久病者，可以寅时面向南，净神不乱思，闭气不息七遍，以引颈咽气顺之，如咽甚硬物，如此七遍后，饵舌下津令无数。

---

① 国中按：本文中凡云："旧注曰"者，均出自明代马莳之《黄帝内经素问注证发微》只词句略有增减。

此即养气还精之法也。旧注曰："仙家咽气，令腹中鸣至脐下，子气见母元气，故曰反本还元。久饵之，令深根固蒂也。故咽气津者，名天池之水，资精气血，荡涤五脏，先溉元海，一名《离》宫之水，一名玉池，一名神水，不可唾之，但可饵之，以补精血，可益元海也。"

附：导引法

愚按：人生之本，精与气耳，精能生气，气亦生精，气聚精盈则神旺，气散精衰则神去，故修真诸书，千言万语，无非发明精气神三字。然三者之用，尤先于气。故《悟真篇》曰："道自虚无生一气，便从一气产阴阳。"又，古歌曰："气是添年药，津为续命芝。世上慢忙兼慢走，不知求我更求谁？"盖以天地万物皆由气化，气存数亦存，气尽数亦尽，所以生者由乎此，所以死者亦由乎此，此气之不可不宝，能宝其气，则延年之道也。故晋道成论长生养性之旨曰："其要在于存三、抱元、守一。三者，精、气、神，其名曰三宝；抱元者，抱守元阳真气也；守一者，神灵也。神在心，心有性，属阳，是为南方丙丁之火；肾者能生元阳为真气，其泄为精，是为北方壬癸之水。水为命，命系于阴也。此之谓性命。为三一之道，在于存想，下入丹田、抱守元阳，逾三五年，自然神定气和，功满行毕，其道成矣。"

诸如此类，虽道家议论尽多，然无非祖述本经精气之义耳。此章言闭气者，即所以养气也。饵津者，即所以益精也。其下手工夫，惟蒋氏《调气篇》、苏氏《养生诀》、李真人《长生十六字诀》皆得其法，足为入门之阶。

如蒋氏《调气篇》曰："天地虚空中皆气，人身虚空处皆气。故呼出浊气，身中之气也；吸入清气，天地之气也。人在气中，如鱼游水中，鱼腹中不得水出入即死，人腹中不得气出入亦死，其理一也。善摄生者，必明调气之故。欲修调气之术者，当设密室闭户，安床暖席，偃卧瞑目，先习闭气，以鼻吸入，渐渐腹满，及闭之久，不可忍，乃从口细细吐出，不可一呼即尽，气定复如前闭之，始而十息，或二十息，不可忍，渐熟渐多，但能闭至七八十息以上，则脏腑胸膈之间，皆清气之布濩矣。至于纯熟，当其气闭之时，鼻中惟有短息一寸余，所闭之气，在中如火，蒸润肺宫，一纵则身如委蛇，神在身外，其快其美，有不可言之状，盖一气流通表里上下彻泽故也。其所闭之气渐消，则恍然复旧。此道以多为贵，以久为功，但能于日夜间行得一两度，久久耳目聪明，精神完固，体健身轻，百病消灭矣。凡调气之初，务要体安气和，无与气意争。若不安和且止，俟和乃为之，久而弗倦则善矣。闭气如降龙伏虎，须要达其神理。胸膈常宜虚空，不宜饱满。若气有结滞，不得宣流，觉之，便当用吐法以除之，如呬、呵、呼、嘻、嘘、吹，六字诀之类是也。不然则泉源壅遏，恐致逆流，疮疡中满之患作矣。”

又如苏氏《养生诀》曰：“每夜于子时之后，寅时之前，披衣拥被，面东或南，盘足而坐，叩齿三十六通，两手握固，拄腰腹间，先须闭目静心，扫除妄念，即闭口并鼻，不令出气，谓之闭息，最是道家要妙。然后内观五脏，存想心为炎火，光明洞彻，降下丹田中，待腹满气极，则徐徐出气，不得令耳闻声，候出息匀调，即以舌搅唇齿内外，漱炼津液，津液满口，即低头咽下，令津与气汩汩[1]然有声，须用意精猛，以气送入丹田中。气定又依前法为之，凡九闭气、三咽津而止。然后以左右手擦摩两脚心，使涌泉之气，上彻顶门，及脐下腰脊间皆令热彻。次以两手摩熨眼角耳项皆令极热，仍按捏鼻梁左右五七次，梳头百余梳而卧，熟卧至明。”

又如李氏《十六字诀》云：“一吸便提，气气归脐，一提便咽，水火相见。”注曰：“上十六字，仙家名为十六锭金，乃至简至易之妙诀也。无分在宫，不妨政事，在俗不妨家务，在士不妨本业。只于二六时中，略得空闲，及行住坐卧，意一到处，便可行之。口中先须漱及三五次，舌搅上下腭，仍以舌抵上腭，满口津生，连津咽下，汩然有声。随于鼻中吸清气一口，以意会及心目，寂地真送至腹脐下一寸三分，丹田气海之中，略存一存，谓之一吸。随用下部轻轻如忍便状，以意力提起，使气归脐，连及夹脊双关、肾门，一路提上，直至后顶玉枕关，透入泥丸顶内，其升而上之，亦不觉气之上出，谓之一呼。一呼一吸，谓之一息。气既上升，随又似前汩然有声咽下，鼻吸清气，送至丹田，稍存一存，又自下部如前轻轻提上，与脐相接而上，所谓气气归脐，寿与天齐矣。凡咽时口中有液愈妙，无液亦要汩然有声咽之。如是一咽一提，或三五口、或七或九、或十二、或二十四口。要行即行，要止即止，只要不忘，作为正事，不使间断，方为精进。如有疯疾，见效尤速。久久行之，却病延年，形体变，百疾不作，自然不

---

① 国中按：”汩汩”，原文作“谷谷”，应为同音假借，何以见之？下文云：“连津咽下，汩然有声”，所用为“汩”，可证之也。

饥不渴，安健胜常。行之一年，永绝感冒、痞积、逆滞，不生痈疽疮毒等疾，耳聪目明，心力强记，宿疾俱瘳，长生可望。如亲房事，于欲泄未泄之际，亦能以此提呼咽吸，运而使之归于元海，把牢春汛，不放龙飞，甚有益处。所谓造化吾手，宇宙吾心，功莫能述也。”

按：此三家之法，若依蒋氏，则卧亦可，昼亦可；依苏氏，则坐亦可，夜亦可；依李氏，则闲亦可，忙亦可。此三说者，惟苏氏稍繁，较难为力，然其中亦有可用者，但不当拘泥耳。故或用此，或用彼，取长舍短，任意为之，贵得自然，第无勉强，则一身皆道，何滞之有？久而精之，诚不止于却病已也。

又观之彭祖曰：“和气导气之道，密室闭户，安床暖席，枕高二寸半，正身偃卧，瞑目闭气，以鸿毛着鼻上不动，经三百息，耳无所闻，目无所见，心无所思，如此则寒暑不能侵，蜂虿不能毒，寿百六十岁，邻于真人也。”夫岂虚语哉？然总之，金丹之术百数，其要在神水华池；玉女之术百数，其要在还精采气，斯言得之矣。此外有云转辘轳、运河车、到玉关、上泥丸者，皆言提气也；有云进用武火、出用文火者，谓进欲其壮，出欲其徐，皆言呼吸也；有云赤龙搅水混、神水满口匀者，皆言津液也；有想火入脐轮、放火烧遍身者，皆言阳气欲其自下而升，以温元海三焦也。再如或曰龙虎，或曰铅汞，或曰《坎》、《离》，或曰夫妇，或云导引，或云栽接，迹其宗旨，无非此耳。虽其名目极多，而可以一言蔽之者，则曰出少入多而已。医道通仙，斯其为最，闻者勿谓异端，因以资笑柄云。“濩”，音护，流散也。

假令丙寅刚柔失守，

丙与辛合，皆水运也。寅申年少阳司天，必厥阴在泉，厥阴属巳亥而配于水运，则辛巳为在泉之化，故上丙则下辛，丙刚辛柔，一有不正，皆失守矣。丙申辛亥，其气大同。

上刚干失守，下柔不可独主之，

若上年之乙丑司天，土不退位，则丙寅之水运虽刚，亦不迁正，其气反虚。丙不得正，则辛柔在泉独居于下，亦失守矣。

中水运非太过，不可执法而定之，

丙虽阳水，若或有制，即非太过，不可谓为有余而执其法也。

布天有余，而失守上正，天地不合，即律吕音异，

阳年布天虽有余，若上下失守，则天地不合，在丙寅阳律，则太羽无声，在辛巳阴吕，则少羽不应。

如此即天运失序，后三年变疫。

水郁之发，三年后变为水疫。

详其微甚，差有大小，徐至即后三年，至甚即首三年，

气微则疫小，气甚则疫大，疫有小大，故至有迟速。

当先补心腧，

“心腧”，在足太阳经。水邪之至，恐伤火脏，故当先补心腧以固其本。旧注曰：“用圆利针，于口中令温暖，次以手按穴，得其气动，乃咒曰：‘太始上清，丹元守灵。’诵之三遍。先想火光于穴下，然后刺可同身寸之一分半，留七呼，得气至，次进针三分，以手弹之令气至针，得动气至，而徐徐出针，次以手扪其穴，令受针人闭气三息而咽气也。”

次五日，可刺肾之所入。

足少阴经阴谷穴也。水邪之至，故当刺此以泄其气。旧注曰："用圆利针，令口中温暖，先以手按穴，乃咒曰：'太微帝君，五气反真①，六辛都司，符扶黑云。'诵之一遍。刺可入同身寸之四分，得动气至而急出之。"

又有下位地甲子，辛巳柔不附刚，亦名失守，即地运皆虚，后三年变水疠，即刺法皆如此矣。

"地甲子"，总言在泉之化也。后仿此。丙寅年在泉，厥阴辛巳治之。苦辛巳不得迁正于下，是谓柔不附刚，三年之后，水郁发而为疠，其针法皆如前。凡丙辛水运之年，上下失守者，其治皆然。

其刺如毕，慎其大喜欲情于中，如不忌，即其气复散也，令静七日，

用针之后，当忌如此，否则无效。

心欲实，令少思。

思则神劳，神劳则心虚，水胜之时，尤所当慎。

假令庚辰刚柔失守，

乙庚皆金运也。辰戌年太阳司天，必太阴在泉，太阴属丑未而配于金运，则乙未为在泉之化。庚刚乙柔，设有不正，则失守矣。庚戌乙丑，其气皆同。

上位失守，下位无合，乙庚金运，故非相招，

若上年己卯天数有余，阳明不退位，则本年庚辰失守于上，乙未无合于下，金运不全，非相招矣。

布天未退，中运胜来，上下相错，谓之失守，

上年己卯天数不退，则其在泉之火，来胜今年中运也。

① 国中按："反真"，马莳《黄帝内经素问注证发微》万历本有作"及真"者。又按："反真"的"反"字，似应为"返"为宜，当以"返真"为是。

姑洗林钟，商音不应也。

庚辰阳律，太商也，其管姑洗。乙未阴吕，少商也，其管林钟。金气不调，则商音不应。

如此即天运化易，三年变大疫。

三年之后，金气发而为疫。

详其天数，差有微甚，微即微，三年至，甚即甚，三年至，

微则徐，三年后；甚则速，三年首也。

当先补肝腧，

肝腧在足太阳经。金邪之至，恐伤木脏，故先补之。旧注曰："用圆利针，以口温暖，先以手按穴，得动气，欲下针而咒曰：'气从始清，帝符六丁，左施[①]苍城，右入黄庭。'诵之三遍。先想青气于穴下，然后刺之三分，得气而进针，针入五分，动气至而徐徐出针，以手扪其穴，令受针人咽气。"

次三日，可刺肺之所行。

手太阴经，经渠穴也。金邪之至，故当刺其所行，以泻金气。旧注曰："用圆利针，于口内温令暖，先以左手按穴而咒曰："太始上真，五符帝君，元和气令[②]，司入其神。'诵之三遍。刺可同身寸之三分，留二呼，动气至而出针。"

刺毕，可静神七日，慎勿大怒，怒必真气却散之。

怒复伤肝，故当慎之。

又或在下地甲子，乙未失守者，即乙柔干，即上庚独

---

① 国中按："施"，马莳《黄帝内经素问注证发微》万历本有作"旋"者，当从"旋"义为是。

② "令"，马莳本作"合"。

治之，亦名失守者，即天运孤主之，三年变疠，名曰金疠，

庚辰年在泉，太阴乙未之化也。若乙未不得迁正，而庚辰孤主于上，亦名失守，三年之后，必气变而为金疠。

其至待时也。详其地数之等差，亦推其微甚，可知迟速尔。

疠之至也，其微甚迟速亦如天数。

诸位乙庚失守刺法同，

凡乙庚之年上下失守者，刺法皆同前。

肝欲平，即勿怒。

保守肝气，防金胜也。

假令壬午刚柔失守，

丁壬皆木运也。子午年少阴司天，必阳明在泉，以阳明配合木运，则丁卯丁酉为在泉之化，刚柔不正，则皆失守矣。

上壬未迁正，下丁独然，即虽阳年，亏及不同，

若上年辛巳司天有余，厥阴不退位，则本年壬丁不合，木运太虚，刚不正于上，柔孤立于下，虽曰阳年，亏则不同也。

上下失守，相招其有期，差之微甚，各有其数也，

“招”，合也。得位之日，即其相招之期，微者远，甚者速，数有不同耳。

律吕二角，失而不和，同音有日，

阳律太角，木音上管，阴吕少角，木音下管，壬丁失守，则二角不和，必上下迁正之日，其音乃同也。

微甚如现，三年大疫。

微至乙酉，甚在甲申，木疫发也。

当刺脾之腧，

“脾腧”，在足太阳经。木疫之至，恐伤土脏，当先补之。旧注曰：“用圆利针，令口中温暖而刺之，即咒曰：‘五精智精，六甲玄灵，帝符元首，太始受真。’诵之三遍。先想黄气于穴下，然后刺之二分，得气至而次进之，又得动气次进之，二进各一分，留五呼，即徐徐出针，以手扪之，令其人闭息，三遍而咽津也。”

次三日，可刺肝之所出也。

足厥阴经，大敦穴也。木邪之至，故当刺此所出，以泻木气。旧注曰：“用圆利针，令口中温暖而刺之，即咒曰：“真灵至玄，天[①]道冥然，五神各位，气守三田。’诵之，然后可刺入同身寸之三分，留十呼，动气至而出其针。

刺毕，静神七日，勿大醉歌乐，其气复散，又勿饱食，勿食生物，

皆防其伤脾也。

欲令脾实，气无滞饱，无久坐，食无太酸，无食一切生物，宜甘宜淡。

畏木侵脾，故宜保之如此。

又或地下甲子，丁酉失守其位，未得中司，即气不当位，下不与壬奉合者，亦名失守，非名合德，故柔不附刚，即地运不合，三年变疠，

本年丁酉未得迁正于下，则不能上奉壬午，亦名失守，非合德也。三年之后，必气变而为木疠。

其刺法一如木疫之法。

凡诸丁壬之年，上下失守，其刺法皆同前。

假令戊申，刚柔失守，

---

① 国中按：“天”，马莳万历本有作“大”者，似“大”为是。

戊癸皆火运之年，寅申岁必少阳司天，厥阴在泉，以厥阴而配火运，则癸亥为在泉之化，戊申之刚在上，癸亥之柔在下，一有不正，俱失守矣。戊寅癸巳，其气皆同。

戊癸虽火运，阳年不太过也，

戊癸虽为火运，若刚柔失守，即在阳年亦非太过也。

上失其刚，柔地独主，其气不正，故有邪干，

若上年丁未司天有余，太阴不退位，则本年戊申失守于上，癸亥独主于下，火运不正，水必犯之，故有邪干。

迭移其位，差有浅深，欲至将合，音律先同，

气有微甚，故差有浅深。若刚柔将合，故音律先同。盖戊申阳律，太徵也；癸亥阴吕，少徵也。其气和，其音协[①]矣。

如此天运失时，三年之中，火疫至矣。

戊癸失守，故变火疫，速在庚戌，迟则辛亥当至矣。

当刺肺之腧。

"肺腧"，在足太阳经。火疫之至，恐伤金脏，故当先补之。旧注曰："用圆利针，令口中温暖，先以手按穴，乃刺之，咒曰：'正邪有搏，气灌元神，帝符反本，位合其辛[②]。'诵之三遍。刺之二分，候气欲至，想白气在穴下，次进一分，得气至而徐徐出其针，以手扪其穴。"按：此下当云"次三日，可刺手厥阴之所流"，必脱失也。

刺毕，静神七日，勿大悲伤也，悲伤即肺动，而真气复散也，

---

① 国中按："协"，原文作"叶"，叶，音 xié，是古协字，今通作"协"，故改之。后同。

② 国中按：马莳万历本有作"正邪相搏，气灌元神，帝符反本，位合其亲"者，似当为是。

用针补肺，故忌其伤。

人欲实肺者，要在息气也。

肺主气，息气乃可以补肺，即闭气存神之道。义见前。

又或地下甲子，癸亥失守者，即柔失守位也，即上失其刚也，即亦名戊癸不相合德者也，即运与地虚，后三年变疠，名曰火疠。

又若癸亥在泉，不得迁正，下柔失位，上刚无合，戊虽阳火，亦失守矣，后之三年，发而为病，名曰火疠。

是故立地五年，以明失守，以穷法刺，于是疫之与疠，即是上下刚柔之名也，穷归一体也，即刺疫法只有五法，即总其诸位失守，故只归五行而统之也。"

上文五年，言天即地在其中矣。虽疫自天来，疠从地至，若乎有辨，然不过上下刚柔之分耳，其穷归于病，则一体也，故其刺法，亦惟此五者而已。此章以甲、丙、戊、庚、壬五阳年为例，阳刚失守，则阴柔可知，故可以五行为言而统之也。此下有辟疗五疫法，见论治类二十。

四十二、刚柔失守之义

（《素问·遗篇本病论》）

帝曰："余闻天地二甲子，十干十二支，上下经纬天地，数有迭移，失守其位，可得昭乎？"

"天地二甲子"，言刚正于上，则柔合于下，柔正于上，则刚合于下，如上甲则下己，上己则下甲，故曰二甲子。凡十干十二支上下相合，经纬皆然。

岐伯曰："失之迭位者，谓虽得岁正，未得正位之司，

即四时不节，即生大疫。

应司天而不司天，应在泉而不在泉，是未得正位之司也，四时失其节气，则大疫必至矣。

《注玄珠密语》云：‘阳年三十年，除六年天刑，计有太过二十四年。

庚子庚午，君火刑金运；庚寅庚申，相火刑金运；戊辰戊戌，寒水刑火运。此阳运之天刑，共计六年，本非有余。其外二十四年，则皆阳刚太过之运。

除此六年，皆作太过之用，令不然之旨。’今言迭支迭位，皆可作其不及也。

三十年中，除此六年天刑之外，皆作太过，乃阳运自胜而无邪伤者也。若刚柔迭失其位，气有不正，虽属阳年亦为不及也。

假令甲子阳年土运太窒，

“窒”，抑塞也。此下皆重明前章刚柔失守之义。“窒”，音只。

如癸亥天数有余者，年虽交得甲子，厥阴犹尚治天，

癸亥年，厥阴司天不退位，则甲子年，少阴司天不得迁正，是为窒也。

地已迁正，阳明在泉，去岁少阳以作右间，

甲子年在泉，阳明己卯也。甲未迁正于上，己已得位于下，故上年在泉之少阳，退作地之右间矣。

即厥阴之地阳明，故不相和奉者也。

以癸亥年之司天，临甲子年之在泉，则上癸下己，不相和合者也。

癸己相会，土运太过，虚反受木胜，故非太过也，何以言土运太过？

癸己相会，则甲失其位，虽曰阳土，其气已虚，土虚则受木胜，尚何太过之有？

况黄钟不应太窒，木既胜而金还复，金既复而少阴如至，即木胜如火而金复微。

黄钟为太宫之律，阳土运窒则黄钟不协，木乃胜之，木胜必金复，金既复而子年司天，少阴忽至，则木反助火克金，其复必微，而甲己之土皆失守矣。

如此则甲己失守，后三年化成土疫，晚至丁卯，早至丙寅，土疫至也。

甲己化土，故发为土疫，即后世所谓湿温之类。自甲子至丙寅，三年首也；至丁卯，三年后也。

大小善恶，推其天地，详乎太一[①]**。**

推其天地，察司天在泉之盛衰也。太一义详本类前七及三十五。

又只如甲子年，如甲至子而合，应交司而治天，

甲与子合，则少阴君火，应交司治天也。

即下己卯未迁正，而戊寅少阳未退位者，亦甲己下有合也，

甲子年在泉己卯阳明未迁正者，以癸亥年在泉，戊寅少阳不退位也。故令甲与戊对，子与寅配，而甲己不能合，

---

① 国中按："一"原文作"乙"，古代"一、乙"互用，如太一宫，也作太乙宫；太一祠，也作太乙祠；太一数，也作太乙数；等等。为了统一，凡本书中称太乙者，均作太一。《庄子·天下篇》云："建之以常无有，主之以太一。"成玄英疏云："太者，广大之名，一以不二为称，言大道旷荡，无不制围，括囊万有，通而为一，故谓之太一。"《吕氏春秋·大乐》云："道也者，至精也，不可为形，不可为名，强为之名，谓之太一。"可见"太一、太乙"，为道之别称。又按：战国宋玉《高唐赋》云："醮诸神，礼太一。"《史记·封禅书》云："天神贵者，太一。"宋均注云："天一，太一，北极神之别名。"

是己之阴土窒于下，柔失其守矣。

即土运非太过，而木乃乘虚而胜土也，金次又行复胜之，即反邪化也。

己土不正于下，则亦为木胜而金复，三年之后，必化土疠，故云邪化也。

阴阳天地殊异尔，故其大小善恶，一如天地之法旨也。

在上则应天，在下则应地，明天地之法旨，则大小善恶之应可知矣。

假令丙寅阳年太过，如乙丑天数有余者，虽交得丙寅，太阴尚治天也，

乙丑司天，太阴不退位，则本年少阳，亦不得迁正。

地已迁正，厥阴司地，去岁太阳以作右间，

丙寅少阳虽未司天，辛巳厥阴已正在泉，故上年司地庚辰，当退位作右间也。

即天太阴而地厥阴，故地不奉天化也。

上乙下辛非合，故地不奉天。

乙辛相会，水运太虚，反受土胜，故非太过。

丙辛未合，水运虚也，故土胜之。

即太簇之管，太羽不应，土胜而雨化，木复即风。

太簇之管，羽音阳律也，丙运失守，故太羽不应，而雨为之胜，风为之复也。

此者丙辛失守，其会后三年，化成水疫，晚至己巳，早至戊辰，甚即速，微即徐，

速即戊辰，徐即己巳也。

水疫至也，大小善恶，推其天地数，乃太一游宫。

天地太一义见前。

又只如丙寅年，丙至寅且合，应交司而治天，

丙与寅合，则少阳相火，应交司而治天。

即辛巳未得迁正，而庚辰太阳未退位者，亦丙辛不合德也，

辛巳乃本年在泉，庚辰乃上年在泉，庚辰不退位则辛巳不迁正，有丙无辛，孤立于上，不合其德，亦水运之失守也。

即水运亦小虚而小胜，或有复，后三年化疠，名曰水疠，其状如水疫，治法如前。

凡失守者，即虽小虚，小有胜复，亦不免于为疠，则甚者可知。水疫水疠，即后世寒疫阴症之类，其治法如前章。

假令庚辰阳年太过，如己卯天数有余者，虽交得庚辰年也，阳明犹尚治天，

阳明乃己卯年司天，若不退位，则庚辰不能迁正。

地已迁正，太阴司地，去岁少阴以作右间，

庚辰在泉，太阴也，既已迁正，则己卯之少阴在泉者，以退作地之右间也。

即天阳明而地太阴也，故地不奉天也。

“天阳明”，己卯也；“地太阴”，乙未也。己乙非合，故地不奉天。

乙己相会，金运太虚，反受火胜，故非太过也。

乙庚不合而乙己合，故金运虚而火胜之。

即姑洗之管，太商不应，火胜热化，水复寒刑。

庚金失守，则太商不应，姑洗之管，乃其律也。金虚则火胜，火胜则水复，故当先热而后寒。

此乙庚失守，其后三年化成金疫也，速至壬午，徐至癸未，金疫至也。大小善恶，推本年天数及太一也。

“本年天数及太一”，言所至之年也。又遇其逆则灾大，若逢其顺则灾微。

又只如庚辰，如庚至辰，且应交司而治天，

若庚辰既合，则太阳寒水，当于交司之日而治天矣。

即下乙未未得迁正者，即地甲午少阴未退位者，且乙庚不合德也，

乙未太阴，乃本年在泉；甲午少阴，乃上年在泉。若甲午未退，则乙未不正，庚虽正于上，乙失守于下，乙庚不合，亦金运之亏也。

即下乙未干失刚，亦金运小虚也，有小胜，或无复，

乙未干失刚，以柔不正而失其刚也。柔失其正，故金曰小虚。火有小胜及太阴气至，则水不得行，故或无复也。

后三年化疠，名曰金疠，其状如金疫也。治法如前。

金疫亦名杀疫，金疠亦名杀疠，其治法皆如前章。

假令壬午阳年太过，如辛巳天数有余者，虽交后壬午年也，厥阴犹尚治天，

辛巳之厥阴当退不退，则壬虽阳木，亦不能正其运。

地已迁正，阳明在泉，去岁丙申少阳以作右间，

壬午之丁酉，阳明迁正在泉，辛巳之丙申少阳，当退作地之右间也。

即天厥阴而地阳明，故地不奉天者也。

以辛巳之天，临壬午之地，故不相和奉也。

丁辛相合会，木运太虚，反受金胜，故非太过也。

辛不退，壬不正，丁不合壬而会辛，木运失守，金必胜之，亦犹不及也。

即蕤宾之管，太角不应，金行燥胜，火化热复。

蕤宾之管，太角之律也。阳木不正，故蕤宾失音，金所以胜，火所以复，而邪至矣。

甚即速，微即徐，疫至大小善恶，推疫至之年天数及太一。

其速其徐，总不出三年之外，而大小善恶，又当推疫至之年神也。

又只如壬至午，且应交司而治之，

壬与午，合其交司之日，则少阴治天矣。

即下丁酉未得迁正者，即地下丙申少阳未得退位者，见丁壬不合德也，

丁酉阳明，为本年在泉，丙申少阳，乃上年在泉，丙申不退，则丁酉不正，有壬无丁，木德不合也。

即丁柔干失刚，亦木运小虚也，有小胜小复，

柔不合刚，下不应上，亦为小虚，故有胜得。

后三年化疠，名曰木疠，其状如风疫，治法如前。

木疠风疫，即后世风温之类。

假令戊申阳年太过，如丁未天数太过者，虽交得戊申年也，太阴犹尚治天，

丁未之太阴不退位，戊申虽阳年太过，不能正其火运。

地已迁正，厥阴在泉，去岁壬戌太阳已退位作右间，即天丁未，地癸亥，故地不奉天化也。

戊申年，天未正而地已正，则上年太阳在泉者，已退作地之右间矣。是天仍丁未，地则癸亥，癸不得戊，故地不奉天之火化。

丁癸相会，火运太虚，反受水胜，故非太过也。

戊癸不合，火运必虚，故受水之胜。

即夷则之管，上太徵不应。

夷则之管，火之律也。上管属阳，太徵也。下管属阴，少徵也。戊不得正，故上之太徵不应。

此戊癸失守，其会后三年化疫也，速至庚戌，大小善恶，推疫至之年天数及太一。

速在庚戌，远在辛亥，三年内外，火气为疫也。

又只如戊申，如戊至申，且应交司而治天，

戊申既合交司之日，少阳当治天也。

即下癸亥未得迁正者，即地下壬戌太阳未退位者，见戊癸未合德也。

戊申年，当厥阴癸亥在泉，若上年壬戌不退，则癸亥不正，戊癸火运，不合其德也。

即下癸柔干失刚，见火运小虚也，有小胜，或无复也，

火运不足，水必胜之，水胜则土复，当其复时而厥阴若正，则土或无复也。

后三年化疠，名曰火疠也，治法如前。

"火疠"，即后世所谓温疫热病之类，其针治之法如前章。

治之法，可寒之泄之。"

此言针治之外，又当药治者如此。火邪为疠，故宜寒之泄之。由此观之，则凡上文五刚化疫，五柔化疠，或针或药，皆宜因气施治，又在不言可知也。

四十三、十二脏神失守位、邪鬼外干之刺

（《素问·遗篇刺法论》）

黄帝问曰："人虚，即神游失守位，使鬼神外干，是致夭亡，何以全真？愿闻刺法。"

全其真即保其神，神全则邪不能干也。

岐伯稽首再拜曰："昭乎哉问！谓神移失守，虽在其体，然不致死，或有邪干，故令夭寿。

虚而无邪，未必致死，若神气既虚，邪复干之，则夭寿矣。

只如厥阴失守，天以虚，人气肝虚，感天重虚，即魂游于上，

厥阴属木，在人应肝，人之肝虚，复感天虚，则肝不藏魂。魂属阳，故游散于上。神光不聚，而白尸鬼犯之，令人暴亡也。

邪干厥大气，身温犹可刺之，

"厥"，逆也。"大气"，元气也。肝木失守，金邪犯之。若神气未脱，四肢虽冷，心腹尚温，口中无涎，舌卵不缩者，尚可刺救复苏。后仿此。

刺其足少阳之所过，

丘墟穴也。肝胆相为表里，故宜刺之。旧注曰："用毫针，于人近体暖针至温，以左手按穴。咒曰：'太上元君，常居其左，制之三魂。'诵之三遍。次呼三魂名：'爽灵、胎光、幽精'，诵之三遍。次想青龙于穴下，刺入同身寸之三分，留三呼，徐徐出针，令亲人授气于口中，腹中鸣者可治之。"

次刺肝之腧。

"肝腧"，足太阳经穴，刺此所以补肝。旧注曰："用毫针，着身温之，左手按穴，咒曰：'太微帝君，元英制魂，真元反本[1]，令人青云。’又“呼三魂”，各如前三遍。刺三分，留三呼，次进二分，留三呼，复取针至三分，留一呼，徐徐出之，即气反而复活。”

人病心虚，又遇君相二火司天失守，感而三虚，

人之心虚，而遇司天二火失守，又或惊而夺精，汗出于心，是为三虚，则神光不聚，邪必犯之。

遇火不及，黑尸鬼犯之，令人暴亡，

黑为水色，火运不及则水胜之，故见黑尸鬼。

可刺手少阳所过，

阳池穴也。手少阳为相火之经，故宜补之。旧注曰：“用毫针，于人身温暖，以手按穴。咒曰：‘太乙帝君，泥丸总神，丹无黑色，来复其真。’诵之三遍。想赤凤于穴下，刺入二分，留七呼，次进一分，留三呼，复退留一呼，徐徐出针，手扪其穴，即令复活也。”

复刺心腧。

足太阳经穴，刺之以补君火。旧注曰：“用毫针，着身温暖，以手按穴。咒曰：“丹房守灵，五帝上清，阳和布体，来复黄庭[2]。’诵之三遍。刺入同身寸之二分，留一呼，次进一分，留一呼，退至二分，留一呼，徐徐出针，以手扪其穴。”

人脾病，又遇太阴司天失守，感而三虚，

土气重虚，又或汗出于脾胃，是为三虚，则智意二神失守其位。

又遇土不及，青尸鬼邪犯之于人，令人暴亡，

---

① 国中按：“反本”，马莳《黄帝内经素问注证发微》万历本有作“及本”者，当以“反本”为是。“反”当作“返”。

② 国中按：“来复”，马莳本有作“来入”者，似以“来复”为是。

"青尸鬼"，木邪也，脾土虚者乃见之。

可刺足阳明之所过，

冲阳穴也，刺此所以补胃。旧注曰："用毫针，着人身温暖，以手按穴。咒曰：'常在魂庭，始清太宁，元和布气，六甲反真[①]。'诵之三遍。先想黄庭于穴下，刺入三分，留三呼，次进二分，留一呼，徐徐退出，以手扪之。"

复刺脾之腧。

"脾腧"，在足太阳经，补脾也。旧注曰："用毫针，以手按之，咒曰：'太始《乾》位，总统《坤》元，黄庭真气，来复来全[②]。'诵之三遍。刺之三分，留二呼，进至五分，动气至，徐徐出针。"

人肺病，遇阳明司天失守，感而三虚，

肺与阳明皆属金，人虚天虚，又或汗出于肺，是为三虚，而火邪犯之。

又遇金不及，有赤尸鬼干人，令人暴亡，

赤尸鬼，火邪也。金为火胜，故见赤鬼。

可刺手阳明之所过，

合谷穴也。肺与大肠为表里，故当刺此以补金。旧注曰："用毫针，着人身温暖，先以手按穴。咒曰：'青气真全，帝符日元[③]，七魄归右，今复本田。'诵之三遍。想白气于穴下，刺入三分，留三呼，次进至五分，留三呼，复退一分，留一呼，徐徐出针，以手扪其穴，可复活也。"

复刺肺腧。

---

① 国中按："反真"，马莳本有作"及真"者，当以"反真"为是，"反"当作"返"。与前同。

② 国中按："来全"，马莳本有作"游全"者。

③ 国中按："日元"，马莳本有作"曰元"者，似以"曰元"为是。

"肺腧"，在足太阳经，用针以补肺。旧注曰："用毫针，着体温暖，先以手按穴。咒曰：'左元真人，六合气宾，天符帝力，来入其司。'诵之三遍。针入一分半，留三呼，次进二分，留一呼，徐徐出针，以手扪其穴。"

人肾病，又遇太阳司天失守，感而三虚，

人之水脏，天之水气，既皆不足，又遇汗出于肾，是为三虚而肾神失守，土邪必相犯也。

又遇水运不及之年，有黄尸鬼干犯人正气，吸人神魂，致暴亡，

黄为土色，水脏神虚，故见土鬼。神魂散荡，若为所吸，多致暴亡。若四肢厥冷气脱，但得心腹微温，眼色不易，唇口及舌不变，口中无涎，尚可救也。

可刺足太阳之所过，

京骨穴也。肾与膀胱为表里，故当刺此以补水脏。旧注曰："用毫针，着人身温暖，以手按穴。咒曰：'元阳育婴，五老反真[1]，泥丸玄华，补精长存。'想黑气于穴下，刺入一分半，留三呼，乃进至三分，留一呼，徐徐出针，以手扪其穴。"

复刺肾腧。"

在足太阳经，用针补之。旧注曰："用毫针，先以手按穴。咒曰：'天玄日晶，太和昆灵，贞元内守，持入始清。'诵之三遍。刺之三分，留三呼，次又进至五分，留三呼，徐徐出针，以手扪之。"

黄帝问曰："十二脏之相使，神失位，使神彩之不圆，

---

① 又按："反真"，马莳本有作"及真"者，当以"反真"为是，"反"当作"返"。

恐邪干犯，治之可刺，愿闻其要。”

十二脏各有其神，相通运用，故曰相使。一有失位，则神光亏缺，是谓不圆。邪因得而犯之，刺治之法如后。

岐伯稽首再拜曰：“悉乎哉！问至理，道真宗，此非圣帝，焉究斯源？是谓气神合道，契符上天。

天地之道，气与神耳，人生之道，亦惟此也，故曰契符上天。

心者，君主之官，神明出焉，

心为一身之主，万机之舍，故神明出焉。若情欲伤心，最为五劳之首，心伤则神不守舍，损抑元阳，夭人长命，莫此为甚，而实人所不知。澄心则养神，抱元守一之道，端从此始。此下十二脏相使，及君主神明等义，详脏象类第一章。

可刺手少阴之原[①]**；**

神门穴也。用长针，口中温之，刺三分，留三呼，次进一分，留一呼，徐徐出针，以手扪其穴。凡刺各经之源者，皆所以补之也。后准此。

肺者，相傅之官，治节出焉，

肺藏气，主行营卫，故治节由之。若形寒饮冷，悲忧过度，则肺气受伤，神失守位。

可刺手太阴之原；

太渊穴也。用长针，口中温之，以手按穴，刺入三分，留三呼，动气至，徐徐出针，以手扪其穴。

肝者，将军之官，谋虑出焉，

---

① 国中按：“原”，原文作“源”。马莳云：“凡刺各经之原者，皆所以补之也。六腑以原穴为原，五脏以腧穴为原。”又按：本篇文中景岳取马莳之说为论者甚多。

气强而勇，故号将军；性多变动，故主谋虑。若恚怒气逆，上而不下，则肝神受伤也。

可刺足厥阴之原；

太冲穴也。用长针，于口中先温，以手按穴，刺入三分，留三呼，次进二分，留二呼，徐徐出针，以手扪其穴。

胆者，中正之官，决断出焉，

胆气刚果，故官为中正而主决断。若大惊猝怒，其气必伤，神光散失，病为惶惧隔噎等症。

可刺足少阳之原；

丘墟穴也。用长针，温于口内，先以左手按穴，刺三分，留三呼，进至五分，留二呼，徐徐出针，以手扪其穴。

膻中者，臣使之官，喜乐出焉，

膻中者，心包络所居，相火之位，故为臣使。卫护君主，故喜乐出焉。若五情不节，皆能伤之，令人失志恍惚，神光不聚，则邪犯之。

可刺心包络所流；

劳宫穴也。用长针，于口中温之，先以左手按穴，刺入三分，留二呼，徐徐出针，以手扪其穴。

脾为谏议之官，智周出焉，

脾藏意，神志未定，意能通之，故为谏议之官。虑周万事，皆由乎意，故智周出焉。若意有所着，思有所伤，劳倦过度，则脾神散失矣。

可刺脾之原；

太白穴也。用长针，口内温之，先以左手按穴，刺入二分，留五呼，进至三分，留五呼，徐徐出针，以手扪之。

胃为仓廪之官，五味出焉，

饥饱失宜，饮食无度，偏于嗜好，其神乃伤。

可刺胃之原；

冲阳穴也。用长针，于口中温之，先以左手按穴，刺入三分，留三呼，进二分，徐徐出针，以手扪其穴。

大肠者，传导[①]之官，变化出焉，

食物至此，变化其形而出，闭结则肠胃壅滞，泄利则门户不要，传导失守，三焦元气之所关也。

可刺大肠之原；

合谷穴也。用长针，口中温之，刺入三分，留三呼，进至二分，留一呼，徐徐出之。

小肠者，受盛之官，化物出焉，

受盛水谷而分清浊，故曰化物出焉。清浊不分，则小肠失其化矣。

可刺小肠之原；

腕骨穴也。用长针，口中温针，先以左手按穴，刺三分，留三呼，进二分，留一呼，徐徐出针，以手扪其穴。

肾者，作强之官，伎巧出焉，

色欲恐惧，强力入水，皆能伤肾。肾伤则作强伎巧，神失其职矣。

刺其肾之原；

太溪穴也。用长针，于口中先温，以左手按穴，刺入三分，留一呼，进一分，留一呼，徐徐出针，以手扪其穴。

三焦者，决渎之官，水道出焉，

决渎者，水道流通之义。如江河淮济，不变其道，百川归之，以入于海，故曰四渎。人之三焦，在上主纳，在中主运，在下主出。若出纳运行不得其正，则三焦失守，

---

① 国中按："导"，原文作"道"，属同音假借，故改之。

神气不聚，邪乘虚而犯之矣。

刺三焦之原；

阳池穴也。用长针，于口中温之，先以左手按穴，刺三分，留三呼，进一分，留一呼，徐徐出针，以手扪之。

膀胱者，州都之官，精液藏焉，气化则能出矣，

膀胱为三焦之下泽，津液所聚，故曰州都，然赖下焦之气，施化而通，若其不约而遗，不利而癃，皆气海之失职也。

刺膀胱之原；

京骨穴也。用长针，先温于口中，以左手按穴，刺入三分，留三呼，进二分，留三呼，徐徐出针，以手扪其穴。

凡此十二官者，不得相失也。

不相失者，谓之相使，失则神气散乱，有邪干犯，灾害至矣，宜用刺法以全其真也。

是故刺法有全神养真之旨，亦法有修真之道，非治疾也，故要修养和神也。

此言针法有如此之妙，其要在修养和神而已。

道贵常存，补神固根，精气不散，神守不分。

道贵常存者，贵其不衰也。不衰之道，在补神以固根。欲全其神，在精气不散，则神守不分矣。

然即神守，而虽不去亦全真。

言神守者，岂惟神不去，正所以全真也。

人神不守，非达至真。

至真之道，要在守神，不知守神，非达道也。

至真之要，在乎天玄，

玄者，水之色。天玄者，天一之义。以至正之要，重在精也。

神守天息，复入本元，命曰归宗。”

天息者，鼻息通乎天也。守息则气存，气存则神存，故曰神守天息。

以上三节，首言神，次言精，此言气。夫人始生，先成精，精其本也。儿在母腹，先通胎息，气其元也。既宝其精，又养其气，复其本，返其元矣。精气充而神自全，谓之内三宝。三者合一，即全真之道也，故曰归宗。前有“存三守一”，愚按，在四十一。

四十四、神失守位，邪鬼外干之义。

（《素问·遗篇本病论》）

黄帝曰：“人气不足，天气如虚，人神失守，神光不聚，邪鬼干人，致有夭亡，可得闻乎？”

“神光”，神明也。人气与天气皆失守，则阳神不聚，阴鬼干人，致死之兆也。

岐伯曰：“人之五脏，一脏不足，又会天虚，感邪之至也。

人有不足之脏，与天虚之气相会者，其邪至甚，如肝遇木虚，心遇火虚之类也。

人忧愁思虑即伤心，又或遇少阴司天，天数不及，太阴作接间至，即谓天虚也，此即人气天气同虚也。

少阴司天之年，太阴尚在左间。若少阴不足，则太阴作接者，未当至而至矣。此以君火之虚，与人心气同虚也。

又遇惊而夺精，汗出于心，

夺精者，夺心之精也。五脏各有其精，如本神篇曰：

“五脏主藏精者也，不可伤，伤则失守而阴虚。即此之义。

因而三虚，神明失守。

先有忧愁之伤，又有少阴不及，再遇惊而夺精，三虚相会，神明失守矣。

心为君主之官，神明出焉，神失守位，即神游上丹田，在帝太一帝君泥丸君下。

人之脑为髓海，是谓上丹田，太一帝君所居，亦曰泥丸君，总众神者也。心之神明失守其位，则浮游于此。

神既失守，神光不聚，却遇火不及之岁，有黑尸鬼现之，令人暴亡。

心属火，心神失守，神明衰也，又遇火运不及，故见水色之鬼。非但癸年，即戊年失守亦然，司天二火不及亦然。尸鬼者，魄之阴气。阳脱阴孤，其人必死，故黑尸鬼现也。

人饮食劳倦即伤脾，又或遇太阴司天，天数不及，即少阳作接间至，即谓之虚也，此即人气虚而天气虚也。

太阴司天之年，少阳尚为天之左间。若太阴不足，则接者先至而少阳得政。脾气既伤，又遇太阴失守，是重虚也。

又遇饮食饱甚，汗出于胃，醉饱行房，汗出于脾，

卫气不固，则五脏汗泄于外，邪得乘而犯之，故致人神失守也。

因而三虚，脾神失守。

既伤于脾，次遇天虚，再加汗出，是三虚也。

脾为谏议之官，智周出焉，神既失守，神光失位而不聚也，

脾神失守，意智乱也。

却遇土不及之年，或己年或甲年失守，或太阴天虚，青尸鬼现之，令人猝亡。

土运不及，不止己年，而甲亦有之，又或太阴司天，失守其位，故木邪鬼现，令人猝亡。

人久坐湿地，强力入水即伤肾，肾为作强之官，技巧出焉，因而三虚，肾神失守，神志失位，神光不聚，

诸脏皆言“作接间至”及汗出之由，惟此不言，必脱失也。太阳寒水司天之年，厥阴尚为左间。若太阳不足，则厥阴作接间至，此天虚也。《经脉别论》云：“持重远行，汗出于肾。”兼之坐湿入水，肾气必伤，是为三虚。肾神不守，则精衰志失也。

却遇水不及之年，或辛不会符，或丙年失守，或太阳司天虚，有黄尸鬼至，现之令人暴亡。

水不及者，土邪犯之，故黄尸鬼现，猝然伤人。

人或恚怒，气逆上而不下，即伤肝也，又遇厥阴司天，天数不及，即少阴作接间至，是谓天虚也，此谓天虚人虚也。

厥阴司天之年，少阴当为左间。若厥阴不足，则少阴预至。肝气既伤，厥阴又虚，天人俱不足也。

又遇疾走恐惧，汗出于肝。

天虚人虚，又汗出于肝，是为三虚。

肝为将军之官，谋虑出焉，神位失守，神光不聚，

肝藏魂，失守则魂神不聚也。

又遇木不及年，或丁年不符，或壬年失守，或厥阴司天虚也，有白尸鬼现之，令人暴亡也。

白尸鬼现，金胜木也。

以上五失守者，天虚而人虚也，神游失守其位，即有

五尸鬼干人，令人暴亡也，谓之曰尸厥。

尸鬼干人，则厥逆而死，故谓尸厥。神游者，神气虽游，未离于身，尚不即死。若脉绝身冷，口中涎塞，舌短卵缩，则无及矣，否则速救可苏也。以上五脏失守，独缺金虚伤肺、赤尸鬼一症，必脱简也。惟《邪气脏腑病形篇》所言五脏之伤俱全，但与此稍有不同。详疾病类三。

人犯五神易位，即神光不圆也，非但尸鬼，即一切邪犯者，皆是神失守位故也。

“神光”，即阳明之气。凡阳气不足，则阴邪犯之。《二十难》曰：“脱阳者见鬼。”即神失守位之义。

愚按：此二篇所言五鬼干人，其义最详。盖天地间万物万殊，莫非五行之化，人之脏气，鬼之干人，亦惟此耳。故五鬼为邪，各因所胜，此相制之理，出乎当然者也。然以余所验，则有如心神失守、火自为邪者，多见赤鬼；肺金不足、气虚茫然者，多见白鬼；肾阴亏损、目光昏暗者，多见黑鬼；肝木亡阳者，多见青鬼；脾湿为祟者，多见黄鬼。是皆不待胜制，而本脏之邪自现也。至如山野之间，幽隐之处，鬼魅情形，诚有不测，若明本篇之义，则虽千态万状，只此五行包罗尽之，治之以胜，将安遁哉？然鬼本无形，乃能形现，既觉其无中之有，独不能觉其有中之无乎？反之之明，在正心以壮气，虚明以定神。神定，彼将自灭矣。天命所在，彼亦焉能以非祸加人哉？此全神却鬼之道也。古德云：“山鬼之伎俩有限，老僧之不见不闻无穷。”斯言至矣。论治类十六章有按当考。

此谓得守者生，失守者死，

得守则神全，失守则神散。神全则灵明圆聚，故生。神散则魂魄分离，故死。

得神者昌，失神者亡。

阳气为神，阳盛则神全。阴气为鬼，阳衰则鬼现。阴阳合气，命之曰人，其生在阳，其死在阴。故曰得神者昌，得其阳也；失神者亡，失其阳也。明阴阳聚散之道，则鬼神之妙固不难知，而得失之柄还由于我。古云“人定胜天”，本非虚语。观孟子曰：“求则得之，舍则失之。”不于斯言益信乎？

类经二十九卷

会通类

一、摄　　生

苍天之气，清静则志意治，顺之则阳气固，虽有贼邪，弗能害也，此因时之序。故圣人抟[①]**精神，服天气，而通神明。失之则内闭九窍，外壅肌肉，卫气散解，此谓自伤，气之削也。〇**[②]**是以圣人陈阴阳，筋脉和同，骨髓坚固，气血皆顺。如是则内外调和，邪不能害，耳目聪明，气立如故。**见疾病类五。

惟贤人上配天以养头，下象地以养足，中傍人事以养五脏。阴阳四。

圣人曰避虚邪之道，如避矢石然，邪弗能害，此之谓也。运气三十五。

夫阴阳之气，清静则生化治，动则苛疾起。运气三十二。

---

① 国中按："抟"，原文作"传"，古文"傳、摶、搏"三字形近、易抄误。又按：《内经辩言》云："'传'，读为'抟'，聚也。抟聚其精神，即《上古天真论》所谓'精神不散'也。《管子·内业篇》：'抟气如神，万物备存'。尹知章注：'抟，谓结聚也。'与此文语意相近，作'传'者，古字通用。"此说为是。

② 国中按：文中"〇"，表示与前文非一篇或一段文字，只是同类文义而集之，不相连属，以示区别。后同。词句不相连属，其义尚可会通，读者会悟于心，自得举一反三之妙，故曰会通。

人神不守，非达至真。至真之要，在乎天玄，神守天息，复入本元，命曰归宗。运气四十三。

夫精者，身之本也，故藏于精者，春不病温。疾病二十七。

冬日在骨，蛰虫周密，君子居室。脉色九。

能知七损八益，则二者可调，不知用此，则早衰之节也。年四十而阴气自半也，起居衰矣；年五十，体重，耳目不聪矣；年六十，阴痿，气大衰，九窍不利，下虚上实，涕泣俱出矣。故曰知之则强，不知则老，故同出而名异耳。智者察同，愚者察异，愚者不足，智者有余，有余则耳目聪明，身体轻强，老者复壮，壮者益治。是以圣人为无为之事，乐恬憺之能，从欲快志于虚无之守，故寿命无穷，与天地终，此圣人之治身也。阴阳二。

故养神者，必知形之肥瘦，营卫血气之盛衰。血气者，人之神，不可不谨养。针刺十三。

所有自来肾有久病者，可以寅时面向南，净神不乱思，闭气不息七遍，以引颈咽气顺之，如咽甚硬物，如此七遍后，饵舌下津令无数。○慎其大喜，欲情于中，如不忌，即其气复散也，心欲实，令少思。○慎勿大怒，怒必真气却散之。○欲令脾实，气无滞饱，无久坐，食无太酸，无食一切生物，宜甘宜淡。○悲伤即肺动，而真气复散也，人欲实肺者，要在息气也。运气四十一。

饮食自倍，肠胃乃伤。疾病六十七。

阴阳和平之人，居处安静，无为惧惧，无为忻忻，婉然从物，或与不争，与时变化，尊则谦谦，谭而不治，是谓至治。脏象三十。

二、阴阳五行

黄帝问曰："余闻天为阳，地为阴，日为阳，月为阴，上与《六节脏象论》同，详运气一。大小月三百六十日成一岁，人亦应之。今三阴三阳，不应阴阳，其故何也？岐伯对曰："阴阳者，数之可十，推之可百，数之可千，推之可万，"阴阳者"数句与《五运行大论》同，详运气类四。又《手足阴阳系日月篇》亦同，见经络类三十四。万之大不可胜数，然其要一也。天覆地载，万物方生，未出地者，命曰阴处，名曰阴中之阴；则出地者，命曰阴中之阳。阳予之正，阴为之主。"见经络类二十九。

夫五运阴阳者，天地之道也，万物之纪纲，变化之父母，生杀之本始，神明之府也，可不通乎？故物生谓之化，物极谓之变，阴阳不测谓之神，神用无方谓之圣。运气三。

天地者，万物之上下也；左右者，阴阳之道路也；水火者，阴阳之征兆也；金木者，生成之终始也。〇阴阳之气各有多少，故曰三阴三阳也。〇寒、暑、燥、湿、风、火，天之阴阳也，三阴三阳上奉之。木、火、土、金、水、火，地之阴阳也，生、长、化、收、藏下应之。天以阳生阴长，地以阳杀阴藏。天有阴阳，地亦有阴阳。故阳中有阴，阴中有阳。〇阴阳相错，而变由生也。运气三。

自古通天者，生之本，本于阴阳。天地之间，六合之内，其气九州九窍，五脏十二节，皆通乎天气。其生五，其气三，数犯此者，则邪气伤人，此寿命之本也。苍天之气，清净则志意治，顺之则阳气固，虽有贼邪，弗能害也。

〇阳气者若天与日，失其所则折寿而不彰，故天运当以日光明。是故阳因而上，卫外者也。〇阳气者，烦劳则张。〇阳气者，大怒则形气绝而血郁于上。〇阳气者，精则养神，柔则养筋。〇阳气者，一日而主外，平旦人气生，日中而阳气隆，日西而阳气已虚，气门乃闭。〇阴者，藏精而起亟也；阳者，卫外而为固也。〇凡阴阳之要，阳密乃固，两者不和，若春无秋，若冬无夏，因而和之，是谓圣度。故阳强不能密，阴气乃绝，阴平阳秘，精神乃治，阴阳离决，精气乃绝。〇阴之所生，本在五味，阴之五官，伤在五味。疾病五。

天气，清静光明者也，藏德不止，故不下也。天明则日月不明，邪害孔窍，阳气者闭塞，地气者冒明，云雾不精，则上应白露不下。摄生五。

阳者，天气也，主外；阴者，地气也，主内。故阳道实，阴道虚。疾病十三。

至阴虚，天气绝；至阳盛，地气不足。阴阳并交，至人之所行。阴阳并交者，阳气先至，阴气后至。是以圣人持诊之道，先后阴阳而持之。脉色类七。

春夏则阳气多而阴气少，秋冬则阴气盛而阳气衰。疾病三十四。

阳从左，阴从右；老从上，少从下。是以春夏归阳为生，归秋冬为死；反之，则归秋冬为生。疾病八十四。

东南方阳也，阳者其精降于下，故右热而左温；西北方阴也，阴者其精奉于上，故左寒而右凉。〇高者气寒，下者气热。〇阴精所奉其人寿，阳精所降其人夭。〇崇高则阴气治之，污下则阳气治之，阳胜者先天，阴胜者后天，此地理之常，生化之道也。运气十六。

阴道偶，阳道奇。发于春夏，阴气少，阳气多；发于秋冬，阳气少，阴气多。经络三十。

阳之动，始于温，盛于暑；阴之动，始于清，盛于寒。〇夫阴阳之气，清静则生化治，动则苛疾起。运气三十二。

天地之动静，神明为之纪；阴阳之往复，寒暑彰其兆。运气十。

阴阳四时者，万物之终始也，死生之本也。摄生类六。

太阳为开，阳明为合，少阳为枢。太阴为开，厥阴为合，少阴为枢。经络二十九。

三阳为经，二阳为维，一阳为游部。〇三阳为表，二阴为里，一阴至绝，作朔晦，却具合以正其理。〇所谓三阳者，太阳为经。〇二阳者，阳明也。〇一阳者，少阳也。〇三阴者，六经之所主也。〇三阳为父，二阳为卫，一阳为纪。三阴为母，二阴为雌，一阴为独使。疾病七。

帝曰："愿闻阴阳之三也何谓？"岐伯曰："气有多少异用也。阳明何谓也？两阳合明也。厥阴何也？两阴交尽也。〇两阴交尽故曰幽，两阳合明故曰明。"运气三十三。

太阴脏搏者，三阴也。一阴至，厥阴之治也。太阳脏何象？象三阳而浮也。少阳脏何象？象一阳也。阳明脏何象？象大浮也。二阴搏至，肾沉不浮也。脉色十五。又三阴三阳次序，详疾病七。

巨阳者，诸阳之属也。疾病三十九。

两阳合于前，故曰阳明。两阴交尽，故曰厥阴。〇足之阳者，阴中之少阳也；足之阴者，阴中之太阴也。手之阳者，阳中之太阳也；手之阴者，阳中之少阴也。腰以上者为阳，腰以下者为阴。〇其于五脏也，心为阳中之太阳，肺为阳中之少阴，肝为阴中之少阳，脾为阴中之至阴，肾为阴中之太阴。经络三十四。

人生有形，不离阴阳。针刺九。

人有阴阳，治分五态。脏象三十。

内有阴阳，外亦有阴阳。在内者五脏为阴，六腑为阳；在外者筋骨为阴，皮肤为阳。针刺三十一。

阴者主脏，阳者主腑；阳受气于四末，阴受气于五脏。针刺二十八。

三阳在头，三阴在手。脉色二十六。

阳受气于上焦，以温皮肤分肉之间。疾病二十。

重阳之人，其神易动。〇多阳者多喜，多阴者多怒。针刺二十二。

审其阴阳，以别柔刚，阳病治阴，阴病治阳，定其血气，各守其乡。论治八。

所谓阴者，正脏也。所谓阳者，胃脘之阳也。别于阳者，知病处也；别于阴者，知死生之期。〇所谓阴阳者，去者为阴，至者为阳；静者为阴，动者为阳；迟者为阴，数者为阳。脉色二十六。

阴气者，静则神藏，躁则消亡，饮食自倍，肠胃乃伤。疾病六十七。

阳气起于足五趾之表，阴脉者集于足下而聚于足心。〇阴气起于五趾之里，集于膝下而聚于膝上。疾病三十四。

微妙在脉，不可不察，察之有纪，从阴阳始，始之有经，从五行生，生之有度，四时为宜，补泻勿失，与天地如一，得一之精，以知死生。是故声合五音，色合五行，脉合阴阳。脉色九。

阳气尽阴气盛则目瞑，阴气尽而阳气盛则寤矣。疾病七十九。

凡阳有五，五五二十五阳。脉色二十六。

夺阴者死，夺阳者狂。针刺五十九。

五行者，金木水火土也，更贵更贱，以知死生，以决成败，而定五脏之气，间甚之时，死生之期也。疾病二十四。

木得金而伐，火得水而灭，土得木而达，金得火而缺，水得土而绝，万物尽然，不可胜竭。针刺类九。

君火以明，相火以位。运气三。

甲己之岁，土运统之；乙庚之岁，金运统之；丙辛之岁，水运统之；丁壬之岁，木运统之；戊癸之岁，火运统之。运气三。

帝曰："愿闻平气。"岐伯曰："木曰敷和，火曰升明，土曰备化，金曰审平，水曰静顺。"帝曰："不及奈何？"岐伯曰："木曰委和，火曰伏明，土曰卑监，金曰从革，水曰涸流。"帝曰："太过何如？"岐伯曰："木曰发生，火曰赫曦，土曰敦阜，金曰坚成，水曰流衍。"运气十三。

显明之右，君火之位也；君火之右，退行一步，相火治之；复行一步，土气治之；复行一步，金气治之；复行一步，水气治之；复行一步，木气治之；复行一步，君火治之。○相火之下，水气承之；水位之下，土气承之；土位之下，风气承之；风位之下，金气承之；金位之下，火气承之；君火之下，阴精承之。运气六。

少阴君火，不司气化。运气二十四。

土者生万物而法天地。脏象七。

木发无时，水随火也。运气二十三。

君位臣则顺，臣位君则逆。○所谓二火也。运气类七。

壮火之气衰，少火之气壮。壮火食气，气食少火。壮

火散气，少火生气。阴阳一。

少水不能灭盛火，而阳独治，独治者不能生长也。○肝一阳也，心二阳也，肾孤脏也，一水不能胜二火，故不能冻慄，病名骨痹。疾病四十五。

水之精为志，火之精为神。○一水不胜五火，故目眦盲。疾病八十。

二火不胜三水。疾病九。

三、脏　　象

天气通于肺，地气通于嗌，风气通于肝，雷气通于心，谷气通于脾，雨气通于肾。六经为川，肠胃为海，九窍为水注之气。见阴阳类四。

肝、心、脾、肺、肾，五脏皆为阴；胆、胃、大肠、小肠、膀胱、三焦，六腑皆为阳。○故背为阳，阳中之阳，心也；背为阳，阳中之阴，肺也。腹为阴，阴中之阴，肾也；腹为阴，阴中之阳，肝也[①]**；腹为阴，阴中之至阴，脾也。**阴阳五。

阴者主脏，阳者主腑；阳受气于四末，阴受气于五脏。针刺二十八。

阴脉营其脏，阳脉营其腑。○其流溢之气，内溉脏腑，外濡腠理。经络二十八。

阳中之少阴，肺也；阳中之太阳，心也。阴中之少阳，肝也；阴中之至阴，脾也；阴中之太阴，肾也。经络十五。

---

① 国中按：原书缺，“腹为阴，阴中之阳，肝也”一句，今补上。

肝主春，足厥阴少阳主治，其日甲乙，肝苦急，急食甘以缓之。〇心主夏，手少阴太阳主治，其日丙丁，心苦缓，急食酸以收之。〇脾主长夏，足太阴阳明主治，其日戊己，脾苦湿，急食苦以燥之。〇肺主秋，手太阴阳明主治，其日庚辛，肺苦气上逆，急食苦以泄之。〇肾主冬，足少阴太阳主治，其日壬癸，肾苦燥，急食辛以润之，开腠理，致津液，通气也。肝欲散，急食辛以散之；心欲软，急食咸以软之；脾欲缓，急食甘以缓之；肺欲收，急食酸以收之；肾欲坚，急食苦以坚之。疾病二十四。

肝为牡脏，其色青，其时春，其音角，其味酸，其日甲乙。〇心为牡脏，其色赤，其时夏，其日丙丁，其音徵，其味苦。〇脾为牝脏，其色黄，其时长夏，其日戊己，其音宫，其味甘。〇肺为牝脏，其色白，其音商，其时秋，其日庚辛，其味辛。〇肾为牝脏，其色黑，其时冬，其日壬癸，其音羽，其味咸。是为五变。针刺十七。

春脉者肝也，夏脉者心也，秋脉者肺也，冬脉者肾也，脾脉者土也，孤脏以灌四旁者也。脉色类十。

九野为九脏，故形脏四，神脏五，合为九脏以应之也。运气一。脉色五。

五脏者，所以藏精神魂魄者也。六腑者，所以受水谷而行化物者也。经络十二。

五脏六腑，心为之主，耳为之听，目为之候，肺为之相，肝为之将，脾为之卫，肾为之主外。故五脏六腑之津液，尽上渗于目，心悲气并则心系急，心系急则肺举，肺举则液上溢。疾病类五十八。

五脏六腑，肺为之盖，心为之主，缺盆为之道。肝者主为将，脾者主为卫，肾者主为外。六腑者，胃为之海。

脏象二十九。

肝生于左，肺藏于右，心部于表，肾治于里，脾为之使，胃为之市，膈肓之上，中有父母，七节之旁，中有小心，顺之有福，逆之有咎。针刺六十四。

肺主身之皮毛，心主身之血脉，肝主身之筋膜，脾主身之肌肉，肾主身之骨髓。疾病七十一。

心藏神，肺藏气，肝藏血，脾藏肉，肾藏志，而成此形。志意通，内连骨髓，而成身形五脏。疾病十八。《本神篇》曰："脾藏营，心藏脉，肾藏精。"详脏象十。

心为噫，肺为咳，肝为语，脾为吞，肾为欠、为嚏，胃为气逆、为哕、为恐，大肠小肠为泄，下焦溢为水，膀胱不利为癃，不约为遗尿，胆为怒，是为五病。精气并于心则喜，并于肺则悲，并于肝则忧，并于脾则畏，并于肾则恐，是谓五并。○心恶热，肺恶寒，肝恶风，脾恶湿，肾恶燥，是谓五恶。○心为汗，肺为涕，肝为泪，脾为涎，肾为唾，是谓五液。○心藏神，肺藏魄，肝藏魂，脾藏意，肾藏志，《九针论》曰："肾藏精志也。"是谓五脏所藏。○心主脉，肺主皮，肝主筋，脾主肉，肾主骨，是谓五主。疾病二十五。

人有五脏，化五气，以生喜怒悲忧恐。阴阳一。

青为肝，赤为心，白为肺，黄为脾，黑为肾。○肝合筋，心合脉，肺合皮，脾合肉，肾合骨。脉色三十二。

肝色青，心色赤，肺色白，脾色黄，肾色黑。疾病类二十四。

心者，五脏之专精也，目者其窍也。疾病八十。

重阳之人，熇熇高高，言语善疾，举足善高，心肺之脏气有余，阳气滑盛而扬，故神动而气先行。○多阳者多喜，多阴者多怒。针刺二十二。

五脏之应天者肺，肺者五脏六腑之盖也，皮者肺之合也。〇人之所以应土者肉也。〇人之所以生成者，血脉也。针刺二。

肺者脏之长也，为心之盖也。疾病七十一。

肺者脏之盖也。疾病八十二。

肺者气之本。脏象二。

肝者中之将也，取决于胆，咽为之使。疾病六十一。

人卧血归于肝，肝受血而能视，足受血而能步，掌受血而能握，指受血而能摄。经络二十一。

脾与胃以膜相连耳，而能为之行其津液何也？疾病十三。

脾主为胃行其津液者也。疾病三十四。

五脏者皆禀气于胃，胃者五脏之本也，脏气者，不能自致于手太阴，必因于胃气，乃至于手太阴也。脉色二十七。

人受气于谷，谷入于胃，以传于肺，五脏六腑，皆以受气，其清者为营，浊者为卫，营在脉中，卫在脉外。经络二十三。

胃为五脏六腑之海，其清气上注于肺，肺气从太阴而行之，其行也以息往来。〇气之离脏也，猝然如弓弩之发，如水之下岸。经络十三。

谷始入于胃，其精微者，先出于胃，之两焦以溉五脏，别出两行营卫之道。其大气之抟而不行者，积于胸中，命曰气海，出于肺，循喉咽，故呼则出，吸则入。天地之精气，其大数常出三入一，故谷不入，半日则气衰，一日则气少矣。气味二。

平人之常，气禀于胃，胃者平人之常气也，人无胃气，曰逆，逆者死。脉色十一。

脉无胃气亦死。〇脉弱以滑，是有胃气。脉色十二。

肾者至阴也，肺者太阴也。〇肾者胃之关也，关门不利，故聚水而从其类也。〇肾者牝脏也，地气上者，属于肾而生水液也，故曰至阴。针刺三十八。

肾者主水，受五脏六腑之精而藏之。脏象十三。

肾者水脏，主津液，主卧与喘也。疾病八十二。

膀胱之胞薄以懦，得酸则缩。气味三。

人始生，先成精，精成而脑髓生。经络一。

脉反四时及不间脏，曰病难已。脉色十二。

神：阴阳不测谓之神，神用无方谓之圣。运气三。

天地之动静，神明为之纪。运气四、十。

玄生神，神在天为风。运气三。脏象六同。

天地之动静，神明为之纲纪。

阴阳四。阴阳者，神明之府也。

阴阳一。运气三。

天地之大纪，人神之通应也。

运气二十四。

根于中者，命曰神机，神去则机息；根于外者，命曰气立，气止则化绝。

运气十五。

出入废则神机化灭。

运气九。

神转不回，回则不转，乃失其机。

脉色十，论治十四。

出入有行，以转神明。

脉色八。

昔在黄帝，生而神灵。故能形与神俱。不知持漏，不时御神。

俱摄生一。

四气调神。

摄生四。

故圣人抟精神，服天气而通神明。〇起居如惊，神气乃浮。〇阳气者，精则养神，柔则养筋。〇阴平阳秘，精神乃治。〇味过于辛，筋脉沮弛，精神乃央。

俱疾病五。

阴气者，静则神藏，躁则消亡。

疾病六十七。

心藏神。

疾病二十五。

心者君主之官，神明出焉。

脏象一，运气四十三。

心者，生之本，神之变也。

脏象二。

心者，五脏六腑之大主也。精神之所舍也，心伤则神去，神去则死矣。

针刺二十三。

心藏脉，脉舍神。

脏象十。

积神于心，以知往今。

脉色三十二。

血者神气也。

经络二十三。

水之精为志，火之精为神。

疾病八十。

两神相抟，合而成形。

脏象二十五。

血脉和则精神乃居，故神者水谷之精气也。

脏象二十七。

人之血气精神者，所以奉生而周于性命者也。〇志意者，所以御精神。〇志意和则精神专直。〇五脏者，所以藏精神血气魂魄者也。

俱脏象二十八。

神脏五，形脏四，合为九脏。

脉色五，运气一。

府精神明，留于四脏。

脏象十二。

五味入口，藏于肠胃，味有所藏，以养五气，气和而生，津液相成，神乃自生。

气味一。

所言节者，神气之所游行出入也。

经络十四。

重阳之人，其神易动。

针刺二十二。

精神内守，病安从来？

摄生二。

呼吸精气，独立守神。去世离俗，积精全神。

俱摄生三。

凡刺之法，必先本于神，血脉营气精神，此五脏之所藏也。〇两精相抟谓之神，随神往来谓之魂。〇怵惕思虑

则伤神，神伤则恐惧流淫而不止。〇喜乐者神，惮散而不藏。〇恐惧者，神荡惮而不收。

俱脏象九。

上古使僦贷季，理色脉而通神明。

论治十七。

按其脉，知其病，命曰神。〇知一则为工，知二则为神，知三则神且明矣。

俱脉色十七。

神在秋毫，属意病者。〇神属勿去，知病存亡。〇神无营于众物。〇必正其神。

俱针刺七。

一曰治神。〇道无鬼神，独来独往。

俱针刺九。

拘于鬼神者，不可与言至德。

脏象十一。

粗守形，上守神，神乎神，客在门。〇神者正气也。

针刺一。

善言化言变者，通神明之理。

运气十二。

故养神者，必知形之肥瘦，营卫血气之盛衰。血气者，人之神，不可不谨养。〇神乎神，耳不闻，目明心开而志先，慧然独悟，口弗能言，俱视独见，适若昏，昭然独明，若风吹云，故曰神。

俱针刺十三。

莫知其形，若神仿佛。〇用针之要，无忘其神。

俱针刺十。

推合其门，令神气存。

针刺十四。

方成弗约，则神与弗俱。

针刺二十九。

医不能严，不能动神。

论治十八。

所以不十全者，精神不专。

论治十九。

必一其神，令志在针。以移其神，气至乃休。

俱针刺六十二。

合形与气，使神内藏。

针刺五十六。

泻虚补实，神去其室。补虚泻实，神归其室。疾病五十六。

神变而止。

针刺十九。

刺法有全神养真之旨。〇道贵常存，补神固根，精气不散，神守不分。〇人虚即神游失守位，使鬼神外干。〇人神不守，非达至真。至真之要，在乎天玄，神守天息，复入本元，命曰归宗。

俱运气四十三。

失神者死，得神者生。何者为神？曰：血气已和，营卫已通，五脏已成，神气舍心，魂魄毕具，乃成为人。〇百岁，五脏皆虚，神气皆去，形骸独居而终矣。

俱脏象十四。

逆顺到行，标本不得，亡神失国。〇得神者昌，失神者亡。

俱论治十七。

五神失守，邪鬼干人。得神者昌，失神者亡。
运气四十四。
故贵脱势，虽不中邪，精神内伤，身必败亡。
论治十八。
衣被不敛，言语善恶，不避亲疏者，此神明之乱也。
疾病九十一。
神有余则笑不休，神不足则悲。
疾病十八。
形弊血尽而功不立者，神不使也。论治十五。

四、脉 色

善为脉者，谨察五脏六腑，一逆一顺，阴阳表里，雌雄之纪，藏之心意，合心于精，非其人勿教，非其真勿授，是为得道。见脏象类四。

脉气流经，经气归于肺，肺朝百脉。○气口成寸，以决死生。脏象十二。

天周二十八宿，人经二十八脉，周身一十六丈二尺。故人一呼脉再动，气行三寸；一吸脉亦再动，气行三寸。一万三千五百息，气行五十营于身，水下百刻，日行二十八宿，漏水皆尽，脉终矣。凡行八百一十丈也。经络二十六。

凡未诊病者，必问常[①]**贵后贱，虽不中邪，病从内生，名曰脱营。常富后贫，名曰失精。○凡欲诊病者，必问饮**

① 国中按："常"，原文作"尝"，乃同音假借，故改之。

食居处，暴乐暴苦，始乐后苦，皆伤精气，精气竭绝，形体毁沮。○善为脉者，必以比类奇恒从容知之，为工而不知道，此诊之不足贵，此治之三过也。○诊有三常，必问贵贱，封君败伤，及欲侯王。故贵脱势，虽不中邪，精神内伤，身必败亡。始富后贫，虽不伤邪，皮焦筋屈，痿躄为挛。○凡诊者，必知终始，有知余绪，切脉问名，当合男女。论治十八。

诊不知阴阳逆顺之理，此治之一失也。○诊病不问其始，忧患饮食之失节，起居之过度，或伤于毒，不先言此，猝持寸口，何病能中，妄言作名，为粗所穷，此治之四失也。○诊无人事，治数之道，从容之葆，坐持寸口，诊不中五脉，百病所起，始以自怨，遗师其咎。论治十九。

必审问其所始病，与今之所方病，而后各切循其脉，视其经络浮沉，以上下逆顺循之。脉色二十五。

气口何以独为五脏主？○气口亦太阴也。脏象十一。

上、下、来、去、至、止。脉色二十一注义。

肝脉弦，心脉钩，脾脉代，肺脉毛，肾脉石，是谓五脏之脉。疾病二十五。

厥阴之至其脉弦，少阴之至其脉钩，太阴之至其脉沉，少阳之至大而浮，阳明之至短而涩，太阳之至大而长。至而和则平，至而甚则病，至而反者病，至而不至者病，未至而至者病，阴阳易者危。运气三十一。

三阳脉至，手太阴而弦，浮而不沉，决以度，察以心，合之阴阳之论。○所谓二阳者，阳明也，至手太阴，弦而沉急不鼓，炅至以病皆死。○一阳者，少阳也，至手太阴，上连人迎，弦急悬不绝，此少阳之病也，专阴则死。○三阴者，六经之所主也，交于太阴，伏鼓不浮，上控志心。

○二阴至肺，其气归膀胱，外连脾胃。○一阴独至，经绝气浮，不鼓钩而滑。○先至为主，后至为客。疾病七。

春不沉，夏不弦，冬不涩，秋不数，是谓四塞。沉甚曰病，弦甚曰病，涩甚曰病，数甚曰病，参现曰病，复现曰病，未去而去曰病，去而不去曰病，反者死。运气三十二。

春得秋脉，夏得冬脉，长夏得春脉，秋得夏脉，冬得长夏脉，是谓五邪皆同，命死不治。疾病类二十五。

寸口主中，人迎主外，两者相应，俱往俱来，若引绳大小齐等，春夏人迎微大，秋冬寸口微大，如是者命曰平人。○人迎盛则为热，虚则为寒，紧则为痛痹，代则乍甚乍间。○寸口盛则胀满寒中食不化，虚则热中出糜、少气尿色变，紧则痛痹，代则乍痛乍止。针刺二十九。

少气者，脉口人迎俱少而不称尺寸也。针刺类二十八。

脉之盛衰者，所以候血气之虚实、有余不足也。针刺五十七。

形充而脉小以弱者气衰，衰则危矣。脏象十五。

虚者，脉大如其故而不坚也；实者，脉大如其故而益坚也。针刺十六。

大热病，气热脉满，是谓重实。○脉气上虚尺虚，是谓重虚。○经络皆实，是寸脉急而尺缓也。络气不足，经气有余者，脉口热而尺寒也。○经虚络满者，尺热满，脉口寒涩也。○寒气暴上，脉满而实，实而滑则生，实而逆则死。脉浮而涩，涩而身有热者死。○其形尽满者，脉急大坚，尺涩而不应也。顺则生，逆则死。疾病十六。

邪气来也紧而疾，谷气来也徐而和。针刺八。

脉急则引，脉大以弱则欲安静，用力无劳也。针刺二十九。

帝曰："脉顺而病反者，其诊何如？"岐伯曰："脉至而顺，按之不鼓，诸阳皆然。"帝曰："诸阴之反，其脉何如？"岐伯曰："脉至而顺，按之鼓甚而盛也。"标本一。

阳病而阳脉小者为逆，阴病而阴脉大者为逆。故阴阳俱静俱动，若引绳相倾者病。经络十三。

脉盛血少，此谓反也。脉少血多，此谓反也。疾病二十一。

人迎与寸口气小大等者，病难已。〇人迎盛坚者伤于寒，气口盛坚者伤于食。脉色三十二。

脉之猝然动者，皆邪气居之，留于本末，不动则热，不坚则陷且空，不与众同，是以知其何脉之动也。〇经脉者，常不可见也，其虚实也，以气口知之，脉之见者，皆络脉也。经络六。

夫脾虚浮似肺，肾小浮似脾，肝急沉散似肾，此皆工之所时乱也。〇夫浮而弦者，是肾不足也；沉而石者，是肾气内着也。〇今夫脉浮大虚者，是脾气之外绝，去胃外归阳明也。疾病类九。

鼓一阳曰钩，鼓一阴曰毛，鼓阳胜急曰弦，鼓阳至而绝曰石，阴阳相过曰流。疾病六。

手太阴、足太阴盛者，寸口大三倍于人迎。〇手少阴、足少阴盛者，寸口大再倍于人迎。〇手厥阴、足厥阴盛者，寸口大一倍于人迎；虚者，俱寸口反小于人迎也。〇手阳明、足阳明盛者，人迎大三倍于寸口。〇手太阳、足太阳盛者，人迎大再倍于寸口。〇手少阳、足少阳盛者，人迎大一倍于寸口；虚者，俱人迎反小于寸口也。疾病十。

阴气大盛，则阳气不能营也，故曰关；阳气大盛，则阴气弗能营也，故曰格。阴阳俱盛，不能相营，故曰关格。关格者，不得尽期而死也。经络二十二。

人迎一盛，病在足少阳，一盛而躁，病在手少阳；人迎二盛，病在足太阳，二盛而躁，病在手太阳；人迎三盛，病在足阳明，三盛而躁，病在手阳明；人迎四盛，且大且数，名曰溢阳，溢阳为外格。脉口一盛，病在足厥阴，一盛而躁，在手心主；脉口二盛，病在足少阴，二盛而躁，在手少阴；脉口三盛，病在足太阴，三盛而躁，在手太阴；脉口四盛，且大且数，名曰溢阴，溢阴为内关，内关不通死不治。人迎与太阴脉口俱盛四倍以上，命曰关格，关格者与之短期。针刺二十八。又二十九略同。

南北政。〇天地之变，无以脉诊。〇尺寸反，阴阳交。运气五。

人之居处，动静勇怯，脉亦为之变乎？〇诊病之道，观人勇怯骨肉、皮肤，能知其情，以为诊法也。疾病五十三。

应则顺，否则逆，逆则变生，变生则病。〇物生其应也，气脉其应也。运气六。

消瘅脉实大，病久可治；脉悬小坚，病久不可治。疾病六十。

癫疾脉。疾病六十五。

腰痛脉。疾病三十七。

胃脘痛者，当候胃脉。〇人迎者，胃脉也。疾病类八十八。

肠澼生死脉。疾病七十二。

热病汗出，而脉尚躁盛者，死。疾病四十三。

六经滑涩，为疝为积。疾病七十。

何以知怀子之且生也？身有病而无邪脉也。疾病六十二。

乳子中风热，喘鸣肩息者，脉实大也，缓则生，急则死。疾病四十七。

刺家不诊，听病者言。针刺四十四。

凡将用针，必先诊脉，视气之剧易，乃可以治也。针刺六十。

诸脉者皆属于目。经络二十一。

视其目色，以知病之存亡也。〇持气口人迎，以视其脉坚且盛且滑者，病日进；脉软者，病将下；诸经实者病三日已。气口候阴，人迎候阳也。针刺十六。

其脉滑而盛者，病日进；虚而细者，久以持；大以涩者，为痛痹；阴阳如一者病难治。〇视目之五色，以知五脏，而决死生；视其血脉，察其色，以知其寒热痛痹。针刺二十三。

欲知其要，则色脉是矣。色以应日，脉以应月，常求其要，则其要也。〇治之要极，无失色脉，用之不惑，治之大则。论治十七。

善诊者，察色按脉，先别阴阳，审清浊而知部分，视喘息、听声音而知所苦，观权衡规矩而知病所主。论治八。

帝曰："视而可见奈何？"岐伯曰："五脏六腑，固尽有部，视其五色，黄赤为热，白为寒，青黑为痛，此所谓视而可见者也。"〇帝曰："扪而可得奈何？"岐伯曰："视其主病之脉，坚而血及陷下者，皆可扪而得也。"疾病六十六。

其色多青则痛，多黑则痹，黄赤则热，多白则寒，五色皆见则寒热也。经络三十一。

视其颜色，黄赤者多热气，青白者少热气，黑色者多血少气。脏象十七。

凡诊络脉，脉色青则寒且痛，赤则有热。胃中寒，手鱼之络多青矣；胃中有热，鱼际络赤；其暴黑者，留久痹也；其有赤、有黑、有青者，寒热气也；其青短者，少气也。经络六。

形胜色、色胜形者，至其胜时年加，感则病行，失则忧矣。脏象三十一。

肺热者，色白而毛拔；心热者，色赤而络脉溢；肝热者，色苍而爪枯；脾热者，色黄而肉蠕动；肾热者，色黑而齿槁。疾病七十一。

太阳之脉，色荣颧骨，热病也，营未交，曰今且得汗，待时而已，与厥阴脉争现者，死期不过三日。其热病内连肾。少阳之脉，色荣颊前，热病也，营未交，曰今且得汗，待进而已，与少阴脉争现者，死期不过三日。〇颊下近颧为大瘕，下牙车为腹满，颧后为胁痛，颊上者膈上也。疾病四十四。

少阴所谓面黑如地色者，秋气内夺，故变于色也。疾病十一。

道之至数，五色脉变，揆度奇恒，道在于一。〇容色现上下左右，各在其要。其色现浅者，汤液主治，十日已；其现深者，必剂主治，二十一日已；其现大深者，醪酒主治，百日已。色夭面脱，不治，百日尽已。脉短气绝死，病温虚甚死。色现上下左右，各在其要。上为逆，下为顺。女子右为逆，左为顺；男子左为逆，右为顺。〇搏脉痹躄，寒热之交。脉孤为消气，虚泄为夺血。孤为逆，虚为顺。论治十四。

五、经　　络

人皮应天，人肉应地，人脉应人，人筋应时，人声应音，人阴阳合气应律，人齿面目应星，人出入气应风，人九窍三百六十五络应野。见针刺类三。

天有宿度，地有经水，人有经脉。天地温和，则经水安静；天寒地冻，则经水凝涩；天暑地热，则经水沸溢；猝风暴起，则经水波涌而陇起。夫邪之入于脉也，寒则血凝涩，暑则气淖泽，虚邪因而入客，亦如经水之得风也。针刺十四。

人有四经十二顺。四经应四时，十二顺应十二月，十二月应十二脉。脉色二十六。

经脉十二者，以应十二月。十二月者，分为四时。针刺二十七。

身半以上，其气三矣，天之分也，天气主之；身半以下，其气三矣，地之分也，地气主之。以名命气，以气命处①，而言其病。半，所谓天枢也。运气二十九。

天枢之上，天气主之；天枢之下，地气主之；气交之分，人气从之，万物由之。此之谓也。运气九。

六经为川，肠胃为海，九窍为水注之气。阴阳四。

计人亦有三百六十五节，以为天地。运气一。

其气九州九窍、五脏十二节，皆通乎天气。疾病类五。

天不足西北，故西北方阴也，而人右耳目不如左明也。

---

① 国中按："处"，原文作"虚"，据经文应作"处"，故改之。

地不满东南，故东南方阳也，而人左手足不如右强也。阴阳三。

上部天，两额之动脉；上部地，两颊之动脉；上部人，耳前之动脉。中部天，手太阴也；中部地，手阳明也；中部人，手少阴也。下部天，足厥阴也；下部地，足少阴也；下部人，足太阴也。三部者，各有天，各有地，各有人。三而成天，三而成地，三而成人。三而三之，合则为九，九分为九野，九野为九脏。故神脏五，形脏四，合为九脏。脉色五。

三阳在头，三阴在手。脉色二十六。

手之三阴，从脏走手；手之三阳，从手走头。足之三阳，从头走足；足之三阴，从足走腹。针刺二十。

阴气从足上行至头，而下行循臂至指端；阳气从手上行至头，而下行至足。故曰阳病者上行极而下，阴病者下行极而上。疾病十三。

阳气起于足五趾之表，阴脉者，集于足下而聚于足心，故阳气胜则足下热也。〇阴气起于五趾之里，集于膝下而聚于膝上，故阴气胜，则从五趾至膝上寒，其寒也不从外，皆从内也。疾病三十四。

足三阳者下行。〇胃者六腑之海，其气亦下行。疾病八十二。

四肢者，诸阳之本也，阳盛则四肢实，实则能登高也。疾病十二。

五脏者，所以藏精神、血气、魂魄者也。六腑者，所以化水谷而行津液者也。〇肺合大肠，大肠者，皮其应；心合小肠，小肠者，脉其应；肝合胆，胆者，筋其应；脾合胃，胃者，肉其应；肾合三焦膀胱，三焦膀胱者，腠理毫毛其应。〇肺应皮，心应脉，脾应肉，肝应爪，肾应骨。脏象二十八。

脉者血之府。脉色二十一。

心者，五脏之专精也，目者其窍也，华色者其荣也。〇积水者至阴也，至阴者肾之精也。〇水之精为志，火之精为神。〇泣涕者脑也，脑者阴也，髓者骨之充也，故脑渗为涕。志者骨之主也，是以水流而涕从之。疾病八十。

阳明者，十二经脉之长也。疾病四十。

阳明者，胃脉也。〇阳明主肉。疾病十二。

胃之大络，名曰虚里，贯膈络肺，出于左乳下，其动应衣，脉宗气也。脉色十一。

阳明者，五脏六腑之海，主润宗筋，宗筋主束骨而利机关也。冲脉者，经脉之海也，主渗灌溪谷，与阳明合于宗筋，阴阳总宗筋之会，会于气街，而阳明为之长，皆属于带脉，而络于督脉。故阳明虚则宗筋纵，带脉不引，故足痿不用也。疾病七十一。

胃者，水谷之海，六腑之大源也。五味入口，藏于胃以养五脏气，气口亦太阴也。是以五脏六腑之气味，皆出于胃，变现于气口。脏象十一。

“脾与胃以膜相连耳，而能为之行其津液，何也?”岐伯曰：“足太阴者三阴也，其脉贯胃属脾络嗌，故太阴为之行气于三阴。”〇阳明者表也，五脏六腑之海也，亦为之行气于三阳。脏腑各因其经而受气于阳明，故为胃行其津液。疾病十三。

人之所受气者，谷也。谷之所注者，胃也。胃者，水谷气血之海也。海之所行云气者，天下也。胃之所出气血者，经隧也。经隧者，五脏六腑之大络也，迎而夺之而已矣。针刺六十一。

五脏者皆禀气于胃，胃者五脏之本也。脏气者，不能自致于手太阴，必因于胃气，乃至于手太阴也。脉色二十七。

四肢皆禀气于胃，而不得至经，必因于脾，乃得禀也。疾病十三。

肝开窍于目，心开窍于耳，脾开窍于口，肺开窍于鼻，肾开窍于二阴。脏象四。

人卧血归于肝，肝受血而能视，足受血而能步，掌受血而能握，指受血而能摄。经络二十一。

气积于胃，以通营卫，各行其道。宗气流于海，其下者注于气街，其上者走于息道。〇厥在于足，宗气不下。针刺三十五。

营者，水谷之精气也，和调于五脏，洒陈于六腑，乃能入于脉也，故循脉上下，贯五脏，络六腑也。〇卫者，水谷之悍气也，其气慓疾滑利，不能入于脉也，故循皮肤之中，分肉之间，熏于肓膜，散于胸腹，逆其气则病，顺其气则愈。疾病六十七。

其浮气之不循经者，为卫气；其精气之行于经者，为营气。经络十二。

五谷入于胃也，其糟粕、津液、宗气分为三隧，故宗气积于胸中，出于喉咙，以贯心脉，而行呼吸焉。〇营气者，泌其津液，注之于脉，化以为血，以营四末，内注五脏六腑，以应刻数焉。〇卫气者，出其悍气之慓疾，而先行于四末分肉皮肤之间，而不休者也。昼日行于阳，夜行于阴，常从足少阴之分间，行于五脏六腑。疾病八十三。

卫气者，昼日行于阳，夜行于阴。疾病四十八。

风府无常，卫气之所应，必开其腠理，气之所舍节，则其府也。疾病四十九。又，义同四十八。

人之血气精神者，所以奉生而周于性命者也；经脉者，所以行血气而营阴阳，濡筋骨，利关节者也；卫气者，所以温分肉，充皮肤，肥腠理，司开合者也；志意者，所以御精神，收魂魄，适寒温，和喜怒者也。〇密理厚皮者，三焦膀胱厚；粗理薄皮者，三焦膀胱薄。脏象二十八。

四肢八溪之朝夕也。〇人有大谷十二分，小溪三百五十四名，少十二腧，此皆卫气之所留止，邪气之所客也，针石缘而去之。经络二十一。

上焦开发，宣五谷味，熏肤充身泽毛，若雾露之溉，是谓气。〇中焦受气取汁，变化而赤，是谓血。脏象二十五。

阳受气于上焦，以温皮肤分肉之间。疾病二十。

肠胃受谷，上焦出气，以温分肉，而养骨节，通腠理。中焦出气如露，上注溪谷而渗孙脉，津液和调，变化而赤为血，血和则孙脉先满溢，乃注于络脉，皆盈乃注于经脉。疾病八十六。

水谷皆入于口，津液各走其道。故三焦出气，以温肌肉，充皮肤，为其津；其流而不行者，为液。〇五谷之精液，和合而为膏者，内渗入于骨孔，补益脑髓，而下流于阴股。疾病五十八。

冲脉起于关元，随腹直上。疾病六十六。

冲脉任脉皆起于胞中，上循背里，为经络之海。其浮而外者，循腹右上行，会于咽喉，别而络唇口。脏象十七。

入脊内，注于伏冲之脉。疾病类四十九。《疟论》作“伏膂之脉”，详四十八。

传舍于伏冲之脉。疾病二。

帝曰："少阴之脉独下行何也？"岐伯曰："不然。夫冲脉者，五脏六腑之海也，五脏六腑皆禀焉。其上者，出于颃颡，渗诸阳，灌诸精；其下者，注少阴之大络，出于气街，循阴股内廉，入腘中，伏行骭骨内，下至内踝之后属而别；其下者，并于少阴之经，渗三阴；其前者，伏行出跗属，下循跗入大趾间，渗诸络而温肌肉。故别络结，则跗上不动，不动则厥，厥则寒矣。"针刺三十

少阳属肾，肾上连肺，故将两脏。脏象三。

帝曰："手太阴之脉独无腧何也？"岐伯曰："少阴，心脉也。心者，五脏六腑之大主也，精神之所舍也，其脏坚固，邪弗能容也。容之则心伤，心伤则神去，神去则死矣。故诸邪之在于心者，皆在于心之包络，包络者心主之脉也，故独无腧焉。"帝曰："少阴独无腧者不病乎？"岐伯曰："其外经病而脏不病，故独取其经于掌后锐骨之端。其余脉出入屈折，其行之徐疾，皆如手少阴心主之脉行也。"针刺二十三。

阳明者常动，巨阳少阳不动，不动而动大疾，此其候也。疾病六十四。

巨阳者，诸阳之属也，故为诸阳主气也。疾病类三十九。

夫胸腹，脏腑之廓也。膻中者，心主之宫城也。胃者，大仓也。咽喉小肠者，传送也。胃之五窍者，闾里门户也。廉泉玉英者，津液之道也。疾病五十六。

身形肢节者，脏腑之盖也。脏象二十九。

头者，精明之府。背者，胸中之府。腰者，肾之府。膝者，筋之府。骨者，髓之府。疾病九十一。

脑、髓、骨、脉、胆、女子胞，此六者地气之所生也，皆藏于阴而象于地，故藏而不泻，名曰奇恒之府。夫胃、大肠、小肠、三焦、膀胱，此五者天气之所生也，其气象天，故泻而不藏，此受五脏浊气，名曰传化之府。脏象二十三。

首面耐寒，因于气聚。脏象二十。

明堂者鼻也，阙者眉间也，庭者颜也，蕃者颊侧也，蔽者耳门也。脉色三十二。

目者，宗脉之所聚也，上液之道也。口鼻者，气之门户也。〇耳者，宗脉之所聚也。疾病七十九。

五脏六腑之津液，尽上渗于目。疾病五十八。

精明者，所以视万物，别黑白，审长短。以长为短，以白为黑，如是则精衰矣。脉色三十。

命门者目也。经络十二。

鼻者，肺之官也；目者，肝之官也；口唇者，脾之官也；舌者，心之官也；耳者，肾之官也。以官何候？以候五脏。脉色三十一。

切脉动静而视精明。脉色一。

所以察其目者，五脏使五色循明，循明则声彰，声彰者，则言声与平生异也。针刺十六。

目下亦阴也，腹者至阴之所居。疾病三十一。

目眦外决于面者为锐眦，在内近鼻者为内眦，上为外眦，下为内眦。针刺三十七。

眉本。〇液者，所以灌精濡孔窍者也，故上液之道开则泣。疾病七十九。

臂阳明有入烦遍齿者，名曰大迎。〇足太阳有入烦遍齿者，名曰角孙。〇足阳明有夹鼻入面者，名曰悬颅。〇足太阳有通项入于脑正属目本，名曰眼系，头目苦痛取之，在项中两筋间，入脑乃别。阴跷阳跷，阴阳相交，阳入阴，阴出阳，交于目锐眦，阳气盛则瞋目，阴气盛则瞑目。针刺四十四。

喉主天气，咽主地气。疾病十三。

咽喉者，水谷之道也。喉咙者，气之所以上下者也。会厌者，音声之户也。口唇者，音声之扇也。舌者，音声之机也。悬雍垂者，音声之关也。颃颡者，分气之所泄也。横骨者，神气所使，主发舌者也。针刺四十五。

渐者上夹颐也。针刺四十四。

上纪者胃脘也，下纪者关元也。针刺四十七。

膈肓之上，中有父母，七节之旁，中有小心。针刺六十四。

肓之原在脐下。疾病七十三。

陷于肉肓而中气穴。疾病五十六。

肉之大会为谷，肉之小会为溪。经络八。

经脉十二，络脉三百六十五。论治十九。

夫十二经脉者，皆络三百六十五节，节有病必被经脉，经脉之病皆有虚实，何以合之？疾病二十。

视其经脉之在于身也，其现浮而坚、其现明而大者多血，细而沉者多气也。经络十八。

阳络伤则血外溢，阴络伤则血内溢。疾病二。

内溢于经，外注于络。针刺二十一。

经有常色而络无常变也。〇阴络之色应其经，阳络之色变无常，随四时而行也。脉色三十五。

凡五十七穴者，皆脏之阴络，水之所客也。针刺三十八。

节之交三百六十五会者，络脉之渗灌诸节者也。针刺十六。

节之交，三百六十五会。〇所谓节者，神气之所游行出入也。经络十四。

粗理而皮不致者，腠理疏。〇薄皮肤而目坚固以深者，长冲直扬，《论勇篇》“冲”作“衡”。其心刚，刚则多怒，怒则气上逆。〇颧骨者，骨之本也。颧大则骨大，颧小则骨小。〇臂薄者，其髓不满。疾病类七十六。

所谓玄府者，汗孔也。针刺三十八。

原独不应五时，以经合之，以应其数，故六六三十六腧。针刺十七。

气门乃闭。疾病五。运气十七。

人有八虚，皆机关之室，真气之所过，血络之所游。疾病十五。

腰脊者，身之大关节也。肢胫者，人之管以趋翔也。茎垂者，身中之机，阴精之候，津液之道也。针刺三十三。

三结交者，阳明太阴也，脐下三寸关元也。针刺五十三。

膀胱之胞薄以懦。气味三。

胞痹者，小腹膀胱，按之内痛。疾病六十七。

石瘕生于胞中，寒气客于子门。疾病五十七。

胞移热于膀胱。疾病四十六。

人有重身，九月而喑，胞之络脉绝也。胞络者系于肾，少阴之脉，贯肾系舌本，故不能言。疾病六十二。

胞脉者，属心而络于胞中。疾病三十一。

前阴者，宗筋之所聚，乃太阴阳明之所合也。疾病三十四。

成骨在膝外廉之骨独起者。○解脉。○同阴之脉。○阳维之脉。○衡络之脉。○会阴之脉。○直阳之脉。○飞阳之脉。○昌阳之脉。○散脉。○肉里之脉。针刺四十九。

寒府在附膝外解营。取膝上外者，使之拜；取足心者，使之跪。针刺五十四。

胃合于三里，大肠合入[1]于巨虚上廉，小肠合入[2]于巨虚下廉，三焦合入于委阳，膀胱合入于委中央，胆合入于阳陵泉。针刺二十四。此义与《本腧篇》大同，详经络十六。

下三里三寸为巨虚上廉，下上廉三寸为巨虚下廉，大肠属上，小肠属下，足阳明胃脉也，大肠小肠，皆属于胃，是足阳明也。○三焦下腧，出于委阳，并太阳之正，入络膀胱，约下焦。经络十六。

所谓三里者，下膝三寸也。所谓跗上者，举膝分易见也。巨虚者，跷足䯒独陷者。下廉者，陷下者也。针刺七。

膜原。疾病六十六。

筋膜。疾病七十一。

缨脉。针刺五十五。《寒热病篇》作“婴筋”，针刺四十四。

皮者道也。针刺四十四。

四街。经络十二、十三。

四关。经络十五。

两卫。针刺七。

五脏之道，皆出于经隧，以行血气，血气不和，百病

---

①　②国中按：原缺“入”字，今据经文增之，如此“胃合于三里”，也应为“胃合入于三里”。

乃变化而生，是故守经隧焉。疾病十八。

六、标　　本

子午之岁，上见少阴；丑未之岁，上见太阴；寅申之岁，上见少阳；卯酉之岁，上见阳明；辰戌之岁，上见太阳；巳亥之岁，上见厥阴。少阴所谓标也，厥阴所谓终也。厥阴之上，风气主之；少阴之上，热气主之；太阴之上，湿气主之；少阳之上，相火主之；阳明之上，燥气主之；太阳之上，寒气主之。所谓本也。见运气类三。

少阳之上，火气治之，中见厥阴；阳明之上，燥气治之，中见太阴；太阳之上，寒气治之，中见少阴；厥阴之上，风气治之，中见少阳；少阴之上，热气治之，中见太阳；太阴之上，湿气治之，中见阳明。所谓本也。本之下，中之见也；见之下，气之标也。本标不同，气应异象。运气六。

风行于地，所谓本也，余气同法。本乎天者，天之气也；本乎地者，地之气也。运气二十四。

春夏先治其标，后治其本；秋冬先治其本，后治其标。论治二。

病为本，工为标，标本不得，邪气不服。论治十五。

类经三十卷

会通类

七、气 味

气者，有真气，有正气，有邪气。真气者，所受于天，与谷气并而充身也。正气者，正风也，从一方来，非实风，又非虚风也。邪气者，虚风之贼伤人也。见疾病类四。

肺者气之本。脏象二。

气因于中。疾病三十四。

气纳为宝。论治十八。

天之在我者德也，地之在我者气也，德流气迫而生者也。脏象九。

故神者，水谷之精气也。脏象二十七。

人受气于谷，谷入于胃，以传于肺，五脏六腑皆以受气。〇营卫者，精气也；血者，神气也。故血之与气，异名同类焉。经络二十三。

谷入于胃，胃气上注于肺。疾病七十九。

营气之道，纳谷为宝。谷入于胃，乃传之肺，流溢于中，布散于外，精专者行于经隧。经络二十四。

食气入胃，散精于肝，淫气于筋。食气入胃，浊气归心，淫精于脉。〇饮入于胃，游溢精气，上输于脾。脾气散精，上归于肺，通调水道，下输膀胱。水精四布，五经并行。脏象十二。

食入于阴，长气于阳。疾病六十四。

受谷者浊，受气者清。清者主阴，浊者主阳。脏象十九。

酒者，水谷之精，熟谷之液也。其气慓悍，其入于胃中，则胃胀，气上逆，满于胸中，肝浮胆横。当是之时，固比于勇士，气衰则悔，名曰酒悖。脏象二十一。

邪气来也，紧而疾；谷气来也，徐而和。针刺八。

谷入多而气少，此谓反也。谷不入而气多，此谓反也。疾病二十一。

治其旺气，是以反也。论治七。

天寒则腠理闭，气湿不行，水下留于膀胱，则为尿与气。疾病五十八。

形不足者，温之以气；精不足者，补之以味。论治类八。

阳为气，阴为味。味归形，形归气，气归精，精归化。精食气，形食味，化生精，气生形。味伤形，气伤精，精化为气，气伤于味。阴味出下窍，阳气出上窍。味厚者为阴，薄为阴之阳；气厚者为阳，薄为阳之阴。味厚则泄，薄则通；气薄则发泄，厚则发热。气味辛甘发散为阳，酸苦涌泄为阴。阴阳一。

五味入口，藏于胃以养五脏气，气口亦太阴也。是以五脏六腑之气味，皆出于胃，变现于气口。故五气入鼻，藏于心脏，心肺有病，而鼻为之不利也。脏象十一。

夫五味入胃，各归所喜攻，酸先入肝，苦先入心，甘先入脾，辛先入肺，咸先入肾，久而增气，物化之常也。气增而久，夭之由也。论治七。

补上治上制以缓，补下治下制以急，急则气味厚，缓则气味薄，适其至所，此之谓也。论治三。

欲令脾实，气无滞饱，无久坐，食无太酸。运气类四十一。

帝曰："五味阴阳之用何如?"岐伯曰："辛甘发散为阳，酸苦涌泄为阴，咸味涌泄为阴，淡味渗泄为阳。六者或收或散，或缓或急，或燥或润，或软或坚，以所利而行之，调其气使其平也。"论治四。

东方青色，入通于肝，其味酸，其臭臊；南方赤色，入通于心，其味苦，其臭焦；中央黄色，入通于脾，其味甘，其臭香；西方白色，入通于肺，其味辛，其臭腥；北方黑色，入通于肾，其味咸，其臭腐。脏象四。

肝苦急，急食甘以缓之；心苦缓，急食酸以收之；脾苦湿，急食苦以燥之；肺苦气上逆，急食苦以泄之；肾苦燥，急食辛以润之，开腠理，致津液，通气也。〇肝欲散，急食辛以散之，用辛补之，酸泻之；心欲软，急食咸以软之，用咸补之，甘泻之；脾欲缓，急食甘以缓之，用苦泻之，甘补之；肺欲收，急食酸以收之，用酸补之，辛泻之；肾欲坚，急食苦以坚之，用苦补之，咸泻之。〇肝色青，宜食甘，粳米、牛肉、枣、葵皆甘；心色赤，宜食酸，小豆、犬肉、李、韭皆酸；肺色白，宜食苦，麦、羊肉、杏、薤皆苦；脾色黄，宜食咸，大豆、豕肉、栗、藿皆咸；肾色黑，宜食辛，黄黍、鸡肉、桃、葱皆辛。〇辛散，酸收，甘缓，苦坚，咸软。毒药攻邪，五谷为养，五果为助，五畜为益，五菜为充，气味合而服之，以补精益气。此五者，有辛、酸、甘、苦、咸，各有所利，或散或收，或缓或急，或坚或软，四时五脏，病随五味所宜也。疾病二十四。

酸入肝，辛入肺，苦入心，咸入肾，甘入脾，是谓五入。○辛走气，气病无多食辛；咸走血，血病无多食咸；苦走骨，骨病无多食苦；甘走肉，肉病无多食甘；酸走筋，筋病无多食酸。是谓五禁，无令多食。○《九针论》曰："病在筋，无食酸；病在气，无食辛；病在骨，无食咸；病在血，无食苦；病在肉，无食甘。口嗜而欲食之，不可多也，必自裁也，命曰五裁。"疾病二十五。

厥阴在泉为酸化。○少阴在泉为苦化。○太阴在泉为甘化。○少阳在泉为苦化。○阳明在泉为辛化。○太阳在泉为咸化。运气二十四。

帝曰："其于正味何如？"岐伯曰："木位之主，其泻以酸，其补以辛。○火位之主，其泻以甘，其补以咸。○土位之主，其泻以苦，其补以甘。○金位之主，其泻以辛，其补以酸。○水位之主，其泻以咸，其补以苦。○厥阴之客，以辛补之，以酸泻之，以甘缓之。○少阴之客，以咸补之，以甘泻之，以酸收之。○太阴之客，以甘补之，以苦泻之，以甘缓之。○少阳之客，以咸补之，以甘泻之，以咸软之。○阳明之客，以酸补之，以辛泻之，以苦泄之。○太阳之客，以苦补之，以咸泻之，以苦坚之，以辛润之。运气三十。

阴之所生，本在五味，阴之五官，伤在五味。是故味过于酸，肝气以津，脾气乃绝；味过于咸，大骨气劳，短肌心气抑；味过于甘，心气喘满，色黑，肾气不衡；味过于苦，脾气不濡，胃气乃厚；味过于辛，筋脉沮弛，精神乃央。疾病五。

多食咸，则脉凝涩而变色；多食苦，则皮槁而毛拔；多食辛，则筋急而爪枯；多食酸，则肉胝皱而唇揭；多食甘，则骨痛而发落，此五味之所伤也。○故心欲苦，肺欲辛，肝欲酸，脾欲甘，肾欲咸，此五味之所合，五脏之气也。脏象八。

甚则以苦泄之。运气十七。

酸伤筋，辛胜酸；苦伤气，咸胜苦；甘伤脾，酸胜甘；辛伤皮毛，苦胜辛；咸伤血，甘胜咸。脏象五、六。

肥者令人内热，甘者令人中满。疾病六十一。

食鱼者使人热中，盐者胜血。论治九。

有病口甘者，名曰脾瘅。〇有病口苦者，病名曰胆瘅。疾病六十一。

胆液泄则口苦，胃气逆则呕苦，故曰呕胆。针刺四十七。

八、论　　治

不治已病治未病。见摄生类七。

凡治病，察其形气色泽，脉之盛衰，病之新故，乃治之无后其时。形气相得，谓之可治；色泽以浮，谓之易已；脉顺四时，谓之可治；脉弱以滑，是有胃气，命曰易治，取之以时。形气相失，谓之难治；色夭不泽，谓之难治；脉实以坚，谓之益甚；脉逆四时，为不可治。必察四难而明告之。脉色十二。

故治不法天之纪，不用地之理，则灾害至矣。阴阳四。

故治病者，必明六化分治，五味五色所生，五脏所宜，乃可以言盈虚病生之绪也。运气二十四。

凡治病必察其下，适其脉，观其志意，与其病也。拘于鬼神者，不可与言至德。恶于针石者，不可与言至巧。

病不许治者，病不必治，治之无功矣。脏象十一。

能别阴阳十二经者，知病之所生；候虚实之所在者，能得病之高下；知六腑之气街者，能知解结契绍于门户；能知虚石之坚软者，知补泻之所在；能知六经标本者，可以无惑于天下。经络十二。

一曰治神，二曰知养身，三曰知毒药为真，四曰制砭石小大，五曰知腑脏血气之诊。针刺九。

必审问其所始病，与今之所方病，而后各切循其脉，视其经络浮沉，以上下逆顺循之。脉色二十五。

上工救其萌芽，下工救其已成。针刺十三。

上工十全九，中工十全七，下工十全六。脉色十七。

粗工凶凶，以为可攻，故病未已，新病复起。论治十七。

粗工嘻嘻，以为可知，言热未已，寒病复始，同气异形，迷诊乱经，此之谓也。标本二。

毒药攻邪，五谷为养，五果为助，五畜为益，五菜为充，气味合而服之，以补精益气。疾病二十四。

标本逆顺，治有先后。标本五。

病反其本，得标之病，治反其本，得标之方。标本类三。

有逆取而得者，有顺取而得者。逆，正顺也。若顺，逆也。故曰知标与本，用之不殆，明知逆顺，正行无问，此之谓也。标本二。

病生于内者，先治其阴，后治其阳，反者益甚；病生于阳者，先治其外，后治其内，反者益甚。脉色三十二。

阴盛而阳虚，先补其阳，后泻其阴而和之。阴虚而阳盛，先补其阴，后泻其阳而和之。〇虚而泻之，是谓重虚，重虚病益甚。针刺八。

病生于头者，头重；生于手者，臂重；生于足者，足重。治病者，先刺其病所从生者也。○病先起阴者，先治其阴而后治其阳；病先起阳者，先治其阳而后治其阴。针刺五十三。

无形而痛者，其阳完而阴伤之也，急治其阴，无攻其阳；有形而不痛者，其阴完而阳伤之也，急治其阳，无攻其阴。针刺三十一。

必先度其形之肥瘦，以调其气之虚实，实则泻之，虚则补之。必先去其血脉而后调之，无问其病，以平为期。脉色五。

其少长大小肥瘦，以心撩之，命曰法天之常。经络三十三。

有者求之，无者求之，虚者责之，实者责之。疾病类一。

补上下者顺之，治上下者逆之，以所在寒热盛衰而调之。故曰："上取下取，内取外取，以求其过。耐毒者以厚药，不胜毒者以薄药。"此之谓也。气反者，病在上，取之下；病在下，取之上；病在中，旁取之。治热以寒，温而行之；治寒以热，凉而行之；治温以清，冷而行之；治清以温，热而行之。故消之削之，吐之下之，补之泻之，久新同法。运气十四。

诛伐无过，命曰大惑，反乱大经，正不可复，○绝人长命，予人夭殃。针刺十五。

帝曰："或有导引行气、跷摩灸熨、刺焫饮药之一者，可独守耶？将尽行之乎？"岐伯曰："诸方者，众人之方也，非一人之所尽行也。此乃所谓守一勿失，万物毕者也。"疾病九十四。

帝曰："其祝而已者，其故何也？"岐伯曰："先巫者，因知百病之胜，先知其病之所从生者，可祝而已矣。"疾病三十三。

肝苦急，急食甘以缓之。疾病二十四。

夺血者无汗，夺汗者无血。经络二十三。

所谓经治者，饮药，亦曰灸刺。针刺二十九。

起所有余，知所不足。脉色七。

盛者泻之，虚者饮药以补之。经络六。

少气者，脉口人迎俱少而不称尺寸也。如是者，则阴阳俱不足，补阳则阴竭，泻阴则阳脱。如是者，可将以甘药，不可饮以至剂。如此者弗灸，不已者因而泻之，则五脏气坏矣。针刺二十八。

诸小者，阴阳形气俱不足，勿取以针，而调以甘药也。脉色十九。

形苦志苦，病生于咽嗌，治之以甘药。论治十。

泻虚补实，神去其室，致邪失正，真不可定，粗之所败，谓之夭命。疾病五十六。

无实无虚，损不足而益有余。〇夺阴者死，夺阳者狂。针刺五十九。

五虚勿近，五实勿远。针刺九。

形气不足，病气有余，是邪胜也，急泻之。形气有余，病气不足，急补之。形气不足，病气不足，此阴阳气俱不足也，不可刺之。〇故曰有余者泻之，不足者补之。针刺五十六。

夫气之胜也，微者随之，甚者制之；气之复也，和者平之，暴者夺之。皆随胜气，安其屈伏，无问其数，以平为期。运气二十九。

木郁达之，火郁发之，土郁夺之，金郁泄之，水郁折之，然调其气，过者折之，以其畏也，所谓泻之。帝曰："假者何如?"岐伯曰："有假其气，则无禁也。所谓主气不足，客气胜也。"运气二十三。

司岁备物，则无遗主矣。○上淫于下，所胜平之；外淫于内，所胜治之。谨察阴阳所在而调之，以平为期，正者正治，反者反治。运气二十四。

治诸胜复，寒者热之，热者寒之，温者清之，清者温之，散者收之，抑者散之，燥者润之，急者缓之，坚者软之，脆者坚之，衰者补之，强者泻之，各安其气，必清必静，则病气衰去，归其所宗，此治之大体也。运气二十八。

帝曰："客主之胜复，治之奈何?"岐伯曰："高者抑之，下者举之，有余者折之，不足者补之，佐以所利，和以所宜，必安其主客，适其寒温，同者逆之，异者顺之。"帝曰："治寒以热，治热以寒，气相得者逆之，不相得者顺之，余已知之矣，其于正味何如?"岐伯曰："木位之主，其泻以酸，其补以辛；火位之主，其泻以甘，其补以咸；土位之主，其泻以苦，其补以甘；金位之主，其泻以辛，其补以酸；水位之主，其泻以咸，其补以苦。○厥阴之客，以辛补之，以酸泻之，以甘缓之；少阴之客，以咸补之，以甘泻之，以咸收之；太阴之客，以甘补之，以苦泻之，以甘缓之；少阳之客，以咸补之，以甘泻之，以咸软之；阳明之客，以酸补之，以辛泻之，以苦泄之；太阳之客，以苦补之，以咸泻之，以苦坚之，以辛润之。开发腠理，致津液，通气也。运气三十。

上下所主，随其攸利，正其味，则其要也，左右同法。

少阳之主，先甘后咸；阳明之主，先辛后酸；大阳之主，先咸后苦；厥阴之主，先酸后辛；少阴之主，先甘后咸；太阴之主，先苦后甘。佐以所利，资以所生，是谓得气。运气三十四。

故岁宜苦以燥之温之，必折其郁气，先资其化源，抑其运气，扶其不胜，无使暴过而生其疾。食岁谷以全其真，避虚邪以安其正。适气同异，多少制之，同寒湿者燥热化，异寒湿者燥湿化，故同者多之，异者少之。用寒远寒，用凉远凉，用温远温，用热远热，食宜同法。有假者反常，反是者病，所谓时也。运气十七。此在太阳司天条下，余俱当考。

适寒凉者胀，之温热者疮，下之则胀已，汗之则疮已。〇西北之气，散而寒之，东南之气，收而温之，所谓同病异治也。故曰气寒气凉，治以寒凉，行水渍之；气温气热，治以温热，强其内守。必同其气，可使平也，假者反之。〇故治病者，必明天道地理，阴阳更胜，气之先后，人之寿夭，生化之期，乃可以知人之形气矣。运气十六。

冬则闭塞，闭塞者，用药而少针石也。针刺五十五。

不治，法三月若六月，若三日若六日，传五脏而当死。脏象二十四。

热中消中，不可服膏粱芳草石药。疾病六十。

用寒远寒，用热远热。〇热无犯热，寒无犯寒。〇发表不远热，攻里不远寒。运气二十。

大热遍身，狂而妄见、妄闻、妄言，视足阳明及大络取之。因其偃卧，居其头前，以两手四指夹按颈动脉，久持之，卷而切推，下至缺盆中，而复止如前，热去乃止，此所谓推而散之也。针刺三十五。

治厥者，必先熨调和其经，掌与腋、肘与脚、项与脊以调之，火气已通，血脉乃行。然后视其病，脉淖泽者，刺而平之；坚紧者，破而散之，气下乃止。针刺三十五。

厥逆之治，灸石有忌。疾病三十八。

夫疟之未发也，阴未并阳，阳未并阴，因而调之，正气得安，邪气乃亡，故工不能治其已发，为其气逆也。疾病四十八。

人有此三者，是谓坏府，毒药无治，短针无取，此皆绝皮伤肉，血气争黑。针刺九。

天地淫胜病治。运气二十五。

邪气反胜之治。运气二十六。

六气相胜病治。运气二十七。

六气之复病治。运气二十八。

本经十二方：小金丹治五疫。论治二十。鸡屎醴治臌胀。疾病五十五。治之以兰，除陈气也。治脾瘅。疾病六十一。以千里水煮秫米半夏汤，治目不瞑。疾病八十三。以四乌贼骨、一芦茹，二物并合，丸以雀卵，饮以鲍鱼汁，治血枯。疾病六十三。以生铁落为饮，治阳厥。疾病六十四。治之以马膏，膏其急者，以白酒和桂，以涂其缓者，以桑钩钩之，治季春痹。疾病六十九。以泽泻、术各十分，麋衔五分，合以三指撮，为后饭，治酒风。疾病三十二。用醇酒二十升，蜀椒一升，干姜一斤，桂心一斤，渍酒中，浸以绵絮布巾，用生桑炭炙巾，以熨寒痹所刺之处。针刺三十二。剃其左角之发方一寸，燔治，饮以美酒，治尸厥。针刺三十。合豕膏冷食，治猛疽。〇锉陵翘草根各一升煮饮，治败疵。俱疾病八十六。

九、针　灸

故善用针者，从阴引阳，从阳引阴，以右治左，以左治右，以我知彼，以表知里，以观过与不及之理，见微则过，用之不殆。见论治类八。

是故刺法有全神养真之旨，亦法有修真之道，非治疾也。〇至真之要，在乎天玄，神守天息，复人本元，命曰归宗。运气四十三。

黄帝曰："刺其诸阴阳奈何？"岐伯曰："按其寸口人迎，以调阴阳。〇凝涩者，致气以温之，血和乃止。其结络者，脉结血不行，决之乃行。故曰：气有余于上者，导而下之；气不足于上者，推而休之；其稽留不至者，因而迎之；必明于经隧，乃能持之。寒与热争者，导而行之；其郁陈血不结者，则而予之。必先明知二十五人，则血气之所在，左右上下，刺约毕也。"脏象三十一。

随日之长短，各以为纪而刺之。谨候其时，病可与期，失时反候者，百病不治。故曰：刺实者，刺其来也；刺虚者，刺其去也。此言气存亡之时，以候虚实而刺之。是谓逢时。在于三阳，必候其气在于阳而刺之；病在于三阴，必候其气在阴分而刺之。经络二十五。

清者其气滑，浊者其气涩。故刺阴者，深而留之；刺阳者，浅而疾之；清浊相干者，以数调之。脏象十九。

病有标本，刺有逆顺。凡刺之方，必别阴阳。故知逆与顺，正行无问，知标本者，万举万当，不知标本，是谓妄行。标本四。

刺急者，深纳而久留之。刺缓者，浅纳而疾发针，以去其热。刺大者，微泻其气，无出其血。刺滑者，疾发针而浅纳之，以泻其阳气而去其热。刺涩者，必中其脉，随其逆顺而久留之，必先按而循之，已发针，疾按其痏，无令其血出，以和其脉。诸小者，阴阳形气俱不足，勿取以针，而调以甘药也。脉色十九。

凡刺之法，必先本于神。是故用针者，察观病人之态，以知精神魂魄之存亡，得失之意，五者以伤，针不可以治之也。脏象九。

病之始起也，可刺而已。论治八。

经病者治其经，孙络病者治其孙络血，血病身有痛者治其经络。其病者在奇邪，奇邪之脉则缪刺之。留瘦不移，节而刺之。上实下虚，切而从之，索其结络脉，刺出其血，以见通之。脉色二十五。

五脏者，故得六腑与为表里，经络肢节，各生虚实，其病所居，随而调之。病在脉，调之血；病在血，调之络；病在气，调之卫；病在肉，调之分肉；病在筋，调之筋；病在骨，调之骨。燔针劫刺其下及与急者：病在骨，焠针药熨；病 不知所痛，两跷为上；身形有痛，九候莫病，则缪刺之；痛在于左而右脉病者，巨刺之。必谨察其九候，针道备矣。疾病二十。

夫实者，气入也。虚者，气出也。气实者，热也。气虚者，寒也。入实者，左手开针孔也。入虚者，左手闭针孔也。疾病二十一。

泻实者，气盛乃纳针，针与气俱纳，以开其门，如利其户，针与气俱出，精气不伤，邪气乃下，外门不闭，以出其疾，摇大其道如利其路，是谓大泻，必切而出，大气乃屈。帝曰："补虚奈何?"岐伯曰："持针勿置，以定其意，候呼纳针，气出针入，针孔四塞，精无从去，方实而疾出针，气入针出，热不得还，闭塞其门，邪气布散，精气乃得存，动气候时，近气不失，远气乃来，是谓追之。"疾病二十。

十二经病刺，盛则泻之，虚则补之，热则疾之，寒则留之，陷下则灸之，不盛不虚，以经取之。足少阴经病，灸则强食生肉，缓带被发，大杖重履而步。疾病十。

有余有五，不足有五。有余泻之，不足补之。疾病十八。

无损不足者，身羸瘦，无用镵石也。无益其有余者，腹中有形而泄之，泄之则精出而病独擅中，故曰疹成也。疾病六十二。

血气有余，肌肉坚致，故可苦以针。脉色三十一。

有病肾风者，虚不当刺，不当刺而刺，后五日其气必至。疾病三十一。

其小而短者少气，甚者泻之则闷，闷甚则仆不得言，闷则急坐之也。经络六。

六经之厥，盛则泻之，虚则补之，不盛不虚，以经取之。疾病三十五。

气滑即出疾，气涩则出迟，气悍则针小而入浅，气涩则针大而入深，深则欲留，浅则欲疾。针刺五十六。

平治于权衡，去郁陈莝。是以微动四极，温衣，缪刺其处，以复其形。开鬼门，洁净府，精以时服，五阳已布，疏涤五脏，故精自生，形自盛，骨肉相保，巨气乃平。论治十五。

太阳脏独至，厥喘虚气逆，是阴不足、阳有余也，表里俱当泻，取之下腧；阳明脏独至，是阳气重并也，当泻阳补阴，取之下腧；少阳脏独至，是厥气也，跷前猝大，取之下腧。少阳独至者，一阳之过也。○太阴脏搏者，用心省真，五脉气少，胃气不平，三阴也，宜治其下腧，补阳泻阴。一阳独啸，少阳厥也，阳并于上，四脉争张，气归于肾，宜治其经络，泻阳补阴。一阴至，厥阴之治也，正虚痟心，厥气留迫，发为白汗，调食和药，治在下腧。脉色十五。

足阳明，五脏六腑之海也。其脉大血多，气盛热壮，刺此者不深弗散，不留不泻也。○足阳明，刺深六分，留十呼。足太阳深五分，留七呼。○足少阳深四分，留五呼。○足太阴深三分，留四呼。○足少阴深二分，留三呼。○足厥阴深一分，留二呼。○手之阴阳，其受气之道近，其气之来疾，其刺深者，皆无过二分，其留皆无过一呼。○其少长大小肥瘦，以心撩之，命曰法天之常。灸之亦然。灸而过此者得恶火，则骨枯脉涩；刺而过此者，则脱气。经络三十三。

刺阳明出血气，刺太阳出血勿气，刺少阳出气勿血，刺太阴出气勿血，刺少阴出气勿血，刺厥阴出血勿气也。经络二十。

诸刺络脉者，必刺其结上，甚血者虽无结，急取之以泻其邪而出其血，留之发为痹也。经络类六。

孙络三百六十五穴会，亦以应一岁，以溢奇邪，以通营卫，营卫稽留，卫散营溢，气竭血着，外为发热，内为少气，疾泻无怠，以通营卫，现而泻之，无问所会。○溪谷三百六十五穴会，亦应一岁，其小痹淫溢，循脉往来，微针所及，与法相同。经络八。

十五别络病刺。经络五。

十二原者，主治五脏六腑之有疾者也。经络十五。

病始手臂者，先取手阳明太阴而汗出；病始头首者，先取项太阳而汗出；病始足胫者，先取足阳明而汗出。臂太阴可汗出，足阳明可汗出。故取阴而汗出甚者，止之于阳；取阳而汗出甚者，止之于阴。针刺五十四。

刺上关者，呿不能欠；刺下关者，欠不能呿。刺犊鼻者，屈不能伸；刺两关者，伸不能屈。经络十。

刺胸腹者，必以布缴着之，乃从单布上刺。针刺十九。

五脏热病死生刺法。疾病四十四。

“脏腑之咳，治之奈何?”岐伯曰：“治脏者治其腧，治腑者治其合，浮肿者治其经。”疾病五十二。

夫痈气之息者，宜以针开除去之；夫气盛血聚者，宜石而泻之。疾病八十八。

诸经疟刺。疾病五十。

五脏背腧，灸之则可，刺之则不可。气盛则泻之，虚则补之。以火补者，毋吹其火，须自灭也。经络十一。

络满经虚，灸阴刺阳；经满络虚，刺阴灸阳。疾病十六。

紧则先刺，而后灸之。○陷下则徒灸之，陷下者，脉血结于中，中有着血，血寒，故宜灸之。针刺二十九。

针所不为，灸之所宜。○阴阳皆虚，火自当之。○经陷下者，火则当之，结络坚紧，火所治之。○不知所苦，两跷之下，男阴女阳，良工所禁。针刺十。

正月、二月、三月，人气在左，无刺左足之阳；四月、五月、六月，人气在右，无刺右足之阳。七月、八月、九月，人气在右，无刺右足之阴；十月、十一月、十二月，人气在左，无刺左足之阴。经络类三十四。

大禁二十五，在天府下五寸。经络七。

无刺熇熇之热，无刺浑浑之脉，无刺漉漉之汗，故为其病逆，未可治也。○先其时坚束其处，令邪气不得入，阴气不得出，审候见之，在孙络盛坚而血者皆取之。疾病四十八。

五逆。○工不察此者而刺之，是谓逆治。疾病类九十二。

诸病以次相传，如是者，皆有死期，不可刺也；间一脏及二三四脏者，乃可刺也。疾病九十四。

诸经根结病刺。经络三十。

十二经筋痹刺。疾病六十九。

口问十二邪之刺。疾病七十九。

阴阳二十五人之刺。脏象三十一。

脏腑诸胀针治。疾病五十六。

周痹众痹之刺。疾病六十八。

升降不前，气交有变，即成暴郁，须穷刺法。运气三十七。

司天不迁正不退位之刺。运气三十九。

刚柔失守三年化疫之刺。运气四十一。

神失守位邪鬼外干之刺。运气四十三。

形气不足，病气不足，此阴阳气俱不足也，不可刺之。针刺五十六。

十、运　　气

帝曰："寒、暑、燥、湿、风、火，在人合之奈何？其于万物何以生化？"岐伯曰："东方生风，风生木。其在天为玄，在人为道，在地为化。化生五味，道生智，玄生神，化生气。神在天为风，在地为木。其性为暄，其德为和，其用为动，其色为苍，其化为荣，其虫毛，其政为散，其令宣发，其变摧拉，其眚为陨。〇南方生热，热生火。〇中央生湿，湿生土。〇西方生燥，燥生金。〇北方生寒，寒生水。〇五气更立，各有所先，非其位则邪，当其位则正。帝曰："病之生变何如？"岐伯曰："气相得则微，不相得则甚。"帝曰："主岁何如？"岐伯曰："气有余，则制己所胜而侮所不胜；其不及，则己所不胜侮而乘之，己所胜轻而侮之。侮反受邪，侮而受邪，寡于畏也。"帝曰："善。"见脏象类六。

天运当以日光明。疾病五。

天温日明，则人血淖溢[1]而卫气浮，故血易泻，气易行；天寒日阴，则人血凝涩而卫气沉。月始生，则血气始精，卫气始行；月廓满，则血气实，肌肉坚；月廓空，则肌肉减，经络虚，卫气去，形独居。是以因天时而调血气也。〇星辰者，所以制日月之行也；八正者，所以候八风之虚邪，以时至者也；四时者，所以分春秋冬夏之气所在，

① 国中按："淖溢"，景岳在针刺十三又作"淖液"，"淖溢"从马莳本，"淖液"从顾从德本，又考宋本，也作"淖液"，细读经文笔者以为"淖溢"与下句"凝涩"相对，似为可取。

以时调之也。八正之虚邪，而避之勿犯也。以身之虚，而逢天之虚，两虚相感，其气至骨，入则伤五脏，工候救之，弗能伤也，故曰天忌不可不知也。针刺十三。

必先岁气，无伐天和。论治十一。

化不可代，时不可违。论治十二。

百病之气，一日分为四时。疾病二十三。

阳气者，一日而主外，平旦人气生，日中而阳气隆，日西而阳气已虚，气门乃闭。疾病五。

人与天地相参也，与日月相应也。故月满则海水西盛，人血气积，肌肉充，皮肤致，毛发坚，腠理合，烟垢着。当是之时，虽遇贼风，其入浅不深。至其月廓空，则海水东盛，人气血虚，其卫气去，形独居，肌肉减，皮肤纵，腠理开，毛发残，膲理薄，烟垢落。当是之时，遇贼风则其入深，其病人也猝暴。运气三十六。

阴中有阴，阳中有阳。平旦至日中，天之阳，阳中之阳也；日中至黄昏，天之阳，阳中之阴也；合夜至鸡鸣，天之阴，阴中之阴也；鸡鸣至平旦，天之阴，阴中之阳也。故人亦应之。阴阳五。

日中而阳隆为重阳，夜半而阴隆为重阴。夜半为阴隆，夜半后而为阴衰，平旦阴尽而阳受气矣。日中为阳隆，日西为阳衰，日入阳尽而阴受气矣。夜半而大会，万民皆卧，命曰合阴。经络二十三。

天周二十八宿，宿三十六分。经络二十六。

岁有十二月，日有十二辰，子午为经，卯酉为纬。天周二十八宿，而一面七星，四七二十八星，房昴为纬，虚张为经。房至毕为阳，昴至尾为阴，阳主昼，阴主夜。○日行一舍，人气行一周与十分身之八。经络二十五。

春三月，此谓发陈，天地俱生，万物以荣，此春气之应，养生之道也，逆之则伤肝，夏为寒变，奉长者少；夏三月，此谓蕃秀，天地气交，万物花实，此夏气之应，养长之道也，逆之则伤心，秋为痎疟，奉收者少，冬至重病；秋三月，此谓容平，天气以急，地气以明，此秋气之应，养收之道也，逆之则伤肺，冬为飧泄，奉藏者少；冬三月，此谓闭藏，水冰地坼，无扰乎阳，此冬气之应，养藏之道也，逆之则伤肾，春为痿厥，奉生者少。摄生四。

彼春之暖，为夏之暑；彼秋之忿，为冬之怒。○春应中规，夏应中矩，秋应中衡，冬应中权。是故冬至四十五日，阳气微上，阴气微下；夏至四十五日，阴气微上，阳气微下。阴阳有时，与脉为期。脉色九。

大小月三百六十日成一岁，人亦应之。生因春，长因夏，收因秋，藏因冬，失常则天地四塞。经络二十九。

所谓得四时之胜者，春胜长夏，长夏胜冬，冬胜夏，夏胜秋，秋胜春，所谓四时之胜也。疾病类二十七。

春夏则阳气多而阴气少，秋冬则阴气盛而阳气衰。疾病三十四。

脏主冬，色主春，时主夏，音主长夏，味主秋。针刺十七。

春气在经脉，夏气在孙络，长夏气在肌肉，秋气在皮肤，冬气在骨髓中。帝曰："余愿闻其故。"岐伯曰："春者，天气始开，地气始泄，冻解冰释，水行经通，故人气在脉；夏者，经满气溢，入孙络受血，皮肤充实；长夏者，经络皆盛，内溢肌中；秋者，天气始收，腠理闭塞，皮肤引急；冬者盖藏，血气在中，内着骨髓，通于五脏。是故邪气者，常随四时之气血而入客也，至其变化，不可为度。”针刺十九。

春气在毛，夏气在皮肤，秋气在分肉，冬气在筋骨。针刺十八。

正月二月，天气始方，地气始发，人气在肝；三月四月，天气正方，地气定发，人气在脾；五月六月，天气盛，地气高，人气在头；七月八月，阴气始杀，人气在肺；九月十月，阴气始冰，地气始闭，人气在心；十一月十二月，冰覆，地气合，人气在肾。针刺十九。

东方之域，天地之所始生也。西方者，金玉之域，砂石之处，天地之所收引也。北方者，天地所闭藏之域也。南方者，天地所长养，阳之所盛处也，其地下，水土弱，雾露之所聚也。中央者，其地平以湿，天地所以生万物也众。论治九。

身形应九野。〇天忌。经络三十五。

逆春气，则少阳不生，肝气内变；逆夏气，则太阳不长，心气内洞；逆秋气，则太阴不收，肺气焦满；逆冬气，则少阴不藏，肾气独沉。夫四时阴阳者，万物之根本也，所以圣人春夏养阳，秋冬养阴，以顺其根。摄生六。

脾不主时。脏象七。

德化政令灾变，不能相加也；胜复盛衰，不能相多也；往来小大，不能相过也；用之升降，不能相无也。各从其动而复之耳。运气十二。

有胜则复，无胜则否。〇胜至则复，无常数也，衰乃止耳。复已而胜，不复则害，此伤生也。运气二十九。

乘危而行，不速而至，暴虐无德，灾反及之，微者复微，甚者复甚。运气十三。

阴阳者，寒暑也。热则滋雨而在上，根荄少汁，人气在外，皮肤缓，腠理开，血气减，汗大泄，皮淖泽。寒则地冻水冰，人气在中，皮肤致，腠理闭，汗不出，血气强，肉坚涩。针刺三十五。

治其旺气，是以反也。论治七。

故用针者，不知年之所加，气之盛衰，虚实之所起，不可以为工也。针刺六。

十一、奇　恒

黄帝问曰："余闻揆度奇恒，所指不同，用之奈何？"岐伯对曰："揆度者，度病之浅深也。奇恒者，言奇病也。请言道之至数，五色脉变，揆度奇恒，道在于一。神转不回，回则不转，乃失其机。至数之要，迫近以微。"〇行奇恒之法，以太阴始。见论治类十四。"至数、脉变"以下数句，又见脉色十。

《上经》、《下经》，揆度阴阳，奇恒五中，决以明堂，审于终始，可以横行。论治十八。

奇恒之势乃六十首，诊合微之事，追阴阳之变，彰五中之情，其中之论，取虚实之要，定五度之事，知此乃足以诊。脉色七。

黄帝曰："呜乎远哉！天之道也，如迎浮运，若视深渊，视深渊尚可测，迎浮云莫知其极。"运气六。论治十八。

天气，清静光明者也，藏德不止，故不下也。天明则日月不明，邪害孔窍。摄生五。

夫自古通天者，生之本，本于阴阳。天地之间，六合之内，其气九州九窍，五脏十二节，皆通于天气。其生五，其气三，三而成天，三而成地，三而成人，三而三之，合则为九，九分为九野，九野为九脏，故形脏四，神脏五。运气一。脉色五、疾病五俱略同。

天之在我者德也，地之在我者气也，德流气迫而生者也。脏象九。

此人与天地相应者也。脏象十六。

岐伯曰："人生于地，悬命于天，天地合气，命之曰人。人能应四时者，天地为之父母；知万物者，谓之天子。天有阴阳，人有十二节；天有寒暑，人有虚实。能经天地阴阳之化者，不失四时；知十二节之理者，圣智不能欺也。"针刺九。

"天不足西北，左寒而右凉；地不满东南，右热而左温，其故何也？"岐伯曰："阴阳之气，高下之理，太少之异也。东南方，阳也，阳者其精降于下，故右热而左温。西北方，阴也，阴者其精奉于上，故左寒而右凉。是以地有高下，气有温凉，高者气寒，下者气热。"运气十六。

天不足西北，故西北方阴也，而人右耳目不如左明也。地不满东南，故东南方阳也，而人左手足不如右强也。阴阳三。

呜呼，幽幽冥冥，孰知其道？道之大者，拟于天地，配于四海。论治十九。

帝曰："地之为下否乎？"岐伯曰："地为人之下，太虚之中者也。"帝曰："凭乎？岐伯曰："大气举之也。燥以干之，暑以蒸之，风以动之，湿以润之，寒以坚之，火以温之。"〇故燥胜则地干，暑胜则地热，风胜则地动，湿胜则地泥，寒胜则地裂，火胜则地固矣。运气四。

地气制己胜，天气制胜己，天制色，地制形，五类衰盛，各随其气之所宜也。〇根于中者，命曰神机，神去则机息；根于外者，命曰气立，气止则化绝。运气十五。

圣人之为道者，上合于天，下合于地，中合于人事。故匠人不能释尺寸而意短长，废绳墨而起平水；工人不能置规而为圆，去矩而为方。临深决水，不用功力而水可竭也。循掘决冲而经可通也。此言气之滑涩，血之清浊，行之逆顺也。针刺二十。

行有逆顺，至有迟速，故太过者化先天，不及者化后天。运气十八。

天枢之上，天气主之；天枢之下，地气主之；气交之分，人气从之，万物由之。〇升已而降，降者谓天；降已而升，升者谓地。天气下降，气流于地；地气上升，气腾于天。故高下相召，升降相因，而变作矣。运气九。

阳之汗，以天地之雨名之；阳之气，以天地之疾风名之，暴气象雷，逆气象阳。阴阳四。

善言天者，必应于人；善言古者，必验于今；善言气者，必彰于物；善言应者，同天地之化；善言化言变者，通神明之理。运气十二。

善言人者，必有厌于己。疾病六十六。

善言始者，必会于终；善言近者，必知其远。运气类三。

帝曰："余闻得其人不教，是谓失道；传非其人，慢泄天宝。〇夫道者，上知天文，下知地理，中知人事，可以长久，此之谓也。帝曰："何谓也？"岐伯曰："本气位也。位天者，天文也；位地者，地理也。通于人气之变化者，人事也。故太过者先天，不及者后天，所谓治化而人应之也。运气十。

得其人弗教，是谓重失；得而泄之，天将厌之。脏象三十一。

物生谓之化，物极谓之变，阴阳不测谓之神，神用无方谓之圣。〇在天为气，在地成形，形气相感而化生万物矣。运气三。

物之生从乎化，物之极由乎变，变化之相迫，成败之所由也。〇出入废则神机化灭，升降息则气立孤危。故非出入，则无以生、长、壮、老、已；非升降，则无以生、长、化、收、藏。〇无形无患。运气九。

道无鬼神，独来独往。针刺九。

有道以来，有道以去，审知其道，是为身宝。针刺二十七。

无道行私，必得夭殃。针刺二十八。运气三同。

治之极于一。〇一者因得之。论治十七。

补泻勿失，与天地如一，得一之精，以知死生。脉色九。

知其要者，一言而终，不知其要，流散无穷。经络十四。运气五、十七。

凡此十二官者，不得相失也。故主明则下安，以此养生则寿，殁世不殆，以为天下则大昌。主不明则十二官危，使道闭塞而不通，形乃大伤，以此养生则殃，以为天下者，其宗大危。至道在微，变化无穷，孰知其原？窘乎哉？消者瞿瞿，孰知其要？闵闵之当，孰者为良？恍惚之数，生于毫厘，毫厘之数，起于度量，千之万之，可以益大，推之大之，其形乃制。脏象一。“肖者瞿瞿”四句，又见运气十一。

圣人易语，良马易御也。经络七。

春气西行，夏气北行，秋气东行，冬气南行。故春气始于下，秋气始于上，夏气始于中，冬气始于标。春气始于左，秋气始于右，冬气始于后，夏气始于前。此四时正化之常。故至高之地，冬气常在；至下之地，春气常在。运气十八。

彼春之暖，为夏之暑；彼秋之忿，为冬之怒。运气三十二。

初气终三气，天气主之，胜之常也；四气尽终气，地气主之，复之常也。有胜则复，无胜则否。运气二十九。

太过者暴，不及者徐。暴者为病甚，徐者为病持。运气二十三。

乘危而行，不速而至，暴虐无德，灾反及之，微者复微，甚者复甚。不恒其德，则所胜来复；政恒其理，则所胜同化。运气十三。

命其位，而方月可知也。运气二十一。

先至为主，后至为客。疾病七。

帝曰："夫子数言形与神，何谓形？何谓神？愿卒闻之。"岐伯曰："请言形，形乎形，目冥冥，问其所病，索之于经，慧然在前，按之不得，不知其情，故曰形。"帝曰："何谓神？"岐伯曰："请言神，神乎神，耳不闻，目明心开而志先，慧然独悟，口弗能言，俱视独见，适若昏，昭然独明，若风吹云。故曰神。"针刺十三。

下有渐洳，上生蒲苇，此所以知形气之多少也。针刺三十五。

夫一木之中，坚脆不同，坚者则刚，脆者易伤，况其材木之不同，皮之厚薄，汁之多少，而各异耶？夫木之早花先生叶者，遇春霜烈风，则花落而叶萎。○凡此五者，各有所伤，况于人乎？疾病七十六。

入国问俗，入家问讳，上堂问礼，临病人问所便。论治二。

明目者，可使视色；聪耳者，可使听音。捷疾辞语者，可使传论语；徐而安静、手巧而心审谛者，可使行针艾，理气血而调诸逆顺，察阴阳而兼诸方；缓节柔筋而心和调者，可使导引行气；疾毒言语轻人者，可使唾痈咒病；爪苦手毒、为事善伤者，可使按积抑痹。手毒者，若使按龟，置龟于器下而按其上，五十日而死矣；手甘者，复生如故也。针刺十一。

约方者，犹约囊也。○未满而知约之以为工，不可以为天下师。针刺二十九。

犹拔刺也，犹雪污也，犹解结也，犹决闭也。针刺五十二。疾病一。

夫盐之味咸者，其气令器津泄；弦绝者，其音嘶败；木敷者，其叶发；病深者，其声哕。人有此三者，是谓坏府，毒药无治，短针无取，此皆绝皮伤肉，血气争黑。针刺九。

八尺之士。经络三十三。

人长七尺五寸者。经络十八。

人年老而无子者，材力尽耶？将天数然也？岐伯曰："女子七岁，肾气盛，齿更发长。二七而天癸至，任脉通，太冲脉盛，月事以时下，故有子。丈夫八岁，肾气实。二八，肾气盛，天癸至，精气溢泻，阴阳和，故能有子。"脏象十三。

不失人情。脉色八。

人以水谷为本，故人绝水谷则死。脉色十二。

人饮酒，酒亦入胃，谷未熟而小便独先下何也？经络二十三。

饮酒者，卫气先行皮肤，先充络脉。经络六。

酒入于胃，则络脉满而经脉虚。疾病三十四。

怯士之得酒，怒不避勇士者，名曰酒悖。脏象类二十一。

血脉和利[①]**，精神乃居，故神者，水谷之精气也。**脏象二十七。

营卫者，精气也；血者，神气也。故血之与气，异名同类焉。经络二十三。

脑、髓、骨、脉、胆、女子胞，此六者地气之所生也，皆藏于阴而象于地，故藏而不泻，名曰奇恒之府。脏象二十三。

比类从容：○此皆工之所时乱也，然从容得之。○夫圣人之治病，循法守度，援物比类，化之冥冥，循上及下，何必守经？○不引比类，是知不明之。俱疾病九。**比类形名，虚引其经。善为脉者，必以比类奇恒，从容知也。**俱论治十八。**颂得从容之道，以合从容。**疾病七。**不知此类，足以自乱。从容之葆。**俱论治十九。**从容不出，人事不殷。**疾病八。

至数：○天地之至数，始于一，终于九焉。脉色五。**天地之精气，其大数常出三入一。**气味二。**循经守数，按循医事。**论治十八。**诊无人事治数之道。**论治十九。**至数**

---

① 国中按：原文“利”作“和”，连下句读，查脏象二十七，作“利”，再查《灵枢·平人绝谷论》作“利”为是，故改之。

之机，迫迮以微，其来可见，其往可追，敬之者昌，慢之者亡，无道行私，必得天殃。运气三。气数者，所以纪化生之用也。运气一。数之可数者，请遂言之。运气十七。今良工皆得其法，守其数。论治十五。刺之而气不至，〇无问其数。针刺十六。胜至则复，无常数也。无问其数，以平为期。俱运气二十九。太过者其数成，不及者其数生，土常以生也。运气二十三。先至为主，后至为客。疾病七。

权衡：〇观权衡规矩，而知病所主。论治八。气归于权衡。权衡以平，气口成寸，以决死生。脏象十二。平治于权衡。论治十五。阴阳反作，治在权衡相夺。论治十四。夫五运之政，犹权衡也，高者抑之，下者举之，化者应之，变者复之。运气十。

参伍：〇参伍不调者病。脉色二十五。以此参伍，决死生之分。脉色一。善调尺者，不待于寸；善调脉者，不待于色。能参合而行之者，可以为上工。脉色十七。以日之寒温，月之虚盛，四时气之浮沉，参伍相合而调之。针刺十三。伍以参禁，以除其内。针刺四十八。

门户：〇仓廪不藏者，是门户不要也。疾病九十一。闭户塞牖，系之病者，数问其情，以从其意。论治十七。关门不利，故聚水而从其类也。针刺三十八。口鼻者，气之门户也。疾病七十九。故与万物沉浮于生长之门。摄生六。能知解结契绍于门户。经络十二。知气之所在，而守其门户。针刺十。知其所在者，知诊三部九候之病脉，处而治之，故曰守其门户焉。针刺十三。推合其门，令神气存。针刺十四。少阳司天，五之气，阳乃去，寒乃来，雨乃降，气门乃闭。运气十七。平旦人气生，日中而阳气隆，日西而阳气已虚，气门乃闭。疾病五。风中五脏六腑之腧，亦为脏腑之风，各入其门户。疾病二十八。凡刺热邪越而苍，出游不归乃无病，为开通辟门户，使邪得出病乃已。凡刺寒邪日以温，徐往徐来致其神，门户已闭气不分，虚实得调其气存也。针刺三十四。泻实者，气盛乃纳针，针与气俱纳，以开其门。补虚者，候呼钠针，气出针入，针孔四塞，精无从去，方实而疾出针，气入针出，热不得还，闭塞其门。疾病二十。所谓戊己分者，奎壁角轸，则天地之门户也。运气四。魄门。脏象二十三。

隐曲：〇二阳之病发心脾，有不得隐曲。疾病六。不得隐曲。脉色二十九。隐曲不利，互引阴股。运气二十七。肾风之状，隐曲不利。疾病二十八。隐曲之疾。运气三十。

为故：〇适其至所为故也。论治三。适事为故。论治四。以汗为故而止。运气二十五。左右前后针之，中脉为故。针刺六。吸则转针，以得气为故。针刺十四。刺筋上为故。〇以热为故。〇刺无伤脉肉为故。俱针刺五十。刺肌肉为故。针刺三十六。必正纳针为故止。针刺五十四。

所谓深之细者，其中手如针也，摩之切之，聚者坚也，博者大也。《上经》者，言气之通天也。《下经》者，言病之变化也。《金柜》者，决死生也。《揆度》者，切度之也。《奇恒》者，言奇病也。所谓奇者，使奇病不得以四时死也。恒者，得以四时死也。所谓揆者，方切求之也，言切求其脉理也。度者，得其病处，以四时度之也。此节乃《病态论》尾，观其辞意，皆释经文未明之义，而与本论无涉，且其有见于经者，有不见于经者，王氏谓古经断裂，缪续于此者是也。故不载正条，收类于此。

附：王太仆法言：大寒而甚，热之不热，是无火也，当助其心。大热而甚，寒之不寒，是无水也；热动复止，倏忽往来，时动时止，是无水也，当助其肾。内格呕逆，食不得入，是有火也；病呕而吐，食入反出，是无火也。暴速注下，食不及化，是无水也；溏泄而久，止发无恒，是无水也。故心盛则生热，肾盛则生寒，肾虚则寒动于中，心虚则热收于内。又热不得寒，是无水也；寒不得热，是无火也。夫寒之不寒，责其无水；热之不热，责其无火。热之不久，责心之虚；寒之不久，责肾之少。有者泻之，无者补之，虚者补之，盛者泻之。〇是以方有治热以寒，寒之而火食不入，攻寒以热，热之而昏躁以生，此则气不疏通，壅而为是也。纪于水火，余气可知（疾病一注）。〇益火之源，以消阴翳，壮水之主，以制阳光。〇脏腑之原，有寒热温凉之主。取心者不必济以热，取肾者不必济以寒，但益心之阳，寒亦通行，强肾之阴，热之犹可（论治七注）。〇塞因塞用者，如下气虚乏，中焦气壅，欲散满则更虚其下，欲补下则满甚于中。治不知本而先攻其满，药入或减，药过依然，气必更虚，病必渐甚。乃不知少服则资壅，多服则宣通，峻补其下以疏启其中，则下虚自实，中满自除，此塞因塞用之法也（论治四注）。

类经三十一卷

会　通　类

十二、疾　　病（上）

会通十二类，惟疾病一类浩繁难悉，今所采者，或摘其要，或总其题，观者仍当于各类细求之。

（一）阴阳病

阳者，天气也，主外；阴者，地气也，主内。故阳道实，阴道虚。故犯贼风虚邪者，阳受之；饮食不节、起居不时者，阴受之。阳受之则入六腑，阴受之则入五脏。○阳受风气，阴受湿气。○阳病者上行极而下，阴病者下行极而上。见疾病类十三。

天不足西北，故西北方阴也，而人右耳目不如左明也；地不满东南，故东南方阳也，而人左手足不如右强也。○故俱感于邪，其在上则右甚，在下则左甚，此天地阴阳所不能全也，故邪居之。阴阳三。

帝曰："法阴阳奈何？"岐伯曰："阳胜则身热，腠理闭，喘粗为之俯仰，汗不出而热，齿干以烦冤腹满死，能冬不能夏。阴胜则身寒汗出，身常清，数慄而寒，寒则厥，厥则腹满死，能夏不能冬。此阴阳更胜之变，病之形态也。"○帝曰："调此二者奈何？"岐伯曰："能知七损八益，则二者可调，不知用此，则早衰之节也。年四十，而阴气自半也，起居衰矣；年五十，体重，耳目不聪明矣；年六十，阴萎，气大衰，九窍不利，下虚上实，涕泣俱出矣。”阴阳二。

病在阳者命曰风，病在阴者命曰痹，阴阳俱病命曰风痹。病有形而不痛者，阳之类也；无形而痛者，阴之类也。无形而痛者，其阳完而阴伤之也，急治其阴，无攻其阳；有形而不痛者，其阴完而阳伤之也，急治其阳，无攻其阴。阴阳俱动，乍有形，乍无形，加以烦心，命曰阴胜其阳，此为不表不里，其形不久。针刺三十一。

阴病发于骨，阳病发于血，阴病发于肉，阳病发于冬，阴病发于夏，是谓五发。〇邪入于阳则狂，邪入于阴则痹，搏阳则为巅疾，搏阴则为喑，阳入之阴则静，阴出之阳则怒，是谓五乱。疾病二十五。

阳虚则外寒，阴虚则内热；阳盛则外热，阴盛则内寒。疾病二十。

阳并于阴，则阴实而阳虚。〇阳盛则外热，阴虚则内热。疾病四十八。

清阳出上窍，浊阴出下窍；清阳发腠理，浊阴走五脏；清阳实四肢，浊阴归六腑。阴阳一。

邪之生于阳者，得之风雨寒暑；生于阴者，得之饮食居处，阴阳喜怒。疾病十九。

阳气者，烦劳则张。〇阳气者，精则养神，柔则养筋。开合不得，寒气从之，乃生大偻。疾病五。

阴气者，静则神藏，躁则消亡，饮食自倍，肠胃乃伤。疾病六十七。

阴胜则阳病，阳胜则阴病。阳胜则热，阴胜则寒。阴阳一。

重阴必阳，重阳必阴。阴阳一。脉色三十三。

别于阳者，知病从来；别于阴者，知死生之期。脏象二十四。脉色二十六。

阴气太盛，则阳气不能营也，故曰关。阳气太盛，则阴气弗能营也，故曰格。阴阳俱盛，不得相营，故曰关格。经络二十二。

阴阳不相应，病名曰关格。脉色二十二。

粗大者，阴不足，阳有余，为热中也。〇诸浮不躁者皆在阳，则为热，其有躁者在手；诸细而沉者皆在阴，则为骨痛，其有静者在足。阳气有余，为身热无汗；阴气有余，为多汗身寒；阴阳有余，则无汗而寒。脉色二十一。

阴气少而阳气胜，故热而烦满也。〇阳气少，阴气多，故身寒如从水中出。〇四肢者阳也，两阳相得而阴气虚少，少水不能灭盛火，而阳独治，独治者不能生长也。疾病四十五。

阴阳如一者，病难治。针刺二十三。

阴气在下，阳气在上，诸阳气浮，无所依从，故呕咳上气喘也。疾病十一。

阴虚者阳必凑之，故少气时热而汗出也。疾病三十一。

阴阳虚，肠辟死。阳加于阴谓之汗，阴虚阳搏谓之崩。脉色二十九。

阳急则反折，阴急则俯不伸。疾病六十九。

病痛者阴也，痛而以手按之不得者阴也，深刺之。病在上者阳也，病在下者阴也。痒者阳也，浅刺之。针刺五十三。

刚与刚，阳气破散，阴气乃消亡。〇死阴之属，不过三日而死；生阳之属，不过四日而已。结阳者，肿四肢；结阴者，便血一升。疾病六。

阴虚则无气，无气则死矣。脏象九。

阳重脱者易狂，阴阳皆脱者，暴死不知人也。脏象三十。

阳气有余，阴气不足，则热中善饥；阳气不足，阴气有余，则寒中肠鸣腹痛。针刺二十五。

（二）经络脏腑病

天之邪气，感则害人五脏；水谷之寒热，感则害人六腑；地之湿气，感则害人皮肉筋脉。见论治类八。

百病之始生也，必先于皮毛，邪中之则腠理开，开则人客于络脉，留而不去，传入于经，留而不去，传入于腑，廪于肠胃。邪之始入于皮也，泝然起毫毛，开腠理；其入于络也，则络脉盛色变；其入客于经也，则感虚乃陷下；其留于筋骨之间，寒多则筋挛骨痛，热多则筋弛骨消，肉烁䐃破，毛直而败。○邪客于皮则腠理开，开则邪入客于络脉，络脉满则注于经脉，经脉满则入舍于腑脏也。经络三十一。

邪之客于形也，必先舍于皮毛；留而不去，入舍于孙脉；留而不去，入舍于络脉；留而不去，入舍于经脉，内连五脏，散于肠胃，阴阳俱感，五脏乃伤。此邪之从皮毛而入，极于五脏之次也。针刺三十。

风雨之伤人也，先客于皮肤，传入于孙络，孙络满则传入于络脉，络脉满则输于大经脉。寒湿之中人也，皮肤不收，肌肉坚紧。疾病十九。

天地温和，则经水安静，天寒地冻，则经水凝涩；天暑地热，则经水沸溢；猝风暴起，则经水波涌而隆起。夫邪之入于脉也，寒则血凝涩，暑则气淖泽，虚邪因而入客，亦如经水之得风也，经之动脉，其至也，亦时隆起。针刺十四。

邪客于足少阴之络，令人猝心痛暴胀，胸胁支满。〇邪客于手少阳之络，令人喉痹舌卷，口干心烦，臂外廉手痛，不及头。〇邪客于足厥阴之络，令人猝疝暴痛。〇邪客于足太阳之络，令人头项肩痛。〇邪客于手阳明之络，令人气满胸中，喘息而支胠，胸中热。〇邪客于掌臂之间，不可得屈。〇邪客于足阳跷之脉，令人目痛从内眦始。〇邪客于手阳明之络，令人耳聋，时不闻音。〇邪客于足阳明之络，令人鼽衄上齿寒。〇邪客于足少阳之络，令人胁痛不得息，咳而汗出。〇邪客于足少阴之络，令人嗌痛不可纳食，无故善怒，气上走贲上。〇邪客于足太阴之络，令人腰痛，引小腹控䏚，不可以仰息。〇邪客于足太阳之络，令人拘挛背急，引胁而痛。〇邪客于足少阳之络，令人留于枢中痛，髀不可举。〇邪客于五脏之间，其病也，脉引而痛，时来时止。〇邪客于手足少阴太阴足阳明之络，此五络皆会于耳中，上络左角，五络俱竭，令人身脉皆动，而形无知也，其状若尸，或曰尸厥。针刺三十。

邪在肺，则病皮肤痛，寒热，上气喘，汗出，咳动肩背。〇邪在肝，则两胁中痛，寒中，恶血在内，行善掣节，时脚肿。〇邪在脾胃，则病肌肉痛。阳气有余，阴气不足，则热中善饥；阳气不足，阴气有余，则寒中肠鸣腹痛。阴阳俱有余，若俱不足，则有寒有热。〇邪在肾，则病骨痛阴痹。阴痹者，按之而不得，腹胀腰痛，大便难，肩背颈项痛，时眩。〇邪在心，则病心痛善悲，时眩仆。针刺二十五。

六腑之病：面热者，足阳明病；鱼络血者，手阳明病；两跗之上脉竖陷者，足阳明病，此胃脉也。〇大肠病者，肠中切痛而鸣濯濯，冬月重感于寒即泄，当脐而痛，不能久立，与胃同候。〇胃病者，腹䐜胀，胃脘当心而痛，上支两胁，膈咽不通，食饮不下。〇小肠病者，小腹痛，腰脊控睾而痛，时窘之后，当耳前热，若寒甚，若独肩上热甚，及手小指次指之间热。〇三焦病者，腹气满，小腹尤坚，不得小便，窘急，溢则水留即为胀。〇膀胱病者，小便偏肿而痛，以手按之，即欲小便而不得，肩上热若脉陷，及足小趾外廉及胫踝后皆热。〇胆病者，善太息，口苦，呕宿汁，心下澹澹，恐人将捕之。嗌中芥芥然，数唾。针刺二十四。

喜乐不节，则伤脏，脏伤则病起于阴也。清湿袭虚，则病起于下；风雨袭虚，则病起于上。〇忧思伤心；重寒伤肺；忿怒伤肝；醉以入房，汗出当风，伤脾；用力过度，若入房汗出，浴则伤肾。疾病二。

五脏受气于其所生，传之于其所胜，气舍于其所生，死于其所不胜。〇五脏有病，则各传其所胜。不治，法三月若六月，若三日若六日，传五脏而当死，是顺传所胜之次。故曰别于阳者，知病从来；别于阴者，知死生之期。脏象二十四。

风寒伤形，忧恐忿怒伤气。气伤脏，乃病脏；寒伤形，乃应形；风伤筋脉，筋脉乃应。针刺三十一。

风伤肝，燥胜风。〇热伤气，寒胜热。〇湿伤肉，风胜湿。〇热伤皮毛，寒胜热。〇寒伤血，燥胜寒。脏象六。

心为噫，肺为咳，肝为语，脾为吞，肾为欠、为嚏，胃为气逆、为哕、为恐，大肠小肠为泄，下焦溢为水，膀胱不利为癃，不约为遗尿，胆为怒。疾病二十五。

忧愁思虑即伤心。○饮食劳倦即伤脾。○又遇饮食饱甚，汗出于胃，醉饱行房，汗出于脾。○久坐湿地，强力入水即伤肾。○恚怒，气逆上而不下，即伤肝。○又遇疾走恐惧，汗出于肝。运气四十四。又疾病三略同。

情伤五脏者，病死有时。○五脏主藏精者也，不可伤，伤则失守而阴虚，阴虚则无气，无气则死矣。脏象九。

五脏六腑之津液，尽上渗于目，心悲气并则心系急，心系急则肺举，肺举则液上溢，故咳而泣出矣。疾病五十八。

肺病者，喘息鼻张；肝病者，眦青；脾病者，唇黄；心病者，舌卷短，颧赤；肾病者，颧与颜黑。脉色类三十一。

腹中常鸣，气上冲胸，喘不能久立，邪在大肠也。○小腹控睾、引腰脊，上冲心，邪在小肠者，连睾系，属于脊，贯肝肺，络心系。气盛则厥逆，上冲肠胃。熏肝，散于肓，结于脐。○善呕，呕有苦，长太息，心中憺憺，恐人将捕之，邪在胆，逆在胃。○饮食不下，膈塞不通，邪在胃脘。○小腹痛肿，不得小便，邪在三焦约。针刺四十七。

色起两眉薄泽者，病在皮；唇色青黄赤白黑者，病在肌肉；营气濡然者，病在血气；目色青黄赤白黑者，病在筋；耳焦枯受尘垢，病在骨。针刺二十六。

脉口浮滑者，病日进；人迎沉而滑者，病日损。其脉口滑以沉者，病日进，在内；其人迎脉滑盛以浮者，其病日进，在外。○脉之浮沉及人迎与寸口气小大等者，病难已。病之在脏，沉而大者，易已，小为逆；病在腑，浮而大者，其病易已。○人迎盛坚者，伤于寒；气口盛坚者，伤于食。脉色三十二。

数则烦心。○涩则心痛。脉色二十一。

营之生病也，寒热少气，血上下行。卫之生病也，气痛时来时去，怫忾贲响，风寒客于肠胃之中。寒痹之为病也，留而不去，时痛而皮不仁。针刺三十二。

卫气之留于腹中，蓄积不行，郁蕴不得常所，使人肢胁胃中满，喘呼逆息。针刺二十六。

审察卫气，为百病母。针刺二十九。

任脉为病，男子内结七疝，女子带下瘕聚。○冲脉为病，逆气里急。○督脉为病，脊强反折。此生病，从小腹上冲心而痛，不得前后，为冲疝，其女子不孕，癃痔遗尿嗌干。经络二十七。

足阳明，五脏六腑之海也，其脉大血多，气盛热壮。经络三十三。

五脏不和则七窍不通，六腑不和则留结为痈。经络二十二。

心肺有病，而鼻为之不利也。脏象十一。

皮肤薄而不泽，肉不坚而淖泽，则肠胃恶，邪气留止，大聚乃起。疾病七十六。

谷入少而气多者，邪在胃及与肺也。疾病二十一。

经筋之病，寒则反折筋急，热则筋弛纵不收，阴痿不用。阳急则反折，阴急则俯不伸。疾病类六十九。

气上走贲上。针刺三十。

五脏所恶。○五脏化液。○五脏所藏。○五脏所主。

疾病二十五。

肺布叶举。疾病二十六。

女子右为逆，左为顺；男子左为逆，右为顺。论治十四。

男子发左，女子发右。脉色二十四。

四时脏脉病有太过不及。脉色十。

诊尺论疾。脉色十八。

五味之走，各有所病。气味三。

诸经根结病刺。经络三十。

本脏二十五变之病。脏象二十八。

五脏异藏，虚实异病。脏象十。

脏脉六变，病刺不同。脉色十九。

十五别络虚实病刺。经络五。

（三）时气病

春伤于风，邪气留连，乃为洞泄；夏伤于暑，秋为痎疟；秋伤于湿，上逆而咳，发为痿厥；冬伤于寒，春必温病。四时之气，更伤五脏。见疾病类五。

冬伤于寒，春必温病；春伤于风，夏生飧泄；夏伤于暑，秋必痎疟；秋伤于湿，冬生咳嗽。阴阳一。脉色三十三略同。

春气者病在头，夏气者病在脏，秋气者病在肩背，冬气者病在四肢。故春善病鼽衄，仲夏善病胸胁，长夏善病洞泄寒中，秋善病风疟，冬善病痹厥。故冬不按跷，春不鼽衄，春不病颈项，仲夏不病胸胁，长夏不病洞泄寒中，秋不病风疟，冬不病痹厥、飧泄而汗出也。夫精者，身之本也。故藏于精者，春不病温。夏暑汗不出者，秋成风疟。此平人脉法也。疾病二十七。

春青风，夏阳风，秋凉风，冬寒风。黄色薄皮弱肉者，不胜春之虚风；白色薄皮弱肉者，不胜夏之虚风；青色薄皮弱肉者，不胜秋之虚风；赤色薄皮弱肉者，不胜冬之虚风。黑色皮薄而肉不坚、色不一者，长夏至而有虚风者病矣。脏象二十一。

清气大来，燥之胜也，风木受邪，肝病生焉；热气大来，火之胜也，金燥受邪，肺病生焉；寒气大来，水之胜也，火热受邪，心病生焉；湿气大来，土之胜也，寒水受邪，肾病生焉；风气大来，木之胜也，土湿受邪，脾病生焉。所谓感邪而生病也。乘年之虚，则邪甚也；失时之和，亦邪甚也；遇月之空，亦邪甚也；重感于邪，则病危矣。有胜之气，其必来复也。运气三十一。

是故邪气者，常随四时之气血而入客也，至其变化，不可为度。针刺十九。

五脏各以其时受病，非其时各传以与之。人与天地相参，故五脏各以治时，感于寒则受病，微则为咳，甚则为泄为痛。乘秋则肺先受邪，乘春则肝先受之，乘夏则心先受之，乘至阴则脾先受之，乘冬则肾先受之。疾病五十二。

逆春气则伤肝，夏为寒变，奉长者少；逆夏气则伤心，秋为痎疟，奉收者少；逆秋气则伤肺，冬为飧泄，奉藏者少；逆冬气则伤肾，春为痿厥，奉生者少。摄生四。

逆春气，则少阳不生，肝气内变；逆夏气，则太阳不长，心气内洞；逆秋气，则太阴不收，肺气焦满；逆冬气，则少阴不藏，肾气独沉。摄生六。

东方青色，入通于肝，其病发惊骇；南方赤色，入通于心，故病在五脏；中央黄色，入通于脾，故病在舌本；西方白色，入通于肺，故病在背；北方黑色，入通于肾，故病在溪。脏象四。

厥阴所至为里急，为支痛，为软戾，为胁痛呕泄。〇少阴所至为疡疹身热，为惊惑恶寒战慄谵妄，为悲妄衄衊，为语笑。〇太阴所至为积饮痞隔，为蓄满，为中满霍乱吐下，为重浮肿。〇少阳所至为嚏呕，为疮疡，为惊躁瞀昧暴病，为喉痹耳鸣呕涌，为暴注瞤瘛暴死。〇阳明所至为浮虚，为尻、阴、股、膝、髀、腨、胻、足病，为胁痛皴揭，为鼽嚏。〇太阳所至为屈伸不利，为腰痛，为寝汗痉，为流泄禁止。〇故风胜则动，热胜则肿，燥胜则干，寒胜则浮，湿胜则濡泄，甚则水闭浮肿，随气所在，以言其变耳。运气二十一。

气之不袭，是谓非常，非常则变矣。变至则病，所胜则微，所不胜则甚，因而重感于邪，则死矣。运气二。

气相得则和，不相得则病。帝曰："气相得而病者何也？"岐伯曰："以下临上，不当位也。"运气四。

中执法者，其病速而危；中行令者，其病徐而持；中贵人者，其病暴而死。君位臣则顺，臣位君则逆。逆则其病近，其害速；顺则其病远，其害微。所谓二火也。〇太过不及，皆曰天符，而变行有多少，病形有微甚，生死有早晚耳。运气类七。

太过者暴，不及者徐，暴者为病甚，徐者为病持。运气二十三。

月满则海水西盛，人血气积，虽遇贼风，其入浅不深。至其月廓空，则海水东盛，人气血虚，遇贼风则其入深。〇三虚者，乘年之衰，逢月之空，失时之和，因为贼风所伤，是谓三虚。三实者，逢年之盛，遇月之满，得时之和，虽有贼风邪气，不能危之也。运气三十六。

（四）虚实病

邪之所凑，其气必虚。阴虚者，阳必凑之。见疾病类三十一。

气之所并为血虚，血之所并为气虚。〇故气并则无血，血并则无气。疾病十九。

肝气虚则恐，实则怒。脾气虚则四肢不用，五脏不安，实则腹胀经溲不利。心气虚则悲，实则笑不休。肺气虚则鼻塞不利少气，实则喘喝胸盈仰息。肾气虚则厥，实则胀。脏象十。

手太阴实则手锐掌热，虚则欠呿，小便遗数。〇手少阴实则支膈，虚则不能言。〇手心主实则心痛，虚则为头强。〇手太阳实则节驰肘废，虚则生肬，小者如指痂疥。〇手阳明实则龋聋，虚则齿寒痹隔。〇手少阳实则肘挛，虚则不收。〇足太阳实则鼽窒头背痛，虚则鼽衄。〇足少阳实则厥，虚则痿躄，坐不能起。〇足阳明实则狂颠，虚则足不收胫枯。〇足太阴实则肠中切痛，虚则臌胀。〇足少阴实则闭癃，虚则腰痛。〇足厥阴实则挺长，虚则暴痒。〇任脉实则腹皮痛，虚则痒搔。〇督脉实则脊强，虚则头重高摇之。〇脾之大络实则身尽痛，虚则百节尽皆纵。经络五。

五脏主藏精者也，不可伤，伤则失守而阴虚，阴虚则无气，无气则死矣。脏象九。

勇者气行则已，怯者则着而为病。疾病五十三。

实者，气入也；虚者，气出也。疾病二十一。

邪之所在，皆为不足。故上气不足，脑为之不满，耳为之苦鸣，头为之苦倾，目为之苦眩；中气不足，溲便为之变，肠为之苦鸣；下气不足，则乃为痿厥心悗。疾病七十九。

营气虚则不仁，卫气虚则不用，营卫俱虚，则不仁且不用，肉如故也，人身与志不相有，曰死。疾病四十五。

气海有余者，气满胸中，悗息面赤；气海不足，则气少不足以言。〇血海有余，则常想其身大，怫然不知其所病；血海不足，亦常想其身小，狭然不知其所病。〇水谷之海有余，则腹满；水谷之海不足，则饥不受谷食。〇髓海有余，则轻劲多力，自过其度；髓海不足，则脑转耳鸣，胫痠眩冒，目无所见，懈怠安卧。经络三十二。

下虚则厥，下盛则热，上虚则眩，上盛则热痛。经络十二。

三焦者，太阳之别也，并太阳之正，入络膀胱，约下焦，实则闭癃，虚则遗尿。经络十六。

寒则真气去，去则虚，虚则寒搏于皮肤之间。疾病四。

阴气盛，阳气虚，故为振寒。〇胃不实则诸脉虚，诸脉虚则筋脉懈惰，筋脉懈惰则行阴用力[①]，气不能复，故为亸。疾病七十九。

肝虚、肾虚、脾虚，皆令人体重烦冤。〇怯然少气者，是水道不行，形气消索也。疾病九。

髓液皆减而下，下过度则虚，虚故腰背痛而胫痠。疾病五十八。

---

① 国中按：此句中原文少“筋脉懈惰”四字，查经文应有，故补之。

内夺而厥，则为喑俳，此肾虚也。疾病十一。

八正之虚邪，而避之勿犯也。以身之虚，而逢天之虚，两虚相感，其气至骨，入则伤五脏，工候救之，弗能伤也，故曰：天忌不可不知也。〇虚邪者，八正之虚邪气也。正邪者，身形若用力汗出，腠理开，逢虚风，其中人也微。针刺十三。

三虚者，其死暴疾也；得三实者，邪不能伤人也。乘年之衰，逢月之空，失时之和，因为贼风所伤。是谓三虚。帝曰："愿闻三实。"少师曰："逢年之盛，遇月之满，得时之和，虽有贼风邪气，不能危之也。"运气三十六。

精、气、津、液、血、脉，脱者之病。脏象二十五。

五有余、二不足者，死不治。疾病三十六。

人神失守，邪鬼外干。运气四十三。

形肉已夺，是一夺也；大夺血之后，是二夺也；大汗出之后，是三夺也；大泄之后，是四夺也；新产及大血之后，是五夺也。此皆不可泻。针刺五十八。

（五）气血津液病

清气在阴，浊气在阳，营气顺脉，卫气逆行，清浊相干，乱于胸中，是为大悗。故气乱于心，则烦心密嘿，俯首静伏；乱于肺，则俯仰喘喝，接手以呼；乱于肠胃，则为霍乱；乱于臂胫，则为四厥；乱于头，则为厥逆，头重眩仆。见针刺类二十七。

寒气生浊，热气生清。清气在下，则生飧泄；浊气在上，则生䐜胀。壮火之气衰，少火之气壮；壮火食气，气食少火；壮火散气，少火生气。阴阳一。

足阳明，其病气逆则喉痹瘁喑。〇足太阴，厥气上逆则霍乱。〇足少阴，其病气逆则烦闷。〇足厥阴，其病气逆，则睾肿猝疝。经络五。

长则气治，短则气病，上盛则气高，下盛则气胀，代则气衰，细则气少。〇数动一代者，病在阳之脉也，泄[①]及便脓血，脉色二十一。

大惊猝恐，则血气分离。疾病七十九。

五气入鼻，藏于心肺，心肺有病，而鼻为之不利也。脏象十一。

乳之下其动应衣，宗气泄也。脉色十一。

一呼脉一动，一吸脉一动，曰少气。脉色三。

脉小者，尺之皮肤亦减而少气。脉色十七。

因于气，为肿，四维相代，阳气乃竭。疾病五。

一阳发病，少气。疾病六。

言而微，终日乃复言者，此夺气也。疾病九十一。

精脱者，耳聋；气脱者，目不明；津脱者，腠理开，汗大泄；液脱者，骨属屈伸不利，色夭，脑髓消，胫痠，耳数鸣；血脱者，色白，夭然不泽。脏象二十五。

冲脉为病，逆气里急。经络二十七。

怒则气逆，甚则呕血。疾病二十六。

谷入多而气少者，得之有所脱血。〇脉小血多者，饮中热也。脉大血小者，脉有风气，水浆不入也。疾病二十一。

少阴所谓咳则有血者，阳脉伤也，阳气未盛于上而脉满，满则咳，故血现于鼻也。疾病十一。

---

① 国中按："泄"，原文作"洩"，此因避唐王李世民之讳而改，今回改之。

脾移热于肝，则为惊衄。疾病四十六。

肺脉搏坚而长，当病唾血。〇肝脉若搏，因血在胁下，令人喘逆。〇脾脉搏坚而长。其色黄，当病少气。〇肾脉软而散者，当病少血。脉色二十。

臂多青脉，曰脱血。安卧脉盛，谓之脱血。脉色十六。

结阴者，便血一升。再结二升，三结三升。疾病六。

悲哀太甚则胞络绝，胞络绝则阳气内动，发则心下崩，数溲血也。疾病七十一。

阳络伤则血外溢，血外溢则衄血，阴络伤则血内溢，血内溢则后血。疾病二。

血泄者，脉急，血无所行也。疾病九。

孙络外溢，则经有留血。疾病十八。

心脉微涩为血溢。〇肺脉微急为肺寒热，怠惰，咳唾血。〇肺脉微滑为上下出血，涩甚为呕血。〇肾脉微涩为不月。脉色十九。

血气者，喜温而恶寒，寒则涩不能流，温则消而去之。疾病十九。

阴虚阳搏谓之崩。脉色二十九。

白血出者死。运气三十阳明司天下。

月事不来者，胞脉闭也，胞脉者属心而络于胞中，今气上迫肺，心气不得下通，故月事不来也。疾病三十一。

妇人之生，有余于气，不足于血，以其数脱血也。脏象十七。

（六）情志病

志意者，所以御精神，收魂魄，适寒温，和喜怒者也。

○志意和则精神专直，魂魄不散，悔怒不起，五脏不受邪矣。见脏象类二十八。

天有四时五行，以生长收藏，以生寒、暑、燥、湿、风。人有五脏，化五气，以生喜、怒、悲、忧、恐。故喜怒伤气，寒暑伤形。暴怒伤阴，暴喜伤阳。厥气上行，脉满去形。喜怒不节，寒暑过度，生乃不固。阴阳一。《天元纪大论》作“喜、怒、思、忧、恐”，见运气三。“暴怒伤阴”以下四句，又见论治十八。

东方生风，在声为呼，在变动为握，在志为怒。怒伤肝，悲胜怒。○南方生热，在声为笑，在变动为忧，在志为喜。喜伤心，恐胜喜。○中央生湿，在声为歌，在变动为哕，在志为思。思伤脾，怒胜思。○西方生燥，在声为哭，在变动为咳，在志为忧。忧伤肺，喜胜忧。○北方生寒，在声为呻，在变动为慄，在志为恐。恐伤肾，思胜恐。脏象五。

东方色青，入通于肝，其病发惊骇。脏象四。

夫百病之始生也，皆生于风雨寒暑，阴阳喜怒，饮食居处，大惊猝恐。则血气分离，阴阳破散，经络厥绝，脉道不通，阴阳相逆，卫气稽留，经脉虚空，血气不次，乃失其常。疾病七十九。

忧、恐、悲、喜、怒，令不得以其次，故令人有大病矣。因而喜大虚则肾气乘矣，怒则肝气乘矣，悲则肺气乘矣，恐则脾气乘矣，忧则心气乘矣。疾病二十九。

怵惕思虑者则伤神，神伤则恐惧流淫而不止。○悲哀动中者，竭绝而失生。○喜乐者，神惮散而不藏。○愁忧者，气闭塞而不行。○盛怒者，迷惑而不治。○恐惧者，神荡惮而不收。○心怵惕思虑则伤神，神伤则恐惧自失，破䐃脱肉。○脾忧愁而不解则伤意，意伤则悗乱，四肢不举。〇肝悲哀动中则伤魂，魂伤则狂忘不精，当人阴缩而挛筋，两胁骨不举。〇肺喜乐无极则伤魄，魄伤则狂，皮革焦。〇肾盛怒而不止则伤志，志伤则善忘其前言，腰脊不可以俯仰屈伸；恐惧而不解则伤精，精伤则骨痠痿厥，精时自下。脏象九。

血并于上，气并于下，心烦惋善怒。〇血并于下，气并于上，乱而善忘。〇喜怒不节则阴气上逆，上逆则下虚，下虚则阳气走之，故曰实矣。〇喜则气下，悲则气消，消则脉虚空，因寒饮食，寒气熏满，则血涩气去，故曰虚矣。疾病十九。

胃为气逆，为哕为恐。〇胆为怒。〇精气并于心则喜，并于肺则悲，并于肝则忧，并于脾则畏，并于肾则恐。〇阳入之阴则静，阴出之阳则怒。疾病二十五。

悲哀太甚则胞络绝，胞络绝则阳气内动，发则心下崩、数溲血也。〇思想无穷，所愿不得，意淫于外，入房太甚，宗筋弛纵，发为筋痿，及为白淫。疾病七十一。

忧愁思虑，即伤心。〇恚怒气逆，上而不下，即伤肝。运气四十四。

神有余则笑不休，神不足则悲。〇血有余则怒，不足则恐。疾病十八。

多阳者多喜，多阴者多怒。针刺二十二。

水之精为志，火之精为神，水火相感，神志俱悲，是以目之水生也。故谚言曰：心悲名曰志悲。疾病八十。

肝藏血，血舍魂，肝气虚则恐，实而怒。〇脾藏营，营舍意。〇心藏脉，脉舍神，心气虚则悲，实则笑不休。〇肺藏气，气舍魄。〇肾藏精，精舍志。脏象十。

愁忧恐惧则伤心，形寒寒饮则伤肺。疾病三。

悲哀愁忧则心动，心动则五脏六腑皆摇。疾病七十九。

忧恐忿怒伤气。气伤脏，乃病脏。针刺三十一。

春脉太过，则令人善怒。脉色十。

阳明所谓甚则厥，恶人与火，闻木音则惕然而惊者，阳气与阴气相搏，水火相恶，故惕然而惊也。〇所谓欲独闭户而处者，阴阳相搏也，阳尽而阴盛，故欲独闭户牖而居。〇所谓病至则欲乘高而歌，弃衣而走者，阴阳复争，而外并于阳，故使之弃衣而走也。〇少阴所谓恐如人将捕之者，秋气万物未有毕去，阴气少，阳气入，阴阳相搏，故恐也。〇肝气当治而未得，故善怒，善怒者名曰煎厥。所谓恶闻食臭者，胃无气，故恶闻食臭也。疾病十一。

厥阴为合，合折则气绝而喜悲。经络二十。

邪客于足少阴之络，令人无故善怒，气上走贲上。针刺三十。

形乐志苦，病生于脉；形乐志乐，病生于肉；形苦志乐，病生于筋；形苦志苦，病生于咽嗌；形数惊恐，经络不通，病生于不仁。论治十。

常贵后贱，虽不中邪，病从内生，名曰脱营。常富后贫，名曰失精，五气留连，病有所并。〇暴乐暴苦，始乐后苦，皆伤精气，精气竭绝，形体毁沮。暴怒伤阴，暴喜伤阳，厥逆上行，满脉去形。愚医治之，不知补泻，不知病情，精华日脱，邪气乃并。〇故贵脱势，虽不中邪，精神内伤，身必败亡。始富后贫，虽不伤邪，皮焦筋屈，痿躄为挛。论治十八。

阳气者，大怒则形气绝，而血郁于上，使人暴厥。〇瘉气化迫，传为善畏，及为惊骇。疾病五。

目坚固以深者，长冲直扬，其心刚，刚则多怒，怒则气上逆。疾病七十六。

心痹者，脉不通，厥气上则恐。疾病六十七。

隔则闭绝，上下不通，则暴忧之病也。疾病七十八。

饮食不节，喜怒不时，津液内溢，乃下留于睾。针刺三十三。

（七）头项病

头痛巅疾，下虚上实，过在足少阴巨阳。见疾病类十四。

来疾去徐，上实下虚，为厥巅疾。○推而下之，下而不上，头项痛也。脉色二十一。

上气不足，脑为之不满，头为之苦倾。疾病七十九。

阳明并于上，上者则其孙络太阴也，故头痛鼻鼽腹肿也。疾病十一。

寸口之脉中手短者，曰头痛。脉色十六。

厥成为巅疾。疾病七十七。

春脉太过，则令人善怒，忽忽眩冒而巅疾。脉色类十。

浮而散者，为眴仆。脉色二十一。

厥头痛。○真头痛。针刺四十三。

（八）七窍病

五脏不和则七窍不通。见经络类二十二。

阳不胜其阴，则五脏气争，九窍不通。疾病五。

失之则内闭九窍，外壅肌肉。疾病五。

脾不及，则令人九窍不通，名曰重强。脉色十。

二阳一阴，阳明主病，不胜一阴，脉软而动，九窍皆沉。疾病七。

跷脉气不营，则目不合。经络二十八。

太阳之脉，其终也戴眼。疾病九十七。

诊目痛，赤脉从上下者，太阳病；从下上者，阳明病；从外走内者，少阳病。脉色三十三。

泣不止则液竭，液竭则精不灌，精不灌则目无所见矣，故命曰夺精。〇上气不足，耳为之苦鸣，目为之眩。疾病七十九。

精脱者，耳聋。〇液脱者，耳数鸣。〇气脱者，目不明。脏象二十五。

膀胱移热于小肠，上为口糜。〇胆移热于脑，则辛頞鼻渊，鼻渊者，浊涕下不止也，传为衄衊瞑目。疾病四十六。

太阳所谓耳鸣者，阳气万物盛上而跃，故耳鸣也。〇所谓浮为聋者，皆在气也。〇所谓入中为喑者，阳盛已衰，故为喑也。内夺而厥，则为喑俳，此肾虚也。〇少阴所谓不能久立久坐，起则目䀮䀮无所见也。厥阴所谓甚则嗌干热中者，阴阳相迫而热，故嗌干也。疾病十一。

岁太阴在泉，民病耳聋浑浑焞焞。运气二十五。

足阳明之筋，引缺盆及颊，猝口僻，急者目不合，热则筋纵，目不开。颊筋有寒则急，引颊移口；有热则筋驰纵缓不胜收，故僻。疾病六十九。

督脉为病，嗌干。经络二十七。

一阴一阳结，谓之喉痹。疾病六。

手阳明少阳厥逆，发喉痹嗌肿。疾病三十五。

手少阴虚则不能言。〇手阳明实则龋聋。〇足太阳，实则鼽窒，虚则鼽衄。〇足阳明，气逆则喉痹瘁喑。经络五。

“人有重身，九月而喑，此为何也?”岐伯曰：“胞之络脉绝也。胞络者系于肾，少阴之脉贯肾系舌本，故不能言。”疾病六十一。

男子发左，女子发右，不喑舌转，可治，三十日起；其从者喑，三岁起；年不满二十者，三岁死。脉色二十四。

人之鼻洞涕出不收者，颃颡不开，分气失也。〇人猝然无音者，寒气客于厌，则厌不能发，发不能下，至其开合不致，故无音。针刺四十五。

不得卧而息有音者，是阳明之逆也。疾病八十二。

心脉搏坚而长，当病舌卷不能言。脉色二十。

肝脉骛暴，有所惊骇，脉不至若喑，不治自已。脉色二十四。

徇蒙招尤，目冥耳聋，下实上虚，过在足少阳、厥阴。疾病十四。

搏阴则为喑。疾病二十五。

灸之则阳气入阴，入则喑。疾病三十八。

五气入鼻，藏于心肺，心肺有病，而鼻为之不利也。脏象十一。

（九）胸胁腰背病

太阳所谓肿腰脽痛者，正月阳气出在上，而阴气盛，阳未得自次也，故肿腰脽痛也。〇所谓强上引背者，阳气大上而争，故强上也。〇少阳所谓心胁痛者，言少阳盛也，九月阳气尽而阴气盛，故心胁痛也。〇阳明所谓胸痛少气者，水气在脏腑也，水者阴气也，阴气在中，故胸痛少气也。〇少阴所谓腰痛者，少阴者肾也，十月万物阳气皆伤，故腰痛也。〇厥阴所谓腰脊痛不可以俯仰者，三月一振，荣华万物，一俯而不仰也。疾病十一。

督脉为病，脊强反折。经络二十七。

春脉不及，则令人胸痛引背，下则两胁胠满。〇秋脉太过，则令人逆气而背痛。〇冬脉不及，则令人眇中清，脊脉痛。脉色十。

肾脉搏坚而长，其色黄而赤者，当病折腰。脉色二十。

髓液皆减而下，下过度则虚，虚故腰背痛而胫痠。疾病五十八。

腹满䐜胀，支膈胠胁，下厥上冒。过在足太阴、阳明。心烦头痛，病在膈中，过在手巨阳、少阴。疾病十四。

肾志伤，则腰脊不可俯仰屈伸。脏象九。

肾脉缓甚为折脊。脉色十九。

寸口脉中手促，上击者，曰肩背痛。脉色十六。

颧后为胁痛。疾病四十四。

（十）皮毛筋骨病

虚邪之中人也，洒淅动形，起毫毛而发腠理。其入深，内搏于骨，则为骨痹；搏于筋，则为筋挛。〇虚邪之入于身也深，寒胜其热，则骨疼肉枯，热胜其寒，则烂肉腐肌为脓，内伤骨，为骨蚀。〇有所疾前筋，发为筋溜。〇以手按之坚，骨与气并，日以益大，则为骨疽。〇有所结，中于肉，无热则为肉疽。见疾病类四。

心脉急甚为瘛疭。〇肝脉微涩为瘛挛筋痹，〇脾脉急甚为瘛疭。脉色十九。

手屈而不伸者，其病在筋；伸而不屈者，其病在骨。针刺五十一。

少阳司天，客胜内为瘛疭。〇厥阴在泉，客胜则大关节不利，内为痉强拘瘛；主胜则筋骨摇并。运气三十。

液脱者，骨属屈伸不利，色夭，脑髓消，胫痠。脏象二十五。

少阳为枢，枢折即骨摇而不安于地。骨摇者，节缓而不收也。经络三十。

肾传之心，病筋脉相引而急，病名曰瘛。疾病类二十九。

三阳为病，其传为索泽。疾病六。

因而强力，肾气乃伤，高骨乃坏，疾病五。

皮癖肉苛。运气十四。

婴儿病，其头毛皆逆上者，必死。脉色三十三。

地之湿气，感则害人皮肉筋脉。论治八。

（十一）四肢病

三阳三阴发病，为偏枯痿易，四肢不举。〇阴争于内，阳扰于外，魄汗未藏，四逆而起。〇结阳者，肿四肢。见疾病类六。

虚邪偏容于身半，其入深，内居营卫，营卫稍衰，则正气去，邪气独留，发为偏枯。其邪气浅者，脉偏痛。疾病四。

有伤于筋，纵，其若不容，汗出偏沮，使人偏枯。疾病五。

胃脉沉鼓涩，胃外鼓大，心脉小坚急，皆隔偏枯，男子发左，女子发右，不喑舌转，可治，三十日起；其从者喑，三岁起；年不满二十者，三岁死。脉色二十四。

胃脉搏坚而长，其色赤，当病折髀。〇脾脉软而散、色不泽者，当病足胻肿，若水状也。脉色二十。

太阳所谓偏虚者，冬寒颇有不足者，故偏虚为跛也。〇内夺而厥，则为喑俳，此肾虚也。〇阳明所谓胫肿而股不收者，是五月盛阳之阴也，阳者衰于五月，而一阴气上，与阳始争，故胫肿而股不收也。疾病十一。

脾脉太过，则令人四肢不举。脉色十。

四肢懈惰，此脾精之不行也。疾病九。

意伤则悗乱，四肢不举。脏象九。

寸口脉中手长者，曰足胫痛。脉色十六。

推而上之，上而不下，腰足清也。脉色二十一。

蹠跛，风寒湿之病也。疾病七十八。

（十二）二阴病

仓廪不藏，是门户不要也。水泉不止，是膀胱不藏也。得守者生，失守者死。见疾病类九十一。

手太阴，虚则小便遗数。〇足少阴，实则闭癃。〇足厥阴，结于茎。气逆则睾肿猝疝，实则挺长，虚则暴痒。经络五。

厥阴之厥，腹胀泾溲不利，阴缩肿。厥阴厥逆，虚满前闭。疾病三十五。

脾传之肾，病名疝瘕。小腹郁热而痛，出白，一名曰蛊。疾病二十九。

肝悲哀动则伤魂，当人阴缩而挛筋，两胁骨不举。〇恐惧而不解则伤精，精伤则骨痠痿厥，精时自下。脏象九。

思想无穷，所愿不得，意淫于外，入房太甚，宗筋弛纵，发为筋痿，及为白淫。〇阳明虚则宗筋纵。疾病七十一。

中气不足，溲便为之变。疾病七十九。

阴阳不和，则使液溢而下流于阴，髓液皆减而下，下过度则虚，虚故腰背痛而胫痠。疾病类五十八。

膀胱不利为癃，不约为遗尿。疾病二十五。

胞移热于膀胱，则癃尿血。〇膀胱移热于小肠，隔肠不便。疾病四十六。

肺消者，饮一溲二，死不治。疾病四十六。

肝脉搏坚而长，色不青，当病坠。脉色二十。

肾脉微急为不得前后。肾脉大甚为阴痿，微涩为不月、沉痔。脉色十九。

有癃者，一日数十溲，此不足也。疾病三十六。

足太阴之筋病，阴器纽痛，下引脐。〇足厥阴之筋病，阴器不用，伤于内则不起，伤于寒则缩入，伤于热则纵挺不收。疾病六十九。

任脉为病女子带下。〇督脉为病，癃痔遗尿。经络二十七。

肝所生病者，遗尿闭癃。疾病十。

小肠病者，小腹痛，腰脊控睾而痛，时窘之后。针刺二十四。

太阳之胜，阴中乃疡，隐曲不利，互引阴股。运气二十七。

小便黄者，小腹中有热也。疾病三十一。

冬脉不及，则令人小腹满，小便变。脉色十。

淫气遗尿，痹聚在肾。疾病六十七。

类经三十二卷

会　通　类

十二、疾　　病（下）

（十三）风症

风者，百病之始也。见脉色类三十二。

风者，百病之始也。风从外入，令人振寒，汗出头痛，身重恶寒。〇从风憎风。〇病大风，骨节重，须眉堕，名曰大风。〇疠风。〇偏枯。〇痱之为病。〇智乱不甚，其言微知，可治；甚则不能言，不可治也。〇风痉，身反折。针刺三十六。

贼风邪气，乘虚伤人。运气三十六。

阳受风气，阴受湿气。〇伤于风者，上先受之；伤于湿者，下先受之。疾病十三。

邪风之至，疾如风雨。论治八。

风成为寒热，久风为飧泄，脉风成为疠。疾病类七十七。

病在阳者，命曰风；病在阴者，命曰痹；阴阳俱病，命曰风痹。〇风寒伤形。针刺三十一。

人一呼脉三动，一吸脉三动而躁，尺不热脉滑曰病风。脉色三。

脉大血少者，脉有风气。疾病二十一。

脉滑曰风。脉色十六。

来徐去疾，上虚下实，为恶风也。故中恶风者，阳气受也。脉色二十一。

二阳之病发心脾，其传为风消。疾病六。

面肿曰风。疾病五十九。

正邪者，身形若用力汗出，腠理开，逢虚风，其中人也微，故莫知其情，莫见其形。针刺十三。

八风伤人为病。运气三十五。

（十四）寒热病

阴主寒，阳主热，寒甚则热，热甚则寒，故曰寒生热，热生寒，此阴阳之变也。见脉色类三十三。

寒极生热，热极生寒。寒气生浊，热气生清。清气在下，则生飧泄；浊气在上，则生䐜胀。〇重寒则热，重热则寒。寒伤形，热伤气。阴阳一。

故犯贼风虚邪者，阳受之，阳受之则入六腑，入六腑则身热不时卧，上为喘呼。疾病十三。

阳胜者则为热，阴胜者则为寒，寒则正气去，去则虚，虚则寒搏于皮肤之间。〇寒胜其热，则骨疼肉枯，热胜其寒，则烂肉腐肌为脓，内伤骨，内伤骨为骨蚀。疾病四。

寒则腠理闭，气不行，故气收矣。炅则腠理开，营卫通，汗大泄，故气泄矣。疾病二十六。

寒多则筋挛骨痛，热多则筋驰骨消，肉烁䐃破，毛直而败。经络三十一。

寒多则凝涩，凝涩则青黑；热多则淖泽，淖泽则黄赤。

脉色三十五。

寒则反折筋急，热则筋弛纵不收，阴痿不用。阳急则反折，阴急则俯不伸。疾病六十九。

阴气不足则内热，阳气有余则外热，内热相搏，热于怀炭，外畏绵帛近，不可近身，又不可近席。针刺类三十三。

三阳为病发寒热。疾病六。

阳明所谓洒洒振寒者，阳明者午也，五月盛阳之阴也，阳盛而阴气加之，故洒洒振寒也。疾病十一。

肺脉微急，为肺寒热。〇脾脉小甚，为寒热。脉色十九。

寸口脉沉而弱，沉而喘，曰寒热。〇缓而滑曰热中。〇脉尺粗常热者，谓之热中。脉色十六。

夏脉太过，则令人身热而肤痛，为浸淫。脉色十。

沉细数散者，寒热也。〇推而内之，外而不内，身有热也。脉色二十一。

其寒饮食入胃，从肺脉上至于肺则肺寒，肺寒则外内合邪。疾病五十二。

营卫稽留，卫散营溢，气竭血着，外为发热，内为少气。经络八。

血并于阳，气并于阴，乃为炅中。疾病十九。

喜怒不适，食饮不节，寒温不时，则寒汁流于肠中，流于肠中则虫寒，虫寒则积聚，守于下管，则肠胃充廓，卫气不营，邪气居之。针刺四十八。

形寒寒饮则伤肺。疾病三。

中热则胃中消谷，消谷则虫上下作，肠胃充廓故胃缓，胃缓则气逆，故唾出。疾病五十八。

气虚身热，此谓反也。〇气实者，热也；气虚者，寒也。疾病二十一。

皮寒热者，不可附席，毛发焦，鼻槁腊。〇肌寒热者，肌痛，毛发焦而唇槁腊。〇骨寒热者，病无所安，汗注不休。齿未槁，取其少阴于阴股之络；齿已槁，死不治。骨厥亦然。针刺四十一。

掌中热者，腹中热；掌中寒者，腹中寒。鱼上白肉有青血脉者，胃中有寒。脉色十八。

中热消瘅则便寒，寒中之属则便热。胃中热，则消谷，令人悬心善饥，脐以下皮热；肠中热，则出黄如糜，脐以下皮寒。胃中寒，则腹胀；肠中寒，则肠鸣飧泄。胃中寒，肠中热，则胀而且泄；胃中热，肠中寒，则疾饥，小腹痛胀。论治二。

血气者，喜温而恶寒，寒则涩而不流，温则消而去之。疾病十九。

小骨弱肉者，善病寒热。疾病七十六。

不远热则热至，不远寒则寒至。寒至则坚痞腹满，痛急下利之病生矣。热至则身热，吐下霍乱，痈疽疮疡，瞀郁注下，瞤瘛肿胀，呕鼽衄头痛，骨节变肉痛，血溢血泄，淋闭之病生矣。运气二十。

诊寒热，赤脉上下至瞳子，现一脉一岁死，现一脉半一岁半死，现二脉二岁死，现二脉半二岁半死，现三脉三岁死。脉色三十二。

人之病，同时而伤，其身多热者易已，多寒者难已。脏象二十一。

（十五）伤　寒

“人伤于寒而传为热何也？”岐伯曰：“夫寒盛则生热也。”见针刺类三十九。

气盛身寒，得之伤寒。气虚身热，得之伤暑。疾病二十一。

人一呼脉三动，一吸脉三动而躁，尺热曰病温。脉色三。

尺肤热甚、脉盛躁者，病温也。脉色十八。

疫疠有五。论治二十。运气四十一、四十二。

诸热病死生之刺。针刺四十。

（十六）喘咳呕哕

犯贼风虚邪者，阳受之，阳受之则入六腑，入六腑则身热不时卧，上为喘呼。见疾病类十三。

太阳脏独至，厥喘虚气逆，是阴不足阳有余也。脉色十五。

太阴所谓上走心为噫者，阴盛而上走于阳明，阳明络属心，故曰上走心为噫也。〇所谓食则呕者，物盛满而上溢，故呕也。〇少阴所谓呕咳上气喘者，阴气在下，阳气在上，诸阳气浮，无所依从，故呕咳上气喘也。疾病十一。

二阳之病发心脾，其传为息贲。疾病六。

一阳发病，少气善咳。〇二阳一阴发病，主惊骇背痛，善噫。疾病六。

足太阴病，舌本强，食则呕，胃脘痛，腹胀善噫。足厥阴肝所生病者，胸满呕逆。疾病十。

足太阴，厥气上逆则霍乱。经络五。

阳明厥则喘而惋，惋则恶人。帝曰："或喘而死者，或喘而生者，何也?"岐伯曰："厥逆连脏则死，连经则生。"疾病十二。

胃为气逆，为哕为恐。疾病二十五。

今有故寒气与新谷气，俱还入于胃，新故相乱，正邪相攻，气并相逆，复出于胃，故为哕。〇寒气客于胃，厥逆从下上散，复出于胃，故为噫。〇肺主为哕。疾病七十九。

寒气客于肠胃，厥逆上出，故痛而呕也。疾病类六十六。

心脉小甚，为善哕。〇肺脉滑甚，为息贲上气。〇肝脉缓甚为善呕。〇肾脉微缓为洞，洞者食不化，下嗌还出。脉色十九。

肝脉若搏，因血在胁下，令人喘逆。脉色二十。

肾者水脏，主津液，主卧与喘也。疾病八十二。

咳嗽烦冤者，是肾气之逆也。〇喘咳者，是水气并阳明也。疾病九。

心痹者，脉不通，烦则心下鼓，暴上气而喘。嗌干善噫。疾病六十七。

胆液泄则口苦，胃气逆则呕苦，故曰呕胆。针刺四十七。

咳嗽上气，厥在胸中，过在手阳明、太阴。疾病十四。

秋脉不及则令人喘，呼吸少气而咳，上气见血，下闻病音。脉色十。

劳则喘息汗出，外内皆越，故气耗矣。疾病二十六。

哕，以草刺鼻嚏，嚏而已；无息而疾迎引之，立已；

大惊之，亦可已。针刺五十三。

病深者，其声哕。针刺九。

刺中心，一日死，其动为噫。○刺中肺，三日死，其动为咳。○刺中胆，一日半死，其动为呕。○刺缺盆中，内陷气泄，令人喘咳逆。针刺六十四。

若有七诊之病，其脉候亦败者死矣，必发哕噫。脉色二十五。

太阴终者，善噫善呕。疾病九十七。

（十七）肿 胀

黄帝曰："少阴何以主肾？肾何以主水？"岐伯曰："肾者至阴也，至阴者盛水也，肺者太阴也，少阴者冬脉也，故其本在肾，其末在肺，皆聚水也。○肾者胃之关也，关门不利，故聚水而从其类也。○肾者牝脏也，地气上者属于肾，而生水液也，故曰至阴。○故水病下为浮肿大腹，上为喘呼不得卧者，标本俱病。见针刺类三十八。

诸有水气者，微肿先现于目下也。水者阴也，目下亦阴也，腹者至阴之所居，故水在腹者，必使目下肿也。○诸水病者，故不得卧，卧则惊，惊则咳甚也。疾病三十一。

天寒则腠理闭，气湿不行，水下留于膀胱，则为尿与气。○阴阳气道不通，四海闭塞，三焦不泻，津液不化，留于下焦，不得渗膀胱，则下焦胀，水溢则为水胀。疾病五十八。

阳明所谓上喘而为水者，阴气下而复上，上则邪客于脏腑间，故为水也。所谓胸痛少气者，水气在脏腑也，水者阴气也，阴气在中，故胸痛少气也。○太阴所谓病胀者，

太阴子也，十一月万物气皆藏于中，故曰病胀。疾病十一。

目窠上微痈，如新卧起状，其颈脉动，时咳，按其手足上窅而不起者，风水肤胀也。脉色十八。疾病五十七略同。

本之于肾，名曰风水。针刺三十八。

肾肝并沉为石水，并浮为风水。脉色二十四。

肺移寒于肾，为涌水，涌水者，按腹不坚，水气客于大肠，疾行则鸣濯濯如囊裹浆，水之病也。疾病四十六。

肝满、肾满、肺满皆实，即为肿。肺之雍，喘而两胠满；肝雍，两胠满，卧则惊，不得小便；肾雍，胠下至小腹满，胫有大小，髀胻大，跛易偏枯。脉色二十四。

肾气实则胀。脏象十。

志有余则腹胀。疾病十八。

足太阴，虚则臌胀。经络五

胃病则大腹水肿，膝膑肿痛。〇胃中寒则胀满。疾病十。

肝脉软而散、色泽者，当病溢饮，溢饮者渴暴多饮，而易入肌皮肠胃之外也。〇胃脉实则胀。脉色二十。

中满者，泻之于内。论治八。

水腧五十七穴。针刺三十八。

三焦病者，腹气满，小腹尤坚，不得小便，窘急，溢则水留即为胀，候在足太阳之外大络。针刺二十四。

下焦溢为水。疾病二十五。

浊气在上，则生䐜胀。阴阳一。

不得卧、卧则喘者，是水气之客也。夫水者，循津液而流也，肾者水脏，主津液，主卧与喘也。疾病八十二。

阴阳结邪，多阴少阳曰石水，小腹肿。〇三阴结谓之水。疾病六。

肾脉微大为石水，起脐已下至小腹腄腄然，上至胃脘，死不治。脉色十九。

因于气为肿，四维相代，阳气乃竭。疾病五。

饮食不节、起居不时者，阴受之，阴受之则入五脏，入五脏则䐜满闭塞。疾病十三。

其有不从毫毛生，而五脏阳已竭也，津液充郭，其魄独居，孤精于内，气耗于外，形不可与衣相保，此四极急而动中，是气拒于内，而形施于外。论治十五。

盛而紧曰胀。脉色十六。

北方者，其民乐野处而乳食，脏寒生满病。论治类九。

适寒凉者胀。运气十六。

下牙车为腹满。疾病四十四。

男子如蛊，女子如阻。针刺五十三。

（十八）诸　痛

病痛者阴也，痛而以手按之不得者阴也。〇痒者阳也。见针刺类五十三。

痛者，寒气多也，有寒故痛也。疾病六十七。

实者外坚充满，不可按之，按之则痛。〇虚者聂辟气不足，按之则气足以温之，故快然而不痛。疾病十九。

病热而有所痛者何也？疾病四十五。

气伤痛，形伤肿。故先痛而后肿者，气伤形也；先肿而后痛者，形伤气也。阴阳一。

天暑衣厚则腠理开，故汗出；寒留于分肉之间，聚沫则为痛。疾病五十八。

寸口脉中手短者，曰头痛。〇中手长者，曰足胫痛。〇中手促上击者，曰肩背痛。〇寸口脉沉而弱，曰寒热及疝瘕小腹痛。〇沉而横，曰腹中有横积痛。〇脉急者，曰疝瘕小腹痛。脉色十六。

心脉微急为心痛引背，食不下。脉色十九。

诸细而沉者皆在阴，则为骨痛。〇按之至骨，脉气少者，腰脊痛而身有痹也。脉色二十一。

新积痛可移者，易已也；积不痛，难已也。经络十二。

肾心痛，胃心痛，脾心痛，肝心痛，肺心痛，真心痛。针刺四十六。

诸经腰痛。针刺四十九。

诸痛痒疮，皆属于心。疾病一。

木郁之发，民病胃脘当心而痛。〇土郁之发则心痛。〇金郁之发，心胁满引小腹，暴痛不可反侧。〇水郁之发，民病寒客心痛。〇火郁之发，民病骨痛，腹中暴痛。运气二十三。

（十九）积聚症瘕

积之始生，得寒乃生，厥乃成积也。寒气上入于肠胃则䐜胀，䐜胀则肠外之汁沫迫聚不得散，日以成积。见疾病类二。

推而外之，内而不外，有心腹积也。脉色二十一。

心脉微缓为伏梁，在心下。〇肝脉微急为肥气，在胁下若覆杯。〇肾脉微急为奔豚。脉色十九。

赤脉之至也，喘而坚，诊曰有积气在中，时害于食，名曰心痹。〇白脉之至也，喘而浮，上虚下实，惊，有积气在胸中，喘而虚，名曰肺痹。〇青脉之至也，长而左右弹，有积气在心下支胠，名曰肝痹，得之寒湿，与疝同法。〇黄脉之至也，大而虚，有积气在腹中，有厥气，名曰厥疝。〇黑脉之至也，上坚而大，有积气在小腹与阴，名曰肾痹。脉色三十四。

肾脉微急，为沉厥奔豚。脉色十九。

寸口脉沉而横，曰胁下有积，腹中有横积痛。脉色十六。

肾脉小急，肝脉小急，心脉小急，不鼓皆为瘕。三阳急为瘕。脉色二十四。

盛喘数绝者，则病在中；结而横，有积矣。脉色十一。

手少阴之筋病内急，心承伏梁。疾病六十九。

颊下逆颧为大瘕。疾病四十四。

小肠移热于大肠，为伏瘕。疾病四十六。

任脉为病，女子带下瘕聚。经络二十七。

积痛可移者，易已也，积不痛，难已也。经络十二。

有故无殒，亦无殒也。〇大积大聚，其可犯也，衰其大半而止，过者死。论治十三。

（二十）癫狂惊痫

邪入于阳则狂。见疾病类二十五。

阳重脱者易狂。脏象三十。

阴不胜其阳，则脉流迫疾，并乃狂。疾病五。

血并于阴，气并于阳，故为惊狂。疾病十九。

心脉满大，肝脉小急，痫瘛筋挛。〇肝脉鹜暴，有所惊骇。〇肾肝并小弦欲惊。〇二阴急为痫厥，二阳急为惊。

○脉至如数，使人暴惊。脉色二十四。

心脉缓甚为狂笑。○肺脉急甚为癫疾。○肾脉急甚为骨癫疾。脉色十九。

肝悲哀动中则伤魂，魂伤则狂忘不精。○肺喜乐无极则伤魄，魄伤则狂，狂者意不存人。脏象九。

太阳所谓甚则狂巅疾者，阳尽在上而阴气从下，下虚上实，故狂巅疾也。○病至则欲乘高而歌，弃衣而走者，阴阳复争，而外并于阳，故使之弃衣而走也。疾病十一。

刺灸癫狂。○癫疾者，疾发如狂者，死不治。病在诸阳脉，且寒且热，诸分且寒且热，名曰狂。病初发，岁一发不治，月一发不治，月四五发名曰癫病。针刺三十七。

石药发癫，芳草发狂。疾病六十。

石之则阳气虚，虚则狂。疾病三十八。

（二十一）消 隔

二阳之病，发心脾，其传为风消。○一阳发病，其传为隔。○二阳结，谓之消。○三阳结，谓之隔。见疾病类六。

心移寒于肺，肺消，肺消者饮一溲二，死不治。○心移热于肺，传为膈消。○大肠移热于胃，善食而瘦，又谓之食㑊。○胃移热于胆，亦曰食㑊。疾病四十六

心脉微小为消瘅。○肺脉微小为消瘅。○肝脉微小为消瘅。○脾脉微急为膈中，食饮入而还出。○脾脉微小为消瘅。○肾脉微小为消瘅。脉色十九。

五脏皆柔弱者，善病消瘅。疾病七十六。

五脏脆者，皆善病消瘅易伤。脏象二十八。

中热消瘅则便寒。〇胃中热则消谷，令人悬心善饥。论治二。

瘅成为消中。疾病七十七。

肝传之脾，病名曰脾风发瘅，腹中热，烦心出黄。疾病二十九。

身痛而色微黄，齿垢黄，爪甲上黄，黄疸也。安卧小便黄赤，脉小而寒者不嗜食。〇冬伤于寒，春生瘅热。脉色三十三。

肾所生病为黄疸。疾病十。

凡治消瘅，肥贵人则膏粱之疾也。〇隔则闭绝，上下不通，则暴忧之病也。疾病七十八。

胃脉沉鼓涩，胃外鼓大，心脉小坚急，皆隔。脉色二十四。

胃风之状，颈多汗恶风，食饮不下，隔塞不通。疾病二十八。

气为上膈者，食饮入而还出。虫为下膈，下膈者，食晬时乃出。针刺四十八。

（二十二）胎　孕

阴搏阳别，谓之有子。见脉色类二十三。

妇人手少阴脉动甚者，任子也。脉色二十三。

有子无子，男尽七七，女尽八八。脏象十三。

督脉生病，女子不孕。经络二十七。

帝曰：“妇人重身，毒之何如?”岐伯曰：“有故无殒，亦无殒也。”论治十三。

（二十三）厥痹痿症

厥逆者，寒湿之起也。见脉色类三十二。

厥则目无所见。夫人厥则阳气并于上，阴气并于下。阳并于上，则火独光也；阴并于下，则足寒，足寒则胀也。疾病八十。

血之与气并走于上，则为大厥，厥则暴死，气复返则生，不返则死。疾病十九。

脉至如喘　名曰暴厥，暴厥者不知与人言。脉色二十四。

内夺而厥，则为喑俳，此肾虚也，少阴不至者，厥也。〇肝气当治而未得，故善怒，善怒者名曰煎厥。疾病十一。

阳气者，烦劳则张，精绝，辟积于夏，使人煎厥。〇阳气者，大怒则形气绝，而血郁于上，使人暴厥。疾病五。

三阳为病发寒热，及为痿厥腨痟。〇二阳一阴发病，主惊骇背痛，善噫善欠，名曰风厥。疾病类六。

脉俱沉细数者，少阴厥也。脉色二十一。

肾气虚则厥。脏象十。

志不足则厥。疾病十八。

冲脉并少阴之经，故别络结则跗上不动，不动则厥，厥则寒矣。针刺二十。

气逆者，足寒也。疾病十六。

下气不足，则乃为痿厥心悗。疾病七十九。

五络俱竭，令人身脉皆动而形无知也，其状若尸，或曰尸厥。针刺三十。

风逆，暴四肢肿，身漯漯，唏然时寒，饥则烦，饱则善变。〇厥逆为病也，足暴凊，胸若将裂，肠若将以刀切之，烦而不能食，脉大小皆涩。〇厥逆，腹胀满肠鸣，胸满不得息。〇诸厥之刺。针刺五十。

一上不下，寒厥到膝，少者秋冬死，老者秋冬生。疾病八十四。

厥在于足，宗气不下，脉中之血，凝而留止，弗之火调，弗能取之。针刺三十五。

阳明在泉，主胜则腰重腹痛，小腹生寒，下为鹜溏，则寒厥于肠。运气三十。

阳明厥则喘而惋，惋则恶人。〇厥逆连脏则死，连经则生。疾病十二。

卧出而风吹之，血凝于肤者为痹，凝于脉者为泣，凝于足者为厥。此三者，血行而不得返其孔，故为痹厥也。经络二十一。

邪入于阴则痹。疾病二十五。

八风伤人，内舍于骨解腰脊节腠理之间，为深痹。针刺二。

病在阳者，命曰风；病在阴者，命曰痹；阴阳俱病，命曰风痹。针刺三十一。

阴痹者，按之不得，腰脊头项痛，时眩，大便难，阴气不用，饥不欲食，咳唾则有血，心如悬，病本于肾。运气二十五太阴司天。又，针刺二十五略同。

粗理而肉不坚者，善病痹。疾病七十六。

寒痹之为病也，留而不去，时痛而皮不仁。针刺三十二。

是人多痹气也，阳气少，阴气多，故身寒如从水中出。疾病四十五。

积寒留舍，营卫不居，卷肉缩筋，肋肘不得伸，内为骨痹，外为不仁。经络八。

一呼脉三动，一吸脉三动，脉涩曰痹。脉色三。

病在筋，筋挛节痛，不可以行，名曰筋痹。病在肌肤，肌肤尽痛，名曰肌痹，伤于寒湿，病在骨，骨重不可举，骨髓痠痛，寒气至，名曰骨痹。针刺五十。

风寒入舍于肺，名曰肺痹，发咳上气。○肺即传而行之肝，病名曰肝痹，一名曰厥，胁痛出食。疾病二十九。

按之至骨，脉气少者，腰脊痛而身有痹也。脉色二十一。

厥阴之复，甚则入脾，食痹而吐。运气二十八。

胃脉软而散者，当病食痹。脉色二十。

心痹、肺痹、肝痹、肾痹、脾曰厥疝。脉色三十四。

南方者，其民嗜酸而食腐，其病挛痹。○中央者，其民食杂而不劳，故其病多痿厥寒热。论治类九。

心脉微大，为心痹引背。○肺脉微缓，为痿痿偏风。○肺脉微大，为肺痹，引胸背。○肝脉微大，为肝痹，阴缩，咳引小腹。○脾脉缓甚为痿厥，微缓为风痿，四肢不用，心慧然若无病。○肾脉微急为沉厥，微滑为骨痿，坐不能起，起则目无所见。脉色十九。

精伤则骨痿痿厥，精时自下。脏象九。

湿热不攘，大筋软短，小筋弛长，软短为拘，弛长为痿。疾病五。

阳明为合，合折，则气无所止息，而痿疾起矣。经络三十。

（二十四）汗　症

阳之汗，以天地之雨名之。见阴阳类四。

阳气有余，为身热无汗；阴气有余，为多汗身寒；阴阳有余，则无汗而寒。脉色二十一。

阳加于阴，谓之汗。脉色二十九。

阳胜则身热，腠理闭，喘粗，汗不出。阴胜则身寒汗出。阴阳二。

阴虚者，阳必凑之，故少气时热而汗出也。疾病三十一。

津脱者，腠理开，汗大泄。脏象二十五。

血之与气，异名同类焉。故夺血者无汗，夺汗者无血，故人有两死，而无两生。经络二十三。

风从外入，令人振寒汗出。针刺三十六。

暑当与汗皆出，勿止。疾病四十一。

夏暑汗不出者，秋成风疟。疾病二十七。

因于暑，汗，烦则喘满，静则多言，体若燔炭，汗出而散。〇汗出偏沮，使人偏枯。〇汗出见湿，及生痤疿。劳汗当风，寒薄为皶，郁乃痤。〇魄汗未尽，形弱而气烁，穴腧以闭，发为风疟。疾病五。

魄汗未藏。疾病六。

惊而夺精，汗出于心；持重远行，汗出于肾；疾走恐惧，汗出于肝；摇体劳苦，汗出于脾。〇饮食饱甚，汗出于胃；醉饱行房，汗出于脾。运气四十四。疾病五十三。

勇而劳甚则肾汗出。〇所谓玄府者，汗孔也。针刺三十八。

肉不坚，腠理疏，则善病风厥漉汗。疾病七十六。

炅则腠理开，营卫通，汗大泄，故气泄矣。〇劳则喘息汗出，外内皆越，故气耗矣。疾病二十六。

人所以汗出者，皆生于谷，谷生于精，今邪气交争于骨肉而得汗者，是邪却而精胜也。〇复热者邪气也，汗者精气也，今汗出而辄复热者，是邪胜也。〇汗出而脉尚躁盛者死。疾病四十三。

其多汗而濡者，此其逢湿甚也，阳气少，阴气盛，两气相感，故汗出而濡也。疾病六十七。

肺脉软而散者，当病灌汗。脉色二十。

尺涩脉滑，谓之多汗。脉色十六。

肺脉缓甚为多汗。脉色十九。

热病而汗且出，及脉顺可汗者，取之鱼际、太渊、大都、太白，泻之则热去，补之则汗出，汗出太甚，取内踝上横脉以止之。针刺四十。

臂太阴可汗出，足阳明可汗出。故取阴而汗出甚者，止之于阳；取阳而汗出甚者，止之于阴。针刺五十四。

肺病者，背痛汗出。〇肾病者，汗出憎风。疾病十七。

（二十五）卧　症

平旦阴尽，阳气出于目，目张则气上行于头。夜行于阴，而复合于目。见经络类二十五。

阳气尽，阴气盛，则目瞑；阴气尽而阳气盛，则寤矣。疾病七十九。

阴跷阳跷，阴阳相交，交于目锐眦，阳气盛则瞋目，阴气盛则瞑目。针刺四十四。

老人之不夜瞑，少壮之人不昼瞑。经络二十三。

不能正偃者，胃中不和也。○诸水病者，故不得卧，卧则惊，惊则咳甚也。疾病三十一。

水病下为胕肿大腹，上为喘呼不得卧者，标本俱病。针刺三十八。

（二十六）疝　症

任脉为病，男子内结七疝。○督脉生病，从小腹上冲心而痛，不得前后，为冲疝。见经络类二十七。

邪客于足厥阴之络，令人猝疝暴痛。针刺三十。

肝所生病，为狐疝。疾病十。

足厥阴病，丈夫㿗疝，妇人小腹肿。疾病十。

厥阴所谓㿗疝，妇人小腹肿也。○阴亦盛而脉胀不通，故曰㿗癃疝也。疾病十一。

足厥阴，气逆则睾肿猝疝。经络五。

三阳为病发寒热，其传为㿗疝。疾病六。

足阳明之筋病，㿗疝腹筋急。疾病六十九。

脾传之肾，病名曰疝瘕，小腹郁热而痛，出白，一名曰蛊。疾病二十九。

肾下则腰尻痛，不可以俯仰，为狐疝。脏象二十八。

病在小腹，腹痛不得大小便，病名曰疝，得之寒。针刺四十七。

寸口脉沉而弱，疝瘕小腹痛。○脉急者，疝瘕小腹痛。脉色十六。

诊得心脉而急，病名心疝，小腹当有形也。脉色二十。

心脉微滑为心疝，引脐小腹鸣。○肝脉滑甚为㿗疝。

〇脾脉微大为疝气。滑甚为㿗癃。涩甚为肠㿗，微涩为内㿗，多下脓血。〇肾脉滑甚为癃㿗。脉色十九。

青脉之至也，长而左右弹，有积气在心下支胠，名曰肝痹，得之寒湿，与疝同法。〇黄脉之至也，大而虚，有积气在腹中，有厥气，名曰厥疝，女子同法。脉色三十四。

肾脉大急沉，肝脉大急沉，皆为疝。心脉搏滑急为心疝，肺脉沉搏为肺疝。三阴急为疝。脉色二十四。

阳明司天，丈夫㿗疝，妇人小腹痛。运气二十五。

阳明之胜，外发㿗疝。运气二十七。

太阴在泉，主胜甚则为疝。运气三十。

岁太阳在泉，民病小腹控睾，引腰脊，上冲心痛。运气二十五。

太阳之复，小腹控睾，引腰脊，上冲心。运气二十八。

小腹控睾，引腰脊，上冲心，邪在小肠者，连睾系，属于脊。针刺四十七。

小肠病者，小腹痛，腰脊控睾而痛，时窘之后。针刺二十四。

（二十七）肠澼泄泻

食饮不节、起居不时者，阴受之，阴受之则入五脏，入五脏则䐜满闭塞，下为飧泄，久为肠澼。见疾病类十三。

肾所生病为肠澼。疾病十。

风客淫气，精乃亡，邪伤肝也。因而饱食，筋脉横解，肠澼为痔。疾病五。

脾脉外鼓沉为肠澼，久自已。〇肝脉小缓为肠澼，易治。〇督脉小搏沉为肠澼下血，血温身热者死。〇心肝澼

亦下血，二脏同病者可治，其脉小沉涩为肠澼，其身热者死，热现七日死。脉色二十四。

大便赤瓣，飧泄脉小者，手足寒，难已；飧泄脉小，手足温，泄易已。〇春伤于风，夏生后泄肠澼。脉色三十三。

肾移热于脾，传为虚，肠澼死。疾病四十六。

阴阳虚，肠澼死。脉色二十九。

虚邪之中人也，留而不去，传舍于肠胃。在肠胃之时，奔响腹胀，多寒则肠鸣飧泄食不化，多热则溏出糜。疾病二。

脾虚则腹满肠鸣，飧泄食不化。疾病十七。

清气在下，则生飧泄。〇春伤于风，夏生飧泄。阴阳一。

数动一代者，病在阳之脉也，泄及便脓血。脉色二十一。

肺脉小甚为泄。〇肾脉小甚为洞泄。脉色十九。

尺寒脉细，谓之后泄。脉色十六。

胃脉虚则泄。脉色二十。

志有余则腹胀飧泄。疾病十八。

怒则气逆，甚则呕血及飧泄。疾病二十六。

肝所生病者，胸满呕逆飧泄。疾病十。

久风为飧泄。疾病七十七。

飧泄取三阴。针刺四十七。

寒入下焦，传为濡泄。运气二十七太阳之胜。

肠溜。疾病四。

泄而脉大，脱血而脉实，皆难治。脉色十二。

湿胜则濡泄。运气二十一。

诸病水液，澄澈清冷，皆属于寒。〇暴注下迫，皆属于热。疾病一。

并于阴，则上下无常，迫为肠澼。疾病八。

寒至则坚痞腹满，痛急下利之病生矣。运气二十。

（二十八）痈　肿

汗出见湿，乃生痤疿。〇膏粱之变，足生大丁。〇劳汗当风，寒迫为皶，郁乃痤。〇营气不顺，逆于肉理，乃生痈肿。见疾病类五。

阴与阳别，寒气热争，两气相搏，合为痈脓。针刺类二。

三阳为病发寒热，下为痈肿。疾病六。

虚邪之中人也，搏于脉中，则为血闭不通，则为痈。〇热胜其寒，则烂肉腐肌为脓，内伤骨，内伤骨为骨蚀。〇邪气中之，凝结日以易甚，连以聚居，为昔瘤。〇骨与气并，日以益大，则为骨疽。〇有热则化为脓，无热则为肉疽。疾病类四。

六腑不和则留为痈。经络二十二。

五脏身有五部：伏兔一，腓二，背三，五脏之腧四，项五。此五部有痈疽者死。〇凡刺之害，不中而去则致气，致气则生为痈疽也。针刺五十四。

东方之域，其民食鱼而嗜咸，其病皆为痈疡。论治九。

肺脉微涩为鼠瘘，在颈支腋之间。〇肝脉大甚为内痈，善呕衄。〇肾脉涩甚为大痈。脉色十九。

少阳厥逆，发肠痈不可治，惊者死。疾病三十五。

岁水不及，民病寒疡流水。运气十。

邪溢气壅，脉热肉败，营卫不行，必将为脓，内消骨髓，外破大腘，留于节凑，必将为败。经络八。

之温热者疮。运气十六。

所谓少针石者，非痈疽之谓也，痈疽不得顷时回。○痈不知所。○腋痈。○暴痈。针刺五十五。

（二十九）杂　病

风胜则动，热胜则肿，燥胜则干，寒胜则浮，湿胜则濡泻。见阴阳类一。运气类二十一。

搏脉痹厥，寒热之交。脉孤为消气，虚泄为夺血。孤为逆，虚为顺。论治十四。

大则病进。脉色二十一。

中外病：春脉如弦，其气来实而强，此谓太过，病在外；其气来不实而微，此谓不及，病在中。○夏脉如钩，其气来盛去亦盛，此谓太过，病在外；其气来不盛去反盛，此谓不及，病在中。秋脉如浮，其气来毛而中央坚、两旁虚，此谓太过，病在外；其气来毛而微，此谓不及，病在中。○冬脉如营，其气来如弹石者，此谓太过，病在外；其去如数者，此谓不及，病在中。○四时脾脉，其来如水之流者，此谓太过，病在外；如鸟之喙者，此谓不及，病在中。俱脉色十。**寸口脉沉而坚者，曰病在中；寸口脉浮而盛者，曰病在外。○脉盛滑坚者，曰病在外；脉小实而坚者，病在内。**俱脉色十六。**病在中脉虚，病在外脉涩坚者，皆难治。○病在中脉实坚，病在外脉不实坚者，皆难治。**俱脉色十二。**盛喘数绝者，则病在中。**脉色十一。**病在中而不实不坚，且聚且散。**论治六。

新久病：脉小弱以涩，谓之久病；脉滑浮而疾者，谓之新病。脉色十六。新病久病，毁伤脉色。脉色三十六。其久病者，病去而瘠，必养必和，待其来复。论治十二。

暴病：太阳为开，开折则肉节渎，而暴病起矣。经络三十。

懈㑊：冬脉太过则令人懈㑊，脊脉痛而少气不欲言。脉色十。尺脉缓涩，谓之懈㑊。脉色十六。足少阳之疟，令人身体懈㑊，寒不甚，热不甚，恶见人，见人心惕惕然，热多汗出甚。疾病五十。刺骨无伤髓，髓伤则销铄胻瘦，体懈㑊然不去矣。针刺六十三。

食㑊：大肠移热于胃，善食而瘦，又谓之食㑊。胃移热于胆，亦曰食㑊。疾病四十六。

毁伤：肝与肾脉并至，其色苍赤，当病毁伤，不见血，已见血，湿若中水也。脉色三十六。人有所堕坠，恶血留内，腹中满胀，不得前后，先饮利药，此上伤厥阴之脉，下伤少阴之络。针刺三十。

痱：痱之为病也，身无痛者，四肢不收。智乱不甚，其言微知，可治；甚则不能言，不可治也。针刺三十六。

大偻：阳气者，精则养神，柔则养筋，开合不得，寒气从之，乃生大偻，陷脉为瘘。疾病五。

体重：肝虚、肾虚、脾虚，皆令人体重烦冤。疾病九。少阳所谓不可反侧者，阴气藏物也，物藏则不动，故不可反侧也。疾病十一。

柔痓：肺移热于肾，传为柔痓。疾病四十六。

谵妄：厥阴厥逆，前闭谵言。疾病三十五。阳盛则使人妄言骂詈，不避亲疏。疾病十二。

膈洞：太阴为开，开折则仓廪无所输，膈洞，故开折者，气不足而生病也。经络三十。肾脉微缓为洞，洞者，食不化，下嗌还出。脉色十九。

重强：脾脉不及，则令人九窍不通，名曰重强。脉色十。

蛟蛔：心肠痛，侬作痛，肿聚，往来上下行，痛有休止，腹热善渴涎出者，是蛟蛔也。针刺四十六。脾脉微滑，为虫毒蛔蝎腹热。脉色十九。

龋齿：诊龋齿痛，按其阳之来，有过者独热，在左左热，在右右热，在上上热，在下下热。脉色三十三。手阳明实则龋聋。经络五。

五运太过不及，下应民病。运气十。

五运三气之病。运气十三。

天气地气制有所从之病。运气十四。

六十年运气政令之病。运气十七。

五郁之发为病。运气二十三。

天地淫胜病治。运气二十五。

六气相胜病治。运气二十七。

六气之复病治。运气二十八。

客主胜而无复病治。运气三十。

升降不前，气变民病之异。运气三十八。

不迁正退位，气变民病之异。运气四十。

刺治诸病。针刺五十三。

（三十）死　症

得神者昌，失神者亡。见论治类十七。运气四十四。

人以水谷为本，故人绝水谷则死，脉无胃气亦死。脉色十二。

人无胃气曰逆，逆者死。脉色十一。

所谓阴者，正脏也，现则为败，败必死也。别于阳者，知病处也；别于阴者，知死生之期。脉色二十六。

五脏，主藏精者也，不可伤，伤则失守而阴虚，阴虚则无气，无气则死矣。脏象九。

心伤则神去，神去则死矣。针刺二十三。

五脏已败，其色必夭，夭必死矣。脉色五。

平人而气胜形者寿，病而形肉脱、气胜形者死，形胜气者危矣。脏象十五。

大骨枯槁，大肉陷下，胸中气满，喘息不便，其气动形，期六月死，正脏脉现，乃予之期日。脉色二十七通章宜察。

形弱气虚死。形气有余，脉气不足死；脉气有余，形气不足生。脉色七。

形盛脉细，少气不足以息者危。〇形瘦脉大，胸中多气者死。〇目内陷者死。〇脱肉身不去者死。〇足太阳气绝者，其足不可屈伸，死必戴眼。〇寒热病者，以平旦死。〇热中及热病者，以日中死。〇病风者，以日夕死。〇病水者，以夜半死。〇形肉已脱，九候虽调，犹死。〇皮肤着者死。〇瞳子高者太阳不足，戴眼者太阳已绝，此决死生之要，不可不察也。脉色类二十五。

阴阳皆脱者，暴死。脏象三十。

阴阳如一者，病难治。针刺二十三。

人生有两死而无两生。经络二十三。

心，怵惕思虑则伤神，毛悴色夭死于冬。〇脾，愁忧不解则伤意，毛悴色夭死于春。〇肝，悲哀动中则伤魂，毛悴色夭死于秋。〇肺，喜乐无极则伤魄，毛悴色夭死于夏。〇肾盛怒不止则伤志，毛悴色夭死于季夏。脏象九。

阴阳俱动，乍有形，乍无形，加以烦心，命曰阴胜其阳，此谓不表不里，其形不久。针刺三十一。

热病七日八日，脉微小，病者溲血口中干，一日半而死，脉代者一日死。〇热病已得汗出，而脉尚躁，喘且复热，勿刺肤，喘甚者死。〇热病七日八日，脉不躁，躁不散数，后三日中有汗，三日不汗四日死。〇热病不知所痛，耳聋不能自收，口干，阳热甚，阴颇有寒者，热在髓，死不可治。〇热病已得汗而脉尚躁盛，此阴脉之极也，死；其得汗而脉静者，生。〇热病者，脉尚盛躁而不得汗者，此阳脉之极也，死；脉盛躁得汗静者，生。〇热病不可刺者有九：一曰，汗不出，大颧发赤，哕者死；二曰，泄而腹满甚者死；三曰，目不明，热不已者死；四曰，老人婴儿热而腹满者死；五曰，汗不出，呕下血者死；六曰，舌本烂，热不已者死；七曰，咳而衄，汗不出，出不至足者死；八曰，髓热者死；九曰，热而痉者死，腰折瘛，齿噤龂也。针刺四十。

热病脉静，汗已出，脉盛躁，是一逆也；病泄，脉洪大，是二逆也；着痹不移，䐃肉破，身热，脉偏绝，是三逆也；淫而夺形身热，色夭然白，及后下血衃，血衃笃重，是谓四逆也；寒热夺形，脉坚搏，是谓五逆也。针刺五十八。

风热而脉静，泄而脱血脉实，病在中脉虚，病在外脉涩坚者，皆难治。〇形气相失，谓之难治。脉逆四时，为不可治。〇病在中脉实坚，病在外脉不实坚者，皆难治。脉色十二。

色夭面脱不治，百日尽已。〇脉短气绝死，病温虚甚死。〇易，重阴死，重阳死。论治十四。

死阴之属，不过三日而死；生阳之属，不过四日而已。所谓生阳死阴者，肝之心谓之生阳，心之肺谓之死阴，肺之肾谓之重阴，肾之脾谓之辟阴。死不治。疾病六。

不治，法三月若六月，若三日若六日，传五脏而当死，是顺传所胜之次。故曰：别于阳者，知病从来；别于阴者；知死生之期。脏象二十四。

中执法者，其病速而危；中行令者，其病徐而持；中贵人者，其病暴而死。运气七。

真头痛，头痛甚，脑尽痛，手足寒至节，死不治。针刺四十三。

婴儿病，其头毛皆逆上者必死。脉色三十三。

坏府无治。针刺九。

诸经脉症死期。脉色二十四。

正脏脉死期。脉色二十八。

阴阳虚搏病候死期。脉色二十九。

骨寒热者，齿已槁，死不治。针刺四十一。

黄帝内经素问名家评注选刊

类经

黄帝内经分类解析

（下）

［明］ 张介宾 著
孙国中 方向红 点校

學苑出版社

图书在版编目(CIP)数据

类经：黄帝内经分类解析 / 〔明〕张介宾著；孙国中，方向红点校. —北京：学苑出版社，2005. 9(2014. 3 重印)
(黄帝内经素问名家评注选刊)
ISBN 978-7-5077-0447-1

Ⅰ. ①类… Ⅱ. ①张…②孙…③方… Ⅲ. ①内经-研究 Ⅳ. ①R221. 3

中国版本图书馆 CIP 数据核字(2005)第 105487 号

责任编辑：陈　辉
责任校对：国　中
出版发行：学苑出版社
社　　址：北京市丰台区南方庄 2 号院 1 号楼
邮政编码：100079
网　　址：www. book001. com
电子信箱：xueyuan@ public. bta. net. cn
销售电话：010-67675512、67678944、67601101（邮购）
经　　销：新华书店
印 刷 厂：北京市广内印刷厂
开本尺寸：890×1240　1/32
印　　张：68. 625
字　　数：1535. 8 千字
印　　数：6001—8000 册
版　　次：2005 年 9 月第 1 版
印　　次：2014 年 3 月第 4 次印刷
定　　价：128. 00 元（上、中、下）

类经图翼序

夫生者，天地之大德也。医者，赞天地之生者也。人参两间，惟生而已，生而不有，他何计焉？故圣人体天地好生之心，阐明斯道，诚仁孝之大端，养生之首务，而达人之必不可废者。

惟其理趣幽深，难于穷究，欲彻其蕴，须悉天人。盖人之有生，惟天是命，天之所育[①]，惟人最灵。故造化者天地之道，而斡旋者圣人之能；消长者阴阳之机，而燮理者明哲之事。欲补天功，医其为最。

惟是死生反掌，千里毫厘，攸系非轻，谈非容易。故不有精敏之思，不足以察隐；不有果敢之勇，不足以回天；不有圆融之智，不足以通变；不有坚持之守，不足以万全。凡此四者，缺一不可，必欲备之，则惟有穷理尽性，格物致知，以求圣人之心斯可也。

然心法之传，只赖《内经》一书，苟欲舍是而言医，不过索方书求糟粕以图侥幸，皆苟且之流耳。医而苟且，害可胜言哉？故扁鹊采《灵》、《素》之精要，设为《八十一难》，以开来学，而邵庵虞先生曰："未必经之当难者，只此八十一条。"盖亦有感而云然。余因醉心有年，遂通为类注，并《图翼》、《附翼》等义。虽辞多烦赘，俚鄙不文，盖亦虑初学之难明，而求悉于

① 国中按："育"，原文作"毓"，字殊而义一也。今均作"育"，因其字简而易识也，故改之。

理耳。

昔人云："医者，意也，意思精详则得之。余曰："医者，理也，理透心明斯至矣。"夫扁鹊之目洞垣者，亦窥窍于理耳。故欲希扁鹊之神，必须明理；欲明理，必须求经；经理明而后博采名家，广资意见，其有不通神入圣者，未之有也。高明者以谓然否？

通一子又序。

目　录

一卷

运气上

二卷

运气下

三卷

经络一

四卷

经络二

五卷

经络三

六卷

经络四

十卷

经络八

十一卷

针灸要览

类经附翼

一卷

医《易》

二卷

律原

三卷

求正录

四卷

附针灸诸赋

附录:

类经图翼一卷运气上

太 虚 图

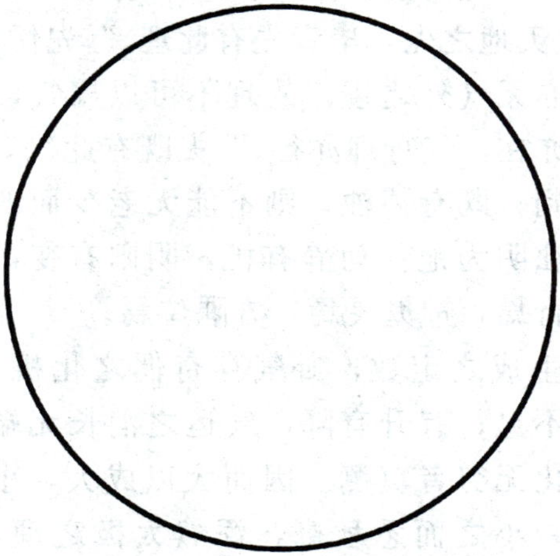

太虚者，太极也。太极本无极，故曰太虚。《天元纪大论》曰："太虚廖廓，肇基化元。"此之谓也。

太极图论

太极者，天地万物之始也。《太始天元册》文曰："太虚廖廓，肇基化元。"老子曰："无名天地之始，有名天地之母。"孔子曰："《易》有太极，是生两仪。"邵子曰："若论先天一事无，后天方要着工夫。"由是观之，则太虚之初，廓然无象，自无而有，生化肇焉。化生于一，是名太极。太极动静而阴阳分，故天地只此动静，动静便是阴阳，阴阳便是太极，此外更无余事。朱子曰："太极分开，只是两个阴阳，阴气流行则为阳，阳气凝聚则为阴。消长进退，千变万化，做出天地间无限事来，以故无往而非阴阳，亦无往而非太极。"

夫太极者，理而已矣。朱子曰："象数未形，理已具。"又曰："未有天地之先，毕竟先有此理。"先儒曰："天下无理外之气，亦无气外之理。故理不可以离气，气不可以外理。理在气亦在，气行理亦行。"夫既有此气，则不能无清浊而两仪以判；既有清浊，则不能无老少而四象以分。故清阳为天，浊阴为地。动静有机，阴阳有变，由此而五行分焉，气候行焉，神鬼灵焉，方隅位焉。

河洛布生成之定数，卦气存奇偶之化机。有死有生，造化之流行不息；有升有降，气运之消长无端。体象有常者可知，变化无穷者莫测。因而大以成大，小以成小；大之而立天地，小之而悉秋毫，浑然太极之理，无乎不在。所以万物之气皆天地，合之而为一天地；天地之气即万物，散之而为万天地。故不知一，不足以知万；不知万，不足以言医。理气阴阳之学，实医道开卷第一义，学者首当究心焉。

阴 阳 图

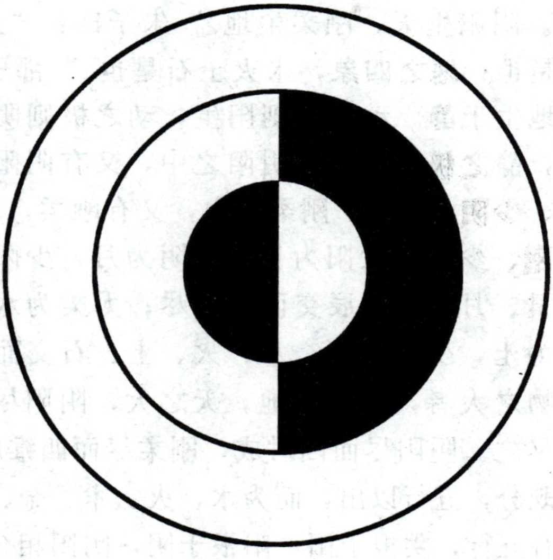

《阴阳应象大论》曰："阴阳者，天地之道也。万物之纲纪，变化之父母，生杀之本始，神明之府也。"

阴 阳 体 象

体象之道，自无而有者也。无者，先天之气；有者，后天之形。邵子曰："天依形，地附气。气以造形，形以寓气。"是以开物者为先天，成物者为后天；无极而太极者先天，太极而阴阳者后天；数之生者先天，数之成者后天；

无声无臭者先天，有体有象者后天。先天者太极之一气，后天者两仪之阴阳。阴阳分而天地立，是为体象之祖，而物之最大者也。

由两仪而四象，由四象而五行。程子曰：“四象者，阴阳刚柔也。阴阳生天，刚柔生地。”朱子曰：“天之四象，日月星辰是也；地之四象，水火土石是也。”邵子曰：“天生于动，地生于静。动之始则阳生，动之极则阴生；静之始则柔生，静之极则刚生。阴阳之中，又有阴阳，故有太阴、太阳、少阴、少阳；刚柔之中，又有刚柔，故有太刚、太柔、少刚、少柔。太阳为日，太阴为月，少阳为星，少阴为辰，日、月、星、辰交而天体尽；太柔为水，太刚为火，少柔为土，少刚为石，水、火、土、石交而地体尽。”又曰：“物之大者，莫若天地。天之大，阴阳尽之；地之大，刚柔尽之。阴阳尽而四时成，刚柔尽而四维成。”

四象既分，五行以出，而为水、火、木、金、土。五行之中，复有五行，阴根于阳，阳根于阴，阴阳相合，万象乃生，本乎阳者亲上，本乎阴者亲下。在天为风、云、雷、雨，在地为河、海、山、川，在方隅为东、南、西、北，在气候为春、夏、秋、冬。东有应木之苍龙，西有属金之白虎，南方赤鸟得火气而飞升，北陆玄龟得水性而潜地。

人禀三才之中气，为万物之最灵，目能收万物之色，耳能收万物之声，鼻能收万物之气，口能收万物之味。故二五之气，无乎不具，万有之技，无乎不能。天之四象，人有耳目口鼻以应之；地之四象，人有气血骨肉以应之。三百六十骨节，以应周天之度数；一万三千五百息，以通昼夜之潮汐。故邵子曰：“头圆象天，足方履地。面南背北，左东右西。直立两间之中，正居子午之位。”又曰：

“天有四时，地有四方，人有四肢，指节可以观天，掌文可以察地。”得气之清而正者，为圣为贤；得气之偏而浊者，为愚为不肖。近东南者，多柔而仁；近西北者，多刚而义。夷狄亦人而暴悍无礼，以地有偏正，气有钝驳，禀赋所使，不期而然。

故左氏以民之善恶，本乎六气，谓阳禀多者刚而烈，阴禀多者懦而柔；躁戾者阳中之恶，狡险者阴中之乖。是以水性主动，而偏则流；火性主急，而偏则烈；木性多和，而偏则柔；金性多刚，而偏则狠；土性多静，而偏则愚。

至若禽兽草木，动植飞潜，无情有性，莫不皆然。禽兽横生，草木倒生，横生者首东尾西，倒生者枝天根地，亦皆有五气之殊，四方之异。以动者而言，得木气则角而仁柔，得金气则齿而刚利，火性者飞而亲上，水性者潜而就下，土性者静而喜藏。西北之虫，鳞甲而多蛰；东南之虫，羽毛而常腾。以植者而言，得东气者多长而秀，得南气者多茂而郁，斯二者春夏荣而秋冬落；得西气者多强而劲，得北气者多坚而曲，斯二者春夏落而秋冬荣。

凡万物化生总由二气，得《乾》道者，于人为男，于物为牡；得《坤》道者，于人为女，于物为牝。《乾》类属阳者多动，《坤》类属阴者多静。方隅岁月，气有不同，万物适值其气，随所受而成其性。气得中和，则天为至粹，地为至精，人为至德，飞为鸾凤，走为麒麟，介为龟龙，草为芝兰，木为松柏，石为金玉；气得偏驳，则天有至眚，地有至幽，人有至戾，飞有鸱枭，走有狼虎，介有虺蜴，草有毒吻，木有枳棘，石有礓砾，孰非阴阳之体象。

再自其形迹之有无而言，则昼夜旦暮，朔晦望弦，阴晴寒热，大小方圆，高下升降，左右后先，夫妇男女，言动语默，呼吸表里，浮沉出入，俯仰向背，血气脏腑，轻重粗细，前后头尾，皆体象之有形者也。又如动静幽显，盈虚消息，声音律吕，志意善恶，曰鬼曰神，曰魂曰魄，曰变曰化，曰微曰极，皆体象之无形者也。然有此必有彼，有对必有待。物各有父母，分牝牡于蜉蝣；物各一太极，包两仪于子粒。如蚊喙至微，能通血气；虱睛最眇，亦辨西东。用是而推，则至广至极，至微至精，随气而聚，触机而生，大不可量，小不可测，何莫非阴阳之至德，化工之精妙，亦岂可以造作而形容者欤？

至若奇偶相衔，互藏其宅；一二同根，神化莫测。天为阳矣，而半体居于地下；地为阴矣，而五岳插于天中。高者为阳，而至高之地，冬气常在；下者为阴，而污下之地，春气常存。水本阴也，而温谷之泉能热；火本阳也，而萧丘之焰则寒。阴者宜暗，水则外暗而内明；阳体宜明，火则外明而内暗。声于东而应于西，形乎此而影乎彼。浴天光于水府，涵地影于月宫。阳居盛暑，而五月靡草死；阴极严寒，而仲冬荠麦生。此其变化之道，宁有纪极哉？

第阴无阳不生，阳无阴不成，而阴阳之气，本同一体。《易》曰："大哉乾元！万物资始。至哉坤元！万物资生。"夫始者天地之立心，生者天地之作用。惟其以无心之心，而成不用之用，此所以根出于一而化则无穷。故有是象则有是理，有是理则有是用，孰非吾道格致之学，所当默识心通者哉！

余尝闻之滑伯仁云："至微者理也，至著者象也。"体用一原，显微无间，得其理则象可得而推矣。使能启原而达流，因此而识彼，则万化之机，既在吾心，而左右逢原，头头是道矣。孰谓阴阳体象之理为迂远，而可置之无论哉？

五 行 图

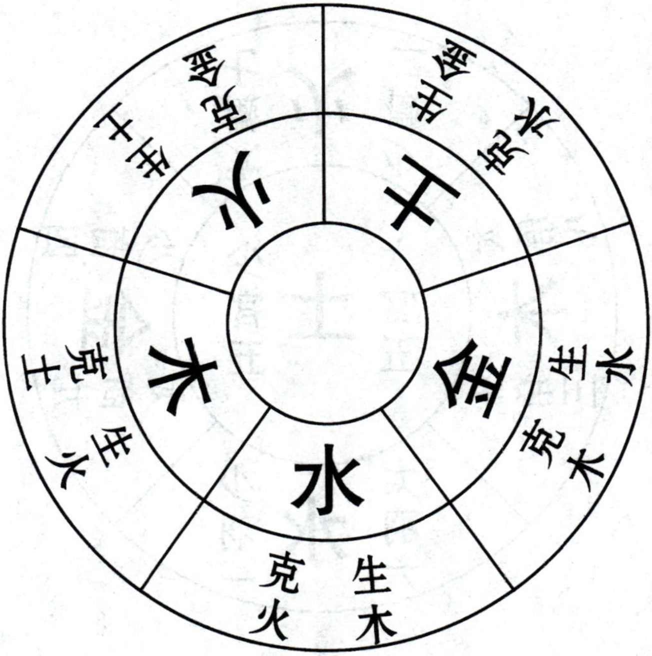

木、火、土、金、水，相生谓之顺；木、土、水、火、金，相克谓之逆。

五行生成数图

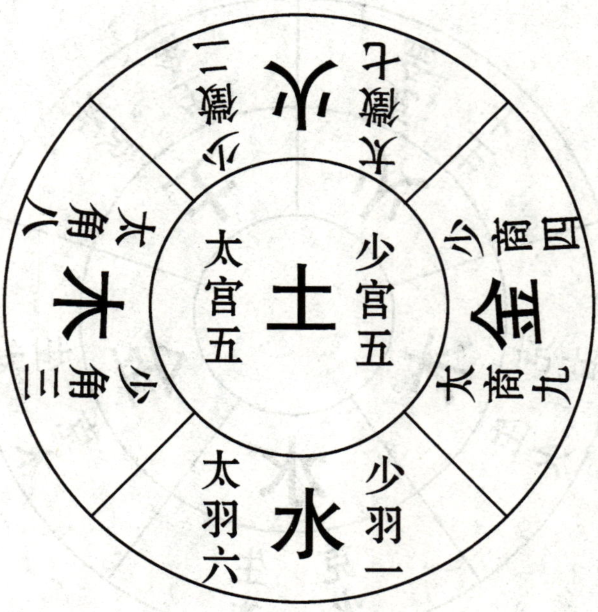

此即《河图》数也，五少者其数生，五太者其数成，土常以生，故不言十。有解。

干支所属五行图

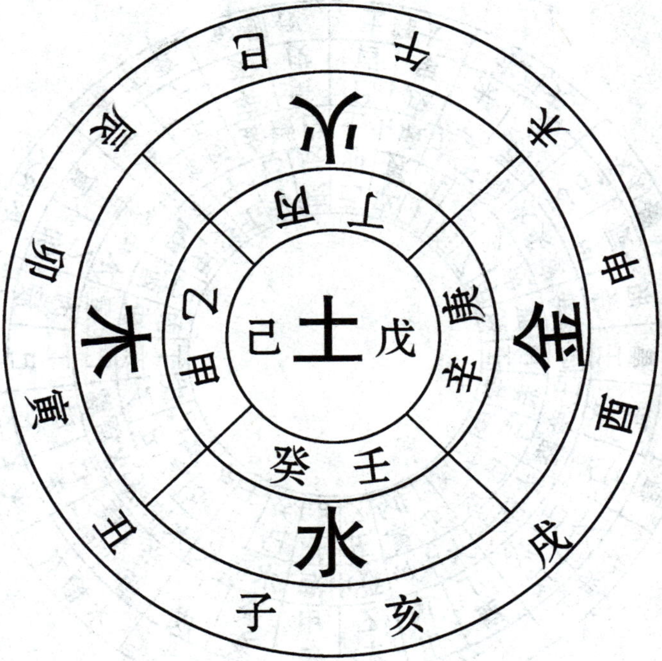

东方甲乙寅卯木，南方丙丁巳午火，西方庚辛申酉金，北方壬癸亥子水，辰戌丑未旺四季，戊己中央皆属土。

六十花甲纳音图

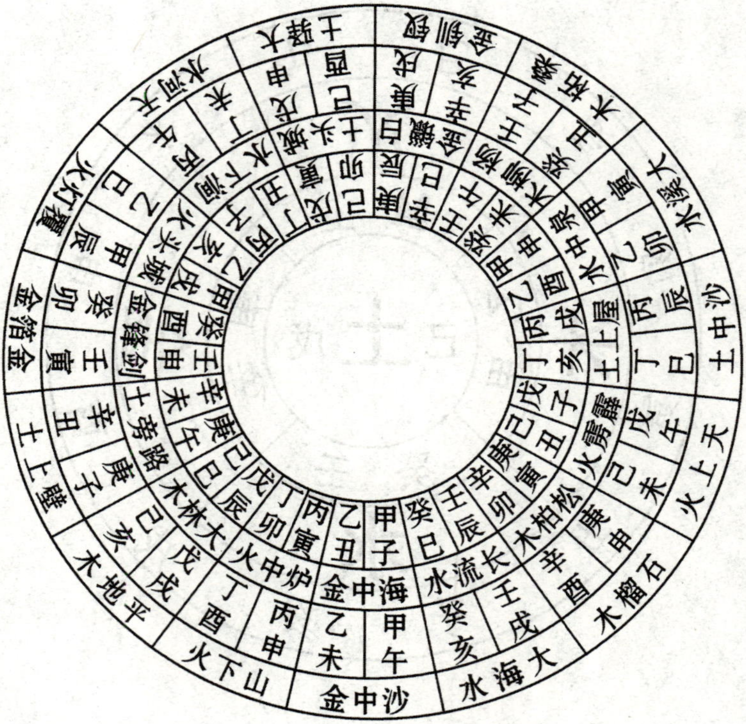

甲子 乙丑 海中金
丙寅 丁卯 炉中火
戊辰 己巳 大林木
庚午 辛未 路旁土
壬申 癸酉 剑锋金
甲戌 乙亥 山头火
丙子 丁丑 涧下水
戊寅 己卯 城头土
庚辰 辛巳 白蜡金
壬午 癸未 杨柳木
甲申 乙酉 泉中水
丙戌 丁亥 屋上土
戊子 己丑 霹雳火
庚寅 辛卯 松柏木
壬辰 癸巳 长流水
甲午 乙未 沙中金
丙申 丁酉 山下火
戊戌 己亥 平地木
庚子 辛丑 壁上土
壬寅 癸卯 金箔金
甲辰 乙巳 覆灯火
丙午 丁未 天河水
戊申 己酉 大驿土
庚戌 辛亥 钗钏金
壬子 癸丑 桑柘木
甲寅 乙卯 大溪水
丙辰 丁巳 沙中土
戊午 己未 天上火
庚申 辛酉 石榴木
壬戌 癸亥 大海水

五行生成数解

五行之理，原出自然，天地生成，莫不有数。圣人察《河图》而推定之。其序曰："天一生水，地六成之；地二生火，天七成之；天三生木，地八成之；地四生金，天九成之；天五生土，地十成之。"夫五行各具形质，而惟水火最为轻清，乃造化之初，故天以一奇生水，地以二偶生火。若以物理论之，亦必水火为先，以小验大，以今验古，可知之矣。

如草木未实，胎卵未生，莫不先由于水，而后成形，是水为万物之先，故水数一；化生已兆，必分阴阳，既有天一之阳水，必有地二之阴火，故火次之，其数则二；阴阳既合，必有发生，水气生木，故木次之，其数三；既有发生，必有收杀，燥气生金，故金次之，其数则四。至若天五生土，地十成之，似乎土生最后，而戴廷槐曰："有地即有土矣，若土生在后，则天三之木，地四之金，将何所附？且水火木金，无不赖土，土岂后生者哉？然土之所以言五与十者，盖以五为全数之中，十为成数之极。中者，言土之不偏而总统乎四方；极者，言物之归宿而包藏乎万有，皆非所以言后也。"

再以方位阴阳之理合之亦然，如水旺于子，子者阳生之初，一者阳起之数，故水曰一；火旺于午，午者阴生之初，二者阴起之数，故火曰二；木旺东方，东者阳也，三者奇数亦阳也，故木曰三；金旺西方，西者阴也，四者偶数亦阴也，故金曰四；土旺中宫而统乎四维，五为数中，故土曰五，此五行生数之祖。先有生数而后有成数，乃成一阴一阳生成之道，此天地自然之理也。

虽《河图》列五行之次序，而实以分五行之阴阳。阴阳既有次序，气数必有盛衰。如《六元正纪大论》云“寒化一，寒化六，灾一宫，灾三宫”之类，皆由此数而定。岐伯曰：“太过者其数成，不及者其数生，土常以生也。”谓如甲、丙、戊、庚、壬，五太之年为太过，其数应于成；乙、丁、己、辛、癸，五少之年为不及，其数应于生。惟土之常以生数者，盖五为数之中，土居位之中，而兼乎四方之气，故土数常应于中也。虽《易·系》有“天十成之”之谓，而《三部九候论》曰：“天地之数，始于一，终于九焉。”此所以土不待十而后成也。先圣察生成之数以求运气者，盖欲因数以占夫气化之盛衰，而示人以法阴阳，和术数，先岁气，合天和也。其所以关于生道者非浅，观者其毋忽之。

五行统论

五行者，水、火、木、金、土也。五行即阴阳之质，阴阳即五行之气。气非质不立，质非气不行。行也者，所以行阴阳之气也。朱子曰：“五行质具于地，而气行于天。”其实元初，只一太极，一分为二，二分为四，天得一个四，地得一个四，又各有一个太极行乎其中，便是两其五行而已。故河洛图书具阴阳之象，分左、右、中、前、后，以列五行生成之数焉。

先儒曰：“天地者，阴阳对待之定体。一二三四五六七八九十者，阴阳流行之次序，对待非流行不能变化，流行非对待不能自行，此五行所以流行于天地中而为用也。故大挠察天地之阴阳，立十干、十二支以著日月之象。十干以应日，天之五行也。甲阳乙阴为木，丙阳丁阴为火，戊阳己阴为土，庚阳辛阴为金，壬阳癸阴为水。十二支以应月，地之五行也。子阳亥阴曰水，午阳巳阴曰火，寅阳卯阴曰木，申阳酉阴曰金，辰戌阳丑未阴曰土。干支出而六甲成，运气分而时序定。所谓天地相临，阴阳相合，而生成之道存乎其中。

故五行之化无乎不在，精浮于天则为五星，水曰辰星，火曰荧惑，木曰岁星，金曰太白，土曰镇星；形成于地则为五方，水位于北，火位于南，木位于东，金位于西，土位于中。其为四时，则木旺于春，火旺于夏，金旺于秋，水旺于冬，土旺于四季；其为六气，则木之化风，火之化暑与热，土之化湿，金之化燥，水则化寒；其为名目，则水曰润下，火曰炎上，木曰曲直，金曰从革，土爰稼穑；其为功用，则水主润，火主熯，木主敷，金主敛，土主溽；其为形体，则水质平，火质锐，木质长，金质方，土质圆；其为赋性，则水性寒，火性热，木性湿，金性清，土性蒸；其为五帝，则木曰太皞，火曰炎帝，土曰黄帝，金曰少皞，水曰颛顼；其为五神，则木曰勾芒，火曰祝融，土曰后土，金曰蓐收，水曰玄冥；其为五则，则火以应衡，水以应权，木以应规，金以应矩，土以应绳。至若五谷、五果、五畜、五音、五色、五味、五脏之类，无非属于五行也。

又如五行气数之异，阴阳之辨，亦有所不同者。若以气言时之序，则曰木、火、土、金、水。如木当春令为阳稚，火当夏令为阳盛，金当秋令为阴稚，水当冬令为阴盛，是木火为阳，金水为阴也。若以数言生之序，则曰水、火、木、金、土。如天一生水为阳稚，天三生木为阳盛；地二生火为阴稚，地四生金为阴盛，是水木为阳，而火金为阴也。此外如《洛书》乐律，刘向、班固等义，序各不同，无非变化之道，而运用之机，亦无过生克之理耳。故自其相生者言，则水以生木，木以生火，火以生土，土以生金，金以生水；自其相克者言，则水能克火，火能克金，金能克木，木能克土，土能克水；自其胜复者言，则凡有所胜，必有所败，有所败，必有所复。母之败也，子必救之。如水之太过，火受伤矣，火之子土，出而制焉；火之太过，金受伤矣，金之子水，出而制焉；金之太过，木受伤矣，木之子火，出而制焉；木之太过，土受伤矣，土之子金，出而制焉；土之太过，水受伤矣，水之子木，出而制焉。盖造化之机，不可无生，亦不可无制，无生则发育无由，无制则亢而为害。生克循环，运行不息，而天地之道，斯无穷已。

第人知夫生之为生，而不知生中有克；知克之为克，而不知克中有用；知五之为五，而不知五者之中，五五二十五，而复有互藏之妙焉。所谓生中有克者，如木以生火，火胜木乃灰烬；火以生土，土胜火为扑灭；土以生金，金胜则土无发生；金以生水，水胜则金为沉溺；水以生木，木胜则水为壅滞。此其所以相生者，实亦有所相残也。所谓克中之用者，如火之炎炽，得水克而成既济之功；金之顽钝，得火克而成锻炼之器；木之曲直，得金克而成芟削之材；土之旷墁，得木克而见发生之化；水之泛滥，得土克而成堤障之用。此其所以相克者，实又所以相成也。而五常之德亦然，如木德为仁，金德为义，火德为礼，水德为智，土德为信。仁或失于柔，故以义断之；义或失于刚，故以礼节之；礼或失于拘，故以智通之；智或失于诈，故以信正之，是皆生克反用之道也。

所谓五者之中有互藏者，如木之有津，木中水也；土之有泉，土中水也；金之有液，金中水也；火之熔物，火中水也。夫水为造化之原，万物之生，其初皆水，而五行之中，一无水之不可也。火之互藏，木钻之而见，金击之而见，石凿之而见。惟是水中之火，人多不知，而油能生火，酒能生火，雨大生雷，湿多成热者是也。且火为阳生之本，虽若无形，而实无往不在，凡属气化之物，非火不足以生，故五行之中，一无火之不可也。土之互藏，木非土不长，火非土不荣，金非土不生，水非土不蓄。万物生成，无不赖土，而五行之中，一无土之不可也。木之互藏，生于水，植于土，荣于火，成于金。凡发生之气，其化在木。即以人生而言，所衣所食皆木也，得木则生，失木则死，故曰人生于寅，寅者阳木之位也。由人而推，则凡动植之类，何非阳气，而又何非木化，此五行万物之中，一无木之不可也。金之互藏，产于山石，生诸土也；淘于河沙，隐诸水也；草有汞，木有镴，藏于木也；散可结，柔可刚，化于火也。然金之为用，坚而不毁，故《易》曰："《乾》为金。"夫《乾》象正圆，形如瓜卵，柔居于中，刚包乎外，是以天愈高而愈刚，地愈下而愈刚。故始皇起坟骊山，深入黄泉三百丈，凿之不入，烧之不毁。使非至刚之气，真金之体，乃能若是其健而运行不息乎？故凡气化之物，不得金气，无以坚强，所以皮壳在外而为捍卫者，皆得《乾》金之气以固其形，此五行万物之中，一无金之不可也。

由此而观，则五行之理，交互无穷，故甲、丙、戊、庚、壬，天之阳干也，而交于地之子、寅、辰、午、申、戌；乙、丁、己、辛、癸，天之阴干也，而交于地之丑、亥、酉、未、巳、卯。天地五行，挨相交配，以天之十而交于地之十二，是于五行之中，各具五行，乃成六十花甲，由六十花甲而推于天地万物，其变可胜言哉？然而变虽无穷，总不出乎阴阳，阴阳之用，总不离乎水火，所以天地之间，无往而非水火之用。欲以一言而蔽五行之理者，曰："《乾》、《坤》付正性于《坎》、《离》，《坎》、《离》为《乾》、《坤》之用耳。"

二十四向八刻二十分图

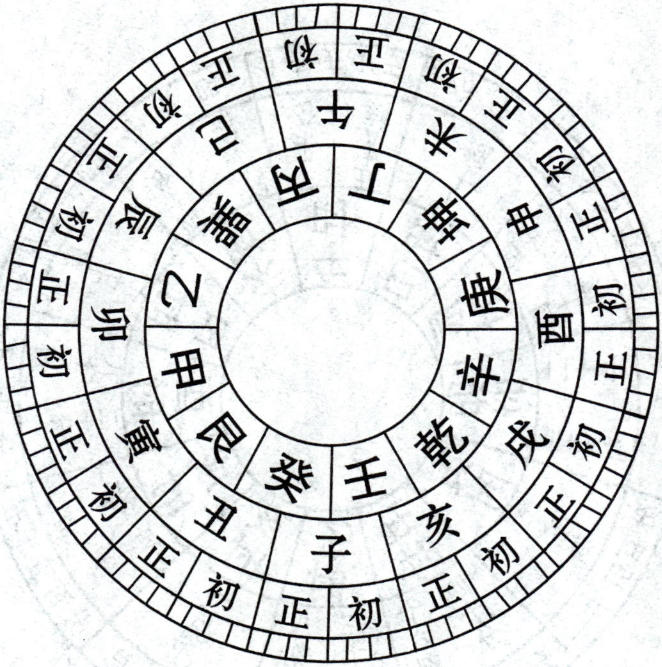

每日十二时，每时得八刻二十分，每刻分为六十分。分八刻为前后，则前四刻为初四刻，后四刻为正四刻。分二十分为前后，则前十分为初初刻，后十分为正初刻。二十分者，即每刻六十分之二十也。

每日气数百刻六千分图

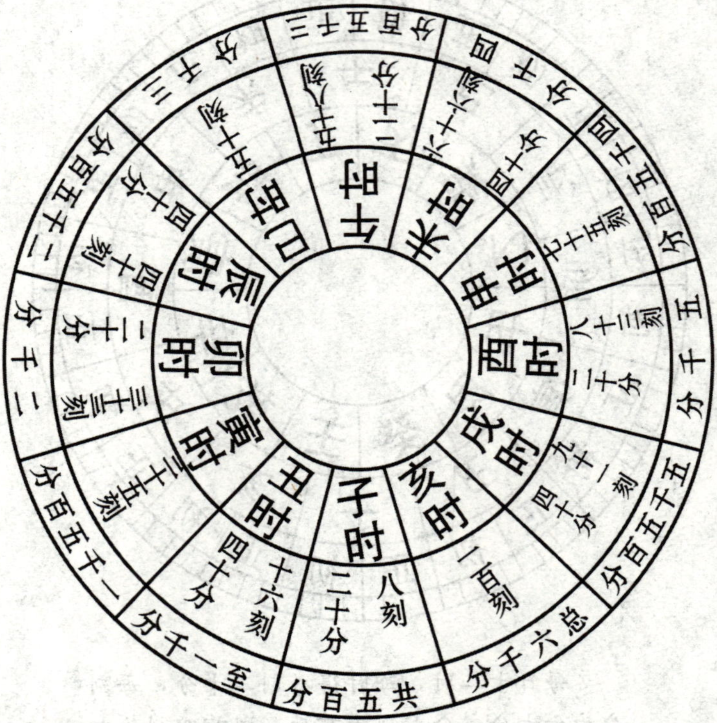
子时
丑时
寅时
卯时
辰时
巳时
午时
未时
申时
酉时
戌时
亥时
八刻
二十分
十六刻
四十分
二十五刻
三十三刻
二十分
四十一刻
四十分
八十三刻
二十分
九十一刻
四十分
一百刻
共五百分
至一千分
一千五百分
二千分
二千五百分
五千分
五千五百分
总六千分

每日气数百刻六千分解

按：《周礼总义》每刻分为六十分，正合《天元纪大论》所谓天以六为节也。今遵此数推衍之，则每日百刻，总计六千分，分六千分为十二时，则每时各得五百分。又分百刻于十二时，则每时各得八刻二十分，总计岁有六步二十四气，则每气得十五日二时五刻十二分半，计数得九万一千三百一十二分半。积四气而成步，则每步得六十日十时四刻一十分，计数得三十六万五千二百五十分，即《六微旨大论》所谓六十日八十七刻半者是也。又积六步而成岁，则每岁得三百六十五日二十五刻，计数得二百一十九万一千五百分，乃为一岁之定数。然以每月三十日计之，则每岁只三百六十日，又除小月六日，则只三百五十四日，共少于前数者十一日，乃积余日，大约六十五气有零，当得一闰，统十九年以成七闰，而岁气成矣。故《六节脏象论》曰："大小月三百六十五日而成岁，积气余而盈闰矣。"《六节脏象论》义详运气类第一章。

二十四气昼夜长短百刻之图

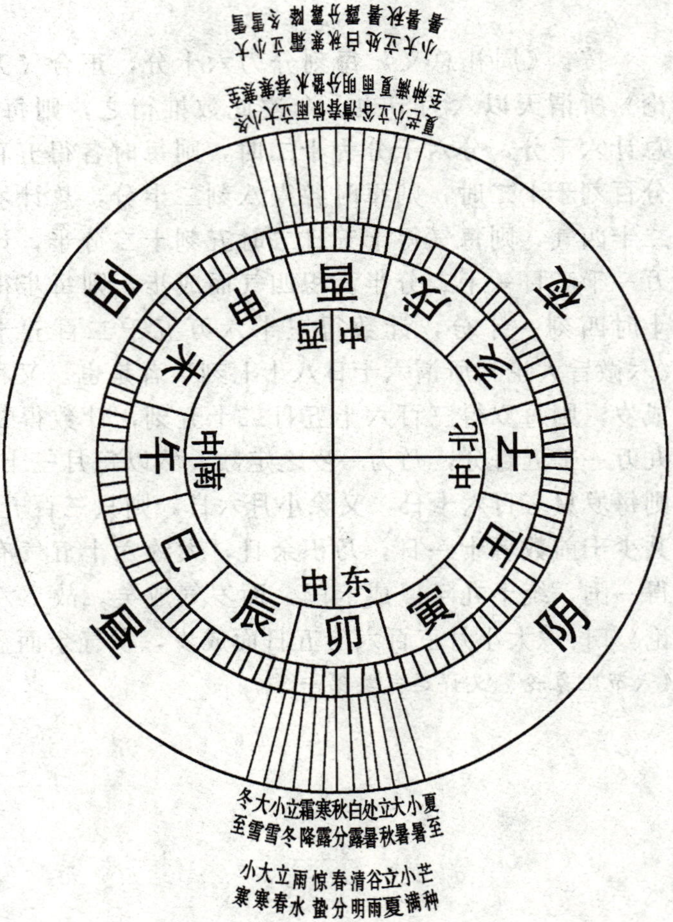

四季日躔宿度昼夜长短刻数

冬至十一月中，日躔箕四度，出辰初初刻，入申正四刻，昼长四十一刻，夜长五十九刻。

小寒十二月节，日躔斗十度，入酉初初刻；后六日，日出卯正四刻，昼四十二刻，夜五十八刻。

大寒十二月中，日躔牛三度；后四日，昼四十三刻，夜五十七刻；后十一日，日入酉初一刻；后十三日，日出卯正三刻，昼四十四刻，夜五十六刻。

立春正月节，日躔虚一度；后六日，昼四十五刻，夜五十五刻；后十二日，日入酉初二刻；后十三日，日出卯正二刻，昼四十六刻，夜五十四刻。

雨水正月中，日躔危六度；后六日，昼四十七刻，夜五十三刻；后十二日，日入酉初三刻；十三日，日出卯正一刻，昼四十八刻，夜五十二刻。

惊蛰二月节，日躔室六度；后六日，昼四十九刻，夜五十一刻；后十二日，日入酉初四刻；十三日，日出卯正初刻；十四日，日入酉正初刻，昼五十刻，夜五十刻。

春分二月中，日躔壁三度，出卯初四刻；后七日，昼五十一刻，夜四十九刻；后十五日，日入酉正一刻，昼五十二刻，夜四十八刻。

清明三月节，日躔奎九度，出卯初三刻；后七日，昼五十三刻，夜四十七刻；后十五日，日入酉正二刻，昼五十四刻，夜四十六刻。

谷雨三月中，日躔娄六度，出卯初二刻；后七日，昼五十五刻，夜四十五刻。

立夏四月节，日躔胃九度，入酉正三刻，昼五十六刻，夜四十四刻；后三日，日出卯初一刻；后十一日，昼五十七刻，夜四十三刻。

小满四月中，日躔昴八度，后十日，日入酉正四刻，昼五十八刻，夜四十二刻。

芒种五月节，日躔毕十一度，出卯初初刻。

夏至五月中，日躔参九度，出寅正四刻，入戌初初刻，昼五十九刻，夜四十一刻。

小暑六月节，日躔井十三度，出卯初初刻；后七日，日入酉正四刻，昼五十八刻，夜四十二刻。

大暑六月中，日躔井二十八度；后六日，昼五十七刻，夜四十三刻；后十三日，日出卯初一刻。

立秋七月节，日躔柳十度，入酉正三刻，昼五十六刻，夜四十四刻；后十日，昼五十五刻，夜四十五刻。

处暑七月中，日躔张五度，出卯初二刻；后二日，入酉正二刻，昼五十四刻，夜四十六刻；十一日，昼五十三刻，夜四十七刻；十五日，日出卯初三刻。

白露八月节，日躔翼二度；后二日，日入酉正一刻，昼五十二刻，夜四十八刻；后十日，昼五十一刻，夜四十九刻。

秋分八月中，日躔翼十七度，出卯初四刻；后二日，日入酉正初刻；三日，日出卯正刻，昼五十刻，夜五十刻；后五日，入酉初四刻；后十日，昼四十九刻，夜五十一刻。

寒露九月节，日躔轸十三度；后三日，日出卯正一刻，昼四十八刻，夜五十二刻；后五日，日入酉初三刻；后十日，昼四十七刻，夜五十三刻。

霜降九月中，日躔角九度；后三日，日出卯正二刻，昼四十六刻，夜五十四刻；后五日，日入酉初二刻；后十一日，昼四十五刻，夜五十五刻。

立冬十月节，日躔氐二度；后五日，日出卯正三刻，昼四十四刻，夜五十六刻；六日，日入酉初一刻；十三日，昼四十三刻，夜五十七刻。

小雪十月中，日躔房一度；后十一日，日出卯正四刻，昼四十二刻，夜五十八刻。

大雪十一月节，日躔尾六度，入酉初初刻。

二十四气斗纲图

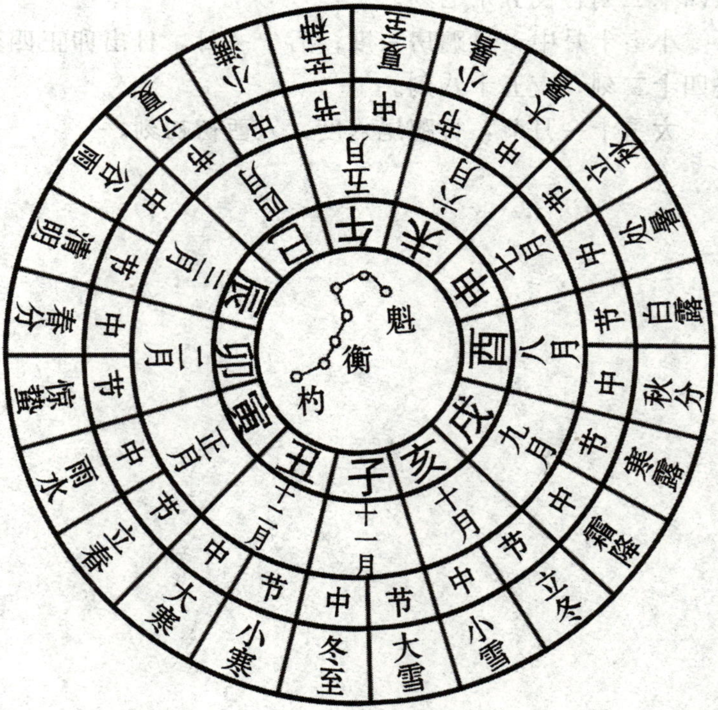

五日谓之一候，积三候十五日有零谓之一气，积六气九十日有零为一时，积四时三百六十五日二十五刻为一岁。

十二次会中星图

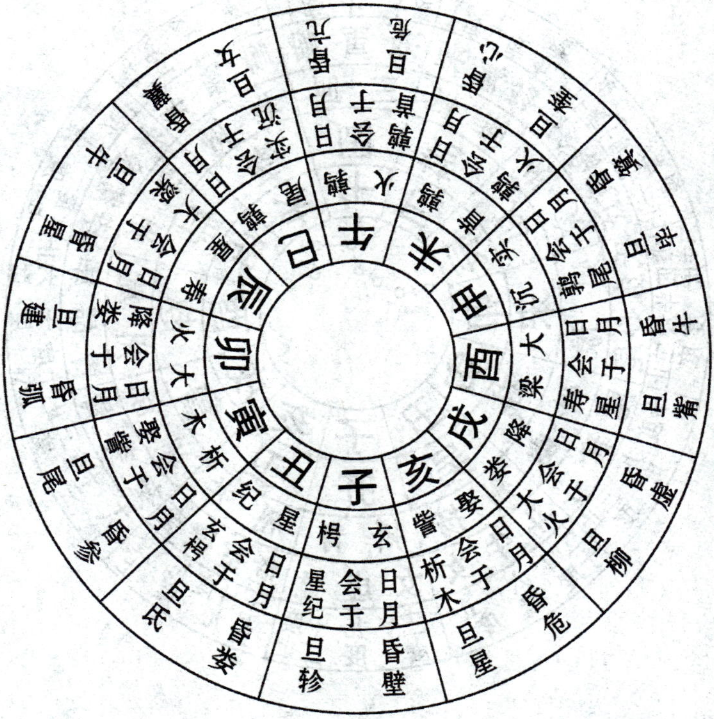

（此图当于前图合观）

二十八宿过宫分野图

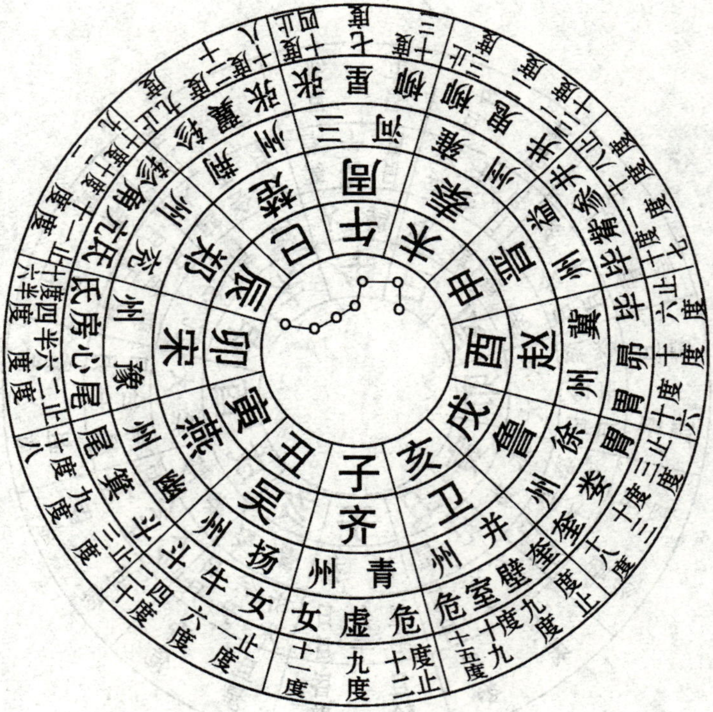

二十四气七十二候

正月

立　春

初候，东风解冻。阳和至而坚凝散也。二候，蛰虫始振。"振"，动也。三候，鱼陟负冰。"陟"，音职，升也，高也。阳气已动，鱼渐上游而近于冰也。

雨　水

初候，獭祭鱼。此时鱼肥而出，故獭先祭而后食。二候，候雁北。自南而北也。三候，草木萌动。是为可耕之候。

二月

惊　蛰

初候，桃始花。阳和发生，自此渐盛。二候，仓庚鸣。黄鹂也。三候，鹰化为鸠。"鹰"，鸷鸟也，此时鹰化为鸠，至秋则鸠复化为鹰。

春　分

初候，玄鸟至。燕来也。二候，雷乃发声。雷者，阳之声，阳在阴内不得出，故奋激而为雷。三候，始电。电者，阳之光，阳气微则光不见，阳盛欲达而抑于阴，其光乃发，故云始电。

三月

清　明

初候，桐始花。二候，田鼠化为鴽，牡丹花。"鴽"，音如，鹌鹑属。“鼠”，阴类，阳气盛则鼠化为鴽，阴气盛则鴽复化为鼠。三候，虹始现。“虹”，音洪。阴阳交会之气，纯阴纯阳则无。若云薄漏日，日穿雨影则虹现。

谷　雨

初候，萍始生。二候，鸣鸠拂其羽。飞而两翼相拍，农急时也。三候，戴胜降于桑。织纴之鸟，一名戴鵀，降于桑以示蚕妇也，故曰：“女功兴而戴鵀鸣。”

四月

立　夏

初候，蝼蝈鸣。“蝼”，蛄也。诸言蚓者非也。二候，蚯蚓出。蚯蚓阴物，感阳气而出。三候，王瓜生。王瓜色赤，阳之胜也。

小　满

初候，苦菜秀。火炎上而味苦，故苦菜秀。二候，靡草死。葶苈之属。三候，麦秋至。秋者，百谷成熟之期，此时麦熟，故曰麦秋。

五月

芒　种

初候，螳螂生。俗名刀螂，《说文》名拒斧。二候，䴗始鸣。“䴗”，居畜切，伯劳也。三候，反舌无声。百舌鸟也。

夏　至

初候，鹿角解。阳兽也，得阴气而解。二候，蜩始鸣。

"蜩"，音调，蝉也。三候，半夏生。药名也，阳极阴生。

六月

小　暑

初候，温风至。二候，蟋蟀居壁。亦名促织，此时羽翼未成，故居壁。三候，鹰始挚。"挚"，音至。鹰感阴气乃生杀心，学习击搏之事。

大　暑

初候，腐草为萤。《离》明之极，故幽类化为明类。二候，土润溽暑。"溽"，音辱，湿也。三候，大雨时行。

七月

立　秋

初候，凉风至。二候，白露降。三候，寒蝉鸣。蝉小而青赤色者。

处　暑

初候，鹰乃祭鸟。鹰杀鸟，不敢先尝，示报本也。二候，天地始肃。清肃也。三候，禾乃登。稷为五谷之长，首熟此时。

八月

白　露

初候，鸿雁来。自北而南也。一曰："大曰鸿，小曰雁。二候，玄鸟归。燕去也。三候，群鸟养羞。羞，粮食也，养羞以备冬月。

秋　分

初候，雷始收声。雷于二月阳中发声，八月阴中收声。二候，蛰虫坯户。“坯”，音培。坯户，培其穴之户窍而将蛰也。三候，水始涸。《国语》曰：“辰角现而雨毕，天根现而水涸。雨毕而除道，水涸而成梁。”辰角者，角宿也。天根者，氐、房之间也。现者，旦现于东方也。辰角现九月本，天根现九月末，本末相去二十一日余。

九月

寒　露

初候，鸿雁来宾。“宾”，客也。先至者为主，后至者为宾，盖将尽之谓。二候，雀入大水为蛤。飞者化潜，阳变阴也。三候，菊有黄花。诸花皆不言，而此独言之，以其花于阴而独盛于秋也。

霜　降

初候，豺乃祭兽。孟秋鹰祭鸟，飞者形小而杀气方萌。季秋豺祭兽，走者形大而杀气乃盛也。二候，草木黄落。阳气去也。三候，蛰虫咸俯。“俯”，蛰伏也。

十月

立　冬

初候，水始冰。二候，地始冻。三候，雉入大水为蜃。“蜃”，肾慎二音，蚌属。

小　雪

初候，虹藏不现。季春阳胜阴，故虹现。孟冬阴胜阳，故藏而不现。二候，天气上升，地气下降。三候，闭塞而成冬。阳气下藏地中，阴气闭固而成冬。

十一月

大　雪

初候，鹖鴠不鸣。“鹖鴠”，音曷旦。夜鸣求旦之鸟，亦名寒号虫，乃阴类而求阳者。兹得一阳之生，故不鸣矣。二候，虎始交。虎本阴类，感一阳而交。三候，荔挺出。“荔”，一名马兰，叶似蒲而小，根可为刷。

冬　至

初候，蚯蚓结。阳气未动，屈首下向。阳气已动，回首上向，故屈曲而结。二候，麋角解。阴兽也，得阳气而解。三候，水泉动。天一之阳生也。

十二月

小　寒

初候，雁北乡。一岁之气，雁凡四候，如十二月雁北乡者，乃大雁，雁之父母也；正月候雁北者，乃小雁，雁之子也；八月鸿雁来，亦大雁，雁之父母；九月鸿雁来宾者，亦小雁，雁之子也。盖先行者其大，随后者其小也。此说出晋干宝，宋人述之以为的论。二候，鹊始巢。鹊知气至，故为来岁之巢。三候，雉雊。“雊”，句、姤二音，雉鸣也。“雉”，火畜，感于阳而后有声。

大 寒

初候，鸡乳。“鸡”，木畜也。得阳气而卵育，故云乳。二候，征鸟厉疾。“征鸟”，鹰隼属，杀气盛极，故猛盛迅疾而善于击也。三候，水泽腹坚。阳气未达，东风未至，故水泽正结而坚。

斗纲解

一岁四时之候，皆统于十二辰。十二辰者，以斗纲所指之地，即节气所在之处也。正月指寅，二月指卯，三月指辰，四月指巳，五月指午，六月指未，七月指申，八月指酉，九月指戌，十月指亥，十一月指子，十二月指丑，谓之月建。天之元气，无形可观，观斗建之辰，即可知矣。斗有七星，第一曰魁，第五曰衡，第七曰杓，此三星谓之斗纲。假如正月建寅，昏则杓指寅，夜半衡指寅，平旦魁指寅。余月仿此。（国中按：“杓”，读 biāo，不读 shāo。即斗柄顶端之星。）

十二辰次六合解

十二辰次者，如星纪析木之类，十二次也；斗杓所指之月，十二建也；日月所会之次，十二辰也。如子月日月会于星纪，乃在牛宿度中；丑月日月会于玄枵，乃在虚宿度中。天地之气，建在子，会在丑；建在丑，会在子；建在寅，会在亥；建在亥，会在寅。十二宫相合皆然，所以谓之六合，前二图当参看。

二十八宿过宫歌

奎二过戌胃四酉，毕七从申未井九。
柳四方才过午行，张十五度归蛇首。
轸十过辰氐二卯，尾三到寅斗四丑。
女星二度入子宫，危十三兮从亥走。

二十八宿说

二十八宿，《史记》作二十八舍。如角、亢、氐、房、心、尾、箕，为东方七宿，位应苍龙，共计七十五度；斗、牛、女、虚、危、室、壁，为北方七宿，位应玄武，共九十八度四分度之一；奎、娄、胃、昴、毕、觜、参，为西方七宿，位应白虎，共八十度；井、鬼、柳、星、张、翼、轸，为南方七宿，位应朱雀，共一百一十二度。自房至毕十四宿，为阳主昼；自昴至心十四宿，为阴主夜。此经星之不动，而分主四方昼夜者，总计一百六十八星，三百六十五度四分度之一，以成周天之额数，而凡阴阳气数之变化，莫不昭著于此，医家不可不知。

中星岁差考

中星者，所以验岁时之气候，每于平旦初昏，见于南方正午之位者是也。四时十二月以次而转，第在尧时天心建子，甲辰冬至，日次虚鼠。汉太初冬至日次牵牛，唐大衍冬至日次南斗，宋至今冬至日次南箕。又，尧时中星昏中昴，今则昏中近奎矣，古今不同如此，始见岁差有度也。岁差者，以天有三百六十五度四分度之一，岁有三百六十五日四分日之一，天度行四分之一而稍有余，日行四分之一而颇不足。故天度常舒，日度常缩，天渐差而西，日渐差而东，此所以古今有异。自尧时至今已差五十余度，东晋虞喜谓约以五十年差一度，何承天以为太过，乃倍其年而又觉不及，至隋刘焯取二家之说而折中之，谓七十五年差一度，自后诸说不同。至元世祖用郭守敬所造授时历，谓六十六年有奇差一度者，似为近之。然岁久时更，恐尚有未能必者，兹并录之，以见岁差之概。

奎壁角轸天地之门户说

《五运行大论》曰："所谓戊己分者，奎壁角轸，则天地之门户也。"夫奎壁临《乾》，当戊土之位；角轸临《巽》，当己土之位。《遁甲经》亦曰："六戊为天门，六己为地户。"然而曰门曰户，必有所谓，先贤俱未详及。予常[①]考周天七政躔度，则春分二月中，日躔壁初，以次而南，三月入奎、娄，四月入胃、昴、毕，五月入觜、参，六月入井、鬼，七月入柳、星、张；秋分八月中，日躔翼末，以交于轸，循次而北，九月入角、亢，十月入氐、房、心，十一月入尾、箕，十二月入斗牛，正月入女、虚、危，

① 国中按："常"，原文作"尝"乃通假字，今改之。

至二月复交于春分而入奎壁矣。是日之长也，时之暖也，万物之发生也，皆从奎、壁始；日之短也，时之寒也，万物之收藏也，皆从角、轸始。故曰春分司启，秋分司闭。夫既司启闭，要非门户而何？然自奎、壁而南，日就阳道，故曰天门；角轸而北，日就阴道，故曰地户。又如春分日躔壁初，故言奎、壁。秋分日躔翼末，何以不言翼、轸而言角、轸？盖自角以后十四宿，计一百七十三度四分度之一，自奎以后十四宿，计一百九十二度，度有不齐，此秋分之所以在翼末，而经言角、轸者，正以翼度将完，而角、轸正当其令。且奎壁、角轸为对待之宿，而奎、壁为西北之交，角、轸为东南之交，故经云奎壁、角轸，天地之门户也。是以伏羲六十四卦方图，以《乾》居西北，《坤》居东南，正合天门地户之义。凡候之所始，即道之所生，又[①]不可不通也。

气数统论

气者，天地之气候。数者，天地之定数。天地之道，一阴一阳而尽之，升降有期而气候行，阴阳有数而次第立。次第既立，则先后因之而定；气候即行，则节序由之而成。节序之所以分者，由寒暑之再更，寒暑之所以更者，由日行之度异。每岁之气，阳生于子而极于午，阴生于午而极于子。阳之进者，阴之退；阳之退者，阴之生。一往一来，以成一岁。朱子曰："冬至前四十五日属今年，后四十五日

① "又"，原文作"有"，乃同音假借，故改之。后凡见此者，均改之，不再出注。

属明年。子时前四刻属今日，后四刻属明日。”邵子曰：“冬至子之半，天心无改移。”是俱言一发之气，终始皆在于子半，而冬至之日，正当斗柄建于子中，是为一岁之首尾也。

岁有三百六十五日二十五刻者，以周天之度，凡三百六十五度四分度之一也。天之行速，故于一昼一夜，行尽一周而过日一度，日行稍迟，每日少天一度，凡行三百六十五日二十五刻，少天一周，复至旧处而与天会，是为一岁。故岁之日数，由天之度数而定，天之度数，实由于日之行数而见也。

岁有十二月者，以月之行天，又迟于日，每日少天十三度十九分度之七，又曰：百分度之三十七。积二十九日九百四十分日之四百九十九，与日合朔而为一月。岁有十二会，故为十二月；斗有十二建，故为十二辰。斗之所建地上辰，辰之所会天上次，斗与辰合而月建昭然矣。故十一月建在子，一阳卦《复》；十二月建在丑，二阳卦《临》；正月建在寅，三阳卦《泰》；二月建在卯，四阳卦《大壮》；三月建在辰，五阳卦《夬》；四月建在巳，六阳卦《乾》；五月建在午，一阴卦《姤》；六月建在未，二阴卦《遁》；七月建在申，三阴卦《否》；八月建在酉，四阴卦《观》；九月建在戌，五阴卦《剥》；十月建在亥，六阴卦《坤》。是为一岁之气，而统言其月日也。

月日既定，时序乃分，四而分之，是为四季，曰春、曰夏、曰秋、曰冬。春为阳始，阳始则温，故曰少阳，少阳数七，阴中阳也。其气木，自东而西；其令生，自下而上。春者，蠢也，言万物之蠢动也。夏为阳极，阳极则热，故曰老阳，老阳数九，阳中阳也。其气火，自南而北；其令长，自长而茂。夏者，大也，言万物之盛大也。秋为阴始，阴始则凉，故曰少阴，少阴数八，阳中阴也。其气金，自西而东；其令收，自上而下。秋者，收也，言万物之收敛也。冬为阴极，阴极则寒，故曰老阴，老阴数六，阴中阴也。其气水，自北而南；其令藏，自下而闭。冬者，终也，言万物之尽藏也。土为充气，其位象君，故不主时，分旺四季，各一十八日，以五分而分四季，每分各得七十二日，以成一岁之数。

然而一岁之气始于子，四季之春始于寅者何也？盖以建子之月，阳气虽始于黄钟，然犹潜伏地下，未现发生之功，及其历丑转寅，三阳始备，于是和风至而万物生，萌芽动而蛰藏振，遍满寰区，无非生意，故阳虽始于子，而春必起于寅。是以寅、卯、辰为春，巳、午、未为夏，申、酉、戌为秋，亥、子、丑为冬，而各分其孟、仲、季焉。由四季而分为八节，则春秋有立而有分，夏冬有立而有至。四季何以言立？立者建也，谓一季之气，建立于此也。

春秋何以言分，分者半也，谓阴阳气数，中分于此也。故以刻数之多寡言，则此时昼夜各得五十刻，是为昼夜百刻之中分；以阴阳寒暄言，则春分前寒而后热，秋分前热而后寒，是为阴阳寒热之中分；以日行之度数言，则春分后日就赤道之北，赤道者，天之平线居两极之中，各去九十一度三分度之一，横络天腹以纪经纬之度数也。日行之路谓之黄道，月行之路谓之白道。秋分后日就赤道之南，是为日行南北之中分，故春分曰阳中，秋分曰阴中也。

夏冬何以言至？至者极也，言阴阳气数，消长之极也。故以刻数之多寡言，则夏至昼长五十九刻，夜长四十一刻；冬至昼长四十一刻，夜长五十九刻，是为昼夜长短之至极；

以阴阳之寒暄言，则冬至阴极而阳生，夏至阳极而阴生，是为阴阳寒热之至极；以日行之度数言，则冬至日南极而北返，夏至日北极而南返，是为日行南北之至极。故冬至曰阳始，夏至曰阴始也。《至正要大论》曰："气分谓之分，气至谓之至，至则气同，分则气异"者是也。

由四季而分为二十四气，则每季各得六气。如立春、雨水、惊蛰、春分、清明、谷雨，为春之六气，而四季各六也。由二十四气而分为七十二候，则每气各得三候，如《礼记·月令》及《吕氏春秋》云："立春节，初五日，东风解冻，为初候；次五日，蛰虫始振，为二候；后五日，鱼陟负冰，为三候也。候之所以五日者，天数五，以竟五行之气也。《六节脏象论》曰："五日谓之候，三候谓之气，六气谓之时，四时谓之岁"也。然而一岁之中，复又有大六气以统之者，曰风、热、暑、湿、澡、寒，分司天在泉，左右间气，以行客主之令。斯天地之气，如环无端，周而复始，而亿万斯年，运行不息矣。

然而既有其气，亦必有其数。数非气不行，气非数不立。故《易传》曰："凡天地之数，五十有五，此所以成变化而行鬼神也。"[①] 然太极未动，气未见也，数何有焉？及自动而生阳，便有一数；自动而静，便是二数；静极复动，便是三数；动极复静便是四数。朱子曰："两仪者，始为一画以分阴阳，四象者，次为二画以分太少也。"是数之所起，亦惟阴阳而已。老子曰："一生二，二生三，三生万物。"夫一者太极也，二者阴阳也，三者阴阳之交也，阴阳交而万物生

---

① 国中按：原文作"天地之数，所以成变化而行鬼神者。"此句有省略，而且把"也"，误为"者"，从段义上读不通，今依《易经·系辞》原文改之，读之顺畅明了。

矣。阳数奇而属天，阴数偶而属地。天圆径一而围三，地方径一而围四，四为二偶，故曰两地，二四合六，阴数从此而凝定。三二相合，是为五数，故图书之数，皆以五居中也。

《河图》以天一生水，一得五而六，故地以六成之而居北；地二生火，二得五而七，故天以七成之而居南；天三生木，三得五而八，故地以八成之而居东；地四生金，四得五而九，故天以九成之而居西；天以五生土，五得五为十，故地以十成之而居中。生数为主而居内，成数为配而居外，此则《河图》之定数也。若以阴阳之次第老少参之，则老阳位一而数九，少阴位二而数八，少阳位三而数七，老阴位四而数六。阳主进，故由少阳之七，逾八至九而其进已极，故曰老阳；阴主退，故由少阴之八，逾七至六而其退已极，故曰老阴。阳数长，故少阳之七长于六，老阳之九长于八；阴数消，故少阴之八消于九，老阴之六消于七。此阴阳老少，消长进退之理也。故《河图》以老阳之位一而配老阴之数六，少阴之位二而配少阳之数七，少阳之位三而配少阴之数八，老阴之位四而配老阳之数九，是又《河图》阴阳互藏之妙也。故伏羲则之以画八卦，孔子推之而为大衍，而三百八十四爻，一万五百二十策，而《乾》、《坤》万物之数备矣。

《洛书》之数，则阳为君而阴为臣，君居正而臣居侧，故戴九履一，左三右七，二四为肩，六八为足，五居于中，而纵横之数皆十五。一居正北，得中为六，而合南方之九为十五；三居正东，得中为八，而合西方之七为十五；二居西南，得中为七，而合东北之八为十五；四居东南，得中为九，而合西北之六为十五。故大禹则之以叙九畴，一曰五行，二曰五事，三曰八政，四曰五纪，五曰皇极，六曰三德，七曰稽疑，八曰庶征，九曰福德。皇极居中，而八者环列于外。

《河图》之数，分生成而言其全，以生数为主，而以成数合之，故《河图》之位十，而数凡五十五。《洛书》之数分奇偶，而言其变，以四正之阳而统四隅之阴，故《洛书》之位九，而数凡四十五。合河洛二数，共成一百，乃为天地自然之全数。然二数虽有异同，而理则相为迭用，是以天地之数，始于一而全于十。天数五，一三五七九是也；地数五，二四六八十是也。天数二十五，五其五也；地数三十，六其五也。小衍为十，两其五也；大衍五十，十其五也。故又曰五为数祖。邵子曰："天地之本起于中。"

夫数之中者五与六也，五居一三七九之中，故曰五居天中为生数之主；六居二四八十之中，故曰六居地中为成数之主。《天元纪大论》曰："天以六为节，地以五为制。"是以万候之数，总不离于五与六也，而五六之用，其变见于昭著者，尤有显证。如初春之桃五其瓣，天之所生也；深冬之雪六其出，地之所成也。造化之妙，夫岂偶然？

故以五而言，则天有五星，地有五岳，人有五常，以至五色、五味、五谷、五畜之类，无非五也。而十根于一，百根于十，小之而厘毫尘秒，大之而亿兆无量，总属五之所化，而皆统于天之五中也。

以六而言，则天有六合，岁有六气，卦有六爻，以至六律六吕，六甲六艺之类，无非六也。而老阳之数三十六，老阴之数二十四，合之而为六十；少阳之数二十八，少阴之数三十二，合之亦为六十。总属六之所化，而皆统于地之六中也。

总之，五为阳也，而五实统乎阴之六；六为阴也，而六实节于阳之五。《天元纪大论》曰："所以欲知天地之阴阳者，应天之气，动而不息，故五岁而右迁；应地之气，静而守位，故六期而环会。"五六相合，而七百二十气为一纪，得非天地之气，总皆五六之所生成者欤！

试举一岁之气，及干支之数而言，从天用干，则五日一候，五阴五阳而天之所以有十干，甲戊以阳变，己癸以阴变，五之变也；从地用支，则六日一变，六刚六柔而地之所以有十二支，子巳以阳变，午亥以阴变，六之变也。十干以应日，十二支以应月，故一年之月两其六，一月之日六其五，一年之气四其六，一气之候三其五，总计一年之数三十六甲而周以天之五，三十子而周以地之六，故为十二月、以二因六得此。二十四气、以十五日，归三百六十得此。七十二候、以五日归三百六十得此。三百六十日、以三十日，因十二月得此。四千三百二十辰、以十二辰，因三百六十日得此。十二万九千六百分，以三百六十日，因三百六十分得此。何非五六之所化。一岁之数如此，而元会运世之数亦如此。如一岁之统十二月，一月之统三十日，一日之统十二时，一时之统三十分。故一元之统十二会，一会之统三十运，一运之统十二世，一世之统三十年，而天地气运之道，概乎此矣。

惟是数之为学，圆通万变，大则弥纶宇宙，小则纤悉秋毫。若夫拆一为二，拆二为四，拆四为八，拆八而十六，拆之到底，何有穷已？譬之因根而干，因干而枝，愈多则愈细，愈细则愈繁，固茫然莫可测其徼，而实则各得其一耳。故凡象之在天下，形之在地上，鬼神居幽冥之间，无不丽乎数，而先王所以察河洛之图书，垂奇偶之名目，数天以度，数地以里，数鬼神以阴阳，数气候以律吕；轻重者数以权衡，方圆者数以规矩，长短者数之以度，浅深者数之以量；归除可以数消，因乘可以数长。然则仰而观，俯而察，上而苍天，下而黄泉，大含元气，细入无伦，亦有能逃于数之外者否乎？故以天地而观人，则人实太仓之一粟，以数而观天地，则天地特数中之一物耳。数之为学，岂易言哉？苟能通之，则幽显高下，无不会通，而天地之大，象数之多，可因一而推矣。明乎此者，自列圣而下，惟康节先生一人哉！

附：元会运世总数邵子《皇极经世》

一分统十二秒	
一时统三十分	三百六十秒
一日统十二时	三百六十分
	四千三百二十秒
一月统三十日	三百六十辰三十个十二辰
一万八百分	十二万九千六百秒
一年统十二月	三百六十日十二个三十日
四千三百二十辰	十二万九千六百分
一世统三十年	三百六十月三十个十二月
四千三百二十日	十二万九千六百辰
一运统十二世	三百六十年十二个三十年
四千三百二十月	十二万九千六百日
一会统三十运	三百六十世三十个十二世
一万八百年	十二万九千六百月
一元统十二会	三百六十运十二个三十运
四千三百二十世	十二万九千六百年

十干起子建寅图

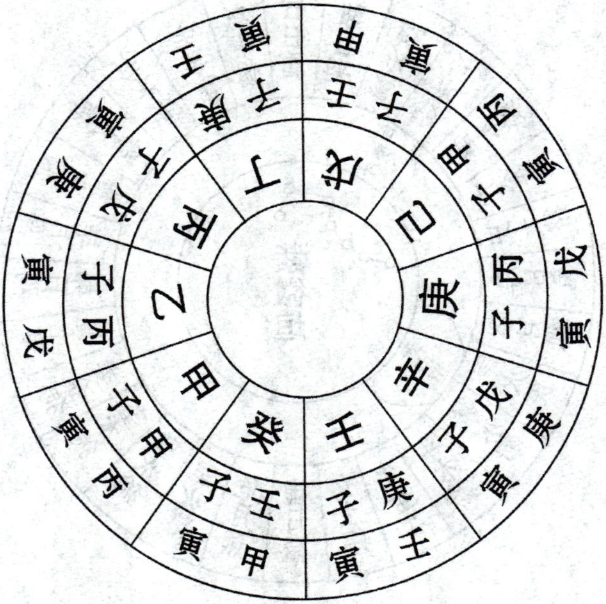

甲己还加甲，乙庚丙作初。

丙辛从戊起，丁壬庚子居。

戊癸何方始？壬子是直途。

求正月建寅法，于子上进二位。

如甲子至寅，即丙寅也，余仿此。

二十八宿五行所属图

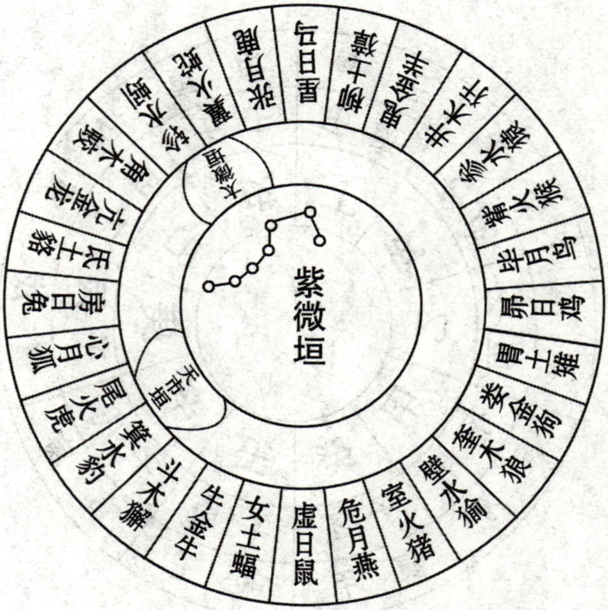
紫微垣
太微垣
天市垣
虚日鼠
危月燕
室火猪
壁水貐
奎木狼
娄金狗
胃土雉
昴日鸡
毕月乌
觜火猴
参水猿
井木犴
鬼金羊
柳土獐
星日马
张月鹿
翼火蛇
轸水蚓
角木蛟
亢金龙
氐土貉
房日兔
心月狐
尾火虎
箕水豹
斗木獬
牛金牛
女土蝠

九宫分野图

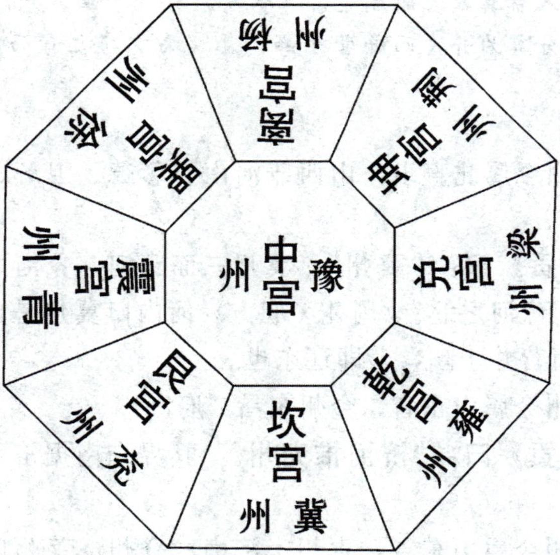

上九州十二宫天星分野，《内经》只言九宫分数，未有九州详载，按殷周以下之制，皆以扬州隶丑，青州隶子，徐州隶戌，如前图之类，莫解所谓。且天星周于六合，而欲以中国尽配之其义何居？及考《奇门》诸家则合于《禹贡》，复有此九宫分野，与前十二宫者有所不同，抑又何也？此其中恐有误者，盖不在此则在彼矣，今并图于此以便考正。

《禹贡》九州分野

《尔雅》有徐、幽、营，而无青、梁、并。青入于徐，梁入于雍，并入于冀，此殷制也。《职方》有青、幽、并，而无徐、梁、营，分冀为并，而并营于幽，复《禹贡》之青而以徐入青也。

冀州今属北直隶，山西兼河南省彰德、卫辉、怀庆三府。

《禹贡》曰："**冀州**"。冀州三面距河，兖河之西，雍河之东，豫河之北。《周礼·职方》河内曰冀州是也，又曰幽州，而营并于幽，营即辽东也。

兖州今属山东省，兖州东昌二府。

《禹贡》曰："**济河惟兖州**。"其界东南据济，西北距河。

青州今属山东省，青州、济南、登州、莱州四府，并辽东。

《禹贡》曰："**海岱惟青州**。"其界东北至海，西南距岱。"岱"，泰山也。

徐州今属南直隶，徐州。

《禹贡》曰："**海岱及淮惟徐州**。"其界东至海，南至淮，北至岱，而西不言济者，以岱之阳，济东为徐；岱之北，济东为青，言济不足以辨，故略之也。《尔雅》济东曰徐州者，商无青，并青于徐也。《周礼》正东曰青州者，周无徐，并徐于青也。

扬州今属南直隶、浙江、江西、福建、广东五省。

《**禹贡**》**曰**：“**淮海惟扬州**。”其界北至淮，东南至于海。

荆州今属湖广、广西、贵州三省。

《**禹贡**》**曰**：“**荆及衡阳惟荆州**。”其界北距南条荆山，南尽衡山之阳，唐孔氏曰荆州以衡山之阳为至者，盖南山惟衡山最大，以衡阳言之，见其地不止此山，而犹包其南也。

豫州今属河南省，兼湖广、襄阳、郧阳二府

《**禹贡**》**曰**：“**荆河惟豫州**。”其界西南至南条荆山，北距大河。

梁州今属四川、云南二省，兼贵州省贵阳、思州、普安等州。

《**禹贡**》**曰**：“**华阳黑水惟梁州**。”其界东距华山之南，西距黑水。

雍州今属陕西省。

《**禹贡**》**曰**：“**黑水西河为雍州**。”其界西据黑水，东距西河，谓之西河者，主冀都而言也。

类经图翼二卷运气下

五运图

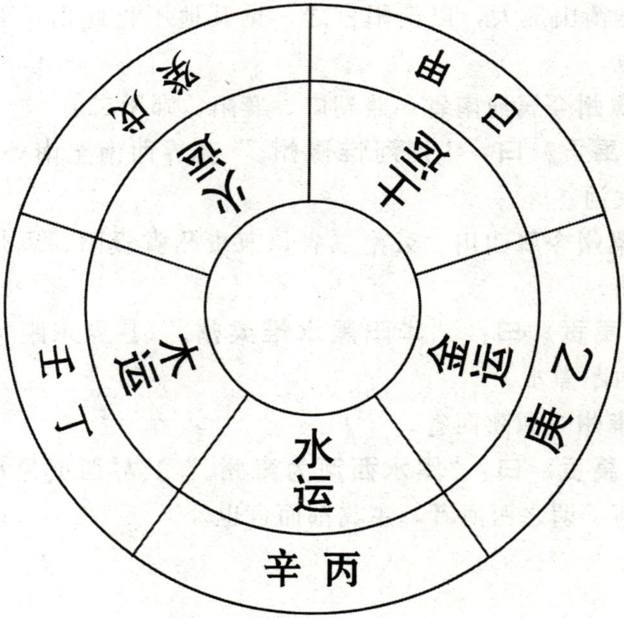

《天元纪大论》曰："甲己之岁土运统之，乙庚之岁金运统之，丙辛之岁水运统之，丁壬之岁木运统之，戊癸之岁火运统之。"《五运行大论》义亦同。

五天五运图

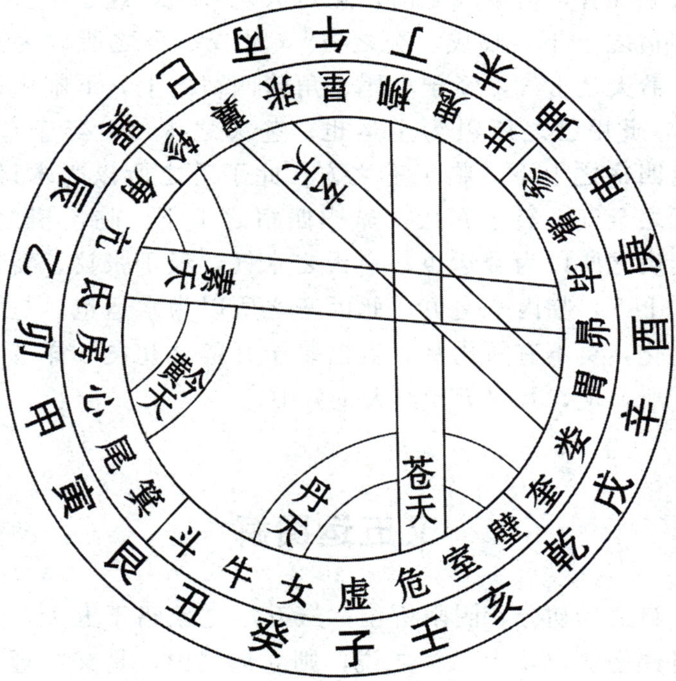

五天歌

木苍危室柳鬼宿，火丹牛女壁奎边。

土黅心尾轸角度，金素亢氐昴毕前。

水玄张翼娄胃是，下为运气上经天。

（国中按：“黅”，读 jín，音今，黄色。）

五天五运图解

此太古占天之始，察五气，纪五天，而所以立五运也。五天五气者，谓望气之时，见丹天之火气，经于牛女、壁奎四宿之上下，临戊、癸之方[①]，此戊、癸之所以为火运也；黅天之土气，经于心尾、角轸四宿之上，下临甲己之方[②]，此甲己之所以为土运也；苍天之木气，经于危室、柳鬼四宿之上下，临丁壬之方，此丁壬之所以为木运也；素天之金气，经于亢氐、昴毕四宿之上下，临乙庚之方，此乙庚之所以为金运也；玄天之水气，经于张翼、娄胃四宿之上下，临丙辛之方，此丙辛之所以为水运也。是知五运之化，莫不有所由从，盖已肇于开辟之初矣。详《太始天元册》文，及《天元纪大论》中。

又五运图解

自太始初分，阴阳析位，虽五运之象昭于五天，然尚有月建之法，及十二肖之说，则立运之因，是又一理。月建者，单举正月为法。如甲己之岁，正月首建丙寅，丙者火之阳，火生土，故甲己为土运；乙庚之岁，正月首建戊寅，戊者土之阳，土生金，故乙庚为金运；丙辛之岁，正月首建庚寅，庚者金之阳，金生水，故丙辛为水运；丁壬

①② 国中按：图中无戊、己之字，《乾》即戊土之位，《巽》即己土之位，故云然也。此图解中无说，特补之，与图对照，其说可知也。

之岁，正月首建壬寅，壬者水之阳，水生木，故丁壬为木运；戊癸之岁，正月首建甲寅，甲者木之阳，木生火，故戊癸为火运。此五运生于正月之建者也。

十二肖者，谓十二宫中，惟龙善变而属辰位，凡十干起甲，但至辰宫，即随其所遇之干而与之俱变矣。如甲己干头，起于甲子，至辰属戊，戊为土，此甲己之所以化土也；乙庚干头起于丙子，至辰属庚，庚为金，此乙庚之所以化金也；丙辛干头，起于戊子，至辰属壬，壬为水，此丙辛之所以化水也；丁壬干头，起于庚子，至辰属甲，甲为木，此丁壬之所以化木也；戊癸干头，起于壬子，至辰属丙，丙为火，此戊癸之所以化火也，此又五运之遇龙而变者也。又一说谓甲刚木，克己柔土，为夫妇而成土运；乙柔木，嫁庚刚金而成金运；丁阴火，配壬阳水而成木运；丙阳火，娶辛柔金而成水运；戊阳土，娶癸阴水而成火运。此二说者义各不同，今并存之，以备参校。

五运三气之纪图

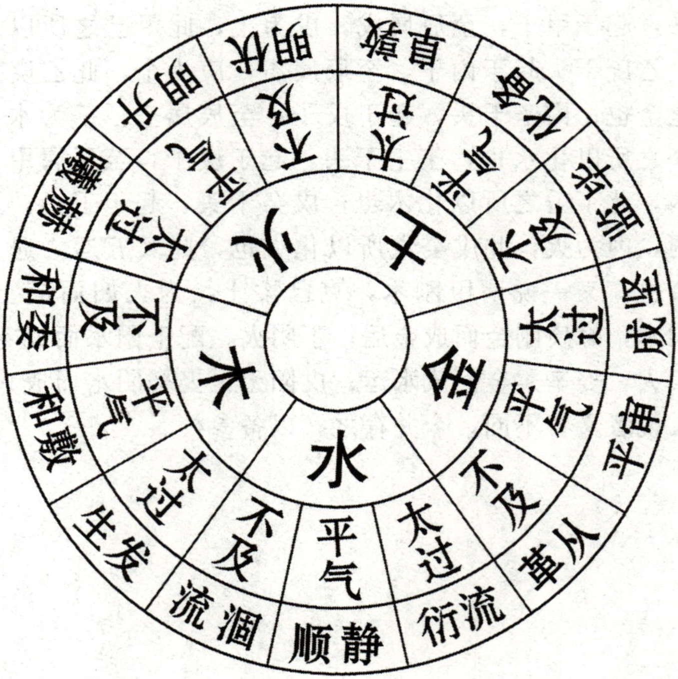

三气歌

敷和发生委和木，升明赫曦伏明火。

审平坚成从革金，备化敦阜卑监土。

静顺流衍涸流水，平气太过不及数。

（义详运气类十三）

五音建运太少相生图

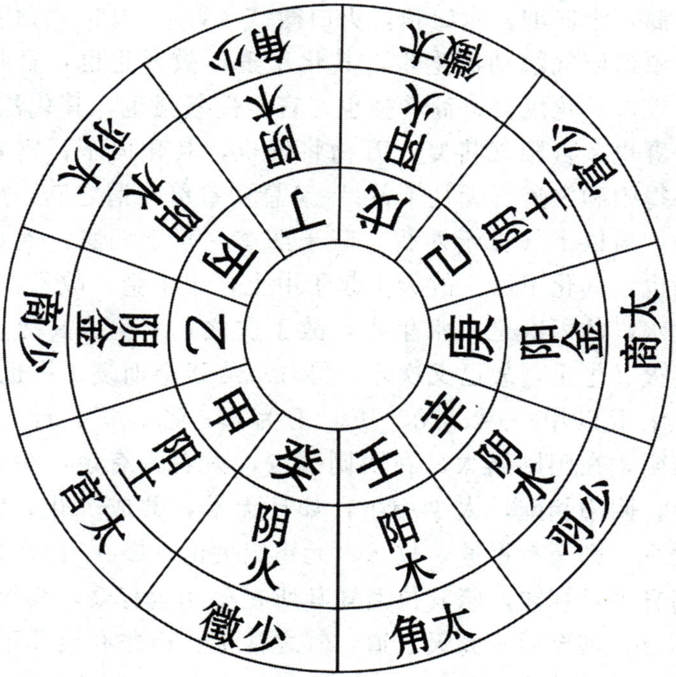
丁
阴木
少角
戊
阳火
太徵
己
阴土
少宫
庚
阳金
太商
辛
阴水
少羽
壬
阳木
太角
癸
阴火
少徵
甲
阳土
太宫
乙
阴金
少商
丙
阳水
太羽

五音建运图解

《运气全书》曰："五音者，五行之声音也。土曰宫，金曰商，水曰羽，木曰角，火曰徵。"《晋书》曰："角者触也，象诸阳气触动而生也，其化丁壬；徵者止也，言物盛则止也，其化戊癸；商者强也，言金性坚强也，其化乙庚；羽者舒也，言阳气将复，万物将舒也，其化丙辛；宫者中也，得中和之道，无往不蓄。"又总堂室奥阼谓之宫，所围不一，盖以土气贯于四行，旺于四季，营于四脏，而总之之谓也，其化甲己。故天干起于甲土，土生金，故乙次之；金生水，故丙次之；水生木，故丁次之；木生火，故戊次之；火又生土，故己又次之，循环以终于癸而复于甲也。

十干以甲、丙、戊、庚、壬为阳，乙、丁、己、辛、癸为阴，在阳则属太，在阴则属少，太者为有余，少者为不及，阴阳相配，太少相生，如环无端，共成气化。但气有太少，则至有迟速，故《六元正纪大论》曰："故常以正月朔日平旦视之，睹其位而知其所在矣。运有余，其至先；运不及，其至后。此天之道，气之常也。运非有余非不足，是谓正岁，其至当其时也。"《六微旨大论》曰："至而至者和；至而不至，来气不及也；未至而至，来气有余也。"又如太过被抑，不及得助，皆为平气，所谓候之所始，道之所生，不可不通也。

五音五运太少相生解

运气有三，曰：“大运、主运、客运，皆有五音之属。大运者，中运也，主一岁之气，如甲己之年，土运统之之类也；主运者，四时之常令也，如春木属角，夏火属徵，秋金属商，冬水属羽，土寄四季属宫，岁岁相仍者是也；客运者，十年一周，如甲年阳土，则太宫起初运，乙年阴金，则少商起初运，五运不同，迭相用事者是也。然三运之中，俱有太少相生之异，盖太者属阳，少者属阴，阴以生阳，阳以生阴，一动一静，乃成《易》道。故甲以阳土，生乙之少商；乙以阴金，生丙之太羽；丙以阳水，生丁之少角；丁以阴木，生戊之太徵；戊以阳火，生己之少宫；己以阴土，生庚之太商；庚以阳金，生辛之少羽；辛以阴水，生壬之太角；壬以阳木，生癸之少徵；癸以阴火，复生甲之太宫。大运不离于阴阳，主客不离于大运；主运之气，每岁相同，故春必始于角，而冬则终于羽；客运之气，各以本年中运为初运，而以次相生也。故《六元正纪大论》列各年运气。如太阳、少阳、少阴之政，子、午、寅、申、辰、戌之纪，三十年运皆起于五太；太阴、阳明、厥阴之政，丑、未、卯、酉、巳、亥之纪，三十年运皆起于五少者，所以纪客运也。又如角下注一“初”字，羽下注一“终”字。凡甲、乙、丙、壬、癸五年，皆以太角为初。戊、己、庚、辛、丁五年，皆以少角为初者，所以纪主运也。主客运图如后，六十年运气之纪，详运气类十七。

五运主运图

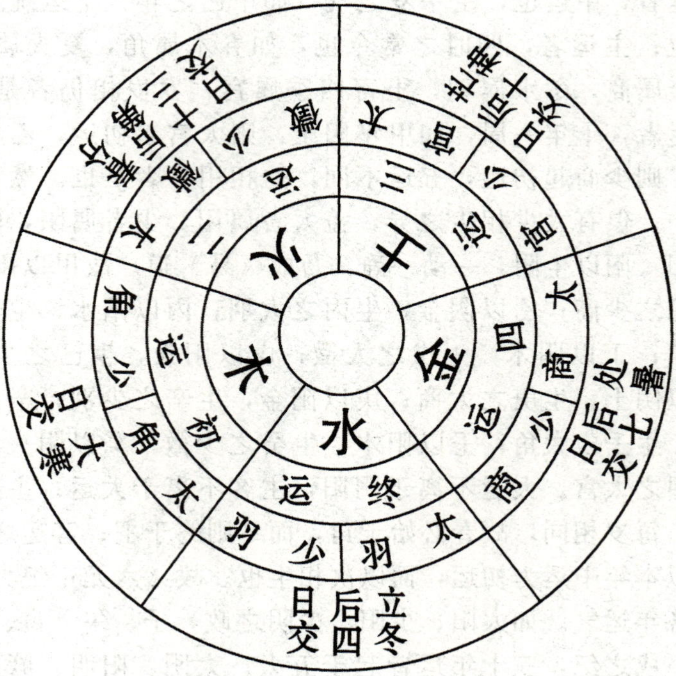

木
火
土
金
水
初运
太角
二运
少徵
三运
太宫
四运
少商
终运
太羽
大寒日交
春分后十三日交
芒种后十日交
处暑后七日交
立冬后四日交

五运主运图说

《六元正纪大论》曰："夫五运之化，或顺天气，或逆天气；或顺天气而逆地气，或顺地气而逆天气；或相得，或不相得。"又曰："先立其年以明其气，金、木、水、火、土运行之数，寒、暑、燥、湿、风、火临御之纪，则天道可见，民病可调。"此经文明言五运之化有常数，客主之运有逆顺也。盖六气之有主客，而五运亦有主客。六气之有六步，而五运之气，岂一主其岁而四皆无用，不行生化者乎？故每岁于客运之外，仍有每岁之主运，皆起于角而以次下生者也。如木主春令而为角，木生火，故火次之，主夏令而为徵；火生土，故土又次之，主长夏令而为宫；土生金，故金又次之，主秋令而为商；金生水，故水又次之，主冬令而为羽。每岁三百六十五日二十五刻，以五分分之，则每运得七十三日零五刻。云七十二日者，以三百六十日为言也。亦与六步之主气同，而皆始于大寒日。但岁气分阴阳而主运有太少之异耳。假如甲年为阳土，运属太宫用事，而上推至初运之角，则其生太宫者少徵也，生少徵者太角也；是以甲年之主运起太角，太少相生而终于太羽。己年为阴土，运属少宫用事，而上推至初运之角，则其生少宫者太徵也，生太徵者少角也，是己年之主运起少角，亦少太相生而终于少羽也。又如乙年为阴金，运属少商，而上推至初运之角，则其生少商者太宫也，生太宫者少徵也，生少徵者太角也，是乙年之主运起太角，而终太羽。庚年为太商，上推至角属少角而终于少羽也。余年仿此，此主运之气，必始于角而终于羽，一定不易，以时交司，而为每岁之常令也。

各年五运交司时日

申子辰年

初运，大寒日寅初初刻起。

二运，春分后第十三日寅正一刻起。

三运，芒种后第十日卯初二刻起。

四运，处暑后第七日卯正三刻起。

五运，立冬后第四日辰初四刻起。

巳酉丑年

初运，大寒日巳初初刻起。

二运，春分后第十三日巳正一刻起。

三运，芒种后第十日午初二刻起。

四运，处暑后第七日午正三刻起。

五运，立冬后第四日未初四刻起。

寅午戌年

初运，大寒日申初初刻起。

二运，春分后第十三日申正一刻起。

三运，芒种后第十日酉初二刻起。

四运，处暑后第七日酉正三刻起。

五运，立冬后第四日戌初四刻起。

亥卯未年

初运，大寒日亥初初刻起。

二运，春分后第十三日亥正一刻起。

三运，芒种后第十一日子初二刻起。

四运，处暑后第七日子正三刻起。

五运，立冬后第四日丑初四刻起。

五运客运图

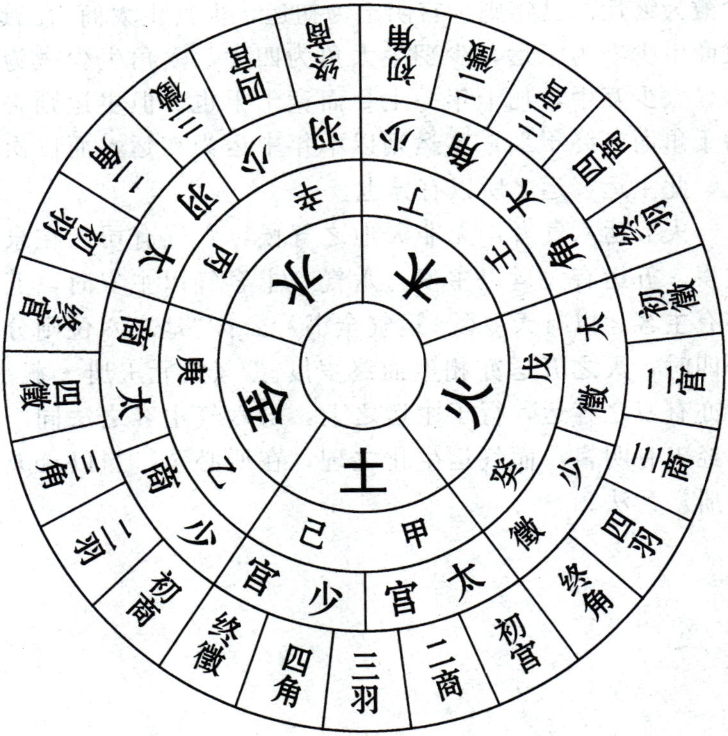

五运客运图说

客运者，亦一年五步，每步各得七十三日零五刻。假如甲己之年为土运，甲属阳土为太宫，己属阴土为少宫，故甲年则太宫为初运；太生少，故少商为二运；少又生太，故太羽为三运；太又生少，故少角为四运；少又生太，故太徵为终运。己年则少宫阴土为初运，少宫生太商为二运，太商生少羽为三运，少羽生太角为四运，太角生少徵为终运。太少互生，凡十年一主令而竟十干也。但主运则必春始于角而冬终于羽，客运则以本年中运为初运，而以次相生，此主运客运之所以有异也。

夫五运六气者，无非天地之气候，六气有司天在泉以主岁，五运有大运以主岁；六气有主客气以主岁时，五运亦有主客运以行天令。《运气全书》云："地之六位则分主于四时，天之五运亦相生而终岁度。"《天元玉册·截法》中亦有岁之客运，行于主运之上，与六气主客之法同。虽本经未有明言，而气运生化之理，在所必至，当以《天元玉册》为法。

五运太少齐兼化图

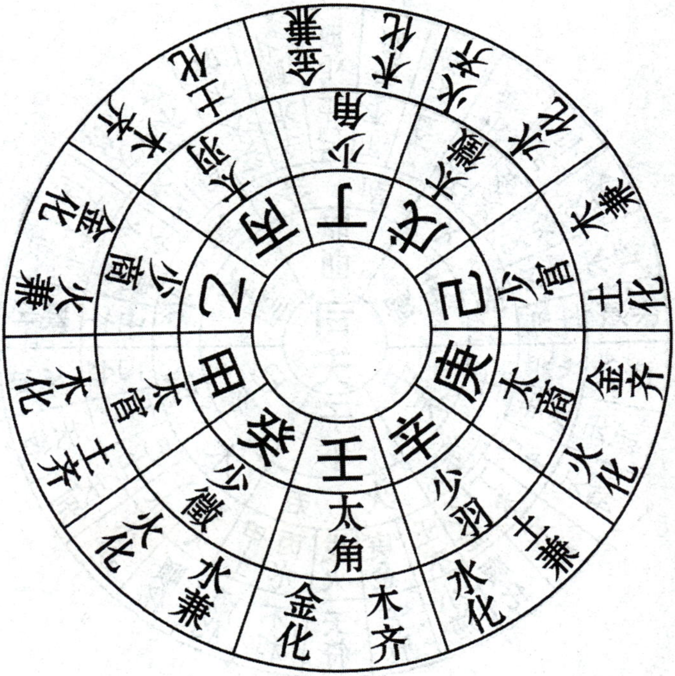
甲
乙
丙
丁
戊
己
庚
辛
壬
癸
太宫
少商
太羽
少角
太徵
少宫
太商
少羽
太角
少徵
金兼
木化
土化
木兼
金齐
火化
土兼
水化
木齐
金化
水兼
火化
土齐
木化
火兼
金化

六十年气运相临逆顺图

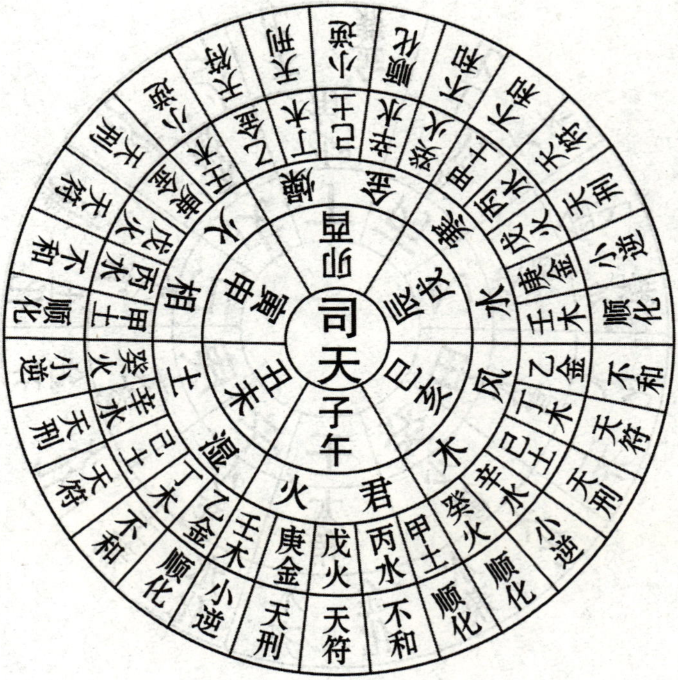

五运太少齐兼化逆顺图解

气运有盛衰之殊，年干有太少之异。阳年曰五太，因其气旺有余也；阴年曰五少，因其气衰不及也。太过则己胜，反齐胜己者之化；不及则己弱，以致胜己者来兼其化。上应于天，有星辰倍减之象；下应于地，有动植耗育之征。盖以五运之休囚旺相不同，而万物之成熟灾伤有厚薄也。然而不及之年，得助合则同其正化；太过之纪，被制抑则得其平和。此生化胜复之理，所以无穷，而方月应变之妙，岂容执一？要非知权达变之士，有不可以易造者也。条略于下。

太过岁：凡五运阳年，各主六年，五六共三十年。太过之年，反齐胜己之化。如太宫土运，反齐木化；太角木运，反齐金化；太商金运，反齐火化；太徵火运，反齐水化；太羽水运，反齐土化也。

不及岁：五运阴年，各主六年，五六共三十年。不及之年，则胜者来兼其化。如少宫土运，木来兼化；少角木运，金来兼化；少商金运，火来兼化；少徵火运，水来兼化；少羽水运，土来兼化也。

太宫：六甲年也。

太商：六庚年也。金运太过，若逢子午君火、寅申相火司天之年，则太商被天之抑，乃得其平，所谓上徵与正商同也。正商者，如乙酉比和之类。余仿此。若逢辰戌寒水司天，亦为小逆，以水为金子，子居父上，故曰逆。余仿此。

太角：六壬年也。木运太过，若逢子午寅申二火司天则为逆，以子居父上也。

太徵：六戊年也。火运太过，若逢辰戌寒水司天，则太徵被抑，乃得其平，所谓上羽与正徵同也。

太羽：六丙年也。

少宫：六己年也。土运不及，若逢丑未湿土司天，为中运得助，所谓上宫同正宫也；若逢巳亥风木司天，则木兼土化，所谓上角同正角也。

少商：六乙年也。金运不及，若逢卯酉燥金司天，为中运得助，所谓上商同正商也；若逢巳亥风木司天，以金不及，火来兼化，则木得其政，所谓上角同正角也。

少角：六丁年也。木运不及，若逢巳亥风木司天，为中运得助，所谓上角同正角也；若逢卯酉燥金司天，则金兼木化，所谓上商同正商也；若逢丑未湿土司天，以木不及，金来兼化，则土得其政，所谓上宫同正宫也。

少徵：六癸年也。火运不及，若逢卯酉燥金司天之年，以火不及，水来兼化，则金得其政，所谓上商同正商也。

少羽：六辛年也。水运不及，若逢丑未湿土司天，则土兼水化，所谓上宫同正宫也。

齐化：凡阳年太过，则为我旺，若遇克我之气，其又不能胜我，我反齐之。如戊运水司天，上羽同正徵，是以火齐水也；庚运火司天，上徵同正商，是以金齐火也。

兼化：凡阴年不及，则为我弱，我弱则胜我者来兼我化，以强兼弱也。如己运木司天，上角同正角，是以木兼土也；辛运土司天，上宫同正宫，是以土兼水也；丁运金司天，上商同正商，是以金兼木也。

平气：如运太过而被抑，运不及而得助也。如戊辰阳年，火运太过，而寒水司天抑之；癸巳阴年，火运不及，而巳位南方助之；辛亥水运不及，而亥位北方助之。又如丁运木司天，上角同正角也；己运土司天，上宫同正宫也；乙运金司天，上商同正商也。皆曰平气，而物生脉应，皆得平和之气也。

得政：如乙年阴金木司天，金运不及，火来兼化，则木不受克而得其政，所谓上角同正角也；丁年阴木土司天，木运不及，金来兼化，则土不受克而得其政，所谓上宫同正宫也；癸年阴火金司天，火运不及，水来兼化，则金不受克而得其政，所谓上商同正商也。此虽非亢则害，然亦以子救母，而实则承乃制之义。

干德符：谓新运初交之月日时，与运相合者，亦得其平。如丁亥年初交之月日时得壬者，则壬与丁合之类是也，非初交之时日则不相济。所谓合者，甲与己合，乙与庚合，丙与辛合，丁与壬合，戊与癸合也。又如阴年胜气未至，及被胜既复之后，得六气初交之时日，及月建之干相助合者，即得正位，亦获平气也。

上凡诸言“上”者，司天为上也。诸言“正宫、正商”类者，乃五运之平气为正也。五运太少所纪各不同者，盖有遇有不遇也。又如君火、相火、寒水，例属阳年之司天；风木、湿土、燥金，例属阴年之司天。六十年中各有上下临遇，或天胜运，或运胜天；或太过者不务其德，或不及者逢其所胜。故《五运行大论》曰：“气相得则微，不相得则甚。”相得者，如木火相临，火土相临，土金相临，金水相临，水木相临，以上生下，司天生运者是也。不相得者，如木土相临，土水相临，水火相临，火金相临，金木相临，以上克下，司天克运者是也。又如土临火，火临木，木临水，水临金，金临土，以下生上，虽曰相生，然子居母上，亦为小逆而主微病。又如木临金土，火临水金，土临木水，金临火木，水临土火，乃天运相克，为不相得，故其病甚。其他若太一天符、岁会、同天符、同岁会，则其符会，虽皆曰平气，然而纯驳固自不同，逆顺亦有轻重。且司天既有临遇，在泉岂无临遇？天地既有临遇，六步岂无临遇？

玄理无穷，一隅三反，贵在因机推测也。此当与《天符岁会图》，及“六十年运气政令之”纪相参看。

天地六气之图

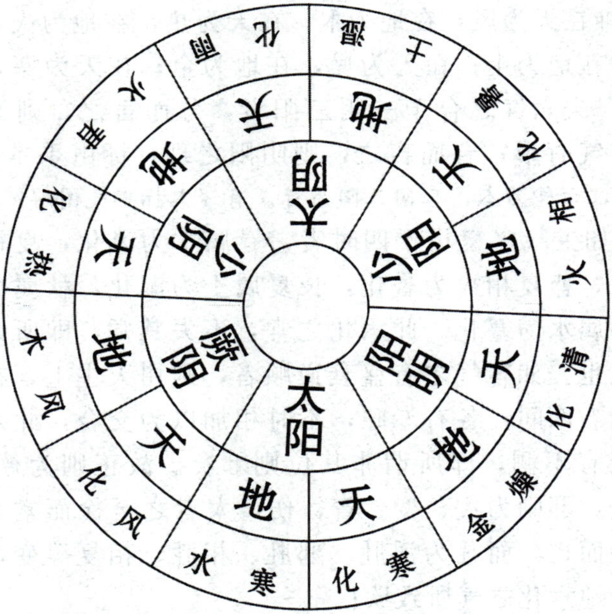

天地六气图解

《天元纪大论》曰："夫五运阴阳者，天地之道也。"又曰："在天为气，在地成形，形气相感而化生万物矣。"又曰："神在天为风，在地为木；在天为热，在地为火；在天为湿，在地为土；在天为燥，在地为金；在天为寒，在地为水。"夫六气之合于三阴三阳者，分而言之，则天地之化，有气有形；合而言之，则阴阳之理，标由乎本。所谓标本者，六气为本，三阴三阳为标。有《本标中气图解》见后第四卷。如主气之交司于四时者，春属木为风化，夏初君火为热火，盛夏相火为暑化，长夏属土为湿化，秋属金为燥化，冬属水为寒化。此六化之常，不失其常，即所谓当其位则正也。如客气之有盛衰逆顺者，则司天主上，在泉主下，左右四间，各有专旺，不时相加以为交合，此六化之变，变有不测，即所谓非其位则邪矣。故正则为德、化、政、令，邪则为灾、变、眚、伤，太者之至徐而常，少者之至暴而亡，而凡为淫胜、邪胜、相胜、相复等变，亦何莫非天地六化之气所致欤！

六气正化对化图

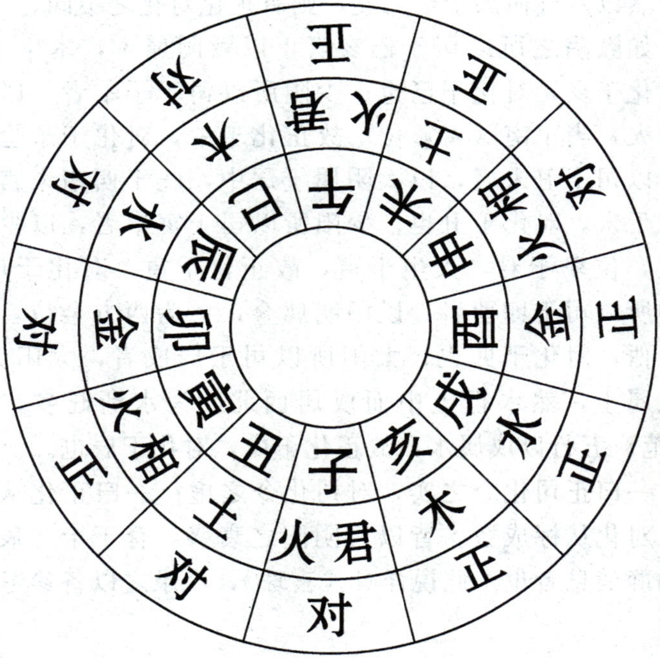

正化对化图说

六气分上下左右而行天令，十二支分节令时日而司地化，然以六气而加于十二支，则有正化对化之不同。

如厥阴之所以司于巳亥者，以厥阴属木，木生于亥，故正化于亥，对化于巳也；少阴所以司于子午者，以少阴为君火，当正南《离》位，故正化于午，对化于子也；太阴所以司于丑未者，以太阴属土居中，旺于西南未宫，故正化于未，对化于丑也；少阳所以司于寅申者，以少阳属相火，位卑于君，火生于寅，故正化于寅，对化于申也；阳明所以司于卯酉者，以阳明属金，酉为西方金位，故正化于酉，对化于卯也；太阳所以司于辰戌者，太阳为水，辰戌属土，然水行土中而戌居西北，为水渐旺乡，是以《洪范》五行以戌属水，故正化于戌，对化于辰也。

一曰正司化令之实，对司化令之虚；一曰正化从本生数，对化从标成数。皆以言阴阳之衰盛，合于十二辰，以为动静消息者也。此说详具《玄珠》，今录之以备参考。

交六气节令图

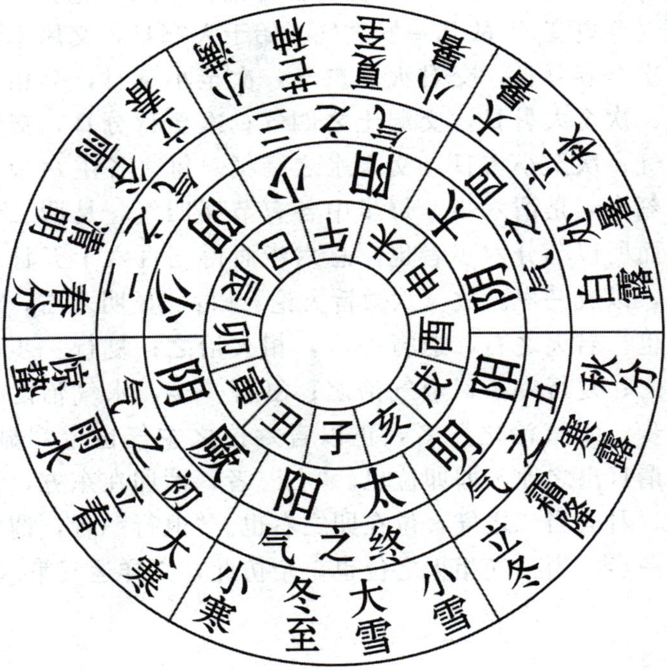

歌曰：

大寒初气春分二，小满三兮大暑四。

秋分交着五之初，小雪为终六之次。

交六气节令图解

四时六气，节有常期。温暑凉寒，岁有常令。《运气全书》云：“阴阳相遘，分六位而日月推移；寒暑弛张，运四时而气令更变。”故凡一岁之气，始于大寒日，交风木之初气；次至春分日，交君火之二气；次至小满日，交相火之三气；次至大暑日，交湿土之四气；次至秋分日，交燥金之五气；次至小雪日，交寒水之终气。每气各主六十日八十七刻半，是谓六步。每步中各有节序四气，是谓二十四气，而所以节分六步者也。总六步而得三百六十五日二十五刻，以成一岁。故《六微旨大论》曰：“显明之右，君火之位也。君火之右，退行一步，相火治之；复行一步，土气治之；复行一步，金气治之；复行一步，水气治之；复行一步，木气治之”者，正以言六位之主气也。“显明”者，谓日出之地，即卯位也。“右”者，谓卯在东方，面东视之，君火当二之气，位在卯之右也。“退行”者，谓君火又右一步，当三气相火之位也。余仿此，义详运气第六。

逐年主气图

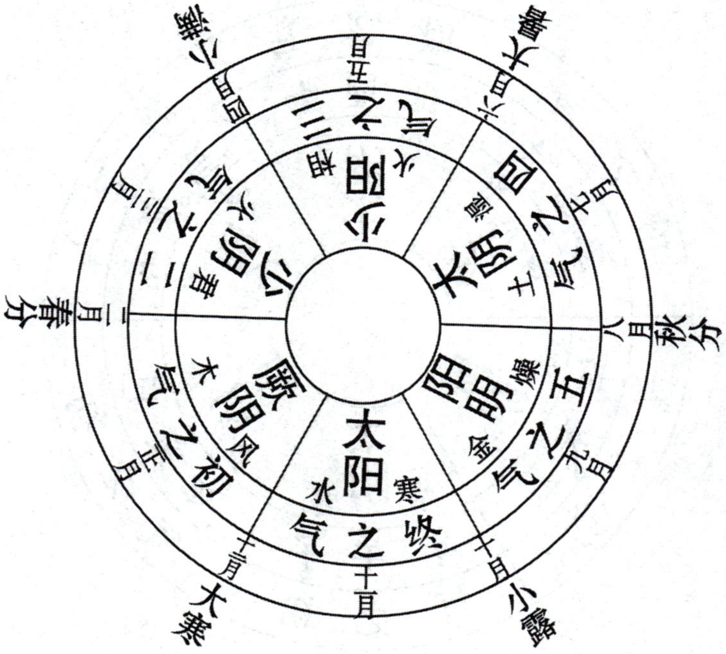

此逐年主气之位次也，六气分主四时，岁岁如常，故曰主气。

逐年客气图

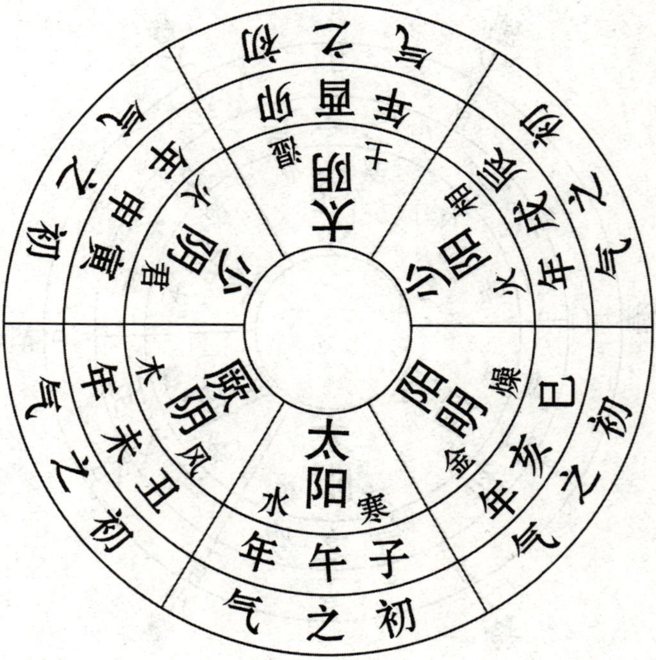

此逐年客气也，如子午年，则太阳为初气，厥阴为二气，少阴为司天为三气，太阴为四气，少阳为五气，阳明为在泉为六气，丑未则厥阴为初气，以次而转，余可仿此类推也。

主气图解

“主气”者，地气也，在地成形，静而守位，谓木、火、土、金、水，分主四时而司地化，以为春、夏、秋、冬，岁之常令者是也。

然主气以五行相生为序，而太阴土所以居少阳火之后也。如厥阴木之所以主初气者，以春木为方生之始也，主春分前六十日有奇，自斗建丑中起，至卯中止，天度至此，风气乃行；春木生火，故少阴君火为二气，主春分后六十日有奇，自斗建卯中起，至巳中止，天度至此，暄舒[①]乃行；君相以同气相随，故少阳相火，继君火而为三气，主夏至前后各三十日有奇，自斗建巳中起，至未中止，天度至此，炎热乃行；夏火生土，故太阴湿土为四气，主秋分前六十日有奇，自斗建未中起，至酉中止，天度至此，云雨乃盛，湿蒸乃作；长夏之土生金，故阳明燥金为五气，主秋分后六十日有奇，自斗建酉中起，至亥中止，天度至此，清气乃行，万物皆燥；秋金生水，故太阳寒水为终气，主冬至前后各三十日有奇，自斗建亥中起，至丑中止，天度至此，寒气乃行。

此为一岁之主气，有常而无变者也。至于年神有太少之异，六步有正对之殊，客气布行天令，以加临于主气之上，斯上下相召而变生矣。主客二图当参看。

---

① 国中按：“舒”，原文作“淑”，乃通假字，虽未见书证，但定性准确。何以言之？《六元正纪大论》云：“少阴所至为火府，为舒荣。”张志聪《素问集注》云：“舒荣，舒展而荣华也。”

客气图解

“客气”者，天气也，在天为气，动而不息，乃为天之阴阳，分司天、在泉、左右四间之六气者是也。故三阴三阳之气，更迭主时而行天令，以加临于主气之上，而为一岁之变化。

然客气以阴阳先后之数为序，故太阴土所以居少阳火之前也。如三阴之序，以厥阴为始者一阴也，次少阴者二阴也，又次太阴者三阴也。三阳之序，以少阳为始者一阳也，次阳明者二阳也，又次太阳者三阳也。湿土一也，而客气之湿居火前，主气之土居火后，虽若前后有不同，而实皆处乎六者之中，正以见土德之位也。凡客令所至，则有寒、暑、燥、湿、风、火非常之化，故冬有烁石之热，夏有凄沧之凉，和则为生化，不和则为灾伤，此盖以客气所加，乃为胜制郁发之变耳。

故《五运行大论》曰：“五运更立，各有所先，非其位则邪，当其位则正。气相得则微，不相得则甚。”又曰：“气有余，则制己所胜，而侮所不胜；气不及，则己所不胜侮而乘之，己所胜轻而侮之。侮反受邪，侮而受邪，寡于畏也。”此客气有不时之加临，而主气则只当奉行天令耳，故凡客、主之气，则但有胜而无复也。

总而言之，司天通主上半年，在泉通主下半年，此客气之概也。析而言之，则六气各有所主，此分六气之详也。司天在上，在泉在下，中运居中，通主一岁。如司天生克中运，谓之以上临下为顺；运气生克司天，谓之以下临上为逆。在泉亦然。顺分生克之殊，逆有大小之别，此古人举运气之端倪耳。

若其二气相合，象变迥异，千变万化，何有穷尽？如四时有非常之化，常外更有非常；四方有高下之殊，殊中又分高下。百步之内，晴雨不同；千里之外，寒暄非类。故察气候者，必因诸天；察方宜者，必因诸地。圆机之士，又当因常以察变，因此以察彼，庶得古人未发之玄，而尽其不言之妙欤！

司天在泉左右间气图

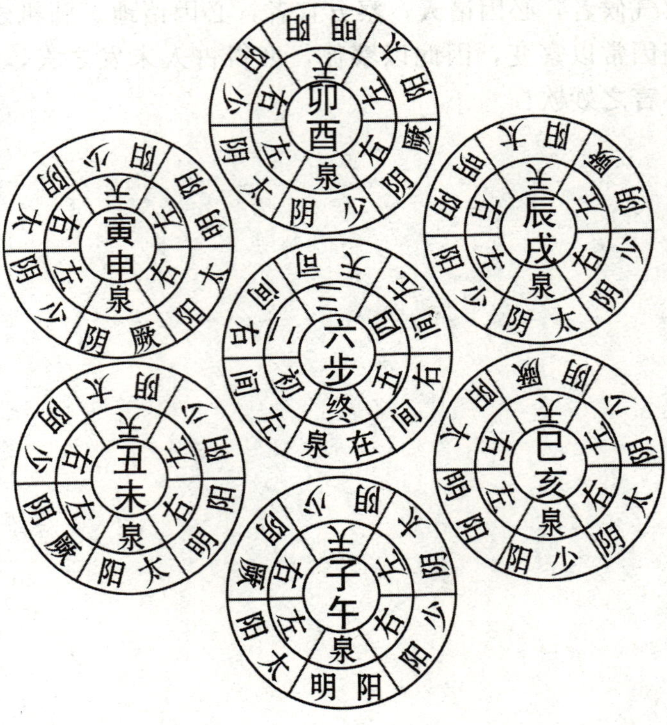

司天歌

子午少阴为君火，丑未太阴临湿土。
寅申少阳相火旺，卯酉阳明燥金所。
辰戌太阳寒水边，巳亥厥阴风木主。
初气起地之左间，司天在泉对面数。

司天在泉图解

“司天、在泉、四间气”者，客气之六步也。凡主岁者为司天，位当三之气；司天之下相对者为在泉，位当终之气。司天之左，为天之左间，右为天之右间；在泉之左，为地之左间，右为地之右间。每岁客气始于司天前二位，乃地之左间，是为初气，以至二气三气，而终于在泉之六气，每气各主一步。然司天通主上半年，在泉通主下半年，故又曰岁半已前，天气主之；岁半已后，地气主之也。

《五运行大论》曰：“天地者，万物之上下也。左右者，阴阳之道路也。”“诸上见厥阴，左少阴，右太阴；见少阴，左太阴，右厥阴；见太阴；左少阳，右少阴；见少阳，左阳明，右太阳；见阳明，左太阳，右少阳；见太阳，左厥阴，右阳明。所谓面北而命其位。”面北命位者，谓司天在上，位在南方。面北而命其左右，则东南为司天之右间，西南为司天之左间也。又曰：“‘何谓下？’曰：‘厥阴在上，则少阳在下，左阳明，右太阳；少阴在上，则阳明在下，左太阳，右少阳；太阴在上，则太阳在下，左厥阴，右阳明；少阳在上，则厥阴在下，左少阴，右太阴；阳明在上，则少阴在下，左太阴，右厥阴；太阳在上，则太阴在下，左少阳，右少阴。所谓面南而命其位也。’”面南命位者，谓在泉在下，位在北方；面南而命其左右，则东北为在泉之左间，西北为在泉之右间也。

上者右行，自西南而降；下者左行，自东北而升，左右周天，余而复会。故上下相遘，天地相临，而变化逆顺，由兹生矣。虽同类相和，气化相生者谓之顺；异类相临，气化相制者谓之逆。然有气虽同类而亦为病者，以相火临于君火，为不当位故也。故《六微旨大论》曰："君位臣则顺，臣位君则逆。逆则病近害速，顺则病远害微，所谓二火者是也。"此当与前《五运太少齐兼化图解》参看。

《六微旨大论》曰："'天道六六之节，盛衰何也？'曰：'上下有位，左右有纪。故少阳之右，阳明治之；阳明之右，太阳治之；太阳之右，厥阴治之；厥阴之右，少阴治之；少阴之右，太阴治之；太阴之右，少阳治之。'"此言客气阴阳之次序也。

司天在泉指掌图

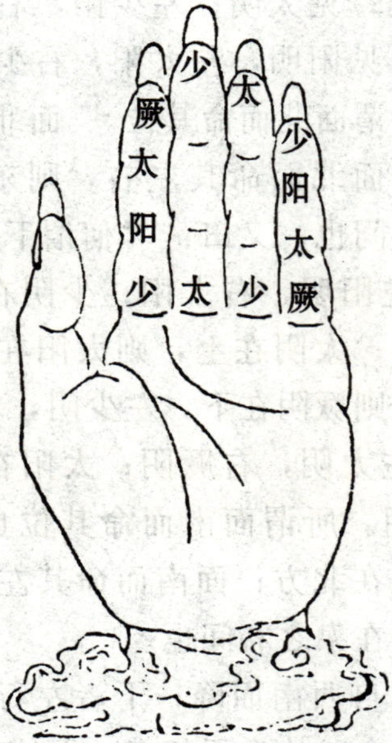

推六气法，凡司天前二位即初气，前一位即二气，本位司天为三气，后一位为四气，后二位为五气，后三位为终气，即在泉也。掌中一轮，六气了然在握。

六气以厥阴为一阴，少阴为二阴，太阴为三阴。少阳为一阳，阳明为二阳，太阳为三阳。故但记厥、少、太，少、阳、太六字，则六气尽矣。厥、少、太为三阴，少、阳、太为三阳也。其法以巳亥为始，即起厥阴司天。故于巳亥位起厥字，子午位为少字，丑未位为太字，顺数到底，皆其年分之司天也。其余五气，循次可推矣。

肢掌解

邵子曰："天有四时，地有四方，人有四肢，指节可以观天，掌文可以察地，天地之理，具于掌矣。"

一曰手仰本乎天亲上，足方俯乎地亲下，手可翻覆足不可者，阳能兼阴，阴不能兼阳也。

掌之后高前下，象地之西北多山，东南多水也，聚为川泽，掌中之文如川象也。手自掌腕肘至肩，足自趾胫股至胯，各三节，三四应十二次也，四肢应天四时，应地四方。

一手四指各三节，应十二辰，两手合之，应二十四气。拇指三节，二节为阴阳，隐者为太极。掌，大物也。合之而三十二，应天卦，并手足为六十四，兼地卦。地体极于十六，一手有十六数而显者十五，一者太极，隐于大物之间也。

人之四肢各有脉，应四时之气也；一脉三部，应一时三月也；一部三候，应一月三旬《乾》策也。《素问》以十二节气出于天气，而应人之十二经脉，谓手足各有三阴三阳也。

阴阳家以十二支分于指之周圈十二节，谓之十二支掌；以《洛书》数分于食、中、名三指各三宫，谓之九宫掌；以八卦分于食、中、名三指，去中宫不用，《乾》起名指根西北方位，以次而终《兑》于正西，谓之八方掌。以一《坎》起食指根，逐节而上，二《坤》、三《震》、四《巽》、五中、六《乾》、七《兑》、八《艮》、九《离》，而终于名指根，谓之排山掌；以一白、二黑、三碧、四绿、五黄、六白、七赤、八白、九紫，亦如前法，谓之紫白掌；以甲起寅位而癸终于亥，去子丑两宫不用，谓之十干掌；用食、中、名上下六节，谓之六壬掌。

由是观之，是天地之理，举掌可尽。邵子固非欺我，而天之生人，又岂偶然哉？

地理之应六节图

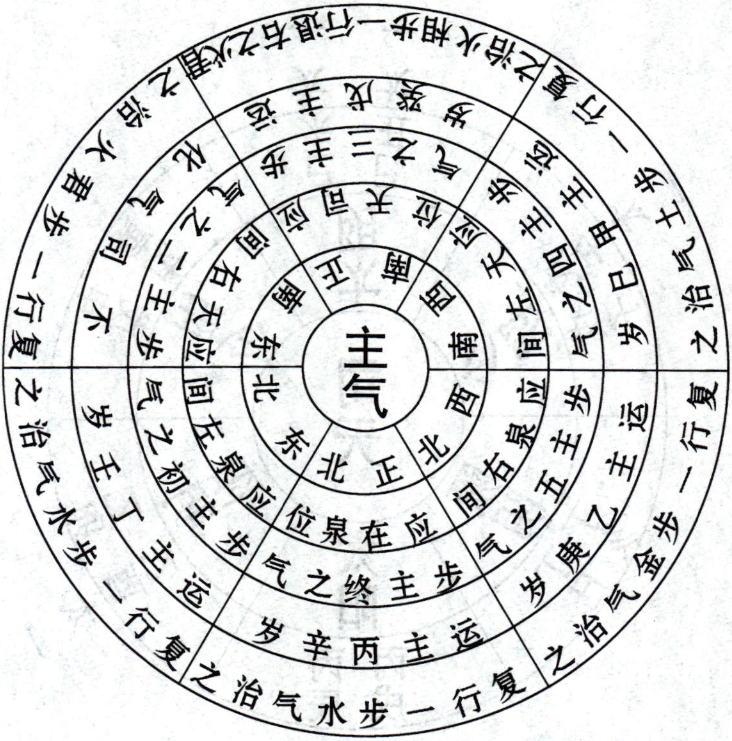

此图上者右行，下者左行，自初至终，乃为地之主气，静而守位者也。义出《六微旨大论》中。

天符之图

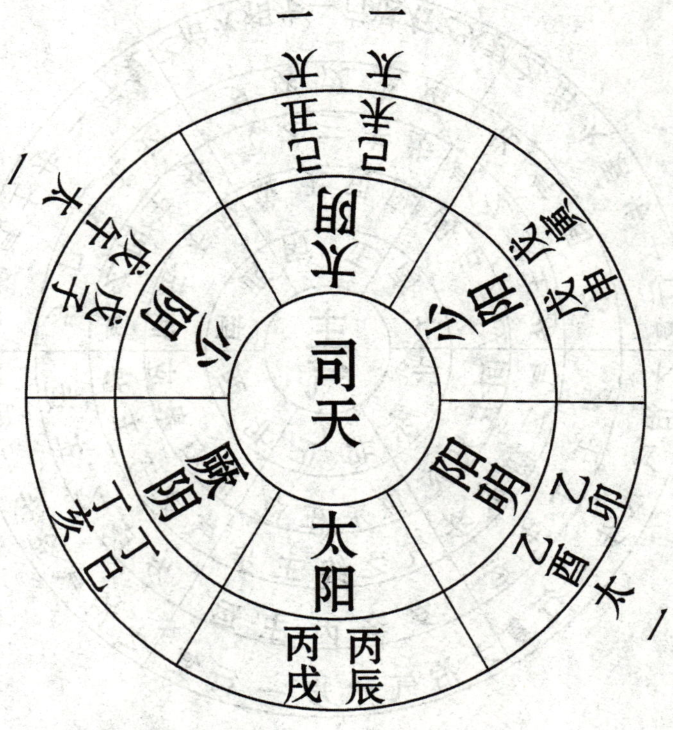

天符者，中运与司天相符也。如丁年木运，上见厥阴风木司天，即丁巳之类，共十二年。

太一天符者，如戊午年以火运火支，又见少阴君火司天，三合为治也，共四年。

岁会之图

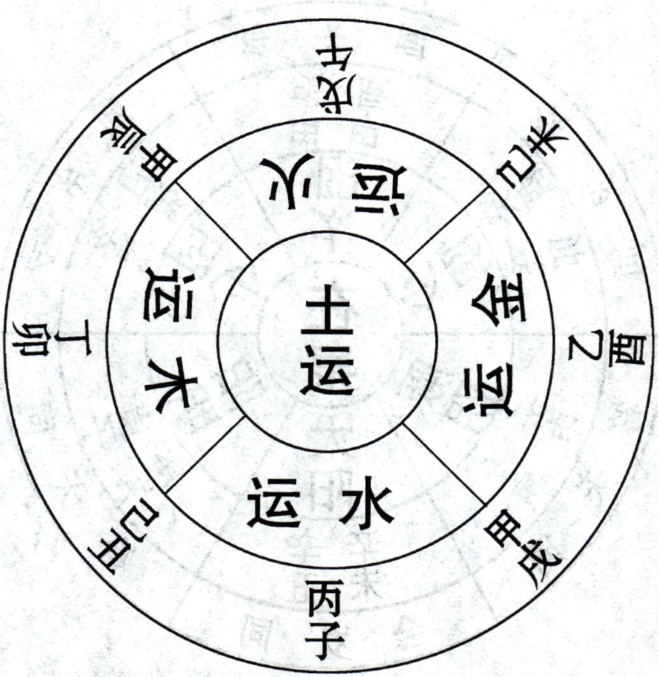

岁会者，中运与年支同其气化也。如木运临卯木，火运临午火之类，共八年。

同天符同岁会图

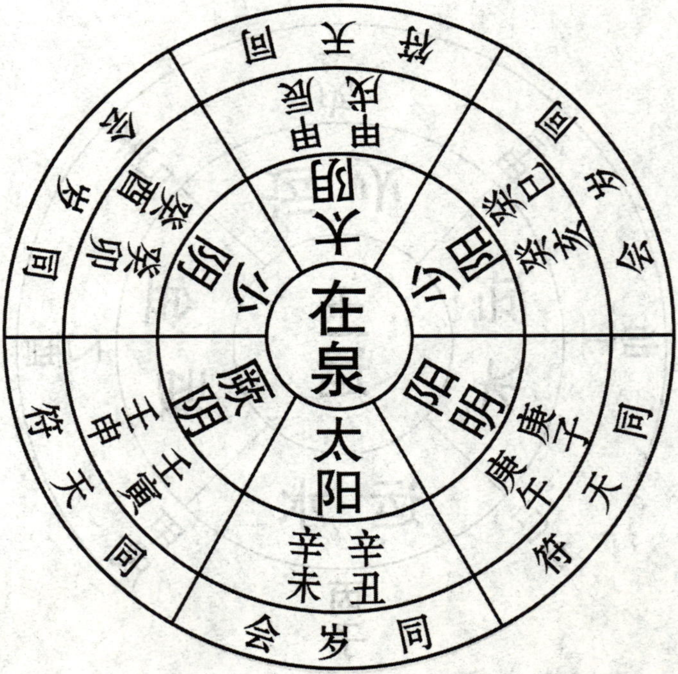

同天符同岁会者，中运与在泉合其气化也。阳年曰同天符，阴年曰同岁会。如甲辰年阳土运而太阴在泉，则为天符；癸卯年阴火运而少阴在泉，则为同岁会，共十二年。

天符岁会图说

天符岁会者，气运相符之谓也。《六微旨大论》曰："天气始于甲，地气始于子，子甲相会，命曰岁立。"气运相临，而天符岁会，盛衰虚实所由生矣。故每岁天地之令，各有上中下三气之分。司天者，主行天令，行乎上也；岁运者，主生化运动之机，行乎中也；在泉者，主地之化，行乎下也。遇而同其气者化之平，遇而异其气者化之逆。故曰："非其位则邪，当其位则正，邪则变甚，正则微也。"又曰："天符为执法，岁会为行令，太一天符为贵人。中执法者，其病速而危；中行令者，其病徐而持；中贵人者，其病暴而死。"虽天符岁会，皆得纯正之气，然其过亢，则未免中邪亦有轻重。故中岁会者为轻，以行令者之权轻也；中天符者为重，以执法者之权重也；中太一者为尤重，以三气皆伤而贵人之不可犯也。故《天元纪大论》曰："知迎知随，气可与期也。"

天符者，《天元纪大论》曰："应天为天符。"谓中运之气与司天之气相同者，命曰天符。符之为言，合也。如《六微旨大论》曰："木运之岁，上见厥阴；火运之岁，上见少阳、少阴；土运之岁，上见太阴；金运之岁，上见阳明；水运之岁，上见太阳"者是也。又《六元正纪大论》曰："戊子戊午太徵，上临少阴；戊寅戊申太徵，上临少阳；丙辰丙戌太羽，上临太阳，如是者三。丁巳丁亥少角，上临厥阴；乙卯乙酉少商，上临阳明；己丑己未少宫，上临太阴，如是者三。"前三者言三太也，后三者言三少也。

上者言司天也，临者天运相临也。二论之词不同，而义则一义。天符共十二年，而戊午、乙酉、己丑、己未四年，又是岁会。然既为天符，又为岁会，是天气、运气、岁支三者俱会，乃为太一天符也。如戊午年戊为火运，午年君火司天，又午属南方火位，故曰三合为治也。

太一天符者，尊之之号也。故太一天符称贵人，共四年，即戊午、己丑、己未、乙酉是也，详见前天符论中。

岁会者，《天元纪大论》曰："承岁为岁值。"乃中运之气，与岁支相同者是也。《六微旨大论》曰："木运临卯，火运临午，土运临四季，金运临酉，水运临子，所谓岁会，气之平也。"不分阴年阳年，但取四正之支与运相合，乃为四值承岁。四正支者，子、午、卯、酉是也。如辰、戌、丑、未四年，土无定位，寄旺于四时之末，各一十八日有奇，则亦通论承岁也。岁会共计八年，而四年同于天符，是即太一天符也。按：八年之外，犹有四年类岁会而实非者，如壬寅皆木，庚申皆金，癸巳皆火，辛亥皆水，亦是运与年支相合，而不为岁会者，以不当四正之位故也。然除壬寅、庚申二阳年不相和顺者无论，至若癸巳、辛亥二阴年，虽不为岁会，而上下阴阳相佐，亦得平气，其物生脉应，亦皆合期也。

同天符同岁会者，言中运之气与在泉相合也。但分阳年曰同天符，阴年曰同岁会。《六元正纪大论》曰："甲辰甲戌太宫，下加太阴；壬寅壬申太角，下加厥阴；庚子庚午太商，下加阳明。如是者三。"三者谓三太之年为同天符也。又曰："癸巳癸亥少徵，下加少阳；辛丑辛未少羽，下加太阳；癸卯癸酉少徵，下加少阴。如是者三。"三者谓三少之年，为同岁会也。故又曰："太过而加同天符。"即三太之年也。“不及而加同岁会。”即三少之年也。下加者，在泉为下也。

前天符十二年，太一天符四年，岁会八年，同天符六年，同会岁六年，五者会而言之，共三十六年。然太一天符四年，已同在天符十二年中矣。岁会八年，亦有四年同在天符中矣。故合而言之，六十年中，只得二十八年也。《六元正纪大论》曰：“凡二十四岁”者，盖只言天符十二年，同天符同岁会共十二年，总为二十四年，而不言岁会及太一天符也，亦所当审。

天符岁会总歌

天符中运同天气，太一全兼运会支。
岁会运支须四正，辰戌丑未亦相宜。
同天同岁泉同运，阴岁阳天不必疑。

甲子岁六气终始日刻图

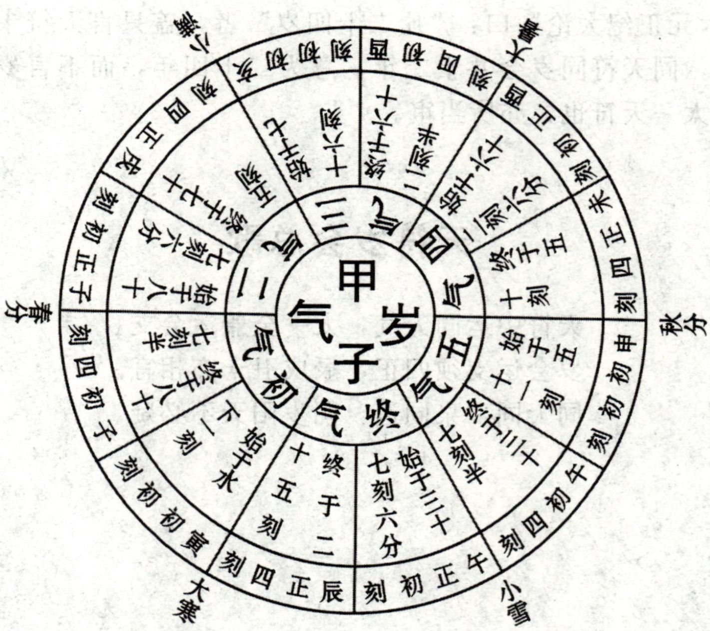

《六微旨大论》曰："甲子岁初之气，天数始于水下一刻，终于八十七刻半"者，言每岁六步，每步各得六十日又八十七刻半也。如甲子岁初之气，始于寅初初，终于子初四，乃交春分二之气，正合此数，余仿此。

乙丑岁六气终始日刻图

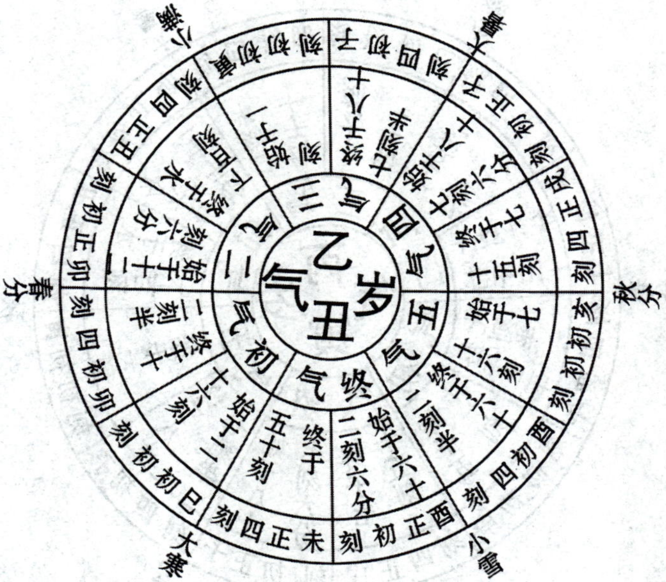

《六微旨大论》曰："乙丑岁初之气，天数始于二十六刻"者，言大寒日寅后二十六刻也，及六十日八十七刻半，乃交于春分节二之气，余步仿此。

丙寅岁六气终始日刻图

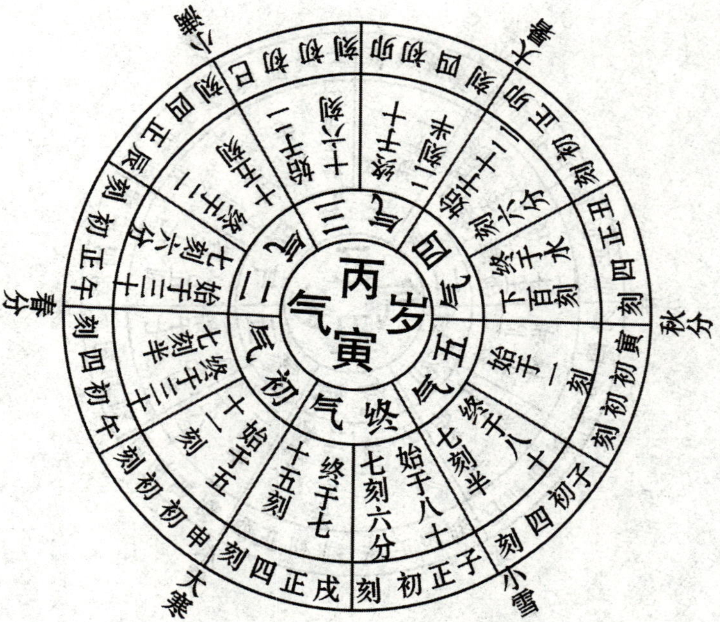

丙寅岁初之气，天数始于五十一刻者，言大寒日寅后五十一刻也，同前。

丁卯岁六气终始日刻图

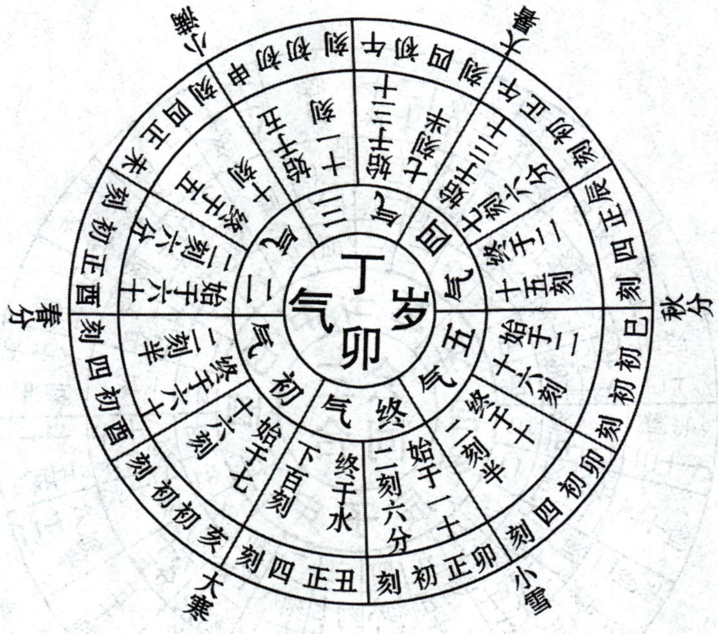

丁卯岁终之气，终于水下百刻，是子丑寅卯四年而一周之数已尽，至戊辰岁初之气，复始于水下一刻，而与甲子岁气同矣。详见后《三合会同图解》。

六十年岁气三合会同图

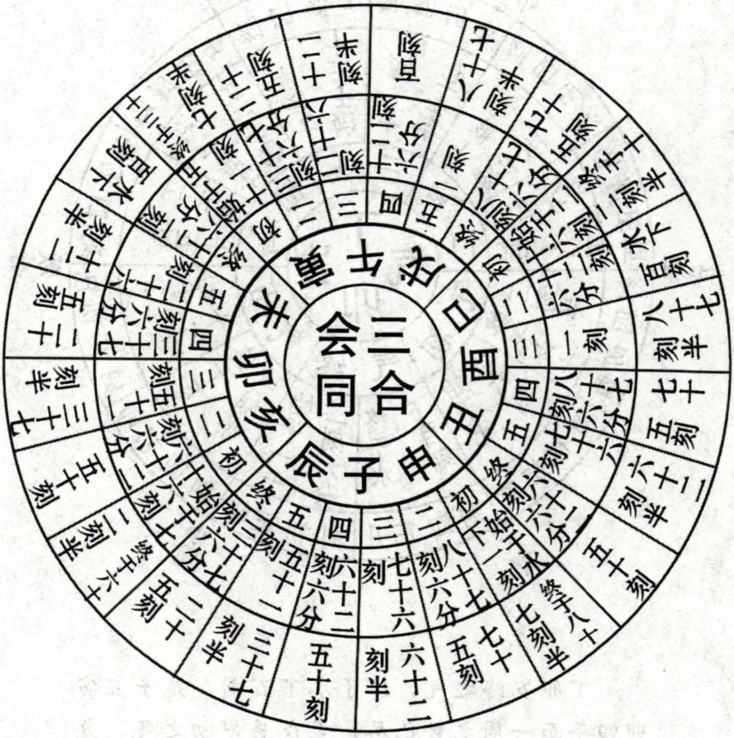

水下一刻三合会同图解

《六微旨大论》曰："甲子之岁，初之气，天数始于水下一刻，终于八十七刻半。"谓起于《艮》中之南，寅初一刻。盖寅为岁日之首，如《灵枢·卫气行篇》曰："常以平旦为纪"者是也。一昼一夜凡百刻，司天者纪以漏水，故曰"始于水下一刻"。

岁气三合会同者，如"甲子之岁，初之气，始于水下一刻"，以至终之气"终于二十五刻，所谓初六"，日行一周也。"乙丑岁初之气，天数始于二十六刻"，终之气"终于五十刻，所谓六二"，日行再周也。"丙寅岁初之气，天数始于五十一刻"，终之气"终于七十五刻，所谓六三"，日行三周也。"丁卯岁初之气，天数始于七十六刻"，终之气"终于水下百刻，所谓六四"，日行四周也。四周谓之一纪，次至戊辰壬申岁，复皆始于一刻，与甲子岁同。所以申子辰，岁气会同三合也。此后巳年酉年，俱同丑年；午年戌年，俱同寅年；亥年未年，俱同卯年。故申子辰，巳酉丑，寅午戌，亥卯未，岁气皆同如此，所以谓之三合。

以是类推，则六十年气数，可指诸掌矣。

南北政图

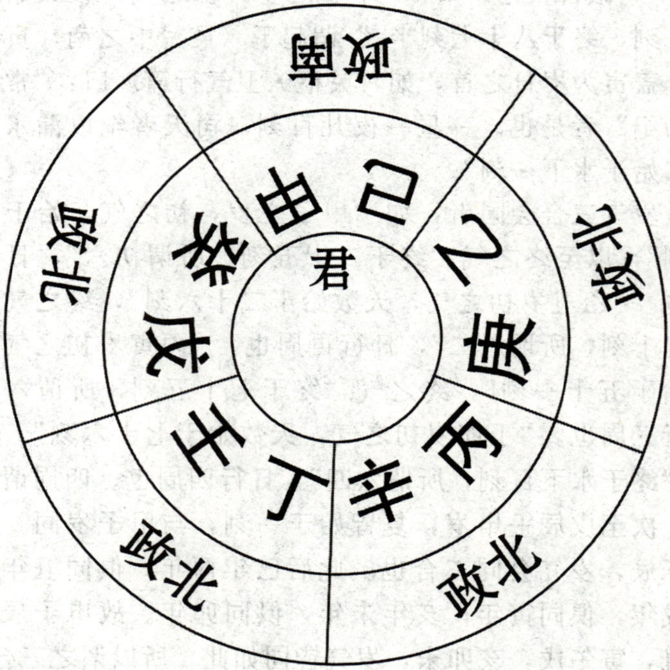

南北政者，五运以土为尊，居中央而统于金木水火，故十干以甲己年土运为君象，主南面行令而为南政。其余乙庚、丙辛、丁壬、戊癸八年为臣象，皆北面受令而为北政。南政北政，脉当各有应，若当应不应，不当应而应者，乃谓之阴阳交，尺寸反，斯为害矣。

南政年脉不应图

甲己年为南政

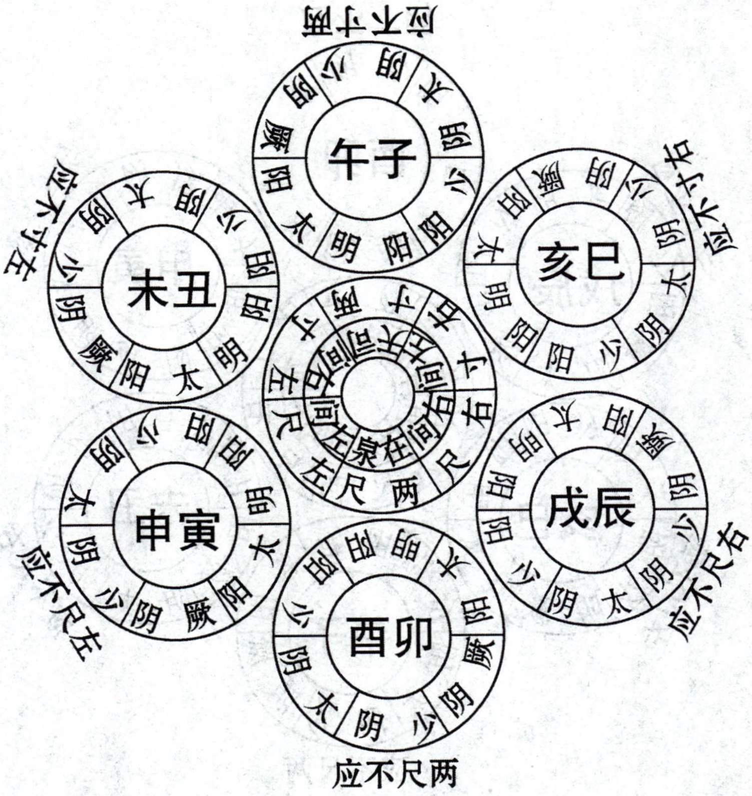

北政年脉不应图

乙丁、辛癸、丙戊、
庚壬年为北政

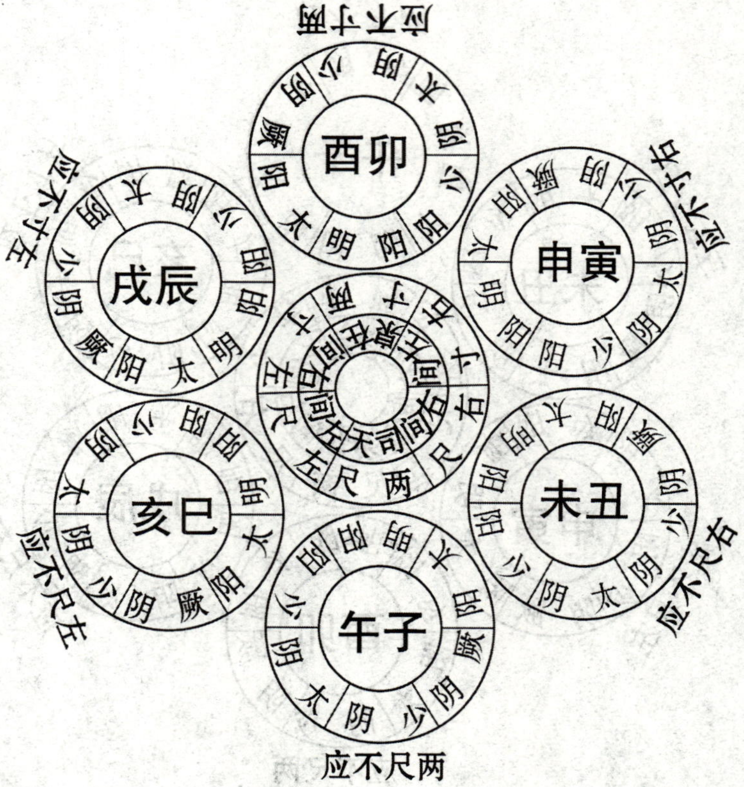

南北政说附阴阳交尺寸反

南北二政，运有不同，上下阴阳，脉有不应。《五运行大论》曰：“先立其年，以知其气，左右应见，乃可以言死生之逆顺也。”倘粗工不知而呼寒呼热，妄施治疗，害莫大矣。

南北政者，即甲己为南政，余为北政是也。《至正要大论》曰：“‘阴之所在寸口何如?’岐伯曰：‘视岁南北，可知之矣。’”谓南政之年，南面行令，其气在南，所以南为上，而北为下，司天在上，在泉在下。人气应之，故寸为上而尺为下，左右俱同。北政之岁，北面受令，其气在北，所以北为上而南为下，在泉应上，司天应下。人气亦应之，故尺应上而寸应下，司天应两尺，在泉应两寸，地之左间为右寸，右间为左寸，天之左间为右尺，右间为左尺，正与男子面南受气，女子面北受气之理同也。

脉有不应者，谓阴之所在，脉乃沉细，不应本脉也。阴者，言六气有三阴三阳，而三阴之位，则少阴居中，太阴居左，厥阴居右。脉之不应者，乃以三阴之中少阴所居之处言之，而又分南北二政以定其上下也。故《至正要大论》曰：“北政之岁，三阴在下则寸不应，三阴在上则尺不应。南政之岁，三阴在天则寸不应，三阴在泉则尺不应。”又曰：“北政之岁，少阴在泉，则寸口不应。”正以北政之年，司天应尺而在泉应寸也。“厥阴在泉，则右不应。”右者，右寸也。以少阴居厥阴之左，而以地之左间为右寸也。“太阴在泉，则左不应。”左者，左寸也。以少阴居太阴之右，而以地之右间为左寸也。“南政之年，少阴司天，则寸口不应。”寸口者，两寸也。正以南政之年，上为寸而下为尺也。“厥阴司天，则右不应。”右者，右寸也。以少阴居厥阴之左，而当右寸之位也。“太阴司天，则左不应。”左者，左寸也。以少阴居太阴之右，而当左寸之位也。此经文虽未尽言，然北举在泉，则天在其中矣；南举司天，则泉在其中矣。故又曰：“诸不应者，反其诊则见矣。”反其诊者，谓南北相反而诊之，当自见矣。故北政之年，少阴司天，则两尺不应；太阴司天，则少阴在右，所以右尺不应；厥阴司天，则少阴在左，所以左尺不应。南政之年，少阴在泉则两尺不应；太阴在泉，则少阴在右，所以右尺不应；厥阴在泉，则少阴在左，所以左尺不 应也。阴之所在，义详运气类五。

“阴阳交尺寸反”者，如其年少阴在左，当左脉不应，而反现于右；阳脉本在右，而反互移于左。是少阴所易之位也，非少阳则太阳脉也，故曰阴阳交。交者死，惟辰、戌、丑、未、寅、申、巳、亥八年有之。尺寸反者，如其年少阴在尺，当尺不应，而反现于寸，阳本在寸而反移于尺，故曰尺寸反。反者死，惟子、午、卯、酉年有之，然必也阴阳俱交，始为交也；尺寸俱反，始为反也。若但本位当应不应者，乃阴气之不应也，只疾而已，不在阴阳交尺寸反之例，不可胶柱。

南北政歌前二句言寸，后二句言尺。

南政子午两寸沉，　丑未巳亥左右寻左右寸也。
卯酉两尺寅申左左尺，　辰戌右尺真分明。

北政阳明沉两寸， 太阳少阳左右应左右寸也
少阴两尺厥阴左左尺， 太阴右尺何须问。

南北政指掌图

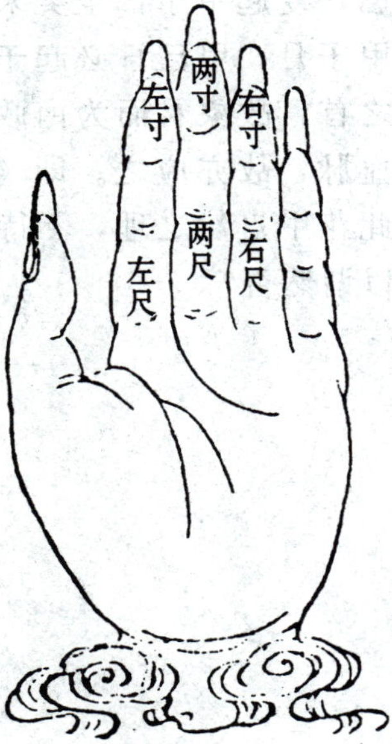

其法以南政子年起中指端，北政子年起中指根，俱逆行轮之，凡年辰所值之处，即其不应之位。如南政子起中指端，即两寸不应，丑年左寸，寅年左尺，右数到底，皆南政不应之位。北政子年起中指根，如前右数到底，皆北政不应之位。

推原南北政说

愚按：南北政之义，诸说皆以甲己属土，为五行之尊，故曰南政，似属牵强。夫干支相合而成花甲，十干之中，复各有所统十干。如六甲干头，必起甲子，至戊末而六十花甲尽，及至六己，复起甲子，至癸末而六十花甲尽。故甲己年，必起于甲子月，甲己日必起于甲子时，此甲己二干，所以为十干之首，故象君而为南政，其余则北面象臣而为北政，人之血脉，故亦应之。即《奇门》诸家，亦独以甲己为符头。此花甲自然之理，不待土为五行之尊而分南北也，晰理者以谓然否？

九宫八风图

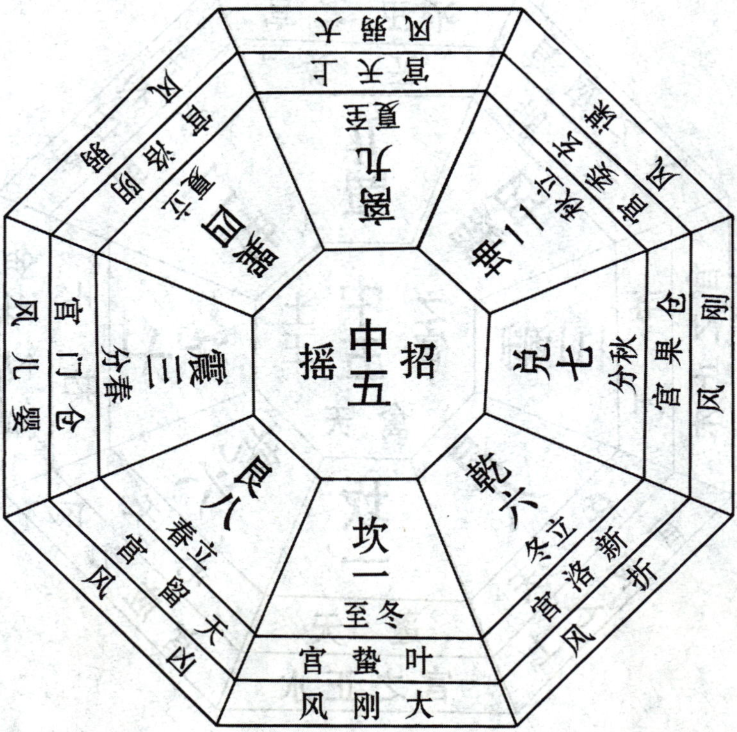

《九宫八风篇》曰："太一常以冬至之日，居叶蛰之宫四十六日"，立春居天留，春分居仓门，逐年挨宫各居四十六日。惟《巽》、《乾》两宫只四十五日，至《乾》而复反于《坎》。如是无已，终而复始。

九宫星野图

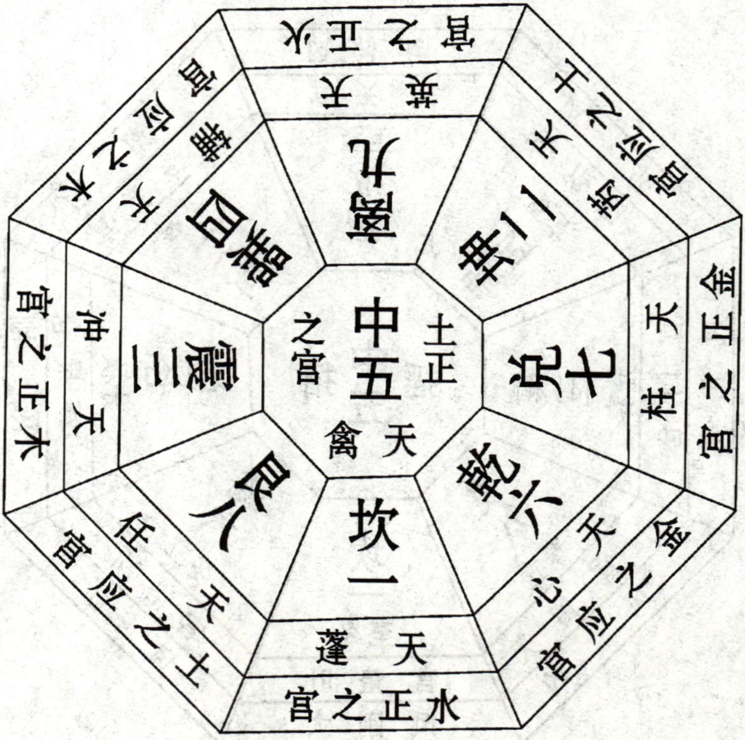

此即《洛书》数，戴九履一，左三右七，二四为肩，六八为足，五居中央也。此数上中下三层，横皆十五；左中右三层，纵皆十五；《巽》中《乾》，《坤》中《艮》，四隅皆十五。故《奇门》家曰："纵横十五在其中也。"

九宫星野说

《天元纪大论》曰："九星悬朗，七曜周旋。"此星曜之所以有象也，而《六元正纪大论》中，凡不及之年，则有所向灾宫，五行九星，咸有分野，不可不察。如少羽岁云"灾一宫"者，以少羽属辛，为水之不及，而一乃正北《坎》位，天蓬水星司也；少角岁"灾三宫"者，以少角属丁，为木之不及，而三乃正东《震》位，天冲木星司也；少宫岁"灾五宫"者，以少宫属己，为土之不及，而五乃中宫，天禽土星也；少商岁"灾七宫"者，以少商属乙，为金之不及，而七乃正西《兑》位，天柱金星司也；少徵岁"灾九宫"者，以少徵属癸，为火之不及，而九乃正南《离》位，天英火星司也。此皆以五运不及之方，故灾及之。若甲、丙、戊、庚、壬年，乃为岁运太过之年，则无灾宫矣。然经文只言五正之宫，而不详言九宫者，乃概举五方为言也，使能再兼五行不尽之意而推广之，则四隅之外，及五太之年，岂无所伤，亦可意会而通矣。

按：《天元玉册·九星注》曰："天蓬一，水正之宫也；天芮二，土神之应宫也；天冲三，木正之宫也；天辅四，木神之应宫也；天禽五，土正之宫也；天心六，金神之应宫也；天柱七，金正之宫也；天任八，土神之应宫也；天英九，火正之宫也。九星有位，以应九州之分野，即冀、兖、青、徐、扬、荆、豫、梁、雍，《禹贡》九州之次也。

《唐会要》九宫九星

天蓬太一，《坎》水白。**天芮**摄提，《坤》土黑。**天冲**轩辕，《震》木碧。**天辅**招摇，《巽》木绿。**天禽**天符，中土黄。**天心**青龙，《乾》金白。**天柱**咸池，《兑》金赤。**天任**太阴，《艮》土白。**天英**天一，《离》火紫。

天地阴阳升降图

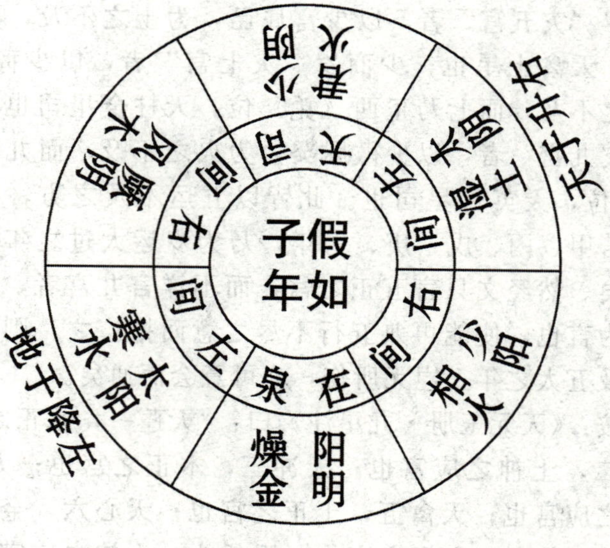

假如亥年，太阳寒水原在天之右间，太阴湿土原在地之右间，至子年则太阳降而入地为地之左间，太阴升而上天为天之左间，丑寅以后，循序皆然。此客气之一定者，举此子年为例，其他年司天在泉迁正退位之序，可类推矣。

天地五星图

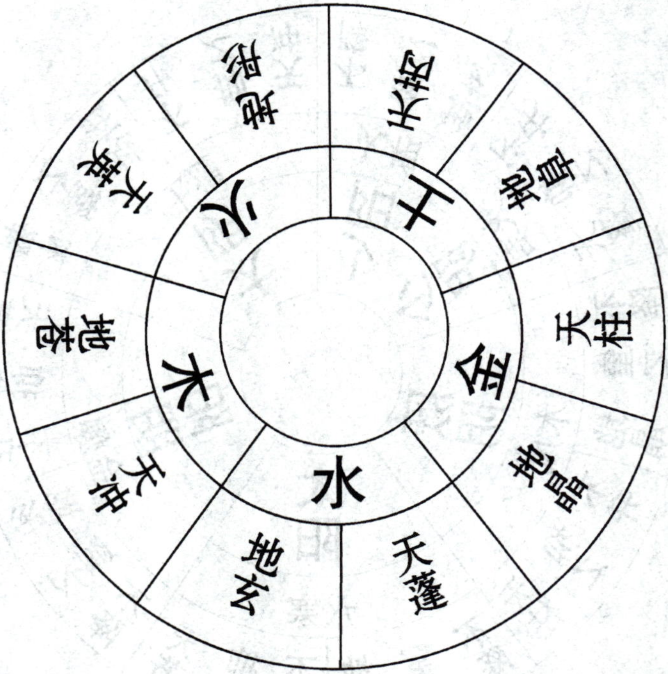

五星之在天地，名号各有不同。木星在天曰天冲，在地曰地苍；火星在天曰天英，在地曰地形；土星在天曰天芮，在地曰地阜；金星在天曰天柱，在地曰地晶；水星在天曰天蓬，在地曰地玄，以分主东南西北中，而土则寄位西南也。

五星窒抑不升不降图

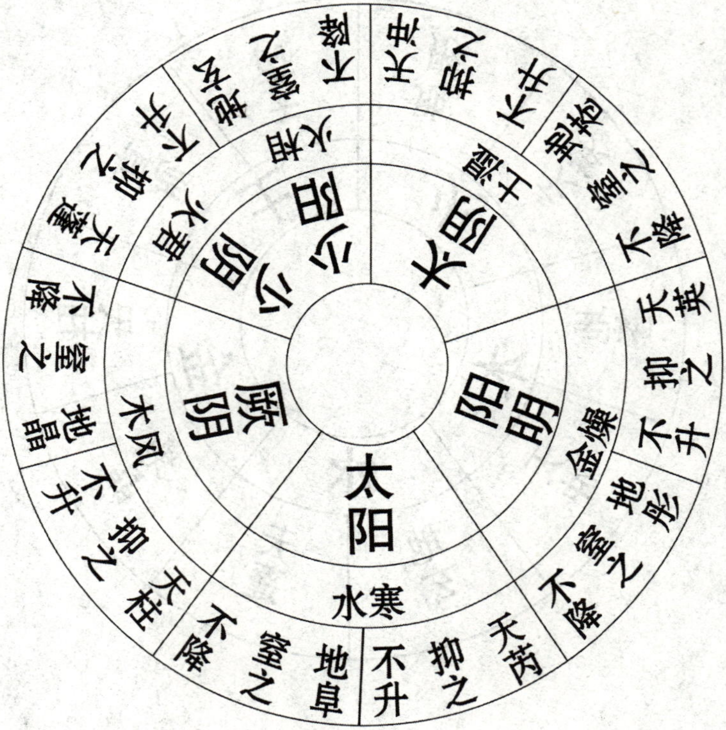
太阳
寒水
天芮 抑之 不升
地阜 窒之 不降
厥阴
风木
天柱 抑之 不升
地晶 窒之 不降
少阴
君火
天蓬 抑之 不升
地玄 窒之 不降
少阳
相火
天冲 抑之 不升
太阴
湿土
地苍 窒之 不降
阳明
燥金
天英 抑之 不升
地彤 窒之 不降

五星升降不前解

凡气候有升降不前者，谓天气不得降，地气不得升也。如本年司天之气不及者，未得迁正，故地之右间不得升天；旧年司天之气有余者，不肯退位，故天之右间不得入地。《至正要大论》曰："主岁者纪岁。"可见逐年升降之权，皆由司天为主也。《六微旨大论》曰："至而至者和；至而不至，来气不及也；未至而至，来气有余也。""应则顺，否则逆，逆则变生，变生则病也。"

如子午之岁，太阴当升天之左间，而天冲抑之不得前；太阳当降为地之左间，而地阜窒之不得入。又遇本岁少阴未得迁正，则太阴不得升天；旧岁厥阴未得退位，则太阳不得降地。如壬子、壬午木运太过，则中运胜土，而太阴不得升；甲子、甲午土运太过，则中运胜水，而太阳不得降也。

如丑未之岁，少阳当升为天之左间，而天蓬抑之不得前；厥阴当降为地之左间，而地晶窒之不得入。又遇本岁太阴未得迁正，则少阳不得升天；旧岁少阴未得退位，则厥阴不得降地。如辛丑、辛未水运有余，则中运胜火，而少阳不得升；乙丑、乙未金运有余，则中运胜木，而厥阴不得降也。

如寅申之岁，阳明当升为天之左间，而天英抑之不得前；少阴当降为地之左间，而地玄窒之不得入。又遇本岁少阳未得迁正，则阳明不得升天；旧岁太阴未得退位，则少阴不得降地。如戊寅、戊申火运太过，则中运胜金，而阳明不得升；丙寅、丙申水运太过，则中运胜火，而少阴不得降也。

如卯酉之岁，太阳当升为天之左间，而天芮抑之不得前；太阴当降为地之左间，而地苍窒之不得入。又遇本岁阳明未得迁正，则太阳不得升天；旧岁少阳未得退位，则太阴不得降地。如己卯、己酉土运有余，则中运胜水，而太阳不得升；丁卯、丁酉木运有余，则中运胜土，而太阴不得降也。

如辰戌之岁，厥阴当升为天之左间，而天柱抑之不得前；少阳当降为地之左间，而地玄窒之不得入。又遇本岁太阳未得迁正，则厥阴不得升天；旧岁阳明未得退位，则少阳不得降地。如庚辰、庚戌金运太过，则中运胜木，而厥阴不得升；丙辰、丙戌水运太过，则中运胜火，而少阳不得降也。

如巳亥之岁，少阴当升为天之左间，而天蓬抑之不得前；阳明当降为地之左间，而地彤窒之不得入。又遇本岁厥阴未得迁正，则少阴不得升天；旧岁太阳未得退位，则阳明不得降地。如辛巳、辛亥水运有余，则中运胜火，而少阴不得升；癸巳、癸亥火运有余，则中运胜金，而阳明不得降也。

类经图翼三卷经络一

十二经脏腑图

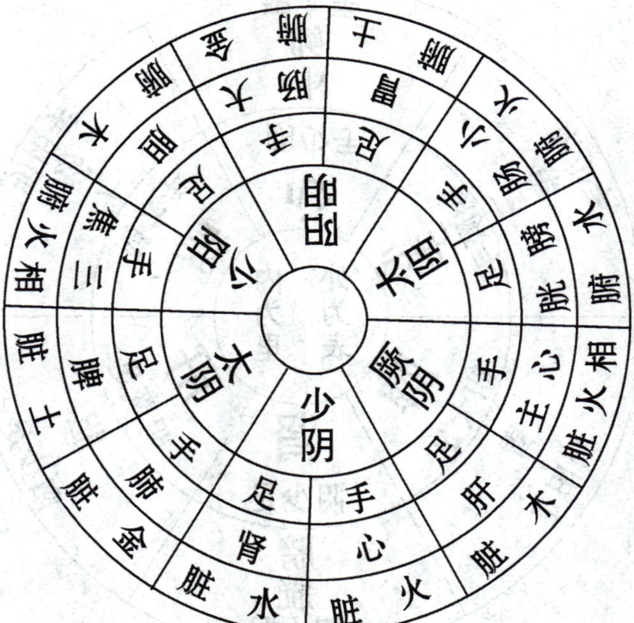

十二经歌

太阳小肠足膀胱，阳明大肠足胃当。

少阳三焦足胆配，太阴手肺足脾乡。

少阴心经足为肾，厥阴包络足肝方。

此歌上者为手。

十二经脏腑表里图

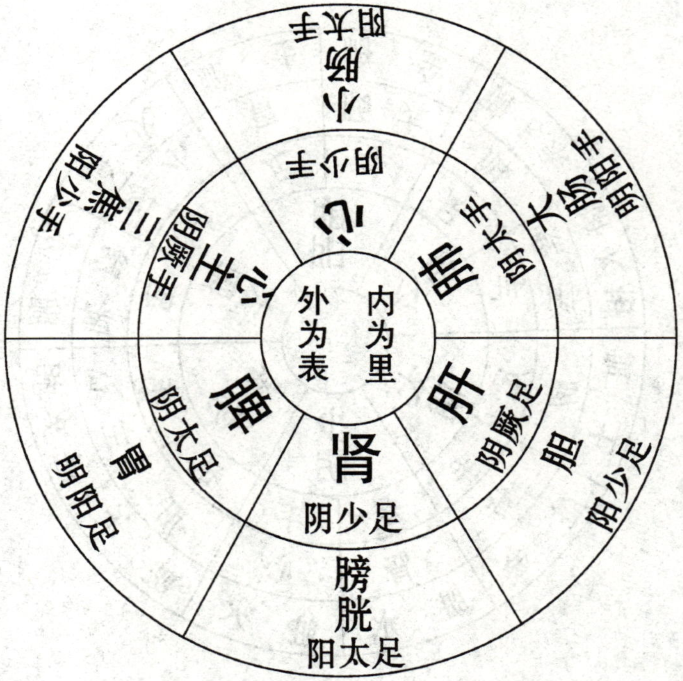
内为里
外为表
心
阴少手
小肠
手太阳
肺
阴太手
大肠
手阳明
肝
阴厥足
胆
阳少足
肾
阴少足
膀胱
阳太足
脾
阴太足
胃
明阳足
心主
阴厥手
三焦
阳少手

十二经纳甲歌此歌诸腑配阳，诸脏配阴。

甲胆乙肝丙小肠，丁心戊胃己脾乡。
庚属大肠辛属肺，壬属膀胱癸肾脏。
三焦阳腑须归丙，包络从阴丁火旁。

旧云："三焦亦向壬中寄，包络同归入癸方。"虽三焦为决渎，犹可言壬，而包络附心主，安得云癸？且二脏表里，皆相火也，今改正之。

十二经气血多少歌

多气多血为阳明，少气太阳同厥阴。
二少太阴常少血，六经气血须分明。

仰人骨度部位图

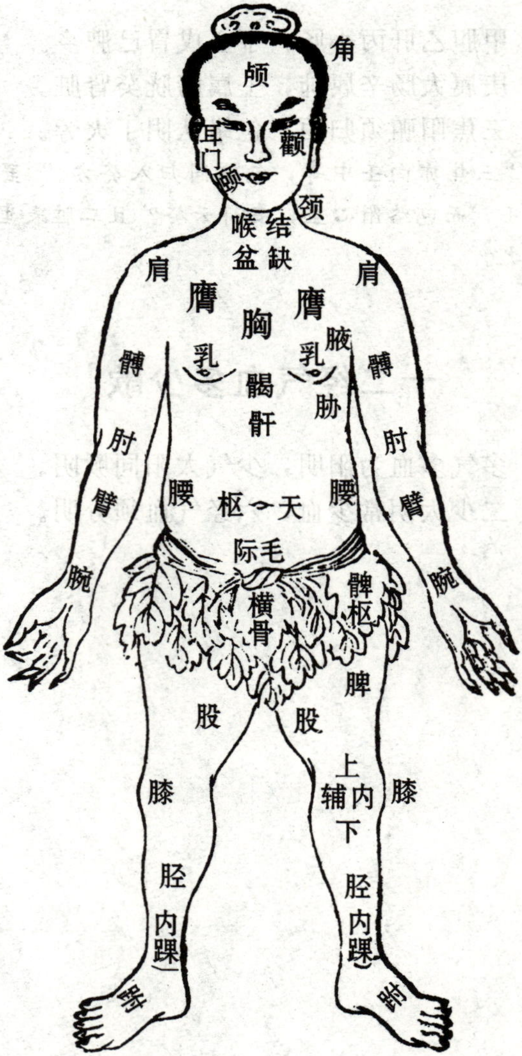
角
颅
耳门
颧
颐
颈
结喉
缺盆
肩
肩
膺
膺
胸
腋
乳
乳
髆
髆
𩩲骬
胁
肘
肘
腰
腰
枢
天
臂
臂
毛际
腕
腕
髀枢
横骨
脾
股
股
上
内辅
下
膝
膝
胫
胫
内踝
内踝
跗
跗

伏人骨度部位图

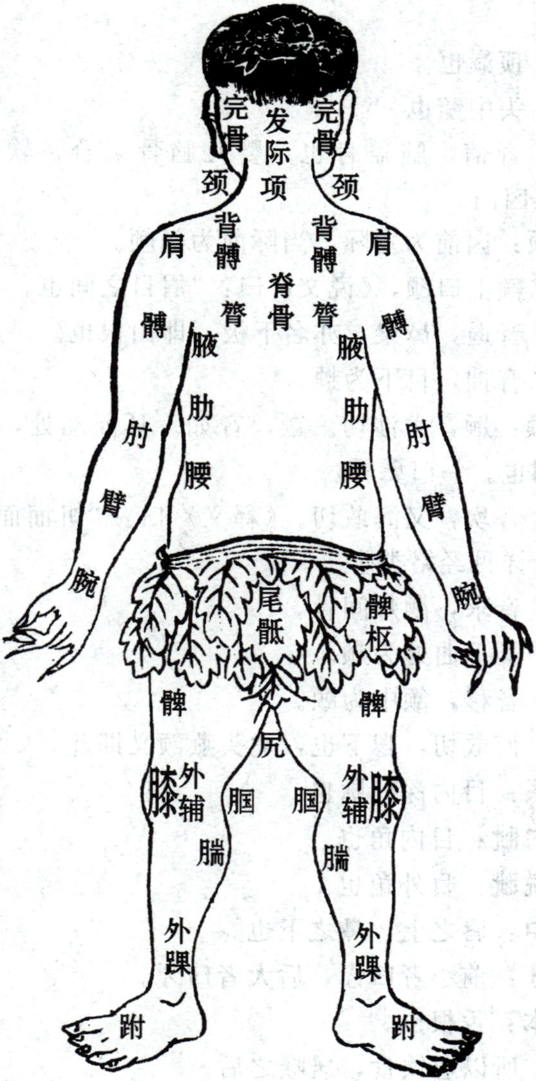
完骨
发际
完骨
项
颈
颈
背髆
背髆
肩
肩
脊骨
膂
膂
髆
髆
腋
腋
肋
肋
肘
肘
腰
腰
臂
臂
腕
腕
尾骶
髀枢
髀
髀
尻
膝
外辅
外辅
膝
腘
腘
腨
腨
外踝
外踝
跗
跗

周身骨部名目

巅：顶巅也。

脑：头中髓也。

囟：音信，脑盖骨也。婴儿脑骨未合，软而跳动之处，谓之囟门。

额颅：囟前为发际，当际前为额颅。

颜：额上曰颜，《说文》曰："眉目之间也。

頞：音遏，鼻梁，亦名下极，即山根也。

𩑶：音拙，目下为𩑶。

颞颥：颞，柔涉切。颥，音如。耳前动处，盖即俗所云两太阳也。一曰鬓骨。

顑：音坎，又海敢切。《释义》曰："饥而面黄，与经义未合，详见经络类十三。

頄：音求，颧颊间骨。

颊：耳下曲处为颊。

颐：音移，颔中为颐。

颔：何敢切，腮下也，虎头燕颔义即此。

目系：目内深处脉也。

目内眦：目内角也。

目锐眦：目外角也。

人中：唇之上，鼻之下也。

齿牙：前小者曰齿，后大者曰牙。

舌本：舌根也。

咽：所以通饮食，居喉之后。

喉：所以通呼吸，居咽之前。

嗌：音益，喉也。

会厌：在喉间，为音声启闭之户。

肺系：喉咙也。

颃颡：颃，音杭，又上去二声。颡，思党切，咽颡也。

颈项：头茎之侧曰颈，头茎之后为项，又脑后曰项。

天柱骨：肩骨上际，颈骨之根也。

肩解：膂上两角为肩解。

肩胛：胛，音甲，肩解下成片骨也，亦名肩髆。

巨骨：膺上横骨。

膺：音英，胸前为膺，一曰胸两旁高处为膺。

胸中：两乳之间也。

膈：膈膜也，义详经络三。膈上为宗气之所聚，是为膻中。

腋：胁之上际。

腹：脐之上下皆曰腹，脐下为小腹。

季胁：胁下小肋。

胠：区、去二音，腋之下，胁之上也。

𩩲尾：蔽心骨也。

髑骬：音结于，即𩩲尾之别名。

眇中：眇，音秒，季胁下两旁空软处也。

脊骨：脊，音即，椎骨也。

胂：音申，膂内曰胂，夹脊肉也。

膂：吕同，脊骨曰吕，象形也。又曰夹脊两旁肉也。

髃骨：髃，音鱼，端也，肩端之骨。

腰骨：尻上横骨也。

腰髁：髁，苦瓦切，《中原雅音》作去声，即腰胯骨。自十六椎而下，夹脊附着之处也。

毛际：曲骨两旁为毛际，其动脉即足阳明之气冲也。

睾：音高，阴丸也。

篡：初贯切，屏翳两筋间为篡，篡内深处为下极。

下极：两极之间，屏翳处也，即会阴穴。

臀：音屯，机后为臀，尻旁大肉也。

机：挟腰髋骨两旁为机。

髋：音宽，尻臀也，曰两股间也。

尻：开高切，尾骶骨也，亦名穷骨。

肛：音工，又好纲切，俗作纲，大肠门也。

臑：儒、软二音，又奴刀切。肩髆下内侧对腋处，高起突白肉也。

肘：手臂中节也，一曰自曲池以上为肘。

臂：肘之上下皆名为臂。一曰自曲池以下为臂。

腕：臂掌之交也。

兑骨：手外踝也。

寸口：关前后两手动脉，皆曰寸口。

关：手掌后动脉，高骨处曰关。

鱼际：在手腕之前，其肥肉隆起处形如鱼者，统谓之鱼。寸之前，鱼之后，曰鱼际穴。

大指次指：谓大指之次指，即食指也，足亦同。

小指次指：谓小指之次指，即无名指也，足同。

髀：比、婢二音，股也，一曰股骨。

髀关：伏兔上交纹处曰髀关。

髀厌：捷骨之下为髀厌，即髀枢中也。

髀枢：捷骨之下髀之上曰髀枢，当环跳穴。

股：大腿也。

伏兔：髀前膝上起肉处曰伏兔。

膑：频、牝二音，膝盖骨也。

腘：音国，膝后曲处曰腘。

辅骨：膝下内外侧大骨也。

成骨：膝外廉之骨独起处。

腨：音篆，一名腓肠，下腿肚也。

腓肠：腓，音肥，足肚也。

胻骨：胻音杭，又形敬切。足胫骨也。

骭：音干，足胫骨也。

胫：形景、形敬二切，足茎骨也。

绝骨：外踝上尖骨曰绝骨。

䐃：劬允切。筋肉结聚之处也。《直音》云："肠中脂。"王氏曰："肘膝后肉如块者。"

踝骨：踝，胡寡切。足跗后两旁圆骨，内曰内踝，外曰外踝，俗名孤拐骨。手腕两旁圆骨，亦名踝骨。

跗：附敷二音，足面也。

内筋：内踝上大筋，在太阴后，上踝二寸所。

足岐骨：大指本节后曰岐骨。

跟骨：跟，音根，足根也。

核骨：核，亥陌切，又胡骨、亥不二切，一作核骨，足大指本节后，内侧圆骨也。

踵：足跟也。

踹：音煅，足跟也，本经与腨通用。

胪：闾、卢二音，皮也。一曰腹前曰胪。

三毛：足大趾爪甲后为三毛，毛后横纹为聚毛。

骨 度

下文皆《骨度篇》古数，然骨之大者则太过，小者则不及，此亦言其则耳。

头 部

头之大骨，围二尺六寸。

发所覆者，颅至项一尺二寸。“颅”，额颅。“覆者”，言前发际至后项发际也。

发以下至颐长一尺。颔中为颐。“颔”、腮也。

角以下至柱骨长一尺。耳上侧旁曰角，肩胛上际颈根曰柱骨。

两颧相去七寸。

耳前当耳门者，广一尺三寸。

耳后当完骨者，广九寸。完骨，耳后发际高骨也。

项发以下至背骨，长三寸半。自后发际以至大椎，项骨三节处也。

头部折法，以前发际至后发际，折为一尺二寸。如发际不明，则取眉心直上，后至大杼骨，折作一尺八寸，此为直寸；横寸法，以眼内角至外角，此为一寸。头部横直寸法，并依此。督脉神庭至太阳曲差，曲差至少阳本神，本神至阳明头维，各开一寸半，自神庭至头维，共开四寸半。

胸腹部

结喉以下至缺盆中，长四寸。此以巨骨上陷中而言，即天突穴处。

缺盆以下至髑骬之中，长九寸。

髑骬中下至天枢，长八寸。“天枢”，足阳明穴名，在脐旁，此指平脐而言。

天枢以下至横骨长六寸半，横骨长六寸半。毛际下骨曰横骨。按：此古数，以今用上下穴法参较，多有未合，宜从后胸腹折法为当。

胸围四尺五寸。

腰围四尺二寸。

两乳之间广九寸半。当折八寸为当。

两髀之间广六寸半。此当两股之中，横骨两头之处，俗名髀缝。

胸腹折法，直寸以中行为主，自缺盆中天突穴起，至岐骨际上中庭穴止，折作八寸四分。自髑骬上岐骨际，下至脐心，折作八寸。脐心下至毛际曲骨穴，折作五寸。横寸以两乳相去，折作八寸，胸腹横直寸法并依此。

背部

膂骨以下至尾骶二十一节，长三尺。“膂骨”，脊骨也。脊骨外小而内巨，人之所以能负任者，以是骨之巨也。脊骨二十四节，今云二十一节者，除项骨三节不在内，尾骶骨男子者尖，女人者平。

背部折法，自大椎至尾骶通折三尺，上七节各长一寸四分一厘，共九寸八分七厘；中七节各一寸六分一厘，共一尺一寸二分七厘；第十四节与脐平，下七节各一寸二分六厘，共八寸八分二厘。总共二尺九寸九分六厘，不足四厘者，有零未尽也。直寸依此，横寸用中指同身寸法。

脊骨内阔一寸，凡云第二行夹脊一寸半，三行夹脊三寸者，皆除脊一寸外，净以寸半三寸论。故在二行当为二寸，在三行当为三寸半。

侧部

自柱骨下行腋中不见者，长四寸。“柱骨”，颈项根骨也。

腋以下至季胁，长一尺一寸。“季胁”，小肋也。

季胁以下至髀枢，长六寸。大腿曰股，股上曰髀，揵骨之下，大股之上，两骨合缝之所曰髀枢，当足少阳环跳处也。

髀枢下至膝中，长一尺九寸。

四肢部

肩至肘，长一尺七寸。

肘至腕，长一尺二寸。臂之中节曰肘。

腕至中指本节，长四寸。臂掌之交曰腕。

本节至其末，长四寸半。指之后节曰本节。

横骨上廉下至内辅之上廉，长一尺八寸。骨际曰廉，膝旁之骨突出者曰辅骨。内曰内辅，外曰外辅。

内辅之上廉以下至下廉，长三寸半。上廉下廉可摸而得。

内辅下廉下至内踝，长一尺三寸。“踝骨”，足掌后两旁高骨也，俗名孤拐骨，内曰内踝，外曰外髁。

内踝以下至地，长三寸。

膝以下至外踝，长一尺六寸。

外踝以下至京骨，长三寸。

京骨以下至地，长一寸。

膝腘以下至跗属，长一尺二寸。“腘”，腿弯也。“跗”，足面也。膝在前，腘在后。跗属者，凡两踝前后胫掌所交之处皆为跗之属也。

跗属以下至地，长三寸。

足长一尺二寸，广四寸半。

手足折量，并用后中指同身寸法。

同身寸说

同身寸者，谓同于人身之尺寸也。人之长短肥瘦，各自不同，而穴之横直尺寸，亦不能一。如今以中指同身法一概混用，则人瘦而指长，人肥而指短，岂不谬误？故必因其形而取之，方得其当，如《标幽赋》曰：“取五穴用一穴而必端，取三经用一经而可正。”盖谓并邻经而正一经，联邻穴而正一穴。譬之切字之法，上用一音，下用一韵，而夹其声于中，则其经穴之情，自无所遁矣。故头必因头，腹必因腹，背必因于背，手足必因于手足。总其长短大小而折中之，庶得谓之同身寸法。法附前各条之下，而后之所谓中指同身寸法者，虽不可混用，而亦有当用之处，并列于后。

中指同身寸法

以男左女右手，大指中指圆曲交接如环，取中指中节横纹两头尽处，比为一寸。凡手足尺寸，及背部横寸，无折法之处，乃用此法，其他不必混用。

古今尺寸不同说

《骨度篇》曰：“‘人长七尺五寸者，其骨节之大小长短各几何?’伯高曰‘头之大骨围二尺六寸。’”盖古之尺小，大约古之一尺，得今之八寸。其言七尺五寸者，得今之六尺。其言二尺六寸者，得今之二尺零八分也。其余仿此。然骨大者必有太过，骨小者必有不及。凡用折法者，但随人之大小为盈缩，庶尽其善。

仰人全图

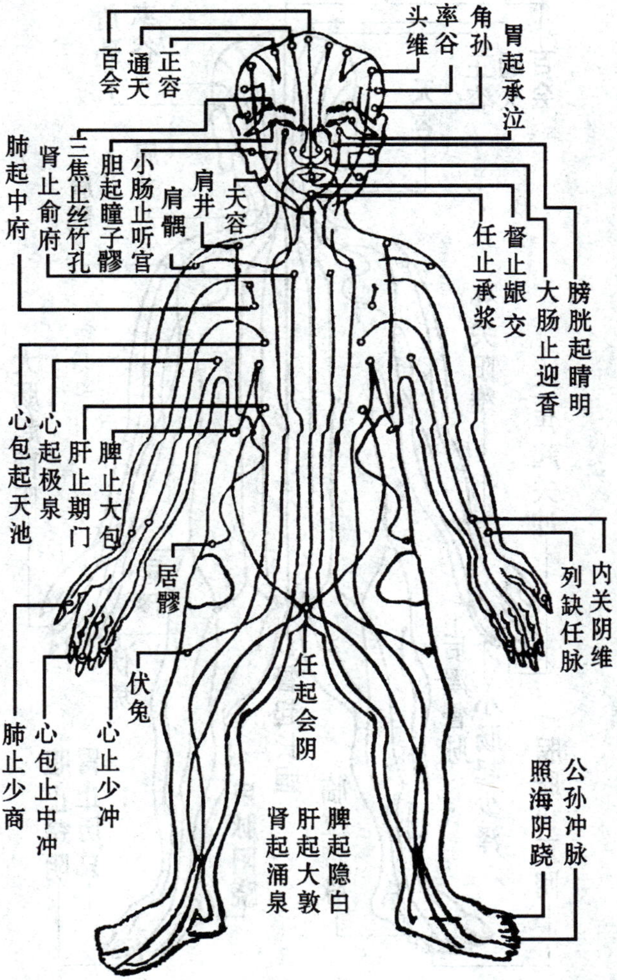

百会
通天
正容
头维
率谷
角孙
胃起承泣
三焦止丝竹孔
胆起瞳子髎
小肠止听宫
肩髃
肩井
天容
肺起中府
肾止俞府
任止承浆
督止龈交
大肠止迎香
膀胱起睛明
心包起天池
心起极泉
肝止期门
脾止大包
居髎
内关阴维
列缺任脉
伏兔
任起会阴
肺止少商
心包止中冲
心止少冲
脾起隐白
肝起大敦
肾起涌泉
公孙冲脉
照海阴跷

伏人全图

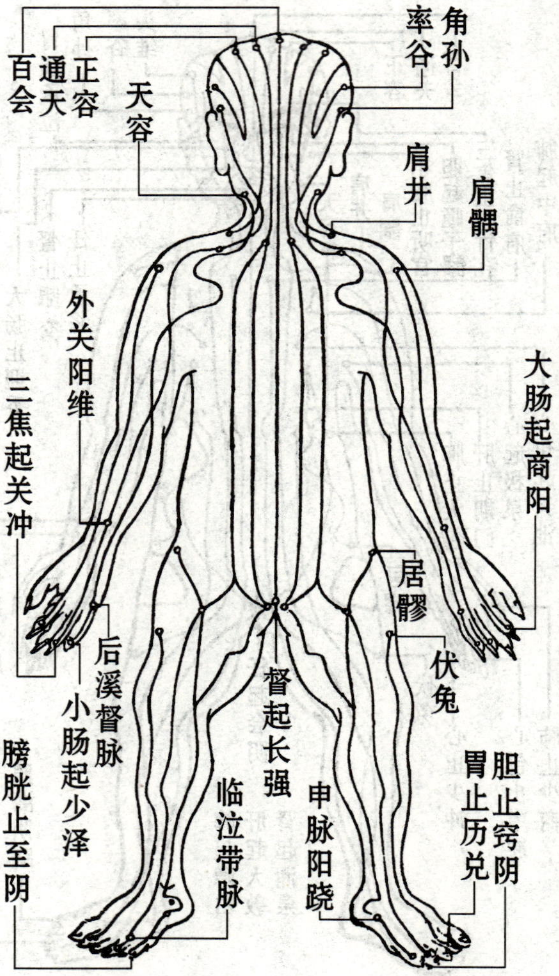
百会
通天
正容
天容
率谷
角孙
肩井
肩髃
外关阳维
三焦起关冲
大肠起商阳
居髎
后溪督脉
伏兔
小肠起少泽
督起长强
膀胱止至阴
临泣带脉
申脉阳跷
胃止历兑
胆止窍阴

十二经脉起止图

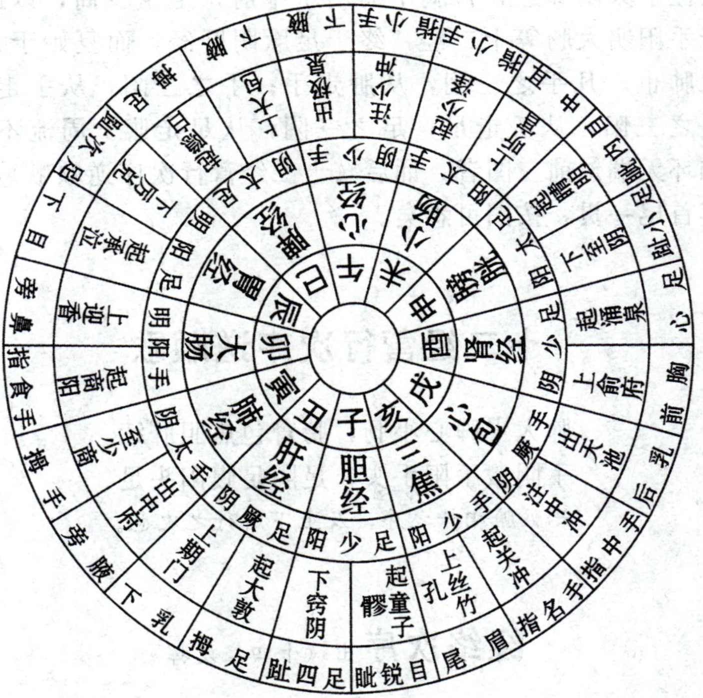

经络周流解

人身正脉，十有二经，每于平旦寅时，营气始于中焦，上注手太阴肺经，自胸中而出于中府，至于少商，以次行于手阳明大肠等十二经，终于足厥阴肝经，而复始于太阴之肺也。凡手之三阴，从脏走手；手之三阳，从手走头。足之三阳，从头走足；足之三阴，从足走腹。周流不息，如环无端。前三图者，诵后《十二经营行次序逆顺歌》，则其首尾一贯，按图可悉矣。

十二经营行次序逆顺歌

肺大胃脾心小肠，膀肾包焦胆肝续。
手阴藏手阳手头，足阴足腹阳头足。
此脏腑相传之序，及上下所行之次也。

经络次序 出《十四经发挥》

十二经络，始于手太阴。其支者，从腕后出次指端，而交于手阳明；手阳明之支者，从缺盆上夹口鼻，而交于足阳明；足阳明之支者，从跗上出大趾端，而交于足太阴；足太阴之支者，从胃别上膈，注心中，而交于手少阴；手少阴无支者，直自本经少冲穴而交于手太阳；手太阳之支者，别颊上至目内眦，而交于足太阳；足太阳之支者，从髆内左右别下合腘中，下至小趾外侧端，而交于足少阴；足少阴之支者，从肺出注胸中，而交于手厥阴；手厥阴之支者，从掌中循小指次指出其端，而交于手少阳；手少阳之支者，从耳后出至目锐眦，而交于足少阳；足少阳之支者，从跗上入大趾爪甲出三毛，而交于足厥阴；足厥阴之支者，从肝别贯膈，上注肺，入喉咙之后，上额循巅，行督脉，络阴器，过毛中，行任脉，入缺盆，下注肺中，而复交于手太阴也。

十二经脉起止歌

经始太阴而厥阴最后，穴先中府而终则期门。原夫肺脉，胸中始生，出腋下而行于少商，络食指而接乎阳明；大肠起自商阳，终迎香于鼻外；胃历承泣而降，寻厉兑于足经；脾自足之隐白，趋大包于腋下；心由极泉而出，注小指之少冲；小肠兮起端于少泽，维肩后上络乎听宫；膀胱穴自睛明，出至阴于足外；肾以涌泉发脉，通腧府于前胸；心包起乳后之天池，络中冲于手中指；三焦始名指之外侧，从关冲而丝竹孔；胆走瞳子髎穴，连窍阴于足之四趾。肝因大敦而上，至期门而复于太阴肺经。

周身经络部位歌

脉络周身十四经，六经表里督和任。
阴阳手足经皆六，督总诸阳任总阴。
诸阳行外阴行里，四肢腹背皆如此。
督由脊骨过龈交，脐腹中行任脉是。
足太阳经小趾藏，从跟入腘会尻旁。
上行夹脊行分四，前系睛明脉最长。
少阳四趾端前起，外踝阳关环跳里。
从胁贯肩行曲鬓，耳前耳后连眦尾。
大趾次趾足阳明，三里天枢贯乳行。
腹第三行通上齿，环唇夹鼻目颧迎。
足有三阴行内廉，厥中少后太交前。
肾出足心从内踝，夹任胸腹上廉泉。
太厥两阴皆足拇，内侧外侧非相联。
太阴内侧冲门去，腹四行兮挨次编。
厥阴毛际循阴器，斜络期门乳肋间。
手外三阳谁在上，阳明食指肩髃向。
颊中钻入下牙床，相逢鼻外迎香旁。
三焦名指阳明后，贴耳周回眉竹凑。
太阳小指下行低，肩后盘旋耳颧遘。
还有三阴行臂内，太阴大指肩前配。
厥从中指腋连胸，极泉小内心经位。
手足三阳俱上头，三阴穴止乳胸游。
唯有厥阴由颡后，上巅会督下任流。

经脉从来皆直行，络从本部络他经。

经凡十四络十六，请君切记须分明。

十六络者，自十五路之外，复有胃之大络，名曰虚里也。

十二经流注时序歌

肺寅大卯胃辰宫，脾巳心午小未中。

膀申肾酉心包戌，亥三子胆丑肝通。

此歌出《子午流注》等书，及张世贤等注释，其以十二时分配十二经，似乎近理，然而经之长短，穴之多寡，大相悬绝，又安能按时分配？且失五十周于身之义，今亦录之以俟辨正。

诸部经穴次序

头部中行，前后凡十穴

神庭　上星　囟会　前顶

百会　后顶　强间　脑户

风府　哑门上俱督脉穴

头部两旁第二行，左右凡十四穴。

曲差　五处　承光　通天

络郤　玉枕　天柱俱足太阳穴

头部第三行，左右凡十二穴。

临泣　目窗　正营　承灵

脑孔　风池俱足少阳穴

侧头部，左右凡二十六穴。

额厌　悬颅　悬厘　曲鬓
率谷　天冲　浮白　窍阴
完骨上俱足少阳穴。角孙　颅息
瘈脉　翳风上俱手少阳穴。

正面部中行，五穴。
素髎　水沟　兑端　龈交俱督脉穴
承浆任脉穴。

面部第二行，左右凡十穴。
攒竹　睛明俱足太阳穴　迎香
禾髎俱手阳明穴　巨髎足阳明穴

面部第三行，左右凡十穴。
阳白足少阳穴承泣　四白　地仓
大迎俱足阳明穴

面部第四行，左右凡八穴。
本神　瞳子髎俱足少阳穴　丝竹空手少阳穴
颧髎手术阳穴

侧面部，左右凡十六穴。
头维足阳明客主人　听会俱足少阳和髎
耳门俱手少阳听宫手太阳下关　颊车俱足阳明穴

颈项部，左右凡十八穴。中行任脉，二行足阳明，三行手阳明，四行手太阳，五行足少阳无穴，六行手少阳，七行足太阳在项无穴，八行督脉。
廉泉任脉穴人迎婴筋之前水突　气舍俱足阳明穴
扶突婴筋之后天鼎俱手阳明天窗扶突后天容俱手太阳
天牖天容后手少阳穴。

肩膊部，左右凡二十八穴。
缺盆足阳明巨骨　肩髃俱手阳明肩中腧

肩外腧　曲垣　秉风　天宗

臑腧　肩贞俱手太阳穴肩井足少阳穴

天髎　肩髎　臑会俱手少阳穴

侧腋，左右凡八穴。

渊腋　辄筋俱足少阳天池手厥阴大包足太阴

侧胁，左右凡十二穴。

章门足厥阴京门　带脉　五枢

维道　居髎俱足少阳

胸部，中行，凡七穴。

天突　璇玑　华盖　紫宫

玉堂　膻中　中庭俱任脉

胸部，两旁第二行，左右凡十二穴。去中行任脉二寸。

腧府　彧中　神机　灵墟

神封　步廊俱足少阴

胸部第三行，左右凡十二穴。自气户夹腧府旁二寸，去中行四寸。

气户　库房　屋翳　膺窗

乳中　乳根俱足阳明

胸部第四行左右凡十二穴。自云门夹气户旁二寸，去中行六寸。

云门　中府俱手太阳周营　胸乡

天溪　食窦俱足太阴

腹部中行，凡十五穴。

鸠尾　巨阙　上脘　中脘

建里　下脘　水分　神阙

阴交　气海　石门　关元

中极　曲骨　会阴俱任脉

腹部两旁第二行，左右凡二十二穴。自幽门夹巨阙，两旁各半寸，循冲脉下行至横骨。

幽门　通谷　阴都　石关

商曲　肓腧　中注　四满

气穴　大赫　横骨俱足少阴

腹部第三行，左右凡二十六穴。自不容夹幽门，两旁各一寸五分，去中行二寸。

不容　承满　梁门　关门

太乙　滑肉门　天枢　外陵

太巨　水道　归来　气冲俱足阳明

急脉足厥阴穴，夹气冲旁各半寸，去中行二寸。

腹部第四行，左右凡十四穴。自期门上直两乳，夹不容旁各一寸半，分去中行三寸半。

期门足厥阴日月足少阴腹哀　大横

腹结　府舍　冲门俱足太阴

背部中行，凡十三穴。

大椎　陶道　身柱　神道

灵台　至阳　筋缩　脊中

悬枢　命门　阳关　腰腧

长强俱督脉

背部两旁第二行，左右凡四十四穴。

大杼　风门　肺腧　厥阴腧

心腧　膈腧　肝腧　胆腧

脾腧　胃腧　三焦腧　肾腧

大肠腧　小肠腧　膀胱腧　中膂腧

白环腧上俱夹脊去中行二寸　上髎

次髎　中髎　下髎上俱夹脊骨两旁，十七、十八、

十九、二十椎空中。

会阳夹尻骨两旁，上俱足太阳穴。

背部第三行，左右凡二十八穴。去脊中行三寸五分。

附分　魄户　膏肓腧　神堂

譩譆　膈关　魂门　阳纲

意舍　胃仓　肓门　志室

胞肓　秩边俱足太阳。

手太阴肺经，行臂内，左右凡十八穴。起手大指端，行三阴之上。

少商　鱼际　太渊　经渠

列缺　孔最　尺泽　夹白

天府

手厥阴心包络经，行臂内，左右凡十六穴。起手中指端，行三阴之中。

中冲　劳宫　大陵　内关

间使　隙门①　曲泽　天泉

手少阴心经，行臂内，左右凡十八穴。起手小指内侧端，行三阴之下。

少冲　少府　神门　阴隙

通里　灵道　少海　青灵

极泉

手阳明大肠经，行臂外，左右凡二十八穴。起手食指端，行三阳之上。

商阳　二间　三间　合谷

阳溪　偏历　温流　下廉

① 国中按："隙"，原文作"郄"，郄是古字，今简体字均与作"隙"，故改之。后同。又按："郄"，今读 qiè，音切，用于姓氏。

上廉　三里　曲池　肘髎

五里　臂臑

手少阳三焦经，行臂外，左右凡二十四穴。起手名指端，行三阳之中。

关冲　液门　中渚　阳池

外关　支沟　会宗　三阳络

四渎　天井　清冷渊　消泺

手太阳小肠经，行臂外，左右凡十六穴。起手小指外侧端，行三阳之下。

少泽　前谷　后溪　腕骨

阳谷　养老　支正　小海

足厥阴肝经，行足股内，左右凡二十二穴。起足大趾端，行三阴之前。

大敦　行间　太冲　中封

蠡沟　中都　膝关　曲泉

阴包　五里　阴廉

足太阴脾经，行足股内，左右凡二十二穴。起足大趾内侧端，行三阴之中。

隐白　大都　太白　公孙

商丘　三阴交　漏谷　地机

阴陵泉　血海　箕门

足少阴肾经，行足股内，左右凡二十穴。起足心，行三阴之后。

涌泉　然谷　太溪　大钟

照海　水泉　复流　交信

筑宾　阴谷

足阳明胃经，行足股外，左右凡三十穴。起足三趾端，行三阳之前。

厉兑　内庭　陷谷　冲阳

解溪　丰隆　下巨虚　条口

上巨虚　三里　犊鼻　梁丘

阴市　伏兔　髀关

足少阳肝经，行足股外，左右凡二十八穴。起足四趾端，行三阳之中。

窍阴　夹溪　地五会　临泣

丘墟　悬钟　阳辅　光明

外丘　阳交　阳陵泉　阳关

中渎　环跳

足太阳膀胱经，行足股后，左右凡三十六穴。起足小趾外侧端，行三阳之后。

至阴　通谷　束骨　京骨

金门　申脉　仆参　昆仑

跗阳　飞阳　承山　承筋

合阳　委中　委阳　浮隙

殷门　承扶

前面颈穴总图

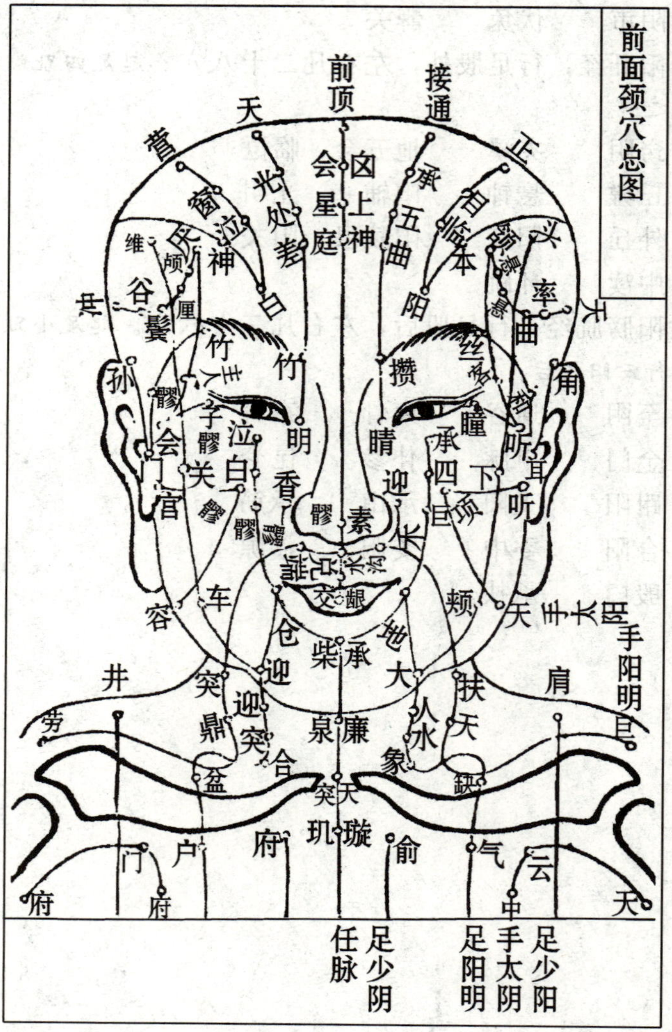

胸腹总图

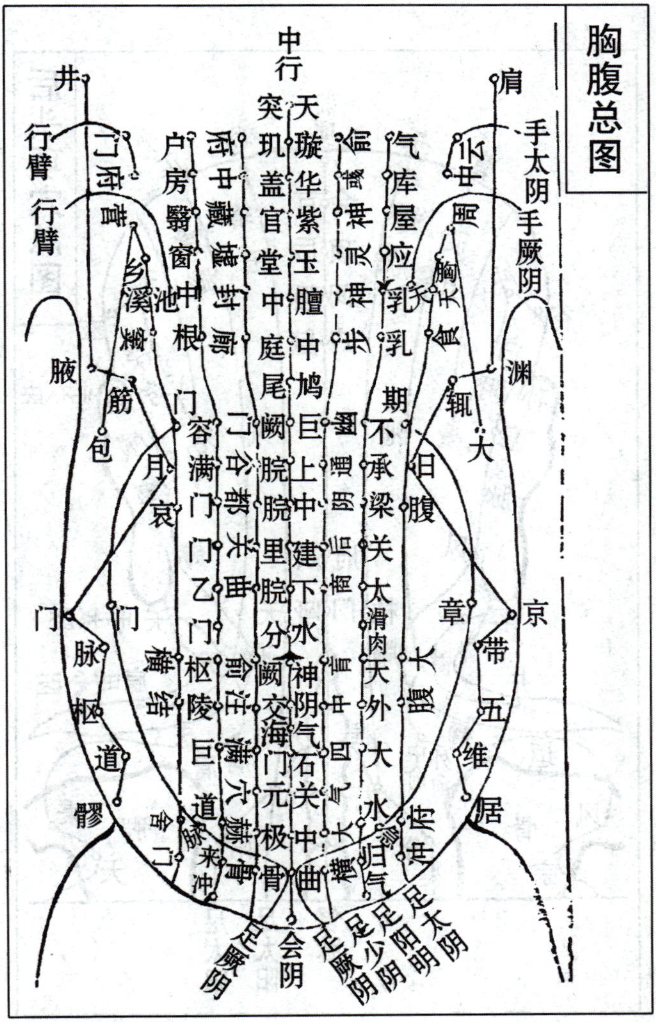
胸腹总图
中行
天突
璇玑
华盖
紫宫
玉堂
膻中
中庭
鸠尾
巨阙
上脘
中脘
建里
下脘
水分
神阙
阴交
气海
石门
关元
中极
曲骨
会阴
手太阴
手厥阴
足厥阴
足少阴
足阳明
足太阴

后头项穴总图

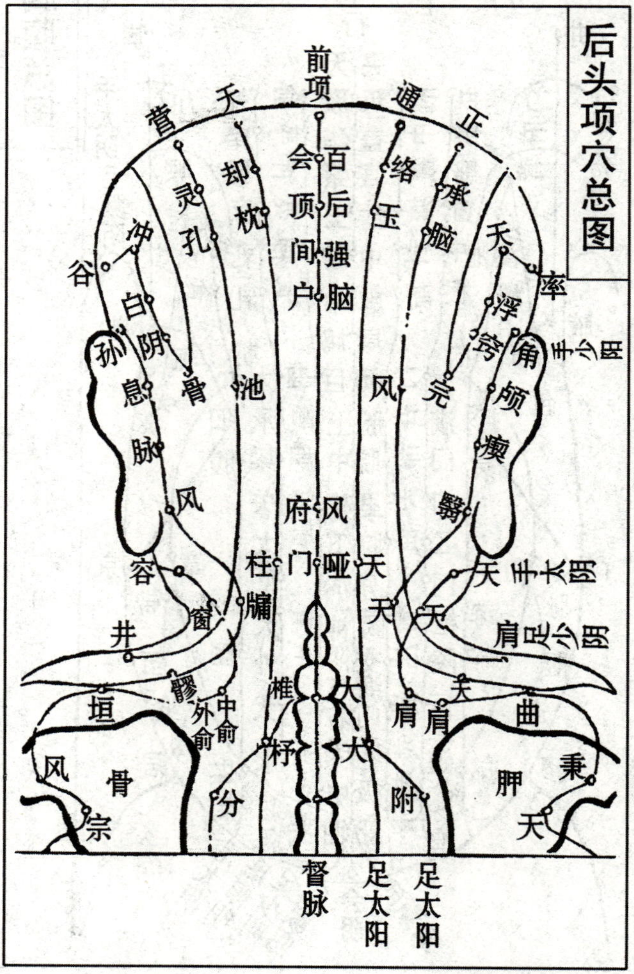

背部总图

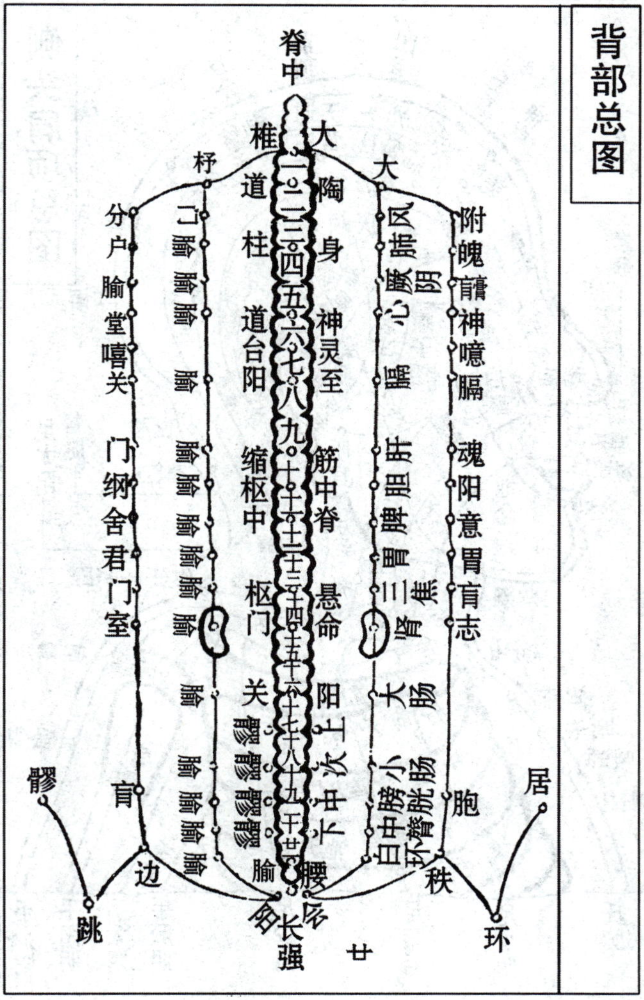
背部总图
脊中
椎
大
杼
大
道
陶
柱
身
分
户
腧
堂
嘻
关
门
纲
舍
君
门
室
肓
边
髎
跳
门
腧
腧
腧
腧
腧
腧
腧
腧
腧
腧
腧
腧
腧
腧
道
台
阳
神
灵
至
缩
枢
中
筋
中
脊
枢
门
悬
命
关
阳
上
次
中
下
腧
腰
长
强
廿
风
肺
厥
阴
心
膈
肝
胆
脾
胃
三
焦
肾
大
肠
小
肠
膀
胱
中
膂
白
环
附
魄
膏
神
噫
膈
魂
阳
意
胃
肓
志
胞
秩
居
环
一
二
三
四
五
六
七
八
九
十

侧头肩项总图

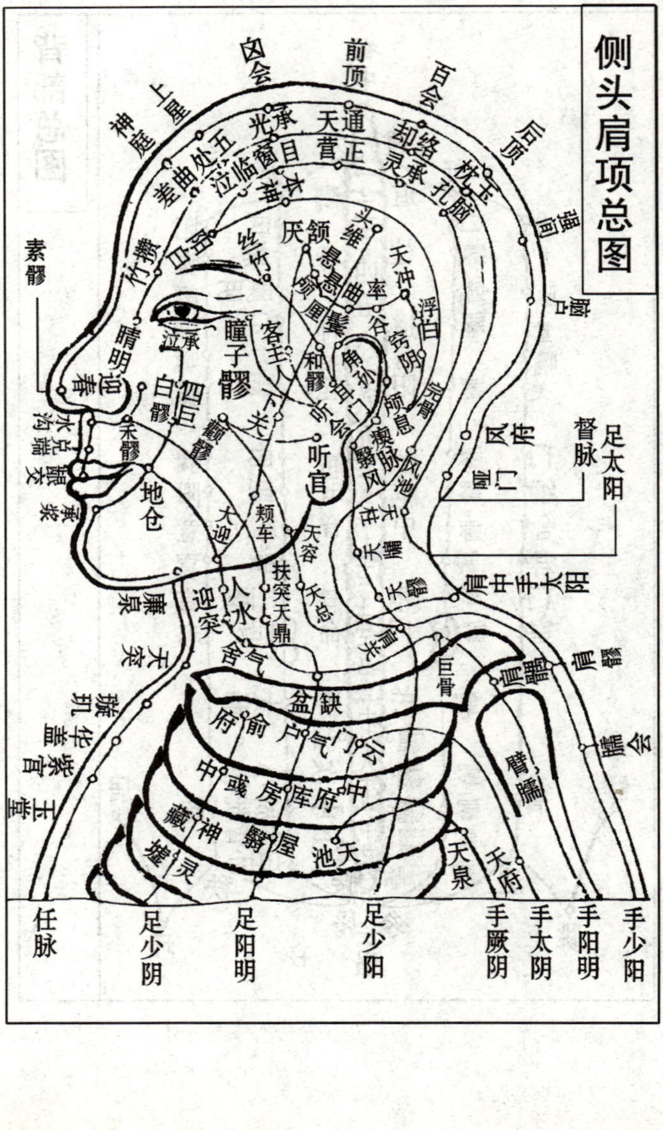

侧头肩项总图
囟会
前顶
百会
后顶
上星
神庭
承光
五处
曲差
通天
络却
玉枕
临泣
目窗
正营
承灵
脑空
本神
头维
强间
阳白
丝竹
颔厌
悬颅
悬厘
天冲
率谷
浮白
脑户
攒竹
素髎
睛明
承泣
瞳子髎
客主人
曲鬓
窍阴
角孙
和髎
耳门
瘈脉
颅息
完骨
迎香
四白
巨髎
颧髎
下关
听会
听宫
翳风
风池
风府
哑门
督脉
足太阳
水沟
兑端
禾髎
龈交
承浆
地仓
大迎
颊车
天容
天柱
天牖
廉泉
人迎
扶突
天鼎
天窗
水突
天突
气舍
天髎
肩中俞
手太阳
肩井
肩外俞
巨骨
缺盆
肩髃
俞府
气户
云门
彧中
库房
中府
神藏
屋翳
天池
灵墟
天泉
天府
臑会
臑臂
璇玑
华盖
紫宫
玉堂
任脉
足少阴
足阳明
足少阳
手厥阴
手太阴
手阳明
手少阳

侧胁肋总图

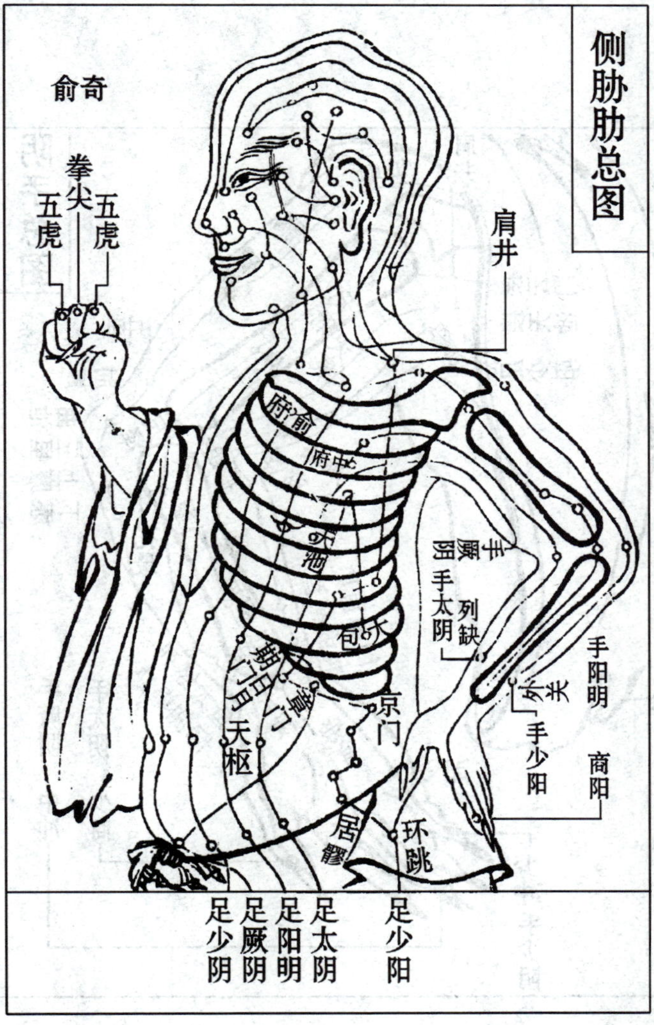
侧胁肋总图
俞奇
拳尖
五虎
五虎
肩井
府俞
府中
期门
日月
章门
京门
天枢
居髎
环跳
手厥阴
手太阴
列缺
外关
手少阳
手阳明
商阳
足少阴
足厥阴
足阳明
足太阴
足少阳

阴手总图

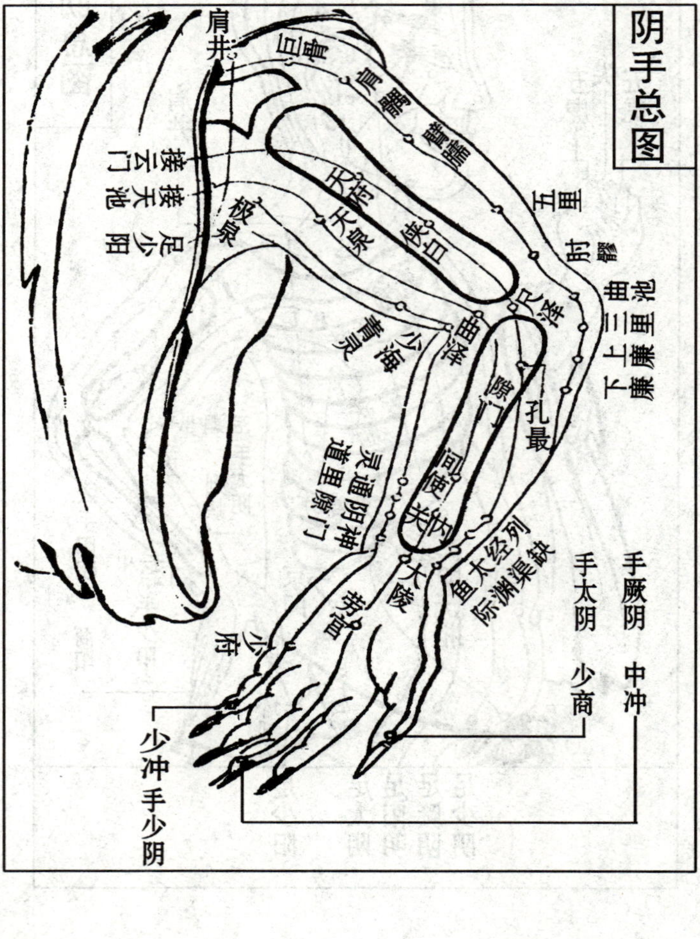
阴手总图
肩井
接云门
接天池
足少阴
青灵
少海
曲泽
孔最
灵道
通里
阴郄
神门
鱼际
太渊
经渠
列缺
大陵
劳宫
少府
手厥阴
中冲
手太阴
少商
少冲
手少阴

阳手总图

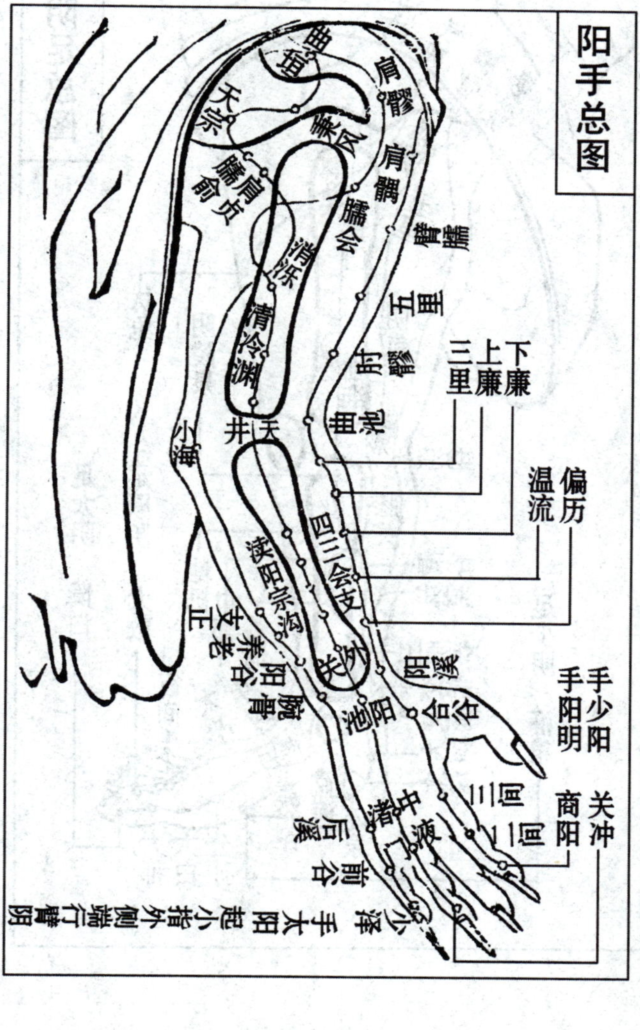
阳手总图
肩髃
肩髎
臑会
消泺
清冷渊
天井
小海
天宗
臑俞
肩贞
曲垣
秉风
下廉
上廉
三里
偏历
温流
四渎
三阳络
支沟
会宗
外关
支正
养老
阳谷
腕骨
阳池
阳溪
合谷
三间
二间
商阳
中渚
液门
关冲
后溪
前谷
少泽
手少阳
手阳明
手太阳起小指外侧端行臂阴

阴足总图

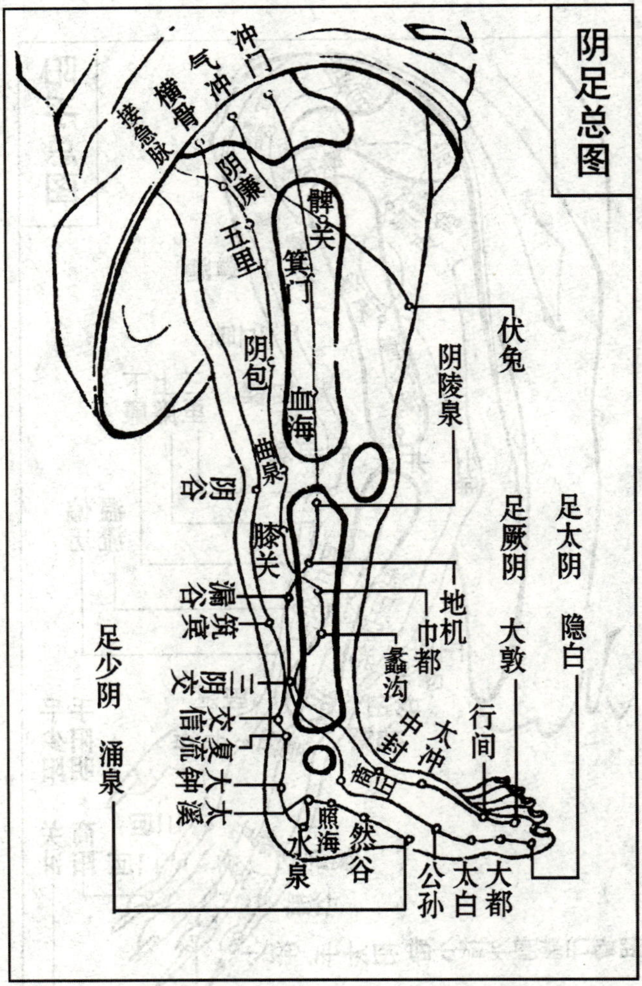
阴足总图
冲门
府舍
衝门
横骨
急脉
接
阴廉
五里
髀关
箕门
伏兔
阴包
阴陵泉
血海
曲泉
阴谷
膝关
足厥阴
足太阴
地机
漏谷
筑宾
巾都
隐白
大敦
蠡沟
足少阴
三阴交
交信
行间
中封
太冲
复溜
涌泉
太钟
商丘
太溪
照海
然谷
水泉
公孙
太白
大都

阳足总图

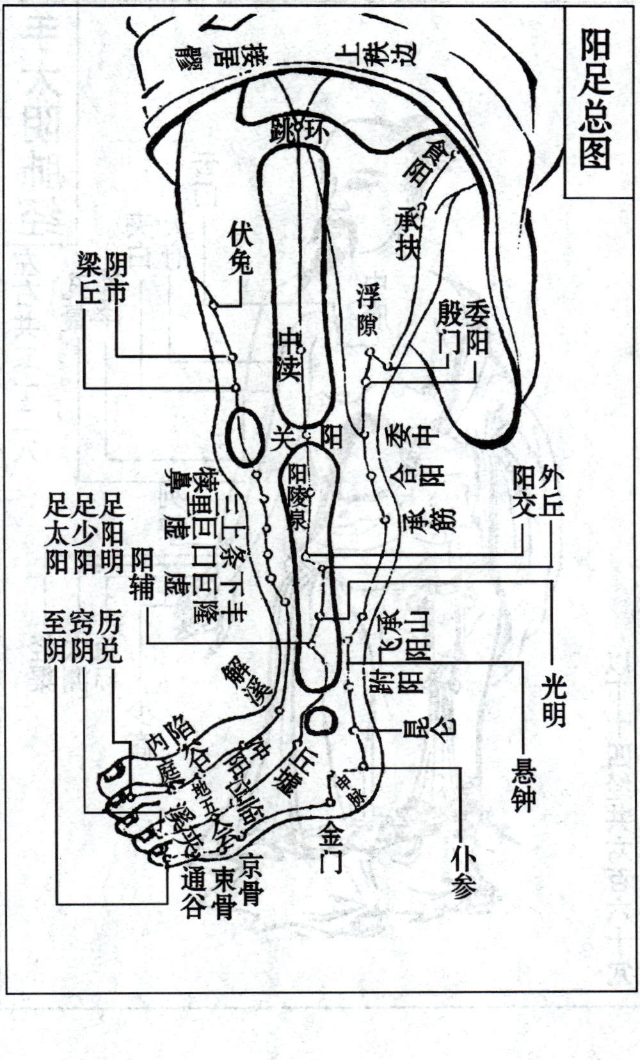
阳足总图
伏兔
阴市
梁丘
承扶
浮郄
委阳
殷门
中渎
关
阳
委中
合阳
承筋
阳陵泉
外丘
阳交
阳辅
下巨虚
丰隆
足阳明
足少阳
足太阳
厉兑
窍阴
至阴
承山
飞阳
跗阳
光明
昆仑
悬钟
金门
仆参
京骨
束骨
通谷
解溪
内庭
陷谷
冲阳
丘墟

手太阴肺经图注

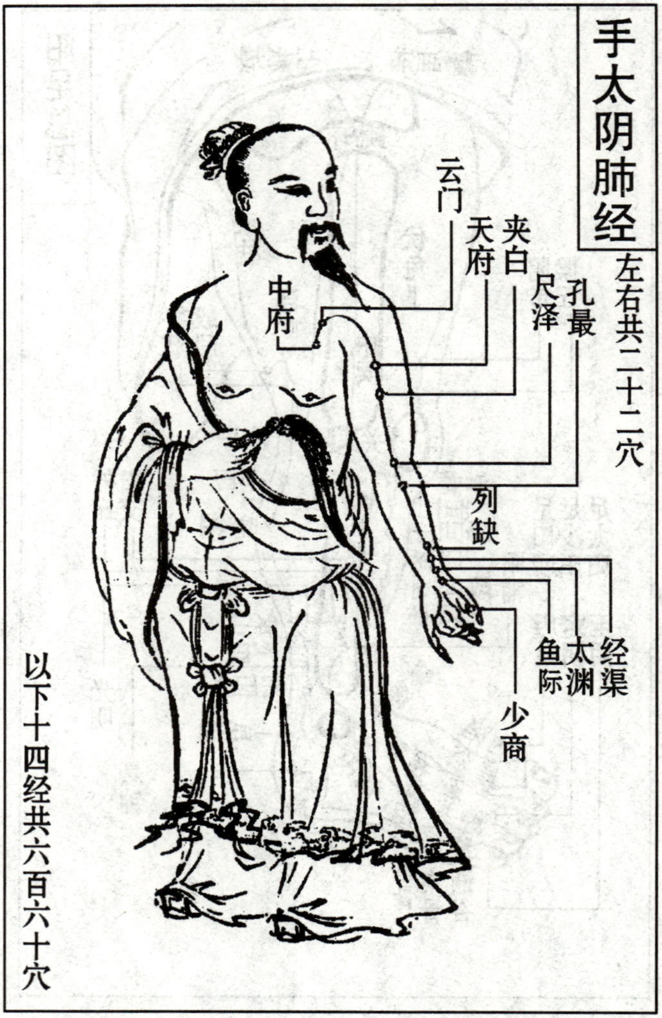

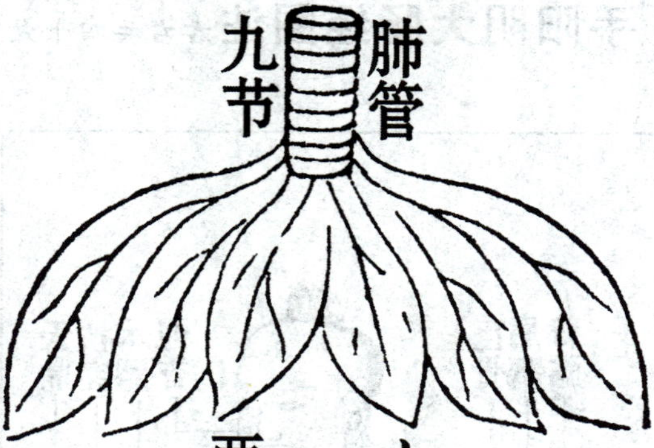

肺者，相传之官，治节出焉。其形四垂，附着于脊之第三椎，中有二十四孔，行列分布，以行诸脏之气，为脏之长，为心之盖。是经常多气少血，其合皮也，其营毛也，开窍于鼻。《难经》曰：“肺重三斤三两，六叶两耳，凡八叶，主藏魄。”华元化曰：“肺者生气之原，乃五脏之华盖。”肺叶白莹，谓为华盖，以覆诸脏。虚如蜂窠，下无透窍，吸之则满，呼之则虚，一呼一吸消息自然，司清浊之运化，为人身之橐龠。

手阳明大肠经图注右右共四十穴

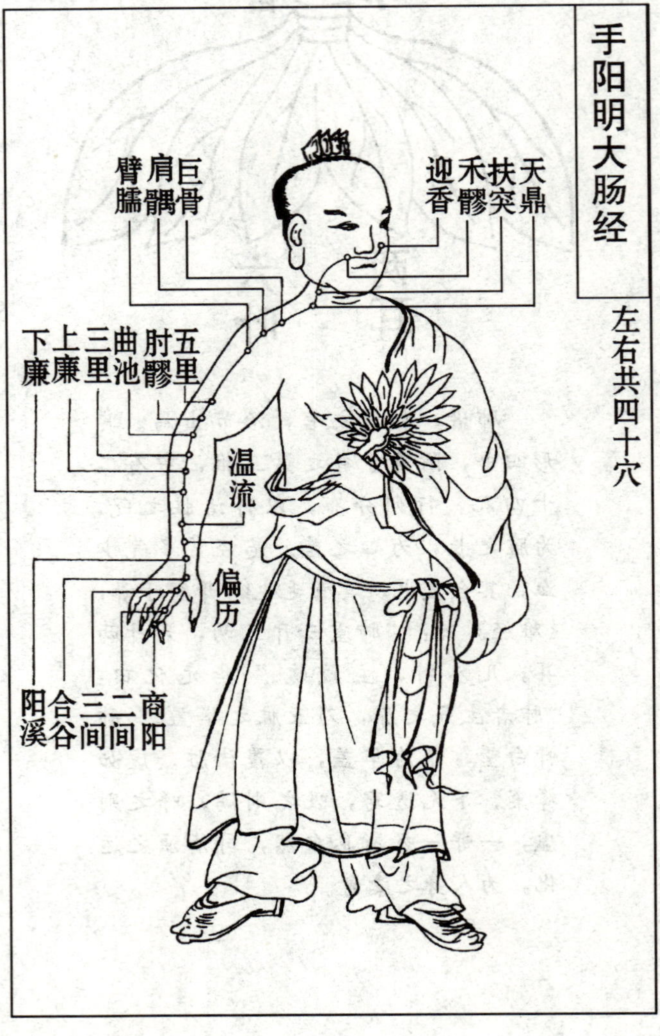

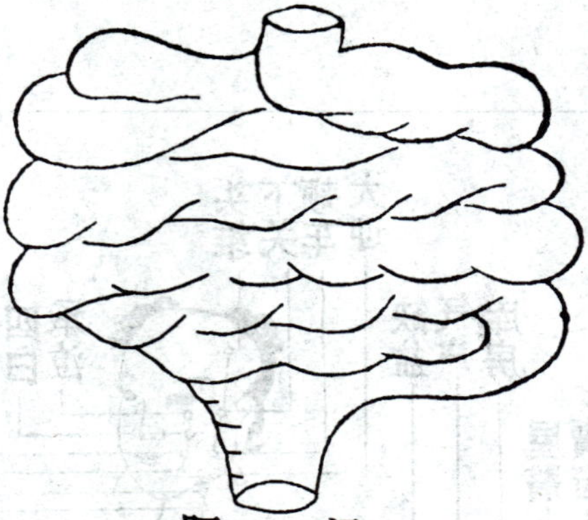

大肠者，传导之官，变化出焉。回肠当脐左回十六曲，大四寸，径一寸寸之少半，长二丈一尺，受谷一斗，水七升半。广肠附脊以受回肠，乃出滓秽之路，大八寸，径二寸寸之大半，长二尺八寸，受谷九升三合八分合之一。是经多气多血。《难经》曰："大肠重二斤十二两，肛门重十二两。"按：回肠者，以其回叠也。广肠者，即回肠之更大者。直肠者，又广肠之末节也，下连肛门，是为谷道后阴，一名魄门①，总皆大肠也。

① 国中按："魄"，乃粕的同音假借字，当云"粕门"，即糟粕下出之门。王冰注云："乃肛之门也，内通于肺，故曰魄门。"《素问识》云："魄粕通。《庄子·天道篇》云：'故人之糟魄已夫'，《音义》司马云：'烂食曰魄。一云糟烂为魄，本又作粕。'盖肛门传送糟粕，故名魄门，王注恐凿矣。"

又按：景岳此书对"魄门"，原有专解，其云："大肠与肺为表里，肺藏魄而主气，肛门失守则气陷而神去，故曰魄门。不独是也，虽诸腑糟粕固由其泻，而脏气升降亦赖以调，故亦为五脏使。"以上乃诸家之说，可供参考。

足阳明胃经图注左右共九十穴

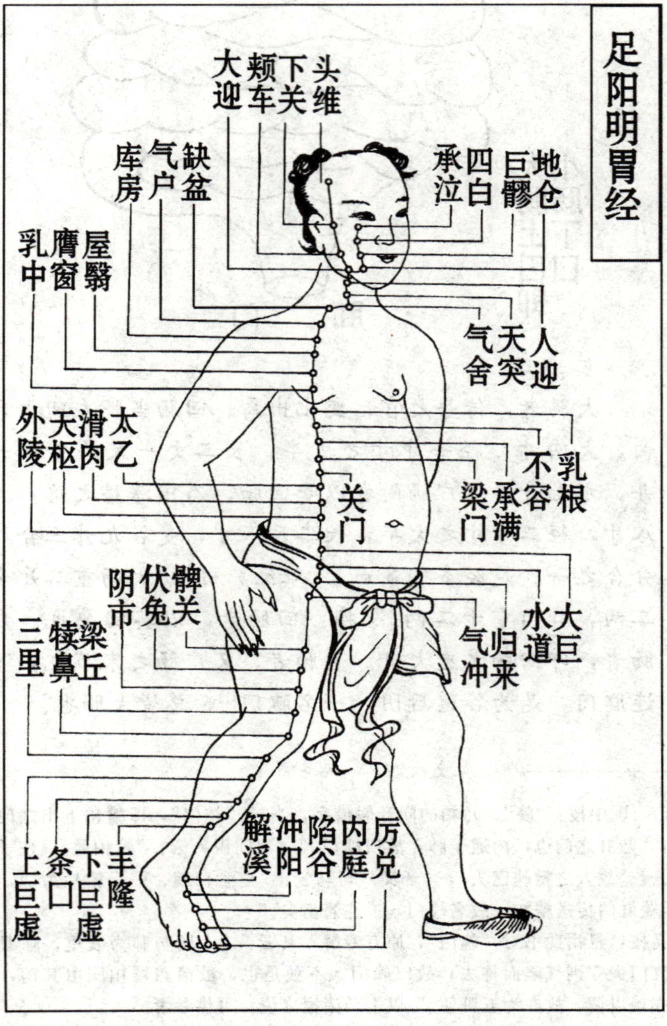

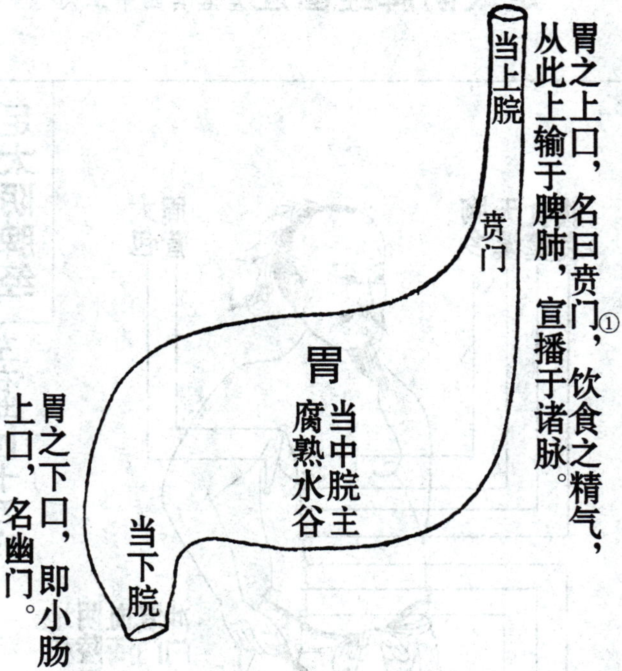

脾胃者，仓廪之官，五味出焉。胃者，水谷气血之海也。胃大一尺五寸，径五寸，长二尺六寸，横屈受水谷三斗五升，其中之谷常留二斗，水一斗五升而满。是经多气多血。《难经》曰："胃重二斤一两。"

① 国中按："贲门"，《难经汇注笺正》释"贲"为大，云"其门较大，故谓之贲。"《素问识》云："今考《诗》注：'贲，大也。'胃已名大仓，贲门盖取于此。"据此二家之言，"贲门"，即大门也。此贲当读 fén，音焚。

足太阴脾经图注 左右共四十二穴

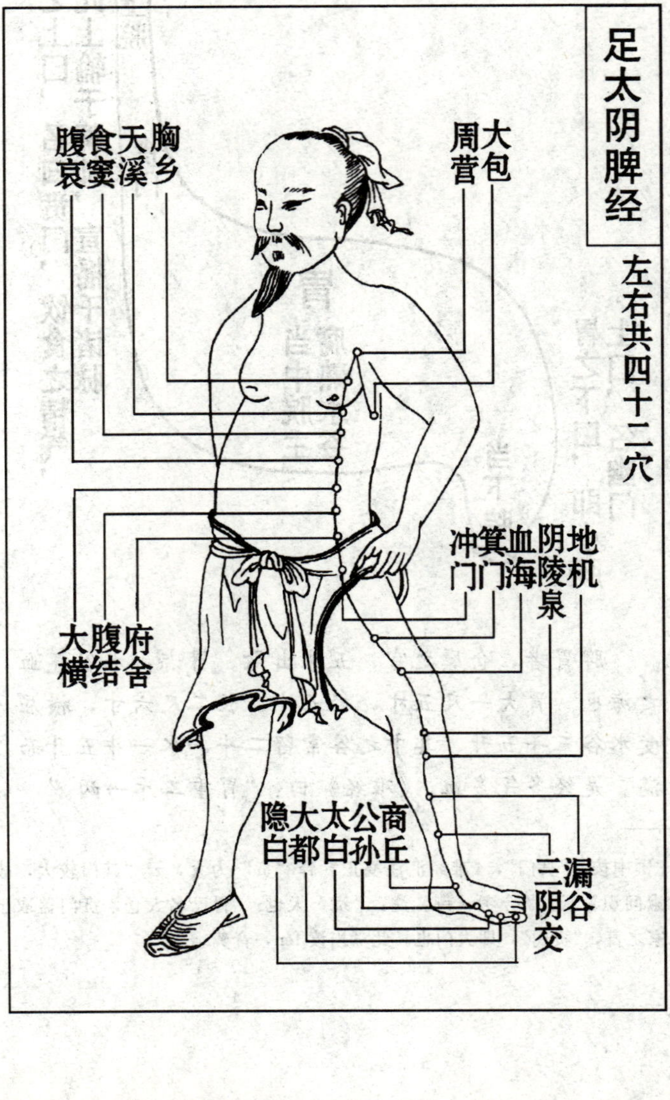

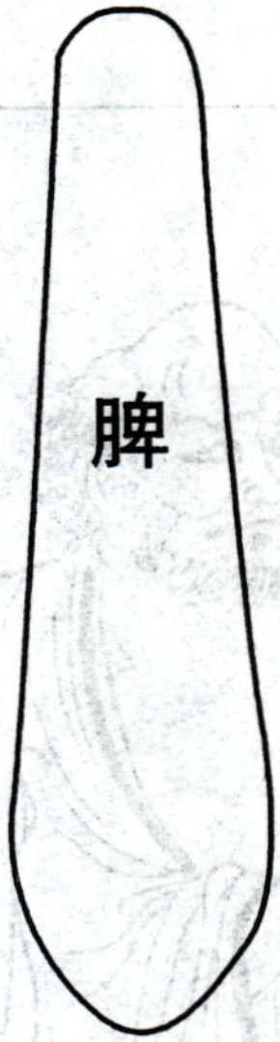

遗篇《刺法论》曰：脾为谏议之官，知周出焉。

脾者，仓禀之官，五味出焉。形如刀镰，与胃同膜而附其上之左，腧当十一椎下，闻声则动，动则磨胃而主运化，其合肉也，其营唇也，开窍于口。是经常多气少血。《难经》曰："脾重二斤三两，广扁三寸，长五寸，有散膏半斤，主裹血温五脏，主藏意与智。"滑氏曰："掩乎太仓。"华元化曰："脾主消磨五谷，养于四旁。"

手少阴心经图注左右共十八穴

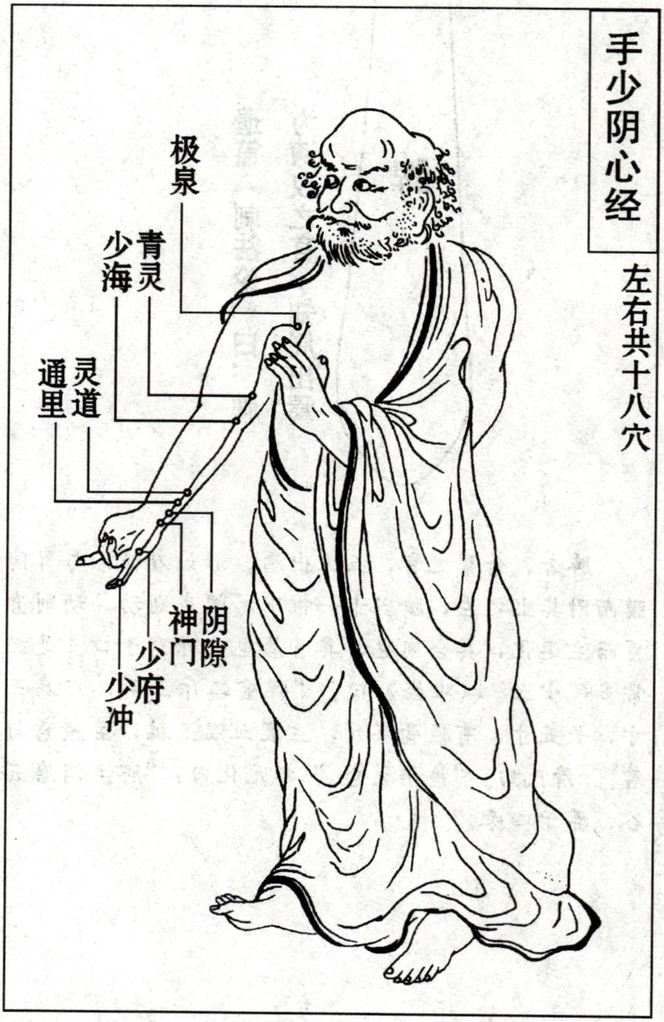

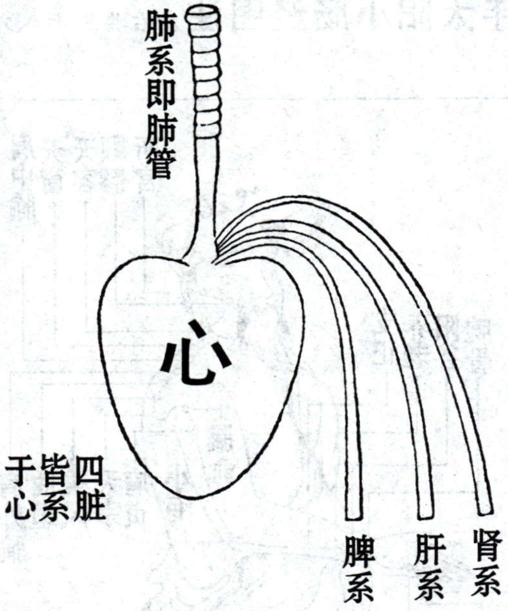

心者，君主之官，神明出焉。心居肺管之下，膈膜之上，附着脊之第五椎，是经常少血多气，其合脉也，其营色也，开窍于耳，又曰舌。《难经》曰："心重十二两，中有七孔三毛，盛精汁三合，主藏神。"心象尖圆，形如莲蕊，其中有窍，多寡不同，以导引天真之气，下无透窍，上通乎舌，共有四系以通四脏。心外有赤黄裹脂，是为心包络，心下有膈膜与脊胁周回相着，遮蔽浊气，使不得上薰心肺，所谓膻中也。

手太阳小肠经图注左右共三十八穴

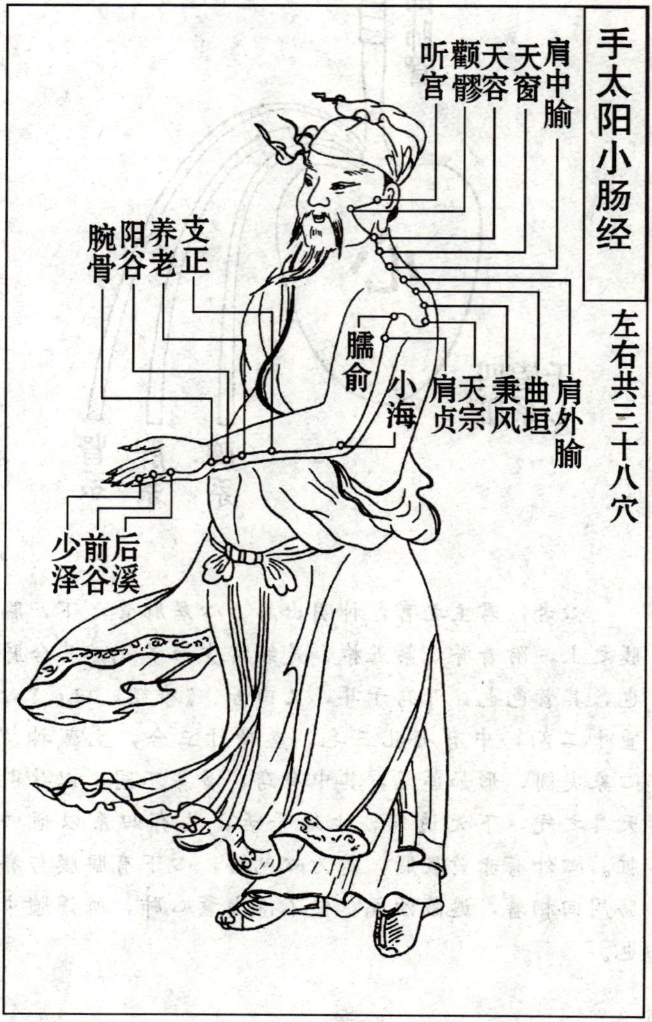

小 肠上口即 胃之下口

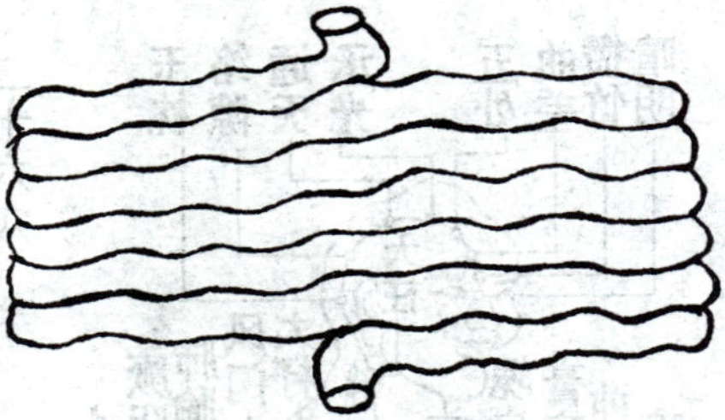

小肠下口即大
肠上口名拦门

小肠者，受盛之官，化物出焉。小肠后附于脊，前附于脐上，左回叠积十六曲，大二寸半，径八分分之少半，长三丈二尺，受谷二斗四升，水六升三合合之大半。小肠上口在脐上二寸近脊，水谷由此而入，复下一寸外附于脐，为水分穴，当小肠下口，至是而泌别清浊，水液渗入膀胱，滓秽流入大肠。是经多血少气。《难经》曰："小肠重二斤十四两。"

足太阳膀胱经图注 左右共一百二十六穴

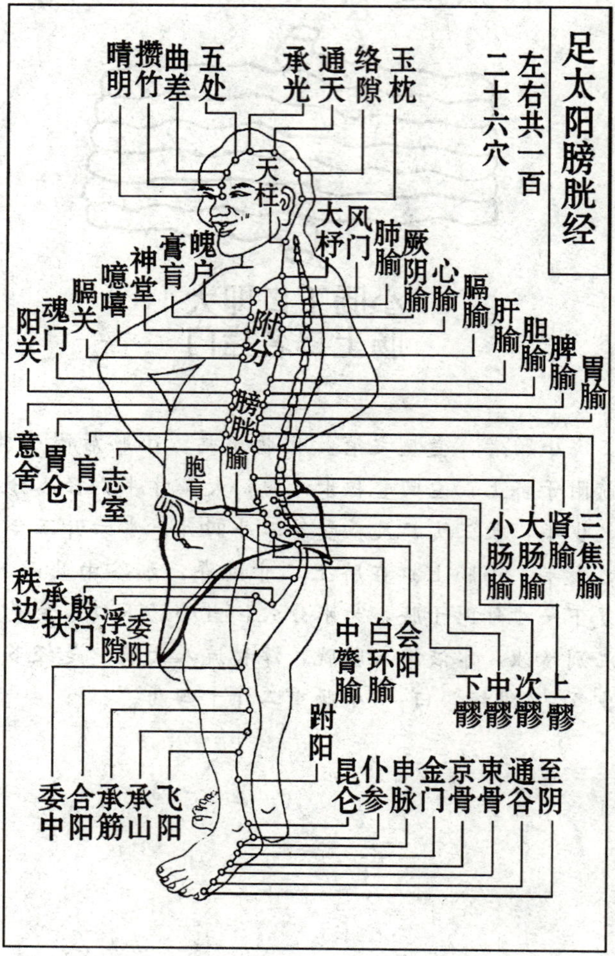

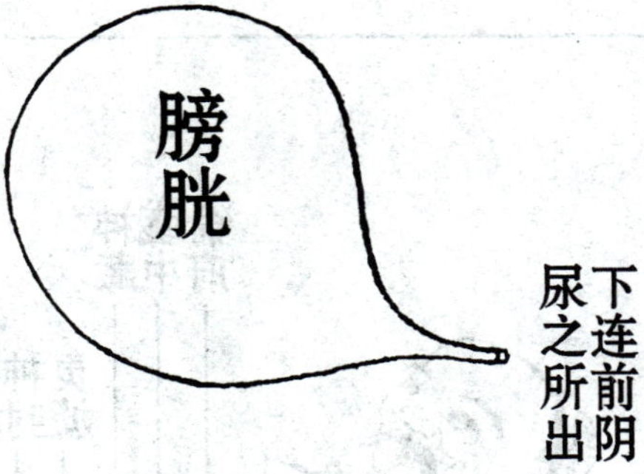

膀胱者，州都之官，津液藏焉，气化则能出矣。膀胱当十九椎，居肾之下，大肠之前，有下口，无上口，当脐上一寸水分穴处为小肠下口，乃膀胱上际，水液由此别回肠，随气泌渗而入，其出其入皆由气化。入气不化，则水归大肠而为泄泻；出气不化，则闭塞下窍而为癃肿。后世诸书有言其有上口无下口，有言上下俱有口者，皆非。是经多血少气。《难经》曰："膀胱重九两二铢，纵广九寸，盛尿九升九合，口广二寸半。"

足少阴肾经图注左右共五十四穴

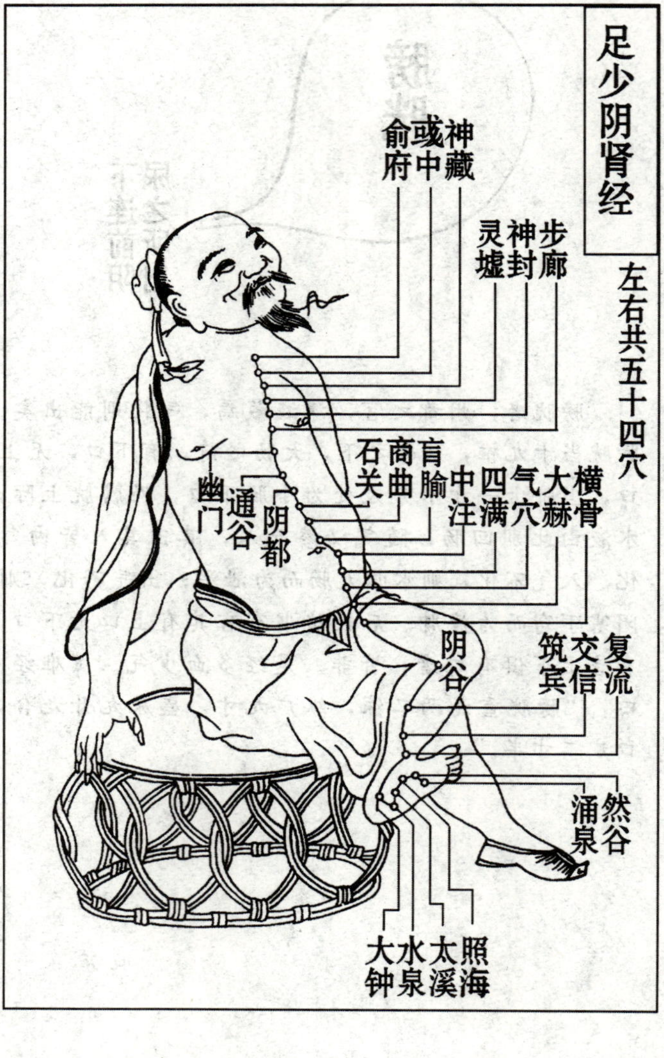

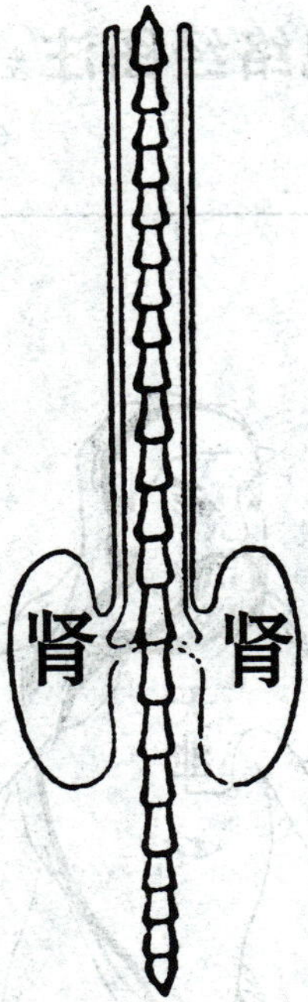

肾者，作强之官，技巧出焉。肾附于脊之十四椎下，是经常少血多气，其合骨也，其营发也，开窍于二阴。《难经》曰："肾有两枚，重一斤二两，主藏精与志。"华元化曰："肾者精神之舍，性命之根。"肾有两枚，形如豇豆，相并而曲附于脊之两旁，相去各一寸五分。外有黄脂包裹，各有带二条，上条系于心，下条趋脊下大骨，在脊骨之端如半手许，中有两穴，是肾带经过处，上行脊髓，至脑中连于髓海。

手厥阴心包络经图注左右共一十八穴

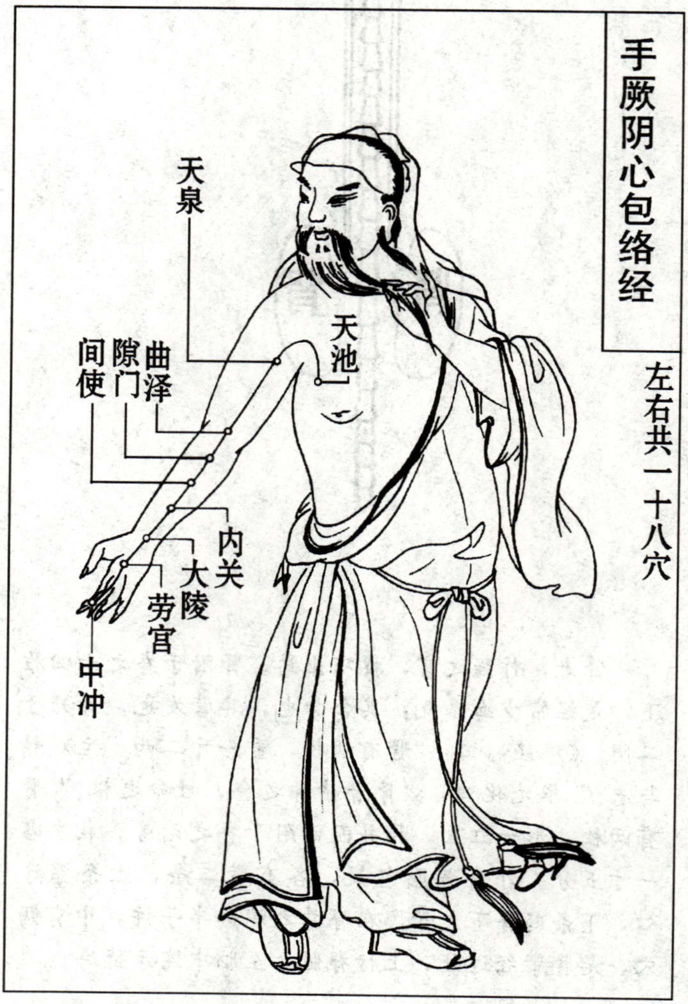

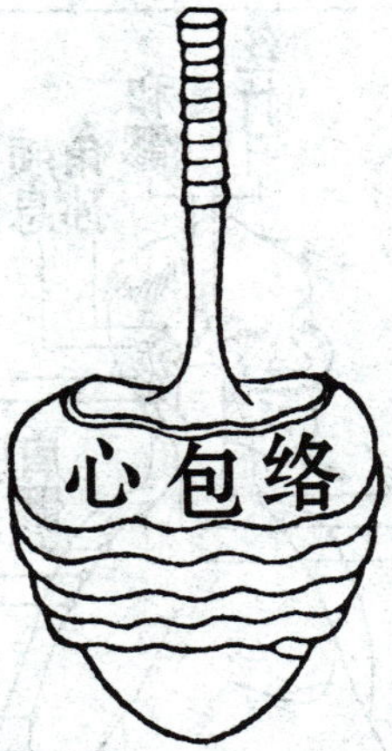

心包一脏《难经》言其无形，滑伯仁曰："心包一名手心主，以脏象校之，在心下横膜之上，竖膜之下，其与横膜相粘而黄脂裹者心也，脂漫之外，有细筋膜如丝与心肺相连者心包也。"此说为是，凡言无形者非。又按《灵兰秘典论》有十二官，独少心包一官，而多"膻中者，臣使之官，喜乐出焉"一节。今考心包脏居膈上，经始胸中，正值膻中之所，位居相火，代君行事，实臣使也。此一官者，其即此经之谓欤！

手少阳三焦经图注左右共四十六穴

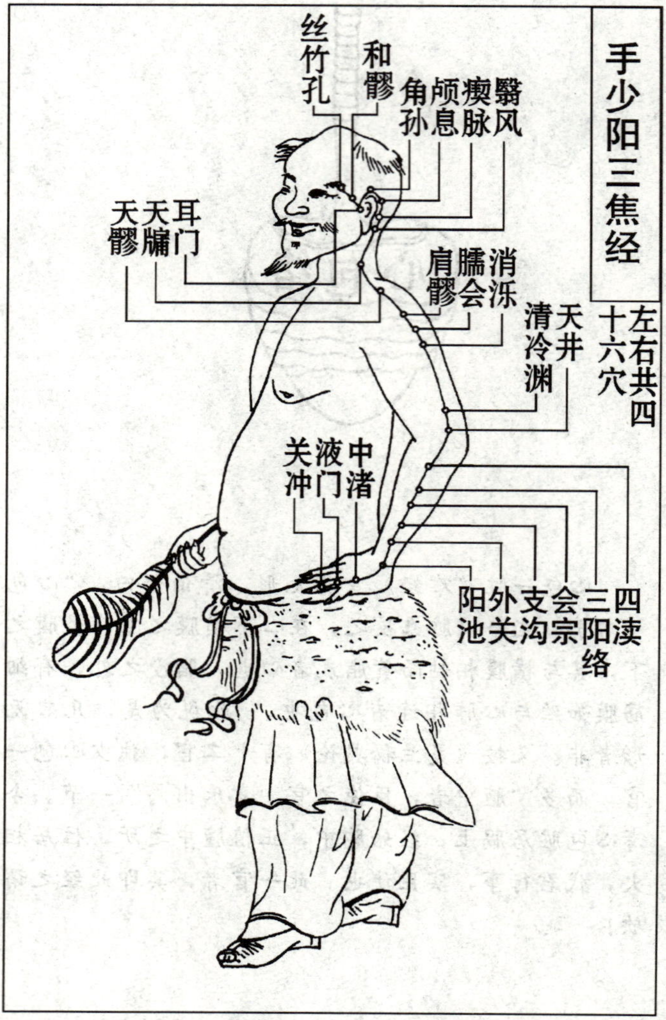

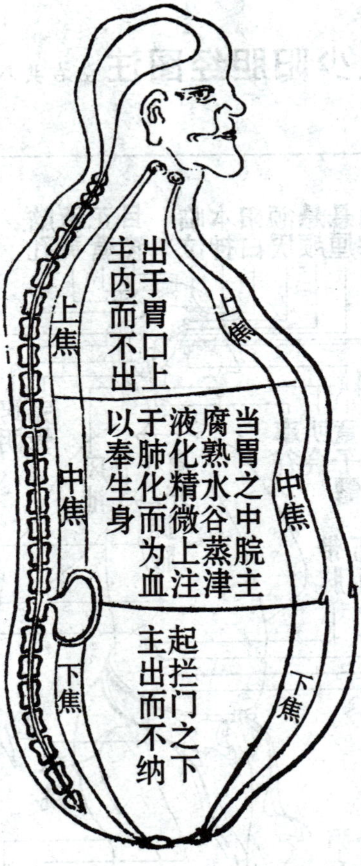

三焦者，决渎之官，水道出焉。是经少血多气。后《附翼》中有《三焦包络命门辨》，宜互参考。《中脏经》曰：“三焦者，人之三元之气也，总领五脏六腑营卫经络，内外左右上下之气。”三焦通则内外左右上下皆通，其于周身灌体，和内调外，营左养右，导上宣下，莫大于此。

足少阳胆经图注 左右共八十六穴

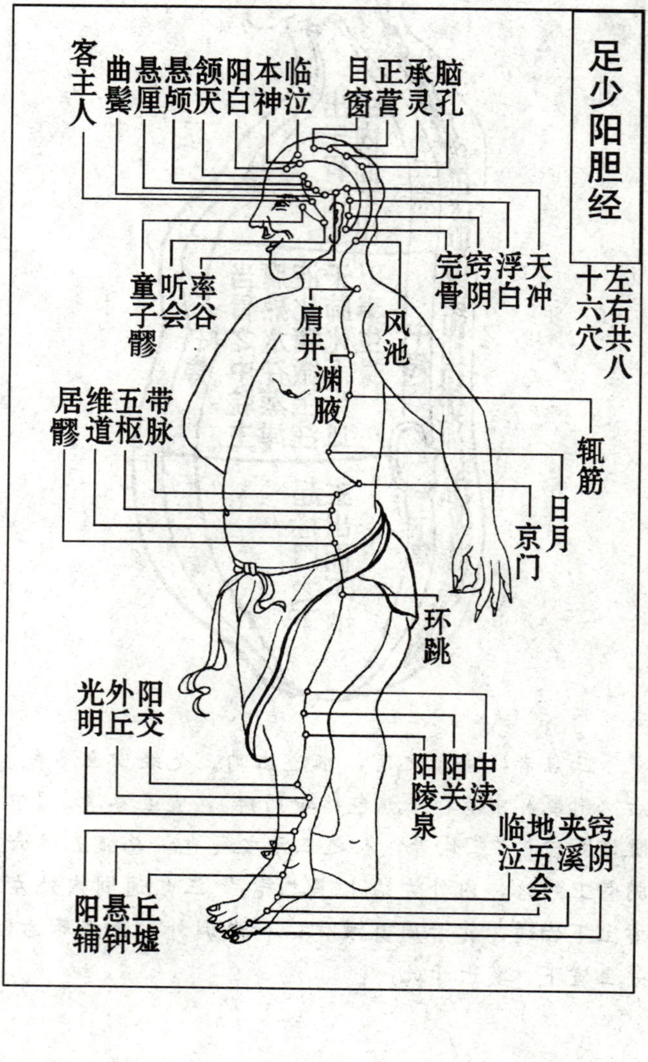

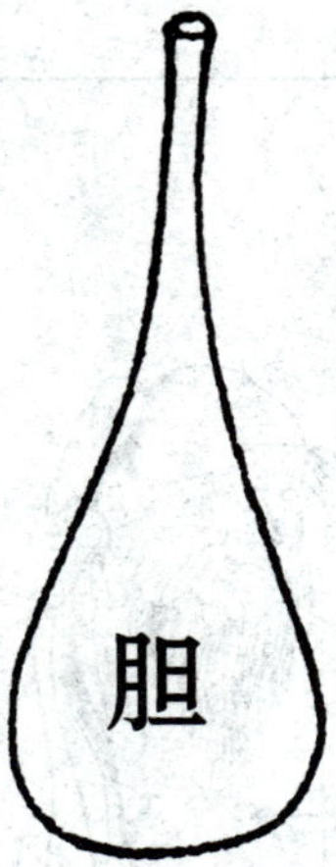

《六节脏象论》曰："凡十一脏，皆取决于胆也。"胆者中正之官，决断出焉。《难经》曰："胆在肝之短叶间，重三两三铢，长三寸，盛精汁三合。"是经多血少气。华元化曰："胆者，中清之腑，号曰将军。"主藏而不泻。

足厥阴肝经图注 左右共二十八穴

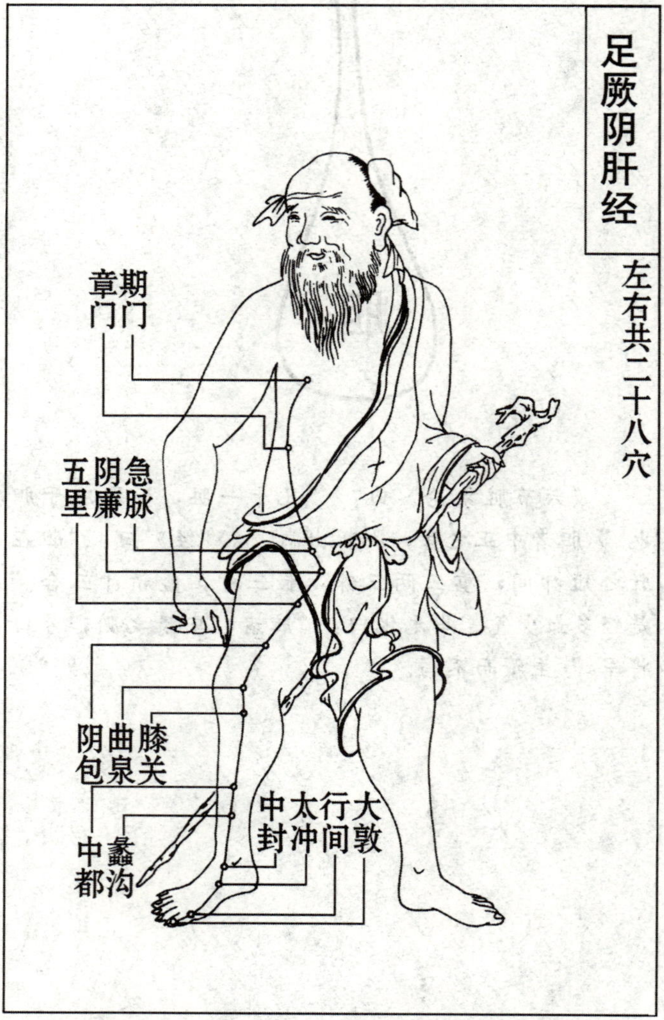

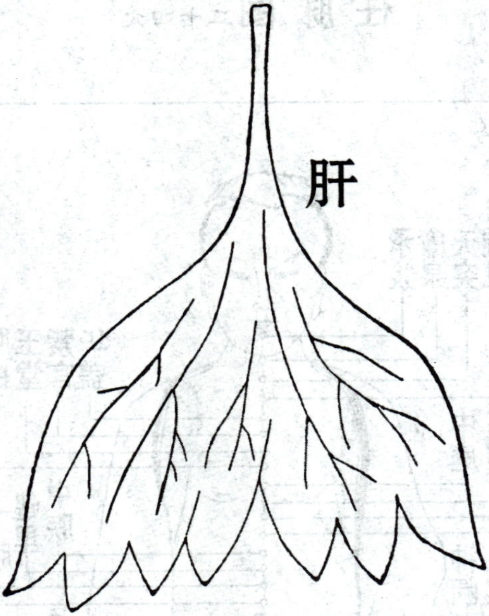

肝者，将军之官，谋虑出焉。肝居膈下，上着脊之九椎下，是经常多血少气，其合筋也，其营爪也，主藏魂，开窍于目，其系上络心肺，下亦无窍。《难经》曰：“肝重二斤四两，左三叶右四叶，凡七叶。”《刺禁论》曰；“肝生于左。”滑氏曰：“肝之为脏，其治在左，其脏在右胁右肾之前，并胃着脊之第九椎。”

任脉图二十四穴

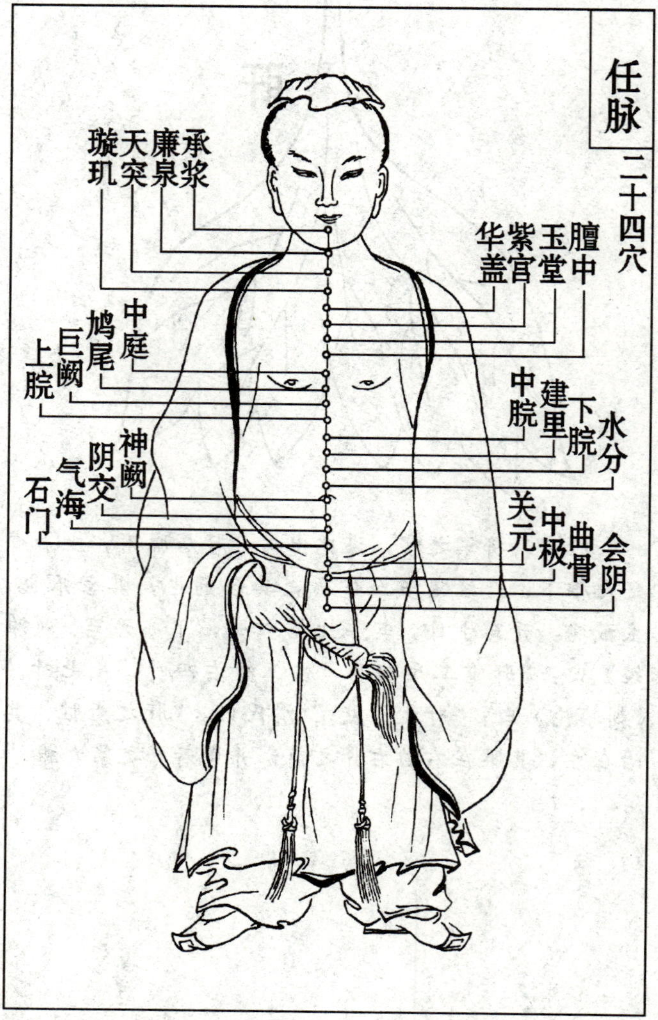
任脉
二十四穴
承浆
廉泉
天突
璇玑
膻中
玉堂
紫宫
华盖
中庭
鸠尾
巨阙
上脘
中脘
建里
下脘
水分
神阙
阴交
气海
石门
关元
中极
曲骨
会阴

督脉图二十八穴

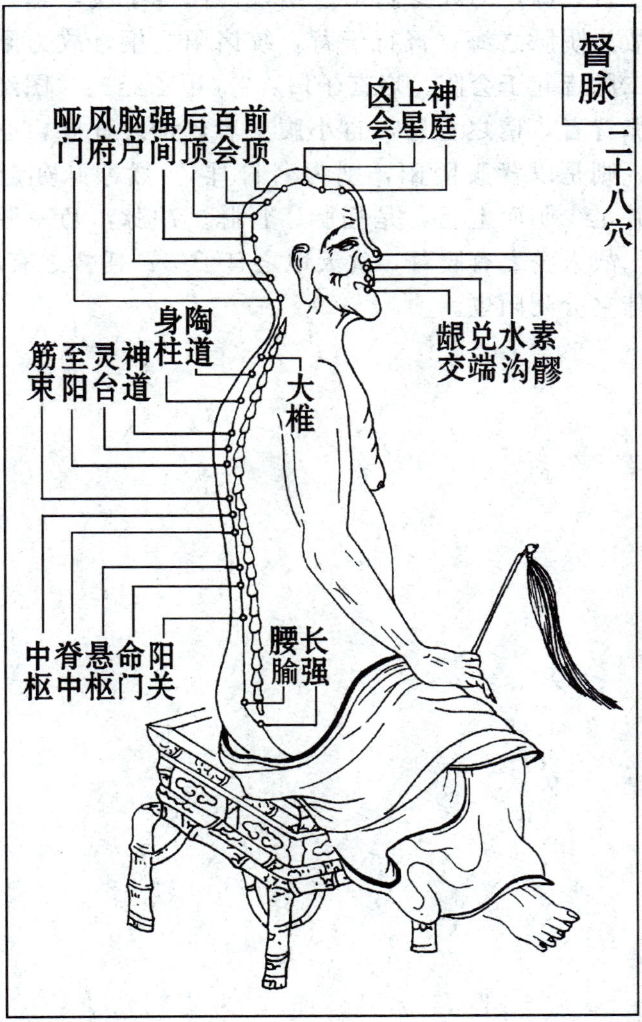
督脉
二十八穴
囟会
上星
神庭
哑门
风府
脑户
强间
后顶
百会
前顶
龈交
兑端
水沟
素髎
身柱
陶道
筋束
至阳
灵台
神道
大椎
中枢
脊中
悬枢
命门
阳关
腰腧
长强

任　督　解

任督二脉，为人身阴阳之纲领。任行于腹，总诸阴之会，故为阴脉之海；督行于背，统诸阳之纲，故为阳脉之海，二脉皆起于会阴。启玄子曰："《甲乙经》、《图经》以任脉循背者，谓之督脉，自小腹上者，谓之任脉，亦谓之督脉，则是以背腹阴阳，别为名目耳。"然冲脉亦起于胞中，并足少阴而上行，是任脉、督脉、冲脉，乃一源而三歧者。故人身之有腹背，犹天地之有子午；任督之有前后，犹二陆之分阴阳也。

内　景　图

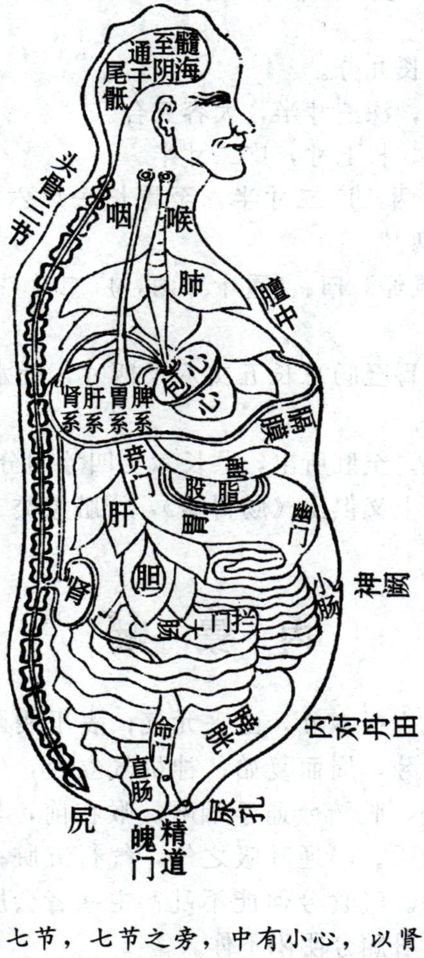

心系七节，七节之旁，中有小心，以肾系十四椎下，由下而上，亦七节也。旧图有精道循脊背，过肛门者，甚属非理，而且无子宫命门之象，皆大失也，今改正之。

唇口喉舌肠胃尺寸数

唇至齿，长九分。

齿至会厌，深三寸半，大容五合。

舌重十两，长七寸，广二寸半。

咽门重十两，广二寸半，至胃长一尺六寸。《难经》曰："重十二两。"

喉咙，《难经》曰："重十二两，广二寸，长一尺二寸，计九节。"

肠胃，自胃至肠总长五丈八尺四寸，受水谷九斗二升一合合之大半。

自唇所入，至肛所出，共长六丈四寸四分，小大回肠，共三十二曲。上义俱出《肠胃篇》，详脏象类二十六。

内　景　赋

尝计夫人生根本兮，由乎元气；表里阴阳兮，升降沉浮；出入运行兮，周而复始；神机气立兮，生化无休。经络兮行乎肌表，脏腑兮通于咽喉。喉在前，其形坚健；咽在后，其质和柔。喉通呼吸之气，气行五脏；咽为饮食之道，六腑源头。气食兮何能不乱？主宰者会厌分流。从此兮下咽入膈，脏腑兮阴阳不侔。

五脏者，肺为华盖而上连喉管；肺之下，心包所护，而君主可求。此即膻中，宗气所从。膈膜周蔽，清虚上宫。脾居膈下，中州胃同。膜连胃左，运化乃功。肝叶障于脾后，胆腑附于叶东。两肾又居脊下，腰间有脉相通。主闭蛰封藏之本，为二阴天一之宗。此属喉之前窍，精神须赖气充。

又如六腑，阳明胃先，熟腐水谷，胃脘通咽。上口称为贲门，谷气从而散宣。输脾经而达肺，诚脏腑之大源。历幽门之下口，连小肠而盘旋。再小肠之下际，有拦门者在焉。此泌别之关隘，分清浊于后前。大肠接其右，导渣秽于大便；膀胱无上窍，由渗泄而通泉。羡二阴之和畅，皆气化之自然。

再详夫脏腑略备，三焦未言，号孤独之腑，擅总司之权，体三才而定位，法六合而象天。上焦如雾兮，霭氤氲之天气；中焦如沤兮，化营血之新鲜；下焦如渎兮，主宣通乎壅滞。此所以上焦主内而不出，下焦主出而如川。

又总诸脏之所居，隔高低之非类。求脉气之往来，果何如而相济？以心主之为君，朝诸经之维系。是故怒动于心，肝从而炽；欲念方萌，肾经精沸。构难释之苦思，枯脾中之生意。肺脉涩而气沉，为悲忧于心内。惟脉络有以相通，故气得从心而至。虽诸脏之归心，实上系之连肺。肺气何生？根从脾胃。赖水谷于敖仓，化精微而为气。气旺则精盈，精盈则气盛。

此是化源根，《坎》里藏真命。虽内景之缘由，尚根苗之当究。即云两肾之前，又曰膀胱之后。出大肠之上左，居小肠之下右。其中果何所藏？蓄《坎》、《离》之交姤，为生气之海，为元阳之窦。辟精血于子宫，司人生之夭寿。称命门者是也，号天根者非谬。使能知地下有雷声，方悟得春光弥宇宙。

十六络穴图

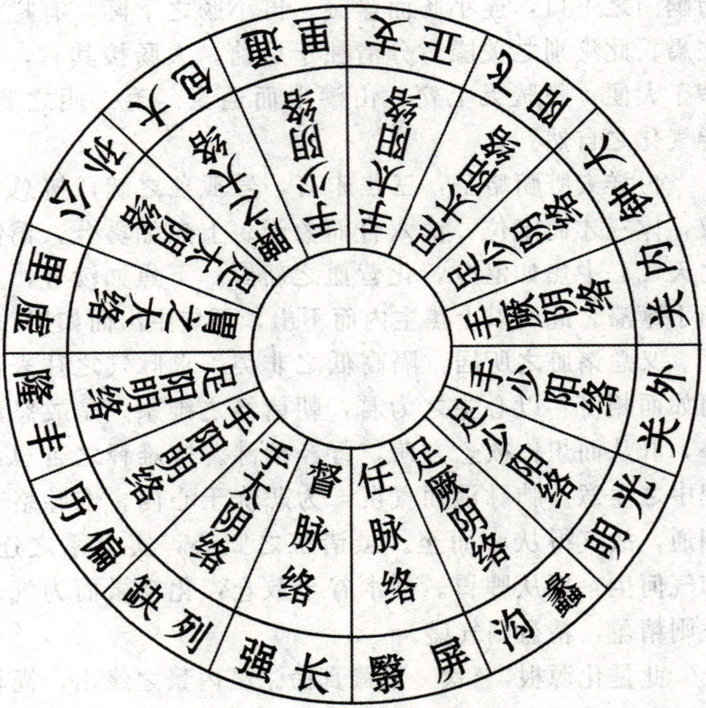

《经脉篇》只十五络，《平人气象论》曰：“胃之大络，名曰虚里。”是共十六络也。然足太阴络曰公孙，而复有脾之大络曰大包；足阳明络曰丰隆，而复有胃之大路曰虚里。故诸经之络皆一，而惟脾胃之络皆二。

宗营卫三气图

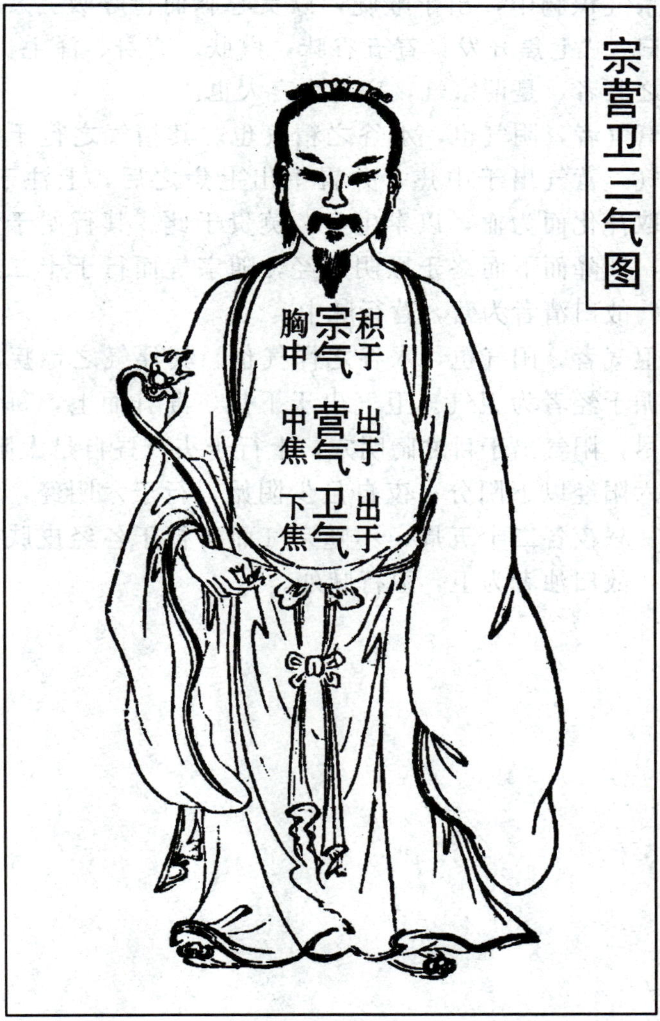

宗营卫三气解

宗气积胸中，出于喉咙，以贯心脉而行呼吸。《决气篇》曰："上焦开发，宣五谷味，熏肤、充身、泽毛。"若雾露之溉者，是谓宗气，宗之为言大也。

营气者，阴气也，水谷之精气也。其精气之行于经者为营气，营气出于中焦，并胃中出上焦之后，上注于肺，受气取汁化而为血，以奉生身，莫贵于此。其行始于太阴肺经，渐降而下而终于厥阴肝经，随宗气而行于十二经隧之中，故曰清者为营，营行脉中。

卫气者，阳气也，水谷之悍气也。其浮气之慓疾滑利而不循于经者为卫气。卫气出于下焦，渐升而上，每日平旦阴尽，阳气出于目之睛明穴，上行于头；昼自足太阳始，行于六阳经以下阴分；夜自足少阴始，行于六阴经，复注于肾。昼夜各二十五周，不随宗气而自行于各经皮肤分肉之间，故曰浊者为卫，卫行脉外。

类经图翼四卷经络二

脏腑井原不同图

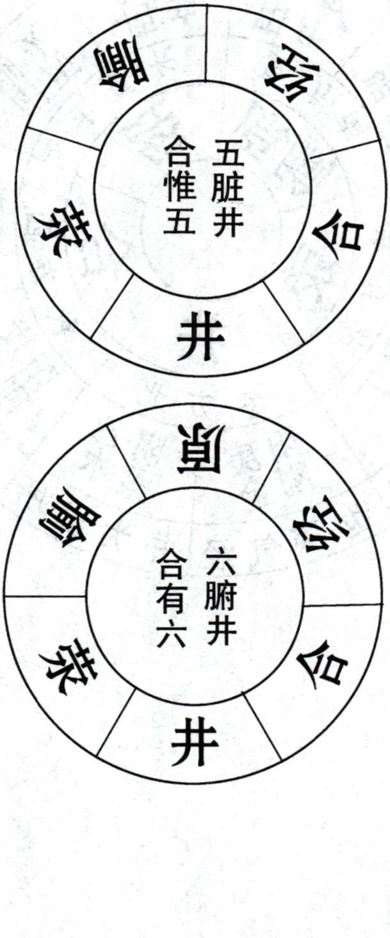

十二经井荥腧原经合总图

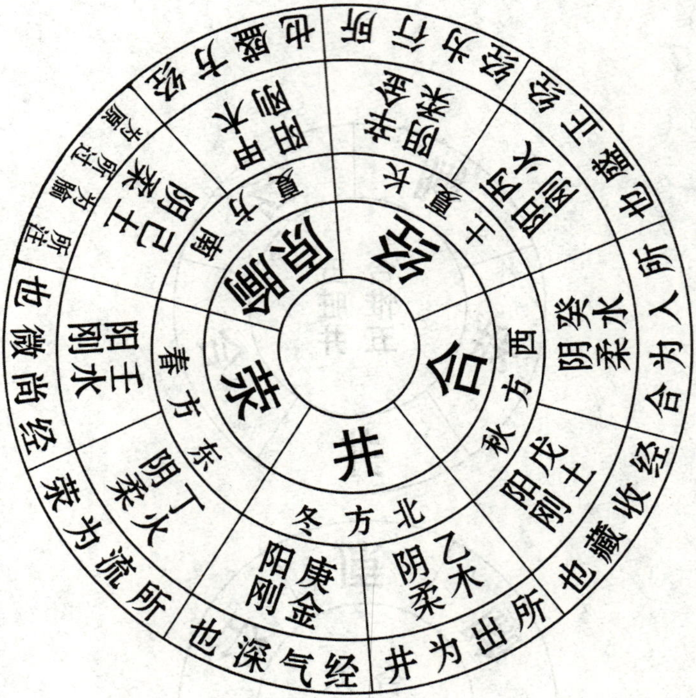

太阳少阳井合图

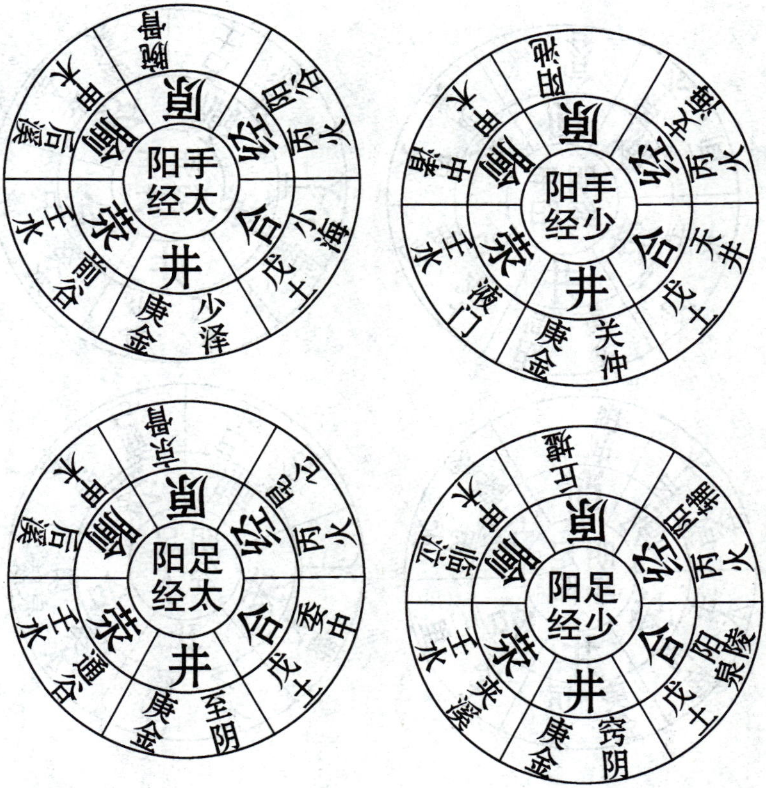
手太阳经
井 荥 俞 原 经 合
少泽 庚金
前谷 壬水
后溪 甲木
腕骨
阳谷 丙火
小海 戊土
手少阳经
井 荥 俞 原 经 合
关冲 庚金
液门 壬水
中渚 甲木
阳池
支沟 丙火
天井 戊土
足太阳经
井 荥 俞 原 经 合
至阴 庚金
通谷 壬水
后溪 甲木
京骨
昆仑 丙火
委中 戊土
足少阳经
井 荥 俞 原 经 合
窍阴 庚金
侠溪 壬水
临泣 甲木
丘墟
阳辅 丙火
阳陵泉 戊土

阳明太阴井合图

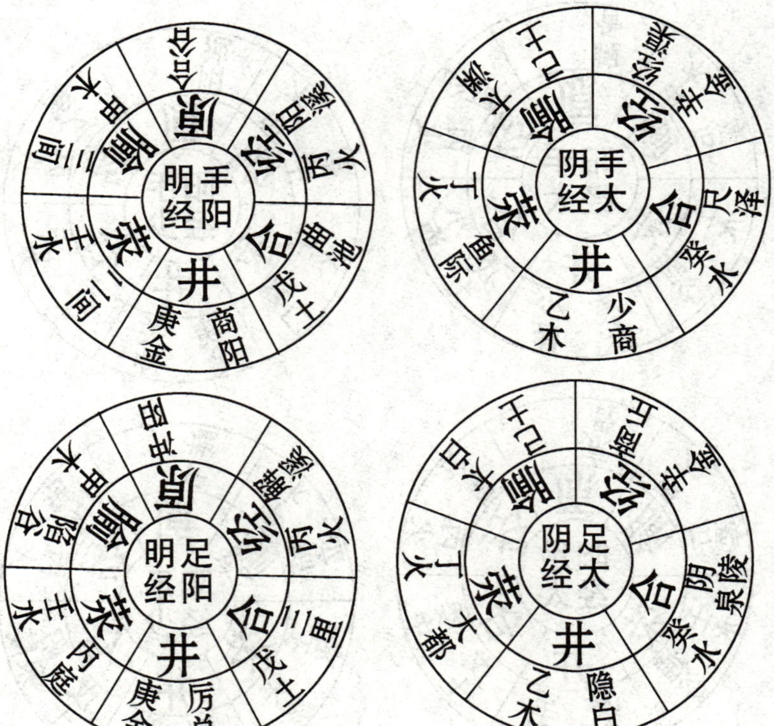
手阳明经
手太阴经
足阳明经
足太阴经
井
荥
合
庚金
商阳
乙木
少商
壬水
丁火
戊土
丙火
甲木
厉兑
隐白
内庭
大都
鱼际
阴陵泉

少阴厥阴井合图

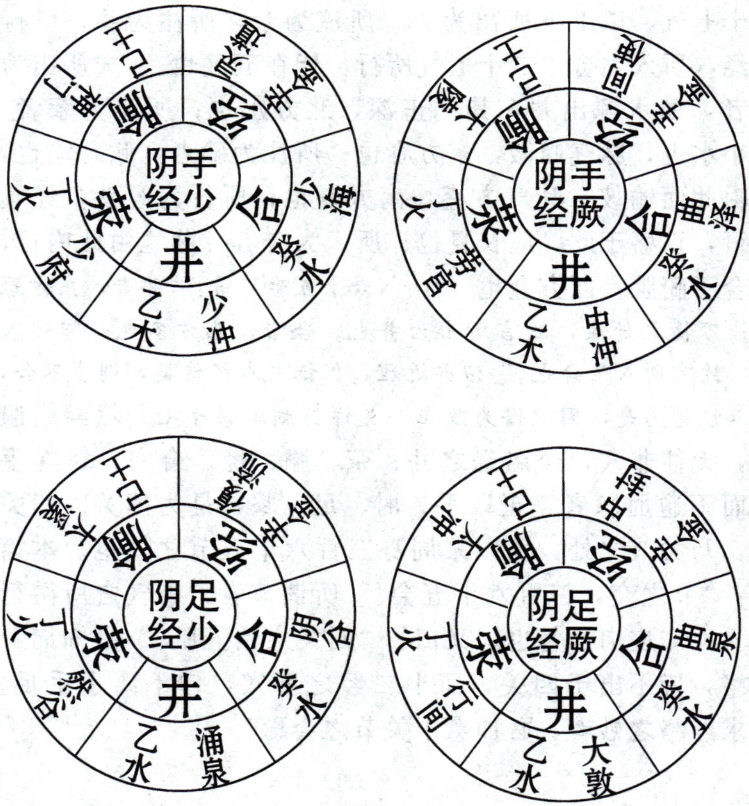
手少阴经
井
荥
乙木
少冲
丁火
少府
癸水
少海
手厥阴经
乙木
中冲
丁火
劳宫
癸水
曲泽
足少阴经
乙木
涌泉
丁火
然谷
癸水
阴谷
足厥阴经
乙木
大敦
丁火
行间
癸水
曲泉

井荥腧经合解

《灵枢·九针十二原篇》曰："五脏五腧，五五二十五腧。六腑六腧，六六三十六腧。经脉十二，络脉十五，凡二十七气，以上下所出为井，所流为荥，所注为腧，所行为经，所入为合。二十七气所行，皆在五腧也。"夫所出为井者，如水源出井，其气正深，北方水也；所流为荥者，荥小水也，脉气尚微，东方春也；所注为腧者，腧，输也，经由此而输彼，其气方盛，南方夏也；所行为经者，经气大行，正盛于此，应长夏也；所入为合者，脉气由此内行，归合于腑脏，西方金也。按：《六十五难》曰："井者，东方春也；万物之始生，故言所出为井也；合者，北方冬也；阳气入藏，故言所入为合也。"似亦近理，但证之本经诸篇，则皆不合，当以经旨为是，因敢僭为改正，义详针刺类第十七。然经络遍身，无往非穴，今名经之井、荥、腧、经、合穴，皆在手足而不逾肘膝者，正以手、肘、足、膝，是为四关。四关者，乃关节之处，所以系周身三百六十五节之气也。本篇曰："节之交，三百六十五会。"所谓节者，神气之所游行出入，非皮肉筋骨也。又曰："四关主治五脏。"是知周身经络，皆不出于四关，而十二经之要穴，皆不离于手足。欲求经络之妙者，必加意于关节之会焉。

井荥阴阳配合五行刚柔

《灵枢·本腧篇》曰："肺出于少商，少商者，手大指端内侧也，为井木。……心出于中冲，中冲者，手中指之端也，为井木。……肝出于大敦，大敦者，足大趾之端，及三毛之中也，为井木。……脾出于隐白，隐白者，足大趾之端内侧也，为井木。……肾出于涌泉，涌泉者，足心也，为井木。"此五脏之井，皆始于木也。又曰："膀胱出于至阴，至阴者，足小趾之端也，为井金。……胆出于窍阴，窍阴者，足小趾次趾之端也，为井金。……胃出于厉兑，厉兑者，足大趾内次端也，为井金。……三焦者，上合手少阳，出于关冲，关冲者，手小指次指之端也，为井金。……小肠者，上合于太阳，出于少泽，少泽者，小指之端也，为井金。……大肠者，上合手阳明，出于商阳，商阳者，大指次指之端也，为井金。"此六腑之井，皆始于金也。此《灵枢》发各经金木之理，而未悉五行生合之义。及《六十四难经》乃始分析五行刚柔，而滑伯仁又详注阴井木生阴荥火，阴荥火生阴腧土，阴腧土生阴经金，阴经金生阴合水；阳井金生阳荥水，阳荥水生阳腧木，阳腧木生阳经火，阳经火生阳合土也。又如阴井乙木，阳井庚金，是乙与庚合也；阴荥丁火，阳荥壬水，是丁与壬合也；阳腧甲木，阴腧己土，是甲与己合也；阳经丙火，阴经辛金，是丙与辛合也；阳合戊土，阴合癸水，是戊与癸合也。庚为阳金，故曰阳井庚者，乙之刚也；乙为阴木，故曰阴井乙者，庚之柔也。此其生发象四时潮宗合河海，上下有相生之义，阴阳有相配之理。盖其上法天时，中合人事，而下应地理者乎！

十二原解

《灵枢·九针十二原篇》云："阳中之少阳，肺也，其原出于太渊，太渊二；阳中之太阳，心也，其原出于大陵，大陵二；阴中之少阳，肝也，其原出于太冲，太冲二；阴中之至阴，脾也，其原出于太白，太白二；阴中之太阴，肾也，其原出于太溪，太溪二；膏之原出于鸠尾，鸠尾一；肓之原出于脖胦，脖胦一。凡此十二原者，主治五脏六腑之有疾者也。"《本腧篇》乃以太渊、大陵、太冲、太白、太溪等五原为五脏之腧。六腑则膀胱之束骨为腧，京骨为原；胆之临泣为腧，丘墟为原；胃之陷谷为腧，冲阳为原；三焦之中渚为腧，阳池为原；小肠之后溪为腧，腕骨为原；大肠之三间为腧，合谷为原。又曰："心出于中冲，中冲者，手中指之端也，为井木；流于劳宫，劳宫，掌中中指本节之内间也，为荥；注于大陵，大陵，掌后两骨之间方下者也，为腧；行于间使，间使之道，两筋之间，三寸之中也，有过则至，无过则止，为经；入于曲泽，曲泽，肘内廉下陷者之中也，屈而得之，为合。手少阴经也。"中冲以下皆手心主经穴，本篇直指为手少阴，而少阴经腧，别无载者。《邪客篇》"黄帝曰：'手少阴之脉独无腧，何也?'岐伯曰：'少阴，心脉也。心者，五脏六腑之大主也，精神之所舍也。其脏坚固，邪弗能容也；容之则伤心，心伤则神去；神去则死矣。故诸邪之于心者，皆在于心之包络。包络者，心主之脉也，故独无腧焉。’黄帝曰：‘少阴独无腧者，不病乎？’岐伯曰：‘其外经病而脏不病，故独取其经于掌后锐骨之端。即神门穴手少阴腧也。其余脉出入屈折，其行之徐疾，皆如手少阴心主之脉行也。’”故王氏注《气穴论》脏腧五十穴，亦惟有心主井腧，而无心经之五腧。惟独《缪刺篇》曰：“少阴锐骨之端，各一痏。”王氏注谓神门穴为手少阴之腧者，盖亦本于《邪客篇》也。

愚按：前三篇之说，各有不同，在《九针十二原篇》只言五脏之原，左右各二，而复有膏之原，肓之原，共为十二原；在《本腧篇》则以前篇五脏之原，为五腧，复有六腑之原，而无膏、肓之原，且手少阴之脉独无腧，而以手厥阴之腧代之；在《邪客篇》则明指手少阴之腧，在掌后锐骨之端，而亦无少阴井、荥之经合，并膏、肓等原，《难经》亦然。及查《甲乙经》乃云：“少冲者，木也。一名经始，在手小指内廉之端，去爪甲角如韭叶，手少阴脉之所出也，为井。”“少府者，火也。在小指本节后陷者中，直劳宫，手少阴脉之所流也，为荥。”“神门者，土也。一名兑冲，一名中都，在掌后兑骨之端陷者中，手少阴脉之所注也，为腧。”“灵道者，金也。在掌后一寸五分，或曰一寸。手少阴脉所行也，为经。”“少海者，水也。一名曲节，在肘内廉节后陷者中，动脉应手，手少阴脉之所入也，为合。”而十二经之井、荥始全矣。

然详求腧原之义，如《九针十二原篇》，及《本腧篇》所云，则阴经之原即腧也。阳经虽有腧原之分，而腧过于原，亦为同气。故阳经治原，即所以治腧也；阴经治腧，即所以治原也。《六十六难》曰：“十二经皆以腧为原者何也？然五脏腧者，三焦之所行，气交所留止也。”又曰：

“原者，三焦之尊号也。故所止辄为原，五脏六腑之有病者，皆取其原也。”及考之《顺气一日分为四时篇》则曰：“原独不应五时，以经合之，以应其数。”然则腧可合原，经亦可合原矣。盖腧在原之前，经在原之后，穴邻脉近，故其数皆相应也。义见针刺类十七。

上中下本标中气图

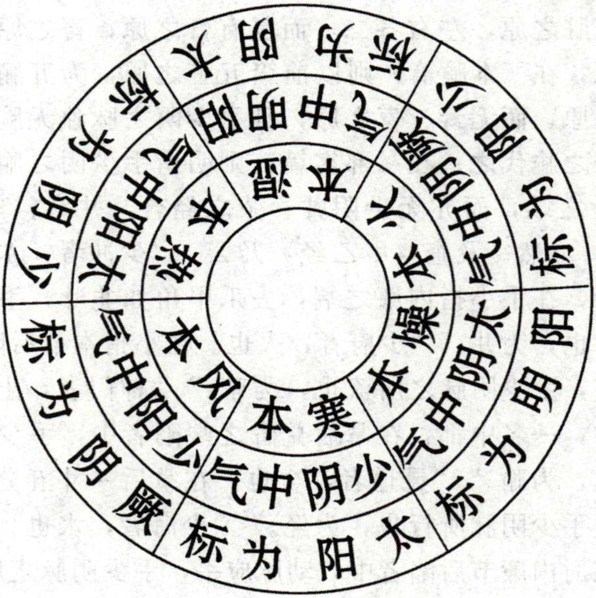

六经之气，以风、寒、热、湿、火、燥为本，三阴三阳为标，本标之中见者为中气。中气者，如少阳、厥阴为表里，阳明、太阴为表里，太阳、少阴为表里。表里相通，则彼此互为中气。义出《六微旨大论》，详运气类六。

脏腑应天本标中气图

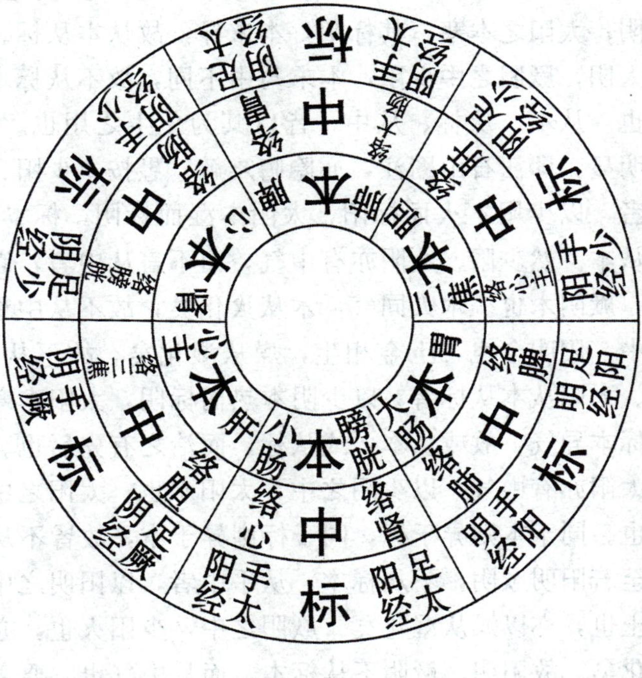

脏腑经络之标本，脏腑为本居里，十二经为标居表，表里相络者为中气。居中所谓相络者，乃表里互相维络。如足太阳膀胱经络于肾，足少阴肾经亦络于膀胱也。余仿此。

标本中气从化解详标本类第一章

《至正要大论》曰："少阳、太阴从本，少阴、太阳从本从标，阳明、厥阴不从标本，从乎中也。"启玄子注曰："少阳之本火，太阴之本湿，本末同，故从本也。少阴之本热，其标阴；太阳之本寒，其标阳，本末异，故从本从标。阳明之中太阴，厥阴之中少阳，本末与中不同，故不从标本，从乎中也。从本、从标、从中，皆以其为化生之用也。"此注殊欠明显，即汪石山图注，亦隐晦难解。愚按：少阳、太阴从本者，以少阳本火而标阳，太阴本湿而标阴，标本同气，故当从本。然少阳、太阴亦有中气，而不言从中者，以少阳之中，厥阴木也。木火同气，木从火化矣，故不从中也。太阴之中，阳明金也，土金相生，燥从湿化矣，故不从中也。少阴、太阳从本从标者，以少阴本热而标阴，太阳本寒而标阳，标本异气，故或从本，或从标，而治之有先后也。然少阴、太阳亦有中气，以少阴之中，太阳水也；太阳之中，少阴火也。同于本则异于标，同于标则异于本，故皆不从中气也。至若阳明厥阴，不从标本，从乎中者，以阳明之中，太阴湿土也，亦以燥从湿化矣。厥阴之中，少阳火也，亦以木从火化矣。故阳明、厥阴不从标本，而从中气也。要之五行之气，以木遇火，则从火化；以金遇土，则从湿化。总不离于水流湿，火就燥，同气相求之义耳。故本篇曰："从本者，化生于本；从标本者，有标本之化；从中者，以中气为化也。"必详明标本化生之所自，则知所以调治之矣。故张子和《标本运气歌》曰："少阳从本为相火，太阴从本湿土坐。

厥阴从中火是家，阳明从中湿是我。太阳少阴标本从，阴阳二气相包裹。风从火断汗之宜，燥与湿兼下之可。万病能将火湿分，彻开轩岐无缝锁。”又其《十二经水火分治歌》，其义大同，皆本诸此，详载《儒门事亲》第十四卷中。

愚按：六经从本、从标、从中者，盖以同类相从，归六气于水火，总万病于阴阳，二者而已。此诚造化自然之道，然而经旨深邃，未易推测。自启玄子以来，注皆未得，及戴人张子和始发明火湿二字之义，甚得其要，意谓标本相从之理，止于是矣，继自刘宗厚而下，莫不宗之。愚亦深以为然，独惜其治法有未尽善者，谓风从火断汗之宜，燥与湿兼下之可也，此概指六气从化，皆为有余，而欲以汗下二法尽之。若然，则诸病之化，岂尽属有余而必无不及者耶？殊失圣经本意矣。在《内经》之言，盖特举阴阳所化之理，本非谓其有余，而子和之意，则但见其有余之为病，而不知其不及之难化也。夫六经之气，时有盛衰，气有余，则化生太过；气不及，则化生不前。从其化者化之常，得其常则化生不息；逆其化者化之变，值其变则强弱为灾。如木从火化也，火盛则木从其化，此化之太过也；阳衰则木失其化，此化之不前也。燥从湿化也，湿盛则燥从其化，此化之太过也；土衰则金失其化，亦化之不前也。五行之气，正对俱然，此本标化生之理所必然者。化而太过者宜抑，化而不及者不宜培耶？治失其当，又安得谓之善哉？知乎此，则可与言化生之妙用矣。

面部图 详脉色类三十一

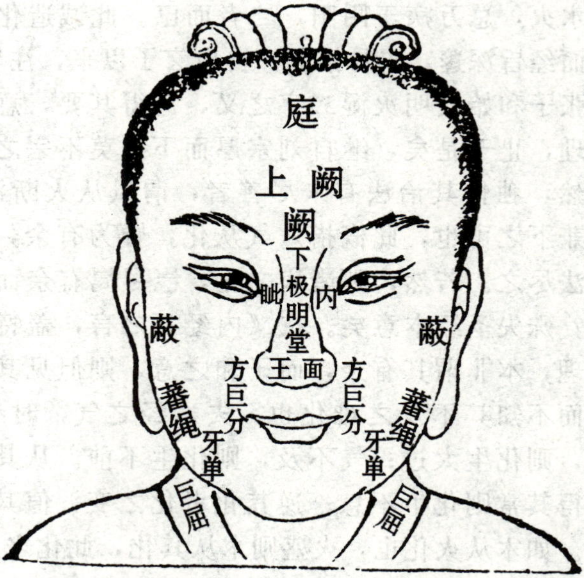

《五色篇》曰："明堂者，鼻也。阙者，眉间也。庭者，颜也。蕃者，颊侧也。蔽者，耳门也。其间欲方大，去之十步，皆见于外，如是者，寿必中百岁。""明堂骨高以起，平以直，五脏次于中央，六腑夹其两侧，首面上于阙庭，王宫在于下极，五脏安于胸中，直色以致，病色不见，明堂润泽以清，五官恶得无辨乎？"

脏腑色见面部图

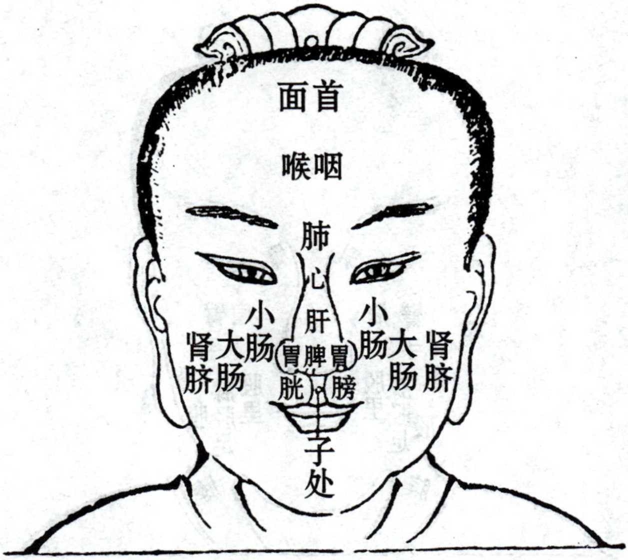

《五色篇》曰："庭者，首面也。阙上者，咽喉也。阙中者，肺也。下极者，心也。直下者，肝也。肝左者，胆也，下者脾也，方上者胃也。中央者，大肠也。夹大肠者，肾也。当肾者，脐也。面王以上者小肠也。面王以下者，膀胱子处也。""男子色在于面王，为小腹痛，下为卵痛，其圜直为茎痛。女子在于面王，为膀胱子处之病，散为痛，抟为聚。"

肢节色见面部图

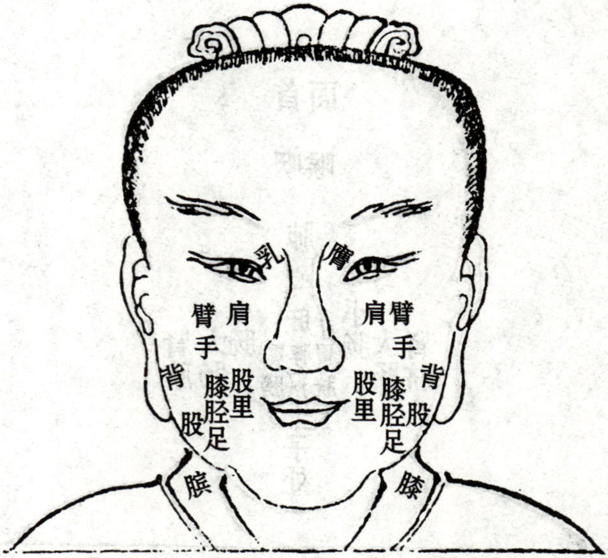

《五色篇》曰："颧者，肩也。颧后者，臂也。臂下者，手也。目内眦上者，膺乳也。夹绳而上者，背也。循牙车以下者，股也。中央者，膝也。膝以下者胫也。当胫以下者足也。巨分者，股里也。巨屈者，膝膑也。此五脏六腑肢节之部也。"

手十指应十日图 出《灵枢·阴阳系日月篇》

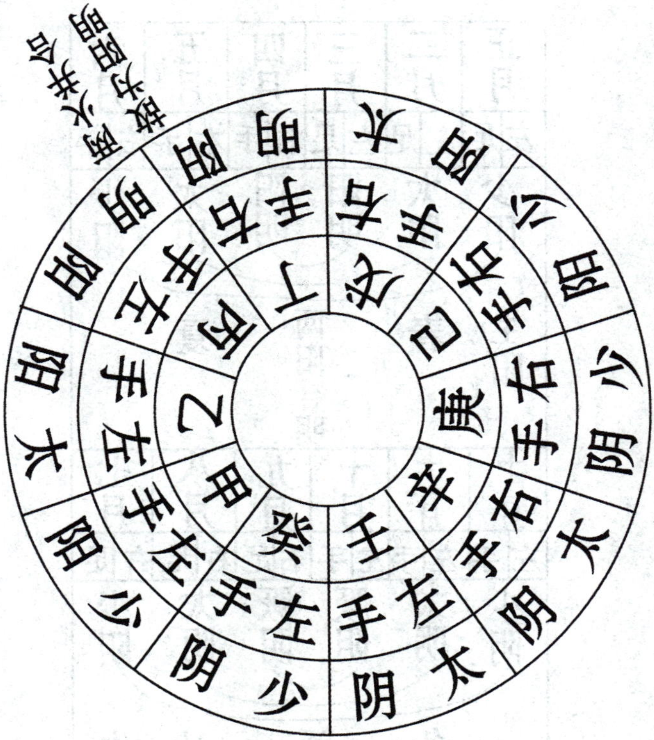

手足阴阳应十二月图

正月	二月	三月	四月	五月	六月
左足	左足	左足	右手	右手	右手
少阳	太阳	阳明	阳明	太阳	少阳
生阳	春	两阳合明		夏	
十二月	十一月	十月	九月	八月	七月
左手	左手	左手	右足	右足	右足
少阴	太阴	厥阴	厥阴	太阴	少阴
	冬	两阴交尽		秋	生阴

十二经脉合十二经水图 出《经水篇》

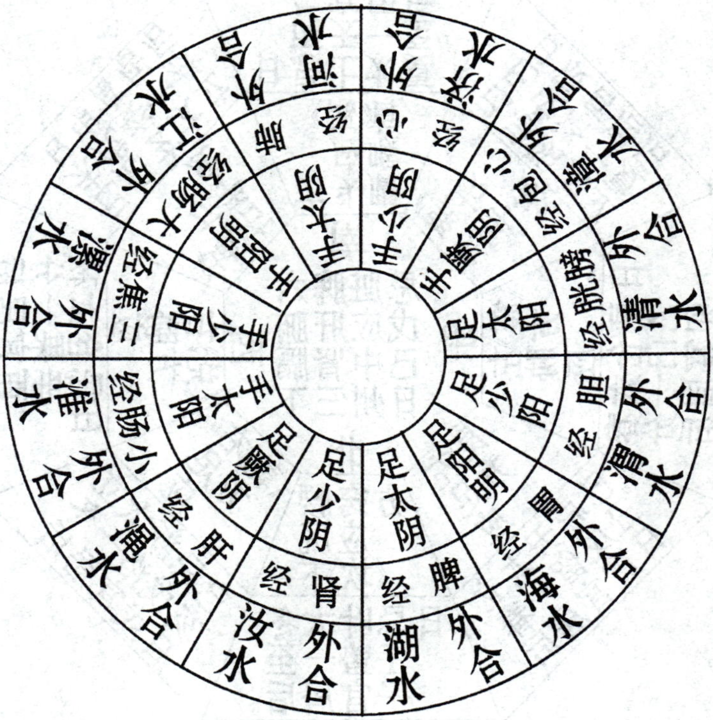

身形应九野太一所在天忌图

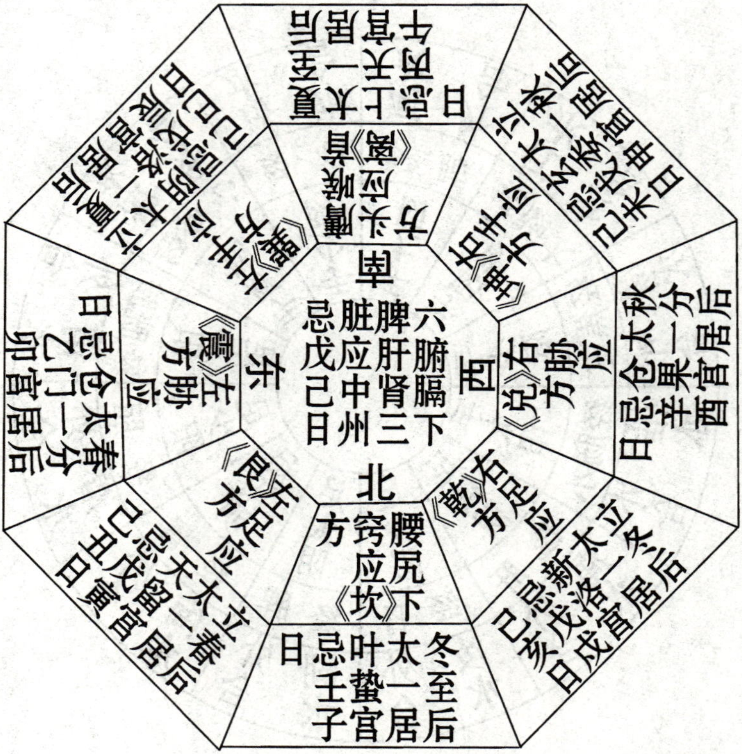

《九宫八风篇》以八节分八宫而称为太一所居者，正合月建之序。盖月建所在之方，即时令所旺之位，人身之气，无不应之，故凡针灸家当知避忌者，恐伤其旺气耳。详经络类三十五。

太一人神避忌歌针灸破痈切宜忌之

立春艮上起天留，戊寅己丑左足求。
春分左胁仓门震，乙卯日见定为仇。
立夏戊辰己巳巽，阴洛宫中左手愁。
夏至上天丙午日，正值膺喉离首头。
立秋右手当玄委，戊申己未坤上游。
秋分仓果西方兑，辛酉还从右胁求。
立冬右足加新洛，戊戌己亥乾位收。
冬至坎方临叶蛰，壬子腰尻下窍流。
五脏六腑并脐腹，招摇诸戊己中州。

逐日人神所在歌忌针灸

人神之法将何起？一日先从足大趾。
二日外踝三股内，四日腰髀五口里。
六手七居内踝次，八腕九尻十腰背。
十一鼻柱二发际，十三牙齿皆相类。
十四胃脘五遍身，六胸十七气冲寻。
十八股内十九足，二十内踝须分明。
二十一在手小指间，二十二外踝二十三肝及足。
二十四手阳明勿错，二十五足阳明一般。
二十六在胸二十七膝，二十八阴中勿相逼。
二十九元来膝胫前，三十足趺须记得。

血忌歌忌针灸刺血

血忌正牛二月羊，三当避虎四猴乡。
五兔六鸡皆可畏，七龙八狗正刚强。
九在蛇宫十在亥，十一偏嫌马伏藏。
十二月中逢鼠位，是名血忌必须防。

十干人神所在

甲日在头	乙日在项	丙日在肩臂
丁日在胸胁	戊日在腹	己日在背
庚日在膝	辛日在脾	壬日在肾
癸日在足		

十二支人神所在

子日在目	丑日在耳
寅日在胸，一云面及口。	卯日在鼻，一云在脾。
辰日在腰	巳日在手，一云在头、口。
午日在心腹	未日在足，一云在足心。
申日在头，一云在肩腰。	酉日在背，一云在胫。
戌日在头，一云在咽喉。	亥日在项，一云在臂、胫、膝。

十二时人神所在

子时在踝　　丑时在头

寅时在耳，一云在目。　卯时在面，一云在耳。

辰时在项，一云在口。　巳时在乳，一云在肩。

午时在胸胁。　未时在腹

申时在心　酉时在膝，一云在背、脾。

戌时在腰，一云在阴左右。　亥时在股

上皆人神所在，并不宜针灸，慎之慎之。

禁针穴歌共三十一穴

禁针穴道要先明，脑户囟会及神庭。
络隙玉枕角孙穴，颅囟承泣随承灵。
神道灵台膻中忌，水分神阙并会阴。
横骨气冲手五里，箕门承筋及青灵。
乳中上臂三阳络，二十三穴不可针。
孕妇不宜针合谷，三阳交内亦通论。
石门针灸应须忌，女子终身无妊娠。
外有云门并鸠尾，缺盆客主人莫深。
肩井深时人闷倒，三里急补人还平。

禁灸穴歌四十七穴

禁灸之穴四十七，承光哑门风府逆。
睛明攒竹下迎香，天柱素髎上临泣。
脑户耳门瘈脉通，禾髎颧髎丝竹空。
头维下关人迎等，肩贞天牖心腧同。
乳中脊中白环腧，鸠尾渊腋如周营。
腹哀少商并鱼际，经渠天府及中冲。
阳池阳关地五会，漏谷阴陵条口逢。
殷门申脉承扶忌，伏兔髀关连委中。
阴市下行寻犊鼻，诸穴休将艾火攻。

针灸诸则

——凡诸病之作，皆由血气壅滞，不得宣通，针以开导之，灸以温暖之。治毕须好将护，忌生冷醋滑等物，若不知慎，必反生他疾。

——凡灸头与四肢，必火足气到，方能愈病。然头巅四肢肉薄，若并灸之，则血气绝于下，宜时为歇火，或隔日再报，使血脉通达，火气流行，积数充足，自然除疾。又如本经针法多云“刺入三分，灸三壮”之类，乃概举大纲，未尽心法。且手足皮薄，宜炷小数少；腹背肉厚，宜炷大壮多，皆当以意推测。若灸背者，宜熟斯佳也。凡灸察生熟之候，当以人之盛衰、老少、肥瘦为则。凡灸脐下久冷，疝瘕痃癖气块伏梁积气，宜艾柱大。又《小品诸方》

云："腹背宜灸五百壮，四肢则但去风邪。"不宜多灸，七壮至七七壮止，不得过，随年数。如巨阙、鸠尾虽是胸腹之穴，灸不过七七壮，艾炷不须大，以竹筋头作炷，正当脉上灸之。若灸此处而炷大灸多，令人永无心力。如头顶穴，若灸多，令人失精神。臂脚穴灸多，令人血脉枯竭，四肢细瘦无力。即复失精神，又加于细瘦，即脱人正气也。

——凡微数之脉，及新得汗后，并忌灸。

——凡人年三十以上者，若灸头不灸三里，令人气上眼暗，以三里穴能下气也。凡一切病皆灸三里三壮，每日常灸，气下乃止。

——凡灸法，须先发于上，后发于下，先发于阳，后发于阴。凡针刺大法，多宜在午时之后，不欲在午时之前。

九针图出《九针论》

一曰镵[①]针

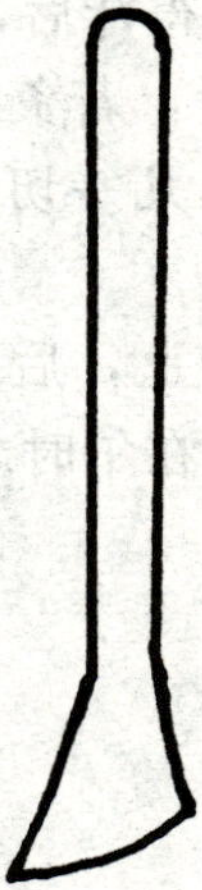

其头大，其末锐，取法于巾针，去末寸半渐锐之，长一寸六分，主热在头身用之。

---

① 国中按："镵"，音 chán，即繁体字"鑱"。"镵"字是笔者依据简化字的特点，将"鑱"字类推而成。请看："攙、讒、饞、鑱"，四个繁体字，在古人造字中，均属同一类的"形声"字，即"左形、右声"之字，今将前三个字简化为"搀、谗、馋"，而同属其类的"鑱"，却置身其外，实属不妥。前三个字在简化字使用过程中，已成为广大人民的共识，因此当人们见到"镵"时，便能很快读出它的发音，这对于文字的学习和使用是十分有益的。今化繁体之"鑱"，而为简体之"镵"，实乃顺理成章，故书中所用之"鑱"，均改作"镵"。

二曰圆针

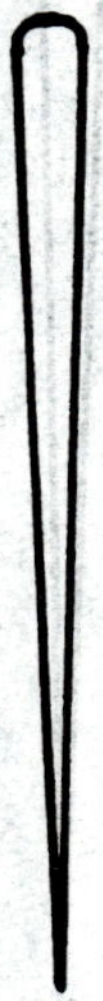

筒其身，卵其锋，取法于絮针，长一寸六分，主治分肉间气满身用之。

三曰镝针[①]

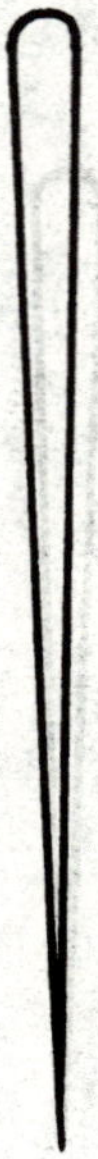

其身大，其末圆，取法于黍粟之锐，长三寸半，主按脉取气，令邪气出。

① 国中按："镝"，原作"鍉"，二字古通用，镝字易识易明，考注见本书附录《校勘举例》。

四曰锋针

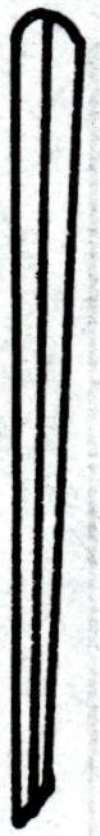

筒其身，锋其末，取法于絮针，长一寸六分，主痈热出血用之。《九针十二原篇》曰："刃三隅以发痼疾。"

五曰铍针

其末如剑锋，可以取大脓。广二分半，长四寸，主大痈脓，两热争者用之。

六曰圆利针

尖如牦，且圆且锐，微大其末，反小其身，取法于牦针，长一寸六分，主取痈痹。

七曰毫针

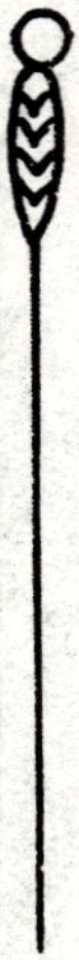

尖如蚊虻喙，取法于毫毛，长一寸六分，主寒热痛痹在络。

八曰长针

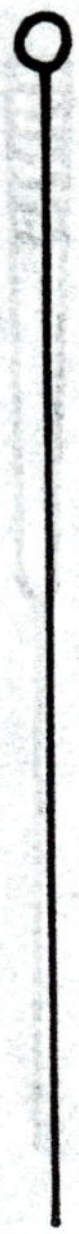

长其身，锋其末，取法于綦针，长七寸，主取深邪远痹。

九曰大针

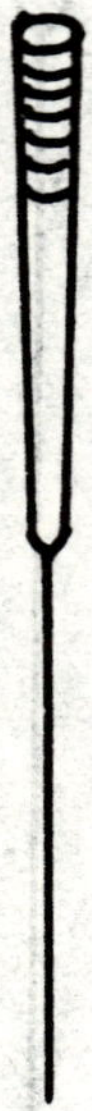

其锋微圆，取法于锋针，长四寸，主取大气不出关节。

类经图翼五卷经络三

诸部经络发明

头面部　　喉口唇舌部
颈肩部　　胸腹部
背部　　胁肋部
四肢部　　皮毛肌肉部
筋骨血脉部　　脏腑部
前后阴部

头　面　部

巅：足太阳交巅。〇足厥阴与督脉会于巅俱经络二。手少阳别于巅经络三。足少阳之筋交巅上经络四。督脉上额交巅入络脑经络二十七。

脑髓：足太阳直者入络脑经络二。足阳明循眼系入络脑经络十三。诸髓者皆属于脑经络二十一。脑为髓之海经络十二。脑者阴也，髓者骨之充也疾病八十。髓者以脑为主疾病三十六。肌肉之精为约束裹撷筋骨，血气之精而与脉并为系上属于脑疾病八十一。

额颅：足阳明循发际至额颅。〇足太阳上额；〇足厥阴上出额俱经络二。足少阳之筋直者上额角；〇手少阳之筋结于角俱经络四。手足少阴太阴足阳明，此五络皆上络左角针刺三十。

头：足少阳上抵头角经络二。足太阳之筋直者上头；手阳明之筋直者上左角络头俱经络四。督脉之别散头上经络五。头者精明之府疾病类九十一。

面：任脉循面经络二十七。足少阳之别散于面。〇手少阴出于面俱经络三。诸阳之会皆在于面疾病三。十二经脉三百六十五络，其血气皆上于面而走孔窍脏象二十。心者生之本，其华在面脏象类二。

目附命门：目者肝之官也脉色三十一。东方色青入通于肝，开窍于目脏象四。东方生风，在窍为目脏象五。敷和之纪，其主目运气十三。任脉入目；督脉与太阳起于目内眦，其小腹直上者，上系两目之下俱经络二十七。跷脉属目内眦，气不营则目不合经络二十八。足太阳有通项入于脑者，正属目本，名曰眼系；〇阴跷阳跷，阴阳相交，阳入阴，阴出阳，交于目锐眦，阳气盛则瞋目，阴气盛则瞑目俱针刺四十四。足太阳起目内眦经络二。足太阳之筋，支者为目上网；足阳明之筋，上合于太阳，为目下网；足少阳之筋，支者结于目眦，为外维俱经络四。足阳明还系目系经络三。足少阳起目锐眦，至锐眦后；手太阳至目锐眦，支者至目内眦；手少阳至目锐眦；手少阴系目系；足厥阴连目系俱经络二。手少阴合目内眦经络三。手阳明之别者，合于宗脉经脉五。足少阳系目系，合少阳于外眦经络三。肝气通于目，肝和则目能辨五色矣经络二十二。平旦阴尽，阳气出于目，目张则气上行于头，夜则气行于阴，而复合于目经络二十五。其精阳气上走于目而为睛脏象二十。心者五脏之专精也，目者其窍也疾病八十。目者宗脉之所聚也，上液之道也疾病七十九。诸脉者皆属于目经络二十一。五脏六腑，目为之候。五脏六腑之津液，尽上渗于目俱疾病五十八。五脏六腑之精气皆上注于目而为之精，精之窠为眼，骨之精为瞳子，筋之精为黑眼，血之精为络，其窠气之精为白眼，肌肉之精为约束；目者，五脏六腑之精也，营卫魂魄之所常营也，神气之所生也；目者心使也俱疾病八十一。

命门：太阳结于命门，命门者目也经络十二、三十。

鼻附天牝：鼻者，肺之官也脉色三十一。西方白色，入通于肺，开窍于鼻脏象四。肺主鼻，在窍为鼻脏象五。审平之纪，其主鼻运气十三。手阳明上夹鼻孔；足阳明起于鼻之交頞中，下循鼻外；手太阳支者抵鼻俱经络四。其宗气上出于鼻而为臭脏象二十。肺气通于鼻，肺和则鼻能知香臭矣经络二十二。

天牝：天牝从来复得其往论治二十。

耳：耳者肾之官也脉色三十一。南方赤色，入通于心，开窍于耳脏象四。肾主耳，在窍为耳脏象五。足太阳支者至耳上角；足阳明循颊车上耳前；足少阳下耳后，支耳中，出耳前；手太阳入耳中；手少阳系耳后，出耳上角，支入耳中，出耳前俱经络二。手阳明之别者入耳，合于宗脉经络五。足少阳之筋，出太阳之前，循耳后；足阳明之筋，其支结于耳前；手太阳之筋，结于耳后完骨，支者入耳中，直者出耳上俱经络四。手厥阴出耳后，合少阳完骨之下经络三。十二经脉三百六十五络，其别气走于耳而为听脏象二十。手足少阴、太阴、足阳明五络，皆会于耳中，上络左角针刺三十。足少阳之标在窗笼者，耳也经络十二。耳者宗脉之所聚也疾病七十九。肾气通于耳，肾和则能闻五音矣经络二十三。

枕骨：足太阳之筋，直者结于枕骨；足少阴之筋，结于枕骨，与足太阳之筋合俱经络四。

完骨：足太阳之筋，上结于完骨；手太阳之筋，结于耳后完骨俱经络四。手厥阴出耳后，合少阳完骨之下经络三。

䪼：手太阳斜络于䪼经络二。

頄：足太阳之筋，支者下结于頄；足阳明之筋合于頄；手阳明之筋，支者结于頄；足少阳之筋，结于頄俱经络四。跷脉入頄经络二十八。

𩓐：手太阳支者上𩓐；手少阳至𩓐；足少阳抵于𩓐俱经络二。足阳明上颏𩓐经络三。

颊：手阳明支者贯颊；手太阳支者，循颈上颊；手少阳下颊；足少阳下加颊车；足厥阴支者下颊里；足阳明循颊车俱经络二。足少阳在耳下曲颊之后经络十。手少阳之筋，其支者当曲颊经络四。

颐：任脉上颐；督脉上颐俱经络二十七。足阳明循颐后下廉经络二。足少阳之别出颐颔中经络三。

颔：足少阳之筋下走颔；手太阳之筋结于颔；手少阳筋上乘颔；手阳明之筋者下右颔俱经络四。

颜：足太阳之筋下颜经络四。

人中：手阳明交人中经络二。

承浆：足阳明下交承浆经络二。

喉口唇舌部

咽喉：任脉至咽喉；督脉入喉俱经络二十七。冲脉任脉会于咽喉脏象十七。足阳明循喉咙；手太阳循咽；足少阳循喉咙；足厥阴循喉咙之后，上入颃颡；手少阴支者上夹咽俱经络二。足少阳之别上夹咽；足阳明上循咽；足太阴合于阳明，上行结于咽；手少阴之正上走喉咙；手厥阴出循喉咙；手阳明上循喉咙；手太阳循喉咙俱经络三。足阳明夹咽之动脉经络十。上焦并咽以上经络二十三。

嗌：足太阴脉络嗌疾病十三。

会厌：厌小而疾薄，则发气疾，其开合利，厌大而厚，则开合难，其气出迟；足之少阴络于横骨，终于会厌俱针刺四十五。

口：中央黄色入通于脾，开窍于口脏象四。脾主口，在窍为口脏象五。备化之纪，其主口运气十三。手阳明夹口。足阳明上夹口俱经络二。足阳明出于口经络三。脾气通于口，脾和则口能知五谷矣经络二十二。冲任之脉络唇口脏象十七。

唇：脾之合肉也，其营唇也脏象八。脾胃大小肠三焦膀胱者，仓廪之本，其华在唇四白脏象二。督脉环唇经络二十七。足阳明环唇；足厥阴环唇内俱经络二。口唇者，脾之官也脉色三十一。唇舌者，肌肉之本也疾病九十五。

舌：舌者心之官也脉色三十一。中央黄色入通于脾，开窍于口，故病在舌本脏象四。足少阴之脉贯肾系舌本疾病六十二。心主舌，在窍为舌脏象五。升明之纪，其主舌运气十三。足太阴连舌本散舌下；足少阴夹舌本俱经络二。足太阴贯舌中；足少阴直者系舌本俱经络三。足少阴舌下经络九。足少阴之标，在背腧与舌下两脉经络十二。足之少阴上系于舌针刺四十五。手少阴之别系舌本经络五。手少阳之筋支者入系舌本；足太阳之筋，支者别入结于舌本俱经络四。上焦上至舌经络二十三。厥阴者肝脉也，肝者筋之合也。筋者聚于阴器，而脉络于舌本疾病九十五。其浊气出于胃，走唇舌而为味脏象二十。心气通于舌，心和则舌能知五味矣经络二十二。

齿牙： 手阳明入下齿中；足阳明下循鼻外，入上齿中俱经络二。手阳明之别遍齿经络五。手少阳之筋，支者上曲牙经络四。足阳明循牙车经络十三。足太阳有入颇遍齿者，名曰角孙，上齿龋取之针刺四十四。齿者，骨之所络也气味三。

颈肩部

项颈： 督脉之别上项经络五。督脉还出别下项经络二十七。足太阳下项；足少阴循颈；手太阳循颈；手少阳上项；足厥阴循喉咙之后，上入颃颡俱经络二。足太阳从膂上出于项；足少阴系舌本，复出于项俱经络三。足阳明之别，上头项经络五。中央之脉，督脉也经络十。足少阴之筋，夹膂上至项；手太阳之筋，其支者循颈，出走太阳之前；手阳明筋直者，从肩髃上颈俱经络四。冲脉上者出于颃颡针刺二十。肌肉之精为约束，裹撷筋骨血气之精，而与脉系后出于项中疾病八十一。

肩： 足太阳循肩髆内，下贯胛；足少阳至肩上；手太阳绕肩胛，交肩上；手阳明上肩，出髃骨之前廉；手少阳循臑外上肩俱经络二。手太阳之别，络肩髃；手阳明之别，上乘肩髃俱经络五。足太阳之筋，支者结于肩髃；手阳明之筋，结于髃，其支者绕肩胛；手太阴之筋，结肩前髃俱经络四。督脉之别，当肩胛左右走太阳经络五。督脉循肩髆经络二十七。

缺盆： 足阳明入缺盆；足少阳入缺盆；手太阳入缺

盆；手阳明出入缺盆；手少阳出入缺盆俱经络二。足太阳之筋，上出缺盆；足阳明之筋，至缺盆而结；足少阳之筋，结于缺盆俱经络四。手太阴上出缺盆经络三。五脏六腑，心为之主，缺盆为之道脏象二十九。

胸腹部

胸：足少阳下胸中；足少阴注胸中；手厥阴起胸中俱经络二。手少阳注散胸中；脾之大络布胸俱经络五。手心主之正，别下渊腋三寸，入胸中经络三。足太阴之筋，散于胸中；手太阴之筋，下结胸里；手少阴之筋，结下胸中；手厥阴之筋，入腋散胸中俱经络四。冲脉夹脐上行，至胸中而散经络二十七。跷脉上循胸里经络二十八。

膻中：手少阳布膻中经络二。足厥阴络于膻中经络三十。膻中者，心主之宫城也疾病五十六。

膈：手太阳下膈；手少阳下膈；手厥阴下膈，足少阳贯膈；足太阴上膈；足厥阴上贯膈；足阳明下膈；足少阴从肾，上贯肝膈俱经络二。

乳：足阳明下乳内廉经络二。手阳明之正，从手循膺乳经络三。足少阳之筋，系于膺乳；手少阴之筋，交太阴，夹乳里俱经络四。胃之大络，名曰虚里，出左乳下脉色十一。

鸠尾：任脉之别下鸠尾经络五。

腹：足阳明之正，入于腹里经络三。足阳明之筋上腹而布经络四。足太阴上入腹；足厥阴抵小腹俱经络二。任脉之别，散于腹经络五。任脉者循腹里经络二十七。小腹脐下三结交者，阳明太阴也针刺五十三。

脐：足阳明下夹脐经络二。足太阴之筋，结于脐；手少阴之筋，下系于脐俱经络四。冲脉者起于气街，并足少阴之经，夹脐上行，至胸中而散；督脉小腹直上者，贯脐中央俱经络二十七。

背部

背脊：西方白色，入通于肺，故病在背脏象四。足太阳夹脊；足少阴贯脊俱经络二。足阳明之筋，上循胁属脊；足太阴之筋，内者着于脊；足少阴之筋，循脊内；手阳明之筋，支者夹脊俱经络四。督脉贯脊经络二十七。背者胸中之府疾病九十。邪在小肠者，属于脊针刺四十七。

膂：足太阳入循膂经络二。足少阴之筋，夹膂上项经络四。督脉之别，夹膂贯膂经络五。

腰：足太阳抵腰中经络二。足少阴之别贯腰经络五。督脉夹脊抵腰中经络二十七。腰者肾之府疾病九十一。

胁肋部

腋：足少阳直者下腋；手太阴横出腋下；手少阴下出腋下；手厥阴上抵腋下俱经络二。手太阳之正，入腋走心；手少阴之正，别入渊腋两筋之间；手心主之正，别下渊腋三寸，入胸中；手太阴之正，别入渊腋少阴之前入走肺俱经络三。足太阳之筋，支者从腋后外廉入腋下；足少阳之筋，其直者上走腋前廉；手太阴之筋，入结于腋下俱经络四。脾之大络名大包，出渊腋下三寸经络五。上焦布胸中走腋经络十三。

胁：足少阳循胁里，直者过季胁；手厥阴出胁；足厥阴布胁肋俱经络二。足阳明之筋，上循胁；手太阴之筋，下抵季胁；手厥阴之筋，前后夹胁俱经络四。脾之大络布胁经络五。

肋：足太阴之筋，循腹里，结于肋经络四。

四肢部

四肢：四肢皆禀气于胃，而不得至经，必因于脾，乃得禀也疾病十三。四肢者，诸阳之本也疾病十二。

手大指：手太阴出手大指端经络二。

手食指：手太阴直出次指内廉，出其端；手阳明起大指次指端俱经络二。

手中指：手厥阴循中指出其端经络二。

手名指：手厥阴支者，循小指次指出其端；手少阳起手小指次指之端俱经络二。

手小指：手太阳起小指之端；手少阴循小指之内出其端俱经络二。

手掌：手太阴之别直入掌中经络五。手少阴抵掌后锐骨之端，入掌内后廉；手厥阴入掌中俱经络二。

手腕：手太阴从腕后；手太阳循手外侧上腕；手少阳循手表俱经络二。手太阳之筋结于腕；手少阳之筋结于腕；手阳明之筋结于腕俱经络四。手太阴之别，名列缺起腕上；

手少阴之别，名通里，去腕寸半，别而上行；手心主之别，名内关，去腕二寸，出两筋间；手太阳之别，名支正，上腕五寸，内注少阴；手阳明之别，名偏历，去腕三寸，入太阴；手少阳之别，名外关，去腕二寸，外绕臂俱经络五。

合谷：手阳明出合谷两骨间经络二。

寸口：手太阴之筋，循大指上行，结于鱼后，行寸口外侧经络四。

手踝：手太阳循手外侧，出踝中经络二。

肘：手太阳出肘内侧两筋之间；手阳明入肘外廉；手少阳上贯肘；手太阴行心主之前，下肘中；手少阴下肘内俱经络二。手太阳之筋，结于肘内锐骨之后，弹之应小指之上；手厥阴之筋，与太阴并行，结于肘内廉俱经络四。

臂：手太阳循臂骨下廉；手阳明循臂上廉；手少阳出臂外两骨之间；手太阴循臂内；手少阴循臂内后廉；手厥阴下臂行两筋之间俱经络二。手厥阴之筋，上臂阴，其支者结于臂经络四。

臑：手太阳上循臑外后廉；手阳明上臑外前廉；手少阳循臑外；手太阴下循臑内；手少阴下循臑内后廉；手厥阴循臑内，行太阴少阴之间俱经络二。

足：阳气起于足五趾之表，阴脉者集于足下，而聚于足心，阴气起于五趾之里，集下膝下而聚于膝上疾病三十四。

足大趾：足太阴起大趾之端，循内侧；足阳明支者，入大趾，出其端；足少阳支者，别跗上入大趾之间，出其端，还贯爪甲，出三毛；足厥阴起大趾丛毛之际俱经络二。手少阳三焦下腧，在于足大趾之前，少阳之后经络十六。冲脉入足大趾经络十三。

足中趾：足阳明入中趾内间，其支者入外间经络二。足阳明之筋，起于中三趾经络四。

足名趾：足少阳入小趾次趾之间经络二。足少阳之筋，起于小趾次趾经络四。

足小趾：足太阳循京骨，至小趾外侧；足少阴之脉，起于小趾之下，斜走足心俱经络二。足太阳之筋，起于足小趾经络四。

足心：足少阴斜走足心经络二。冲脉入足下经络十三。

足本节：足太阴之别，名公孙，去本节后一寸走阳明经络五。

足跗：足阳明下足跗；足少阳循足跗上；足厥阴循足跗上廉俱经络二。足阳明之筋，结于跗上经络四。冲脉别者，出跗属上下经络十三。

足跟：足太阳之筋，上循跟经络四。足少阴循内踝之后，别入跟中经络二。

踵：足太阳之筋，循足外踝，结于踵；足少阴并足太阴之筋，结于踵俱经络国。

内踝：足太阴上内踝前廉；足厥阴上踝八寸，交出太阴之后俱经络二。足太阴之筋，上结于内踝；足厥阴之筋，上结于内踝之前；足少阴之筋，并足太阴之筋，斜走内踝之下俱经络四。足少阴之别，名大钟，当踝后，绕跟走太阳；足厥阴之别，名蠡沟，去内踝五寸，走少阳俱经络五。冲脉并少阴之经，下入内踝之后经络十三。跷脉上内踝之上经络二十八。

外踝：足太阳出外踝之后；足少阳下出外踝之前俱经络二。足太阳之筋，上结于踝；足少阳之筋，上结外踝俱经络四。足太阳之别，名飞阳，去踝七寸，别走少阴；足少阳之别，名光明，去踝五寸，走厥阴；足阳明之别，名丰隆，去踝八寸，走太阴俱经络五。

足胫：足阳明循胫外廉；足太阴循胫骨后俱经络二。足厥阴之别循胫经络五。足少阳之筋，上循胫外廉经络四。冲脉循胫骨内廉，温足经经络十三。冲脉下者，伏行骭骨内针刺二十。

腨：足太阳下贯腨内；足少阴上腨内俱经络二。足太阳之筋，别者结于踝外经络四。三焦下腧上踝五寸，别入贯腨肠经络十六。

膝：足阳明下膝膑中；足太阴上膝膑内前廉；足少阳出膝外廉俱经络二。足太阳之筋，自外踝斜上结于膝；足阳明之筋，上结于膝外廉俱经络四。膝者，筋之府疾病九十一。

辅骨：足少阳下外辅骨之前经络二。足阳明之筋，其支者结于外辅骨合少阳；足太阴之筋，直者络于膝内辅骨。足少阴之筋，与太阳之筋合，而上结于内辅之下；足少阳之筋，支者别起外辅骨。足厥阴之筋上结内辅之下俱经络四。

腘中：足太阳从后廉下合腘中；足少阴出腘内廉；足厥阴上腘内廉俱经络二。足太阳之正别入于腘中经络三。足太阳之经结于腘经络四。三焦下腧出腘中外廉经络十六。冲脉邪入腘中经络十三。

上廉下廉：足阳明下三里三寸为巨虚上廉，复下上廉三寸为巨虚下廉。大肠属上，小肠属下，足阳明胃脉也经络十六。大肠合于巨虚上廉，小肠合于巨虚下廉针刺二十四。

伏兔：足阳明之筋，直者上循伏兔；足少阳之筋，前者结于伏兔之上俱经络四。

股：足少阴上股内后廉；足厥阴循股阴俱经络二。足太阴之筋，上循阴股；足少阴并太阴之筋，而上循阴股俱经络四。冲脉循阴股内廉经络十三。

髀：足太阳过髀枢循髀外；足少阳横入髀厌中，以下循髀阳俱经络二。足阳明之正上至髀；足太阴之正上至髀；足少阳之正绕髀俱经络三。足少阳之筋，其支者上走髀；足阳明之筋，结于髀枢，其直者上结于髀；足太阴之筋上结于髀枢，其直者上结于髀；足太阴之筋上结于髀俱经络四。

节：诸筋者，皆属节经络二十一。

溪：北方黑色，入通于肾，故病在溪脏象四。

四末：四末阴阳之会者，此气之大络也经络十三。阳受气于四末针刺二十八。

四街：四街者，气之径路也经络十三。

皮毛肌肉部

皮毛：西方生燥，在体为皮毛脏象五。肺者气之本，其华在毛，其充在皮脏象二。肺之合皮也，其营毛也脏象八。审平之纪，其养皮毛运气十三。肺合大肠，大肠者，皮其应；肾合三焦膀胱，三焦膀胱者，腠理毫毛其应俱脏象二十八。

发：肾者主蛰封藏之本，其华在发脏象二。肾之合骨也，其营发也脏象八。

肌：三焦膀胱者，仓廪之本，其华在唇四白，其充在肌脏象二。

肉：脾之合肉脏象八。中央在湿，在体为肉脏象五。备化之纪，其养肉造气十三。脾合胃，胃者肉其应脏象二十八。

筋骨血脉部

筋爪：东方生风，在体为筋脏象五。敷和之纪，其养筋运气十三。足厥阴络诸筋经络四。肝之合筋也，其营爪也脏象八。肝者疲极之本，其华在爪，其充在筋脏象二。肝合胆，胆者筋其应脏象二十八。筋者聚于阴器，而脉络于舌本疾病九十五。

骨：北方生寒，在体为骨脏象五。肾者主蛰封藏之本，其充在骨脏象二。肾之合骨也脏象八。静顺之纪，其养在骨髓运气十三。骨者，髓之府疾病类九十一。

血脉：心者生之本，其充在血脉脏象二。心之合脉也脏象八。南方生热，在体为脉脏象五。升明之纪，其养血运气十三。心合小肠，小肠者脉其应脏象二十八。

脏 腑 部

肺：审平从革，坚成之纪，其脏肺运气十三。手太阴属肺；手少阴上肺；足少阴直者入肺中；足厥阴上注肺俱经络二。诸气者皆属于肺经络二十一。肺者气之本脏象二。脾气散精上归于肺脏象十二。

大肠：手阳明属大肠；手太阴下络大肠俱经络二。足太阴之别者，入络肠胃经络五。

胃：足阳明属胃；足太阴络胃；手太阳抵胃；足厥阴夹胃；手太阴循胃口俱经络二。手太阴之筋，散贯贲经络四。大肠小肠皆属于胃经络十六。足太阴脉，贯胃属脾疾病十三。

脾：备化、卑监、敦阜之纪，其脏脾运气十三。足太阴属脾；足阳明络脾俱经络二。

心：升明、伏明、赫曦之纪，其脏心运气十三。手少阴起心中，出属心系；手太阳络心；足太阴支者注心中；足少阴支者络心俱经络二。足太阳循膂当心入散；足少阳贯心；足阳明上通于心俱经络三。手心主之别，络心系经络五。督脉上贯心经络二十七。足太阳背腧，注于心疾病六十六。诸血者皆属于心经络二十一。

小肠：手太阳属小肠；手少阴络小肠俱经络二。足太阴之别者，入络肠胃经络五。

膀胱：足太阳属膀胱；足少阴络膀胱俱经络二。三焦下腧，并太阳之正，入络膀胱，约下焦经络十六。三焦合入于委阳针刺二十四。

肾：静顺、涸流，流衍之纪，其脏肾运气十三。足少阴属肾；足太阳络肾俱经络二。足少阴之正，别走太阳而合，上至肾经络三。肾合三焦膀胱脏象二十八。冲脉者，十二经之海也，与少阴之大络起于肾下经络十三。冲脉下者，注少阴之大络针刺二十。胞络者，系于肾疾病六十二。

心包络：手厥阴属心包络；手少阳散络心包俱经络二。足少阴之别者，上走心包经络五。

三焦：手少阳属三焦；手厥阴络三焦俱经络二。三焦下腧，在于足大趾之前，少阳之后，出于腘中外廉，名曰委阳，是太阳络也，手少阳经也。三焦者，足少阳太阳之所将，太阳之别也经络十六。手太阴之脉，起中焦经络二。

胆：足少阳属胆；足厥阴络胆俱经络二。

肝：敷和、委和，发生之纪，其脏肝运气十三。足厥阴属肝；足少阳络肝；足少阴上贯肝膈俱经络二。足少阳散之上肝经络三。

前后阴部

二阴：北方黑色，入通于肾，开窍于二阴脏象四。静顺之纪，主二阴运气十三。

阴器：足厥阴过阴器经络二。足厥阴脉，循阴器而络于肝疾病三十九。足阳阴之筋，聚于阴器；足太阴之筋，直者聚于阴器；足少阴之筋，并太阴而上结于阴器；足厥阴之筋，结于阴器俱经络四。足厥阴之别者，循胫上睾，结于茎经络五。任脉者起于中极之下，以上毛际；督脉起于小腹以下骨中央，女子入系廷孔，其络循阴器，合篡间，绕篡后，其男子循茎，下至篡，与女子等俱经络二十七。跷脉循阴股入阴经络十八。前阴者，宗筋之所聚，太阴阳明之所合也疾病三十四。冲脉者，经脉之海也，主渗灌溪谷，与阳明合于宗筋，阴阳总宗筋之会，会于气街，而阳明为之长疾病七十一。

毛际：足厥阴入毛中；足少阳出气街，绕毛际俱经络二。足少阳之正，入毛际，合于厥阴经络三。

睾：足厥阴别者上睾经络五。邪在小肠者，连睾系针刺四十七。

臀：足太阳贯臀经络五。足太阳之筋，上结于臀经络四。督脉别绕臀经络二十七。

肛：足太阳之正，下尻五寸，别入于肛经络三。

尻：足少阳之筋，后者结于尻经络四。

类经图翼六卷经络四

手太阴肺经穴以下总歌治法全附

肺经穴歌

手太阴经十一穴，中府云门天府列。
夹白尺泽孔最存，列缺经渠太渊涉。
鱼际直出大指端，内侧少商如韭叶。

中府一名膺中腧：在云门下一寸，去任脉中行六寸，乳上三肋间，陷中动脉应手，抑而取之。肺之募也。募，结募也，为经气之所聚。他仿此。手足太阴之会。刺三分，留五呼，灸三壮、五壮。《埤雅》云："壮者，言以壮人为法也。"。

主治：肺急胸满，喘逆善噎，食不下，肺胆寒热，咳呕脓血，肺风面肿，汗出肩息背痛，涕浊喉痹，少气不得卧，飞尸遁注，瘿瘤。此穴主泻胸中之热，其多与大杼、缺盆、风府同。

《千金》云："身体烦热刺中府。"又云："上气咳逆短气，气满食不下，灸五十壮。"

《百症赋》云："同意舍，能治胸满哽噎。"

云门：在巨骨下，夹气户旁二寸，去中行六寸，陷中动脉应手，举臂取之。刺三分，灸五针。《甲乙经》云："刺太深令人逆息。"《千金》云："灸五十壮。"

主治：伤寒，四肢热不已，咳逆短气，上冲心胸，胁肋烦满彻痛，喉痹瘿气，臂不得举。此穴主泻四肢之热，其治与肩髃、委中、腰腧大同。

《千金》云："病瘿上气胸满，灸百壮。"

天府： 在臂臑内廉，腋下三寸，动脉陷中以鼻取之。刺四分，留三呼，禁灸，灸之令人气逆。

主治：暴痹内逆，肝邪相搏，猝中恶风邪气，血溢口鼻，飞尸鬼注，恶语悲泣，善忘喘息，不得安卧，痎疟寒热，目眩瘿气。

《千金翼》云："身重嗜卧不自觉，灸五十壮，刺三分补之。"又"病瘿恶气，灸五十壮。"

《百症赋》云："兼合谷，可追鼻中衄血。"

夹白： 在天府下，去肘上五寸动脉中。手太阴之别。刺四分，留三呼，灸五壮。

主治：心痛气短，干呕烦满。

尺泽： 在肘中约纹上，屈肘横纹，筋骨罅中动脉。手太阴所入为合，肺实泻之。刺三分，留三呼，灸三壮、五壮。甄权云："臂屈伸横纹筋骨罅中，不宜灸。"

主治：呕吐上气，喉痹鼓颔，心烦身痛不得汗，舌干咳唾脓血，心痛气短，肺积息贲，痎疟汗出，中风肩背痛，洒淅寒热，风痹肘挛，四肢肿痛不得举，胁痛腹胀，小便数尿色变，遗失无度，面白善嚏，悲愁不乐，及小儿慢惊风，可灸一壮。

《千金翼》云："邪病四肢重痛诸杂候，尺泽主之，一名鬼堂。”又，“治呕吐上气，灸三壮，五壮。”又，“治气短不语，灸百壮。”

《玉龙赋》云：“理筋急”。又云：“兼曲池，疗肘臂挛痛。”

《灵光赋》云：“吐血定喘，须补此穴。”

《席弘赋》云：“治五股肘痛，又须针清冷渊以收功。”

孔最：在腕上七寸陷中，手太阴之隙。刺三分，留三呼，灸五壮。

主治：热病汗不出，灸三壮即汗出，及咳逆肘臂痛，屈伸难，吐血失音，头痛咽痛。

列缺：在腕后侧上一寸五分，滑氏曰：“以手交叉，当食指末筋骨罅中是穴。”此手太阴之络，从腕后别走阳明，直出食指内廉出其端，凡人有反关脉者，寸关尺三部正脉不现，而现于列缺、阳溪，此经脉虚而络脉满。《千金翼》谓阳脉逆，反大于寸口三倍者是也。刺二分，留三呼，灸三壮，慎酒面生冷等物。

主治：偏风口眼歪斜，手肘痛无力，半身不遂，口噤不开，痎疟寒热，烦躁咳嗽，喉痹呕沫纵唇，健忘惊痫善笑，妄言妄见，面目四肢痈肿，小便热痛，实则肩背暴肿汗出，虚则肩背寒慄，少气不足以息，四肢厥逆，瘛疭尸厥，若患偏风灸至百壮，若患腕劳灸七七壮甚妙。

《千金》云：“男子阴中疼痛，尿血精出，灸五十壮。”

《玉龙赋》云：“兼太渊，治咳嗽风痰。”

《拦江赋》云：“头部痛须寻之，痰涎壅塞咽干宜此。”

《席弘赋》云：“气刺两乳求太渊，未应须泻此穴，偏正头疼求此，又须重泻太渊，无不应。”①

《通玄赋》云：“堪治咳嗽寒痰。”

《四总穴》云：“头项须寻列缺。”

《千金十一穴》云：“后溪并列缺，治胸项有痛。”

马丹阳《天星十二穴》云：“此穴善疗偏头患，遍身风痹麻。痰涎频上壅，口禁不开牙。若能明补泻，应手疾如拿。”

经渠：在寸口陷中。手太阴所行为经。刺三分，留三呼。禁灸，灸则伤人神明。

主治：痃疟寒热，胸背拘急膨胀，喉痹咳逆，上气数欠，伤寒病汗不出，心痛呕吐。

《百症赋》云：“兼大都，治热病汗不出。”

太渊：在手掌后陷中。手太阴所注为腧，即原也。脉会太渊，每日平旦寅时，脉从此始，故《一难》曰：“寸口者，脉之大会。”刺二分，留二呼，灸三壮。

主治：胸痹气逆，咳嗽呕哕，饮水肺胀，喘息不休，噫气咳血，心痛咽干，烦躁狂言，不得卧，目痛生翳赤筋，口㖞，缺盆痛，肩背痛引臂髆，尿色变遗失无度。

《神农经》曰：“治牙痛，手腕无力疼痛，可灸七壮。”

《玉龙赋》云：“兼列缺，治咳嗽风痰。”

《席弘赋》云：“治气刺两乳求太渊，未应之时针列缺。”又云：“偏正头痛寻列缺，重泻太渊无不应。”又云：

① 国中按：此处景岳所引《席弘赋》文字上有误，其赋云：“气刺两乳求太渊，未应之时泻列缺。列缺头痛及偏正，重泻太渊无不应。”当以此为准。又按：后文景岳所引《席弘赋》也有出入，当与书后针灸诸赋中之《席弘赋》参阅。

"五般肘痛寻尺泽，太渊针后却收功。"

鱼际：在手大指本节后，内侧陷中，又云散脉中白肉际。手太阴所流为荥。刺二分，留三呼，灸三壮。

主治：酒病，身热恶风寒，虚热舌上黄，头痛咳嗽，伤寒汗不出，痹走胸背痛不得息，目眩烦心。少气寒慄，喉咽干燥，呕血唾血，心痹悲恐，腹痛食不下，乳痈，肢满肘挛，尿出，及疟方欲寒，刺手足太阴阳明出血。

《席弘赋》云："此穴兼承山、昆仑、治转筋目眩。"

《百症赋》云："兼液门，能治喉痛。"

一传此穴兼经渠、通里，可治汗不出者，便得淋漓，更兼三间、三里，便得汗至遍身。

一传齿痛不能食饮，左患灸左，右患灸右，男三女四。

少商：在手大指内侧端，去爪甲角如韭叶，白肉际宛宛中。手太阴所出为井。刺一分，留三呼五吸，宜用三棱针刺，微出血，泻诸脏之热，不宜灸。《甲乙经》云："灸一壮。"一云三壮，忌生冷。

主治：项肿喉痹，烦心呕哕，心下满，汗出咳逆，痎疟振寒，腹胀肠满，雀目不明，唇干唾沫引饮，食不下，寒慄鼓颔，手挛指痛，小儿乳蛾。唐刺史成君绰忽项肿如升，喉闭水粒不下，甄权以三棱针刺之，微出血，立愈。

《乾坤生意》云："此为十井穴，凡初中风猝暴昏沉，痰涎壅盛，不省人事，牙关紧闭，药水不下，急以三棱针刺此穴，及少冲、中冲、关冲、少泽、商阳，使血气流行，乃起死回生急救之妙穴。"

《太乙歌》云："男子痃癖取少商。"

《百症赋》云："兼曲泽治血虚口干。"

《天星秘诀》云："专治指痛挛急。"

手阳明大肠经穴

大肠经穴歌

手阳明穴起商阳，二间三间合谷藏。
阳溪偏历历温流，下廉上廉三里长。
曲池肘髎迎五里，臂臑肩髃巨骨起。
天鼎扶突接禾髎，终以迎香二十止。

商阳一名绝阳：在食指内侧，去爪甲如韭叶。手阳明所出为井。刺一分，留一呼，灸三壮。

主治：胸中气满喘咳，热病汗不出，耳鸣耳聋，寒热痎疟，口干颐肿，齿痛目盲，恶寒，肩背肢臂肿痛相引缺盆中痛，灸三壮，左取右，右取左，如食顷立已。

《百症赋》云："兼太溪，治寒疟有验。"

《乾坤生意》云："此为十井穴，凡初中风跌倒，猝暴昏沉，痰盛不省人事，牙关紧闭，药水不下，急以三棱针刺此穴，及少商、中冲、少冲，使血气流通，乃急救回生之妙穴。"

二间一名间谷：在食指本节前内侧陷中。手阳明所溜为荥。刺三分，留六呼，灸三壮。

主治：颔肿喉痹，肩背臑痛，鼽衄齿痛，目黄口干，口眼歪斜，饮食不通，振寒伤寒水结。

《玉龙赋》云："治牙痛妙。"

《席弘赋》云"兼阳溪，治牙痛腰痛咽痹。"

《百证赋》云："兼阴隙，能疏通寒慄恶寒"

《通玄赋》云："治目昏不见。"

《天星秘诀》云："兼三里，治牙痛、头痛、喉痹"。

三间一名少谷：在食指本节后，内侧陷中。手阳明所注为腧。刺三分，留三呼，灸二壮。

主治：鼽衄热病，喉痹咽中如梗，下齿龋痛，嗜卧，胸腹满，肠鸣洞泄，寒热疟，唇焦口干，气喘目眦痛，善惊，寒热结水多唾。

《席弘赋》云："兼肾腧，善除背痛风劳。"

《百症赋》云："兼攒竹，治目中之漠漠"

《捷经》云："治身热气喘，口干目急。"

合谷一名虎口：在手大指次指岐骨间陷中。手阳明所过为原。刺三分，留六呼，灸三壮。

主治：伤寒大渴，脉浮在表，发热恶寒，头痛脊强，风疹，寒热痎疟，热病汗不出，偏正头痛，面肿目翳，唇吻不收，喑不能言，口噤不开，腰脊引痛痿躄小儿乳蛾。一云能下死胎，妇人妊娠补合谷即堕胎，《千金》云："产后脉绝不还，刺合谷入三分急补之。"

《神农经》"治鼻衄目痛不明，牙痛喉痹疥疮，可灸三壮至七壮。"

《拦江赋》云："伤寒无汗，泻合谷补复溜，若汗多不止，便补合谷，泻复溜，神效。"

《席弘赋》云：“兼太冲，治手连肩脊痛难忍。”“又兼曲池，治两手不如意。”又云：“晴明治眼若未效，合谷光明不可缺。”又云：“冷嗽先宜补合谷，又须针泻三阴交。”

《百症赋》云：“兼天府，治鼻衄。”

《天星秘诀》云：“兼三阴交，治脾病血气。”又云：“兼内庭，治寒疟面肿及肠鸣。”

《四总穴》云：“面口合谷收。”

《千金十一穴》云：“曲池兼合谷，可彻头痛。”

马丹阳《天星十二穴》云：“疗头痛并面肿，疟病热还寒，体热身汗出，目暗视茫然，齿龋鼻衄血，口噤不开言，针入五分深，能令病自安。”

阳溪一名中魁；在手腕中上侧，两筋间陷中。手阳明所行为经。刺三分，留七呼，灸三壮。

主治：狂言喜笑见鬼，热病烦心，掌中热汗不出，目赤烂翳，厥逆头痛，胸痛不得息，寒热痎疟呕沫，喉痹耳鸣齿痛，惊掣肘臂不举，痂疥。

《席弘赋》云：“兼二间，治牙痛腰痛喉痹”

《百症赋》云：“兼解溪，治惊悸怔忡。”又云：“兼肩髃，能消瘾风之热极。”

偏历：在手腕后三寸。手阳明络，别走太阴。刺三分，留七呼，灸三壮。

主治：痎疟寒热，癫疾多言，目视䀮䀮，耳鸣喉痹。口歪咽干，鼻衄齿痛，汗不出。

《标幽赋》云：“刺偏历，利小便，治大人水蛊。”

温流一名逆注，一名蛇头：在手腕后，小士五寸，大士六寸大士小士，谓大人小儿也《明堂》云：“腕后五寸六寸间。”手阳明隙。刺三分，灸三壮。

主治：伤寒哕逆，噫隔气闭，寒热头痛，喜笑狂言见鬼，吐沫，口舌肿痛，喉痹面虚肿，肠鸣腹痛，四肢肿痛，肩不得举。

《百症赋》云：“兼期门，治伤寒项强。”

下廉：在曲池下四寸，辅骨下，去上廉一寸，辅兑肉其分外斜。刺五分，留五呼，灸三壮。

主治：劳瘵狂言，头风痹痛，飧泄，小腹满，小便血，小肠气面无颜色，痃癖腹痛不可忍，食不化，气喘涎出，乳痈。此穴主泻胃中之热，与气冲、三里、巨虚上廉治同。

上廉：在三里下一寸，曲池下三寸，其分独抵阳明之会外斜。刺五分，灸五壮。

主治：脑风头痛，胸痛喘息，半身不遂，肠鸣小便涩，大肠气滞，手足不仁。此穴主泻胃中之热，与气冲、三里、巨虚下廉治同。

三里一名手三里：在曲池下二寸，兑肉之端，按之肉起。刺三分，灸三壮。

主治：中风口僻，手足不随，五劳虚乏羸瘦，霍乱遗失，失音，齿痛颊肿，瘰疬，手痹不仁。

《席弘赋》云：“此穴治腰背痛，连脐不休，下针麻重须泻，得气不用留。”又云：“手足上下针三里，食癖气块凭此取。”

《百症赋》云："兼少海，治手臂麻顽。"

《通玄赋》云："专治肩背痛。"

曲池：在肘外辅骨，屈肘曲骨之中，以手拱胸取之。手阳明所入为合。刺七分，留七呼，灸三壮，一云百壮。

主治：伤寒振寒，余热不尽，胸中烦满热渴，目眩耳痛，瘰疬喉痹不能言，瘈疭癫疾，绕踝风，手臂红肿，肘中痛，偏风半身不遂，风邪泣出，臂膊痛，筋缓无力，屈伸不便，皮肤干燥痂疥，妇人经脉不通。

《神农经》云："治手肘臂膊痛细无力，半身不遂，发热，胸前烦满，可灸四壮。"

《玉龙赋》云："兼人中，可治痿仆；兼尺泽，治肘痛。"

《标幽赋》云："兼肩井，甄权刺臂痛而复射"

《百症赋》云：远达阳陵，治半身不遂。"又云："兼少冲，治发热验。"

《席弘赋》云："兼合谷，治两手不如意。"

《千金》云："治瘿恶气诸瘾疹，灸随年壮。"又"十三鬼穴，此名鬼臣，若遇百邪癫狂，当于第十二次，下火针。"

《千金十一穴》云："此与合谷可彻头痛。"

秦承祖《明堂》云："主大人小儿遍身风疹痂疥。"

马丹阳《天星十二穴》云："善治肘中痛，偏风手不收，挽弓开不得，臂痪莫梳头，喉痹促欲死，发热更无休，遍身风癣癞，针着即时瘳。"

肘髎：在肘大骨外廉陷中，与天井相并，相去一寸四分。刺三分，灸三壮。

主治：肘节风痹，臂痛不举，麻木不仁嗜卧。

五里：在肘上三寸，行向里大脉中央，一云天府下五寸。禁刺，灸三壮，一曰十壮。《玉版篇》曰："迎之五里，中道而止，五至而已，五往而藏之，气尽矣。"《小针解》曰："夺阴者死，言取尺之五里五往者也。"皆谓此穴。

主治：风劳惊恐，吐血咳嗽，嗜卧，肘臂疼痛难动，胀满气逆，寒热瘰疬，目视𥆧𥆧，痃疟。

《百症赋》云："兼臂臑，能愈瘰疬。"

臂臑：在肘上七寸，䐃肉端，肩髃下一寸，两筋两骨罅宛宛陷中，平手取之。手阳明络也，络手少阳之臑会，一曰手足太阳阳维之会。刺三分，灸三壮，《明堂》禁刺，灸七壮，一曰灸至百壮。

主治：臂痛无力，寒热瘰疬，颈项拘急。

《千金》云："治瘿气，灸随年壮。"

《百症赋》云："兼五里，能愈瘰疬。"

肩髃一名中肩井，一名偏肩：在膊骨头肩端上，两骨罅陷中，举臂取之有空。手太阳、阳明、阳跷之会。一曰足少阳、阳跷之会。刺六分，留六呼，灸三壮，至七七壮，以瘥为度。

主治：中风偏风半身不遂，肩臂筋骨痠痛不能上头，伤寒作热不已，劳气泄精憔悴，四肢热，诸瘿气瘰疬。昔有病风痹，臂痛无力，不能挽弓，甄权于此进针即可射。此穴若灸偏风不遂，自七壮至七七壮止，不可过多，恐致臂细。若风病筋骨无力，久不瘥当多灸不畏细也。然灸不如刺，忌酒肉五辛浆水。此穴主泻四肢之热，与云门、委中、腰腧治同。

《千金》云："灸瘿气左右相当，男左十八，右十七壮。女右十八，左十七壮。再三以瘥止。"

《玉龙赋》云："可疗风湿抟于两肩。"

《天星秘诀》云："手臂挛痛，取肩髃。"

《百症赋》云："兼阳溪，能消瘾风之热极。"

巨骨：在肩尖上行，两叉骨间陷中。手阳明、阳跷之会。刺一寸五分，灸三壮五壮，一曰禁刺。

主治：惊痫吐血，胸中有瘀血，臂痛不得屈伸。

天鼎：在颈中缺盆上，直扶突后一寸。《甲乙经》曰："直扶突、气舍后一寸五分。"《气府论》曰："在扶突后半寸。"刺三分，灸三壮。

主治：喉痹嗌肿，不得食，暴喑气哽。

《百症赋》云："兼间使治失音。"

扶突一名水穴：在颈，当曲颊下一寸。《甲乙经》曰："在人迎后一寸五分，仰而取之。"一云气舍后一寸五分。由此上贯颊，入下齿中。刺四分，灸三壮。《甲乙经》曰："刺三分。"

主治：咳嗽多唾，上气喘息，喉中如水鸡，暴喑气破项瘿。

禾髎一名长频：直鼻孔下，夹水沟旁五分。刺三分，灸三壮。

主治：尸厥口不可开，鼻疮息肉，鼻塞鼽衄。

《灵光赋》云："刺两鼻鼽衄。"

迎香一名冲阳：在禾髎上一寸，鼻孔旁五分。手足阳明之会。刺三分禁灸。

主治：鼻塞不闻香臭，瘜肉多涕有疮鼽衄，喘息不利，偏风歪斜，浮肿风动面痒，状如虫行。

《玉龙赋》云："能消眼热之红。""又攻鼻窒为最。"

《席弘赋》云："耳聋气痞针听会，更泻此穴。"

足阳明胃经穴

胃经穴歌

四十五穴足阳明，承泣四白巨髎经。
地仓大迎登颊车，下关头维对人迎。
水突气舍连缺盆，气户库房屋翳屯。
膺窗乳中下乳根，不容承满出梁门。
关门太乙滑肉起，天枢外陵大巨里。
水道归来达气冲，髀关伏兔走阴市。
梁丘犊鼻足三里，上巨虚连条口底。
下巨虚下有丰隆，解溪冲阳陷谷同。
内庭厉兑阳明穴，大趾次趾之端终。

承泣一名面髎，一名鼷穴：在目下七分，上直瞳子陷中。阳跷、任脉、足阳明三脉之会。刺三分，禁灸，一曰禁不宜针。

主治：冷泪出，瞳子痒，远视䀮䀮，昏夜无见，口眼歪斜。

四白：在目下一寸，直瞳子，向颀骨颧空正视取之。刺三分，禁灸。《甲乙经》曰："灸七壮。"一曰下针宜慎，若深即令人目乌色。

主治：头痛目眩，目赤生翳，瞤动流泪，眼弦痒，口眼歪僻不能言。

巨髎：夹鼻孔旁八分，直瞳子。阳跷足阳明之会。由此入上齿中，复出循地仓。刺三分灸七壮。

主治：瘛疭，唇颊肿痛，口歪目瞕，青盲无见，远视䀮䀮，面风鼻顑肿，脚气膝经肿痛。

《百症赋》云："兼肾腧，治胸膈停留瘀血。"

地仓一名会维：夹口吻旁四分，外如，近下微有动脉，若久患风，其脉亦有不动者。手足阳明、任脉、阳跷之会。刺三分，留五呼，灸七壮，或二七壮，重者七七壮。病左治右，病右治左。艾炷宜小如粗钗脚，若过大口反歪，却灸承浆即愈。

主治：偏风口眼歪斜，牙关不开，齿痛颊肿，目不得闭，失音不语，饮食不收，水浆漏落，眼瞤动，远视䀮䀮，昏夜无见。

《灵光赋》云："地仓能止口流涎。"

《玉龙赋》云："兼颊车，疗口歪"

大迎一名髓孔：在典颔领，腮下也前一寸三分，骨陷中动脉。本经自大迎循颊车，上耳前下关头维，其支者从大迎前下人迎。《寒热病篇》曰："臂阳明有八鸠遍齿者，名曰大迎，则此为手足阳明之会。"刺三分，留七呼，灸三壮。

主治：风痉口喑，口噤不开，唇吻瞤动，颊肿牙痛，舌强不能言，目痛不得闭，口歪数欠，风壅面肿，寒热瘰疬。

《百症赋》云："兼颧髎治目眩。"

颊车一名机关，一名曲牙：在耳下曲颊端，近前陷中，侧卧开口取之。刺三分，灸三壮，一曰灸七壮，至七七壮，炷如小麦。

主治：中风牙关不开，失音不语，口眼歪斜，颊肿牙痛，不可嚼物，颈强不得回顾。凡口眼歪斜者，歪则左泻右补，斜则左补右泻。

《灵光赋》云："针齿痛。"

《玉龙赋》云："兼地仓，疗口歪。"

下关：在客主人下，耳前动脉下廉，合口有空，开口则闭，侧卧闭口取之。足阳明少阳之会。刺三分，留七呼，灸三壮。《本腧篇》曰刺之则"欠不能呿"者此也。耳中有干擿，禁不可灸，一曰不可久留针，擿一作糙，音摘。

主治：偏风口眼歪斜，耳鸣耳聋，痛痒出脓，失欠牙关脱臼。

头维：在额角入发际，夹本神旁一寸五分，神庭旁四寸五分。足少阳阳明之会。刺三分，没皮向下，禁灸。

主治：头风疼痛如破，目痛如脱，泪出不明。

《玉龙赋》云："兼攒竹，能治目痛头痛。"

《百症赋》云："兼临泣，可治泪出。"

人迎一名天五会：在颈下夹结旁一寸五分，大动脉应手，仰而取之。足阳明少阳之会。《甲乙经》曰："夹结喉，以候五脏气。"禁灸。《气府论》注曰："刺可入四分，过深杀人。"

主治：吐逆霍乱，胸满喘呼不得息，项气闷肿，食不下，针入四分。

《天星秘诀》云："耳鸣腰痛先此，后耳门及三里。"

水突一名水门：在颈大筋前，直人迎下，夹气舍上，内贴气喉。刺三分，灸三壮。

主治：咳逆上气，咽喉痛肿，短气喘息不得卧。

气舍：在颈大筋前？直人迎下，夹天突边陷中，贴骨尖上有缺。刺三分，灸五壮。

主治：咳逆上气，肩肿项强不能回顾，喉痹哽咽，食饮不下，瘿瘤。

缺盆一名天盖：在肩上横骨陷者中。为五脏六腑之道。刺三分，留七乎，灸三壮，刺太深令人逆息。孕妇禁针。

主治：喘急息贲，咳嗽，胸满水肿，瘰疬寒热，缺盆中肿外溃，伤寒胸中热不已，喉痹汗出。一曰主泻胸中之热，治与大杼、中府、风府同。

气户：在巨骨下，夹腧府两旁各二寸，去中行四寸陷中，仰而取之。刺三分，灸三壮五壮。

主治：咳逆上气，胸背痛，支满喘急不得息，不知味。

《席弘赋》云："此穴攻噎，若不愈，兼灸气海。"

《百症赋》云："兼华盖穴，除胁肋痛有验。"

库房：在气户下一寸六分，去中行四寸陷中，仰而取之。刺三分，灸三壮、五壮。

主治：胸胁满，咳逆上气，呼吸不利，唾脓血浊沫。

屋翳：在库房下一寸六分，去中行四寸陷中，仰而取之。刺三分，灸五壮。

主治：咳逆上气，唾脓血浊痰，身肿，皮肤痛不可近衣淫泺，瘛疭不仁。

《百症赋》云："兼至阴穴，治遍峰风痒之疼多。"

膺窗：在屋翳下一寸六分，巨骨下四寸八分，去中行四寸陷中，仰而取之。刺四分，灸五壮。

主治：胸满短气不得卧，肠鸣注泄，乳痈寒热。

乳中：当乳之中。微刺禁灸。《甲乙经》曰："禁不可刺。"《气府论》注曰："刺灸之生蚀疮，疮中有清汁脓血者可治，疮中有瘜肉若蚀疮者死。"一传胎衣不下，以乳头向下尽处，俱灸之即下。

乳根：在乳中下一寸六分，去中行四寸陷中，仰而取之。刺三分，灸三壮、五壮。

主治：胸下满痛，臂痛乳痛，凄凄寒热，霍乱转筋四厥。

《神农经》云："治胸下满痛，上气喘急，可灸七壮。"

《玉龙赋》云："兼腧府，治气嗽痰哮。"

《捷经》云："治忧噎。"

华佗《明堂》云："主膈气不下，食噎病。"

《千金》云："治反胃吐食上气，灸两乳下各一寸，以瘥为度。"

《居家必用》云："灸咳逆，凡久病得咳逆，最为恶候，其法于乳下一指许，正与乳相间陷中，女人即屈乳头度之，乳头齐处是穴，艾炷如小豆许，灸三壮。男左女右，火到肌即瘥，不瘥则不可治。"

不容：在第四肋端，幽门旁一寸五分，去中行二寸，对巨阙。《甲乙经》曰："去任脉二寸，至两肋端，相去四寸。"按：《甲乙经》曰："腹自不容以下至气冲二十四穴，夹幽门两旁各一寸五分，诸书皆同。及考幽门则只去中行五分，是不容以下诸穴，当去中行二寸，而诸云三寸者非，今悉改为二寸。刺五分，灸五壮。

主治：腹满痃癖，胸背肩胁引痛，心痛唾血，喘嗽呕吐痰癖，腹虚鸣不嗜食，疝瘕。

承满：在不容下一寸，去中行二寸，对上脘。刺三分，灸五壮。《甲乙经》云："刺八分。"

主治：腹胀肠鸣，胁下坚痛，上气喘急，食饮不下，肩息隔气唾血。

《千金》云："夹巨阙相去五寸名承满，主肠中雷鸣，相逐痢下，灸五十壮。"

梁门：在承满下一寸，去中行二寸，对中脘。刺三分，灸五壮。《甲乙经》作"刺八分。"孕妇禁灸。

主治：胸胁积气，饮食不思，气块疼痛，大肠滑泄，完谷不化，可灸七壮，至二十一壮。

关门：在梁门下一寸，去中行二寸，对建里。刺八分，灸五壮，一云五分三壮。

主治：积气胀满，肠鸣切痛，泄痢不食，走气夹脐急痛，痎疟振寒，遗尿。

太乙：在关门下一寸，去中行二寸，对下脘刺八分，灸五壮，一云五分三壮。

主治：心烦癫狂吐舌。

滑肉门：在太乙下一寸，天枢上一寸，去中行二寸，对水分。刺八分，灸五壮，一云五分三壮。

主治：癫狂呕逆吐血，重舌舌强。

天枢一名长溪，一名谷门：夹脐旁二寸，去肓腧一寸五分陷中。大肠募也。刺五分，留七呼，灸五壮。《拔萃》云"百壮。"《千金》云："魂魄之舍不可针，孕妇不可灸"

主治：奔豚泄泻，赤白痢水痢不止，食不化，水肿腹胀肠鸣，上气冲胸，不能久立，久积冷气绕膝切痛，时上冲心，烦满呕吐霍乱，寒疟，不嗜食，身黄瘦，女人症瘕血结成块，漏下月水不调，淋浊带下。

《千金》云："久冷及妇人症癖，小便不通，肠鸣泻痢，绕脐绞痛，灸百壮三报之。"又云："吐血腹痛雷鸣，灸百壮。"又云："狂言恍惚，灸百壮。"又云："霍乱先下痢，灸二七壮，不瘥更二七壮，男左女右。"

《标幽赋》云："治虚损。"

《百症赋》云："兼水泉，治月潮违限。"

一传治夹膝疼痛，腹中气块，久泻不止，虚损劳弱，可灸二十一壮。

外陵：在天枢下一寸，去中行二寸，对阴交。刺三分，灸五壮。《甲乙经》作"刺八分。"

主治：腹痛心下如悬，下引脐痛。

大巨一名腋门：在天枢下二寸，去中行二寸，对石门。刺五分，灸五壮。《甲乙经》刺八分。

主治：小腹胀满，烦渴，小便难，㿉疝，四肢不收，惊悸不眠。

水道：在大巨下三寸，去中行二寸。刺一寸五分，灸五壮。一曰刺八分半。

主治：肩背强急瘈痛，三焦膀胱肾气热结，大小便不利，疝气偏坠，妇人小腹胀痛引阴中，月经至则腰腹胀痛，胞中瘕，子门寒。

《千金》云："主三焦膀胱肾中热气，灸随年壮。"

《百症赋》云："兼筋缩，专治脊强。"

归来一名溪穴：在水道下二寸，去中行二寸。刺八分，灸五壮，一曰刺二分半。

主治：奔豚九疝，阴丸上缩，入腹引痛，妇人血藏积冷。

气冲一名气街：在归来下，鼠溪上一寸，动脉应手宛宛中，去中行二寸，《骨孔论》王氏注曰："在毛际两旁，鼠溪上一寸脉动处也。"《刺禁论》王氏注曰："气街之中，胆胃脉也，胆之脉循胁里，出气街，绕毛际；胃之脉夹脐入气街中。"冲脉所起。刺三分，留七呼，灸七壮。《甲乙经》曰："灸之不幸，使人不得息。"一云禁不可针，艾炷如大麦。

主治：逆气上攻，心腹胀满不得正卧，奔豚癞疝淫泺，大肠中热，身热腹痛，阴肿茎痛，妇人月水不利，小腹痛无子。妊娠子上冲心，产难胞衣不下。一云此穴主泻胃中之热，与三里，巨虚、上下廉同。

《千金》云："治石水，灸然谷，气冲、四满、章门。"

《百症赋》云："兼冲门，治带下产崩。"

东垣曰："主血多诸症，以三棱针刺此穴，出血立愈。"

髀关：在膝上，伏兔后交纹中。一云在膝上一尺二寸。刺六分，灸三壮。一云刺三分，禁灸。

主治：腰痛膝寒，足麻木不仁，黄疸、痿痹、股内筋络急，小腹引喉痛。

伏兔：在膝上六寸，起肉间，正跪坐而取之。一云在膝盖上七寸，左右各三指按捺，上有肉起如兔状，因以此名。刺五分，禁灸。《千金》云："狂邪鬼语灸百壮，亦可五十壮。"

主治：脚气膝冷不得湿，风痹，妇人八部诸疾。

阴市一名阴鼎：在膝上三寸，伏兔下陷中，拜而取之。一云在膝内辅骨后，大筋下，小筋上，屈膝得之。刺三分，留七呼，禁灸。《刺腰痛论》注曰："伏兔下陷者中，灸三壮"，即此。

主治：腰膝寒如注水，痿痹不仁，不得屈伸，寒疝小腹痛满，少气。

《千金》云："水肿大腹，灸随年壮。"

《玉龙赋》云："兼风市，能驱腿足之乏力。"

《通玄赋》云："膝胻痛阴市能医。"

《灵光赋》去："专治两足拘挛。"

《席弘赋》云："心痛手颤少海间，若要除根觅阴市。"

梁丘：在膝上二寸两筋间。足阳明隙。刺三分，灸三壮。

主治：脚膝痛，冷痹不仁，不可屈伸，足寒，大惊，乳肿痛。

《神农经》云："治膝痛屈伸不得，可灸三壮、七壮。"

犊鼻：在膝髌下，胻骨上，骨解大筋陷中，形如牛鼻，故名。一曰在膝头下，近外窟解中。刺六分，灸三壮，一曰刺三分。《刺禁论》曰："刺膝髌，出液为跛。"故刺此者不可轻也。

主治：膝痛不仁，难跪起脚气。若膝髌痈肿，溃者不可治，不溃者可疗。若犊鼻坚硬，勿便攻之，先用洗熨而后微刺之愈。

《灵光赋》云："善治风邪湿。"

三里即下陵，出《本腧篇》：在膝眼下三寸，胻骨外廉，大筋内宛宛中，坐而竖膝低跗取之，极重按之，则跗上动脉止矣。足阳明所入为合。刺五分，留七呼，灸三壮。《千金》云："灸二百壮至五百壮。"一云小儿忌灸三里，三十外方可灸，不尔反生疾。秋月不宜出血，恐土虚也。

主治：胃中寒，心腹胀痛，逆气上攻，脏气虚惫，胃气不足，恶闻食臭，腹痛肠鸣，食不化，大便不通，腰痛膝弱不得俯仰，小肠气。此穴主泻胃中之热，与气冲、巨虚上下廉同。

秦承祖曰："诸病皆治，食气水气，蛊毒痃癖，四肢肿满，膝胻痠痛，目不明。"

华佗云："疗五劳七伤，羸瘦虚乏，瘀血乳痈。"

《外台明堂》云："人年三十以外，若不灸三里，令气上冲目，使眼无光，盖以三里能下气也。"

一传心痛者灸此穴，及承山立愈，以其中有瘀血，故泻此则愈。

《千金》云："三里内庭，治肚腹病妙。"又"身重肿，坐不欲起，风劳脚痛，灸五十壮，刺五分补之。"又"邪病大呼骂走，三里主之，名鬼邪。"

《神农经》云："治心腹胀痛，胃气不足，饮食不化，痃癖气块吐血，腹内诸疾，五劳七伤，灸七壮。"

《太乙歌》云："兼束骨，刺治项强肿痛，体重腰瘫。"

《玉龙赋》云："兼绝骨、三阴交，能治连延脚气。"又"治心悸虚烦。"又"兼水分、阴交，蛊胀宜刺。"又"合太冲中封，治行步艰楚。"

《百症赋》云："兼阴交，治中邪霍乱。"

《灵光赋》云："治气上壅。"又"兼阳陵、阴陵、申脉、照海，治脚气及在腰之疾。"

《席弘赋》云："治手足上下疾，亦治食癖气块。"又云："虚喘宜寻三里中。"又"胃中有积刺璇玑，此穴功亦多。"又"气海专治五淋，又须针三里。"又"治耳内蝉鸣，腰欲折，须兼五会补泻之始妙。"又云："若针肩井须三里，不刺之，时气未调。"又"治腰连膝痛。"又"治脚肿脚痛，须兼悬钟，阳陵、阴陵、三阴交、太冲、行气，并治指头麻木。"又"腕骨腿痛，泻此穴。"又"兼风府，针度浅深，更寻三里，治膀胱气未散。"

《通玄赋》云："能却五劳之羸瘦。"又云："治冷痹。"

《捷法》云："治食不充肌。"

《天星秘诀》云："耳鸣腰痛先五会，后耳门、三里。"又云："胃停宿食，后寻三里起璇玑。"又云："兼二间，治牙痛头痛并喉痹。"又云："兼期门，治伤寒过经不出汗。"

《四总穴》云："肚腹三里留。"

马丹阳《天星十二穴》云："能除心胁痛，腹胀胃中寒。肠鸣并泄泻，眼肿膝胫痠。伤寒羸瘦损，气蛊及诸般。年过三旬后，针灸眼光全。"《增治法》云："治五劳七伤，腰痛不举，喉痹，胁间暴痛不得息，咳喇多痰，足痿足热，腹中瘀血水肿，阴气不足，热病汗不出，喜呕口干，身反折，口噤鼓颔，胃气不足，闻食即吐，泄痢水谷不化，消渴，遗尿，失气，阳厥恶寒，头眩，小便不利，悉宜针灸。”

上巨虚一名巨虚上廉：在三里下三寸，两筋骨陷中，举足取之。《海论》曰：“冲脉者，其腧下出于巨虚之上下廉。”巨虚上下廉，足阳明与大肠合。上廉属大肠，下廉属小肠，出《本腧篇》及《邪气脏腑病形篇》。刺三分，灸三壮。《甲乙经》作刺八分，《千金》云：“灸以年为壮数。”

主治：脏气不足，偏风脚气，腰腿手足不仁，足胫痠，骨髓冷痛，不能久立，夹脐腹痛，肠中切痛，飧泄食不化，喘息不能行，腹胁支满狂走。

此穴主泻胃中之热，与气冲、三里、下巨虚治同。

条口：在三里下五寸，下廉上一寸，举足取之。刺五分，灸三壮。《甲乙经》云：“刺八分。”

主治：足膝麻木，寒痠肿痛，趺肿转筋，湿痹，足下热，足缓不收，不能久立。

《天星秘诀》云：“兼冲阳、绝骨，治足缓难行。”

下巨虚一名巨虚下廉：在上廉下三寸，两筋骨陷中，蹲地举足取之。巨虚下廉，足阳明与小肠合，又为冲脉下输。刺三分，灸三壮。一曰刺八分。

主治：胃中热，毛焦肉脱，汗不得出，少气不嗜食，暴惊狂言，喉痹，面无颜色，胸胁痛，飧泄脓血，小肠气，偏风腿痿，足不履地，热风风湿冷痹，胻肿足跗不收，女子乳痈。此穴主泻胃中之热，与气冲、三里、上巨虚同。

丰隆：在外踝上八寸，下廉胻骨外廉陷中。足阳明络，别走太阴。刺三分，灸三壮。

主治：头痛面肿，喉痹不能言，风逆癫狂，见鬼好笑，厥逆胸痛如刺，大小便难，怠惰，腿膝痠痛，屈伸不便，腹痛肢肿，足清寒湿。

《太乙歌》云："兼上脘，刺心痛呕吐，伤寒吐蛔。"

《玉龙赋》云："兼肺腧，治痰嗽。"又云："合涌泉、关元，可治尸劳。"

《席弘赋》云："专治妇人心痛。"

《百症赋》云："兼强间，治头痛难禁。"

解溪：在冲阳后一寸五分，足腕上系鞋带处陷中。一曰在足大趾次趾直上跗上，陷者宛宛中。《刺疟论》注曰："在冲阳后三寸半。"《气穴论》注曰："二寸半。"《甲乙经》曰："一寸半。"足阳明所行为经。刺五分，留五呼，灸三壮。

主治：风气面浮，头痛目眩生翳，厥气上冲，喘咳腹胀，颠疾烦心，悲泣惊瘈，转筋霍乱，大便下重，股膝胻肿，又泻胃热善饥不食，食即支满腹胀，及疔痎寒热，须兼刺厉兑、三里、解溪、商丘出血。

《神农经》云："治腹胀脚腕痛，目眩头痛，可灸七壮。"

《玉龙赋》云："兼商丘、丘墟，堪追脚痛。"

《百症赋》云："兼阳谷，治惊悸怔忡。"

一传腹虚肿及足胫虚肿，灸之效。一传气逆发噎将死，灸之效。

冲阳一名会原，即仲景所谓趺阳也。：在足跗上五寸，高骨间动脉，去陷谷二寸。足阳明所过为原。刺三分，留十呼，灸三壮。《刺禁论》曰："刺跗上中大脉，血出不止死。"即此穴也。

主治：偏风面肿，口眼歪斜，齿龋，伤寒发狂，振寒汗不出，腹坚大不嗜食，发寒热，足痿跗肿，或胃疟先寒后热，喜见日月光，得火乃快然者，于方热时刺之，出血立寒。

《天星秘诀》云："兼条口绝骨，治足缓难行。"

陷谷：在足大趾次趾外间，本节后陷中，去内庭二寸。足阳明所注为腧。刺五分，留七呼，灸三壮。一曰刺三分。

主治：面目浮肿，及水病善噫，肠鸣腹痛，汗不出，振寒痎疟，疝气小腹痛，或胃脉弦者，泻此则木平而胃气自盛。

《千金》云："治水病，灸随年壮。"

《百症赋》云："兼下脘，能平腹内肠鸣。"

内庭：在足大趾次趾外间陷中。足阳明所流为荥。刺三分，留十呼，灸三壮。《甲乙经》云："刺二分，留二十呼。"

主治：四肢厥逆，腹满不得息，恶闻人声、振寒、咽痛、口歪、齿龋、鼻衄、瘾疹、赤白痢、疟不嗜食。

一传主疗久疟不愈，并腹胀。

《玉龙赋》云："兼临泣，能理小腹之䐜。"

《通玄赋》云："治腹膨，休迟、"

《千金十一穴》云："三里、内庭，治肚腹病妙。"

《捷经》云："治石蛊。"又云："大便不能，宜泻此。"

《天星秘诀》云："兼合谷，治寒疟面肿及肠鸣。"

马丹阳《天星十二穴》云："能治四肢厥，喜静恶闻声，瘾疹咽喉痛，数欠及牙疼，疟疾不思食，耳鸣针便清。"

厉兑：在足大趾次趾端，去爪甲如韭叶。按《本腧篇》曰："厉兑者，足大趾内，次趾之端也。"《经脉》、《经筋》等篇俱云中趾。《缪刺篇》曰："邪客于足阳明之络，刺足中趾次趾爪甲上各一痏。"据此诸篇之说，可见中趾次趾之间，皆阳明脉气所发也。足阳明所出为井。刺一分，留一呼，灸一壮。

主治：尸厥口噤气绝，状如中恶，心腹满水肿，热病汗不出，寒热疟，不食，面肿喉痹齿龋，恶风鼻不利，多惊发狂好卧，足寒膝膑肿痛。

《百症赋》云："与隐白相谐，治梦魇不宁。"

足太阴脾经穴

脾经穴歌

足太阴脾由足拇，隐白先从内侧起。
大都太白继公孙，商丘直上三阴坞。
漏谷地机阴陵泉，血海箕门冲门前。
府舍腹结大横上，腹哀食窦天溪连。
胸乡周营大包尽，二十一穴太阴全。

隐白：在足大趾内侧端，去爪甲角如韭叶。足太阴所出为井。刺一分留三呼，灸三壮。

主治：腹胀喘满不得卧，呕吐食不下，胸中痛，烦热暴泄，衄血，尸厥不识人，足寒不得温，妇人月事过时不止，刺之立愈。小儿客忤惊风。

《百症赋》云："兼厉兑，治梦魇不宁。"

大都：在大趾本节内侧骨缝，白肉际陷中。足太阴所溜为荥。刺三分，留七呼，灸三壮。

主治：热病汗不出，不得卧，身重骨痛，伤寒手足逆冷，腹满呕吐闷乱，腰痛不可俯仰，四肢肿痛。凡妇人孕不论月数，及生产后未满百日，俱不宜灸。

《千金》云："治大便难，灸随年壮。"又"霍乱下泻不止，灸七壮。"

《席弘赋》云："兼横骨，治气滞腰痛不能立。"

《百症赋》云："兼经渠，治热病汗不出。"

太白：在足大趾后，内侧核骨下，赤白肉际陷中。足太阴所注为腧，即原也。刺三分，留七呼，灸三壮。

主治：身热烦满，腹胀食不化，呕吐泻痢脓血，腰痛，大便难，气逆霍乱，腹中切痛，肠鸣，膝股胻痠，转筋身重骨痛。

《玉龙赋》云："治痔漏。"

《通玄赋》云："能宣导于气冲。"

公孙：在足大趾内侧，本节后一寸，内踝前陷中，正坐合足掌相对取之。太阴络，别走阳明。刺四分，留七呼，灸三壮。《甲乙经》曰："留二十呼。"

主治：寒疟不食，痫气好大息，多寒热，汗出喜呕，猝面肿，主烦多饮，胆虚腹虚，水肿腹胀如鼓，脾冷胃痛。

《神农经》云："治腹胀心疼，可灸七壮。"

《席弘赋》云："治肚疼，须兼内关相应。"

《标幽赋》云"脾冷胃疼，泻公孙而立愈。"

《拦江赋》云："兼照海，治伤寒四日太阴经，再行内关施截法。"

《截法》云："治九种心痛，一切冷气。痰涎隔闷，胸中隐痛。脐腹胀满，气不消化。胁肋下痛，起坐艰难。泄泻不止，里急后重。胸中刺痛，两胁胀满。气攻疼痛，中满不快。翻胃吐食，气隔五噎。饮食不下，胃脘停痰。口吐清水，中脘停食，疼刺不已。呕吐痰涎，眩晕不止。心疟，令人心内怔忡；肝疟，令人气色苍苍，恶寒发热；脾疟，令人怕寒，腹中痛；肺疟，令人心寒惊怕；肾疟，令人洒淅寒热，腰脊强痛。疟疾大热不退，或先寒后热，及先热后寒。疟疾心胸疼痛，疟疾头痛眩晕，吐痰不已。疟疾骨节痠痛，疟疾口渴不已，胃疟令人善饥而不能食，胆疟令人恶寒惊怕，睡卧不安，黄汗疸四肢俱肿，汗出染衣，黄疸遍身皮肤黄，及面目小便俱黄，谷疸食毕则头眩，心中拂郁，酒疸身目俱黄，心中俱痛，面发赤班，小便赤黄。女劳疸身目俱黄，发热恶寒，小便不利。"以上凡三十症，先以公孙为主治，然后随症取各穴应之。"

商丘：在内踝下微前陷中，前有中封，后有照海，此穴居中，内踝下有横纹如偃口形。足太阴所行为经。刺三分，留七呼，灸三壮。

主治：胃脘痛，腹胀肠鸣，不便，脾虚令人不乐，身寒善太息，心悲气逆，喘呕舌强，脾积痞气，黄疸寒疟，体重肢节痛，怠惰嗜卧，骨疽痔疾，阴股内痛，狐疝走引小腹疼痛，不可俯仰。

《神农经》云："治脾虚腹胀胃脘痛，可灸七壮。"

《玉龙赋》云："兼解溪、丘墟，堪追脚痛。"

《百症赋》云："专治痔漏最良。"

三阴交：在内踝上除踝三寸，骨下陷中。足三阴之交会。刺三分，留七呼，灸三壮，妊娠不可刺。

主治：脾胃虚弱，心腹胀满，不思饮食，脾病身重，四肢不举，飧泄痢血，痃癖脐下，痛不可忍，中风猝厥，不省人事，膝内廉痛，足痿不行。凡女人产难，月水不禁，赤白带下，先泻后补。小肠疝气，偏坠木肾肿痛，小便不通，浑身浮肿，先补后泻。

《千金》云："内踝上三寸，绝骨宛宛中，灸五十壮，主咳逆虚劳，寒损忧恚，筋骨挛痛。又主心中咳逆，泄注腹满，喉痹项颈满，肠痔逆气，痔血阴急。鼻衄，骨疮，大小便涩，鼻中干燥，烦满狂易走气。凡二十二种病，皆当灸之也。"又云："男女梦与人交泄精，三阴交灸五壮。善梦泄，神良。"又"治霍乱手足逆冷，灸七壮，不瘥更七壮。"又"治劳淋灸百壮，三报之。"又"痔疾刺入三分，亦主大便不利。"又"治气癞水癞卵偏大上入腹，灸随年壮。"

《玉龙赋》云："兼三里绝骨，治连延脚气。"

《百症赋》云："兼针气海，专司白浊久遗精。"

《席弘赋》云："冷嗽宜补合谷，却须泻此穴。"又云："脚痛膝肿，针三里，又须兼悬钟、二陵、三阴交、太冲引气，并治指头麻木。"

《天星秘诀》云："兼合谷，治脾病血气。"又云："兼承山，治胸膈痞满，饮食自喜。"

《乾坤生意》云："兼大敦，治小肠疝气。"昔有宋太子善医术，出逢一妊妇，太子诊之曰："是一女也。"徐文伯亦诊曰："此一男一女也。"太子性急，欲剖视之。文伯曰："臣能针而落之，为泻三阴交，补手阳明合谷。"应针而落，果如文伯之言。故妊娠不可刺此穴，且能落死胎。

漏谷一名太阴络：在内踝上六寸，骨下陷中。刺三分，留七呼，灸三壮。

主治：膝痹脚冷不仁，肠鸣腹胀，痃癖冷气，小腹痛，饮食不为肌肤，小便不利失精。

地机一名脾舍：在膝下五寸，内侧骨下陷中，伸足取之。一曰在别走上一寸，孔在膝下五寸。足太阴隙。刺三分，灸五壮。"

主治：腰痛不可俯仰，溏泄腹胀，水肿不嗜食，精不足，小便不利，足痹痛，女子症瘕。

《百症赋》云："兼血海，治妇人经事之改常。"

阴陵泉：在膝下内辅骨下陷中，伸足取之，或曲膝取之，与少阳经阳陵泉内外相对。一曰稍高一寸。足太阴所入为合。刺五分，留七呼，灸三壮。

主治：腹中寒痛，胀满喘逆不得卧，小便不利，气淋寒热不节，腰痛不可俯仰，霍乱疝瘕，遗尿泄泻，阴痛足膝红肿。

《神农经》云："治小便不通疝瘕，可灸七壮。"

《千金》云："小便失禁不觉，刺五分，灸随年壮。"又"水肿不得卧，灸百壮。"

《玉龙赋》云："兼阳陵，治膝肿之难消。"

《太乙歌》云："肠中切痛阴陵调。"

《灵光赋》云："治脚气。"

《席弘赋》云："治心胸满，兼承山饮食自思。"又云："脚痛膝肿针三里，又须兼悬钟，二陵、三阴交、太冲行气，并治指头麻木。"

《百症赋》云："兼水分，能去水肿脐盈。"

《通玄赋》云："能开通水道。"

《天星秘诀》云："若是小肠连脐痛，先刺阴陵后涌泉。"

血海一名百虫窠：在膝膑上一寸，内廉白肉际陷中。一云在膝内辅骨上，横入五分。刺五分灸五壮。

主治：女子崩中漏下，月事不调，带下逆气腹胀，先补后泻。又主肾脏风，两腿疮痒湿不可当。

《百症赋》云："兼地机，治妇人经常之改常。"又云："兼冲门，治痃癖有验。"

《灵光赋》云："兼气海，疗五淋。"

箕门：在鱼腹上，越两筋间阴股内廉，动脉应手。一云股上起筋间。《甲乙经》曰："太阴内市。"刺三分，留六呼，灸三壮。一曰禁刺。

主治：小便不通遗尿，鼠鼷肿痛。

冲门一名慈宫：上去大横五寸，在府舍下，横骨两端约纹之中动脉，去腹中行三寸半。足太阴厥阴之会，刺七分，灸五壮。

主治：中寒积聚，淫泺阴疝，妊娠冲心，难乳。

《百症赋》云："兼气冲，治带下产崩。"又云："兼血海，治痃癖。"

府舍：在腹结下三寸，去腹中行三寸半。足厥阴太阴阴维之会。《甲乙经》曰："此脉上下入腹，络胸，结心肺，从胁上至肩，此太阴隙，三阴阳明支别。刺七分，灸五壮。

主治：疝癖，腹胁满痛，上下抢心，积聚痹痛，厥气霍乱。"

腹结一名腹屈：在大横下一寸三分，去腹中行三寸半。刺七分，灸五壮。

主治：咳逆，绕脐腹痛，中寒泻痢，心痛。

大横：在腹哀下三寸五分，平脐，去中行三寸半。足太阴阴维之会。刺七分，灸五壮。

主治：大风逆气，四肢不举，多寒善悲。

《千金》云："主多寒洞痢，四肢不举，灸随年壮。"又云："多汗四肢不举少力，灸横纹五十壮，在夹脐相去七寸，亦属此穴。"

《百症赋》云："兼天冲穴，治反张悲哭。"

腹哀：在日月下一寸五分，去腹中行三寸半。足太阴阴维之会。刺三分，灸五壮。《甲乙经》云：“刺七分。”

主治：寒中食不化，大便脓血腹痛。

食窦：在天溪下一寸六分陷中，举臂取之。刺四分，灸五壮。

主治：胸胁支满，咳唾逆气，饮不下，膈有水声。

天溪：在胸乡下一寸六分陷中，仰而取之。刺四分，灸五壮。

主治：胸满喘逆上气，喉中作声，妇人乳肿贲痈。

胸乡：在周营下一寸六分陷中，仰而取之。刺四分，灸五壮。

主治：胸胁支满，引背痛，不得卧转侧。

周营[①]：在中府下一寸六分陷中，仰而取之。刺四分，灸五壮。

主治：胸满不得俯仰，咳逆食不下。

大包：在渊腋下三寸。脾之大络，布胸胁中，出九肋间及季胁端，总统阴阳诸络，由脾灌溉五脏。刺三分，灸三壮。

主治：胸中喘痛，腹有大气不得息，实则其身尽寒，虚则百节皆纵。

---

① 国中按：“周营”，原书作“周荣”，古“荣、营”通借。“周”，谓周身；“营”，谓营气。本穴可调和营气，营养全身，故谓之周营。

手少阴心经穴

心经穴歌

手少阴心起极泉，青灵少海灵道全。
通里阴隙神门下，少府少冲小指边。

极泉：在臂内腋下筋间动脉，入胸中。刺三分，灸七壮。

主治：心胁满痛，肘臂厥寒，四肢不收，干呕烦渴目黄。

青灵：在肘上三寸，伸肘举臂取之。滑氏曰："自极泉下循臑内后廉，行太阴心主两经之后，历青灵穴。"《甲乙经》无此穴。灸三壮。

主治：头痛目黄，振寒胁痛，肩臂不举。

少海一名曲节：在肘内廉节后陷中，又云肘内大骨下，去肘端五分，肘内横纹头，屈肘向头取之。手少阴所入为合。刺五分，灸三壮。一曰禁灸。

主治：寒热齿痛，目眩，发狂癫痫羊鸣，呕吐涎沫，项不得回，头风疼痛，气逆，瘰疬，肘臂腋胁痛挛不举。

《千金》云："主腋下瘰疬，漏臂疼痛，风痹瘙漏屈伸不得，针三分，留七呼，泻五呼。"

《席弘赋》云："心疼手颤少海间，若要除根觅阴市。"

《百症赋》云："兼三里穴，治两臂顽木。"

灵道：在掌后一寸五分，一曰一寸。手少阴所行为经。刺三分，灸三壮。

主治：心痛悲恐干呕，瘈疭肘挛，暴喑不能言。

通里：在腕侧后一寸陷中。手少阴络，别走手太阳经。刺三分，灸三壮。

主治：热病头痛目眩，面热无汗懊侬，暴喑心悸，悲恐畏人，喉痹苦呕，虚损数欠，少气遗尿，肘臂肿痛，妇人经血过多，崩漏。

《神农经》云："治目眩头疼，可灸七壮。"

《玉龙赋》云："疗心惊。"

《百症赋》云："兼大钟，治倦言嗜卧。"

马丹阳云："欲言声不出，懊侬及怔忡，实则四肢重，头腮面颊红，声平仍欠数，喉闭气难通。虚则不能食，暴喑面无容，毫针微微刺，方信有神功。"

阴隙一曰手阴隙：在掌后脉中，去腕五分，当小指之后。刺三分灸三壮。

主治：鼻衄吐血，失音不能言。霍乱胸中满，洒淅恶寒，厥逆惊恐心痛。

《标幽赋》云："止盗汗，治小儿之骨蒸。"

《百症赋》云："兼二间，能疏通寒慄恶寒。"又云："兼后溪，治盗汗之多出。"

神门一名兑冲，一名中都：在掌后锐骨端陷中，当小指后。手少阴所注为腧。刺三分，留七呼，灸三壮。一曰七壮，炷如小麦。

主治：疟疾心烦，欲得冷饮，恶寒则欲就湿，咽干不嗜食，惊愤心痛少气，身热面赤，发狂喜笑，上气呕血吐血，遗尿失音健忘，心积伏梁，大人小儿五痫症，手臂挛掣。

《玉龙赋》云："治癫痫失意。"

《百症赋》云："同上脘，治发狂奔走。"

少府：在小指本节后骨缝陷中，直劳宫。手少阴所流为荥。刺二分，灸三壮。一曰七壮。

主治：痎疟久不愈，振寒烦满，少气，胸中痛，悲恐畏人，臂痠肘腋挛急，阴挺出，阴痒阴痛，遗尿偏坠，小便不利。

少冲一名经始：在手小指内侧端，去爪甲角如韭叶。手少阴所出为井。刺一分，留一呼，灸一壮。一曰三壮。

主治：热病烦满，上气，心火炎上，眼赤，血少，呕吐血沫，及心痛冷痰少气，悲恐善惊，口热咽酸，胸胁痛，乍寒乍热，臑臂内后廉痛，手挛不伸。

《玉龙赋》云："可治心虚热壅。"

《百症赋》云："兼曲池，治发热。"

《乾坤生意》云："此为十井穴，凡初中风跌倒，猝暴昏沉，痰涎壅满，不省人事，牙关紧闭，药水下下，急以三棱针刺少商、商阳、中冲、关冲、少泽及此穴，使气血流通，乃起死回生急救之妙穴。"

手太阳小肠经穴

小肠经穴歌

手太阳经小肠穴，少泽先于小指设。
前谷后溪腕骨间，阳谷须同养老列。
支正小海上肩贞，臑腧天宗秉风合。
曲垣肩外复肩中，天窗循次上天容。
此经穴数一十九，还有颧髎入听宫。

少泽一名小吉：在小手指外侧端，去爪甲角一分陷中。《甲乙经》曰："在小指外侧端，去爪甲一分陷中。"手太阳所出为井。刺一分，留二呼，灸一壮。

主治：痎疟寒热汗不出，喉痹舌强，心烦咳嗽，瘛疭臂痛，颈项痛不可顾，目生翳，及疗妇人无乳，先泻后补。

《千金》云："耳聋不得眠，刺小指外侧端近甲，入一分半，补之。"

《玉龙赋》云："治妇人乳肿。"

《百症赋》云："兼肝腧，可治攀睛。"

《灵光赋》云："除心下寒。"

《乾坤生意》云："此为十井穴，凡初中风，猝暴昏沉，痰涎壅盛，不省人事，急以三棱针刺少商、商阳、中冲、少冲及此穴，使气血流通，乃起死回生急救之妙穴。"

前谷：在小手指外侧本节前陷中。手太阳所流为荥。刺一分，留三呼，灸三壮。

主治：热病汗不出，痃疟癫疾，耳鸣喉痹，颈项颊肿引耳后，咳嗽目翳，鼻塞吐衄，臂痛不得举，妇人产后无乳。

后溪：在手小指本节后，外侧横纹尖上陷中，仰手握拳取之。一云在手腕前外侧，拳尖起骨下陷中。手太阳所注为腧。刺一分，留二呼，灸一壮。一云三壮。

主治：痃疟寒热，目翳鼻衄耳聋，胸满项强癫痫，臂肘挛急，五指尽痛。

《神农经》云："治项强不得回顾，脾寒肘疼，灸七壮。"

《玉龙赋》云："专治时疫痃疟。"

《拦江赋》云："专治督脉病癫狂。"

《百症赋》云："兼环跳，治腿痛。"又云："偕劳宫，可治消疸。"又云："同阴隙，治盗汗之多出。"

《通玄赋》云："治头顶痛立安。"

《千金十一穴》云："兼列缺，治胸项有痛。"

一传治早食午吐，午食晚吐，灸此左右二穴，九壮立愈。

《捷法》云："疗手足挛急，屈伸艰难，手足俱颤，不能行步握物，颈项强痛，不能回顾，腮颊红肿，咽喉闭塞，水饮不下，心肺二经热病，双蛾喉痛，肺与三焦热病，单蛾咽肿，上下两颊疼痛，牙关紧急不开，颈项红肿，耳聋气痞疼痛，耳内或痒或痛，雷头风眩晕呕吐痰涎，肾虚头痛，头重不举，肝厥头晕，及头目昏沉，偏正头风疼痛，两额颀眉角疼痛，太阳痛，头项拘急，痛引肩背，醉后头风，呕吐不止，恶闻人言，眼赤痛，冲风泪下不已，破伤风因他事触发，浑身发热癫狂。”“以上凡三十余症，先以后溪主治，后随症加各穴分治之。”

腕骨：在手外侧，腕前起骨下陷中。手太阳所过为原。刺二分，留三呼，灸三壮。

主治：热病汗不出，胁下痛不得息，颈项肿，寒热耳鸣，目出冷泪生翳，狂惕偏枯，臂肘不得屈伸，疟疾烦闷，头痛惊风瘛疭，五指掣挛。凡心与小肠火盛者，当泻此；浑身热盛，先补后泻；肩背冷痛，先泻后补。

《玉龙赋》云：“又兼中脘，治脾虚黄疸。”

《通玄赋》云：“腕骨祛黄。”

阳谷：在手外侧腕中，锐骨下陷中。手太阳所行为经。刺二分，留三呼，灸三壮。

主治：癫疾发狂，妄言左右顾，热病汗不出，胁痛项肿，寒热耳聋耳鸣齿痛，臂不举，小儿瘛疭舌强。

《百症赋》云：“兼夹溪，治颔肿口禁。”

养老：在手外踝骨上一孔，腕后一寸陷中。手太阳隙。刺三分，灸三壮。

主治：肩臂痠痛，肩欲折，臂如拔，手不能上下，目视不明。

《百症赋》云：“兼天柱，治目视𥆨𥆨。”

张仲文传灸治仙法，疗腰重痛不可转侧，起坐艰难，及筋挛脚痹不可屈伸。

支正：在腕后外廉五寸。手太阳络，别走少阴，刺三分，留七呼，灸三壮。

主治：五劳癫狂，惊风寒热，颔肿项强，头痛目眩，风虚惊恐悲忧，腰背痠，四肢乏弱，肘臂不能屈伸，手指痛不能握。

《百症赋》云："兼飞阳，可治目眩。"

小海：在肘内大骨外，去肘端五分陷中，屈手向头取之。手太阳所入为合。刺二分，留七呼，灸五壮、七壮。

主治：肘臂肩臑颈项痛，寒热，齿根肿，风眩，疡肿，小腹痛，五痫瘛疭。

肩贞：在肩曲胛下，两骨解间，肩髃后陷中。刺五分，灸三壮。

主治：伤寒、寒热，颔肿耳鸣耳聋，缺盆肩中热痛，风痹手足不举。

臑腧：在肩髎后，大骨下胛上廉陷中，举臂取之。手足太阳、阳维、阳跷之会。刺八分，灸三壮。

主治：臂痠无力，肩痛引胛，寒热气肿痠痛。

天宗：在秉风后，大骨下陷中。刺五分，留六呼，灸三壮。

主治：肩臂痠疼，肘外后廉痛，颊颔肿。

秉风：在肩上，天髎外小髃骨，举臂有孔。手太阳、阳明、手足少阳之会。刺五分，灸三壮。

主治：肩痛不可举。

曲垣：在肩中央，曲胛陷中，按之应手痛。刺五分，灸三壮。《甲乙经》曰十壮。

主治：肩臂热痛，拘急周痹。

肩外腧：在肩胛上廉，去脊三寸陷中，与大杼平。刺六分，灸三壮。

主治：肩胛痛，发寒热，引项挛急，周痹寒至肘。

肩中腧：在肩胛内廉，去脊大椎旁二寸陷中。刺三分，留七呼，灸十壮。《甲乙经》作三壮。

主治：咳嗽上气，唾血寒热，目视不明。

天窗一名窗笼。在颈大筋前，曲颊下，扶突后动脉应手陷中。刺三分，灸三壮。《甲乙经》作刺六分。

主治：颈瘿肿痛，肩胛引项不得回顾，颊肿齿噤，耳聋喉痛暴喑。

《千金》云："狂邪鬼语，灸九壮。""瘾疹七壮。"

天容：在耳下曲颊后。刺一分，灸三壮。

主治：瘿气颈痛，不可回顾，不能言，齿噤耳鸣耳聋，喉痹咽中如梗，寒热胸满，呕逆吐沫。

颧髎一名兑骨：在面頄骨下廉，锐骨端陷中。手少阳太阳之会。刺二分，禁灸。

主治：口歪面赤目黄，眼瞤不止，䪼肿齿痛。

《百症赋》云："兼大迎，治目眩妙。"

听宫一名多所闻：在耳中珠子，大如赤小豆。手足少阳手太阳之会。刺三分灸三壮。

主治：失音癫疾，心腹满，耳内蝉鸣耳聋。

《百症赋》云："兼脾腧，能祛心下之悲凄。"

类经图翼七卷经络五

足太阳膀胱经穴

膀胱经穴歌

足太阳经六十三，睛明攒竹曲差参。
五处参光接通天，络却玉枕天柱边。
大杼风门引肺腧，厥阴心膈肝胆居。
脾胃三焦肾腧次，大肠小肠膀胱如。
中膂白环皆二行，却脊中间二寸许。
上髎次髎中复下，会阳须向尻旁取。
还有附分在三行，二椎三寸半相当。
魄户膏肓与神堂，噫嘻膈关魂门旁。
阳纲意舍及胃仓，肓门志室连胞肓。
秩边承扶殷门穴，浮隙相邻是委阳。
委中再下合阳去，承筋承山相次长。
飞阳跗阳达昆仑，仆参申脉过金门。
京骨束骨近通谷，小指外侧寻至阴。

睛明一名泪孔：在目内眦外一分宛宛中。《气府论》注曰："手足太阳、足阳明、阴阳跷五脉之会。"刺一分半，留六呼，灸三壮。《甲乙经》曰刺六分。一曰禁灸。

主治：目痛视不明，见风泪出努肉攀睛，白翳眦痒疳眼，头痛目眩。凡治雀目者，可久留针，然后速出之。

《席弘赋》云："治眼若未效，并合谷光明不可缺。"

《百症赋》云："兼行间，可治雀汗气。"

《灵光赋》云："治努肉。"

攒竹一名始光，一名圆柱，一名夜光，一名光明：在眉头陷者中。刺一分，留六呼，不宜灸。《甲乙经》云："灸三壮。"《明堂》用细三棱针刺之，宣泄热气，眼目大明，宜刺三分出血。

主治：目视䀮䀮，泪出目眩，瞳子痒，眼中赤痛及腮脸瞤动不卧。

《玉龙赋》云："兼头维，治目疼头痛。"

《百症赋》云："兼三间，可治目中漠漠。"

《通玄赋》云："脑昏目赤，泻此。"

曲差一名鼻冲：在神庭旁一寸五分，入发际，正头取之。刺二分，灸三壮、五壮。

主治：目不明，头痛鼻塞，鼽衄臭涕，顶巅痛，身心烦热汗不出。

五处：在曲差后五分，夹上星旁一寸五分。刺三分，留七呼，灸三壮。《甲乙经》曰："不可灸"。

主治：脊强反折，瘛疭颠疾，头痛戴眼眩晕，目视不明。

承光：在五处后一寸五分。《水热血论》注曰："五处后一寸。"《甲乙经》五处后二寸。刺三分，禁灸。

主治：头风风眩呕吐，心烦鼻塞不利，目翳口歪。

通天一名天白：在承光后一寸五分，一曰横直百会旁一寸五分。刺三分，留七呼，灸三壮。

主治：头旋项痛，不能转侧，鼻塞，偏风口歪，衄血头重耳鸣，狂走瘛疭恍惚，青盲内睥。

《千金》云："瘿气面肿，灸五十壮。"

《百症赋》云："能去鼻内无闻之苦。"

络隙一名强阳，一名脑盖：在通天后一寸五分，《甲乙经》一寸三分。刺三分，留五呼，灸三壮。一曰禁刺。

主治：头旋口歪，鼻塞项肿，瘿瘤内睥耳鸣。"

玉枕：在络隙后一寸五分，《甲乙经》曰："在络隙后七分，夹脑户旁一寸三分，起肉枕骨上，入后发际三寸。"按：《甲乙经》之数与督脉之数不相合。刺三分，留三呼，灸三壮。一曰禁刺。

主治：目痛如脱，不能远视，脑风头项痛，鼻塞无闻。

《千金》云："多汗塞热，灸五十壮，刺三分。"

《百症赋》云："连囟会，疗头风。"

天柱：夹项后大盘外廉，发际陷中。刺二分，留六呼，灸三壮。一曰刺五分，禁灸。

主治：头旋脑痛鼻塞，泪出项强，肩背痛，足不任身，目瞑不欲视。

《百症赋》云："连养老，治目中𥆧𥆧。"又云："连束骨，治项强多，恶风。"

大杼：在项后第一椎下，两旁相去脊中各二寸陷中，正坐取之，《海论》曰：“冲脉者，其腧上在于大杼。”《气穴论》注曰：“督脉别络，手足太阳三脉之会。”刺三分，留七呼，灸五壮、七壮。一曰禁灸，非有大急不可灸也。”

主治：伤寒汗不出，腰脊项背中痛不得卧，喉痹烦满，痎疟头痛咳嗽，身热目眩，癫疾筋挛瘛疭，膝痛不可屈伸。几刺疟疾脉大满大者，刺此并噫嘻穴出血，随人肥瘦刺之。不已，刺委中、风门立已。

《席弘赋》云：“大杼若连长强寻，小肠气痛即行针。”

风门一名热府：在二椎下两旁各去脊中二寸，正坐取之。督脉足太阳之会。热府腧也。刺五分，留七呼，灸五壮。

主治：伤寒头痛项强，目瞑鼽嚏，胸中热，呕逆上气喘，卧不安，身热黄疸，痈疽发背，此穴能泻一身热气，常灸之永无痈疽疮疥等患。

《神农经》云：“伤风咳嗽头痛鼻流清涕，可灸十四壮，及治头疼风眩，鼻衄不止。”

《千金》云：“上气短气咳逆，胸背彻痛，灸百壮。”

肺腧：在三椎下，去脊中各二寸，又以手搭背，左取右，右取左，当中指末处是穴，正坐取之。《千金》云：“肺腧对乳，引绳度之。”刺三分，留七呼，灸三壮。一云灸百壮。《素问》曰：“刺中肺，三日死。”

主治：五劳传尸骨蒸，肺风肺痿，咳嗽呕吐，上气喘满，虚烦口干目眩，支满汗不出，腰脊强痛，背偻如龟，寒热瘿气黄疸。此穴主泻，五脏之热，与五脏腧治同。

《神农经》曰：“治咳嗽吐血唾红，骨蒸虚劳，可灸十四壮。”

《千金》云："治吐血唾血，上气咳逆喉痹，灸随年壮。"又"气短不语，灸百壮。"又"治水注口中涌水出，灸肺腧及三阴交，随年壮。"又"瘿肿上气短气，灸百壮。"又"盗汗寒热恶寒，灸随年壮，刺五分。"

《玉龙赋》云："兼丰隆，治痰嗽。"

《百症赋》云："兼天突，治咳嗽连声。"

《乾坤生意》云："同陶道身柱膏肓，治虚损五劳七伤，紧要法。"

厥阴腧：在四椎下，去脊中二寸，正坐取之此穴出《山眺经》，《甲乙经》无。刺三分，灸七壮。

主治：咳逆牙痛，心痛结胸，呕吐烦闷。

《千金》云："主胸中膈气，积聚好吐，灸随年壮。"

心腧：在五椎下，去脊中二寸，正坐取之。刺三分，留七呼。按《甲乙经》禁灸，故世医皆谓可针不可灸。殊不知刺中心一日死，乃《素问》之所戒，又岂可易针耶？《千金方》言风中心，急灸心腧百壮，服续命汤。又吐逆不得食者灸百壮，是又当权其缓急也。

主治：偏风半身不遂，食噎积结寒热，心气闷乱，烦满恍惚，心惊汗不出，中风偃卧不得，冒绝发痫悲泣，呕吐咳血，发狂健忘。此穴主泻五脏之热，与五脏腧同。

《神农经》云："小儿气不足者，数岁不能语，可灸五壮，艾炷如麦粒。"

《玉龙赋》云："兼肾腧，治腰肾虚乏之梦遗。"

《百症赋》云："兼神道，治风痫常发自宁。"

《捷经》云："治忧噎。"

一传主疗心虚遗精盗汗补之。

膈腧：在七椎下，去脊中二寸，正坐取之。为血之会。刺三分，留七呼，灸三壮。一云灸至百壮。

主治：心痛周痹，膈胃寒痰暴痛，心满气急吐食反胃，痃癖五积，气块血块，咳逆，四肢肿痛，怠惰嗜卧，骨蒸喉痹，热病汗不出，食不下，腹胁胀满。此血会也，诸血病者，皆宜灸之，如吐血衄血不已，虚损昏晕，血热妄行，心肺二经呕血，脏毒便血不止。

《千金》云："胪胀胁腹满，灸百壮，三报之。"又"治吐逆不得食，今日食明日吐，灸百壮。"

肝腧：在九椎下，去脊中二寸，正坐取之。刺三分，留六呼，灸三壮。《素问》曰："刺中肝，五日死。"

主治：气短咳血多怒，胁肋满闷，咳引两胁，脊背急痛不得息，转侧难，反折上视，惊狂衄衄，眩晕痛循眉头，黄疸鼻酸，热病后目中出泪，眼目诸疾，热痛生翳。或热病瘥后因食五辛患目，呕血。或疝气筋痉相引，转筋入腹。此穴主泻五脏之热，与五脏腧治同。

《千金》云："吐血酸削，灸百壮。"又"胸满心腹积聚疼痛，灸百壮。"又"气短不足灸百壮。"

《玉龙赋》云："目昏血溢，肝腧辨其虚实。"

《标幽赋》云："兼命门，能使瞽者见秋毫。"

《百症赋》云："兼少泽，可治攀睛。"

一传治气痛项疬吐酸。

胆腧：在十椎下，去脊中二寸，正坐取之。刺五分，留七呼，灸三壮。《素问》曰："刺中胆，一日半死。"

主治：头痛振寒汗不出，腋下肿，心腹胀满，口干苦，咽痛呕吐，翻胃食不下，骨蒸劳热，目黄，胸胁痛不能转侧。

《百症赋》云："兼阳纲，可治目黄。"

《捷经》云："兼膈腧，治劳噎。"

脾腧： 在十一椎下，去脊中各二寸，正坐取之。刺三分，留七呼，灸三壮。《素问》云："刺中脾，十日死。"

主治：痃癖积聚，肋下满，痎疟寒热，黄疸，腹胀痛，吐食不食，饮食不化，或食饮倍多，烦热嗜卧，身日羸瘦，泄痢善欠，体重四肢不收。此穴主泻五脏之热，与五脏腧同。

《千金》云："食不消化，泄痢不作，肌肤胀满水肿，灸随年壮，三报之。"又"虚劳尿血白浊，灸百壮。"

《百症赋》云："兼听宫，能祛心下之悲凄。"又"兼膀胱腧，治脾虚谷食不消。"

《捷经》云："治思噎食噎。"

一传治水肿鼓胀，气满泄泻，年久不止，及久年积块胀痛。

胃腧： 在十二椎下，去脊中二寸，正坐取之。刺三分，留七呼，灸三壮。一曰灸随年壮。

主治：胃寒吐逆，翻胃霍乱，腹胀支满，肌肤疲瘦，肠鸣腹痛不嗜食，脊痛筋挛，小儿羸瘦食少，不生肌肉，及小儿痢下赤白，秋末脱肛，肚疼不可忍，艾炷如大麦。

《百症赋》云："兼魂门，治胃冷食不化。"

一传治水肿鼓胀，气膈不食，泄泻年久不止，多年积块。

三焦腧：在十三椎下，去脊中二寸，正坐取之。刺五分，灸三壮，一曰三分五壮。

主治：伤寒身热头痛，吐逆，肩背急，腰脊强不得俯仰，脏腑积聚，胀满膈塞不通，饮食不化，羸瘦水谷不分，腹痛下痢，肠鸣目眩。

《千金》云："小腹坚大如盘盂，胸腹胀满，饮食不消，妇人症聚瘦瘠，灸三焦腧百壮，三报之，仍灸气海百壮。"又云："主五脏六腑积聚，心腹满，腰脊痛，吐逆寒热，水便不利，灸随年壮。"又"治尿血，灸百壮。"

肾腧：在十四椎下，与脐平，去脊中二寸，正坐取之。《素问·血气形志篇》有五脏腧度，见经络类十一。刺三分，留七呼，灸三壮。一曰灸以年为壮。《素问》曰："刺中肾，六日死。"

主治：虚劳羸瘦，面目黄黑，耳聋，肾虚水脏久冷，腰痛梦遗精滑，脚膝拘急，身热头重振寒，心腹䐜胀，两胁满痛引小腹，少气尿血，便浊淫泺，赤白带下，月经不调，阴中痛，五劳七伤，虚惫无力，足寒如水，洞泄食不化，身肿如水，男女久积气痛，变成劳疾。此穴主泻五脏之热，与五脏腧同。

《千金》云："肾间风虚，灸百壮。"又"小便浊，梦遗失精，灸百壮。"又云："肾腧主五脏虚劳，小腹弦急胀热，灸五十壮，老少减之，若虚冷可百壮，横三间寸灸之。"又"消渴口干，同腰目灸之。"又"尿血灸百壮。"又"百病水肿，灸百壮。"

《玉龙赋》云："兼命门，治老人便多。"又"兼心腧，治腰肾虚乏之梦遗。”

《百症赋》云：“兼巨髎穴，能除胸膈停留瘀血。”

《通玄赋》云：“能泻尽腰股之痛。”

一传治色欲过度，虚肿耳痛耳鸣。

大肠腧：在十六椎下，去脊中二寸，伏而取之。刺三分，留六呼，灸三壮。

主治：脊强不得俯仰，腰痛腹胀，绕脐切痛，肠澼泻痢，食不化，大小便不利。

《千金》云：“胀满雷鸣，灸百壮，三报之。”

《灵光赋》云：“治大便病。”

小肠腧：在十八椎下，去脊中二寸，伏而取之。刺三分，留六呼，灸三壮。

主治：膀胱三焦津液少，便赤不利，淋沥遗尿，小腹胀满疼痛，泻痢脓血，脚肿心烦短气，五痔疼痛 妇人带下。

《千金》云：“泄注五痢，便脓血腹痛，灸百壮。”又“主三焦膀胱寒热，津液赤白洞泄，腰脊痛，小水不利，妇人带浊，灸五十壮。”又“消渴口干不可忍者，灸百壮，横三间寸灸之。”

《灵光赋》云：“治小便病。”

膀胱腧：在十九椎下，去脊中二寸，伏而取之。刺三分，留六呼，灸三壮。一云七壮。

主治：小便赤涩，遗尿泄痢，腰脊腹痛，阴疮，脚膝寒冷无力，女子症瘕。

《百症赋》云："兼脾腧，治脾虚谷食不消。"

中膂内腧一名脊内腧：在十二椎下，去脊中二寸，夹脊胂起肉间，伏而取之。刺三分，留六呼，灸三壮。

主治：肾虚消渴，腰脊强痛，不得俯仰，肠冷赤白痢，疝痛，汗不出，胁腹胀痛。

《百症赋》云："兼陶道，治岁热时行。"

《捷经》云："主腰痛夹脊膂，上下按之从后项至此穴痛者，灸之立愈。"

白环腧：在二十一椎下，去脊中二寸，伏而取之。刺五分，灸三壮。《甲乙经》云："刺八分，得气则泻，泻讫多补之，不宜灸。"

主治：腰脊痛不得坐卧，疝痛，手足不仁，二便不利，温疟，筋挛痹缩，虚热闭塞。一云主治梦遗白浊，肾虚腰痛，先泻后补，赤带泻之，白带补之，月经不调亦补之。

《百症赋》云："兼委中，治背连腰痛大验。"

上髎：在腰髁骨下一寸，夹脊两旁第一孔陷中。《缪刺论》注曰："腰下夹尻有骨孔各四。"盖即此四髎穴也。《刺腰痛论》注曰："上髎当髁下陷中，余三髎少斜下按之，陷中是也。"腰髁骨即十六椎下，腰脊两旁起骨之夹脊者。足太阳少阳之络。刺三分，留七呼，灸七壮。"

主治：大小便不利，呕逆，腰膝冷痛，寒热疟，鼻衄。妇人绝嗣，阴中痒痛，阴挺出，赤白带下。

次髎：夹脊旁第二孔陷中。刺三分，留七呼，灸七壮。一曰三壮。

主治：大小便淋赤不利，心下坚胀，腰痛足清，疝气下坠，引阴痛不可忍，肠鸣泄泻，赤白带下。

中髎：夹脊旁三孔陷中。刺二分，留十呼，灸三壮。

主治：五劳七伤，二便不利，腹胀飧泄，妇人少子带下，月经不调。

下髎：夹脊旁四孔陷中。《刺要痛篇》及《缪刺论》王注皆曰："足厥阴支别者，与太阴少阳结于腰髁下，夹骨第三、第四骨孔中，其穴即中髎下髎也。"刺二分，留十呼，灸三壮。一曰刺二寸。

主治：肠鸣泄泻，二便不利，下血腰痛，引小腹急痛，女子淋浊不禁。

《百症赋》云："湿热湿寒下髎定。"

会阳一名利机：有阴尾尻骨两旁。《甲乙经》曰："督脉气所发。"刺二分，灸五壮。一曰刺八分。

主治：腹中寒气泄泻，肠澼便血，久痔，阳气虚乏，阴汗湿。

附分：在二椎下，附项内廉，两旁相去脊中各三寸半，正坐取之。手足太阳之会。刺三分，灸五壮。《甲乙经》作刺八分。

主治：肘臂不仁，肩背拘急，风客腠理，颈痛不得回顾。

魄户：在三椎下，去脊中各三寸半，正坐取之。刺五分，灸五壮。一曰刺三分，灸百壮。

主治：虚劳肺痿，肩膊胸背连痛，三尸走注，项强喘逆，烦满呕吐。此穴主泻五脏之热，与五脏腧同。

《神农经》云："治虚劳发热，可灸十四壮。"

《百症赋》云："兼膏肓，治劳瘵传尸。"

《标幽赋》云："治体热劳嗽。"

膏肓腧：在四椎下五椎上，去脊中各三寸半，正坐曲脊取之。《千金翼》云："先令病人正坐，曲脊伸两手，以臂着膝前，令正直，手大指与膝头齐，以物支肘勿手令臂动，乃从胛骨上角摸索至胛骨下头，其间当有四肋三间，依胛骨之际，相去骨际如容侧指许，按其中一间空处，自觉牵引肩中，是其穴也。左右各灸至百壮，或三五百多至千壮，当气下咙咙然如流水之降，若停痰宿疾，亦必下也。若病人已困，不能正坐，当令侧卧挽上臂令前，索孔穴灸之。又法，但以右手搭左肩上，中指稍所不及处，是其穴也，左手亦然，乃以前法灸之。其有不能久坐伸臂者，亦可伏衣袱上，伸两臂，令人挽两胛骨，使相离远。不尔，胛骨覆穴，不得其真也。所伏衣袱，当令大小得宜，不尔则前却，亦失其穴也。此穴灸后，令人阳气日盛，当消息自为补养，令得平复，则诸病无所不治。又法，如其人骨节分明，则以椎数为准，若脊背肥厚骨节难寻，须以大椎至尾骶，量分三尺折取之，不然则以平脐十四椎命门为则，逐椎分寸取之，则穴无不真。然取大椎之法，除项骨三节不在内，或人亦有项骨短而无可寻者，但当以平肩之处为第一椎，以次求之，可无差也。《捷经》云："灸膏肓功效，诸书例能言之，而取穴则未也。"《千金》等方之外，庄绰论之最详，然繁而无统，不能归定于一。余尝以意取之，令病人两手交在两膊上，灸时亦然。胛骨遂开，其穴立见，以手指摸索第四椎下，两旁各三寸，四肋三间之中，按之痠疼是穴，灸至千壮，少亦七七壮，当依《千金》立点立灸，坐点从坐，卧点卧灸为的。刘瑾云："取膏肓二穴，当除第一椎小骨不算，若连第一椎数下，当在五椎下两旁各三寸半，共折七寸，分两旁，按其痠疼处，乃是真穴，每依此灸疗，多获全愈。"灸七七壮，至百壮千壮。一云灸后当灸足三里，所引火实下。此穴自晋以前所未有，乃后人之所增也。

主治：百病，无所不疗，虚羸瘦损，五劳七伤诸病，梦遗失精，上气咳逆，痰火发狂健忘，胎前产后，可灸二七至七七壮。

《百症赋》云："兼魄户，治劳瘵传尸。"

《灵光赋》云："治背脊痛风劳一切诸病。"

《乾坤生意》云："兼陶道、身柱、肺腧，治虚损五劳七伤，紧要之穴。"

神堂：在五椎下，去脊中各三寸半，陷中，正坐取之。刺三分，灸五壮。此穴主泻五脏之热，与诸脏腧同。

主治：腰脊强痛，不可俯仰，洒淅寒热，胸腹满逆时噎。

噫嘻：在肩膊内廉，六椎下，去脊中各三寸半，正坐取之。《甲乙经》曰："以手痛按之，病者呼噫嘻，是穴。"盖因其痛也。刺六分，留七呼，灸五壮。一曰二七壮至百壮。

主治：大风热病汗不出，劳损不得卧，温疟久不愈，胸腹胀闷，气噎，肩背胁肋痛急，目痛咳逆鼻衄，忌苋菜白酒。

《千金》云："多汗疟病，灸五十壮。"

膈关：在七椎下，去脊中各三寸半陷中，正坐开肩取之。刺五分，灸五壮。

主治：背痛恶寒脊强，呕吐饮食不下，胸中噎闷，大小便不利。此亦血会，治诸血痛。

魂门：在九椎下，相去脊中各三寸半陷中，正坐取之。刺五分，灸三壮。

主治：尸厥走注，胸背连心痛，食不下，腹中雷鸣，大便不节，小便黄赤。此穴主泻五脏之热，与五脏腧同。

《百症赋》云："兼胃腧，治胃冷食难化。"

《标幽赋》云："筋挛骨痛者补此。"

阳纲：在十椎下，去脊中三寸半陷中，正坐取之。刺五分，灸三壮七壮。

主治：肠鸣腹痛，食不下，小便涩，身热，消渴目黄，腹胀泄痢。

《百症赋》云："兼胆腧，治目黄。"

意舍：在十一椎下，去脊中三寸半陷中，正坐取之。刺五分，灸七壮。一云五十壮至百壮。

主治：背痛腹胀，大便泄，小便黄，呕吐恶风寒，饮食不下，消渴目黄。此穴主泻五脏之热，与五脏腧同。

《百症赋》云："兼中府，能除胀满噎塞，胸背胁痛，恶寒呕吐。"

胃仓：在十二椎下，去脊中各三寸半，正坐取之。刺五分，灸五壮，一云五十壮。

主治：腹满水肿食不下，恶寒，背脊痛，不可俯仰。

肓门：在十三椎下，去脊中各三寸半。又肋间陷中，前与鸠尾相直，正坐取之。刺五分，灸三壮。《气府论》注云三十壮。

主治：心下痛，大便坚，妇人乳痛有余。

志室：在十四椎下，去脊中各三寸半陷中，正坐取之。刺五分，灸三壮、七壮。

主治：阴肿阴痛失精，小便淋沥，前脊强，腰胁痛，腹中坚满、霍乱吐逆不食，大便难。此穴主泻五脏之热，与五脏腧同。

胞肓：在十九椎下，去脊中各三十半陷中，伏而取之。刺五分，灸五壮、七壮。

主治：腰脊痛，恶寒，小腹坚，肠鸣大小便不利。

秩边：在二十一椎下，去脊中各三寸半陷中，伏而取之。刺五分，灸三壮。

主治：腰痛五痔，小便赤涩。

承扶一名肉隙，一名阴关，一名皮部：在尻臂下，股阴上约纹中。刺七分，留七呼，灸三壮。《甲乙经》作刺二寸。

主治：腰脊相引如解，久痔臀肿，大便难，胞寒，小便不利。

殷门：在承扶下六寸，腘上两筋之间。刺七分，留七呼，灸三壮。

主治：腰脊不可俯仰，恶血流注，外股肿。

浮隙：在委阳上一寸，屈膝得之。刺五分，灸三壮。

主治：霍乱转筋，小腹膀胱热，大肠结，股外筋急，髀枢不仁。

委阳：在承扶下六寸，屈伸取之。《邪气脏腑病形篇》曰："三焦合入于委阳。"《甲乙经》曰："委阳，三焦下辅腧也。在足太阳之前，少阳之后，出于腘中外廉两筋间，此足太阳别络也。"刺七分，留五呼，灸三壮。

主治：腰脊腋下肿痛，不可俯仰，引阴中不得小便，胸满身热，瘛疭颠疾，小腹满，飞尸遁注，痿厥不仁。

《本腧篇》曰："三焦下腧，在于足大趾之前，少阳之后，出于腘中外廉，名曰委阳，是太阳络也。手少阳经也。三焦者，足太阳太阴之所将，太阳之别也，上踝五寸，别入贯腨肠，出于委阳，并太阳之正，入络膀胱，约下焦，实则闭癃，虚则遗尿，遗尿则补之，闭癃则泻之。"

《百症赋》云："廉天池穴，腋肿针而速散。"

委中一名血隙：在腘中央约纹动脉陷中，伏卧屈足取之。足太阳所入为合。刺五分，留七呼，灸三壮。一云禁灸。春月勿令出血，盖太阳合肾，肾旺于冬，水衰于春，故春无令出血。

主治：大风眉发脱落，太阳疟从背起，先寒后热，熇熇然汗出难已，头重转筋，腰脊背痛，半身不遂，遗尿，小腹坚，风痹髀枢膝痛，足软无力。凡肾与膀胱实而腰痛者刺出血妙，虚者不宜刺慎之。此穴主泻四肢之热，委中者血隙也，凡热病汗不出，小便难，衄血不止，脊强反折，瘛疭癫疾，足热厥逆不得屈伸，取其经血立愈。

《太乙歌》云："虚汗盗汗补委中。"

《玉龙赋》云："合人中，除腰脊痛闪之难制。"又云："兼居髎环跳，除腿风湿痛。"

《百症赋》云："兼白环腧，治背连腰痛，已试。"

《千金十一穴》云："委中昆仑，治腰背痛相连。"

《四总穴》云："腰背委中求。"

《马丹阳天星十二穴》云："治腰痛不能举，沉引脊梁痠，风痫及转筋，疼痛难移展，风痹复无常，热病不能当，膝头难伸屈，针入即安康。"

合阳：在膝腘约纹下二寸。刺六分，灸五壮。

主治：腰脊强引腹痛，阴股热，胻痠肿，寒疝偏坠，女子崩带不止。

《百症赋》云："兼交信，治女子少气下血。"

承筋一名腨肠，一名直肠：在腨肠中央陷中，脚跟上七寸。灸三壮，禁刺。

主治：寒痹腰背拘急，腋肿，大便闭，五痔腨痠，脚跟痛引小腹，转盘霍乱衄衄。

《千金》云："霍乱转筋，灸五十壮。"

承山一名肉柱，一名鱼腹：在兑腨肠下分肉间陷中。一云腿肚下尖分肉间。刺七分，灸五壮，至七七壮，然灸不及针。

主治：头热鼻衄，寒热癫疾，疝气腹痛，痔肿便血，腰背痛，膝肿胫痠跟痛，霍乱转筋，战慄不能行立，凡在邪热者可泻之。

《千金》云："灸转筋，随年壮，神验，霍乱灸百壮。"

《玉龙赋》云："兼长强，灸痔最妙。"

《席弘赋》云："阴陵泉治心胸满，兼此穴而饮食自思。"又云："兼鱼际昆仑，治转筋目眩立消。"

《灵光赋》云："治转筋并久痔。"

《百症赋》云："刺长强兼承山，善主肠风新下血。

《天星秘诀》云："兼内踝尖，治转筋并眼花。"又云："兼阴交，治胸膈痞满，自喜饮食。"

马丹阳云："善治腰疼痛，痔疾大便难，脚气并膝肿，两足尽寒痠，展转成时疫，战慄疟憎寒，霍乱及转筋，刺之立便安。"

今时多用此穴，治伤寒立效，亦有初发疟疾者，灸之立已。

飞阳一名厥阳：在足外踝上七寸后陷中。足太阳络，别走少阴。刺三分，灸三壮。

主治：痔痛不得起坐，脚痠肿不能立。历节风不得屈伸，癫疾寒疟，头目眩，逆气。

《千金》云："疟实则腰背痛，虚则鼻衄，飞阳主之。"

《百症赋》云："兼支正，可治目眩。"

跗阳：在足外踝上三寸，太阳前，少阳后，筋骨之间。阳跷之隙。刺五分，留七呼，灸三壮。一云七壮。

主治：霍乱转筋，腰痛不能立，髀枢股胻痛，痿厥风痹不仁，头重頞痛，时有寒热，四肢不举，屈伸不能。

昆仑：在足外踝后五分，跟骨上陷中，细动脉应手。足太阳所行为经。刺三分，留七呼，灸三壮。

主治：腰尻脚气，足腨肿痛不能步立，头痛鼽衄，肩背拘急，咳喘目眩，阴肿痛，产难胞衣不下，小儿发痫瘛疭。

《玉龙赋》云："兼申脉、太溪，善疗足肿之迍"

《灵光赋》云："能住喘，愈脚气。"

《神农经》云："治腰尻痛，足痛不能履地，肩背拘急，可灸七壮。"又"治小儿阴肿，可灸三壮，炷如小麦。"

《席弘赋》云："兼鱼际、承山，治转筋目眩立消。"

《千金》云："胞衣不出，针足太阳，入四分，穴在外踝下后一寸宛宛中者，意必此穴。"又云："疟多汗，腰痛不能俯仰，目如脱，项似拔，昆仑主之。"

《千金十一穴》云："兼委中，治腰背痛相连。"

《捷经》云："治偏风。"

马丹阳《天星十二穴》云："治转筋腰尻痛，膊重更连阴。头疼脊背急，暴喘满中心。举步行不得，动足即呻吟。若欲求安乐，须寻此穴针。"

《增治法》云："治目𥆧𥆧如脱，头热鼻衄，肚胀痛不得息，霍乱大便泄，风痫口噤不开，小儿阴肿，头眩转筋吐逆，尸厥中恶，膝盖暴痛。”

仆参一名安邪：在跟骨下陷中，拱足得之。足太阳、阳跷之会。刺三分，留七呼，灸七壮。

主治：腰痛足痿不收，足跟痛，霍乱转筋吐逆，尸厥癫痫，狂言见鬼膝痛。

《灵光赋》云：“后跟痛在仆参求。”

申脉：在足外踝下五分陷中，容爪甲许白肉际。阳跷脉所生。刺三分，留七呼，灸三壮。

主治：风眩癫疾，腰脚痛，膝胻寒痠，不能坐立，如在舟车中，气逆，腿足不能屈伸，妇人气血痛。一云脚气红肿，泻之；若麻木无力先泻后补。

《神农经》曰：“治腰痛，可灸五壮。”

《玉龙赋》云：“兼太溪、昆仑，善疗足肿之迍。”

《标幽赋》云：“兼金门，治头风头痛。”

《拦江赋》云：“能除寒与热，偏正头风及心惊，耳鸣鼻衄胸中满，遇麻木者虚当补，逢疼痛者泻而迎。”

《灵光赋》云：“阳跷阴跷，及阳陵阴陵四穴，治脚气取之。又“兼三里，同治脚气，亦去在腰诸疾。”

《千金方·十三鬼穴》云：“此名鬼路，当在第五次下火针，治百邪癫狂。”

《捷法》云：“治腰背强不可俯仰，支节烦痛，牵引腰脚，中风不省人事，中风不语，中风半身瘫痪，偏枯疼痛无时，中风四肢麻木不仁，手足搔痒，不能握物，中风口眼歪斜，牵连不已，角弓反张，眼目盲视，口噤不开，语言蹇涩，腰脊肩背疼痛，头项强痛，不得回顾，腰痛起止艰难，手足背生毒，臂背生毒。"以上凡二十余症，先以申脉主治，后随症加各穴分治之。"

金门一名关梁：在足外踝下一寸。足太阳隙，阳维别属也。刺一分，灸三壮。一云刺三分，灸七壮，炷如小麦。

主治：霍乱转筋尸厥，癫痫疝气，膝胻痠不能立，小儿张口摇头身反。

《百症赋》云："兼丘墟，可医转筋。"

《通玄赋》云："兼申脉，治头风头痛。"

京骨：在足小趾外侧，本节后大骨下，赤白肉际陷中，可按而得。足太阳所过为原。刺三分，留七呼，灸七壮。

主治：腰脊痛如折，髀不可曲，项强不能回顾，筋挛善惊，痎疟寒热，目眩内眦赤烂，头痛鼽衄，癫痫狂走。

束骨：在足小趾外侧本节后陷中，赤白肉际。足太阳所注为腧。刺三分，留三呼，灸三壮。

主治：肠澼泄泻，疟痔癫痫，发背痈疔，头痛目眩，内眦赤痛，耳聋腰膝痛，项强不可回顾。

《太乙歌》云："兼三里刺，治项强肿痛，体重腰瘫。"

《百症赋》云："连天柱，治项强多恶风。"

秦承祖云："治风热眼赤，两目眦烂。"

通谷：在足小趾外侧，本节前陷中。足太阳所流为荥。刺二分，留五呼，灸三壮。

主治：头痛目眩，项痛鼽衄，善惊，目𥆧𥆧，结积留饮，食多不化失欠。

《千金》云：“诸结积留饮，澼囊胸满，饮食不消，灸通谷五十壮。”

至阴：在足小趾外侧，去爪甲角如韭叶。足太阳所出为井。刺一分，留五呼，灸三壮、五壮。

主治：风寒头重鼻塞，目痛生翳，胸胁痛，转筋，寒疟汗不出，烦心足下热，小便不利，失精，脉痹从足小趾起，牵引上下。

《百症赋》云：“兼屋翳，治遍身痒痛之疾。”

《席弘赋》云：“专治脚膝肿。”

今时习用此治妇人寒症。

张仲文治妇人横产手先出，诸符药不效，为灸右脚小指尖三壮，炷如小麦，下火立产。

足少阴肾经穴

肾经穴歌

足少阴腧二十七，涌泉然谷照海出。
太溪水泉连大钟，复流交信筑宾立。
阴谷横骨趋大赫，气穴四满中注得。
肓腧商曲石关蹲，阴都通谷幽门值。
步廊神封出灵墟，神藏彧中腧府毕。

涌泉一名地冲：在足心陷中，屈足卷趾宛宛中。足少阴所出为井。刺三分，留三呼，灸三壮。

主治：尸厥面黑，喘咳有血，目视𥆨𥆨无所见，善恐，心中结热，风疹风痫，心痛不嗜食，男子如蛊，女子如妊，咳嗽气短，身热喉痹，目眩颈痛，胸胁满，小腹痛，肠澼泄泻，霍乱，转胞不得尿，腰痛大便难，转筋，足胫寒痛，肾积奔豚，热厥五趾尽痛，足不践地。

《史记》汉北齐王阿母，患足下热喘满，淳于意曰："热厥也。"刺足心立愈。

《千金》云："阴中懊侬痛，刺入三分。"又"鼻衄不止，灸二百壮。"又"霍乱转筋，灸三七壮，不止灸足踵聚筋上白肉际，七壮立愈。"

《玉龙赋》云："兼关元、丰隆，治尸劳。"

《席弘赋》云："鸠尾能治五般痫，若下涌泉人不死。"又云："小肠气结连脐痛，速泻阴交、良久，针涌泉取气甚妙。"

《百症赋》云："专治厥寒厥热。"又云："兼行间，治消渴肾竭。"

《通玄赋》云："治胸结身黄，泻此。"

《灵光赋》云："治妇人疾，并男蛊女孕，而病痊者，千金勿妄传。"

《天星秘诀》云："兼阴陵，治小肠连脐痛。"

然谷一名龙渊，一名然骨，在足内踝前，起大骨下陷者中。足少阴所流为荥。刺三分，留三呼，灸三壮。一曰刺不宜见血。

主治：喘呼烦满，咳血喉痹消渴，舌纵心恐，少气涎出，小腹胀，痿厥寒疝，足跗肿胻痠，足一寒一热，不能久立，男子遗精，妇人阴挺出，月经不调不孕，初生小儿脐风撮口，痿厥洞泄。此穴主泻肾脏之热，若伤寒，亦宜出血。

《千金》云："石水灸然谷、气冲、四满、章门。"

《百症赋》云："此穴易醒脐风。"

照海：在足内踝下一寸，陷中容爪甲。一云在内踝下四分，微前高骨陷中，前后有筋，上有踝骨，下有软骨，其穴居中。《神农经》云："在内踝直下白肉际是穴。"阴跷所生。刺四分，留六呼，灸三壮。一曰刺三分，灸七壮。

主治：咽干呕吐，四肢懈惰嗜卧，善悲不乐，大风偏枯半身不遂，久疟猝疝，腹中气痛，小腹淋痛，阴挺出，月水不调。

《玉龙赋》云："兼支沟，能通大便之秘。"又云："合内关，能医腹疾之块。"

《神农经》云："治月事不行，可灸七壮。"又云："兼公孙，治伤寒四日太阴经，再用内关施截法。"

《拦江赋》云："治噤口喉风，用三棱针出血即安。"

《百症赋》云："兼大敦，治伤寒。"

《席弘赋》云："兼百会、太冲、阴交，治咽喉疾。"又云："兼阴交、曲泉、关元、气海同泻，治七疝如神。"

《灵光赋》云："二跷二陵，脚气者取此四穴。"又"兼三里，同治脚气，并在腰之疾。"

《标幽赋》云："兼阳维内关，能下胎衣。"又云："治喉中之闭塞。"

《捷法》云："治小便频数，淋沥不通，小腹冷痛，膀胱七疝，奔豚偏坠，木肾肿大如升，发时疼痛冲心，小便淋血，阴痛遗精白浊，夜梦鬼交不禁，妇人难产，子掬母心不下，女子大便不通，产后腹痛恶露不已，妇人脾病血蛊、水蛊、气蛊、石蛊、单蛊，女人血气虚倦，五心烦热，肢体尽痛，头目昏沉，老人虚损，手足转筋不能举动，霍乱吐泻，寒湿脚气发热大痛，肾虚脚气红肿，干脚气膝头内踝五指疼痛，浑身胀满，水蛊喘胀，四肢面目浮肿，妇人瘦损，赤白带下，子宫久冷，不受胎孕，经水正行，头眩小腹空痛，月水不调，脐腹疼痛，及淋漏不断等症。”“以上诸症，先以照海为主，后随症加穴分治。”

太溪一名吕细：在足内踝后五分，跟骨上动脉陷中。足少阴所注为腧，即原也。刺三分，留七呼，灸三壮。

主治：热病汗不出，伤寒手足逆冷嗜卧，咳嗽咽肿，衄血唾血，尿赤，消瘅大便难，久疟咳逆烦心不眠，脉沉手足寒，呕吐不嗜食善噫，腹疼瘠瘦，寒疝痃癖。

《神农经》云：“治牙疼，可灸七壮”

一云：“牙疼红肿者，泻之。阴股内湿痒生疮便毒，先补后泻。”一云：“肾疟呕吐多寒，闭户而处，其病难已，太溪、太钟主之。腰脊痛，大便难，手足寒，并刺委中、大钟。”

《玉龙赋》云：“合昆仑、申脉，善疗足肿之迍。”

《百症赋》云：“兼商阳，治寒疟有验。”

水泉：在足内踝下太溪下一寸。足少阴隙。刺四分灸五壮。

主治：目䀮䀮不能远视，女子月事不来，来即多，心下闷痛，小腹痛，小便淋，阴挺出。

《百症赋》云："兼天枢，治月潮违限。"

大钟：在足跟后冲中，大骨上两筋间，《水热穴论》注曰："在足内踝后冲中。"足少阴络，别走太阳。刺二分，留三呼，灸三壮。

主治：气逆烦闷，实则小便淋闭，洒洒腰脊强痛，大便秘涩嗜卧，口中热，虚则呕逆多寒，欲闭户而处，少气不足，胸胀喘息舌干，食噎不得下，善惊恐怖不乐，喉中鸣，咳唾血。

《百症赋》云："兼通里，治倦言嗜卧。"

《标幽赋》云："治心性之呆痴。"

复流一名伏白；一名昌阳：在足内踝后上，除踝二寸陷者中，前傍骨是复流，后傍筋是交信，二穴只隔一筋。足少阴所行为经。刺三分，留三呼，灸五壮、七壮。

主治：肠澼痔疾，腰脊内引痛、不得俯仰，善怒多言。舌干涎出，足痿胻寒不得履，目视䀮䀮，肠鸣腹痛，四肢肿，十种水病，五淋盗汗，齿龋，脉微细。

《神农经》云："治盗汗不收，及面色痿黄，可灸七壮。"

《千金》云："血淋，灸五十壮。"

《太乙歌》云："刺治腰脊闪挫疼痛，游风遍体。"

《玉龙赋》云："伤寒无汗宜泻。"又云："起六脉之沉匿。"

《拦江赋》云："伤寒无汗，先补合谷，次泻此穴。"

《席弘赋》云："此穴专治气滞在腰。"

《灵光赋》云："治肿如神。"

交信： 在足内踝上二寸，少阴前，太阴后，筋骨间。阴跷之隙。刺四分，留五呼，灸三壮。

主治：五淋㿉疝，阴急股腨内廉引痛，泻痢赤白，大小便难，女子漏血不止，阴挺月事不调，小腹痛，盗汗。

《百症赋》云："兼合阳，治妇子少气漏血。"

筑宾： 在足内踝后，上腨分中。阴维之隙。刺三分，灸五壮。

主治：小儿胎疝，癫疾吐舌，发狂骂詈，腹痛呕吐涎沫，足腨痛。

阴谷： 在膝下内辅骨后，大筋下小筋上，按之应手，屈膝乃得之。足少阴所入为合。刺四分，留七呼，灸三壮。

主治：舌纵涎下，腹胀烦满，尿难，小腹疝急引阴，阴股内廉痛，为痿为痹，膝痛不可屈伸，女人漏下不止，少妊。

《太乙歌》云："兼水分、三里，利小便消肿胀。"

《通玄赋》云："治脐腹痛。"

横骨一名下极：在大赫下一寸，肓腧下五寸，去中行五分，阴上横骨中。按小腹下尖，自横骨上行，不可概用腹中分寸，当以太阴之冲门，起自横骨两端，以至阳明之气冲，少阴之横骨，至中行之曲骨穴，通计折量，始得其准。凡上至腹中，皆当以此类推。冲脉足少阴之会。刺五分，灸三壮、五壮。《甲乙经》曰刺一寸。

主治：五淋小便不通，阴器下纵引痛，小腹满，目眦赤痛，五脏虚。

《百症赋》云：“兼肓腧，泻五淋久积。”

《席弘赋》云：“兼大都，治气滞腰疼不能立。”

大赫一名阴维，一名阴关：一气穴下一寸，去中行五分。冲脉足少阴之会。刺三分，灸五壮。《千金》云三十壮，《甲乙经》作刺一寸。

主治：虚劳失精，阴痿上缩，茎中痛，目赤痛，女子赤带。

气穴一名胞门，一名子户：在四满下一寸，去中行五分。冲脉足少阴之会。刺三分，灸五壮。《甲乙经》作刺一寸。

主治：奔豚痛引腰脊，泻痢经不调。

四满一名髓府：在中注下一寸，去中行五分。冲脉足少阴之会。刺三分，灸三壮。《甲乙经》云：“刺一寸。”《千金》云：“灸百壮。”

主治：积聚疝瘕，肠澼切痛，石水奔豚脐下痛，女人月经不调，恶血瘀痛，并无子，可灸三十壮。

中注：在肓腧下一寸，去中行五分。冲脉足少阴之会。刺一寸，灸五壮。一云刺五分。

主治：小腹热，大便坚燥，腰脊痛，目眦痛，女子月事不调。

肓腧： 在商曲下一寸当作二寸：直脐旁，去脐中五分。冲脉足少阴之会。刺一寸，灸五壮。一云刺五分。

主治：腹痛寒疝，大便燥，目赤从内眦始。

《百症赋》云："兼横骨，泻五淋之久积。"

商曲： 在石关下一寸，去中行五分。冲脉足少阴之会。刺一寸，灸五壮。一云刺五分。

主治：腹中切痛，积聚不嗜食，目赤痛内眦始。

石关： 在阴都下一寸，去中行五分。冲脉足少阴之会。刺一寸，灸三壮，一云刺五分。

主治：哕噫呕逆，脊强腹痛，气淋小便不利，大便燥闭，目赤痛，妇人无子，或藏有恶血上冲，腹痛不可忍。

《神农经》云："治积气疼痛，可灸七壮，孕妇禁灸。"

《千金》云："治哕噫呕逆，灸百壮。"

《百症赋》云："兼阴交，无子可搜。"

阴都一名食宫：在通谷下一寸，夹中脘相去五分。冲脉足少阴之会。刺三分，灸三壮。《甲乙经》曰："刺一寸。"《千金》云："灸随年壮。"

主治：心烦满恍惚，气逆肠鸣肺胀，气抢呕沫，大便难，胁下热痛，目痛，寒热痎疟，妇人无子，藏有恶血，腹绞痛。

通谷： 在幽门下一寸陷中，夹上脘相去五分。冲脉足少阴之会。刺五分，灸五壮。

主治： 口歪暴喑，积聚痃癖，胸满食不化，膈结呕吐，目赤痛不明，清涕，项似拔，不可回顾。

幽门一名上门：夹巨阙两旁各五分，陷者中。冲脉足少阴之会。刺五分，灸五壮。

主治：胸中引痛，心下烦闷，逆气里急，支满不嗜食，数咳干哕呕吐涎沫，健忘，泄痢脓血，小腹胀满，女子心痛逆气，善吐，食不下。

《神农经》云："治心下痞胀，饮食不化，积聚疼痛，可灸十四壮，孕妇不可灸。"

《百症赋》云："兼玉堂，能开彻烦心呕哕。"

步郎：在神封下一寸六分陷中，去中行二寸，夹中庭，仰而取之。刺三分，灸五壮。

主治：胸胁满痛，鼻塞少气，咳逆不得息，呕吐不食，臂不得举。

神封：在灵墟下一寸六分，去中行二寸，仰而取之。刺三分，灸五壮。

主治：胸胁满痛，咳逆不得息，呕吐不食，乳痈，洒淅恶寒。

灵墟：在神藏下一寸六分，去中行二寸陷中，仰而取之。刺三分，灸五壮。

主治：同神封。

神藏：在彧中下一寸六分陷中，去中行二寸，仰而取之。刺三分，灸五壮。

主治：同上。

《百症赋》云："兼璇玑，治胸满项强，已试。"

彧中：在腧府下一寸六分陷中，去中行二寸，仰而取之。刺四分，灸五壮。

主治：咳逆不得喘息，胸胁支满，多唾呕吐不食。

《神农经》云："治气喘痰壅，可灸十四壮。"

一传治咳嗽、哮病、唾血。

腧府：在巨骨下，夹璇玑旁二寸陷中，仰而取之。刺三分，灸五壮。

主治：咳逆上气，呕吐不食，中疼。

一云：热嗽泻之；冷嗽补之。

《玉龙赋》云："兼乳根，能治气嗽痰哮。"

手厥阴心包络经穴

心包络经穴歌

心包九穴天池近，天泉曲泽隙门认。
间使内关逾大陵，劳宫中冲中指尽。

天池一名天会：在乳后一寸，腋下三寸，着胁，直腑撅肋间。《气府论》注曰："在乳后同身寸之二寸。"手厥阴足少阳之会。刺三分，灸三壮。

主治：目䀮䀮不明，头痛，胸胁烦满咳逆，臂腋肿痛，四肢不举，上气、寒热疟，热病汗不出。

《千金》云："治颈漏瘰疬，灸百壮。"

《百症赋》云："兼委阳穴，腋肿针而速散。"

天泉一名天湿：在曲腋下，去肩臂二寸，举臂取之。刺六分，灸三壮。一曰刺二分。

主治：恶风寒，胸胁痛，支满咳逆，膺背胛臂间痛。

曲泽：在肘内廉横纹陷中，筋内侧动脉，屈肘得之。手厥阴所入为合。刺三分，留七呼，灸三壮。

主治：心痛善惊，身热烦渴，臂肘摇动掣痛不可伸，伤寒呕吐气逆。

《百症赋》云："兼少商，治血虚口渴。"

隙门：在掌后，去腕五寸。手厥阴隙。刺三分，灸五壮。

主治：呕血衄血，心痛呕哕惊恐，神气不足，灸痔。

间使：在掌后三寸，两筋间陷中。手厥阴所行为经。刺三分，留七呼，灸五壮。

主治：伤寒结胸，心悬如饥，呕沫少气，中风气塞昏危不语，猝狂胸中澹澹，恶风寒，霍乱干呕，腋肿肘挛，猝心痛，多惊，咽中如鲠，妇人月水不调，小儿客忤久疟，可灸鬼邪，随年壮。

《千金》云："干呕不止，所食即吐不停，灸三十壮。若四肢脉绝不至者，灸之便通，此法能起死人。""又治猝死，灸百息。"又"《十三鬼穴》云："此名鬼路，针百邪癫狂，在第九次下针。"

《神农经》云："治脾寒，寒热往来，浑身疮疥，灸七壮。"

《太乙歌》云："兼风池环跳，治疟疾。"又"兼气海、中极、三里，刺小腹便澼。"

《玉龙赋》云："治痎疟。"

《百症赋》云："兼天鼎，治失音休迟。"

《灵光赋》云："兼水沟，治邪癫。"

《捷经》云："治热病频哕。"

内关：在掌后，去腕二寸筋间，与外关相对。手厥阴络，别走手少阳。刺五分，灸五壮。

主治：中风失志，实则心暴痛，虚则心烦惕惕，面热目昏，支满肘挛，灸疟不已，胸满肠痛，实则泻之，生疮灸之。

《神农经》云："治心疼腹胀，腹内诸疾，可灸七壮。"

《玉龙赋》云："合照海，能医腹疾之块。"

《席弘赋》云："兼公孙，治肚痛。"

《拦江赋》云："治伤寒太阴经四日者，先用照海、公孙，后用内关施治。"

《百症赋》云："兼建里，扫尽胸中之苦闷。"

《标幽赋》云："胸满腹痛，刺内关。"

《捷法》云："治胸满胃脘不快，伤寒中焦痞满，两胁刺痛，呕吐不已，脾胃气虚，心腹胀满，胁肋下疼，心腹刺痛，痞块食症不散，人渐羸瘦，血块气瘕，脏腑虚寒，风壅气滞，大肠虚冷，脱肛不收，大便艰难，用力脱肛，藏毒肿痛，便血不止，五痔五痫，口吐涎沫，心性呆痴，心惊发狂，悲泣不已，不识亲疏，健忘错乱，言语不记，或歌或笑，神思不安，中风不省人事，心虚胆寒，四体战掉。”“以上诸症，先以内关主治，后随症加各穴治之。”

大陵：在掌后骨下横纹中，两筋间陷中。手厥阴所注为腧，即原也。刺三分，留七呼，灸三壮。

主治：热病汗不出，舌本痛，喘咳呕血，心悬如饥，善笑不休，头痛气短胸胁痛，惊恐悲泣呕逆，喉痹口干目赤，肘臂挛痛，小便如血。

《神农经》云：“治胸中疼痛，胸前疮疥，可灸三壮。”

《千金》云：“吐血呕逆，灸五十壮。”又云：“凡猝患腰肿附骨痈疽，节肿游风热毒，此等疾，但初觉有异，即急笑之，从手掌后第一横纹后两筋间，灸五壮立愈。患左灸右，患右灸左。当中者两手俱灸。”又“《十三鬼穴》云：“此为鬼心，治百邪癫狂，在第四次下针。”

《玉龙赋》云：“兼劳宫，疗心闷疮痍。”又云：“合人中频泻，全去口气。”又云：“合外关、支沟，治肚疼秘结。”

劳宫一名五里，一名掌中：在掌中央动脉，屈无名指取之。手厥阴所流为荥。刺二分，灸三壮。

主治：中风悲笑不休，热病汗不出，胁痛不可转侧，吐衄噫逆，烦渴食不下，胸胁支满，口中腥气，黄疸手痹，大小便血热痔。

《千金》云：“心中懊侬痛，刺入五分补之。”

《玉龙赋》云：“兼大陵，疗心闷疮痍。”

《灵光赋》云：“治劳倦。”

《百症赋》云：“兼后溪，可治三消黄疸。”

《通玄赋》云："能退胃翻心痛。"

《捷经》云："治忧噎。"

一传癫狂灸此效。

中冲：在手中指端，去爪甲如韭叶陷中。手厥阴所出为井。刺一分，留三呼，灸一壮。

主治：热病汗不出，头痛如破，身热如火，心痛烦满，舌强痛，中风不省人事。

《神农经》云："治小儿夜啼多哭，灸一壮，炷如小麦。"

《百症赋》云："兼廉泉，堪攻舌下肿痛。"

一云主神气不足失志。

《乾坤生意》云："此为十井穴，凡初中风暴仆昏沉，痰涎壅盛，不省人事，牙关紧闭，药水不入，急以三棱针刺少商、商阳、中冲、关冲、少冲、少泽，使血气流通，乃起死回生急救之妙诀。"

手少阳三焦经穴

三焦经穴歌

手少阳三焦所从，二十三穴起关冲。
向液门中渚阳池，历外关支沟会宗。
三阳络入于四渎，注天井清冷渊中。
消泺臑会肩髎同，天髎天牖经翳风。
瘈脉颅息角孙入，耳门和髎丝竹孔。

关冲： 在手名指外侧端，去爪甲角如韭叶。手少阳所出为井。刺一分，留三呼，灸三壮。

主治：头痛口干喉痹，霍乱，胸中气噎不食，肘臂痛不能举，目昏昏。一云主三焦邪热，口渴唇焦口气，宜泻此出血。

《玉龙赋》云："壅热盛于三焦，关冲最宜。"

《百症赋》云："兼哑门，治舌缓不语。"

《捷经》云："治热病烦心满闷，汗不出，掌中大热如火，舌本痛，口干消渴久热不去。"

《乾坤生意》云："此为十井穴，凡初中风暴仆昏沉，痰涎壅盛，不省人事，牙关紧闭，药水不下，急以三棱针刺少商、商阳、中冲、少冲、关冲、少泽，使血气流通，乃起死回生急救之妙穴。"

液门： 在手小指次指间陷者中。手少阳所流为荥。刺二分，留二呼，灸三壮。

主治：惊悸忘言，寒厥，臂痛不得上下，痃疟寒热头痛，目眩赤涩泣出，耳暴聋，咽外肿牙龈痛，若手臂红肿痛楚，泻之出血为妙。

《千金》云："治耳聋不得眠，刺入三分补之。"

《玉龙赋》云："兼中渚，治手臂红肿。"

《百症赋》云："兼鱼际，能疗喉痛。"

中渚： 在手名指本节后陷中，把拳取之。手少阳所注为腧。刺二分，留三呼，灸三壮。

主治：热病汗不出，臂指痛，不得屈伸，头痛目眩，生翳不明，耳聋咽肿，久疟，手臂红肿，泻之出血，灸五壮。

《太乙歌》云："刺久患腰疼背痛。"

《玉龙赋》云："兼液门，治手臂红肿。"

《席弘赋》云："治久患伤寒肩背痛。"

《通玄赋》云："脊心后痛，针此立愈。"

《灵光赋》云："五指不便，取中渚。"

阳池一名别阳：在手表腕上陷者中，自本节后骨直对腕中。手少阳所过为原。刺二分，留六呼，灸三壮。《铜人经》曰不可灸。

主治：消渴口干烦闷，寒热疟，或因折伤，手腕捉物不得，臂不能举。

《千金》云："消渴口干，灸五十壮。"

《神农经》云："治手腕疼无力，不能上举至头，可灸七壮。"

外关：在腕后二寸，两筋间陷中。手少阳络，别走心主。刺二分，留七呼，灸三壮。"

主治：耳聋浑沌无闻，肘臂五指痛不能握，若胁肋痛者泻之。

《神农经》云："治肘臂不得屈伸，五指尽疼，不能握物，可灸七壮。"

《玉龙赋》云："兼大陵、支沟，治肚痛秘结。"

《捷经》云："治臂膊红肿，肢节疼痛，足内踝骨红肿痛，手足指节痛不能屈伸，五脏六腑结热，吐血妄行不已，鼻衄不止，吐血昏晕，不省从事，虚损气逆。阳乘于阴，则血热妄行；阴乘于阳，则血寒亦吐。名心肺二经呕血，舌强难言，及生白胎，重舌肿胀，热极口内生疮，舌吐不收，舌缩不能言，唇吻破裂，血出干痛，头生瘰疬结核，绕颈连胸，耳根颈项肿痛不消，目生翳膜，隐涩难开，风沿烂弦，迎风流泪，目风肿痛，努肉攀睛，暴赤肿痛。”“以上诸症，先以外关主治，后随症分穴治之。”

支沟一名飞虎：在腕后三寸，两骨间陷中。手少阳所行为经。刺二分，留七呼，灸七壮。

主治：热病汗不出，肩臂痠重，胁腋痛，四肢不举，霍乱呕吐，口噤暴暗，鬼击猝心痛，产生血晕，不省人事。凡三焦相火炽盛，及大便不通，胁肋疼痛者，俱宜泻之。

《千金》云：“治颈漏马刀，灸百壮。”

《玉龙赋》云：“兼照海，能通大便之秘。”又云：“合外关、大陵，治肚疼秘结。”

会宗：在腕后三寸孔中。一云孔中一寸。手少阳隙。刺三分，三壮。一曰禁刺。

主治：五痫、耳聋、肌肤痛。

三阳络一名通间：在臂上大交脉，支沟上一寸。灸五壮，禁刺。

主治：暴喑不能言，耳聋齿龋，嗜卧身不欲动。

四渎：在肘前五寸外廉陷中。刺六分，留七呼，灸三壮。一曰刺三分。

主治：暴气耳聋，下齿龋痛。

天井：在肘外大骨尖后，肘上一寸，两筋间陷中，屈肘得之。甄权云："在曲肘后一寸，又手按膝头取之。"手少阳所入为合。刺三分，留七呼，灸三壮。《甲乙经》云："刺一分。"

主治：咳嗽上气，胸痛不得语，唾脓不嗜食，寒热凄凄，不得卧，惊悸悲伤，瘛疭癫疾，五痫风痹，头颈肩眦痛，耳聋目锐眦痛，颊肿，肘臂痛不得捉物，及泻一切瘰疬疮肿瘾疹。

《神农经》云："治咳嗽上气，风痹肘疼，可灸七壮。"

清冷渊：在肘上二寸，伸肘举臂取之。刺三分，灸三壮。

主治：诸痹痛，肩臂肘臑不能举。

《席弘赋》云："五般肘痛寻尺泽，冷渊针后即收功。"

消泺：在肩下臂外间，腋斜肘分下行。刺五分，灸五壮。一曰刺一分，灸三壮。

主治：风痹颈项强急肿痛，寒热头痛肩背急。

一传海南治牙疼灸此穴。

臑会二名臑髎：在臂前廉，去肩端三寸宛宛中。手阳明少阳二络之会。刺五分，灸五壮。

主治：肘臂气肿，痠痛无力不能举，项瘿气瘤，寒热瘰疬。

肩髎：在肩端臑上陷中，斜举臂取之。刺七分，灸三壮。

主治：臂重肩痛不能举。

天髎：在肩缺盆中，上毖骨际，陷者中，毖，音秘。一曰直肩井后一寸。手足少阳阳维三脉之会。刺八分，灸三壮。

主治：肩臂痠痛，缺盆痛，汗不出，胸中烦满，颈项急寒热。

天牖：在颈大筋外，缺盆上，天容后，天柱前，完骨下发际中，上夹耳后一寸。刺一分，留七呼，不宜补，亦不宜灸，灸即令人面肿，《资生经》云："灸一壮。"《甲乙经》云："灸三壮。"

主治：暴聋不聪，气目不明，夜梦颠倒，面无颜色，头风面肿项强。一曰若治面肿眼合，先取噫嘻，后针天牖、风池，其病即瘥，若不先针噫嘻，其病难愈。

翳风：在耳后尖角陷中，按之引耳中。手足少阳之会。刺三分，灸七壮。

主治：耳聋，口眼歪斜，口噤不开，脱颔肿颊，牙车急痛，暴喑不能言。一云耳红肿痛泻之，耳虚鸣补之，补多泻少。

《百症赋》云："兼听会，治耳聋气闭。"

瘈脉一名资脉：在耳本后，鸡足青络脉中。刺一分，灸三壮。《铜人》云："刺出血如豆汁，不宜多出。"一云禁灸。

主治：头风耳鸣，小儿惊痫瘛疭，呕吐泻痢无时，惊恐目涩眵膏。

颅息：在耳后间青络脉中。刺一分，灸七壮。《甲乙经》曰灸三壮。一曰禁刺，出血多则杀人。

主治：耳鸣喘息，小儿呕吐，瘛疭惊恐发痫，身热头痛不得卧，聤耳肿流脓汁。

《百症赋》云："痉病非颅息不愈。"

角孙：在耳廓中间，上发际下，开口有孔。手太阳手足少阳三脉之会《甲乙经》手太阳作手阳明。《寒热病篇》曰："足太阳有入烦遍齿者，名曰角孙。"则足太阳脉亦会于此。刺三分，灸三壮。

主治：目生翳，齿龈肿不能嚼，唇吻燥，颈项强。一云堪治耳齿之病。

耳门：在耳前起肉，当耳缺处陷中。刺三分，留三呼，灸三壮。一云禁灸。

主治：耳聋聤耳脓汁，耳生疮，齿龋唇吻强。

《席弘赋》云："但患伤寒两耳聋，耳门听会疾如风。"

《百症赋》云："兼丝竹孔，能住牙疼於顷刻。"

《天星秘诀》云："耳鸣腰痛先五会，后此穴及三里。"

和髎：耳前兑发下横动脉。手足少阳，手太阳三脉之会。刺三分，灸三壮。一曰灸之目盲。

主治：头痛耳鸣，牙车引急，颈项肿，口僻瘛疭。

丝竹孔一名目髎：在眉后陷中。《甲乙经》曰："足少阳脉气所发。”刺三分，留三呼，禁灸，灸之不幸令人目小及盲。

主治：头痛目赤目眩，视物𥆧𥆧，拳毛倒睫，风痫戴眼，发狂吐涎沫，偏正头风。

《神农经》云：“治头风宜出血。”

《百症赋》云：“兼耳门能治牙疼于顷刻。”

《通玄赋》云：“治偏头痛难忍。”

一传主眼赤痛，针一分出血。

类经图翼八卷经络六

足少阳胆经穴

胆经穴歌

足少阳经瞳子髎，四十三穴行迢迢。
听会客主颔厌集，悬颅悬厘曲鬓翘。
率谷天冲浮白次，窍阴完骨本神至。
阳白临泣开目窗，正营承灵脑孔是。
风池肩井渊腋长，辄筋日月京门乡。
带脉五枢维道续，居髎环跳下中渎。
阳关阳陵复阳交，外丘光明阳辅高。
悬钟丘墟足临泣，地五夹溪窍阴毕。

瞳子髎一名太阳，一名前关：在目外去眦五分。手太阳、手足少阳三脉之会。刺三分，灸三壮。

主治：头痛目痒，外眦赤痛，翳膜青盲，远视䀮䀮，泪出多眵。

一云兼少泽，能治妇人乳肿。

听会一名听河，一名后关：在耳前陷中，客主人下一寸，动脉宛宛中，去耳珠下开口有孔，侧卧张口取之。刺四分，灸三壮。

主治：耳聋耳鸣，牙车脱臼齿痛，中风瘛疭歪斜。

《玉龙赋》云："治耳聋腮肿。"

《席弘赋》云："耳聋针听会，更泻迎香功如神。"又云

"兼金门，治伤寒两耳聋。"

《百症赋》云："兼翳风，治耳聋气闭。"

客主人一名上关：在耳前起骨上廉，开口有孔，侧卧张口取之。手足少阳、足阳明三脉之会。《本腧篇》曰刺之则"呿不能欠"者，即此穴。刺一分，留七呼，灸三壮。《甲乙经》曰："刺太深令人耳无闻。"一曰禁刺，一曰刺上关不得深，下关不得久。

主治：口眼偏斜，耳聋耳鸣聤耳，目眩齿痛，瘈疭，口噤不能嚼物。

颔厌：在耳前曲角颞颥上廉即脑孔之上，手足少阳、足阳明之会。刺三分，留七呼，灸三壮。《气府论》注曰："刺深令人耳无所闻。"

主治：头风偏头颈项俱痛，目眩耳鸣多嚏，惊痫历节风汗出。

《百症赋》云："兼悬颅，治偏头痛。"

悬颅：在耳前曲角上颞颥之中。《寒热病篇》曰："足阳明有夹鼻入于面者，名曰悬颅。"是此为足少阳阳明之会，故《气府论》注为足阳明脉气所发。刺三分，留三呼，灸三壮。

主治：头痛齿痛，偏头痛引目，热病汗不出。

《百症赋》云："兼颔厌，治偏头痛。"

悬厘：在耳前曲角上，颞颥下廉。手足少阳、阳明四脉之会。刺三分，留七呼，灸三壮。

主治：偏头痛面肿，目锐眦痛，热病烦心汗不出。

曲鬓：在耳上入发际曲隅陷中，鼓颔有孔。足太阳、少阳之会。刺三分，灸三壮。

主治：颔颊引牙车不得开，口噤难言，项强不得顾，头角痛，巅风目眇。

率谷：在耳上入发际一寸半陷中，嚼牙取之。足太阳、少阳之会。刺三分，灸三壮。

主治：脑痛，两头角痛，胃膈寒痰，烦闷呕吐，酒后皮风肤肿。

《神农经》云："治头风两角疼痛，可灸三壮至五壮。小儿急慢惊风，灸三壮，炷如小麦。"

天冲：在耳后入发际二寸。一曰在耳上，如前三分。足太阳、少阳之会。刺三分，灸三壮。

主治：癫疾风痉，牙龈肿，惊恐头痛。

《百症赋》云："兼大横，治反张悲哭。"

浮白：在耳后入发际一寸。足太阳、少阳之会。刺三分，灸三壮。

主治：咳逆，胸满喉痹，耳聋齿痛，项瘿痰沫，不得喘息，肩臂不举，足不能行。

《百症赋》云："专治瘿气。"

一传治眼目四时疼痛，头风痛。

窍阴一名枕骨：在完骨上，枕骨下，摇动有孔。足少阳、太阳之会。刺三分，灸三壮。

主治：四肢转筋，目痛头项痛耳鸣，痈疽发热，手足烦热汗不出，咳逆喉痹，舌强胁痛口苦。

完骨：在耳后入发际四分。足太阳、少阳之会。刺三分，留七呼，灸三壮。

主治：头痛头风，耳鸣齿龋，牙车急，口眼歪斜，喉痹颊肿，瘿疾便赤，足痿不收。

本神：在曲差旁一寸五分，一曰直牙上入发际四分。足少阳、阳维之会。刺三分，灸七壮。

主治：惊痫吐沫，目眩项强急痛，胸胁相引，不得转侧，偏风癫疾。

《百症赋》云："兼身柱，治癫疾效。"

阳白：在眉上一寸直瞳子。《甲乙经》曰："足少阳、阳维之会。"《气府论》王氏曰："足阳明、阴维二脉之会。刺二分，灸三壮。"

主治：头痛目昏多眵，背寒慄，重衣不得温。

临泣：在目上直入发际五分陷中，正睛取之。足太阳、少阳、阳维三脉之会。刺三分，留七呼，灸三壮。一曰禁灸。

主治：鼻塞，目眩生翳，眵䁾冷泪，眼目诸疾，惊痫反视，猝暴中风不识人，胁下痛，疟疾日西发。

《百症赋》云："兼头维，可治目中泪出。"

目窗一名至荣：在临泣后一寸。足少阳、阳维之会。刺三分，灸五壮。

主治：头目眩痛引外眦，远视不明，面肿，寒热汗不出。

正营：在目窗后一寸。足少阳、阳维之会。刺三分，灸三壮。

主治：头痛目眩齿龋痛，唇吻强急。

承灵：在正营后一寸五分。足少阳、阳维之会。刺三分，灸五壮。一曰禁针。

主治：脑风头痛，恶风鼻窒不通。

脑孔一名颞颥：在承灵后一寸五分，夹玉枕骨下陷中，《气府论》王氏注曰："夹枕骨后枕骨上。"足少阳、阳维之会。刺四分，灸五壮。

主治：劳瘵身热羸瘦，脑风头痛不可忍，项强不得顾，目瞑鼻衄耳聋，惊悸癫风，引目眇鼻痛。昔魏公苦患头风，发即心乱目眩，华佗刺此立愈。

风池：在耳后颞颥后，脑孔下发际陷中，按之引耳。一云耳后陷中，后发际大筋外廉。足少阳、阳维之会。刺四分，灸三壮、七壮，炷不用大。

主治：中风偏正头痛，伤寒热病汗不出，痎疟，颈项如拔痛不得回，目眩赤痛泪出，鼽衄耳聋，腰背俱痛，伛偻引项，筋力不收，脚弱无力。

《千金》云："治瘿气，灸百壮。"

《太乙歌》云："兼环跳、间使，治痉疾。"又云："兼风府取之，治伤寒。"

《玉龙赋》云："兼绝骨，可疗伛偻。"

《席弘赋》云："寻到风府，风池，治伤寒百病。"

《通玄赋》云："头晕目眩觅风池。"

《捷经》云："沉温病烦满汗不出。"

一传治中风不语，牙关紧闭，汤水不能入口。

肩井一名膊井：在肩上陷解中，缺盆上大骨前一寸半，以三指按取之，当中指下陷者中。手足少阳、足阳明、阳维之会。刺五分，灸三壮，孕妇禁针。一曰此足阳明之会，连五脏气，若刺深令人闷倒，速补三里，须臾平复。凡针肩井者，皆以三里下其气。一曰此脏气所聚之处不宜补。

主治：中风气塞，涎上不语，气逆，五劳七伤，头项颈痛，臂不能举，或因扑伤腰痛，脚气上攻，若妇人难产堕胎后手足厥逆，针上立愈，若灸更胜。

《千金》云："凡产难针两肩井一寸，泻之，须臾即生。"又云："臂重不举，灸随年壮，至百壮，刺五分补之。"又"治猝忤，灸百壮。"又"治上气咳逆短气风劳百病，灸二百壮。"又"灸瘰疬，随年壮。"

《席弘赋》云："针肩井，须针三里，方可便气调。"

《百症赋》云："治乳痈极效。"

《通玄赋》云："除两臂之不胜"

《标幽赋》云："兼曲池，甄权刺臂痛而复射。"

《天星秘诀》云："兼三里、阳陵，治脚气痠痛"。

渊腋一名泉腋：在腋下三寸宛宛中，举臂取之。刺三分，禁灸，灸之不幸，生肿蚀马刀疡，内溃者死。

主治：寒热马刀疡，胸满无力，臂不举。

辄筋：在腋下三寸，复前行一寸着胁。刺六分，灸三壮。

主治：太息多唾善悲，言语不正，四肢不收，呕吐宿汁吞酸，胸中暴满，不得卧。

日月一名神光：在期门下五分。《气府论》注曰："在第三肋端，横直心蔽骨旁，各同身寸之二寸五分，上直两乳。胆之募也。足太阴、少阳、阳维之会。刺七分，灸五壮。"

主治：太息善悲，小腹热，欲走多唾，言语不正，四肢不收。

《千金》云："呕吐宿汁吞酸，灸神光百壮，三报之。"

京门一名气腧，一名气府：在监骨腰中季胁本夹脊。一云在脐上五分旁九寸半季胁本夹脊，倒卧，屈上足伸下足，举臂取之。肾之募也。刺三分留七呼，灸三壮。一云刺八分。

主治：肠鸣洞泄，水道不利，小腹急痛，寒热䐜胀，肩背腰髀引痛，不得俯仰久立。

带脉：在季胁下一寸八分陷中，一云在脐膀八寸半，肥人九寸，瘦人八寸，如带绕身，管束诸经。足少阳带脉之会。刺六分，灸五壮。

主治：腰腹纵水状，妇人小腹痛急，瘛疭，月经不调，带下赤白，两胁气引背痛。

《玉龙赋》云："合关元，多灸，堪攻肾败。"

五枢：在带脉下三寸，一曰在水道旁一寸半陷中。足少阳带脉之会。刺一寸，灸五壮。

主治：痃癖，小肠膀胱气，攻两胁小腹痛，腰腿痛，阴疝睾丸上入腹，妇人赤白带下。

《玉龙赋》云："兼背缝，治肩脊痛。"

维道一名外枢：在章门下五寸三分，一曰在中极旁八寸五分。足少阳带脉之会。刺八分，灸三壮。

主治：呕逆不止，三焦不调，不食，水肿。

居髎：在章门下八寸三分，监骨上陷中。足少阳、阳跷之会。刺八分，灸三壮。

主治：肩引胸臂挛急不得举，腰引小腹痛。

《玉龙赋》云："兼环跳、委中，治腿风湿痛。"

环跳：在髀枢中，侧卧，伸下足，屈上足取之。足少阳太阳之会。刺一寸，留十呼，灸三壮。《甲乙经》云："留二十呼，灸五十壮。"

主治：冷风湿痹不仁，胸胁相引，半身不遂，腰胯痠痛，膝不得伸，遍身风疹。

《太乙歌》云："兼风池、间使，能除冷风膝痹并疟疾。"

《玉龙赋》云："兼居髎、委中，治腿风湿痛。"

《天星秘诀》云："兼阳陵，治冷风湿痹。"

《百症赋》云："兼后溪，刺腿痛。"

《标幽赋》云："中风宜刺此。"又云："华佗兼绝骨，刺躄足而立行。"

《席弘赋》云："兼腰腧，用烧针，治冷风冷痹。"

《千金十一穴》云："兼阳陵，治膝间并腋胁病。"

马丹阳《天星十二穴》云："能针偏废躯，折腰莫能顾，冷风并湿痹，身体似绳拘，腿胯连腨痛，屈转重欷吁。若人能针灸，顷刻病消除。"《增治法》云："治偏风半身不遂，明胁相引，急痛不能屈伸。"

中渎：在髀骨外，膝上五寸分肉间陷中。足少阳络，别走厥阴。刺五分，留七呼，灸五壮。

主治：寒气客于分肉间，攻痛上下，筋痹不仁。

阳关：在阳陵泉上三寸，犊鼻外陷中。刺五分，禁灸。

主治：风痹不仁，股膝冷痛，不可屈伸。

阳陵泉：在膝下一寸外廉陷中，尖骨前筋骨间，蹲坐取之。足少阳所入为合。为筋之会。刺六分，留十呼，灸七壮至七七壮。

主治：偏风，半身不遂，足膝冷痹不仁，无血色，脚气筋挛。

《神农经》云："治足膝冷痹不仁，屈伸不得，半身不遂，胁肋疼痛，可灸十四壮，至二十一壮。"

《玉龙赋》云："兼阴陵，驱膝肿之难消。"

《席弘赋》云："专治膝间疼痛，宜用针烧。"又云：

“脚痛膝肿，针三里。又须绝骨、二陵、三阴交，更兼太冲以行气。”

《百症赋》云：“远达曲池，治半身不遂。”

《通玄赋》云：“治胁下肋边疾。”

《天星秘诀》云：“兼环跳，治冷风湿痹。”又云：“兼肩井、三里，治脚气痠痛。”

《千金十一穴》云：“环跳与阳陵，治膝前兼腋胁病。”

马丹阳《天星十二穴》云：“治膝肿并麻木，冷痹及偏风。起坐腰背重，面肿满胸中。举足不能起，坐卧似衰翁。刺入六分止，神功妙不同。”

《增治法》云：“治筋软、筋缩、筋痛，寒热头痛，口舌咽喉中及头面肿，胸胁胀满，心中忧惕，此为筋会，故治筋病。”

阳交一名别阳，一名足髎：在足外踝上七寸，斜属三阳分肉间。阳维之隙。刺六分，留七呼，灸三壮。

主治：胸满喉痹，漆痛足痹不仁，寒厥，惊狂面肿。

外丘：在外踝上七寸。《甲乙歌》曰：“足少阳隙。”刺三分，灸三壮。

主治：颈项痛，胸满，痿痹癫风，恶犬伤毒不去。

《百症赋》云：“能收大肠。”

光明：在外踝上五寸。足少阳络，别走厥阳。刺六分，留七呼，灸五壮。

主治：热病汗不出，猝狂啮颊淫泺，胫胻痛，不能久立。虚则痿痹偏细，坐不能起；实则足胻热膝痛，身体不仁。

《席弘赋》云："睛明治眼未效时，合谷光明不可缺。"

《标幽赋》云："兼地五会，治眼痒痛。"

阳辅一名分肉：在足外踝上，除骨四寸，辅骨前绝骨端如前三分，《刺腰痛论》注曰："如后二分，去丘墟七寸，筋肉分间。"《气穴论》注曰："阳维脉气所发。"足少阳所行为经。刺三分，留七呼，灸三壮。

主治：腰溶溶如水浸，膝下肤肿筋挛，百节痠痛痿痹，马刀厥逆，头项痛喉痹，汗不出，及汗出振寒痎疟，腰胻痠痛，不能行立。

《神农经》云："治膝胻痠痛，偏风不随，可灸十四壮。"

悬钟一名绝骨：在足外踝上三寸，当骨尖前动脉中，寻按取之，《针灸经》曰："寻摸尖骨者，乃是绝骨两分开，为足三阳之大络，按之阳明脉绝乃取之。"为髓之会。刺六分，留七呼，灸五壮。

主治：心腹胀满，胃热不食，喉痹咳逆，头疽中风虚劳，颈项痛，手足不收，腰膝痛，脚气筋骨挛。

《玉龙赋》云："兼三里、阴交，治连延脚气。"又云："兼风池，疗伛偻。"

《席弘赋》云："脚气膝肿针三里，又须此穴兼二陵，三阴交，及太冲行气。"

《标幽赋》云："兼环跳，华佗刺躄足而立行。"

《天星秘诀》云："兼条口、冲阳，治足缓难行。"

丘墟：在足外踝下如前陷中，去临泣三寸。足少阳所过为原。刺五分，留七呼，灸三壮。

主治：胸胁满痛不得息，寒热，目生翳膜，颈肿，久疟振寒，痿厥腰腿痠痛，髀枢中痛，转筋足胫偏细，小腹猝疝。

《神农经》云："治肋下痛不得息，小腹肾痛，脚腕痛，可灸七壮。"

《玉龙赋》云："兼商丘、解溪，堪追脚痛。"

《灵光赋》云："髀枢疼痛，泻丘墟。"

《百症赋》云："兼金门，能医转筋。"

临泣：在足小趾次趾本节后间陷中，去夹溪一寸五分。足少阳所注为腧。刺二分，留五呼，灸三壮。

主治：胸满气喘，目眩心痛，缺盆中及腋下马刀疡，痹痛无常，厥逆，痎疟日西发者，淫泺胻痠，洒淅振寒，妇人月经不利，季胁支满乳痛。一云木有余者宜泻此，或兼阳辅，使火虚而木自平。

《千金》云："颈漏腋下马刀，灸百壮。"

《玉龙赋》云："兼内庭，能理小腹之䐜。"

《捷法》云："治足跗肿痛不消，手足麻痹不知痛痒，手中颤掉不能握物行动，手足指拘挛疼痛，足心足踝、足跗、膝胻，发热或为红肿，两手发热，臂膊痛连肩连背，腰脊腿胯疼痛，白虎历节走注游风疼痛，浮风浑身搔痒，头项红肿强痛，肾虚挫闪，腰痛举动艰难，诸虚百损，湿滞四肢行动无力，胁下肝积气块刺痛。""已上诸症，先以临泣为主，后随症分穴治之。"

地五会：在足小趾次趾本节后陷中，去夹溪一寸。刺一分，禁灸。《甲乙经》曰："灸之令人瘦，不出三年死。"

主治：腋痛内损吐血，足外无膏脂，乳痈。

《席弘赋》云："兼三里，治耳内蝉鸣腰欲折。"

《标幽赋》云："兼光明，治眼痒眼痛。"

《天星秘诀》云："耳内蝉鸣先五会，次针耳门三里内。"

夹溪：在足小趾次趾本节前岐骨间陷中。足少阳所流为荥。刺三分，留三呼，灸三壮。

主治：胸胁支满，寒热病汗不出，目赤颌肿，胸痛耳聋。

《百症赋》云："兼阳谷，治颔肿口噤。"

窍阴：在足小趾次趾端，去爪甲如韭叶。足少阳所出为井。刺一分，留三呼，灸三壮。

主治：胁痛咳逆不得息，手足烦热，汗不出，痈疽口干，头痛喉痹，舌强耳聋，转筋肘不能举。

足厥阴肝经穴

肝经穴歌

足厥阴经一十四，大敦行间太冲是。
中封蠡沟伴中都，膝关曲泉阴包次。
五里阴廉上急脉，章门才过期门至。

大敦：在足大趾端，去爪甲如韭叶及三毛中。一云为侧为隐白，外侧为大敦。足厥阴所出为井。刺二分，留十呼，灸三壮。

主治：心痛，汗出腹胀满，中热喜寐，五淋七疝，小便频数不禁，阴痛引小腹，阴挺出，血崩，尸厥如死，病左取右，病右取左，孕妇产前产后，皆不宜灸。一云凡疝气腹胀足肿者，皆宜灸之以泄肝木，而脾胃之土自安。

《玉龙赋》云："兼期门，能治坚痃疝气。"

《千金》云："大便难，灸四壮。"又"治五淋，灸三十壮。"又"失尿不禁，灸七壮，小儿灸一壮。"又"尿血，灸随年壮。"

《百症赋》云："兼照海，善寒症。"

《席弘赋》云："大便秘结，宜烧此。"

《通玄赋》云："能除七疝之偏坠。"

《天星秘诀》云："兼长强，治小肠气痛。"

《乾坤生意》云："兼三阴交，治小肠气痛。"又"治一切冷气，连脐腹结痛，小便遗尿。"

行间：在足大趾动脉应手陷中。一云在足大趾次趾歧骨间，上下有筋，前后有小骨尖，其穴正居陷中，有动脉应手。足厥阴所流为荥。刺三分，留十呼，灸三壮。

主治：呕逆咳血，心胸痛，腹胁胀，色苍苍如死状，终日不得息，中风口歪四逆，嗌干烦渴，瞑不欲视，目中泪出，太息癫疾短气，肝积肥气，痃疟洞泄，遗尿癃闭崩漏白浊，寒疝小腹肿，腰痛不可俯仰，小儿惊风。一曰主便赤尿难白浊，胸背心腹胀痛，泻行间火而热自清，木气自下。

《神农经》云：“治小腹胀，心痛寒湿肺气，可灸七壮。”

《千金》云：“小儿重舌，灸行间，随年壮。”又“茎中痛，灸五十壮。”又“失尿不禁，灸七壮。”

《百症赋》云：“兼睛明，可治雀目汗气。”又云：“兼涌泉，疗消渴。”

《通玄赋》云：“治膝肿腰痛。”

《捷法》云：“兼膻中、水分、关元、三里、三阴交，治血蛊。”

太冲，在足大趾本节后二寸一云一寸五分内间陷者中，动脉应手。一云在足大趾本节后，行间上二寸内间，有络亘连至地五会二寸骨罅间，动脉应手陷中。足厥阴所注为腧，即原也。刺三分，留十呼，灸三壮。

主治：虚劳呕血，恐惧气不足，呕逆发寒，肝疟令人腰痛，嗌干胸胁支满，太息浮肿，小腹满，腰引小腹痛，足寒，或大小便难，阴痛遗溺溏泄，小便淋癃，小腹疝气，腋下马刀疡瘘，胻痠踝痛，女子月水不通，或漏血不止，小儿猝疝。

《神农经》云：“治寒湿脚气痛，行步难，可灸三壮。”

《千金》云：“产后出汗不止，刺太冲急补之。”又云：“凡上气冷发，呕逆不食，腹中雷鸣，不限壮数，从痛灸至不痛止，炷如雀屎。”又“治气短下气，灸五十壮，此穴并主肺痿。”又“治不得尿，灸五十壮。”又“治虚劳浮肿，灸百壮。”

《席弘赋》云：“兼合谷，治并连肩脊痛难忍。”又“兼百会、照海、阴交、治咽喉疾。”又“治脚痛膝肿，针三里、悬钟、三阴交、二陵，更向太冲引气。”

《标幽赋》云：“能除心胀咽痛。”

《通玄赋》云：“治行步难移最奇。”

马丹阳《天星十二穴》云：“能治生死病，能医惊痫风，咽喉并心胀，两足不能动，七疝偏堕肿，眼目似云蒙，亦能疗腰痛，针下有神功。”

中封一名悬泉：在足内踝前一寸，筋里宛宛中。一云在内踝前一寸，斜行小脉上，贴足腕上大筋陷中，仰足取之。足厥阴所行为经。刺四分，留七呼，灸三壮。《千金》云五十壮。

主治：痎疟，色苍苍然善太息，如将死状，振寒溲白，大便难，小腹肿痛五淋，足厥冷不嗜食，身体不仁，寒疝痿厥筋挛，失精，阴缩入腹相引痛，或身微热。一云能止汗出。

《千金》云：“梦泄遗精阴缩，灸五十壮。”又“治五淋不得尿，灸二七壮。”又“治鼓胀，灸二百壮。”又“治瘿气，灸随年壮。”

《玉龙赋》云：“合三里，治行步难楚。”

蠡沟一名交仪：在足内踝上五寸。足厥阴络，别走少阳。刺二分，留三呼，灸三壮。

主治：疝痛，小腹满痛，癃闭脐下积气如石，数噫，恐悸少气，足胫寒痠，屈伸难，腰背拘急，不可俯仰，月经不调，尿下赤白。

中都一名中隙：在足内踝上七寸，当胻骨中，与少阴相直。足厥阴隙。刺三分，留六呼，灸五壮。

主治：肠癖㿗疝小腹痛，湿痹，足热胫寒，不能行立，妇人崩中，产后恶露不绝。

膝关：在犊鼻下二寸旁陷者中。刺四分，灸五壮。

主治：风痹，膝内肿痛引膑，不可屈伸，及寒湿走注，白虎历节风痛，不能举动，咽喉中痛。

曲泉：在膝内辅骨下，大筋上小筋下陷中，屈膝横纹头取之。足厥阴所入为合，刺六分留七呼，灸三壮。

主治：㿗疝阴股痛，小便难，少气，泄痢脓血，腹胁支满，膝痛筋挛，四肢不举，不可屈伸，风劳失精，身体极痛，膝胫冷，阴茎痛，实则身热且痛，汗不出，目䀮䀮，发狂衄血喘呼，痛引咽喉，女子阴挺出，小腹痛，阴痒血瘕。

《千金》云："男子失精，膝胫冷痛，灸百壮。"

《度弘赋》云："兼照海、阴交、更求气海、关元同泻，治七疝小腹痛神效。"

阴包：在膝上四寸，股内廉两筋间，踡足取之，看膝内侧有槽者中。足厥阴别走者。刺六分，灸三壮、七壮。

主治：腰尻引小腹痛，小便难，遗尿，月水不调。

五里：在气冲下三寸，阴股中动脉应手，《千金翼》曰："在阴廉下二寸。"刺六分，灸五壮。

主治：肠风热暑不得尿，风劳嗜卧，四肢不能举。

阴廉：在羊屎[1]下斜里三分直上，去气冲二寸，动脉陷中。羊屎，在阴旁股内约纹缝中，皮肉间有核如羊屎。刺八分，留三呼，灸三壮。

主治：妇人不妊，若经不调，未有孕者，灸三壮即有子。

急脉：《气府论》曰："厥阴毛中急脉各一。"王氏注曰："在阴毛中，阴上两旁相去同身寸之二寸半，按之隐指坚然，甚按则痛引上下。其左者中寒，则上引小腹，下引阴丸，善为痛，为小腹急中寒。此两胁皆厥阴之大络通行其中，故曰厥阴急脉，即睾之系也。可灸而不可刺。病疝，小腹痛，即可灸之。"按此穴自《甲乙经》以下诸书皆无，是遗误也。《经脉篇》曰："足厥阴循股阴入毛中，过阴器。"又曰："其别者循胫上睾结于茎。"然此实厥阴之正脉，而会于阳明者也，今增之。

章门一名长平，一名胁髎：在大横外直脐季肋端，侧卧屈上足伸下足，举臂取之。一云肘尖尽处是穴。一云在脐上一寸八分，两旁各八寸半季肌端。一云在脐上二寸，两旁各六寸，寸法以胸前两间横折八寸约取之。脾之募也。为脏之会。足厥阴少阳之会。刺六分，留六呼，灸三壮。一云百壮。

主治：两胁积气如卵石，膨胀肠鸣，食不化，胸胁痛，烦热支满，呕吐咳喘不得卧，腰脊冷痛不得转侧，肩臂不举，伤饱身黄，瘦弱泄泻，四肢懈惰，善恐，少气厥逆。

---

① 国中按："屎"，厚文作"矢"乃通假字，今改成本字。

《难疏》曰："脏会季肋，脏病治此。"

《千金》云："奔豚积聚，坚满胀痛，吐逆不下食，腰脊冷痛，小便白浊，灸脾募百壮，三报之。"又"治狂走癫痫，灸三十壮。"又"尿血，灸百壮。"又"治石水，灸然谷、气冲、四满、章门。"

《百症赋》云："治胸胁支满。"

一传治久泻不止，癖块胀疼。

期门：在不容旁一寸五分，上直乳第二肋端。肝之募也。足厥阴、大阴，阴维之会。刺四分，灸五壮、七壮。

主治：伤寒，胸中烦热，奔豚上下，目青而呕，霍乱泻痢，腹硬胸胁积痛支满，呕酸善噫，食不下，喘不得卧。一妇人患伤寒热入血室，医者不识，许学士曰："小柴胡已迟，当刺期门。予不能针，请善针者针之。"如言而愈。

《千金》云："主奔豚，灸百壮。上气咳逆，胸满痛彻胸背，灸巨阙、期门各五十壮。"

《玉龙赋》云："兼大敦，能治坚痃疝气。"

《席弘赋》云："期门穴主伤寒患，六日过经犹未汗，但向乳根二肋间，又治妇人生产难。"

《百症赋》云："兼温溜，治伤寒项强。"

《通玄赋》云："期门退胸满，血膨而不止。"

《天星秘诀》云："兼三里，治伤寒过经不出汗。"

《捷经》云："治产后噎。"

任 脉 穴

任脉穴歌

任脉中行二十四，会阴潜伏两阴间。
曲骨之前中极在，关元石门气海边。
阴交神阙水分处，下脘建里中脘前。
上脘巨阙连鸠尾，中庭膻中玉堂里。
紫宫华盖运璇玑，天突廉泉承浆止。

会阴一名屏翳：在大便前，小便后，两阴之间。任脉别络，夹督脉、冲脉之会。一云任、督、冲三脉所起，任由此而行腹，督由此而行背，冲由此而行少阴之分。刺二寸，留三呼，灸三壮。一曰禁刺，惟猝死者针一寸补之，溺死者令人倒驮出水，用针补之，尿屎出则活，余不可针。

主治：阴汗阴中诸，前后相引痛，不得大小便，谷道病久痔相通，男子阴寒冲心，女子阴门痛，经不通。

一传治妇人产后昏迷不省人事。

曲骨：在横骨上，中极下一寸，毛际陷中动脉。任脉足厥阴之会。刺一寸五分，留七呼，灸三壮。一曰刺八分，灸七壮，至七七壮。

主治：小腹胀满，水肿，小便淋涩，血瘾癞疝，小腹痛，失精虚冷，妇人赤白带下。

《千金》云："水肿胀，灸百壮。"

中极一名玉泉，一名气原：在脐下四寸。膀胱募也。足三阴任脉之会。刺八分，留十呼，灸三壮。一曰可灸百壮，至三百壮。孕妇不可灸。

主治：阳气虚惫，冷气时上冲心，尸厥恍惚，失精无子，腹中脐下结块，水肿奔豚，疝瘕五淋，小便赤涩不利，妇人下元虚冷，血崩白浊，因产恶露不行，胎衣不下，经闭不通，血积成块，子门肿痛，转脬不得小便。

《神农经》云："治血结成块，月水不调，产后恶露不止，脐下积聚疼痛，血崩不止，可灸十四壮。"

《太乙歌》云："兼气海、中极、三里，刺治小腹便澼"。

《千金》云："妊不成，数堕落，灸玉泉五十壮，三报之。"又云："为妇人断绪最要穴。"又云："腹胀水肿坚满，灸百壮。"又云："腰痛小便不利转胞，灸七壮。"

关元一名次门，一名下纪：在脐下三寸。此穴当人身上下四旁之中，故又名大中极，乃男子藏精，女子蓄血之外。小肠募也。足三阴、阳明、任脉之会。刺八分，留七呼，灸七壮。《甲乙经》云："刺二寸"《气府论》注曰："刺一寸二分。"一曰可灸百壮至三百壮。《千金》曰："妇人刺之则无子。"

主治：积冷诸虚百损，脐下绞痛，渐入阴中，冷气入腹，小腹奔豚，夜梦遗精白浊，五淋七疝，溲血小便赤涩，遗沥，转胞不得尿，妇人带下瘕聚，经水不通妊，或妊娠下血，或产后恶露不止，或血冷月经断绝。一云但是积冷虚乏皆宜灸，孕妇不可针，针之则落胎，如不落，更针昆仑则立坠。一云治阴症伤寒，及小便多，妇人赤白带下，俱当灸此，多者千余壮，少亦不下二三百壮，活人多矣。然须频次灸之，仍下兼三里，故曰：“若要丹田安，三里不会干。”

《神农经》云：“治痃癖气痛，可灸二十一壮。”

《千金》云：“治瘕癖，灸五十壮。”又“久痢百治不瘥，灸三百壮，分十日灸之，并治冷痢腹痛，及脐下结痛，流入阴中，发作无时，仍灸天井百壮。”又“治霍乱，灸三十七壮。”又“治气淋石淋癞疝，及脐下三十六种疾，灸五十壮至百壮。”又云：“胞门闭塞绝子，灸关元三十壮报之。”

《玉龙赋》云：“合涌泉、丰隆，为治尸劳之例。”又云：“兼带脉，多灸，堪攻肾败。”

《席弘赋》云：“治小便不禁。”又云：“兼照海、阴交、曲泉、气海同泻，治七疝痛如神。”

《百症赋》云：“无子收阴交石关之乡。”

一传治妇人产后血气痛，子宫不成胎。

石门一名命门，一名丹田，一名精露，一名利机：在脐下二寸。三焦募也。刺六分，留七呼，灸五壮。一曰灸二七壮至百壮。一云不宜多灸，令人败伤。妇人禁刺灸，犯之终绝孕。

主治：腹胀坚硬，水肿支满，气淋小便黄赤不利，小腹痛，泄泻不止，身寒热，咳逆上气呕血，猝疝疼痛，妇人因产恶露不止，遂结成块，崩中漏下血淋。

《千金》云：“大肠闭塞，气结心下坚满，久百壮。”又“治小腹绞痛，泄痢不止，灸丹田百壮，三报之。”又“治血淋，灸随年壮。”又“治水肿人中满，灸百壮。”

一传欲绝产，灸脐下二寸三分，阴动脉中三壮。

气海一名脖胦，一名下肓：在膝下一寸半宛宛中。肓之原也，为男子生气之海。刺八分，灸五壮。《甲乙经》曰刺一寸三分。一曰灸百壮。孕妇不可灸。

主治：下焦虚冷，上冲心腹，或为呕吐不止，或阳虚不足，惊恐不卧，奔豚七疝，小肠膀胱症瘕结块，状为覆杯，脐下冷气，阳脱欲死，阴症伤寒，卵缩四肢厥冷，小便赤涩，羸瘦白浊，妇人赤白带下，月事不调，产后恶露不止，绕脐绞痛，小儿遗尿。一云治猝厥，厥气上攻两胁心下痛，奄奄欲绝，此名奔豚，先以热汤洗两足浸良久，灸百壮。此气海也，凡脏气惫，一切真气不足，久疾不瘥者，悉皆灸之。

《千金》云："治水泄痢，及小腹症积腹胀，妇人症聚瘠瘦，灸气海百壮，三报之。"

《玉龙赋》云："兼璇玑，治尫羸喘促。"

《席弘赋》云："治五淋，须更针三里。"又"兼水分，治水肿。"又"兼照海、阴交、曲泉、关元同泻，治七疝小腹痛如神。"

《百症赋》云："针三阴与气海，专司白浊久遗精。"

《灵光赋》云："兼血海，疗五淋。"

一传治小肠气痛，伤寒腹痛，气胀水鼓黄肿，四时宜多灸。

昔柳公度曰："吾养生无他术，但不使元气佐喜怒，使气海常温尔。今人既不能不以元气佐喜怒，若能时灸气海使温，亦其次也。予旧多病，常若气短，医者教灸气海，气遂不促，自是每岁一二次灸之，出以气怯故也。"

阴交一名少关，一名黄户：在脐下一寸。一曰当膀胱上际。三焦募也。任、冲、少阴之会。刺八分，灸五壮。一曰灸百壮。孕妇不可灸。

主治：冲脉生病，从小腹冲心而痛，不得小便，疝痛阴汗，湿痒奔豚，腰膝拘挛，妇人月事不调，崩中带下，阴痒，产后恶露不止，绕脐冷痛。

《神农经》云："治脐下冷疼，可灸二十一壮。"

《千金》云："大小便不通，灸三壮。转胞灸随年壮。"又"治水肿气上下，灸百壮。"

《玉龙赋》云："兼三里、水分，治鼓胀。"

《席弘赋》云："兼照海、曲泉、关元、气海同泻，治七疝小腹痛如神。"又云："治小肠气撮痛连脐，急泻此穴，更于涌泉取气甚妙。"又云："兼百会、太冲、照海，治咽喉疾。"

《标幽赋》云："阴交阳别定血晕。"

《百症赋》云："兼三里，治中邪霍乱。"又云："无子取阴交石关之乡。"

一传治腹内风寒走痛胀疼。

神阙一名气舍：当脐中。灸三壮。禁刺，刺之令人恶疡溃矢，死不治。一曰纳炒干净盐满脐，上加厚姜一片盖定，灸百壮，或以川椒代盐亦妙。

主治：阴症伤寒，中风不省人事，腹中虚冷伤惫，肠鸣泄泻不止，水肿鼓胀，小儿乳痢不止，腹大风痫，角弓反张，脱肛，妇人血冷不受胎者，灸此永不脱胎。此穴在诸家俱不言灸，只云禁针。《铜人》云："宜灸百壮，有徐平者，猝中不省，得桃源为灸脐中百壮始苏。更数月复不起。郑纠云"有一亲猝中风，医者为灸五百壮而苏，后年越八十。"向使徐平灸至三五百壮，安知其不永年耶？故神阙之灸，须填细盐，然后灸之，以多为良，若灸之三五百壮，不惟愈疾亦且延年。若灸少，则时或暂愈，后恐复发，必难救矣。但夏月人神在脐，乃不宜灸。

《千金》云："纳盐脐中，灸三壮，治淋病。"又云："凡霍乱纳盐脐中，灸二七壮，并治胀满。"

水分一名分水，一名中守：在下脘下一寸，脐上一寸。当小肠下口，至是而泌别清浊，水液入膀胱，渣滓入大肠，故曰水分。禁刺，灸五壮。《甲乙经》曰："刺一寸。"孕妇不可灸。

主治：水病腹坚，黄肿如鼓，冲胃不得息，绕脐痛，肠鸣泄泻，小便不通，小儿陷囟。若水病胀病坚硬不能食，灸之大良，日七壮，至四百壮止，但不可刺，刺而水尽即死。

《神农经》云："腹胀水肿，可灸十四壮，至二十一壮。"

《千金》云："反胃吐食，灸二十壮。"又治腹胀绕脐结痛坚不能食，灸百壮。又"霍乱转筋入腹欲死，用四人持其手足，灸四五壮自不动，即勿持之，灸至十四壮。"

《太乙歌》云："腹胀泻此，兼三里、阴谷，利水消肿。"

《玉龙赋》云："兼阴交、三里，治鼓胀。"

《百症赋》云："兼阴陵，能去水肿盈脐。"

《席弘赋》云："兼气海，治水肿。"

《天星秘诀》云："兼建里，治肚腹浮肿胀膨膨。"

下脘：在建里下一寸，脐上二寸。当胃下口小肠上口，足太阳任脉之会。刺八分，灸五壮。一曰二七壮至百壮。孕妇不可灸。

主治：脐上厥气坚痛，腹胀满，寒谷不化，虚肿癖块连脐，瘦弱少食，翻胃小便赤。

《灵光赋》云："兼中脘，治腹坚。"

《百症赋》云："兼陷谷，能平腹内肠鸣。"

建里：在脐上三寸，中脘下一寸。刺五分，留十呼，灸五壮。一云宜针不宜灸，孕妇尤忌之。

主治：腹胀身肿，心痛上气，肠鸣呕逆不食。

《千金》云："主霍乱肠鸣腹胀，可刺八分，泻五吸，疾出针，日灸二七壮至百壮。"

《百症赋》云："兼内关，扫尽胸中之苦闷。"

《天星秘诀》云："兼水分，治肚腹肿胀。"

中脘一名太仓，一名胃脘，一名上纪：在上脘下一寸，脐上四寸，居岐骨与脐之中。胃之募也。为腑之会。手太阳、少阳、足阳明所生，任脉之会。刺八分，灸七壮，一云二七壮至百壮，孕妇不可灸。

主治：心下胀满，伤饱食不化，五隔五噎，翻胃不食，心脾烦热疼痛，积聚痰饮面黄，伤寒饮水过多，腹胀气喘，温疟，霍乱吐泻，寒热不已。或因读书得奔豚气上攻伏梁，心下寒癖结气，凡脾冷不可忍，心下胀满，饮食不进不化，气结疼痛雷鸣者，皆宜灸之。此为腑会，故会腑病者当治之。

《千金》云："虚劳吐血呕逆不下食，多饱多睡百病，灸三百壮。”又“治胀满水肿，气聚寒冷，灸百壮，三报之。”又“治奔豚伏梁冷气，刺八分，留七呼，泻五吸，仍日灸二七至四百壮。”又“主五毒注不能食饮，灸至千壮。”又“治霍乱先腹痛，灸二七壮，不瘥，更二七壮。”又“治中恶，灸五十壮。”

《玉龙赋》云：“兼腕骨，疗脾虚黄疸。”又云：“合上脘治九种心疼。”

《百症赋》云：“主治积痢。”

《灵光赋》云：“兼下脘，治腹坚。”

《捷经》云：“治食噎。”

上脘：在巨阙下一寸五分，去蔽骨三寸，脐上五寸。足阳明、手太阳、任脉之会。刺八分，留七呼，灸五壮。《千金》云：“日灸二七壮至百壮，三报之，孕妇不可灸。”

主治：心中烦热，痛不可忍，腹中雷鸣，饮食不化，霍乱翻胃呕吐，三焦多涎，奔豚伏梁，气胀积聚，黄疸心风，惊悸呕血，身热汗不出。

《神农经》云：“治心疼积块呕吐，可灸十四壮。”

《玉龙赋》云：“合中脘，治九种之心疼。”

《太乙赋》云：“兼丰隆，刺治心疼呕吐，伤寒吐蛔。”

《百症赋》云：“合神门，治狂奔走。”

《捷经》云：“治风痫热病，蛔虫心痛。”

巨阙：在鸠尾下一寸。心之募也。刺六分，留七呼，灸七壮。一曰刺三分，灸七七壮。

主治：上气咳逆，胸满气短，九种心疼，冷痛引小腹，蚘痛，痰饮咳嗽，霍乱腹胀，恍惚发狂，黄疸，中隔不利，烦闷猝心痛，尸厥蛊毒，息贲呕血，吐痢不止，牛痫。

《千金》云："治吐逆不下食，灸五十壮，上气胸满牵背彻痛，灸五十壮。若霍乱心痛先吐，灸二七壮，未愈再二七壮。"又"治猝忤，灸百壮。"

《神农经》云："治心腹积气，可灸十四壮。"又云："治小儿诸痫病，如口哕吐沫，可灸三壮，艾炷如小麦。"

《百症赋》云："兼刺膻中，能除隔痛饮蓄难禁。"

鸠尾一名髑骬，一名尾翳：在臆前蔽骨下五分，人无蔽骨者，从歧骨际下行一寸，《甲乙经》曰一寸半。膏之原也。禁刺灸，一云可刺三分，灸三壮，此穴大难下针，非甚妙高手，不可轻刺也。

主治：心惊悸，神气散，癫痫狂病。

《席弘赋》云："鸠尾能治五般痫，若下涌泉人不死。"

中庭：在膻中下一寸六分陷中，仰而取之。刺三分，灸五壮。

主治：胸胁支满，噎塞吐逆，食入还出，小儿吐乳。

膻中一名元儿，一名上气海：在玉堂下一寸六分，横两乳间陷中，仰卧取之。禁刺，灸七壮，刺之不幸，令人夭。《甲乙经》曰："刺三分。"

主治：一切上气短气，痰喘哮嗽，咳逆噎气，隔食反胃，喉鸣气喘，肺痈呕吐涎沫脓血，妇人乳汁少。此气之会也，凡上气不下，及气噎气隔气痛之类，均宜灸之。

《神农经》云："上气喘咳，可灸七壮。"

《千金》云："胸痹心痛，灸百壮，上气咳逆，灸五十壮。"

《玉龙赋》云："兼天突，医喘嗽。"

《百症赋》云："兼巨阙针之，能除隔痛，蓄饮难禁。"

一传治伤寒风痰壅盛。

玉堂一名玉英：在紫宫下一寸六分陷中，仰而取之。刺三分，灸五壮。一云少灸。

主治：胸膺满痛，心烦咳逆，上气喘急不得息，喉痹咽壅，水浆不入，呕吐寒痰。

《百症赋》云："兼幽门，能治烦心呕吐。"

紫宫：在华盖下一寸六分陷中，仰而取之。刺三分，灸五壮。

主治：胸胁支满，膺痛，喉痹咽壅，水浆不入，咳逆上气，吐血烦心。

华盖：在璇玑下一寸陷中，仰而取之刺三分，灸五壮。

主治：咳逆喘急上气哮嗽，喉痹，胸胁满痛，水饮不下。

《神农经》云："治气喘咳嗽，胸满喘逆，不能言语，可灸七壮。"

《百症赋》云："兼气户，治胁肋疼痛。"

璇玑：在天突下一寸陷中，仰而取之。刺三分，灸五壮。

主治：胸胁满，咳逆上气，喘不能言，喉痹咽肿，水饮不下。

《玉龙赋》云："兼气海，治尫羸喘促。"

《席弘赋》云："治胃中有积，兼三里功多。"

《百症赋》云："兼神藏，治膈满项强已试。"

天突一名玉户：在结喉下三寸宛宛中。阴维、任脉之会。刺五分，留三呼，灸三壮。《甲乙经》曰："低头取之，刺入一寸。"

主治：上气哮喘，咳嗽喉痹五噎，肺痈吐咯脓血。咽肿暴喑身寒热，咽干舌下急，不得下食。

《神农经》云："治气喘咳嗽，可灸七壮。"

《玉龙赋》云："兼膻中，医咳嗽。"

《灵光赋》云："治喘痰。"

《百症赋》云："兼肺腧，治咳嗽连声。"

《千金》云："治上气气闷，咽塞声坏，灸五十壮。"

廉泉一名本池，一名舌本：在颔下结喉上中央舌本下，仰而取之。阴维、任脉之会。按《刺疟论》所载曰："舌下两脉者，廉泉也。"《气府论》曰："足少阳舌下各一。"《卫气篇》曰："足少阴之标，在背腧与舌下两脉也。"然则廉泉非一穴，当是舌根下之左右泉脉，而且为足少阴之会也。刺三分，留三呼，灸三壮。

主治：咳嗽喘息上气，吐沫舌纵，舌下肿难言，舌根急缩不食，涎出口疮。

《百症赋》云："兼中冲，堪攻舌下肿痛。"

承浆一名天池，一名悬浆：在颐前下唇棱下陷中，足阳明、任脉之会。刺二分，留五呼，灸三壮。

主治：偏风半身不遂，口眼歪斜，口禁不开，暴喑不能言，刺三分，徐徐引气而出，及治任之为病，其苦内结，男子为七疝，女子为瘕聚。一云疗偏风口歪面肿，消渴饮水不休，口齿疳蚀生疮，灸之亦佳，日可七壮，至七七壮止，即血脉宣通，其风应时立愈，艾炷不必大，但令当脉，即能愈疾。

《千金》云："小儿唇紧，灸三壮。"又云："凡哕令人惋恨，灸七壮，炷如小麦。"又"《十三鬼穴》云："此名鬼市，治百邪癫狂，当在第八次下针。"

《百症赋》云："泻牙疼而即移。"

《通玄赋》云："治头项强。"

督 脉 穴

督脉穴歌

督脉行背之中行，二十八穴始长强。
腰腧阳关入命门，悬枢脊中中枢长。
筋缩至阳归灵台，神道身柱陶道开。
大椎哑门连风府，脑户强间后顶排。
百会前顶通囟会，上星神庭素髎对。
水沟兑端在唇上，龈交上齿缝之内。

凡取脊间督脉诸穴，当于骨节突处取之，但验于鱼骨，为可知也。若取于节下，必不见效。

长强一名气之阴隙，一名撅骨，《灵枢》谓之穷骨，亦名骨骶：在脊骶骨端，伏地取之。督脉之络，别走任脉，足少阴所结。刺二分，留七呼，灸三壮。《甲乙经》曰刺三分。一云日灸三十壮，至二百壮止，忌冷食房劳。

主治：腰脊强急，不可俯仰，狂病，大小便难，肠风下血，五痔五淋，下部疳蚀，洞泄失精，呕血，小儿囟陷，惊痫瘛疭，脱肛泻血，此穴为五痔之本。一经验治少年注夏羸瘦，灸此最效。

《千金翼》云：“治赤白下痢，灸穷骨头百壮，多多惟佳。”又“下漏五痔，疳虫食下部，刺三日分，伏地取之，以大痛为度，灸亦良，日三十壮，至七日止，但不及针。”又“灸尾翠骨七壮，治脱肛神良，《千金》作龟尾即穷骨也。”

《玉龙赋》云：“兼承山，灸痔最妙。”

《席弘赋》云：“连大杼行针，治小肠气痛。”又云：“小儿脱肛患多时，先灸百会后长强。”

《百症赋》云：“兼百会穴，专治脱肛。”又云：“刺长强与承山，善主肠风新下血。”

《灵光赋》云：“百会、龟尾，治痢疾。”

《天星秘诀》云：“兼大敦，治小肠疝气。”

腰腧一名腰柱，一名背解，一名腰户，一名髓孔：在二十一椎节下间宛宛中。刺二分，留七呼，灸五壮。一曰刺五分，灸七七壮。

主治：腰脊重痛，不得俯仰举动，腰以下至足冷痹不仁，强急不能坐卧，灸随年壮。温疟汗不出，妇人经闭尿赤，灸后忌房劳强力。

《千金》云：“腰猝痛，去穷骨上一寸，灸七壮者即此。”

《席弘赋》云：“兼环跳，烧针，治冷风冷痹。”

阳关：在十六椎节下间，伏而取之。《甲乙经》无此穴。刺五分，灸三壮。

主治：膝痛不可屈伸，风痹不仁，筋挛不行。

命门一名属累：在十四椎节下间，俯而取之。一云平脐，用线牵而取之。刺五分，灸三壮。一曰刺三分，灸二十七壮，若年二十以上者，灸恐绝子。

主治：肾虚腰痛，赤白带下，男子泄精耳鸣，手足冷痹挛疝，惊恐头眩，头痛如破，身热如火，骨蒸汗不出，痎疟瘛疭，里急腹痛。

《千金》云："腰痛不得动者，令病人正立，以竹杖拄地，度至脐，及取杖度背脊，灸杖头尽处，随年壮良，丈夫痔漏下血，脱肛不食，长泄痢。妇人崩中去血，带下淋浊赤白，皆灸之，此夹两旁各一寸，横三间寸灸之。"

《神农经》云："治腰痛，可灸七壮。"

《玉龙赋》云："治老人便多，兼肾腧着艾。"

《标幽赋》云："兼肝腧，能使瞽士视秋毫。"

一俗传以此穴灸寒热多效。

悬枢：在十三椎节下间，俯面取之。刺三分，灸三壮、五壮。

主治：腰脊强不得屈伸，腹中积气，上下疼痛，水谷不化，泻痢不止。

脊中一名神宗，一名脊腧：在十一椎节下间，俯而取之。刺五分，禁灸，灸则令人偻。

主治：风痫癫邪，腹满不食，五痔积聚下痢，小儿痢下赤白，秋末脱肛，每厕则肛痛不可忍者，灸之亦无妨。

中枢：在第十椎节下间，俯而取之。此穴诸书皆失之，惟《气府论》督脉下王氏注中有此穴，及考之《气穴论》曰："背与心相控而痛，所治天突与十椎"者，其穴即此。刺五分禁灸，灸之令人腰背伛楼。一传云："此穴能退热进饮食，可灸三壮，常用常效，未见伛偻。

筋缩：在九椎节下间，俯而取之。刺五分，灸三壮、五壮。

主治：癫疾惊狂：脊强风痫，目上视。

《百症赋》云："兼水道，专治脊强。"

至阳：在七椎节下间，俯而取之。刺五分，灸三壮。

主要腰脊强痛，胃中寒不食，少气难言，胸胁支满，羸瘦身黄，淫泺胫痠，四肢重病，寒热懈㑊。一云灸三壮，治气立已。

《神农经》云："治寒热胫痠，四肢重痛咳嗽，可灸三壮至七壮。"

《玉龙赋》云："却疸治神疲。"

灵台：在六椎节下间，俯面取之。刺三分灸三壮。《甲乙经》无此穴，出《气府论》注。

主治：今俗以灸气喘不能卧，及风冷久嗽，火到便愈。

神道：在五椎节下间，俯而取之。刺五分，留五呼，灸五壮，一曰可灸七七壮至百壮，禁针。

主治：伤寒头痛，寒热往来，痎疟悲愁健忘，惊悸，牙车急，张口不合。小儿风痫瘛疭，可灸七壮。

《百症赋》云："兼心腧，治风痫常发自宁。"

身柱：在三椎节下间，俯而取之。刺五分，留五呼，灸五壮。一曰灸七七壮。

主治：腰脊痛，癫痫狂走，怒欲杀人，瘛疭身热，妄言见鬼，小儿惊痫。

《神农经》云："治咳嗽，可灸十四壮。"

《玉龙赋》云："能蠲嗽除膂痛。"

《百症赋》云："兼本神穴，治癫疾妙。"

《乾坤生意》云："同陶道、肺腧、膏肓，治虚损五劳七伤，紧要法。"

一传治四时伤寒。

陶道：在大椎节下间，俯而取之。督脉足太阳之会。刺五分，留五呼，灸五壮。一曰刺三分。

主治：痎疟寒热洒淅，脊强烦满，汗不出，头重目瞑，瘛疭，恍惚不乐。

《乾坤生意》云："兼身柱、肺腧、膏肓，治虚损五劳七伤。"

《百症赋》云："兼中膂腧，治岁热时行。"

一传此穴善退骨蒸之热。

大椎一名百劳：在第一椎上陷者中，一曰平肩。手足三阳督脉之会。刺五分，留五呼，灸五壮。一云以年为壮。大椎为骨会，骨病者可灸之。

主治：五劳七伤乏力，风劳食气，痎疟久不愈，肺胀胁满，呕吐上气，背膊拘急，项颈强不得回顾。一云能泻胸中之热，及诸热气。若灸寒热之法，先大椎次长强，以年为壮数。一云治身痛寒热风气痛。一云治衄血不止，灸二三十壮，断根不发。

《千金》云：“凡疟有不可瘥者，从未发前灸大椎至发时满百壮，无不瘥。”又云：“诸烦热时气温病，灸大椎百壮，刺三分泻之。又治气短不语，灸随年壮。又“治颈瘿，灸百壮，及大椎两边相去各一寸半少垂下，各三十壮。”

《玉龙赋》云：“百劳止虚汗。”

《神农经》云：“治小儿急慢惊风。”

窦太师治诸虚寒热灸此。

《捷经》云：“治热不至肩。”

时传以此治百病。

哑门一名喑门，一名舌厌，一名舌横：在项后入发际五分宛宛中，仰头取之。督脉、阳维之会，入系舌本。刺二分，不可深，禁灸，灸之令人哑。

主治：颈项强急不语，诸阳热盛，衄血不止，脊强反折，瘛疭癫疾，头风疼痛汗不出，寒热风痉，中风尸厥，暴死不省人事。

《百症赋》云：“兼关冲，治舌缓不语为紧要。”

风府一名舌本：在项上入发际一寸，大筋内宛宛中，疾言其肉立起，言休其肉立下。督脉阳维之会。《热论》曰：“巨阳者，诸阳之会也，其脉连于风府。”刺三分，留三呼，禁灸，灸则令人喑。

主治：中风舌缓，暴喑不语，振寒汗出，身重偏风，半身不遂，伤风头痛项急，不得回顾，目眩反视，鼻衄咽痛，狂走悲恐惊悸欲自杀。一云主泻胸中之热，与大杼、缺盆、中府同。

《席弘赋》云："风府风池寻得到，伤寒百病一时消。"又云："阳明二日寻风府。"又云："从来风府最难寻，须用功夫度浅深。倘若膀胱气未散，更宜三里穴中寻。"

《通玄赋》云："风伤项急求风府。"

一传治感冒风寒呕吐不止。

《千金》云："邪病卧冥冥不自知，风府主之。"又《十三鬼穴》云："此名鬼枕，治百邪癫狂，当在第六次下针。"

脑户一名匝风，一名会额，一名合颅：在枕骨上，强间后一寸五分，一曰在发际上二寸。督脉足太阳之会。禁刺，刺中脑户立死，亦不可灸，令人喑。

强间一名大羽：在后顶后一寸五分。刺二分，灸五壮。一曰禁灸。

主治：头痛项强，目眩脑旋，烦心呕吐涎沫，狂走。

《百症赋》云："兼丰隆，治头痛难禁。"

后顶一名交冲：在百会后一寸五分，枕骨上。刺二分，灸五壮。

主治：颈项强急，额颅上痛，偏头痛，恶风目眩不明。

百会一名三阳五会，一名巅上，一名天满：在前顶后一寸五分，顶中央旋毛心，容豆许，直两耳尖，上对是穴。督脉、足太阳之会。手足少阳、厥阴俱会于此。刺二分，灸五壮。《甲乙经》曰刺三分，灸三壮。一曰灸头顶，不得过七七壮。”

主治：头风头痛，耳聋鼻塞鼻衄，中风言语蹇滞，口噤不开，或多悲哭，偏风半身不遂，风痫猝厥，角弓反张，吐沫心神恍惚，惊悸健忘，痎疟，女人血风，胎前产后风疾。小儿风痫惊风，脱肛久不瘥。一曰百病皆治，宜刺此二分，得气即泻，若灸至百壮，停三五日后，绕四畔用三棱针出血，以井花水淋之，冷气宣通，否则，恐火气上壅，令人目暗。一曰治悲笑欲死，四肢冷气欲绝，身口温，可针人中三分，灸百会三壮即苏。

《史记》载扁鹊治虢太子尸厥，针取三阳五会而苏。

《神农经》云：“治头风，可灸三壮。小儿脱肛，可灸三壮至五壮，艾炷如小麦。”

《玉龙赋》云：“兼囟会，治猝暴中风。”

《灵光赋》云：“兼龟尾，治痢疾。”

《席弘赋》云：“小儿脱肛患多时，先灸百会后尾骶。”又云：“兼太冲、照海、阴交、治咽喉疾。”

前顶：在囟会后一寸五分骨陷中。一云在百会前一寸。刺二分，灸五壮，一曰灸七七壮。

主治：头风目眩，面赤肿，小儿惊痫瘛疭，鼻多清涕，颈项肿痛。

《神农经》云：“治小儿急慢惊风，可灸三壮，艾炷如小麦。”

《百症赋》云：“兼水沟，治面肿虚浮。”

囟会：在上星后一寸陷中。刺三分，灸五壮。一曰灸二七至七七壮。小儿八岁以前禁针，盖其囟门未合，刺之不幸，令人夭。

主治：脑虚冷痛，头风肿痛项痛，饮酒过多，头皮肿，风痫清涕。一云治目眩面肿，鼻塞不闻香臭，惊痫戴目，昏不识人，可灸二七壮至七七壮，初灸即不痛，病去即痛，痛即罢灸。若是鼻寒灸至四日渐退，七日顿愈，针入二分，留三呼，得气即泻，头风生白屑多睡，针之弥佳，针讫以末盐生麻油相和，揩发根下，即头风永除。

《神农经》云："治头风疼痛，可灸三壮。小儿急慢惊风，灸三壮，炷如小麦。"

《千金》云："邪病鬼癫，囟上主之，一名鬼门。"

《玉龙赋》云："兼百会，治猝暴中风。"

《百症赋》云："连玉枕，疗头风。"

上星一名神堂：在鼻直上入发际一寸陷者中，可容豆。刺三分，留六呼，灸五壮。一云宜三棱针出血，以泻诸阳热气。

主治：头风头痛，头皮肿，面虚恶寒，痎疟寒热汗不出，鼻血臭涕，鼻塞不闻香臭，目眩睛痛，不能远视，以细三棱针刺之，即宣泄诸阳热气，无令上冲头目。

《千金》云："鼻中息肉，灸二百壮。"又云："兼大椎，灸疟，至发时，令满百壮，炷如黍米。"又"治鬼魅，灸百壮。"又《十三鬼穴》云："此名鬼堂，主百邪癫狂，当在第十次下针。"

《玉龙赋》云："治头风鼻渊。"

神庭：直鼻上入发际五分，发高者发际是穴，发低者加二三分。督脉、足太阳、阳明之会。灸三壮，禁刺，刺之使人癫狂目失明，一曰灸七壮至三七壮止。

主治：发狂登高妄走，风痫癫疾，角弓反张，目上视不识人，头风鼻渊，流涕不止，头痛目泪，烦满喘喝，惊悸不得安寝。

《玉龙赋》云："专理头风。"

素髎一名面王：在鼻端准头。刺一分，禁灸。

主治：鼻中瘜肉不消，喘息不利，多涕，歪僻衄血。一曰治酒酢风，用三棱针出血。

水沟一名人中：在鼻下人中陷中。督脉、手足阳明之会。刺三分，留六呼，得气即泻，灸三壮至七壮，炷如小麦，然灸不及针。

主治：中风口噤，牙关不开，猝中恶邪鬼击，不省人事，癫痫猝倒，消渴多饮，水气遍身浮肿，瘟疫，口眼歪僻，俱宜刺之，若风水面肿，针此一穴出水尽，即顿愈。一云水气肿病，但宜针此三分，徐徐出之，以泄水气，若针他穴，水尽则死。

《神农经》云："治小儿急慢惊风，可灸三壮，炷如小麦。"

《玉龙赋》云："兼曲池穴，治痿仆。"又云："兼委中穴，治腰脊闪痛。"又云："合大陵，频泻之，全除口气"。

《席弘赋》云："人中治癫功最高，十三鬼穴不须饶。"

《千金》云："此穴为鬼市，治百邪癫狂，此当在第一次下针，凡人中恶先掐鼻下是也，鬼击猝死者，须即灸之。"

《百症赋》云："兼前顶，治面肿虚浮。"

《灵光赋》云："水沟兼间使，治邪癫。"

兑端：在上唇端。《甲乙经》曰："手阳明脉气所发。"刺二分，留六呼，灸三壮，炷如大麦。

主治：癫痫吐沫，齿龈痛，消渴衄血，口噤，口疮臭秽不可近。

《百症赋》云："小便赤涩，兑端独泻太阳经。"

龈交龈，音银，齿根肉：在唇内上齿缝中。任督二经之会。刺三分，逆刺之，灸三壮。

主治：面赤心烦痛，鼻生瘜肉不消，头额中痛，颈项强，目泪多眵赤痛，牙疳肿痛，小儿面疮，久癣不除，点烙亦佳。

《百症赋》云："专治鼻痔。"

类经图翼九卷经络七

奇经八脉此篇诸议与滑伯仁《十四经发挥》略同

奇经总论

脉有奇常。十二经者，常脉也，奇经则不拘于常，故谓之奇。盖人之气血，常行于十二经脉，经脉满溢，则流入奇经。奇经者八，曰任、督、冲、带。阳跷、阴跷、阳维、阴维者是也。任脉任于前，督脉督于后；冲脉为诸脉之海，带脉犹身之束带；阳跷为足太阳之别，阴跷为足少阴之别；阳维则维络诸阳，阴维则维络诸阴。阴阳相维，故诸经乃调。此八脉者，譬犹图设沟渠，以备水潦，斯无滥溢之患，人之奇经，亦若是也。今考集《素问》、《难经》、《甲乙经》、《圣济总录》，集奇经八脉所发气穴，共成一篇，以备通考云。

虞氏曰：“奇者，奇零之奇，不偶之义。”

谓此八者不系正经阴阳，无表里配合，别道奇行，故曰奇经也。

任　脉

任脉者，与冲脉皆起于胞中，循脊里，为经络之海；其浮而外者，循腹上行，会于咽喉，别而络唇口。血气盛，则肌肉热；血独盛，则渗灌皮肤，生毫毛。妇人有余于气，不足于血，以其月事数下，任、冲并伤。任、冲之交，故脉不营于口唇，故髭须不生。是以任脉为病，男子则内结七疝，女子则带下瘕聚。故《难经》曰："任脉起于中极之下，以上毛际，循腹里，上关元，至咽喉，上颐，循面入目，属阴脉之海。"

凡此任脉之行，从胞中上注目，长四尺五寸，总二十四穴。

按：《气府论》曰："任脉之气所发者二十八穴。"本经原缺一穴，实只二十七穴。内龈交一穴属督脉，承泣二穴属足阳明跷脉，故只二十四穴。

国中按：本文同元代滑寿《十四经发挥》之内容不同，景岳按己意略加改动，如"妇人有余于气，不足于血，以其月事数下，任冲并伤，故脉不营于口唇而髭须不生。"而滑寿作"妇人有余于气，不足于血，以其月事数下，任、冲并伤故也。任冲之交脉，不营其口唇，故髭须不生。"

又按：本文引《难经》曰一段，滑寿《十四经发挥》同此。而考《难经》原文，无"上颐，循面入目，属阴脉之海。"三句。但从本文气脉看来，文意贯通，浑为一体，缺之不全，少之亦似不可，或为原文所失，或为滑寿所加，亦未可知，故注明以便读者识之。

督　脉

督脉者，起于小腹以下骨中央，女子入系廷孔之端。其络循阴器，合篡间，绕篡后，别绕臀至少阴，与巨阳中络者合少阴，上股内后廉，贯脊属肾，与太阳起目内眦，上额，交巅上，入络脑，还出别下项，循肩髆内，夹脊抵腰中，入循膂，络肾。其男子循茎下至篡，与女子等。其小腹直上者，贯脐中央，上贯心，入喉，上颐环唇，上系两目之下中央。此生病，从小腹上冲心而痛，不得前后，为冲疝，其女子不孕、癃痔、遗尿、嗌干，治在督脉。

督脉之别，名曰长强，夹脊上项散头上，下当肩胛左右，别走太阳，入贯膂。实则脊强，虚则头重。故《难经》曰："督脉者，起于下极之腧，并于脊里，上至风府，入属于脑，上巅循额，至鼻柱，属阳脉之海也。"此为病，令人脊强反折。

督脉从头循脊骨入骶，长四尺五寸，凡二十八穴。

国中按：引《难经》一段也同前，原文无"上巅循额，至鼻柱，属阳脉之海也。"

又按：《素问·骨孔论》在"其女子不孕，癃痔遗尿，嗌干"之后，云："督脉生病治督脉，治在骨上，甚者在脐下营。"又：在本文之始"女子入系廷孔"云："女子入系廷孔。其孔，尿孔之端也。"可见《十四经发挥》略有改动，及省略。

冲　脉

冲脉者，与任脉皆起于胞中，上循背里，为经络之海。其浮于外者，循腹上行，会于咽喉，别而络唇口。故《骨孔论》曰："冲脉者，起于气街，并足少阴之经，夹脐上行，至胸中而散。"此为病，令人逆气里急。又《难经》曰："并足阳明之经夹脐上行。"然以穴考之，足阳明之脉，夹脐左右二寸而上行；足少阴夹脐左右五分而上行。按《甲乙》、《铜人》等书，所载幽门、通谷、阴都、石关、商曲、肓腧、中注、四满、气穴、大赫、横骨，凡二十二穴，皆云冲脉足少阴之会，盖以《骨孔论》为之主也。然则冲脉之并足少阴经也明矣。按：《逆顺肥瘦篇》曰："夫冲脉者，五脏六脏之海也。五脏六腑皆禀焉。其上者出于颃颡，渗诸阳，灌诸精；其下者，注少阴之大络，出于气街，循阴股内廉，入腘中，伏行骭骨内，下至内踝之后属而别；其下者，并于少阴之经，渗三阴；其前者，伏行出跗属下，循跗入大趾间，渗诸络而温肌肉。"又如《动腧篇》及《海论》所言冲脉之义，俱当祥考。见经络类十三、三十二。

带 脉

带脉起于季胁，回身一周。其为病也，腰腹纵容，如囊水之壮。其脉气所发，在季胁下一寸八分，穴名带脉。在足少阳经。以其回身一周如带也。又与足少阳会于维道，此带脉所发，凡四穴。足少阴当十四椎，出属带脉。

阳 跷 脉

《二十八难》曰："阳跷脉者，起于跟中，循外踝上行，入风池。"《缪刺论》曰："邪客于足阳跷之脉，令人目痛从内眦始。"《二十九难》曰："阳跷为病，阴缓而阳急。"两足阳跷之脉，本太阳之别，合于太阳，其气上行，气并相还则为濡目，气不营则目不合。男子数其阳，女子数其阴；当数者为经，不当数者为络也。跷脉长七尺五寸，所发之穴，生于申脉，以跗阳为隙，本于仆参，与足少阳会于居髎，又与手阳明会于肩髃及巨骨，又与手足太阳阳维会于臑腧，又与手足阳明会于地仓、巨髎，又与任脉足阳明会于承泣，又与手足太阳、足阳明、阴跷会于晴明，凡二十二穴。

申脉足太阳外踝下　跗阳足太阳外踝上　仆参足太阳跟骨上
居髎足少阳章门下　肩髃手阳明肩端　巨骨手阳明肩上
臑腧手太阳肩胛上　地仓足阳明口吻旁　巨髎足阳明鼻旁
承泣足阳明目下　晴明足太阳目内眦

阴跷脉

《脉度篇》曰："跷脉者，少阴之别，起于然骨之后，上内踝之上，直上循阴股入阴，上循胸里，入缺盆，上出人迎之前，入頄，属目内眦，合于太阳、阳跷而上行。女子以之为经，男子以之为络。"《二十八难》曰："阴跷脉者，亦起于跟中，循内踝上行，至咽喉，交贯冲脉。"《二十九难》曰："阴跷为病，阳缓而阴急。"两足跷脉各长七尺五寸，而阴跷所生在照海，以交信为隙，阴跷脉病者取此。

然骨即然谷之次　交信足少阴内踝上
照海足少阴内踝下，在然骨后　晴明足太阳目内眦

阳维脉

阳维维于阳，其脉起于诸阳之会，与阴维皆维络于身，若阳不能维于阳，则溶溶不能自收持。其脉气所发，别于金门，以阳交为隙，与手足太阳及跷脉会于臑腧，与手足

少阳会于天髎，又会于肩井。其在头也，与足少阳会于阳白，上于本神及临泣，上至正营，循于脑孔，下至风池；其与督脉会，则在风府及哑门。此阳维脉气所发，凡二十四穴。《难经》曰：“阳维为病，苦寒热。”

金门足太阳外踝下　阳交足少阳外踝上　臑腧手太阳肩后
天髎手少阳缺盆上　肩井足少阳肩上　阳白足少阳眉上
本神足少阳眉上　临泣足少阳眉上　正营足少阳目窗上
脑孔足少阳枕骨下　风池足少阳颞颥后　风府督脉后发际
哑门督脉风府后

阴　维　脉

阴维维于阴，其脉起于诸阴之交，若阴不能维于阴，则怅然失志。其脉气所发者，阴维之隙，名曰筑宾，与足太阴会于腹哀、大横，又与足太阳厥阴会于府舍、期门，与任脉会于天突廉泉。此阴维脉发所发，凡十二穴。《难经》曰：“阴维为病，苦心痛。”

筑宾足少阴内踝上　腹哀足太阴乳下　大横足太阴腹哀下
府舍足太阴小腹下　期门足厥阴乳下　天突任脉喉下
廉泉任脉舌本下

奇经八脉歌

正经经外是奇经，八脉分司各有名。
后督前任皆在内，冲由毛际肾同行。
阳跷跟外膀胱别，阴起跟前随少阴。

阳维只络诸阳脉，何谓阴维为络阴。
带脉围腰如束带，不由常度曰奇经。

脏腑募腧穴

“募”，音暮。《举痛论》作膜。盖以肉间膜系，为脏气结聚之所，故曰募。“腧”，音庶，扁鹊作输，犹委输之输，言脏气之所输也。募皆在腹，腧皆在背。故《难经》曰：“募在阴，腧在阳也。”

中府肺募，在本经。
巨阙心包募，在任脉。
章门脾募，在足厥阴。
期门肺募，在本经。
中脘胃募，在任脉。
天枢大肠募，在足阳明。
关元小肠募，在任脉。
日月胆募，在本经。
京门肾募，在足少阳。
中极膀胱募，在任脉。
石门三焦募在任脉。
肺腧三椎下。
心腧五椎下。
肝腧九椎下。
脾腧十一椎下。
肾腧十四椎下
厥阴腧四椎下，心包也。
大肠腧十六椎下。
小肠腧十八椎下。
胆腧十椎下。
膀胱腧十九椎下。
三焦腧十三椎下。
胃腧十二椎下

八　会　穴

中脘任脉穴，太仓也，六腑取禀于胃，故曰腑会。
章门足厥阴穴，脾募也，五脏皆禀于脾，故曰脏会。

阳陵泉足少阴之筋结于此，肝主筋，胆为之合，故曰筋会。

悬钟足少阳穴，诸髓皆属于骨，故曰髓会。人能健步，以髓会绝骨也。

膈腧足太阳穴，谷气由膈达于上焦，化精微为血之处，故曰血会。

大椎督脉穴，肩脊之骨会于此，故曰骨会。肩能任重，以骨会大椎也。

太渊手太阴穴，平旦脉会于此，故曰寸口者，脉之大会。

膻中任脉穴，此三焦宗气所居，是为上气海，故曰气会。

九　门

飞门唇也　户门齿也　吸门会厌也

贲门胃之上口　幽门太仓下口　拦门小肠下口

魄门肛门也　命门精血之门，居前阴中，新增入。

气门溲尿之门，居前阴中，由气化而出，故曰气门。新增入。

同名穴

头临泣足少阳　足临泣足少阳

腹通谷足少阴　足通谷足太阳

手三里手阳明　足三里足阳明

头窍阴足少阳　足窍阴足少阳

背阳关督脉　足阳关足少阳

类经翼十卷经络八

奇腧类集

头面部

前神聪：去前顶五分，自神庭至此穴，共四寸。主治中风风痫，灸三壮。

后神聪：去百会一寸。主治中风风痫，灸三壮。

发际：平眉上三寸是穴。主治头风眩晕疼痛，延久不愈，灸三壮。

印堂：在两眉中间。《神农经》云："治小儿急慢惊风，可灸三壮，艾炷如小麦。"《玉龙赋》云："善治惊搐。"

海泉：在舌下中央脉上。主治消渴，针出血。

左金津：**右玉液**：在舌下两旁紫脉上。主治消渴口疮，舌肿喉痹，三棱针出血。

阳维：在耳后，引耳令前，弦筋上是穴。《千金》云："耳风聋雷鸣，灸阳维五十壮。"

鼻交额中：《千金翼》云："主癫风角弓反张，羊鸣，大风青风面风如虫行，猝风多睡健忘，心中愦愦，口禁猝倒不识人，黄疸急黄，此一穴皆主之。针入六分，得气即泻，留三呼五吸，不补，亦宜灸，然不及针，慎酒、面、生冷、醋、滑、猪、鱼、蒜、荞麦、浆水。"

机关：在耳下八分近前。《千金翼》云："凡猝中风，口噤不开，灸机关二穴五壮即愈。"一云随年为壮，僻者逐左右灸之。

唇里穴：《千金翼》云："唇里正当承浆边，逼齿龈针三锃。主治马黄黄疸。"

夹承浆穴：《千金翼》云："夹承浆两边各一寸，治马黄急疫。"

燕口：在口吻两边燕口处，赤白肉际。《千金翼》云："主治狂骂詈挝斫人，名为热阳风，灸燕口各一壮。"又云："狂邪鬼语，灸十五壮。"又云："小儿大小便不通，灸口两吻，各一壮。"

颞颥：《千金翼》云："颞颥在眉眼尾中间，上下有来去络脉，是针灸之所。"主治疸气温病。

耳上穴：《千金翼》云："治瘿气，灸风池，及耳上发际各百壮。"《千金》作两耳后发际。

当阳：当瞳子直入发际内一寸，去临泣五分是穴。主治风眩鼻塞，灸三壮。

鱼尾：在目眦外头。《玉龙赋》云："兼睛明、太阳，治目症。"

胸背腹胁部

龙颔：在鸠尾上一寸半。《千金翼》云："主心痛冷气上，灸百壮，勿针。"

乳上穴：《千金翼》云："治乳痈妒乳，以绳横度口，以度从乳上行，灸度头二七壮。"

通谷：在乳下二寸。《千金》云："心痛，恶气上胁痛，急灸五十壮。"

魂舍：在夹脐两边，相去一寸。《千金》云："主小肠泄痢脓血，灸百壮，小儿减之。”

肋头：《千金翼》云：“治瘕癖，患左灸左，患右灸右，第一屈肋头近第二肋下，即是炙处。第二肋头，近第三胁下，向肉翅前，亦是灸处。初日灸三壮，次日五壮，后七壮，周而复始，至十止，惟忌大蒜，余不忌。”

肋罅：《千金翼》云：“治飞尸诸注，以绳量病人两乳间，中屈之，乃从乳头向外量，使当肋罅，于绳头尽处是穴，灸随年壮。”《千金》云：“三壮或七壮，男左女右。”又云：“凡中尸者，飞尸、遁尸、风尸、尸注也。其状皆腹胀痛急不得息，气上冲心胸两胁，或踝踊起，或挛引腰脊，灸乳后三寸，男左女右，可二七壮，如不止，多其壮数愈。”

长谷：在夹脐，相去五寸，一名循际。《千金》云：“主治下痢不嗜食，食不消，灸五十壮，三报之。”

肠遗：夹中极旁，相去二寸半。《千金》云：“治大便难，灸随年壮。”

盲募：《千金》云：“盲募二穴，以乳头斜度至脐中，乃屈其半，从乳下量至尽处是穴。主治结气囊里，针药所不及者，灸随年壮。”

胁堂：在腋下骨间陷中，举腋取之。主治胸胁气满，哕噫喘逆，目黄，远视𥆧𥆧，可灸五壮。

后腋下穴：《千金》云：“治颈漏，灸背后两边腋下后文头，随年壮。”

腋下穴：《千金翼》云：“哕噫，膈中气闭塞，灸腋下聚毛下附肋宛宛中，五壮，神良。”

胞门、子户、气门：《千金翼》云：“子藏门塞，不受精，妊娠不成，若堕胎腹痛，漏胞见赤，灸胞门五十壮，关元左边二寸是也。右边名子户，若胞衣不出，及子死腹中，或腹中积聚，皆针入胞门一寸。”又云：“胎孕不成，灸气门穴，在关元旁三寸，各五十壮。”又“漏胎下血不禁，灸百壮。”

脊背五穴：《千金翼》云：“治大人癫疾，小儿惊痫，灸背第二椎上，及下穷骨尖二处。乃以绳度量上下，中折，复量至脊骨上，点记之，共三处毕，复断此绳，取其半者为三折，而参合如△字，以上角对中央一穴，其下二角正夹脊两边，同灸之，凡五处也，各百壮。”

浊浴：《千金翼》云：“夹胆腧旁行，相去五寸，名浊浴。主胸中胆病，恐畏多惊，少力，口苦无味，灸随年壮。

巨阙腧：《千金翼》云：“第四椎名巨阙腧，主胸膈中气，灸随年壮。”

督腧：在第六椎下，两旁相去各二寸，禁针可灸。一名高盖。

气海腧：在第十五椎下，两旁相去各二寸，刺三分，留六呼，可灸。

关元腧：在第十七椎下，两旁相去各二寸，刺三分，留六呼，可灸。主治泻痢虚胀，小便难，妇人瘕聚诸症。

腰眼：其法令病人平眠，以笔于两腰眼宛宛中点二穴，各灸七壮。此穴诸书所无，而《居家必用》载之，云其累试累验。主治诸劳瘵已深之难治者，于癸亥日二更尽。入三更时，令病人平眠取穴，灸三壮。

一传治传尸痨瘵，以致灭门绝户者有之，此症因寒热煎作，血凝气滞，有化而为虫者，内食脏腑，每致传人，百方难治，惟灸可攻。其法于癸亥日二更后，将交夜半，乃六神皆聚之时，勿使人知，令病者解去下衣，举手向上，转后些，则腰间两旁自有微陷可见，是名鬼眼穴，即俗人所谓腰眼也。正身直立，用墨点记，然后上床合面而卧，用小艾炷灸七壮，或九壮十一壮尤好，其虫必于吐泻中而出，烧毁远弃之，可免传染，此比四花等穴，尤易且效。

《千金翼》云："治腰痛，灸腰目髎，在尻上约左右。"又云："在肾腧下三寸，夹脊两旁各一寸半，以指按陷中，主治消渴。"此二说者，似皆指此穴。

夹脊穴：《肘后》云："此华佗法。"《千金翼》云："治霍乱转筋，令病者合面卧，伸两手着身，以绳横牵两肘尖，当脊间绳下两旁，相去各一寸半所，灸百壮，无不瘥者。"

下极腧：《千金翼》云："第十五椎名下极腧，主腹中疾，腰痛，膀胱寒，饮澼注下，灸随年壮。

十七椎穴：《千金翼》云："转胞、腰痛，灸十七椎五十壮。"

回气：在脊穷骨上，赤白肉下。主五痔便血失屎，灸百壮。《千金翼》曰："若灸穷骨，惟多为佳。"

身交：在小腹下横纹中。《千金翼》云："白崩中，灸小腹横纹，当脐孔直下，一百壮，及治胞落，癞，须三报之。"又"治大小便不通。"又"治尿床者，可灸七壮。"

阴　部

横骨：《千金翼》曰："妇人遗尿，不知时出，灸横骨当阴门七壮。"又"治癞疝，在横骨两旁夹茎灸之。"

泉阴：在横骨旁三寸。《千金翼》云："治癞卵偏大，灸泉阴百壮，三报之。"

阴囊下横纹：《千金翼》云：“治风气眼反口噤，腹中切痛，灸阴囊下第一横理十四壮。”

阴茎：《千金翼》云：“治猝癫病，灸阴茎上宛宛中三壮，得小便通即瘥，当尿孔上是穴。”又“灸阴茎头三壮。”

羊屎：在会阴旁三寸，股内横纹中，按皮肉间有核如羊屎，可刺三分，灸七壮。

四肢部

大骨孔：在手大指第二节前尖上，屈指当骨节中，灸二七壮，禁针。主治内瘴久痛及吐泻。

拳尖：在中指本节前骨尖上，握拳取之。主治风眼翳膜疼痛，患左灸右，患右灸左，炷如小麦。

五虎：在手食指无名指背间，本节前骨尖上各一穴，握拳取之。主治手指拘挛。

中魁：在手中指第二节前骨尖上，屈指得之。《捷法》又云：“在手腕中上侧，两筋间陷中，灸二七壮。”盖此以阳溪言也，观者辨之。主治五隔反胃。

手中指第一节穴：《千金》云：“牙齿疼，炙两手中指背，第一节前有陷处，七壮，下火立愈。

中泉：在手腕外间阳池、阳溪中间陷中，灸七壮。主治胸中气满不得卧，肺胀满膨膨然，目中白翳，掌中热，胃气上逆，唾血，及心腹中诸气痛。

手掌后白肉际穴：主治霍乱转筋在两臂及胸中，灸手掌后白肉际，七壮。

手掌后臂间穴：《千金》云：“治疔肿，灸掌后横纹后五指许，男左女右，七壮即验，已用得效。”又云：“治风牙疼，以绳量自手中指头，至掌后第一横纹，折为四分，乃复自横纹比量向后，于臂中尽处两筋间是穴，灸三壮，随左右灸之，两患者，灸两臂，至验。

虎口：小儿唇紧，灸虎口，男左女右七壮，又兼灸承浆三壮。又治烦热头疼，刺虎口三分。又治心痛，灸两虎口白肉际七壮。

手足髓孔：《千金翼》云："手髓孔，在腕后尖骨头宛宛中此当是下踝前也。脚髓孔，在足外踝后一寸，俱主瘘通风，半身不遂，可灸百壮。

两手研子骨：《千金翼》云："豌豆疮，灸两手腕研子骨尖上三壮，男左女右。

河口：《千金翼》云："狂走惊痫，灸河口五十壮，在手腕后陷中动脉，此与阳明同也。"按：此当是手阳明阳溪之次。

肘尖：《千金翼》云："治肠痈，屈两肘尖头骨，各灸百壮，则下脓血者愈。"又云："正灸肘头锐骨。"

膝眼：在膝头骨下两旁陷中，刺五分，禁灸。主治膝冷痛不已，昔有人膝痛灸此，遂致不起，以禁灸也。《玉龙赋》云："兼髋骨，治脚腿重痛。"

髋骨：在膝盖上，梁丘旁外开一寸。主治两脚膝红肿痛，寒湿走注，白虎历节风痛，脚丫风痛，举动不得。

风市：在膝上七寸，外侧两筋间。又取法，令正身平立，直垂两手着腿，当中指头尽处陷中是穴，针五分，灸三壮。《千金》云："病轻者，不可减百壮；重者，灸五六百壮。"主治腰腿痠痛，足胫麻顽，脚气起坐艰难，先泻后补，风痛先补后泻，此风痹冷痛之要穴。《玉龙赋》云："兼阴市，能驱腿脚之乏力。"《神农经》云："治偏风半身不遂，两脚疼痛灸二十一壮。”

交仪穴：《千金》云：“妇人漏下赤白，月水不利，灸交仪穴，在内踝上五寸。”

营池四穴：《千金》云：“妇人下血漏赤白，灸营池四穴三十壮，在内踝前后两边池上脉，一名阴阳。”

漏阴穴：《千金》云：“妇人漏下赤白，四肢瘦削，灸漏阴三十壮，穴在内踝下五分，微动脉上。”

足太阴、太阳穴：《千金》云：“妇人逆产足先出，刺足太阴入三分，足入乃出针，穴在内踝后白肉际，骨陷宛宛中。”又，“胞衣不出，刺足太阳入四分，在外踝后一寸宛宛中。”按：此或即昆仑穴。

足踝：《千金》云：“小儿重舌，灸左足踝上七壮。”又云：“灸两足外踝上三壮。”又，“治齿疼，灸外踝上高骨前交脉上七壮。”又，“治转筋十指拘挛，灸足外踝上七壮。”又，“治反胃吐食，灸内踝下稍斜向前有穴，三壮。”《外台秘要》云：“向前一指。”又，“治诸恶，漏中冷瘜肉出，灸足内踝上各三壮，二年六壮。”

外踝尖：在外踝尖上三寸。主治外转筋，可灸七壮，或刺出血。

踝尖：在足内踝尖上。主治下牙痛，内廉转筋，脚气寒热，灸七壮，或针出血。

内昆仑：在足内踝后陷中。主治转筋，刺入六分，气至泻之。

承命：在内踝后，上行三寸动脉中。主治狂邪惊痫，灸三十壮。一曰七壮。

足踵：主治霍乱转筋，灸涌泉三七壮，如不止，灸足踵聚筋上白肉际七壮，立愈。

阴阳穴：在足拇趾下，屈里表头白肉际。主治妇人下漏赤白，注泄，灸随年壮，三报之。

足大趾横纹穴：三毛中。《千金翼》云："治猝中恶闷热毒欲死，灸足大趾横纹，随年为壮。"又，"治阴肿欲溃困惫，灸大拇趾本节横纹中五壮。一曰随年壮。"又，"治癞卵疝气，灸足大趾本间三壮。"又，"治癞疝，灸足大趾内侧，去端一寸白肉际，随年壮甚验，若双癞，灸两处。"又，"治癞疝卵肿如瓜，入腹欲死，灸足大趾下横纹中，随年壮，即肿边灸之，神验。"又，"治老少大便失禁，灸两脚大趾去甲一寸所，三壮。"又，"治猝癫病，灸聚毛中七壮。"又，"治鼻衄时痔，灸足大趾节横理三毛中十壮，剧者百壮，并主阴肿。"又，"治久魇不醒者，灸两足大趾聚毛中，二十一壮。"

独阴：在足趾下横纹中。按：《捷法》云：即至阴穴，当是足小趾也。主治干呕吐，小肠疝气，死胎，胎衣不下。

足第二趾上穴：主治水病，灸足第二趾上一寸，随年壮。

手足小指穴：主治食注，灸手小指尖头，男左女右，随年壮。又治消渴症，初灸两手足小指头，及项椎，随年壮，又灸膀胱腧横三间寸灸之，亦隧年壮，五日一报之。又治癞疝，灸手小指端七壮，左灸右，右灸左。

手足大指爪甲穴：《千金翼》云："治猝中邪魅，鼻下人中及手足大指爪甲，令艾炷半在爪上，半在肉上，灸七壮不止，十四壮，炷如雀屎。又十三鬼穴于第二次下针，刺手大指爪甲下，入肉三分，穴名鬼信。又第三次下针，刺其足大趾爪甲下，入肉二分，穴名鬼垒。又治小便数而少且难，男辄失精，此方甚验，令其人合掌，并两大指，灸甲角肉际，两指共此一壮，亦灸足大指与手同，各三壮，三日一报之。又治癫病阴肿，令并足，合两拇趾爪甲，以一艾炷，灸两爪端方角上七壮。又秦承祖灸鬼法，名鬼哭穴，以两手大指相并缚定，用艾炷骑缝灸之，令两甲后连肉四处着火，一处无火则不效，灸七壮，或二七壮。一曰前秦承祖所用者，是名手鬼眼。又，二穴在两足大拇趾间，亦与取手穴同法，是名足鬼眼，用治癫痫梦魇鬼击，灸之大效，亦治五痫呆痴，及伤寒发狂等症。

鬼 穴 部

鬼城：十指端。《千金》云："邪病大唤，骂詈狂走，十指端去爪甲一分主之，一名鬼城。"又"治指忽掣痛不可忍，灸指端七壮。"

鬼床：《千金》云："第七次下针，在耳垂下五分，用火针三下，名鬼床，治百邪癫狂。"

鬼藏：《千金》云："第十一次下针，阴下缝，女人玉门头，灸三壮，名鬼藏。"

鬼封：《千金》云："第十三次下针，在舌头，当舌中下缝，刺贯出舌上，仍以一板横口吻安针头，勿令舌动，名鬼封。"

千金方十三鬼穴须知

百邪所为癫狂病，针有十三穴须认。
凡针之用先鬼宫，次针鬼信无不应。
一一从头逐一求，男从左起女从右。
一针人中鬼宫停，左边下针右出针。
第二手大指甲下，穴名鬼信刺三分。
三针足大趾甲下，名曰鬼垒二分深。
四针掌上大陵穴，入寸五分为鬼心。
五针申脉名鬼路，火针三下七锃锃。
第六却寻大椎上，入发一寸名鬼枕。
七刺耳垂下五分，名曰鬼床针要温。
八针承浆名鬼市，从左出右君须记。
九针间使鬼路上，十针上星名鬼堂。
十一阴下缝三壮，女玉门头为鬼藏。
十二曲池名鬼臣，火针仍要七锃锃。
十三舌 头当舌中，此穴是名为鬼封。
手足两边相对刺，若逢孤穴只单通。
此是先师真妙诀，猖狂恶鬼走无踪。

扁鹊曰："百邪所病者，针有十三穴。凡刺之法，先从鬼宫起，次针鬼信，便至鬼垒，又至鬼心，不必尽针，止五六穴，即可知矣。若是邪蛊之精，便自言说，论其由来，往验有实，立得精灵，未必须尽其命，求去许之。男从左起针，女从右起针，若数处不言，便当遍刺，依诀而行之。"

崔氏四花六穴

凡男妇五劳七伤，气血虚损，骨蒸潮热，咳嗽痰喘，五心烦热，四肢困倦羸弱等症，并皆治之。

第一次先取二穴：令患人平身正立，取一细绳约长三四尺者，蜡之勿令伸缩，乃以绳头与男左女右足大拇趾端比齐，令其顺脚心，至后跟踏定，却引绳向后，从足跟足肚贴肉直上，比至膝弯曲腘中大横纹截断。次令病者平身正坐，解发分顶，中露头缝，取所比蜡绳，一头齐鼻端按定，引绳向上，循头缝项背，贴肉垂下至绳头尽处，以墨记之此非灸穴。别又取一小绳，令患者合口，将绳双折，自鼻柱根按定，左右分开，比至两口角，如人字样截断，却将此绳展直取中，横加于前记脊背中墨点之上，其两边绳头尽处，以墨记之，此第一次应灸二穴，名曰患门。

上法，若妇人足小者，难以为则，当取右臂自肩髃穴起，以墨点记，伸手引绳向下，比至中指端截断，以代量足之法，庶乎得宜。

第二次取二穴：令患人平身正坐，稍缩臂膊，取一蜡绳绕项后向前，双垂头，与鸠尾尖齐，双头一齐截断，却翻绳头向后将此绳中折处正按结喉上，其绳头下垂脊间处，以墨记之。此非灸穴。又取一小绳，令患人合口，横量齐两吻截断，还加于脊上墨点处，横量如前法，于两头尽处点记之，此是第二次应灸两穴，即四花之左右二穴也。

前共四穴，同时灸之，初灸七壮，或二七三七壮，以至百壮为妙，俟灸疮将瘥，或火疮发时，又依后法灸二穴。

后次取二穴：以第二次量口吻短绳，于第二次脊间墨点处，对中直放，务令上下相停，于绳头尽处，以墨记之，此是灸穴，即四花之上下二穴也。

上共六穴，宜择《离》日火日灸之，灸后百日内宜慎房劳思虑，饮食应时，寒署得中，将养调护。若疮愈后，仍觉未瘥，依前再灸，无不愈者，故云累灸至百壮。但脊骨上两穴不宜多灸，凡一次只可三五壮，多则恐人倦怠，若灸此六穴，亦宜灸足三里泻火方妙。

愚按：前法灸脊旁四穴，上二穴近五椎，心腧也；下二穴近九椎，肝腧也。崔知悌不指穴名，而但立取法，盖欲人之易晓耳。然稽之脊背穴法，则太阳二行者，当去脊中各开二寸，方得正脉，乃可获效，用者仍宜审之。

骑竹马灸法

主治一切痈疽恶疮发背，妇人乳痈，皆可治之。量法，用薄篾一条，以男左女右手臂腕中，自尺泽穴横文起，比至中指端，齐肉尽处，截断为则。却用竹杠一条，令病者脱去上衣，正身骑定，使两人前后杠起，令病人脚不着地，仍令二人扶之，勿使伛偻摇动，却将前所量篾，从竹杠坐处尾骶骨下，着杠比起，贴脊直上，至篾尽处点记之，此是取中，非灸穴也。更用薄蔑量手中指，用同身寸法，取定二寸，平放于脊中墨点上，各开一寸是穴一本作各开二寸。灸五七壮。一曰疽发于左则灸右，疽发于右则灸左，甚则左右皆灸。盖此二穴，乃心脉所过之处，凡痈疽皆心火留滞之毒，灸此则心火流通而毒散矣，起死回生之功，屡试屡验。

类经图翼十一卷针灸要览

十四经针灸要穴歌

肺经要穴歌

手太阴兮经属肺，尺泽肘中约纹是。
列缺腕侧一寸半，经渠寸中陷中记。
太渊掌后横纹里，鱼际大指节后起。
少商大指内侧端，相离爪甲如韭耳。

大肠经要穴歌

手之阳明属大肠，食指内侧号商阳。
本节前二间可取，本节后三间勿忘。
岐骨间可寻合谷，腕上侧阳溪所藏。
三里去曲池二寸，曲池在肘节中央。
肩端上肩髃骨罅，鼻孔旁乃是迎香。

胃经要穴歌

足阳明兮胃之经，头维额角两边行。
颊车耳下曲颊处，地仓夹吻四分平。
伏兔还离膝六寸，阴市须从减半论。
三里上廉和下廉，膝下相挨各三寸。
解溪腕上系鞋外，趺上动脉冲阳遇。
陷谷两趾节后间，内庭次趾外间连。
厉兑存于足次趾，去甲如韭阳明全。

脾经要穴歌

足太阴脾家经络，隐白起足拇内角。
大都在节后鱼际，太白从核骨下摸。
公孙节后一寸加，商丘踝下微前些。
踝上阴交三寸远，辅下阴陵内不差。

心经要穴歌

手少阴经心脉透，少海内廉居肘后。
灵道去掌寸半长，通里一寸应非谬。
神门掌后锐骨端，少府相随本节边。
少冲甲角须求内，二穴皆从小指连。

小肠经要穴歌

手太阳经小肠脉，小指外端寻少泽。
前谷还求本节前，后溪节后须从侧。
腕骨腕前无待卜，腕中锐下求阳谷。
小海肘端处五分，听宫耳内如珠伏。

膀胱经要穴歌

足之太阳属膀胱，睛明起自内眦旁。
攒竹二穴眉头取，络隙后发四寸五。
肺腧三椎膈腧七，肝腧九椎之下出。
肾腧十四椎间算，膏肓相近四椎半。
委中膝腘约纹看，承山腨下分肉间。
昆仑踝下后五分，外踝之下寻金门。
申脉也从踝下起，肉际陷中容爪耳。

肾经要穴歌

足有少阴经属肾，涌泉卷趾足中心。
然谷踝前高骨下，太溪踝后动中寻。
踝下四分寻照海，踝上二寸复流在。
阴谷须寻内辅下，大筋小筋中可揣。

心包经要穴歌

手厥阴者心包络，肘内横纹求曲泽。
间使掌后三寸量，内关二寸非难索。
大陵掌后两筋间，欲取劳宫掌内看。
中冲须是求中指，爪甲相连向指端。

三焦经要穴歌

手少阳与三焦连，液门名指节根前。
中渚退居本节后，阳池腕上陷中旋。
外关腕后二寸地，再加一寸支沟位。
天井肘外上一寸，角孙耳廓上边记。
丝竹孔从眉后取，耳门耳缺之前际。

胆经要穴歌

足少阳胆经听会，开口耳前有空位。
临泣发际上五分，目窗更加一寸存。
风池陷居后发际，肩井在肩大骨内。
带脉肋下一寸八，环跳髀枢中是穴。
膝下一寸阳陵泉，踝上四寸阳辅前。
丘墟踝下如前陷，临泣四趾节后边。
夹溪小次岐间缝，窍阴四趾内之端。

肝经要穴歌

足厥阴肝在何处？大敦拇指毛中聚。
行间动在岐节前，太冲节后有脉据。
中封内踝前一寸，曲泉辅下横纹尽。
章门脐上二寸量，季肋之端居两旁。
期门乳旁一寸半，直下寸半二肋详。

督脉要穴歌

督脉水沟人中起，上星入发一寸止。
百会正在顶之巅，风府一寸后发里。
哑门入发五分中，大杼一椎骨上逢。
腰腧二十一椎下，穴得其真功自隆。

任脉要穴歌

任脉中行正居腹，脐下关元三寸录。
气海离脐一寸半，神阙脐中随所欲。
水分一寸居脐上，中脘还须四寸足。
膻中正在两乳间，欲得承浆唇下畜。

以上要穴，乃十四经溪谷气血所聚之处，皆极切于用者，较之诸穴有所不同，故撮为此歌，以便记诵。凡业针灸家者，不可不加之意也。

诸症灸法要穴

凡用灸者，所以散寒邪，除阴毒，开郁破滞，助气回阳，火力若到，功非浅鲜。故古人灸法，有二报、三报，以至连年不绝者，前后相催，其效尤速。或自三壮五壮以至百壮千壮者，由渐而增，多多益善也。然灸头面者，艾炷宜小，亦不宜多；灸手足者稍倍之，灸腹背者又倍之；若上下俱灸，必须先上而后下，不可先下后上也。凡用火补者，勿吹其火，必待其从容彻底自灭，灸毕即可用膏贴之，以养火气。若欲报者，直待报毕贴之可也。用火泻者，可吹其火，传其艾，宜于迅速，须待灸疮溃发，然后贴膏，此补泻之法也。其有脉数，躁烦，口干咽痛，面赤火盛，阴虚内热等症，俱不宜灸，反以助火，不当灸而灸之，灾害立至矣，《图翼》四卷，有针灸诸则，所当并察。

中　风

中脏气塞痰上，昏危不省人事。

百会　风池　大椎　肩井　间使　曲池　足三里

凡觉手足挛痹，心神昏乱，将有中风之候，不论是风与气，可依次灸此七穴则愈。

合谷　风市　手三里　昆仑　申脉

神阙：凡猝中风者，神阙最佳。罗天益曰：“中风服药，只可扶持，要收全功，艾火为良。”盖不惟逐散风邪，宣通血脉，其于回阳益气之功，真有莫能尽述者，详见本穴。

偏风半身不遂左患灸右，右患灸左。

肩髃　百会　肩井　客主人主口歪　列缺
手三里　风市　曲池　阳陵泉　环跳　足三里
绝骨　昆仑　申脉

口眼歪斜

颊车　地仓　水沟　承浆偏风口歪　听会
合谷

凡口歪向右者，是左脉中风而缓也，宜灸左歪陷中二七壮；歪向左者，是右脉中风而缓也，宜灸右歪陷中二七壮，艾炷如麦粒可矣。

口噤不开

颊车　承浆　合谷

喑哑

天突　灵道　阴谷　复流　丰隆　然谷

戴眼

神庭

脊骨三椎五椎，各灸五七壮，齐下火，立效。

瘫痪

肩井　肩髃　曲池　中渚　合谷　阳辅
阳溪　足三里　昆仑

角弓反张

百会　神门　间使　仆参七壮
命门　太冲

风痹不仁

天井　尺泽　少海　阳辅　中渚　环跳
太冲

厥　逆

人中灸七壮或针入至齿妙　膻中二十一壮　百会暴厥逆冷
气海

一法以绳围男左女右臂腕为则，将绳从大椎向下，度至脊中，绳头尽处是穴，灸二十一壮。

尸厥猝倒气脱

百会　人中　合谷　间使　气海　关元

猝忤

肩井　巨阙

伤　寒

头疼身热

二间　合谷　神道　风池　期门　间使
足三里

汗不出

合谷　腕骨　通里　期门　足三里　复流

发狂

百会　间使　复流　阴谷　足三里

阴症

期门　间使　气海　关元

声哑

天突　期门　间使　合谷刺　太冲刺

所谓开四关者，即合谷、太冲也。

耳聋

肾腧　偏历　听会

小便闭

阴谷　关元　阴陵泉

舌卷囊蹝

天突　廉泉　合谷　肾腧　复流　然谷

血海

腹胀

太白　复流　足三里

余热

曲池　间使　后溪

虚　劳

虚损注夏羸瘦

大椎　肺腧　膈腧　胃腧　三焦腧　肾腧

中脘　天枢　气海真气不足　足三里　三阴交

长强　崔氏四花六穴

一法取手掌中大指根稍前肉鱼间近内侧大纹半指许，外与手阳明合谷相对处，按之极痠者是穴，此同长强，各灸七壮甚妙。

传尸痨

第一代虫伤心，宜灸心腧穴，并上下如四花样。第二代灸肺腧四穴如前，第三代灸肝腧四穴如前，第四代灸厥阴腧四穴如前，第五代灸肾腧四穴如前，第六代灸三焦腧四穴如前。

此症五日轻，五日重，轻日其虫大醉，方可灸，又须请《莲经》，并《普庵咒》镇念之。

一法，灸腰眼穴法在《图翼》十卷

一法，凡取痨虫，可于三椎骨上一穴，并膏肓二穴，各灸七壮，然后以饮食调理，方下取虫等药。

骨蒸寒热夜热

百劳　膏肓　肺腧　魄户　脾腧　肾腧

四花穴　间使　足三里

虚怯饮食不化

膈腧　　脾腧　　胃腧　　中脘　　梁门　　内关

天枢　　足三里

多汗少力

大横

盗汗

肺腧　　复流　　噫嘻痁多汗

下元痼冷

此肾与膀胱虚寒也，多灸愈妙。

肾腧　　神阙　　关元　　气海阳脱

三阴交

阴寒腹痛欲死

人有房事之后，或起居犯寒，以致脐腹痛极濒危者，急用大附子为末，唾和作饼如大钱厚，置脐上，以大艾炷灸之。如仓猝难得大附，只用生姜，或葱白头切片代之亦可。若药饼焦热，或以津唾和之，或另换之，直待灸至汗出体温为止，或更于气海、丹田、关元，各灸二七壮，使阳气内通，逼寒外出，手足温暖，脉息起发，则阴消而阳复矣。

血症

吐血

百劳　肺腧　心腧夏止五壮膈腧

肝腧　脾腧　肾腧　脊骨详后便血

中脘虚劳吐血天枢　太渊　通里

间使　大陵　外关刺　足三里

怒气伤肝吐血

膈腧　肝腧　脾腧　肾腧　间使　足三里

衄血

上星灸一壮即止，一日须七壮，少则不能断根。囟会亦如上星

百劳　风门　膈腧　脊骨详后便血　合谷

涌泉

一法于项后发际两筋间，宛中穴，灸三壮。盖血自此入脑注鼻中，故灸此立止。

便血

中脘　气海

上二穴灸脱血色白，脉濡弱，手足冷，饮食少思，强食即呕，宜灸之，其效如神。

凡大便下血，诸治不效者，但取脊骨中与脐相平，须按脊骨高突之处，觉痠疼者是穴，方可于上灸之，不疼者非也，灸七壮即止。如再发即再灸七壮，永可除根。至于

吐血、衄血一切血病，百治不效者，经灸永不再发。

一法于脊中第二十椎下，随年壮灸之。

尿血

膈腧　　脾腧　　三焦腧　　肾腧　　列缺　　章门

大敦

鼓胀大抵水肿极禁针刺

十般鼓肿要先知，切忌脐高凸四围。
腹上青筋休用药，阴囊无缝不堪医。
背平如板终难治，掌上无纹有限时。
五谷不消十日死，肚光如鼓疗应迟。
痰多气短皆无药，十个当知九个危。
任使神医难措手，劝君切记此篇书。

又：

气肿从来不可医，肚光如鼓甚跷蹊。
按之如石弹之响，泄气方能见效奇。

水沟三壮　　水分灸之大良　　神阙三壮主水鼓甚妙。

膈腧　　肝腧　　脾腧　　胃腧

肾腧　　中脘　　气海气胀、水鼓、黄肿

阴交水肿　石门水肿七壮　中极水胀　曲骨水肿

章门石水　内关　阴市水肿　阴陵泉水肿

足三里　复流　解溪虚肿　中封

太冲　陷谷水肿　然谷石水　照海

公孙

已上诸穴，择宜用之。

血鼓

膈腧　脾腧　肾腧　间使　足三里　复流

行间

单腹胀

肝腧　脾腧　三焦腧　水分　公孙　大敦

虚劳浮肿

太冲

积聚痞块

灸痞，灸背脊中命门穴两旁各四指许是穴，痞在左灸右，在右灸左。

一法曰：凡治痞者，须治痞根，无不获效，其法于十三椎下，当脊中点墨为记，墨之两旁，各开三寸半，以指揣摸，自有动处，即点穴灸之，大约穴与脐平，多灸左边，或左右俱灸，此痞根也。或患左灸右，患右灸左亦效。

上脘　中脘　幽门　通谷结积留饮

梁门　天枢　期门百壮，治积气上奔甚急，欲绝。

章门一切积聚痞块　气海百壮，治一切气块。

关元百壮，治奔豚气逆；痛不可忍。　脾腧　三焦腧

上穴皆灸积块，可按症选用。

肺积：名息奔，在右胁下。

尺泽　　章门　　足三里

心积：名伏梁，起脐上，上至心下。

神门　　后溪　　巨阙　　足三里

肝积：名肥气，在左胁下

肝腧七壮　章门三壮　行间七壮

脾积：名痞气，横在脐上二寸。

脾腧　　胃腧　　肾腧　　通谷

章门二七壮　足三里上俱七壮

肾积：名奔豚，生脐下，或上下无时。

肾腧　　关元瘕癖　中极脐下积聚疼痛

涌泉四五壮，不可太过，炷如麦粒。

气块

脾腧　　胃腧　　肾腧　　梁门疼痛　　天枢

长桑君针积块症瘕，先于块上针之，甚者又于块首一针，块尾一针，针讫灸之立应。

心腹胸胁痛胀

肺心痛：卧若伏龟。

太渊五壮　　尺泽五壮　　上脘　　膻中胸痹痛

脾心痛：痛如针刺

内关　大都五壮　太白五壮　足三里连承山

公孙

肝心痛：色苍苍如死状，终日不得休息。

行间七壮　太冲七壮

肾心痛：悲惧相控。

太溪　然谷各七壮

胃心痛：腹胀胸不满，或蛔结痛甚，蛔心痛也。

巨阙二七壮　大都　太白　足三里连承山

胃脘痛

膈腧　脾腧　胃腧　内关　阳辅　商丘

腹痛腹胀

膈腧　脾腧　胃腧　肾腧

大肠腧　中脘脾寒　水分　天枢

石门心下坚满内关　足三里　商丘脾虚腹胀

小腹胀痛

三焦腧　章门　阴交脐下冷疼足三里

气海治脐下三十六疾，小腹痛欲死者，灸之即生。丘墟

太白　行间寒湿

上气胸背满痛

肺腧　肝腧　云门　乳根　巨阙　期门
梁门　内关　尺泽

诸气痛气膈上气不下

天突　膻中　中府　膈腧

绕脐痛：大肠病也。

水分　天枢　阴交　足三里

胁肋胀痛

膈腧　章门七壮　阳陵泉　丘墟三壮

噎　隔

诸隔症

心腧七壮　膈腧七壮　膏肓百壮以多为佳
脾腧　膻中七壮　乳根七壮　中脘七壮
天府七壮　足三里三七壮

气噎

天突　膈腧　脾腧　肾腧　乳根　关冲三五壮　足三里　解溪气逆噎将死　大钟

劳噎

劳宫

思虑噎

神门　脾腧

诸咳喘呕哕气逆

咳嗽

天突七壮　腧府七壮　华盖　乳根三壮　风门七壮
肺腧　身柱　至阳十四壮　列缺

寒痰嗽

肺腧　膏肓　灵台九壮，不可多。　至阳
合谷　列缺

热痰嗽

肺腧　膻中　尺泽　太溪

诸喘气急

天突　璇玑　华盖　膻中　乳根　期门
气海
背脊中第七椎骨节下穴，灸三壮，神效。

哮喘：五哮中，惟水哮、乳哮、酒哮为难治。
璇玑　华盖　腧府　膻中　肩井冷风哮妙，有孕勿灸。　肩中腧风哮妙　太渊　足三里

小儿盐哮

于男左女右手，小指尖上，用小艾炷灸七壮，无不除根，未除再灸。

呕吐气逆

膈腧　三焦腧　巨阙不下食　上脘

中脘三七壮，治呕吐不思饮食。　气海　章门

大陵呕吐　间使干呕吐食　后溪吐食　尺泽

太冲令气呕逆不食

哕逆

乳根三壮，火到肌即定，其不定者，不可救也。　承浆

中府　风门　肩井　膻中　中脘　期门

气海　足三里　三阴交

霍乱

巨阙　中脘　建里　水分最妙

承筋转筋　承山　三阴交逆冷

照海　大都　涌泉

转筋十指拘挛，不能屈伸，灸足外踝骨尖上，七壮。

凡霍乱将死者，用盐填脐中，灸七壮亦愈。

凡霍乱吐泻不止，灸中脘、天枢、气海四穴，立愈。

干霍乱：即俗名搅肠沙也。

急用盐汤探吐，并以细白干盐填满脐中，以艾灸二七壮，则可立苏。

翻胃

脾腧　胃腧　膻中　乳根

上脘二七壮　中脘二七壮　下脘二七壮　水分

天枢三七壮　大陵　足三里

吞酸呕吐食不化

日月　中脘　脾腧　胃腧

嗳气

中脘：经曰：足太阴之脉，是动则病，腹胀善噫，视其盛虚热寒陷下者取之，即此。

善太息

中封　商丘　公孙

善悲

心腧　大陵　大敦　玉英

膻中

经曰厥阴为阖，阖折即气绝而喜悲。悲者取之厥阴，视有余不足，厥阴根于大敦，结于玉英，络于膻中也。

气短

大椎不语　肺腧不语　肝腧不语　天突

肩井　气海气短阳脱内关　尺泽气短不语

足三里　太冲

疟　疾

大椎三壮立愈，一日百壮。　三椎骨节上亦可愈

譩譆多汗　章门　间使久疟　后溪先寒后热

环跳　承山　飞阳　昆仑

太溪寒疟　公孙为主治　至阴寒疟无汗　合谷

久疟不愈，黄瘦无力者，灸脾腧七壮即止。盖疟由寒湿饮食伤脾而然，故此穴甚效。

黄　疸

公孙

消　渴

肾腧　小肠腧

泻　痢

百会久泻滑脱下陷者，灸三壮。脾腧　肾腧洞泄不止五壮　命门　长强赤白杂者　承满肠鸣者　梁门　中脘

神阙中气虚寒腹痛泻痢，甚妙。　天枢腹痛　气海

石门腹痛　关元久痢冷痢腹痛

三阴交腹满泄泻

脾泄：色黑

脾腧

胃泄：色黄

胃腧　天枢

大肠泄：色白

大肠腧

小肠泄：色赤

小肠腧

大瘕泄：里急后重

天枢　水分上各三七壮。

肾泄：夜半后及寅卯之间泄者

命门　天枢　气海　关元

狂　痫

癫狂

百会　人中　天窗狂邪鬼语身柱　神道　心腧　筋缩　骨骶二十壮　章门　天枢　少冲女灸此　劳宫　内关　神门　阳溪　足三里　下巨虚　丰隆二七壮　冲阳男灸此　太冲

申脉　照海　厉兑男灸此

两手足拇指甲角，其法以二指并缚一处，须甲肉四处着火，七壮。

痴

心腧　神门

风痫

百会　上星　身柱　心腧　筋缩　章门

神门　天井

阳溪灸此不必合谷，灸合谷不必阳溪。　合谷

足三里　太冲

头面七窍病

头风头痛

百会头风　上星三壮　囟会　神庭三壮

曲差　后顶　率谷　风池

天柱上穴择灸一处即可愈。　风门　通里

列缺偏头痛　阳溪　丰隆　解溪

面疾

颊车面颊肿痛，口急不能嚼，针灸皆可。　地仓面颌疮肿　合谷　列缺　陷谷面目壅肿，刺出血立愈。

眼目疼痛

合谷痛而不明　外关　后溪头目痛

青盲眼

肝腧　胆腧　肾腧　养老七壮　商阳五壮

光明

目昏不明

足三里

目眩

通里　解溪

风烂眼

肝腧　胆腧　肾腧　腕骨　光明

耳聋

上星治风聋、二七壮。　翳风耳痛而灸七壮

听宫　肾腧　外关　偏历　合谷

停耳

听宫　颊车　合谷

鼻瘜鼻痔

上星流清浊涕曲差　迎香刺　囟会七壮鼻痈鼻痔

通天七壮鼻中去臭积一块即愈。　百会　风池

风府　人中　大椎上穴皆治前症

鼻渊

上星　曲差　印堂　风门　合谷

鼻塞不闻香臭

囟会自七壮至七七壮，灸至四日渐退，七日顿愈。

上星　迎香　天柱　风门

口舌疮痛糜烂疳蚀

颊车　地仓　廉泉　承浆

天突　金津　玉液上二穴刺出血

合谷　阳陵泉治胆热口苦，善太息。

齿牙痛

承浆　颊车　耳垂下尽骨上穴三壮如神

肩髃七壮随左右灸之　列缺七壮立止太渊风牙痛。

鱼际　阳谷上牙　合谷　三间下齿七壮

足三里上齿痛者七七壮愈　太溪　内庭下牙

肾虚牙痛出血不止

颊车　合谷　足三里　太溪

喉痹喉癣

天柱　廉泉　天突　阳谷　合谷刺五分立愈

后溪乳蛾　三间　少商　关冲　足三里　丰隆

三阴交　行间

胸背腰膝病

龟背

肩中腧　　膏肓　　心腧　　肾腧　　曲池
合谷

鸡胸

中府　　膻中　　灵道二七壮　足三里

胸背痛

风门

腰挫闪疼起止艰难

脊中　　肾腧三壮七壮　命门　　中膂内腧
腰腧俱七壮

腰背重痛难行

章门腰脊冷痛　　腰腧　　委中采脚肿痛刺出血
昆仑七壮

灸腰痛不可俯仰，令患人正立，以竹杖柱地，量至脐中，用墨点记，及用度脊中，即于点处随年壮灸之，灸讫藏竹，勿令人知。

腰膝痠痛

养老　　环跳　　阳陵泉治脚膝冷痹不仁。　　昆仑
申脉

筋骨挛痛

三阴交

手　足　病

肩臂冷痛

凡人肩冷臂痛者，每遇风寒，肩上多冷，或日须热手抚摩，夜须多被拥盖，庶可支持。此以阳气不足，气血衰少而然，若不预为之治，恐中风不遂等症，由此而成也。须灸肩髃二穴方免此患。盖肩系两手之安否，环跳系两足之安否，此不可不灸之。轻者七壮，风寒盛者十四壮为率，或分二三次报之，但不可过多，恐臂细也。若灸环跳，则四五十壮无害。

臂痛不举

肩井　肩髃　渊腋　曲池　曲泽　后溪项强肘痛　太渊手腕痛

受湿手足拘挛

曲池　尺泽　腕骨　外关　中渚

五痹

曲池　外关　合谷　中渚

腿叉风

肾腧　环跳　阳陵泉　悬钟　昆仑

膝风肿痛

天枢　　梁丘　　膝眼可刺详奇腧类

膝关　　足三里　阳陵泉　　阴陵泉

太冲寒湿

脚气

肩井　　照海　　太冲

白虎历节风

膝关

转筋

照海

足内廉肿痛

肩井　　三阴交三七壮　大敦

足腕肿痛

解溪　　丘墟

寒湿脚疮

取足跗上二寸许，足腕正中陷处是穴，灸七壮，神效，此穴当即解溪也。　照海

二 阴 病

梦遗精滑鬼交春秋冬可灸

心腧灸不宜多膏肓　肾腧随年壮，其效立见

命门遗精不禁者，五壮立效　白环腧五十壮

中极随年壮三阴交　中封　然谷

失精膝胫冷疼

曲泉

白浊

脾腧　小肠腧　章门　气海五壮　关元

中极　中封

五淋

膈腧　肝腧　脾腧　肾腧　气海　石门血淋　关元　间使能撮心包之血　血海　三阴交劳淋　复流血淋　然谷　大敦

小便不利不通

三焦腧　小肠腧　阴交　中极兼腹痛　中封

太冲　至阴

小便不禁

气海兼治小儿遗尿　关元　阴陵泉　大敦

行间治失尿

大便秘结

章门二七壮阴交　气海刺　石门　足三里

三阴交　照海刺　太白刺　大敦　大都

疝气：大都痛甚者，为肝疝。

肩井癞疝　章门　气海　归来

关元主癞疝偏大，灸百壮。冲门　急脉

会阴　三阴交肝脾　太溪寒疝太冲

大敦　隐白脾疝

拦门，在阴茎根两旁，各开三寸是穴，针一寸半，灸二七壮，治木肾偏堕。

一法于关元两旁，相去各三寸青脉上，灸七壮即愈。

一法令病者合口，以草横量两口角为一折，照此再加二折，共为三折，屈成三角如△样，以上角安脐中心，两角安脐下两旁，当两角处是穴，左患灸右，右患灸左，左右俱患，即两穴俱灸，艾炷如麦粒，十四壮，或二十一壮即安。

阳不起

命门　肾腧　气海　然谷

阴挺

曲泉　太冲　然谷　照海

茎中痛

列缺阴痛尿血　　行间

痔漏

命门　　肾腧　　长强五痔便血最效，随年壮灸之。

三阴交痔血　　　承山久痔

凡痔疾肿大势甚者，先以槐柳枝煎汤，乘热薰洗，过后用壮盛男子篦下头垢，捻成小饼，约厚一分，置痔上，又切独蒜片厚如钱者置垢上，用艾灸二七壮，或三七壮，无不消散。

又法，单用生姜切薄片，放痔痛处，用艾炷于姜上，灸三壮，黄水即出，自消散矣。若有两三个者，过三五日照依前法，逐一灸之，神效。

脱肛

百会三壮，此穴属督脉，居巅顶，为阳脉之都纲，统一身之阳气，凡脱肛者，皆因阳气下陷。经曰下者举之，故当借火力以提下陷之气，则脾气可升而门户固矣，小儿亦然。

胃腧　　长强

又有洞泄寒中脱肛者，须灸水分穴百壮，内服温补药自愈。

邪　　崇

凡犯尸鬼，暴厥不省人事，若四肢虽冷无气，但觉目中神采不变，心腹尚温，口中无涎，舌不卷，囊不缩，及未出一时者，尚可刺之复苏也。五邪皆然，此下治法，出《素问》遗篇。

肺虚者见赤尸鬼

肺腧，刺入一分半，得气则补，留三呼，次进一分，留一呼，徐徐出针。

合谷，刺三分，得气则补，留三呼，退一分，留一呼，徐徐出针。

心虚者见黑尸鬼

心腧，以毫针刺之，得气留补即苏。　阳池刺同

肝虚者见白尸鬼

肝腧，以毫针刺三分，得气留补。

丘墟，以毫针刺三分，得气则补，留三呼，腹中鸣者可治也。

脾虚者见青尸鬼

脾腧，刺三分，留二呼，进二分，气至徐徐退针即苏。冲阳，以毫针三分，得气则补，留三呼，次进一分，留一呼，徐徐退针，以手摸之。

肾虚者见黄尸鬼

肾腧，刺三分，得气则补，留三呼，又进二分，留三呼，徐徐出针。一云在十五椎下两旁，疑是奇腧类气海腧也。

以上刺法，必先口含针，令温暖而刺之，则经脉之气

无拒逆也。

鬼魅

上星　　水沟鬼击猝死

秦承祖灸鬼法，见前奇腧类四肢部中。

梦魇鬼击

人中七壮　足鬼眼穴在奇腧类。

妇　人　病

血结月事不调

气海　　中极　　照海月事不行

血崩不止

膈腧　　肝腧　　肾腧　　命门　　气海　　中极下元虚冷血崩白浊　　间使　　血海　　复流　　行间

淋带赤白

命门　　神阙　　中极七壮治白带极效

症瘕

三焦腧　　肾腧　　中极　　会阴

子宫子户，左子宫，右子户，在关元各开三寸，《千金翼》以三寸为气门穴，详奇腧类。

复流

不孕

命门　　肾腧　　气海　　中极

关元七壮或百壮，或三百壮　　胞门、子户二穴祥奇腧类

阴廉　　然谷　　照海子宫冷

一法灸神阙穴，先以净干盐填脐中，灸七壮，后去盐，换川椒二十一粒，上以姜片盖定，又灸十四壮，灸毕即用膏贴之，艾炷须如指大，长五六分许。

胎屡堕

命门　　肾腧　　中极　　交信　　然谷

产难横生

合谷　　三阴交

一治横逆难产，危在顷刻，符药不灵者，急于本妇右脚小指尖，灸三壮，炷如小麦，下火立产如神，盖此即至阴穴也。

子鞠不能下

巨阙　　合谷　　三阴交　　至阴，三棱针出血，横者即转直。

胎衣不下

三阴交　　昆仑

下死胎

合谷刺补之即下

欲取胎

肩井　　合谷　　三阴交

产后恶露不止

中极

欲绝产

脐下二寸三分，灸三壮，或至七七壮，即终身绝孕。

小　儿　病

忌灸三里，年三十外方可灸此。

羸瘦骨立

百劳　　胃腧　　腰腧　　长强

急慢惊风

百会五七壮　囟会　　上星　　率谷三壮　　水沟
尺泽慢惊　间使　　合谷　　太冲五壮

脐风撮口：在母腹中气逆所致，或产时不慎，受寒而然。

承浆　　然谷

一法以小艾炷隔蒜灸脐中，俟口中觉有艾气，亦得生者。

又法，凡脐风若成，必有青筋一道，自下上行至腹而生两岔，即灸青筋之头三壮截住。若见两岔，即灸两处筋头各三壮，十活五六，不则上行攻心而死矣。

食积肚大

脾腧　胃腧　肾腧

泄泻

胃腧　水分　天枢　神阙腹痛乳痢甚妙

霍乱

水分转筋入腹　外踝上尖三壮

夜啼心气不足

中冲三壮

疳眼

合谷五壮

重舌

行间

小儿气弱数岁不语

心腧

口中转屎：因母食寒凉所致。

中脘，九壮，大人十四壮。

阴肿

昆仑

疝气

会阴　　大敦

五痫

神庭，治风痫吐舌，角弓反张，灸三壮。

前顶，治小儿一切惊痫症，灸三壮。

长强，治诸惊痫，灸七壮。

囟会　　巨阙　　章门　　天井　　少海　　内关

少冲

一法云痫为小儿恶症，古云惊风三发便为痫，痫症有五，即牛、羊、猪、马、鸡之类也。治法俟其病发之时，将患者两手大拇指相并，以绵绳缚定，当两指爪甲角，是名手鬼眼穴，用艾灸七壮，须甲肉四处着火方效。又二穴在足大拇趾，亦如取手穴法，是名足鬼眼穴，如前灸之大效。大人病此则名为癫，灸亦如之最良。

牛痫

大杼　　鸠尾尖下五分，灸三壮，不可多。

羊痫

百会　　神庭　　心腧　　肝腧　　天井　　神门

太冲

猪痫

痰涎如绵，作猪声。

百会　　巨阙　　心腧　　神门

马痫

张口摇头，角弓反张。

百会　心腧　命门　神门　仆参　太冲

照海

鸡痫

张手前仆，提住即醒

申脉

外　科

发背

心腧疽　委阳一曰在尻臀下一寸六分，大腿上有缝。

骑竹马穴　左右搭手加会阳

痈疽隔蒜灸法

凡患背疽恶毒，肉色不变，背如负石，漫肿无头者，势必重大，寻头之法，用湿纸榻在肿处，看有一点先干者，即是痈头结聚之处，用大独头蒜切儿三分厚片，贴疽顶，以艾于蒜上灸之，每三壮一换其蒜。又有背上初发赤肿，中间有如黄小米一粒者，有十数粒一片者，尤宜隔蒜灸之。《青囊书》去："外形如粟，内可容谷；外状如钱，里可着拳。"慎勿视为微小，致成莫大之患。设或疮头开大，则以紫皮大蒜十余头，淡豆豉半合，乳香二钱，同捣成膏，照毒大小拍成薄饼，置毒上铺艾灸之，务要痛者灸之不痛，不痛者灸至知痛。盖痛者为良肉，不痛者为毒气。先不痛而后觉痛者，其毒轻浅；先痛而后反不痛者，其毒深重。

故灸者必令火气直达毒处，不可拘定壮数。昔人有灸至八百壮而愈者，灸后须随人虚实，服补中托里、助胃壮气等药，万无一失。盖未溃而灸，则能拔散郁毒，不令开大；已溃而灸，则能补接阳气，易于收敛。然惟早觉早灸，方为上策。渊然刘真人曰："毒发一二日者，十灸十愈；三四日者，六七愈；五六日者，三四愈。过七日则虽灸不能消散矣。"缘其内脓已成，必须针去方得宽松也。虽然疽之为病，有五善七恶，临症之时，先须识此，前哲云："五善见三则吉，七恶见四则凶，倘见七恶，慎勿为灸，徒召谤耳。"

又有疔疮一症，其形不一，其色不同，或如小瘤，或如水泡，或痛不可当，或痒而难忍，或皮肉麻木，或寒热头疼，或恶心呕吐，或肢体拘急，其候多端难以尽状，皆须用前灸法，甚则以蒜膏遍涂四围，只露毒顶，用艾着肉灸之，以爆为度，如不爆者难愈，更宜多灸，百壮以上，无弗愈者。

乳痈、乳疽、乳岩、乳气、乳毒。

侵囊近膻中者是也

肩髃　灵道二七壮　温溜小人七壮，大人二七壮。

足三里　条口乳痈　下巨虚各二七壮

热毒

大陵

肺痈吐脓

肾腧三七壮　合谷二七壮　太渊二七壮

项上偏枕

风门　二七壮

胃痈：生于左者胃口疽，生于右者胃口痈。

曲池二穴各三七壮　内关七壮

肾痈：自肾腧穴起。

会阳二七壮

附骨疽：环跳穴痛，恐生附骨疽也。

大陵　悬钟三七壮

骨旋

肘尖七七壮，不愈百壮。

瘰疬：蜂窠疬自左边起，七七窍皆出脓。

肩髃七壮九壮　曲池此二穴乃治疬秘法也。

天池　天井二七壮　三间三七壮

锥锐疬：右边生起。

肩髃　曲池　天井

盘蛇疬：延颈生者。

肩尖即肩髃　肘尖即曲池　人迎七壮　肩外腧二七壮

天井二七壮　骑竹马穴三七壮

瓜藤疬：胸前生者。

肘尖　少海　骑竹马穴

马刀：腋下者。

渊腋　支沟　外关　足临泣颈腋俱治

疬疮出于颊下，及颊车边者，当于手足阳明经取穴治之，然肩髃、曲池二穴亦妙。

合谷　足三里各七壮

已上凡感毒深者，灸后再二三次报之，无有不愈。

瘰疬隔蒜灸法：用独蒜片，先从后发核上灸起，至初发母核而止，多灸自效。

又传验方，用癞虾蟆一个，破去肠，覆疬上，外以真蕲艾照疬大小为炷，于蛤蟆皮上当疬灸七壮，或十四壮，以热气透内方住，亦从后发者先灸，至初发者而止。若蛤蟆皮焦，须移易灸之，灸毕服煎药一剂，其方用牙皂七个，僵蚕七条，瓜蒌一个连皮子切碎，五味子一岁一粒，上四味以水二钟煎熟，外加生煎大黄三五钱，量人虚实用之，一服即消，百试百效，不问已溃未溃，经灸必愈。

瘿瘤

肩髃，男左灸十八壮，右十七壮。女右灸十八壮，左十七壮。天突，治一切瘿瘤初起者，灸之妙。

通天瘿　风池百壮　大椎颈瘿　气舍灸五壮

云门瘿　臂臑瘿　臑会五壮　天府五七壮

曲池瘿　中封瘿　冲阳三壮

身面赘疣

当疣上灸三壮即消，亦有止灸一壮，以水滴之自去者。

瘾疹

曲池

疮疥

风门　　间使　　合谷　　大陵胸前疮疥。

毒疮久不收口

凡患痈毒溃后，久不收口，脓水不臭，亦无歹肉者，此因消败太过，以致血气虚寒，不营肌肉，治失其宜，便为终身之患，须内服十全大补等药，外用大附子以温水泡透，切作二三分厚片，置漏孔上，以艾灸之，或以附子为末，用唾和作饼，灸之亦可。隔二三日再灸之，不三五次，自然肌肉长满而宿患平矣。

又方用麦面硫黄大蒜，三味捣烂，如患大小捻作三分厚饼，安患上，灸三七壮，每三壮一易饼子，四五日后再灸一次，无弗效者。

腋气除根

凡腋气先用快刀剃去腋毛净，乃用好定粉，水调搽患处，六七日后，看腋下有一点黑者，必有孔如针大，或如簪尖，即气窍也，用艾炷如米大者灸之，三四壮愈，永不再发。

诸　毒　伤

五蛊毒注：中恶不能食。

中脘　　照海中蛊毒

疯犬咬伤

急令人吮尽恶血，于咬处灸百壮，以后日日灸之，百日乃止，忌猪肉与酒，一生慎之。

孙真人曰：“春末夏初，犬多发狂，被其咬者，无出于灸。其法只就咬处牙迹上灸之，一日灸三壮，灸至一百二十日乃止，宜常食韭菜，永不再发。亦良法也。”

又治一切犬伤，毒气不出者，须灸外丘。一曰速用三姓人，灸所齿处立愈。

蛇毒

凡蛇伤中毒者，灸毒上三七壮，若一时无艾，以火炭头称疮孔大小爇之。

诸虫毒

凡蛇、蝎、蜈蚣咬伤，痛极势危者，急用艾火于伤处灸之，拔散毒气即安。或用独蒜片隔蒜灸之，二三壮换一片，毒甚者灸五十壮，或内服紫金丹亦妙。或马汗入疮，及蚕毒蜘蛛等毒，灸之皆效。

类经附翼一卷医《易》

河　图

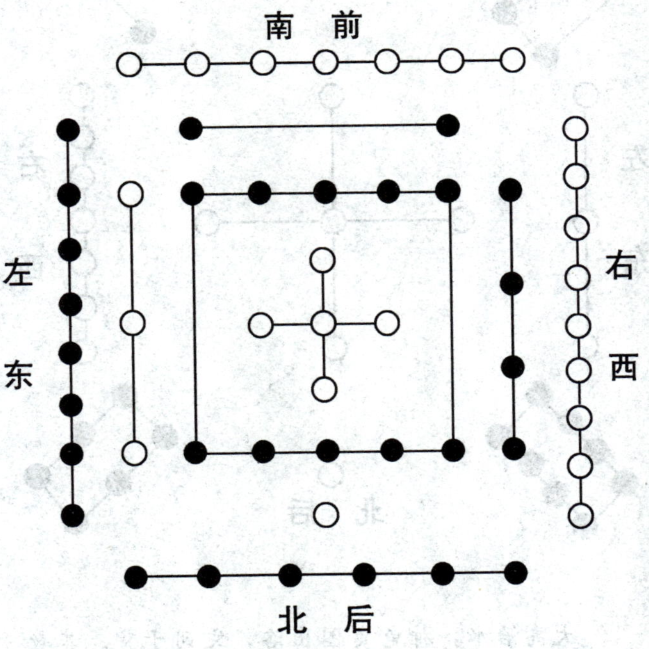

伏羲氏王天下，龙马负图出河，其数一六居下，二七居上；三八居左，四九居右；五十居中。伏羲则之，以画八卦。

洛　书

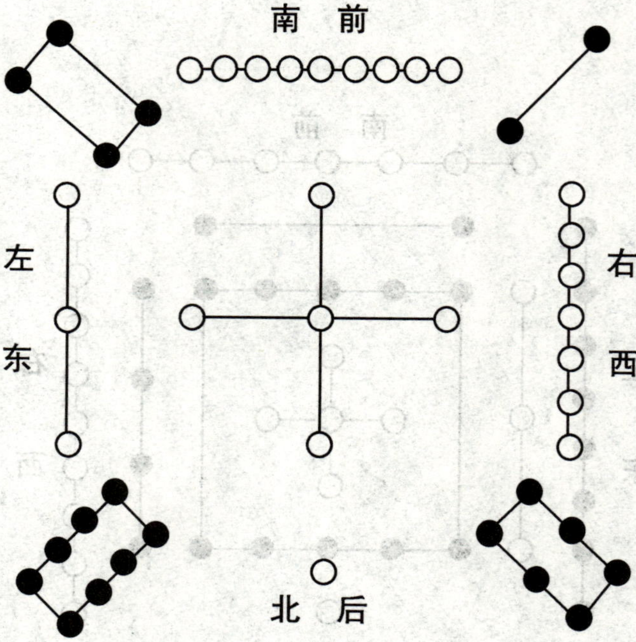

大禹治水，神龟负图出洛，文列于背。其数戴九履一，左三右七；二四为肩，六八为足；五居于中。禹因第之，以成《九畴》。

伏羲八卦次序图

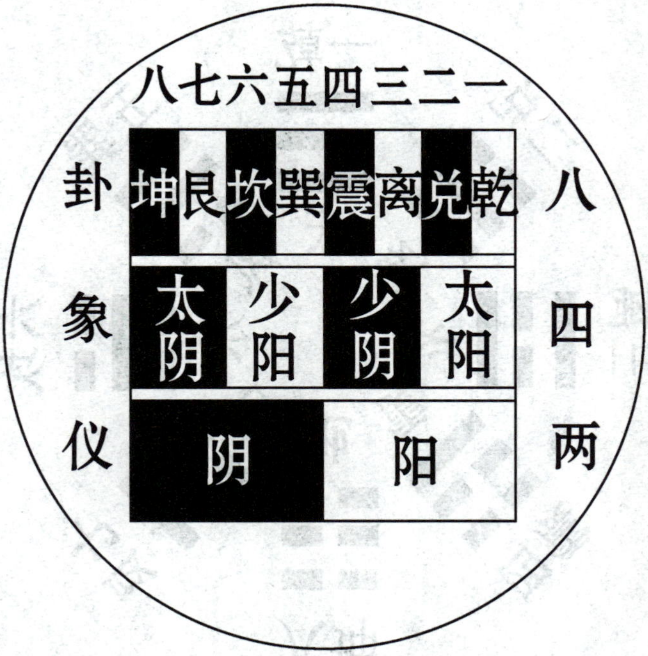

《易·系辞》曰："《易》有太极，是生两仪，两仪生四象，四象生八卦。"邵子曰："一分为二，二分为四，四分为八，是为八卦。自八而十六，十六而三十二，三十二而六十四，尤见法象自然之妙也。"

伏羲八卦方位图

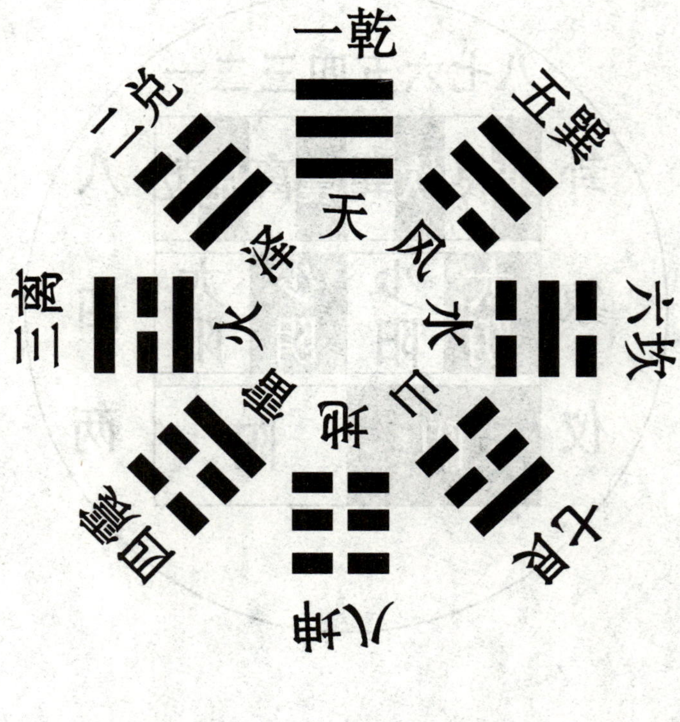

《易传》曰："天地定位，山泽通气，雷风相搏，水火不相射。八卦相错，数往者顺，知来者逆，是故《易》逆数也。"又曰："雷以动之，风以散之，雨以润之，日以晅之；《艮》以止之，《兑》以悦之，《乾》以君之，《坤》以藏之。"

伏羲六十四卦圆图

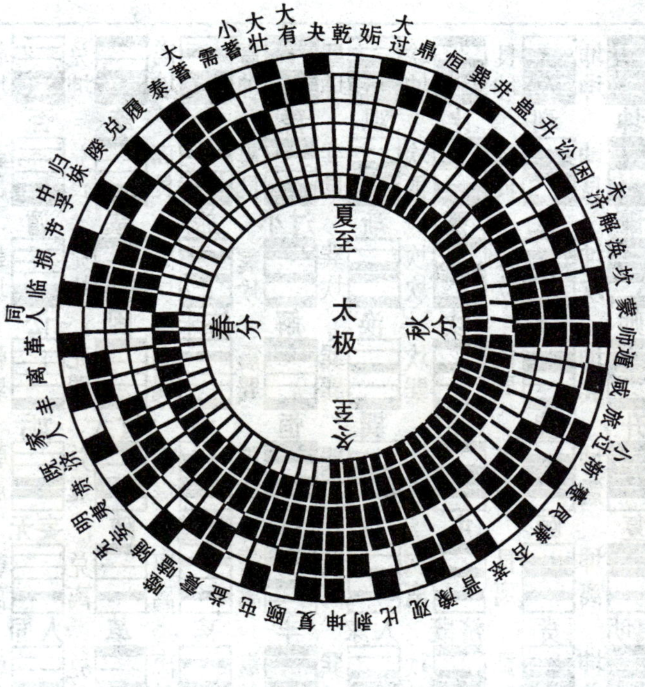

此图内为下卦，外为上卦。内卦之序，照前《乾》一、《兑》二之数，以定八卦方位。外卦之序，亦照前一二等数，挨次而加于内卦之上，遂成六十四卦。混然之妙，出自天成，固非可以造作为之者。

伏羲六十四卦方图

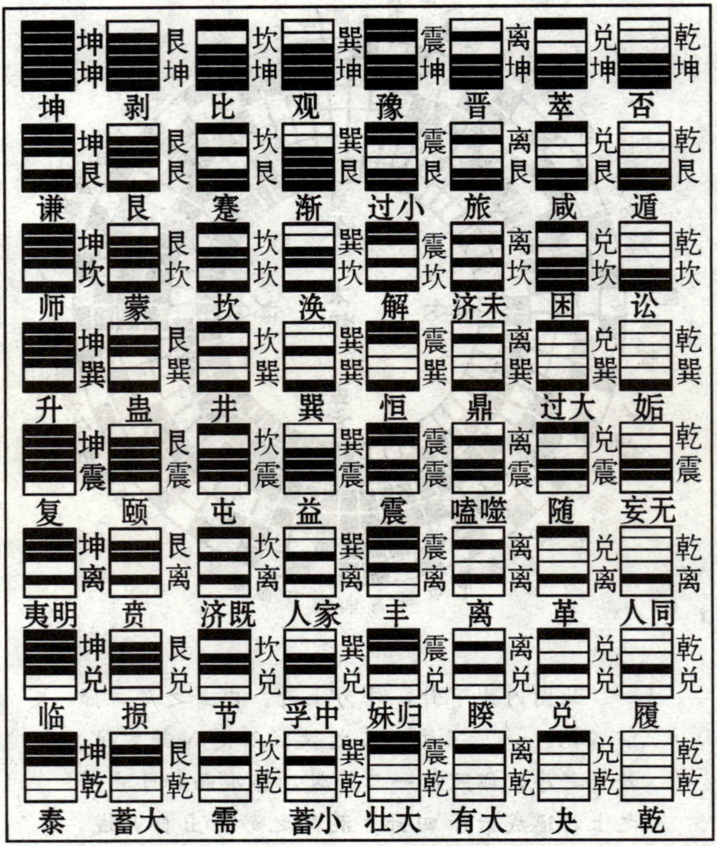
坤坤 坤
艮坤 剥
坎坤 比
巽坤 观
震坤 豫
离坤 晋
兑坤 萃
乾坤 否
坤艮 谦
艮艮 艮
坎艮 蹇
巽艮 渐
震艮 过小
离艮 旅
兑艮 咸
乾艮 遁
坤坎 师
艮坎 蒙
坎坎 坎
巽坎 涣
震坎 解
离坎 济未
兑坎 困
乾坎 讼
坤巽 升
艮巽 蛊
坎巽 井
巽巽 巽
震巽 恒
离巽 鼎
兑巽 过大
乾巽 姤
坤震 复
艮震 颐
坎震 屯
巽震 益
震震 震
离震 噬嗑
兑震 随
乾震 妄无
坤离 夷明
艮离 贲
坎离 济既
巽离 人家
震离 丰
离离 离
兑离 革
乾离 人同
坤兑 临
艮兑 损
坎兑 节
巽兑 孚中
震兑 妹归
离兑 睽
兑兑 兑
乾兑 履
坤乾 泰
艮乾 蓄大
坎乾 需
巽乾 蓄小
震乾 壮大
离乾 有大
兑乾 夬
乾乾 乾

文王八卦次序图

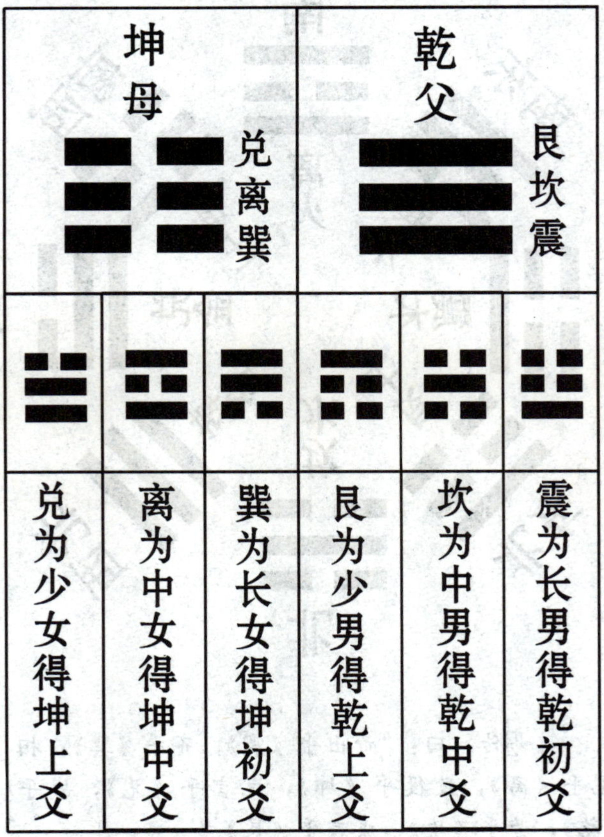
坤母
兑离巽
乾父
艮坎震
兑为少女得坤上爻
离为中女得坤中爻
巽为长女得坤初爻
艮为少男得乾上爻
坎为中男得乾中爻
震为长男得乾初爻

文王八卦方位图

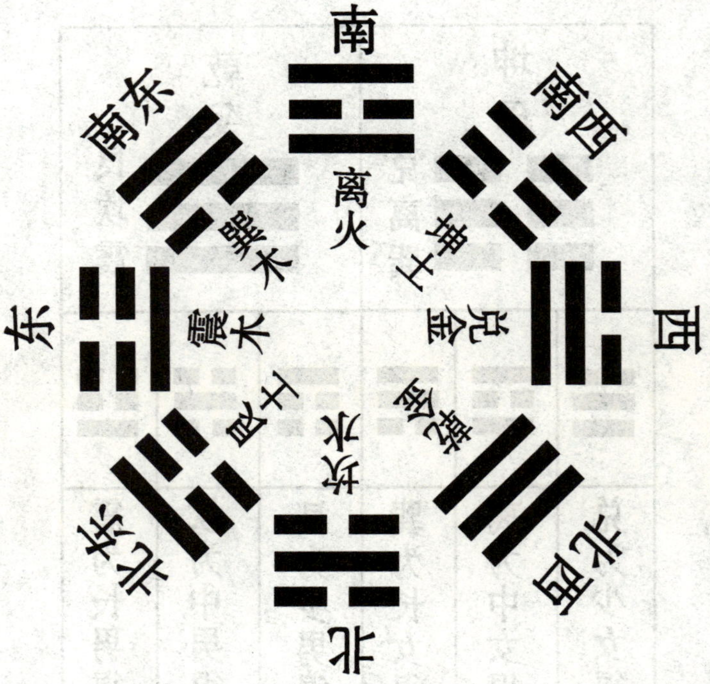

《易传》曰：“帝出乎《震》，齐乎《巽》，相见乎《离》，致役乎《坤》，悦言乎《兑》，战乎《乾》，劳乎《坎》，成言乎《艮》。”

医《易》义

宾常闻之孙真人曰："不知《易》，不足以言太医。"每窃疑焉，以谓《易》之为书，在开物成务，知来藏往；而医之为道，则调元赞化，起死回生。其义似殊，其用似异。且以医有《内经》，何借于《易》？舍近求远，奚必其然。而今也年逾不惑，茅塞稍开，学到知羞，方克渐悟。乃知天地之道，以阴阳二气，而造化万物；人生之理，以阴阳二气，而长养百骸。《易》者，易也，具阴阳动静之妙；医者，意也，合阴阳消长之机。虽阴阳已备于《内经》，而变化莫大乎《周易》。故曰天人一理者，一此阴阳也；医《易》同原者，同此变化也。岂非医《易》相通，理无二致，可以医而不知《易》乎？予因默契斯言，潜心有日，管窥一得，罔敢自私，谨摭《易》理精义，用资医学变通，不揣鄙俚，而为之论曰：

"《易》有太极，是生两仪，两仪生四象，四象生八卦。""天尊地卑，《乾》、《坤》定矣；卑高以陈，贵贱位矣；动静有常，刚柔断矣；方以类聚，物以群分，吉凶生矣；在天成象，在地成形，变化现矣。""天地设位，而《易》行乎其中矣[①]。""是故，天生神物，圣人则之；天地变化，圣人效之；天垂象，现吉凶，圣人象之；河出图，洛出书，圣人则之。""近取诸身，远取诸物，于是始作八卦，以通神明之德，以类万物之情。""八卦成列，象在其中矣；因而重之，爻在其中矣；刚柔相推，变在其中矣；系辞焉而命之，动在其中矣。""吉凶悔吝者，生乎动者也"

而天地鬼神之为德，万物一体之为能，森乎昭著，而无所遁乎《易》矣。

伟哉人生！禀二五之精，为万物之灵，得天地之中和，参《乾》、《坤》之化育，四象应天，四体应地。天地之合辟，即吾身之呼吸也；昼夜之潮汐，即吾身之脉息也。天之北辰，为群动之本；人之一心，为全体之君也。由是观之，天之气，即人之气；人之体，即天之体。故康节曰："思虑未起，鬼神未知，不由乎我，更由乎谁？"盖谓一念方萌，便达乎气，神随气现，便与天地鬼神相感通。然则天人相与之际，精哉妙矣！诚可畏矣。人身小天地，真无一毫之相间矣。今夫天地之理具乎《易》，而身心之理，独不具乎《易》乎？矧天地之《易》，外《易》也；身心之《易》，内《易》也。内外孰亲？天人孰近？故必求诸己而后可以求诸人，先乎内而后可以及乎外，是物理之《易》犹可缓，而身心之《易》不容忽。医之为道，身心之《易》也。医而不《易》，其何以行之哉？然《易》道无穷，而万生于一，一分为二，二分为四，四分为八，八分为十六，自十六而三十二，三十二而六十四，以至三百八十四爻，万有一千五百二十策，而交感之妙，化生之机，万物之数，皆从此出矣。

详而言之，则所谓一者，《易》有太极也。太极本无极，无极即太极。象数未形，理已具，万物所生之化原。故曰："五行不到处，父母未生前。"又曰："杳杳冥冥，其中有精；其精甚真，其中有信。"是为造物之初，因虚以化气，因气以造形，而为先天一气之祖也。医而明此，乃知生生化化，皆有所原，则凡吾身于未有之初，便可因之以知其肇基于父母，而预占其禀受之象矣。

所谓一分为二者，是生两仪也。太极动而生阳，静而生阴，天生于动，地生于静，阳为阴之偶，阴为阳之基。以体而言为天地，以用而言为《乾》、《坤》，以道而言为阴阳。一动一静，互为其根；分阴分阳，两仪立焉。是为有象之始，因形以寓气，因气以化神，而为后天体象之祖也。医而明此，乃知阴阳气血，皆有所钟，则凡吾身之形体气质，可因之以知其纯驳偏正，而默会其禀赋之刚柔矣。

所谓二分为四者，两仪生四象也。谓动之始则阳生，动之极则阴生；静之始则柔生，静之极则刚生。太少阴阳，为天四象；太少刚柔，为地四体。耳目口鼻以应天，血气骨肉以应地。医而明此，乃知阳中有阴，阴中有阳，则凡人之似阳非阳，似阴非阴，可因之以知其真假逆顺，而察其互藏之幽显矣。

所谓四分为八者，四象生八卦也。谓《乾》一、《兑》二、《离》三、《震》四、《巽》五、《坎》六、《艮》七、《坤》八也。《乾》，健也；《坤》，顺也；《震》，动也；《巽》，入也；《坎》，陷也；《离》，丽也；《艮》，止也；《兑》，悦也。伏羲八卦，分阴阳之体象；文王八卦，明五行之精微。医而明此，方知阴阳之中，复有阴阳，刚柔之中，复有刚柔；而其对待之体，消息之机，交感之妙，错综之义，昭乎已备；则凡人之性理、神机、形情、病治，可因之以得其纲领，而会通其变化之多矣。

自此而四象相交，成十六事，八卦相荡，为六十四。分内外以配六爻，推九六以成蓍数，人物由之而大成，万象因之以毕具。前阅圆图，即其精义。是图虽象乎万有，尤切夫人之一身。故曰先天图者，环中也；环中者，天之象也。六十四卦列于外，昭阴阳交变之理也；太极独运乎其中，象心为一身之主也。《乾》南《坤》北者，象首腹之上下也；《离》东《坎》西者，象耳目之左右也。自《复》至《同人》，当内卦《震》、《离》之地，为阴中少阳之十六，在人为二八；《临》至《乾》，当内卦《兑》、《乾》之地，为阳中太阳之十六，在人为四八；自《姤》至《师》，当内卦《巽》、《坎》之地，为阳中少阴之十六，在人为六八；自《遁》至《坤》，当内卦《艮》、《坤》之地，为阴中太阴之十六，在人为八八。阳生于子而极于午，故《复》曰天根，至《乾》为三十二卦，以应前之一世；阴生于午而极于子，故《姤》曰月窟，至《坤》为三十二卦，以应后之半生。前一世，始于《复》之一阳，渐次增添，互《乾》而阳盛已极，乃象人之自少至壮；后半生，始于《姤》之一阴，渐次耗减，至《坤》而阳尽以终，乃象人之自衰至老。纵观之则象在初爻，其《乾》尽于午，《坤》尽于子，当二至之令，为天地之中，而左右以判。左主升而右主降，升则阳居东南，主春夏之发生，以应人之渐长；降则阴居西北，主秋冬之收敛，以应人之渐消。横观之，则象在二爻，其《离》尽于卯，《坎》尽于酉，当二分之中，为阴阳之半，而上下以分，上为阳而下为阴。阳则日出于卯，以应昼之为寤；阴则日入于酉，以应夜之寐焉。即此一图，而天人之妙，运气之理，无不具矣。

再阅方图，其义象地，《乾》始于西北，《坤》尽于东南。天不足西北，故圆图之阳在东南；地不满东南，故方图之刚在西北，此皆伏羲之卦也。又若文王八卦，位有不同。伏羲出自然之象，故《乾》上《坤》下，《离》左《坎》右；文王合《河图》之数，故火南水北，木东金西。此节自方图以下，并河洛数义，详方隅气数二论。质诸人身，天地形体也，《乾》、《坤》情性也，阴阳血气也，左右逢原，纤毫无间。详求其道，无往不然。

故以爻象言之：则天地之道，以六为节；三才而两，是为六爻；六奇六偶，是为十二，故天有十二月，人有十二脏；天有十二会，人有十二经；天有十二辰，人有十二节。知乎此，则营卫之周流，经络之表里，象在其中矣。

以脏象言之：则自初六至上六，为阴为脏，初六次命门，六二次肾，六三次肝，六四次脾，六五次心，上六次肺；初九至上九，为阳为腑，初九当膀胱，九二当大肠，九三当小肠，九四当胆，九五当胃，上九当三焦。知乎此，而脏腑之阴阳，内景之高下，象在其中矣。

以形体言之：则《乾》为首，阳尊居上也；《坤》为腹，阴广容物也；《坎》为耳，阳聪于内也；《离》为目，阳明在外也；《兑》为口，拆开于上也；《巽》为股，两垂而下也；《艮》为手，阳居于前也；《震》为足，刚动在下也。天不足西北，故耳目之左明于右；地不满东南，故手足之右强于左。知乎此，而人身之体用，象在其中矣。

以生育言之：则天地絪缊，万物化醇，男女媾精，万物化生。天尊地卑，《乾》父《坤》母；《乾》道成男，《坤》道成女。《震》、《坎》、《艮》，是为三男，《巽》、《离》、《兑》，是为三女。欲知子强弱，则《震》、《巽》进而前，《艮》、《兑》退而止；欲辨脉息候，则《乾》健在东南，《坤》顺向西北；欲为广嗣谋，则蓄《坎》填《离》宫，借《兑》为《乾》计；欲明布种法，则天时与地利，亏盈果由气，冬至始阳强，阴胜须回避。知乎此，而胎孕交感之道，存乎其中矣。

以精神言之：则北一水，我之精，故曰肾藏精；南二火，我之神，故曰心藏神；东三木，我之魂，故曰肝藏魂；西四金，我之魄，故曰肺藏魄；中五土，我之意，故曰脾藏意。欲知魂魄之阴阳，须识精神之有类。木火同气，故神魂藏于东南，而二八，三七同为十；金水同源，故精魄藏于西北，而一九、四六同为十；土统四气，故意独居中，其数惟五。知乎此，而脏腑五行之象，存乎其中矣。

以动静言之：则阳主乎动，阴主乎静。天圆而动，地方而静，静者动之基，动者静之机。刚柔推荡，《易》之动静也；阴阳升降，气之动静也；形气消息，物之动静也；昼夜兴寝，身之动静也。欲详求夫动静，须精察乎阴阳。动极者，镇之以静；阴亢者，胜之以阳。病治脉药，须识动中有静；声色气味，当知柔里藏刚。知刚柔动静之精微，而医中运用之玄妙，思过半矣。

以升降言之：则阳主乎升，阴主乎降；升者阳之生，降者阴之死。故日在于子，夜半方升，升则向生，海宇俱清；日在于午，午后为降，降则向死，万物皆鬼。死生之机，升降而已。欲知升降之要，则宜降不宜升者，须防《剥》之再进；宜升不宜降者，当培《复》之始生。畏《剥》所从衰，须从《观》始；求《复》之渐进，宜向《临》行。此中有个肯綮，最在形、情、气、味，欲明消长之道求诸此，而得之矣。

以神机言之：则存乎中者，神也；发而中者，机也。寂然不动者，神也；感而遂通者，机也。蕴之一心者，神也；散之万殊者，机也。知乎此，则才原其始，直要其终，我之神也；挥邪如匠石之斤，忌器若郢人之鼻，我之机也。见可而进，知难而退，我之神也；疾徐如轮扁之手，轻重若庖丁之刀，我之机也。神之与机，互相倚伏，故神有所主，机有所从；神有所决，机有所断。神为机之主，机为神之使。知神知机，执而运之，是即医之神也。

以屈伸言之：如寒往则暑来，昼往则夜来，壮往则衰来，正往则邪来。故难易相成，是非相倾，刚柔相制，冰炭相刑。知乎此，则微者甚之基，盛者衰之渐。大由小而至，远由近而遍。故安不可以忘危，治不可以忘乱。积羽可以沉舟，群轻可以折轴。是小事不可轻，小人不可慢，而调和相济，以一成功之道，存乎其中矣。

以变化言之：则物生谓之化，物极谓之变，阴可变为阳，阳可变为阴，只此一二交感生成。气有不齐，物当其会，而变化之由，所从出矣。故阳始则温，阳极则热；阴始则凉，阴极则寒。温则生物，热则长物，凉则收物，寒则杀物，而变化之盛，于斯著矣。至若夷父羌母，蛮男苗女；子之肖形，虬髯短股；杏之接桃，梨之接李；实必异常，多甘少苦。迨夫阴孕阳，以柔孕刚，以小孕大，以圆孕方，以水孕火，以紫孕黄，以曲孕直，以短孕长。知乎此，则可以和甘苦，可以平羶香，可以分经纬，可以调宫商，可以为蛇蝎，可以为鸾凰，可以为尧桀，可以为彭殇。庶胸次化同大象，而应用可以无方矣。

以常变言之：则常易不易，太极之理也；变易常易，造化之动也。常易不变，百能应变；变易不常，靡不体常。是常者，《易》之体；变者，《易》之用。古今不易，《易》之体；随时变易，《易》之用。人心未动，常之体；物欲一生，变之用。由是以推，则属阴属阳者，禀受之常也；或寒或热者，病生之变也。素大素小者，脉赋之常也；忽浮忽沉者，脉应之变也。恒劳恒逸者，居处之常也；乍荣乍辱者，盛衰之变也。瘦肥无改者，体貌之常也；声色顿异者，形容之变也。常者易以知，变者应难识。故以寒治热得其常，热因热用为何物？痛随利减得其常，塞因塞用为何物？检方疗病得其常，圆底方盖为何物？见病治病得其常，不治之治为何物？是以圣人仰观俯察，远求近取，体其常也；进德修业，因事制宜，通其变也。故曰不通变，不足以知常；不知常，不足以通变。知常变之道者，庶免乎依样画瓠芦，而可与语医中之权矣。

以鬼神言之：则阳之灵曰神，神者，伸也；阴之灵曰鬼，鬼者，归也。鬼神往来，都只是气，故曰鬼神者，二气之良能也。阳为天地之神，阴为天地之鬼；春夏为岁候之神，秋冬为岁候之鬼；昼午为时日之神，暮夜为时日之鬼。推之于人，则仁义礼智，君子之神；奸盗诈伪，小人之鬼。乐天知命，道德之神；阿谀谄容，势利之鬼。推之于医，则神圣工巧，得其神也；凡庸浅陋，类乎鬼也。精进日新，志为神也；苟且殃人，心犹鬼也。察之形声，则坚凝深邃，形之神也；轻薄娇柔，形之鬼也。长洪圆亮，声之神也；短促轻微，声之鬼也。诊之脉色，则绵长和缓，脉之神也；细急休囚，脉之鬼也；清苍明净，色之神也；浅嫩灰颓，色之鬼也。是皆鬼神之征兆也。至若鬼神之原，尚有所谓。夫天地之鬼神，既不能出天地之外，而人物之鬼神，又安能外乎人心？是以在天地，则有天地之鬼神；在人物，则有人物之鬼神。善恶出之吾衷，良心自然难泯，强弱皆由阳气，神鬼判乎其中。以故多阳多善者，神强而鬼灭；多阴多恶者，气戾而鬼生。然则神鬼从心，皆由我造，灵通变幻，非在他求。知乎此，而吉凶祸福之机，求诸心而尽之矣。

以死生言之：则人受天地之气以生，聚则为生，散则为死。故气之为物，聚而有形；物之为气，散归无象。《丹经》云："分阴未尽则不仙，分阳未尽则不死。"故原始而来属乎阳，是生必生于《复》，阳生而至《乾》；反终而归属乎阴，是死必死于《坤》，阳尽而归土。得其阳者生，故阳无十，阳无终也；得其阴者死，故阴无一，阴无始也。是以阳候多语，阴症无声；无声者死，多语者生。魂强者多寤，魄强者多眠；多眠者少吉，多寤者易安。故善操斯柄者，欲拯其死，勿害其生，将逐其寇，勿伤其君。阴阳聚散即其理，《剥》、《复》消长是其机，而死生之道，尽乎其中矣。

以疾病言之：则《泰》为上下之交通；《否》是乾坤之隔绝。《既济》为心肾相谐，《未济》为阴阳各别。《大过》、《小过》，入则阴寒渐深，而出为症痞之象；《中孚》、《颐》卦，中如土脏不足，而《颐》为膨胀之形。《剥》、《复》如隔阳脱阳，《夬》、《姤》如膈阴脱阴。《观》是阳衰之渐，《遁》藏阴长之因。姑象其概，无能赘陈。又若《离》火临《乾》，非头即脏。若逢《兑》卦，口肺相连。交《坎》互相利害，入东木火防炎。《坤》、《艮》虽然喜暖，太过亦恐枯干。《坎》为木母，《震》、《巽》相便，若逢土位，反克最嫌。金水本为同气，失常燥湿相干。《坤》、《艮》居中，怕逢东旺，若当《乾》、《兑》，稍见安然。此虽以卦象而测病情，以《坎》、《离》而分水火。惟是《坎》本属水，而阳居乎中；《离》本属火，而阴藏乎内。故北方水地，一反存焉；南是火乡，二偏居上。东方阳木，八在其中；西是阴金，九当其位。可见《离》阳属火，半为假热难猜；《坎》水是阴，岂尽真寒易识？云从龙，风从虎，消长之机；水流湿，火就燥，死生之窍。倘知逆顺堪忧，须识假真颠倒。是以事变之多，譬诸人面。面人人殊，而天下之面皆相殊，古今之面无不殊。人面之殊，即如人心之殊；人心之殊，所以人病亦皆殊。此疾患之生，有不可以数计，今姑举其大纲。而书不尽言，言不尽意，神而明之，存乎人耳。然神莫神于《易》，易莫易于医，欲该医《易》，理只阴阳。故天下之万声，出于一阖一辟；天下之万数，出于一偶一奇；天下之万理，出于一动一静；天下之万象，出于一方一圆。方圆也，动静也，奇偶也，阖辟也，总不出于一与二也。故曰天地形也，其交也以《乾》、《坤》；《乾》、《坤》不用，其交也以《坎》、《离》；《坎》、《离》之道，曰阴曰阳而尽之。

然合而言之，则阴以阳为主，而天地之大德曰生。夫生也者，阳也，奇也，一也，丹也。《易》有万象而欲以一字统之者，曰阳而已矣。生死事大而欲以一字蔽之者，亦曰阳而已矣。虽曰阳为阴偶，而《乾》阳健运，阴为阳基，而《坤》静常宁。然《坤》之所以得宁者，何莫非《乾》阳之所为。故曰如《艮》其止，止是静，所以止之便是动，是以阴性虽狡，未尝不听命乎阳，而因其强弱以为进退也。所以元贯四德，春贯四时，而天地之道，阳常盈，阴常亏，以为万物生生之本，此先天造化之自然也。惟是阳如君子，阴如小人。君子则正大光明，独立不倚而留之难；小人则乘衅伺隙，无所不为而进之易。安得春光长不去，君子长不死？惜乎哉！阳盛必变，逝者如斯。故日中则昃，月盈则亏，亦象夫阳一而阴二，反觉阴多于阳。所以治世少而乱世多，君子少而小人多，期颐少而夭折多，此后天人欲之日滋也。是以持满捧盈，君子惧之。故圣人作《易》，至于消长之际，淑慝之分，则未尝不致其扶阳抑阴之意。非故恶夫阴也，亦畏其败坏阳德，而戕伐乎《乾》、《坤》之生意耳。以故一阴之生，譬如一贼，履霜坚冰至，贵在谨乎微，此诚医学之纲领，生命之枢机也。

是以《易》之为书，一言一字，皆藏医学之指南；一象一爻，咸寓尊生之心鉴。故“圣人立象以尽意，设卦以尽情伪，系辞焉以尽言，变而通之以尽利，鼓之舞之以尽神。”虽不言医，而义尽其中矣。故天之变化，观《易》可见；人之情状，于象可验；病之阴阳，有法可按。丽于形者，不能无偶；施于色者，不能无辨。是以君子将有为也，察之以理，其应如响；神以知来，知以藏往；参伍以变，错综其数；通其变，极其数，寂然不动，感而遂通天下之故，非天下之至精至神，其孰能与于此？与于此者，大其道以合天地，廓其心以合至真，融其气以生万物，和其神以接兆民。是谓得天地之纲，知阴阳之房，见精神之窟，搜隐秘之藏。

然而易天地之《易》诚难，未敢曰斡旋造化；易身心之《易》还易，岂不可燮理阴阳？故《易》之变化参乎医，则有象莫非医，医尽回天之造化；以医之运用赞乎《易》，则一身都是《易》，《易》真系我之安危。予故曰《易》具医之理，医得《易》之用。学医不学《易》，必谓医学无难，如斯而已也。抑孰知目视者有所不见，耳听者有所不闻，终不免一曲之陋；知《易》不知医，必谓《易》理深玄，渺茫难用也，又何异畏寒者得裘不衣，畏饥者得羹不食，可惜了错过此生。然则医不可以无《易》，《易》不可以无医，设能兼而有之，则《易》之变化出乎天，医之运用由乎我。运一寻之木，转万斛之舟；拨一寸之机，发千均之弩。为虚为实者易之，为寒为热者易之，为刚为柔者易之，为动为静者易之。高下者易其升降，表里者易其浮沉，缓急者易其先后，逆顺者易其假真。知机之道者，机触于目，神应于心。无能见有，实能见虚；前知所向，后知所居。故可以易危为安，易乱为治，易亡为存，易祸为福，致心于玄境，致身于寿域。气数可以挽回，天地可以反覆，固无往而非医，亦无往而非《易》，《易》之与医，宁有二哉？然而，用《易》者，所用在变；用医者，所用在宜。宜中有变，变即宜也；变中有宜，宜即变也。第恐求宜于变，则千变万变，孰者为宜？求变于宜，则此宜彼宜，反滋多变。有善求者，能于纷杂中，而独知所归，千万中而独握其一，斯真知医、《易》之要者矣。

然而知归知一，岂易言哉？余忽于孔子之言，有以得之，曰“知止而后有定”也。夫止即归之根，一之极也。盖病之止，止于生；功之止，止于成；恶之止，止于去；善之止，止于积。事之得失也，必有际，际即止也；数之利钝也，必有垠，垠即止也。至若一动一静，一语一默之间，无不皆有所止。止之所在，即理之窟也，即化之基也，即不二之门也。能知止所，有不定乎？既定矣，有不静乎？既静矣，有不安乎？即安矣，有不虑乎？即虑矣，有不得乎？所得者何？得诸《易》，即得其变；得诸医，即得其宜。然则，得由乎虑，而虑由乎止。所谓止者，意有在而言难达也。姑拟其近似者曰：《易》有不易之易，宜有不疑之宜，即止所也。又拟之曰：必先于不摇不动处，立定脚根，然后于无二、无三处，认斯真一，亦止所也。夫止为得之本，得是止之末；得之生意萌乎止，止之实效归于得。观孟子曰：“不动心。”邵尧夫《不语禅》曰：“请观风急天寒夜，谁是当门定脚人。”此二子之功夫，谓不从止处得来耶？止之为义，神哉至矣！是诚医《易》之门路也。有能知此，则福胎于祸者，何祸不消？危生于安者，何危不却？夫是之谓养生主，何不可也？夫是之谓医国手，亦何不可也？又岂特以一匕之济，足云医《易》之义哉？

嗟乎！圣贤之心，千古一贯，乐吾斯道，仁爱无穷。秘发鬼神，二竖奚从逃遁；玄同天地，六宫焉有西东。醉造化于虚灵，弄壶中之日月，运阴阳于掌握，滴指上之阳春。至精至微，蒙圣人之教诲；其得其失，由自己之惰勤。五十学《易》，讵云已晚；一朝闻道，立证羲、黄。即道即心，谁无先觉。余虽不敏，犹企医旺，因尔重申其义曰："不知《易》，不足以言太医。"亦冀夫掖斯道之门墙，谨纪夫著论之岁月，则皇明之万历，壬子之一阳。

①国中按：原文所引，与《易经》原文略有出入，实景岳凭记忆而为。今据《易经》原文校正。又按：张氏引文中多有凭记忆、凭经验而为者，故引文多有出入，有时把己之所见加入其中，很难标出，如本书卷二《五音建运图解》引《晋书》一段，即将该文前后顺序颠倒，又掺杂个别字句于其间，很难识别，但张氏已标《晋书》曰，只好照旧。诸如此类，通书可见，为保持张氏行文用笔之神韵，不便多加改动，读者留心即可。

卦气方隅论

天地之气，始于子中，子居正北，其名朔方，又曰幽都。幽者，隐也，微也，谓阴气之极，阳气之始也。邵子曰："阳气自北方而生，至北方而尽。"故《尧典》谓北方为朔易，朔易者，除旧更新之谓也。盖其自子至亥，周而复始，以成东西南北，春夏秋冬之位。子午为阴阳之极，卯酉为阴阳之中，是为四正。四正定，而每隅间之以二，是为十二宫；每隅间之以五，是为二十四向。再按《洛书》九宫，位分八卦。伏羲八卦曰先天，其次则《乾》南《坤》北，《离》东《坎》西，以左右分数之，自南而东者曰：《乾》一《兑》二，《离》三《震》四；自西而北者曰：《巽》五《坎》六，《艮》七《坤》八也。文王八卦曰后天，《离》象火而居南，《坎》象水而居北，《震》象木而居东，《兑》象金而居西。以次而数，则《乾》起西北，顺而左旋，曰："《乾》、《坎》、《艮》、《震》、《巽》、《离》、《坤》、《兑》，以周八宫也。

先天以《乾》、《坤》分天地，而定上下之位；后天以《坎》、《离》分水火，而定南北之方。先天以《乾》居正南，《坤》居正北，其阳在南，阴在北；后天以《乾》居西北，《坤》居西南，其阳在北，其阴在南。故先天以《巽》、《离》、《兑》虽为阴卦，而本乎《乾》体，故位于上；《震》、《坎》、《艮》虽为阳卦，而本乎《坤》体，故位于下。后天以《乾》来交《坤》，化为《坎》水而居北；《坤》去交《乾》，变为《离》火而居南。天体倚北，而偏于西，故《乾》之退位于西北；地体属土而继乎火，故《坤》之寄位于西南。《巽》居东南，木先火地；《艮》止东北，因对《坤》方。《乾》父在北，故《坎》、《艮》、《震》三子，随之而居下；《坤》母在南，故《巽》、《离》、《兑》三女，随之而向前。先天以上下分左右，故以《乾》、《坤》为纵，六子为横；后天以东西界阴阳，故以《震》、《兑》为横，六卦为纵。先天以《乾》、《坤》之末交二至，《离》为日，故升于东；《坎》为月，故生于西。后天以《震》、《兑》之中当二分，自《震》而南，《巽》、《离》为木火之地；自《兑》而北，《乾》、《坎》为金水之乡。故《易传》曰："帝出乎震，齐乎《巽》，相见乎《离》，致役乎《坤》，悦言乎《兑》，战乎《乾》，劳乎《坎》，成言乎《艮》。"正以明东南春夏之盛，西北秋冬之衰。是先天者，所以言六合之象；后天者，所以明气候之详。故邵子曰："先天为《易》之体，后天为《易》之用也。"

夫天体正圆，面南背北，南北两极，乃其运转之枢，北极居上而为尊，南极居下而为对。邵子曰："天之阳在南阴在北，地之阴在南阳在北。天阳在南，故日处之；地刚在北，故山处之。"《河图·括地象》曰："西北为天门，东南为地户。"《内经》曰："天不足西北，地不满东南。"故曰天门无上，地户无下。又曰："东南方阳也，阳者，其精降于下；西北方阴也，阴者，其精奉于上。"故阳降于下，则阳盛阴微，而东南之方常多热；阴奉于上，则阴盛阳微，而西北之地常多寒。昆仑峙于西北，故西北高而多山；沧海浴于东南，故东南下而多水。高者多寒，下者多热，东南阳胜，则气为薰蒸，而春夏之气多烟雾；西北阴胜，则气为凛冽，而秋冬之气多风霾。

中国形胜，居昆仑之东南，故天下之山脉皆起于昆仑。山脉之所起，即水源之所发，是以中国之山，自西北而来；中国之水，亦自西北而发。朱子曰："大凡两水夹行，中间必有山；两山夹行，中间必有水。"试考中国舆图，其山脉发自昆仑，逶迤二万四千三百余里，而入中国，分大龙为三障于外，大河为两川于中，以成中国河山之胜概。由是四方立，而有十二辰之会；二十八宿辨，而有分野之详。三代分为九州，虞舜分为十二州，周末分为十二国，秦为三十六郡，汉为十三部，晋为十九州，宋为二十二州，唐为十道，宋为二十三路，元为十二省二十二道，至我朝则分为两直隶十三省，而天象舆图，古今一致矣。

类经附翼二卷律原

五音五行清浊图

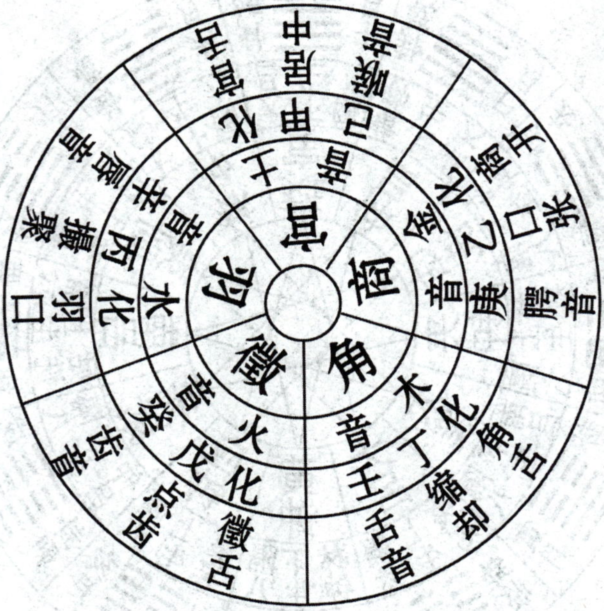

宫音，五音之首，其声极长极下极浊；徵音，宫所生，其声次短次高次清；商音，徵所生，其声次长次下次浊；羽音，商所生，其声极短极高极清；角音，羽所生，其声在长短高下清浊之间。

律吕相生卦气图

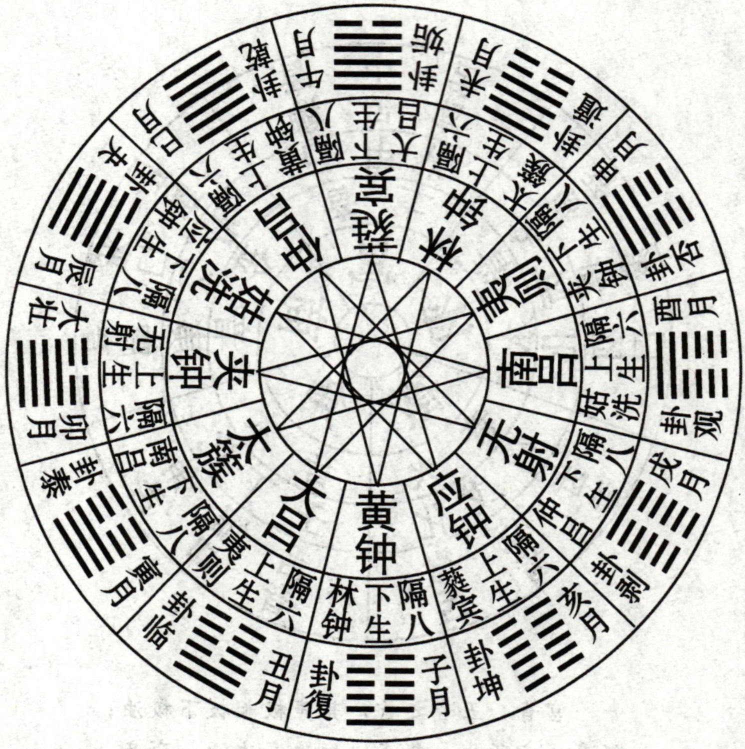

此图长律下生短律，短律上生长律，下生者皆左旋隔八，上生者皆右旋隔六。

律　解

乐者，天地之和气也。律吕者，乐之声音也。盖人有性情，则有诗辞；有诗辞则有歌咏，歌咏生则被之五音而为乐，音乐生必调之律吕而和声。《书》曰："诗言志，歌永言，声依永，律和声。"此之谓也。是律也者，出乎音声而为正乐之具也。《乐记》曰："乐者，音之所由生也，其本在人心之感于物也。是故，其哀心感者，其声噍以杀；其乐心感者，其声啴以缓；其喜心感者，其声发以散；其怒心感者，其声粗以厉；其敬心感者，其声直以廉；其爱心感者，其声和以柔。六者非性也，感于物而后动也。"又曰："治世之音安以乐，其政和；乱世之音怨以怒，其政乖；亡国之音哀以思，其民困。声音之道，与政通矣。"是故知律吕声音之道者，可以行天地人事也。律吕相感而声音生，天地万物之情见于此矣。"噍"，音焦。"杀"，音赛。"啴"，昌展切。

律　原

律乃天地之正气，人之中声也。律由声出，音以声生。《礼》曰："声成文谓之音。"音之数五，律之数六，分阴分阳，则音以宫、商、角、徵、羽，分太少而为十，故音以应日。律以黄钟、太簇、姑洗、蕤宾、夷则、无射为阳，是为六律；林钟、南吕、应钟、大吕、夹钟、仲吕为阴，是六吕。合而言之，是为十二律，故律以应辰。一律所生，各有五音，十律而生六十音，因而六之，六六三百六十音，以当一岁之日，故曰律历之数，天地之道也。然律吕皆生于黄钟，而黄钟为万事之本，一阳律也。黄者，土德之色；钟者，气之所种，所以言其本也。律生于冬至，气起于一阳，所以言其始也。故黄钟之声中而正，合德于土也；黄钟之音重而浊，发声于初也。观康节先生《冬至吟》曰："冬至子之半，天心无改移。一阳初起处，万物未生时。玄酒味方淡，太音声正希。此言如不信，更请问庖牺。"夫玄酒方淡，指天一之初生；太音正希，谓黄钟之将起。知乎此，则知黄钟之为义矣。

黄钟为万事本

欧阳子曰："造律者以黍，一黍之广，积为分寸以着于度；一黍多少，积为圭合以着于量；一黍铢两，积为轻重以着于权衡。三者皆起于黄钟，故曰万事之本。"

郑世子曰："夫度量权衡，所以取法于黄钟者，盖贵其与天地之气相应也，朱子所谓与先天图一般者。夫先天图者，《河图》、《洛书》也。《河图》之位十，天地之体数也。《洛书》之位九，天地之用数也。"盖一切万事，不离阴阳，图书二物，则阴阳之道尽矣，是为律历之本原，数学之鼻祖也。故古人算律之妙，惟此二种而已。一以纵黍之长为分，九分为寸，九寸为黄钟，九而九之，得八十一分，取象《洛书》之九，自相乘之数也，是为律本，此载于《淮南子》者。一以横黍之广为分，十分为寸，十寸为黄钟，十而十之，得百分，取象《河图》之十，自相乘之数也，是为度母，此载于太史公者。二术虽异，其律则同。盖纵黍之八十一分，适当横黍之百分；而横黍之广，适与纵黍之长相合耳。此《河图》之偶，《洛书》之奇，参伍错综而律度方备。诚天地自然之妙，非由人力安排者也。二法之外，本无九十分为黄钟者，至于刘歆、班固，乃以九十分为黄钟，是又合于斜黍度者，推原其误，盖自京房始，房时去古未远，明知古法九分为寸，以其布算颇烦，初学难晓，乃创为之法而变九为十。故《前汉志》皆云九寸，今人宗九寸不宗余法者，惑于《汉志》之偏见耳。苟能变通而不惑于一偏，则纵横斜黍，皆合黄钟之律矣。

辨黍

唐《礼乐志》曰："声无形而乐有器，古之作乐者，知夫器之必有敝，而声不可以言传，惧夫器失而声遂亡也，乃多为之法以著之。故求声者以律，而造律者以黍。自一黍之广，积而为分寸；一黍之多，积而为龠合；一黍之重，积而为铢两。是三物者亦必有时而敝，则又总其法而著之于数，使其分寸、龠合、铢两，皆起于黄钟，然后律度量衡相用为表里，使得律者可以制度量衡，因度量衡亦可以制律。"此古君子知物之终始，而忧世之虑深，其多为之法，而叮咛纤悉，可为至矣。然黄钟之律生于尺，而尺乃生于黍，累黍造尺，不过三法，皆自古有之。曰横黍者，一黍之广为一分也；曰纵黍者，一黍之长为一分也；曰斜黍者，非纵非横而斜倚相排也。凡黄钟之长，以横黍言之则为一百分，太史公所谓子一分是也；以纵黍言之则为八十一分，《淮南子》所谓其数八十一是也；以斜黍言之则为九十分，《前后汉志》所谓九十分是也。三法虽异，而律则同也。择黍之法，以上党境内土地肥处产者为佳，即今之糯小米，俗名黄米者是也。郑世子曰："古上党郡，即今山西潞安府，境内产五色黍。其黑色黍亦有数种，软黍堪酿酒者名秬，硬黍堪炊饭者名穄，一稃内两颗黍名秠。律家所用，惟秬而已。古云取秬黍中者，盖谓中用之黍，非中等之谓。如俗语选物曰中用不中用，亦非指中等也。或曰'中'字读去声，谓中式也，其义亦通。诗曰：'诞降嘉种，惟秬惟秠。'既用一'嘉'字，其义可见，则知异常者方为嘉种。且秬之为言巨也，盖谓最大者为佳。黍大则尺大，而黄钟之声遂浊；黍小则尺小，而黄钟之声遂清。夫黄钟之音宫音也，最长最浊，是其本音，然则黍之最大者乃为真秬黍耳。后人不知此理，而泥于《汉志》中黍之文，遂致所累之尺短，所造之乐哀，非中和之音矣，此不可不辨也①。""龠"，音药。"秬"，音巨。"穄"，音祭。"稃"，音夫。"秠"，飘米切。

---

① 国中按：此段引文见《乐律全书·律学新说》卷二中《审度篇第一之上》第十六、十七页，是撮其要旨而成。非全文照录。因文字较长，故不在注中重录，研究者可查原书。又按：后文凡引郑世子说者，均出《乐律全书》，该书为明代朱载堉撰，乃郑恭王厚烷世子也，故云郑世子。朱载堉生于1536年，卒于1610年，字伯勤，号句曲山人，是明仁宗庶子郑靖王的后代。他以毕生之精力，深研乐律之学，是中国历史上在律吕研究领域中最有成就之人，他发明的十二平均律，比欧洲音乐理论家梅尔生早半个世纪，并得到了德国物理学家赫姆霍茨的高度评价。应该指明，他取得的科技成就是在《易经》、《河图》、《洛书》的启迪下取得的，读其书益见此说不诬也。清代江慎修在其理论上又进行推阐，探其源本，更为精妙，此又学者不可不知也。

律候阴阳相生

郑世子曰："按：阳律生阴，下生；阴律生阳，上生，阴阳之分古有二说。其一说者，十二律吕，各照方位，在子午以东属阳，子午以西属阴。是故子黄钟，一阳《复卦》；丑大吕，二阳《临卦》；寅太簇三阳《泰卦》；卯夹钟，四阳《大壮卦》；辰姑洗，五阳《夬卦》；巳仲吕，六阳《乾卦》；午蕤宾，一阴《姤卦》；未林钟，二阴《遁卦》；申夷则，三阴《否卦》；酉南吕，四阴《观卦》；戌无射，五阴《剥卦》；亥应钟，六阴《坤卦》。《乾》为老阳，故仲吕亢极不生；《坤》为老阴，故应钟极短为终。大吕、夹钟、仲吕，以阴居阳，故皆属阳。蕤宾、夷则、无射，三律以阳居阴，故皆属阴。凡律清者，皆上生；浊者，皆下生。此一说也。又一说云：六律数奇属阳，六吕数偶属阴，是故子黄钟，《乾》之初九；寅太簇，《乾》之九二；辰姑洗，《乾》之九三；午蕤宾，《乾》之九四；申夷则，《乾》之九五；戌无射，《乾》之上九。此六律数奇，各居本位属阳也。丑林钟，《坤》之初六；卯南吕，《坤》之六二；巳应钟，《坤》之六三；未大吕，《坤》之六四；酉夹钟，《坤》之六五；亥仲吕，《坤》之上六。此六吕数偶，各居对冲属阴也。居本位者皆下生，居对冲者皆上生，此又一说。以上二说，自汉至今，是非不决。盖太史公《律书》兼有此二种，故汉、晋、梁、唐争执不定，而朱子《经世大训》，所解甚明。盖以一岁言，则冬至以后属阳，夏至以后属阴；以一日言，则子时以后属阳，午时已后属阴，所谓大阴阳也。子阳丑阴，寅阳卯阴之类，所谓小阴阳也。律吕阳下生阴，阴上生阳，盖指大者耳。凡阴吕居阳方，即皆属阳；阳律居阴方，即皆属阴。故别论小阴阳，乃变例也。其余诸律，则只论大阴阳乃正例也。朱子此论，非蔡元定所及。”一曰律左吕右，其行不同如筮法然，故黄钟至仲吕，子至巳阳升阴退，故律生吕言下生，吕生律言上生；蕤宾至应钟，午至亥阴升阳退，故律生吕言上生，吕生律言下生。至午而变，故蕤宾重上生。若论捷法，不出《乾》、《坤》六阳六阴者为便。子、寅、辰、午、申、戌，黄、太、姑、蕤、夷、无，一如《乾》之左旋，是之谓律而下生；未、巳、卯、丑、亥、酉，林、仲、夹、大、应、南，又如《坤》之右转，是之谓吕而上生。此郑玄筮法之言，得之《太玄》。

隔八隔六相生

郑世子曰：“律吕相生，左旋隔八，则右转隔六；右转隔八，则左旋隔六。何谓左旋隔八，右转隔六？如黄生林，林生太，太生南，南生姑，姑生应，应生蕤，蕤生大，大生夷，夷生夹，夹生无，无生仲，仲生黄是也。何谓右转隔八，左旋隔六？如黄生仲，仲生无，无生夹，夹生夷，夷生大，大生蕤，蕤生应，应生姑，姑生南，南生太，太生林，林生黄是也。右转左旋，左右逢源，周而复始，循环无端，乃律吕之妙。古人算律，往而不返，但晓左旋，不知右转，此所以未密也。律管有大小，大生小为下生，小生大为上生，一言尽之矣。黄钟至大而应钟至小，故为上下终始也。”

三分损益

天地之间，声之大者如雷霆，小者如蠓蚁，皆不得其和。故圣人设音律以调之，而后声之大者不过宫，声之小者不过羽，其于和阴阳赞化育之道，莫善于此，乃为三分损益之法，以正五音。然音止于五，犹不足以尽其变，由是截竹为管，作十二律以应十二月，而亦以三分损益之法正之。如黄钟为宫，宫者音之君也，一阳之律也。阳生于子而数始于九，因而九之，九九八十一而黄钟之数立焉。阳下生阴，长管生短管也，三损其一则为短；阴上生阳，短管生长管也，三益其一则为长。如黄钟九寸，分九为三而去其一，则为六寸，便为隔八下生林钟六月之管。又，三分林钟之六而益其一，以二加六得八寸，便为上生太簇正月之管。余律亦然。又以宫数数之，九九八十一，宫音也；三分去其一，分二十七，则得五十四，为徵音；以五十四为三，而又添一分十八，则得七十二，为商音；以七十二为三分，而损去一分二十四，则得四十八，为羽音；以四十八为三分，而又添一分十六，则得六十四，为角音。此音律三分损益之数，皆出于自然而然。

古人算律有三种：其一以黄钟为九寸，每寸九分，共计八十一分；其二以黄钟为十寸，每寸十分，共计百分；其三以黄钟为九寸，每寸十分，共计九十分。

其一：出《淮南子》，及《晋书》、《宋书》。此纵黍度也。

黄钟之数八十一一曰八寸一分，下同。宫音数也。

林钟之数五十四徵音同

太簇之数七十二商音同

南吕之数四十八羽音同

姑洗之数六十四角音同

应钟之数四十三

蕤宾之数五十七

大吕之数七十六

夷则之数五十一

夹钟之数六十八

无射之数四十五

仲吕之数六十

其二：出太史公《律书》。此横黍度也。

黄钟长十寸。整一百分，如前三分损益相生，得林钟之数，长六寸六分六厘六毫，太簇之数长八寸八分八厘八毫，而十二律之数自见。

其三：出京房《律准》，及《后汉志》。此斜黍度也。

黄钟长九寸。每寸十分，如前三分损益相生，各得十二律之数。

前古法，下生者三分减一，三减其一则为二，故用二因三归；上生者三分添一，以三添一则为四，故用四因三归。别法，下生者五十乘之，七十五除之；上生者一百乘之，七十五除之。所得与古同，而算法不同。

假如黄钟长十寸，古法置黄钟为实，下生者二因三归，得林钟。别法，以五十乘之，七十五除之，亦得林钟。

又如：林钟长六寸六分六厘六毫。古法，置林钟为实，上生者四因三归，得太簇。别法，以一百乘之，七十五除之，亦得太簇。余仿此。

一律生五音

十二律各就其宫以起四声，而后六十律之声备。非以黄钟定为宫，太簇定为商，姑洗定为角，林钟定为徵，南吕定为羽也。如黄钟属子，子有五焉，甲子徵，丙子羽，戊子宫，庚子角，壬子商，此黄钟五声也。大吕亦有五焉，乙丑、丁丑、己丑、辛丑、癸丑，五音亦如之。余律自寅至亥皆然。朱子曰："律凡十二，各以本律为宫而生四律。如黄钟为宫，则太簇为商，姑洗为角，林钟为徵，南吕为羽，是黄钟一宫之声也。若林钟为宫，则南吕为商，应钟为角，太簇为徵，姑洗为羽，是林钟一宫之声也。"

夫五音长短之序，则宫、商、角、徵、羽；五音相生之序，则宫、徵、商、羽、角。故黄钟之宫作而林钟之徵应，大吕之宫作而夷则之徵应，天然妙合，不假人为，所谓同声相应者也。

律吕夫妻母子

黄钟《乾》之初九，下生林钟为《坤》之初六；林钟上生太簇为《乾》之九二，太簇下生南吕《坤》之六二；南吕上生姑洗《乾》之九三，姑洗下生应钟《坤》之六三；应钟上生蕤宾《乾》之九四，蕤宾下生大吕《坤》之六四；大吕上生夷则《乾》之九五，夷则下生夹钟《坤》之六五；

夹钟上生无射《乾》之上九，无射下生仲吕《坤》之上六。如初九生初六，一阳一阴也，是为同位，同位者象夫妻；初六生九二，一阴二阳也，是为异位，异位者象母子。所谓律娶妻而吕生子也。

声音翻切

邵子曰："律感吕而声生，吕感律而音生。故声为律，律为阳，律有辟翕；音为吕，吕为阴，吕有唱和。律随天而变，吕随地而化；辟随阳而出，翕随阴而入；唱随刚而上，和随柔而下。然后律吕随声音，宫徵羽角之道，各得其正矣。"伊川先生曰："一辟一翕，而平、上、去、入备；一唱一和，而开、发、收、闭备。平、上、去、入备，而万声生；开、发、收、闭备，而万音生。"故康节以二百六十四字母，总括律吕声音之数。其内用一百五十二字括音，一百十二字括声。音与声互相翻切，各得一万七千二十四音声。音为母，声为韵；音分唇、舌、牙、齿、喉，声分平、上、去、入；音辨开、发、收、闭，声别内外八转，而音声之道尽之矣。

候气辨疑

候气之说，古之所无。埋管飞灰以候十二月之气，不经之谈也，学者惑之久矣。自宋元以来诸儒皆未尝辨论，近赖本朝二三儒臣，渐得辩明，今采其略以解后世之疑，或有不无少补者。

按：《王氏家藏集》曰："天地之气，有升有降。天气降，地气升，则达而为阳；天气升，地气降，则闭而为阴。时之寒暑其气也，日之进退其机也。气无微不入者也，达即不可御矣。岂拘拘于九寸之间哉？岂胶固留滞于方寸之差而月余始达以应耶？若曰夏至以前阳律应，冬至以前阴律应，是一岁之中，阴阳皆上升而不下降矣，天下古今，安有是理？故曰谬幽之说也。"

又按：刘氏《乐经元义》曰："六律为阳，阳数九而始于子，故黄钟象阳，以次而短，至无射而极；六吕为阴，阴数六而始于未，故林钟象阴，以次而短，至仲吕而极。此十二律取象取义于十二月之微旨也。后世既不识《月令》肇造之原，又不识圣王造律简易之心，遂以十二律为神物，真可以通天地而合神明，及考其法，皆极为不通，然后知其非圣人之制也。夫一岁之气，有升有降，天气上升，地气下降，闭塞而为阴，秋冬之事也。升者上，降者下，埋管于地，将谁候乎？天气下降，地气上升，畅达而为阳，春夏之事也。氤氲两间，发育万物，地下无气不可候矣，气无微而不入者也。十二管飞则皆飞，不飞则皆不飞。若曰冬至动黄钟，夏至动蕤宾，其余皆以辰位应动不爽，是气有知，择管而入；管为有知，择气而施，天下古今有是理乎？其说始于张苍《定律》。推五胜之法，京房、刘歆又附会以五行幽谬之术，大叛于先王之教也。"

又按：何氏《乐律管见》曰："律吕本为正五音而设，候气其用之一端耳。或问古有十二律管候气之法，其理何如？曰：此相传之讹也。候气只用黄钟之管，候子月冬至之气，余月则否。何以知之？盖古法占候，恒在岁始，冬至盖阳生之始也，气在地中，且无形可见，故以黄钟之管候之。当冬至之日，气至灰飞，则气节相应，是为和平。若气至灰飞在冬至之前，或在其后，则为太过不及，于是乎有占，与冬至登台望云物以占吉凶，盖同一意也。若谓余月皆候，则丑月阳气未出地中，候之犹可，寅月以后，阳气已出地上，又何候乎？况午月以后，阳气皆自上降下，又安有飞灰之理？然则谓十二月皆以律管候气者非也，其为相传之谬无疑矣。"

郑世子曰："候气之说，六经不载，即邹衍吹律生黍，京房吹律知姓，亦无吹灰之说。或谓始于蔡邕，然邕《月令章句》，但云律，率也，率公之管也。截竹为管谓之律。律者，清浊之率法也，声之清浊以律长短为制，亦为按月奏乐言也。《前汉志》言律甚详，但云律吕唱和，以育生成化，歌奏用焉而已，初无吹灰之说，吹灰之说，其始于后汉乎！光武以讖兴，命解经从讖，汉儒遵时制，不得不然也。隋唐以后，疏家递相祖述，而遂为定论矣。按《后汉、晋、隋·志》所载候气之法，各有异同。既云以木为案，加律其上，又云埋之，上与地平。又云置于案上而以土埋之，上平于地，此置律有浅深高下，其说不一也。既云以葭莩灰抑其内端，气至者灰去，又云以竹莩灰实律中，以罗縠[1]覆律口，气至吹灰动縠，而有小动、大动、不动三说。又云灰飞冲素散出于外，而气应有早晚，灰飞有多少，其说又不一，总似道听途说，而未尝试验耳。又如后齐信都芳，埋轮扇以测二十四气，尤为虚诞。孟子曰：'尽信书，则不如无书。'儒家以格物穷理为要务，乃被无稽之

---

① 国中按："縠"，音胡，读 hú。《昭明文选·宋玉〈神女赋〉》云："动雾縠以徐步兮，拂墀声之珊珊。"李善注云："縠，今之轻纱，薄如雾也。"

辞，欺惑千载而未能觉，则格物致知之学安在哉?”“率”，音律，率之正体，约数也。

律管

郑世子曰：“八音之内，当以竹音为首；竹音之内，当以律管为首。律管之为器，吹之以候气，奏之以和声。《尧典》所谓‘律和声’，《月令》所谓‘律中某’之类，皆指律管而言，是知管即律，律即管，一物而二名也。形而上者谓之道，形而下者谓之器。律者其道也，管者其器也。《书》曰：‘下管鞉鼓’，《诗》曰：‘磬管将将，嘒嘒管声。’《礼》曰：‘下管新宫’，下而管象，与夫孤竹、孙竹、阴竹之管，皆是物也。然则，先王雅乐，何尝不用管哉？近代雅乐废之何也？盖由前儒不识管者，谓管如笛而小，并两而吹，《疏》引《广雅》云：‘管长尺围寸，八孔无底。’或云六孔，此汉大予乐官之双管，非古所谓管也。今按八孔双管，声如头管，俚俗有之，不入雅乐，旧说非是，后儒不识管者，谓管除叫子外，长六寸余，此系教坊俗乐之头管，亦非所谓管也。所谓管者无孔，凡有孔者非也。惟管端开豁口，状如洞箫，形似洞门，俗名洞箫者以此。《礼运》载孔子之言曰：“‘五声六律十二管，还相为宫。’据此明言管有十二，而世儒只知双管、头管何哉?”“鞉”，音桃。“嘒”，音讳。

按：《律吕精义》管制有三，即前纵黍、斜黍、横黍之谓。依纵黍尺，黄钟管长八寸一分，外径四分零五毫，内径二分八厘六毫，吹口广一分四厘三毫；斜黍尺长九寸；横黍尺长一尺，三制围径之数，及十二管详数，具载本书，兹不备录。

黄钟生度

历代尺度，皆本诸黄钟，而损益不同。有以黄钟之长均作九寸，而寸皆九分，此黄帝命伶伦始造律之尺也，是名古律尺，又名纵黍尺，选中式之秬黍，一黍之纵长，命为一分，九分为一寸，九寸共八十一分，是为一尺；有以黄钟之长，均作十寸，而寸皆十分者，此舜同律度量衡之尺，至夏后氏而未尝改，故名夏尺，《传》曰："夏禹十寸为尺"，盖指此尺也，又名古度尺，又名横黍尺，选中式之秬黍，一黍之横广，命为一分，十分为一寸，十寸共计百分，是为一尺；有以黄钟之长，均作四段，加出一段而为尺者，此商尺也，适当夏尺十二寸五分，《传》曰："成汤十二寸为尺"，盖指此尺也；有以黄钟之长，均作五段，减去一段而为尺者，此周尺也，适当夏尺八寸，《传》曰："武王八寸为尺"，盖指此尺也；有以黄钟之长，均作九寸，外加一寸为尺者，此汉尺也；唐尺即成汤尺，而唐人用之，故名唐尺；宋尺即黄帝尺，而宋人用之，故又名宋尺。前七代，尺共五种。纵黍之尺，黄帝尺也，宋尺也；横黍之尺，夏尺也；斜黍之尺，汉尺也。互相考证，皆有补于律者。

蔡元定曰："周家十寸八寸，皆为尺，以十寸之尺起度，则十尺为丈，十丈为引；以八寸之尺起度，则八尺为寻，倍寻为常。"《说文》曰："十寸为尺，八寸为咫。"然则尺之与咫，二器之名也。今人但知八寸为咫，乃别是一物之名，而非尺也。

《礼记·王制》曰："古者以周尺八尺为步，今以周尺六尺四寸为步。"《礼记·王制》撰自汉文时，郑世子曰："今以周尺"，'周'字当作'夏'字。陈祥道曰："六尺四寸者，十寸之尺也。十寸之六尺四寸，乃八寸尺之八尺也。"

《小尔雅·广度篇》曰："跬，一举足也，倍跬谓之步。""跬"，音傀。《司马法》曰："六尺为步。"

郑世子曰："按唐虞及夏后氏之制步也，皆以夏尺六尺为步；商以夏尺一尺二寸五分为尺，故以五尺为步；周以夏尺八寸为尺，故以八尺为步。置一尺二寸五分为实，五因，得六尺二寸五分。置八寸为实，八因得六尺四寸。然则商之一步，乃夏尺六尺二寸五分。周之一步，乃夏尺六尺四寸也。今工部收藏宝源局所铸量地铜尺，五尺为步。今之五尺，乃夏尺之六尺四寸，周之八尺也。以夏尺八寸均作十寸，即周尺也，周尺最小；以夏尺一尺二寸五分，均作十寸，即商尺也，商尺最大，即今木匠所用曲尺也。盖自鲁般家传以至于唐，唐人谓之大尺。由唐至今用之，名曰今尺，又名营造尺。盖此尺即殷汤尺也，去二寸即夏禹之尺，夏禹之尺去二寸，即周武王之尺，是今一曲尺，包括三代之制，不待累黍而自明矣。且夫黄帝至于舜禹，历世因仍，未尝损益，惟殷周始改统易朔，而损益之道兴焉。故又因此以知黄帝针经孔穴，舜同律度量衡，皆与夏尺同，而禹之身为度者，亦因夏尺而可想见也。"

又曰："岐伯云'八尺之士'，与《周礼》云'人长八尺'相符，则是上自黄帝，下自成周，数千年间，人与尺度，未尝有异。此盖言魁伟丈夫之身，非众人之度也。故黄帝问于伯高曰'众人之度，长七尺五寸'是也。《外台》亦作七尺五寸，正与此同。梁陶弘景撰《本草序录》，一用累黍之法，孙思邈从而用之。其书言尺则用夏家古尺，而又参诸《司马法》六尺为步，以互证之。其立意之精，岂寻常医家者所及？但孙氏云夏尺古尺，即江、淮、吴、越所用八寸小尺是也，当唐尺八寸。《唐会要》云‘唐高祖武德四年，行开元通宝钱，径八分，盖唐尺之八分也。’夫一钱径八分，十钱径八寸，即孙氏所谓夏家古尺之一尺也。开元钱今固有之，以钱考尺，则尺可知矣。近世医家，取同身寸法，其说一出，无复考古，幸孙氏之方及《唐会要》可证耳。众人身度，当以黍尺七尺五寸为准，其如曹交之长，九尺为有余；晏子之短，六尺为不足。二者折衷之，亦得七尺五寸。故孔子、荀子皆谓七尺之体，为中人之率。黍尺七尺五寸，盖今曲尺六尺也。《素问》、《周礼》所谓八尺者，黍尺八尺，比今曲尺六尺四寸也，其伟人之度欤！故《素问》有八尺及七尺五寸二说，而庸俗弗晓古今尺度不同，乃谓古今人品有异，岂不谬哉？”

步法三种

夏尺：六尺为步比营造尺五尺短二寸。

商尺：五尺为步即今营造尺。

周尺：八尺为步比营造尺五尺长一寸二分。

今制三种尺

钞尺：即裁衣尺三尺，是夏四尺，用四因三归。

铜尺：即量地尺比裁衣尺短四分。

曲尺：即营造尺比裁衣尺短六分，即商汤尺。

古制三种尺

商尺：法天。五尺为步，象天中数。

夏尺：法地。六尺为步，象地中数。

周尺：法人。八尺为步，以象纲常。

黍法三种尺

此下三尺，于营造尺减去二寸，是为真黄钟。

纵黍尺九黍为寸，计八十一分，轩辕氏尺，宋尺宗之。

横黍尺十黍为寸，计一百分，夏后氏尺，唐尺宗之。

斜黍尺十黍为寸，九寸为尺，周景王尺，汉尺宗之。

黄钟生量

嘉量起于黄钟律龠，《前汉志》曰："量本起于黄钟之龠。龠者，黄钟律之实也。""律龠"，乐器也。尺寸之数与黄钟同，容黍一千二百粒，是为半合。"嘉量"，量器也。其形圆，以铜为之，下有圆足曰臀，上有两耳。量腹内径一尺，高深一寸；耳内径二寸五分，高深四寸。俱厚一分，造用夏尺。量腹容二十豆，是为一斛；臀容四升，是为一豆；耳容二十龠，是为一升。二图具《律吕全书》。嘉量为器，端直以应绳者，表里上下，皆端直也。平正以应准者，内外中边，皆平正也。后世好古之士，欲为此器者，八法之义，不可不知。八法者，律、度、量、衡，规、矩、绳、准也。此器体圆应规，函方应矩，端直应绳，平正应准，容受应量，轻重应衡，声音应律。八法具焉，是为嘉量矣。

五量所起

六十黍为圭。旧云六十四黍，四字衍文，今删之。

四圭为撮。三指撮之，曰撮。五撮为一龠，一千二百黍也。

十撮为合。黄钟律龠，容千二百黍，二龠为合也。

十合为升。

十升为斗

《孙子算法》以六粟为圭，十圭为抄，十抄为撮，十撮为勺，十勺为合。此流俗之鄙谈，非先王之法制，儒者所不道也。

五量正数

即黄帝所设也，周公嘉量，太公旧量并同。

四豆为区。四升曰豆，区为一斗六升，三百二十龠，“区”，或作钷。

五区为釜。八斗也，为一千六百龠。釜，或作鬴，即所谓斛也。

倍釜为庾。十六斗也。庾，或作斞，又作逾，又作薮。

五庾为钟。八十斗也。

倍钟为秉。一百六十斗也。

陈氏三量此非周制，而与汉制颇同。

五豆为区。二斗也，比旧区多四升。

五区为釜。十斗也，比旧釜多二斗。

十釜为钟。百斗也，比旧钟多二十斗。

我朝斛法

成化十五年奏准铸成斛法，依宝源局量地尺。斛口外方一尺，内方九寸；斛底外方一尺六寸，内方一尺五寸；深一尺，厚三分；平称一百斤。依古黍度尺算，斛口外方一尺二寸八分，内方一尺一寸五分有奇；底外方二尺零五分，内方一尺九寸二分；深一尺二寸八分，厚四分。郑世子曰："按：古人未尝以五斗为斛，五斗为斛，盖自唐宋始也。算法依宝源局尺量，置斛口内方九寸，自乘，得八十一寸，置底一尺五寸自乘，得二百二十五寸，又以口底相乘，得一百三十五寸，三宗相并，得四百四十一寸，三归得一百四十七寸，以深一尺乘之，得一千四百七十寸，是为铁斛五斗实积，倍之得二千九百四十寸，是两铁斛，即十斗实积。然则今之斛法，非二千五百也。民间俗传算术，多以二千五百为斛法者，疑术士之杜撰也。"

黄钟生衡

衡曰平衡，谓欲得其平也。此器有小有大，总名曰衡，小者曰等，大者曰秤，古文作称。"称"，去声。

《虞书》曰“律、度、量、衡”，言衡不言权；《论语》曰“谨权量”，言权不言衡。盖权衡合德而相须为用，举其一则可以互见矣。吴韦氏曰：“衡有斤两之数，生于黄钟。黄钟之管，容秬黍千二百粒，是为一龠。二龠为合，合重一两。故律度量衡，于是乎生，而三代之制，权衡之起，信乎出于律矣。”夫一龠所容，千二百黍之重，是为半合，即古之半两也。两龠所容三千四百黍之重，是为一合，即古之一两也。然则一升之重为十两，一斗之重为百两，一斛之重为千两矣。故一斤之重为一升六合，一均之重乃四斗八升，一石之重，乃一斛九斗二升也。权量相合，未有得其量而不得其权者。今考羊头山秬黍，以时制等子秤之，其中者百粒得二分五厘整，积至两龠二千四百粒，称重六钱，可见今之六钱，为古一两，今之六斤为古十斤，其余可以类推。大率古之于今，乃五分之三耳，先儒以为三分之一非也。置今求古则用六归，以古求今则用六因，求度量亦如之。但率法不同耳，度以八为率，今之八寸，即古之一尺；量以三为率，今之三斗，即古一斛；权以六为率，今之六钱，即古一两也。凡度量衡，以今求古，皆置今为实而用归；以古求今，皆置古为实而用因，则得之矣。

古今衡数不同

郑世子曰：“按《淮南子》谓十二粟而当一分，十二分而当一铢，则一铢者，一百四十四粟也。《汉志》谓一千二百黍为十二铢，则一铢乃一百黍也。《后汉志》注又谓十粟重一圭，十圭重一铢，则一铢者亦惟百粟耳，更减《淮南》

之数而不相合也。且汉制律度量衡，悉纷乱无纪。臣家有汉钱数十枚，凡若干种，每种虽度分寸仿佛，而厚薄轻重不匀，以《汉·食货志》校之，彼《志》云：'货泉重五铢，货布重二十五铢，大泉重十二铢，大布重二十四铢。'臣以今时等子，将钱每种或十枚，或五枚，总秤之以均其轻重，而用算法求之，合其一两之数，则大泉合今三钱三分，货泉合今三钱五分，货布合今三钱七分，大布合今三钱八分。此皆汉时一两之数，而率皆乖异，与宋吕大临《考古图》之说相同。大率汉之一两，惟有今之三钱半强，是汉三两为今之一两强，其数与秬黍之法不同者，盖因刘歆误以秠黍为秬，故律、度、量、衡，四器皆失之小，其余器皿，率多舛谬矣。又，史言晋之秤两，不与古同，梁陈依古秤，齐以古秤一斤八两为一斤，后周玉秤四两，当古秤四两半，隋以古秤三斤为一斤，唐量衡与古校，皆三之一，然史文缺略，今不能得悉其数。唐孙真人《千金方》曰：'古秤惟有铢两，而无分名，今则以十十当作百，传写之误。黍为一铢，六铢为一分，四分为一两。合今之六钱也。十六两为一斤，此则神农之称也。吴人以二两为一两，隋人以三两为一两，今依四分为一两秤为定。'此唐称十斤正合今之六斤。此说足以破其惑。而《肘后方鹿鸣山序》云：'古方药品分两，灸穴分寸，与今不类，为古今人体大小或异，血脉亦有差焉。'此说非也，宋林亿等《千金方凡例》曰：'无稽之言，莫此为甚者是也。'又如《千金方》所载药升之制，上径一寸，下径六分，深八分。此升甚小，不知何代之量有如此者。又云半夏一升，秤重五两，校之不同，即所云诸药权量大率类此，姑存其说，以见度量、权衡、长短、大小、轻重之不同耳。隋、唐、宋、元之度量，校之累黍则失于长大；汉、魏、南北朝之度量，校之累黍则失于短小。宋儒论乐律者，率舍高而取下；论度量者，又舍大而取小。夫岂知适中之道哉？今选羊头山秬黍中者一千二百粒，实于黄钟之龠无欠无余，以天平秤之，整三钱，乃古半两也。两龠之黍，当天平六钱，为古一两。然则，古秤一斤，当天平九两六钱。今之平秤一斤，是古一斤十两，盖三分两之二也。今大明钞尺七尺五寸，适合黍尺一丈；铁斛三升二合，适合黍量一斗；平秤九斤，适合黍权一秤。十五斤曰一秤。虽不同而实同，虽不用而实用，妙理存乎其间，而人未之知也。臣若不累黍亲验，亦不信有如此之妙。后世为钟律之学者，不可以其常用而忽之也。”

五权所起五者，权之余也。

权起于黍黑色圆黍，一粒之重起。

十黍为累以今等子校之，重二厘半。

十累为铢百黍也，重二分半。

六铢为锱六百黍也，重一钱五分，出《说文》。

四锱为两黄钟两龠，二千四百黍也。

五权正数五者，权之正也。

十六两为斤古量一升六合黍之重，为今秤九两六钱。

十斤为衡古量一斗六升黍之重，为今秤六斤。

三衡为均古量四斗八升黍之重，为今秤十八斤。

四均为石古量一石九斗二升黍之重，为今秤七十二斤。

四石为鼓古量七石六斗八升黍之重，为今秤二百八十八斤。

拟古天平法马数十得今之六

一铢：一百黍之重，今之二分半。二铢三铢以上，以递而增。

十铢：一千黍之重，今之二钱五分。

十二铢：即黄钟一龠，一千二百黍之重，古之半两，今之三钱。

一两：两龠黍之重，今之六钱也。

八两：十六龠黍之重，即古半斤，今之四两八钱也。

一斤：三十二龠黍之重，今之九两六钱也。

类经附翼三卷求正录

三焦包络命门辨同子宫血室

客有问曰："三焦、包络、命门者，医家之要领，脏腑之大纲。或言其有状，或言其无形，或言三焦、包络为表里，或言三焦、命门为表里，或言五脏各一，惟肾有两，左为肾，右为命门。命门者，男子以藏精，女子以系胞。若此数者，弗能无疑，千载而下，议论不定。夫理无二致，岂容纷纷若是哉？果亦有归一之义否？"

予曰："噫！医道之始，始自轩岐，轩岐之旨，昭诸《灵》、《素》，《灵》、《素》之妙，精确无遗。凡其所论，必因理而发；凡其命名，必因形而生。故《内经》之文，字无苟言，句无空发。自后凡绍此统者，孰能外《灵》、《素》之范围？而今之所以纷纷者，不无其由，盖自《难经》始也。《难经》述《灵》、《素》而作，诸家之最先，因其颇有谬误，遂起后世之惑，三千年来，无敢违背，而后世之疑，莫可解救。请先悉三焦、心包络而次及其他焉。夫三焦者，五脏六腑之总司；包络者，少阴君主之护卫也。而《二十五难》曰：'心主与三焦为表里，俱有名而无形。'若谓表里，则是谓无形则非。夫名从形立，若果有名无形，则《内经》之言为凿空矣。其奈叔和、启玄而下，悉皆宗之，而直曰三焦无状空有名。自二子不能辨，此后孰能再辨？及至徐遁、陈无择，始创言三焦之形云：'有脂膜如掌大，正与膀胱相对，有二白脉自中出，夹脊而上，贯于脑。'予因遍考两经，在《灵枢·本腧篇》曰：'三焦者，中渎之腑，水道出焉，属膀胱，是孤之腑也。'《本脏篇》曰：'密理厚皮者，三焦膀胱厚；粗理薄皮者，三焦膀胱薄。'以及缓、急、直、结六者，各有所分。《论勇篇》曰：'勇士者，目深以固，长衡直扬，三焦理横；怯士者，目大而不减，阴阳相失，其焦理纵。'《决气篇》曰：'上焦开发，宣五谷味，熏肤充身泽毛，若雾露之溉，是为气。''中焦受气取汁，变化而赤，是谓血。'《营卫生会篇》曰：'营出于中焦，卫出于下焦。'又曰：'上焦出于胃上口，并咽以上，贯膈而布胸中。''中焦亦并胃中，出上焦之后，泌糟粕，蒸津液，化精微，而为血，以奉生身。故独得行于经隧，命曰营气。''下焦者，别回肠，注于膀胱而渗入焉。故水谷者，居于胃中，成糟粕，下大肠而成下焦。'又曰："'上焦如雾，中焦如沤，下焦如渎。'《素问·五脏别论》曰：'夫胃、大肠、小肠、三焦、膀胱，此五者天气之所生也。其气象天，故泻而不藏。'《六节脏象论》曰：'脾、胃、大肠、小肠、三焦、膀胱者，仓廪之本，营之居也，其在心包络。'则《灵枢·邪客篇》曰：'心者五脏六腑之大主，其脏坚固，邪弗能容，容之则心伤，心伤则神去，神去则死矣。故诸邪之在于心者，皆在于心之包络。'凡此是皆经旨。夫即曰无形矣，何以有水道之出？又何以有厚、薄、缓、急、直、结之分？又何以有曰纵、曰横之理？又何以如雾、如沤、如渎？及谓气谓血之别，心主亦曰无形矣，则代心而受邪者在于心之包络，使无其形，又当受之何所？即此经文，有无可见。夫《难经》者，为发明《内经》之难，故曰《难经》。而《难经》实出于《内经》，今《内经》详其名状，《难经》言其无形，将从《难经》之无乎？抑从《内经》之有乎？再若徐、陈二子所言三焦之状，指为肾下之脂膜，果如其然，则何以名为三？又何以分为上中下？又何以言其为腑？此之为说，不知何所考据，更属不经。”

客曰：“心之包络，于文于义，犹为可晓，而古今诸贤历指其为裹心之膜，固无疑矣。至若三焦者，今既曰有形，又非徐、陈之论，然则果为何物耶？”

曰：“但以字义求之，则得之矣。夫所谓三者，象三才也，际上极下之谓了。所谓焦者，象火类也，色赤属阳之谓也。今夫人之一身，外自皮毛，内自脏腑，无巨无名，无细无目，其于腔腹周围上下全体，状若大囊者，果何物耶？且其着内一层，形色最赤，象如六合，总护诸阳，是非三焦而何？如《五癃津液别论》曰：‘三焦出气以湿肌肉，充皮肤。’固已显然指为肌肉之内，脏腑之外为三焦也。又如《背腧篇》曰：“‘肺腧在三焦之间，心腧在五焦之间，膈腧在七焦之间，肝腧在九焦之间，脾腧在十一焦之间，肾腧在十四焦之间。’岂非以躯体称焦乎？惟虞天民曰：“‘三焦者，指腔子而言，总曰三焦，其体有脂膜，在腔子之内，包罗乎五脏六腑之外也。’此说近之，第亦未明焦字之义，而脂膜之说，未免又添一层矣。至其相配表里，则三焦为脏腑之外卫，心包络为君主之外卫。犹夫帝阙之重城，故皆属阳，均称相火，而其脉络，原自相通，允为表里。《灵枢·经脉篇》曰：‘心主手厥阴心包络之脉，起于胸中，出属心包络，下膈，历络三焦。’‘手少阳之脉……散络心包。合心主。’（国中按：考《灵枢》无“合心主”一句，不知景岳依何本，今姑存之，望学者识之。）《素问·血气形志篇》曰：‘手少阳与心主为表里。’此固甚明，无庸辨也。”

客曰：“既三焦、心主为表里，何以复有命门、三焦表里之说?”

曰:“三焦、包络为表里,此《内经》一阴一阳之定偶,初无命门表里之说,亦无命门之名。唯《灵枢·根结、卫气》及《素问·阴阳离合》等篇云:‘太阳根于至阴,结于命门。’‘命门者,目也。’此盖指太阳经穴终于睛明,睛明所夹之处,是为脑心,乃至命之处,故曰命门。此外并无左右肾之分,亦无右肾为命门之说,而命门之始,亦起于《三十六难》曰:‘肾有两者,非皆肾也。左者为肾,右者为命门。命门者,精神之所舍,原气之所系,男子以藏精,女子以系胞。’王叔和遂因之,而曰肾与命门俱出尺部,以致后世遂有命门表里之配,而《内经》实所无也。”

客曰:“《内经》既无命门,《难经》何以有之?而命门之解,终当何似?”

曰:“《难经》诸篇,皆出《内经》,而此命门,或必有据,意者去古既远,经之不无脱误,诚有如《七难》滑氏之注云者。滑氏注《七难》曰:“首篇称经言二字,考之《灵》、《素》无所见,岂越人之时,别有所谓上古文字耶?将《内经》有之而后世脱简耶?是不可知也。唯是右肾为命门,男子以藏精,则左肾将藏何物乎?女子以系胞,则胞果何如而独系右肾乎?此所以不能无疑也。予因历考诸书,见《黄庭经》曰:‘上有黄庭下关元,后有幽阙前命门。’又曰:‘闭塞命门似玉都’,又曰:‘丹田之中精气微,玉房之中神门户。’梁丘子注曰:‘男以藏精,女以约血,故曰门户。’又曰:‘关元之中,男子藏精之所。’元阳子曰:‘命门者,下丹田精气出飞之处也。’此皆医家所末言,而实足为斯发明者。又《脉经》曰:‘肾以膀胱合为腑,合于下焦,在关元后,左为肾,右为子户。’又曰:‘肾名胞门子户,尺中肾脉也。'此言右为子户者，仍是右者为命门之说。细详诸言，默有以会。夫所谓子户者，即子宫也，即玉房之中也。俗名子肠，居直肠之前，膀胱之后，当关元、气海之间，男精女血，皆存乎此，而子由是生。故子宫者，实又男女之通称也。道家以先天真一之气藏乎此，为九还七返之基，故名之曰丹田。医家以冲、任之脉盛于此，则月事以时下，故名之曰血室。叶文叔曰：'人受生之初，在胞胎之内，随母呼吸，受气而成，及乎生下，一点元灵之气，聚于脐下，自为呼吸。气之呼接乎天根，气之吸接乎地根。凡人之生，唯气为先，故又名为气海。'然而名虽不同，而实则一子宫耳。子宫之下有一门，其在女者，可以手探而得，俗人名为产门；其在男者，于精泄之时，自有关拦知觉，请问此为何处?"

客曰："得非此即命门耶?"

曰："然也。请为再悉其解。夫身形未生之初，父母交会之际，男之施由此门而出，女之摄由此门而入，及胎元既足，复由此出，其出其入，皆由此门，谓非先天立命之门户乎？及乎既生，则三焦精气皆藏乎此，故《金丹大要》曰：'气聚则精盈，精盈则气盛。'梁丘子曰：'人生系命于精。'《珠玉集》曰：'水是三才之祖，精为元气之根。'然则精去则气去，气去则命去，其固其去，皆由此门，谓非后天立命之门户乎？再阅《四十四难》有七冲门者，皆指出入之处而言，故凡出入之所，皆谓之门，而此一门者，最为巨会，焉得无名，此非命门更属何所？既知此处为命门，则男之藏精，女之系胞，皆有归着，而千古之疑，可顿释矣。"

客曰："若夫然则命门既非右肾，而又曰子宫，是又别为一腑矣。何配何经，脉居何部?”

曰：“十二经之表里，阴阳固已配定，若以命门而再配一经，是肾脏唯一，而经居其两，必无是理。且夫命门者，子宫之门户也；子宫者，肾脏藏精之府也。肾脏者，主先天真一之气，北门锁钥之司也，而其所以为锁钥者，正赖命门之闭固，蓄《坎》中之真阳，以为一身生化之原也。此命门与肾，本同一气，道经谓此当上下左右之中，其位象极，名为丹田。夫丹者，奇也，故统于北方天一之脏，而其外腧命门一穴，正见督脉十四椎中，是命门原属于肾，非又别为一腑也。《三十九难》亦曰‘命门其气与肾通’，则亦不离乎肾耳。唯是五脏各一，独肾有二，既有其二，象不无殊。譬以耳目一也，而左明于右；手足一也，而右强于左。故北之神有蛇武，蛇主阳而武主阴。两尺之脉分左右，左主水而右主火。夫左阳右阴，理之常也，而此曰左水右火，又何为然?盖肾属子中，气应冬至，当阴阳中分之位。自冬至之后，天左旋而时为春，斗杓建于析木，日月右行合在亥，辰次会于娵訾，是阳进一月，则会退一宫，而太阳渐行于右，人亦应之，故水位之右为火也。且人之四体，本以应地，地之刚在西北，亦当右尺为阳，理宜然者。故《脉经》以肾脏之脉配两尺，但当曰左尺主肾中之真阴，右尺主肾中之真阳，而命门为阳气之根，故随三焦相火之脉，同现于右尺则可，若谓左肾为肾，右肾为命门则不可也。虽然，若分而言之，则左属水，右属火，而命门当附于右尺。合而言之，则命门象极，为消长之枢纽。左主升而右主降，前主阴而后主阳，故水象外暗而内明，《坎》卦内奇而外偶。肾两者，《坎》外之偶也；命门一者，《坎》中之奇也。一以统两，两以包一，是命门总主乎两肾，而两肾皆属于命门。故命门者，为水火之府，为阴阳之宅，为精气之海，为死生之窦。若命门亏损，则五脏六腑皆失所恃，而阴阳病变，无所不至。其为故也，正以天地发生之道，终始于下；万物盛衰之理，盈虚在根。故许学士独知补肾，薛立斋每重命门，二贤高见，迥出常人，盖得于王太仆所谓‘壮水之主，益火之原’也。此诚性命之大本，医不知此，尚何足云？故予为申明，用广其义，即此篇前后诸论，虽多臆见，然悉揣经意，非敢妄言。凡我同心，幸为裁正。”

大宝论

为人不可不知医，以命为重也，而命之所系，惟阴与阳，不识阴阳，焉知医理？此阴阳之不可不论也。

夫阴阳之体，曰《乾》与《坤》；阴阳之用，曰水与火；阴阳之化，曰形与气。以生杀言，阳主生，阴主杀；以寒热言，则热为阳，寒为阴。若其生化之极，则阳先阴后，阳施阴受。先天因气以化形，阳生阴也；后天因形以化气，阴生阳也。形即精也，精即水也；神即气也，气即火也。阴阳二气，最不宜偏，不偏则气和而生物，偏则气乖而杀物。经曰：“阴平阳秘，精神乃治；阴阳离决，精气乃绝。”此先王悯生民之夭厄，因创明医道以垂惠万世者，在教人以察阴阳，保生气而已也。故《内经》于阴阳之理，惟恐人之不明，而切切谆谆，言之再四。奈何后学，犹未能明。

余请先言其二，而后言其一。夫二者阴也，后天之形也；一者阳也，先天之气也。神由气化，而气本乎天，所以发生吾身者，即真阳之气也；形以精成，而精生于气，所以成立吾身者，即真阴之气也。观《上古天真论》曰："女子二七而后天癸至，男子二八而后天癸至。"非若阴生在后，而阴成之难乎？又《阴阳应象大论》曰："人年四十，而阴气自半也。"若非阴衰在前，而阴凋之易乎？所谓阴者，即吾之精而造吾之形也。夫无形则无患，有形必有毁，故人生全盛之数，惟二八之后，以至四旬之外，前后只二十余年，而形体渐衰矣，此诚阴虚之象也。由此观之，即谓之阳道实，阴道虚，若无不可。故丹溪引日月之盈亏，以为阳常有余，阴常不足之论，而立补阴、大补等丸，以黄柏知母为神丹，家传户用，其害孰甚？殊不知天癸之未至，本由乎气，而阴气之自半，亦由乎气，是形虽在阴，而气则仍从阳也。此死生之机，不可不辨。余所谓先言其二者，即此是也。

何谓其一？一即阳也，阳之为义大矣。夫阴以阳为主，所关于造化之原，而为性命之本者，惟斯而已。何以见之？姑举其最要者，有三义焉。一曰形气之辨，二曰寒热之辨，三曰水火之辨。夫形气者，阳化气，阴成形，是形本属阴，而凡通体之温者，阳气也；一生之活者，阳气也；五官五脏之神明不测者，阳气也。及其既死，则身冷如冰，灵觉尽灭，形固存而气则去，此以阳脱在前，而阴留在后，是形气阴阳之辨也，非阴多于阳乎？二曰寒热者，热为阳，寒为阴，春夏之暖为阳，秋冬之寒为阴，当长夏之暑，万国如炉，其时也，凡草木昆虫，咸苦煎炙，然越热则越繁，不热则不盛，及乎一夕风霜，即僵枯遍野，是热能生物，而过热者惟病，寒无生意，而过寒则伐尽。然则热无伤，而寒可畏，此寒热阴阳之辨也，非寒强于热乎？三曰水火者，水为阴，火为阳也。造化之权，全在水火，而水火之象有四，则日为太阳，火为少阳，水为太阴，月为少阴，此四象之真形，而人所未达也。

余言未竟，适一耽医之客过余者，闻而异之曰："月本太阴，火岂少阳？古无是说，何据云然？亦有所谓乎？"

曰："阳主乎外，阴主乎内，此阴阳之定位也。阳中无太阴，阴中无太阳，此阴阳之专主也。日丽乎天，此阳之阳也，非太阳乎？月之在天，阳中之阴也，非少阴乎？水行于地，阴中之阴也，非太阴乎？火之在地，阴中之阳也，非少阳乎？此等大义，诚丹溪所未知，故引日月盈亏，以证阴阳虚实，亦焉知水大于日，独不虑阳之不足，阴之太过乎？"

客曰："阴阳太少之说，固若有理，至于水大于日，便谓阴之有余，则凡天下之火不少也，阳岂独在于日乎？"

曰："是更有妙理存也。夫阴阳之性，太者气刚，故日不可灭，水不可竭，此日为火之本，水为月之根也。少者气柔，故火有时息，月有时缺，此火是日之余，月是水之余也。惟其不灭者，方为真火，而时作时止者，岂即元阳？故惟真阳之火，乃能生物，而燎原之凡火，但能焦物、病物，未闻有以烘炙而生物者，是安可以火喻日也？"

客曰："若如此言，则水诚太阴矣。然何以云天一生水，水非阳乎？又何以云水能生万物，水非生气乎？"

曰："此问更妙。夫天一者，天之一也，一即阳也，无一则止于六耳。故水之生物者，赖此一也；水之化气者，亦赖此一也。不观乎春夏之水，土得之而能生能长者，非有此一乎？秋冬之水，土得之而不生不长者，非无此一乎？

不惟不生而自且为冻，是水亦死矣。可见水之所以生，水之所以行，孰非阳气所主，此水中有阳耳，非水即为阳也。”

客曰：“然则生化之权，皆由阴气，彼言阳有余者，诚非谬也，而子反虑其不足，非过虑乎？”

曰：“余为此论，正为此耳，惟恐人之不悟，故首言形气，次言寒热，此言水火，总欲辨明阳非有余，不可不顾之义。夫阳主生，阴主杀，凡阳气不充，则生意不广，而况于无阳乎？故阳惟畏其衰，阴惟畏其盛，非阴能自盛也，阳衰则阴盛矣。凡万物之生由乎阳，万物之死亦由乎阳，非阳能死物也，阳来则生，阳去则死矣。试以太阳证之，可得其象。夫日行南陆，在时为冬，斯时也，非无日也，第稍远耳，便现严寒难御之若此，万物凋零之若此。然则天地之和者，惟此日也，万物之生者，亦惟此日也。设无此日，则天地虽大，一寒质耳，岂非六合尽冰壶，乾坤皆地狱乎？人是小乾坤，得阳则生，失阳则死。阳衰者，即亡阳之渐也。恃强者，即致衰之兆也。可不畏哉？故伏羲作《易》首制一爻，此立元阳之祖也；文王衍《易》，凡六十四卦，皆以阳喻君子，阴喻小人，此明阳气之德也；《乾》之《彖》曰：‘大哉乾元！万物资始乃统天’，此言元贯四德，阳为发育之首也；《坤》之初六曰：‘履霜，坚冰至’，此虑阴之渐长，防其有妨化育也；《大有》之《彖》曰：‘大有元亨，火在天上’，此言阳德之亨，无所不照也；《系辞》曰：‘天地之大德曰生’，此切重生生之本也；《内经》曰：‘凡阴阳之要，阳密乃固’，此言阴之所恃者，惟阳为主也；又曰：‘阳气者，若天与日，失其所，则折寿而不彰，故天运当以日光明’，此言天之运，人之命，元元根本，总在太阳无两也。凡此经训，盖自伏羲、黄帝、文王、岐伯、周公、孔子，六大圣人，千古相传，若出一口，岂果余之私虑哉？由此言之，可见天之大宝，只此一丸红日；人之大宝，只此一息真阳。孰谓阳常有余，而欲以苦寒之物，代此阳气，欲保生者可如是乎？”

客曰：“至哉！余得闻所生之自矣。然既有其道，岂无其法？欲固此阳，计从安出？”

曰：“但知根本，即其要也。”曰：“何为根本？”曰：“命门是也。”曰：“余闻土生万物，故脾胃为五脏六腑之本，子言命门，余未解也。”曰：“不观人之初生，生由脐带，脐接丹田，是为气海，即命门也。所谓命门者，先天之生我者，由此而受；后天之我生者，由此而栽也。夫生之门，即死之户，所以人之盛衰安危，皆系于此者，以其为生气之源，而气强则强，气衰则病，此虽至阴之地，而实元阳之宅，若彼脾胃者，乃后天水谷之本，犹属元阳之子耳。子欲知医，其毋忽此所生之母焉，言难尽意，请再著《真阴论》以悉之何如？”客忻然曰：“愿再闻其义。”

真阴论

凡物之死生，本由阳气，顾今人之病阴虚者，十常八九，又何谓哉？不知此一“阴”字，正阳气之根也。盖阴不可以无阳，非气无以生形也；阳不可以无阴，非形无以载气也。故物之生也，生于阳；物之成也，成于阴。此所谓元阴元阳，亦曰真精真气也。前篇言阴阳之生杀者，以寒热言其性用也；此篇言阴阳之生成者，以气质言其形体也。性用操消长之权，形体系存亡之本。欲知所以死生者，须察乎阳，察阳者，察其衰与不衰；欲知所以存亡者，须察乎阴，察阴者，察其坏与不坏。此保生之要法也。

稽之前辈，殊有误者，不识真阴面目，每多矫强立言。自河间主火之说行，而丹溪以寒苦为补阴，举世宗之，莫能禁止。揆厥所由，盖以热症明显，人多易见，寒症隐微，人多不知，而且于虚火、实火之间，尤为难辨，亦孰知实热为病者，十中不过三四；虚火为病者，十中常见六七。夫实热者，凡火也。凡火之盛，元气本无所伤，故可以苦寒折之，信手任心，何难之有？然当热去即止，不可过用，过则必伤元气，况可误认为火乎？虚火者，真阴之亏也。真阴不足，又岂苦劣难堪之物所能填补？矧沉寒之性，绝无生意，非惟不能补阴，抑且善败真火，若屡用之，多令人精寒无子，且未有不暗损寿元者，第阴性柔缓，而因循玩用，弗之觉耳。常见多寿之人，无不慎节生冷，所以得全阳气，即有老人亦喜凉者，正以元阳本足，故能受寒，非寒凉之寿之也。由此观之，足证余言之非谬矣。盖自余有知以来，目睹苦寒之害人者，已不可胜纪，此非时医之误，实二子传之而然，先王仁爱之德遭敝于此，使刘、朱之言不息，则轩、歧之泽不彰，是诚斯道之大魔，亦生民之厄运也。

夫成德掩瑕，岂非君子？余独何心，敢议先辈？盖恐争之不力，终使后人犹豫，长梦不醒，贻害弥深。顾余之念，但知有轩、歧，而不知有诸子；但知有好生，而不知有避讳，此言之不容已也。然言之不明，孰若无言。余请详言真阴之象，真阴之藏，真阴之用，真阴之病，真阴之治，以悉其义。

所谓真阴之象者，犹家宅也，犹器具也，犹妻妾也。所贵乎家宅者，所以蓄财也，无家宅则财必散矣；所贵乎器具者，所以保物也，无器具则物必毁矣；所贵乎妻妾者，所以助夫也，无妻妾则夫必荡矣。此阴以阳为主，阳以阴为根也。经曰："五脏者，主藏精者也，不可伤，伤则失守而阴虚，阴虚则无气，无气则死矣。"非以精为真阴乎？又曰："形肉已脱，九候虽调犹死。"非以形为真阴乎？观形质之坏与不坏，即真阴之伤与不伤，此真阴之象，不可不察也。

所谓真阴之藏者，凡五脏五液，各有所主，是五脏本皆属阴也。然经曰："肾者主水，受五脏六腑之精而藏之。"故五液皆归乎精，五精皆统乎肾。肾有精室，是曰命门，为天一所居，即真阴之府。精藏于此，精即阴中之水也；气化于此，气即阴中之火也。命门居两肾之中，即人身之太极，由太极以生两仪，而水火具焉，消长系焉，故为受生之初，为性命之本，欲治真阴，而舍命门，非其治也。此真阴之藏，不可不察也。

所谓真阴之用者，凡水火之功，缺一不可。命门之火，谓之元气；命门之水，谓之元精。五液充，则形体赖而强壮；五气治，则营卫赖以和调。此命门之水火，即十二脏之化源。故心赖之，则君主以明；肺赖之，则治节以行；脾胃赖之，济仓廪之富；肝胆赖之，资谋虑之本；膀胱赖之，则三焦气化；大小肠赖之，则传导自分。此虽云肾脏之技巧，而实皆真阴之用，不可不察也。

所谓真阴之病者，凡阴气本无有余，阴病惟皆不足，即如阴胜于下者，原非阴盛，以命门之火衰也；阳胜于标者，原非阳盛，以命门之水亏也。水亏其源，则阴虚之病叠出；火衰其本，则阳虚之症迭生。如戴阳者，面赤如朱；格阳者，外热如火。或口渴咽焦，每引水以自救；或躁扰狂越，每欲卧于泥中；或五心烦热，而消瘅骨蒸；或二便秘结而尿浆如汁；或为吐血、衄血；或为咳嗽、遗精；或斑黄无汗者，由津液之枯涸；或中风、瘛疭者，以精血之败伤。凡此之类，有属无根之焰，又因火不归原，是皆阴不足以配阳，病在阴中之水也。又如火亏于下，则阳衰于上。或为神气之昏沉，或为动履之困倦。其有头目眩晕而七窍偏废者，有咽喉哽咽而呕恶气短者，皆上焦之阳虚也；有饮食不化而吞酸反胃者，有痞满隔塞而水泛为痰者，皆中焦之阳虚也；有清浊不分而肠鸣滑泄者，有阳痿精寒而脐腹多痛者，皆下焦之阳虚也。又或畏寒洒洒者，以火脏之阳虚，不能御寒也；或肌肉膨胀者，以土脏之阳虚，不能制水也；或拘挛痛痹者，以木脏之阳虚，不能营筋也；或寒嗽虚喘，身凉自汗者，以金脏之阳虚，不能保肺也；或精遗血泄，二便失禁，腰脊如拆，骨痛之极者，以水脏之阳虚，精髓内竭也。凡此之类，或以阴强之反克，或由元气之被伤，皆阳不足以胜阴，病在阴中之火也。王太仆曰："寒之不寒，责其无水；热之不热，责其无火。"无火无水，皆在命门，总曰阴虚之病，不可不察也。

所谓真阴之治者，凡乱有所由起，病有所由生，故治病必当求本。盖五脏之本，本在命门；神气之本，本在元精，此即真阴之谓也。王太仆曰："壮水之主，以制阳光；益火之元，以消阴翳。"正此谓也。许学士曰："补脾不如补肾。"亦此谓也。近惟我明薛立斋，独得其妙，而常用仲景八味丸，即益火之剂也；钱氏六味丸，即壮水之剂也。每以济人，多收奇效，诚然善矣。第真阴既虚，则不宜再泄，二方俱用茯苓泽泻，渗利太过，即仲景《金柜》亦为利水而设，虽曰于大补之中，加此何害，然未免减去补力，而奏功为难矣。使或阴气虽弱，未至大伤，或脏气微滞，而兼痰湿水邪者，则正宜用此。若精气大损，年力俱衰，真阴内乏，虚痰假火等症，即从纯补，犹嫌不足，若加渗利，如实漏卮矣。故当察微甚缓急，而用随其人，斯为尽善。余及中年，方悟补阴之理，因推广其义，用六味之意，而不用六味之方，活人应手之效，真有不能尽述者。

夫病变非一，何独重阴？有弗达者，必哂为谬，姑再陈之，以见其略。如寒邪中人，本为表症，而汗液之化，必由乎阴也。中风为病，身多偏枯，而筋脉之败，必由乎阴也。虚劳生火，非壮水，何以救其燎原；泻痢亡阴，非补肾，何以固其门户。膨胀由乎水邪，主水者须求水脏；关格本乎阴虚，欲强阴舍阴不可。此数者，乃疾病中最大之纲领，明者觉之，可因斯而三反矣。故治水治火，皆从肾气，此正重在命门，而阳以阴为基也。老子曰："知其雄，守其雌。"夫雄动而作，雌静而守，然动必归静，雄必归雌。此雄之不可不知，雌之不可不守也。邵子曰："三月春光留不住，春归春意难分付。凡言归者必归家，为问春家在何处？"夫阳春有脚，能去能来，识其所归，则可藏可留，而长春在我矣。此二子之教我，真我之大宗师也。人能知雄之有雌，春之有家，则知真阴之为义矣。余因制二归丸方，愿与知本知音者共之。

左归丸：治真阴肾水不足，不能滋溉营卫，渐至衰羸，或虚热往来，自汗盗汗，或神不守舍，血不归原，或劳损伤阴，或遗淋不禁，或气虚昏晕，或眼花耳聋，或口燥舌干，或腰痠腿软。凡精髓内竭，津液枯涸等症，俱速宜壮水之主，以培左肾之元阴，此方主之。

大怀熟（八两） 山药炒四两
山茱萸肉四两 龟胶切碎炒珠四两
川牛膝酒洗蒸熟三两 鹿角胶敲碎炒珠二两
兔丝子制熟三两 枸杞子三两

前先将熟地、杵膏加炼蜜和，丸桐子大，每食前用滚白汤送下百余丸。

如真阴失守，虚火炎上者，宜用纯阴至静之剂，于本方去枸杞、鹿角胶，加女贞子三两，麦门冬三两；若火烁肺金，干枯多嗽者，仍加百合三两；如夜热骨蒸，加地骨皮三两；小水不利，加茯苓三两。

如大便燥涩，去兔丝加肉苁蓉酒洗三两。

如血虚有滞者，于本方加当归四两。

凡五液皆主于肾，故凡属阴分之药，亦无不皆能走肾，有谓必须引导者，皆见之不明耳。

右归丸：治元阳不足，或先天禀衰，或劳伤过度，以致命门火衰，不能生土，而为脾胃虚寒，饮食少进。或呕恶膨胀，或反胃隔塞，或怯寒畏冷，或脐腹多痛。或大便不实，泻利频作；或小水自遗，虚淋寒疝。或以寒侵溪谷，而为肢节痹痛；或以寒在下焦，而为水邪浮肿。总之，真阳不足者，必神疲气怯，或心跳不宁，或四体不收，或眼见邪魔，或阳衰无子等症，俱速宜益火之源，以培右肾之元阳，此方主之。

大怀熟地八两 山药炒四两

山茱萸微炒三两　　枸杞微炒四两

鹿角胶炒珠四两　　菟丝子制熟四两

杜仲淡姜汤炒四两　　当归三两，便溏者勿用之

大附子自二两渐可加至六两，因人而用。

肉桂自二两渐可加至四两，因人而用。

此丸法如前，或丸如弹子大，每嚼服二三丸，以滚白汤送下，则效速更妙。

如阳衰气虚，必加人参以为之主，或二三两，或五六两，随人虚实以为增减。盖人参之功，随阳药则入阳分，随阴药则入阴分，故欲补命门之阳，非此不能速效。

如阳虚精滑，或带浊便溏，加补骨脂酒炒三两。或飧泄肾泄不止，仍加肉豆蔻，用面炒去油三两。

如呕恶吞酸，可加干姜三两。

如腹痛不止，可加吴茱萸二两，汤泡三次炒用。

制附子法：择大附子重两许者，半斤可得制净附子六两，先用大甘草四两，煎浓汤，浸附子至二三日，剥去薄皮，切四块，又浸一日，俟其极透，取起少晾，即切为片，用微火徐炒，至七分熟意，即可用矣。若炒至太过，恐全失其性。

左归饮：此壮水之剂也，凡命门之阴衰阳胜者，宜用此饮加减主之。

熟地自二三钱可加至一二两，随轻重用之。

山药二钱　　山茱萸一二钱，畏酸者少用之。

炙甘草一钱，妙在此味。枸杞二钱，相火盛者去之。

茯苓一钱五分

水二钟，煎七八分，食远温服。

如肺热而烦者，可加麦门冬二钱。

如肺热多嗽者，可加百合二钱。

如血少者，可加当归二钱；血滞而热者，可加丹皮二钱；阴虚不宁者，加女贞子二钱。

如血热妄动者，可加生地二三钱。

如脾热易饥者，及多汗伤阴者，可加芍药二钱。

如心热多躁者，可加玄参二钱。

如肾热骨蒸者，可加地骨皮二钱。生地

如津枯热渴者，可加天花粉二钱。知母

如上实下虚者，可加牛膝二钱以导之。

右归饮：此益火之剂也，凡命门之阳衰阴胜者，宜用此饮，加减主之。

大怀熟地用法如前　　山药炒二钱

山茱萸肉一钱五分，凡吞酸、畏酸者当少用之。

炙甘草一钱　　枸杞二钱

杜仲姜汤炒二钱　　肉桂自一钱用至二钱

制附子随宜用之，至三钱止。

水二钟，煎七八分，食远温服。

如气虚血脱，或厥或昏，或汗或晕，或虚或狂，或短气者，可加人参，自一二钱以至一二两。

如火衰不能生土，而或为呕恶，或为吞酸者，可加炮姜一、二、三钱。

如阳衰中寒而泄泻不止，腹痛无休，所用制附子，自一钱以至二三钱，亦须人参兼用，或再加肉豆蔻二钱。

如小腹疼痛，加至桂附仍不止者，再加吴茱萸一钱许以佐之。

如淋遗白带，脐腹疼痛者，加补骨脂一二钱，炒熟捣碎用。

如血凝血少者，可加当归二三钱。

十二脏脉候部位论

脉为四诊之一，所关最切，兼之俗弊，每多讳其因，隐其色，不出一声，单用脉以试医之高下，此虽病家之自误，然医当此际，苟脉理甚明，不得声色病缘之相合，尚恐其有逆顺真假，脉症相反之误，而矧夫并经络部位之俱错，其误又当何如？此脉理之不明，而医之所以蒙昧至今者，是皆误于宋之高阳生，虽高阳生附以己见而著为《脉诀》，若其脏腑所配部位，则实本于西晋之《脉经》。云心部在左手关前，寸口是也，与手太阳为表里，以小肠合为腑，合于上焦。肺部在右手关前，寸口是也，与手阳明为表里，以大肠合为腑，合于上焦。以至高阳生遂有“左心小肠肝胆肾，右肺大肠脾胃命”之说，竟将心主三焦之一合谓其无形而俱遗之。若此两经者，《内经》显然有大经络，岂有有经络而无脉者？亦岂有大小肠位居极下，而脉现于两寸至高之地者？自戴同甫而下，既已历言其非，然未免甲此乙彼，向无归一之论，学者何所宗据？

今遵《内经》本文，参之以理，酌定部位，庶无差谬。然经文虽无五行所属之分，而后世诸贤以左尺为水，生左关木，木生左寸火，君火类从于右尺而为相火，火生右关土，土生右寸金而止，甚属有理。今既有此五行之分，则小肠在下，当候于右尺，所以从火也；大肠在下，当候于左尺，以金从水也，正合母隐子胎之义。三焦虽当候于上中下，然《灵枢·本脏篇》曰："肾合三焦膀胱。"今肾脉候于两尺，是三焦亦当候于尺。且三焦为五脏六腑之总司，肾为五脏六腑之根本。故《灵枢·论疾诊尺篇》独取尺脉以定人之病形，其义盖亦在此。但膀胱属水，故候于左；三焦属火，故候于右。若心主之脉，正当候于左寸，盖以膈膜之上，独惟心肺两脏居之，而心包为护心之膜，附于膈上，故脉当候于左寸。至若命门者，为肾之所属，故脉候当随于肾。肾一也，何以候于两尺？肾中之元阴，当候于左尺；肾中之元阳，当候于右尺。阴宜静，故左嫌浮豁；阳畏衰，故右嫌细微。然命门之气，以阳为主，故当附候于右尺，以察其衰旺甚验。

部位若此，似不可易，合而观之，则左寸心脏之火，通于右尺小肠命门之火，自右尺火土相生而上右寸；右寸肺脏之金，通于左尺大肠之金，自左尺金水相生而上左寸。左右上下，终始无端，正合十二经流注循环之妙，而诊候庶无差也。故《内经·脉要精微论》曰："尺内两旁，则季胁也。尺外以候肾，尺里以候腹。中附上，左外以候肝，内以候膈；右外以候胃，内以候脾。上附上，右外以候肺，内以候胸中；左外以候心，内以候膻中。前以候前，后以候后。上竟上者，胸喉中事也；下竟下者，小腹、腰、股、膝、胫、足中事也。"味此经文，则左右上下之序，自不可紊，无待于辨。惟是六腑之候，虽无明训，而但以上下阴阳之义测之，则已暗藏之矣。习医立训者，不本《内经》之意，吾知其皆杜撰凿空耳，观者其详辨焉。

类经附翼四卷附针灸诸赋

天元太乙歌

先师秘传神应经，太乙通玄法最灵。
句句言辞多妙典，万两黄金学也轻。

切切不忘多效验，治病如神记在心。
口内将针多温暖，更观患者审浮沉。

阴病用阳阳用阴，分明更取阴阳神。
虚则宜补实宜泻，气应针时病绝根。

气至如摆独龙尾，未至停针宜待气。
凡用行针先得诀，席弘玄妙分明说。

气刺两乳求太渊，未应之时针列缺。
列缺头痛及偏正，重泻太渊无不应。

耳聋气闭喘填胸，欲愈须寻三里中。
手挛脚痹疼难忍，合谷仍须泻太冲。

曲池主手不如意，合谷针时宜仔细。
心疼手颤少海间，欲要除根刺阴市。

若是伤寒两耳聋，耳门听会疾如风。
五般肘痛针尺泽，冷渊一刺有神功。

手三里兮足三里，食痞气块兼能治。
鸠尾独治五般痫，若刺涌泉人不死。

大凡痃痞最宜针，穴法须从着意寻。
以手按痃无能动，随深随浅向中心。

胃中有积取璇玑，三里功深人不知。
阴陵泉主胸中满，若刺承山饮食宜。

大椎若连长强取，小肠气满可立愈。
气冲妙手要推寻，管取神针人见许。

委中穴主腰疼痛，足膝肿时寻至阴。
干湿风毒并滞气，玄机如此义尤深。

气攻腰痛不能立，横骨大都宜救急。
留血攻注若医迟，变为风症从此得。

气海偏能治五淋，补从三里效如神。
冷热两般皆治得，便浊痼疾可除根。

期门穴主伤寒患，七日过经犹未汗。
但于乳下双肋间，刺入四分人得健。

耳内蝉鸣腰欲折，膝下分明三里穴。
若能补泻五会中，切莫逢人容易说。

牙风头痛何所调，二间妙穴莫能逃。
更有三间神妙处，能祛肩背感风劳。

合谷下针顺流注，脾内迎随使气朝。
冷病还须针合谷，又宜脚下泻阴交。

背脊俱疼针肩井，不泻三里令人闷。
两臂并髀俱疼痛，金针一刺如神圣。

脚疼膝痛委中宜，更兼挛急锋针施。
阴陵泉穴如寻得，健步轻行疾似飞。

腰腹胀满治何难，三里腨肚针承山。
更向太冲行补泻，指头麻木一时安。

头痛转筋鱼腹肚，背疽便毒相残苦。
再有妙穴阳陵泉，腿疼筋急如神取。

肠中疼痛阴陵调，耳内蝉鸣听会招。
更寻妙穴太溪是，此中行泻最为高。

腹胀浮沉泻水分，喘粗三里亦须针。
更从膝下寻阴谷，小便淋漓肿自平。

环跳能除腿股风，冷风膝痹疟皆同。
最好风池寻的穴，间使相随始见功。

伤寒一日调风府，少阳二穴风池取。
三五七日病过经，依此针之无不应。

心疼呕吐上脘宜，丰隆两穴更无疑。
蛔虫并出伤寒病，金针直刺显明医。

男子痃癖取少商，女人血气阴交当。
虚汗盗汗须宜补，委中妙穴可传扬。

项强肿痛屈伸难，体重还兼腰背瘫。
束骨更加三里刺，教君顷刻便开颜。

脊因闪挫腰难转，举动多艰行履颤。
游风遍体生虚浮，复流一刺人忻羡。

久患腰疼背胛劳，但寻中诸穴中调。
行针着意须寻觅，管取从今见识高。

腰背连脐痛不休，手中三里穴堪求。
神针未出急顺泻，得气之时不用留。

小腹便澼最难医，间使针连气海宜。
中极也同三里刺，须明补泻察毫厘。

玉龙赋相传扁鹊所撰，盖后人托名为之者。

夫博参以为约，要辑简而舍繁，总《玉龙》以成赋，信金针而获安。原夫猝暴中风，顶门百会；连延脚气[①]，里绝三交。头风鼻渊，上星可取；耳聋腮肿，听会偏高。攒竹头维，治目疼头痛；乳根腧府，疗气嗽痰哮。风市阴市，驱腿脚之乏力；阴陵阳陵，除膝肿之难熬。膏肓补虚损，大敦除疝气。痔漏须寻太白，痎疟当求间使[②]。天井医瘰疬瘾疹，神门治癫痫失意[③]。

咳嗽风痰，太渊列缺宜刺；尫羸喘促，璇玑气海当知。期门大敦，能治坚痃疝气；劳宫大陵，可疗心闷疮痍。心悸虚烦刺三里，时疫痎疟寻后溪。绝骨三里阴交，脚气宜此；睛明太阳鱼尾，目症宜之[④]。老者便多，命门兼肾腧着艾；妇人乳肿，少泽于太阳可推。身柱蠲嗽，能除膂痛；至阳却疸，善治神疲。长强承山，灸痔最妙；丰隆肺腧，痰嗽称奇。

风门主伤胃寒邪之嗽，天枢理感患脾泄之危。风池绝骨，而疗乎伛偻；人中曲池，可治其痿仆[⑤]。期门刺伤寒未解，经不再传；鸠尾针痫癫已发，慎其妄施。阴交水分三里，鼓胀宜刺[⑥]；商后解溪丘墟，脚气堪追[⑦]。尺泽理筋急之不用，腕骨疗手腕之难移。肩脊痛兮，五枢兼于背缝；肘挛痛兮，尺泽合于曲池。风湿搏于两肩，肩髃可疗；壅热盛于三焦，关冲最宜。手臂肸肿，中渚液门要辨；脾虚黄疸，腕骨中脘何疑？伤寒无汗，攻复流宜泻；伤寒有汗，取合谷当随。

欲调饱满之气逆，三里可胜；要起六脉之沉匿，复流称奇[⑧]。照海支沟，通大便之秘；内庭临泣，理小腹之䐜。天突膻中，喘嗽者当觅；地仓颊车，口歪者宜寻[⑨]。迎香攻鼻窒为最，肩井除臂痛难擎[⑩]。二间治牙疼，中魁理翻胃而即愈；百劳止虚汗，通里疗心惊而即宁。大小骨孔，治眼烂能止冷泪；左右太阳，除血翳两目不明⑪。心腧肾腧，治腰痛肾虚之梦遗⑫。人中委中，除腰脊闪痛之难制。太溪昆仑申脉，最疗足肿之迍；涌泉关元丰隆，为治尸劳之例。

印堂可治惊搐，神庭专理头风。大陵人中频泻，口气全去；带脉关元多灸，肾败堪攻。脚腿重痛，针髋骨膝眼；行步难楚，灸三里中封⑬。取内关于照海，医腹疼之块⑭；搐迎香于鼻内，消眼热之红。肚疼结闭，大陵合外关于支沟；腿风湿痛，居窌兼环跳于委中⑮。上脘中脘，治九种之心痛；赤带白带，求中极之异同。

又若心虚热壅，少冲明其济夺；目昏血溢，肝腧辨其实虚。慕心传之玄秘⑯，究手法之疾徐。或值挫闪，疼痛之不定；此为难拟，腧穴之莫拘⑰。辑管见以便读，幸高明无哂诸⑱。

国中按：此赋由《玉龙歌》摄其要旨而来，非张介宾所云。

①《针灸大成》作“脚气连延”。

②《针灸大成》作“二白医痔漏，间使剿疟病。大敦去疝气，膏肓补虚劳。”

③《针灸大成》作“神门治呆痴笑啕。”

④《针灸大成》作“目症凭兹。”

⑤《针灸大成》作“可治其痿伛。”

⑥《针灸大成》作“蛊胀宜刺。”

⑦《针灸大成》作“脚痛堪追。”

⑧《针灸大成》作“复流称神。”

⑨《针灸大成》作“天突膻中医喘嗽，地仓颊车疗口歪。”

⑩《针灸大成》作“肩井除臂痛如拿。”

⑪《针灸大成》作“医目疼善除血翳。”

⑫《针灸大成》作“治腰肾虚乏之梦遗。”

⑬《针灸大成》作“腿脚重痛，针髋骨膝关膝眼；行步艰楚，刺三里中封太冲。”

⑭《针灸大成》作“医腹疾之块。”

⑮《针灸大成》作“居髎兼环跳于委中。”又按：《凌门传授铜人指穴》也作“居窌”与《图翼》同。考“窌”与“髎”音同义也同，故可通用。

⑯《针灸大成》作“当心传之玄要。”

⑰《针灸大成》作“或值挫闪疼痛之不定，此为难拟定穴之可祛。”

⑱《针灸大成》作“辑管见以便诵读，幸高明而无哂诸。”

国中按：《玉龙赋》本《玉龙歌》而来，为便读者，特附《玉龙歌》如下。

玉 龙 歌

扁鹊授我玉龙歌，玉龙一试绝沉疴。
玉龙之歌真罕得，流传千载无差讹。

我今歌此玉龙诀，玉龙一百二十穴。
医者行针殊妙绝，但恐时人自差别。

补泻分明指下施，金针一刺显明医，
伛者立伸偻者起，从此名扬天下知。

中风不语最难医，发际顶门穴要知，
更向百会明补泻，即时苏醒免灾危。

鼻流清涕名鼻渊，先泻后补疾可痊，
若是头风并眼痛，上星穴内刺无偏。

头风呕吐眼昏花，穴取神庭始不差，
孩子慢惊何可治？印堂刺入艾还加。

头项强痛难回顾，牙疼并作一般看，
先向承浆明补泻，后针风府即时安。

偏正头风痛难医，丝竹金针亦可施，
沿皮向后透率谷，一针两穴世间稀。

偏正头风有两般，有无痰饮细推观，
若然痰饮风池刺，倘无痰饮合谷安。

口眼歪斜最可嗟，地仓妙穴连颊车，
歪左泻右依师正，歪右泻左莫令斜。

不闻香臭从何治？迎香两穴可堪攻，
先补后泻分明效，一针未出气先通。

耳聋气闭痛难言，须刺翳风穴始痊，
亦治项上生瘰疬，下针泻动即安然。

耳聋之症不闻声，痛痒蝉鸣不快情，
红肿生疮须用泻，宜从听会用针行。

偶尔失音言语难，哑门一穴两筋间，
若知浅针莫深刺，言语音和照旧安。

眉间疼痛苦难当，攒竹沿皮刺不妨，
若是眼昏皆可治，更针头维即安康。

两睛红肿痛难熬，怕日羞明心自焦，
只刺睛明鱼尾穴，太阳出血自然消。

眼痛忽然血贯睛，羞明更涩最难睁，
须得太阳针血出，不用金刀疾自平。

心血炎上两眼红，迎香穴内刺为通，
若将毒血搐出后，目内清凉始见功。

强痛脊背泻人中，挫闪腰痠亦可攻。
更有委中之一穴，腰间诸疾任君攻。

肾弱腰疼不可当，施为行止甚非常。
若知肾腧二穴处，艾火频加体自康。

环跳能治腿股风，居髎二穴认真攻。
委中毒血更出尽，愈见医科神圣功。

膝腿无力身立难，原因风湿致伤残，
倘知二市穴能灸，步履悠然渐自安。

髋骨能医两腿疼，膝头红肿不能行，
必针膝眼膝关穴，功效须臾病不生。

寒湿脚气不可熬，先针三里及阴交，
再将绝骨穴兼刺，肿痛登时立见消。

肿红腿足草鞋风，须把昆仑二血攻，
申脉太溪如再刺，神医妙诀起疲癃。

脚背疼起丘墟穴，斜针出血即时轻，
解溪再与商丘识，补泻行针要辨明。

行步艰难疾转加，太冲二穴效堪夸，
更针三里中封穴，云病如同用手抓。

膝盖红肿鹤膝风，阳陵二穴亦堪攻，
阴陵针透尤收效，红肿全消见异功。

腕中无力痛艰难，握物难移体不安，
腕骨一针虽见效，莫将补泻等闲看。

急疼两臂气功胸，肩井分明穴可攻，
此穴元来真气聚，补多泻少应其中。

肩背风气连臂疼，背缝二穴用针明，
五枢亦治腰间痛，得穴方知疾顿轻。

两肘拘挛筋骨连，艰难动作欠安然，
只将曲池针泻动，尺泽兼行见圣传。

肩端红肿痛难当，寒湿相争气血狂，
若向肩髃明补泻，管君多灸自安康。

筋急不开手难伸，尺泽从来要认真。
头面纵有诸样症，一针合谷效通神。

腹中气块痛难当，穴法宜向内关防，
八法有名阴维穴，腹中之疾永安康。

腹中疼痛亦难当，大陵外关可消详，
若是胁疼并闭结，支沟奇妙效非常。

脾家之症最可怜，有寒有热两相煎，
间使二穴针泻动，热泻寒补病俱痊。

九种心痛及脾疼，上脘穴内用神针，
若还脾败中脘补，两针神效免灾侵。

痔漏之疾亦可憎，表里急重最难禁，
或痛或痒或下血，二白穴在掌中寻。

三焦热气壅上焦，口苦舌干岂易调，
针刺关冲出毒血，口生津液病俱消。

手臂红肿连腕疼，液门穴内用针明，
更将一穴名中渚，多泻中间疾自轻。

中风之症症非轻，中冲二穴可安宁，
先补后泻如无应，再刺人中立便轻。

胆寒心虚病如何？少冲二穴最功多，
刺入三分不着艾，金针用后自平和。

时行疟疾最难禁，穴法由亲未审明，
若把后溪穴寻得，多加艾火即时轻。

牙疼阵阵苦相煎，穴在二间要得传，
若患翻胃并吐食，中魁奇穴莫教偏。

乳鹅之症少人医，必有金针疾始除，
如若少商出血后，即时安稳免灾危。

如今瘾疹疾多般，好手医人治亦难，
天井二穴多着艾，纵生瘰疬灸皆安。

寒疾咳嗽更兼风，列缺二穴最可攻，
先把太渊一穴泻，多加艾火即收功。

痴呆之症不堪亲，不识尊卑枉骂人，
神门独治痴呆病，转手骨开得穴真。

连日虚烦面赤妆，心中惊悸亦难当，
若须通里穴开得，一用金针体便康。

风眩目烂最堪怜，泪出汪汪不可言，
大小骨孔皆妙穴，多加艾火疾应痊。

妇人吹乳痛难消，吐血风痰稠似胶，
少泽穴内明补泻，应时神效气能调。

满身发热痛为虚，盗汗淋淋渐损躯，
须得百劳椎骨穴，金针一刺疾俱除。

忽然咳嗽腰背疼，身柱由来灸便轻，
至阳亦治黄疸病，先补后泻效分明。

肾败腰虚小便频，夜间起止苦劳神，
命门若得金针助，肾腧艾灸起邅迍。

九般痔漏最伤人，必刺承山效若神，
更有长强一穴是，呻吟大痛穴为真。

伤风不解嗽频频，久不医时劳便成，
咳嗽须针肺腧穴，痰多宜向丰隆寻。

膏肓二穴治病强，此穴原来难度量，
斯穴禁针多着艾，二十一壮亦无妨。

腠理不密咳嗽频，鼻流清涕气昏沉，
须知喷嚏风门穴，咳嗽宜加艾火深。

胆寒由是怕惊心，遗精白浊实难禁，
夜梦鬼交心腧治，白环腧治一般针。

肝家血少目昏花，宜补肝腧力便加，
更把三里频泻动，还光益血自无差。

脾家之症有多般，致成翻胃吐食难，
黄疸亦须寻腕骨，金针必定夺中脘。

无汗伤寒泻复流，汗多宜将合谷收，
若然六脉皆微细，金针一补脉还浮。

大便闭结不能通，照海分明在足中，
更把支沟来泻动，方知妙穴有神功。

小腹胀满气攻心，内庭二穴要先针，
两足有水临泣泻，无水方能病不侵。

七般疝气取大敦，穴法由来指侧间，
诸经具载三毛处，不遇师传隔万山。

传尸劳病最难医，涌泉出血免灾危，
痰多须向丰隆泻，气喘丹田亦可施。

浑身疼痛疾非常，不定穴中细审详，
有筋有骨须浅刺，灼艾临时要度量。

劳宫穴在掌中寻，满手生疮痛不禁，
心胸之病大陵泻，气攻胸腹一般针。

哮喘之症最难当，夜间不睡气遑遑，
天突妙穴宜寻得，膻中着艾便安康。

鸠尾独治五般痫，此穴须当仔细观，
若然着艾宜七壮，多则伤人针亦难。

气喘急急不可眠，何当日夜苦忧煎，
若得璇玑针泻动，更取气海自安然。

竖痃疝气发甚频，气上攻心似死人，
关元兼刺大敦穴，此法亲传始得真。

水病之疾最难熬，腹满虚胀不肯消，
先灸水分并水道，后针三里及阴交。

肾气冲心得几时，须用金针疾自除，
若得关元并带脉，四海谁不仰明医。

赤白妇人带下难，只因虚败不能安，
中极补多宜泻少，灼艾还须着意看。

吼喘之症嗽痰多，若用金针疾自和，
腧府乳根一样刺，气喘风痰渐渐磨。

伤寒过经尤未解，须向期门穴上针，
忽然气喘攻胸膈，三里泻多须用心。

脾泄之症别无他，天枢二穴刺休差，
此时五脏脾虚疾，艾火多添病不加。

口臭之疾最可憎，劳心只为苦多情，
大陵穴内人中泻，心得清凉气自平。

穴法深浅在指中，治病须臾显妙功，
劝君要治诸般疾，何不当初记玉龙。

标幽赋《针经指南》窦汉卿撰

拯救之法，妙用者针。察岁时于天道，定形气于予心。春夏瘦而刺浅，秋冬肥而刺深。不穷经络阴阳，多逢刺禁；既论脏腑虚实，须向经寻。

原夫起自中焦，水下初漏[①]，太阴为始，至厥阴而方终；穴出云门，抵期门而最后。正经十二，别络走三百余支；正侧仰伏，气血有六百余候。手足三阳，手走头而头走足；手足三阴，足走腹而胸走手。要识迎随，须明逆顺。况夫阴阳气血多少为最。厥阴、太阳，少气多血；太阴、少阴，少血多气；而又气多血少者，少阳之分；气血俱多者[②]，阳明之位。先详多少之宜，次察应至之气。轻滑慢而未来，沉涩紧而已至。既至也，量寒热而留疾；未至也，据虚实而诱气[③]。气之至也，如鱼吞钩饵之沉浮；气未至也，如闭处幽堂之深邃。气至速而效速[④]，气至迟而不治。

观夫九针之法，毫厘最微[⑤]，七星可应[⑥]，众穴主持。本形金也，有蠲邪扶正之道；短长水也，有决凝开滞之机。定刺象木，或斜或正；口藏养火[⑦]，进阳补羸。循机扪而可塞以象土，实应五行而可知。然是一寸六分，包含妙理；虽细桢于毫发[⑧]，同贯多岐。可平五脏之寒热，能调六腑之实虚。拘挛闭塞，追八邪而去矣[⑨]；寒热痛痹[⑩]，开四关而已之。未刺者，使本神朝而后入；既刺也，体本神定而气随。神不朝而勿刺，神已定而可施。定脚处，取气血为主意；下手处，认水火是根基[⑪]。天地人三才也，涌泉同璇玑百会；上中下三部也，大包与天枢地机。阳跷、阳维并督带，主肩背腰腿在表之病；阴跷阴维任冲带，去心腹胁肋在里之疑。二陵二跷二交，似续而交五太[⑫]；两间两商两井，相依而列两肢。

取穴之法，须明分寸[⑬]；先审自意，次观肉分；或屈伸而得之，或平直而安定。在阳部筋骨之侧，陷下为真；在阴部隙腘之间[⑭]，动脉相应。取五穴用一穴而必端，取三经用一经而可正。头部与肩部详分，督脉与任脉易定。察标与本[⑮]，论刺深刺浅之经；住痛移疼，取相交相贯之径。岂不闻脏腑病，求门、海、腧、募之微；经络滞，索原、别、交、会之道[⑯]。更穷四根三结，依标本而刺无不痊；但用八法五门，分主客而针无不效。八脉始终连八会，本是纪纲；十二经络十二原，是为枢要。一日取六十六穴之法，方见幽微；一时取十二经脉之原，始知要妙。

原夫补泻之法，非呼吸而在乎手指；速效之功，要交正而辨得本经[17]。交经缪刺，左有病而右畔取；泻络远导[18]，头有疾而脚上针。巨刺与缪刺各异，微针与妙刺相通。观部分而知经络之虚实，视浮沉而见脏腑之寒温。且夫先令针耀，而虑针损；次藏口内，而欲针温。且勿外视，手如握虎；心无私慕[19]，如待贵人。左手重而多按，欲令气散；右手轻而徐入，不痛之因。空心恐怯，直立侧而多晕；背目沉掐，坐卧平而没昏。推十干十变，知孔穴之开合；论其五行五脏，察时日之旺衰[20]。伏如横弩，应若发机。阴交阳别而定血晕，阴跷阴维而下胎衣。痹厥偏枯，迎随俾经络接续；漏崩带下，温补使气血依归。静以久留，停针待之。必准处，取照海治喉中之闭塞；端的处，用大钟治心内之呆痴。大抵疼痛实泻，痒麻虚补。体重节痛而腧居，心下痞满而井主。心胀咽痛，针太冲而必除；脾冷胃疼，泻公孙而立愈。胸满腹痛刺内关，胁疼肋胀针飞虎。筋挛骨痛补魂门，体热劳嗽泻魄户。头风头痛，刺申脉与金门；眼痒眼疼，泻光明于地五。泻阴隙止盗汗，治小儿骨蒸；刺偏历利小便，医大人水蛊。中风环跳宜刺，虚损天枢可取。

由是午前卯后，太阴生而疾温；《离》左酉南，月死朔而速冷。循扪弹弩，留吸母而坚长；爪下伸提，疾呼子而嘘短。动退空歇，迎夺右而泻凉；推纳进搓，随济左而补暖。大凡危疾[21]，色脉不顺者莫针；寒热风阴，饥饱醉劳须切忌。望不补而晦不泻，弦不夺而朔不济。精其心而穷其法，无灸艾而坏其中[22]。正其理而求其原，免投针而失其位。避灸处，和四肢四十有七；禁刺处，除六腧二十有二。昔闻高皇抱疾未瘥，李氏刺巨阙而复苏；太子暴死为厥，越人针会维而复醒[23]。肩井曲池，甄权刺臂痛而即射[24]；悬钟环跳，华佗刺躄足而立行。秋夫针腰腧，而鬼免沉痾；王纂刺交腧，而妖精立出。取肝腧与命门，使瞽者见秋毫之末；刺少阳与交别，俾聋夫听夏蚋之声。

嗟夫！去圣越远，此道渐坠。或不得意而散其学[25]，或幸其能而犯禁忌[26]。庸愚智浅，难契于玄微[27]，至道渊深，得之者有几？偶述斯言，不敢示诸明达；毋嫌鄙句，庶几开乎童蒙[28]。

①《针灸大成》作“水初下漏”。

②《针灸大成》作“气盛血多者”。

③《针灸大成》作“据虚实而候气”。《针灸大全》作“据虚实而痏气”。

④《针灸大成》作“气至速而速效”。

⑤《针灸大成》作“毫针最微”。《针灸大全》也然。

⑥《针灸大成》作“七星上应”。而《针灸大全》同《附翼》作“可应”。

⑦《针灸大成》作“口藏比火”，《针灸大全》亦然。

⑧《针灸大成》作“虽细桢于毫发”，《针灸大全》亦然。

⑨《针灸大成》作“遣八邪而去矣”，《针灸大全》亦然。

⑩《针灸大成》作“寒热痹痛”。

⑪《针灸大成》作“认水木是根基”，《针灸大全》亦然。

⑫《针灸大成》作“似续而交五大”，《针灸大全》亦然。

⑬《针灸大成》作“大抵取穴之法，必有分寸”。

⑭《针灸大成》作“在阴分隙腘之间”，《针灸大全》亦然。

⑮《针灸大成》作“明标与本”。

⑯《针灸大成》作“而求原、别、交、会之道”。

⑰《针灸大成》作“要交正而识本经”。

⑱《针灸大成》作“泻络远针”。

⑲《针灸大成》作“心无内慕”。

⑳《针灸大成》作“察日时之旺衰”。

㉑《针灸大成》作“慎之！大患危疾，色脉不顺而莫针”。

㉒《针灸大成》作“无灸艾而环其皮”。

㉓《针灸大成》作“越人针维会而复醒”。

㉔《针灸大成》作“甄权刺臂痛而复射”。

㉕《针灸大成》作“或不得意而散其穴”，而《针灸大全》与本书同。

㉖《针灸大成》作“或惩其能而犯禁忌”。

㉗《针灸大成》作“难契于玄言”。

㉘《针灸大成》作“偶述斯言，不敢示诸明达者焉，庶几乎童蒙之心启”。《针灸大全》作“偶述斯言，不敢示诸明达；毋嫌鄙句，庶几开乎童蒙。

此段文字，本书所无，今依《针灸大全》补之。

通玄指要赋《卫生宝鉴》

心欲治病，莫如用针。巧运神机之妙，功开圣理之深。外取砭针，能蠲邪而辅正；中含水火，善回阳而倒阴。原夫络别支殊，经交错综，或沟渠溪谷以岐异[①]，或山海丘陵而隙共。斯流派以难暌[②]，在条纲而出众[③]。理繁而昧，纵补泻有何功；法捷而明，曰迎随而得用。

且如行步难移，太冲最奇。人中除脊膂之强痛，神门去心性之呆痴。风伤项急，始求于风府；头晕目眩，要觅于风池。耳闭须听会而治也，眼疼则合谷以推之。胸结身黄，刺涌泉而即可[④]；头昏目赤[⑤]，泻攒竹以便宜。若两肘之拘挛[6]，仗曲池而平扫；四肢之懈惰，凭照海以消除[7]。牙齿痛，太溪堪治[8]；颈项强，承浆可保。太白宣导于气冲[9]，阴陵开通于水道。腹膜而胀，夺内庭以休迟[10]；筋转而痛，泻承山而在早。大抵脚腕痛，昆仑可愈[11]；胻膝疼，阴市能医。痫发癫狂兮，凭后溪而疗理；疟生寒热兮，仗间使以扶持。期门退胸满血膨而止，劳宫去胃翻心痛以何疑[12]！

稽夫大敦，除七疝之偏疼[13]，王公谓此；三里却五劳之羸瘦，华佗言之[14]。腕骨祛黄，然谷泻肾。行间治膝肿腰疼，尺泽去肘疼筋紧。目昏不见，二间宜求；鼻窒无闻，迎香可引。肩井除两臂不胜[15]，丝竹空疗偏头疼难忍[16]。咳嗽寒痰，列缺堪凭[17]；眵矒冷泪，临泣尤难。髋骨将腿痛以祛残，肾腧把腰疼而泻尽。越人治尸厥于会维[18]，随手而苏；文伯泻死胎于三阴，应针而陨。所谓诸痛为实，诸麻曰虚[20]。实则自外而入也，虚则自内而出诸[21]。是故济母而裨其不足，夺子而平其有余。观二十七之经络，一一能辨；据四百四之疾症，件件皆除。故必使夭枉皆无[22]，跻斯民于寿域；几微以判，彰往古之玄书。

又闻心胸病[23]，求掌后之大陵；肩背痛[24]，责肘前之三里。冷痹肾余[25]，取足阳明之土；脐连腹痛[26]，泻足少阴之水。脊间心后者，针中渚而立痊；胁下肋边者，刺阳陵而即止。头项痛，拟后溪以安然；腰脚疼，在委中而已矣。

夫用针之士，于此理苟能明焉，收祛邪之功，而在乎捻指[27]。

①《针灸大成》作“或沟池溪谷以岐异”。

②《针灸大成》作“斯流派以难揆”。

③《针灸大成》作“在条纲而有统”,《针灸大全》亦然。

④《针灸大成》作“取涌泉而即可”。

⑤《针灸大成》作“脑昏目赤”。

⑥《针灸大成》作“但见两肘之拘挛”。

⑦本书无“四肢之懈惰,凭照海以消除”,《针灸大全》亦然,惟《针灸大成》有此句,特补之,以备考用。

⑧《针灸大成》作“吕细堪治”,《针灸大全》亦然。

⑨《针灸大成》作“太白宣通于气冲”,《针灸大全》与本书同。

⑩《针灸大成》作“夺内庭兮休迟”,《针灸大全》与本书同。

⑪《针灸大成》作“昆仑解愈”,《针灸大全》作“昆仑解围”。

⑫《针灸大成》作“劳宫退胃翻心痛亦何疑”,《针灸大全》作“劳宫退胃翻心痛以何疑”。

⑬《针灸大成》作“去七疝之偏坠”,《针灸大全》亦然。

⑭《针灸大成》作“华佗言斯”,《针灸大全》亦然。

⑮《针灸大成》作“肩进除两臂难任”,

⑯《针灸大成》作“丝竹疗头疼不忍”,《针灸大全》作“攒竹疗头疼之不忍”。

⑰《针灸大成》作“列缺堪治”,《针灸大全》亦然。

⑱《针灸大成》作“以见越人治尸厥于维会”,《针灸大全》亦然。

⑲《针灸大成》作“文伯泻死胎于阴交”,《针灸大全》作“文伯能泻死胎于阴交”。

⑳《针灸大成》作“圣人于是察麻与痛,分实与虚”,《针灸大全》亦然,均无“所谓诸痛皆实,诸麻为虚。”

㉑《针灸大成》作“虚则血内而出欤!”《针灸大全》作“虚则自内而出之。”

㉒《针灸大成》作“故得夭枉都无”。

㉓《针灸大成》作“抑又闻心胸病”。

㉔《针灸大成》作“肩背患”。

㉕《针灸大成》作“冷痹肾败”。

㉖《针灸大成》作“连脐腹痛”。

㉗本书无“夫用针之士，于此理苟能明焉，收祛邪之功，而在乎捻指”。今据《针灸大成》、《针灸大全》补之。

灵　光　赋《针灸大全》

黄帝岐伯针灸诀，依他经里分明说。
三阴三阳十二经，更有两经分八脉。
灵光典注极幽深，偏正头疼泻列缺。
睛明治目努肉攀[①]，耳聋气痞听会间[②]。
两鼻𪖙衄针禾髎，鼻窒不闻迎香专[③]。
滞气上壅足三里[④]，天突宛中治喘痰。
心疼手颤针少海，少泽应除心下寒。
两足拘挛觅阴市，五般腰痛委中安。
髀枢疼痛泻丘墟，复溜治肿如神驱[⑤]。
犊鼻疗治风邪湿[⑥]，住喘脚气昆仑愈[⑦]。
后跟痛在仆参求，转筋久痔承山居[⑧]。
足掌下去寻涌泉，妙法千金莫妄传。
此穴多治妇人疾，男虫女孕两能痊[⑨]。
百会龟尾治痢疾[⑩]，大小肠腧大小便。
气海血海疗五淋，中脘下脘治腹坚。
伤寒过经期门愈，气刺两乳求太渊。

大敦二穴主偏堕，水沟间使治邪癫。
吐血定喘补尺泽，地仓能止口流涎。
劳宫医得身劳倦，水肿水分灸即安。
五指不使中渚取⑪，颊车可针牙齿愈。
阴跷阳跷两踝边，脚气四穴先寻取。
阴阳陵泉亦主之，阴阳二跷和三里⑫。
诸穴一般治脚气，在要玄机宜正取。
膏肓岂止治百病，灸得精良病俱愈⑬。
针灸一穴数病除，学者尤宜加仔细。
悟得明师流注法，头目病兮针四肢⑭。
针分补泻明呼吸⑮，穴应五行顺四时。
欲解人身中造化⑯，此歌端的是筌蹄。

①《针灸大成》作“睛明治眼努肉攀”，《针灸大全》作“睛明治眼努肉扳”。

②《针灸大成》作“耳聋气闭听会间”，《针灸大全》与本书同。

③《针灸大成》作“鼻窒不闻迎香间”，《针灸大全》亦然。

④《针灸大成》作“治气上壅足三里”。

⑤《针灸大成》作“复溜治肿如神医”。

⑥《针灸大成》作“犊鼻治疗风邪疼”。

⑦《针灸大成》作“住喘却痛昆仑愈”，《针灸大全》作“喘脚痛昆仑愈”。

⑧《针灸大成》作“承山筋转并久痔”。

⑨《针灸大成》作“男蛊女孕两病痊”。

⑩《针灸大成》作“百会鸠治痢疾”，《针灸大全》亦然。

⑪《针灸大成》作“五指不伸中渚取”。

⑫《针灸大成》作“阴跷阳跷与三里”，《针灸大全》作“阴

跷阳跷与三里”。

⑬《针灸大成》作“灸得玄功病须愈”，《针灸大全》作“灸得玄切病须愈”。

⑭《针灸大成》作“头目有病针四肢”。

⑮《针灸大成》作“针有补泻明呼吸”。

⑯《针灸大成》作“悟得人身中造化”。

度弘赋《针灸大全》

凡欲行针须审穴，要明补泻迎随诀。
胸背左右不相同，呼吸阴阳男女别。
气刺两乳求太渊，未应之时泻列缺。
列缺头疼及偏正，重泻太渊无不应。
耳聋气痞听会针，迎香穴泻功如神。
谁知天突治喉风，虚喘须寻三里中。
手连肩脊痛难忍，合谷针时又太冲①。
曲池两手不如意，合谷下针宜仔细。
心痛手颤少海间，若要除根觅阴市。
但患伤寒两耳聋，耳门听会疾如风。
五般肘痛寻尺泽，冷渊针后却收功②。
手足上下针三里，食癖气块凭此取。
鸠尾能治五般痫，若下涌泉人不死。
胃中有积刺璇玑，三里功多人不知。
阴陵泉治心胸满，针到承山饮食思。
大杼若连长强寻，小肠气痛即行针。
委中专治腰间痛，脚膝肿时寻至阴。
气滞腰疼不能立，横骨大都堪救急。

气海专能治五淋，更针三里随呼吸。
期门穴主伤寒患，七日过经犹未汗。
但向乳根二肋间，又治妇人生产难。
耳内蝉鸣腰欲折，膝下明存三里穴。
若能补泻五会间，且莫向人容易说[3]。
睛明治眼未效时，合谷光明安可缺。
人中治癫功最高，十三鬼穴不须饶。
水肿水分兼气海，皮内随针气自消。
冷嗽先宜补合谷，却须针泻三阴交。
牙痛腰痛并喉痹[4]，二间阳溪疾怎逃。
更有三间肾腧妙，善除肩背浮风劳。
若针肩井须三里，不刺之时气未调。
最是阳陵泉一穴，膝间疼痛用针烧。
委中腰痛脚挛急，取得其经血自调。
脚疼膝肿针三里，悬钟二陵三阴交。
更向太冲须引气，指头麻木自轻飘。
转筋目眩针鱼际[5]，承山昆仑立便消。
肚疼须是公孙妙，内关相应如吹毛[6]。
冷风冷痹疾难愈，环跳腰腧针用烧[7]。
风府风池寻得到，伤寒百病绝根苗[8]。
阳明二日寻风府，呕吐休言上脘遥[9]。
妇人心痛丰隆穴[10]，男子痃痃三里高。
小便不禁关元好，大便闭涩大敦烧。
腕骨腿疼三里泻，复流气滞便离腰。
从来风府最难针，须用工夫度浅深[11]。
倘若膀胱气未散，更宜三里穴中寻。
若逢七疝和阴痛[12]，阴交照海曲泉针[13]。

仍不应时求气海[14]，关元同泻更如神。
小肠气结痛连脐，速泻阴交莫待迟。
良久涌泉针取气，此中玄妙岂人知[15]？。
小儿脱肛患多时，先灸百会次尾骶。[16]
久患伤寒肩背痛，但针中渚得其宜。
肩上痛连脐不休，手中三里更须求。
下针麻重即须泻，得气之时不用留。
腰连胯痛势必大[17]，急于三里攻其隘[18]。
下针一泻三补之，气上攻噎只管在。
噎不住时气海灸，定泻一时立便瘥。
补自卯南转针高，泻从卯北莫辞劳。
逼针泻气须令吸[19]，若补随呼气自调。
左右捻针随子午，抽针行气自迢迢[20]。
用针补泻分明说，更用搜穷本与标。
咽喉最急先百会，太冲照海及阴交。
学者潜心宜熟读，席弘治病最名高。

①《针灸大全》作“合谷针时要太冲”，《针灸大成》亦然。
②《针灸大全》作“太渊针后却收功”《针灸大成》亦然。
③《针灸大全》作“且莫逢人容易说”，《针灸大成》与本书同。
④《针灸大全》作“牙齿肿痛并咽痹”。《针灸大成》亦然。
⑤《针灸大全》作“转筋且眩针鱼腹”。《针灸大成》亦然。
⑥《针灸大全》作“内关相应必然疗”。
⑦《针灸大全》作“环跳腰间针与烧”，《针灸大成》作“环跳腰腧针与烧”。
⑧《针灸大全》作“伤寒百病一时消”。
⑨《针灸大全》作“呕吐还须上脘疗”。

⑩《针灸大全》作“妇人心痛心腧穴，男子痃疼三里高”。
⑪《针灸大全》作“却用功夫度浅深”。
⑫《针灸大全》作“若是七疝小肠痛”，《针灸大成》作“若是七疝小腹痛”。
⑬《针灸大全》作“照海阴交曲泉针”。
⑭《针灸大全》作“又是应时求气海”。
⑮《针灸大全》作“此中玄妙少人知”。
⑯《针灸大全》作“先灸百会次鸠尾”。
⑰《针灸大全》作“腰连胯痛急必大”。
⑱《针灸大全》作“便于三里攻其隘”。
⑲《针灸大全》作“逼针泻气便须吸”。
⑳《针灸大全》作“抽针泻气自迢迢”。

百 症 赋

百症腧穴，再三用心。囟会连于玉枕，头风疗以金针。悬颅颔厌之中，偏头痛止；强间丰隆之际，头痛难禁。

原夫面肿虚浮，须仗水沟前顶；耳聋气闭，全凭听会翳风。面上虫行有验，迎香可取；耳中蝉噪有声，听会堪攻。目眩兮正飞扬，目黄兮阳纲胆腧。攀睛攻少泽，肝腧之所；泪出刺临泣，头维之处。眼中漠漠，即寻攒竹三间；目视䀮䀮，急取养老天柱。

雀目汗气[①]，睛明行间而细推；项强伤寒[②]，温流期门而可主。廉泉中冲，舌下肿痛堪取；天府合谷，鼻中衄血宜追。耳门丝竹空，治牙疼于顷刻[③]；颊车地仓穴，正口歪于片时。

喉痛兮，液门鱼际可疗；转筋兮，金门丘墟所医。阳谷夹溪，颔肿口禁并治；少商曲泽，血虚口渴同施。通天去鼻内无闻之苦，复流祛舌干口燥之悲。

哑门关冲，舌缓不言为要紧；天鼎间使，失音嗫嚅之休迟。太冲为泻唇吻以速愈[4]，承浆住牙疼而即移[5]。项强多恶风，束骨相连于天柱；热病汗不出，大都更接于经渠。

且如两臂顽麻，少海就旁于三里；半身不遂，阳陵远达于曲池。建里内关，扫尽胸中之苦闷；听宫脾腧，祛残心下之悲凄。久知胁肋痛疼，气户华盖有验[6]；肠鸣腹内[7]，下脘陷谷能平。

膈疼蓄饮难禁，巨阙膻中宜取[8]。胸胁支满可疗[9]，章门不用细寻。痞满更加噎塞[10]，中府意舍施治[11]。胸膈停留瘀血，肾腧巨髎当行[12]。膈满项强，神藏璇玑已试；背连腰痛，白环委中曾经。

脊强兮水道筋束[13]，目眩兮颧髎大迎[14]。痉病非颅息不愈，脐风必然谷方醒[15]。委阳天池，腋肿针而即散[16]；后溪环跳，腿疼刺之即轻。

梦魇不宁，厉兑相谐于隐白；发狂奔走，上脘同起于神门。惊悸怔忡，取阳溪解溪勿误[17]；反张悲哭，仗天横大横须精[18]。癫疾必身柱本神之令，发热仗少冲曲池之津。

岁热时行，陶道复求中膂治[19]；风痫常发，神道还须心腧宁。湿热湿寒下髎定，厥寒厥热涌泉清。寒慄恶寒，二间疏通阴隙善[20]；烦心呕吐，幽门开彻玉堂明。行间涌泉，主消渴之肾竭；阴陵水分，去水肿之脐盈。

劳瘵传尸，趋魄户膏肓之路；中邪霍乱，寻阴交三里之程。治疸消黄，向后溪劳宫而看[21]；倦言嗜卧，往通里大钟而行[22]。咳嗽连声，肺腧须迎天突穴；小便赤涩，兑端独泻太阳经。刺长强与承山，善主肠风新下血；针三阴与气海，专司白浊久遗精。

且如肓腧横骨，泻五淋之久积；阴隙后溪，治盗汗之多出。脾虚谷以不消，脾腧膀胱腧觅。胃冷食而难化，魂门胃腧堪责。鼻痔必取龈交，瘿气须求浮白。大敦照海，患寒症而善蠲；五里臂臑，生疬疮而能愈。至阴屋翳，治遍身风痒之疼多㉓；肩髃阳溪，消肌腠瘾风之热极㉔。

妇人经事改常㉕，自有地机血海；女子少气漏血，不无交信合阳。带下产崩，冲门气冲宜审；月潮违限，天枢水泉细详。肩井乳痈而极效，商丘痔漏而尤良㉖。脱肛趋百会尾骶之所，无子收阴交石关之乡。中脘主乎积痢㉗，外丘收乎大肠。寒疟兮商阳太溪验，痃癖兮冲门血海强。

夫医乃人之司命，非智士而莫为；针又理之玄微㉘，须至人之指教。先究其病原，后详其穴道。随手见功，应针取效。方知玄理之玄，始达妙中之妙。此篇不尽，略举其要㉙。

①《针灸大成》作“观其雀目肝气”。
②《针灸大成》作“审他项强伤寒”。
③《针灸大成》作“住牙痛于顷刻”。
④《针灸大成》作“太冲泻唇歪以速愈”。
⑤《针灸大成》作“承浆泻牙疼而即移”。
⑥《针灸大成》作“气户华盖有灵”。
⑦《针灸大成》作“腹内肠鸣”。
⑧《针灸大成》作“膻中巨阙便针”。
⑨《针灸大成》“胸胁支满可疗，章门不用细寻”。在“膈疼饮蓄难禁”之前。考《凌门传授铜人指穴》一书亦然。原文“支满”均作“肢满”，“肢”误，故改为“支”。
⑩《针灸大成》作“胸满中更加噎塞”。

⑪《针灸大成》作“中府意舍所行”。

⑫《针灸大成》作“肾腧巨髎大迎”。

⑬《针灸大成》作“脊强兮水道筋缩”。

⑭《针灸大成》作“目眴兮颧髎大迎”。

⑮《针灸大成》作“脐风须然谷而易醒”。

⑯《针灸大成》作“腋肿针而速散”。

⑰《针灸大成》作“取阳交解溪勿误”，《凌门传授铜人指穴》亦然。

⑱《针灸大成》作“仗天冲大横须精”。《凌门传授铜人指穴》亦然。

⑲《针灸大成》作“陶道复求肺腧理”。

⑳《针灸大成》作“二间疏通阴隙暗”。

㉑《针灸大成》作“谐后溪劳宫而看”。

㉒《针灸大成》作“往通里大钟而明”。

㉓《针灸大成》作“疔痒疾之疼多”。

㉔《针灸大成》作“消瘾风之热极”。

㉕《针灸大成》作“抑又论妇人经事改常”。

㉖《针灸大成》作“商丘痔瘤而最良”。

㉗原文作“利”依《针灸大成》改作“痢”字。

㉘《针灸大成》作“针乃理之渊微”。

㉙原文无“方知玄理之玄，始达妙中之妙。此篇不尽，略举其要”一段文字。今依《针灸大成》、《凌门传授铜人指穴》补之。

长桑君天星秘诀

天星秘诀少人知，此法专分前后施。
若是胃中停宿食，后寻三里起璇玑。
脾病血气先合谷，后刺三阴交莫迟。
如中鬼邪先间使，手臂挛痛[①]取肩髃。
脚若转筋并眼花，先针承山次内踝。
脚气痠疼肩井先，次寻三里阳陵泉。
如是连脐小肠痛[②]，先刺阴陵后涌泉。
耳鸣腰痛先五会，次针耳门三里内。
小肠气痛先长强，后刺大敦不要忙。
足缓难行先绝骨，再寻条口及冲阳。
牙疼头痛兼喉痹，先刺二间后三里。
胸膈痞满先阴交，针到承山饮食喜。
肚腹浮肿胀膨膨，先针水分泻建里。
伤寒过经不出汗，期门三里先后看。
寒疟面肿及肠鸣，先取合谷后内庭。
冷风湿痹针何处，先取环跳次阳陵。
指疼挛急少商好，依法施之无不灵。
此是长桑真口诀，时医莫作等闲轻。

①《针灸大成》作“痹”。
②《针灸大成》作“如是小肠连脐痛”。

四总穴歌

肚腹三里留，腰背委中求。
头项寻列缺，面口合谷收。

千金十一穴歌

三里内庭穴，肚腹中妙诀。
曲池与合谷，头疼病可彻。
腰背痛相连，委中昆仑穴。
胸项如有痛，后溪并列缺。
环跳与阳陵，膝前兼腋胁。
可补即迟留，当泻即疏泄。
百而三百六，不离十一穴。

马丹阳天星十二穴治杂病歌

三里内庭穴，曲池合谷彻。
委中配承山，太冲昆仑穴。
环跳与阳陵，通里并列缺。
合担用法担，合捷用法捷。
三百六十穴，不出十二诀。
治病有神灵，浑如汤泼雪。

北斗降真机，金锁教开彻。
至人可传授，匪才休浪说。

其 一[①]

三里膝眼下，三寸两筋间。
能通心腹胀，善治胃中寒。
肠鸣并泄泻，腿肿膝胻痠。
伤寒羸瘦损，气蛊及诸般。
年过三旬后，针灸眼便宽。
取穴当审的，八分三壮安。

其 二

内庭次指外，本属足阳明。
能治四肢厥，喜静恶闻声。
瘾疹咽喉痛，数欠及牙疼。
疟疾不能食，针着便惺惺。

其　三

曲池拱手取，屈肘骨边求。
善治肘中痛，偏风手不收。
挽弓开不得，筋缓莫梳头。
喉闭促欲死，发热更无休。
遍身风癣癞，针着即时瘳。

其　四

合谷在虎口，两指歧骨间。
头疼并面肿，疟病热还寒。
齿龋鼻衄血，口噤不开言。
针入五分深，令人即便安。

其　五

委中曲脉里，横纹脉中央。
腰痛不能举，沉沉引脊梁。
痠疼筋莫展，风痹复无常。
膝头难伸屈，针入即安康。

其　六

承山名鱼腹，腨肠分肉间。
善治腰疼病，痔疾大便难。
脚气并膝肿，辗转战疼痠。
霍乱及转筋，穴中刺便安。

其　七

太冲足大趾，节后二寸中。
动脉知生死，能医惊痫风。
咽喉并心胀，两足不能行。
七疝偏坠肿，眼目似云朦。
亦能疗腰痛，针下有神功。

其　八

昆仑足外踝，跟骨上边寻。
转筋腰尻痛，暴喘满冲心。
举步行不得，一动即呻吟。
若欲求安乐，须于此穴针。

其　九

环跳在髀枢，侧卧屈足取。
折腰莫能顾，冷风并湿痹。
腿胯连腨痛，转侧重唏嘘。
若人针灸后，顷刻病消除。

其　十

阳陵居膝下，外臁一寸中。
膝肿并麻木，冷痹及偏风。
举足不能起，坐卧似衰翁。
针入六分止，神功妙不同。

其　十　一

通里腕侧后，去腕一寸中。
欲言声不出，懊恼及怔忡。
实则四肢重，头腮面颊红。
虚则不能食，暴喑面无容。
毫针微微刺，方信有神功。

其 十 二

列缺腕侧上，次指手交叉。
善疗偏头患，遍身风痹麻。
痰涎频壅上，口噤不开牙。
若能明补泻，应手即如拿。

①国中按：自“其一”至“其十二”内容，张氏《图翼》缺无，今根据《针灸大成》补足，以便读者查阅。

附录

校勘举例

《黄帝内经》早在唐代已无完本，今日所见，是唐代中期医学家王冰整理补充而成。王冰是《黄帝内经》的第一个整理者，他将“简脱文断，义不相接者，搜求经论所有，迁移以补其处；篇目坠缺，指事不明者，量其意趣，加字以昭其义；篇论吞并，义不相涉，缺漏名目者，区分事类，别目以冠篇首；君臣请问，礼仪乖失者，考校尊卑，增益以光其意；错简碎文，前后重迭者，详其旨趣，削去繁杂，以存其要；辞理秘密，难粗论述者，别撰《玄珠》以陈其道。”而且“凡所加字，皆朱书其文，使今古必分，字不杂糅。”由此可见王冰治学严谨。除此之外，我想王冰还做了一件事，那就是把竹简上的古字，全部改为当时的通用文字，这对《内经》的传播来说，也是非常重要的工作。我们今日所见的王冰注本中，还有宋代两位医学家的校勘成果在里面，即高保衡、林亿二位的重校。其云：“正缪误者六千余字，增注义者二千余条。一言去取，必有稽考。”可见其功也不可没。古人的这种审慎，是值得我们学习和效法的，也是校勘古籍所应遵循的。我们这套选刊的全部整理工作也是这样，在保持原著完整统一的原则下，改一字，必有所本；删一字，必无损原著。在此基础上，把古本上的繁体字、通假字、异体字等，尽其可能变成我们今天使用的文字，并用准确规范的现代标点，使得本套选刊，清晰明了，为初学提供一部易读、易学、易懂的善本。

一、变通假，使之易断文义。

秦汉时期，竹简、帛书在文字的使用上，假借之字约占全书的三分之一，或者更多，这一点可以从今日出土文物中得到见证。故《说文通训定声》的作者朱骏声云："不知假借者，不可与读古书。"我们今日所见之古籍，大多经过历代学者的修正，其假借之字已非秦汉古貌之多，但依然有存之者，如不识之，必然令人费解，甚至歪曲文义。所以清代学者王念孙云："学之声同声近者，经传往往假借，破其假借之字而读其本字，则涣然冰释；如其假借之字，而强为之解，则诘鞫为病矣。"

《内经》一书虽经唐代王冰的精心整理，后又经宋代学者的重修，以至元明清以来学者们的研究，但终因医道在古代被视为小道末技，而没有受到足够的关注和重视，以至书中的文字问题远胜过《诗》、《书》、《礼》、《易》六经及其他精典作品，今日读者如不扫清文字障碍，要想读通读懂，实难如愿。

如《阴阳别论》云："阴阳结斜，多阴少阳曰石水，少腹肿。"句中"斜"字，当作"邪"，"邪、斜"同音，故可假借；句中"少"字，当作"小"，"少、小"古音相近，义也相近，故可假借。今改"斜"为"邪"，改"少"为"小"，则句义顺畅易晓。

《咳论》云："肺咳不已，则大肠受之，大肠咳状，咳而遗矢。"《腹中论》云："治以鸡矢醴。"句中"矢"字，当作"屎"，"矢、屎"古音同，故可假借。

《气府论》云："侠背以下……侠鸠尾之外……侠齐广三寸……侠扶突各一……侠鸠尾外……侠齐下旁……。"句中"侠"字，均为"夹"的假借，句中"齐"字，也是"脐"之假借。凡此者书中经文、注文最多，故直改作本字，不出注。

《刺节正邪论》云："其咳上气，穷诎胸痛者，取之奈何?"句中"穷诎"二字，当是"躬屈"二字之假借，此义千古未发，有注见本书997页。

《刺腰痛篇》云："腰痛侠脊而痛至头几几然，目䀮䀮欲僵仆，刺足太阳郄中出血。"句中"几几"二字，当是"紧紧"二字之假借，有注见本书105页。又按：句中"侠"，当作"夹"；"䀮䀮"，当作"𥌒𥌒"；"郄"，当作"隙"。

《逆调论》云："荣气虚则不仁，卫气虚则不用，"《痹论》云："荣者，水谷之精气也。"《调经论》云："荣血泣，卫气去，故曰虚。"《天年篇》云："血气已和。荣卫已通。"句中"荣"字，均为"营"之假借。"泣"，当是"涩"之假借。凡此者经文、注文甚多，均直改作"营"，不出注。

《阴阳应象大论》云："阳胜则身热……能冬不能夏；阴胜则身寒……能夏不能冬。"《五常政大论》云："能毒者以厚药，不胜毒者以薄药。"句中"能"字，均为"耐"之假借。《阴阳应象大论》云："此阴阳更胜之变，病之形能也。"《风论》帝云："愿闻其诊及病能。"此二句中之"能"字，又是"态"之借字。《阴阳应象大论》云："阴阳者，万物之能始也。"句中"能"字又为“胎”之借字。一个“能”字，在不同的文句中，其假借之字也不同，不明假借者，岂不难通其义？无怪乎朱骏声有“不知假借者，不可与读古书”之叹。

《缪刺论》云：“邪客足厥阴之络，令人卒疝暴痛。”又云：“邪客于足少阴之络，令人卒心痛，暴胀，胸胁支满。”《举痛论》云：“其痛或卒然而止者，或痛甚不休者。”《刺热篇》云：“心热病者……热甚则卒心痛。”《生机正脏论》云：“然其卒发者，不必治于传。”《气交变大论》云：“应常不应卒。”《徵四失论》云：“卒持寸口，何病能中？”《灵枢·五变篇》云：“卒风暴起……。”《九宫八风篇》云：“三虚相搏，则为暴病卒死。”《百病始生篇》云：“卒然逢疾风暴雨……。”《本脏》云：“虽犯风雨卒寒大暑，犹有弗能害也。”以上列句中之“卒”，乃“猝”之假借。经文、注文中此例者甚多，均改之作“猝”，使之一目了然。现在有些学者及大医院中设有“卒中”救治或研究中心，并念作“zú”实乃误写误读，此正清代王引之所云：“至于经典古字，声近而通，则有不限于无字之假借者，往往本字见存，而古书则不用本字，而用同声之字，学者改用本字读之，则怡然理顺；依借字读之，则以文害辞。”“猝”字，古书上多以“卒”代之，今人不察，故沿习而用之，似是而非也。

古本《内经》中，最令现代读者难辨者，首推“藏”字，它即为收藏之“藏”，又作宝藏之“藏”，还作五脏之“藏”。由于《内经》原文语简词奥，以至初学难以识别。如《六节藏象论》中之“藏象”，应为

“脏象”，“脏象”之“脏”为何不能写成“藏象”，明代医学家张介宾讲的很清楚：“象，形象也。脏居于内，形现于外，故曰脏象。”在如《五脏别论篇》有“五味入口，藏于胃，以养五藏气。”如改为“藏于胃，以养五脏气”，则初学一目了然。《平人气象论》中有“藏正下于肾，肾藏骨髓之气也。”“藏正”应为“脏正”，直接写为“脏正下于肾，肾藏骨髓气也”，就更为易懂。清代医学家姚绍虞，在其《素问经注节解》一书中云：“五脏既以胃气为本，是胃者五脏之正气也，故曰脏正。”《生机正脏论》有“故正藏之气独现，独现者，病胜藏也。”其中“藏”字均为“脏”。在诸家之注中“藏”字多次出现在一句话中，着实令初学费解。如高士宗《素问直解》云：“九藏者：肝肺心脾肾，藏魂魄神意志，故神藏五；大肠小肠胃与膀胱，藏水谷糟粕，故形藏四。合神藏形藏而为九藏。”这句话中出现八个“藏”字，初学很难理解，如改成“九脏者：肝、肺、心、脾、肾，藏魂、魄、神、意、志，故神脏五；大肠、小肠、胃与膀胱，藏水谷糟粕，故形脏四。合神脏形脏而为九脏。”一气读来，一则易晓，二则畅快。学者“难而却步之感”一扫全无。故将文中脏义之“藏”，均改为“脏”。

“里”，《阴阳应象大论》云：“天有八纪，地有五里。”吴注：“五里，五方之分理。”故改“里”为“理”。

“空”，有虚空之义，在本书中又有“控”、“孔”之用。《六元正纪大论》云：“阳光不治，空积沉阴。”“去石飞空，洪水乃从。”其中“空”，均为天空之义。《阴阳类论》云：“伏鼓不浮，上空志心。”王冰注云：“心气不足，故上控引于心而为病。”可见此“空”，应为“控”。《水热穴论》云：“所谓玄府者，汗空也。”句中“空”，应为“孔”，汗毛孔也。《刺疟篇》云：“刺跗上动脉，开其空，出其血，立寒。”《虚实要论》云：“入实者，右手开针空也；入虚者，左手闭针空也。”二句之“空”，应为“孔”，即针孔也。故凡见文中“空”属“控”、“孔”之义者，均改之。

“解堕”，此二字文中多次使用，《上古天真论》云：“今五脏皆衰，筋骨解堕。”《痹论》云：“脾痹者，四肢解堕。”句中“解堕”应为“懈惰”。《平人气象论》云：“尺缓脉涩，谓之解㑊。”“解㑊”二字应改为“懈㑊”。

“泣”，除作哭泣外，又作“涩”。《六书故》云：“泣又与涩通”。明代焦竑作《焦氏笔乘·古字有通用假借用》云：“《素问》：‘脉泣而血虚’，又云：‘寒气入经而稽迟，泣而不行’，又云：‘多食咸则脉凝泣而变色’。‘泣’读为‘涩’，泣、涩古通用。”故书中凡见泣为涩之义者，均改为涩。

“胕”，在本书某些《论》中，曾多次使用，但字义各有不同，综合诸家之解，“胕”通“跗”，通“浮”，可以作“肤”，也可以作“腐”，还可以作“附”。但诸家之解又不一致。如《评热病论》云：“有病肾风者，面胕痝然。”吴昆注云：“胕，肿也。”高士宗注云：“皮里肉外曰胕。”马莳注云：“胕者，足面也。”张志聪注云：“胕，足胕也。”对同一句话中的“胕”字，诸家释义有别，所以只能依诸家之解，而不能统而划一。

“高梁”，《通评虚实论》云：“肥贵人则高梁之疾也。”句中“高梁”应为“膏粱”。凡类此者均改之。

“鬲”，通“隔”，又通“膈”。《风论篇》云：“食饮不下，鬲塞不通。”《气厥篇》云：“鬲肠不便，上为口糜。”上二句中之“鬲”字，均应为“隔”，故应改之为隔。《评热病论》云：“鬲中热。”《五脏生成篇》云：“病在鬲中。”《诊要经终论》云：“中鬲者，皆为伤中。”上三句中之“鬲”字，均应为“膈”，故应改之为膈。凡文中见属上二字者，均改之。

“副”，《三部九候论》云：“上应天光星辰历纪，下副四时五行。”《疏五过论》云：“诊必副矣。”上二句中之“副”，均为“符”。《疏五过论》又云：“按循医事，为万民副。”王冰与杨上善均注：“副，助也。”不妥。唯清代学者于鬯以经解经，所解为确。其云：“‘副’，当读为‘福’，福、副则声通借。《史记·龟策传》褚先生曰：‘邦福重实’。裴解引徐广曰：‘福，音副’。是‘福’读为副也。此言‘为万民副’，实即‘为万民福’也。”但于鬯对《疏五过论》中“诊必副矣”之“副”，也作“福”解，则失之远矣。吴昆解此为“全”，也属不妥。此句中之“副”字，应作“符”，句意为：“这样，诊断的结果，就必然与病情相符。”

二、改古字，省去今人费解。

“痝”，《风论》云：“肾风之状，多汗恶风，面痝然浮肿。”其中“痝”字为古字，此字冷僻，今已不用。笔者考正，字中之“龙”，隋代《龙藏寺碑》作“龙”

字，而“龙”字与“庞”同，是高大之义。柳宗元《三戒·黔之驴》云：“虎见之，龙然大物也。”龙字又与“瘥”通。《尔雅·释诂上》云：“瘥，引伸为凡大之称。”而“瘥”字也与“庞”通。元代李直夫《虎头牌》第二折云：“则我那银盆也似瘥儿腻粉钿。”句中“瘥”作“庞”，即脸庞，作脸盘解。“瘥”又作“庬”，《正字通·广部》云：“庬，俗瘥字。”《玉篇·广部》云：“庬，丰也，有也，厚也。”《国语·周语上》云：“敦庬纯固于是乎成，是故稷为大官。”韦昭注云：“庬，大也。”《楚辞·九章·昔往日》云：“心纯庬而不泄兮，遭谗人而嫉之。”洪兴祖补注云：“庬，厚也。”《汉书·司马相如传下》云：“湛恩庬洪，易丰也。”颜师古注云：“庬、洪，皆大也。”由此可见“龙、瘥、庬，三字均可用作“庞”。以此推之，“瘥”字也可以写成“疣”字，古无此写法，但有“癃”字，而此字作“聋”解，《字汇·广部》云：“癃，俗聋字。”《集韵·用部》云：“癃，瀧癃，病也。”可见疣字与大、厚之义无涉。综上所述，可知“瘥”字是古人类推之字，笔者认为今天可以直接写成“庞”，以“庞”代“瘥”，不知读者以为然否？

“闼”，为古字，今已不用。《五常政大论》云：“其病癃闼，邪伤肾也。”王冰注云：“癃，小便不通；闼，大便干涩不利也。”吴注云：“小便不通为癃，大便不通为闭。”《说文》云：“闼，闭门也。《春秋传》曰：‘闼门而与之言。’唐慧琳《一切经音义》卷八十二引《韵英》云：‘闼，闭也’。”可见“闼”，可写作闭。又按：

“閟”又通“秘”，《说文解字注》云：“閟，又假为‘秘’字。”今日大便干燥不下，均称之为“便秘”，将“閟”写成“秘”，也无不可，但因近古为是，故应写成“闭”。

“瘩”，《五常政大论》云：“皮瘩内肉苛，筋脉不利。”高士宗注云：“瘩，音群，痹也。”吴昆注云：“皮着而敛谓之瘩。”《集韵》云：“瘩，或作㾓。”《龙龛手鉴》云：“癖，同瘩。”以此可知，“瘩、㾓，癖”三字通用。为今日读者易识，均写作“癖”。

“幧”，《诊要经终论》云：“刺胸腹者，必以布幧着之，乃从单布上刺。”王冰本“幧”作“憿”。马莳注云：“憿，当作幧，布巾也。”《玉篇·巾部》云：“幧，幧胫，行縢也。”《广韵》云：“幧，行縢，幧胫布也。”《集韵》云：“幧，行縢谓之憿，或从纟。”于鬯认为：“憿，当读为缴。《广雅·释诂》云：‘缴，缠也。’《汉书·司马相如传》颜注云：‘缴绕，犹缠绕也。’然而‘缴着之’者，谓以布缠着于胸腹也，作‘憿’者，借字。林校正引别本作‘幧’，又作‘撽’，俱借字也。”可见文中“幧”字，当作“缴”。

“髣髴”，《八正神明论》云：“视之无形，尝之无味，故谓冥冥，若神髣髴，”句中“髣髴”即今之“仿佛”。

“緛”，《生气通天论》曰：“大筋緛短，小筋弛长，緛短为拘，弛长为痿。”其中“緛”字为古字，今已不用。《玉篇·纟部》云：“緛，缩也。”故改“緛”为“缩”。但《素问直解》士宗解为：“緛，輭同。”《玉篇》

云："輭，柔也，俗软。"可见士宗把緛解为软，今存之。

"膐"，《五脏生成篇》："多食酸，则胝膐而唇揭。"句中"膐"字应为"皱"。

"瞚"，《八正神明论》云："至其当发，间不容瞚。"吴昆注："瞚，瞬也。"《庄子·庚桑楚》云："终日视而目不瞚。"唐代陆德明《释文》云："瞚字又作瞬，同动也。"

"虙"，《气厥论》云："小肠移热于大肠，为虙瘕、为沉。"句中"虙"字今作"伏"。

"黔"，古"阴"字，后作"陰，今作"阴"。《五常政大论》云："沉陰淫雨。"《玉篇》云："黔，古文'黔'字。"故文中凡见"黔、黔"者，皆改为"阴"。

"繇"，《气交变大论》云："筋骨繇复。"王冰注云："繇，摇也。"故改繇为"摇"。

"稸"，《五常政大论》云："水饮内稸，中满不食。"句中"稸"作"蓄"，积聚之义。

"瘖"，《至正要大论》云："暴瘖心痛，郁冒不知人。"句中"瘖"，今改为"喑"。

"肮"，音 huāng。此字在书中多次重复使用。《气交变大论》云："岁水不及，湿乃大行……民病……面色时变，筋骨并辟，肉瞤瘛，目视肮肮。""肮"是古字，右边"巟"即今之"荒"字。《说文解字注》云："巟，水广也。引申为凡广大之称。《周颂》云：'天作高山，大王荒之。'《传》曰：'荒，大也。'凡此等皆假荒为巟也。荒，芜也。荒行而巟废矣。从巛，亡声，呼光切。

《易》曰：'包巟用冯河。'《泰·九二》爻辞，今易作'荒'。"又，《隶释·孝廉柳敏碑》云："四祀烝尝，不废巟兮。"洪适注："巟，即荒字。"可见古时二字通用，后"荒"行而"巟"废矣。荒加"忄"，是心慌。心慌者，失去镇定，不知所措，故有"慌不择路"之说。荒加"目"，是目不明，视不清，故云："目䀮䀮无所见。"《集韵·唐韵》云："𥆧，或作䀮。"宋代诗人陆游《雪夕》诗云："目视䀮䀮左耳聋，吾衰略与昔人同。"有此考证，"𥆧"字可以写作"䀮"。二字比较，"䀮"字音义易明，而"𥆧"字费解，故凡文中所用"𥆧"字者，均改为"䀮"。其实高士宗《直解》在《脏气法时论》中，已将"𥆧𥆧"写成"䀮䀮"，不知为何，后边所用，又都写成了"𥆧𥆧"，或因不曾全改所至。总之，有以上考证，足可为士宗张本。

"鍉"音dī，九针之一，曰鍉针，鍉字是古字，因九针之名，故医家沿用。"鍉"，《集韵》云："镝，通作鍉。"《汉书·项籍传》云："销锋鍉。"颜师古注曰："鍉与镝同，即箭镞也。"日本学者丹波元简云："鍉，音时，又音低，镝也，箭镞也。"可见鍉可以写作镝，因镝字音义易查易明，而鍉字今已不用，故本书改作镝针。

书中古字甚多，在此略举数例。

三、用本字，令人一目了然。

"慄"字在经文中常见，如"冻慄、寒慄、振慄、战慄、数慄等等，而今所用，将"慄"字改为"栗"，去掉"忄"，简便了许多，但对初学却是费解。如"冻栗"一词，若离开语言环境，很多人会理解成"冻了的栗子”。如加上“忄”，成“冻慄”，则读者一目了然。但用作“栗”，也非今人之强为。《论语》云：“夏后氏以松，殷人以柏，周人以栗，曰使民战栗。”《庄子·人间世》云：“吾甚慄之。”《诗经·秦风·黄鸟》云：“临其穴，惴惴其慄。”可见“栗、慄”，古之通用。但后世之用法，言恐惧、战抖时多用“慄”，而“栗”则多用于“栗树、栗子、板栗”之类。这种分工有力于文意的判断。如同“藏”字，经文中也作“脏”用，为了区分，古人在藏之左边加上一个“月”，成为“臟”，这样令人一目了然，知其所指为脏。如果省略“月”旁，则会造成文字上的混乱，不利于学习。再如“然”字，古代即作燃烧之燃，又作“忽然、了然、然也”之然。其实古然字的本义，就是燃烧之燃。《说文》云：“然，烧也，从火。”然字下面四点，就是火义。后世为了区分，又在然字左边加上了一个“火”字。徐鉉注云：“然，今俗别作‘燃’。”由于约定俗成，今之“然、燃”二字，各守本分，独当一面，如果混之，今人读来，也觉不便。“栗”和“慄”也是这样，笔者认为还是应该给它们以明确的分工，所以本书中，凡属恐惧、战抖之义者，均用“慄”；凡属栗树、栗子者，均用“栗”。

“踡”，今简体以“蜷”代“踡”，而“踡”字本义为：曲足为踡。《举痛论》云：“脉寒则缩踡。”缩为缩头，踡为踡足。可见今日所用之“蜷”，反不如本字义明，故仍用本字。

四、求正解，以别字义不同。

“徵”与“征”：“徵”字，今日之简体可以写作

“征”。但“徵”字古来有三种读音：一是zhēng，二是chéng，三是zhǐ。因而在使用中须有区别，所以不能统而归一，均写作“征”。读作zhēng时，有征召、求取、证验、征兆、证明、征聘、追究等义，均可写作“征”。读作chéng时，应写为“惩”，此假借之字，故高士宗云：“徵，同惩。”是惩戒之义。读zhǐ时，它只有一种用法，其字义仅代表五音之一，五音是宫、商、角、徵、羽，所以在用于五音时，它的读音和字形是不能改变的。即：决不能写成“征”，读成zhēng。多年来由于受文字简化的影响，许多书中均由此而缺乏严谨审慎的考辨，而写为“征”。由于五音是古人之学，今人多不知其用，便见字而变，以至失察。“征”字古无读zhǐ者，也无此音义，所以“徵”字用于五音之zhǐ时，则不可以“征”代“徵”也。

“酸”与“痠”，二字均读suān，古今文中皆有混用者，殊不知此二字音同而义别。如胃酸，言胃之上返酸水，此处用“酸”，是十分准确的，因为胃酸是一种单一的酸感。如腰痠腿痛，如果写成腰酸腿痛，所用之“酸”字就不准确。这里的“痠”并非是单一的“酸”，而是一种以酸为主，又兼及重、胀、痛的综合反应，是一种病态或疲劳过度引发的“痠”。《阴阳应象大论》云：“东方生风，风生木，木生酸，酸生肝……在味为酸……酸伤筋，辛胜酸。”《脏气法时论》云：“肝欲散，急食辛以散之，用辛补之，酸泻之。”上二论之“酸”，就不能写成“痠”。《长刺节论》云：“病在骨，骨重不可举，骨髓酸痛。”《至正要大论》云：“少阴在泉，客胜则腰痛，尻、股、膝、髀、腨、胻、足病，瞀热以酸。”此二论中之“酸”就应该写成“痠”，故高士宗注云：“酸，作痠”。可见“酸”与“痠”，二者必分而用之，词义方可表达准确。

“胻”与“胫”，“胻”音héng，与“骱”，音义皆同，凡书中所用之“骱”，均改为“胻”。有解“胻”与“胫”同者。《史记·龟策列传》云：“圣人剖其心，壮士斩其胻。”裴骃《集解》云：“胻，脚胫也。”《广雅·释亲》云：“胻，胫也。”可见古有将“胻”作胫者。《说文》云：’胻，胫端也。”段玉裁《说文解字注》云：“端，犹头也。胫近膝者曰胻，如股之外曰髀也。言胫则统胻，言胻不统胫。”桂馥的《说文解字义证》云：“胫端者，谓股下胫上也。”王念孙《广雅疏证》云：“凡对文则膝以上为股，膝以下为胫。”可见膝下胫上谓之胻，胻与胫是有区别的。《骨孔论》云：“胻骨孔在辅骨之上端。”高士宗注云：“辅骨，小腿大骨之旁骨也。上端，近膝处也。”此解甚明。按：虽胻、胫有别，但古今有通用者，《内经》之中也不乏此例。《脉要精微论》云：“脾脉搏坚而长，其色黄，当病少气；其软而散，色不泽者，当病足胻肿，若水状也。”其中“足胻肿”，张志聪注云：“当病足胫肿。”可见胻、胫之用，又须从具体的语言环境而辨之。

“冶”与“治”，二者形近而音义皆别。“治”字用于医书中有诊疗、调养、安定、修身等等多义，其义虽众，而无甚争议。唯“冶”字用于医书，其义须明。

《缪刺论》云：“不已，以竹管吹其两耳，剃其左角之发，方一寸，燔治，饮以美酒一杯，不能饮者灌之，立已。”其中“燔治”二字，自王冰本之后，均作“燔治”，唐以降诸本皆然。殊不知其中“治”字，应作“冶”。何以知之？史学家、考古学家李学勤先生对此有专论，其《冶字的一种古义》小论，精辟准确的论述了它的医用之义，并指出《内经》中“燔治”一词也是“燔冶”的误写。让我们看一看古人是如何解释“剃其左角之发，方一寸，燔治，饮以美酒一杯……。”王冰云：“左角之发，是五络血之余，故剃之燔治，饮之以美酒也。”显然，王冰并没有细说此法，以后吴昆、张志聪、高士宗，均无细解。唯马莳注云：“又剃其左角之发，内与五络相通者，方一寸许，燔而治之以为末，用美酒一杯送之。”马莳之解可谓详明，但今人读之，其“治”字之义依然模糊。李学勤先生在整理汉代出土的木简及帛书时，对医书医方中“冶合、燔而冶”等用语作了考察，在否定了“冶”字是“治”字的误写后，终于在《医心方》一书中找到答案。《医心方》是一部日本的医方书，系日本圆融天皇天元五年（相当中国北宋太宗太平兴国七年，公元 982 年）。丹波康赖所撰。在该书卷十四、二十二中发现有关“冶”字的注释，训为“捣、舂”之义，及“碎”之义。因此确定古医书中的“冶”字，为“捣碎”之义。让我们再听一听医学家、考古学家马继兴先生的说法。“古医书中，对于绝大多数药物的粉碎方法，均将其研成干燥的末，称之为‘冶’。如果是研成细末，则称为‘冶精’。按：‘冶’字在汉代《治百病方》中仍沿用之，但到了东汉张仲景医书中则改用‘末’字。”又说：“‘冶’字在古医书中，义为研末。”有此二位专家的立论，再把这个古义拿来重新解释“燔冶，饮以美酒一杯”，其义就非常顺畅明通。即：将头发烧后捣碎研成细末，用美酒一杯送下，从而也证实了《内经》中“燔治”一词应作“燔冶”。此乃唐以前古人传抄之误，或因王冰失察所至，也未可知。有人问：隋朝杨上善《太素》一书也作“燔治”，此又何讲？笔者曰：《太素》一书国内原无古本，今日所见，是光绪年中叶，学者杨惺吾先生从日本获唐写卷子本影抄以归，仅二十三卷。后桐庐袁忠节未加详校，即以付刊，讹谬滋多；后有萧延平者，精于医道，聚群籍而重校之，殚精二十年而成，其用心不谓不深，其考辨不谓不详，其治学不谓不严，然其书均以传本《内经·素问、灵枢》、《甲乙经》等书为据而校，其对者皆对，其误处又何能免乎？其结果自然可知。况杨上善之人，是隋、是唐，如今尚存争议，以此发问，何足为据？不仅《太素》如此，即便比《太素》早几百年的《甲乙经》，也因其传抄之误，而将“燔冶”写作“燔治”，此又何足为怪哉？

一个“冶”字的考证，其中蕴藏着古文字学以及医书医方的流传、版本年代、使用特点等多种丰富的知识信息，因本文不宜旁涉其它，读者细品慢嚼，自能有许多心悟，其受益岂浅鲜哉！

五、明引文，有利学者研究。

在注文中，作者常引经文云云之类，但所引之经文，又非是一段完整的经文，而是将有关的文字引出，其中有许多的省略。如《五脏生成篇》中，高士宗引经文解“腹满䐜胀，支膈胠胁”时。引《灵枢·经脉》论云：“脾足太阴之脉，其支者，复从胃，别上膈。”本段经文，从“脾足太阴之脉”下，就有一大段话被省略。全段经文是：“脾足太阴之脉，起于大趾之端，循趾内侧白肉际，交出厥阴之前，上膝股内前廉，入腹，属脾，络胃，上膈，夹咽，连舌本，散舌下；其支者，复从胃，别上膈，注心中。”又如其下注解“心烦头痛，病在膈中”时，引《经脉》论云：“心手少阴之脉，下膈，络小肠。”原经文是：“心手少阴之脉，起于心中，出属心系，下膈，络小肠。”再如《风论》中，高士宗注解“肝风”时，引《经脉》论云：“肝是动病，甚则嗌干。”原经文是：“是动则病，腰痛不可以俯仰，丈夫㿗疝，妇人小腹肿，甚则嗌干，面尘，脱色。”综上所述，不难看出，医家为了直截了当说明问题，在引用经文上，只将有关文字直述，而非全文录用。所以为了区分经文与注文，我们将经文所云全部用引号括起来，以利读者的识别，从而有助于学习研究。

我们前面讲了：“删一字，必无损原著。”整理古籍，不能随意删改字句，否则就会破坏原著的完整统一，这是校勘古籍之大忌。但把古籍繁体字变成今天的简体时，特别是在我们这套选刊中，由于注文的存在，在繁变简时就有了问题。比如《上古天真论》云：“迺问于天师曰。”吴昆注云：“迺，乃同。”“迺”字在变成简体时，已变成了“乃”，如果保留后边的注，就成了“乃，乃同”，显然，这句注是多余的。要么留繁体的

"迺"，从而存注；要么改繁体的"迺"，而删去注。两者哪一个有利于读者，而又无损于原著呢？当然是后者。不然，书中繁简混杂，不伦不类，读来反觉不快，所以我们将凡属此类之注者删去。但由于诸多原因，有时又不得不用繁体字。这是因为有些字我们今天的简体字中没有，必须去繁体字中去查寻，所以为了方便读者，只好依用原字，以便查阅。

以上诸条是我们校勘这套选刊时做的一些工作，校勘时我们参考了多种古籍版本，及现代学者们的注释本，尽管如此，面对这样一个文化知识的宝库，时常令我们住笔深思，它的博大精深，使我们肃然起敬；它的词简义奥，也使我们深感学识的不足。为此，我们虽然十分尽力，恐不足之处尚存，诚望海内外学者给予批评指正，以利我们把校勘工作做的更好，从而奉献给广大读者更多更好的古籍精品，为二十一世纪中国文化的再创辉煌，贡献微薄之力。

己卯年索隐斋主人悟真子孙国中识

"搏、摶"辨析

从字义上讲,"搏"字有搏斗、交争之义,而"摶"字有合聚凝结之义。"搏"字是向外施展,同对方抗争,使之屈服;"摶"字向内合聚,使之凝结,形成整体。二者字义相反,决无相通之义,而《内经》中却有以"搏"代"摶"者,如《灵枢·本神篇》:"故生之来谓之精,两精相搏谓之神。"《灵枢·决气篇》云:"两神相搏,合而成形。"其中"搏"字就是"摶"字之义。

两精者,即先天之精与后天之精。先天之精,父母之精也;后天之精,水谷精微之精也。必是此两精之合聚凝结,而后可以生育人身。如此析之,此处宜用"摶"字,而不应是"搏"字,何以《内经》中反其道而用之?殊不知,"搏"与"摶",字形相近,实乃古人传抄之误。自明代马莳给《灵枢》作注以来,诸家均不知此误,妄解"搏"义,以讹传讹,今正而改之。

[按:本文中用繁体之"摶",不用简体之"抟"者,易于辨析耳。]

壬午年孙国中谨记

“匮”字辨析

“匮”字，古有二义：一曰竭乏，读作 kuì，即匮乏之义。《诗·大雅·既醉》云：“孝子不匮，永赐尔类。”《韩非子·外储说右下》云：“上有积财，则民臣必匮乏于下。”二曰匮同柜，读 guì，藏物之柜也。《书·金縢》云：“公归，纳册于金縢之匮中。”《庄子·胠箧》云：“将为胠箧探囊发匮之盗。”

“金匮”，当作“金柜”，在上古是简称，全称为“金縢之柜”。古人云：“縢，缄也。縢、缄皆绳，以绳束约为縢为缄”。又曰：“縢，约也，缠也，以绳缚约谓之縢。”金縢之柜，即用金属叶片缠绕封闭的柜子。

《尚书·金縢》云：”武王有疾，周公作《金縢》。”注云：“为请命之书，藏之于匮，缄之以金，不欲人开之。遂以所藏为篇名。”唐孔颖达疏云：“武王有疾，周公作策书告神，请代武王死，事毕纳书于金縢之匮，遂作《金縢》。”又云：“《诗》述帐弓之事云：‘竹闭绲縢’，毛《传》云：‘绲，绳；縢，约也。’此《传》言缄之以金，则训縢为缄，王、郑皆云：‘縢，束也。’又，郑《礼记·丧服大记》注云：‘齐人谓棺束为缄’，《家语》称‘周庙之内有金人，三缄其口’，则縢是束缚之义。藏之于匮，缄之以金，若今钉鍱之不欲人开也。郑云：‘凡藏秘书，藏之于匮，必以金缄其表，是秘密之书皆藏于匮，非周公始造此匮，独藏此书也。’”

“匮”，在《内经》一书中，有作“匮乏”之义者：《天元纪大论》云：”令有条理，简而不匮。”有作“金柜”之义者：《气穴论》云：“请之金匮，不敢复出”；《岁露论》云：“请藏之金匮，命曰三宝”；《阴阳二十五人》云：“余愿得而明之，金櫃藏之。”

明代马莳云：“金匮者，藏书之器也。《尚书·金縢篇》蔡注释为‘金縢之匮’，《灵枢·阴阳二十五人篇》有‘金櫃藏之’，其‘櫃’从木义，盖同此。”清初高士宗注解《金匮真言论》篇名时云：“‘金匮’，藏书之器也；‘真言’，至真不易之言也。天之阴阳四时，合人之阴阳脏腑，人之五脏五行，合天地之五方、五色、五谷、五味、五音、五畜、五臭，各有收受，三才合一，至真不易。然此真言者，非其人勿教，非其真勿授，藏之心意，不可轻泄，犹以此言藏之金匮者然，故曰金匮真言也。”今人郭霭春先生云：“古人认为这些理论都是‘至真不易’之言，必须将它藏之于金匮之中，故称《金匮真言论》。”（国中按：“真”乃“正”之避讳字，应作“正”，诸家对此不留意，故沿用，今应改之。）

综上所述，“金匮”之义岂不简明？将“金匮”写成“金柜”，今人读来，何须费解？又按：《金匮要略》一书，简称为《金匮》者，以藏书之器名篇也，不过示其价值珍贵，求之难得，令人珍昔而已，今用简体字表示，就必须写成《金柜要略》，《金匮肾气丸》也应写成《金柜肾气丸》，才是本字本义。

“匮”和“柜”，在简体文中，已各有分工，不可假借，不可混用，一字一义是简体字的明显特征，即改用简体字，就要遵守今日简体字之使用规律，与时俱进，岂可将古人之用，用于今人之用乎？故应改“匮”为“柜”。

"卒、猝"辨析

"卒",《说文》云:"卒,隶人给事者衣为卒。卒,衣有题识者。"《说文解字义证》云:"当云'隶人给事者为卒',后人加'衣'字。"古字中有"卒"字,即"卒"的异体。《玉篇·衣部》云:"卒,今作卒,隶人给事也。"《正字通·衣部》云:"卒,《说文》'卒,衣有题识',故从衣从十。"《说文通训定声》云:"卒,本训当为衣名,因即命着此衣之人为卒也。古以染衣题识,若'救火衣'及'亭长着绛衣'之类,亦谓之褚,今役民壮,以绛缘衣,当胸与背有题字,其遗制也。"以上是"卒"字之原始本义。

《左传·隐公元年》云:"大叔完聚,缮甲兵,具卒乘,将袭郑。"杜预注云"步曰卒。"陆德明《经典释文》云:"卒,步兵也。"孔颖达云:"从车者为卒,在车者为乘。"《战国策·秦策二》云:"三鼓之而卒不上。"高诱注云:"卒,士也。"卒作为士兵之义,是其第一引伸义,后成为卒字之本义。又引伸为竟也、死也、已也、末也、后也、终也、尽也"等义。

"猝",《说文》云:"猝,犬从草暴出逐人也。"《玉篇·犬部》云:"猝,言仓猝暴疾也。"又云:"猝,突也。"猝不象卒字,有哪么多的引伸义,仅此猝暴而发之义,后凡突然发生的情况,均以"猝"字为义。

中医病症中,有"卒中、卒心痛、卒中风、卒耳聋、卒脑风症、卒喉痹、卒暗、卒癫、卒喘"等等。其中“卒”字，读音均作 cù，均应写成本字“猝”，何以见之？卒、猝二字上古同韵，故可假借。《墨子·号令》云：“敌人卒而至”；《杂守》云：“卒不可远。”孙诒让注云：“卒，猝同。”《战国策·齐策三》云：“决疑应卒”；《秦策三》云：“秦卒有他事而从齐”；《魏策四》云：“卒然见赵王”；《齐策四》云：“王之问臣也卒。”鲍彪注均云：“卒，与猝同。”《史记·酷吏传》云：“野彘卒入厕”，注云：“卒，猝同。”《汉书·成帝纪》云：“兴卒暴之作”；《食货志上》云：“卒然边境有急”；《赵充国传》云：“四夷卒有动摇”，“卒有不虞之变。”颜师古注云：“卒，读曰猝。”清代学者戴震认为，卒与猝古通用；段玉裁认为：“卒、猝古今字”，又云：“古多假‘卒’字为之。”朱骏声《说文通训定声》云：“卒，假借为猝。”

综上所述，在古文中如能区分“卒、猝”二字而用之，则文义易解。

明清以前的古籍中，多以“卒”代“猝”者为多，明清以后则用“猝”字者渐多，这反应了学者们在用字上的准确性，同时则避免了后世学者误识误解。仅以明代医学大家张介宾的《类经》举例。该书十九卷针刺类二中云：“岐伯曰：‘镵针者，取法于巾针，去末寸半卒锐之，长一寸六分，主热在头身也。’注云：‘镵，锐也。‘卒，尾也。此针身大，其近末约寸半许而渐锐之，共长一寸六分，主泻去阳气，故治热在头身。’”首先张氏此段引文中“去末寸半”，《甲乙经》作“去末半寸”，仔细品味经文，当以《甲乙经》为是，张介宾此处不仅引文有误，而且其注文更有大误之处。注中云："卒，尾也。"实乃望文生义，缺乏潜心揣摩。"卒"，确有"尾、末"之义，《孟子·万章下》云："于卒也。"朱熹注云："卒，末也。"末者，岂不是尾乎？而在《内经》此段文字中，"其近末约半寸卒锐之"一句中，"其近末"，已说明其近尾了，何以后边之"卒"又成尾呢？后之"卒"，实当是突然之义，如果经文不用"卒"，而用"猝"，想来必不会误会错解。细思：张介宾一代名医，又是理论大家，尚且如此，后之学者又会如何？即便是今日的医学大教授们也常说成"脑卒（zù）中"，可见其误识误读，今日犹然，其关键岂不是在一字之用乎?！医界学者中，有些不知"卒、猝"实为假借，长期以来许多著作中、论文中，继续使用"卒"，而不用"猝"，以"卒"代"猝"，造成了文字上的混乱，使得一些文字学者也随波逐流，以至不是而是了，又似乎成了"约定俗成"，实乃缺乏科学之态度，学不精、识不定，故如此尔。比如中国社会科学院语言研究所编定的《现代汉语词典》中，有关"卒"字条中，有"卒 cù 同猝"一条，这样的解释是非常科学准确的，而在新近出版词典中，有的学者，就为"卒"的突然暴发之义立了专门的词条，给卒一个合法的身份。试问如果让"卒"的突然暴发之义合法化，那么"猝"字之义又将如何？根据简体字的发展方向，有了"卒"，何必还要"猝"？简体字的特点之一就是词的准确易识，如果把"脑卒中"一词，给一百个中学生读，恐怕有百分之八十的人读成"脑卒（zù）中"，如果把"脑猝中"给一百个中学生读，就会有一百个人读成“脑猝中”，并能准确的说明词义。用“卒”用“猝”，其利其弊，岂不一目了然？又按：“中”，读作 zhòng，即击中之“中”，不能读作 zhōng，不是中流、中间、中气之“中”。

《内经》避讳字初探

陈垣先生在《史讳举例》一书中指出："民国以前，凡文字上不得直书当代君王或所尊之名，必须用其他方法以避之，是之谓避讳。避讳为中国特有之风俗，其俗起于周，成于秦，盛于唐宋，其历史垂二千年，其流弊足以淆乱古文书，然反而利用之，则可以解释古文书之疑滞，辨别古文书之真伪时代，识者便焉。盖讳字各朝不同，不啻为时代之标志，前乎此或后乎此，均不能有是。"又说："研究避讳而能应用于校勘学及考古学者，谓之避讳学。"

《内经》一书即有战国之文章，又有秦汉之文字，历三国两晋、南北朝，以至隋唐，由于各种原因，使得该书有损有增，最后由唐代大医学家王冰重新审定纂编，乃成今日之传本，又经宋、元、明、清诸代，当避讳者又复不少，故其中未改或改之未尽的避讳字甚多，今就其知之者，合而论之。

一、"玄"字之避讳。

清朝避"玄"字，这是因为康熙皇帝名玄烨，所以自康熙始至清代末年，天下书报文字均避"玄"。《内经》一书，凡清代刻本，均避"玄"字，常见有缺笔之"玄"，或将"玄"改成"元"字，此皆为避讳之法。明代刻本的《内经》也有避“玄”者，如顾从德翻刻宋本之《内经》，这是因为宋代始祖名玄朗，故讳“玄”，顾氏翻刻时，以样照旧而刻，故其中避讳字全部保留。今人若不察此，常误认为顾氏本为清代翻刻。

二、“胡、虏、夷、狄”字之避讳。

清初避“胡、虏、夷、狄”四字，雍正皇帝有圣谕，云：“朕览本朝人刊写书籍，凡遇“胡、虏、夷、狄等字，每作空白，又或改易形声。如以“夷”为“彝”，以“虏”为“卤”之类，殊不可解，揣其意盖为本朝忌讳，避之以明其敬慎，不知此固背理犯义不敬之甚者也，嗣后临文作字及刊刻书籍，如仍蹈前辙，将此等字样空白及更换者，照大不敬律治罪。其从前书籍，若一概责令填补更换，恐卷帙繁多，或有遗漏，着一并晓谕，有情愿填补更换者，听其自为之。”乾隆皇帝在编纂《四库全书》时也有圣谕，云：“前日披览四库全书馆所进《宗泽集》，内将“夷”字改写“彝”字，“狄”字改写“敌”字；昨阅《杨继盛集》，内改写亦然，而此两集中又有不改者，殊不可解。“夷、狄”二字，屡见于经书，若有心改避，转为非礼，如《论语》“夷狄之有君”，《孟子》“东夷西夷”，又岂能改易？亦何必改易！且宗泽所指系金人，杨继盛所指系喑达，更何所用其避讳耶？因命取原本阅之，则已改者皆系原本妄易，而不改者原本皆空格加圈。二书刻于康熙年间，其谬误本无庸追究。今办理《四库全书》，应抄之本，理应斟酌妥善，再誊录等。草野无知，照本抄誉，不足深责，而空格则系分校所填，既知填从原文，何不将其原改者悉为更正？所有此二书之分校、复校，及总裁官，俱着交部分别议处。除此二书改正外，他书有似此者，并着一体查明改正。”

《黄帝内经素问集注·序》中，张志聪云：“讵敢追康节、希彝通《易》之秘。”其中“希彝”应作“希夷”，希夷乃宋代道家代表人物陈抟之号，也称陈希夷。张志聪此书成于康熙九年，知此，故陈垣先生云：“可以鉴定清初版本。”

三、“世”字之避讳。

唐代太宗皇帝李世民，避讳“世民”二字，陈垣先生云：“‘世’改为‘代’，或为‘系’，从‘世’之字，改从‘云’，或改从‘曳’。‘民’改为人，或为‘甿’，从‘民’之字，改从‘氏’。”《素问·脉要精微论》云：“数动一代者，病在阳之脉也，洩及便脉血。”张介宾《类经》注云：“洩，泄同。”张氏不知此“洩”字，是避讳所成，故注“泄同”。唐王冰原本，凡“泄”字均改为“洩”。宋代高保衡、林亿、孙奇在重新整理《内经》时，已做了回改工作，今日所见，实高、林、孙三人，回改未尽之文，理应改之。

四、“顺”字之避讳。

避“顺”字者，乃南北朝梁武帝之父，其名曰顺之，故避“顺”字。陈垣先生云：“《南齐书》为梁武父顺之讳，凡‘顺’字皆改为‘从’，遇顺之名则空之。”又云：“《南齐书·王俭传》‘天应民顺。’‘民顺’宋本作‘民从’，盖避梁武帝父顺之讳。”又云：“《南齐书·武帝纪》永明十一年：‘孝子顺孙’，梁武帝父名顺之，故子显修史，多易‘顺’为‘从’，如《天文志》‘五星从伏’，‘太白从行’，‘荧惑从行’，‘岁星太白俱从行’，‘辰星从行’之类。宋‘顺帝’亦作‘从帝’，今汲古阁本，惟《祥瑞志》、《豫章王嶷、王琨传》各两见，《刘休传》一见，余篇多作顺帝，盖后人所改，监本于此数处，亦改为顺字矣。《百官志》汉顺帝，宋本亦作从。《州郡志》从阳郡、从阳县，汲古阁本改为顺阳，唯监本尚是‘从’字，而《张敬儿、陈显达传》中，仍为顺阳，《陈显达传》‘南乡县故顺阳郡治也’，宋本作‘从阳’，今《武帝纪》及《明帝纪》俱有‘顺孙’字，元本必作‘从孙’，后来校书者以意改易耳。”

综上所述，易“顺”为“从”，是南北朝梁武帝时代文字使用中一个明显的特点，而我们今日所见之《内经》，其中易“顺”为“从”者，比比皆是，开卷可得，以《素问》为例：

第一篇：“逆从阴阳，分别四时。”

第二篇：“秋冬养阴，以从其根。”“逆之则灾害生，从之则苛疾不起。”“从之则治，逆之则乱。”

第三篇：“骨髓坚固，气血皆从。”“营气不从，逆于肉理。”

第四篇：“一逆一从，阴阳表里。”

第五篇：“此阴阳反作，病之从逆也。”“分部逆从，各有条理。”

第七篇：“人有四经十二从”，“四经应四时，十二从应十二月。”

第十三篇：“又失四时之从，逆寒暑之宜。”“不知日月，不审逆从。”“逆从倒行，标本不得。”“数问其情，以从其意。”

第十五篇：“上为逆，下为从。”“孤为逆，虚为从。”“行所胜曰从，从则活。”

第十六篇：“刺避五脏者，知逆从也。”

第十八篇：“脉从阴阳，病易已。”“脉有逆从，四时未有脏形。”

第十九篇：“四时之序，逆从之变异也。”“脉从四时，谓之可治。”

第二十篇：“七诊虽现，九候皆从者，不死。”“视其经络浮沉，以上下逆从循之。”“上实下虚，切而从之。”

第二十二篇：“何如而从？何如而逆？”

第二十七篇：“夺人正气，以从为逆。”

第二十八篇：“滑则从，涩则逆也。”“秋冬为逆，春夏为从。”

第二十九篇：“更虚更实，更逆更从。”

第三十一篇：“视其虚实，调其逆从。”

第三十四篇：“阳明逆，不得从其道。”

第四十篇：“居脐上为逆，居脐下为从。”

第四十三篇：“逆其气则病，从其气则愈。

第四十八篇：“其从者喑，三岁起。”

第五十二篇：“从之有福，逆之有咎。”

第六十四篇：“四时刺逆从论。”“大逆之病，不可从也。”“以从为逆，正气内乱。”

第六十五篇：“病有标本，刺有逆从。”“逆从得施，标本相移。”“夫阴阳逆从，标本之为道也。”“治反其逆，治得为从。”

第六十七篇：“从其气则和，逆其气则病。”“其应奈何?”，“各从其气化也。”

第六十九篇：“各从其动而复之耳。”

第七十篇："故曰补上下者从之，治上下者逆之。""其久病者，有气从不康。""血气以从，复其不足。"

第七十一篇："夫五运之化，或从五气，或逆天气，或从天气而逆地气，或从地气逆天气……欲通天之纪，从地之理……从逆奈何。""愿夫子推而次之，从其类序。"

第七十四篇："其逆从何如?"，"主胜逆，客胜从"，"同者逆之，异者从之"，"气相得者逆之，不相得者从之。""所谓寒热温凉，反从其病也。""脉从而病反者……脉至而从"，"有逆取而得者，有从取而得者"，"微者逆之，甚者从之"，"何谓逆从? 从者反治"，"逆之从之，逆而从之，从而逆之。"

第七十八篇："诊不知阴阳逆从之理，此治之一失也。"

第八十篇："何者为逆，何者为从?"，"阳从左，阴从右，老从上，少从下'，'不察逆从，是为妄行。"

由此可知，今日所见之《内经》版本是王冰所重编，而王冰所使用的底本，则是南北朝梁武帝时代之刻本。因为唐代王冰以至宋代林亿等人均未回改其中的避讳字，故今本存之。

五、"喜"字之避讳。

东魏孝静帝名"元善"，为避其偏讳，故改"善"为"喜"，《灵枢·百病始生篇》云："留而不去，传舍于经，在经之时，洒淅喜惊。"《五邪篇》云："邪在心则病心痛喜悲。"《癫狂篇》云："狂始生，先自悲也，喜忘……。"《素问·至正要大论》云："岁阳明在泉……民病喜呕……。"《五常政大论》云："太阳司天……喜悲数欠……。”以上诸“喜”字，均应作“善”，故改之。

六、“正”字之避讳。

《史讳举例》云：“或谓秦始皇名政，兼避‘正’字，故《史记·秦楚之际月表》称正月为端月，此避嫌名之始也。不知‘政’与‘正’本通，始皇以正月生，故名政。《集解》引徐广曰：‘一作正。’宋忠云：‘以正月旦生，故名正。’避正非避嫌名也。”又云：“《秦楚之际月表》端月注，《索隐》曰：‘秦讳正，谓之端’”《琅邪台刻石》曰：‘端平法度’、‘端直敦忠’，皆以‘端’代‘正’也。”

《内经》一书有战国之文章，有秦汉之文字，而秦始皇焚书，唯医卜种植之书不焚，留而传之，当也有避讳，如《内经·素问》：

第五篇：“论理人形，列别脏腑，端络经脉，会通六合，各从其经。

第十九篇：“故其气来，软弱轻虚而滑，端直以长，故曰弦。

第五十五篇：“治腐肿者，刺腐上，视痈小大，深浅刺。刺大者多血，小者深之，必端纳针，为故止。”

第七十篇：“其气端，其性随……。”

以上数条，其中“端”字改为‘正’字，则文义易解，笔者认为，当属古人回改未尽之文。

又，《玉机真脏论》云：“真脏脉现，乃予之期日。”唐代杨上善注云：“古本有作‘正脏’，当是秦始皇名‘正’，故改为‘真’耳，‘真、正’义同也。”此说甚是。《周礼·天官》云："两之以九窍之变，参之以九脏之动。"东汉经学家郑玄注云："'脏之动'，谓脉至与不至，正脏五，又有胃、膀胱、大肠、小肠。"其中"脏之动，谓脉至与不至"一句，正言"正脏脉"也，故云："正脏五"。由此可见，先秦不称"真脏"，而称"正脏"也，因避始皇之名，改"正"为"真"。元代医家危亦林撰《世医得效方·集脉说》云："两手各三部，分为寸关尽。左三部，正脏心肝肾，小肠胆与膀胱为腑；右三部，正脏肺脾命，大肠胃与三焦为腑。"是其证也。再如《至真要大论》，"至真"也应为"至正"。《庄子·骈拇篇》云："故此皆多骈旁枝之道，非天下之至正也。"可见先秦称"至正"，而不称"至真"也。其它《金匮真言论》、《离合真邪论》等，均宜改"真"为"正"。总之，凡书中因避秦始皇名讳者，均应改之。

或曰：书中凡云"真气"者，是否全改作"正气"？曰：必区分而改之。何也？"真人、真气、全真、保真"者，均为古代道家专用术语，《黄帝内经》自古称之为道家专著，因此而收入《道藏》，故凡属道家专称者，不能改之，如《上古天真论》一文中之"真气"者是也。但《黄帝内经》终究是一部医书，其中先秦古籍居多，如《离合真邪论》一文中之"真邪、真气"者，此因避讳而成，均宜回改成本字。"真邪、真气"回改成"正邪、正气"，一扫玄妙神秘，令人一目了然，不但利于国人之学习，译成他国之文字，也省去了许多费解，岂不善哉？

或曰："真气"与"正气"，是否为同一之物？曰：

“真气”者，乃道家修炼所得。道人李涵虚《道窍诀》云：“元气者，童子得之于天，所谓成形之气，随年加长者也。若夫真气则不然，先天元始之祖，自虚无内生来，要得真师口诀，先设乾坤鼎器，调和真龙真虎，打合真阴真阳，半个时辰，结为铅母，铅中产阳，乃为真气。故天以元气生人物，而道以真气生仙佛。”“正气”者，《灵枢·刺节正邪篇》云：“正气者，所受于天，与谷气并而充身者也。”今人解释为：“指人体对疾病防御、抵抗和再生的能力。”故《素问·刺法论》云：“正气存内，邪不可干。”由此可见，“正气”与“元气”同一，而与“真气”，实为二物，不可等同。

按：《黄帝内经》一书，自唐代王冰整理之后，便遗有“先天不足”之症，其中尚有许多王冰没有解决，有些也解决不了的问题。比如《内经》之成书，其内容绝非一人一时之作，故全书所用之术语，缺乏规范统一，同一名词，其内含所指不同。如“正气”，此论中指人身元气而言，彼论中又指“四时正常之风气”。“真气”一词也然，此论指正气而言，彼论指修道所得。因不知是避讳字，加上年代久远，使用上出现“同化”，造成词义界定不清。同一词汇，文字书写不同。比如“早晚”，此论作“早晚”，彼论作“蚤晏’，他论作“早晏”，因不知假借，造成混乱。这些均属王冰没有解决的问题。再如：我们今日所用之本，均为王冰整理后的传世之本，而王冰所用底本，当时已是残本，有不少章节，是经王冰缀接而成，其中脱误甚多，以至有些内容，众说纷纭，至今难已定论，这些又属王冰解决不了的问题。

综上所述，可知《内经》一书在整理上存在许多复杂的现象，不能整齐划一，只能因文而论，所以在回改避讳字时尤须慎重。为此笔者不避狂妄之嫌，意在使之接近古貌，是得是失，是功是过，交予读者评判。才学不到之处，眼界拘囿之点，诚望海内外学者批评指正。

壬午年孙国中谨识

癸未年孙国中增补